国家卫生健康委员会"十四五"规划教材

全国高等中医药教育教材

供中西医临床医学专业用

中西医结合内科学

中西醫
結合

主　编　郭　姣

副主编　王　显　王肖龙　朴春丽　李泽庚　魏　玮

编　委　（以姓氏笔画为序）

丁晓庆（北京中医药大学东方医院）
王　显（北京中医药大学东直门医院）
王肖龙（上海中医药大学附属曙光医院）
王秀阁（长春中医药大学附属医院）
王海强（黑龙江中医药大学附属第一医院）
朴春丽（广州中医药大学深圳医院）
刘　维（天津中医药大学第一附属医院）
刘旭生（广州中医药大学第二临床医学院）
苏润泽（山西中医药大学附属中西医结合医院）
李　岩（北京中医药大学东方医院）
李　磊（哈尔滨医科大学附属第一医院）
李泽庚（安徽中医药大学）
杨如意（青海大学附属医院）
吴喜利（西安交通大学第二附属医院）
汪　静（西南医科大学附属中医医院）

宋炜熙（湖南中医药大学）
张　巍（首都医科大学附属北京天坛医院）
林兴栋（广州中医药大学第三附属医院）
金英花（广东药科大学附属第一医院）
郑国庆［浙江中医药大学附属第一医院（浙江省中医院）］
郑维扬（南方医科大学南方医院）
赵曲川（首都医科大学宣武医院）
赵建荣（内蒙古医科大学附属医院）
赵唯含（陕西中医药大学）
郝慧琴（山西中医药大学）
夏丽娜（成都中医药大学）
徐艳秋（上海中医药大学附属岳阳中西医结合医院）
高燕鲁（山东中医药大学）
郭　姣（广东药科大学）
魏　玮（中国中医科学院望京医院）

秘　书　陈智权（广东药科大学附属第一医院）

人民卫生出版社

·北京·

图书在版编目（CIP）数据

中西医结合内科学/郭姣主编. -- 北京：人民卫
生出版社，2025. 7. -- ISBN 978-7-117-37756-0

Ⅰ. R5

中国国家版本馆 CIP 数据核字第 20252HZ342 号

| 人卫智网 | www.ipmph.com | 医学教育、学术、考试、健康，购书智慧智能综合服务平台 |
| 人卫官网 | www.pmph.com | 人卫官方资讯发布平台 |

中西医结合内科学
Zhongxiyi Jiehe Neikexue

主　　编：郭　姣

出版发行：人民卫生出版社（中继线 010-59780011）

地　　址：北京市朝阳区潘家园南里 19 号

邮　　编：100021

E - mail：pmph @ pmph. com

购书热线：010-59787592　010-59787584　010-65264830

印　　刷：三河市国英印务有限公司

经　　销：新华书店

开　　本：850×1168　1/16　印张：54　插页：4

字　　数：1415 千字

版　　次：2025 年 7 月第 1 版

印　　次：2025 年 7 月第 1 次印刷

标准书号：ISBN 978-7-117-37756-0

定　　价：149. 00 元

3

修 订 说 明

　　为了更好地贯彻落实党的二十大精神和《"十四五"中医药发展规划》《中医药振兴发展重大工程实施方案》及《教育部 国家卫生健康委 国家中医药管理局关于深化医教协同进一步推动中医药教育改革与高质量发展的实施意见》的要求,做好第四轮全国高等中医药教育教材建设工作,人民卫生出版社在教育部、国家卫生健康委员会、国家中医药管理局的领导下,在上一轮教材建设的基础上,组织和规划了全国高等中医药教育本科国家卫生健康委员会"十四五"规划教材的编写和修订工作。

　　党的二十大报告指出:"加强教材建设和管理""加快建设高质量教育体系"。为做好新一轮教材的出版工作,人民卫生出版社在教育部高等学校中医学类专业教学指导委员会、中药学类专业教学指导委员会、中西医结合类专业教学指导委员会和第三届全国高等中医药教育教材建设指导委员会的大力支持下,先后成立了第四届全国高等中医药教育教材建设指导委员会和相应的教材评审委员会,以指导和组织教材的遴选、评审和修订工作,确保教材编写质量。

　　根据"十四五"期间高等中医药教育教学改革和高等中医药人才培养目标,在上述工作的基础上,人民卫生出版社规划、确定了中医学、针灸推拿学、中医骨伤科学、中药学、中西医临床医学、护理学、康复治疗学7个专业155种规划教材。教材主编、副主编和编委的遴选按照公开、公平、公正的原则进行。在全国60余所高等院校4 500余位专家和学者申报的基础上,3 000余位申报者经教材建设指导委员会、教材评审委员会审定批准,被聘任为主编、副主编、编委。

　　本套教材的主要特色如下:

　　1. 立德树人,思政教育　教材以习近平新时代中国特色社会主义思想为引领,坚守"为党育人、为国育才"的初心和使命,坚持以文化人,以文载道,以德育人,以德为先。将立德树人深化到各学科、各领域,加强学生理想信念教育,厚植爱国主义情怀,把社会主义核心价值观融入教育教学全过程。根据不同专业人才培养特点和专业能力素质要求,科学合理地设计思政教育内容。教材中有机融入中医药文化元素和思想政治教育元素,形成专业课教学与思政理论教育、课程思政与专业思政紧密结合的教材建设格局。

　　2. 准确定位,联系实际　教材的深度和广度符合各专业教学大纲的要求和特定学制、特定对象、特定层次的培养目标,紧扣教学活动和知识结构。以解决目前各院校教材使用中的突出问题为出发点和落脚点,对人才培养体系、课程体系、教材体系进行充分调研和论证,使之更加符合教改实际、适应中医药人才培养要求和社会需求。

　　3. 夯实基础,整体优化　以科学严谨的治学态度,对教材体系进行科学设计、整体优化,体现中医药基本理论、基本知识、基本思维、基本技能;教材编写综合考虑学科的分化、交叉,既充分体现不同学科自身特点,又注意各学科之间有机衔接;确保理论体系完善,知识点结合完备,内容精练、完整,概念准确,切合教学实际。

　　4. 注重衔接,合理区分　严格界定本科教材与职业教育教材、研究生教材、毕业后教育教材的知识范畴,认真总结、详细讨论现阶段中医药本科各课程的知识和理论框架,使其在教材中得以凸显,既要相互联系,又要在编写思路、框架设计、内容取舍等方面有一定的区分度。

5. 体现传承,突出特色 本套教材是培养复合型、创新型中医药人才的重要工具,是中医药文明传承的重要载体。传统的中医药文化是国家软实力的重要体现。因此,教材必须遵循中医药传承发展规律,既要反映原汁原味的中医药知识,培养学生的中医思维,又使学生中西医学融会贯通;既要传承经典,又要创新发挥,体现新版教材"传承精华、守正创新"的特点。

6. 与时俱进,纸数融合 本套教材新增中医抗疫知识,培养学生的探索精神、创新精神,强化中医药防疫人才培养。同时,教材编写充分体现与时代融合、与现代科技融合、与现代医学融合的特色和理念,将移动互联、网络增值、慕课、翻转课堂等新的教学理念和教学技术、学习方式融入教材建设之中。书中设有随文二维码,通过扫码,学生可对教材的数字增值服务内容进行自主学习。

7. 创新形式,提高效用 教材在形式上仍将传承上版模块化编写的设计思路,图文并茂、版式精美;内容方面注重提高效用,同时应用问题导入、案例教学、探究教学等教材编写理念,以提高学生的学习兴趣和学习效果。

8. 突出实用,注重技能 增设技能教材、实验实训内容及相关栏目,适当增加实践教学学时数,增强学生综合运用所学知识的能力和动手能力,体现医学生早临床、多临床、反复临床的特点,使学生好学、临床好用、教师好教。

9. 立足精品,树立标准 始终坚持具有中国特色的教材建设机制和模式,编委会精心编写,出版社精心审校,全程全员坚持质量控制体系,把打造精品教材作为崇高的历史使命,严把各个环节质量关,力保教材的精品属性,使精品和金课互相促进,通过教材建设推动和深化高等中医药教育教学改革,力争打造国内外高等中医药教育标准化教材。

10. 三点兼顾,有机结合 以基本知识点作为主体内容,适度增加新进展、新技术、新方法,并与相关部门制定的职业技能鉴定规范和国家执业医师(药师)资格考试有效衔接,使知识点、创新点、执业点三点结合;紧密联系临床和科研实际情况,避免理论与实践脱节、教学与临床脱节。

本轮教材的修订编写,教育部、国家卫生健康委员会、国家中医药管理局有关领导和教育部高等学校中医学类专业教学指导委员会、中药学类专业教学指导委员会、中西医结合类专业教学指导委员会等相关专家给予了大力支持和指导,得到了全国各医药卫生院校和部分医院、科研机构领导、专家和教师的积极支持和参与,在此,对有关单位和个人表示衷心的感谢! 为了保持教材内容的先进性,在本版教材使用过程中,我们力争做到教材纸质版内容不断勘误,数字内容与时俱进,实时更新。希望各院校在教学使用中,以及在探索课程体系、课程标准和教材建设与改革的进程中,及时提出宝贵意见或建议,以便不断修订和完善,为下一轮教材的修订工作奠定坚实的基础。

人民卫生出版社

2023 年 3 月

前　言

　　中西医结合内科学是高等学校中西医结合类专业的核心课程,集中体现了中医学与西医学兼容并蓄、优势互补的特点。本教材为全国高等学校中医药教育本科国家卫生健康委员会"十四五"规划教材,由全国20余所院校中西医结合领域专家联合编写,供全国高等学校中西医临床医学专业本科生学习使用。

　　本教材分总论,上篇、下篇及附录四个部分。总论主要介绍了中西医结合的内涵与发展、中西医结合内科学临床思维与方法和本学科的学习方法等。上篇以西医疾病为纲,分9章介绍了常见内科疾病,每种疾病包括病因病理、临床表现、实验室检查、诊断与鉴别诊断、治疗、预后、预防与调护,并在病因病理、诊断、治疗、预后等部分融合了相应的中医内容,突出体现中西医结合的特点与优势;下篇介绍了难以归属西医疾病的中医病证,每个病证包括病因病机、辨病思路、辨证论治、预防与调护,并注明了西医哪些疾病可以参照该病证来论治,着重培养学生的中西医结合临床思维能力。教材每章均设置了学习目标、复习思考题,并根据需要选设思政元素、病案(案例)分析,知识链接等模块。

　　本教材编写按照教育部、国家卫生健康委员会、国家中医药管理局《关于深化医教协同进一步推动中医药教育改革与高质量发展的实施意见》精神,围绕"传承精华,守正创新"的总体要求,以"中西医并重,优势互补"为指导思想,注重教材内容的思想性、科学性、先进性与实用性,在编写过程中参考了全国高等院校中医、西医、中西医结合专业的相关教材和研究最新成果,着重培养学生中西医结合的临床思维。教材中设有来源于临床实践的"中西医结合治疗思路"案例,引导学生通过体会中西医互补过程,理解和掌握中西医结合临床特点。

　　中西医结合是我国独有的学科,包含了宝贵的临床经验,在内外科及传染性疾病的防治上一直发挥着重要作用,是我国预防疾病、保障和促进全民健康的必然选择。尤其是在新型冠状病毒感染疫情期间,我国充分开展中西医结合、中西药并用,有效控制了疫情蔓延,取得了举世瞩目的标志性成果。此外,坚持中西医并重,推动中西医相互补充、协调发展,开展中西医联合攻关,也是实施"健康中国战略"的迫切需求。本教材编写积极响应和落实党中央关于促进中医药传承创新发展的指导意见,为推动建立中西医结合理论体系、互参互用的中西医诊疗模式,创新中西医结合人才培养模式打下了坚实的基础。

　　在教材编著及统稿过程中,全体编委团结协作,克服各种困难,编委所在院校和人民卫生出版社为本教材的编写和出版提供了大力支持,在此深表感谢。由于中西医结合内科学涵盖中医学、西医学内容,涉及范围广,研究进展快,难免挂一漏万,恳请各院校在使用过程中提出宝贵意见,以便进一步修订提高。

编者

2024年3月

◇◇◇ 目　录 ◇◇◇

下　篇

◈◈◈ 总　论 ◈◈◈

📝 **学习目标**

1. 掌握中西医结合医学内涵和中西医结合内科学临床思维与方法。
2. 熟悉中西医结合内科学的学习方法。
3. 了解中西医结合的发展历程。

中西医结合医学是一门富有交叉特色的新学科，与中医学、西医学一样，是我国医疗卫生体系的重要组成部分。中西医结合内科学是中西医结合医学的一个分支学科，是中西医结合临床各科的基础。中西医结合内科学是在中西医结合医学认识的框架下，综合运用中医内科学和西医内科学的理论和方法，交叉渗透、融会贯通，形成的一门对人体各系统内科疾病的病因、发病机制、临床表现，以及对疾病诊断与鉴别、治疗与预防进行指导的临床学科。

一、中西医结合医学的内涵与发展

（一）中西医结合医学的内涵

中西医结合医学是中医学与西医学两种独立的医学体系在维护人类健康的医疗实践中，发挥各自的优势，将中医药和西医药的理论和方法进行有机结合，研究人体系统结构与功能、人与自然社会关系等，探索人类生命和疾病的现象、本质和时相性演变规律，促进人类健康，预防、治疗疾病的综合性医学学科。

长期实践证明，中西医结合是可行且必然的。中医学和西医学认识和诊治疾病的路径不同，各有优势和不足。中西医结合医学将中医学宏观整体辨证论治的优势与西医学微观局部辨病优势结合，弥补双方的不足，已初步形成相对独立的知识体系。中西医结合医学有宏观辨证与微观辨证相结合、病证结合诊断、病证结合治疗、针刺麻醉等概念和诊疗体系。如辨病论治与辨证论治相结合的病证同治、证因同治、疾病不同阶段的分期辨证论治、疾病不同病理分型的辨证论治、辨病论治与专方专药相结合、针药（中药或西药）结合、推拿按摩与针药（中药或西药）结合等。

中西医结合医学对疾病的认识和最终治疗效果均高于中医、西医两种疗法的简单相加。中西医结合主要是吸收中医或西医治疗中的特点和优势，把两者有机地结合起来，融会贯通形成能够达到最佳疗效的诊疗方案，其疗效不仅是单纯的中西医相加，而且是整体综合性的放大效应。

中西医结合医学的发展是一个复杂的过程，其发展目标非常明确，就是要创造一门融合中医学和西医学的"新医药学"。然而，中医学与西医学各自的内涵已经非常丰富，加之所属领域研究内容广泛，包括中医学各相关学科、西医学各相关学科、现代科学技术如物理学、数学、信息学等相关学科，决定了中西医结合的过程必然是复杂的，需要经历多种形式和多个阶段。目前,中西医结合进入了融合的新阶段,因此要对其发展的艰巨性和复杂性有充分的认识。

中西医结合医学的学科建设,将是一个长期的研究、探索与建设发展历程。中西医结合是从中西医汇通、曲折发展的历史中走出来、具有中国特色的新兴交叉学科,最终发展成一门"新医药学"。要实现这一宏伟目标,需要从临床实践和理论融合的角度出发,经历理论探索—实践验证—新理论的螺旋式的上升过程。人工智能、大数据、多组学、量子物理等现代科学技术快速发展,也推动了中西医结合内涵的动态更新。

实践证明,中医药学的现代化发展,是中西医结合医学研究的前提和基础;在传承与创新发展中医药学的过程中,中西医结合研究是有效方法和重要途径之一。两者密切关联、相互借鉴、相互促进、和谐发展。

(二)中西医结合医学的发展

中西医结合医学的形成,在自然科学的发展和"西学东渐"的基础上,经历了中西医结合萌芽阶段、中西医汇通学派形成、中西医结合的确立及发展三个历史阶段。

1. 中西医结合萌芽阶段 明朝万历年间,随着西方传教士进入中国,西方医学也伴随而来。西方医学与中国传统中医药开始相互接触、相互影响。面对中西医并存的局面,中国一些思想家和中医学家开始思考并对中西医进行比较,于是产生了"中西医汇通"思想。其先驱人物首推明代方以智,他在《物理小识·人类身》中收集了当时有关生理、病理的中西医学知识,其中既有中医脏腑气血理论,又有西医解剖学的描述,体现了中西医汇通思想。洋务运动时期,中国官方注意到西医之长,积极组织学习并开办医院,创办西医教育。1890 年李鸿章为《万国药方》作序时曾提到"倘学者合中西之说而会其通,以造于至精极微之境,与医学岂曰小补",这是最早明确提到"中西医汇通"观点的记录。

2. 中西医汇通学派形成 19 世纪随着西方社会变革和第二次科学技术革命的完成,西医学得到了突破性发展,进入实验医学和细胞水平。1840 年鸦片战争后,西方的哲学思想、自然科学、医学等大量涌入中国,对我国传统医学产生了很大影响,促使很多知名中医学家自发学习西医知识,对两者进行比较分析,主张中西医应该互相取长补短、互济互用,形成了中西医汇通学派。著名的代表人物有唐宗海、朱沛文、张锡纯、恽铁樵,称之为近代中西医汇通四大家。唐宗海是中医界最早明确提出"中西医汇通"的医家,其论著的《血证论》《中西汇通医经精义》等中西汇通医书,是中西医结合的早期著作。朱沛文著有《华洋脏象约纂》(又名《中西脏腑图象合纂》),是一部充分反映中西医汇通思想的著作,他强调"华洋诸说不尽相同""各有是非,不能偏之。有宜从华者,有宜从洋者",应"合采华洋之说曲折中之",并主张汇通中西以临床验证为标准求同存异,"应通其可通,而并存其互异"。朱沛文的学术思想比唐宗海更为深刻,标志着对中西医汇通的认识更加深入。张锡纯毕生致力于临床及中西医汇通,著有《医学衷中参西录》,总结记录他一生的临证经验和心得,并结合中西医理论阐发医理,力求在中西医理论、生理、病理、临床等方面全面汇通中西医的学术思想,载有论述"《内经》谓血之与气,并走于上,则为大厥……原与西人脑出血之议论句句符合,此不可谓不同也",并创立石膏阿司匹林汤,是中国医学史上第一位在临床处方上探索中西药并用的医家。恽铁樵潜心中医理论和中西汇通研究,明确指出中西医在方法论上的异同,运用科学维护中医理论,同时也并不排斥西医,强调兼采众长。并在中医存废讨论激烈的 1929 年,公开主张中西医结合是必然的趋势,在中西医结合历史上具有重要的地位。

3. 中西医结合的确立及发展 中国医学史上最早出现"中西医结合"提法是在 20 世纪 30—40 年代。毛泽东同志在延安时与李鼎铭先生关于医学如何发展的对话中提到:"中西医一定要结合起来。"

中华人民共和国的成立使中西医结合的发展迎来了重大转折。国家主席毛泽东首先提出"把中医中药的知识和西医西药的知识结合起来,创造中国统一的新医学新药学",从政府层面制定了中西医结合方针。1954 年以后,随着国家中医政策的改变,中医学历教育正式开始,1955 年中华人民共和国卫生部中医研究院成立,各地相继成立中医学院,这是我国医学教育的重大发展,也意味着中西医结合进入新的发展时期。同时,北京举办了首届全国西医离职学习中医班(简称"西学中"班),国家支持下的中医药科研和"西学中"由此发端,并诞生了一批中西医结合学家。中西医结合事业迎来了长足发展。

在中西医结合基础研究方面,因从传统中药青蒿中提取青蒿素治疗疟疾的研究,屠呦呦2015 年获得诺贝尔生理学或医学奖;对血瘀证和活血化瘀的研究,成为了全国中医以活血化瘀法为主流治法治疗冠心病的有力支撑;中西医结合治疗急腹症、针刺机制、针刺麻醉研究取得了瞩目的成果;中药安全性关键技术研究与应用、中成药二次开发核心技术体系创研及其产业化研究、中药药理学创立、中药新药的研制、中医药循证研究等均从不同角度推动了中西医结合的发展,进一步完善了中西医结合诊疗疾病的学术体系。

在中西医结合临床研究方面,业界普遍建立和形成了辨病与辨证相结合、宏观辨证与微观辨证相结合、临床与实验相结合的疾病诊断观,以及辨证论治与辨病论治相结合、中药传统药性与中药现代药理相结合、中西药结合的疾病治疗观;创立了以"病证结合理论"为核心的疾病诊疗模式,获得了大量的研究成果,取得了可喜的临床疗效,并不断扩大临床应用范围,同时中西医结合治疗的优势病种不断增多。心脑血管疾病的研究是中西医结合研究中最活跃、最有成效的领域之一。如应用活血化瘀中药不仅可以治疗冠心病,同时也可以预防经皮冠状动脉腔内血管成形术的再狭窄,显著提高了冠心病介入疗法的远期效果。中医药对缺血性中风系统临床研究、冠心病二级预防大规模循证研究、中医脉络学说构建及其指导微血管病变防治等方面也取得重要突破,研发了一批治疗心脑血管疾病的中药复方药物,临床效果显著。在肾病的中西医结合治疗方面,发挥中西医结合优势,首次提出了"风邪扰肾、致虚、致瘀、致毒"创新理论,创研了 IgA 肾病"中医证候五型分治,多种组合的中西医结合序贯方案"。中医体质学及体质分类行业标准和辨识方法进入国家公共卫生体系。对于风湿免疫疾病的治疗,临床研究证实中西药联合应用治疗类风湿关节炎,其疗效明显优于单纯的西药或中药治疗,且证实中药的应用在改善患者症状、控制病情、减少西药的毒副作用、降低不良事件发生率等方面均具有优势。消化系统常见疾病的中西医结合诊治研究也得到了较快的发展,如应用中药逆转慢性肝炎肝纤维化和早期肝硬化取得突破性进展,一些富有成效的药物也被研发并投入临床应用。在糖尿病等代谢性疾病的临床诊疗方面,提出"糖脂代谢病(瘅浊)"理论一体化防治糖脂代谢紊乱性疾病,并发布了国际中医临床实践指南。在肿瘤临床治疗中,中西医结合也被证实发挥了积极作用,特别是在改善临床症状、对放疗和化疗的增效减毒、改善骨髓抑制、提高免疫力和生存质量、防止复发或转移、延长生存期等方面皆取得了较好的效果。自 2020 年起,席卷全球的新型冠状病毒感染疫情暴发,中西医结合力量在中国抗击疫情中起到了重要作用,新型冠状病毒感染防治的各个阶段均采取了中西医结合的方法,在国家发布的《新型冠状病毒感染诊疗方案》中得到体现。中西医结合、中西药并用的治疗方案,对于提高新型冠状病毒感染患者的治愈率、降低其转重率及病死率具有重要作用,再一次证明中医药在抗疫方面的优势。坚持中西医并重,推动中医药和西医药相互补充、协调发展,是我国卫生与健康事业独有的显著优势。

中西医结合学科的建设取得了极大进展,国家从 1978 年开始招收和培养一大批中西医结合医学硕士及博士研究生,成为了中西医结合临床和基础研究的新生力量。1982 年国务院学位委员会将中西医结合设置为一级学科,1992 年国家标准《学科分类与代码》又将中西医结合医学设置为一门新学科,这标志着国家有关部门已经正式认可中西医结合医学的独立学科地位,促进中西医结合研究,把学科建设作为主要发展方向和历史任务。同时,为保证中西医结合学科的长效发展,基地建设进展迅速,大批临床、科研、教学相结合的高水平中西医结合研究机构、实验室涌现,除中西医结合医院、研究所及医学院校外,许多综合性大学也加入中西医结合医学研究队伍。中西医结合服务体系也在不断完善,服务能力不断提升,2017 年全国中西医结合医院数量已达 597 家,形成了以中西医结合医院为主体、综合医院中西医结合科室为基础、基层医疗机构为补充的中西医结合服务体系。

中西医结合学术队伍的建设也取得了长足进展。1981 年经卫生部和中国科学技术协会批准成立了中国中西医结合研究会(后改名为中国中西医结合学会),截至 2018 年 8 月,中西医结合学会有 59 个专业委员会。学会还创办了《中国中西医结合杂志》,为中西医结合医学的学科发展提供了良好的学术交流平台,推动中西医结合医学的学术进步。中西医结合学术交流也非常活跃,自 1997 年始,至今已举办多次世界中西医结合大会,标志着中西医结合队伍已形成一支重要的医学科技力量,中西医结合具有广泛的世界影响力。

近年来,党和政府对中西医结合的发展给予了高度的重视和支持。2016 年 12 月 25 日通过的《中华人民共和国中医药法》明确鼓励中西医相互学习、相互补充、协调发展,发挥各自优势,促进中西医结合。国务院颁布了《中医药发展战略规划纲要(2016—2030 年)》,明确提出要推进中西医资源整合、优势互补、协同创新等方针。2019 年,习近平总书记对中医药工作作出重要指示并强调:"要遵循中医药发展规律,传承精华,守正创新,加快推进中医药现代化、产业化,坚持中西医并重,推动中医药和西医药相互补充、协调发展。"2021 年,政府工作报告指出坚持中西医并重,实施中医药振兴发展重大工程。2022 年 3 月 29 日,国务院办公厅发布了《"十四五"中医药发展规划》,对中西医结合事业如何发展进行新的规划,提出提高中西医结合水平,推动综合医院中西医协同发展,加强中西医结合医院服务能力建设,完善落实西医学习中医制度,鼓励实行中西医同病同效同价,坚持中西医并重以及中西医结合、中西药并用,加强中医救治能力建设,运用中西医结合提升疾病预防能力等具体实施意见,并以坚持中西医并重,提升中西医结合能力,促进优势互补,共同维护人民健康作为中西医结合的基本原则。可见,中西医结合是我国发展战略的重要任务之一。

诸多成果表明,中西医结合事业正处于欣欣向荣、蓬勃发展的关键时期,疾病谱的变化和增加,也给中西医结合医学带来更大的挑战。中西医结合是一项长期、复杂、艰巨的系统性工程,了解、学习中西医结合的渊源、发展以及时代意义和使命,将有助于我们认识和理解中西医结合的发展规律、人文内涵及医学本质,进一步推动中西医结合传承与创新的互动发展。

二、中西医结合内科学临床思维与方法

临床思维是指临床医师对患者疾病进行诊治过程中的认识活动和思维方法。60 余年的临床实践充分表明中西医结合的有效性和必然性,中西医结合不仅是我国医药科学和卫生事业的一大优势,也是中国在 20 世纪对人类医学发展的一大创举和贡献,在实践中显示了其强大的生命力。

无论是中医学还是西医学,都是研究和探索人体的生命科学,建立和完善防病治病的理论和方法,研究对象和目的是一致的。但由于两种医学形成的历史条件、文化背景、哲学思想等不同,其思维模式和理论体系存在一定差异。西医重视疾病过程中的病理生理变化,重视病原学检查,强调脏器的结构和功能的变化一致性,注重体征和组织病理损害的客观依据,在诊断上要求标准化,在治疗上尽量要求规范化。而中医讲究"天人合一"和"司外揣

内"，重视整体观念、个体化和人体的动态变化和平衡，强调辨治的个体化，以人为本，注重正气在发病中的作用，在治疗中强调祛邪和扶正并重。

中西医结合临床思维是一种新的临床思维，是指从中西医结合理论学习和临床实践中经过抽象和升华提炼出来的核心知识体系，融合了中医临床思维模式与西医临床思维模式。中西医融合不仅仅是技术方法上的融合，更主要的是中医的整体思维与西医的分析思维的融合，加强两者在临床思维运用上的结合，从而指导中西医结合临床实践。本教材介绍了常见内科疾病的中西医诊治，目的是培养学生逐步掌握中医的辨证论治体系和西医的客观化思路，并将两者有机结合，在认知理念和研究方法上相互交叉渗透，形成中西医结合的临床思维方式，制订出中西医结合诊疗方案，达到优势互补、提高临床疗效和患者生命质量的目的。

中西医结合内科学临床方法主要体现在诊断和治疗方面。

（一）综合运用中西医结合诊断方法

中医诊断讲究望、闻、问、切四诊合参，将四诊所搜集的病例资料进行综合分析和总结，得出疾病产生的本质。西医在诊断上主要通过将患者的症状结合体格检查以及实验室检查所获得的资料联系起来，尽量用一种疾病或病因来解释所观察到的临床现象。由此可见，中医与西医在诊断疾病过程中，各自具备其自身的特点和优势。中医在诊断上着重于"司外揣内"，认为人体是一个有机的整体，人体的内在脏腑与外在皮肤毛窍等是相联系的，内在脏腑的病变情况可以通过机体的外在表现反映出来，因而以"四诊"作为诊断疾病的方法。西医则倾向于用直观的方式来对疾病进行诊断，除了通过检体诊断外，还通过实验室诊断来反映内在组织器官的生理病理改变。同时也有各自的局限性，中医着重宏观整体，往往对局部的生理病理认识不足，而西医从微观的层面上入手了解机体的生理病理功能指导临床诊断，但在对人体的整体认识上稍逊一筹。因此，在临床诊断疾病的过程中，可将这两种思维结合起来，以提高诊断疾病的准确性，为疾病的治疗提供了更为广泛的治疗方法。

（二）综合运用中西医病证结合治疗

中医治疗疾病注重"辨证论治"。即将"四诊"收集的病历资料进行综合分析，得出疾病的证型，再用中医理论指导处方用药。西医在对疾病的治疗上多为"对症治疗"，着重于辨病，并针对病因来指导临床治疗。中西医在治疗上的结合可体现在有选择性地运用中医和西医的治疗方法提高疾病治疗效果，中医与西医并用，以其中一个为主，另一个为辅。具体可分为两种情况，一是根据不同疾病的特点，发挥中、西医各自优势，合理运用以中医为主、西医为辅或西医为主、中医为辅的治疗策略。如西医在治疗上的优势往往体现在对危重病、急性病及可以进行手术治疗等的疾病上；中医在治疗上的优势则侧重于慢性疾病及疑难杂病等的治疗和调养。二是针对某一疾病的不同阶段进行治疗方法上的选择。如脑卒中（脑血管意外）的治疗，急性发作期可选择"急则治其标"的治疗原则，以西药脱水、降颅内高压、控制血压、营养神经等治疗为主，同时配合中药辨证治疗。恢复期则根据后遗症的不同，针灸与药物并进，还可配合推拿等方法促进肌力的恢复。

随着科技进步，中医学和西医学必将不断交融、相互渗透，发挥中西医诊治疾病的集合优势。坚持实践第一，"从临床中来，到临床中去"，提高中西医结合临床思维能力，掌握各自的诊断及治疗方法，在临床实践中有选择地结合并运用，提高临床疗效和患者生命质量。

三、中西医结合内科学的学习方法

中西医结合内科学融合了中医内科学、西医内科学的内容，知识面广，因此首先需要掌握中医基础课程如中医基础理论、中医诊断学、中药学、方剂学等，以及西医基础课程如解剖学、生理学、病理学、药理学等,在此基础上,运用中西医结合临床思维,掌握合适的学习方法,使中医、西医优势互补,从而更好地解决临床问题。

1. 树立正确的中西医结合发展观,传承精华,守正创新　发展观,是唯物辩证法的一个总特征。唯物辩证法认为无论是自然界、人类社会还是人的思维都是在不断地运动、变化和发展的,事物的发展具有普遍性和客观性。发展的实质就是事物的前进、上升,是新事物代替旧事物。因此,我们必须坚持以发展的眼光看问题,即发展观。相比中医学和西医学的发展历程,中西医结合理论体系是问世仅几十年的新兴事物,且人类疾病谱也在不断变化。因此,对中西医结合的理论体系的学习,要带着批判继承的态度,传承精华,守正创新。把"守正"与"创新"有机结合起来,充分利用现代大数据、人工智能等先进技术和多学科知识推动中医药、中西医结合高质量发展,保持对中西医结合医学的探索与知识更新,让理论为实践服务。

2. 坚持理论联系实践　医学是一门实践性强的学科,中西医结合医学的结合点主要在于临床,更是必须坚持理论与实践的紧密结合,多实践,多思考,即所谓"熟读王叔和,不如临证多"。在建立扎实的中医、西医理论知识结构及熟练掌握本书知识、技能之后,需积极投入见习、实习过程,在观察与实践中反复回顾并检验所学知识点,经过实践—认识—再实践—再认识的过程,总结经验,梳理构建正确、完整的临床知识体系和临床诊疗技能,为进一步形成中西医结合诊疗思维做铺垫。

3. 培养中西医结合临床思维　总体上,根据疾病不同阶段的表现,以中医的整体观和辨证思维为指导,分析证型,按理、法、方、药的具体规律施治;同时根据临床具体情况,以有利于患者、有利于疾病早日痊愈的原则,"宜中则中,宜西则西",选择中医、西医或中西医结合进行治疗。根据发展观和批判、继承、创新精神,在实践检验理论的过程中,逐步丰富完善临床思维,提高临床诊疗水平。

4. 注重基础、紧跟前沿　"一读、二背、三临证"是中医成才之路,中医的学习,离不开读书、临证、跟师、悟道四大要素。只有提高中医的基础学习能力,研读经典,学习历代医家经验,夯实理论功底,在学习中做好学术继承,在继承中追求学术创新,才能切实提高经典理论水平和中医辨证思维能力。精读《黄帝内经》《伤寒论》《金匮要略》《温病条辨》等经典著作,打牢理论基础,做到读为所用,切勿囫囵吞枣。西医的学习也必须强调基础课程的研读,如系统解剖学、组织学与胚胎学、生理学、病理学、生物化学等,逐步养成现代医学的思维和研究方式。《中西医结合内科学》的研修应以扎实的中医经典为基础,以病理学、病理生理学为核心,中西汇通,围绕内科学各系统的疾病展开。

同时,还应紧密关注新形势下中西医结合内科发展的新认识、新动向,注重培养交叉学科人才,应用人工智能、大数据等方法阐释中医药,在疾病认识和临床实践中不断与时俱进、科学创新,如对传染性疾病、糖脂代谢紊乱性疾病的诊治在"病、证结合"的基础上,进行"辨病、辨期、辨证"相结合,优化治疗手段,以发挥各自优势,支持疾病治疗的早发现、早诊断和综合防控,实现真正意义上的中西医结合。

(郭　姣)

复习思考题

1. 简述对病证结合模式的理解。
2. 简述中西医结合医学的内涵。
3. 中医和西医在思维上有哪些异同点?

扫一扫
测一测

上　篇

第一章

呼吸系统疾病

学习目标

1. 掌握慢性阻塞性肺疾病、支气管哮喘、原发性支气管肺癌的诊断、鉴别诊断及中西医治疗。
2. 掌握急性呼吸衰竭和慢性呼吸衰竭的临床处理。
3. 熟悉肺炎(包括新型冠状病毒感染)的诊疗思路。
4. 熟悉本章各节疾病病因及发病机制、病理、中医辨证。
5. 熟悉中医各证型方剂配伍加减。

第一节 总 论

呼吸系统包括鼻、咽、喉、气管、支气管和肺脏等器官,胸膜、胸膜腔、纵隔和呼吸肌等均为保证呼吸运动的必要组成部分。呼吸系统通常以喉环状软骨划分成为上与下两部分,上呼吸道包括鼻、咽和喉等,下呼吸道从气管起,分为主支气管、叶、段支气管、肺泡等。从气管到终末细支气管是气体的传导部分,从呼吸性细支气管到肺泡为气体的交换部分。肺脏巨大的肺泡表面使血液得以和外环境之间进行气体交换,起到了"呼吸泵"的作用。呼吸系统的主要功能是吸入氧气(O_2)和呼出二氧化碳(CO_2)。

肺具有广泛的呼吸面积,成人总呼吸面积约有 $100m^2$(3 亿~7.5 亿肺泡)。呼吸道与外界相通,成人在静息状态下,每天约有 10 000L 的气体进出呼吸道,在呼吸过程中,外界环境中的有机或无机粉尘,包括各种微生物、蛋白变应原、有害气体等,皆可进入呼吸道及肺引起各种疾病,因而呼吸系统的防御功能至关重要。呼吸系统的防御功能包括鼻部的加温过滤功能,气管-支气管黏膜上皮的运输防御功能,咳嗽反射以及各种溶菌酶和细胞的吞噬功能等。当各种原因如微生物感染、物理化学因素刺激等导致防御功能降低时,均可导致呼吸系统的损伤。

肺有两组血管供应,肺循环的动静脉为气体交换的功能血管,体循环的支气管动静脉为气道和脏层胸膜的营养血管。肺与全身的血液及淋巴循环相通,因此皮肤软组织疖痈的菌栓、深静脉形成的血栓、癌肿的癌栓,都可以通过血液循环到达肺,从而引起继发性肺脓肿、肺栓塞和转移性肺癌。循环系统的疾病如左心功能不全也可引起肺循环张力的增高,从而产生肺水肿。其他如血浆蛋白减少、血浆胶体渗透压降低,可导致肺间质水肿,以及胸膜腔液体漏出而产生胸腔积液。同时,肺部病变也可向全身播散,如肺癌、肺结核可散播至骨、脑、肝等器官。

呼吸系统疾病是我国最常见的疾病,城乡居民两周患病率、两周就诊率、住院人数构成长期居第 1 位,所致死亡居死因顺位第 1~4 位,疾病负担居第 3 位,已成为我国最为突出的公共卫生与医疗问题之一。慢性呼吸疾病是世界卫生组织(WHO)定义的"四大慢病"之一,新发突发呼吸道传染病等公共卫生事件构成重大社会影响,肺癌已成为我国排名第一位的肿瘤,肺结核将成为我国排名第一的传染病,肺尘埃沉着病(尘肺)占职业病的 90%,综上所述,按照系统统计,呼吸系统疾病是我国第一大系统性疾病,其发病率、患病率、死亡率、病死率和疾病负担巨大,对我国人民健康构成严重威胁。随着大气污染、庞大的吸烟人群、人口老龄化、新发和耐药致病原等问题的日益凸显,呼吸系统疾病的防治形势将越发严峻。2003 年在我国及世界范围内暴发的严重急性呼吸综合征(severe acute respiratory syndrome,SARS)疫情及 2020 年暴发的新型冠状病毒感染疫情,其传染性强,病死率高,对公共健康造成很大威胁。

一、主要致病因素

1. 感染　是呼吸系统疾病最常见的病因,其中以细菌感染最为常见,其他包括病毒、支原体、衣原体、真菌及原虫等。

2. 变态反应　Ⅰ~Ⅳ型变态反应均可引起肺部疾病。Ⅰ型变态反应即速发型变态反应,常可引起支气管哮喘;Ⅱ型变态反应即细胞毒反应,见于肺出血-肾炎综合征;Ⅳ型变态反应即迟发型变态反应,其典型代表是结核菌素试验,也见于其他病原体感染、肿瘤免疫和器官移植的排异反应。

3. 理化因素　呼吸系统疾病的增加,与大气污染、吸烟、粉尘等吸入密切相关。流行病学调查证实,当空气中粉尘或二氧化硫超过 1 000μg/m³ 时,慢性支气管炎急性发作明显增多。其他粉尘如二氧化硅、煤尘、棉尘等可刺激呼吸系统引起各种肺尘埃沉着症,工业废气中致癌物质污染大气是肺癌发病率增加的重要原因。吸烟是最重要的环境发病因素,吸烟者慢性支气管炎的发病率较非吸烟者高 2~8 倍。与从不吸烟者相比,吸烟者发生肺癌的危险性平均高 10 倍,其中重度吸烟者可达 10~25 倍。

4. 全身性疾病的肺部表现　不少全身性疾病,如系统性红斑狼疮、类风湿关节炎等免疫性疾病可累及肺部。多种疾病,如休克、严重创伤、严重感染等,可导致成人呼吸窘迫综合征。

5. 其他　某些原因和发病机制不明的肺部疾病,如肺部肉芽肿、弥漫性间质性肺纤维化、肺泡蛋白质沉积症、肺泡微石症等。

二、常见症状

呼吸系统的咳嗽、咳痰、咯血、气急(促)、喘鸣和胸痛等症状在不同的肺部疾病中常有不同的特点。

1. 咳嗽　急性发作的刺激性干咳常为上呼吸道炎症。伴有发热、声嘶者,常为急性咽、喉、气管和支气管炎;急性发作的咳嗽伴有胸痛,可能是肺炎;常年咳嗽,秋冬季加重提示慢性阻塞性肺疾病。发作性干咳(尤其在夜间规律发作),可能是咳嗽变异性哮喘,夜间阵发性咳嗽多见于左心衰竭。高亢的干咳伴有呼吸困难可能是支气管肺癌累及气管或主支气管,持续而逐渐加重的刺激性咳嗽伴有气促(急)则考虑特发性肺纤维化或支气管肺泡癌。

2. 咳痰　分析痰的性状、数量、气味、颜色及其伴随症状,对诊断有一定帮助。慢性支气管炎患者,咳白色泡沫痰或黏液痰,痰由白色泡沫或黏液状转为脓性多为细菌性感染或急性感染;肺脓肿和支气管扩张者,常咳大量黄色脓痰;咳铁锈色痰为肺炎链球菌肺炎的特征;肺水肿时咳粉红色稀薄泡沫痰;肺阿米巴病时痰呈咖啡色;肺吸虫病为果酱样痰;咳红棕色胶冻状痰提示克雷伯菌感染;脓痰有恶臭,见于大肠杆菌感染者。痰量的增减,反映感染的加剧或炎症的缓解,若痰量突然减少,且出现体温升高,可能与支气管引流不畅有关。

3. 咯血　痰中经常带血是肺结核、肺癌的常见症状。咯鲜血,多见于支气管扩张,也可见于肺结核、急性支气管炎、肺炎和肺血栓栓塞症;二尖瓣狭窄可引起各种不同程度的咯血。

4. 呼吸困难　呼吸困难可表现在呼吸频率、深度及节律改变等方面,按其发作快慢分为急性、慢性和反复发作性,按呼吸周期可分为吸气性和呼气性呼吸困难。急起的呼吸困难伴有胸痛,常见于气胸、胸腔积液、肺炎或肺栓塞;肺血栓栓塞症常表现为不明原因的呼吸困难。左心衰竭时常出现夜间阵发性端坐性呼吸困难;慢性进行性呼吸困难常见于慢性阻塞性肺疾病、弥漫性间质性肺纤维化等疾病;支气管哮喘为反复发作的呼气性呼吸困难,伴哮鸣音,缓解时哮鸣音可消失,下次发作时又复出现。呼吸困难可分吸气性、呼气性和混合性三种。如喉头水肿、喉气管炎症、肿瘤或异物引起上气道狭窄,出现吸气性呼吸困难;支气管哮喘或哮喘合并慢性阻塞性肺疾病引起广泛支气管痉挛,则引起呼气性呼吸困难。此外,气管、支气管结核亦可产生不同程度的吸气相或双相呼吸困难,并呈进行性加重。

5. 胸痛　肺和脏层胸膜对痛觉不敏感,炎症等病变累及壁层胸膜时方引起胸痛。胸痛伴高热和呼吸困难,多为肺炎或胸膜炎;胸膜炎常在胸廓活动较大的双(单)侧下胸痛,与咳嗽、深吸气有关。肺癌侵及壁层胸膜或肋骨,出现固定部位的持续性隐痛,进行性加剧,乃至刀割样痛;突发性胸痛伴咯血和/或呼吸困难,应考虑肺血栓栓塞症;剧咳或屏气后出现突发剧痛,有可能为自发性气胸;胸痛还可由非呼吸系统疾病引起,如心脏、纵隔、食管、膈、胸腔和腹腔疾病均可引起胸痛。

呼吸系统疾病的诊断必须通过周密详细的病史和体格检查作为基础,要了解与肺部传染性疾病患者(如 SARS、活动性肺结核)的密切接触史,了解对肺部有毒物质的职业和个人史,由于病变的性质、范围不同,胸部疾病的体征可完全正常或出现明显异常。普通 X 线和计算机体层成像(CT)胸部检查对诊断肺部病变具有特殊重要的作用,由于呼吸系统疾病常为全身疾病的一种局部表现,还应结合常规化验及其他特殊检查结果,进行全面综合分析,力求做出病因、解剖、病理和功能的诊断。

呼吸系统的实验室及其他检查包括血液系统检查、抗原皮肤试验、痰培养和药物敏感试验以及痰的脱落细胞检查等。理化检查包括影像学检查、肺功能测定、支气管镜和胸腔镜检查、放射性核素扫描及胸腔积液(胸水)检查和胸膜活检等肺活体组织检查等。

三、中医学认识

中医学认为肺居胸中,其位最高,对其他脏腑有覆盖、保护作用,所谓"肺为九脏华盖"。肺叶娇嫩,其性情虚而喜煦润,喜润恶燥,易受内外之邪侵袭而致病,故又称"娇脏"。在功能上,肺主一身之气,司呼吸,主治节,调节血脉,通调水道,布散津液,维持喉、鼻等气道通畅等功能;"肺为水之上源",肺气宣发、肃降则能布散津液,下输肾与膀胱,如通调失常,水液停滞,可发为痰饮、水肿等症;肺主治节,肺气能辅佐心脏,治理调节血脉的运行,百脉皆朝会于肺。若肺气不利,治节失常,气病及血,心气虚弱。血脉不利,血瘀水停,可见咳血、发绀、心悸、肢肿等症;肺又开窍于鼻,外合皮毛,故风、寒、燥、热等六淫外邪由口鼻、皮毛而入者,常首先犯肺。同时因肺气贯百脉而通他脏,故内伤诸因,除肺脏自病外,他脏有病亦可影响到肺。同时也会影响到其他脏腑的功能。此外,肺与大肠为表里,可助心主治节,脾为金母,肝肺升降相因,金水相生,故其为病可涉及心、脾、肝、肾、膀胱、大肠等脏腑,与其他多个相关病证有密切的关系,临证应予联系处理。所以无论外邪或内伤伤及于肺,均可导致肺之宣降失常,从而引起气道受阻、呼吸不利、气血和津液运行失常等病理改变。

肺系疾病主要有咳嗽、哮病、喘证、肺痿、肺痈和肺胀等,病因多由外感和内伤所致,病机总为肺失宣发肃降,病理性质不外寒热虚实。主要的病理变化为肺气宣降失常,实者多由于痰邪阻肺,肺失宣肃,升降不利;虚者多由于肺脏气阴不足,肺不主气而升降无权。如六淫外侵,肺卫受邪则为感冒;内、外之邪干肺,肺气上逆则咳嗽;瘵虫蚀肺则病痨;痰邪阻肺,肺失宣降则为哮、为喘;肺热生疮则成痈;久病伤肺,肺气不能敛降则为肺胀,肺叶痿而不用则为肺痿。

肺系疾病的辨证应分虚实。虚证有阴虚、气虚、气阴两虚;实证有风、寒、热、痰、饮、瘀等证。辨主症时应该首辨咳嗽、辨喘、辨痰、辨咳血、辨失音等。

肺系疾病的治疗原则,对肺实者,宜疏邪祛痰利气,偏于寒者宜温宣,偏于热者宜清肃。肺虚者,应辨其阴虚、气虚而培补之。阴虚者,滋阴养肺;气虚者,补益肺气;气阴并虚者,治当兼顾。其具体常用治疗方法包括宣肺、肃肺、清肺、泻肺、润肺、补肺、温肺、养肺、敛肺及通腑、化痰、止血等。除了辨证立法、选用内服药物的内治法外,还有针灸、推拿、敷贴、埋线等其他治法。肺系疾病的内治法以脏腑辨证为基础,注重辨证论治以调节脏腑功能。肺系疾病临床表现多有咳、痰、喘,故应注重止咳、化痰、平喘等对症治疗。中西医结合方法在肺系疾病治疗上有明显的优势。

第二节　急性上呼吸道感染及急性气管-支气管炎

急性上呼吸道感染

急性上呼吸道感染(acute upper respiratory tract infection)是指局限在鼻腔和咽喉部呼吸道黏膜的急性炎症。70%~80%由病毒引起,少数为细菌所致。急性上呼吸道感染的临床表现不一,从单纯的鼻黏膜炎到广泛的上呼吸道炎症轻重不等。本病全年皆可发生,以冬春季节多发,一般病势较轻,病程较短,预防较好。

本病与中医学的"感冒"相类似,又称"伤风""冒风""冒寒""重伤风"等。

一、病因病理

（一）西医病因病理

1. 病因及发病机制　急性上呼吸道感染的主要病原体为鼻病毒、流感病毒(甲、乙、丙型)、副流感病毒、呼吸道合胞病毒、冠状病毒、腺病毒及柯萨奇病毒等。细菌感染可直接发生或继发于病毒感染之后,以溶血性链球菌为多见,其次为流感嗜血杆菌、肺炎链球菌和葡萄球菌等。人体在受凉、淋雨或过度劳累等因素影响下,呼吸道局部防御功能处于低下状态,导致原有的病毒或细菌迅速繁殖。病毒和细菌等也可通过飞沫传播,或由接触鼻、咽、眼结膜表面的分泌物而经手传播。发病与年龄、体质及环境密切相关,尤其是老幼体弱或有慢性呼吸道疾病者更易罹患。

2. 病理　一般表现为鼻腔及咽喉黏膜的充血、水肿、上皮细胞破坏及浆液性和黏液性的炎性渗出,伴有细菌性感染时可有中性粒细胞浸润,并有脓性分泌物。并发肺炎时肺充血、水肿,肺泡内含有纤维蛋白和渗出液,呈现支气管肺炎改变。不同病毒可以引起不同程度的细胞增殖及变形,鼻病毒及肠道病毒较黏液病毒引起的改变严重。严重感染时,连接呼吸道的鼻旁窦和中耳道可形成阻塞,发生继发性感染。

(二)中医病因病机

急性上呼吸道感染是人体感受六淫之邪、时行毒邪所致,主要是风邪致病,即所谓外因。《素问·骨空论》曰:"风者,百病之始也……风从外入,令人振寒,汗出头痛,身重恶寒。"一般以风寒、风热者最为多见,而且冬春两季气候多变,故临床以冬春季节发病率为高。内因即人体之正气,感邪之后是否发病关键看正气盛衰程度,如《灵枢·百病始生》篇所云:"风雨寒热,不得虚,邪不能独伤人。"

1. 卫外功能减弱,外邪乘机袭入　包括生活起居不当,寒温失调,如贪凉露宿、冒雨涉水等以致外邪侵袭而发病;过度劳累,损伤体力,肌腠不密,易感外邪而发病;气候突变,六淫之邪肆虐,冷热失常,卫外之气未能及时应变而发病;素体虚弱,卫外不固,稍有不慎即可感邪而发病。

2. 病邪犯肺,卫表不和　肺主皮毛,职司卫外,而卫气通于肺,卫气的强弱与肺的功能关系密切。外邪从口鼻、皮毛而入,肺卫首当其冲,感邪之后,很快出现卫表及上焦肺系症状。卫表被郁,邪正相争,而见恶寒、发热、头痛、身痛等;肺气失宣而见鼻塞、流涕、咳嗽等。《素问·太阴阳明论》曰:"伤于风者,上先受之。"《素问·咳论》曰:"皮毛者肺之合也,皮毛先受邪气,邪气以从其合也。"

3. 病邪少有传变,病情轻重有别　病邪一般只犯肺卫,很少有传变,病程短而易愈。但亦有少数感邪深重,或老幼体弱,或原有某些慢性疾病者,病邪从表入里,迅速传变,可引起某些并发症或继发病。

综上所述,本病病位在肺卫,其病因病机主要是外邪乘虚而入,以致卫表被郁,肺失宣肃,一般病情较浅。因四时六气而异,或体质强弱、阴阳偏盛之不同,临床表现虚实寒热各异。

二、临床表现

(一)普通感冒

为病毒感染引起,潜伏期短,起病较急。临床表现差异很大,以鼻咽部症状为主。

1. 主要症状　早期有咽部干燥,继而出现鼻塞、喷嚏、低热、咳嗽,鼻流清涕,2~3天后鼻涕变稠,呈黄脓样。鼻塞约4~5天,如有病变向下发展侵入喉部、气管、支气管,则可出现声嘶,咳嗽加剧,或有少量黏液痰,1~2周消失。全身症状短暂,可出现全身酸痛、头痛、乏力、食欲下降、腹胀、便秘或腹泻等,部分患者可伴发单纯性疱疹。

2. 体征　鼻腔黏膜充血、水肿、有分泌物,偶尔有眼结膜充血,可有体温升高。

(二)急性病毒性咽炎和喉炎

病原体多为鼻病毒、腺病毒、流感病毒、副流感病毒以及肠病毒、呼吸道合胞病毒等。

1. 主要症状　急性病毒性咽炎咽部发痒或有灼热感,咽痛不明显,咳嗽少见。急性喉炎多表现为声音嘶哑,说话困难,咳嗽时疼痛,常有发热、咽痛或咳嗽,咳嗽又使咽痛加重。

2. 体征　咽喉部水肿、充血,局部淋巴结轻度肿大,有触痛,有时可闻及喉部喘息声。

(三)急性咽扁桃体炎

病原体多为溶血性链球菌,其次为流感嗜血杆菌、肺炎链球菌、葡萄球菌等。

1. 主要症状　起病急,咽痛明显,发热,畏寒,体温可达39℃以上。

2. 体征　咽部充血明显,扁桃体肿大、充血,表面有黄色点状渗出物,颌下淋巴结肿大、压痛而肺部查体无异常体征。

(四)急性疱疹性咽峡炎

多由柯萨奇病毒A引起,多见于儿童,成人偶见,夏季较易流行,起病急,病程约1周。

1. 主要症状 明显咽痛、发热。

2. 体征 咽部、软腭、悬雍垂和扁桃体上有灰白色小丘疹,以后形成疱疹和浅表溃疡,周围黏膜有红晕。

(五)急性咽结膜炎

主要由腺病毒、柯萨奇病毒等引起,起病急,病程一般 4~6 日。夏季多发,儿童多见,由游泳传播。

1. 主要症状 发热、咽痛、流泪、畏光。

2. 体征 咽部及结膜充血,可有颈淋巴结肿大,或有角膜炎。

急性上呼吸道感染少数可并发急性鼻窦炎、中耳炎、急性气管-支气管炎、肺炎,也可引起急性心肌炎、风湿病、急性肾小球肾炎。

三、实验室及其他检查

1. 血常规检查 白细胞计数一般正常或偏低,分类淋巴细胞比例相对增高。伴有细菌感染时,白细胞计数及中性粒细胞增高,或有核左移现象。

2. 病原学检查 因病毒类型繁多,且明确类型对治疗无明显帮助,一般无须病原学检查。需要时可用免疫荧光法、酶联免疫吸附试验、血清学诊断或病毒分离鉴定等方法确定病毒类型。细菌培养可判断细菌类型并做药物敏感试验以指导临床用药。

四、诊断与鉴别诊断

(一)诊断

主要根据病史、临床症状及体征,结合周围血象和阴性的胸部 X 线检查结果,并排除其他疾病如过敏性鼻炎,急性传染性疾病如麻疹、脑炎、流行性脑脊髓膜炎、脊髓灰质炎、伤寒等,可做出临床诊断。病毒分离、免疫荧光技术及细菌培养对明确病因诊断有帮助。一般无须病因检查。

(二)鉴别诊断

1. 过敏性鼻炎 起病急,主要表现为喷嚏频作,鼻涕多、呈清水样,鼻腔水肿、苍白,鼻分泌物中有较多嗜酸性粒细胞。发作常与外界刺激有关,常伴有其他过敏性疾病,如荨麻疹等。

2. 流行性感冒 流感的潜伏期很短,一般 1~3 天,常有小规模流行。起病急,鼻咽部症状较轻,但全身症状较重,伴高热、全身酸痛和眼结膜炎症状,出现畏寒、流涕、流泪、咳嗽等。少数患者有食欲减退,伴有腹痛、腹胀及腹泻等消化道症状。病毒分离和血清学诊断可供鉴别。

3. 新型冠状病毒感染 急性呼吸道传染病。传染源主要是新型冠状病毒感染者,在潜伏期即有传染性,发病后 3 天内传染性最强。潜伏期多为 2~4 天。主要表现为咽干、咽痛、咳嗽、发热等;部分患者可伴有肌肉酸痛、嗅觉味觉减退或丧失、鼻塞、流涕、腹泻、结膜炎等。少数患者病情继续发展,持续发热,并出现肺炎相关表现。病毒分离、血清学和胸部影像学诊断可供鉴别。

4. 急性传染病前驱期 麻疹、脊髓灰质炎、流行性脑脊髓膜炎、流行性乙型脑炎、伤寒、斑疹伤寒、白喉等,在患病初期可伴有上呼吸道症状,但有明确的流行病学史,并有其特定的症状特点,可资鉴别。

5. 急性气管支气管炎 表现为咳嗽、咳痰,血白细胞可升高,鼻部症状较轻,X 线胸片常见肺纹理增强。

五、治疗

（一）中西医结合治疗思路

本病首先要运用西医诊断方法确定诊断,排除其他相关疾病。完善血常规等检查后,细菌感染较重时,积极抗感染治疗。同时进行中医辨证,做出分型和分期,尽早应用中药、中成药治疗。中医倡导防重于治,首先注意预防,应加强体育锻炼,提高机体抗病能力,保持室内空气流通。中医治疗以解表达邪为治疗原则,辨证施治,风寒为主者,疏风散寒,辛温解表;风热为主者,疏风散热,辛凉解表;暑湿为主者,清热祛湿解表。西医目前尚无特效抗病毒药物,对症状较重者可给予西药对症处理。

（二）西医治疗

1. 对症治疗　对有急性咳嗽、鼻后滴漏和咽干的患者可给伪麻黄碱治疗以减轻鼻部出血,亦可局部滴鼻应用,必要时加用解热镇痛类药物。

2. 抗病毒治疗　由于目前药物滥用而造成流感病毒耐药,所以对于无发热、免疫功能正常、发病不超过 2 天的患者一般无须应用抗病毒药物。对于免疫缺陷患者,可早期常规使用。利巴韦林、奥司他韦有较广的抗病毒谱,对流感病毒、副流感病毒和呼吸道合胞病毒等有较强的抑制作用,可缩短病程。

3. 抗生素治疗　普通感冒无须使用抗生素,有白细胞升高、咽部脓苔、咯黄痰和流鼻涕等继发细菌感染证据者,可根据当地流行病学史和经验选用口服青霉素、第一代头孢菌素、大环内酯类药物或喹诺酮类药物,极少需要根据病原菌选用敏感的抗生素。

（三）中医治疗

1. 风寒束表证

临床表现:恶寒重,发热轻,无汗,头痛,肢体酸痛,鼻塞身重,喷嚏,时流清涕,喉痒、咳嗽、口不渴或喜热饮,舌苔薄白而润,脉浮或浮紧。

治法:辛温解表。

代表方:荆防败毒散或荆防达表汤加减。若风寒重者,加麻黄、桂枝以增加辛温散寒之力;若风寒夹湿,兼见身热不扬,头重胀如裹,肢节酸重疼痛,舌苔白腻,脉濡者,用羌活胜湿汤加减治疗。

2. 风热犯表证

临床表现:身热较著,微恶风寒,汗出不畅,头胀痛,目胀,鼻塞,流浊涕,口干而渴,咳嗽,痰黄黏稠,咽燥,或咽喉肿痛,舌苔薄白微黄,边尖红,脉浮数。

治法:辛凉解表。

代表方:银翘散或葱豉桔梗汤加减。若痰湿壅盛,咳嗽痰多者,加杏仁、浙贝母、瓜蒌皮。

3. 暑湿伤表证

临床表现:身热,微恶风,汗少,肢体酸重或疼痛,头昏重胀痛,咳嗽痰黏,鼻流浊涕,心烦口渴,渴不多饮,口中黏腻,胸脘痞闷,泛恶,小便短赤,舌苔薄黄而腻,脉濡数。

治法:清暑祛湿解表。

代表方:新加香薷饮加减。暑热偏盛者,可加黄连、栀子或黄芩、青蒿清热解暑泄热;若湿困卫表,可加藿香、佩兰等芳香化湿,清宣解表;若里湿偏重,脘痞腹胀,加苍术、白蔻仁、法半夏、陈皮等化湿和中;若里热盛而小便短赤者,加六一散、赤茯苓清热利湿。

4. 虚体感冒

（1）气虚感冒

临床表现:恶寒较甚,发热无汗,头痛身楚,气短懒言,平素恶风,易汗出,神疲体倦,反复易感,舌淡苔白,脉浮无力。

治法:益气解表。

代表方:参苏饮加减。气虚较甚,可加黄芪;表虚自汗易感者,可常服玉屏风散预防感冒;若阳虚外感,见恶寒重,发热轻,头痛身痛,四肢不温,舌质淡胖,脉沉无力者,治当温阳解表,可选再造散。

（2）阴虚感冒

临床表现:头痛身热,微恶风寒,无汗或少汗,心烦头晕,口渴咽干,手足心热,干咳少痰,舌红少苔,脉细数。

治法:滋阴解表。

代表方:加减葳蕤汤加减。表证较重,酌加荆芥、防风以祛风解表;咳嗽咽干,咳痰不爽,可加牛蒡子、瓜蒌皮、浙贝母等利咽化痰;阴虚较甚者,加沙参、麦冬养阴生津;若血虚无华,唇甲色淡者,加地黄、当归滋阴养血。

（四）临证要点

临床当辨清病邪之性质,风寒之证不可误用辛凉,风热之证不可误用辛温,除虚体感冒兼顾扶正补虚外,一般均忌用补敛之品,以免留邪。感冒轻证,或初起偏寒偏热俱不明显,仅稍有恶风、微热、头胀、鼻塞者,可予辛凉平剂,疏风解表,药用桑叶、薄荷、防风、荆芥等微辛轻清透邪。

有并发症或夹杂证者应适当兼顾。感冒病在卫表,一般不会传变,但老人、婴幼儿、体弱或感受时邪较重者,可见化热入里犯肺,逆传心包(如并发肺炎、流感后肺炎、中毒型)的传变过程,必须加以重视,防止发生传变,若已传变,当以温病辨治原则处理。

解表中药煮沸后文火煎煮 5~10 分钟即可,煎煮过久会降低药效。汤药趁热服用,服后覆被取汗,也可进热粥以助药力。汗出后应注意避风,以防复感。

六、预后

一般病势较轻,病程较短,预后较好。部分患者可引起急性心肌炎、肾小球肾炎,或伴发细菌性肺炎。

七、预防与调护

1. 平时加强体育锻炼,适当进行室外活动,以增强体质,提高抗病能力。同时应注意防寒保暖,在气候冷热变化时,及时增减衣服,避免雨淋受凉及过度疲劳。在感冒流行季节,少去公共场所活动,防止交叉感染。

2. 在治疗期间,应注意休息,密切观察。注意煎药及服药要求,治疗本病的中药宜轻煎,不可过煮,趁温热服,服后避风取汗,适当休息。

3. 在饮食方面,宜清淡,若饮食过饱,或多食肥甘厚腻,使中焦气机受阻,有碍肺气宣通,影响感冒的预后。

急性气管-支气管炎

急性气管-支气管炎(acute tracheobronchitis)是由生物、理化刺激或过敏等因素引起的急性气管-支气管黏膜炎症。多散发,无流行倾向,年老体弱者易感。临床症状主要为咳嗽和咳痰。常发生于寒冷季节或气候突变时,也可由急性上呼吸道感染迁延不愈所致。

本病属中医"咳嗽""喘证"范畴,而以咳嗽为主。

一、病因病理

（一）西医病因病理

1. 病因及发病机制

（1）微生物：病原体与上呼吸道感染类似。常见病毒为腺病毒、流感病毒（甲、乙型）、冠状病毒、鼻病毒、单纯疱疹病毒、呼吸道合胞病毒和副流感病毒。常见细菌为流感嗜血杆菌、肺炎链球菌、卡他莫拉菌等，近年来衣原体和支原体感染明显增加，在病毒感染的基础上继发细菌感染亦较多见。

（2）理化因素：冷空气、粉尘、刺激性气体或烟雾（如二氧化硫、二氧化氮、氨气、氯气等）的吸入，均可刺激气管-支气管黏膜引起急性损伤和炎症反应。

（3）过敏反应：常见的吸入性致敏原包括花粉、有机粉尘、真菌孢子、动物毛皮及排泄物；或对细菌蛋白质过敏，钩虫、蛔虫的幼虫在肺内的移行也可引起气管-支气管急性炎症反应。

2. 病理　气管、支气管黏膜充血水肿，淋巴细胞和中性粒细胞浸润，同时可伴纤毛上皮细胞损伤、脱落和黏液腺体肥大增生。合并细菌感染时，分泌物呈脓性。病变严重者可蔓延至细支气管和肺泡，引起微循环坏死和出血。炎症消退后，气管-支气管的结构和功能一般能恢复正常。

（二）中医病因病机

中医认为急性气管-支气管炎的发生和发展，主要由外感所致。多属外感咳嗽范围。由于气候突变或调摄失宜，外感六淫从口鼻或皮毛侵入，使肺气被束，肺失肃降。由于四时之气不同，因而人体所感受的致病外邪亦有区别。风为六淫之首，其他外邪多随风邪侵袭人体，所以外感咳嗽常以风为先导，或夹寒，或夹热，或夹燥，其中尤以风邪夹寒者居多。《景岳全书·咳嗽》说："外感之嗽，必因风寒。"

本病病变部位主脏在肺，无论外感六淫或内伤所生的病邪，皆侵及于肺而致咳嗽。本病如迁延失治，邪伤肺气，更易反复感邪，而致咳嗽屡作，转为慢性咳嗽；肺脏有病，卫外不固，易受外邪引发或加重，特别在气候变化时尤为明显，致疾病反复发作。

二、临床表现

（一）症状

起病较急，通常全身症状较轻，可有发热。初为干咳或少量黏液痰，随后痰量增多，咳嗽加剧，偶伴血痰。咳嗽、咳痰可延续 2~3 周，如迁延不愈，可演变成慢性支气管炎。伴支气管痉挛时，可出现程度不等的胸闷气促。

（二）体征

查体可无明显阳性表现。也可以在两肺听到散在干、湿啰音，部位不固定，咳嗽后可减少或消失。

三、实验室及其他检查

1. 血常规检查　周围血白细胞计数可正常。由细菌感染引起者，可伴白细胞总数和中性粒细胞百分比升高，血沉加快。

2. 痰培养　可发现致病菌。

3. X 线胸片检查　大多为肺纹理增强，少数无异常发现。

四、诊断与鉴别诊断

（一）诊断

根据病史、咳嗽和咳痰等呼吸道症状,两肺散在干、湿啰音等体征,结合血象和 X 线胸片,可做出临床诊断。病毒和细菌检查有助于病因诊断。

（二）鉴别诊断

1. 流行性感冒　起病急骤,发热较高,全身中毒症状(如全身酸痛、头痛、乏力等)明显,呼吸道局部症状较轻。流行病史、分泌物病毒分离和血清学检查,有助于鉴别。

2. 急性上呼吸道感染　鼻咽部症状明显,咳嗽轻微,一般无痰。肺部无异常体征。胸部 X 线检查正常。

3. 其他呼吸系统疾病　其他肺部疾病如支气管肺炎、肺结核、肺癌、肺脓肿、麻疹、百日咳等多种疾病可表现为类似的咳嗽咳痰表现,应详细检查,以资鉴别。

五、治疗

（一）中西医结合治疗思路

急性气管-支气管炎是一种常见的呼吸系统疾病,一般呈自限性,在及时而正确的治疗后,大多能痊愈,如治疗不当而致迁延不愈,则易转为慢性支气管炎。西医治疗本病,以对症处理为主。合并细菌感染时,可根据感染的病原体及药物敏感试验选择抗生素治疗。多数患者用口服抗生素即可,症状较重者可用肌内注射或静脉滴注。中医药发挥其辨证施治的特长,与辨病相结合,因势利导,采用疏风、清热、化痰、宣肺、平喘以及配合外治法等,对治愈本病和截断本病的发展,可起到重要作用。急性感染控制后,咳痰减轻,干咳为主者,可中医辨证使用宣肺化痰止咳兼以疏散外邪中药或中成药。中医辨证论治应注重急性气管-支气管炎邪实的要点,治宜疏散外邪,宣通肺气,以及注重对痰的治疗。并且对西医治疗疗效欠佳的一些体质较差、抵抗力低下、易反复感染者,采用中药、针灸等内外兼治的方法,也有一定疗效。

（二）西医治疗

1. 对症治疗　咳嗽无痰或少痰,可用右美沙芬、喷托维林(咳必清)镇咳。咳嗽有痰而不易咳出,可选用盐酸氨溴索、溴己新(必嗽平),桃金娘油提取物化痰,也可雾化帮助祛痰。发生支气管痉挛时可用平喘药如茶碱类、β_2 受体激动剂、胆碱能阻滞剂等。发热可用解热镇痛药对症处理。

2. 抗生素治疗　有细菌感染证据时应及时使用。可以首选新大环内酯类或青霉素类药物,亦可选用头孢菌素类或喹诺酮类等药物。多数患者口服抗菌药物即可,症状较重者可经肌内注射或静脉滴注给药,少数患者需要根据病原体培养结果指导用药。

3. 一般治疗　多休息,多饮水,避免劳累。

（三）中医治疗

1. 风寒袭肺证

临床表现:咳声重浊,气急,喉痒,咯痰稀薄色白,常伴鼻塞、流清涕、头痛、肢体酸楚、恶寒发热、无汗等表症,舌苔薄白,脉浮或浮紧。

治法:疏风散寒,宣肺止咳。

代表方:三拗汤合止嗽散加减。方中用麻黄、荆芥疏风散寒,合杏仁宣肺降气;紫菀、白前、百部、陈皮理肺祛痰;桔梗、甘草利咽止咳。咳嗽较甚者加矮地茶、金沸草祛痰止咳;痒甚者,加牛蒡子、蝉蜕祛风止痒;鼻塞声重加辛夷花、苍耳子宣通鼻窍;若夹痰湿,咳而痰黏,胸闷,苔腻者,加半夏、茯苓、厚朴燥湿化痰;若表证较甚,加防风、苏叶疏风解表;表寒未解,里有郁热,热为寒遏,咳嗽音嗄,气急似喘,痰黏稠,口渴心烦,或有身热者加生石膏、桑白皮、黄芩解表清里。

2. 风热犯肺证

临床表现:咳嗽咳痰不爽,痰黄或稠黏,喉燥咽痛,常伴恶风身热,头痛肢楚,鼻流黄涕,口渴等表热证,舌苔薄黄,脉浮数或浮滑。

治法:疏风清热,宣肺止咳。

代表方:桑菊饮加减。方中桑叶、菊花、薄荷疏风清热;桔梗、杏仁、甘草宣降肺气,止咳化痰;连翘、芦根清热生津。咳嗽甚者,加前胡、枇杷叶、浙贝母清宣肺气,化痰止咳;表热甚者,加金银花、荆芥、防风疏风清热;咽喉疼痛,声音嘶哑,加射干、牛蒡子、山豆根、板蓝根清热利咽;痰稠,肺热甚者,加黄芩、知母、石膏清肺泄热;若风热伤络,见鼻衄或痰中带血丝者,加白茅根、生地黄凉血止血;热伤肺津,咽燥口干,加沙参、麦冬清热生津;夏令暑湿加鲜荷叶清解暑热。

3. 风燥伤肺证

临床表现:喉痒干咳,无痰或痰少而黏,咳痰不爽,或痰中带有血丝,咽喉干痛,唇鼻干燥,口干,常伴鼻塞、头痛、微寒、身热等表症,舌质红干而少津,苔薄白或薄黄,脉浮。

治法:疏风清肺,润燥止咳。

代表方:桑杏汤。方中桑叶、豆豉疏风解表,清宣肺热;杏仁、象贝母化痰止咳;南沙参、梨皮、栀子清热润燥生津。表证较重者,加薄荷、荆芥疏风解表;津伤较甚者,加麦冬、玉竹滋养肺阴;肺热重者,酌加生石膏、知母清肺泄热;痰中带血丝者,加生地黄、白茅根清热凉血止血。

另有凉燥伤肺咳嗽,乃风寒与燥邪相兼犯肺所致,表现干咳而少痰或无痰,咽干鼻燥,兼有恶寒发热,头痛无汗,舌苔薄白而干等症。用药当以温而不燥,润而不凉为原则,方取杏苏散加减;药用苏叶、杏仁、前胡辛以宣散;紫菀、款冬花、百部、甘草温润止咳。若恶寒甚、无汗,可配荆芥、防风以解表发汗。

（四）临证要点

1. 本病多由外感引起,为邪气壅肺,多为实证,故以祛邪利肺为治疗原则,根据邪气风寒、风热、风燥的不同,应分别采用疏风、散寒、清热、润燥治疗。由于感受外邪而引起咳、痰、喘等症状,治疗应迅速祛除外邪,防止其由表入里。初起病时,多属风寒或风热袭肺,咳嗽较剧,咳痰由少而转多,此时宜宣肺解表;但外邪不解,郁而化热时,则应及时随证换方,改以清肺化痰。

2. 在宣肺祛邪的同时,重用祛痰、止咳类药,如桔梗、桑白皮、云雾草、佛耳草、紫菀、款冬花、百部、前胡、浙贝母等,往往能缩短病程,减轻症状。

3. 一般不宜过早使用收涩、镇咳、滋腻、补益之药,以免阻碍邪气外达。但宣肺亦不可太过,以免损伤正气。本病宜早治,迟则生变,病浅者易治,病深者难疗。

六、预后

多数患者预后良好,少数体质弱者可迁延不愈,应引起足够重视。

七、预防与调护

1. 平时加强体育锻炼,适当进行室外活动,以增强体质,提高抗病能力,避免劳累。

2. 注意气候变化,防寒保暖,避免感冒。若平素易于感冒者,可配合预防感冒的方法,如按摩面部迎香穴,晚间艾灸足三里穴。

3. 改善生活卫生环境,防止空气污染。

4. 清除鼻、咽、喉等部位的病灶。

第三节　慢性支气管炎、慢性阻塞性肺疾病

慢性支气管炎

慢性支气管炎(chronic bronchitis)简称慢支,是气管、支气管黏膜及其周围组织的慢性非特异性炎症。临床上以咳嗽、咳痰或伴有喘息等反复发作的慢性过程为特征,每年发病持续 3 个月或更长时间,连续 2 年或以上,并排除具有咳嗽、咳痰、喘息症状的其他疾病。常并发阻塞性肺气肿,甚至肺源性心脏病。

慢性支气管炎是临床常见病和多发病,随着年龄增长发病率增高。早期症状轻微,多在冬季发作,晚期症状加重,常年存在,不分季节。

本病可归属于中医学"咳嗽""喘证"等范畴。

一、病因病理

(一)西医病因病理

1. 病因及发病机制　本病的病因较为复杂,往往是多种环境因素与机体自身因素长期相互作用的结果。

(1)吸烟:吸烟为最重要的环境发病因素,吸烟者慢性支气管炎的患病率比不吸烟者高 2~8 倍。烟草中的焦油、尼古丁和氢氰酸等多种化学物质具有多种损伤效应,如损伤气道上皮细胞和纤毛运动,使气道净化能力下降;促使支气管黏液腺和杯状细胞增生肥大,黏液分泌增多;刺激副交感神经使支气管平滑肌收缩,气道阻力增加;使氧自由基产生增多,诱导中性粒细胞释放蛋白酶,破坏肺弹性纤维,诱发肺气肿形成等。

(2)职业粉尘和化学物质:接触职业粉尘及化学物质,如烟雾、变应原、工业废气及室内空气污染等,浓度过高或时间过长均可促进该病发病。

(3)空气污染:大气中的有害气体如二氧化硫、二氧化氮、氯气等可损伤气道黏膜上皮,使纤毛清除功能下降,黏液分泌增加,为细菌感染增加条件。

(4)感染因素:病毒、支原体、细菌等感染是慢性支气管炎发生发展的重要因素。病毒感染以流感病毒、鼻病毒、腺病毒和呼吸道合胞病毒为常见。细菌感染常继发于病毒感染,常见病原体为肺炎链球菌、流感嗜血杆菌、卡他莫拉菌和葡萄球菌等。这些感染因素同样造成气管、支气管黏膜的损伤和慢性炎症。

(5)其他因素:免疫功能紊乱、气道高反应性、年龄增大等机体因素和气候等环境因素均与该病发生发展有关。如老年人常因肾上腺皮质功能减退,细胞免疫功能下降,溶菌酶活性降低,从而容易造成呼吸道的反复感染。寒冷空气可刺激腺体增加黏液分泌,纤毛运动减弱,黏膜血管收缩,局部血液循环障碍,有利于继发感染。

2. 病理　支气管上皮细胞变性、坏死、脱落,后期出现鳞状上皮化生,纤毛变短、粘连、倒伏、脱失;各级支气管壁均有多种炎症细胞浸润,以中性粒细胞、淋巴细胞为主,急性发作期可见到大量中性粒细胞,严重者为化脓性炎症,黏膜充血水肿;杯状细胞和黏液腺肥大和增生、分泌旺盛,大量黏液潴留;病情继续发展,炎症由支气管壁向其周围组织扩散,黏膜下

层平滑肌束可断裂萎缩,黏膜下和支气管周围纤维组织增生;支气管壁的损伤-修复过程反复发生,引起支气管结构重塑,胶原含量增加,瘢痕形成;进一步发展,可见肺泡腔扩大,肺泡弹性纤维断裂,则成阻塞性肺气肿。

(二)中医病因病机

中医学认为,慢性支气管炎的发生发展,多因外邪侵袭、内脏亏损,导致肺失宣降。

1. 外邪侵袭 六淫之邪侵袭肌表,从口鼻或皮毛而入,或因吸入烟尘、异味气体,内合于肺,肺失宣降,痰浊滋生,阻塞胸肺,可引起咳嗽、咳痰,甚则喘息。因外邪性质不同,临床有寒热之别。

2. 肺脏虚弱 久病伤肺,肺气不足,复因外邪侵袭,清肃失职而发病。肺气不足,清肃无权,气不化津,积液成痰,痰湿阻肺,则发咳喘,缠绵不愈。

3. 脾虚生痰 "脾为生痰之源,肺为贮痰之器。"久病或平素脾虚,脾失健运,饮食精微不归正化,变生痰浊,上渍于肺,肺失宣降,而致咳嗽咳痰。

4. 肾气虚衰 肺主气司呼吸,肾主纳气助肺行呼吸。肾气虚弱,吸入之气不能下纳于肾,气失蛰藏,则肺气上逆而发咳嗽喘促,动则愈甚。久病不愈,必伤于阴,肾阴亏耗,津液不能上润肺金,或虚火上扰,灼伤肺阴,肺失滋润,而致咳喘。

总之,本病病位在肺,累及脾肾。常因暴咳迁延不愈,邪恋伤肺,肺脏虚弱,肺失宣降,故长期咳嗽、咳痰不愈,日久累及脾肾。病情多属虚实夹杂,正虚以气虚或兼阴虚,邪实多为痰,或偏寒,或偏热,日久夹瘀。部分患者病情逐渐加重,甚可累及于心,最终导致肺、脾、肾诸脏皆虚,痰浊、水饮、气滞、血瘀互结而演变为肺胀。

二、临床表现

本病常有长期吸烟或经常吸入刺激性气体及反复上呼吸道感染病史。缓慢起病,病程长,反复急性发作而病情逐渐加重。以咳嗽、咳痰,或伴有喘息长期反复发作为特点,每年发病持续3个月或以上,连续2年或以上,并排除具有咳嗽、咳痰、喘息症状的其他疾病。急性加重系指咳嗽、咳痰、喘息等症状突然加重,主要原因是呼吸道感染,病原体可以是病毒、细菌、支原体和衣原体等。

(一)主要症状

1. 咳嗽 一般晨间咳嗽为主,睡眠时有阵咳或排痰。

2. 咳痰 一般为白色黏液和浆液泡沫性,偶可带血。清晨排痰较多,病情加重或合并感染时痰量增多变稠或变黄。

3. 喘息或气急 喘息明显者常称为喘息性支气管炎,由支气管痉挛引起,部分可能伴发支气管哮喘。若伴发并肺气肿时可表现为活动后气急。

(二)体征

早期多无明显异常体征。急性发作期可在背部或双肺底闻及干、湿啰音;喘息性支气管炎在咳嗽或深吸气后听到哮鸣音。长期反复发作,可见肺气肿体征。

三、实验室及其他检查

1. X线检查 早期可无异常。反复发作可见肺纹理增粗、紊乱,呈网状或条索状阴影,向肺野周围延伸,以两肺中下肺野明显。

2. 肺功能检查 早期无异常。如有小气道阻塞时,最大呼气流速-容量曲线在75%和50%肺容量时流量明显降低。当使用支气管舒张剂后第一秒用力呼气容积(FEV_1)占用力肺活量(FVC)的比值(FEV_1/FVC)<0.70提示已发展为慢性阻塞性肺疾病。

3. 血常规检查　细菌感染时偶可出现白细胞总数和/或中性粒细胞增高。

4. 痰液检查　痰培养可发现致病菌。痰涂片可发现革兰氏阳性球菌或革兰氏阴性杆菌。

四、诊断与鉴别诊断

（一）诊断

1. 诊断要点　临床上依据咳嗽、咳痰，或伴有喘息,每年发病持续 3 个月或更长时间,并连续 2 年或以上。并排除其他可能引起类似症状的慢性疾病。

2. 分期

（1）急性加重期　指在 1 周内出现脓性或黏液脓性痰,痰量明显增加,或伴有发热等。或在 1 周内咳、痰、喘等任何一项明显加剧。

（2）慢性迁延期　指有不同程度的咳、痰、喘症状,迁延 1 个月以上。

（3）临床缓解期　指症状明显缓解或基本消失,或偶有轻微咳嗽和少量痰液,保持 2 个月以上者。

（二）鉴别诊断

1. 支气管哮喘　喘息性支气管炎需与支气管哮喘鉴别。前者一般见于中老年,多因咳嗽、咳痰反复发作、迁延不愈而伴喘息。后者常有个人或家庭过敏疾病史,多数自幼得病,哮喘突发突止,间歇期可如常人。

2. 支气管扩张　典型者表现为反复大量咯脓痰或反复咯血。胸部 X 线检查常见肺纹理粗乱或呈卷发状,高分辨率 CT（HRCT）检查可确定诊断。

3. 肺结核　常有低热、乏力、盗汗、咯血及消瘦等症状。老年性肺结核上述症状多不显著,易与慢性支气管炎混淆,应引起注意。胸部 X 线检查、痰结核分枝杆菌检查有助诊断。

4. 支气管肺癌　多数患者有长期吸烟史,近期发生顽固性刺激性咳嗽或咳嗽性质改变,常有痰中带血。有时表现为反复同一部位的阻塞性肺炎,经抗生素治疗未能完全消退。痰脱落细胞学、胸部 CT 及纤维支气管镜活检可明确诊断。

5. 肺间质纤维化　以干咳为主症,气短呈进行性加重。仔细听诊在胸部下后侧可闻及爆裂音（Velcro 啰音）。血气分析示动脉血氧分压降低,二氧化碳分压可不升高。HRCT 检查有助诊断。

6. 其他引起慢性咳嗽的疾病　咳嗽变异性哮喘、上气道咳嗽综合征、胃食管反流性咳嗽、嗜酸性粒细胞性支气管炎、变应性咳嗽等,均有其各自的特点。

五、治疗

（一）中西医结合治疗思路

慢性支气管炎目前多采用中西医综合治疗。急性发作期主要选择有效抗生素控制感染,同时配合镇咳、祛痰药物改善症状;缓解期可应用免疫调节剂,提高机体抗病能力,减少急性发作次数。中医遵循"急则治其标、缓则治其本"的原则,急性加重期重在宣肺祛痰,缓解期重在补益肺、脾、肾,慢性迁延期治宜标本兼顾。

（二）西医治疗

1. 急性加重期

（1）控制感染:在未获得明确病原学诊断前,多依据患者所在地常见病原菌经验性选用抗生素,同时积极行病原菌培养及药物敏感试验（药敏试验）。常用抗生素可选用 β-内酰胺类、大环内酯类、喹诺酮类等。如阿莫西林 0.5g,每日 2~4 次口服;罗红霉素 0.3g,每日 2 次口服;左氧氟沙星0.4g,每日1次口服。感染严重者可用同类药物静脉滴注,每日2次,疗程5~7日。

（2）镇咳祛痰:除刺激性干咳外,一般不宜单用镇咳药物,因痰不易咳出,反而加重病情。使用祛痰止咳剂,促进痰液引流,有利于感染控制。常用药物:盐酸氨溴索30mg,每日2~3次口服;盐酸溴己新16mg,每日2~3次口服;复方甘草合剂10ml,每日3次口服;复方氯化铵合剂10ml,每日3次口服。若咳嗽、咳痰兼有气喘可选用复方甲氧那明口服治疗,干咳为主者,可选用右美沙芬。

（3）解痉平喘:适用于喘息性支气管炎者。常用药物:氨茶碱0.1g,每日3次口服;或β_2受体激动剂吸入。

2. 缓解期

（1）戒烟,避免吸入有害气体和有害颗粒。

（2）增强体质,提高抗病能力,预防感冒。

（3）反复呼吸道感染者可试用免疫调节剂或中医中药,如流感疫苗、肺炎球菌疫苗、卡介苗等。

（三）中医治疗

1. 实证

（1）风寒犯肺证

临床表现:咳喘气急,胸部胀闷,痰白量多,伴有恶寒或发热,无汗,口不渴,舌苔薄白而滑,脉浮紧。

治法:宣肺散寒,化痰止咳。

代表方:三拗汤加减。若寒痰阻肺,痰多胸闷者,加半夏、橘红、苏子等化痰顺气;若表解而喘不平,可用桂枝加厚朴杏子汤顺气解表。

（2）风热犯肺证

临床表现:咳嗽频剧,气粗,或咳声嘶哑,痰黄黏稠,伴有鼻流黄涕,身热汗出,口渴,便秘,尿黄,舌苔薄白或黄,脉浮或滑数。

治法:清热解表,止咳平喘。

代表方:麻杏石甘汤加减。若肺热重者,加黄芩、知母、鱼腥草清泄肺热;若风热较盛者,加金银花、连翘、桑叶、菊花解表清热;若痰热壅盛者,加瓜蒌、贝母、海浮石清化痰热。

（3）痰浊阻肺证

临床表现:咳嗽,咳声重浊,痰多色白质黏,胸满窒闷,纳呆,口黏不渴,甚或呕恶,舌苔厚腻色白,脉滑。

治法:燥湿化痰,降气止咳。

代表方:二陈汤合三子养亲汤加减。痰浊壅盛,气机阻滞者,加苍术、厚朴化痰行气;脾虚湿盛,纳少神疲者,加党参、白术健脾燥湿。

（4）痰热郁肺证

临床表现:咳嗽,喘息气促,胸中烦闷胀痛,痰多色黄黏稠,咯吐不爽,或痰中带血,渴喜冷饮,面红咽干,尿赤便秘,苔黄腻,脉滑数。

治法:清热化痰,宣肺止咳。

代表方:清金化痰汤加减。肺热甚者,加石膏清泄肺热;痰热胶结者,加海蛤壳或黛蛤散清热化痰散结;肺气上逆,腑气不通者,加葶苈子、大黄、芒硝泻肺平喘。

（5）寒饮伏肺证

临床表现:咳嗽,喘逆不得卧,咳吐清稀白沫痰,量多,遇冷空气刺激加重,甚至面浮肢肿,常兼恶寒肢冷,微热,小便不利,舌苔白滑或白腻,脉弦紧。

治法:温肺化饮,散寒止咳。

代表方:小青龙汤加减。若饮多寒少,外无表证,喘咳饮盛者,可加葶苈子、白术、茯苓健脾逐饮;痰壅气阻者,配白芥子、莱菔子豁痰降气。

2. 虚证

（1）肺气虚证

临床表现:咳嗽气短,痰涎清稀,反复易感,倦怠懒言,声低气怯,面色㿠白,自汗畏风,舌淡苔白,脉细弱。

治法:补肺益气,化痰止咳。

代表方:玉屏风散加减。若咳痰稀薄量多,加白芥子、半夏、款冬花温肺化痰。

（2）肺脾气虚证

临床表现:咳嗽气短,倦怠乏力,咳痰量多易出,面色㿠白,食后腹胀,便溏或食后即便,舌体胖,边有齿痕,舌苔薄白或薄白腻,脉细弱。

治法:补肺健脾,止咳化痰。

代表方:玉屏风散合六君子汤或补肺汤加减。若咳痰稀薄,畏寒肢冷,为肺虚有寒,加干姜、细辛温肺散寒;若中焦阳虚,气不化水,湿聚成饮而见咳嗽反复发作,痰涎清稀,治宜温阳化饮,配合苓桂术甘汤。

（3）肺肾两虚证

临床表现:咳喘气促,动则尤甚,痰黏量少难咯,伴口咽发干,潮热盗汗,面赤心烦,手足心热,腰酸耳鸣,舌红,苔薄黄,脉细数。

治法:滋阴补肾,润肺止咳。

代表方:沙参麦冬汤合六味地黄丸加减。若阴虚较甚见手足心热、潮热盗汗者,可加五味子、生地黄、地骨皮纳气平喘,清退虚热。

（四）临证要点

1. 分期治疗　急性加重期多见痰,或偏寒,或偏热,重于宣肺祛痰,或温寒痰,或清热痰,忌用敛肺收涩之品,当因势利导,以免邪恋不去,咳喘迁延不愈;缓解期因肺、脾、肾三脏亏虚,治疗应重在补益肺脾肾,慢性迁延期治宜标本兼顾,忌用宣肺散邪,以免伤及肺、脾、肾,致正气愈虚,必须注意顾护正气,防止发展至肺胀。

2. 审证求因,勿见咳止咳　咳嗽是人体祛邪外达的病理表现,治疗切勿见咳止咳,须审证求因,按照不同病因分别处理。通常其轻重可以反映病邪的微甚,但某些情况下,因正虚不能祛邪外达,症状虽轻微,但病情却危重,应加强警惕,及时检查和处理。

3. 治上、治中、治下之别　治上指治肺,主要是温肺宣肺;治中指治脾,即健脾化痰和补脾养肺法,前者适用于脾虚痰湿偏盛,咳喘痰多者,后者适用于脾虚肺弱,脾肺两虚;治下指治肾,咳喘日久,肾不纳气,咳而气短,则加补肾治法。

六、预后

本病呈渐进发展过程,早期可控制病情,不影响工作、学习;后期常并发阻塞性肺气肿,可发展成慢性阻塞性肺疾病,甚至肺源性心脏病。

七、预防与调护

1. 戒烟,减少室内灰尘和有害气体。忌食辛辣、肥腻之品。

2. 加强体质锻炼,增强抗病能力,预防感冒。

3. 试用免疫调节剂,如流感疫苗、肺炎球菌疫苗、卡介苗等。

4. 锻炼腹式呼吸,有利改善肺通气功能。

慢性阻塞性肺疾病

慢性阻塞性肺疾病(chronic obstructive pulmonary disease,COPD)简称慢阻肺,是可防可治的常见病,其特征为持续性呼吸道症状和气流受限,常与有毒颗粒或气体的显著暴露引起的气道和/或肺泡异常有关。肺功能检查对确定气流受限有重要意义,吸入支气管扩张剂后,$FEV_1/FVC<0.70$ 表明存在持续气流受限。慢阻肺主要累及肺部,后期可导致肺外多器官损害,其急性加重和并发症常影响疾病进程,随病情恶化可导致劳动力丧失、生活质量下降,最终发展为呼吸衰竭和肺源性心脏病。

慢阻肺是呼吸系统疾病常见病和多发病,病死率逐年升高,目前是全球三大死亡原因之一。2018 年发布的我国慢阻肺流行病学调查结果显示,40 岁以上人群慢阻肺患病率达13.7%,男性高于女性。由于其患病人数多,病死率高,社会经济负担重,已成为一个重要的公共卫生问题。

本病可归属于中医学"肺胀""喘证"等范畴。

一、病因病理

(一)西医病因病理

1. 病因及发病机制　慢阻肺的病因与慢性支气管炎相似,可能是多种环境因素与机体自身长期相互作用的结果。具体病因见本节第一部分慢性支气管炎相关内容。

(1) 炎症机制:慢阻肺以气道、肺实质及肺血管的慢性炎症为特征。中性粒细胞、巨噬细胞、T 淋巴细胞等炎症细胞参与其发病过程。中性粒细胞的活化和聚集是慢阻肺炎症过程的一个重要环节,通过释放中性粒细胞弹性蛋白酶等多种生物活性物质引起慢性黏液高分泌状态并破坏肺实质。

(2) 氧化应激机制:氧化应激是加重慢阻肺炎症的重要机制。慢阻肺急性加重时氧化应激进一步增加。慢阻肺患者呼出气浓缩物、痰、体循环中氧化应激的生物标志如过氧化氢和 8-前列烷增加。内源性抗氧化物产生下降。氧化应激对肺组织造成一些不利的影响,包括激活炎症因子、使抗蛋白酶失活、刺激黏液高分泌,并增加血浆渗出。氧化应激还能引起慢阻肺患者肺组织组蛋白去乙酰酶活性下降,导致炎症因子表达增加,同时糖皮质激素的抗炎活性下降。

(3) 蛋白酶-抗蛋白酶失衡机制:蛋白水解酶对组织有损伤破坏作用,抗蛋白酶对弹性蛋白酶等多种蛋白酶具有抑制作用,其中 α_1-抗胰蛋白酶(α_1-AT)是活性最强的一种。蛋白酶增多或抗蛋白酶不足均可导致组织结构破坏,产生肺气肿。吸入有害气体和有害物质可致蛋白酶产生增多或活性增强,而抗蛋白酶产生减少或灭活加快。同时,氧化应激、吸烟等危险因素也可降低抗蛋白酶活性。先天性 α_1-AT 缺乏多见北欧血统个体,我国尚未见正式报道。

(4) 其他机制:自主神经功能紊乱、营养不良、气温变化等都有可能参与慢阻肺的发生发展。

2. 病理　慢阻肺的病理改变主要表现为慢性支气管炎及肺气肿的病理变化。

慢性支气管炎的病理改变请见本节第一部分。

肺气肿的病理改变可见肺过度膨胀,弹性减退。外观灰白或苍白,表面可见多个大小不一的大疱。镜检见肺泡壁变薄,肺泡腔扩大、破裂或形成大疱,血液供应减少,弹力纤维网破坏。按累及肺小叶的部位,可将阻塞性肺气肿分为小叶中央型、全小叶型及兼有两种病变的混合型三类,其中以小叶中央型多见。小叶中央型是由于终末细支气管或一级呼吸性细支气管炎症导致管腔狭窄,其远端的二级呼吸性细支气管呈囊状扩张,特点是囊状扩张的呼吸性细支气管位于二级小叶的中央区。全小叶型是呼吸性细支气管狭窄,引起所属终末肺组织即肺泡管、肺泡囊及肺泡的扩张,特点是气肿囊腔较小,遍布于肺小叶内。混合型指以上两型同时存在。

(二)中医病因病机

本病多由慢性咳喘迁延不愈逐渐加重演变而成,发病缓慢。久病正虚或年老体弱者,更易感受外邪,使病情渐重,其病因涉及内因、外因两个方面。

1. 脏腑功能失调　主要与肺、脾、肾关系尤为密切。咳喘经久不愈,反复发作,肺虚则气失所主,以致气短、喘促加重。子盗母气,脾脏受累,运化失职,以致痰饮内生。病久及肾而使肾虚,肾不纳气,气逆于肺,呼多吸少,气不得续,气短不足以息,动则喘促尤甚。

2. 六淫邪气侵袭　肺居上焦,外合皮毛,肺为娇脏,易受邪侵。脏腑功能失调,卫外不固,外感六淫之邪更易侵袭肺卫,肺失宣降,肺气不利,引动伏痰,则易发咳喘。

综上所述,本病病位在肺,累及脾、肾。平时以本虚为主,复感外邪则虚中夹实。病程日久,肺、脾、肾虚损更趋严重,终致喘脱。

二、临床表现

慢阻肺起病缓慢,病程较长,患者多有慢性支气管炎等病史,每因外邪侵袭而诱发。

(一)主要症状

1. 慢性咳嗽　随病程发展可终身不愈。晨间咳嗽明显,夜间有阵咳或排痰。

2. 咳痰　一般为白色黏液或浆液性泡沫样痰,偶可带血丝,清晨排痰较多。急性发作期痰量增多,可有脓性痰。

3. 气短或呼吸困难　早期劳力时出现,后逐渐加重,以致在日常活动甚至休息时也感到气短,是慢阻肺的标志性症状。

4. 喘息和胸闷　部分患者特别是重度患者或急性加重时出现喘息和胸闷。

5. 其他　晚期患者可有体重下降,食欲减退等。

(二)体征

早期体征可无异常,随疾病进展可出现以下体征:

1. 视诊　胸廓前后径增大,肋间隙增宽,剑突下胸骨下角增宽,呈桶状胸。部分患者呼吸变浅,频率增快,严重者可有缩唇呼吸等。

2. 触诊　双侧语颤减弱或消失。

3. 叩诊　肺部过清音,心浊音界缩小,肺下界和肝浊音界下降。

4. 听诊　两肺呼吸音减弱,呼气延长,部分患者可闻及湿啰音和/或干啰音。心率增快,心音遥远,肺动脉瓣第二心音亢进,如剑突下出现收缩期心脏搏动及心音较心尖部明显增强时,提示并发早期肺心病。

(三)主要并发症

1. 慢性呼吸衰竭　常在慢阻肺急性加重时发生,发生低氧血症和/或高碳酸血症,可出现缺氧和二氧化碳潴留的临床表现。

2. 自发性气胸　多为肺大疱破裂而成。如有突然加重的呼吸困难,并伴有明显发绀,患侧肺部叩诊为鼓音,听诊呼吸音减弱或消失,应考虑并发自发性气胸,通过 X 线检查可确诊。

3. 慢性肺源性心脏病　慢阻肺引起血管床减少及缺氧导致肺动脉收缩、血管重构,导致肺动脉高压、右心室肥厚扩大,最终发生右心功能不全。

三、实验室及其他检查

1. 肺功能检查　肺功能检查是判断气流受限的主要客观指标。使用支气管扩张剂后,$FEV_1/FVC<0.70$ 可确定为持续气流受限。肺总量(TLC)、功能残气量(FRC)和残气量(RV)升高,肺活量(VC)降低,表明肺过度充气。

2. 影像学检查　慢阻肺早期胸片可无变化,以后可出现肺纹理增粗、紊乱等非特异性改变,也可出现肺气肿改变。X线胸片改变对慢阻肺诊断特异性不高,但对于与其他肺疾病的鉴别具有重要价值。胸部CT检查可见慢阻肺小气道病变、肺气肿以及并发症的表现,对于具有相似症状呼吸系统疾病的鉴别诊断具有一定意义。

3. 血气分析　对确定发生低氧血症、高碳酸血症、酸碱平衡失调以及判断呼吸衰竭的类型有重要价值。

4. 其他　慢阻肺合并细菌感染时,外周血白细胞及中性粒细胞增高,核左移。痰培养可能查出病原菌。

四、诊断与鉴别诊断

(一) 诊断

1. 诊断要点　主要依据吸烟等高危因素史、临床症状、体征及肺功能检查等,并排除可引起类似症状和肺功能改变的其他疾病,综合分析确定。不完全可逆性持续气流受限是慢阻肺诊断的必备条件,吸入支气管扩张剂后 $FEV_1/FVC<0.70$ 为确定存在持续气流受限。

2. 肺功能分级　使用 GOLD 分级:吸入支气管扩张剂后 $FEV_1/FVC<0.70$;再依据其 FEV_1 下降程度进行气流受限的严重程度分级(表 1-1-1)。

表 1-1-1　慢阻肺患者气流受限严重程度的肺功能分级

肺功能分级	肺功能 FEV_1 占预计值的百分比 / %
GOLD1 级:轻度	≥80
GOLD2 级:中度	50～79
GOLD3 级:重度	30～49
GOLD4 级:极重度	<30

3. 病程分期　可分为急性加重期与稳定期。急性加重期是指患者短期内出现咳嗽、咳痰、气喘任一症状加重,痰量增多,呈脓性或黏液脓性,可伴发热等症状,并需改变基础慢阻肺的常规用药者。稳定期则指患者咳嗽、咳痰、气喘等症状稳定或轻微。

(二) 鉴别诊断

1. 支气管哮喘　多在儿童或幼年起病,常有家族或过敏史,以发作性喘息为特征,突发突止,发作时两肺满布哮鸣音,应用解痉药症状可明显缓解。气流受限大多可逆,支气管舒张试验阳性。合理使用吸入糖皮质激素等药物常能有效控制病情,是其与慢阻肺相鉴别的一个关键特征。慢阻肺和哮喘亦可同时存在于同一位患者。

2. 支气管扩张　以反复发作咳嗽、咯大量脓痰或反复咯血为特点。查体常有肺部固定性湿啰音。HRCT 可见支气管扩张改变,可助鉴别。

3. 肺结核　活动性肺结核可有午后低热、乏力、盗汗等结核中毒症状,痰检可发现结核分枝杆菌,胸部影像学检查可发现病灶。

4. 支气管肺癌 多数患者有长期吸烟史,近期出现顽固性刺激性咳嗽、咳痰,可有痰中带血,或原有慢性咳嗽性质发生改变,胸部 X 线及 CT 检查可发现占位病变。痰脱落细胞学、纤维支气管镜检查以及肺活检有利于明确诊断。

5. 弥漫性泛细支气管炎 多数为男性非吸烟者,几乎所有患者合并慢性鼻窦炎,HRCT可见弥漫性小叶中央结节影和过度充气征。

五、治疗

(一)中西医结合治疗思路

慢阻肺的治疗采用中西医综合治疗。急性加重期首要确定其急性加重的原因,评估急性加重的严重程度,选择有效抗菌药物控制感染,配合支气管舒张剂、糖皮质激素以及祛痰药物等改善症状。稳定期需要督促教育患者戒烟,有相关症状配合支气管舒张剂、祛痰药等,尤其重视家庭氧疗。

中医治疗急性发作期以化痰宣肺清热为主,稳定期则重在补益肺、脾、肾。中医治疗遵循"急则治其标""缓则治其本"原则,急性加重期以清热、涤痰、活血、宣肺降气、开窍而立法,兼顾气阴。稳定期以益气(阳)、养阴为主,兼祛痰活血。中西医结合治疗有利于急性发作期病情的稳定,同时对于稳定期可用综合肺康复的方法,如气功、针灸、太极拳、膏方疗法等以改善呼吸循环功能;逆腹式呼吸、缩唇呼吸、深缓呼吸以增加肺泡通气量;中医特色疗法如冬病夏治穴位贴敷法、中药离子导入法、督灸疗法、耳穴压豆疗法、埋线疗法、超声雾化吸入法等改善患者的临床症状,提高生存质量。

(二)西医治疗

1. 急性加重期

(1)确定急性加重期的原因:引起慢阻肺急性加重的最常见原因是细菌或病毒感染。肺炎、心力衰竭(简称心衰)、气胸、胸腔积液、肺血栓栓塞症等可引起酷似慢阻肺急性发作的症状,需仔细鉴别。

(2)评估急性加重期的严重程度:与加重前的病史、症状、体征、肺功能测定、动脉血气检测和其他实验室及其他检查指标进行比较,对判断慢阻肺加重的严重程度非常重要。

(3)支气管舒张剂

1)β_2 受体激动剂:短效制剂如沙丁胺醇气雾剂,每次 $100 \sim 200\mu g$($1 \sim 2$ 喷),定量吸入,疗效持续 $4 \sim 5$ 小时,每 24 小时不超过 $8 \sim 12$ 喷。特布他林气雾剂亦有同样作用,可迅速缓解症状。

2)抗胆碱药:短效制剂如异丙托溴铵气雾剂,雾化吸入,持续 $6 \sim 8$ 小时,每次 $40 \sim 80\mu g$(每喷 $20\mu g$),每日 $3 \sim 4$ 次。长效制剂有噻托溴铵粉吸入剂,剂量为 $18\mu g$,每日吸入 1 次;噻托溴铵喷雾剂,剂量为 $5\mu g$,每日吸入 1 次。

3)茶碱类药:茶碱类药物不推荐作为一线的支气管舒张剂,但在 β_2 受体激动剂、抗胆碱能药物治疗改善不佳时可考虑联合应用,同时需监测和避免不良反应。茶碱缓释或控释片,0.2g,每 12 小时 1 次;氨茶碱,0.1g,每日 3 次。

有严重喘息症状者可给予较大剂量雾化吸入治疗,如应用沙丁胺醇 $500\mu g$ 或异丙托溴铵 $500\mu g$,或沙丁胺醇 $1\,000\mu g$ 加异丙托溴铵 $250 \sim 500\mu g$,通过小型雾化器吸入治疗。

(4)低流量吸氧:发生低氧血症者可鼻导管吸氧,或通过文丘里(Venturi)面罩吸氧。鼻导管给氧时,吸入的氧浓度与给氧流量有关,估算公式吸入氧浓度(%)= 21+4×氧流量(L/min)。一般吸入氧浓度为 28% ~ 30%,应避免吸入氧浓度过高引起二氧化碳潴留。

（5）控制感染：在评估感染相关的指标和具有抗菌治疗的指征的情况下使用。抗生素的选择应根据患者病史、所在地常见病原菌及药物敏感情况积极选用抗生素治疗。初始经验性抗菌治疗应对患者进行分组和覆盖常见的致病原，存在铜绿假单胞菌危险因素和预后不良危险因素的患者推荐使用更广谱的抗菌药物方案。可给予 β-内酰胺类/β-内酰胺酶抑制剂、第二代头孢菌素、大环内酯类或喹诺酮类。需要根据病情严重程度选择抗菌药物的给药途径。门诊无预后不良危险因素可选用阿莫西林/克拉维酸、头孢呋辛等口服。有预后不良危险因素且有铜绿假单胞菌危险因素可选用口服喹诺酮类，如环丙沙星、左氧氟沙星等。住院患者当评估有无铜绿假单胞菌感染风险，积极完善细菌培养、药敏检测给予敏感抗生素治疗。

（6）糖皮质激素：对需住院治疗的急性加重期患者可考虑口服泼尼松龙每日 30～40mg，也可静脉给予甲泼尼龙 40～80mg，每日 1 次，连续 5～7 日。

（7）祛痰剂：溴己新 8～16mg，每日 3 次口服；盐酸氨溴索 30mg，每日 3 次口服，酌情选用。

2. 稳定期

（1）教育与管理：教育和劝导患者戒烟；避免有害气体或有害颗粒吸入；学会自我控制病情技巧，如腹式呼吸及缩唇呼吸锻炼；了解赴医院就诊的时机；社区医生定期随访管理。

（2）支气管舒张剂：支气管舒张剂是慢阻肺的基础一线治疗药物，短效制剂同急性加重期。长效 β₂ 受体激动剂作用时间持续 12 小时以上，有沙美特罗、福莫特罗、茚达特罗和维兰特罗等。长效抗胆碱药选择性作用于 M₁、M₃ 受体，作用时间持续 12 小时或 24 小时以上，包括噻托溴铵、格隆溴铵、乌美溴铵等。

（3）糖皮质激素：研究显示长期吸入糖皮质激素与长效 β₂ 受体激动剂联合制剂，可增加运动耐量，减少急性发作频率，提高生活质量，改善肺功能。综合考虑患者急性加重风险、外周血嗜酸性粒细胞数值等情况，在使用 1 种或 2 种长效支气管舒张剂的基础上可以考虑联合吸入糖皮质激素治疗。目前常用的联合剂型有格隆溴铵和富马酸福莫特罗加布地奈德、沙美特罗加氟替卡松、福莫特罗加布地奈德等。

（4）祛痰药：对痰不易咳出者可使用。常用药物有盐酸氨溴索、N-乙酰半胱氨酸、溴己新等。

（5）其他药物：研究表明磷酸二酯酶-4 抑制剂罗氟司特及大环内酯类药物（红霉素或阿奇霉素）应用 1 年可减少某些频繁加重慢阻肺患者的急性加重频率。

（6）康复治疗：具体包括呼吸生理治疗、肌肉训练、营养支持、精神治疗与教育等多方面措施，是稳定期患者的重要治疗手段。

（7）长期家庭氧疗（LTOT）：对慢阻肺并发慢性呼吸衰竭者可提高生活质量和生存率。LTOT 指征：①动脉血氧分压（PaO₂）≤55mmHg，或动脉血氧饱和度（SaO₂）≤88%，有或没有高碳酸血症。②PaO₂ 55～60mmHg，或 SaO₂<89%，并有肺动脉高压、心力衰竭水肿或红细胞增多症（血细胞比容>0.55）。一般用鼻导管吸氧，氧流量 1.0～2.0L/min，吸氧时间不少于 15h/d。目的是使患者在静息状态下，达到 PaO₂≥60mmHg 和/或使 SaO₂ 升至 90% 以上。

（8）非手术经支气管镜肺减容术：对于难治性晚期肺气肿患者，经支气管镜肺减容术可能使患者获益。

（三）中医治疗

1. 急性加重期

（1）风寒袭肺证

临床表现：咳嗽，喘息，恶寒，痰白清稀，或伴发热，无汗，鼻塞、流清涕，肢体酸痛，舌苔薄白,脉浮或浮紧。

治法:宣肺散寒,止咳平喘。

代表方:三拗汤合止嗽散加减。痰多白黏,舌苔白腻者,加法半夏、厚朴、茯苓;肢体酸痛甚者,加羌活、独活;头痛者,加白芷、藁本;喘息明显者,加厚朴。

（2）外寒内饮证

临床表现:咳逆喘息不得卧,痰多稀薄,恶寒发热,背冷无汗,渴不多饮,或渴喜热饮,面色青晦,舌苔白滑,脉弦紧。

治法:疏风散寒,温肺化饮。

代表方:小青龙汤合半夏厚朴汤加减。咳而上气,喉中如有水鸡声,加射干、款冬花;饮郁化热,烦躁口渴、口苦者,减桂枝,加石膏（先煎）、黄芩、桑白皮;肢体酸痛者,加羌活、独活;头痛者,加白芷。

（3）痰热壅肺证

临床表现:咳嗽喘息,胸闷,痰多,痰黄、白黏干,咯痰不爽,发热或口渴喜冷饮,大便干结,舌质红,舌苔黄或黄腻,脉数或滑数。

治法:清肺化痰,降逆平喘。

代表方:清气化痰丸合贝母瓜蒌散加减。痰鸣喘息而不得平卧者,加葶苈子（包煎）、射干、桔梗;咳痰腥味者,加金荞麦根、薏苡仁、桃仁、冬瓜子;痰多质黏稠、咯痰不爽者,减半夏,加百合、南沙参;胸闷痛明显者,加延胡索、赤芍、枳壳;大便秘结者,加酒大黄、厚朴,甚者加芒硝（冲服）;热甚烦躁、面红、汗出者,加石膏（先煎）、知母;热盛伤阴者,加生地黄、玄参;痰少质黏,口渴,舌红苔薄,脉细数,为气阴两虚,减半夏、加太子参、南沙参;兼外感风热者,加金银花、连翘、薄荷。

（4）痰湿阻肺证

临床表现:咳嗽或喘息、气短,痰多、白黏或呈泡沫状,或胃脘痞满,口黏腻,纳呆或食少,舌苔白腻,脉滑或弦滑。

治法:燥湿化痰,宣降肺气。

代表方:半夏厚朴汤合三子养亲汤加减。痰多咳喘,胸闷不得卧者,加麻黄、葶苈子（包煎）;脘腹胀闷,加木香、焦槟榔;便溏者,减紫苏子、莱菔子,加白术、泽泻、葛根;大便秘结,加焦槟榔、枳实;外感风热者,加金银花、连翘、僵蚕;外感风寒者,加麻黄、荆芥、防风。

（5）痰蒙神窍证

临床表现:神志恍惚、嗜睡、昏迷、谵妄,或肢体瘛疭甚则抽搐,伴喘息气促,或喉中痰鸣,舌质淡或红、舌苔白腻或黄腻,或脉滑或数。

治法:豁痰开窍。

代表方:涤痰汤加减。舌苔白腻有寒象者,加用苏合香丸,姜汤或温开水送服;痰热内盛,身热、谵语,舌红绛、苔黄者,加水牛角、玄参、连翘、黄连、焦栀子,或加用安宫牛黄丸或至宝丹;腑气不通者,加生大黄（后下）、芒硝（冲服）;抽搐明显者,加钩藤、全蝎、地龙、羚羊角粉（冲服）。痰蒙神窍偏于痰热证,病机以痰、热、瘀为主,治以清热豁痰,活血开窍,可采用涤痰汤合千金苇茎汤加减。

2. 稳定期

（1）肺气虚证

临床表现:咳嗽,乏力,易感冒,喘息,气短,动则加重,神疲,自汗,恶风,舌质淡、苔白,脉沉细或细弱。

治法:补肺益气固卫。

代表方：人参胡桃汤合人参养肺丸加减。咳嗽痰多、舌苔白腻者,减黄芪,加茯苓;自汗甚者,加浮小麦、煅牡蛎(先煎);寒热起伏、营卫不和者,加桂枝、白芍。

（2）肺脾气虚证

临床表现：咳嗽或喘息、气短,动则加重,神疲、乏力或自汗,动则加重,恶风,易感冒,纳呆或食少,胃脘胀满或腹胀或便溏,舌体胖大或有齿痕,舌苔薄白或白腻,脉沉细或沉缓或细弱。

治法：补肺健脾,降气化痰。

代表方：补肺汤合四君子汤加减。咳嗽痰多、舌苔白腻者,减黄芪,加法半夏、豆蔻;咳痰稀薄,畏风寒者,加干姜、细辛;纳差食少明显者,加神曲、豆蔻、炒麦芽;脘腹胀闷,减黄芪,加木香、莱菔子、豆蔻;大便溏者,减紫菀,加葛根、泽泻、芡实;自汗甚者,加浮小麦、煅牡蛎(先煎)。

（3）肺肾气虚证

临床表现：喘息,气短,乏力,或自汗,动则加重,腰膝酸软;耳鸣,头昏或面目虚浮,小便频数、夜尿多,或咳而遗溺,舌质淡、舌苔白,脉沉细或细弱。

治法：补肾益肺,纳气定喘。

代表方：人参补肺饮加减。咳嗽明显者,加炙紫菀、杏仁;咳嗽痰多、舌苔白腻者,加法半夏、茯苓;动则喘甚者,加蛤蚧粉(冲服);面目虚浮、畏风寒者,加肉桂(后下)、泽泻、茯苓;腰膝酸软者,加菟丝子、杜仲;小便频数明显者,加益智仁、金樱子;畏寒,肢体欠温者,加制附子(先煎)、干姜。

（4）肺肾气阴两虚证

临床表现：喘息,气短,动则加重,自汗或乏力,动则加重,腰膝酸软,耳鸣,头昏或头晕,干咳或少痰、咯痰不爽,盗汗,手足心热,舌质淡或红,舌苔薄少或花剥,脉沉细或细弱或细数。

治法：补肺滋肾,纳气定喘。

代表方：保元汤合人参补肺汤加减。咳甚者,加炙枇杷叶、杏仁;痰黏难咯明显者,加百合、玉竹、南沙参;手足心热甚者,加知母、黄柏、地骨皮、鳖甲;盗汗者,加煅牡蛎(先煎)、糯稻根须。

（5）兼证-血瘀证

临床表现：喘息气短,兼见胸闷胸痛,或面色紫暗,或唇甲青紫,或舌质紫暗或有瘀斑或瘀点,脉涩沉。

治法：活血化瘀。

代表方：可选桃红四物汤加减。中成药可选用血府逐瘀口服液(胶囊),口服,每次10ml或6粒,每日3次。

（四）临证要点

1. 未病先防,既病防变　本病是多种慢性肺系疾患后期转归而成。多以久病肺虚为主,反复感邪使病情进行加重。故防止感冒、咳嗽等疾患迁延发展为该病,是预防本病关键。既病之后,防寒保暖,一经发病,立即治疗,以免加重。平素可服扶正固本方药增强正气,禁忌辛辣生冷之品。同时应重视原发病治疗。

2. 明辨标本虚实　本病总属标实本虚,但有偏实偏虚不同。一般感邪发作时偏标实,缓解时偏本虚。标实多为痰浊,故而呼吸困难、咳喘、痰多,病情进展渐可出现痰瘀而兼见唇甲紫暗,心胸憋闷,并可兼见气滞、水饮错杂为患。后期痰瘀壅盛,正气虚衰,本虚标实并重。临证需要明辨标本虚实,对症用药,方可奏效。

3. 分清脏腑阴阳　该病早期多见气虚,病位在肺、脾、肾,后期气虚及阳,以肺、肾、心为主,甚则阴阳两虚。若咳嗽无力,动则气短,语音低微,面色㿠白,为肺气虚;咳喘伴腹胀痰多,倦怠懒言,便溏面黄,为脾气虚;咳喘难续,动则喘甚,形寒汗出,腰膝酸软,小便清长,为肾气虚不纳气。咳喘伴面色滞暗,神疲乏力,畏寒肢冷,水肿,为阴阳两虚。临证分清脏腑阴阳,早期益气,后期阴阳并补。

4. 掌握证候相互联系　临床各证常相互转化,夹杂出现。临证既需掌握其辨证常规,又要根据错杂表现灵活施治,当见喘脱危象时病情危重,及时扶正固脱,救阴回阳,若不及时控制则预后不良。

5. 老年久病防止感邪恶化　老年久病体虚的患者,每因感邪使病情恶化,但常因正气衰竭,无力抗邪,正邪交争之象可不显著,故凡近期内咳喘突然加剧,痰色变黄,舌质变红,虽无发热恶寒表证,亦要考虑有外邪存在,应注意痰的色、质、量等变化,结合全身情况,综合判断。

六、预后

本病随病情发展,可出现如呼吸衰竭、慢性肺源性心脏病、心力衰竭等多种并发症,预后较差。

七、预防与调护

1. 疾病的任何阶段戒烟均有益于防止本病的发生发展。

2. 控制职业和环境污染,减少有害气体或有害颗粒吸入。

3. 加强锻炼,增强体质,提高机体免疫力。流感疫苗、肺炎链球菌疫苗、细菌溶解物、卡介菌多糖核酸等对防止慢阻肺患者反复感染可能有益。

4. 注意饮食卫生,少食肥腻、辛辣之品,慎起居,适劳逸,节恼怒。

5. 中医药手段保健,如中药、离子导入、针灸、穴位敷贴、耳穴、埋线、食疗等可作为肺康复手段。

6. 对于有慢阻肺高危因素的人群,应定期行肺功能监测,以尽可能早期发现慢阻肺并及时干预。慢阻肺早期发现和早期干预十分重要。

第四节　支气管哮喘

支气管哮喘(bronchial asthma)简称哮喘,是一种以慢性气道炎症和气道高反应性为特征的异质性疾病。主要特征包括气道慢性炎症,气道对多种刺激因素呈现的高反应性,多变的可逆性气流受限,以及随病程延长而导致的一系列气道结构的改变,即气道重构。临床表现为反复发作的喘息、气急、胸闷或咳嗽等症状,常在夜间及凌晨发作或加重,多数患者可自行缓解或经治疗后缓解。根据全球和我国哮喘防治指南提供的资料,经过长期规范化治疗和管理,80%以上的患者可以达到哮喘的临床控制。

一、病因病理

(一)西医病因病理

1. 病因及发病机制　目前病因尚不明确,患者个体变应性体质及环境因素的影响是发病的危险因素。哮喘与多基因遗传有关,同时受遗传因素和环境因素的双重影响。

（1）遗传因素：哮喘患者亲属患病率高于群体患病率，并且亲缘关系越近，患病率越高；患者病情越严重，其亲属患病率也越高。哮喘的相关基因尚未完全明确，但有研究表明存在与气道高反应性、IgE 调节和特应性相关的基因，这些基因在哮喘的发病中起着重要作用。

（2）环境因素：某些激发因素（如尘螨、花粉、真菌、动物毛屑、二氧化硫、氨气等各种特异和非特异性吸入物）；感染（如细菌、病毒、原虫、寄生虫等）；食物（如鱼、虾、蟹、蛋类、牛奶等）；药物（如抗生素、阿司匹林等）；气候变化、运动、妊娠等都可能是哮喘的诱发因素。

（3）发病机制：哮喘的发病机制尚未完全阐明，目前可概括为气道高反应性、气道炎症、免疫失衡、神经调节等几方面及其相互作用。

2. 病理　肉眼可见肺膨胀及肺气肿，肺柔软疏松有弹性，支气管及细支气管内含有黏稠痰液及黏液栓。支气管壁增厚、黏膜肿胀充血形成皱襞，黏液栓塞局部可出现肺不张。显微镜下可见气道上皮下有肥大细胞、肺泡巨噬细胞、嗜酸性粒细胞、淋巴细胞与中性粒细胞浸润。气道黏膜下组织水肿，微血管通透性增加，支气管内分泌物贮留，支气管平滑肌痉挛，纤毛上皮细胞脱落，基底膜露出，杯状细胞增殖及支气管分泌物增加等病理改变。

（二）中医病因病机

哮病的发生多为宿痰内伏于肺，每因外邪侵袭、饮食不当、情志刺激、体虚劳倦等诱因引动而触发，以致痰气交阻，气道挛急，肺失肃降所致。

1. 外邪侵袭　外感风寒或风热之邪，未能及时表散，邪蕴于肺，壅阻肺气，气不布津，聚液生痰。或因吸入烟尘、花粉、动物毛屑、异味气体等，影响肺气的宣降，津液凝聚，痰浊内生而致哮。

2. 饮食不当　过食生冷，寒饮内停，或嗜食酸咸甘肥，积痰蒸热，或进食腥膻发物，以致脾失健运，痰浊内生，上干于肺，壅塞气道，而致诱发。

3. 体虚病后　因素质不强，则易受邪侵。如幼儿哮病往往由于禀赋不足所致，故有称"幼稚天哮"者。若病后体弱，如幼年患麻疹、顿咳，或反复感冒、咳嗽日久等导致肺虚。肺气不足，阳虚阴盛，气不化津，痰饮内生；或阴虚阳盛，热蒸液聚，痰热胶固，亦均可致哮。一般而言，素质不强者多以脾、肾为主，病后所致者多以肺为主。

哮病发作时的基本病理变化为"伏痰"遇感引触，痰随气升，气因痰阻，相互搏结，壅塞气道，肺管狭窄，通畅不利，肺气宣降失常，引动停积之痰，而致痰鸣如吼，气息喘促。病位主要在于肺系，发作时的病理环节为痰阻气闭，以邪实为主。若长期反复发作，寒痰伤及脾肾之阳，痰热耗灼肺肾之阴，则可从实转虚，表现肺、脾、肾等脏气虚弱之候。

二、临床表现

（一）症状

为发作性伴有哮鸣音的呼气性呼吸困难或发作性胸闷和咳嗽。严重者被迫采取坐位或呈端坐呼吸，干咳或咳大量白色泡沫痰，甚至出现发绀等，有时咳嗽可为唯一的症状（咳嗽变异性哮喘）。哮喘症状可在数分钟内发作，经数小时至数天，用支气管舒张药或自行缓解。某些患者在缓解数小时后可再次发作。在夜间及凌晨发作和加重常是哮喘的特征之一。有些青少年，其哮喘症状表现为运动时出现胸闷、咳嗽和呼吸困难（运动性哮喘）。

（二）体征

发作时胸部呈过度充气状态，有广泛的哮鸣音，呼气音延长。但在轻度哮喘或非常严重哮喘发作，哮鸣音可不出现。心率增快、奇脉、胸腹反常运动和发绀常出现在严重哮喘患者中。非发作期体检可无异常。

三、实验室及其他检查

1. 痰液检查　部分患者痰涂片在显微镜下可见较多嗜酸性粒细胞。

2. 肺功能检查

（1）通气功能检测：哮喘发作时呈阻塞性通气功能障碍表现，用力肺活量（FVC）正常或下降，第一秒用力呼气容积（FEV_1）、1 秒率（FEV_1/FVC）以及呼气流量峰值（PEF）均下降；残气量及残气量与肺总量比值增加。其中以第一秒用力呼气容积与用力肺活量的比值（FEV_1/FVC）<70% 或 FEV_1 低于正常预计值的 80% 为判断气流受限的最重要指标。缓解期上述通气功能指标可逐渐恢复。病变迁延、反复发作者，其通气功能可逐渐下降。

（2）支气管激发试验（BPT）用以测定气道反应性：常用吸入激发剂为乙酰甲胆碱和组胺，其他激发剂包括变应原、单磷酸腺苷、甘露醇、高渗盐水等，也有用物理激发因素如运动、冷空气等作为激发剂。观察指标包括 FEV_1、PEF 等。结果判断与采用的激发剂有关，通常以使 FEV_1 下降 20% 所需吸入乙酰甲胆碱或组胺累积剂量（$PD20\text{-}FEV_1$）或浓度（$PC20\text{-}FEV_1$）来表示，如 FEV_1 下降≥20%，判断结果为阳性，提示存在气道高反应性。支气管激发试验适用于非哮喘发作期、FEV_1 在正常预计值 70% 以上患者的检查。

（3）支气管舒张试验（BDT）用以测定气道的可逆性改变：常用吸入型的支气管舒张剂如沙丁胺醇、特布他林及异丙托溴铵等。当吸入支气管舒张剂 20 分钟后重复测定肺功能，FEV_1 较用药前增加≥12%，且其绝对值增加≥200ml，判断结果为阳性，提示存在可逆性的气道阻塞。

（4）PEF 及其变异率测定：哮喘发作时 PEF 下降。由于哮喘有通气功能时间节律变化的特点，监测 PEF 日间、周间变异率有助于哮喘的诊断和病情评估。PEF 平均每日昼夜变异率（连续 7 日，每日 PEF 昼夜变异率之和/7）>10%，或 PEF 周变异率{（2 周内最高 PEF 值-最低 PEF 值）/[（2 周内最高 PEF 值+最低 PEF 值）×1/2]×100%}>20%，提示存在气道可逆性的改变。

3. 动脉血气分析　严重哮喘发作时可出现缺氧。由于过度通气可使 $PaCO_2$ 下降，pH 值上升，表现呼吸性碱中毒。若病情进一步恶化可同时出现缺氧和 CO_2 滞留，表现为呼吸性酸中毒。当 $PaCO_2$ 较前增高，即使在正常范围内也要警惕严重气道阻塞的发生。

4. 胸部 X 线检查　早期在哮喘发作时可见两肺透亮度增加，呈过度通气状态；在缓解期多无明显异常。

5. 特异性变应原的检测　哮喘患者大多数伴有过敏体质，对众多的变应原和刺激物敏感。测定变应性指标结合病史有助于患者的病因诊断和脱离致敏因素的接触。

（1）体外检测：可检测患者的特异性 IgE。

（2）在体试验：①皮肤过敏原测试：用于指导避免过敏原接触和脱敏治疗，临床较为常用；②吸入过敏原测试：验证过敏原吸入引起的哮喘发作，因过敏原制作较为困难，且该检验有一定的危险性，目前临床应用较少。在体试验应尽量防止发生过敏反应。

四、诊断与鉴别诊断

（一）诊断

1. 典型哮喘的临床症状和体征

（1）反复发作喘息、气急，胸闷或咳嗽，夜间及晨间多发，常与接触变应原、冷空气、理化刺激以及病毒性上呼吸道感染、运动等有关。

（2）发作时双肺可闻及散在或弥漫性哮鸣音,呼气相延长。

（3）上述症状和体征可经治疗缓解或自行缓解。

2. 可变气流受限的客观检查　①支气管舒张试验阳性;②支气管激发试验阳性;③平均每日 PEF 昼夜变异率>10%,或 PEF 周变异率>20%。

符合上述症状和体征,同时具备气流受限客观检查中的任一条,并除外其他疾病所引起的喘息气急、胸闷和咳嗽,可以诊断为哮喘。

咳嗽变异性哮喘:指咳嗽作为唯一或主要症状,无喘息、气急等典型哮喘症状,同时具备可变气流受限客观检查中的任一条,除外其他疾病所引起的咳嗽。

（二）哮喘的分期及控制水平分级

哮喘可分为急性发作期、非急性发作期。

1. 急性发作期　指喘息、气急、胸闷或咳嗽等症状突然发生或症状加重,伴有呼气流量降低,常因接触变应原等刺激物或治疗不当所致。哮喘急性发作时其程度轻重不一,病情加重可在数小时或数天内出现,偶尔可在数分钟内即危及生命,故应对病情做出正确评估并及时治疗。急性发作时严重程度分为轻度、中度、重度和危重 4 级。

轻度:步行或上楼时气短,可有焦虑,呼吸频率轻度增加,闻及散在哮鸣音,肺通气功能和血气检查正常。

中度:稍事活动感气短,讲话常有中断,时有焦虑,呼吸频率增加,可有三凹征,闻及响亮、弥漫的哮鸣音,心率增快,可出现奇脉,使用支气管舒张剂后 PEF 占预计值 60% ~ 80%,SaO_2 为 91% ~ 95%。

重度:休息时感气短,端坐呼吸,只能发单字表达,常有焦虑和烦躁,大汗淋漓,呼吸频率>30 次/min,常有三凹征,闻及响亮、弥漫的哮鸣音,心率增快常>120 次/min,奇脉,使用支气管舒张剂后 PEF 占预计值<60% 或绝对值<100L/min,或作用时间<2 小时,PaO_2<60mmHg,$PaCO_2$>45mmHg,SaO_2≤90%,pH 值可降低。

危重:患者不能讲话,嗜睡或意识模糊,胸腹矛盾运动,哮鸣音减弱甚至消失,脉率变慢或不规则,严重低氧血症和高碳酸血症,pH 值降低。

2. 非急性发作期　亦称慢性持续期,指患者虽然没有哮喘急性发作,但在相当长的时间内仍有不同频度和不同程度的喘息、咳嗽、胸闷等症状,可伴有肺通气功能下降。可根据白天、夜间哮喘症状出现的频率和肺功能检查结果,将慢性持续期哮喘病情严重程度分为间歇性、轻度持续、中度持续和重度持续 4 级。哮喘急性发作病情严重度分级和非急性发作期哮喘病情评价分别见表 1-1-2、表 1-1-3。

表 1-1-2　哮喘急性发作病情严重度分级

临床特点	轻度	中度	重度	危重
气短	步行,上楼时	稍事活动	休息时	休息时,明显
体位	可平卧	喜坐位	端坐呼吸	端坐呼吸或平卧
讲话方式	连续成句	常有中断	单字	不能讲话
精神状态	可有焦虑/尚安静	时有焦虑或烦躁	常有焦虑、烦躁	嗜睡、意识模糊
出汗	无	有	大汗淋漓	大汗淋漓
呼吸频率	轻度增加	增加	常 >30 次/min	常 >30 次/min
辅助呼吸及活动及三凹征	常无	可有	常有	胸腹矛盾运动
哮鸣音	散在,呼吸末期	响亮、弥漫	响亮、弥漫	减弱乃至无

续表

临床特点	轻度	中度	重度	危重
脉率（次/min）	<100	100~120	>120	脉率变慢或不规则
奇脉（深吸气时收缩压下降，mmHg）	无，<10	可有，10~25	常有，>25（成人）	无，提示呼吸肌疲劳
使用 β_2 受体激动剂后PEF 预计值或个人最佳值%	>80%	60%~80%	<60%或<100L/min或作用时间<2小时	无法完成检测
PaO_2（吸空气，mmHg）	正常	≥60	<60	<60
$PaCO_2$（mmHg）	<45	≤45	>45	>45
SaO_2（吸空气，%）	>95	91~95	≤90	≤90
pH 值	正常	正常	正常或降低	降低

表 1-1-3 非急性发作期哮喘病情评价

病情	临床特点	控制症状所需药物
间歇发作	间歇出现症状，<每周 1 次短期发作（数小时至数天），夜间出现哮喘症状不超过每月 2 次，发作期间无症状，肺功能正常，PEF 或 FEV_1 ≥80%预计值，PEF 变异率 <20%	按需间歇使用快速缓解药：如吸入短效 β_2 受体激动剂治疗，用药强度取决于症状的严重程度，可考虑每日定量吸入糖皮质激素（≤500μg/d）
轻度	症状出现不少于每周 1 次，但少于每天 1 次，发作可能影响活动和睡眠，夜间出现哮喘症状超过每月 2 次，PEF 或 FEV_1 ≥80%预计值，PEF 变异率 20%~30%	用一种长期预防药物：在抗炎药物时可以加用一种长效支气管舒张剂（尤其用于控制夜间症状）
中度	每日有症状，发作影响生活和睡眠，夜间出现哮喘症状超过每周 1 次，PEF 或 FEV_1 >60%，<80%预计值，PEF 变异率 >30%	每日应用长期预防药物：如吸入糖皮质激素，每日吸入短效 β_2 受体激动剂和/或长效支气管舒张剂（尤其用于控制夜间症状）
严重	症状频繁发作，夜间哮喘频繁发作，严重影响睡眠，体力活动受限，PEF 或 FEV_1 <60%预计值，PEF 变异率 >30%	每日用多种长期预防药物，大剂量吸入糖皮质激素、长效支气管舒张剂和/或长效口服糖皮质激素

（三）鉴别诊断

1. **左心衰竭引起的呼吸困难** 患者多有高血压、冠状动脉粥样硬化性心脏病、风湿性心脏病和二尖瓣狭窄等病史和体征。阵发性咳嗽，常咳出粉红色泡沫痰，两肺可闻及广泛的湿啰音和哮鸣音，左心界扩大，心率增快，心尖部可闻及奔马律。病情许可做胸部 X 线检查时，可见心脏增大，肺淤血征，有助于鉴别。若一时难以鉴别，可雾化吸入 β_2 受体激动剂或静脉注射氨茶碱缓解症状后，进一步检查，忌用肾上腺素或吗啡，以免造成危险。

2. **慢性阻塞性肺疾病** 多见于中老年人，有慢性咳嗽史，喘息长年存在，有加重期。患者多有长期吸烟或接触有害气体的病史。有肺气肿体征，两肺或可闻及湿啰音。但临床上严格区分 COPD 和哮喘有时十分困难，用支气管舒张剂和口服或吸入激素作诊断性治疗可能有所帮助。

3. 上气道阻塞　可见于中央型支气管肺癌、气管支气管结核、复发性多软骨炎等气道疾病或异物气管吸入，导致支气管狭窄或伴发感染时，可出现喘鸣或类似哮喘样呼吸困难、肺部可闻及哮鸣音。但根据临床病史，特别是出现吸气性呼吸困难，以及痰液细胞学或细菌学检查，胸部影像、支气管镜检查，常可明确诊断。

4. 变态反应性肺浸润　见于热带嗜酸性粒细胞增多症、肺嗜酸性粒细胞增多性浸润、多源性变态反应性肺泡炎等。致病原为寄生虫、原虫、花粉、化学药品、职业粉尘等，多有接触史，症状较轻，患者常有发热，胸部 X 线检查可见多发性、此起彼伏的淡薄斑片浸润阴影，可自行消失或再发。肺组织活检也有助于鉴别。

五、治疗

（一）中西医结合治疗思路

支气管哮喘急性发作时，其主要的病理基础为气道的持续痉挛所致，宜用西药为主，如吸入 β_2 受体激动剂等支气管扩张剂，通常可以使哮喘症状迅速缓解，尤其是对重症哮喘此点非常重要。对哮喘的缓解期的治疗西医主要以吸入糖皮质激素抗气道炎症为主。在缓解期，应用激素类药物雾化吸入只能对气道局部炎症起到抑制作用，而不能起到全身的综合调理作用。而中医中药的"扶正祛邪"治疗方法无疑是提高患者御病能力、调节患者机体免疫力的重要手段，是支气管哮喘缓解期的"治本"方法，也是提高中西医结合治疗哮喘临床疗效的重要基础。

中医可以针对患者的具体情况，辨证施治通过补脾、补肺、补肾及其他扶正治法改善患者的免疫缺陷。主张在西药阶梯治疗方案基础上，同时运用中药宣肺化痰、降气平喘，从而提高疗效，并使西药尽快降级治疗，缩短西药运用时间及减少其副作用。哮喘发作是由于伏痰遇外感引触，痰随气升，气因痰阻，相互搏击气道所致。痰气交阻是本病发病的关键，故在治疗中须重视"调气治痰"，痰、气同治，气顺则痰自化，而痰去则气亦顺。哮喘系一沉痼顽疾，迁延难愈，肺、脾、肾三脏俱虚与痰瘀内伏并存于缓解期，此时中药的扶正固本显然占了主导地位。可以"健脾益肾、益气活血"为大法，运用金匮肾气丸以及淫羊藿、补骨脂、地龙、黄芪、赤芍、丹参等药物以调节肾上腺皮质功能，改善机体免疫状态，同时还须"治本不离标"，在扶正固本同时，恰如其分地加用一些有清肺、化痰、宣透等功效的祛邪之品，以清透宿根伏邪，达到"正气存内、邪不可干"的目的。

（二）西医治疗

目前尚无特效的治疗方法，但长期规范化治疗可使哮喘症状得到控制，减少复发。

1. 脱离变应原　部分患者能找到引起哮喘发作的变应原或其他非特异刺激因素，立即使患者脱离变应原的接触是防治哮喘最有效的方法。

2. 药物治疗　治疗哮喘药物主要分为两类。

（1）缓解哮喘发作：此类药物主要作用为舒张支气管，通过迅速解除支气管痉挛从而缓解哮喘症状，亦称解痉平喘药。

1）β_2 受体激动剂：是控制哮喘急性发作的首选药物。常用的短效 β 受体拮抗药有沙丁胺醇、特布他林和非诺特罗，作用时间为 4~6 小时。长效 β_2 受体拮抗药有福莫特罗、沙美特罗及丙卡特罗，作用时间为 10~12 小时。

2）抗胆碱药：吸入抗胆碱药如异丙托溴铵，为胆碱能受体（M 受体）拮抗剂，与 β_2 受体激动剂联合吸入有协同作用，尤其适用于夜间哮喘及多痰的患者。

3）茶碱类：常用药物有氨茶碱和缓释茶碱，具有舒张支气管和气道抗炎作用，是目前治疗哮喘的有效药物之一。

（2）控制或预防哮喘发作：此类药物主要治疗哮喘的气道炎症，亦称抗炎药。

1）糖皮质激素：糖皮质激素是当前控制哮喘发作最有效的药物。可分为吸入、口服和静脉用药。吸入治疗是目前推荐长期抗炎治疗哮喘的最常用方法。常用吸入药物有布地奈德、倍氯米松、氟替卡松等。通常需规律吸入 1 周以上方能生效。吸入治疗药物全身性不良反应少，少数患者可引起口咽念珠菌感染、声音嘶哑或呼吸道不适，吸药后用清水漱口可减轻局部反应和胃肠吸收。

口服剂：有泼尼松、泼尼松龙。用于吸入糖皮质激素无效或需要短期加强治疗的患者。

静脉用药：重度或严重哮喘发作时应及早应用琥珀酸氢化可的松，或甲泼尼龙。地塞米松因在体内半衰期较长、不良反应较多，宜慎用。

2）抗 IgE 抗体：主要用于经吸入 ICS 和 LABA 联合治疗后症状仍未控制，且血清 IgE 水平增高的重症哮喘患者。该药临床使用时间尚短，其远期疗效与安全性有待进一步观察。

3）其他药物：抗 IL-5 单抗可减少患者体内嗜酸性粒细胞浸润，用于高嗜酸性粒细胞血症的患者，可减少哮喘急性加重和改善患者生命质量。

3. 急性发作期的治疗　急性发作的治疗目的是尽快缓解气道阻塞，纠正低氧血症，恢复肺功能，预防进一步恶化或再次发作，防止并发症。一般根据病情的分度进行综合性治疗。

（1）轻度：短效 β_2 受体激动剂，第 1 小时内每 20 分钟吸入 1~2 喷。随后轻度急性发作可调整为每 3~4 小时吸入 1~2 喷。效果不佳可加缓释茶碱片，或联合短效抗胆碱能药吸入。

（2）中度：第 1 小时内持续雾化吸入短效 β_2 受体激动剂。联合应用雾化吸入短效抗胆碱能药、激素混悬液，也可联合静脉注射茶碱类。若治疗效果不佳，应尽早使用口服激素，同时吸氧。

（3）重度至危重度：持续雾化吸入短效 β_2 受体激动剂，联合雾化吸入短效抗胆碱能药、激素混悬液以及静脉茶碱类药物，吸氧。尽早静脉应用激素，待病情控制或缓解后改为口服治疗。注意维持水、电解质平衡，纠正酸碱失衡。经上述治疗改善不佳或恶化，应及时予以机械通气治疗。

4. 哮喘非急性发作期的治疗　一般哮喘经过急性期治疗症状得到控制，但哮喘的慢性炎症病理生理改变仍然存在，因此，必须制订个体化的哮喘长期治疗方案。对哮喘患者进行哮喘知识教育和控制环境、避免诱发因素贯穿于整个治疗阶段。由于哮喘的复发性以及多变性，需不断评估哮喘的控制水平，治疗方法则依据控制水平进行升级或降级治疗。治疗方案调整原则为：最小量、最简单的联合，不良反应最少，达到最佳哮喘控制。

5. 免疫疗法　分为特异性和非特异性两种。前者又称脱敏疗法（或称减敏疗法）。非特异性疗法，如注射卡介苗、转移因子、疫苗等生物制品抑制变应原反应的过程，有一定辅助的疗效。

（三）中医治疗

1. 发作期

（1）寒哮证

临床表现：喉中哮鸣如水鸡声，呼吸急促，喘憋气逆，胸膈满闷如塞，咳不甚，痰少咯吐不爽,色白而多泡沫,口不渴或渴喜热饮,形寒怕冷,天冷或受寒易发,面色青晦,舌苔白滑,脉弦紧或浮紧。

治法:宣肺散寒,化痰平喘。

代表方:射干麻黄汤、小青龙汤加减。两方皆能温肺化饮、止哮平喘。而前者长于降逆平哮,用于哮鸣喘咳,表证不著者,后方解表散寒力强,用于表寒里饮、寒象较重者。

表寒明显,寒热身疼,配桂枝辛散风寒;痰涌气逆不得平卧,加葶苈子、苏子泻肺降逆,并酌加杏仁、白前、陈皮等化痰利气。

（2）热哮证

临床表现:喉中痰鸣如吼,喘而气粗息涌,胸高胁胀,咳呛阵作,咯痰色黄或白,黏浊稠厚,排吐不利,口苦,口渴喜饮,汗出,面赤,或有身热,甚至有好发于夏季者,舌苔黄腻、质红,脉滑数或弦滑。

治法:清热宣肺,化痰定喘。

代表方:定喘汤、越婢加半夏汤加减。两方皆能清热宣肺、化痰平喘。而前者长于清化痰热,用于痰热郁肺,表证不著者;后者偏于宣肺泄热,用于肺热内郁,外有表证者。

若肺气壅实,痰鸣息涌,不得平卧,加葶苈子、广地龙泻肺平喘;肺热壅盛,痰吐稠黄,加海蛤壳、射干、知母、鱼腥草以清热化痰,兼有大便秘结者,可用大黄、芒硝、全瓜蒌、枳实通腑以利肺;病久热盛伤阴,气急难续,痰少质黏,口咽干燥,舌红少苔,脉细数者当养阴清热化痰,加沙参、知母、天花粉。

（3）寒包热哮证

临床表现:喉中鸣息有声,胸膈烦闷,呼吸急促,喘咳气逆,咯痰不爽,痰黏色黄,或黄白相兼,烦躁,发热,恶寒,无汗,身痛,口干欲饮,大便偏干,舌苔白腻、罩黄,舌尖边红,脉弦紧。

治法:解表散寒,清化痰热。

代表方:小青龙加石膏汤、厚朴麻黄汤加减。前方用于外感风寒,饮邪内郁化热,而以表寒为主,喘咳烦躁者;后方用于饮邪迫肺,夹有郁热,咳逆喘满烦躁而表寒不显者。

喘哮痰鸣气逆加射干、葶苈子、苏子祛痰降气平喘;痰吐稠黄胶黏加黄芩、前胡、瓜蒌皮等清化痰热。

（4）风痰哮证

临床表现:喉中痰涎壅盛,声如拽锯,或鸣声如吹哨笛,喘急胸满,但坐不得卧,咯痰黏腻难出,或为白色泡沫痰液,无明显寒热倾向,面色青暗,起病多急,常倏忽来去,发前自觉鼻、咽、眼、耳发痒,喷嚏,鼻塞,流涕,胸部憋塞,随之迅即发作。舌苔厚浊,脉滑实。

治法:祛风涤痰,降气平喘。

代表方:三子养亲汤加味。本方涤痰利窍,降气平喘,用于痰壅气实,咳逆息涌,痰稠黏量多,胸闷,苔浊腻者。

痰壅喘急,不能平卧,加用葶苈子、猪牙皂泻肺涤痰,必要时可暂予控涎丹泻肺祛痰;若感受风邪而发作者,加苏叶、防风、苍耳草、蝉蜕、地龙等祛风化痰。

（5）虚哮证

临床表现:喉中哮鸣如鼾,声低,气短息促,动则喘甚,发作频繁,甚则持续喘哮,口唇爪甲青紫,咯痰无力,痰涎清稀或质黏起沫,面色苍白或颧红唇紫,口不渴或咽干口渴,形寒肢冷或烦热,舌质淡或偏红,或紫暗,脉沉细或细数。

治法:补肺纳肾,降气化痰。

代表方:平喘固本汤加减。本方补益肺肾,降气平喘,适用于肺肾两虚,痰气交阻,摄纳失常之喘哮。

肾阳虚加附子、鹿角片、补骨脂、钟乳石;肺肾阴虚,配沙参、麦冬、生地黄、当归;痰气瘀阻,口唇青紫加桃仁、苏木;气逆于上,动则气喘加紫石英镇纳肾气。

附:喘脱危证

临床表现:哮病反复久发,喘息鼻煽,张口抬肩,气短息促,烦躁,昏蒙,面青,四肢厥冷,汗出如油,脉细数不清,或浮大无根,舌质青暗,苔腻或滑。

治法:补肺纳肾,扶正固脱。

代表方:回阳急救汤、生脉饮加减。前者长于回阳救逆,后者重在益气养阴。

阳虚甚,气息微弱,汗出肢冷,舌淡,脉沉细,加肉桂回阳固脱;气息急促,心烦内热,汗出黏手,口干舌红,脉沉细数,加生地黄、玉竹养阴救脱,人参改用西洋参。

2. 缓解期

(1)肺脾气虚证

临床表现:气短声低,喉中时有轻度哮鸣,痰多质稀、色白,自汗,怕风,常易感冒,倦怠无力,食少便溏,舌质淡,苔白,脉濡软。

治法:健脾益气,补土生金。

代表方:六君子汤。本方补脾化痰,用于脾虚食少,痰多脘痞,倦怠少力,大便不实等症。

表虚自汗加炙黄芪、浮小麦、大枣;怕冷、畏风、易感冒,可加桂枝、白芍、附片;痰多者加前胡、杏仁。

(2)肺肾两虚证

临床表现:短气息促,动则为甚,吸气不利,咯痰质黏起沫,脑转耳鸣,腰酸腿软,心慌,不耐劳累。或五心烦热,颧红,口干,舌质红少苔,脉细数;或畏寒肢冷,面色苍白,舌苔淡白、质胖,脉沉细。

治法:补肺益肾。

代表方:生脉地黄汤合金水六君煎。两者都可用于久哮肺肾两虚,但前者以益气养阴为主,适用于肺肾气阴两伤,后者以补肾化痰为主,适用于肾虚阴伤痰多。

肺气阴两虚为主者加黄芪、沙参、百合;肾阳虚为主者,酌加补骨脂、淫羊藿、鹿角片、制附片、肉桂;肾阴虚为主者加生地黄、冬虫夏草。另可常服紫河车粉补益肾精。

(四)临证要点

1. 临证需注意寒证与热证的互相兼夹与转化。寒痰冷哮久郁也可化热,尤其在感受外邪引发时,更易如此。儿童及青少年阳气偏盛者,多见热哮,但久延而至成年、老年,阳气渐衰,每可转从寒化,表现为冷哮。虚实之间也可在一定条件下互相转化,一般而言,新病多实,发时邪实,久病多虚,平时正虚,但实证与虚证可以因果错杂为患。实证包括寒热两证在内,如寒痰日久耗伤肺脾肾的阳气,可以转化为气虚、阳虚证,痰热久郁耗伤肺肾阴液,则可转化为阴虚证。虚证属于阳气虚的,因肺脾肾不能温化津液,而致津液停积为饮,兼有寒痰标实现象,属于阴虚的,因肺肾阴虚火炎,灼津成痰,兼有痰热标实现象。兼腑实者,又当泻肺通腑,以恢复肺之肃降功能。因肝气侮肺,肺气上逆而致者,治当疏利肝气,清肝肃肺。

2. 临证所见,发作之时,虽以邪实为多,亦有正虚为主者,缓解期常以正虚为主,但其痰饮留伏的病理因素仍然存在,因此对于哮病的治疗发时未必全从标治,当治标顾本,平时亦未必全恃扶正,当治本顾标。风邪致病者,为痰伏于肺,外感风邪触发,具有起病多快,病情多变等风邪"善行而数变"的特性,治当祛风解痉,药用麻黄、苏叶、防风、苍耳草等,特别是虫类祛风药尤擅长于入络搜邪,如僵蚕、蝉蜕、地龙、露蜂房等,均为临床习用治哮之药,可选择应用。

六、预后

哮喘的转归和预后因人而异,与正确的治疗方案关系密切。儿童哮喘通过积极而规范的治疗,临床控制率可达95%。轻症容易恢复,病情重,气道反应性增高明显,或伴有其他过敏性疾病不易控制。若长期发作而并发 COPD、肺源性心脏病者,预后不良。

七、预防与调护

1. 避免接触过敏原,如花粉、应用阿司匹林药物及食用含添加剂的食物等;避免各种诱发因素,如被动吸烟、漆味、饮用冰冷饮料等。

2. 避免过劳、淋雨、剧烈运动及精神情绪方面的刺激。注意气候变化,做好防寒保暖工作,冬季外出时防止受寒。

3. 加强自我管理教育,将防治知识教给患儿及其家属,调动他们的抗病积极性,实行哮喘患儿的规范化管理。

4. 在哮喘发作期,心理护理十分重要,因哮喘是一种身心性疾病,神经系统兴奋与哮喘发作有关。要关心、安慰病儿,减少他们的心理压力及恐惧感,增强其战胜疾病的信心。

第五节　支气管扩张症

支气管扩张症(bronchiectasis)主要指急、慢性呼吸道感染和支气管阻塞后,反复发生支气管化脓性炎症,致使支气管壁结构破坏、管壁增厚,引起支气管异常和持久性扩张的一类异质性疾病的总称,可以是原发或继发,主要表现为慢性咳嗽、咯大量脓痰和/或反复咯血。本病过去发病率较高,近年随着呼吸道感染的恰当治疗,其发病率已有下降。

根据其临床特点,本病与中医"肺络病"相似,可归属于中医学"咳嗽""咯血"等范畴。

一、病因病理

(一)西医病因病理

1. 病因及发病机制　本病分先天性和继发性。前者由支气管先天发育不全所致,后者主要因支气管-肺组织感染和支气管阻塞,且两者之间存在相互影响,最终导致支气管管壁结构破坏而发生支气管扩张。

(1) 支气管-肺感染因素

1) 病毒感染:麻疹病毒是过去引起支气管扩张症的常见病因。目前,腺病毒、流感病毒、单纯疱疹病毒等常导致病毒性细支气管炎,儿童更常见,病毒感染可诱发细菌感染,损害支气管壁各层组织,使支气管弹性减弱,导致支气管扩张。

2）细菌感染:结核分枝杆菌或金黄色葡萄球菌等可致坏死性支气管肺炎,造成支气管壁破坏,且结核灶愈合后的纤维组织牵张亦可引起支气管扩张。肺炎克雷伯菌、流感嗜血杆菌、铜绿假单胞菌亦是支气管-肺感染的常见病因,感染使支气管黏膜充血、水肿,分泌物增多,阻塞管腔,痰液引流不畅又加重感染,两者相互影响,使支气管扩张久治不愈。

3）真菌感染:真菌感染如组织胞浆菌病可致支气管扩张,变态反应性支气管肺曲菌病可损害支气管壁组织,导致段支气管近端的扩张。

（2）支气管阻塞因素

1）肺脏疾病:吸入异物,肺脏肿瘤,肺门淋巴结肿大,慢性阻塞性肺疾病以及支气管淀粉样变等常可致支气管阻塞,伴或不伴肺不张,均可发生阻塞远端支气管扩张。

2）遗传性缺陷:黏液-纤毛功能障碍、α1-抗胰蛋白酶缺乏、囊性纤维化等均可导致支气管扩张。

3）先天性解剖学缺陷:肺隔离症、支气管软化、支气管囊肿、软骨缺陷、支气管内畸胎瘤、巨大气管-支气管、异位支气管、气管-食管瘘等先天发育异常,常导致支气管扩张。

2. 病理　支气管扩张常常是位于段或亚段支气管管壁的破坏和炎性改变,受累管壁的结构,包括软骨、肌肉和弹性组织破坏被纤维组织替代。扩张的支气管包括三种不同类型。①柱状扩张:支气管呈均一管形扩张且突然在一处变细,远处的小气道往往被分泌物阻塞。②囊状扩张:扩张支气管管腔呈囊状改变,支气管末端的盲端也呈无法辨认的囊状结构。③不规则扩张:病变支气管腔呈不规则改变或呈串珠样改变。显微镜下可见支气管炎症和纤维化、支气管壁溃疡、鳞状上皮化生和黏液腺增生。病变支气管相邻肺实质也可有纤维化、肺气肿、支气管肺炎和肺萎陷。炎症可致支气管壁血管增多,并伴相应支气管动脉扩张及支气管动脉和肺动脉吻合,形成血管瘤,导致患者反复咯血。

（二）中医病因病机

本病主因素体正虚,复感外邪所致,或因脾肺气虚,津液失布,痰湿内蕴,阻遏气道发病。

1. 外邪侵袭　外邪入侵,寒邪郁肺,化热生火,或风热外侵,损伤肺络,蒸液为痰,痰阻气道,肺气上逆,则咳嗽、咯大量脓痰和/或咯血。

2. 正气不足　先天禀赋不足或肺脾两虚。脾虚失运,水湿聚而为痰,上干于肺;肺虚卫外不固,易感外邪,宣发失司,气不布津,又因祛邪无力,致外邪反复入侵,迁延日久而致本病。

3. 痰瘀互结　肺脾亏虚,酿生痰湿,加之久病入络,致血脉瘀阻,痰瘀互结,使本病迁延不愈。晚期可见气喘、虚劳等变证。

本病病位在肺,痰湿、火热、瘀血是主要病理因素。本病常与幼年麻疹、百日咳或体虚之时感受外邪有关,正气虚损,致痰湿留伏于肺,若再次感受外邪,或肝火犯肺,引动内伏之痰湿,致肺气上逆而咳嗽、咯吐脓痰;热伤血络,则见痰中带血或大咯血。本病是一个慢性渐进过程,具本虚标实、虚实夹杂的病机特点,主以肺脾两虚为本,外邪侵袭为标。初起时病位在肺,继之可渐及肝脾,久之累及心肾,导致病情反复发作,迁延难愈,正气日渐耗损,晚期易见喘促、虚劳等变证。

二、临床表现

（一）主要症状

1. 慢性咳嗽、咯大量脓痰　咳嗽以早晨和晚上明显,痰液可为脓性或黏液脓性。合并感染时咳嗽和咳痰量明显增多,可呈黄绿色脓痰,甚者痰量可达每日数百毫升。引起感染的常见病原体为铜绿假单胞菌、金黄色葡萄球菌、流感嗜血杆菌、肺炎链球菌和卡他莫拉菌等。

2. 咯血　反复发作者,常可出现咯血。咯血量差异较大,可仅有痰中带血或有大量咯血,部分患者以反复咯血为首发表现。有部分患者无咳嗽咳痰,而以反复咯血为唯一症状,称为"干性支气管扩张",病变多位于引流较好的上叶支气管。需要注意的是有时咯血量与病情严重程度、病变范围不一致。

3. 反复肺部感染　由于扩张的支气管清除分泌物的功能丧失,引流差,易在同一肺段反复发生肺炎并迁延不愈,可有发热、咳嗽、咳痰、食欲减退、贫血、乏力、消瘦、焦虑等,严重者可出现气促和发绀。

4. 呼吸困难　重症支气管扩张症患者由于支气管周围组织化脓性炎症和广泛的肺组织纤维化,肺功能下降,并发阻塞性肺气肿。极其严重者,可致心脏负担加重,甚或右心功能衰竭而发生呼吸困难等。

(二) 体征

局限性支气管扩张在受累区域可闻及固定而持久的局限性中、粗湿啰音,有时可闻及哮鸣音。当进展至肺纤维化和阻塞性肺气肿时,可有相应体征。慢性反复发作者可有杵状指(趾)。

三、实验室及其他检查

1. 胸部 X 线检查　疾病早期常无特殊表现,可为病变区域肺纹理粗乱。柱状扩张纵切面显示"双轨征",横切面显示"环形阴影";囊状扩张表现为卷发样或蜂窝状阴影,感染时可有阴影内液平。

2. 胸部 CT 扫描　HRCT 能清晰显示扩张的支气管肺段及其病变范围,较常规 CT 更具有清晰的空间和密度分辨力,能够显示肺内细微结构,由于无创,易被患者接受,现已成为支气管扩张的主要诊断方法。

3. 支气管碘油造影　可明确支气管扩张的部位、性质和范围,为外科手术提供重要资料。但由于有创,现已逐渐被 HRCT 取代。

4. 纤维支气管镜检查　纤维支气管镜(简称纤支镜)检查可明确支气管扩张症患者的支气管阻塞或出血部位以及一些特殊的诱发因素。经纤支镜刷检和冲洗检查对确定支气管扩张症感染的病原学有重要价值。

5. 其他检查　周围血白细胞计数和分类升高提示支气管扩张症患者存在急性细菌感染。痰培养及药敏试验可判断致病微生物,对抗菌药物的选择具有指导意义,如疑为结核性支气管扩张症应多次做痰结核分枝杆菌检查。血气分析、肺功能检查可帮助评价患者肺功能的受损程度。

四、诊断与鉴别诊断

(一) 诊断

对有反复持久咳嗽,咯吐大量脓痰,反复咯血,肺部同一部位反复感染等病史,肺部可闻及固定而持久的局限性湿啰音,有杵状指(趾)等体征,以及儿童时期有诱发支气管扩张的呼吸道感染或全身性疾病病史者,临床可做出初步诊断。可进一步行胸部 X 线和胸部 HRCT 明确诊断。

(二) 鉴别诊断

1. 慢性支气管炎　多发于中年以上,冬春季节咳嗽、咳痰明显,多咳白色黏液痰,感染时可出现脓性痰,但无反复咯血史。听诊双肺可闻及散在干、湿啰音。

2. 肺脓肿 起病急,有高热、咳嗽、大量脓臭痰。X 线检查可见局部浓密炎症阴影,内有空腔液平。

3. 肺结核 常有低热、盗汗、乏力、消瘦等结核毒性症状,干、湿啰音多局限于上肺,X 线胸片和痰结核分枝杆菌检查有助于诊断。

4. 先天性肺囊肿 X 线检查可见多个边界纤细的圆形或椭圆形阴影,壁较薄,周围组织无炎症浸润。胸部 CT 和支气管造影可助诊断。

5. 弥漫性泛细支气管炎 慢性咳嗽,咳痰,活动时呼吸困难,常伴有慢性鼻窦炎。胸部 X 线和胸部 CT 显示弥漫分布的小结节影,十四元环大环内酯类抗生素治疗有效。

五、治疗

(一)中西医结合治疗思路

支气管扩张是支气管的慢性疾病,其病理改变为不可逆性。西医主要是治疗基础疾病,控制感染,充分引流排痰。对反复呼吸道感染或大咯血危及生命,经药物治疗不能控制,且病变范围比较局限的患者,可做肺段或肺叶切除术。

中医认为本病急性期的基本病机是痰热瘀结、热伤肺络,故清热解毒、止咳排痰、凉血止血为治疗大法。因肺络损伤、气逆血瘀贯穿于本病的始终,故治疗中还应配合宣肺通络、调气化瘀,有利缓解症状。支气管扩张症病情相对稳定时,由于病情迁延日久,支气管壁破坏,易造成患者长期咳痰,病情反复发作和肺功能受损等状况,多属肺脾气虚、痰湿阻肺。治疗上予以健脾益气、化痰止咳。侧重于从扶正固本、预防感冒、增强机体免疫力方面着手,以促进疾病恢复,减少复发,控制进一步发展。

(二)西医治疗

1. 治疗基础疾病 对活动性肺结核伴支气管扩张应积极抗结核治疗,低免疫球蛋白血症可用免疫球蛋白替代治疗。

2. 控制感染 控制感染是支气管扩张急性期的主要治疗措施,出现痰量及其脓性成分增加等急性感染征象时需应用抗生素。可依据痰革兰氏染色、痰培养和药敏结果指导抗生素应用,但在等待培养结果时即应开始经验性抗菌药物治疗。无铜绿假单胞菌感染高危因素的患者应考虑使用覆盖流感嗜血杆菌的抗菌药物,如氨苄西林/舒巴坦,阿莫西林/克拉维酸,第二代头孢菌素,第三代头孢菌素(头孢曲松钠、头孢噻肟),莫西沙星、左氧氟沙星。存在铜绿假单胞菌感染高危因素的患者[如存在以下 4 条中的 2 条:①近期住院;②每年 4 次以上或近 3 个月以内应用抗生素;③重度气流阻塞(FEV$_1$<30% 预计值);④最近 2 周每日口服泼尼松>10mg],可选择具有抗假单胞菌活性的 β-内酰胺类抗生素(如头孢他啶、哌拉西林/他唑巴坦、头孢哌酮/舒巴坦),碳青霉烯类(如亚胺培南、美罗培南),氨基糖苷类,喹诺酮类(环丙沙星或左氧氟沙星),可单独应用或联合应用。对于慢性咳脓痰患者,还可考虑使用疗程更长的抗生素,如口服阿莫西林或吸入氨基糖苷类药物,或间断并规则使用单一抗生素以及轮换使用抗生素以加强对下呼吸道病原体的清除。

3. 排痰引流,保持支气管通畅

(1)体位引流:根据支气管扩张的不同部位,采取不同的体位引流。原则上应使患侧肺处于高位,引流支气管开口向下,有利于痰液排出。每日 2~4 次,每次 15~30 分钟。体位引流时,间歇做深呼吸后用力咳嗽,同时让旁人协助用手轻拍患部,可提高引流效果。

(2)改善气流受限:支气管舒张剂可改善气流受限并有助清除分泌物,对伴有气道高反应及可逆性气流受限的患者有一定疗效。

(3)祛痰药物使用:使用目的是稀释痰液,便于排出。常选用的药物有溴己新、盐酸氨溴索、乙酰半胱氨酸等。

（4）纤维支气管镜吸痰引流：体位引流痰液排出效果不佳时，可经纤维支气管镜吸痰引流，用0.9%氯化钠溶液冲洗稀释痰液，并可局部注入抗生素。

4. 咯血的处理　少量咯血或仅有痰中带血，可对症治疗或口服卡巴洛克（安络血）、云南白药。年老体衰，肺功能不全者，要慎用强效止咳药，以免因抑制咳嗽反射及呼吸中枢，使血不能排出而引起窒息。若中等量出血，可静脉给予垂体后叶素或酚妥拉明。若大量出血，经内科治疗无效，可考虑介入栓塞治疗或手术治疗。

5. 手术治疗　如支气管扩张为局限性，且经充分的内科治疗仍顽固反复发作者，可考虑外科手术切除病变肺组织。如大出血来自增生的支气管动脉，经保守治疗不能缓解仍反复大咯血时，病变局限者可考虑外科手术，或支气管动脉栓塞术治疗。

（三）中医治疗

1. 痰热蕴肺证

临床表现：反复咳嗽，咯吐脓痰，痰中带血或大量咯血，重者有发热，咯脓臭痰，胸痛胸闷，口干口苦，舌暗红，苔黄腻，脉滑数。

治法：清热化痰，宣肺止咳。

代表方：清金化痰汤合千金苇茎汤加减。若痰黄如脓腥臭，加紫花地丁、金荞麦根、鱼腥草清热解毒；胸满便秘者，加葶苈子、鲜竹沥、大黄泻肺逐痰；伴咯血者，加大蓟、茜草等清肺化痰，凉血止血。

2. 肝火犯肺证

临床表现：咳嗽阵作，反复痰中带血，或大咯血不止，胸胁胀痛，烦躁不安，口干口苦，大便干结，舌质红，苔薄黄少津，脉弦数。

治法：清肝泻火，凉血止血。

代表方：黛蛤散合泻白散加减。若痰热甚者，加瓜蒌、鱼腥草、竹沥、杏仁、白前、前胡止咳化痰，清热解毒；气滞甚者，见胸痛胸闷，加郁金、丝瓜络、枳壳、旋覆花以和络止痛，利肺降逆；火郁伤津，酌加麦冬、天花粉、沙参养阴生津；若血热甚，咯血量较多者，可用犀角地黄汤（犀角已禁用，现多用水牛角代）加三七粉冲服，以清热泻火，凉血止血。

3. 气阴两伤证

临床表现：咳嗽日久，形体消瘦，痰少或干咳，咳声短促无力，痰中带血，血色鲜红，口干咽燥，五心烦热，舌红少津，脉细数。

治法：滋阴养肺，化痰止血。

代表方：百合固金汤加味。阴虚盗汗者，加浮小麦、乌梅收敛止汗；热伤血络而咯血甚者，加牡丹皮、栀子、阿胶、白及、藕节、白茅根、茜草清热凉血止血；若大量咯血，大汗淋漓者，急用独参汤，以防气随血脱。

4. 肺脾气虚证

临床表现：患者恢复期，面色无华，少气懒言，纳差，神疲乏力，胸闷气短，咳嗽，痰量较少，或痰中带血，舌暗淡，苔白，脉沉细。

治法：补肺健脾，润肺止咳。

代表方：补肺汤加减。若脾气虚而见食纳不振者，加党参、茯苓、白术、甘草补气健脾，培土生金，木香理气醒脾；心脾血虚而失眠者，加酸枣仁、远志、龙眼肉补心益脾，安神定志。

（四）临证要点

1. 重视急性期治疗。急性期痰热瘀结、热伤肺络，出现咳嗽，咯吐脓痰，痰中带血或大量咯血，当迅速清热解毒、止咳排痰，凉血止血。脓痰较多时，配合体位引流，保持大便通畅，以利肺气宣降。缓解期属肺脾气虚,补肺健脾同时,不忘解毒排脓。

2. 警惕危候、恶候。本病反复发作,肺络损伤,可发生大咯血,警惕血块阻塞气道引起窒息,或气随血脱之危象,可按照"血证"治疗,采取相应的急救措施。如迁延慢性,经内科治疗无效,有手术指征,可外科治疗。

3. 早治防变。本病从邪热犯肺到肺络损伤,是一个慢性渐进的过程,主以肺脾两虚为本,外邪侵袭为标。初起时病位在肺,继之可渐及肝脾,久之累及心肾,导致病情反复发作,迁延难愈,正气日渐耗损,晚期易见喘促、虚劳等变证,故每见急性发作及时就诊,稳定期注意保肺护肺,延缓变证发生。

六、预后

预后取决于支气管扩张范围和有无并发症。支气管扩张局限者,积极治疗可改善生命质量和延长寿命。支气管扩张范围广泛,反复呼吸道感染,可导致肺气肿、肺心病,甚至可因大咯血危及生命。

七、预防与调护

1. 儿童时期注意防治急性呼吸道感染、百日咳、麻疹、支气管肺炎等疾病,及时治疗慢性鼻炎、鼻窦炎、咽喉炎和慢性扁桃体炎。

2. 可考虑应用肺炎球菌疫苗和流感病毒疫苗预防或减少急性发作,免疫调节剂对于减轻症状和减少发作有一定帮助。

3. 吸烟者应予戒烟。注意防寒保暖,适当体育锻炼,增强体质,提高机体免疫力及抗病能力,康复锻炼对于保护肺功能有一定作用。

第六节　急性呼吸窘迫综合征

急性呼吸窘迫综合征(acute respiratory distress syndrome,ARDS)是指由各种肺内和肺外致病因素所导致的急性弥漫性肺损伤和进而发展成的急性呼吸衰竭。主要病理特征是炎症反应导致的肺微血管内皮及肺泡上皮受损,肺微血管通透性增高,肺泡腔渗出富含蛋白质的液体,进而导致肺水肿及透明膜形成。主要病理生理改变是肺容积减小、肺顺应性降低和严重通气/血流比例失调。临床表现为呼吸窘迫及难治性低氧血症,肺部影像学表现为双肺弥漫渗出性改变。

为了强调 ARDS 为一动态发病过程,以便早期干预,提高临床疗效,以及对疾病的不同发展阶段按严重程度进行分级,1994 年的美欧 ARDS 共识会议(AECC)同时提出了急性肺损伤(acute lung injury,ALI)/ARDS 的概念。ALI 和 ARDS 为同一疾病过程的两个阶段,ALI 代表早期和病情相对较轻的阶段,而 ARDS 代表后期病情较严重的阶段,55% 的 ALI 患者会在 3 天内进展为 ARDS。鉴于用不同名称区分严重程度可能给临床和研究带来困惑,2012 年发表的 ARDS 柏林定义取消了 ALI 命名,将本病统一称为 ARDS,原 ALI 相当于现在的轻症 ARDS。

本病以进行性加重的呼吸困难、发绀为主要症状,可归属于中医"喘证""暴喘"范畴。

一、病因病理

(一)西医病因病理

1. 病因　引起 ARDS 的原因或危险因素很多,可以分为肺内因素(直接因素)和肺外因素（间接因素），但是这些直接和间接因素及其所引起的炎症反应、影像改变及病理生理反应常常相互重叠。ARDS 的常见危险因素见表 1-1-4。

表 1-1-4　呼吸窘迫综合征的高危因素

肺内因素	肺外因素
吸入性肺损伤（烟雾、氨、腐蚀性气体，胃内容物）、溺水	神经系统疾病（缺氧、创伤、癫痫、蛛网膜下腔出血）
肺炎（细菌、病毒、真菌）	革兰氏阳性或阴性细菌引起感染中毒症
粟粒样肺结核 高原性肺水肿	非胸部创伤（尤其头部创伤）、烧伤、休克（心源性、过敏性、出血性等）
肺挫伤、放射性肺损伤	急性胰腺炎
	糖尿病酮症酸中毒、尿毒症
	白细胞凝集反应、弥散性血管内凝血（DIC） 体外循环
	大量输血 药物中毒（海洛因、镇痛药、抗肿瘤药）
	肺栓塞（血栓、空气栓塞、脂肪栓塞）
	肿瘤扩散、妊娠并发症

2. 发病机制　虽然 ARDS 病因各异，但发病机制基本相似，不依赖于特定病因。大量研究表明，感染、创伤等各种原因引起的全身炎症反应综合征（systemic inflammatory response syndrome，SIRS）是 ARDS 的根本原因。ARDS 是 SIRS 的肺部表现。ARDS 的本质是多种炎症细胞（巨噬细胞、中性粒细胞、血管内皮细胞、血小板）及其释放的炎症介质和细胞因子间接介导的肺脏炎症反应。SIRS 指机体失控的自我持续放大和自我破坏的炎症瀑布反应；机体与 SIRS 同时启动的一系列内源性抗炎介质和抗炎性内分泌激素引起的抗炎反应称为代偿性抗炎症反应综合征（compensatory anti-inflammatory response syndrome，CARS）。如果 SIRS 和 CARS 在疾病发展过程中出现平衡失调，则会导致多器官功能障碍综合征（multiple organ dysfunction syndrome，MODS）。ARDS 是 MODS 发生时最早受累或最常出现的脏器功能障碍表现。

炎症细胞和炎症介质是启动早期炎症反应与维持炎症反应的两个主要因素，在 ARDS 发生发展中起关键作用。炎症细胞产生多种炎症介质和细胞因子，最重要的是肿瘤坏死因子-α（tumor necrosis factor-α，TNF-α）和白细胞介素-1（interleukin-1，IL-1），导致大量中性粒细胞在肺内聚集、激活，并通过"呼吸暴发"释放氧自由基、蛋白酶和炎症介质，引起靶细胞损害，表现为肺毛细血管内皮细胞和肺泡上皮细胞损伤，肺微血管通透性增高和微血栓形成，富含大量蛋白质和纤维蛋白的液体渗出至肺间质和肺泡，形成非心源性肺水肿，透明膜形成，进一步导致肺间质纤维化。

3. 病理　ARDS 的病理改变为弥漫性肺泡损伤（diffuse alveolar damage），主要表现为肺广泛性充血水肿和肺泡腔内透明膜形成。病理过程可分为三个阶段：渗出期、增生期和纤维化期，三个阶段常重叠存在。渗出期主要为发病后 24~96 小时，其肺脏大体表现为暗红色或暗紫红色的肝样变，重量明显增加，可见水肿、出血，切面有液体渗出，形成肺水肿，故有"湿肺"之称。显微镜下可见肺毛细血管充血、出血、微血栓形成，肺间质和肺泡腔内有富含蛋白质的水肿液及炎症细胞浸润。经过约 72 小时后，由凝结的血浆蛋白、细胞碎片、纤维素及残余的肺表面活性物质混合形成透明膜，伴灶性或大面积肺泡萎陷。可见 I 型肺泡上皮细胞受损坏死。经 1~3 周以后,逐渐过渡到增生期和纤维化期。可见 Ⅱ 型肺泡上皮细胞、成纤维细胞增生和胶原沉积。部分肺泡的透明膜经吸收消散而修复,亦可有部分形成纤维化。ARDS 患者容易合并或继发肺部感染,可形成肺小脓肿等炎症改变。

由于肺毛细血管内皮细胞和肺泡上皮细胞损伤,肺泡膜通透性增加,引起肺间质和肺泡水肿;肺表面活性物质减少,导致小气道陷闭和肺泡萎陷不张。通过 CT 观察发现,ARDS 肺形态改变具有两个特点,一是肺水肿和肺不张在肺内呈现"不均一"分布,即在重力依赖区(dependent regions,仰卧位时靠近背部的肺区)以肺水肿和肺不张为主,通气功能极差;而在非重力依赖区(non-dependent regions,仰卧位时靠近前胸壁的肺区)的肺泡通气功能基本正常。二是由于肺水肿和肺泡萎陷,使功能残气量和有效肺泡数量(参与气体交换)减少,因而又称 ARDS 患者的肺为"婴儿肺(baby lung)"或"小肺(small lung)"。上述病理和肺形态改变可引起肺容积减少、顺应性降低、严重通气/血流比例失调、肺内分流和弥散障碍,造成顽固性低氧血症和呼吸窘迫。

(二)中医病因病机

ARDS 常由多种疾患引起,病因复杂,概言之多由外邪侵袭、创伤瘀毒、内伤久病所致。

1. **外邪侵袭**　六淫或疫毒直中于肺,肺气郁闭,不得宣畅,上逆作喘,或邪热炼液为痰,痰热壅阻肺气,升降失常,发为喘逆。

2. **创伤瘀毒**　外伤失血伤津,气随津血脱,肺气衰败,气失所主,肺失宣发肃降而为喘;胸部创伤,肺络受伤,肺体受损,气血失和,瘀血内结,肺气不畅,逆而为喘。

3. **内伤久病**　久病恶化或医治失当,肺气虚损或他脏虚损传肺,久病迁延,肺肾俱虚,以致气阴衰败,甚则病损及心,心肾阳衰,出现元阳欲绝之危象。

肺主气司呼吸,主宣发肃降。外感温热病毒或疮毒内陷,卫气营血功能失衡,肺为娇脏,首先表现为肺气郁闭,宣降失常,加之内传阳明,腑气不通,浊气上迫,肺失主气之权,壅遏肺气而作喘;外伤或产后,瘀血滞留遏阻肺气,气机升降失常,纳气不足,是以作喘;若素体虚弱,或久病失治误治,迁延日久,耗伤正气,肺不主气,肾不纳气,则呼吸困难,喘促作矣。心脉上通于肺,肺气治理调节心血运行,宗气贯心脉而行呼吸,肾脉上络于心,心肾互济,故肺肾俱虚,亦可致心气、心阳衰惫,鼓动血脉无力,血行瘀滞,加重肺气闭塞,甚至亡阴、亡阳等喘脱危象,必须及时救治。

临床上本病病机概括为虚实夹杂,本虚标实。本虚以肺肾亏虚为主;标实主要表现为瘀血、水湿或热毒等壅滞肺气。

二、临床表现

1. **主要症状**　ARDS 大多数于原发病起病后 72 小时内发生,几乎不超过 7 天。除原发病的相应症状外,最早出现的症状是呼吸增快,并呈进行性加重的呼吸困难、发绀,常伴有烦躁、焦虑、出汗等。其呼吸困难的特点是呼吸深快、费力,患者常感到胸廓紧束、严重憋气,即呼吸窘迫,不能用常规的氧疗法改善,亦不能用其他原发心肺疾病(如气胸、肺气肿、肺不张、肺炎、心力衰竭)解释。

2. **体征**　本病初期除呼吸频数外,无明显的呼吸系统体征,随着病情进展,出现唇及指甲发绀,吸气时锁骨上窝及胸骨上窝下陷,有的患者两肺听诊可闻及干、湿啰音、哮鸣音,后期可出现肺实变体征,如呼吸音减低或水泡音等。

三、实验室及其他检查

1. **X 线胸片**　早期可无异常,或呈轻度间质改变,表现为边缘模糊的肺纹理增多,继之出现斑片状以至融合成大片状的磨玻璃或实变浸润影,并可见支气管充气征。其演变过程符合肺水肿的特点,快速多变;后期可出现肺间质纤维化的改变。

2. CT 扫描　能更准确地反映病变肺区域的大小。通过病变范围可较准确地判断气体交换和肺顺应性病变的程度。另外,可以发现气压伤及小灶性的肺部感染。

3. 动脉血气分析　典型改变为 PaO_2 降低,$PaCO_2$ 降低,pH 值升高。根据动脉血气分析和吸入氧浓度可计算肺氧合指标。目前在临床上以动脉血氧分压(PaO_2)与吸入氧浓度(FiO_2)的比值(PaO_2/FiO_2)(氧合指数)最为常用,$PaO_2/FiO_2 \leqslant 300mmHg$(正常值为 400 ~ 500mmHg)是诊断 ARDS 的必要条件。考虑到 ARDS 的病理生理特点,新的 ARDS 柏林定义对监测 PaO_2/FiO_2 时患者的呼吸支持形式进行了限制,规定在监测动脉血气分析时患者应用的呼气末正压(PEEP)/持续气道内正压(CPAP)不低于 $5cmH_2O$。早期由于过度通气而出现呼吸性碱中毒,pH 值可高于正常,$PaCO_2$ 低于正常。后期若出现呼吸肌疲劳或合并代谢性酸中毒,则 pH 值可低于正常,甚至出现 $PaCO_2$ 高于正常。

4. 床边呼吸功能监测　ARDS 时血管外肺水增加、肺顺应性降低、出现明显的肺内右向左分流。但无呼吸气流受限。上述改变,对 ARDS 疾病严重性评价和疗效判断有一定的意义。

5. 血流动力学监测　有助于明确心脏情况和指导治疗。通过置入肺动脉导管(Swan-Ganz 导管)可测定肺动脉楔压(PAWP),这是反映左心房压较为可靠的指标。PAWP 一般<12mmHg,若>18mmHg 则支持左心衰竭的诊断。考虑到心源性肺水肿和 ARDS 有合并存在的可能性,目前认为 PAWP>18mmHg 并非 ARDS 的排除标准,如果呼吸衰竭的临床表现不能完全用左心衰竭解释时,应考虑 ARDS 诊断。

6. 支气管灌洗液　支气管灌洗液及保护性支气管刷片是诊断肺部感染及细菌学调查的重要手段,ARDS 患者肺泡灌洗液的检查常可发现中性粒细胞明显增高(非特异性改变),可高达 80%(正常小于 5%)。支气管灌洗液发现大量嗜酸性粒细胞,对诊断和治疗有指导价值。

四、诊断与鉴别诊断

(一)诊断

根据 ARDS 柏林定义,满足如下 4 项条件方可诊断 ARDS。

1. 明确诱因下 1 周内出现的急性或进展性呼吸困难。

2. 胸部 X 线平片、胸部 CT 显示双肺浸润影,不能完全用胸腔积液、肺叶/全肺不张和结节影解释。

3. 呼吸衰竭不能完全用心力衰竭和液体负荷过重解释。如果临床没有危险因素,需要用客观检查(如超声心动图)来评价心源性肺水肿。

4. 低氧血症,根据 PaO_2/FiO_2 确立 ARDS 诊断,并将其按严重程度分为轻度、中度和重度 3 种。需要注意的是上述氧合指数中 PaO_2 的监测都是在机械通气参数 PEEP/CPAP 不低于 $5cmH_2O$ 的条件下测得;所在地海拔超过 1 000m 时,需对 PaO_2/FiO_2 进行校正,校正后的 $PaO_2/FiO_2 = (PaO_2/FiO_2) \times$(所在地大气压值/760)。轻度:200mmHg < $PaO_2/FiO_2 \leqslant$ 300mmHg;中度:100mmHg<$PaO_2/FiO_2 \leqslant$ 200mmHg;重度:$PaO_2/FiO_2 \leqslant$ 100mmHg。

(二)鉴别诊断

上述 ARDS 的诊断标准是非特异的,建立诊断时必须排除大面积肺不张、心源性肺水肿、高原肺水肿、弥漫性肺泡出血等,通常能通过详细询问病史、体检和 X 线胸片、心脏超声及血液化验等鉴别。心源性肺水肿患者卧位时呼吸困难加重,咳粉红色泡沫样痰,肺湿啰音多在肺底部,强心、利尿等治疗效果较好;鉴别困难时,可通过测定 PAWP、超声心动图检测心室功能等作出判断并指导治疗。

五、治疗

(一)中西医结合治疗思路

ARDS 是一种急性呼吸系统危重症,其治疗必须遵循呼吸病学与危重症医学紧密联系的原则,并在严密监护下进行。治疗目标包括:改善肺氧合,纠正缺氧,保护器官功能,防治并发症和治疗基础疾病,防止缺氧造成的多器官功能衰竭。因此,ARDS 应以西医治疗为主,机械通气乃是重要的治疗手段。

本病从中医角度有实喘与虚喘之分,一般初期多为实喘,治疗以祛邪为主,邪去则喘自平。如果失治误治,以致病邪羁留,久咳久喘,可致脏腑功能失调,由实转虚。此外,临证还应辨脏腑阴阳。本病病位在肺,若病久失治误治,则肺气虚损,肺肾俱虚,可致气阴两虚,当气虚日久及阳,则心肾阳衰,甚则元阳欲绝终至喘脱。中药常采用保留灌肠的方法,应用清热解毒、活血化瘀等法治疗;恢复期可给予滋阴扶阳、补肾纳气等中药治疗,对促进患者早日康复可起到积极的作用。

(二)西医治疗

1. 原发病的治疗　是治疗 ARDS 的首要原则和基础,应积极寻找原发病并予彻底治疗。感染是 ARDS 的常见原因,也是 ARDS 的首位高危因素,而 ARDS 又易并发感染,所以对所有患者都应怀疑感染可能,除非有明确的其他导致 ARDS 的原因存在。治疗上宜选择广谱抗生素。

2. 改善缺氧　采取有效措施尽快提高 PaO_2。一般需高浓度给氧,使 $PaO_2 \geq 60mmHg$ 或 $SaO_2 \geq 90\%$。轻症者可使用面罩给氧,但多数患者需使用机械通气。

3. 机械通气　尽管 ARDS 机械通气的指征尚无统一标准,多数学者认为一旦诊断为 ARDS,应尽早进行机械通气。轻度 ARDS 患者可试用无创正压通气(NIPPV),无效或病情加重时尽快气管插管行有创机械通气。机械通气的目的是维持充分的通气和氧合,以支持脏器功能。

由于 ARDS 肺病变具有"不均一性"和"小肺"的特点,因此 ARDS 机械通气的关键在于:复张萎陷的肺泡并使其维持开放状态,以增加肺容积和改善氧合,同时避免肺泡过度扩张和反复开闭所造成的损伤。目前,ARDS 的机械通气推荐采用肺保护性通气策略,主要措施包括合适水平的 PEEP 和小潮气量。

(1) PEEP 的调节:适当水平的 PEEP 可使萎陷的小气道和肺泡再开放,防止肺泡随呼吸周期反复开闭,使呼气末肺容量增加,并可减轻肺损伤和肺泡水肿,从而改善肺泡弥散功能和通气/血流比例,减少肺内分流,达到改善氧合和肺顺应性的目的。

(2) 小潮气量:ARDS 机械通气时应采用小潮气量,即 6ml/kg 以下,同时限制气道平台压力不超过 $30cmH_2O$,防止肺泡过度扩张,避免呼吸机相关肺损伤和肺外器官损伤。为保证小潮气量,可允许一定程度的 CO_2 潴留和呼吸性酸中毒(pH 值 7.25~7.30),即允许性高碳酸血症。合并代谢性酸中毒时需适当补碱。

4. 液体控制　为减轻肺水肿,应合理限制液体入量,以可允许的较低循环容量来维持有效循环,保持肺脏处于相对"干"的状态。在血压稳定和保证脏器组织灌注前提下,液体出入量宜轻度负平衡,可使用利尿药促进水肿的消退。关于补液性质尚存在争议,由于毛细血管通透性增加,胶体物质可渗至肺间质,所以在 ARDS 早期,除非有低蛋白血症,不宜输注胶体液。对于创伤出血多者,最好输新鲜血;输入库存 1 周以上的血时,则需微过滤器,避免微栓塞而加重 ARDS。

5. 营养支持　ARDS 时机体处于高代谢状态,应补充足够的营养。静脉营养可引起感染和血栓形成等并发症,应提倡全胃肠营养,不仅可避免静脉营养的不足,而且能够保护胃肠黏膜,防止肠道菌群异位。

6. 心电监护　ARDS 患者应入住重症监护病房(intensive care unit,ICU),动态监测呼吸、循环、水电解质、酸碱平衡及其他重要脏器的功能,以便及时调整治疗方案。

7. 其他治疗　糖皮质激素、表面活性物质、鱼油、神经肌肉阻滞剂和吸入一氧化氮等在 ARDS 中的治疗价值尚不确定。

(三)中医治疗

1. 热毒袭肺证

临床表现:喘促气急或张口抬肩、不能平卧,高热烦渴,面唇发绀,舌质绛,苔薄白或薄黄,脉洪数。

治法:清热解毒,宣肺降逆。

代表方:清瘟败毒散合麻杏石甘汤加减。热入营血,舌绛,可合犀角地黄汤(犀角已禁用,现多用水牛角代)清营凉血;发绀者则加丹参、川芎活血化瘀;便秘者可加大黄或用大承气汤保留灌肠通腑泄热。

2. 痰热壅肺证

临床表现:喘促气涌,咳嗽痰多,黏稠色黄,或痰中带血,伴胸中烦热,咽干口渴,尿赤便秘,舌红,苔黄腻,脉滑数。

治法:清热化痰,肃肺平喘。

代表方:清金化痰汤加减。烦热甚,加石膏清热除烦;痰多黏稠,加海蛤粉、胆南星清热化痰;口渴咽干,酌加天花粉、芦根养阴生津;便秘者,加大黄、厚朴、枳实、芒硝通腑泻肺。

3. 气阴两伤证

临床表现:喘促气短,动则尤甚,痰少或稀薄,声低懒言,自汗畏风,身倦乏力,心烦口干面红,舌质淡红,苔薄白或少苔,脉沉细数或弱。

治法:益气养阴。

代表方:生脉散合补肺汤加减。若肺阴虚甚者,酌加百合、玉竹滋阴润肺;气虚有寒者,可加干姜、吴茱萸益气散寒;汗多者,加龙骨、牡蛎敛汗。

4. 心肾阳虚证

临床表现:喘息急促,张口抬肩,呼多吸少,动则喘甚,神疲气短,汗出肢冷,面青唇紫,舌质淡,脉沉细无力。

治法:温通心肾。

代表方:参附汤加减或参附注射液静脉滴注。动则喘甚,加沉香纳气平喘;汗出肢冷,加肉桂、干姜温通心肾。

(四)临证要点

临床上 ARDS 属中医里、热、实证居多,病位在肺,肺与大肠相表里,故 ARDS 大多存在不同程度的腹满、痞胀、便结及肠鸣音减轻,所以常采用通腑泄肺法,如大承气汤加减进行口服或灌肠治疗,随证加味,若口唇发绀,血瘀征象明显者加丹参、川芎、当归;若喘促甚者可加桑白皮、葶苈子以泻肺降逆。

六、预后

ARDS 属危重症,病情凶险,病死率为 36% ~44%。预后与原发病和疾病的严重程度明显相关。继发于感染中毒症或免疫功能低下患者并发条件致病菌引起的肺炎预后极差。ARDS 单纯死于呼吸衰竭者仅占 16%，49% 的患者死于 MODS。另外，老年患者（年龄超过60 岁）预后不佳。有效的治疗策略和措施是降低病死率、改善预后的关键因素。ARDS 存活者大部分肺功能可完全恢复，部分遗留肺纤维化，但多不影响生活质量。

七、预防与调护

平时要慎风寒，适寒温，节饮食，少食黏腻和辛热刺激之品，以免助湿生痰。已病则应注意早期治疗，力求根治，尤需防寒保暖，防止受邪而诱发。忌烟酒，适房事，调情志。加强体育锻炼，增强体质，提高机体的抗病能力，但活动量根据个人体质强弱而定，不宜过度疲劳。同时提高对本病的认识及对本病的警惕性，以免误诊。一旦发现呼吸频数，PaO_2 持续降低，吸氧不能改善等肺损伤时，应尽早给予呼吸支持和其他干预措施；危重患者应及早送入 ICU 严密监护，加强呼吸道的管理，严控院内感染，防止 ARDS 进一步发展和重要器官的损伤，避免超负荷输液和长时间高浓度吸氧，并加强营养支持。

第七节　呼吸衰竭

呼吸衰竭（respiratory failure）是指各种原因引起的肺通气和/或换气功能严重障碍，使静息状态下亦不能维持足够气体交换，导致低氧血症伴（或不伴）高碳酸血症，进而引起一系列病理生理改变和相应临床表现的综合征。其临床表现缺乏特异性，明确诊断有赖于动脉血气分析：在海平面、静息状态、呼吸空气条件下，动脉血氧分压（PaO_2）<60mmHg，伴或不伴二氧化碳分压（$PaCO_2$）>50mmHg，可诊断为呼吸衰竭。

本病与中医的"肺衰"相类似，根据其临床表现有呼吸困难、发绀等表现，可归属于"喘脱""喘证""闭证""厥证"等范畴。

一、病因病理

引起呼吸衰竭的原因很多，主要有以下几方面：

1. 气道阻塞性疾病　气管-支气管的炎症、痉挛、肿瘤、异物、纤维化瘢痕等均可引起气道阻塞。如慢阻肺、哮喘急性加重时可引起气道痉挛、炎症水肿、分泌物阻塞气道等，导致肺通气不足或通气/血流比例失调，发生缺氧和/或 CO_2 潴留，甚至呼吸衰竭。

2. 肺组织病变　各种累及肺泡和/或肺间质的病变，如肺炎、肺气肿、严重肺结核、弥漫性肺纤维化、肺水肿、硅沉着病等，均可使有效弥散面积减少、肺顺应性降低、通气/血流比例失调，导致缺氧或合并 CO_2 潴留。

3. 肺血管疾病　肺栓塞、肺血管炎等可引起通气/血流比例失调，或部分静脉血未经氧合直接流入肺静脉，导致呼吸衰竭。

4. 心脏疾病　各种缺血性心脏疾病、严重心脏瓣膜疾病、心肌病、心包疾病、严重心律失常等均可导致通气和换气功能障碍，从而导致缺氧和/或 CO_2 潴留。

5. 胸廓与胸膜病变　胸部外伤所致的连枷胸、严重的自发性或者外伤气胸、严重的脊柱畸形、大量胸腔积液、胸膜肥厚与粘连、强直性脊柱炎等，均可限制胸廓活动和肺扩张，导致通气不足及吸入气体分布不均，从而发生呼吸衰竭。

6. 神经肌肉疾病　脑血管疾病、颅脑外伤、脑炎以及镇静催眠剂中毒可直接或间接抑制呼吸中枢。脊髓颈段或高位胸段损伤（肿瘤或外伤）、脊髓灰质炎、多发性神经炎、重症肌无力、有机磷中毒、破伤风以及严重的钾代谢紊乱等均可累及呼吸肌,造成呼吸肌无力、疲劳、麻痹,因呼吸动力下降而发生肺通气不足。

二、分类

在临床实践中,通常按动脉血气分析、发病急缓及发病机制进行分类。

(一)按照动脉血气分析

1. Ⅰ型呼吸衰竭 即低氧性呼吸衰竭,血气分析特点是 $PaO_2<60mmHg$,$PaCO_2$ 降低或正常。主要见于肺换气功能障碍(通气/血流比例失调、弥散功能损害、肺动-静脉分流等),如严重肺部感染性疾病、间质性肺疾病、急性肺栓塞等。

2. Ⅱ型呼吸衰竭 即高碳酸血症性呼吸衰竭,血气分析特点是 $PaO_2<60mmHg$,同时伴有 $PaCO_2>50mmHg$。系肺泡通气不足所致。单纯通气不足,低氧血症和高碳酸血症的程度是平行的,若伴有换气功能障碍,则低氧血症更为严重,如慢阻肺。

(二)按照发病急缓分类

1. 急性呼吸衰竭 某些突发的致病因素,如严重肺部疾患、创伤、休克、电击、急性气道阻塞等,可使肺通气和/或换气功能迅速出现严重障碍,短时间内即可发生呼吸衰竭。因机体不能很快代偿,若不及时抢救,会危及患者生命。

2. 慢性呼吸衰竭 一些慢性疾病可使呼吸功能的损害逐渐加重,经过较长时间发展为呼吸衰竭。如慢阻肺、肺结核、间质性肺疾病、神经肌肉病变等,其中以慢阻肺最常见。另一种临床较常见的情况是在慢性呼吸衰竭基础上,因合并呼吸系统感染、气道痉挛或并发气胸等情况,病情急性加重,在短时间内出现 PaO_2 显著下降和/或 $PaCO_2$ 显著升高,称为慢性呼吸衰竭急性加重,其病理生理学改变和临床表现兼有慢性和急性呼吸衰竭的特点。

(三)按照发病机制分类

可分为通气性呼吸衰竭和换气性呼吸衰竭,也可分为泵衰竭(pump failure)和肺衰竭(lung failure)。神经肌肉以及胸廓病变引起的呼吸衰竭称为泵衰竭。气道阻塞、肺组织和肺血管病变造成的呼吸衰竭称为肺衰竭。

三、发病机制和病理生理

(一)低氧血症和高碳酸血症的发病机制

1. 肺通气不足 正常成人在静息状态下有效肺泡通气量约为 4L/min 才能维持正常的肺泡氧分压(PaO_2)和肺泡二氧化碳分压($PaCO_2$)。肺泡通气量减少会引起 PaO_2 下降和 $PaCO_2$ 上升,从而发生缺氧和 CO_2 潴留。

2. 弥散障碍 系指 O_2、CO_2 等气体通过肺泡膜进行交换的物理弥散过程发生障碍。气体弥散的速度取决于肺泡膜两侧气体分压差、气体弥散系数、肺泡膜的弥散面积、厚度和通透性,同时气体弥散还受血液与肺泡接触时间以及心输出量、血红蛋白含量、通气/血流比例的影响。O_2 的弥散能力仅为 CO_2 的 1/20,故弥散障碍时常以低氧血症为主。

3. 通气/血流比例失调 有效气体交换除需有正常的肺通气功能和良好的肺泡膜弥散功能外,还取决于肺泡通气量与血流量之间的正常比例。正常成人静息状态下,通气/血流比值约为 0.8。若部分肺泡通气不足,则通气/血流比值变小,使静脉血不能充分氧合,则形成肺动-静脉样分流或功能性分流(functional shunt);若部分肺泡血流不足,则通气/血流比值增大,肺泡通气不能被充分利用,即为无效腔样通气(dead space-like ventilation)。通气/血流比例失调通常仅导致低氧血症,而无 CO_2 潴留,其原因主要是:①动脉与混合静脉血的氧分压差为 59mmHg,是 CO_2 分压差 5.9mmHg 的 10 倍。②氧解离曲线呈 S 形,正常肺泡毛细血管的血氧饱和度已处于曲线的平台期,无法携带更多的氧以代偿低 PaO_2 区的血氧含量下降。而 CO_2 解离曲线在生理范围内呈直线,有利于通气良好区对通气不足区的代偿,排出足够的 CO_2,不至于出现 CO_2 潴留。然而,严重的通气/血流失调亦会导致 CO_2 潴留。

4. 肺内动-静脉解剖分流增加　肺动脉内的静脉血未经氧合直接流入肺静脉,导致 PaO_2 降低,是通气/血流比例失调的特点,常见于肺动-静脉瘘。这种情况下,提高吸氧浓度并不能提高分流静脉血的血氧分压。分流量越大,吸氧后提高动脉血氧分压的效果越差,若分流量超过 30%,吸氧并不能明显提高 PaO_2。

5. 耗氧量增加　发热、寒战、呼吸困难和抽搐均增加耗氧量。寒战时耗氧量可达 500ml/min;严重哮喘时,呼吸肌做功增加,耗氧量可达正常的十几倍。耗氧量增加导致肺泡氧分压下降时,正常人可通过增加通气量来防止缺氧的发生。所以,若耗氧量增加的患者同时伴有通气功能障碍,则会出现严重的低氧血症。

(二) 低氧血症和高碳酸血症对机体的影响

低氧血症和高碳酸血症能够影响全身各系统脏器的代谢、功能,甚至使组织结构发生变化。在呼吸衰竭的初始阶段,各系统脏器的功能和代谢可发生一系列代偿性反应,以改善组织供氧、调节酸碱平衡、适应内环境的变化。当呼吸衰竭进入严重阶段时,则出现代偿不全,表现为各系统脏器严重的功能和代谢紊乱直至衰竭。

1. 对神经系统的影响　脑组织的耗氧量很大,约占全身耗氧量的 1/5 ~ 1/4。大脑皮质的神经元细胞对缺氧最为敏感,通常完全停止供氧 4 ~ 5 分钟即可引起不可逆性脑损伤。低氧对中枢神经系统影响的程度与缺氧发生的速度和程度有关。轻度缺氧可引起注意力不集中、智力和视力轻度减退;急性缺氧会引起一系列神经精神症状,如头痛、不安、定向力与记忆力障碍、精神错乱、嗜睡,甚至出现神志丧失乃至昏迷,只需数分钟即可造成神经细胞不可逆损伤。

CO_2 潴留可引起头痛、头晕、烦躁不安、言语不清、精神错乱、扑翼样震颤、嗜睡、昏迷、抽搐和呼吸抑制等表现,这种由缺氧和 CO_2 潴留所致的神经精神障碍症候群称为肺性脑病,又称 CO_2 麻醉。除上述神经精神症状外,还可表现为木僵、视力障碍、球结膜水肿及发绀等。

缺氧、CO_2 潴留和酸中毒可引起脑毛细血管扩张、血管通透性增加导致脑水肿,严重时出现脑疝。另外,神经细胞内的酸中毒可引起抑制性神经递质 γ-氨基丁酸生成增多,加重中枢神经系统的功能和代谢障碍。

2. 对循环系统的影响　一定程度的 PaO_2 降低和 $PaCO_2$ 升高,可使心率反射性增快、心肌收缩力增强、心输出量增加。严重的缺氧和 CO_2 潴留可直接抑制心血管中枢,造成心脏活动抑制和血管扩张、血压下降、心律失常,甚至心搏骤停。长期慢性缺氧可导致心肌纤维化、心肌硬化;在呼吸衰竭的发病过程中,缺氧、肺动脉高压以及心肌受损等多种病理变化共同作用,最终导致肺源性心脏病(cor pulmonale)。

3. 对呼吸系统的影响　呼吸衰竭患者的呼吸变化受到 PaO_2 降低和 $PaCO_2$ 升高所引起的反射活动及原发疾病的影响,因此实际的呼吸活动需要视诸多因素综合而定。

低氧血症对呼吸的影响远小于 CO_2 潴留。低 PaO_2(<60mmHg)作用于颈动脉体和主动脉体的化学感受器,可反射性兴奋呼吸中枢,增强呼吸运动,使呼吸频率增快甚至出现呼吸窘迫。当缺氧程度缓慢加重时,这种反射性兴奋呼吸中枢的作用将变得迟钝。缺氧对呼吸中枢的直接作用是抑制作用,当 PaO_2<30mmHg,此作用可大于反射性兴奋作用而使呼吸抑制。

CO_2 是强有力的呼吸中枢兴奋剂。当 $PaCO_2$ 急骤升高时,呼吸加快加深;长时间严重的 CO_2 潴留,会造成中枢化学感受器对 CO_2 的刺激作用发生适应;当 $PaCO_2$>80mmHg 时,会引起呼吸中枢产生抑制和麻醉效应,此时呼吸运动主要靠低 PaO_2 对外周化学感受器的刺激作用来维持。因此对这种患者进行氧疗时,如吸入高浓度氧,由于解除了低氧对呼吸中枢的刺激作用,可造成呼吸抑制,应注意避免。

4. 对肾功能的影响　呼吸衰竭的患者常常合并肾功能不全,若及时治疗,随着外呼吸功能的好转,肾功能可以恢复。

5. 对消化系统的影响　呼吸衰竭的患者常合并消化道功能障碍,表现为消化不良、食欲减退,甚至出现胃黏膜糜烂、坏死、溃疡和出血。缺氧可直接或间接损害肝细胞,使丙氨酸氨基转移酶升高,若缺氧能够得到及时纠正,肝功能可逐渐恢复正常。

6. 呼吸性酸中毒及电解质紊乱　呼吸功能障碍导致血 $PaCO_2$ 增高(>45mmHg)、pH 值下降(<7.35)、H^+ 浓度升高(>45mmol/L),发生呼吸性酸中毒。由于 pH 值取决于 HCO_3^- 与 H_2CO_3 的比值,前者靠肾脏调节(需要 1~3 天),而后者靠呼吸调节(仅数小时),因此急性呼吸衰竭时 CO_2 潴留可使 pH 值迅速下降。在持续或严重缺氧的患者体内,组织细胞能量代谢的中间环节,如三羧酸循环、氧化磷酸化和有关酶的活性受到抑制,使能量生成减少,体内乳酸和无机磷产生过多,导致代谢性酸中毒[实际碳酸氢盐(AB)<22mmol/L]。此时患者表现为呼吸性酸中毒合并代谢性酸中毒。由于能量不足,体内转运离子的钠泵功能障碍,使细胞内 K^+ 转移至血液,而 Na^+ 和 H^+ 进入细胞内,造成细胞内酸中毒和高钾血症。

慢性呼吸衰竭时因 CO_2 潴留发展缓慢,肾脏可通过减少 HCO_3^- 的排出来维持 pH 值恒定。但当体内 CO_2 长期增高时,HCO_3^- 也维持在较高水平,导致呼吸性酸中毒合并代谢性碱中毒,此时 pH 值可处于正常范围,称为代偿性呼吸性酸中毒合并代谢性碱中毒。因血中主要阴离子 HCO_3^- 和 Cl^- 之和相对恒定(电中性原理),当 HCO_3^- 持续增加时血中 Cl^- 相应降低,发生低氯血症。当呼吸衰竭恶化,CO_2 潴留进一步加重时,HCO_3^- 已不能代偿,pH 值低于正常范围(pH<7.35),则呈现失代偿性呼吸性酸中毒合并代谢性碱中毒。

急性呼吸衰竭

一、病因病理

(一)西医病因病理

1. 病因　呼吸系统疾病如严重呼吸系统感染、急性呼吸道阻塞性病变、重度或危重哮喘、各种原因引起的急性肺水肿、肺血管疾病、胸廓外伤或手术损伤、自发性气胸和急剧增加的胸腔积液等,导致肺通气或/和换气障碍;急性颅内感染、颅脑外伤、脑血管病变等可直接或间接抑制呼吸中枢;脊髓灰质炎、重症肌无力、有机磷中毒及颈椎外伤等可损伤神经-肌肉传导系统,引起肺通气不足。上述各种原因均可造成急性呼吸衰竭。

2. 发病机制及病理　详见本节前述呼吸衰竭内容。

(二)中医病因病机

急性呼吸衰竭的中医病因病机参考本章第六节急性呼吸窘迫综合征。

二、临床表现

急性呼吸衰竭的临床表现主要是低氧血症所致的呼吸困难和多脏器功能障碍。

1. 呼吸困难　呼吸困难是呼吸衰竭最早出现的症状。多数患者有明显的呼吸困难,可表现为频率、节律和幅度的改变。较早表现为呼吸频率增快,病情加重时出现呼吸困难,辅助呼吸肌活动加强,如三凹征。中枢性疾病或中枢神经抑制性药物所致的呼吸衰竭,表现为呼吸节律改变,如潮式呼吸、比奥呼吸等。

2. 发绀　发绀是缺氧的典型表现,当动脉血氧饱和度低于 90% 时,可在口唇、指甲等处出现发绀。另应注意,因发绀的程度与还原型血红蛋白含量相关,所以红细胞增多者发绀更明显,贫血者则不明显或不出现发绀。因严重休克等引起末梢循环障碍的患者,即使动脉血氧饱和度尚正常,也可出现发绀,称作外周性发绀;而真正由于动脉血氧饱和度降低引起的发绀,称作中央型发绀。发绀还受皮肤色素及心功能的影响。

3. 精神神经症状　急性缺氧可出现精神错乱、躁狂、昏迷、抽搐等症状。如合并急性 CO_2 潴留,可出现嗜睡、淡漠、扑翼样震颤,甚至呼吸骤停。

4. 循环系统表现　多数患者有心动过速;严重低氧血症和酸中毒可导致心肌损害,亦可引起周围循环衰竭、血压下降、心律失常、心脏停搏。

5. 消化和泌尿系统表现　严重呼吸衰竭对肝、肾功能都有影响,部分病例可出现丙氨酸氨基转移酶和血浆尿素氮升高,个别患者尿中可出现蛋白、红细胞和管型。因胃肠黏膜屏障功能受损,导致胃肠道黏膜充血水肿、糜烂渗血或发生应激性溃疡,引起上消化道出血。

三、实验室检查

1. 动脉血气分析　对判断呼吸衰竭和酸碱度失衡的严重程度及指导治疗均具有重要意义。pH 值可反映机体的代偿状况,有助于鉴别急性或慢性呼吸衰竭。当 $PaCO_2$ 升高、pH 值正常时,称为代偿性呼吸性酸中毒。若 $PaCO_2$ 升高,pH 值<7.35,则称为失代偿性呼吸性酸中毒。需要指出,由于血气分析受年龄、海拔高度、氧疗等多种因素影响,具体分析时一定要结合临床情况。

2. 肺功能检测　尽管在某些重症患者,肺功能检测受到限制,但我们能通过肺功能判断通气功能障碍的性质(阻塞性、限制性或混合性)及是否合并换气功能障碍,并对通气和换气功能障碍的严重程度进行判断。呼吸肌功能测试能够提示呼吸肌无力的原因和严重程度。

3. 胸部影像学检查　包括普通 X 线胸片、胸部 CT 和放射性核素肺通气/灌注扫描、肺血管造影及超声检查。

4. 纤维支气管镜检查　对明确气道疾病和获取病理学证据具有重要意义。

四、诊断

除原发疾病、低氧血症及 CO_2 潴留所致的临床表现外,呼吸衰竭的诊断主要依靠血气分析。而结合肺功能、胸部影像学和纤维支气管镜等检查对于明确呼吸衰竭的原因至关重要。

五、治疗

(一)中西医结合治疗思路

急性呼吸衰竭的总体治疗原则是加强呼吸支持治疗,包括保持呼吸道通畅、纠正缺氧和改善通气等;同时治疗引起呼吸衰竭的原发疾病;急性呼吸衰竭病因和诱因的治疗;加强一般支持治疗以及对其他重要脏器功能的监测与支持。急性呼吸衰竭应以西医治疗为主,可酌情配合中药回阳纳气,按照"急则治其标,缓则治其本"原则进行治疗。

(二)西医治疗

1. 保持呼吸道通畅　对任何类型的呼吸衰竭,保持呼吸道通畅是最基本、最重要的治疗措施。气道如发生急性完全阻塞,会发生窒息,短时间内致患者死亡。

保持气道通畅的方法主要有:①若患者昏迷应使其处于仰卧位,头后仰,托起下颌并将口打开;②清除呼吸道内分泌物及异物;③若以上方法不能奏效,必要时建立人工气道(包括简便人工气道、气管插管及气管切开)。

若患者有支气管痉挛,需积极使用支气管扩张药物,可选用β_2受体激动剂、抗胆碱药、糖皮质激素或茶碱类药物等。在急性呼吸衰竭时,主要经静脉给药。

2. 氧疗　通过增加吸入氧浓度来纠正患者缺氧状态的治疗方法即为氧疗。对于急性呼吸衰竭患者应给予氧疗。

(1) 吸氧浓度:确定吸氧浓度的原则是在保证PaO_2迅速提高到60mmHg,或脉搏容积血氧饱和度(SpO_2)达90%以上的前提下,尽量降低吸氧浓度。

Ⅰ型呼吸衰竭的主要问题为氧合障碍而通气功能基本正常,较高浓度(>35%)给氧可以迅速缓解低氧血症而不会引起CO_2潴留。对于伴有高碳酸血症的急性呼吸衰竭,往往需要将给氧浓度设定为达到上述氧合目标的最低值。

(2) 吸氧装置

1) 鼻导管或鼻塞:主要优点为简单、方便,不影响患者咳痰、进食;缺点为氧浓度不恒定,易受患者呼吸的影响。高流量时对局部鼻黏膜有刺激,氧流量不能大于7L/min。吸入氧浓度与氧流量的关系:吸入氧浓度(%)= 21+4×氧流量(L/min)。

2) 面罩:主要包括简单面罩、带储气囊无重复呼吸面罩和可调式通气面罩。主要优点为吸氧浓度相对稳定,可按需调节,且对鼻黏膜刺激小。缺点为在一定程度上影响患者咳痰、进食。

3. 增加通气量、改善CO_2潴留

(1) 呼吸兴奋剂:呼吸兴奋剂的使用原则:必须保持气道通畅,否则会促发呼吸肌疲劳,加重CO_2潴留;脑缺氧、脑水肿未纠正而出现频繁抽搐者慎用;患者的呼吸肌功能基本正常;不可突然停药。主要适用于以中枢抑制为主、通气量不足引起的呼吸衰竭,不宜用于以肺换气功能障碍为主所致的呼吸衰竭。国内最常用的呼吸中枢兴奋剂是尼可刹米和洛贝林,可兴奋呼吸中枢,增加通气量,还有一定的苏醒作用,但用量过大可引起不良反应。但近年来这两种药物在西方国家几乎已被淘汰,取而代之的有多沙普仑,该药对于镇静催眠药过量引起的呼吸抑制和COPD并发急性呼吸衰竭有显著的呼吸兴奋效果。

(2) 机械通气:当机体出现严重的通气和/或换气功能障碍时,以人工辅助通气装置(有创或无创呼吸机)来改善通气和/或换气功能,即为机械通气。

当急性呼吸衰竭患者氧疗后低氧血症持续存在,昏迷逐渐加深,呼吸不规则或出现暂停。呼吸道内分泌物增多且排痰障碍,咳嗽和吞咽反射明显减弱甚至消失、血流动力学不稳定、严重低氧血症或二氧化碳潴留(如$PaO_2<45mmHg$或$PaCO_2>70mmHg$)、合并多器官功能损害时,应行气管插管使用机械通气。机械通气过程中应根据血气分析和临床资料调整呼吸机参数。机械通气的主要并发症包括:通气过度,造成呼吸性碱中毒;通气不足,加重原有的呼吸性酸中毒和低氧血症;血压下降、心输出量下降;脉搏增快等循环功能障碍;气道压力过高或潮气量过大导致气压伤,如气胸、纵隔气胸或间质性肺气肿。人工气道长期存在可并发呼吸机相关肺炎(VAP)。

4. 病因治疗　如前所述,引起急性呼吸衰竭的原发疾病多种多样,在解决呼吸衰竭本身所致危害的前提下,针对不同病因采取适当的治疗措施十分必要,也是治疗呼吸衰竭的根本所在。

5. 一般支持治疗　电解质紊乱和酸碱平衡失调的存在,可以进一步加重呼吸系统乃至其他系统脏器的功能障碍并干扰呼吸衰竭的治疗效果,因此应及时加以纠正。加强液体管理,防止血容量不足和液体负荷过大。呼吸衰竭患者由于摄入不足或代谢失衡,往往存在营养不良,需保证充足的营养及热量供给。

6. 其他重要脏器功能的监测与支持　呼吸衰竭往往会累及其他重要脏器,因此应及时将重症患者转入 ICU，加强对重要脏器功能的监测与支持，预防和治疗肺动脉高压、肺源性心脏病、肺性脑病、肾功能不全、消化道功能障碍和弥散性血管内凝血（DIC）等。特别要注意防治多脏器功能障碍综合征。

（三）中医治疗

呼吸衰竭的中医治疗可参考本章第六节急性呼吸窘迫综合征。

六、预后

急性呼吸衰竭属危重症，病死率高，预后与原发病的严重程度及能否早期诊断密切相关。及时有效的治疗是降低病死率、改善预后的关键因素。

七、预防与调护

预防的关键在于对本病的早期诊断，应早期做血气分析，以免误诊。一旦诊断，应尽早给予呼吸支持和其他干预措施；危重患者应及早送入 ICU 严密监护，加强呼吸道的管理，控制院内感染。

慢性呼吸衰竭

一、病因病理

（一）西医病因病理

1. 病因　慢性呼吸衰竭多有支气管-肺疾病引起，如慢阻肺、严重肺结核、肺间质纤维化、肺尘埃沉着病等。胸廓和神经肌肉病变，如胸部手术、外伤、广泛胸膜增厚。胸廓畸形、脊髓侧索硬化症等，导致患者呼吸功能损害逐渐加重，亦可导致慢性呼吸衰竭。

2. 发病机制及病理　详见本节前述呼吸衰竭内容。

（二）中医病因病机

中医认为，本病的病机总属本虚标实。本虚为肺、脾、肾、心亏虚，标实为痰浊、瘀血、水饮。

1. 久病劳欲　内伤久咳、支饮、久喘、久哮、肺痨等肺系慢性疾患，迁延失治，痰浊潴留，或劳累及房室过度，日久导致肺虚乃至脾、肾、心俱虚，成为发病的基础。

2. 感受外邪　肺虚则卫外不固，六淫外邪易反复乘虚而入，诱使本病常发作加重。

呼吸衰竭的病位在肺，与心、脾、肾关系密切。本病病性多属本虚标实，夹杂恶候。虚者肺气虚衰，实者邪气壅实。

各种肺系疾病迁延不愈，致肺气虚损，病久可累及于脾、肾、心。肺之气阴不足，子盗母气，可致肺脾两虚；肺气虚累及肾，肾虚则不纳气，气不归元，气逆于肺则喘促；肺失通调、脾失运化、肾失开合，三者俱虚，则三焦决渎失司，水湿泛溢肌肤，至全身水肿，水气凌心射肺则心悸喘促。肺虚不能主治节，致心脉瘀阻，血行瘀滞则心悸、喘促加重，面唇发绀，并可见颈部青筋暴露。肺失宣肃、脾失转输、肾失温化，致使水湿内停，聚而为痰，痰蒙神窍，可致嗜睡、烦躁，甚至昏迷；痰郁化热，引动肝风，可见抽搐；或因动血而致出血。终至肺气欲绝，心肾阳衰而见亡阴亡阳之垂危证候。

因此，肺、脾、肾、心虚损为产生本病的主要内因，感受外邪是引起本病的主要诱因，痰浊壅肺、血瘀水阻是产生变证的主要根源。

二、临床表现

慢性呼吸衰竭的临床表现与急性呼吸衰竭大致相似，但以下几个方面有所不同。

1. 呼吸困难　慢阻肺所致的呼吸困难,病情较轻时表现为呼吸费力伴呼气延长,严重时发展成浅快呼吸。若并发 CO_2 潴留,$PaCO_2$ 升高过快或显著升高以致发生 CO_2 麻醉时,患者可由呼吸过速转为浅慢呼吸或潮氏呼吸。

2. 神经症状　慢性呼吸衰竭伴 CO_2 潴留时,随 $PaCO_2$ 升高可表现为先兴奋后抑制现象。兴奋症状包括失眠、烦躁、躁动、夜间失眠而白天嗜睡(昼夜颠倒现象)等,但此时切忌应用镇静或催眠药,以免加重 CO_2 潴留,诱发肺性脑病。

3. 循环系统表现　CO_2 潴留使外周体表静脉充盈、皮肤充血、温暖多汗、血压升高、心输出量增加而致脉搏洪大;多数患者心率增快;因脑血管扩张产生搏动性头痛。

三、实验室检查

慢性呼吸衰竭的实验室检查参见本节前述急性呼吸衰竭相关内容。

四、诊断

慢性呼吸衰竭的血气分析诊断标准参见本节前述急性呼吸衰竭相关内容,但在临床上 Ⅱ型呼吸衰竭患者还常见于另一种情况,即吸氧治疗后,$PaO_2 > 60mmHg$,但 $PaCO_2$ 仍高于正常水平。

五、治疗

(一)中西医结合治疗思路

慢性呼吸衰竭是由于多种肺内或肺外疾病所致,除了对其基础疾病的治疗外,更重要的治疗原则是在保持呼吸道通畅的条件下,改善氧合,积极纠正缺氧和二氧化碳潴留以及代谢功能紊乱,防止因缺氧而引起的多器官功能衰竭。本病病性多属本虚标实,虚者脏气虚衰,实者邪气壅实。临床应根据本病发作与缓解交替的特点,辨析虚实。如发作时声如拽锯,不能平卧,不论病程新久,均按实证治疗,缓解期则常属虚证,以培补肺、脾、肾、心,固本定喘为要。此外,临证还应辨脏腑阴阳。本病病位在肺,与脾、肾、心关系密切。肺之气阴不足,则可致肺脾两虚;由肺及肾,则致肺肾气虚,肺肾俱虚,终可病及于心而致心肾阳衰,甚可见亡阴亡阳之垂危证候。总体而言,慢性呼吸衰竭急性加重期,在采用西医治疗的同时,可配合祛邪扶正中药以巩固疗效;在缓解期,可应用扶正固本的中药以提高机体免疫力。

(二)西医治疗

1. 氧疗　慢阻肺是导致慢性呼吸衰竭的常见呼吸系统疾病,患者常伴有 CO_2 潴留,氧疗时需注意保持低浓度吸氧,防止血氧含量过高。

2. 机械通气　根据病情选用无创机械通气或有创机械通气。慢阻肺急性加重早期及时用无创机械通气可以防止呼吸功能不全,缓解呼吸肌疲劳,减少后期气管插管率,改善预后。

3. 抗感染治疗　感染是慢性呼吸衰竭急性加重最常见的诱因,一些非感染因素诱发的呼吸衰竭也易继发感染。因此,控制感染尤为重要。抗感染治疗抗生素的选择可以参考相关章节。

4. 呼吸兴奋剂的应用　慢性呼吸衰竭患者在病情需要时可服用呼吸兴奋剂阿米三嗪(almitrine)50~100mg,每日 2 次。该药通过刺激颈动脉体和主动脉体的化学感受器兴奋呼吸中枢,增加通气量。

5. 纠正酸碱平衡失调和电解质紊乱　慢性呼吸衰竭常有 CO_2 潴留,导致呼吸性酸中毒。呼吸性酸中毒的发生多为慢性过程,机体常通过增加碱储备来代偿,以维持 pH 值于相对正常水平。当以机械通气等方法较为迅速地纠正呼吸性酸中毒时,原已增加的碱储备会使 pH 值升高,对机体造成严重危害,故在纠正呼吸性酸中毒时,应注意同时纠正潜在的代谢性碱中毒,通常给予患者盐酸精氨酸和补充氯化钾。

6. 皮质激素　在哮喘急性发作和 COPD 急性加重期的治疗中,激素的作用是肯定的。使用糖皮质激素可以明显改善肺功能、减轻症状及改善预后,但应注意用药剂量和疗程,适当减量和停药,防止一些激素相关代谢并发症和皮质类固醇性肌病的发生。

(三)中医治疗

1. 痰浊阻肺证

临床表现:呼吸急促,喉中痰鸣,痰涎黏稠,不易咳出,胸中窒闷,面色暗红或青紫,唇舌紫暗,苔白或白腻,脉滑数。

治法:化痰降气,活血化瘀。

代表方:二陈汤合三子养亲汤加减。痰浊壅盛,气喘难平者,加皂角、葶苈子涤痰平喘;唇舌紫暗者,加桃仁、红花、赤芍等活血化瘀。

2. 肺肾气虚证

临床表现:呼吸短浅难续,甚则张口抬肩,不能平卧,胸满气短,心悸,咳嗽,痰白如沫,咳吐不利,形寒汗出,舌淡或紫暗,苔白润,脉沉细无力或结代。

治法:补益肺肾,纳气平喘。

代表方:补肺汤合参蛤散加减。若形寒怕冷加肉桂、细辛温阳散寒;气虚血瘀,面唇发绀可加当归、丹参、赤芍活血化瘀;兼伤阴低热,舌红少苔,加玉竹、麦冬、生地黄养阴清热。

3. 脾肾阳虚证

临床表现:咳喘,心悸怔忡,不能平卧,动则尤甚,腹部胀满,浮肿,肢冷尿少,面青唇绀,舌胖紫暗,苔白滑,脉沉细或结代。

治法:温肾健脾,化湿利水。

代表方:真武汤合五苓散加减。血瘀可加红花、泽兰、北五加皮行瘀利水;若水肿势剧,心悸喘满,则加沉香、椒目、葶苈子行气逐水。

4. 痰蒙神窍证

临床表现:呼吸急促,或伴痰鸣,神志恍惚,谵语,烦躁不安,嗜睡,甚则抽搐、昏迷,颜面发绀,舌紫暗,苔白腻,脉滑数。

治法:涤痰开窍,息风止痉。

代表方:涤痰汤、安宫牛黄丸、至宝丹。若痰热内盛、身热、神昏谵语,可加郁金、葶苈子、竹沥、桑白皮、天竺黄以清热化痰开窍;肝风内动,抽搐者,加钩藤、全蝎、羚羊角粉凉肝息风;血瘀明显,唇甲发绀,加桃仁、红花、丹参活血通脉;热伤血络,皮肤黏膜出血、咯血、便血者,加生地黄、牡丹皮、生大黄、紫草等清热凉血止血。

5. 阳微欲脱证

临床表现:喘逆剧甚,张口抬肩,鼻翼扇动,面色苍白,冷汗淋漓,四肢厥冷,烦躁不安,面色紫暗,脉沉细无力或脉微欲绝。

治法:益气温阳,固脱救逆。

代表方:独参汤灌服,同时用参麦注射液或参附注射液静脉滴注。

(四)临证要点

1. 以治痰为要法,调畅气机,本病痰浊阻肺者居多,痰浊水饮久居肺脏,常因外因而诱发,搏击气道而现痰涎壅盛,阻塞气道,故临床常以祛痰为要,宣畅肺之气机。

2. 对于虚喘尤重治肾,补正当辨阴阳。虚喘有补肺、补肾及健脾、养心的不同治法,且每多相关,应结合应用,但肾之气为根,故必须重视治肾,纳气归元,使根本得固。扶正除辨别脏器所属外,须进一步辨清阴阳。阳虚者温养阳气,阴虚者滋阴填精,阴阳两虚者根据主次酌情兼顾。一般而论,以温阳益气为主。

3. 注意寒热的转化,如痰浊阻肺证,若痰郁化热或痰阻气壅,血行瘀滞,可呈现痰热郁肺,或痰瘀阻肺证。外加无论实喘或虚喘均易产生淤血,因此临证时可配合活血化瘀的药物以增加疗效。

4. 对发生喘脱危象者,则应予以急救,当扶正固脱,镇摄潜纳。

六、预后

呼吸衰竭是内科的危重病,常导致患者死亡。病死率的高低与能否早期诊断、积极合理治疗密切相关。慢性呼吸衰竭早期氧疗有可能延长患者的生命和提高患者生活质量。

七、预防与调护

注意保暖,房间经常通风,保持室内合适的温度、湿度。防止受凉感冒,积极锻炼(如散步、气功、太极拳等)。戒烟、戒酒,加强营养,忌辛辣甜黏肥腻之品,以免生痰湿。缓解期采用中医"冬病夏治""扶正固本"的方法,服用中药增强机体免疫力。有条件者可实施家庭氧疗。

第八节　肺　炎

肺炎(pneumonia)是由多种病原微生物(如细菌、病毒、真菌、支原体、衣原体、寄生虫等)、理化因素、免疫损伤、过敏、药物或其他因素引起的终末气道、肺泡和肺间质的炎症。临床表现主要有发热、咳嗽、咳痰、呼吸困难,肺部 X 线可见炎性浸润阴影,可伴胸痛或呼吸困难等。据统计,我国每年约有 250 万肺炎患者,年发病率约 2/1 000,每年死亡人数约 12.5万。目前在总人口中肺炎仍居致死病因的第五位。肺炎四季皆可发病,而多发于冬春两季。青壮年多见。本病若及时诊治,预后良好。

肺炎属中医"风温""咳嗽""肺热病"等范畴。

一、病因病理

(一)西医病因病理

1. 病因及发病机制　正常的呼吸道防御机制使气管隆凸以下的呼吸道保持无菌。是否发生肺炎取决于两个因素:病原体和宿主因素。若病原体数量多,毒力强和/或宿主呼吸道局部和全身免疫防御系统损害,即可发生肺炎。病原体可通过下列途径引起肺炎:①空气吸入;②血流播散;③邻近感染部位蔓延;④上呼吸道定植菌的误吸。肺炎还可通过误吸胃肠道的定植菌和通过人工气道吸入环境中的致病菌引起。由于引起肺炎的致病因素不同,其病因及发病机制也各有特点,分述如下:

(1)细菌性肺炎:如肺炎链球菌、金黄色葡萄球菌、肺炎克雷伯菌、流感嗜血杆菌、铜绿假单胞菌肺炎等。

1)肺炎链球菌肺炎:根据肺炎链球菌荚膜多糖的抗原特性,现分为 86 个血清型,成人致病菌多属 1~9 型及 12 型,其中 3 型毒力最强。肺炎链球菌能在干燥痰中存活数月,但阳光直射 1 小时,或加热至 52℃ 10 分钟即可被杀死,对石炭酸等消毒剂亦很敏感。寄居在口腔及鼻咽部的肺炎链球菌,在人体免疫功能正常时,为一种正常菌群,当受寒、疲劳、醉酒或病毒感染后,由于呼吸道防御功能受损,大量肺炎链球菌被吸入下呼吸道,并在肺泡内繁殖而导致肺炎。少数可发生菌血症或感染中毒性休克。

2)葡萄球菌性肺炎:葡萄球菌有凝固酶阳性和凝固酶阴性两种,前者如金黄色葡萄球菌(简称金葡菌),后者如表皮葡萄球菌。主要通过呼吸道感染引起肺炎,也可经血行播散感染。毒素与酶是其主要致病物质,具有溶血、坏死、杀伤白细胞及致血管痉挛的作用。金葡菌是化脓性感染的主要原因。

(2)病毒性肺炎:病毒性感染在呼吸道感染性疾病中比例较高,约占90%,包括腺病毒、呼吸道合胞病毒、流感病毒、副流感病毒、鼻病毒、冠状病毒、麻疹病毒、巨细胞病毒、单纯疱疹病毒等。这些病毒主要通过飞沫与直接接触传播,且传播迅速,传播面广,可两种以上病毒同时感染,常继发细菌感染,可累及肺间质及肺泡,也可经血行播散感染。严重急性呼吸综合征是由 SARS 冠状病毒引起的一种具有明显传染性、可累及多个器官系统的病毒性肺炎。其主要临床特征为急性起病、发热、干咳、呼吸困难,白细胞不高或降低,肺部浸润,抗生素治疗无效。人群普遍易感,家庭和医院聚集性发病,多见于青壮年,儿童感染率较低。人禽流行性感冒是由禽甲型流感病毒某些亚型中的一些毒株引起的急性呼吸道传染病,可引起肺炎和多器官功能障碍。1997 年以来,高致病性禽流感病毒(H5N1)跨越物种屏障,引起许多人致病和死亡。近年又有 H9N2、H7N2、H7N3、H7N9 亚型禽流感病毒感染人类的证据。WHO 警告,此病可能是对人类潜在威胁最大的疾病之一。新型冠状病毒感染为新发急性呼吸道传染病,是由新型冠状病毒感染引起的肺部炎症。新型冠状病毒属于 β 属的冠状病毒,经呼吸道飞沫和密切接触传播是主要的传播途径,接触病毒污染的物品也可造成感染,在相对封闭的环境中长时间暴露于高浓度气溶胶情况下存在经气溶胶传播的可能。人群普遍易感,感染后或接种新型冠状病毒疫苗后可获得一定的免疫力,但持续时间尚不明确。

(3)非典型病原体所致肺炎:如支原体和衣原体、军团菌等。

1)肺炎支原体肺炎:肺炎支原体大小介于细菌与病毒之间,可以在无细胞培养基上生长。由口、鼻分泌物在空气中传播引起呼吸道感染。感染以儿童及青年人居多,传染性不强,平均潜伏期 2~3 周,痊愈后带菌时间长,流行表现为间歇性发病,流行可持续数月甚至一两年。病原体通常潜伏在纤毛上皮之间,不侵入肺实质。近年发现,其致病性还可能与患者对病原体或其代谢产物过敏有关。

2)肺炎衣原体肺炎:肺炎衣原体的宿主是人,可通过呼吸道分泌物传播,也可通过污染物导致肺部感染。多发生于年老体弱、营养不良、免疫功能低下者,常在聚集场所的人群中流行。

(4)肺真菌病:真菌多在土壤中生长,孢子播散到空气中,被吸入肺部可引起肺真菌病(外源性)。有些真菌为寄生菌,当机体免疫力下降时可引起感染。体内其他部位真菌感染亦可经淋巴或血液到肺部,为继发性肺真菌病。常见的肺真菌病包括肺念珠菌病、肺曲霉菌病、肺隐球菌病、肺孢子菌病、肺毛霉菌病等。

(5)理化因素所致肺炎:如受到放射线损伤引起的放射性肺炎,吸入胃酸引起的吸入性肺炎,对吸入或内源性脂类物质产生炎症反应的类脂性肺炎等。

2. 病理 病原体直接抵达下呼吸道并繁殖,引起肺泡毛细血管充血、水肿,肺泡内纤维蛋白渗出及细胞浸润。除了部分致病菌可引起肺组织的坏死性病变易形成空洞外,肺炎治愈后多不留瘢痕,肺的结构和功能均可恢复。

其病理变化分述如下：

（1）大叶性（肺泡性）肺炎：病原体先在肺泡引起炎症，经肺泡间孔向其他肺泡扩散，致使部分或整个肺段、肺叶发生炎症。典型表现为肺实质炎症，常不累及支气管。致病菌多为肺炎链球菌。X线影像显示肺叶或肺段的实变阴影。病理改变有充血期、红肝变期、灰肝变期及消散期。

（2）小叶性（支气管）肺炎：病原体经支气管入侵，引起细支气管、终末细支气管及肺泡的炎症，常继发于其他疾病，如支气管炎、支气管扩张、上呼吸道病毒感染以及长期卧床的危重患者。病原体有肺炎链球菌、葡萄球菌、病毒、支原体等。X线影像显示为沿着肺纹理分布的不规则斑片阴影，边缘密度浅而模糊，无实变征象，肺下叶常受累。

（3）间质性肺炎：以肺间质为主的炎症，累及支气管壁和支气管周围组织，有肺泡壁增生及间质水肿，呼吸道症状常较轻，病变广泛则呼吸困难明显。致病菌为细菌、支原体、衣原体、病毒或肺孢子菌等。X线影像表现为一侧或双侧肺下部不规则阴影，可呈磨玻璃状、网格状，其间可有小片肺不张阴影。

此外，按患病环境可分为两大类：社区获得性肺炎（community acquired pneumonia，CAP）和医院获得性肺炎（hospital acquired pneumonia，HAP）［亦称医院内肺炎（nosocomial pneumonia）］。

CAP指在医院外罹患的感染性肺实质（含肺泡壁，即广义上的肺间质）炎症，包括感染具有明确潜伏期的病原体，在入院后于潜伏期内发病的肺炎。CAP常见病原体为肺炎链球菌、支原体、衣原体、流感嗜血杆菌和呼吸道病毒（甲型流感病毒、乙型流感病毒、腺病毒、呼吸道合胞病毒、副流感病毒）等。其临床诊断依据是：①社区发病；②新近出现的咳嗽、咳痰或原有呼吸道疾病症状加重，伴或不伴脓痰、胸痛、呼吸困难及咯血；③发热；④肺实变体征和/或闻及湿啰音；⑤外周血白细胞>10×10^9/L 或<4×10^9/L，伴或不伴细胞核左移；⑥胸部影像学检查显示斑片状浸润性阴影、叶或段实变影、磨玻璃影或间质性改变，伴或不伴胸腔积液。符合①、⑥及②~⑤中任何1项，并除外肺结核、肺部肿瘤、非感染性肺间质性疾病、肺水肿、肺不张、肺栓塞、肺嗜酸性粒细胞浸润症及肺血管炎等后，可建立临床诊断。

HAP是指患者入院时不存在，也不处于潜伏期，而入院48小时后在医院（包括老年护理院、康复医院等）内发生的肺炎。HAP还包括呼吸机相关性肺炎（ventilator associated pneumonia，VAP）和卫生保健相关性肺炎（healthcare associated pneumonia，HCAP）。无感染高危因素患者的常见病原体为金黄色葡萄球菌、铜绿假单胞菌、肠杆菌属、肺炎克雷伯菌等。目前MDR所致的HAP有升高的趋势，如耐甲氧西林金黄色葡萄球菌（MRSA）、铜绿假单胞菌和鲍曼不动杆菌等。其临床诊断依据是X线检查出现新的或进展的肺部浸润影加上下列三个临床表现中的两个或以上：①发热超过38℃；②血白细胞增多或减少；③脓性气道分泌物。但HAP的临床表现、实验室和影像学检查特异性低，应注意与肺不张、心力衰竭和肺水肿、基础疾病肺侵犯、药物性肺损伤、肺栓塞和急性呼吸窘迫综合征等相鉴别。

严重急性呼吸综合征是由SARS冠状病毒引起的一种具有明显传染性、可累及多个器官系统的特殊肺炎，WHO将其命名为SARS。病理改变主要为弥漫性肺泡损伤和炎症细胞浸润，早期的特征是肺水肿、纤维素渗出、透明膜形成、脱屑性肺炎及灶性肺出血等病变；机化期可见到肺泡内含细胞性的纤维黏液样渗出物及肺泡间隔的成纤维细胞增生，仅部分病例出现明显的纤维增生，导致肺纤维化甚至硬化。

高致病性人禽流感病毒性肺炎病理改变有严重肺损伤，伴弥漫性肺泡损害，包括肺泡腔充满纤维蛋白性渗出物和红细胞、透明膜形成、血管充血、肺间质淋巴细胞浸润和反应性成纤维细胞增生。

　　新型冠状病毒感染的肺脏呈不同程度的实变。实变区主要呈现弥漫性肺泡损伤和渗出性肺泡炎。肺泡腔内见浆液、纤维蛋白性渗出物及透明膜形成;渗出细胞主要为单核和巨噬细胞,可见多核巨细胞。Ⅱ型肺泡上皮细胞增生,部分细胞脱落。Ⅱ型肺泡上皮细胞和巨噬细胞内偶见包涵体。肺泡隔可见充血、水肿,单核和淋巴细胞浸润。少数肺泡过度充气、肺泡隔断裂或囊腔形成。肺内各级支气管黏膜部分上皮脱落,腔内可见渗出物和黏液。小支气管和细支气管易见黏液栓形成。可见肺血管炎、血栓形成(混合血栓、透明血栓)和血栓栓塞。肺组织易见灶性出血,可见出血性梗死、细菌和/或真菌感染。病程较长的病例,可见肺泡腔渗出物机化(肉质变)和肺间质纤维化。电镜下支气管黏膜上皮和Ⅱ型肺泡上皮细胞胞质内可见冠状病毒颗粒。免疫组化染色显示部分支气管黏膜上皮、肺泡上皮细胞和巨噬细胞呈新型冠状病毒抗原免疫染色和核酸检测阳性。

(二)中医病因病机

　　本病多由于劳倦过度,或寒温失调,起居不慎,卫外功能减弱,暴感外邪,病邪犯肺而发。

　　1. 风邪犯肺　风热之邪侵袭人体,从鼻而入,首犯肺卫。邪犯肺卫,外而邪正相争,则发热、恶寒,内而肺失宣肃,则咳嗽、咯痰。

　　2. 痰热壅肺　病势不解,卫邪入里而达气分,或寒郁化热,或邪热郁肺,或素体热盛,热邪炽盛,灼津炼液化痰,痰热壅肺,肺气不清。

　　3. 热闭心神　失治误治,或正不胜邪,热毒炽盛,热扰心神,则烦躁不安;热闭心神,则神昏谵语,或昏愦不知。

　　4. 阴竭阳脱　如不及时救治,邪热闭阻于内,阳气不达,或邪热太盛,正气不支,或邪正剧争,正气溃败,骤然外脱,则阴津失守于内,阳气不能固托,终则阴阳不能维系,形成阴竭阳脱之危象。

　　总之,肺炎病属外感病,病位在肺,与心、肝、肾关系密切。病分虚、实两类,以实者居多。风热疫毒之邪自口鼻而入,首先犯肺;或肺本有伏热,复感外邪而发。肺卫被伤,邪正相搏,化热入里,里热炽盛,炼液成痰,痰热内阻,肺失清肃,发为喘咳、胸痛等症。若治疗得当,邪退正复,可见阴虚内扰之低热、手足心热或口干舌燥之证候。若风温热邪,久羁不解,易深入下焦,下竭肝肾,导致真阴欲竭,气阴两伤,甚至热闭心包,损阴耗阳,导致阴竭阳脱。

二、临床表现

(一)细菌性肺炎

1. 肺炎链球菌肺炎

　　(1)症状:典型症状为发热、胸痛、咯铁锈色痰。发病前常有受凉、淋雨、疲劳、醉酒、病毒感染等诱因;起病多急骤,高热,寒战,数小时内体温升至 $39 \sim 40℃$,或呈稽留热,全身肌肉酸痛;胸痛,并可放射至肩部或腹部;咳嗽,咳痰,但痰少,可带血或呈铁锈色;食欲差,偶有恶心、腹痛或腹泻,可被误诊为急腹症。目前有典型症状的患者并不多见。

　　(2)体征:患者呈急性热性病容,口角或鼻周可出现单纯性疱疹,严重者可见气急、发绀。早期肺部无明显异常体征,仅有呼吸幅度减小、叩诊轻度浊音、听诊呼吸音减低。肺实变时叩诊呈浊音、听诊语颤增强和支气管呼吸音等典型体征。消散期可闻及湿啰音。病变累及胸膜时可有胸膜摩擦音。伴有胸腔积液时,叩诊呈实音,听诊呼吸音明显减弱,语颤亦减弱。重症患者可伴肠胀气,上腹部压痛。有败血症者,皮肤和黏膜可有出血点,巩膜黄染,累及脑膜时可出现颈抵抗。心率增快,有时心律不齐。

　　(3)并发症:较少见,主要有感染性休克、胸膜炎、脓胸、心包炎、脑膜炎和关节炎。

笔记栏

2. 葡萄球菌肺炎

（1）症状：常发生于糖尿病、血液病、获得性免疫缺陷综合征（艾滋病）、肝病、营养不良等免疫功能受损的患者。院外感染起病较急，寒战，高热（体温多高达 39~40℃），胸痛，咳嗽，咯脓痰，痰带血丝或呈脓血状，常有进行性呼吸困难，发绀。病情较肺炎链球菌肺炎更严重，常伴有明显的全身毒血症症状，危重患者早期即可出现循环衰竭。院内感染起病稍缓慢，亦有高热、脓痰，老年人症状多不典型。经血行播散引起的金葡菌肺炎呼吸系统症状多不明显，而以原发感染灶的表现及毒血症状为主，常无呼吸系统症状。

（2）体征：早期可无体征，病情发展可出现两肺散在湿啰音。病变较大或融合时可有肺实变体征。并发气胸或脓胸时可有相应体征。血源性葡萄球菌肺炎还可能伴发其他肺外病灶相应体征。

（3）并发症：常可形成单个或多发性肺脓肿，穿破胸膜则导致气胸或脓胸。重者还伴发化脓性心包炎、脑膜炎等，也可经血行感染至神经系统、骨髓、关节、皮肤及肝、肾等处。

（二）病毒性肺炎

好发于病毒性疾病流行季节。常在婴幼儿、老年人、免疫力差者人群中散发或暴发流行。临床症状通常较轻，但起病较急，发热、头痛、全身酸痛、倦怠等较突出，常在急性流感症状尚未消退时，即出现咳嗽、少痰或白色黏液痰、咽痛等呼吸道症状。小儿或老年患者好发重症病毒性肺炎，表现为呼吸困难、发绀、嗜睡、精神萎靡，甚至发生休克、心力衰竭和呼吸衰竭等合并症，也可发生急性呼吸窘迫综合征。本病常无显著的胸部体征，病情严重者有呼吸浅速、心率增快、发绀、肺部干啰音或湿啰音。

传染性非典型肺炎潜伏期 2~10 天，起病急骤，多以发热为首发症状，体温高于 38℃，可有寒战，咳嗽，少痰，偶有血丝痰，心悸，呼吸困难或呼吸窘迫。可伴有肌肉关节酸痛、头痛、乏力和腹泻。患者多无上呼吸道卡他症状。肺部体征不明显，部分患者可闻及少许湿啰音，或有肺实变体征。

高致病性人禽流感病毒性肺炎潜伏期 1~7 天，主要症状为发热，体温大多持续在 39℃以上，可伴有流涕、鼻塞、咳嗽、咽痛、头痛、肌肉酸痛和全身不适。部分患者可有恶心、腹痛、腹泻、稀水样便等消化道症状。重症患者可高热不退，病情发展迅速，几乎所有患者都有明显的肺炎表现，可出现急性肺损伤、ARDS、肺出血、胸腔积液、全血细胞减少、多脏器衰竭、休克及瑞氏综合征（Reye syndrome）等多种并发症。可继发细菌感染，发生脓毒症。

新型冠状病毒感染潜伏期多为 2~4 天。主要表现为咽干、咽痛、咳嗽、发热等，发热多为中低热，部分病例亦可表现为高热，热程多不超过 3 天；部分患者可伴有肌肉酸痛、嗅觉味觉减退或丧失、鼻塞、流涕、腹泻、结膜炎等。少数患者病情继续发展，发热持续，并出现肺炎相关表现。重症患者多在发病 5~7 天后出现呼吸困难和/或低氧血症。严重者可快速进展为急性呼吸窘迫综合征、脓毒症休克、难以纠正的代谢性酸中毒、凝血功能障碍及多器官功能衰竭等。极少数患者还可有中枢神经系统受累等表现。

儿童感染后临床表现与成人相似，高热相对多见；部分病例症状可不典型，表现为呕吐、腹泻等消化道症状，或仅表现为反应差、呼吸急促；少数可出现声音嘶哑等急性喉炎或喉气管炎表现或喘息、肺部哮鸣音，但极少出现严重呼吸窘迫；少数出现热性惊厥，极少数患儿可出现脑炎、脑膜炎、脑病甚至急性坏死性脑病、急性播散性脑脊髓膜炎、吉兰-巴雷综合征等危及生命的神经系统并发症；也可发生儿童多系统炎症综合征（MIS-C），主要表现为发热伴皮疹、非化脓性结膜炎、黏膜炎症、低血压或休克、凝血功能障碍、急性消化道症状及惊厥、脑水肿等脑病表现，一旦发生，病情可在短期内急剧恶化。

大多数患者预后良好，病情危重者多见于老年人、有慢性基础疾病者、晚期妊娠和围产期女性、肥胖人群等。

（三）非典型病原体所致肺炎

1. 肺炎支原体肺炎

（1）症状：潜伏期2~3周，通常起病较缓慢。症状主要为乏力、咽痛、头痛、咳嗽、发热、食欲不振、腹泻、肌痛、耳痛等。咳嗽多为阵发性刺激性呛咳，咳少量黏液。发热无定型，持续2~3周，体温恢复正常后可能仍有咳嗽。偶伴有胸骨后疼痛。肺外表现更为常见，如皮炎（斑丘疹和多形红斑）等。

（2）体征：咽部充血，耳鼓膜充血，有时颈部淋巴结肿大，偶见斑丘疹、红斑。胸部体格检查与肺部病变程度常不相称，可无明显体征。

（3）并发症：病情较轻，很少出现并发症。儿童偶可并发鼓膜炎或中耳炎，少数病例可出现胸腔积液。

2. 肺炎衣原体肺炎

（1）症状：起病多隐袭。临床上与支原体肺炎颇为相似。通常症状较轻，发热，寒战，肌痛，干咳，非胸膜炎性胸痛，头痛，乏力，少有咯血。发生咽喉炎者表现为咽喉痛，声音嘶哑，有些患者可表现为双阶段病程：开始表现为咽炎，经对症处理好转，1~3周后又发生肺炎或支气管炎，咳嗽加重。少数患者可无症状。

（2）体征：阳性体征少或无，肺部偶闻湿啰音，随病变加重湿啰音可变得明显。

（3）并发症：肺炎衣原体感染时也可伴有肺外表现，如中耳炎、关节炎、甲状腺炎、脑炎、吉兰-巴雷综合征等。

（四）肺念珠菌病

1. 症状　白念珠菌主要存在于正常人的口腔、上呼吸道、阴道、肠黏膜上，一般不致病。当人体抵抗力下降、营养不良、长期应用抗生素或免疫抑制剂时，则在慢性肺系疾病基础上继发感染而发病。临床上有支气管炎、肺炎两种类型。支气管炎型有类似慢性支气管炎症状，全身状况良好，一般无发热，阵发性刺激性咳嗽，咳出较多白色泡沫稀痰，口腔、咽部及支气管黏膜上被覆散在点状白膜。随病情进展，痰渐黏稠，伴喘憋、气短，夜间尤甚。肺炎型类似急性细菌性肺炎，临床症状较重，可有高热、畏寒、咳嗽、憋气、咯血、乏力、胸痛。典型者咳白色粥样痰，也可呈乳酪块状，痰液有酵母臭味或口腔及痰中有甜酒样芳香味为其特征性表现。

2. 体征　支气管炎型除偶闻肺部啰音外，可无特殊体征。肺炎型可闻及湿啰音。

3. 并发症　肺炎型可并发多发性脓肿，少数病例可有渗出性胸膜炎。

三、实验室及其他检查

1. 周围血象检查　大多数细菌性肺炎血白细胞总数升高，以中性粒细胞增加为主，通常有核左移或细胞内出现毒性颗粒。年老体弱、酗酒、免疫功能低下者的白细胞计数反而正常，但中性粒细胞百分比仍高。军团菌、葡萄球菌肺炎可有贫血表现。

肺炎支原体感染时，血白细胞总数正常或稍高，细胞分类正常。

病毒性肺炎感染时，白细胞计数可正常或偏低或稍高，淋巴细胞增多，血沉一般正常。合并细菌性感染时白细胞计数、中性粒细胞增多。

霉菌性肺炎可有中性粒细胞偏高。

传染性非典型肺炎外周血白细胞计数一般不升高，或降低，常有淋巴细胞减少，可有血小板降低。部分患者血清转氨酶、乳酸脱氢酶等升高。

新型冠状病毒感染发病早期外周血白细胞总数正常或减少，可见淋巴细胞计数减少，部分患者可出现肝酶、乳酸脱氢酶、肌酶、肌红蛋白、肌钙蛋白和铁蛋白增高。多数患者C反应蛋白（CRP）和血沉升高，降钙素原正常。重型、危重型患者可见 D-二聚体升高、外周血淋巴细胞进行性减少，炎症因子升高。

2. 病原学检查

（1）痰涂片：痰涂片检查在抗菌药物使用前有临床意义。痰直接涂片做革兰氏染色及荚膜染色镜检，如发现典型的致病菌，基本可做出初步病原学诊断。通过革兰氏染色还可鉴别阳性球菌和阴性杆菌。病毒性感染时，痰涂片以单核细胞为主，分泌细胞中可见有包涵体。军团菌肺炎痰检可见多核白细胞，普通染色及培养找不到嗜肺军团杆菌。霉菌感染时痰涂片见有霉菌孢子和菌丝。

（2）细菌培养：可行痰、呼吸道分泌物及血培养，以鉴别和分离出致病菌株。有时需用特殊培养才能获得菌株，如厌氧菌、真菌、支原体、立克次体以及军团菌等。病毒性肺炎痰培养常无致病菌生长，需行病毒分离。支原体、真菌等需要特殊培养才能获得菌株。

传染性非典型肺炎病原诊断早期可用鼻咽部冲洗/吸引物、血、尿、便等标本进行病毒分离和聚合酶链反应（PCR）。平行检测进展期和恢复期双份血清 SARS 病毒特异性 IgM、IgG 抗体，抗体阳转或出现 4 倍或以上升高，有助于诊断和鉴别诊断。常用免疫荧光抗体法和酶联免疫吸附试验（ELISA）检测。

新型冠状病毒感染病原学检查采用逆转录聚合酶链反应（RT-PCR）和/或高通量测序技术（high-throughput sequencing）方法在鼻咽拭子、痰和其他下呼吸道分泌物、血液、粪便、尿液等标本中可检测出新型冠状病毒核酸。检测下呼吸道标本（痰或气道抽取物）更加准确。

3. X 线检查

（1）肺炎链球菌肺炎：X 线检查早期仅见肺纹理增粗或受累的肺段、肺叶稍模糊。随着病情进展，表现为大片炎症浸润阴影或实变影，在实变阴影中可见支气管充气征，肋膈角可有少量胸腔积液。在消散期，炎症浸润逐渐被吸收，可有片状区域吸收较快而呈现"假空洞"征。近年，由于抗生素的广泛应用，典型大叶实变少见，以肺段性病变多见。少数可见胸膜炎、气胸、脓胸等改变。老年肺炎病灶消散较慢，容易吸收不完全而成为机化性肺炎。

（2）葡萄球菌肺炎：X 线表现具有特征性，其一为肺段或肺叶实变，可早期形成空洞，或呈小叶状浸润，其中有单个或多发的液气囊腔。另一特征是 X 线影像阴影的易变性，表现为一处的炎性浸润消失而在另一处出现新的病灶，或很小的单一病灶发展为大片阴影。治疗有效时，病变消散，阴影密度逐渐减低，约 2~4 周后病变完全消失，偶可遗留少许条索状阴影或肺纹理增多等。

（3）克雷伯菌肺炎：X 线表现多种多样，肺大叶实变好发于右肺上叶、双肺下叶，有多发性蜂窝状肺脓肿形成、叶间裂弧形下坠等。

（4）病毒性肺炎：X 线检查可见肺纹理增多，小片状或广泛浸润，病情严重者可见双肺下叶弥漫性密度均匀的小结节状浸润影，边缘模糊，大叶实变及胸腔积液少见。传染性非典型肺炎胸部 X 线检查早期可无异常，一般 1 周内逐渐出现肺纹理粗乱的间质性改变、斑片状或片状渗出影，典型的改变为磨玻璃影及肺实变影，可在 2~3 天内波及一侧肺野或两肺，约半数波及双肺。病灶多在中下叶并呈外周分布。少数出现气胸和纵隔气肿。CT 还可见小叶内间隔和小叶间隔增厚（碎石路样改变）、细支气管扩张和少量胸腔积液。病变后期部分患者肺部有纤维化改变。新型冠状病毒感染引起的肺部炎症早期呈现多发小斑片影及间质改变，以肺外带明显。进而发展为双肺多发磨玻璃影、浸润影，严重者可出现肺实变，胸腔积液少见。发生儿童多系统炎症综合征时，心功能不全患者可见心影增大和肺水肿。

（5）肺炎支原体肺炎：X 线检查显示肺部多种形态的浸润影，呈节段性分布，以肺下野为多见，近肺门较深，逐渐向外带伸展。3~4 周可自行消散。部分患者出现少量胸腔积液。

（6）肺炎衣原体肺炎:X 线表现以单侧下叶肺泡渗出为主,双侧病变可表现为间质性肺炎与肺泡渗出同时存在。相对症状、体征而言,X 线表现异常明显。

（7）肺真菌病:X 线表现多种多样,除曲菌球外均缺少特征性。肺放线菌病 X 线可见双侧中、下肺内不规则的斑片影,继之出现结节状不规则致密阴影,其中有小透光区。肺念珠菌病支气管炎型 X 线仅见两肺中下野纹理增粗。肺炎型可见双肺中、下野纹理增重,条索影伴大小、形状不等的结节状影,亦可融合成大片肺炎阴影,边缘模糊,形态多变,可有游走现象,还可有多发性脓肿或形成空洞,少数病例伴胸膜改变。

四、诊断与鉴别诊断

（一）诊断

肺炎的诊断程序包括确定肺炎诊断、评估严重程度和确定病原体三方面。

本病根据病史、症状和体征,结合 X 线检查和痰液、血液检查,不难做出明确诊断。病原菌检测是确诊各型肺炎的主要依据。

如果肺炎的诊断成立,评价病情的严重程度对于决定在门诊或入院治疗甚或 ICU 治疗至关重要。肺炎严重性决定于三个主要因素:局部炎症程度、肺部炎症的播散和全身炎症反应程度。如果肺炎患者需要通气支持(急性呼吸衰竭、气体交换严重障碍伴高碳酸血症或持续低氧血症)、循环支持(血流动力学障碍、外周低灌注)和加强监护和治疗(肺炎引起的脓毒症或基础疾病所致的其他器官功能障碍)可认为属重症肺炎。

（二）鉴别诊断

首先必须把肺炎与上呼吸道感染和下呼吸道感染区别开来。呼吸道感染虽然有咳嗽、咳痰和发热等症状,但各有其特点,上、下呼吸道感染无肺实质浸润,胸部 X 线检查可鉴别。其次,应把肺炎与其他类似肺炎的疾病区别开来。

1. 肺结核 肺结核多有全身性的中度症状,如午后低热、盗汗、体重减轻、失眠、心悸,女性患者可有月经失调或闭经等。X 线胸片病变多在肺尖或锁骨上下,密度不均,消散缓慢,且可形成空洞或肺内播散。痰中可找到结核分枝杆菌。一般抗菌治疗无效。

2. 肺癌 无明显全身中毒症状,常有刺激性咳嗽或痰中带血丝,若痰中发现癌细胞可以确诊。肺癌可伴发阻塞性肺炎,若经有效抗生素治疗后肺部炎症不见消散,或暂时消散后又复出现者,应密切随访,必要时进一步完善正电子发射体层成像(PET)或组织病理学检查等,以明确诊断。

3. 急性肺脓肿 早期临床表现与肺炎球菌肺炎相似。但随病程进展,咳出大量脓臭痰为肺脓肿的特征。X 线显示脓腔及液平面。

4. 肺血栓栓塞症 多有静脉血栓的危险因素,如血栓性静脉炎、心肺疾病、创伤、手术和肿瘤病史,可发生咯血、晕厥,呼吸困难较明显。X 线胸片示区域性肺血管纹理减少,有时可见尖端指向肺门的楔形阴影。动脉血气分析常见低氧血症、低碳酸血症,肺泡-动脉血氧分压差增大。D-二聚体、CT 肺动脉造影、超声心动图、放射性核素肺通气/灌注扫描和 MRI 等检查可帮助鉴别。

5. 其他 肺炎伴剧烈的胸痛时,应与渗出性胸膜炎、肺梗死鉴别。相关的体征及 X 线影像有助鉴别。肺梗死常有静脉血栓形成的基础,咯血较多见,很少出现口角疱疹。下叶肺炎可能出现腹部症状,应通过 X 线、B 超等与急性胆囊炎、膈下脓肿、阑尾炎等进行鉴别。

五、治疗

（一）中西医结合治疗思路

抗感染治疗是肺炎治疗的重点,包括根据当地流行病学资料等进行的经验性治疗和根据病原学培养及药敏结果等进行的抗病原体治疗。同时考虑患者年龄、有无基础疾病、有无误吸、住普通病房还是重症监护病房、住院时间长短和肺炎的严重程度等,选择抗生素和给药途径。

肺炎的抗生素治疗应尽早进行,一旦怀疑为肺炎即马上给予首剂抗生素。病情稳定后可从静脉途径转为口服治疗。抗生素疗程至少 5 天,大多数患者需要 7~10 天或更长疗程。如体温恢复正常 48~72 小时,肺炎临床稳定可停用抗生素,其标准为:①T≤37.8℃;②心率≤100 次/min;③呼吸频率≤24 次/min;④血压:收缩压≥90mmHg;⑤呼吸室内空气条件下动脉血氧饱和度≥90% 或 PaO_2≥60mmHg;⑥能够口服进食;⑦精神状态正常。重症肺炎的治疗首先应选择广谱的强有力抗生素,并应足量、联合应用。抗生素治疗后 48~72 小时应对病情进行评价,有效时表现体温下降,症状改善,临床状态稳定,炎症指标下降或恢复正常。若症状未见明显改善,需仔细分析,做必要的检查,进行相应处理。

中医治疗基本上是按风温辨证。风邪与温邪俱为阳邪,"两阳相劫,必伤阴液",故治疗时以"宣肺透邪,顾护阴液"为治疗原则。初起邪在肺卫,治以辛凉解表、疏风泄热;邪热入里,痰壅于肺,治以清热化痰、宣肺解毒;热陷心包,合以清心开窍;正气暴脱,当益气固脱;后期邪热伤阴,治以滋阴养液扶正为主。同时可辅以中医特色疗法如针灸、中药灌肠、中药敷贴等外治法。抗生素耐药率的升高、病原学检测困难、老年患者体质虚弱、抗感染治疗后疗效不佳、病情反复等因素常影响西医临床治疗。在西医治疗的基础上联合中医辨证论治,结合个体差异,可有效提高治愈率,减少并发症的发生,缩短住院时间,降低病死率。

(二)西医治疗

1. 一般治疗　注意休息,保持室内空气流通,注意隔离消毒,预防交叉感染。保证患者有足够的蛋白质、热量及维生素的摄入。鼓励饮水,轻症患者不需常规静脉输液。重症患者要积极治疗,检测神志、体温、呼吸、心率、血压及尿量等,防止可能发生的休克。

2. 病因治疗　尽早应用抗生素是治疗感染性肺炎的首选治疗手段。一经诊断、留取痰标本后,即应开始经验性抗感染治疗,不必等待细菌培养结果。疗程通常为 5~7 天,或在退热后 3 天停药,或由静脉用药改为口服,维持数天。

(1)细菌性肺炎

1)肺炎球菌肺炎:首选青霉素 G。成年轻症患者,可用 240 万 U/d,分 3 次肌内注射。病情稍重可用 240 万~480 万 U/d,静脉滴注,每 6~8 小时 1 次,疗程 7~10 天。重症及并发脑膜炎者,剂量可增至 1 000 万~3 000 万 U/d,分 4 次静脉滴注。对青霉素过敏者,或耐青霉素或多重耐药菌株感染者,可用氟喹诺酮类、头孢噻肟或头孢曲松等药物,多重耐药菌株感染者还可用万古霉素、替考拉宁、利奈唑胺等。经抗菌药物治疗后,高热常在 24 小时内消退,或数日内逐渐下降。若体温降而复升或 3 天后仍不降者,应考虑肺炎链球菌的肺外感染,如脓胸、心包炎或关节炎等。

持续发热的其他原因尚有耐青霉素肺炎链球菌(PRSP)或混合细菌感染、药物热或并存其他疾病。肿瘤或异物阻塞支气管时,经治疗后肺炎虽可消散,但阻塞因素未除,肺炎可再次出现。10%~20% 肺炎链球菌肺炎伴发胸腔积液,应轻取胸腔积液检查及培养以确定其性质。若治疗不当,约 5% 并发脓胸,应积极排脓引流。

2)葡萄球菌肺炎:由于金黄色葡萄球菌对青霉素 G 的耐药率已高达 90% 左右,现多选用耐青霉素酶的半合成青霉素或头孢菌素,如苯唑西林钠、氯唑西林、头孢呋辛钠等,联合氨基糖苷类如阿米卡星等,亦有较好疗效。阿莫西林、氨苄西林与酶抑制剂组成的复方制剂对产酶金黄色葡萄球菌有效,亦可选用。对于耐甲氧西林金黄色葡萄球菌(MRSA),则应选用万古霉素、替考拉宁和利奈唑胺等,如万古霉素 1.5~2.0g/d 静脉滴注,但应注意有药物热、皮疹、静脉炎、肾功能损害等不良反应。临床选择抗菌药物时可参考细菌培养的药物敏感试验。

（2）病毒性肺炎：以对症为主，原则上不宜应用抗菌药物预防继发性细菌感染，一旦明确已合并细菌感染，应及时选用敏感的抗菌药物。目前已证实较有效的病毒抑制药物有：①利巴韦林：具有广谱抗病毒功能，包括呼吸道合胞病毒、腺病毒、副流感病毒和流感病毒。0.8~1.0g/d，口服，分3~4次服用；静脉滴注或肌内注射，每天10~15mg/kg，分2次给药。亦可用雾化吸入，每次10~30mg，加加蒸馏水30ml，每天2次，连续5~7天。②阿昔洛韦：具有广谱、强效和起效快的特点，用于疱疹病毒、水痘病毒感染。尤其对免疫缺陷或应用免疫抑制剂者应尽早应用。每次5mg/kg，静脉滴注，每天3次，连续给药7天。③更昔洛韦：可抑制DNA合成，主要用于巨细胞病毒感染。7.5~15mg/（kg·d），静脉注射，连用10~15天。④奥司他韦：为神经氨酸酶抑制剂，对甲、乙型流感病毒均有很好作用，耐药发生率低。每次75mg，口服，每天2次，连用5天。⑤阿糖腺苷：具有广泛的抗病毒作用，多用于治疗免疫缺陷患者的疱疹病毒与水痘病毒感染。5~15mg/（kg·d），静脉滴注，10~14天为一个疗程。⑥金刚烷胺：有阻止某些病毒进入人体细胞及退热作用，临床用于流感病毒等感染。成人量每次100mg，口服，早晚各1次，连用3~5天。

传染性非典型肺炎一般性治疗和抗病毒治疗同病毒性肺炎。重症患者可酌情使用糖皮质激素，具体剂量及疗程应根据病情而定，并应密切注意糖皮质激素的不良反应和SARS的并发症。对出现低氧血症的患者，可使用无创机械通气，应持续使用直至病情缓解，如效果不佳或出现ARDS，应及时进行有创机械通气治疗。注意器官功能的支持治疗，一旦出现休克或多器官功能障碍综合征，应予相应治疗。

疑诊或确诊甲型H5N1流感病毒感染的患者都要住院隔离，进行临床观察和抗病毒治疗。除了对症治疗以外，尽早服用奥司他韦，成人75mg，每天2次，连用5天，年龄超过1岁的儿童按照体重调整每天剂量，分2次口服；在治疗严重感染时，可以考虑适当加大剂量，治疗7~10天。

新型冠状病毒感染的抗病毒治疗，目前较为一致的意见认为，具有潜在抗病毒作用的药物应在病程早期使用，建议重点应用于有重症高危因素及有重症倾向的患者。不推荐单独使用洛匹那韦/利托那韦和利巴韦林，不推荐使用羟氯喹或联合使用阿奇霉素。以下药物可继续试用，在临床应用中进一步评价疗效：①α-干扰素：成人每次500万U或相当剂量，加入灭菌注射用水2ml，每天2次，雾化吸入，疗程不超过10天；②抗病毒药物：洛匹那韦/利托那韦（规格每粒200mg/50mg，成人每次2粒，每天2次）或利巴韦林成人500mg/次，每天2~3次静脉滴注，疗程不超过10天，建议与干扰素（剂量同上）联合应用；③磷酸氯喹：用于18~65岁成人。体重大于50kg者，每次500mg，每天2次，疗程7天；体重小于50kg者，第1天、第2天每次500mg，每天2次，第3~7天每次500mg，每天1次；④阿比多尔：成人200mg，每天3次，疗程不超过10天。要注意上述药物的不良反应、禁忌证以及与其他药物的相互作用等问题。不建议同时应用3种以上抗病毒药物，出现不可耐受的毒副作用时应停止使用相关药物。对孕产妇患者的治疗应考虑妊娠周数，尽可能选择对胎儿影响较小的药物，以及考虑是否终止妊娠后再进行治疗，并进行知情告知。

（3）肺炎支原体肺炎：大环内酯类抗菌药物为首选，如红霉素、罗红霉素和阿奇霉素。氟喹诺酮类如左氧氟沙星和莫西沙星等，及四环素类也用于肺炎支原体肺炎的治疗。疗程一般2~3周。因肺炎支原体无细胞壁，青霉素或头孢菌素类等抗菌药物无效。本病具有自限性，多数患者不经治疗可自愈。病程早期可通过适当的抗生素治疗减轻症状、缩短病程。

（4）肺炎衣原体肺炎：治疗与支原体肺炎相似。首选红霉素，亦可选用多西环素或克拉霉素,疗程均为 14~21 天。阿奇霉素 0.5g/d,连用 5 天。氟喹诺酮类也可选用。

（5）肺念珠菌病:轻症患者通过消除诱因(如停用广谱抗生素、糖皮质激素、免疫抑制剂及体内留置导管),病情常能逐渐好转,病情严重者则应及时应用抗真菌药物。氟康唑、伊曲康唑和伏立康唑均有效果。氟康唑,每天 200mg,首剂加倍,病情重者可用 400mg/d。两性霉素 B 亦可用于重症病例,0.5~1.0mg/(kg·d),但毒性反应较大。

3. 对症治疗

（1）咳嗽、咳痰:咳嗽剧烈时,可适当服用止咳化痰药物,一般祛痰剂即可起到减轻咳嗽的作用,镇咳剂不作为首选用药。咳嗽无痰,特别是因咳嗽引起呕吐或严重影响睡眠者可服用中枢性镇咳剂。

（2）发热:尽量物理降温,不用阿司匹林或其他解热药,以免过度出汗、脱水及干扰真实热型,引起临床判断错误。鼓励饮水,每天 1~2L,失水者可静脉补液。

（3）其他:剧烈胸痛者,可酌用少量镇痛药,如可待因。中等或重症患者($PaO_2 <$ 60mmHg 或有发绀)应给氧。若有明显麻痹性肠梗阻或胃扩张,应暂禁食、禁饮和胃肠减压,直至肠蠕动恢复。烦躁不安、谵妄、失眠者酌用镇静剂,禁用抑制呼吸的镇静药。

（三）中医治疗

1. 邪犯肺卫证

临床表现:多见于发病初期,咳嗽,咳痰不爽,痰色白或黏稠色黄,发热重恶寒轻,无汗或少汗,口微渴,头痛,鼻塞,舌边尖红,苔薄白或微黄,脉浮数。

治法:疏风清热,宣肺止咳。

代表方:三拗汤或桑菊饮加减。头痛剧烈,加蔓荆子清利头目;痰热甚而咳痰浓稠者,加黄芩、鱼腥草清肺泄热;咽喉红肿疼痛,加玄参、板蓝根以清热利咽;气分热盛,发热甚,气粗似喘,加金银花、石膏、知母;邪热伤津,口渴咽干,加沙参、天花粉以生津止渴。

2. 痰热壅肺证

临床表现:咳嗽,咳痰黄稠或咳铁锈色痰,呼吸急促,高热不退,胸膈痞满,按之疼痛,口渴烦躁,小便黄赤,大便干燥,舌红苔黄,脉洪数或滑数。

治法:清热化痰,宽胸止咳。

代表方:麻杏石甘汤合千金苇茎汤加减。痰热盛者,可加鱼腥草、瓜蒌、黄芩等清肺化痰;血热盛,咳痰带血者,加白茅根、侧柏叶凉血止血。

3. 热闭心包证

临床表现:咳嗽气促,痰声辘辘,烦躁,神昏谵语,高热不退,甚则四肢厥冷,舌红绛,苔黄而干,脉细滑数。

治法:清热解毒,化痰开窍。

代表方:清营汤加减。若见烦躁、谵语,可加服紫雪丹,以加强清热息风之功;窍闭神昏者,可加服安宫牛黄丸或至宝丹以清心开窍;肝风内扰抽搐者,加钩藤、全蝎、地龙息风止痉。

4. 阴竭阳脱证

临床表现:高热骤降,大汗肢冷,颜面苍白,呼吸窘迫,四肢厥冷,唇甲青紫,神志恍惚,舌淡青紫,脉微欲绝。

治法:益气养阴,回阳固脱。

代表方:生脉散合四逆汤加减。阴竭者,生脉散加味,药用西洋参、麦冬、五味子、山茱萸、煅龙骨、煅牡蛎浓煎频服,或用生脉注射液或参麦注射液 40ml,加入 200ml 5%~10% 葡萄糖注射液中,静脉滴注,每日 1 次。阳脱者,参附汤加味,药用人参、附子、麦冬、五味子、煅龙骨、煅牡蛎,浓煎频服,或用参附注射液 50ml,加入 500ml 5%~10% 葡萄糖注射液中,静脉滴注,每日 2~3 次。

5. 正虚邪恋证

临床表现:干咳少痰,咳嗽声低,气短神疲,身热,手足心热,自汗或盗汗,心胸烦闷,口渴欲饮,或虚烦不眠,舌红,苔薄黄,脉细数。

治法:益气养阴,润肺化痰。

代表方:竹叶石膏汤加减。若余热未退,可用西洋参易人参,或加玄参、生地黄、地骨皮以增强养阴清虚热之功;若肺热盛,咳嗽咳痰,加杏仁、桑白皮、瓜蒌皮以化痰止咳。

（四）临证要点

1. 宣肺与清热解毒相结合　患病初期,常见卫气同病。应采用清气分热的药物,以阻断病情的进展,以免邪气进入营血分,导致神昏、谵语等。风热毒邪壅遏肺气,以论毒为始,毒随邪入,多因毒生热生变,应以宣肺止咳、清热解毒为治则,在宣肺药物中加入清热解毒药物,卫气同治,以截断进展,扭转病势。

2. 扶正与祛邪相结合　病程迁延期,恶寒发热等表症已控制,仍留有咳嗽、咯痰、气短等痰热阻肺、正气不足的情况。气分热毒未清,老年人正气不足,无力祛邪外出,故此时用药,需标本兼顾,祛邪不忘扶正,在清热同时,宜加入益气养阴之西洋参、生地黄、麦冬等扶正的药物。

六、预后

肺炎是临床上常见的呼吸系统疾病,自抗生素应用以来,肺炎的预后已大为改观。但是由于抗生素的广泛使用,细菌的变迁,耐药菌株的广泛出现,新的病原体的出现,肺炎仍然是威胁人类健康的重大疾病,尤其是导致老年人死亡的主要原因,随年龄增长,老年人肺部感染的发病率、病死率呈直线上升趋势。

七、预防与调护

1. 患病期间应注意卧床休息,保持房间空气流通,定期消毒。对于有传染性的患者应进行家居隔离。平时宜加强体育锻炼,增强体质。年龄大于 65 岁者可注射流感疫苗。对年龄大于 65 岁或不足 65 岁但有心血管、肺疾病、糖尿病、酗酒、肝硬化和免疫抑制者[如人类免疫缺陷病毒(HIV)感染、肾衰竭、器官移植受者等]可注射肺炎疫苗。

2. 患者高热期,能量消耗较大,应加强营养,提高免疫力。如补充含丰富蛋白质的食物和新鲜的蔬果类食品。忌食辛辣刺激、油腻品。流行季节可选用贯众、板蓝根、大青叶水煎服预防。

3. 部分病毒性肺炎具有传染性,应加强与患者的交流、沟通,正确认识病情,消除恐惧心理,树立战胜疾病的信心。

第九节　肺　脓　肿

肺脓肿(lung abscess)是由多种病原体所引起的肺组织化脓性病变,早期为化脓性肺炎,继而坏死、液化,脓肿形成。临床以高热、咳嗽、咯大量脓臭痰为特征。胸部 X 线或 CT 显示肺实质内厚壁空洞或伴液平,如存在多个直径小于 2cm 的空洞也称为坏死性肺炎。病程超过 3 个月,迁延不愈者称为慢性肺脓肿。自抗生素广泛应用以来,肺脓肿发病率和病死率已明显降低。

本病属中医"肺痈"范畴。

一、病因病理

（一）西医病因病理

1. 病因及发病机制　病原体常为上呼吸道、口腔的定植菌,包括需氧菌、厌氧菌和兼性厌氧菌,90% 患者合并有厌氧菌感染,常见的其他病原体包括金黄色葡萄球菌、化脓性链球菌、肺炎克雷伯菌和铜绿假单胞菌等。本病常为各种菌的混合感染。

根据感染途径,肺脓肿可分为以下类型:

（1）吸入性肺脓肿:病原体经口、鼻、咽腔吸入致病。正常情况下,吸入物经气道黏液-纤毛运载系统、咳嗽反射和肺巨噬细胞可迅速清除。但当有意识障碍如在麻醉、醉酒、药物过量、癫痫、脑血管意外时,或由于受寒、极度疲劳等诱因,全身免疫力与气道防御清除功能降低,吸入的病原菌可致病。此外,还可由于鼻窦炎、牙槽脓肿等脓性分泌物等被吸入致病。由于右主支气管较陡直,且管径较粗大,吸入物易进入右肺。仰卧位时,好发于上叶后段或下叶背段;坐位时好发于下叶后基底段;右侧卧位时,则好发于右上叶前段或后段。最常分离到的厌氧菌有消化链球菌属（Peptostreptococcus）、普雷沃菌属（Prevotella）、拟杆菌属（Bacteroides）、梭杆菌属（Fusobacterium）等,常为混合感染。除上述厌氧菌外,还有需氧菌或兼性厌氧菌存在,其中最常见的需氧菌和兼性厌氧菌为肺炎球菌、金黄色葡萄球菌、溶血性链球菌、草绿色链球菌、肺炎克雷伯菌、大肠埃希菌、铜绿假单胞菌、军团菌、奴卡菌等。

（2）继发性肺脓肿:某些细菌性肺炎,如金黄色葡萄球菌、铜绿假单胞菌和肺炎克雷伯菌肺炎等,以及支气管扩张、支气管囊肿、支气管肺癌、肺结核空洞等继发感染可导致继发性肺脓肿。支气管异物阻塞也是导致肺脓肿特别是小儿肺脓肿的重要因素。肺部邻近器官化脓性病变,如膈下脓肿、肾周围脓肿、脊柱脓肿或食管穿孔等波及肺也可引起肺脓肿。阿米巴肝脓肿好发于右肝顶部,易穿破膈肌至右肺下叶,形成阿米巴肺脓肿。

（3）血源性肺脓肿:皮肤外伤感染、疖、痈、中耳炎或骨髓炎等所致的脓毒症,菌栓经血行播散到肺,引起小血管栓塞、炎症和坏死而形成肺脓肿。静脉吸毒者如有右心细菌性心内膜炎,三尖瓣赘生物脱落阻塞肺小血管形成肺脓肿,常为两肺外野的多发性脓肿。致病菌以金黄色葡萄球菌、表皮葡萄球菌及链球菌为常见。

2. 病理　感染物阻塞细支气管,小血管炎性栓塞,致病菌繁殖引起肺组织化脓性炎症、坏死,形成肺脓肿,继而坏死组织液化破溃到支气管,脓液部分排出,形成有气液平的脓腔,空洞壁表面常见残留坏死组织。病变有向周围扩展的倾向,甚至超越叶间裂波及邻接的肺段。若脓肿靠近胸膜,可发生局限性纤维蛋白性胸膜炎,发生胸膜粘连;如为张力性脓肿,破溃到胸膜腔,则可形成脓胸、脓气胸或支气管胸膜瘘。肺脓肿可完全吸收或仅剩少量纤维瘢痕。

如急性肺脓肿治疗不彻底,或支气管引流不畅,导致大量坏死组织残留脓腔,炎症迁延 3 个月以上则称为慢性肺脓肿。脓腔壁成纤维细胞增生,肉芽组织使脓腔壁增厚,并可累及周围细支气管,致其变形或扩张。

（二）中医病因病机

肺痈主要由于风热火毒,壅滞于肺,热盛血瘀,蕴酿成痈,血败肉腐化脓,肺络损伤而致本病。

1. 感受外邪　因多为风热毒邪,经口鼻或皮毛侵袭肺脏;或因风寒袭肺,未得及时表散,内蕴不解,郁而化热,邪热熏肺,肺失清肃,肺络阻滞,以致热壅血瘀,蕴毒化脓而成痈。

2. 痰热蕴肺　平素嗜酒太过,或嗜食辛辣厚味,蕴湿蒸痰化热,熏灼于肺,或原有其他宿疾,肺经及他脏痰浊瘀热,蕴结日久,熏蒸于肺,以致热盛血瘀,蕴酿成痈。如宿有痰热蕴肺,复加外感风邪,内外合邪,则更易引发本病。

总之,肺痈病位在肺,主要病机为邪热郁肺,蒸液成痰,痰热壅阻肺络,血滞为瘀,而致痰热与瘀血互结,酝酿成痈,血败肉腐成脓,肺络损伤,脓疡内溃外泄。成痈化脓的病理基础在于热壅血瘀,其病理属性为邪盛的实热证候,脓疡溃后可见阴伤气耗之象。

二、临床表现

(一)症状

吸入性肺脓肿患者多有齿、口、咽喉的感染灶,或手术、醉酒、劳累、受凉和脑血管病等病史。急性起病,畏寒、高热,体温达39~40℃,伴有咳嗽、咳黏液痰或黏液脓性痰。炎症累及壁层胸膜可引起胸痛,且与呼吸有关。病变范围大时可出现气促。此外还有精神不振、全身乏力、食欲减退等全身中毒症状。如感染不能及时控制,可于发病的10~14天,突然咳出大量脓臭痰及坏死组织,每日可达300~500ml,静置后可分成3层。约有1/3患者有不同程度的咯血,偶有因中、大量咯血而突然窒息致死的情况。一般在咳出大量脓痰后,体温明显下降,全身毒性症状随之减轻,数周内一般情况逐渐恢复正常。肺脓肿破溃到胸膜腔,可出现突发性胸痛、气急,出现脓气胸。部分患者缓慢发病,仅有一般的呼吸道感染症状。

血源性肺脓肿多先有原发病灶引起的畏寒、高热等全身脓毒症的表现。经数日或数周后才出现咳嗽、咳痰,痰量不多,极少咯血。

肺脓肿急性阶段如能及时有效地治疗,可在数周内逐渐好转,痰量减少。如支气管引流不畅,抗菌治疗不充分,迁延3个月以上即称为慢性肺脓肿。慢性肺脓肿患者常有咳嗽、咳脓痰、反复发热和咯血,持续数周到数月。可有贫血、消瘦等慢性中毒症状。

(二)体征

肺部体征与肺脓肿的大小和部位有关。初起时肺部可无阳性体征,或患侧可闻及湿啰音;病变继续发展,可出现肺实变体征,可闻及支气管呼吸音;肺脓腔增大时,可出现空瓮音;病变累及胸膜可闻及胸膜摩擦音或呈现胸腔积液体征。血源性肺脓肿大多无阳性体征。慢性肺脓肿常有杵状指(趾)。

三、实验室及其他检查

1. 血液检查　急性肺脓肿血白细胞总数增多,可达$(20\sim30)\times10^9/L$,中性粒细胞可达90%以上,核左移明显,常有中毒颗粒。慢性肺脓肿患者的血白细胞可稍升高或正常,可有轻度贫血。血沉、CRP通常是增高的。

2. 微生物学检查　由于痰液经过口腔时均被口腔中厌氧菌污染,故不需要进行痰厌氧菌培养。如需进行厌氧菌培养,理想的采样方法是通过气管吸引、经皮肺穿刺吸引或经鼻支气管镜防污染毛刷采样定量培养。需氧菌感染痰标本中的中性粒细胞数与痰中的优势菌有关。怀疑真菌、诺卡菌或肺孢子菌感染时,需进行痰涂片嗜银染色。所有的痰标本均应进行抗酸染色,也应进行分枝杆菌、真菌、需氧菌和军团菌培养。疑有军团菌感染者可通过直接荧光抗体检测和尿抗原检测来辅助诊断。放线菌常定植在口咽部,怀疑放线菌感染者可采用经皮针吸活检、支气管镜防污染毛刷或开胸肺活检的方法收集标本进行培养证实。血源性肺脓肿患者的血培养可发现致病菌。

3. 影像学检查　吸入性肺脓肿在急性早期在X线表现为大片浓密模糊性阴影,边缘不清,或为团片状浓密阴影,分布在一个或数个肺段。在肺组织坏死、肺脓肿形成后,脓液经支气管排出,脓腔出现圆形透亮区及气液平面,其四周被浓密炎症浸润所环绕。脓腔内壁光整或略有不规则。经脓液引流和抗菌药物治疗后,肺脓肿周围炎症先吸收,逐渐缩小至脓腔消失,最后仅残留纤维条索阴影。

慢性肺脓肿脓腔壁增厚,内壁不规则,有时呈多房性,周围有纤维组织增生及邻近胸膜增厚,肺叶收缩,纵隔可向患侧移位。并发脓胸时,患侧胸部呈大片浓密阴影。若伴发气胸可见气液平面。结合侧位 X 线检查可明确肺脓肿的部位及范围大小。

血源性肺脓肿,病灶分布在一侧或两侧,呈散在局限炎症,或边缘整齐的球形病灶,中央有小脓腔和气液平。炎症吸收后,亦可能有局灶性纤维化或小气囊后遗阴影。

胸部 CT 扫描多呈类圆形的厚壁脓腔,脓腔内可有液平面出现,脓腔内壁常表现为不规则状,周围有模糊炎性影。CT 扫描对侵入胸壁的放线菌性肺脓肿最具有诊断价值,波浪状肋骨破坏的征象提示放线菌性脓肿。怀疑支气管肺隔离症感染导致肺脓肿,增强 CT 或动脉造影有助于诊断。

4. 纤维支气管镜检查　有助于明确肺脓肿病因、病原学诊断以及治疗。如发现异物,应取出异物,以利气道引流通畅;如疑因肿瘤阻塞,则可做病理活检诊断。脓多且黏稠者还可借助纤维支气管镜用生理盐水尽量冲洗脓腔引流脓液,并在病变部位注入抗菌药物,以提高疗效和缩短病程。

四、诊断与鉴别诊断

(一)诊断

对有口腔手术、昏迷呕吐或异物吸入后,突发畏寒、高热、咳嗽和咳大量脓臭痰等病史的患者,其血白细胞总数及中性粒细胞显著增高,X 线示浓密的炎性阴影中有空腔、气液平面,作出急性肺脓肿的诊断并不困难。有皮肤创伤感染、疖、痈等化脓性病灶,或静脉吸毒者患心内膜炎,出现发热不退、咳嗽、咳痰等症状,X 线胸片示两肺多发性肺脓肿,可诊断为血源性肺脓肿。痰、血培养,包括厌氧菌培养以及抗菌药物敏感试验,对确定病因诊断和抗菌药物的选用有重要价值。

(二)鉴别诊断

1. 细菌性肺炎　早期肺脓肿与细菌性肺炎的症状和 X 线胸片表现很相似,但常见的肺炎球菌肺炎主要为咳铁锈色痰而无大量脓臭痰,X 线胸片示肺叶有实变或呈片状阴影,无空洞形成。当抗生素治疗后仍高热、咳嗽、咳痰并咳出大量脓痰时应考虑为肺脓肿。

2. 肺结核纤维空洞继发感染　肺结核空洞的 X 线表现为空洞壁较厚,一般无气液平面,空洞周围炎性病变较少,常伴有条索、斑点及结节状病灶,或肺内其他部位的结核播散灶。肺结核合并肺部感染时,与肺脓肿症状类似,需详询病史。如不能鉴别,可先按急性肺脓肿治疗,控制感染后,胸片可显示纤维空洞及周围多形性的结核病变,痰结核分枝杆菌可阳转。

3. 支气管肺癌　支气管肺癌阻塞支气管常引起远端肺化脓性感染,但形成肺脓肿的病程相对较长,因有一个逐渐阻塞的过程,毒性症状多不明显,脓痰量亦较少。因此对 40 岁以上出现肺同一部位反复感染,且抗菌药物疗效差的患者,要考虑支气管肺癌引起阻塞性肺炎的可能。

4. 肺囊肿继发感染　肺囊肿继发感染时,囊肿内可见气液平,周围炎症反应轻,无明显中毒症状和脓痰。如有以往的 X 线胸片作对照,更容易鉴别。

五、治疗

(一)中西医结合治疗思路

本病主要采用西医治疗,治疗原则主要是积极控制感染和痰液引流。应根据痰或血的细菌学检查选择有效的抗生素。再辅以中医药治疗,以祛邪为治疗原则,采用清热解毒、化瘀排脓的治法,脓未成应着重清肺消痈,脓已成需排脓解毒。但清肺要贯穿始终,重视"有脓必排"的原则。治疗时应根据疾病不同阶段的证候特点,分别融合清热解毒、排脓、化瘀、益气、滋阴等方法。对有明显痰液阻塞征象患者防止发生窒息。若发生大咯血,一方面应警惕气随血脱,或发生血凝块而阻塞气道引起窒息,另一方面应采取相应的急救措施,并严密观察病情变化;如痈脓破溃流入胸腔,其预后较差,必要时可做胸腔穿刺引流。

(二)西医治疗

1. **抗生素治疗** 吸入性肺脓肿多合并厌氧杆菌感染,一般均对青霉素敏感,可根据病情严重程度决定青霉素用量,病情轻者,青霉素每日120万~240万U;病情严重者,可每日1 200万~1 800万U静脉滴注,分4~6次给药,如治疗有效,则体温一般在治疗3~10日降至正常,然后可改为肌内注射。脆弱拟杆菌对青霉素不敏感,而对林可霉素、克林霉素和甲硝唑敏感,故常与甲硝唑2g/d联合应用。该联合用药方案对产β-内酰胺酶的细菌也有效。初始治疗有效的患者,在体温恢复正常、症状好转后可改为口服治疗,可单用或联合应用口服青霉素500mg,每日4次,甲硝唑400mg,每日3次。对青霉素耐药菌株,可采用克林霉素、第三代头孢菌素、β-内酰胺类/β-内酰胺酶抑制剂、氟喹诺酮类。军团菌肺脓肿可用大环内酯类或喹诺酮类抗生素,也可单用克林霉素或联合应用利福平。巴斯德菌肺脓肿首选青霉素或四环素,但需要延长治疗时间。放线菌肺脓肿青霉素静脉注射治疗的时间也要延长。诺卡菌肺脓肿首选甲氧苄啶(TMP)100mg/(kg·d)和磺胺甲噁唑(SMZ)50mg/(kg·d),免疫抑制的患者平均疗程为6个月。马红球菌肺脓肿应选用两种药物联合应用,大环内酯类加环丙沙星、庆大霉素、利福平或复方磺胺甲噁唑。血源性肺脓肿为脓毒血症的并发症,应按脓毒血症治疗,可选用耐β-内酰胺酶的青霉素或头孢菌素。MRSA感染应选用万古霉素、替考拉宁或利奈唑胺。如为阿米巴原虫感染,则用甲硝唑治疗。抗生素疗程6~8周,或直至胸部X线检查示脓腔和炎症消失,仅有少量的残留纤维化。

2. **脓液引流** 是提高疗效的重要措施。痰黏稠不易咳出者可用祛痰药,或雾化吸入生理盐水、祛痰药或支气管舒张剂以利痰液引流。身体状况较好的患者可采取体位引流排痰,引流的体位应使脓肿处于最高位,再轻拍患部,每日2~3次,每次10~15分钟。经纤维支气管镜冲洗及吸引也非常有效。靠近胸壁的肺脓肿病灶治疗效果差时可行经胸壁置管引流,局部注射抗生素治疗。

3. **手术治疗** 手术主要适用于病程超过3个月,经内科治疗效果差,或脓腔过大(5cm以上)估计不易闭合者,或出现大咯血等危及生命的症状及伴有脓胸、气管阻塞等问题的患者。若病情危重不能耐受手术,可经胸壁插入导管到脓腔引流。

(三)中医治疗

1. 初期

临床表现:恶寒发热,咳嗽,胸痛,咳时尤甚,咯白色黏痰,痰量日渐增多,胸闷,呼吸不利,口干鼻燥,舌质淡红,苔薄黄或薄白少津,脉浮数而滑。

治法:疏风宣肺,清热解毒。

代表方:银翘散加减。内热转甚,身热较重,咯痰黄、口渴者加生石膏、炒黄芩以清肺热,酌加鱼腥草增强清热解毒之力;咳甚痰多加苦杏仁、川贝母、前胡、桑白皮、枇杷叶肃肺化痰;胸痛,呼吸不利,加瓜蒌皮、郁金以利气宽胸;若头痛者,可加菊花、桑叶以疏散风热,清利头目;燥热伤津者,可加麦冬、天花粉以润肺生津。

2. 成痈期

临床表现:身热转甚,时时振寒,继则壮热,胸满作痛,转侧不利,咳吐黄稠痰,或黄绿色痰,自觉喉间有腥味,咳嗽气急,口干咽燥,舌质红,苔黄腻,脉滑数。

治法:清热解毒,化瘀消痈。

代表方:千金苇茎汤加减。若咯痰黄稠不利,可加桑白皮、射干、瓜蒌、贝母以清化痰热;若咳逆气急,咯痰脓浊量多者,可加瓜蒌仁、葶苈子以泻肺祛浊;胸满而痛,转侧不利者,可加乳香、没药以活血通络定痛;若大便秘结者,可加大黄、枳实以泻火通便;若烦渴者,可加生石膏、天花粉以清热保津。热毒瘀结,咯脓浊痰,腥臭味严重,可合西黄丸以解毒化痰。

3. 溃脓期

临床表现:咯吐大量脓血痰,或如米粥,腥臭异常,有时咯血,胸中烦满而痛,甚则气喘不能卧。身热,面赤,烦渴喜饮,舌质红或绛,苔黄腻、脉滑数。

治法:排脓解毒。

代表方:加味桔梗汤。若咯血量多者,可加白茅根、牡丹皮、藕节炭、栀子以凉血止血,并冲服三七粉;若烦渴津伤者,可加天花粉、知母、麦冬以清热生津;若咯脓浊痰,腥臭异常者,可合西黄丸以解毒化瘀;若形证俱实,喘满不得卧,大便秘结,脉滑数有力者,可服桔梗白散以峻祛脓痰,因本药性猛烈,峻下逐脓的作用甚强,一般不宜轻易使用,体弱者禁用。若体弱气虚者,可加生黄芪以补气排脓。

4. 恢复期

临床表现:身热渐退,咳嗽减轻,咯吐脓血痰血渐少,臭味不甚,痰液渐转清稀,精神渐振,食欲渐增,或见胸胁隐痛,不耐久卧,气短,自汗,盗汗,低热,午后潮热,心烦,口燥咽干,面色不华,形体消瘦,精神萎靡;或见咳嗽,咯吐脓血痰日久不净,或痰液一度清稀而复转臭浊,病情时轻时重,迁延不愈,舌质红或淡红,苔薄,脉细或细数无力。

治法:养阴益气补肺。

代表方:沙参清肺汤或桔梗杏仁煎加减。若低热不退者,可加白薇、青蒿、地骨皮、功劳叶以退虚热;口燥咽干明显者,加芦根、天花粉以清热生津;若纳少便清者,可加白扁豆、山药、白术以补气健脾;咳吐脓血不净,或痰液一度清稀而复转稠浊时,可加鱼腥草、蒲公英、败酱草清热排脓解毒。

（四）临证要点

治疗肺痈初期时应注意宣畅肺气及清热解毒。金银花、连翘用量宜大,金银花可用30~50g,连翘可用15~30g。若初期仅见身热不重、微恶风寒、咳嗽微渴、舌苔薄白、脉浮数等表热轻证,可用桑菊饮治疗。

成痈期必须用攻其壅塞、清肺消痈之品,剂量宜大,苇茎用量为60~90g,冬瓜仁为30~60g。不宜补益,以免助邪留寇。溃脓期应继续清热解毒外,排脓是否得当,成为治疗成败的关键,不论中西医都十分重视"有脓必排"的原则。由于此期正虚而病情重笃,应注意按脓肿部位,采取适当的体位引流。

若脓毒壅盛,脉症俱实,咯吐腥臭脓痰,胸部胀满难忍,喘不得卧,大便秘结不通,脉滑数有力,此时宜峻下排脓,用桔梗白散(巴豆霜、桔梗、浙贝母),服药后脓可吐下而出,中病即止。

恢复期患者正虚邪衰,治疗以养阴益气为主,但应用时不忘清除余邪,以防热毒复萌。对迁延日久,病程在百日以上的慢性病患者,经中西医内科治疗,脓腔仍不缩小,纤维组织大量增生,脓腔壁已上皮化或支气管扩张者,可考虑外科手术治疗。

六、预后

本病多能痊愈而无后遗症。极少数患者因脓肿破溃后大量脓痰排出,或因大咯血造成气道阻塞,导致窒息而病情险恶。少数患者如治疗不及时,可成慢性肺脓肿,使病情迁延不愈。亦有少数患者可并发支气管扩张或患侧胸膜增厚。

七、预防与调护

加强口腔卫生的宣传教育,并要重视口腔、上呼吸道慢性感染灶的根治,防止分泌物误吸入肺。口腔和胸部手术时,注意清除血块和分泌物,加强对昏迷患者或全麻患者的口腔护理。积极治疗皮肤感染如疖、痈等化脓性疾病,以防止血源性肺脓肿。鼓励患者咳嗽,及时吸出呼吸道异物,保持呼吸道通畅。合并感染时,及时使用有效的抗生素,以截断疾病的发展。忌油腻厚味及辛辣之品,严禁烟酒。

第十节　肺　结　核

肺结核(pulmonary tuberculosis)是由结核分枝杆菌引起的慢性肺部感染性疾病,是临床最为常见的结核病。多呈慢性过程,以低热、盗汗、消瘦、乏力、食欲不振等全身中毒症状及咳嗽、咳痰、咯血、呼吸困难、胸痛等呼吸系统症状为主要表现。

肺结核在 21 世纪仍然是严重危害人类健康的主要传染病,是全球关注的公共卫生和社会问题,也是我国重点控制的主要疾病之一。全球约 20 亿人曾受到结核分枝杆菌的感染。WHO 于 1993 年宣布结核病处于"全球紧急状态",动员和要求各国积极推行全程督导短程化学治疗策略(directly observed treatment short-course)作为国家结核病规划的核心内容。当前结核病疫情虽出现缓慢的下降,但由于耐多药结核病(multidrug-resistant tuberculosis,MDR-TB)的增多,人类免疫缺陷病毒和结核分枝杆菌的双重感染(HIV/TB),以及移民及流动人口中结核病难以控制,结核病仍然是危害人类健康的公共卫生问题。

本病具有高感染率、高患病率、高耐药率特点。近年来我国的结核病疫情呈下降趋势,但由于我国原结核病疫情比较严重,各地区差异大,西部地区患病率明显高于中部和东部地区,结核病特别是耐药结核病负担仍很严重。结核病防控工作仍需重视及加强。

本病与中医之"肺痨"相类似,可归属于"劳瘵""急痨""劳嗽""尸疰""虫疰"等范畴。

一、病因病理

(一)西医病因病理

1. 病因　结核病的病原菌为结核分枝杆菌复合群,包括结核分枝杆菌、牛分枝杆菌、非洲分枝杆菌和田鼠分枝杆菌。人肺结核的致病菌 90% 以上为结核分枝杆菌。结核分枝杆菌对酸、碱、自然环境和干燥有抵抗力,但对湿热、酒精和紫外线敏感。在阴湿处能生存 5 个月以上,在干燥的淡标本内可存活 6~8 个月,在-8~6℃时能存活 4~5 年;开水煮沸 1 分钟或75% 酒精作用 2 分钟,即可杀灭;对紫外线敏感,直接日光照射 2~7 小时可被杀死,或 10W 紫外线灯距照射物 0.5~1m,照射 30 分钟具有明显杀菌作用。

2. 发病机制　结核病在人群中的传染源主要是结核病患者,肺结核病的传染源主要是痰涂片和培养均为阳性的继发性肺结核患者,飞沫传播是肺结核最重要的传播途径,皮肤、消化道等其他途径传播现已罕见。婴幼儿细胞免疫系统不完善,老年人、HIV 感染者、免疫抑制剂使用者、慢性疾病患者等免疫力低下,都是结核病的易感人群。

首次吸入的结核分枝杆菌可被吞噬细胞杀灭。结核分枝杆菌的数量多、毒力强时侵袭肺组织,引起局部炎性病变,称为原发病灶。原发病灶中的结核分枝杆菌沿着肺内引流淋巴管到达肺门淋巴结,引起淋巴结肿大。原发病灶继续扩大,可直接或经血流播散到邻近组织器官,发生结核病。

当结核分枝杆菌首次侵入人体开始繁殖时,机体通过细胞介导的免疫系统对结核分枝杆菌产生特异性免疫,使之停止繁殖,病灶炎症迅速吸收,这就是原发感染最常见的良性过程。但仍然有少量结核分枝杆菌没有被消灭,长期处于休眠期,成为继发性结核病的来源之一。

继发性结核病的发病包括因原发感染后潜在病灶中的结核分枝杆菌重新活动,而发生的结核病内源性复发,以及受到结核分枝杆菌的再感染而发病的外源性重染。继发性结核病发病有快慢两种类型,发病慢者临床症状少而轻,痰涂片阴性,预后良好;发病快者,症状重,易出现广泛病变、空洞和播散,痰涂片阳性,传染性强,是防治工作的重点。

3. 病理　结核病基本病理是炎性渗出、增生和干酪样坏死。结核病的病理过程特点是破坏与修复常同时进行,故上述三种病理变化多同时存在,也可以某一种变化为主,而且可相互转化。

渗出为主的病变主要出现在结核性炎症初期阶段或病变恶化复发时。增生为主的病变发生在机体抵抗力较强、病变恢复阶段,多表现为典型的结核结节。干酪样坏死为主的病变多发生在结核分枝杆菌毒力强、量多、机体超敏反应增强、抵抗力低下的情况,因病变恶化变质,组织细胞混浊肿胀,胞质脂肪变性,胞核溶解,形成干酪样坏死组织。

(二)中医病因病机

肺痨的致病因素,不外内外两方面,病位在肺,主要累及脾肾。外因系指外染痨虫,内因系指正气虚弱,两者往往互为因果。痨虫蚀肺,耗损肺阴,病势始于阴虚,进而阴虚火旺或气阴两虚,甚则阴损及阳。

1. 感染“痨虫”　痨虫侵袭肺脏,腐蚀肺叶,肺体受损,肺阴耗伤,肺失滋润,清肃失调而发生肺痨咳嗽,如损伤肺中络脉,则发生咯血;阴虚火旺,迫津外泄,则出现潮热、盗汗。

2. 正气虚弱　若先天禀赋不强,或后天嗜欲无度,如酒色过度,忧思劳倦,或大病久病之后失于调治,如麻疹、外感久咳及产后等,耗伤气血津液,正气亏虚,抗病力弱,或营养不良,体虚不复,则痨虫乘虚袭人,可感染痨虫而发病。

本病致病因素是痨虫,而正虚是发病关键。痨虫蚀肺,肺体受损,肺阴耗伤为基本病机。病位在肺,与脾、肾关系密切,涉及心、肝。脾为肺之母,肺虚耗夺脾气以自养,脾虚不能化水谷为精微上输以养肺,终致肺脾两虚。肾为肺之子,肺虚肾失滋生之源,或肾虚相火灼金,上耗母气,则可致肺肾两虚。肺虚无以制肝,肾虚无以养肝,肝火偏旺,上逆侮肺。肺虚心火乘客,肾虚水不济火,病及于心。久延而病重者,可以演变发展至肺、脾、肾三脏同病,兼及心、肝。

概括而言,初起肺体受损,肺失滋润,表现肺阴亏损之候,继则肺、肾同病,兼及心、肝,而致阴虚火旺;或因肺、脾同病,导致气阴两亏。后期肺、脾、肾三脏俱损,阴损及阳,元气耗伤,阴阳两虚。

二、临床表现

(一)症状

1. 呼吸系统症状　咳嗽、咳痰2周以上或痰中带血是肺结核的常见可疑症状。咳嗽较轻,干咳或少量黏液痰。有空洞形成时,痰量增多,若合并其他细菌感染,痰可呈脓性。若合并支气管结核,表现为刺激性咳嗽。约1/3的患者有咯血,多数患者为少量咯血,少数为大咯血。结核病灶累及胸膜时可出现胸痛,为胸膜性胸痛。随呼吸运动和咳嗽加重。呼吸困难多见于干酪样肺炎和大量胸腔积液患者。

2. 全身中毒症状 发热为最常见症状,多为长期午后潮热,即下午或傍晚开始升高,翌晨降至正常。部分患者有倦怠乏力、盗汗、食欲减退和体重减轻等。育龄女性患者可以有月经不调。

(二) 体征

多寡不一,取决于病变性质和范围。病变范围较小时,可以没有任何体征;渗出性病变范围较大或干酪样坏死时,则可以有肺实变体征,如触觉语颤增强、叩诊浊音、听诊闻及支气管呼吸音和细湿啰音。较大的空洞性病变听诊也可以闻及支气管呼吸音。当有较大范围的纤维条索形成时,气管向患侧移位,患侧胸廓塌陷、叩诊浊音、听诊呼吸音减弱并可闻及湿啰音。结核性胸膜炎时有胸腔积液体征:气管向健侧移位,患侧胸廓望诊饱满、触觉语颤减弱、叩诊实音、听诊呼吸音消失。支气管结核可有局限性哮鸣音。

少数患者可以有类似风湿热样表现,称为结核性风湿症。多见于青少年女性。常累及四肢大关节。在受累关节附近可见结节性红斑或环形红斑,间歇出现。

三、实验室及其他检查

1. 影像学检查 是诊断肺结核最基本的方法,可以确定病变部位、范围、性质,评价治疗转归具有重要价值。正侧位 X 线胸片是常规检查方法,可显示肺内病变。肺结核好发于双上肺叶的尖后段、下叶的背段和后基底段,呈多态性,即浸润、增殖、干酪、纤维钙化病变可同时存在,密度不均匀、边缘较清楚和病变变化较慢,易形成空洞和播散病灶。

胸部 CT 检查对于发现微小或隐蔽性结核病灶有帮助;能清晰显示各型肺结核病变特点和性质、与支气管关系、有无空洞、病变变化;能准确显示纵隔淋巴结有无肿大。常用于对肺结核的诊断以及与其他胸部疾病的鉴别诊断,也可用于引导穿刺、引流和介入性治疗等。

2. 细菌学检查

(1) 涂片法:痰中检出抗酸杆菌对诊断肺结核有极重要的意义。常用齐-内染色抗酸染色显微镜检查、LED 荧光显微镜检查,检测样本中有无分枝杆菌。其他类型临床标本,包括胸腔积液、脓液(分泌物、穿刺液等)、病理组织或干酪块和咽喉棉拭子、支气管灌洗液等行抗酸染色检查可协助诊断。

(2) 培养法:可用于确定诊断,灵敏度高于涂片法。同时也为药物敏感性测定和菌种鉴定提供菌株。原有培养方法费时较长,近期采用液体培养基和测定细菌代谢产物的 BACTEC-TB960 法,10 日可获得结果并提高 10% 分离率。

3. 分子生物学检查 结核分枝杆菌核酸检测,使肺结核的诊断和耐药肺结核的检测更加快速、方便,可用于协助诊断。

4. 病理学检查 可用于临床病理学诊断,结果较为可靠,广泛应用于临床。仍有少数病例可能因组织取材以及处理不当等因素不能明确诊断,还需参考临床表现、其他实验室及其他检查,以及诊断性治疗等才能明确诊断。

5. 免疫学检查 结核菌素皮肤试验广泛应用于检出结核分枝杆菌的感染,阳性反应不能区分是结核分枝杆菌的自然感染还是卡介苗接种的免疫反应。其对儿童、少年和青年的结核病诊断有参考意义。结核分枝杆菌感染后需 4~8 周才能建立充分的变态反应,在此之前,结核菌素试验可呈阴性;营养不良、HIV 感染、麻疹、水痘、癌症、严重的细菌感染包括重症结核病如粟粒性结核病和结核性脑膜炎等,结核菌素试验结果则多为阴性和弱阳性。目前 WHO 推荐使用的结核菌素为纯蛋白衍化物(purified protein derivative,PPD)和 PPD-RT23。

其他免疫学检查方法包括：γ-干扰素释放试验、结核分枝杆菌抗原抗体检测等检测方法。

6. 纤维支气管镜检查　能直接观察气管和支气管病变,行抽吸分泌物、刷检及活检等相关检查,可协助气管、支气管结核及肺部病变的诊断。

四、诊断与鉴别诊断

（一）诊断

肺结核的诊断是以病原学(包括细菌学、分子生物学)检查为主,结合流行病史、临床表现、胸部影像、相关的辅助检查及鉴别诊断等,进行综合分析做出诊断。以病原学、病理学结果作为确诊依据。对于多种方法都不能诊断的肺部疾病可以在密切观察下进行诊断性治疗。

1. 诊断程序

（1）可疑症状患者的筛选:主要可疑症状为咳嗽、咳痰持续 2 周以上和咯血,其次是午后低热、乏力、盗汗、月经不调或闭经,有肺结核接触史或肺外结核。上述情况应考虑到肺结核病的可能性,要进行痰抗酸杆菌和胸部影像学检查。

（2）确诊肺结核:凡影像学检查肺部发现有异常阴影者,必须通过系统检查确定病变性质是结核性或其他性质。如一时难以确定,可经 2 周左右观察后复查,大部分炎症病变会有所变化,肺结核则变化不大。

（3）有无活动性:确诊肺结核后,应进一步明确有无活动性。结核活动性病变必须给予治疗,其在胸片上通常表现为边缘模糊不清的斑片状阴影,可有中心溶解和空洞,或出现播散病灶。胸片表现为钙化、硬结或纤维化,痰检查不排菌,无任何症状,为无活动性肺结核。

（4）是否排菌:确定活动性后还要明确是否排菌,是确定传染源的唯一方法。

（5）是否耐药及初、复治:通过药物敏感性试验确定是否耐药。病史询问,明确初、复治患者,两者治疗方案迥然不同。

2. 肺结核分类标准和诊断要点

（1）原发性肺结核为结核分枝杆菌初次侵入人体感染所致的临床病症,包括原发综合征及胸内淋巴结结核。多见于少年儿童,无症状或症状轻微,多有结核病接触史,结核菌素试验多为强阳性,X 线胸片表现为哑铃型阴影,即原发病灶、引流淋巴管炎和肿大的肺门淋巴结,形成典型的原发综合征。原发病灶一般吸收较快,可不留任何痕迹。若 X 线胸片只有肺门淋巴结肿大,则诊断为胸门淋巴结结核。肺门淋巴结结核可呈团块状、边缘清晰和密度高的肿瘤型或边缘不清、伴有炎性浸润的炎症型。

（2）血行播散性肺结核含急性血行播散性肺结核(急性粟粒性肺结核)及亚急性、慢性血行播散性肺结核。

急性粟粒性肺结核多见于抵抗力明显下降的婴幼儿和青少年,多同时伴有原发性肺结核,起病急,高热等中毒症状较重。全身浅表淋巴结肿大,肝脾大,常伴发结核性脑膜炎。影像学检查可见肺尖至肺底呈大小、密度和分布三均匀的粟粒状结节阴影。

亚急性、慢性血行播散性肺结核起病缓慢,症状较轻。X 线胸片呈双上、中肺野为主的大小不一、密度不同和分布不均的粟粒结节状阴影,病灶新旧共存。

（3）继发性肺结核包括浸润性肺结核、空洞性肺结核、结核球、纤维空洞性肺结核和干酪样肺炎等。临床特点如下:

1）浸润性肺结核:早期往往无明显症状及体征。多发生在肺尖和锁骨下,影像学检查表现为小片状或斑点状阴影,可融合和形成空洞。

2）空洞性肺结核：临床症状较多，空洞形态不一，多由干酪渗出病变溶解形成虫蚀样空洞，也可形成薄壁空洞/张力性空洞以及干酪溶解性空洞。空洞性肺结核患者多有痰中排菌。化疗后长期痰菌阴性，但空洞不闭合，为"净化空洞"。若长期痰菌阴性，但空洞仍残留干酪组织，为"开放菌阴综合征"，仍须随访。

3）结核球：多由干酪样病变吸收和周边纤维膜包裹或干酪空洞阻塞性愈合而形成。多伴有卫星灶，内部可见钙化灶或空洞，其直径在2~4cm之间，多小于3cm。

4）纤维空洞性肺结核：病程长，反复进展恶化，洞壁增厚，广泛纤维化形成，肺组织破坏重。X线影像可见双侧或单侧厚壁空洞，肺门抬高和垂柳样肺纹理，患侧肺组织收缩，纵隔向患侧移位，常见胸膜粘连和代偿性肺气肿。菌检长期阳性且常耐药。

5）干酪性肺炎：多发生在机体免疫力低下，又受到大量结核分枝杆菌感染的患者，或有淋巴结支气管瘘，淋巴结中的大量干酪样物质经支气管进入肺内而发生。X线影像呈大叶密度均匀的磨玻璃状阴影，或是小叶斑片播散病灶。

（4）结核性胸膜炎包括结核性干性胸膜炎、结核性渗出性胸膜炎、结核性脓胸。

（5）其他肺外结核：按部位和脏器命名，如骨关节结核、肾结核、肠结核等。

（6）其他分类方法：根据治疗经过，将肺结核分为初治肺结核及复治肺结核；根据是否排菌将结核病分为菌阴肺结核及菌阳肺结核，菌阴肺结核为三次痰涂片及一次培养阴性的肺结核，菌阳肺结核包括涂阳肺结核和仅培阳肺结核；根据多感染结核分枝杆菌对药物的敏感性将结核病分为敏感肺结核和耐药肺结核。

3. 痰菌检查记录　以涂（+）、涂（-），培（+）、培（-）表示。当患者无痰或未查痰时，则注明（无痰）或（未查）。

4. 治疗状况记录

（1）初治：有下列情况之一者谓初治：尚未开始抗结核治疗的患者；正进行标准化疗方案用药而未满疗程的患者；不规则化疗未满1个月的患者。

（2）复治：有下列情况之一者为复治：初治失败的患者；规则用药满疗程后痰菌又复阳的患者；不规律化疗超过1个月的患者；慢性排菌患者。

5. 记录方式　按结核病分类、病变部位、范围，痰菌情况、化疗史顺序书写。如：原发性肺结核右中涂（-），初治。继发性肺结核双上涂（+），复治。血行播散性肺结核可注明急性或慢性；继发性肺结核可注明（浸润性、纤维空洞等）。并发症（如自发性气胸、肺不张等）、合并症（如硅沉着病、糖尿病等）、手术（如肺切除术后、胸廓成形术后等）可在化疗之后按并发症、并存病、手术等顺序书写。

（二）鉴别诊断

1. 肺炎　主要与继发性肺结核鉴别。各种肺炎因病原体不同而临床特点各异，但大都起病急，伴有发热，咳嗽、咳痰明显，血白细胞和中性粒细胞增高。胸片表现为密度较低且较均匀的片状或斑片状阴影，抗菌治疗后体温迅速下降，1~2周阴影有明显吸收。

2. 肺癌　可有长期吸烟史，病程中多无发热，表现为刺激性干咳，痰中带血，伴胸痛和消瘦等症状。胸部影像学见肿块呈分叶状，有毛刺、切迹，组织坏死后常见偏心厚壁空洞，少有钙化征象。多次痰脱落细胞和结核分枝杆菌检查和病灶活体组织检查是鉴别的重要方法。

3. 支气管扩张　慢性反复咳嗽、咳痰，多有大量脓痰，常反复咯血。轻者X线胸片无异常或仅见肺纹理增粗，CT发现支气管腔扩大，可确诊。

4. 肺脓肿　多有高热、咳大量脓臭痰，胸片表现为带有液平面的空洞伴周围浓密的炎性阴影，血白细胞和中性粒细胞增高。

5. **慢性阻塞性肺疾病** 慢性咳嗽、咳痰,少有咯血。冬季多发,急性加重期可发热。肺功能检查为阻塞性通气功能障碍。影像学检查有助于鉴别诊断。

6. **其他发热性疾病** 肺结核常有不同类型的发热,临床上需要与伤寒、败血症、白血病、纵隔淋巴瘤、结节病等其他发热性疾病相鉴别。

五、治疗

(一)中西医结合治疗思路

肺结核病的治疗目前以西医抗结核化学药物治疗为主,同时根据病情联合外科治疗及对症治疗。根据结核分枝杆菌的生物学特性和抗结核化疗药物的药理作用特点,选用合理的抗结核化学药物治疗方案。中医治疗以"抗痨杀虫,补虚培元"为治疗原则。调补脏器重点在肺,同时补益脾肾,并应注意脏腑整体关系。治疗大法根据"主乎阴虚"的病理特点,以滋阴为主,火旺者兼以降火,如合并气虚、阳虚见证者,亦当兼顾。同时需注重针对病因的抗痨杀虫治疗。

耐多药菌株的出现,耐药结核病的日趋增多,多重耐药菌和药物的毒副作用常困扰着西医临床治疗。中医药治疗虽不能完全杀死结核分枝杆菌,但可抑制结核分枝杆菌的生长繁殖,并通过增强免疫功能而达到治疗目的。中西医结合治疗,不仅能促进痰菌阴转、空洞闭合、病灶吸收,缩短疗程,而且可缓解抗结核药的毒副作用,进而提高疗效。

(二)西医治疗

1. **抗结核化学药物治疗**

(1)**基本原则**:抗结核化学药物治疗的原则是坚持早期、规律、全程、适量和联合。整个治疗方案分强化和巩固两个阶段。

(2)**化疗的主要作用**

1)**杀菌作用**:迅速地杀死病灶中大量繁殖的结核分枝杆菌,使患者由传染性转为非传染性,减轻组织破坏,缩短治疗时间,临床上表现为痰菌迅速阴转。

2)**防止耐药菌产生**:防止获得性耐药变异菌的出现是保证治疗成功的重要措施,耐药变异菌的出现不仅会造成治疗失败和复发,而且会造成耐药菌的传播。

3)**灭菌**:彻底杀灭结核病变中半静止或代谢缓慢的结核分枝杆菌是化学治疗的最终目的,使完成规定疗程治疗后无复发或复发率很低。

(3)**常用药物**

1)**异烟肼(isoniazid,INH,H)**:对结核分枝杆菌具有强大的杀菌作用,是全效杀菌药。药物可分布于全身组织和体液,是各器官系统、各类型结核病和结核病预防治疗的首选药物。成人常用剂量为每日300mg(或每日4~8mg/kg),顿服;儿童每日5~10mg/kg,每日不超过300mg。偶可发生药物性肝炎,肝功能异常者慎用,需注意观察。

2)**利福平(rifampicin,RFP,R)**:具有广谱抗菌作用,对细胞内外及任何生长环境和状态的结核分枝杆菌均具有杀菌作用。INH与RFP联用可缩短疗程。成人常用剂量为450~600mg,每日1次,空腹顿服;儿童每日10~20mg/kg。间歇用药为600~900mg,每周2~3次。用药后如出现一过性转氨酶上升可继续用药,加保肝治疗观察,如出现黄疸应立即停药。流感样症状、皮肤综合征、血小板减少多在间歇疗法出现。妊娠3个月以内者忌用。利福平及其代谢物为橘红色,服后大小便、眼泪等为橘红色。

3)**链霉素(streptomycin,SM,S)**:仅对吞噬细胞外碱性环境中的结核分枝杆菌具有杀菌作用,为半效杀菌药。肌内注射,每日量为0.75g,每周5次;间歇用药每次肌内注射0.75~1g,每周2~3次。不良反应主要为耳毒性、前庭功能损害和肾毒性等,严格掌握使用剂量,儿童、老人、妊娠期女性、听力障碍和肾功能不良等要慎用或不用。

4）吡嗪酰胺（pyrazinamide，PZA，Z）：吡嗪酰胺具有独特的杀菌作用，对人型结核分枝杆菌有较好的抗菌作用，其在酸性环境中有较强的杀菌作用。成人用药为 1.5g/d，每周 3 次用药时为 1.5~2.0g/d，儿童每日为 30~40mg/kg。常见不良反应为高尿酸血症、肝损害、食欲不振、关节痛和恶心。

5）乙胺丁醇（ethambutol，EMB，E）：对生长繁殖期结核分枝杆菌有抑菌作用，对静止状态细菌几乎无影响，与其他抗结核药物联用时可延缓细菌对其他药物产生耐药性。成人剂量为 0.75~1.0g/d，每周 3 次用药时为 1.0~1.25g/d。不良反应为视神经炎。鉴于儿童无症状判断能力，故不使用。

6）其他：如对氨基水杨酸钠、利福喷汀、卡那霉素、阿米卡星、卷曲霉素、环丝氨酸、氧氟沙星等喹诺酮类，抗结核药物复合剂等，都具有抗结核活性。

2. 标准抗结核化学药物治疗方案　在全面考虑到抗结核化学药物治疗方案的疗效、不良反应、治疗费用、患者接受性和药源供应等条件下，经国内外严格对照研究证实的抗结核化学药物治疗方案，可供选择作为标准方案。

（1）初治活动性肺结核（含涂阳和涂阴）治疗方案

1）每日用药方案：①强化期：异烟肼、利福平、吡嗪酰胺和乙胺丁醇，顿服，2 个月；②巩固期：异烟肼、利福平，顿服，4 个月。简写为：2HRZE/4HR。

2）间歇用药方案：①强化期：异烟肼、利福平、吡嗪酰胺和乙胺丁醇，隔日一次或每周 3 次，2 个月；②巩固期：异烟肼、利福平，隔日一次或每周 3 次，4 个月。简写为：$2H_3R_3Z_3E_3/4H_3R_3$。

（2）复治涂阳肺结核治疗方案：复治涂阳肺结核患者强烈推荐进行药物敏感性试验，敏感患者按下列方案治疗。

1）复治涂阳敏感用药方案：①强化期：异烟肼、利福平、吡嗪酰胺、链霉素和乙胺丁醇，每日 1 次，2 个月；②巩固期：异烟肼、利福平和乙胺丁醇，每日 1 次，6~10 个月。巩固期治疗 4 个月时，未见痰菌阴转，可继续延长治疗期 6~10 个月。简写为：2HRZSE/6~10HRE。

2）间歇用药方案：①强化期：异烟肼、利福平、吡嗪酰胺、链霉素和乙胺丁醇，隔日 1 次或每周 3 次，2 个月；②巩固期：异烟肼、利福平和乙胺丁醇，隔日 1 次或每周 3 次，6 个月。简写为：$2H_3R_3Z_3S_3E_3/6~10H_3R_3E_3$。

上述间歇方案为我国结核病规划所采用，但必须采用全程督导化疗管理，以保证患者不间断地规律用药。

3. 其他治疗

（1）对症治疗：肺结核的一般症状在合理化疗下很快减轻或消失，无须特殊处理。咯血是肺结核的常见症状，一般少量咯血，多以安慰患者、消除紧张、卧床休息为主，可用氨基己酸、氨甲苯酸（止血芳酸）、酚磺乙胺（止血敏）、卡巴克洛（安络血）等药物止血。大咯血时可用垂体后叶素收缩小动脉，使肺循环血量减少而达到较好止血效果。高血压、冠状动脉粥样硬化性心脏病、心力衰竭患者和妊娠期女性禁用。对支气管动脉破坏造成的大咯血可采用支气管动脉栓塞法。

（2）糖皮质激素：糖皮质激素治疗结核病的应用主要是利用其抗炎、抗毒作用。仅用于结核毒症状严重者。必须确保在有效抗结核药物治疗的情况下使用。使用剂量依病情而定。

（3）肺结核外科手术治疗：当前肺结核外科手术治疗主要的适应证是经合理化学治疗后无效、多重耐药的厚壁空洞、大块干酪灶、结核性脓胸、支气管胸膜瘘和大咯血保守治疗无效者。

（三）中医治疗

1. 肺阴亏损证

临床表现：干咳，咳声短促，少痰或痰中有血丝或血点，色鲜红，胸部隐痛，低热，午后手足心热，皮肤干灼，口咽干燥，或有少量盗汗，舌质红，苔薄少津，脉细数。

治法：滋阴润肺，清热杀虫。

代表方：月华丸加减。若痰中带血，宜加白及、白茅根、藕节、仙鹤草以和络止血；若低热不退，宜加银柴胡、功劳叶、地骨皮以清退虚热，兼以杀虫；若神疲食少，宜加太子参以甘平养胃。

2. 阴虚火旺证

临床表现：咳呛气急，痰少质黏或黄，反复咯血，量多色鲜，五心烦热，骨蒸颧红，潮热盗汗，心烦口渴，急躁易怒，胁肋掣痛，失眠多梦，男子梦遗，女子月经不调，形体日渐消瘦，舌质红绛而干，苔薄黄而剥，脉细数。

治法：补益肺肾，滋阴降火。

代表方：百合固金汤合秦艽鳖甲散加减。若咳痰量多黄稠，宜加桑白皮、海蛤壳、鱼腥草以清化痰热；反复咳血不止者，宜加紫珠草、牡丹皮、大黄炭或十灰散以凉血止血；盗汗严重者，宜加煅牡蛎、煅龙骨、浮小麦以敛营止汗；梦遗者加山萸肉、芡实、金樱子滋补肾阴，涩精；胸胁掣痛者，宜加川楝子、延胡索、广郁金以和络止痛；烦躁失眠者，宜加酸枣仁、夜交藤、珍珠母以宁心安神。服本方易腻胃碍脾，故须酌加砂仁、香橼、佛手等醒脾理气之品，以除滋腻碍脾之弊。

3. 气阴两伤证

临床表现：咳嗽无力，气短声低，咳痰清稀，偶有咯血，血色淡红，神疲倦怠，午后潮热，热势一般不剧，身体消瘦，食欲不振，面色㿠白，盗汗颧红，舌质嫩红，边有齿痕，苔薄，脉细弱而数。

治法：益气养阴，润肺止咳。

代表方：保真汤加减。咳血可酌加阿胶、仙鹤草、三七配合补气药共奏益气摄血之功。骨蒸、盗汗者可加鳖甲、牡蛎、浮小麦以补阴除蒸敛汗；如便溏、腹胀、食少等脾虚症状明显者，应酌加白扁豆、山药、薏苡仁、莲肉等甘淡健脾，并去知母、黄柏苦寒伤中以及生地黄、熟地黄、当归滋补碍脾之弊。

4. 阴阳两虚证

临床表现：咳逆喘息少气，形体羸弱，劳热骨蒸，面浮肢肿，动则尤甚，咯痰色白，或夹血丝，血色暗淡，潮热，自汗，盗汗，声嘶失音，面浮肢肿，心慌，唇紫，肢冷，形寒或见五更泄泻，口舌生糜，大肉尽脱，男子滑精，阳痿，女子经少，经闭，舌光质红少津，或舌质淡体胖，边有齿痕，脉微细而数，或虚大无力。

治法：滋阴补阳，培本固元。

代表方：补天大造丸加减。肾虚气逆喘息可配冬虫夏草、紫石英等摄纳肾气；心慌可加柏子仁、丹参宁心安神；五更腹泻者，则当加入肉豆蔻以补肾固肠，忌投地黄、阿胶等滋腻之品。

（四）临证要点

肺阴亏损证的代表方月华丸有培土生金的作用，且长于止血和络杀虫。用药时须注意肺清肃润降的生理特点，以凉润清宣微苦之品为安，轻宣润降，切不可滥用辛温燥品，以免劫伤气阴。阴虚火旺证因肺虚不能制约肝和肾虚不能养肝而使肝火偏旺，同时肺虚心火客乘，肾虚水不济火，而使心火上炎。因此，治疗上滋阴降火、补肺益肾的同时，佐以潜降安神之品,如生龙骨、牡蛎、白芍等。气阴两虚证的代表方保真汤长于补气益阴清热。若气阴两虚,干咳,咽燥咯血,肌肉消瘦,且肺病及脾,子盗母气,肺脾两虚,食少腹胀,便溏,面浮神疲,咳而短气,痰多清稀者,可选参苓白术散健脾益气,培土生金。

肺痨后期,正气耗竭,阴阳并亏,因此处方用药应掌握以下几点:一是本着"有胃气则生,无胃气则死"的原则,注意患者的食纳情况,采取平补或峻补法,同时注意佐以健运脾胃之品,以防滥用阴寒滋补之品滋腻碍脾。二是补剂既要持平,又要有所侧重。如阴虚为主者,补阳药宜减,以防虚火上浮;阳气偏虚者,滋阴药应减,以免阳气虚陷而洞泄。三是补虚不忘实,不忘抗痨杀虫。

六、预后

肺结核的转归与预后,主要取决于人体正气的盛衰。若正气尚盛,病情轻浅,治疗得当与适当调养,可逐渐恢复;反之,病情可加重,甚至恶化,预后多不良。总之,增强患者体质,早诊断,早治疗,防止病情恶化,是预后的关键。

七、预防与调护

1. 控制传染源　及早发现痰菌阳性患者,隔离治疗或在专科医院治疗。

2. 切断传播途径　合理处理患者痰液。活动期患者佩戴口罩,避免随地吐痰。病室保持通风,空气清洁,定期紫外线消毒。加强病室及患者的用具、排泄物的清洁、消毒,以免接触传染。

3. 保护易感染人群　对易患人群接种卡介苗是预防肺结核病最有效的办法。新生儿出生时即接种,每5年补种,直至15岁。对有感染结核分枝杆菌好发因素者如HIV感染者,且结核菌素试验阳性,酌情预防用药。

4. 加强对患者卫生宣传教育,加强营养,加强户外活动锻炼,保持心情舒畅,促进康复。

第十一节　原发性支气管肺癌

原发性支气管肺癌(primary bronchogenic carcinoma),简称肺癌(lung cancer),是起源于支气管黏膜、腺体的恶性肿瘤。WHO《2018年全球癌症报告》显示,肺癌仍是世界范围内发病率和死亡率最高的恶性肿瘤之一。目前随着诊断方法进步、规范有序的分期、靶向药及免疫治疗的出现,以及根据肺癌临床特点进行多学科联合治疗的发展,本病患者生存期已有所延长。

根据其临床表现,本病可归属于中医学的"咳嗽""咯血""肺积""肺岩"等范畴。目前"肺癌"是中西医共同的疾病名称。

一、病因病理

(一)西医病因病理

1. 病因及发病机制　肺癌的病因和发病机制尚未明确,但通常认为与下列因素有关。

(1)吸烟:目前公认吸烟是肺癌发生的重要危险因素,是肺癌死亡率进行性增加的首要原因。通常认为,吸烟与鳞状细胞癌和小细胞癌的关系相对更为密切。

(2)空气污染:室内被动吸烟、燃烧燃料和烹调过程中均可产生致癌物。在污染严重的大城市,大气中苯并芘含量每增加$1 \sim 6.2\mu g/m^3$,肺癌病死率可增加$1\% \sim 15\%$。

(3)职业致癌因素:目前已明确石棉、煤焦油、煤烟、芥子气、异丙油、三氯甲醚、电离辐射等物质将增大患癌症的危险性。

（4）遗传和基因改变：肺癌患者常有第3号染色体短臂缺失，正常细胞发生癌变前期常有一系列基因改变，包括原位癌基因激活、抑癌基因失活、自反馈分泌环的活化和细胞凋亡的抑制，导致细胞生长失控，提示肺癌具有一定的潜在血缘遗传性。

（5）年龄：在我国，<45岁人群肺癌的发病率相对较低，≥45岁呈现明显增加趋势。

（6）其他：肺结核、慢性阻塞性肺疾病和肺尘埃沉着病等慢性肺部疾病患者肺癌发病率高于健康人。肺支气管慢性炎症及肺纤维瘢痕病变在愈合过程中的鳞状上皮化生或增生可能发展成肺癌。

2. 病理和分类

（1）按解剖部位分类

1）中央型肺癌：发生在段及以上支气管，以鳞状上皮细胞癌和小细胞癌较多见。

2）周围型肺癌：发生在段支气管以下，以腺癌较多见。

（2）按组织病理学分类

肺癌的组织病理学分为非小细胞肺癌和小细胞肺癌两大类，其中，非小细胞肺癌最为常见，约占肺癌总发病率的85%。

1）非小细胞肺癌（non-small cell lung cancer，NSCLC）

①腺癌：是目前肺癌中最常见的组织细胞学类型，女性多见。包括腺泡状、乳头状、细支气管-肺泡癌和实体癌伴黏液形成。典型腺癌呈腺管或乳头状结构，癌细胞为圆形或柱状，核仁明显，胞质丰富，常含有黏液，在纤维基质支持下形成腺体状。主要来自支气管腺体，倾向于管外生长，也可循细胞壁蔓延，早期即可侵犯血管和淋巴管，引起肝、脑、骨等远处转移，更易累及胸膜出现胸腔积液。

②鳞状上皮细胞癌（简称鳞癌）：是肺癌中仅次于腺癌的病理类型，多见于老年吸烟男性。包括乳头状型、透明细胞型、小细胞型、基底细胞样型。组织学特点是细胞大，呈多形性，常呈鳞状上皮样排列，可见角化珠、细胞间桥。鳞癌多起源于段或亚段的支气管黏膜，并有向管腔内生长的倾向，早期常引起支气管狭窄，导致肺不张或阻塞性肺炎。一般生长较慢，转移晚，手术切除机会较多，但对放化疗敏感性不如小细胞癌。

③大细胞癌：是一种未分化的非小细胞癌，较为少见，缺乏小细胞癌、腺癌或鳞癌分化的细胞和结构特点。包括巨细胞型和透明细胞型。癌细胞大，分化差，形态多样，核大，核仁显著，胞质丰富，有黏液形成。常见大片出血性坏死。为高度恶性的上皮肿瘤，多发生于周边肺实质。大细胞癌较小细胞癌转移晚，手术切除机会较大。

④其他：腺鳞癌、肉瘤样癌、淋巴上皮瘤样癌、肺 NUT 癌［伴有睾丸核蛋白（the nuclear protein of the testis，NUT）基因重排］、唾液腺型癌等。

2）小细胞肺癌（small cell lung cancer，SCLC）：肺神经内分泌肿瘤包括类癌、非典型类癌、小细胞癌和大细胞神经内分泌癌。SCLC 是一种低分化的神经内分泌肿瘤，恶性程度最高，约占原发性肺癌的10%～15%。多发生于肺门附近的大支气管。早期即可侵犯肺门、纵隔淋巴结及血管，很快出现肺外转移。肿瘤质地软，呈灰白色黏液样变性，多见出血和坏死。胞质内含有神经内分泌颗粒，能分泌5-羟色胺、儿茶酚胺、组胺、激肽等物质，可引起类癌综合征（carcinoid syndrome）。SCLC 对化疗和放疗较敏感。

（二）中医病因病机

中医学认为，肺癌发生是由于正气虚损与邪毒入侵相互作用，导致痰瘀毒聚，壅结于肺。

1. 正气内虚　年老体衰，久患肺疾，或劳累过度，肺气肺阴亏损，外邪乘虚而入，留滞不去，终致肺部血行积滞，结而成块。此所谓"积之成者，正气不足，而后邪气踞之"。

2. 痰热蕴肺 痰热阻肺,热伤肺络,肺气宣降失常,痰凝气滞,进而导致气血闭阻,毒聚邪留,郁于胸中,形成肿块。

3. 烟毒内阻 长期吸烟,热灼津液,致肺阴亏虚,阴伤气耗,加之烟毒之气内蕴,痰湿瘀血凝结,形成肿块。

4. 邪毒侵肺 肺为娇脏,邪毒易袭,长期接触工业废气、石棉、矿石粉尘和放射性物质等邪毒,致使肺气宣降失常,郁滞不宣,气不布津,聚液生痰或血瘀于内,邪毒、痰浊、血瘀、气郁交结于肺,日久成块而为癌肿。

总之,肺癌发生是由于脏腑气血阴阳失调,复感邪毒,肺失治节,宣降失司,气机不利,血行不畅,为痰为饮,瘀阻脉络,日久形成肺部积块。病变部位在肺,晚期可波及他脏。其发病以正虚为本,因虚而致实,机体产生痰湿、瘀血、毒聚、气郁等病理改变,故本病是全身为虚、局部为实的疾病,虚以阴虚、气阴两虚多见,实则不外乎气滞、血瘀、痰凝、毒聚之病理变化。

二、临床表现

(一)症状

1. 肺癌早期无明显症状,当病情发展到一定程度时,常出现以下症状:①刺激性干咳;②痰中带血或血痰;③胸痛;④发热;⑤气促;⑥体重下降。当呼吸道症状超过 2 周,经对症治疗不能缓解,尤其是痰中带血、刺激性干咳,或原有呼吸道症状加重,要高度警惕肺癌存在的可能性。

2. 当肺癌侵及周围组织或转移时,可出现如下症状:

(1)肿瘤侵犯喉返神经出现声音嘶哑。

(2)肿瘤侵犯上腔静脉,出现面、颈部水肿等上腔静脉梗阻综合征表现。

(3)肿瘤侵犯胸膜引起胸膜腔积液,大量积液可引起气促。

(4)肿瘤侵犯胸膜或胸壁,引起持续剧烈胸痛。

(5)上叶尖部肺癌可侵入和压迫位于胸廓入口的器官和组织,如第一肋骨、颈部交感神经,表现为病侧眼睑下垂、瞳孔缩小、眼球内陷,同侧额部与胸壁无汗或少汗,感觉异常。肺上沟癌常引起肩部疼痛。

(6)近期出现头痛、恶心、眩晕或视物不清等神经系统症状和体征应当考虑脑转移的可能。

(7)持续固定部位骨痛、血浆碱性磷酸酶或血钙增高应考虑骨转移可能。肺癌骨转移可致骨痛和病理性骨折。

(8)部分 SCLC 可转移到胰腺,表现为胰腺炎症状或阻塞性黄疸。也可以转移到胃肠道、肾上腺、腹膜后淋巴结等位置。右上腹痛、肝大应考虑肝转移。

(9)皮下转移时可在皮下触及结节。

(10)血行转移到其他器官可出现转移器官的相应症状。

(二)体征

1. 多数早期肺癌患者无明显相关阳性体征。

2. 当患者出现原因不明、久治不愈的肺外表现,如杵状指(趾)、非游走性关节疼痛、男性乳腺增生、皮肤黝黑或皮肌炎、共济失调和静脉炎等。

3. 临床表现为高度可疑肺癌的患者,体检发现声带麻痹、上腔静脉阻塞综合征、霍纳综合征、Pancoast 综合征等提示局部侵犯及转移可能。

4. 临床表现高度可疑肺癌的患者,体检发现肝大伴有结节、皮下结节、锁骨上淋巴结肿大,提示远处转移可能。

三、实验室及其他检查

(一)影像学检查

1. 胸部 X 线及 CT 检查 是发现肿瘤最重要的方法之一。可通过 X 线胸透、正侧位胸片发现肺部阴影,但这两项检查分辨率低,并存在肺门旁、心影后、隔旁等一些盲区,目前已很少单独用来筛查和诊断肺癌。而胸部 CT 分辨率明显提高,且能提供立体影像,是目前肺癌诊断、分期、疗效评价及治疗后随诊中最重要和最常用的影像手段。早期肺癌可表现为实性结节、磨玻璃影。中央型肺癌肺不张伴有淋巴结肿大可表现为倒 S 征。周围性肺癌高分辨 CT 可见肿块边缘呈分叶状、边缘毛刺、支气管充气征和空泡征。肺泡细胞癌结节型与周围型肺癌圆形病灶影像表现不易区分。弥漫型为两肺大小不等的结节状播散病灶,边界清楚,密度较高,可融合成肺炎样片状阴影。

2. 磁共振成像(MRI)　是观察纵隔、肺门大血管受侵情况及淋巴结肿大的首选检查方法,但在小病灶(<5mm)方面不如 CT 敏感。MRI 特别适用于判定脑、脊髓有无转移,脑增强 MRI 应作为肺癌手术前常规分期检查。

3. 正电子发射体层成像(PET)　PET 显像具有定性和定位兼备性质,对纵隔淋巴结、肺内小结节的鉴别优于 CT,可用于肺癌及淋巴结转移的定性诊断。但对肺泡细胞癌的敏感性较差,评价时应予以考虑。

4. 超声检查　主要用于发现腹部实质性重要器官及腹腔、腹膜后、双侧锁骨上窝淋巴结有无转移,还可用于胸腔积液抽取定位。

5. 骨扫描检查　用于判断肺癌骨转移的常规检查。

6. 放射性核素扫描　对肿瘤进行定位、定性诊断。

（二）实验室及其他检查

1. 细胞和组织学检查　痰细胞学检查、胸腔穿刺术获取胸腔积液进行细胞学检查临床常用。也可在支气管镜直视下检查,必要时在经支气管针吸活检术、超声支气管镜、磁导航支气管镜、胸腔镜、纵隔镜以及开胸肺活检等技术下获得精确病理及细胞学。

2. 血清学肿瘤标志物检测　癌胚抗原(CEA)、神经特异性烯醇酶(NSE)、细胞角质蛋白 19 片段抗原 21-1(CYFRA21-1),以及鳞状上皮细胞抗原(SCC),以上肿瘤标志物联合使用,可提高其在临床应用中的敏感度和特异度。

四、诊断与鉴别诊断

（一）诊断

肺癌的治疗效果与预后取决于能否早期诊断和合理治疗及肺癌的恶性程度。早期诊断有赖于高危人群的筛查和及时就诊。高危人群或有下列情况者应提高警惕,及时进行排癌检查：

1. 刺激性咳嗽 2~3 周而抗感染、镇咳治疗无效；

2. 原有慢性呼吸道疾病,近来咳嗽性质改变者；

3. 近 2~3 个月持续痰中带血而无其他原因可以解释者；

4. 同一部位、反复发作的肺炎者；

5. 原因不明的肺脓肿,无毒性症状,无大量脓痰,无异物吸入史,且抗感染治疗效果不佳者；

6. 原因不明的四肢关节疼痛及杵状指(趾)者；

7. 肺部孤立性圆形病灶或单侧肺门阴影增大者；

8. X 线显示局限性肺气肿或段、叶性肺不张者；

9. 原有肺结核病灶已稳定,而其他部位又出现新增大病灶者；

10. 无中毒性症状的血性、进行性增多的胸腔积液者。

一般根据病史、临床表现、体格检查和相关的辅助检查,80%~90% 的肺癌患者可确诊。发现肺癌最常用检查是影像学,而确诊的必要手段是细胞学、组织病理学检查。

（二）鉴别诊断

1. **肺结核** 结核球多见于年轻患者,影像表现边界清楚,边缘光滑无毛刺,病灶多位于肺上叶尖后段和下叶背段。肺门淋巴结结核菌素试验常阳性,抗结核治疗有效,与中央型肺癌相鉴别。急性粟粒性肺结核与肺泡癌相鉴别,后者影像表现大小不等、分布不均的结节状播散病灶,结节密度高,痰中查到癌细胞。

2. **肺炎** 对起病缓慢、症状轻微、抗生素治疗效果不佳或反复在同一部位发生的肺炎应当警惕有癌变的可能。癌性阻塞性肺炎常有肺不张,抗感染治疗后吸收缓慢。

3. **肺脓肿** 肺脓肿起病急,中毒症状严重,多有寒战高热、咳脓臭痰,影像表现可见均匀片状炎性阴影,空洞内常见液平。癌性空洞继发感染,常为刺激性咳嗽、反复痰中带血,胸片可见厚壁空洞,结合纤支镜检查和痰脱落细胞检查可以鉴别。

4. **纵隔淋巴瘤** 影像表现类似中央型肺癌,但支气管刺激症状不明显,痰脱落细胞检查阴性。

5. **肺部良性肿瘤** 常见的有错构瘤、炎性假瘤,影像学上与恶性肿瘤相似更难鉴别,可参阅有关章节。

（三）肺癌的临床分期

国际肺癌研究协会(IASLC)第9版肺癌TNM分期根据原发肿瘤的大小(T)、区域淋巴结的转移情况(N)和有无远处转移(M)将肺癌加以分类(表1-1-5、表1-1-6)。

表1-1-5 肺癌的TNM分期

肺癌的TNM分期

原发肿瘤(T)

T_X: 未发现原发肿瘤,或者通过痰细胞学或支气管灌洗发现癌细胞,但影像学及支气管镜无法发现

T_0: 无原发肿瘤的证据

T_{is}: 原位癌

T_1: 周围有肺组织及脏层胸膜包绕;支气管镜见肿瘤侵及叶支气管,未侵及主支气管

    $T_{1a(mi)}$: 微浸润腺癌

    T_{1a}: 0cm<最大径≤1cm

    T_{1b}: 1cm<最大径≤2cm

    T_{1c}: 2cm<最大径≤3cm

T_2: 侵犯脏层胸膜;侵犯主支气管但未侵及隆突;肿瘤导致的肺不张或阻塞性肺炎,并延伸至肺门区域,涉及部分肺或全肺

    T_{2a}: 3cm<最大径≤4cm

    T_{2b}: 4cm<最大径≤5cm

T_3: 5cm<最大径≤7cm;同一肺叶出现孤立性癌结节(单个或多个);累及如下任一结构:壁层胸膜、胸壁(包括肺上沟瘤)、膈神经、心包

T_4: 肿瘤最大径>7cm;同侧不同肺叶出现癌结节(单个或多个);无论肿瘤大小,侵犯如下任一结构:膈肌、纵隔、心脏、大血管、气管、喉返神经、食管、椎体、隆突

区域淋巴结(N)

N_X: 区域淋巴结无法评估

N_0: 无区域淋巴结转移

N_1: 同侧支气管周围淋巴结、同侧肺门淋巴结、同侧肺内淋巴结转移(包括肿瘤直接侵犯相关淋巴结)

N_2: 同侧纵隔淋巴结、心包下淋巴结转移

    N_{2a}: 同侧纵隔内(或隆突下)淋巴结单发转移

    N_{2b}: 同侧纵隔内及/或隆突下淋巴结多发转移

N_3: 对侧纵隔、对侧肺门、同侧或对侧前斜角肌及锁骨上淋巴结转移

远处转移(M)

M_0: 无远处转移

M_{1a}: 对侧肺叶内转移结节;胸膜或心包恶性结节;恶性积液(胸膜或心包)

M_{1b}: 胸腔外单转移灶

M_{1c}: 胸腔外多转移灶

    M_{1c1}: 胸腔外的多转移灶在同一器官

    M_{1c2}: 胸腔外的多转移灶在不同器官

表 1-1-6　TNM 与临床分期的关系

临床分期	TNM 分期
隐性癌	$T_xN_0M_0$
0 期	$T_{is}N_0M_0$
ⅠA$_1$ 期	$T_{1a}N_0M_0$
ⅠA$_2$ 期	$T_{1b}N_0M_0$
ⅠA$_3$ 期	$T_{1c}N_0M_0$
ⅠB 期	$T_{2a}N_0M_0$
ⅡA 期	$T_{2b}N_0M_0$
ⅡB 期	$T_3N_0M_0$；$T_{1a\sim2b}N_1M_0$
ⅢA 期	$T_4N_0M_0$；$T_{3\sim4}N_1M_0$；$T_{1a\sim2b}N_2M_0$
ⅢB 期	$T_{3\sim4}N_2M_0$；$T_{1a\sim2b}N_2M_0$
ⅢC 期	$T_{3\sim4}N_2M_0$
ⅣA 期	$T_{1\sim4}N_{0\sim3}M_{1a\sim1b}$
ⅣB 期	$T_{1\sim4}N_{0\sim3}M_{1c}$

五、治疗

(一)中西医结合治疗思路

在进行综合治疗之前,首先要全面了解患者全身情况和免疫状态,以及病理分型,临床分期,有计划地采取手术、放疗、化疗、生物靶向治疗等手段,以期达到最大程度地控制肿瘤、提高治愈率和生存率的目的。

中医对肺癌的治疗可贯穿整个治疗过程,以"扶正祛邪,攻补兼施"为总原则,在邪实为主的早期,治当行气活血、化痰软坚、利湿解毒;以正虚为主的晚期,治宜扶正祛邪,分别采用解毒散结及益气养阴等法。在治疗过程中,要随病情变化而修正治疗方案,具体讨论如下:

(1)对于早期局限性非小细胞肺癌患者,应积极手术治疗,术前可以结合中医中药,改善机体状况,增强体力以利于手术。手术多伤及气血,术后中药治疗能在术后康复、抗复发转移方面发挥重要作用。

(2)对于放化疗患者,在放化疗期间结合中医治疗,减轻放疗引起的相关不适症状,降低不良反应发生率,防治放化疗引起的肺纤维化、心肌损伤。对于分化较好的非小细胞肺癌不能手术或术后放疗后复发者,可使用中医药治疗以稳定瘤体。

(3)对于晚期西医无特殊治疗方法者,配合中医药可增加机体抗癌力,减少痛苦。

近年来研究表明,在肺癌不同阶段,运用中医理论进行辨证论治,采用中西医相结合的方法,对于提高疗效,减少毒副反应,提高生存质量,延长生存期有一定效果。

(二)西医治疗

1. 手术治疗　是早期肺癌的最佳治疗方法,分为根治性与姑息性手术,应当力争根治性切除,以期达到切除肿瘤,减少肿瘤转移和复发的目的,并可进行 TNM 分期,指导术后综合治疗。

(1)NSCLC:主要适于Ⅰ期及Ⅱ期患者,根治性手术切除是首选的治疗手段,T_3N_1 和

$T_{1~3}N_2$ 的ⅢA期和ⅢB期患者需通过多学科讨论采取综合治疗的方法,包括手术治疗联合术后化疗或序贯放化疗,或同步放化疗等。除了Ⅰ期外,Ⅱ~Ⅲ期肺癌根治性手术后需术后辅助化疗。术前化疗(新辅助化疗)可使原先不能手术的患者降低TNM分期而可以手术。术后根据患者最终病理TNM分期、切缘情况,选择再次手术、术后辅助化疗或放疗。对不能耐受肺叶切除的患者也可考虑行楔形切除。

(2)SCLC:90%以上就诊时已有胸内或远处转移,一般不推荐手术治疗。如经病理学纵隔分期方法如纵隔镜、纵隔切开术等检查阴性的 $T_{1~2}N_0$ 的患者,可考虑肺叶切除和淋巴结清扫,单纯手术无法根治SCLC,因此所有术后的SCLC患者均需采用含铂的两药化疗方案化疗4~6个疗程。

2. 药物治疗　主要包括化疗和靶向治疗,用于肺癌晚期或复发患者的治疗。化疗还可用于手术后患者的辅助化疗、术前新辅助化疗及联合放疗的综合治疗等。

化疗应当严格掌握适应证,充分考虑患者的疾病分期、体力状况、自身意愿、药物不良反应、生活质量等,避免治疗过度或治疗不足。如患者体力状况评分 ≤2 分,重要脏器功能可耐受者可给予化疗。常用的药物包括铂类(顺铂、卡铂)、吉西他滨、培美曲塞、紫杉类(紫杉醇、多西他赛)、长春瑞滨、依托泊苷和喜树碱类似物(伊立替康)等。目前一线化疗推荐含铂的两药联合方案,二线化疗推荐多西他赛或培美曲塞单药治疗。一般治疗2个周期后评估疗效,密切监测及防治不良反应,并酌情调整药物和/或剂量。

靶向治疗是以肿瘤组织或细胞的驱动基因变异以及肿瘤相关信号通路的特异性分子为靶点,利用分子靶向药物特异性阻断该靶点的生物学功能,选择性地从分子水平逆转肿瘤细胞的恶性生物学行为,从而达到抑制肿瘤生长甚至使肿瘤消退的目的。目前靶向治疗主要应用于非小细胞肺癌中的腺癌患者,例如以 *EGFR* 突变阳性为靶点 EGFR-酪氨酸激酶抑制剂(EGFR-TKI)的厄洛替尼(erlotinib)、吉非替尼(gefitinib)、阿法替尼(afatinib)、奥希替尼(osimertinib),*ALK* 重排阳性为靶点的克唑替尼(crizotinib)、艾乐替尼(alectinib)、色瑞替尼(ceritinib)等和 *ROS1* 重排阳性为靶点的克唑替尼可用于一线治疗或化疗后的维持治疗,对不适合根治性治疗局部晚期和转移的NSCLC有显著的治疗作用,并可延长患者的生存期。靶向治疗成功的关键是选择特异性的标靶人群。此外,以肿瘤血管生成为靶点的贝伐珠单抗(bevacizumab),联合化疗能明显提高晚期NSCLC的化疗效果并延长肿瘤中位进展时间。采用针对免疫检查点抗程序性细胞死亡蛋白配体1(PD-L1)的单克隆抗体可抑制程序性细胞死亡蛋白1(PD-1)与肿瘤细胞表面的PD-L1结合,产生一系列抗肿瘤的免疫作用,也有一定的治疗效果。

(1)NSCLC:对化疗的反应较差,对于晚期和复发NSCLC患者联合化疗方案可缓解症状及提高生活质量,提高生存率,约30%~40%的部分缓解率,近5%的完全缓解率,中位生存期9~10个月,1年生存率为30%~40%。目前一线化疗推荐含铂两药联合化疗,如卡铂或顺铂加上紫杉醇、长春瑞滨、吉西他滨、培美曲塞或多西他赛等,治疗4~6个周期。对于化疗之后肿瘤缓解或疾病稳定而没有发生进展的患者,可给予维持治疗。一线治疗失败者,推荐多西他赛或培美曲塞单药二线化疗。

对EGFR突变阳性的Ⅳ期NSCLC,一线给予EGFR-TKI(厄洛替尼、吉非替尼和阿法替尼)治疗较一线含铂的两药化疗方案,其治疗反应、无进展生存率(PFS)更具优势,且毒性反应更低。也可用于化疗无效的二线或三线口服治疗。如发生耐药(一般在治疗后9~13个月)或疾病进展,如T790M突变,可使用二线酪氨酸激酶抑制剂奥希替尼。对于 *ALK* 融合基因阳性的Ⅳ期NSCLC患者,推荐间变性淋巴瘤激酶-酪氨酸激酶抑制剂(ALK-TKIs)治疗,包括克唑替尼、阿来替尼、色瑞替尼、恩沙替尼、布格替尼或洛拉替尼。对于 *ROS1* 融合基因阳性的Ⅳ期 NSCLC 患者,推荐克唑替尼或恩曲替尼治疗。对于 *BRAF* 基因 V600 突变阳性的Ⅳ期 NSCLC 患者,可选择达拉非尼联合曲美替尼治疗。对于 *RET* 融合基因阳性的Ⅳ期 NSCLC 患者,可选择塞普替尼治疗。PD-L1 表达阳性≥50%者,可使用 PD-1 抑制剂,如派姆单抗(pembrolizumab)、纳武单抗(nivolumab)和阿特珠单抗(atezolizumab)等。

(2) SCLC:对化疗非常敏感,是治疗的基本方案。一线化疗药物包括依托泊苷或伊立替康联合顺铂或卡铂,共 4~6 个周期。手术切除的患者推荐辅助化疗。对于局限期 SCLC(Ⅱ~Ⅲ期)推荐放、化疗为主的综合治疗。对于广泛期患者则采用以化疗为主的综合治疗,广泛期和脑转移患者,取决于患者是否有神经系统症状,可在全脑放疗之前或之后给予化疗。大多数局限期和几乎所有的广泛期 SCLC 都将会复发。复发 SCLC 患者根据复发类型选择二线化疗方案或一线方案的再次使用。

3. 放射治疗(放疗)   放疗可分为根治性放疗、姑息性放疗、辅助放疗、新辅助化放疗和预防性放疗等。根治性放疗用于病灶局限、因解剖原因不便手术或其他原因不能手术者,若辅以化疗,可提高疗效;姑息性放疗的目的在于抑制肿瘤的发展,延迟肿瘤扩散和缓解症状,对肺癌引起的顽固性咳嗽、咯血、肺不张、上腔静脉阻塞综合征有肯定疗效,也可缓解骨转移性疼痛和脑转移引起的症状。辅助放疗适用于术前放疗、术后切缘阳性的患者。预防性放疗适用于全身治疗有效的小细胞肺癌患者全脑放疗。

放疗通常联合化疗治疗肺癌,因分期、治疗目的和患者一般情况的不同,联合方案可选择同步放化疗、序贯放化疗。接受放化疗的患者,潜在毒副反应会增大,应当注意对肺、心脏、食管和脊髓的保护;治疗过程中应当尽可能避免因毒副反应处理不当导致放疗的非计划性中断。

肺癌对放疗的敏感性,以 SCLC 为最高,其次为鳞癌和腺癌,故照射剂量以 SCLC 最小,腺癌最大。一般 40~70Gy 为宜,分 5~7 周照射,常用的放射线有^{60}Co-γ 线,电子束 β 线和中子加速器等。应注意减少和防止白细胞减少、放射性肺炎和放射性食管炎等放疗反应。对全身情况太差,有严重心、肺、肝、肾功能不全者应列为禁忌。放疗时可合理使用更安全、先进的技术,如三维适形放疗技术(3D-CRT)和调强放疗技术(IMRT)等。

(1) NSCLC:主要适用于:①局部晚期患者,需与化疗结合进行;②因身体原因不能手术的早期 NSCLC 患者的根治性治疗;③选择性患者的术前、术后辅助治疗;④局部的复发与转移治疗;⑤晚期不可治愈患者的姑息性治疗。

(2) SCLC:主要适用于:①局限期 SCLC 经全身化疗后部分患者可以达到完全缓解,但胸内复发和脑转移的风险很高,加用胸部放疗和预防性颅脑放射不仅可以显著降低局部复发率和脑转移,死亡风险也显著降低。②广泛期 SCLC 患者,远处转移病灶经过化疗控制后加用胸部放疗也可以提高肿瘤控制率,延长生存期。

4. 介入治疗

(1) 支气管动脉灌注化疗:适用于失去手术指征,全身化疗无效的晚期患者。此方法毒副作用小,可缓解症状,减轻患者痛苦。

(2) 经支气管镜介入治疗:①血卟啉染料激光治疗和 YAG 激光切除治疗:切除气道腔内肿瘤,解除气道阻塞和控制出血,可延长患者的生存期。②经支气管镜行腔内放疗:可缓解肿瘤引起的阻塞和咯血症状。③超声引导下的介入治疗:可直接将抗癌药物等注入肿瘤组织内。

(三)中医治疗

1. 肺脾气虚证

临床表现:咳嗽、痰白稀,胸闷气短,神疲乏力,腹胀纳呆,浮肿便溏。舌质淡,边有齿痕,苔白或白腻,脉沉细。

治法:健脾补肺,益气化痰。

代表方:六君子汤加减。痰湿较重,痰多稠厚,胸闷、脘腹痞满,加苍术、厚朴、白芥子、紫苏子;寒痰较重,痰黏白如沫,畏寒怕冷,加干姜。

2. 瘀毒阻肺证

临床表现:阵发性呛咳,无痰,或少痰,或痰中带血,胸闷气憋,或不同程度的胸痛,痛有定处,如锥如刺,口唇紫暗或有瘀点、瘀斑,苔薄,脉细弦或细涩。

治法:行气活血,解毒散结。

代表方:血府逐瘀汤加减。痰中夹血或咯血,去桃仁、红花,加蒲黄、三七粉、藕节、仙鹤草、茜草根祛瘀止血;瘀毒化热,耗伤津液,口干舌燥,大便干结,加玄参、麦冬、北沙参、知母养阴生津清热;食少乏力、气短,加黄芪、党参、白术益气健脾。

3. 痰热阻肺证

临床表现:咳嗽气促,痰多,痰黄黏稠,咯吐不爽,或吐血痰,胸闷气憋,发热。舌质红,苔厚腻,或黄,脉弦或兼数。

治法:清热肃肺,化痰散结。

代表方:清金化痰汤加减。痰热甚者加天竺黄、竹茹、竹沥清热化痰;咳逆便秘,配葶苈子、大黄泻肺通腑化痰,解毒散结;陈皮、杏仁理气燥湿,止咳化痰。

4. 阴虚毒热证

临床表现:呛咳无痰或少痰,痰中带血,甚者咯血不止,胸部灼痛,低热甚或壮热不退,盗汗,口渴,大便干结。舌质红,苔薄黄或苔少,脉细数或数大。

治法:养阴清热,解毒散结。

代表方:养阴清肺汤合百合固金汤加减。本证型多见放疗后,用药以养阴为主,祛邪以化痰散结,清热解毒为法。对咯血为主者,加用白茅根、藕节炭、仙鹤草、白及等,发热不退者,加青蒿、银柴胡等。

5. 气阴两虚证

临床表现:咳嗽,咳声低弱,痰稀而黏,或痰中带血,喘促气短。神疲乏力,面色少华,自汗恶风,或有盗汗,口干,大便干结。舌质红或淡红,苔薄或少苔,脉细弱。

治法:益气养阴,化痰散结。

代表方:生脉饮合百合固金汤加减。本证型见于肺癌各期,尤其多见于肺癌术后及放化疗后。治疗上益气养阴兼顾,注意痰、热、毒、瘀,辅以清热化痰行瘀散结。咯痰不利,痰少而黏,加百部,杏仁利肺化痰;肺肾同病,阴损及阳,阳气虚衰,加淫羊藿、仙茅、巴戟天、肉苁蓉、补骨脂温补肾阳。

肺癌患者由于体质各异,往往是兼夹尾病,病情复杂,故临床应用时,应分清主次、缓急,在辨证基础上随证加减。

胸痛:徐长卿、延胡索、全蝎、蜈蚣等。

胸腔积液:葶苈子、桑白皮、龙葵、车前子、猪苓等。

喘咳:紫苏子、鼠曲草、蚕蛹等。

放化疗后,血常规三系减少:石韦、大枣、女贞子、生黄芪、何首乌、鸡血藤等。

颈部肿核:猫爪草、山慈菇、夏枯草、生蛤壳、穿山甲、水蛭、僵蚕、斑蝥、小金丹等。

(四)临证要点

1. 发挥中医药优势。中医药治疗肺癌优势在于扶正,可用益气养阴、健脾补肺等法调整脏腑生理功能、提高免疫力、改善症状。

2. 用药遵循肺脏的生理特性。肺为娇脏、为气海、为水之上源。选方用药从恢复肺脏生理着手，如补气当从肺、脾、肾三脏入手、清热同时注意凉而不郁、补肾及活血以助消痰、养阴注重辛润之法等。

3. 规范化和个体化相结合。治疗策略根据规范化和个体化相结合的原则，针对不同优势人群，中医治疗方法可以分为单纯中医治疗、中医强化治疗和中医巩固治疗。

4. 借鉴现代药理及临床研究成果。在辨证论治基础上，配伍具有抗肿瘤作用的中药，有助于提高疗效。清热解毒类：白花蛇舌草、半边莲、蒲公英、青黛等；化痰散结类：海蛤壳、牡蛎、海藻、天南星等；虫类药：蟾皮、蜈蚣、蜂房、全蝎、土鳖虫等。

5. 强调"治未病"积极预防。肺癌的预后取决于早发现、早诊断、早治疗。中医"治未病"强调预防为主，起居有节，调畅情志，劳逸结合，戒烟防霾，减少邪毒侵肺、不妄作劳。

六、预后

总体上，肺癌的预后仍然很差，5 年生存率仅为 15% 左右。肺癌的预后取决于能否早期诊断、及时治疗。由于早期诊断不足致使肺癌的预后差，86% 患者在确诊后 5 年内死亡；只有 15 % 的患者在确诊时病变局限，这些患者的 5 年生存率可达 50%。

七、预防与调护

1. 宣传吸烟的危害，大力提倡戒烟，公共场所禁止吸烟。

2. 加强劳动保护，积极开展防癌宣传教育。对暴露于致癌化合物的工人，必须采取各种劳动防护措施，避免或减少与致癌因子的接触。

3. 高危人群应作为重点普查人群，定期检查，做到早期发现、早期诊断和早期治疗。

第十二节　胸腔积液

胸膜腔是位于肺和胸壁之间的一个潜在的腔隙。在正常情况下脏层胸膜和壁层胸膜表面上有一层很薄的液体，在呼吸运动中起润滑作用，在每一次呼吸周期中，胸腔内液体和蛋白持续滤出和吸收并处于动态平衡。任何因素使胸膜腔内液体形成过快或吸收过缓，即产生胸腔积液（pleural effusions），又称胸水。临床主要表现为胸闷、气促、呼吸困难，可伴有发热、胸痛、心悸等。胸腔积液是临床常见的疾病，也是许多疾病伴随的临床表现。我国 4 个大样本胸腔积液的综合分析显示，结核性占 46.7%，恶性占 28.2%。

本病归属于中医"悬饮"范畴。

一、病因病理

（一）西医病因病理

病因及发病机制　胸腔积液作为一种常见的临床表现，发病原因复杂，可在呼吸系统和其他系统疾病中出现，即任何因素造成胸膜腔液体的形成和吸收的动态平衡破坏都可产生胸腔积液。正确的病因诊断是对患者采取适当的治疗方案和预后良好的关键。其常见病因如下：

（1）胸膜毛细血管内静水压增加：如充血性心力衰竭、缩窄性心包炎、血容量增加、上腔静脉或奇静脉受阻，产生漏出液。

（2）胸膜毛细血管内胶体渗透压降低：如低蛋白血症、肝硬化、肾病综合征、急性肾小球肾炎、黏液性水肿等蛋白丢失或合成减少性疾病,产生漏出液。

(3) 胸膜通透性增加:如胸膜炎症(肺结核、肺炎)、胸膜肿瘤(恶性肿瘤转移、间皮瘤)、膈下炎症(膈下脓肿、肝脓肿、急性胰腺炎)、肺梗死、风湿性疾病[系统性红斑狼疮(SLE)、类风湿关节炎(RA)]等,产生渗出液。

(4) 壁层胸膜淋巴引流障碍:如癌症淋巴管阻塞、发育性淋巴管引流异常等,产生渗出液。

(5) 损伤:主动脉瘤破裂、食管破裂、胸导管破裂等,产生血胸、脓胸和乳糜胸。

(6) 医源性:药物、放射治疗、液体负荷过重、手术或操作(如支气管动脉栓塞术、消化内镜检查、中心静脉置管穿破等)都可引起渗出性或漏出性积液。

(二)中医病因病机

悬饮属于痰饮之一,因感受寒湿,饮食不当,劳倦内伤,或宿有旧疾等以致肺、脾、肾三脏的气化功能失调,水谷不化,精微输布失常,津液停积成饮,饮停于胸胁而成悬饮。

1. 外感寒湿　因气候湿冷,或冒雨涉水,久居湿地,寒湿入侵,伤于卫表,则卫阳被遏,致使肺不能宣布水津,脾无以运化水湿,水津失运,蓄积成饮,停滞胸胁。

2. 饮食不当　恣食生冷,暴饮暴食;或炎夏受热、饮酒后,冷热互结,阻遏中阳,脾失健运,湿从内生,水液停积成饮,形成悬饮。

3. 劳欲所伤　过度劳倦,纵欲太过,正气亏虚,脾肾阳虚,气化转运失司,水湿失于输布,停而成饮。

4. 宿有旧疾、久病伤正　宿有旧疾,久病失治,正气大耗,肺、脾、肾三脏受损,因虚致实,而成悬饮。

综上所述,本病病位在肺、脾、肾,其中脾运失司,首当其要。病理性质为阳虚阴盛,输化失调,本虚标实。肺通调不利,脾转输无权,肾蒸化失职,相互影响使水停胸胁为饮,致络气不和,气血不通。若时邪与里水相搏,或饮阻气郁日久则可以化火伤阴或耗损肺气,寒热虚实夹杂,病症复杂多变。

二、临床表现

(一)症状

呼吸困难是最常见的症状,多伴有胸痛和咳嗽。病因及积液量不同其症状有所差别。结核性胸膜炎多见于青年人,常有发热、干咳、胸痛,随着胸腔积液量的增加胸痛可缓解,但可出现胸闷气促。恶性胸腔积液多见于中年以上患者,一般无发热,胸部隐痛,伴有消瘦和呼吸道或原发部位肿瘤的症状。炎症性积液为渗出性,常伴有咳嗽、咳痰、胸痛及发热。如为心力衰竭所致漏出液,患者有心功能不全的其他表现。积液量少于 $0.3\sim0.5L$ 时症状多不明显,大量积液时心悸及呼吸困难更加明显。

(二)体征

与积液量有关。少量积液时,可无明显体征,或可触及胸膜摩擦感及闻及胸膜摩擦音。中至大量积液时,患侧胸廓饱满,触觉语颤减弱,局部叩诊浊音,呼吸音减低或消失。可伴有气管、纵隔向健侧移位。肺外疾病,多有原发病的体征。

三、实验室及其他检查

1. 影像学检查　胸腔积液 X 线表现与积液量和是否有包裹或粘连有关。积液在第 4 前肋间以下称为少量胸腔积液(积液量 $0.3\sim0.5L$),极少量时仅表现肋膈角变钝,可行患侧卧位胸片,液体可散开于肺外带。积液量达第 4 与第 2 前肋间之间属于中等量积液,可见肋膈角消失,后前位胸片见外高内低的积液影,平卧时积液散开,使整个肺野透亮度降低。积液位于第2前肋间以上为大量胸腔积液,可见患侧胸部致密影,气管和纵隔推向健侧。液气胸时有气液平面。包裹性积液不随体位改变而变动,边缘光滑饱满,多局限于叶间或肺与膈之间。积液常遮盖肺内原发病灶,故抽液后复查胸片可发现肿瘤或其他病变。

CT或PET检查对胸膜病变有较高的敏感性,可显示肺、胸膜、纵隔和气管旁淋巴结病变,有助于病因诊断。对特殊类型积液的诊断敏感性和特异性很高,并能根据密度不同判断渗出液、血液或脓液。

超声检查探测胸腔积液的灵敏度高,定位准确。临床用于估计积液的深度和积液量,协助胸腔穿刺定位。

2. 诊断性胸腔穿刺和胸腔积液检查　对明确积液性质及病因诊断均至关重要。疑为渗出液必须做胸腔穿刺,如有漏出液病因则避免胸腔穿刺。不能确定时也应做胸腔穿刺抽液检查。

(1)外观和气味:漏出液透明清亮,静置不凝固,比重<1.016~1.018。渗出液多呈草黄色稍混浊,易有凝块,比重>1.018。血性胸腔积液呈洗肉水样或静脉血样,多见于肿瘤、结核和肺栓塞。巧克力色胸腔积液考虑阿米巴肝脓肿破溃入胸腔可能。黑色胸腔积液可能为曲霉感染。黄绿色胸腔积液见于类风湿关节炎。乳状胸腔积液多为乳糜胸。胸腔积液有臭味提示厌氧菌感染。

(2)细胞:漏出液细胞数常少于$100\times10^6/L$,以淋巴细胞与间皮细胞为主。渗出液的白细胞常超过$500\times10^6/L$。脓胸时白细胞多达$10\times10^9/L$以上。中性粒细胞增多时提示为急性炎症;淋巴细胞为主多为结核性或肿瘤性;血性胸腔积液中红细胞超过$5\times10^9/L$,可呈淡红色,多由恶性肿瘤或结核所致,需与胸穿所致血性胸腔积液相鉴别。红细胞超过$100\times10^9/L$时应考虑创伤、肿瘤或肺梗死。恶性胸腔积液中约有40%~90%可查到恶性肿瘤细胞,反复多次检查可提高检出率。

(3)生化检查

1)pH值:正常胸腔积液pH值接近7.6。pH值降低见于脓胸、食管破裂、类风湿关节炎积液,结核性和恶性积液pH值也可降低。

2)葡萄糖:正常胸腔积液中葡萄糖含量与血中含量相近。漏出液与大多数渗出液葡萄糖含量正常(>3.3mmol/L);脓胸、类风湿关节炎明显降低,系统性红斑狼疮、结核和恶性胸腔积液中含量可<3.3mmol/L。

3)蛋白质:渗出液的蛋白含量较高(>30g/L),胸腔积液/血清比值大于0.5。漏出液蛋白含量较低(<30g/L),以白蛋白为主,黏蛋白试验(Rivalta试验)阴性。

4)类脂:乳糜胸腔积液甘油三酯含量>1.24mmol/L,胆固醇不高,多见于胸导管破裂。假性乳糜胸的胸腔积液胆固醇多超过5.18mmol/L,甘油三酯含量正常。多见于陈旧性结核性胸膜炎,也见于恶性、肝硬化和类风湿关节炎胸腔积液等。

(4)酶学检查

1)乳酸脱氢酶(LDH):胸腔积液中LDH含量增高,超过200U/L,且胸腔积液/血清LDH比值大于0.6考虑渗出液,反之考虑漏出液。LDH活性是反映胸膜炎症程度的指标,LDH值越高,表明炎症越明显。LDH>500U/L常提示为恶性肿瘤或并发细菌感染。

2)腺苷脱氨酶(ADA):ADA在淋巴细胞内含量较高。结核性胸膜炎时,细胞免疫刺激淋巴细胞增多,常见胸腔积液ADA>45U/L。其诊断结核性胸膜炎的敏感度较高。

(5)病原体:胸腔积液涂片查找细菌及培养,有助于病原诊断。结核性胸腔积液沉淀后做结核分枝杆菌培养,阳性率仅20%,巧克力色胸腔积液应镜检阿米巴滋养体。

（6）免疫学检查:结核性胸膜炎胸腔积液中 γ 干扰素增高,其敏感性和特异性高。系统性红斑狼疮和类风湿关节炎引起的胸腔积液中补体 C3、C4 成分降低,且免疫复合物的含量增高。系统性红斑狼疮胸腔积液中抗核抗体(ANA)滴度可达 1:160 以上。类风湿关节炎胸腔积液中类风湿因子>1:320。

（7）肿瘤标志物:癌胚抗原(CEA)在恶性胸腔积液中早期即可升高,且比血清更显著。若胸腔积液 CEA>20μg/L 或胸腔积液/血清 CEA>1,常提示为恶性胸腔积液。近年还开展许多肿瘤标志物检测,如糖类抗原 15-3(CA15-3)、糖类抗原 19-9(CA19-9)、糖链肿瘤相关抗原、细胞角蛋白 19 片段、间皮素等,可作为诊断的参考。联合检测多种标志物,可提高阳性检出率。

3. 胸膜针刺活检　经皮闭式针刺胸膜活检对胸腔积液病因诊断有重要意义,可发现肿瘤、结核和其他胸膜肉芽肿性病变。胸膜针刺活检具有简单、易行、损伤性较小的优点,阳性诊断率为 40%～75%。CT 或 B 超引导下活检可提高成功率。脓胸或有出血倾向者不宜做胸膜活检。对上述检查不能确诊者,必要时可经胸腔镜检查,通过胸腔镜能全面检查胸膜腔,观察病变形态特征、分布范围及邻近器官受累情况,且可在直视下多处活检,对恶性胸腔积液的病因诊断率可高达 70%～100%。经上述诸种检查仍难以确定,如无特殊禁忌,可考虑剖胸探查活检。

4. 支气管镜　对咯血或疑有气道阻塞者可行此项检查。

四、诊断与鉴别诊断

（一）诊断

首先应确定有无胸腔积液。中量以上的积液症状和体征都较明显。少量积液(0.3L)者症状及体征不明显,易于忽略。临床根据患者胸闷、气促等症状,患侧呼吸音减弱或消失、叩诊呈浊音等体征,结合胸片、CT、B 超等检查确定有无胸腔积液,及积液量的多少。然后可通过诊断性胸腔穿刺等检查区别漏出液和渗出液,并进一步寻找胸腔积液的病因。

（二）鉴别诊断

1. 渗出液和漏出液　目前多根据 Light 标准区别渗出液及漏出液,符合以下任何 1 项可诊断为渗出液:①胸腔积液/血清蛋白比例>0.5;②胸腔积液/血清 LDH 比例>0.6;③胸腔积液 LDH 水平>2/3 血清正常值高限。反之为漏出液。区别积液性质还常参考积液外观、比重、白细胞数、胆固醇浓度等。有些积液难以确切地划入漏出液或渗出液,系由于多种机制参与积液的形成,见于恶性胸腔积液。

我国渗出液最常见于结核性胸膜炎,以及肿瘤、肺炎、肺脓肿、支气管扩张等,常为单侧。漏出液最常见于充血性心力衰竭,以及低蛋白血症、肾病综合征、肝硬化等,多为双侧。

2. 结核性胸膜炎与恶性胸腔积液　两者皆以渗出液表现多见。结核性胸膜炎患者中青少年常见,多伴有结核中毒症状,胸腔积液中以淋巴细胞为主,间皮细胞<5%,蛋白质多大于 40g/L,ADA>45U/L,γ 干扰素>3.7U/ml,沉渣找结核分枝杆菌或培养可阳性。胸膜活检阳性率达 60%～80%,结核菌素试验强阳性。恶性胸腔积液常由肺癌、乳腺癌等恶性肿瘤侵犯胸膜引起。以中老年人多见,常有胸部钝痛、咳血丝痰和消瘦等症状,胸腔积液多呈血性,量大,增长迅速,CEA 或其他肿瘤标志物升高,LDH 多大于 500U/L,胸腔积液脱落细胞学检查、胸膜活检、胸部影像学、支气管镜及胸腔镜等检查,有助于进一步诊断和鉴别。

五、治疗

（一）中西医结合治疗思路

胸腔积液常为胸部或全身疾病的一部分,治疗的根本目的在于消除病因。西医治疗主要针对病因,结合对症治疗。急性中毒症状明显时要卧床休息,待体温恢复正常,胸腔积液消退后再起床活动,并继续休息2~3个月。漏出液通过病因治疗后多可吸收,渗出性胸腔积则根据病因不同而处理有所差异。

中医认为本病总属本虚标实,阳虚阴盛之证。初期以祛邪为主,后期证候多由实转虚,应以补虚为主;虚实相杂者,当消补兼施;饮热夹杂,当温清并用。遵循"祛邪不伤正,补气而不留邪"的原则。饮为阴邪,遇寒则凝,得温则行,故治疗当以温化为基本原则,温阳化饮,通行水道。

在辨病和辨证的基础上,应当充分利用西医快速缓解胸腔积液引起的症状和抗感染、控制肿瘤的优势,与中医药可提高机体免疫力、减少胸腔积液渗出、减轻化疗药毒副作用、改善症状、提高生存质量的优势,综合治疗。

(二)西医治疗

1. 一般治疗　包括休息、营养支持和对症治疗。

2. 病因治疗　漏出液常在纠正病因后可吸收,其治疗参阅有关章节。渗出液的病因治疗包括:结核性胸腔积液给予正规的全身抗结核治疗。恶性胸腔积液原发病的抗肿瘤综合治疗。例如,部分小细胞肺癌所致胸腔积液全身化疗有一定疗效,纵隔淋巴结有转移者可行局部放射治疗。类肺炎性胸腔积液一般积液量少,经有效的抗生素治疗后可吸收。脓胸治疗抗生素要足量,体温恢复正常后再持续用药2周以上,防止脓胸复发,急性期可联合抗厌氧菌的药物,全身及胸腔内给药。

3. 胸腔积液治疗　中等量以上积液需治疗性胸腔穿刺抽液或肋间插管引流,可减轻肺及心、血管受压,改善呼吸,使肺功能免受损伤,改善肺不张。大量胸腔积液者每周抽液2~3次,直至胸腔积液完全消失。首次抽液不要超过700ml,以后每次抽液量不应超过1 000ml。

过快、过多抽液可使胸腔压力骤降,发生复张后肺水肿或循环衰竭。表现为剧咳、气促、咳大量泡沫状痰,双肺满布湿啰音,PaO_2下降,X线检查显示肺水肿征。应立即吸氧,严密监测循环及呼吸状况,控制液体入量,必要时需气管插管机械通气。若抽液时发生头晕、冷汗、心悸、面色苍白、脉细等表现应考虑"胸膜反应",应立即停止抽液,使患者平卧,必要时皮下注射0.1%肾上腺素0.5ml,密切观察病情,注意血压变化,防止休克。

结核性胸膜炎胸腔积液蛋白含量高,容易引起胸膜粘连,抽水可减轻结核中毒症状、加速退热,原则上应尽快抽尽胸腔内积液或肋间插细管引流,抽液后可注入链激酶等防止胸膜粘连。

类肺炎性胸腔积液,积液量多者应胸腔穿刺抽液,胸腔积液pH值<7.2应肋间插管引流。引流是脓胸最基本的治疗方法,反复抽脓或肋间插管闭式引流。可用2%碳酸氢钠或0.9%氯化钠反复冲洗胸腔,然后注入适量链激酶,使脓液变稀便于引流。对有支气管胸膜瘘者不宜冲洗胸腔,以免引起细菌播散。

恶性胸腔积液生长迅速,常需反复胸腔穿刺抽液或肋间插管引流治疗,但常致蛋白丢失太多。可抽液引流后选择化学性胸膜固定术,可使胸膜粘连,减缓胸腔积液的产生。如胸腔内注入博来霉素、顺铂、丝裂霉素等抗肿瘤药物,或生物免疫调节剂及滑石粉等。对插管引流后胸腔积液持续或肺不能复张者,可行胸-腹腔分流术或胸膜切除术。

(三)中医治疗

1. 邪犯胸肺证

临床表现:胸胁胀满刺痛,呼吸、转侧疼痛加重,气急,咳嗽,少痰,寒热往来,身热起伏,汗少,或发热不恶寒,有汗而汗不解,心下痞硬,纳呆,干呕,口苦,咽干,舌苔薄白或黄,脉弦数。

98

治法:和解宣利。

代表方:柴枳半夏汤加减。若热盛有汗,咳喘气粗,去柴胡,加麻黄、石膏以宣肺泄热化痰;胸胁痛剧,去杏仁,加延胡索、郁金、丝瓜络以理气和络;心下痞硬,口苦心烦,加黄连以泻心开结;咳吐黄稠痰,合用凉膈散以清泄膈热;大便干结,加生大黄泄热通便。

2. 饮停胸胁证

临床表现:咳唾引痛,但胸胁痛势较初期减轻,而呼吸困难加重,咳逆气喘,息促不能卧,或仅能偏卧于停饮的一侧,病侧肋间胀满,甚则可见病侧胸廓隆起,舌苔白腻,脉沉弦或弦滑。

治法:泻肺逐饮。

代表方:椒目瓜蒌汤合十枣汤加减。体弱者,用控涎丹;体极弱者,用葶苈大枣泻肺汤。如水饮久停难去,胸胁支满,体弱,食少者,加桂枝、白术等以通阳健脾化饮,不宜再予峻攻,徒劳伤正。

3. 络气不和证

临床表现:胸胁部灼痛或刺痛,胸闷不舒,呼吸不畅,或有闷咳,甚则迁延经久不愈,天阴时更为明显,舌苔薄,质暗,脉弦。

治法:理气和络。

代表方:香附旋覆花汤加减。若咳剧,可加杏仁、瓜蒌皮、枇杷叶肃肺止咳;胸闷痰多,加全瓜蒌、浙贝母、海浮石清热化痰;久痛不已,加桃仁、红花、茜草通络止痛;饮留不净,胁痛迁延,加通草、路路通、冬瓜皮等以去饮通络。

4. 阴虚内热证

临床表现:病久不复,咳呛时作,咯吐少量腥痰,或伴胸胁闷痛,心烦,颧红,口干咽燥,手足心热,午后潮热,盗汗,形体消瘦,舌质偏红少苔,脉细数。

治法:滋阴清热。

代表方:沙参麦冬汤合泻白散加减。潮热甚者,加银柴胡、鳖甲、胡黄连、功劳叶滋阴退热;兼气虚者,加西洋参、太子参气阴双补;胸闷明显,加瓜蒌皮、郁金宽胸理气。

（四）临证要点

1. 重视扶正祛邪,攻补兼施　结核性胸膜炎患者后期正气耗竭,阴阳两虚,扶正同时使用抗痨杀虫。恶性胸腔积液患者正气亏虚及局部邪实同时存在,因此"治实当顾虚,补虚勿忘实",且要贯穿整个恶性胸腔积液治疗的始末。

2. 慎用毒性药　在治疗肿瘤引起的恶性胸腔积液时,会酌情使用一些抗肿瘤药,目前研究认为具有抗肿瘤作用的中药中一部分是以毒攻毒类抗癌药,如蟾酥、壁虎、斑蝥、天南星等,该类药虽均具有狭义抗癌作用,但因具有毒性或者不良作用大,临床应用时需谨慎,以免损伤脏腑正气。此外,具有清热解毒作用的半枝莲、白花蛇舌草、蒲公英、蛇莓等多苦寒败胃,临床应用时需配合益气健脾之品如白术、党参等。

六、预后

胸腔积液,可由多种疾病引起,治疗上主要针对原发病,漏出液常在病因纠正后自行吸收,预后较好;渗出性胸膜炎中以结核性多见,其次为炎症性和癌性胸膜炎,其预后与原发病有关,肿瘤所致恶性胸腔积液者预后较差。

七、预防与调护

1. 要注意加强体质锻炼,提高抗病能力,吸烟者应戒烟。

2. 居住地要保持干燥,避免湿邪侵袭,不恣食生冷,不暴饮暴食,保持脾胃功能的正常。

3. 饮食要低盐、忌辣、少油、清淡易消化,以碳水化合物和蛋白质类食物为主,如肉类、奶类、蛋类、豆制品等,注意食物摄入量也不宜过多。

4. 胸腔积液患者对维生素 K 吸收有一定的影响,可适当多吃菠菜、圆白菜、菜花等富含维生素 K 的食物。

5. 日常饮食中应摄入充足的维生素,多吃一些富含维生素 A 和维生素 B_1 的食物,如牛奶、胡萝卜、青蒜、空心菜、豆芽、花生等。

6. 得病后要及时治疗,避风寒,慎起居,怡情志有助早日康复。

第十三节　慢性肺源性心脏病

慢性肺源性心脏病(chronic pulmonary heart disease),简称肺心病,是指由支气管-肺组织、胸廓或肺血管引起肺循环阻力增高,肺动脉高压和右心室肥大,伴或不伴有右心功能衰竭的一类疾病。临床上除了原发于支气管、肺和胸廓疾病的各种症状体征外,逐步出现呼吸和心脏功能的衰竭和其他脏器受累的表现,如呼吸困难、唇甲发绀、水肿、肝脾大及颈静脉怒张等。

慢性肺心病是我国呼吸系统的一种常见病,多数继发于慢性支气管、肺部疾病,尤其是慢阻肺,因此本节重点讨论的是慢阻肺所致的慢性肺心病。

此病属于中医"肺胀""喘证""心悸""水肿"等病证范畴。

一、病因病理

(一)西医病因病理

1. 病因及发病机制　根据基础病变发生部位,一般分为以下五类:

(1) 支气管、肺疾病:以慢阻肺最为多见,约占 80%~90%,其次为支气管哮喘、支气管扩张、肺结核、间质性肺疾病等。

(2) 胸廓运动障碍性疾病:较少见,严重胸廓或脊椎畸形以及神经肌肉疾患均可引起胸廓活动受限、肺受压、支气管扭曲或变形,导致肺功能受损。气道引流不畅,肺部反复感染,并发肺气肿及纤维化。

(3) 神经-肌肉病变:较罕见,如脑炎、颅脑外伤、脊髓炎、吉兰-巴雷综合征、重症肌无力等,由于呼吸中枢兴奋性降低或神经肌肉的传递功能障碍,或呼吸肌麻痹,呼吸活动减弱,导致肺泡通气不足,动脉血氧分压下降,肺血管功能性收缩,从而发生肺动脉高压和慢性肺心病。

(4) 肺血管病变:原发性肺动脉高压、慢性栓塞性肺动脉高压和肺小动脉炎均可引起肺血管阻力增加、肺动脉压升高和右心室负荷加重,发展成慢性肺心病。

(5) 其他:原发性肺泡通气不足、先天性口咽畸形、慢性高原病、睡眠呼吸暂停低通气综合征等均可导致肺动脉高压,发展成慢性肺心病。

2. 病理　由于肺心病的病因不同,其肺部的原发性病变亦有所不同,我国肺心病的肺部基础疾病绝大多数为慢性支气管炎和慢性阻塞性肺疾病。其主要病理形态学改变表现为以下两方面:

(1) 有原发于肺、支气管、胸廓和肺血管的基础病变:包括①支气管上皮出现杯状细胞化生与增生,分泌亢进;②管壁全层有急、慢性炎性细胞浸润,黏膜下层及外膜处小血管充血水肿;③管壁平滑肌束肥大,弹性纤维减少;④黏膜内结缔组织增生,炎性细胞浸润或平滑肌肥厚而形成褶皱向管腔内突出,使管腔狭窄、性状不规则;⑤管腔内由炎性渗出物或黏液形成的炎栓或黏液栓阻塞,或管壁增生的炎性肉芽组织使管腔完全闭锁,部分肺泡间隔断裂,肺泡腔融合,形成肺气肿。

(2)肺动脉及右心室结构的改变:包括①慢性阻塞性肺疾病常反复发作气管周围炎及肺炎,炎症累及邻近肺小动脉,使腔壁增厚、狭窄或纤维化,肺细动脉Ⅰ型及Ⅲ型胶原增生,可致非特异性肺血管炎,肺血管内血栓形成;②右心室肥大,室壁增厚,心腔扩大,肺动脉圆锥膨隆,心肌纤维有肥大或萎缩,间质水肿,部分局灶性溶解坏死病变,最后被纤维组织所替代。部分患者可合并冠状动脉粥样硬化性心脏病。

(二)中医病因病机

本病多因慢性咳喘反复发作,迁延不愈逐渐发展而成。发病缓慢,病程长,其病因有脏腑虚损和外感时邪两种。病因病机可概括为以下三方面:

1. 肺脾肾虚　多由肺系疾患反复发作,日久不愈,损伤肺气而致。肺气虚衰,子盗母气,病久由肺及脾,累及于肾,致使肺、脾、肾三脏俱虚,此为本病的发病基础。

2. 外邪侵袭　肺主气,外合皮毛,肺气既伤,表虚卫阳不固,外邪更易乘虚入侵,以致反复发作,迁延不愈,是本病发生、发展的重要因素。

3. 痰瘀互结　肺系疾患日久不愈,正气虚衰,气虚则血运无力而瘀滞,气化无权而津液停滞,成痰成饮。痰瘀互结,阻滞肺络,累及于心,是贯穿本病的基本病理因素。

总之,本病病位在肺、脾、肾、心,属本虚标实之证。早期表现为肺、脾、肾三脏气虚,后期则心肾阳虚;外邪侵袭,热毒、痰浊、瘀血、水停为标。急性发作期以邪实为主,虚实夹杂;缓解期以脏腑虚损为主。

二、临床表现

本病发展缓慢,临床上除原有肺、胸疾病的各种症状和体征外,主要是逐步出现肺、心功能衰竭以及其他器官损害的征象。往往表现为急性发作期与缓解期的交替出现。可分为代偿期与失代偿期两个阶段。

(一)肺、心功能代偿期

1. 症状　慢性咳嗽、咳痰、气促,活动后可有心悸、呼吸困难、乏力和劳动耐力下降。感染后上述症状加重。少有胸痛或咯血。

2. 体征　可有不同程度的发绀和肺气肿体征。偶有干、湿啰音,心音遥远,$P_2 > A_2$,三尖瓣区可出现收缩期杂音或剑突下心脏搏动增强,提示有右心室肥厚。部分患者因肺气肿使胸内压升高,阻碍腔静脉回流,可有颈静脉充盈甚至怒张。此期横膈下降致肝界下移。

(二)肺、心功能失代偿期

1. 呼吸衰竭

(1)症状:呼吸困难加重,夜间为甚,常有头痛、失眠、食欲下降,但白天嗜睡,甚至出现表情淡漠、神志恍惚、谵妄等肺性脑病的表现。

(2)体征:明显发绀,球结膜充血、水肿,严重时可有视网膜血管扩张、视神经乳头水肿等颅内压升高表现。腱反射减弱或消失,出现病理反射。因高碳酸血症可出现周围血管扩张的表现,如皮肤潮红、多汗。

2. 右心衰竭

(1)症状:气促更明显,心悸、食欲不振、腹胀、恶心等。

(2)体征:发绀更明显,颈静脉怒张,心率增快,可出现心律失常,剑突下可闻及收缩期杂音,甚至出现舒张期杂音。肝大且有压痛,肝颈静脉回流征阳性,下肢水肿,重者可有腹水。少数患者可出现肺水肿及全心衰竭的体征。

三、实验室及其他检查

1. 影像学检查　除肺、胸基础疾病及急性肺部感染的特征外,尚有肺动脉高压。X 线诊断标准如下:右下肺动脉干扩张,其横径≥15mm,或右下动脉横径与气管横径比值≥1.07;肺动脉段明显突出或其高度≥3mm;中央动脉扩张,外周分支纤细,形成"残根"征;圆锥部显著凸出(右前斜位 45°)其高度≥7mm;右心室增大。具有上述任一条均可诊断。

2. 心电图检查　主要表现有右心室肥大改变,如电轴右偏、额面平均电轴≥+90°、重度顺钟向转位、$RV_1+SV_5 \geq 1.05mV$ 及肺型 P 波。也可见右束支传导阻滞及低电压图形,可作为诊断慢性肺心病的参考条件。在 V_1、V_2 甚至延至 V_3,可出现酷似陈旧性心肌梗死图形的 QS 波,应注意鉴别。

3. 超声心动图检查　主要表现有右心室流出道内径≥30mm;右心室内径≥20mm;右心室前壁的厚度≥5mm;左、右心室内径比值<2;右肺动脉内径≥18mm 或肺动脉干≥20mm 等可诊断。

4. 血气分析　慢性肺心病肺功能失代偿期可出现低氧血症甚至呼吸衰竭或合并高碳酸血症。

5. 血液检查　红细胞及血红蛋白可升高。全血黏度及血浆黏度可增加,红细胞电泳时间常延长;合并感染时白细胞总数增高,中性粒细胞增加。部分患者血清学检查可有肾功能或肝功能改变;血清钾、钠、氯、钙、镁均可有变化。

6. 其他　肺功能检查对早期或缓解期慢性肺心病患者有意义。痰细菌学检查可以指导肺心病急性加重期抗生素的选用。

四、诊断与鉴别诊断

(一)诊断

根据患者有慢性呼吸系统病史,包括慢性支气管炎、慢性阻塞性肺疾病及支气管扩张等病史。有肺动脉高压、右心室增大或有心衰竭的相应表现,如 $P_2>A_2$、颈静脉怒张、肝大压痛、肝颈静脉回流征阳性、下肢水肿及体静脉压升高等,心电图、X 线胸片、超声心动图有右心增大肥厚的征象,并排除其他心脏疾病即可作出诊断。

(二)鉴别诊断

本病须与下列疾病相鉴别:

1. 冠状动脉粥样硬化性心脏病(冠心病)　慢性肺心病与冠心病均多见于老年人,两者有许多相似之处,而且常共存。冠心病有典型的心绞痛、心肌梗死病史或心电图表现,若有左心衰竭的发作史、原发性高血压、高脂血症、糖尿病史,则更有助鉴别。体检、X 线、心电图、超声心动图检查呈左心室肥厚为主的征象,可资鉴别。慢性肺心病合并冠心病时鉴别有较多困难,应详细询问病史,并结合体格检查和有关心、肺功能检查加以鉴别。

2. 风湿性心脏病　风湿性心脏病的三尖瓣疾患,应与慢性肺心病的相对三尖瓣关闭不全相鉴别。前者往往有风湿性关节炎和心肌炎病史,其他瓣膜如二尖瓣、主动脉瓣常有病变,X 线、心电图、超声心动图有特殊表现。

3. 原发性扩张型心肌病、缩窄性心包炎　前者心脏增大常呈球形,常伴心力衰竭、房室瓣膜相对关闭不全所致杂音。后者有心悸、气促、发绀、颈静脉怒张、肝大、腹水、浮肿及心电图低电压等。一般通过病史、X 线片、心电图等不难鉴别。

4. 其他昏迷状态 肺心病肺性脑病昏迷需与肝性昏迷、尿毒症昏迷和少数脑部占位性病变和脑血管意外的昏迷相鉴别。这类昏迷一般都有其原发疾病的临床特点，不难鉴别。

五、治疗

（一）中西医结合治疗思路

本病多有外感六淫、情志刺激等诱因，证候要素以痰、火（热）、水饮、瘀血、阳虚、气虚为主，病情发作时的病机以痰（痰热、痰浊）阻或痰瘀互阻为关键，壅阻肺系，时或蒙扰心脑而致窍闭风动；邪盛正衰，可发生脱证之危候。病情缓解时，痰、瘀、水饮减轻，但痰、瘀稽留，正虚显露而多表现为肺、心、肾虚损，见于心肺气虚、肺肾气虚、心肾阳虚，多兼有痰瘀。

遵"急则治其标，缓则治其本"的原则，急性加重期以西医治疗为主，结合中医辨证施治，以清热、涤痰、活血、化饮利水、宣肺降气、开窍立法而兼顾正气；缓解期以中医治疗为主，以补肺、养心、益肾为主，并根据气虚、阳虚之偏而分别益气、温阳，用药上偏重补益类中药，如人参、黄芪、肉桂、熟地黄等，治疗时还应兼顾祛痰活血，并观察患者有无动则喘甚、自汗、肢体浮肿等兼证，选方用药时根据其兼证加减。

（二）西医治疗

1. 急性加重期

（1）控制呼吸道感染：及早进行抗感染治疗，有效控制呼吸道感染，是提高疗效和降低病死率的重要措施。

目前主张联合用药。根据痰菌培养及药敏试验结果选用。不能明确何种致病菌感染时可根据感染的环境及痰涂片革兰氏染色选用抗生素，应提倡对致病菌的覆盖。院外感染一般以革兰氏阳性菌为主，可首选大环内酯类、二代以上头孢菌素类和三代以上喹诺酮类，可口服或静脉滴注。院内感染一般以革兰氏阴性杆菌为主，首选三代头孢菌素类。可参照社区获得性肺炎和医院获得性肺炎相关治疗原则进行。如合并真菌感染，则给予抗真菌药。

（2）改善呼吸功能，控制呼吸衰竭：采取综合措施，包括缓解支气管痉挛、清除痰液、畅通呼吸道、持续低浓度（24%～35%）给氧、应用呼吸兴奋剂等。必要时施行气管切开、气管插管和机械呼吸器治疗等。

（3）控制心力衰竭：轻度心力衰竭给予吸氧、改善呼吸功能、控制感染后症状即可减轻或消失。较重者加用利尿剂能更快地控制心衰。如果心衰控制不满意再考虑使用强心药物。此外，应采取卧床休息、控制钠盐摄入、控制补液等针对性措施。

1）利尿剂：肺心病心衰时应用利尿剂，一般以小量、联合、交替为使用原则。常用：氢氯噻嗪 25mg，口服，每日 1～3 次；氨苯蝶啶 50mg，口服，每日 1～3 次；螺内酯片 20mg，口服，每日 1～3 次。水肿严重需快速消肿者，可用呋塞米 20mg 肌内注射或口服。

2）正性肌力药：在呼吸道感染基本控制、呼吸功能改善后，心力衰竭症状仍较明显者，可用小量洋地黄药物。最好选用作用快、排泄快的制剂，如西地兰或毒毛花苷 K。因为肺心病由于缺氧和感染对洋地黄药物的耐受性降低，有效量与中毒量很接近，容易出现各种心律失常等毒性反应，应引起注意。亦可选用地高辛 0.125～0.25mg，口服，每日 1 次。低氧血症、感染等均可使心率增快，故不宜以心率作为衡量洋地黄类药物的应用和疗效考核指征。

3）血管扩张药：血管扩张药可减轻心脏前、后负荷，降低心肌耗氧量，增加心肌收缩力，对部分顽固性心力衰竭有一定效果，但并不像治疗其他心脏病那样效果明显。可用酚妥拉明 10～20mg 加入 5% 葡萄糖 250～500ml 中静脉缓慢滴注，每日 1 次。此外，硝普钠、消心痛等均有一定疗效。另外血管紧张素转换酶抑制剂（ACEI）如卡托普利，12.5～25mg，每日 2 次，口服，可改善心衰症状。因血管扩张剂非选择性扩张肺动脉，可使血压下降，反射性引起心率加快、氧分压下降、二氧化碳分压升高等副作用,限制了它的应用。

（4）控制心律失常:一般经过治疗慢性肺心病的感染、缺氧后,心律失常可自行消失。如果持续存在可根据心律失常的类型选用药物。

（5）并发症的处理:应积极救治并发症,如酸碱平衡失调、电解质紊乱、消化道出血、休克、弥散性血管内凝血等。

（6）护理:肺心病心肺功能失代偿期,存在多脏器功能衰竭,全面正确评估病情、制订详细的护理计划并正确有效实施是配合抢救成功的关键。

2. 缓解期　积极治疗肺部原发病,延缓基础疾病进展。对于具有气流受限的患者,使用长效 β_2 受体激动剂和/或长效 M 受体阻滞剂吸入或联合糖皮质激素吸入。若患者咳痰较多且不易咳出,可选用祛痰药氨溴索、溴己新或乙酰半胱氨酸等口服。积极防治引起急性发作的诱因,如呼吸道感染等。增强免疫功能,加强康复锻炼、家庭氧疗、戒烟等。

（三）中医治疗

1. 急性加重期

（1）痰浊壅肺证

临床表现:咳嗽痰多,色白黏腻或呈泡沫,短气喘息,稍劳即著,脘痞纳少,倦怠乏力,舌质偏淡,苔薄腻或浊腻,脉滑。

治法:降气化痰,健脾益肺。

代表方:苏子降气汤合三子养亲汤加减。胸满喘促不能平卧,加葶苈子、茯苓以泄肺利水;兼气虚而见气短乏力,自汗,加白术、党参健脾益气;血瘀明显者,加赤芍、桃仁以活血化瘀。

（2）痰热郁肺证

临床表现:咳逆,喘息气粗,胸满,烦躁,痰黄或白,黏稠难咯,或伴身热,微恶寒,有汗不多,溲黄便干,口渴舌红,苔黄或黄腻,脉数或滑数。

治法:清肺化痰,降逆平喘。

代表方:越婢加半夏汤或桑白皮汤加减。痰鸣,喘息不得平卧,加射干、葶苈子泻肺平喘;痰热内盛,不易咯吐者,加鱼腥草、瓜蒌皮清热化痰;痰热伤津,口干舌燥者,加芦根、知母、天花粉生津润燥;血瘀明显者,加赤芍、桃仁以活血化瘀。

（3）痰蒙神窍证

临床表现:神志恍惚,表情淡漠,谵妄,烦躁不安,撮空理线,嗜睡,甚则昏迷,或伴肢体瞤动,抽搐,咳逆喘促,咳痰不爽,苔白腻或淡黄腻,舌质暗红或淡紫,脉细滑数。

治法:涤痰开窍,息风止痉。

代表方:涤痰汤加减。另服安宫牛黄丸或至宝丹。肝风内动,抽搐者,加钩藤、全蝎、羚羊角以平肝息风;皮肤黏膜出血,咯血,便血,色鲜者,加水牛角、紫珠草、生地黄以清热凉血止血。

（4）阳虚水泛证

临床表现:面浮,下肢浮肿,甚则一身悉肿,心悸,咳喘,咳痰清稀,脘痞,纳差,尿少,怕冷,面唇青紫,苔白滑,舌胖质暗,脉沉细。

治法:温肾健脾,化饮利水。

代表方:真武汤合五苓散加减。若水肿势剧,上凌心肺者,加椒目、葶苈子泻肺逐水;血瘀,发绀明显,加泽兰、红花、丹参、北五加皮化瘀行水。

2. 缓解期

（1）肺肾气虚证

临床表现:呼吸浅短难续,声低气怯,甚则张口抬肩,倚息不能平卧,咳嗽,痰白如沫,胸闷心慌,形寒汗出,或腰膝酸软,小便清长,或尿有余沥,舌淡或暗紫,脉沉细数无力,或有结代。

治法:补肺纳肾,降气平喘。

代表方:平喘固本汤合补肺汤加减。肺虚有寒,怕冷,舌质淡者,加肉桂、干姜、细辛以温肺散寒;如见喘脱危象者,急用参附汤送服黑锡丹以补气纳肾,回阳固脱。

（2）气虚血瘀证

临床表现:喘咳无力,气短难续,痰吐不爽,心悸,胸闷,口干,面色晦暗,唇甲发绀,神疲乏力,舌淡暗,脉细涩无力。

治法:益气活血,止咳化痰。

代表方:生脉散合血府逐瘀汤加减。若痰多咯吐不利者,加紫菀、款冬花、贝母以润肺化痰;若阴虚肺热,面红者,加沙参、百合、玉竹以滋阴清热。

（四）临证要点

1. 掌握证候的相互联系 临床常见的痰浊壅肺、痰热郁肺、痰蒙神窍等几个证型常可互相兼夹转化,夹杂出现。临证除掌握其证候特点,还要根据患者实际情况灵活施治,且本病中痰蒙神窍、肺肾气虚、阳虚水泛为危重症,需及时控制,否则预后不良。

2. 老年、久病防止感邪恶化 老年、久病体虚的后期患者,每因感邪使病情恶化,但因正气衰竭,无力抗邪,症状可不显著,因此临床若遇近期内咳喘突然加剧,痰色变黄,舌质变红,虽无发热恶寒表证,亦要考虑外邪存在,同时还需注意痰的色、质、量等变化,综合患者全身情况判断。

六、预后

肺心病的病死率自20世纪70年代以来有下降趋势,现已控制在15%以下。若能早期发现、早期防治,多能得到较好的控制;若防治不当,则可发展成呼吸循环衰竭,预后不良。

七、预防与调护

原发病的治疗,主要是防治引起本病的支气管、肺和肺血管等基础疾病。既病之后,更应注意保暖,秋冬季节,气候变化之际,尤需避免感受外邪。一经发病,立即治疗。

1. 鼓励患者进食高热量、高蛋白、高维生素食物,低钠饮食;腹胀期间宜进食流质和半流质;饮食有节制、宜清淡,忌食辛辣、油腻之品。

2. 生活起居上避风寒、适寒温,预防感冒;保持室内空气新鲜、流通;保持大便通畅,便秘者给予润肠通便之品;保持口腔清洁。避免情志刺激,保持心情愉快。

3. 积极防治原发病的诱发因素,如呼吸道感染,避免各种变应原、有害气体、粉尘吸入等。

第十四节 特发性肺纤维化

间质性肺疾病(interstitial lung disease,ILD)亦称作弥漫性实质性肺疾病,是一组主要累及肺间质和肺泡腔,导致肺泡-毛细血管功能单位丧失的弥漫性肺疾病。间质性肺疾病包括200多种急性和慢性肺部疾病,既有临床常见病,也有临床少见病,其中大多数疾病的病因还不明确。根据病因、临床和病理特点,2002年美国胸科学会(ATS)和欧洲呼吸学会(ERS)将ILD按以下分类:①已知原因的ILD(如职业或家居环境因素相关、药物或治疗相关、结缔组织病或血管炎相关等);②特发性间质性肺炎(idiopathic interstitial pneumonia,IIP);③肉芽肿性ILD(结节病);④其他罕见ILD。其中特发性间质性肺炎是一组病因不明的间质性肺炎,临床占比最高。

特发性肺纤维化(idiopathic pulmonary fibrosis,IPF)为临床最常见的一种特发性间质性肺炎,是一种慢性、进行性、纤维化性间质性肺炎,临床主要表现为进行性加重的呼吸困难、限制性通气功能障碍伴弥散功能降低、低氧血症以及影像学上的双肺弥漫性病变,最终发展为弥漫性肺纤维化和蜂窝肺,导致呼吸衰竭而死亡。IPF 病因不清,好发于老年人,近年来呈明显增多的趋势,预后差。

本病可归属于中医学"肺痿"范畴。

一、病因病理

(一)西医病因病理

1. 病因及发病机制　迄今有关 IPF 的病因还不清楚。危险因素包括吸烟和环境暴露(如金属粉尘、木尘等),吸烟指数超过 20 包年,患 IPF 的危险性明显增加。还有研究提示了 IPF 与病毒感染(如 EB 病毒)的关系,但是病毒感染在 IPF 的确切作用不明确。IPF 常合并胃食管反流(gastroesophageal reflux,GER),提示胃食管反流致微小吸入可能与 IPF 发病有关,但是两者之间的因果关系还不十分清楚。家族性 IPF 病例的报道提示 IPF 存在一定的遗传易感性,但是还没有特定的遗传异常被证实。

目前认为 IPF 起源于肺泡上皮反复发生微小损伤后的异常修复。在已知或未知的遗传/环境因素的多重持续损伤下,受损的肺上皮细胞启动"重编程",导致细胞自噬降低,凋亡增加,上皮再生修复不足,残存细胞发生间充质样转化,呈现促纤维化表型,大量分泌促纤维化因子,形成促纤维化微环境,使成纤维细胞(fibroblasts)活化转变为肌成纤维细胞(myofibroblasts),产生过量的细胞外基质沉积,导致纤维瘢痕与蜂窝囊形成、肺结构破坏和功能丧失。

2. 病理　IPF 的特征性病理改变类型为普通型间质性肺炎(UIP)。UIP 的组织学特征是病变呈斑片状分布,主要累及胸膜下外周肺腺泡或小叶。低倍镜下病变呈时相不一,表现纤维化、蜂窝状改变、间质性炎症和正常肺组织并存,致密的纤维瘢痕区伴散在的成纤维细胞灶。

(二)中医病因病机

本病起病隐匿,病程较长,多因外感邪毒、久病损肺、年老体虚、误治津伤等导致肺气虚损,津气耗伤,气血不和,痰瘀内阻,肺络不通所致。

1. 久病损肺　内伤咳喘、肺痨等慢性肺病迁延失治,肺气日渐虚损,肺虚气失所主,布散津液失职,气滞津停,痰瘀内生,肺痹而不行;病久伤阳,可致肺中虚寒;气不化津,肺失濡养,燥热内生,可致肺燥虚热;肺津亏损,日久伤阳,则阴阳俱损。

2. 年老体衰　年老之人,脏腑渐虚,气行不畅,津停为痰,血滞为瘀,阻于肺间,痹阻不行;肾为先天之本,体衰之人肾精渐亏,肺金失济,气津俱损,治节无权,瘀血更甚,日久气滞、血瘀、痰浊互结,痹而不行。

3. 痰浊痹阻　外感邪毒(六淫与环境毒邪)反复侵袭肺脏,邪滞气道,肺失宣降,肺络闭塞,进而五脏失和,津停液聚,痰瘀互结阻于肺络。痰浊热化或寒化,可形成痰热或痰湿阻肺。

二、临床表现

(一)主要症状

多于 50 岁以后发病,呈隐匿起病,主要表现为活动性呼吸困难,渐进性加重,常伴干咳。全身症状不明显,可以有不适、乏力和体重减轻等,但很少发热。75% 有吸烟史。

(二)体征

约半数患者可见杵状指,90% 的患者可在双肺基底部闻及吸气末细小的 Velcro 啰音。在疾病晚期可出现明显发绀、肺动脉高压和右心功能不全征象。

三、实验室及其他检查

1. 胸部 X 线　常显示双肺外带、胸膜下和基底部分布明显的网状或网结节模糊影,伴有蜂窝样变和下叶肺容积减低。

2. 胸部 HRCT　可显示 UIP 的特征性改变,诊断 UIP 的准确性大于 90%,因此 HRCT 已成为诊断 IPF 的重要方法,可以替代外科肺活检。HRCT 的典型 UIP 表现为:①病变呈网格改变,蜂窝改变伴或不伴牵拉支气管扩张;②病变以胸膜下、基底部分布为主。

3. 肺功能　主要表现为限制性通气功能障碍、弥散量降低伴低氧血症或 Ⅰ 型呼吸衰竭。早期静息肺功能可以正常或接近正常,但运动肺功能表现 P(w)O_2 增加和氧分压降低。

4. 血液化验　血液涎液化糖链抗原(KL-6)增高,红细胞沉降率(ESR)、抗核抗体和类风湿因子可以轻度增高,但没有特异性。结缔组织疾病相关自身抗体检查有助于 IPF 的鉴别。

5. 支气管肺泡灌洗液(BALF)/经支气管镜肺活检(TBLB)　BALF 细胞分析多表现为中性粒细胞和/或嗜酸性粒细胞增加。支气管肺泡灌洗(bronchoalveolar lavage,BAL)或 TBLB 对于 IPF 无诊断意义。

6. 外科肺活检　对于 HRCT 呈不典型 UIP 改变,诊断不清楚,没有手术禁忌证的患者应该考虑外科肺活检。IPF 的组织病理类型是 UIP,UIP 的病理诊断标准为:①明显纤维化/结构变形伴或不伴蜂窝肺,胸膜下、间质分布;②斑片肺实质纤维化;③成纤维细胞灶。

四、诊断与鉴别诊断

(一)诊断

1. IPF 诊断遵循如下标准

(1)排除其他已知原因的 ILD(如家庭或职业环境暴露、结缔组织病和药物毒性)和(2)或(3)之一;

(2)RCT 表现为 UIP 型;

(3)联合 HRCT 和外科肺活检病理表现诊断 UIP。

2. IPF 急性加重(acute exacerbation of IPF)　患者出现新的弥漫性肺泡损伤导致急性或显著的呼吸困难恶化即为 AE-IPF。

诊断标准:①过去或现在诊断 IPF;②1 个月内发生显著的呼吸困难加重;③CT 表现为 UIP 背景下出现新的双侧磨玻璃影伴或不伴实变影;④不能完全由心衰或液体过载解释。

(二)鉴别诊断

IPF 的诊断需要排除其他原因的 ILD。UIP 是诊断 IPF 的金标准,但 UIP 也可见于慢性过敏性肺炎、石棉沉着病、结缔组织病等。过敏性肺炎多有环境抗原暴露史(如饲养鸽子、鹦鹉等),BAL 细胞分析显示淋巴细胞比例增加。石棉沉着病、硅沉着病或其他职业肺尘埃沉着病多有石棉、二氧化硅或其他粉尘接触史。结缔组织病多有皮疹、关节炎、全身多系统累及和自身抗体阳性。

五、治疗

(一)中西医结合治疗思路

特发性肺纤维化作为慢性迁延性疾病,不可能治愈,西医方面治疗措施较少,且部分药品因价格原因未广泛应用于临床,疗效方面个体差异亦较大。治疗目的是延缓疾病进展,改善生活质量,延长生存期。

中医治疗以补益肺肾、活血通络为主。本虚者,当以补益肺气、纳肾固元为主,或补肺生津,或阴阳双补;标实者,应根据病邪的性质,分别采用祛邪利肺、涤痰泄浊、活血化瘀;虚实夹杂者,应扶正与祛邪兼顾,依其标本缓急,有所侧重。

(二)西医治疗

包括抗纤维化药物治疗、非药物治疗、并发症治疗、姑息治疗等。

1. 抗纤维化药物治疗　循证医学证据证明吡非尼酮(pirfenidone)和尼达尼布(nintedanib)治疗可以减慢 IPF 肺功能下降,改善 IPF 症状。①吡非尼酮是一种多效性的吡啶化合物,具有抗炎、抗纤维化和抗氧化特性。②尼达尼布是一种多靶点酪氨酸激酶抑制剂,能够抑制血小板衍化生长因子受体(PDGFR)、血管内皮生长因子受体(VEGFR)以及成纤维细胞生长因子受体(FGFR)。③N-乙酰半胱氨酸作为一种祛痰药,高剂量(1 800mg/d)时具有抗氧化,进而抗纤维化作用,对部分 IPF 患者可能有用。

2. 非药物治疗　IPF 患者尽可能进行肺康复训练。静息状态下存在明显的低氧血症(PaO$_2$<55mmHg)患者还应该实行长程氧疗,但是一般不推荐使用机械通气治疗 IPF 所致的呼吸衰竭。

3. 肺移植　是目前 IPF 最有效的治疗方法,合适的患者应该积极推荐肺移植。

4. 并发症治疗　积极治疗合并存在的胃-食管反流及其他合并症,但是对 IPF 合并的肺动脉高压多不推荐给予波生坦等进行针对性治疗。

5. IPF 急性加重的治疗　由于 IPF 急性加重病情严重,病死率高,虽然缺乏随机对照研究,临床上仍然推荐高剂量激素治疗。氧疗、防控感染、对症支持治疗是 IPF 急性加重患者的主要治疗手段。一般不推荐使用机械通气治疗 IPF 所致的呼吸衰竭,但酌情可以使用无创机械通气。

(三)中医治疗

1. 痰浊痹肺证

临床表现:咳嗽咯痰,胸满闷窒,脘痞呕恶,食少纳呆,倦怠乏力,口黏不渴。舌苔白腻,脉濡或滑。

治法:健脾燥湿,化痰止咳。

代表方:二陈汤合三子养亲汤加减。胸闷重甚者,加郁金、瓜蒌皮、厚朴理气宽胸;痰浊壅盛,气喘难平者,加葶苈子、制南星涤痰平喘;痰浊化热,痰热痹肺,痰黄黏稠,口干,烦躁,舌苔黄腻者,加黄芩、枇杷叶、全瓜蒌清热化痰;痰浊夹瘀,喘促气逆,喉间痰鸣,舌质紫暗,苔浊腻者,用涤痰汤加赤芍、红花、桃仁,或合用桂枝茯苓丸涤痰祛瘀。

2. 肺燥虚热证

临床表现:咳嗽频作,干咳或痰中带血丝,咳声不扬,甚则音嘎,气急喘促,口渴咽燥,可伴潮热盗汗,形体消瘦,皮毛干枯,舌红而干,脉虚数。

治法:滋阴清热,润肺生津。

代表方:麦门冬汤合清燥救肺汤加减。肺胃火盛,虚烦呛咳者,加芦根、淡竹叶;咳唾浊痰,口干欲饮者,加天花粉、知母;津伤较著者,加沙参、玉竹;潮热较著者,加胡黄连、银柴胡、地骨皮、白薇。

3. 肺中虚寒证

临床表现:咳嗽,时伴浊唾涎沫,口不渴,短气不足以息,头眩,神疲乏力,食少,形寒,小便数,或遗尿,舌质淡,脉虚弱。

治法:温肺益气,生津润肺。

代表方:甘草干姜汤或生姜甘草汤加减。脾气虚弱,纳少神疲者,加白术、茯苓、山药;肾虚摄纳无权者,加钟乳石、五味子;唾沫尿频者,加益智仁、白果。

4. 痰瘀互结证

临床表现:咳嗽咳痰,痰黏难咯,面色晦暗,口唇发绀,伴短气不足以息,遇劳加重,神疲乏力,或心胸憋闷,或身热盗汗,或形寒肢冷,舌有瘀斑瘀点,舌下络脉曲张,脉涩。

治法:益气活血,补肺通络。

代表方:补阳还五汤合桂枝茯苓丸加减。痰壅胸闷,咳喘甚者,加瓜蒌、葶苈子;腑气不通,大便不畅者,加大黄、玄明粉,痰从寒化,色白清稀者,加干姜、细辛。

5. 肺肾两虚证

临床表现:咳嗽气息难续,甚则张口抬肩,不能平卧,可伴咳痰,色白质稀,咯吐不利,胸闷气短,自汗,舌淡或暗紫,脉沉细。

治法:补肺益肾,纳气平喘。

代表方:补肺汤合七味都气丸加减。形寒肢冷者,加肉桂、细辛温阳散寒通络;面唇发绀者,加当归、赤芍活血化瘀。

(四)临证要点

1. 本病病位虽在肺,但也应重视调补脾肾　脾胃为后天之本,肺金之母,培土有助于生金。阴虚者宜补胃津以润燥,使胃津能上输以养肺;气虚者宜补脾气以温养肺体,使脾能转输精气以上承,肾为气之根,司摄纳,补肾可以助肺纳气。

2. 用药忌燥热、苦寒或祛痰峻剂　肺痿病本质属津枯,故应时刻注意保护其津,无论寒热,皆不宜妄用温燥之药,消灼肺津,即使虚寒肺痿,亦必须掌握辛甘合用的原则。肺痿即使虚实夹杂时,亦忌用峻剂攻逐痰涎,以免犯虚虚实实之戒,宜缓图取效。

3. 注意病机演变,法随证转　肺痿虚证有虚热、虚寒之分,两者不仅可以相互转化,甚则可相兼为病,既可见气阴两虚、阴阳互损,也可见虚实寒热错杂之证,病久者也可见血瘀,或兼见痰饮等。外感邪毒反复侵袭肺脏,可形成痰热或痰湿阻肺的实证表现。因此,在辨治过程中,应时刻注意病机演变,分清主次,详辨虚实,抓住主证,兼顾次证,施治方可中的。

六、预后

本病病情进展差异较大。大多数患者表现为缓慢逐步可预见的肺功能下降,少数患者在病程中反复出现急性加重,极少数患者呈快速进行性发展,总体预后较差。

七、预防与调护

积极治疗咳喘等肺部疾患,防止其向肺痿转变,同时根据个人情况,加强体育锻炼。慎起居,生活规律,视气候随时增减衣服。时邪流行时,尽量减少外出,避免接触患者。

肺痿为慢性虚损性疾病,应避免急躁情绪,坚持长期调治。注意耐寒锻炼,适应气候变化、增强肺卫功能。戒烟,减少对呼吸道刺激,以利肺气恢复。饮食宜清淡,忌寒凉油腻。居处要清洁,避免烟尘刺激。

●（李泽庚　夏丽娜）

扫一扫
测一测

复习思考题

1. 简述肺炎的分类及重症肺炎的主要诊断标准。
2. 简述慢性阻塞性肺疾病的鉴别诊断及并发症。
3. 简述大咯血的急救治疗。
4. 简述支气管哮喘的诊断标准及鉴别诊断。
5. 简述支气管肺癌的主要病理分型及主要临床表现。
6. 简述肺胀与哮病、喘证的区别与联系。
7. 简述普通感冒与时行感冒的鉴别要点。
8. 简述咳嗽的证候分型。
9. 简述慢阻肺中医辨证要点。
10. 简述肺癌的常见中医证候分型及其代表方。

◇◇◇ **第二章** ◇◇◇

循环系统疾病

> 📝 **学习目标**
>
> 　1. 掌握心力衰竭、心律失常、高血压、冠状动脉粥样硬化性心脏病、心脏瓣膜病、病毒性心肌炎、扩张型心肌病的概念、病因与发病机制、中医病因病机、辅助检查要点、临床表现、诊断与鉴别诊断、西医治疗与中医辨证论治原则、预防调护与预后。
>
> 　2. 掌握心脏骤停、急性肺水肿、高血压急症、心源性休克的诊断/鉴别诊断要点、抢救措施。
>
> 　3. 熟悉细菌性心内膜炎、肥厚型心肌病、限制型心肌病、心包炎的概念、病因与发病机制、中医病因病机、辅助检查要点、临床表现、诊断与鉴别诊断、西医治疗与中医辨证论治、预防调护与预后。

第一节　总　　论

　　心脏的正常收缩和舒张提供了血液循环的持续动力,为全身组织器官运输血液。通过血液将氧、营养物质和激素等供给组织,并将组织代谢废物运走,以保证人体正常新陈代谢的进行。心肌细胞和血管内皮细胞能分泌心钠肽、内皮素、内皮舒张因子等活性物质,说明循环系统也具有一定的内分泌功能。

　　心脏作为一个泵血的肌性动力器官,本身也需要足够的营养和能源。冠状动脉和冠状静脉构成冠脉循环,负责心脏的营养供给。右房、右室主要由右冠状动脉供血;左心室前壁、室间隔的前上 2/3、二尖瓣前乳头肌等部位的血供主要来自左冠状动脉的前降支;左室侧壁和后壁主要由回旋支供应;左室下壁(膈面)、后壁和室间隔后下 1/3 的血供主要来自右冠状动脉(右优势型)或左回旋支(左优势型)或两者同时供血(均衡型)。

　　心脏传导系统由负责正常心电冲动形成与传导的特殊心肌细胞组成。它包括窦房结、结间束、房室结、房室束(希氏束)、左束支、右束支和浦肯野纤维网。冲动形成和/或传导异常可造成各种心律失常。窦房结的血供 60% 来自右冠状动脉,40% 来自左旋支;房室结的血供 90% 来自右冠状动脉,10% 来源于左回旋支;左束支主干由前降支和右冠状动脉多源供血;右束支及左前分支由前降支供血,左后分支由左旋支和右冠状动脉双重供血。所以,临床上左后分支发生传导阻滞较少见。心脏传导系统受迷走神经与交感神经支配。迷走神经兴奋性增加可抑制窦房结的自律性与传导性,延长窦房结与周围组织的不应期,减慢房室结的传导并延长其不应期。交感神经的作用与迷走神经相反。

　　心脏的瓣膜结构包括瓣叶、瓣环、腱索和乳头肌。瓣膜结构和功能的正常是血液在右心系统和左心系统内呈单向流动的保障。炎症、黏液样变性、退行性变、先天性畸形、缺血性坏死、创伤等各种原因可引起单个或多个瓣膜功能或结构异常,导致瓣口狭窄和/或关闭不全。心室和主、肺动脉根部严重扩张也可产生相应房室瓣和半月瓣的相对性关闭不全。

心脏外被心包包裹,正常的心包有三个主要功能:①把心脏固定在纵隔内;②当回心血量突然增大时限制心脏扩张;③限制感染由邻近的肺蔓延至心脏。

循环系统疾病包括心脏和血管疾病,合称心血管病(cardiovascular disease,CVD)。据《中国心血管病报告2017》显示,中国心血管病患病率及死亡率均处于持续上升阶段,CVD死亡率居各病因之首,占居民疾病死亡构成的40%以上。近几年来农村CVD死亡率持续高于城市水平。与此同时,CVD住院总费用也在快速增加,2004年至今,年均增速远高于国内生产总值(GDP)增速。中国心血管疾病负担日渐加重,已成为重大的公共卫生问题。

一、主要致病因素

（一）危险因素

心血管疾病的主要危险因素包括:高血压、吸烟、血脂异常、糖尿病、超重/肥胖、身体活动不足、不合理的膳食等。

（二）常见病因

1. 先天及遗传 心脏各组织和/或大血管在胎儿期中发育异常可导致先天性心脏病。部分心脏病和遗传密切相关,如肥厚型心肌病被认为是常染色体显性遗传疾病。某些遗传性疾病除了常伴有先天性心脏血管结构缺损外,也可在后天发生心血管病变,如马方综合征(Marfan syndrome)伴发主动脉夹层等。

2. 动脉粥样硬化与缺血 动脉粥样硬化常累及全身各处动脉,如主动脉、冠状动脉、脑动脉、肾动脉、周围动脉等。冠状动脉粥样硬化使血管管腔狭窄或阻塞,或/和因冠状动脉功能性改变(痉挛)导致的心肌缺血缺氧或坏死,称冠状动脉粥样硬化性心脏病(冠心病)或缺血性心脏病,是目前世界上最常见的死亡原因。

3. 原发性高血压 显著而持久的动脉血压增高可影响心脏后负荷,导致高血压性心脏病。

4. 感染及与感染相关因素 病毒、细菌、真菌、立克次体、寄生虫等感染可影响心脏而导致心脏病。风湿热是一种与咽喉部反复感染A组乙型溶血性链球菌相关的变态反应性疾病,可导致急性或慢性全身结缔组织炎症,累及心瓣膜时导致风湿性心瓣膜病。

5. 全身其他系统疾病影响 肺、肺血管或胸腔疾病引起肺循环阻力增高而导致的心脏病,称为肺心病。一些内分泌病及营养代谢性因素,如甲状腺功能亢进或减退、维生素B_1缺乏等也可导致心脏。贫血可引起贫血性心脏病。结缔组织疾病、神经肌肉疾病、自主(植物)神经功能失调均可影响心脏。

6. 其他 其他一些因素如药物或化学制剂中毒、放射线、高原环境或其他物理因素亦可引起心脏病。某些心脏病病因不明,如原因不明的心肌病、心脏肿瘤等。

二、常见症状与体征

1. 呼吸困难 劳力性呼吸困难、端坐呼吸、夜间阵发性呼吸困难是心源性呼吸困难的三种最常见的形式。其中劳力性呼吸困难是心力衰竭最常见的首发症状。

2. 咳嗽咳痰 心力衰竭患者因肺淤血而多有咳嗽咳痰,夜间加剧、白色泡沫痰/粉红色泡沫痰等症状。

3. 水肿 心源性水肿初期多表现为下垂部位的凹陷性水肿,随着病情的进展逐渐可发展为全身性水肿,常伴浆膜腔积液。常见于心力衰竭、限制型心肌病、缩窄性心包炎、心包积液等。

4. 心悸　大多数器质性心脏病的患者常发生心悸伴有心律失常。发作时表现为心率/脉率、心律/脉律的变化。

5. 胸痛　典型心绞痛可表现为胸骨后紧缩样疼痛，放射至左肩背，常由劳力诱发，休息或服用硝酸甘油可缓解。急性冠状动脉综合征的胸痛部位、放射部位同上，但程度更甚，持续时间更长，可发生于静息状态，硝酸甘油不能完全缓解。急性心包炎呈刀割样锐痛，和呼吸、体位有关。肺栓塞常有胸痛伴呼吸困难、低血压、晕厥。如突发撕裂样剧痛、向背部放射首先考虑主动脉夹层。

6. 晕厥　晕厥是由大脑低灌注引起的突发、短暂、完全性意识丧失，导致不能维持姿势性张力，但能迅速自行恢复。心源性晕厥是指由于心指数降低、血流受阻、血管扩张或急性血管夹层等原因导致的心动过缓、心动过速或低血压引起的晕厥。常见于心律失常、多种器质性心脏病或心肺疾患，如梗阻性心脏瓣膜病、急性心肌梗死/缺血、肥厚型梗阻性心肌病、心房黏液瘤、主动脉夹层、心包疾病/心脏压塞、肺栓塞/肺动脉高压等。此类患者多存在明确的器质性心脏病，晕厥多发生于劳力中或仰卧时，晕厥发生之前多有心悸或伴有胸痛，可有心脏猝死家族史。晕厥也可由一些非心脏原因造成，如反射性晕厥、直立性低血压、容量不足、脱水、失血等。

在心血管系统的检体诊断中尤其需要注意某些阳性体征的临床意义。二尖瓣面容、杵状指、末梢发绀为组织缺氧的常见表现；心界叩诊可以初步判断心脏的大小和形态；心脏听诊可获得心率、心律、心音、杂音、心包摩擦音等信息，可判断有无心律失常、心脏有无异常通道、瓣膜功能状态、心肌收缩力等；肺部啰音可见于左心衰竭的患者；颈静脉怒张、肝脏肿大、肝颈静脉回流征(+)、下垂部位的凹陷性水肿、胸腹水等是右心衰竭、缩窄性心包炎及限制性心肌病的常见体征；周围血管征(颈动脉搏动增强、大动脉枪击音、杜氏双重杂音、点头运动、毛细血管搏动征等)见于脉压增大的疾病。

三、中医学认识

心位于胸中，在五行属火，为阳中之阳，故称为阳脏，又称"火脏"。心主血脉、心藏神主神志。心的气血阴阳是心进行生理活动的物质基础。心气是心之精气，泛指心的功能活动，也可以特指心脏推动血液循环的功能。心气与宗气、营气关系最为密切。心阳是心气的体现，主要是指心血管系统的一些功能表现，这些功能和心气有着不可分割的联系。心气虚则气短，脉弱，心悸，自汗，精神萎靡。心气大虚则伤及心阳，出现寒象，甚则出现大汗淋漓，四肢厥冷，脉微欲绝等证候。心血是心所主之血，来源于脾胃化生的水谷精微，在心气的推动下，流注全身，发挥营养和滋润作用，是意识神志活动的物质基础。心血旺则血脉充盈，面色红润，精神饱满，心血虚则心悸健忘，惊惕不安，失眠多梦，面色无华。心阴与心阳相对而言，具有宁静、内守、濡润作用，能制约和防止精神躁动。心阳与心阴的作用协调，则精神内守，既无亢奋，也无抑郁。心阴不足，失于凉润宁静，可致血行加速，精神虚性亢奋。根据阴阳交感和互藏理论，肾阴上济依赖于肾阳的鼓动，心火(心阳)的下降需要心阴的凉润，肾阴在肾阳的鼓动作用下化为肾气以上升济心，心火在心阴的凉润作用下化为心气以下行助肾，称之为心肾相交。

心的病理变化主要有虚实两个方面，虚证为气血阴阳的亏损，实证为痰、饮、火、瘀等内扰。正虚邪扰，血脉不畅，心神不宁，则为心悸；寒、痰、瘀等邪痹阻心脉，胸阳不展，则为胸痹；阳盛阴衰，阴阳失调，心肾不交则为不寐；痰气痰火扰动心神，神机失灵，则为癫狂；痰凝气郁，蒙蔽清窍，则为痫病；髓海不足，心神失用，则为痴呆；气血逆乱，阴阳之气不能相接，则为厥证。根据心的生理功能和病机变化特点,心悸、胸痹、不寐、癫狂、痫病、痴呆、厥证归属为心系病证。

此外,心为五脏六腑之大主,其他脏腑病变常累及于心,导致血脉运行异常及神志失常,如血不循经之血证,肺肾气竭、心阳虚衰之喘脱,心热下移之淋证等亦均涉及心。但因主次有异,故分别归于气血津液病、肺系病证和肾系病证,临证当联系互参。

第二节 心力衰竭

各种原因导致心肌损伤和/或心脏负荷过重,使心脏结构、功能发生异常,心室充盈和/或射血能力受损,从而产成一系列以器官、组织血液灌注不足,肺循环和/或体循环淤血为主要表现的临床综合征,称之为心力衰竭(heart failure)。

心力衰竭是一种进展性的疾病,起始后即表现为渐进性的心室重构(ventricular remodeling)。当左右心室腔压力高于正常时,即可称为心功能不全(cardiac insufficiency)或心功能障碍,伴有临床症状的心功能不全称之为心力衰竭,是各种心脏病的最严重阶段,病死率高,预后不良。

心力衰竭按疾病的发病急缓可分为急性心力衰竭和慢性心力衰竭;按心力衰竭发生的部位可分为左心衰竭、右心衰竭和全心衰竭。按收缩和舒张功能障碍可分为收缩期心力衰竭和舒张期心力衰竭。

心力衰竭的临床表现主要是呼吸困难、疲乏和液体潴留。常归属于中医的"喘证""水肿""饮证""心水""心咳"及"脱证""厥证"等,近年来中医界趋以"心衰病"统一命名此类综合征。

慢性心力衰竭

慢性心力衰竭(chronic heart failure,CHF)是大多数心血管疾病的最终归宿,也是最主要的死亡原因。我国引起 CHF 的基础心脏疾病过去以风湿性心脏病为主,但近年来高血压、冠心病的比例明显上升。

一、病因病理

(一)西医病因病理

1. 病因及发病机制 原发性心肌损害导致的心肌收缩力下降及心脏长期容量和/或压力负荷过重,是导致心力衰竭的主要原因。而心室重构是心力衰竭发生发展的基本机制。

(1)原发性心肌损害:①缺血性心肌损害:最常见的是冠心病心肌缺血和/或心肌梗死。②心肌炎和心肌病:最常见的是病毒性心肌炎及原发性扩张型心肌病。③心肌代谢障碍性疾病:以糖尿病心肌病最为常见,其他还可见于继发于甲状腺功能亢进或减低的心肌病、心肌淀粉样变等。

(2)心脏负荷过重:①压力负荷(后负荷)过重:常见于使左、右心室收缩期射血阻力增加的疾病,如高血压、主动脉瓣狭窄、肺动脉高压、肺动脉瓣狭窄等。②容量负荷(前负荷)过重:常见于心脏瓣膜关闭不全导致的血液反流以及左、右心或动、静脉分流性先天性心血管病等,如主动脉瓣关闭不全、二尖瓣关闭不全、室间隔缺损、动脉导管未闭等。此外,伴有全身血容量增多或循环血量增多的疾病,如慢性贫血、甲状腺功能亢进症等,也可造成心脏容量负荷增加。

在上述基本病因的作用下,心力衰竭症状常在一些诱因下发生或突然加重:①感染:其中呼吸道感染是最常见、最重要的诱因。②心律失常:各种类型的快速型心律失常以及严重的缓慢型心律失常均可诱发心力衰竭。其中,心房颤动(简称房颤)是诱发心力衰竭最常见的心律失常。③血容量增加:如摄入钠盐过多,静脉输入液体过多、过快等。④过度体力劳累或情绪激动。⑤治疗不当:如不恰当停用利尿药物或降血压药等,或者不恰当地加用了某些抑制心肌收缩的药物。⑥出现其他加重心脏负担的临床情况:如贫血与出血、妊娠与分娩、合并甲状腺功能亢进等。

2. 病理及病理生理　心力衰竭是一种不断发展的疾病,一旦发生心力衰竭,即使心脏没有新的损害,在各种病理生理变化的影响下,心功能不全也将不断恶化进展。心力衰竭早期,机体可通过各种代偿机制使心功能在一定的时间内维持在相对正常的水平。这些代偿机制包括:

(1) 弗兰克-斯塔林(Frank-Starling)机制:心脏容量负荷过重时,心室腔代偿性扩大,心室舒张末期容积增加,心肌初长度增加,使心输出量增加。

(2) 心肌肥厚:压力负荷过重时,心室肌通过代偿性肥厚使心肌收缩力增强,以克服后负荷阻力,使心输出量在相当长时间内维持正常。

(3) 神经体液的代偿机制:当心输出量降低,心腔压力升高时,机体全面启动神经体液机制进行代偿,包括:①交感神经兴奋性增强:神经递质去甲肾上腺素(NE)水平升高,使心肌收缩力增强,心率加快,从而提高心输出量。②肾素-血管紧张素-醛固酮系统(RAAS)激活:当心输出量降低,肾血流量随之减低时,RAAS 被激活,使心肌收缩力增强,周围血管收缩以维持血压,调节血液的再分配,保证心、脑等重要脏器的血液供应。同时促进醛固酮分泌,使水、钠潴留,增加总体液量及心脏前负荷,对心力衰竭起到代偿作用。

上述机制虽然可使心功能在一定的时间内维持在相对正常的水平,但这些代偿机制也均有其负面效应。如心室腔扩张,心室舒张末期容积增加、压力增高,相应的心房压、静脉压也随之升高,达到一定高度时即出现肺循环充血或腔静脉系统充血。心肌肥厚时,心肌顺应性差,舒张功能降低,心室舒张末压升高,并伴有心肌能量供应不足。交感神经兴奋心脏的同时也使周围血管收缩,增加了心脏的后负荷;心率加快使心肌耗氧量增加,还可使心肌细胞应激性增强而产生促心律失常作用。另外,NE 对心肌细胞有直接的毒性作用,可促使心肌细胞凋亡。在心腔扩大、心室肥厚的代偿过程中,心肌细胞、胞外基质、胶原纤维网等均有相应变化,也就是心室重塑过程。NE 和 RAAS 被激活后的产物血管紧张素 Ⅱ (angiotensin Ⅱ, AT Ⅱ)及醛固酮分泌增加参与心室重塑。这些不利因素的长期作用,加重心肌损伤和心功能恶化,后者又进一步激活神经体液机制,如此形成恶性循环,使病情日趋恶化。

近年来不断发现一些新的肽类细胞因子参与心力衰竭的发生和发展。如心钠肽(atrial natriuretic peptide,ANP)和脑钠肽(brain natriuretic peptide,BNP);分别在心房和心室压力升高时分泌增加,其生理作用为扩张血管,增加排钠,对抗肾上腺素、肾素-血管紧张素等的水、钠潴留效应。但在心衰状态下,两者很快降解,难以发挥其生理性的治疗作用。但由于其血浆中增高的程度与心衰的严重程度呈正相关,所以有很强的诊断学意义。血浆中 ANP 及 BNP 水平可作为评定心衰的进程和判断预后的指标。另外,由垂体分泌的具有抗利尿和周围血管收缩的生理作用的精氨酸加压素(arginine vasopressin,AVP)对心衰早期有一定的代偿作用,而长期的 AVP 增加,其负面效应将使心力衰竭进一步恶化。由血管内皮释放的具有很强的收缩血管的作用内皮素(endothelin)直接与肺动脉压力特别是肺血管阻力升高相关,并参与心脏重塑过程,加速心衰的恶化进程。

(二) 中医病因病机

心衰病是心体受损,脏真受伤、心脉"气力衰竭"所致的危重病证,与外邪入侵(风寒湿热、疫毒之邪等）、饮食不节、情志失调、劳逸失度、年老久病、禀赋异常等因素有关。心力衰竭是虚实夹杂的病证,其病机包括本虚标实两方面。心气虚衰是发病的基础,为心衰起始及贯穿病程始末的共性,病久可损及阴阳,并久病及肾。而心衰早期如表现为阴虚或阳虚多与原发基础疾病或素体体质有关。脏腑虚损,气血不行,则痰湿、水饮、血瘀内生,日久水(饮)瘀互结与气血阴阳虚损互为因果,进一步加重心衰。标实常以兼夹证的形式和本虚构成复合证型存在于心衰的病程各阶段。

1. 心气亏虚,血脉瘀阻　心衰的基本证候特征可用气虚血瘀统驭。心主血脉,心气亏虚,鼓动无力,血行不畅而成瘀,可见口唇青紫甚至胁痛积块。

2. 气阴两虚,瘀血内停　心衰中后期由于气虚致气化功能障碍,使阴液生成减少;且患者常因利尿等心衰基础治疗损伤阴液,故气阴两虚亦为多见。脉道不利、血液黏稠,而成血瘀内停。瘀血日久耗气伤阴,两者互为因果。

3. 阳气亏虚,血瘀水停　心气虚久,累及心阳,而见心阳虚损。心气心阳亏虚,累及脾肾。气化失司,水运失调,而见痰浊、水饮内生。阳虚推动无力,加重血瘀。

心衰终末期阴阳互损,可表现为阴阳两虚为本、饮瘀互结为标的重症,病情逐渐进展可导致阴竭阳脱而死亡。外邪、情志、劳力、饮食等因素可加速病程或引发痰饮瘀血等宿邪凌心射肺的急症。

二、临床表现

左心衰竭以左心输出量降低及肺淤血为主要表现。单纯的右心衰竭以体循环淤血为主要表现。左心衰竭后肺动脉压力增高,使右心负荷加重,长时间后右心衰竭也继之出现,即为全心衰。

（一）左心衰竭

1. 症状

（1）呼吸困难:左心衰竭特征性的临床表现是不同程度的呼吸困难,主要形式有:①劳力性呼吸困难:运动可使回心血量增加,左房压力升高,加重肺淤血而产生呼吸困难,是左心衰竭最早出现的症状。②端坐呼吸:肺淤血达到一定的程度时,平卧可使回心血量增多且横膈上抬,加重呼吸困难。患者需采取高枕卧位、半卧位甚至端坐位等强迫体位缓解症状。③夜间阵发性呼吸困难:指患者已入睡后突然因憋气而惊醒,被迫采取坐位,呼吸深快。重者可有哮鸣音,称之为"心源性哮喘"。大多于端坐休息后可自行缓解。其发生机制除因睡眠平卧血液重新分配使肺血量增加外,夜间迷走神经张力增加,小气道收缩,横膈高位,肺活量减少等也是促发因素。

（2）咳嗽、咳痰、咯血:肺泡和支气管黏膜淤血常引起咳嗽、咳痰,开始时常于夜间发生,坐位或立位时可减轻。白色浆液性泡沫状痰为其特点,偶可见痰中带血丝。长期慢性淤血时,肺静脉压力升高,导致肺循环和支气管血液循环之间形成侧支,在支气管黏膜下形成扩张的血管,此种血管一旦破裂可引起大咯血。

（3）乏力、疲倦、头晕、心慌:此由心输出量不足,器官、组织灌注不足及代偿性心率加快所致。

（4）少尿及肾功能损害症状:严重的左心衰竭血液进行再分配时,首先是肾的血流量明显减少,患者可出现少尿。长期慢性的肾血流量减少可出现血尿素氮、肌酐升高,并可有肾功能不全的相应症状。

2. 体征　除基础心脏病的固有体征外,慢性左心衰竭的患者一般可见心脏扩大(单纯舒张性心衰除外)、肺动脉瓣区第二心音亢进,有时可及舒张期奔马律。因肺毛细血管压增高,液体渗出到肺泡,肺部听诊可及湿啰音,随着病情的由轻到重,肺部啰音可从局限于肺底部直至全肺。患者如取侧卧位则下垂的一侧啰音较多。

（二）右心衰竭

1. **症状**　消化道症状是右心衰竭最常见的症状,胃肠道及肝脏淤血可引起腹胀、食欲不振、恶心、呕吐。单纯性右心衰竭多由分流性先天性心脏病或肺部疾患所致,故劳力性呼吸困难也是右心衰竭患者的常见临床症状。

2. **体征**　除基础心脏病的相应体征之外,右心衰竭时可因右心室显著扩大而出现三尖瓣关闭不全的反流性杂音;下垂部位凹陷性水肿,常伴有胸腔积液;颈静脉怒张,搏动增强;肝颈静脉回流征阳性则更具特征性;肝脏因淤血而肿大,常伴压痛,持续慢性右心衰竭可致心源性肝硬化;晚期可出现黄疸、肝功能受损及大量腹水。

（三）全心衰竭

全心衰竭的患者可并见左心衰竭和右心衰竭的症状和体征。往往患者出现右心衰竭后,由于右心输出量减少,阵发性呼吸困难等肺淤血症状反而有所减轻。

三、实验室及其他检查

（一）实验室检查

血浆脑钠肽(brain natriuretic peptide,BNP)和 N 端脑钠肽前体(N-terminal pro-brain natriuretic petide,NT-proBNP)浓度增高已成为公认诊断心力衰竭的客观指标。两者在血浆中增高的程度与心衰的严重程度呈正相关,可作为评定心衰的进程和判断预后的指标。如心力衰竭临床诊疗过程中这一标志物持续走高,提示预后不良。一般而言,BNP>400pg/ml 时考虑心衰诊断。但 BNP 水平升高也见于某些心脏和非心脏原因,如高龄、肾功能不全等,故 BNP 水平升高并不能自动证实心力衰竭的诊断,故 BNP 对诊断心力衰竭的阴性预测价值更有临床意义。BNP<100pg/ml、NT-proBNP<300pg/ml 时不支持慢性心衰的诊断,其阴性预测值为99%。心衰治疗后 NT-proBNP<200pg/ml 提示预后良好。

其他一些实验室检查的指标,如全血细胞计数、尿液分析、血生化(包括钠、钾、钙、血尿素氮、肌酐、肝酶和胆红素、铁/总铁结合力)、空腹血糖和糖化血红蛋白、血脂及甲状腺功能等也被列为心力衰竭患者的常规检查。

（二）超声心动图

超声心动图可准确地提供各心腔大小变化及心瓣膜结构和功能情况,评价心脏的收缩及舒张功能。左室射血分数(LVEF)可反映心脏收缩功能。LVEF≤40% 为收缩期心力衰竭的诊断标准。心动周期中舒张早期心室充盈速度最大值为 E 峰,舒张晚期(心房收缩)心室充盈速度最大值为 A 峰。正常人两者之比值(E/A)≥1.2。舒张功能不全时,E 峰下降,A 峰增高,E/A 比值降低。

（三）X 线检查

X 线检查可反映心影大小及外形,可为心脏病的病因诊断提供重要的参考资料;X 线检查亦可反映肺淤血的有无及其程度。早期肺静脉压增高时,主要表现为肺门血管影增强,上肺血管影增多与下肺纹理密度相仿,甚至多于下肺。由于肺动脉压力增高可见右下肺动脉增宽,进一步出现间质性肺水肿可使肺野模糊,克利线(Kerley line)是在肺野外侧清晰可见的水平线状影,是肺小叶间隔内积液的表现,是慢性肺淤血的特征性表现。

（四）心电图

心电图可提供既往心肌梗死、房室肥大、心肌损害及心律失常等信息。可判断是否存在心脏活动不同步,包括房室、室间和/或室内运动不同步。

四、诊断与鉴别诊断

（一）诊断

1. **诊断依据**　心力衰竭的诊断是综合病因、病史、症状、体征及客观检查而得出的。

（1）CHF 的症状：静息或活动时气急和/或乏力。

（2）水液潴留的体征：包括肺底湿啰音、胸腔积液、颈静脉怒张、踝部水肿、肝脏肿大等。

（3）静息时心脏结构或功能异常的客观证据，包括心脏增大、第三心音、心脏杂音、超声心动图异常、BNP 增高等。

2. **心力衰竭的分类**　根据左心室射血分数（left ventricular ejection fraction, LVEF）值的不同和治疗后的变化，将心力衰竭分为射血分数降低的心衰（heart failure with reduced ejection fraction, HFrEF）、射血分数改善的心衰（heart failure with improved ejection fraction, HFimpEF）、射血分数轻度降低的心衰（heart failure with mildly reduced ejection fraction, HFmrEF）及射血分数保留的心衰（heart with preserved ejection fraction, HFpEF）（表 1-2-1）。

表 1-2-1　心力衰竭分类诊断标准

分类	诊断标准	备注
HFrEF	①症状和/或体征 ②LVEF≤40%	随机临床试验主要纳入此类患者，有效的治疗已得到证实
HFimpEF	①病史 ②既往 LVEF≤40%，治疗后随访 LVEF >40%并较基线增加≥10% ③存在心脏结构（如左心房增大、左心室肥大）或左心室充盈受损的超声心动图证据	LVEF 改善并不意味着心肌完全恢复或左心室功能正常化；LVEF 也可能还会降低
HFmrEF	①症状和/或体征 ②LVEF 41%～49%	此类患者临床特征、病理生理、治疗和预后尚不清楚，单列此组有利于对其开展相关研究
HFpEF	①症状和/或体征 ②LVEF≥50% ③存在左心室结构或舒张功能障碍的客观证据，以及与之相符合的左心室舒张功能障碍/左心室充盈压升高[*]	

[*] 左心室舒张功能障碍/左心室充盈压升高包括：血浆利钠肽升高[窦性心律状态下 B 型利钠肽（BNP）>35ng/L 和/或 N末端 B 型利钠肽原（NT-proBNP）>125ng/L；心房颤动状态下 BNP≥105ng/L 或 NT-proBNP≥365ng/L]，静息或者负荷下超声心动图或心导管检查的结果异常[运动过程中超声心动图测得二尖瓣舒张早期血流速度与组织多普勒瓣环舒张早期运动速度比值（E/e'）>14。有创血流动力学检查，静息状态下肺毛细血管楔压（PCWP）≥15mmHg 或左心室舒张末期压力≥16mmHg，或负荷状态下 PCWP≥25mmHg]。

3. **心力衰竭分级**

（1）NYHA 心功能分级：1928 年美国纽约心脏病学会（NYHA）提出按诱发心力衰竭症状的活动程度将心功能的受损状况分为四级（表 1-2-2），临床上沿用至今。

表 1-2-2　NYHA 心功能分级

级别	判别标准
Ⅰ级	患者有心脏病，但日常活动量不受限制，一般活动不引起疲乏、心悸、呼吸困难或心绞痛
Ⅱ级	心脏病患者的体力活动受到轻度限制，休息时无自觉症状，但平时一般活动可出现疲乏、心悸、呼吸困难或心绞痛。
Ⅲ级	心脏病患者的体力活动明显受限，小于平时一般活动即引起上述症状
Ⅳ级	心脏病患者不能从事任何体力活动，休息状态下也出现心衰的症状，体力活动后加重

（2）6分钟步行试验：6分钟步行试验可客观地评定慢性心力衰竭患者的运动耐力，与NYHA心功能分级结合可客观地评价患者心功能。试验要求患者在平直走廊里尽可能快步行走，测定6分钟的步行距离，若6分钟步行距离<150m，表明为重度心功能不全；150～425m为中度心功能不全；426～550m为轻度心功能不全。

4. 心力衰竭分期　心力衰竭是进展性的疾病，为了从源头上减少和延缓心力衰竭的发生发展，2001年美国心脏病学会（ACC）/美国心脏协会（AHA）的成人慢性心力衰竭指南上提出了心力衰竭分期的概念（表1-2-3）作为对NYHA心功能分级的补充。

表1-2-3　ACC/AHA的成人慢性心力衰竭分期

分期	分期标准
A期	前心力衰竭阶段，患者有高血压、心绞痛、代谢综合征，使用心肌毒性药物等可发展为心力衰竭的高危因素，但尚无器质性心脏（心肌）病或心力衰竭症状和/或体征
B期	前临床心力衰竭阶段，患者已有器质性心脏病变，如左室肥厚，LVEF降低，但从无心力衰竭症状和/或体征
C期	临床心力衰竭阶段，患者有器质性心脏病，既往或目前有心力衰竭症状和/或体征
D期	难治性终末期心力衰竭阶段，虽经积极的内科治疗，但休息时仍有症状，且需要特殊干预，包括因心力衰竭反复住院，且不能安全出院者；需要长期静脉用药者，等待心脏移植者；使用心脏机械辅助装置者

（二）鉴别诊断

1. 支气管哮喘　左心衰竭夜间阵发性呼吸困难，常称之为"心源性哮喘"，应与支气管哮喘相鉴别。两者均有阵发性呼吸困难临床表现，肺部听诊可闻及哮鸣音。支气管哮喘多见于青少年时有过敏史者；表现为呼气性呼吸困难，咳出白色黏痰后呼吸困难常可缓解，缓解后如常人，肺功能检查有完全可逆的气流受限的依据。心源性哮喘多见于老年人及基础心脏病患者，发作时肺部可闻及湿啰音，咳粉红色泡沫痰，胸部X线检查有肺淤血征象，超声心动图检查可见射血分数（ejection fraction，EF）下降。测定血浆BNP水平对鉴别心源性和支气管性哮喘有较重要的参考价值。

2. 右心衰竭症状的鉴别　心包积液、缩窄性心包炎时，由于腔静脉回流受阻可引起颈静脉怒张、肝大、下肢水肿等表现，应根据病史、心脏及周围血管体征进行鉴别，超声心动图检查可得以确诊。肝硬化时也常见腹水伴下肢水肿，除基础心脏病体征有助于鉴别外，非心源性肝硬化不会出现颈静脉怒张、肝颈静脉回流征阳性等上腔静脉回流受阻的体征。

五、治疗

（一）中西医结合治疗思路

心衰的治疗目标包括防止和延缓心衰的发生；缓解临床心衰患者的症状，改善其长期预后和降低病死率。

制定治疗策略时可从心衰分期的观念出发，采取中西医结合综合治疗措施。心衰A期时主要针对可能引起心衰的病因及导致心血管疾病的危险因素进行治疗。中医治未病优势可在此阶段显现。B期治疗的关键是调节心力衰竭的代偿机制，减少其负面效应如拮抗神经体液因子的过分激活，阻止心室重构的进展。此阶段中医治疗可在原发病辨治的基础上，结合补益心气法以延缓心衰的发生发展。在C期及D期，心衰本虚的表现逐渐由气虚发展为气阴两虚、阳虚，甚则阴竭阳脱的重症，慢性心衰的病程中常兼见痰浊、水饮、血瘀等标实产物。中医治疗在补虚的基础上贯穿活血化瘀，并兼顾化痰、利水等治疗，有助于缓解患者的症状。

（二）西医治疗

1. 病因治疗　对所有可能导致心脏功能受损的常见疾病如高血压、冠心病、瓣膜病等在未造成心力衰竭症状时应早期进行有效的治疗,对一些基础心脏疾病的危险因素如糖尿病、代谢综合征等应早期干预。

2. 一般治疗

（1）去除诱因:各种感染（尤其上呼吸道和肺部感染）、肺梗死、心律失常（尤其是快速心室率的心房颤动）、电解质紊乱和酸碱失衡、肾功能损害、过量摄盐、过度静脉补液,以及应用损害心肌或心功能的药物等均可引起心衰恶化,应及时处理或纠正。一些临床情况,如甲状腺功能亢进、贫血等也可能是心力衰竭加重的潜在原因,应注意检查并予以纠正。

（2）调整生活方式:限钠、限水、适度运动,详见预防调护部分。

3. 药物治疗

（1）利尿剂:利尿剂是唯一能充分控制和有效消除液体潴留的药物,通过排钠排水减轻心脏的容量负荷,对缓解淤血症状、减轻水肿有十分显著的效果,是心衰标准治疗中必不可少的组成部分。适用于有液体潴留证据或曾有过液体潴留的所有心衰患者。

应用方法:使用利尿剂当从小剂量开始,逐渐增加剂量直至尿量增加。症状缓解、病情控制后,继以最小有效剂量长期维持。测定患者每日体重的变化是最可靠的监测利尿剂效果和调整利尿剂剂量的指标。有体液潴留的患者,服用利尿剂后使体重每日减轻 $0.5 \sim 1.0kg$ 为宜。稳定期患者日常也需坚持监测体重。如在 3 天内体重突然增加 2kg 以上,应考虑患者已有水钠潴留（隐性水肿）,需增加利尿剂剂量。有明显液体潴留的患者,首选祥利尿剂,最常用的代表药物是呋塞米,其剂量与效应呈线性关系。呋塞米起始剂量 $20 \sim 40mg$,$1 \sim 2$ 次/d。每日常用剂量为 $20 \sim 80mg$,每日最大剂量为 600mg。托拉塞米、布美他尼的口服生物利用度更高,对部分患者的反应性可能更好。

利尿剂的使用可激活内源性神经内分泌系统,特别是 RAAS 和交感神经系统,因此利尿剂不作为单一治疗,一般与 ACEI 和 β 受体拮抗药联合使用。合理使用利尿剂是其他治疗心衰药物取得成功的关键因素之一。利尿剂用量不足造成液体潴留,会降低对 ACEI 的反应,增加使用 β 受体拮抗药的风险。而不恰当地大剂量使用利尿剂则会导致血容量不足,发生低血压、肾功能不全的风险。

电解质紊乱是各类利尿剂最容易出现的副作用,临床多见低钾、低钠、低镁血症。当使用保钾利尿剂、联用血管紧张素转换酶抑制剂、血管紧张素受体拮抗药等具有较强保钾作用的药物时,需加强监测血钾,防止高钾血症。低血钠时应注意鉴别缺钠性低钠血症和稀释性低钠血症。利尿过度可导致体内缺钠,患者表现为血容量减低,尿少而比重高,此时应给予高渗盐水补充钠盐。而稀释性低钠血症指患者水钠均有潴留,而水的潴留更多。患者表现为尿少而比重低,严重者可出现水中毒,可按利尿剂抵抗处理。对顽固性水肿或低钠血症的患者,可尝试使用血管升压素 V_2 受体拮抗剂,如托伐普坦。此外,利尿剂使用还可出现低血压和氮质血症,此时应鉴别是利尿剂不良反应还是心衰恶化的表现。噻嗪类利尿剂抑制尿酸的排泄,引起高尿酸血症;长期大剂量应用利尿剂还可干扰糖及胆固醇代谢。

（2）肾素-血管紧张素-醛固酮系统抑制剂:血管紧张素转换酶抑制剂是被证实能降低心衰患者病死率的第一类药物,是治疗心衰的首选药物。可降低心衰患者代偿性神经-体液的不利影响,改善和延缓心室重构;并有一定程度的扩血管作用,可改善心衰时的血流动力学、减轻淤血症状。适用于所有无该类药物禁忌证、可耐受 ACEI 治疗的 LVEF 值下降的心衰患者终身服用;在阶段 A,即心衰高发危险人群中使用 ACEI 亦可起到预防心衰的作用。

其禁忌证有:对 ACEI 过敏、无尿性肾衰竭、妊娠哺乳期妇女、双侧肾动脉狭窄、血肌酐水平明显升高(>225μmol/L)、高血钾(>5.5mmol/L)、低血压、左室流出道梗阻(如主动脉瓣狭窄、梗阻性肥厚型心肌病)等。

应用方法:从小剂量开始,逐渐递增,直至达到目标剂量,一般每隔 1~2 周剂量倍增 1 次。滴定剂量及过程需个体化。调整到合适剂量应终身维持使用,避免突然撤药。应用时应监测血压、血钾和肾功能,如果肌酐增高>30%,应减量,如仍继续升高,应停用。常用药物剂量参考高血压章节。

ACEI 的不良反应有低血压、肾功能一过性恶化、高血钾、干咳、血管神经性水肿。

血管紧张素 Ⅱ 受体拮抗药(ARB)阻断 RAS 的效应与 ACEI 基本相同,推荐用于不能耐受 ACEI 引起干咳的心衰患者。除不易引起干咳外,ARB 与 ACEI 的副作用相同,用药的注意事项也类同。

(3) β 受体拮抗药的应用:虽然 β 受体拮抗药有负性肌力作用,但其可对抗心衰代偿机制中的交感神经激活,长期应用可达到延缓或逆转心室重构、减少复发和降低猝死率的目的。因其改善心衰预后的良好作用大大超过了其有限的负性肌力作用,因而建议所有心功能不全且病情稳定的患者终身应用 β 受体拮抗药,除非有禁忌或不能耐受。β 受体拮抗药的禁忌证为支气管痉挛性疾病、心动过缓、二度及二度以上房室传导阻滞。

应用方法:由于 β 受体拮抗药初始用药主要产生的药理作用是抑制心肌收缩力,诱发和加重心力衰竭,为避免这种不良影响,应待心力衰竭情况稳定、已无体液潴留后,从小剂量开始。一般每隔 2~4 周逐渐递增剂量,适量长期维持。其治疗心力衰竭的生物学效应常在用药后 2~3 个月才逐渐产生,使 LVEF 增加。静息心率是心脏 β 受体有效阻滞的指标之一,窦性心律情况下,清晨静息心率 55~60 次/min,即为达到目标剂量或最大耐受剂量的标志。

不良反应:β 受体拮抗药加量时如引起液体潴留,可暂时减量,并加大利尿剂用量,直至恢复治疗前体重后再继续加量。如出现心动过缓或房室传导阻滞等应减量甚至停药。β 受体拮抗药首剂或加量的 24~48 小时内可能会出现低血压,如无明显症状,可首先考虑停用或减量影响血压的其他类药物。如出现低血压伴有低灌注症状,则应将 β 受体拮抗药减量或停用,并重新评定患者的临床情况。

(4) 正性肌力药:心力衰竭患者的心肌处于血液或能量供应不足的状态,过度或长期应用正性肌力药物将扩大能量的供需矛盾,使心肌损害更为加重,而导致病死率增高。为此,在心力衰竭治疗中不应以正性肌力药取代其他治疗用药。

1) 洋地黄类药物:洋地黄主要是通过抑制心肌细胞膜上的 Na^+-K^+-ATP 酶,使细胞内 Ca^{2+} 浓度升高而使心肌收缩力增强。洋地黄有一定的迷走神经兴奋作用,可以对抗心力衰竭时交感神经兴奋的不利影响,但尚不足以取代 β 受体拮抗药的作用。洋地黄适用于已应用利尿剂、ACEI(或 ARB)和 β 受体拮抗药、醛固酮拮抗剂治疗过程中仍持续有心力衰竭症状的患者,尤其是伴有快速心室率的心房颤动患者。不同病因所致的心力衰竭对洋地黄的治疗反应不尽相同。洋地黄对于心腔扩大、舒张期容积明显增加的慢性心力衰竭效果较好;对于高排血量的心力衰竭如贫血性心脏病、甲状腺功能亢进以及心肌炎、心肌病等病因所致心力衰竭则效果欠佳。肺源性心脏病导致的右心力衰竭,常伴低氧血症,洋地黄效果不好且易于中毒,应慎用。肥厚型心肌病主要是舒张不良,增加心肌收缩性可能使原有的血流动力学障碍更为加重,不宜使用洋地黄。

地高辛是洋地黄类的代表性口服制剂,适用于中度心力衰竭的治疗。如采用维持量疗法,即连续口服相同剂量,0.125~0.25mg/d,7 天后血浆浓度可达有效稳态。对 70 岁以上或肾功能不良的患者宜减量。去乙酰毛花苷(西地兰)为静脉注射用制剂,注射后 10 分钟起效,1~2 小时达高峰,每次 0.2~0.4mg 稀释后静脉注射,24 小时总量 0.8~1.2mg,适用于急性心力衰竭或慢性心力衰竭加重时,特别适用于心力衰竭伴快速心房颤动者。

洋地黄中毒及其处理:①影响洋地黄中毒的因素:洋地黄用药安全窗很小。低血钾是常见的引起洋地黄中毒的原因,心肌缺血缺氧、肾功能不全以及与其他药物的相互作用也是引起中毒的常见因素。心血管病常用药物如胺碘酮、维拉帕米(异搏定)及奎尼丁等均可降低地高辛的经肾排泄率而增加中毒的可能性。②洋地黄中毒表现:洋地黄中毒最重要的表现是各类心律失常,常见室性期前收缩(多表现为二联律)、非阵发性交界区心动过速、房性期前收缩、心房颤动及房室传导阻滞等。快速房性心律失常伴有传导阻滞是洋地黄中毒的特征性表现。洋地黄可引起心电图 ST-T 鱼钩样改变,但不能据此诊断洋地黄中毒。洋地黄类药物中毒还可表现为胃肠道反应如恶心、呕吐,以及中枢神经的症状,如视力模糊、黄视、倦怠等。测定血药浓度有助于洋地黄中毒的诊断,治疗剂量下地高辛血浓度为 1.0~2.0ng/ml,但这种测定需结合临床表现来确定其意义。③洋地黄中毒的处理:发生洋地黄中毒后应立即停药。单发性室性期前收缩、一度房室传导阻滞等停药后常自行消失;对快速型心律失常者,如血钾浓度低则可用静脉补钾,如血钾不低可用利多卡因或苯妥英钠。电复律因易致心室颤动(简称室颤)故一般禁用。有传导阻滞及缓慢型心律失常者可用阿托品 0.5~1.0mg 皮下或静脉注射,一般不需安置临时心脏起搏器。

2)非洋地黄类正性肌力药:①肾上腺素受体兴奋剂:此类制剂适合在慢性心力衰竭加重时短期静脉应用。多巴胺是去甲肾上腺素的前体,其作用随应用剂量的大小而表现不同,2~5μg/(kg·min)的小剂量短期静脉使用可扩张肾小动脉,增强心肌收缩力。大剂量[>5μg/(kg·min)]应用有正性肌力作用和血管收缩作用。此类药物个体差异较大,一般从小剂量起始,逐渐增加剂量,短期应用。多巴酚丁胺可增强心肌收缩力,其扩血管作用及加快心率的作用均比多巴胺小。起始用药剂量与多巴胺相同。使用时监测血压,常见不良反应有心律失常、心动过速,偶尔可因加重心肌缺血而出现胸痛。②磷酸二酯酶抑制剂:其作用机制是抑制磷酸二酯酶活性,促进 Ca^{2+} 通道膜蛋白磷酸化,Ca^{2+} 通道激活使 Ca^{2+} 内流增加,心肌收缩力增强。目前临床常用的制剂米力农,用量为 50μg/kg 稀释后缓慢静脉注射,继以 0.375~0.75μg/(kg·min)静脉滴注维持。此类药物仅限于完善心力衰竭的各项治疗措施后症状仍不能控制的重症心力衰竭患者短期应用。常见不良反应有低血压和心律失常。

(5)扩血管药物:20 世纪 80 年代末以来,由于应用 ACEI 治疗心力衰竭除了其扩血管效应外,尚有更为重要的治疗作用,已逐渐取代了扩血管药在心力衰竭治疗中的地位。对于慢性心力衰竭已不主张常规应用扩血管药物,仅对于不能耐受 ACEI 的患者,可考虑应用小静脉扩张剂硝酸酯类药物和扩张小动脉的 α_1 受体阻断剂。值得注意的是,对于那些依赖升高的左室充盈压来维持心输出量的阻塞性心瓣膜病,如二尖瓣狭窄、主动脉瓣狭窄及左心室流出道梗阻的患者不宜应用强效血管扩张剂。

(6)醛固酮受体拮抗剂:心力衰竭时醛固酮生成及活化增加,且与心力衰竭严重程度成正比。醛固酮可促进心室重构,因此,使用小剂量的螺内酯(亚利尿剂量,20mg,1~2 次/d)作为抗醛固酮制剂对改善慢性心力衰竭患者的远期预后有益。其适应证有:已使用 ACEI 或 ARB 和 β 受体拮抗药治疗,但仍有持续症状的中重度心力衰竭患者(NYHA 心功能分级 Ⅱ~Ⅳ级);急性心肌梗死后 LVEF≤40%,有心力衰竭症状或既往有糖尿病史者。使用时必须注意血钾的监测。对近期有肾功能不全,血肌酐升高或高钾血症以及正在使用胰岛素治疗的糖尿病患者不宜使用。螺内酯可引起男性乳房增生症,停药后可消失。

4. 非药物治疗

（1）心脏再同步化治疗：心力衰竭患者的左右心室及左心室内收缩不同步可致心室充盈减少、左室收缩力或压力的上升速度降低、时间延长，加重二尖瓣反流及室壁逆向运动，使心室排血效率下降。左右心室间不同步激动在心电图上表现为左束支阻滞。对于心功能Ⅱ～Ⅳ级心力衰竭伴左右心室激动不同步（QRS≥150ms）患者加用心脏再同步化治疗（cardiac resynchronization therapy，CRT）比单纯采用优化内科治疗能显著改善生活质量和运动耐量，降低住院率和病死率。

（2）心脏移植：心脏移植适用于无其他治疗方法可选择的重度心力衰竭患者。目前该方法的主要问题是供体短缺及移植排异。

（三）中医治疗

1. 气虚血瘀证

症状：气短或喘息，甚则咳喘，动则尤甚，心悸，神疲乏力，自汗，面白或暗红，口唇青紫，甚者颈脉怒张，舌质紫暗（或有瘀斑、瘀点或舌下脉络迂曲青紫），苔白，脉沉、细或虚无力，涩或结代。

治法：益气活血。

代表方：保元汤合桃红饮。气虚甚者，黄芪加量或加党参、白术等；血瘀甚者加丹参、三七、地龙等；兼痰浊者可合用二陈汤、三子养亲汤等；合并痰热者，可合用小陷胸汤、黄连温胆汤；咳喘甚者可合用葶苈大枣泻肺汤。合并尿少肢肿者，加葶苈子、茯苓皮、泽泻、车前子（或车前草）、大腹皮、五加皮等。

2. 气阴两虚血瘀证

症状：气短或喘息，乏力，心悸，口咽干燥，自汗盗汗，五心烦热，心烦不寐，小便短赤，眩晕耳鸣，舌质暗红或紫暗（或有瘀斑、瘀点或舌下脉络迂曲青紫），舌体瘦，少苔或无苔，脉细数或虚数，可有结代。

治法：益气养阴活血。

代表方：生脉饮合血府逐瘀汤。偏阴虚者，可将人参换为太子参或西洋参，或加玉竹、黄精、山萸肉等。心动悸，脉结代者加用炙甘草汤。此证常兼水湿、痰饮，处方加减同前。

3. 阳虚血瘀水停证

症状：气短喘促，动辄尤甚，或端坐不得卧，尿少肢肿、下肢尤甚，心悸，乏力，伴见形寒肢冷，冷汗，面色苍白或晦暗，口唇青紫，舌淡暗（或有瘀斑、瘀点或舌下脉络迂曲青紫），舌体胖大，或有齿痕，苔白，脉沉迟或沉弱。

治法：温阳利水活血。

代表方：真武汤合血府逐瘀汤加减。阳虚重者加桂枝、淫羊藿。水瘀互结，水肿不退者可加用毛冬青、泽兰、益母草；冷汗淋漓加龙骨、牡蛎敛汗；合并阴虚者加山茱萸、麦冬或合用生脉饮。

（四）临证要点

简而言之，慢性心力衰竭的病机可用"虚""瘀""水"概括，属于虚实夹杂之证。本虚以气虚为主，常兼阳虚、阴虚，最终阴阳两竭；标实以血瘀为主、常兼水饮、痰浊。本虚是心力衰竭的基本要素，可以此判断心力衰竭疾病所处的阶段和预后。标实是心力衰竭的变动因素，常决定慢性心力衰竭急性加重时临床症状的严重程度，影响着心力衰竭的病情变化。益气、活血、利水为心力衰竭的治疗大法。慢性心力衰竭稳定期多表现为本虚明显，标实不甚，应以益气、养阴或温阳固本调养，酌情兼以活血化瘀、化痰利水治标。心力衰竭的急性加重期多表现为本虚不支,标实邪盛,甚至阴竭阳脱,常需住院治疗,既要积极固护气阴或气阳以治本,更需加强活血、利水、化痰蠲饮以治标。如出现标实壅盛,阴竭阳脱之候,可参见急性心力衰竭治疗。

六、预后

慢性心力衰竭的预后取决于基础心脏病的性质和诱发因素的可治性,其主要死因为进行性血流动力学障碍或恶性心律失常,59% 的慢性心力衰竭患者死于急性心力衰竭发作。下列参数与心衰患者的不良预后有关:LVEF 下降、利尿钠肽持续升高、NYHA 心功能分级恶化、低钠血症的程度、运动峰耗氧量减少、血细胞比容降低、QRS 波增宽、慢性低血压、静息心动过速、肾功能不全、不能耐受常规治疗,以及难治性容量超负荷等。

七、预防调护

心力衰竭的分期治疗体现了重在预防的观点,即早期积极去除各种诱发因素、积极控制原发病,防止心力衰竭的进展。心衰患者生活调护要注意:①限钠。对于心功能Ⅲ~Ⅳ级及心力衰竭急性发作伴有容量负荷过重的患者,限制钠摄入(<2g/d)有利于减轻水肿等症状。但应注意在应用强效排钠利尿剂时,过分严格限盐可导致低钠血症。②限水。严重心力衰竭患者限制液体摄入(1.5~2L/d)有助于减轻症状。③休息和适度运动。心力衰竭失代偿期患者需卧床休息,避免精神刺激,需多做被动运动以预防深部静脉血栓形成。临床情况改善后,在不引起症状的情况下,应鼓励患者进行体力活动,以防止肌肉废用性萎缩。NYHA 心功能分级Ⅱ~Ⅲ级患者可在专业人员指导下进行运动训练,有助于改善其症状和提高生活质量。

急性心力衰竭

急性心力衰竭(acute heart failure,AHF)是指心力衰竭的症状和/或体征迅速发作或恶化,是一种需要紧急评估和治疗的威胁生命的临床情况,通常导致急诊住院。急性左心衰竭是指急性发作或加重的左心功能异常,表现为心输出量急剧降低所致的急性肺淤血、肺水肿并可伴组织器官灌注不足和/或心源性休克的临床综合征。急性右心衰竭是指某些原因导致的右心室心肌收缩力急剧下降或右心室的前后负荷突然加重,从而引起右心输出量急剧降低和体循环急性淤血的临床综合征。临床上以急性左心衰竭较常见,本节加以详述。

AHF 是内科年龄大于 65 岁住院患者死亡的主要原因,且病死率和再住院率都明显高于慢性心力衰竭。AHF 中约 15%~20% 为新发心衰,大部分为原有慢性心衰的急性加重,即急性失代偿性心衰。

一、病因病理

(一)西医病因病理

1. 病因 ①急性弥漫性心肌损害:缺血、炎症或中毒造成的急性心肌坏死和/或损伤,造成心肌收缩功能急性不全。②急性心脏前后负荷异常、急性机械原因:如急性心瓣膜关闭不全、心脏压塞等造成的急性血流动力学障碍。③慢性心力衰竭急性加重:虽然 AHF 可由前述原因导致突然发生,但更常见于慢性心力衰竭的患者在原发性心功能不全的基础上,由于某些诱因(如心律失常等)促发心功能急性失代偿,但有时诱因往往不明确。激发急性心力衰竭的常见病因及诱因如表 1-2-4 所示。

表 1-2-4　激发急性心力衰竭的常见因素

心源性因素	急性冠脉综合征、应激性心肌病
	快速型心律失常（如心房颤动、室性心动过速）或缓慢型心律失常
	高血压危象
	急性机械原因：急性冠状动脉综合征（ACS）并发的心肌破裂（游离壁破裂、室间隔缺损、急性二尖瓣反流）、胸部外伤或心脏介入治疗、继发于心内膜炎的急性自体或假体瓣膜关闭不全、主动脉夹层或血栓形成
非心源性因素	感染（如肺炎、败血症）
	代谢/激素紊乱（如甲状腺功能障碍、糖尿病酮症酸中毒、肾上腺功能不全、妊娠和围产期相关异常）
	盐/水摄入控制不良或快速大量补液导致血容量剧增
	有毒物质（酒精、毒品）
	药物（如 NSAID、糖皮质激素、负性肌力药、心脏毒性化疗药物）
	慢性阻塞性肺病加重
	肺栓塞
	手术和围术期并发症
	交感神经活性增强
	脑血管损害

2. 病理及病理生理　突发严重的左心室排血不足或左心房排血受阻可引起肺静脉及肺毛细血管压力急剧升高。当肺毛细血管压升高超过血浆胶体渗透压时，液体即从毛细血管漏到肺间质、肺泡甚至气道内，可引起急性肺水肿。由于心脏排血功能低下导致心输出量不足而引起的休克，称为心源性休克，表现为组织低灌注、血压降低（收缩压<90mmHg，或平均动脉压下降>30mmHg）及少尿［尿量<0.5ml/（kg·h）］。心源性休克时常出现代谢性酸中毒。

（二）中医病因病机

外邪入侵、饮食不节、情志失调、劳逸失度等因素可大伤心之气血阴阳或使原有心之气血阴阳的损伤急性加重，导致阴竭阳脱或心阳暴脱的发生。表现为喘憋不得卧、口唇发绀；心液随阳气而泄，可见大汗淋漓，四肢厥冷。

1. 阴竭阳脱　心衰终末期阴阳互损，各种诱因在心体受损，脏真受伤的基础上进一步损伤心的阴阳，导致阴竭阳脱的发生。如有突发心脉瘀阻，气血不行；或外感疫毒之邪，直中心脏，亦可使心气血阴阳大伤，阴不敛阳而致心阳暴脱。

2. 痰饮凌心　心衰终末期饮瘀互结，外邪、情志、劳力、饮食等因素可引发痰饮、瘀血等宿邪，产生凌心射肺，心阳暴脱的急症。

二、临床表现

急性心力衰竭发作迅速，可以在几分钟到几小时（如 AMI 引起的急性心力衰竭）或数天至数周内恶化。早期可表现为新发心功能不全，或者原有心功能不全的患者出现呼吸困难、外周水肿加重等心功能恶化的表现。严重时出现威胁生命的肺水肿和/或心源性休克。

（一）早期表现

1. 症状　原心功能正常的患者出现原因不明的疲乏或运动耐力明显减低。继续发展可出现劳力性呼吸困难、夜间阵发性呼吸困难、不能平卧等。

2. 体征 心率增加 15~20 次/min,可能是左心功能降低的最早期征兆。左心室增大、舒张早期或中期奔马律、P_2 亢进、两肺尤其肺底部有湿啰音,或可有干啰音和哮鸣音提示心功能不全。

(二)急性肺水肿

1. 症状 急性肺水肿典型发作时表现为突然、严重的气急。每分钟呼吸可达 30~40 次,端坐呼吸,阵阵咳嗽,常咯出泡沫样痰,严重者可从口腔和鼻腔内涌出大量粉红色泡沫液。

2. 体征 可见面色灰白,口唇青紫,大汗。发作时心率、脉搏增快,血压在起始时可升高,以后降至正常或低于正常。两肺内可闻及广泛的水泡音和哮鸣音。心尖部可听到奔马律,但常被肺部水泡音掩盖。

(三)心源性休克

心源性休克时可见收缩压降至 90mmHg 以下,且持续 30 分钟以上。可见系列组织低灌注的临床表现,包括皮肤湿冷、苍白和发绀;尿量显著减少,甚至无尿;意识障碍等。

三、实验室及其他检查

(一)X 线

肺静脉充血、胸腔积液、间质或肺泡水肿和心脏增大是 AHF 最特异的 X 线表现。但高达 20% 的 AHF 患者,X 线胸片几乎正常。X 线胸片还可用于识别可能引起或加重患者症状的另外的非心脏性疾病(即肺炎、非实变性肺部感染)等。

(二)心电图

心力衰竭本身无特异性心电图变化,但有助于心脏基础病变的诊断,如提示房室肥大、心肌缺血、心肌梗死、心律失常的诊断。

(三)超声心动图

超声心动图可用以了解心脏的结构和功能、心瓣膜状况,是否存在心包病变、急性心肌梗死的机械并发症以及室壁运动失调;可测定左室射血分数(LVEF),检测急性心力衰竭时的心脏收缩/舒张功能相关的数据;超声多普勒成像可间接测量肺动脉压、左右心室充盈压等,有助于快速诊断和评价急性心力衰竭。

(四)心力衰竭标志物

BNP 或 NT-proBNP 的测定有助于 AHF 与其他造成急性呼吸困难的非心脏原因之间的鉴别。其阴性预测值为 99%。但值得注意的是,少部分失代偿的终末期心衰、一过性肺水肿或右侧 AHF 的患者也可能出现 BNP 水平不升高。

(五)动脉血气分析

急性心力衰竭常伴低氧血症,肺淤血明显者可影响肺泡氧气交换。应检测动脉氧分压(PaO_2)、二氧化碳分压($PaCO_2$)和氧饱和度,以评价氧含量(氧合)和肺通气功能。同时需检测酸碱平衡状况。低灌注时可出现代谢性酸中毒、血乳酸增高。

(六)心肌损伤标志物

如果可疑 ACS 是 AHF 的基础病因时,可进行心肌肌钙蛋白的测定。但值得注意的是,有症状的重症心力衰竭患者存在心肌细胞坏死、肌原纤维不断崩解,因此绝大多数 AHF 患者即使在没有明显的心肌缺血或急性冠脉事件的情况下,亦可检出的循环心肌肌钙蛋白浓度升高。

(七)其他检查

常规实验室检查包括血常规和血生化检查,如电解质(钠、钾、氯等)、肝功能、肾功能、血糖,甲状腺刺激激素(TSH)、D-二聚体检查等。低灌注时可出现尿素氮、血肌酐增高,电解质紊乱,肝功能受损。因为甲状腺功能减退和甲状腺功能亢进可促进 AHF,故对新诊断的 AHF 应检测 TSH。目前已发现多种生物标志物,包括炎症反应、氧化应激、神经激素紊乱、心肌和基质重构的标志物对 AHF 的诊断和预后有一定价值,但没有一项达到能被推荐常规临床应用的阶段。

四、诊断与鉴别诊断

(一)诊断

1. 诊断依据　应根据基础心血管疾病、诱因、临床表现(病史、症状和体征)以及各种检查(心电图、胸部 X 线检查、超声心动图和 BNP/NT-proBNP)做出急性心力衰竭的诊断,并做临床评估包括病情的分级、严重程度和预后。

2. 严重程度分级标准　急性左心衰竭严重程度分级主要有 Killip 分级法(表 1-2-5)、Forrester 分级法(表 1-2-6)和临床程度分级(表 1-2-7)三种。Killip 法常用于急性心肌梗死导致的急性心力衰竭的临床分级。Forrester 法可用于急性心肌梗死或其他原因所致的急性心力衰竭,其分级的依据为血流动力学指标如肺毛细血管楔压(PWCP)、心脏指数(CI)以及外周组织低灌注状态,故适用于心脏监护室、重症监护室和有血流动力学监测条件的病房、手术室内。临床程度分级根据 Forrester 法修改而来,其各级别可以与 Forrester 法对应,以推测患者的血流动力学状态。由于其分级的标准主要根据末梢循环的视诊观察和肺部听诊,无须特殊的监测条件,适用于一般的门诊和住院患者。这三种分级法均以 Ⅰ 级病情最轻,逐级加重,Ⅳ 级为最重。

表 1-2-5　Killip 分级

分级	症状与体征
Ⅰ	尚无明显心力衰竭表现,无肺部啰音,无 S_3
Ⅱ	有左心衰竭表现,两肺中下部有啰音,占肺野下 1/2;可闻及 S_3
Ⅲ	严重心衰,呈急性肺水肿表现,湿啰音遍布两肺(超过肺野下 1/2)
Ⅳ	心源性休克、低血压(收缩压≤90mmHg),发绀、少尿、出汗

表 1-2-6　Forrester 分级法

分级	PWCP/mmHg	CI/L·(min·m²)⁻¹	肺淤血及组织灌注状态
Ⅰ	≤18	>2.2	无肺淤血,无组织灌注不良
Ⅱ	>18	>2.2	有肺淤血,无组织灌注不良
Ⅲ	≤18	≤2.2	无肺淤血,有组织灌注不良
Ⅳ	>18	≤2.2	有肺淤血,有组织灌注不良

注:1mmHg=0.133kPa。

表 1-2-7　急性心衰的临床程度床边分级

分级	皮肤	肺部啰音
Ⅰ	温暖	无
Ⅱ	温暖	有
Ⅲ	寒冷	无或有
Ⅳ	寒冷	有

（二）鉴别诊断

1. 支气管哮喘 急性左心衰竭可表现为夜间阵发性呼吸困难,因可见与支气管哮喘相类似的严重呼吸困难及广泛的哮鸣音,常被称为"心源性哮喘"。鉴别要点在于:支气管哮喘患者既往有类似发作史和过敏史。发作时表现为呼气性呼吸困难,辅助呼吸肌的使用特别明显,而汗出与发绀可不明显。发作时胸廓过度扩张,叩诊呈过清音,听诊可及高调乐音样哮鸣音。心源性哮喘的患者常有基础心脏疾病史或 AHF 的诱因,辅助呼吸肌的使用没有哮喘那么明显,伴有大量汗出和发绀,除了可闻及哮鸣音外,还可闻及水泡音。症状缓解后,肺水肿的胸部 X 线征象消退要比肺毛细血管楔压恢复缓慢。

2. 非心源性肺水肿 非心源性肺水肿常有感染、过敏、中毒、吸入有毒气体、尿毒症、低蛋白血症、DIC、肺淋巴管阻塞以及胸腔负压突然增高等相应病史和诱发因素。呈高心输出量,表现为脉搏有力,皮肤温暖。常无颈静脉怒张,无 S_3 奔马律,肺毛细血管楔嵌压(PCWP)<18mmHg。

五、治疗

（一）中西医结合治疗思路

治疗急性心力衰竭以改善症状,稳定血流动力学状态,维护重要脏器功能为首要目标。治疗过程中当重视去除诱发 AHF 的诱因,及时针对病因治疗,最大限度地挽救生命,降低病死率。如能控制病情,当进一步考虑后续中西医结合治疗方案以避免急性心力衰竭复发,改善远期预后。

（二）西医治疗

1. 一般治疗

（1）体位:静息时明显呼吸困难者应半卧位或端坐位,双腿下垂以减少回心血量,降低心脏前负荷。

（2）吸氧:适用于呼吸困难明显和低氧血症(SaO_2<90% 或 PaO_2<60mmHg)的患者。对患者进行经皮动脉氧饱和度或动脉血气分析监测,根据患者缺氧的程度选择不同给氧方式和氧流量,并随时进行调整,使患者 SaO_2≥95%(伴 COPD 者 SaO_2>90%)。鼻导管吸氧适用于轻中度缺氧者,氧流量可从 1~2L/min 低流量起始。面罩吸氧适用于伴呼吸性碱中毒的患者。当常规氧疗方法效果不满意时,应尽早使用无创正压通气(NIPPV)。经积极治疗后病情仍继续恶化或不能耐受 NIPPV,或存在 NIPPV 治疗禁忌者,应气管插管行有创机械通气。对于非低氧血症的 AHF 患者,可不常规给氧。

（3）出入量管理:肺淤血、体循环淤血及水肿明显者应严格限制饮水量和静脉输液速度。无明显低血容量因素(大出血、严重脱水、大汗淋漓等)者,每天摄入液体量一般宜在 1 500ml 以内,不要超过 2 000ml。保持每天出入量负平衡约 500ml,严重肺水肿者水负平衡为 1 000~2 000ml/d,甚至可达 3 000~5 000ml/d,以减少水钠潴留,缓解症状。3~5 天后,如肺淤血、水肿明显消退,应减少水负平衡量,逐渐过渡到出入量大体平衡。在负平衡下应注意防止发生低血容量、低血钾和低血钠等。同时限制钠摄入<2g/d。

2. 药物治疗

（1）吗啡:阿片类药物如吗啡可减少急性肺水肿患者焦虑和呼吸困难引起的痛苦。此类药物也被认为是血管扩张剂,降低前负荷,也可减少交感兴奋。使用时应密切观察疗效和呼吸抑制的不良反应。伴明显和持续低血压、休克、意识障碍、COPD 等患者禁忌使用。

（2）利尿剂:应首选并及早应用袢利尿剂。袢利尿剂静脉应用可在短时间内迅速降低容量负荷,适用于急性心力衰竭伴肺循环和/或体循环明显淤血以及容量负荷过重的患者。常用药物有:呋塞米,宜先静脉注射 20~40mg,继以静脉滴注 5~40mg/h,其总剂量在起初 6

小时不超过 80mg,起初 24 小时不超过 160mg。亦可应用托拉塞米 10~20mg 静脉注射。如果平时使用袢利尿剂治疗,最初静脉剂量应等于或超过长期每日所用剂量。

托伐普坦推荐用于充血性心力衰竭、常规利尿剂治疗效果不佳、有低钠血症或有肾功能损害倾向患者,可显著改善充血相关症状,且无明显短期和长期不良反应。建议剂量为 7.5~15.0mg/d 开始,疗效欠佳者逐渐加量至 30mg/d。

(3) 血管扩张药物:此类药物可降低左、右心室充盈压和全身血管阻力,也降低收缩压,从而减轻心脏负荷。使用中要密切监测血压,根据血压调整合适的维持剂量。下列情况下禁用血管扩张药物,以避免造成心输出量明显降低及重要脏器灌注减少:收缩压<90mmHg,或持续低血压伴症状,尤其有肾功能不全的患者;严重阻塞性心瓣膜疾病,如主动脉瓣狭窄或肥厚型梗阻性心肌病患者;二尖瓣狭窄患者。

硝酸酯类药物可在不减少每搏输出量和不增加心肌耗氧下能减轻肺淤血,特别适用于急性冠状动脉综合征伴心力衰竭的患者。硝酸甘油静脉滴注起始剂量 5~10μg/min,每 5~10 分钟递增 5~10μg/min,最大剂量为 200μg/min;亦可每 10~15 分钟喷雾 1 次(400μg),或舌下含服 0.3~0.6mg/次。硝酸异山梨酯静脉滴注剂量 5~10mg/h。硝酸甘油及其他硝酸酯类药物长期应用均可能发生耐药性。

硝普钠适用于严重心力衰竭、原有后负荷增加以及伴肺淤血或肺水肿患者。临床应用宜从小剂量 0.3μg/(kg·min)开始,可酌情逐渐增加剂量至 5μg/kg/min,静脉滴注,通常疗程不要超过 72 小时。由于具有强效降压作用,应用过程中要密切监测血压,根据血压调整合适的维持剂量。停药应逐渐减量,并加用口服血管扩张剂,以避免反跳现象。

奈西利肽(重组人 BNP)的主要药理作用是扩张静脉和动脉(包括冠状动脉),从而降低前、后负荷,故将其归类为血管扩张剂。此药是一种兼具多重作用的药物,有一定的促进钠排泄和利尿作用,还可抑制 RAAS 和交感神经系统。应用时先给予负荷剂量 1.5~2μg/kg 缓慢静脉注射,继以 0.01μg/kg/min 静脉滴注;也可不用负荷剂量而直接静脉滴注。疗程一般 3 天。

(4) 正性肌力药物:适用于低心排血量综合征,如伴症状性低血压(≤85mmHg)或心输出量降低伴循环淤血患者,可缓解组织低灌注所致的症状,保证重要脏器血液供应。

洋地黄类能轻度增加心输出量、降低左心室充盈压和改善症状。最适合用于有心房颤动伴有快速心室率并已知有心室扩大伴严重左心室收缩功能不全者。可首剂可给 0.4~0.8mg,2 小时后可酌情再给 0.2~0.4mg。急性心肌梗死 24 小时内不宜用洋地黄类药物;二尖瓣狭窄所致肺水肿洋地黄类药物也无效,但如伴有心房颤动快速室率则可应用洋地黄类药物减慢心室率,有利于缓解肺水肿。

非洋地黄类正性肌力药,如多巴胺、多巴酚丁胺、米力农等。用法用量参照慢性心力衰竭的章节。

钙增敏剂左西孟旦,可通过结合于心肌细胞上的肌钙蛋白 C(Tn C)促进心肌收缩,同时通过介导 ATP 敏感的钾通道而发挥血管舒张作用和轻度抑制磷酸二酯酶的效应。其正性肌力作用独立于 G 肾上腺素能刺激,可用于正接受 β 受体拮抗药治疗的患者。此类药可即刻改善急性心力衰竭患者的血流动力学和临床状态,使患者的 BNP 水平明显下降,冠心病患者应用不增加病死率。用法:首剂 12μg/kg 静脉注射(>10 分钟),继以 0.1μg/kg/min 静脉滴注,可酌情减半或加倍。对于收缩压<100mmHg 的患者,不需负荷剂量,可直接用维持剂量,防止发生低血压。应用此药需根据患者的临床反应作调整,强调个体化治疗应用时需监测血压和心电图,避免血压过低和心律失常的发生。

(5) 血管收缩药物:对外周动脉有显著缩血管作用的药物,如去甲肾上腺素、肾上腺素等,多用于尽管应用了正性肌力药物仍出现心源性休克,或合并显著低血压状态时。这些药物可以使血液重新分配至重要脏器,收缩外周血管并提高血压,但以增加左心室后负荷为代价。这些药物具有正性肌力活性,也有类似于正性肌力药的不良反应。

(6)抗凝治疗:抗凝治疗(如低分子肝素)建议用于深静脉血栓和肺栓塞发生风险较高,且无抗凝治疗禁忌证的患者。

(7)改善预后的药物:HFrEF 患者出现失代偿和心力衰竭恶化,如无血流动力学不稳定或禁忌证,可继续原有的优化药物治疗方案。

3. 非药物治疗

(1)主动脉内球囊反搏(IABP):可有效改善心肌灌注,又降低心肌耗氧量和增加心输出量。适应证:①AMI 或严重心肌缺血并发心源性休克,且不能由药物纠正;②伴血流动力学障碍的严重冠心病(如 AMI 伴机械并发症);③心肌缺血或急性重症心肌炎伴顽固性肺水肿;④作为左心室辅助装置(LVAD)或心脏移植前的过渡治疗。对其他原因的心源性休克是否有益尚无证据。

(2)机械通气:指征为心跳呼吸骤停而进行心肺复苏及合并 I 型或 II 型呼吸衰竭。有下列 2 种方式:①无创呼吸机辅助通气:分为持续气道正压通气和双相间歇气道正压通气 2 种模式。推荐用于经常规吸氧和药物治疗仍不能纠正的肺水肿合并呼吸衰竭,呼吸频率>20 次/min,能配合呼吸机通气的患者,但不建议用于收缩压<85mmHg 的患者;②气道插管和人工机械通气:应用指征为心肺复苏时、严重呼吸衰竭经常规治疗不能改善者,尤其是出现明显的呼吸性和代谢性酸中毒并影响到意识状态的患者。

(3)血液净化治疗:①超滤治疗:出现高容量负荷如肺水肿或严重的外周组织水肿,且对利尿剂抵抗;或低钠血症(血钠<110mmol/L)且有相应的临床症状如神志障碍、肌张力减退、腱反射减弱或消失、呕吐以及肺水肿时可考虑采用超滤治疗。超滤对急性心力衰竭有益,但并非常规手段。此方法存在与体外循环相关的不良反应,如生物不相容、出血、凝血、血管通路相关并发症、感染、机器相关并发症等。使用时还需注意避免出现新的内环境紊乱,连续血液净化治疗时应注意热量及蛋白的丢失。②血液透析治疗:如合并肾功能进行性减退,血肌酐>500μmol/L 或符合急性血液透析指征的其他情况可行血液透析治疗。

(4)心室机械辅助装置:急性心力衰竭经常规药物治疗无明显改善时,有条件的可应用该技术。此类装置有体外模式人体肺氧合器(ECMO)、心室辅助泵(如可置入式电动左心辅助泵、全人工心脏)。根据急性心力衰竭的不同类型,可选择应用心室辅助装置,在积极救治基础心脏疾病的前提下,短期辅助心脏功能,也可作为心脏移植或心肺移植的过渡。ECMO 可以部分或全部代替心肺功能。

(三)中医治疗

1. 痰饮凌心证

症状:咳喘气促不能平卧。痰多色白如泡,甚则咳吐泡沫状血痰。心悸,烦渴不欲饮,胸脘痞闷,肢肿,腹胀,甚则脐突,面唇青紫,舌质紫暗,苔白厚腻,脉弦滑或滑数。

治法:化痰逐饮

代表方:苓桂术甘汤合葶苈大枣泻肺汤。兼风寒束表,宜祛风散寒,温肺化饮,可用小青龙汤。痰郁化热,喘急痰黄难咯,舌红苔黄腻,脉弦滑数者,宜清肺化痰,平喘止咳,改用清金化痰汤合千金苇茎汤。

2. 阴竭阳脱证

症状:喘憋不得卧,呼吸气促,张口抬肩。咳吐泡沫状血痰。烦躁不安,大汗淋漓,四肢厥冷,颜面发绀,唇甲青紫,尿少或无尿。舌淡胖而紫,脉沉细欲绝或疾数无力。

治法:益气回阳固脱

代表方:四逆加人参汤。急救时可予参附注射液回阳救逆,益气固脱,或使用生脉注射液益气养阴,复脉固脱。急诊时亦可尝试用独参汤灌胃或鼻饲。阴竭加山茱萸、麦冬敛阴固脱;冷汗淋漓加煅龙骨、煅牡蛎敛汗。

(四)临证要点

通过了解患者的病程及起病的情况,判断发病前患者的正气亏损的状态。如患者发病前原有心力衰竭者,病程越长,阴阳亏损越严重,预后越差。原无心阴阳亏损或轻度亏损,因邪实盛而突然发病者,急当祛邪。但不论何者,均以回阳救逆、益气固脱为首要任务,可为患者赢得时间,同时兼以逐水蠲饮、活血化瘀、去除外邪等方法去除标实。

六、预后

急性心衰预后很差,病死率和再住院率都明显高于慢性心力衰竭。AHF 住院死亡率为3%,6 个月的再住院率约 50%,5 年病死率可高达 60%。抢救是否及时合理与预后密切相关。

七、预防调护

AHF 在病情稳定后首先当避免诱发因素以预防 AHF 再次发作。同时,当进行综合治疗以改善远期预后原有心力衰竭的患者,处理方法同慢性心衰治疗方案相同,参见慢性心力衰竭部分。

第三节　心律失常

心律失常(cardiac arrhythmia)是指心脏冲动的起源部位、频率、节律、传导速度与激动次序的异常。各种基础心脏疾病,如冠状动脉粥样硬化性心脏病、心肌病、心肌炎和风湿性心脏病等均可引起心律失常。另外,自主神经功能失调、电解质紊乱、内分泌失调、麻醉、低温、药物及中枢神经疾病等心外疾病或各种理化因素也可引起心律失常。心律失常按发生原理,可分为冲动形成异常和冲动传导异常两大类(表 1-2-8)。

表 1-2-8　心律失常的分类

冲动形成异常	窦性心律失常	窦性心动过速
		窦性心动过缓
		窦性心律不齐
		窦性停搏
	被动性异位心律	逸搏(房性、交界区、室性)
		逸搏心律(房性、交界区、室性)
	主动性异位心律	期前收缩(房性、交界区、室性)
		阵发性心动过速(房性、交界区、房室折返性、室性)
		心房扑动、心房颤动
		心室扑动、心室颤动
冲动传导异常	干扰及干扰性房室分离	
	病理性	窦房传导阻滞
		房内传导阻滞
		房室传导阻滞(一度、二度、三度)
		室内传导阻滞(左、右束支及左束支分支传导阻滞)
	房室间传导途径异常	预激综合征

本病归属于中医学"心悸""怔忡"等范畴,有时表现为胸闷、胸痛、气短、喘息、头晕、昏厥等,故还可归于中医学的"胸痹""喘证""眩晕""厥证"等范畴。

快速型心律失常

快速型心律失常是临床上常见的心血管急症,包括一组临床表现、起源部位、传导径路、电生理和预后意义很不相同的心律失常,临床上主要有各种原因引起的期前收缩、心动过速、扑动和颤动,除窦性心动过速外,冲动均起源于异位起搏点。

本病发作时患者突感心中急剧跳动,惕惕不安,脉来疾数,胸闷等,属中医"心悸""胸痹"等范畴。

一、病因病理

(一)西医病因病理

快速型心律失常可见于无器质性心脏病者,但心脏病患者发生率更高。

1. 期前收缩 期前收缩又称早搏,是指起源于窦房结以外的异位起搏点过早发生的激动引起的心脏搏动,是临床上最常见的心律失常之一。期前收缩发生的机制有异位起搏点的兴奋性增高、触发活动、折返激动。期前收缩常可出现于某些生理情况,如剧烈活动,过量吸烟或饮酒、喝茶、喝咖啡等;也可由许多心脏疾病或心外因素引起,如高血压、冠心病、心肌炎、心肌病、甲亢、败血症和低血钾等。

2. 心动过速 窦性心动过速可见于健康人吸烟、饮茶或咖啡、饮酒、体力活动及情绪激动时;也可见于某些病理状态,如发热、甲状腺功能亢进、贫血、休克、心肌缺血、充血性心力衰竭等;应用某些药物(如肾上腺素、阿托品等)亦可引起窦性心动过速。

室上性心动过速包括房性心动过速和交界性心动过速。室上性心动过速的主要发生机制为折返,少数为自律性异常增高。房室结内折返性心动过速和房室折返性心动过速较为常见,多见于无器质性心脏病者。各种器质性心脏病如风湿性心脏病、冠心病、高血压性心脏病、心肌病、慢性肺源性心脏病,各种先天性心脏病和甲状腺功能亢进性心脏病等,可致心房异常负荷或病变导致房性心动过速。

室性心动过速时,折返环路通常位于心肌病变组织和/或瘢痕组织内,束支折返较少见。室性心动过速绝大多数见于器质性心脏病患者,如扩张型心肌病、冠心病心肌梗死或梗死后心功能不全等;偶见于无器质性心脏病者,如原发性 QT 间期延长综合征。洋地黄中毒、低钾血症等亦可引发室性心动过速。

3. 颤动与扑动 目前公认,肺静脉等部位异位兴奋灶发放快速冲动是心房颤动的主要触发/驱动机制;另外,心房颤动的发生和自主神经系统的兴奋性有一定的相关性。心房颤动的维持机制目前尚未完全阐明,可能同心房内存在的多发局灶性折返激动,或局灶激动在心房传导中的不均一性和各向异性有关。心房颤动的发生可改变心房原有的电学和结构学特性而发生心房重构。多个危险因素与心房颤动发作、持续、发生并发症及导管消融术后复发风险增加相关,包括:①高龄、性别、遗传因素;②心力衰竭和心肌缺血等心血管疾病,如冠心病、高血压心脏病、心肌病、心脏瓣膜病(二尖瓣狭窄最多见)等;③其他临床危险因素:高血压、糖尿病、肥胖、吸烟、饮酒、运动量过少或过多、慢性阻塞性肺病、睡眠呼吸暂停、慢性肾病等均可导致心房电重构和结构重构,使心房颤动持续。心房颤动和心房扑动偶见于无任何病因的健康人,发生可能与情绪激动或运动有关。

心室扑动与心室颤动常见于冠心病、完全性房室传导阻滞及其他心脏病,也可见于触电、药物中毒等。各种器质性心脏病与其他疾病临终前循环衰竭所发生的心室颤动称为继发性心室颤动,一般难以逆转。而突然意外地发生于无循环衰竭基础的原发性心室颤动,经及时而积极的抢救,则可能恢复。

（二）中医病因病机

心悸与感受外邪、情志失调、饮食不节、劳欲过度、久病失养等病因有关。

1. 心虚胆怯　风寒湿热等外邪,内侵于心,耗伤心气,心神失养,引起心悸之证;忧思伤脾,惊恐伤肾,阴血亏耗,心失所养则心悸。

2. 气阴两虚　温病、疫证日久,邪毒灼伤营阴,心神失养,或邪毒传心扰神,引起心悸。

3. 痰火扰心　恼怒伤肝,肝气郁滞,日久化火,气火扰心则心悸;嗜食肥甘,饮酒过度,损伤脾胃,运化失司,湿聚成痰,日久痰浊阻滞心脉,或痰浊郁而化火,痰火上扰心神而发心悸。

4. 心脉瘀阻　感受外邪,内舍于心,邪阻于脉,心血运行受阻,心脉不通则心悸;气滞不解,久则血瘀,心脉瘀阻,亦可心悸。

5. 水饮凌心　气虚日久,水饮泛溢,水湿内停,继则水气凌心而心悸;咳喘日久,心肺气虚,诱发心悸。

综上所述,本病病位在心,与肝、胆、脾、胃、肾、肺诸脏腑有关。病理性质主要有虚实两个方面。虚为气、血、阴、阳不足,使心失所养而心悸;实为气滞血瘀,痰浊水饮,痰火扰心所引起。

二、临床表现

（一）期前收缩

可无症状,频发者可有心悸、胸闷、头晕、乏力等。听诊有心脏提前搏动。

（二）窦性心动过速

患者可出现心悸、乏力或无症状。查体示心率快而规则(>100次/min),快慢呈逐渐变化。

（三）阵发性室上性心动过速

多数常突然发作并突然终止,呈阵发性,发作时限可由数秒、数分钟至数日、数周不等。发作时心率在160次/min以上,自感心悸、胸闷、头晕、乏力,胸痛或紧压感。持续时间长、心室率快者,可发生血流动力学障碍,表现为面色苍白、四肢厥冷、血压降低,偶可晕厥;有的伴恶心呕吐、多尿等。原有器质性心脏病者可使病情加重,如患者原有冠心病、心肌缺血者,可加重心肌缺血诱发心绞痛,甚至心肌梗死;原有脑动脉硬化者,可加重脑缺血,引起一过性失语、偏瘫,甚至形成脑血栓或脑栓塞。

（四）室性心动过速

室性心动过速(简称室速)的临床症状轻重视发作时心室率、持续时间、基础心脏病变和心功能状况不同而异。非持续性室性心动过速(发作时间短于30秒,能自行终止)的患者通常无症状,持续性室性心动过速(发作时间超过30秒,需药物或电复律始能终止)的患者常伴有明显血流动力学障碍与心肌缺血,临床症状包括低血压、少尿、晕厥、气促、心绞痛等。

（五）心房颤动

阵发性心房颤动或心房颤动心室率快者有心悸、胸闷、头晕、乏力等,听诊第一心音强弱不等、心律绝对不规则、脉搏短绌。也可发生血流动力学障碍,使原有器质性心脏病患者病情加重。

三、实验室及其他检查

（一）心电学检查

1. 心电图检查　心电图是诊断心律失常最重要的一项无创伤性检查技术。应记录12

导联心电图,并记录清楚显示 P 波导联的心电图长条以备分析,通常选择 V_1 或 Ⅱ 导联。心律失常的判读需注意分析心房与心室节律是否规则、频率是否固定、PR 间期是否恒定、P 波与 QRS 波群形态是否正常、P 波与 QRS 波群的相互关系等。

2. 长时间心电图记录 动态心电图(Holter ECG monitoring)检查使用一种小型便携式记录器,连续记录患者 24 小时的心电图,患者日常工作与活动均不受限制。这项检查便于了解心悸与晕厥等症状的发生是否与心律失常有关、明确心律失常或心肌缺血发作与日常活动的关系以及昼夜分布特征、协助评价抗心律失常药物疗效、起搏器或埋藏式心脏复律除颤器的疗效以及是否出现功能障碍。

若患者心律失常间歇发作且不频繁,有时难以用动态心电图检查发现。此时,可应用事件记录器(event recorder),记录发生心律失常及其前后的心电图,通过直接回放或经电话(包括手机)或互联网将实时记录的心电图传输至医院。另有一种记录装置,可埋植于患者皮下一段时间,装置可自行启动、检测和记录心律失常,可用于发作不频繁、原因未明而可能系心律失常所致的晕厥患者。

3. 运动试验 患者在运动时出现心悸症状,可做运动试验协助诊断。但应注意,正常人进行运动试验,亦可发生室性期前收缩。运动试验诊断心律失常的敏感性不如动态心电图。

4. 食管心电图 解剖上左心房后壁毗邻食管,因此,插入食管电极导管并置于心房水平时,能记录到清晰的心房电位,并能进行心房快速起搏或程序电刺激。食管心电图结合电刺激技术对常见室上性心动过速发生机制的判断可提供帮助,如确定是否存在房室结双径路。房室结折返性心动过速能被心房电刺激诱发和终止。食管心电图能清晰地识别心房与心室电活动,便于确定房室分离,有助于鉴别室上性心动过速伴有室内差异性传导与室性心动过速。食管快速心房起搏能使预激图形明显化,有助于不典型的预激综合征患者确诊。应用电刺激诱发与终止心动过速,可协助评价抗心律失常药物疗效。此外,快速心房起搏,可终止药物治疗无效的某些类型室上性折返性心动过速。

5. 心电生理检查 心腔内心电生理检查是将几根多电极导管经静脉和/或动脉插入,放置在心腔内的不同部位,辅以 8~12 通道以上多导生理仪同步记录各部位电活动,包括右心房、右心室、希氏束、冠状窦(反映左心房、室电活动)。与此同时,应用程序电刺激和快速心房或心室起搏,测定心脏不同组织的电生理功能;诱发临床出现过的心动过速;预测和评价不同的治疗措施(如药物、起搏器、植入式心脏复律除颤器、导管消融与手术治疗的疗效)。电生理检查的临床应用主要包括:①诊断性应用:确立心律失常及其类型的诊断,了解心律失常的起源部位与发生机制;②治疗性应用:以电刺激终止心动过速发作或评价某项治疗措施能否防止电刺激诱发的心动过速;植入性电装置能否正确识别与终止电诱发的心动过速;通过电极导管,以不同种类的能量(射频、冷冻、超声等)消融参与心动过速形成的心肌,以达到治愈心动过速的目的;③判断预后:通过电刺激确定患者是否易于诱发室性心动过速、有无发生心脏性猝死的危险。

心动过速当出现以下几种情况时应进行心电生理检查:①室上性或室性心动过速反复发作伴有明显症状,药物治疗效果欠佳者;②发作不频繁难以做明确的诊断;③鉴别室上性心动过速伴有室内差异性传导抑或室性心动过速有困难者;④进行系列的心电生理-药理学试验以确定抗心律失常药物疗效;⑤评价各种非药物治疗方法的效果;⑥心内膜标测确定心动过速的起源部位,并同时进行导管消融治疗。

(二)针对原发病的检查

心脏彩超、电解质、T_3、T_4、TSH 等检查有助于发现引起心律失常的原发疾病。

四、诊断与鉴别诊断

（一）诊断

心律失常的诊断应从详尽采集病史入手。让患者客观描述发生心悸等症状时的感受。病史通常能提供对诊断有用的线索：①心律失常的存在及其类型；②心律失常的诱发因素：烟、酒、咖啡、运动及精神刺激等；③心律失常发作的频繁程度、起止方式；④心律失常对患者造成的影响，产生症状或存在潜在预后意义；⑤心律失常对药物和非药物方法如体位、呼吸、活动等的反应。

体格检查除检查心率与节律外，某些心脏体征有助心律失常的诊断。例如，完全性房室传导阻滞或房室分离时心律规则，因 PR 间期不同，第一心音强度亦随之变化。若心房收缩与房室瓣关闭同时发生，颈静脉可见巨大 α 波。左束支传导阻滞可伴随第二心音反常分裂。

各种快速型心律失常的诊断主要依据临床表现结合心电图诊断，各种心电图的特征如下。

1. 期前收缩

（1）房性期前收缩：①提早出现的 P′波，形态与窦性 P 波不同；②P′R 间期>0.12 秒；③QRS 波形态通常正常，亦可出现室内差异性传导而使 QRS 波增宽或未下传；④代偿间歇多不完全（图 1-2-1）。

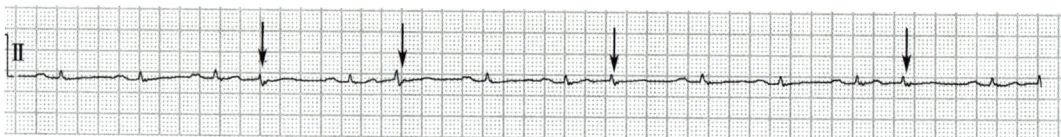

图 1-2-1 房性期前收缩（Ⅱ导联）

（2）房室交界性期前收缩：①提前出现的 QRS 波而其前无相关 P 波。如有逆行 P 波，可出现在 QRS 波群之前（P′R<0.12 秒），之中或之后（P′R<0.20 秒）；②QRS 波群形态可正常，也可因发生差异性传导而增宽；③代偿间歇多完全（图 1-2-2）。

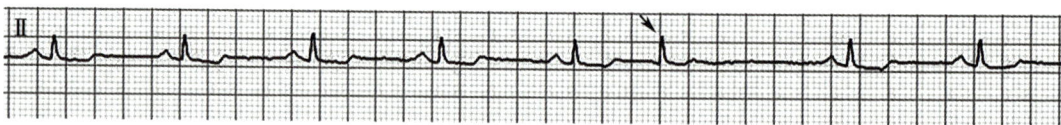

图 1-2-2 房室交界性期前收缩（Ⅱ导联）

（3）室性期前收缩：①QRS 波群提早出现，畸形、宽大或有切迹，波群时间达 0.12 秒；②T 波亦异常宽大，其方向与 QRS 主波方向相反；③代偿间歇完全（图 1-2-3）。

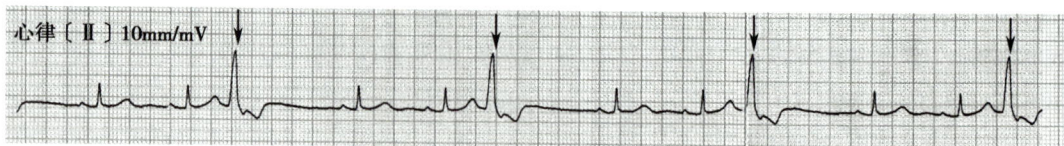

图 1-2-3 室性期前收缩（Ⅱ导联）

2. 室上性心动过速 室上性心动过速的心电图特点为:①心率快而规则,阵发性室上性心动过速心率多在 160～220 次/min,非阵发性室上性心动过速心率 70～130 次/min;②P 波形态与窦性不同,如能确定房性 P′波存在,且 P′R 间期≥0.12 秒,则可称为房性心动过速;如可见逆行 P′波,P′R 间期<0.12 秒,或逆行 P′波出现在 QRS 波群之后且 RP′间期<0.20 秒,则诊断为房室交界性心动过速;当心率过快时,P 波往往与前面的 T 波重叠,无法辨认,故统称为室上性心动过速;③QRS 波群形态通常为室上型,如伴有室内差异性传导、束支阻滞或预激综合征,则 QRS 波群可增宽;④ST 段与 T 波可无变化,但在发作中 ST 段与 T 波可以倒置,主要是由于频率过快而引起的相对性心肌供血不足(图 1-2-4)。

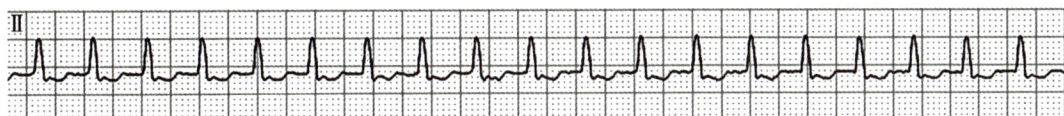

图 1-2-4 室上性心动过速

3. 室性心动过速 室性心动过速的心电图特点为:①3 个或以上的室早出现,QRS 波群宽大畸形,时限≥0.12 秒,T 波方向与 QRS 主波方向相反;②常没有 P 波,如有 P 波,则 P 波与 QRS 波群之间无固定关系,且 P 波频率比 QRS 波频率缓慢;③室性心动过速频率大多数为每分钟 150～220 次,室律可略有不齐;④偶可发生心室夺获或室性融合波(图 1-2-5)。

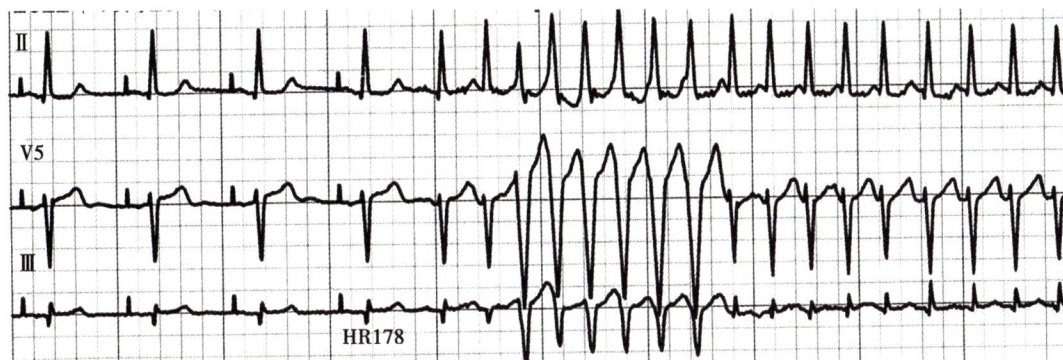

图 1-2-5 室性心动过速(Ⅱ、V5、Ⅲ导联)

4. 心房颤动与心房扑动

(1) 心房颤动:①P 波消失,代之以一系列大小不等、形态不同、间隔不等的心房颤动波(简称为 f 波)。频率为 350～600 次/min,以 Ⅱ、Ⅲ、aVF,尤其是 V$_1$、V$_2$ 导联中较显著;②QRS 波、T 波形态与室上性相同,但伴有室内差异传导时,QRS 可增宽;③RR 间期绝对不齐,即心室律绝对不规则(图 1-2-6)。

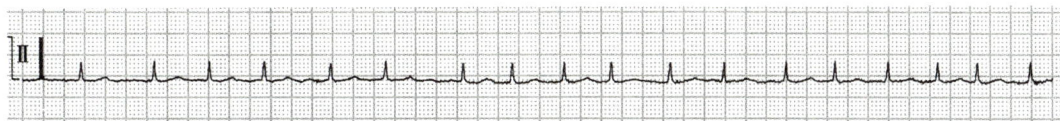

图 1-2-6 心房颤动(Ⅰ、aVR、V$_1$、V$_4$、Ⅱ导联)
心房颤动波(f 波)频率约 350 次/min,平均心室率约 113 次/min。

（2）心房扑动：①P波消失，代之以连续性锯齿样扑动波（或称F波）；各波大小、形态相同，频率规则，为250~350次/min；少数心房扑动波其大小、形态及间隔相互之间略有差异，称之为"不纯性心房扑动"；②QRS波群及T波均呈正常形态，但偶尔可因室内差异性传导、合并预激综合征，或伴束支传导阻滞，使其增宽并畸形；③未经治疗的心房扑动，常呈2∶1房室传导，但也有3∶1至5∶1传导的（图1-2-7）。

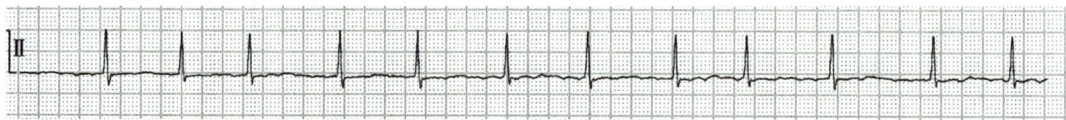

图1-2-7　心房扑动（Ⅰ、aVR、V1、V4、Ⅱ导联）

V₁导联均可见快速而规则的锯齿状扑动波（F波），频率300次/min，R-R间期规则，房室传导比例为4∶1。

（二）鉴别诊断

1. 室上性心动过速与窦性心动过速鉴别　室上性心动过速多在160次/min以上；而窦性心动过速较少超过160次/min。室上性心动过速多突然发作与终止，绝大多数心律规则；而窦性心动过速皆为逐渐起止，且在短期内频率常波动。用兴奋迷走神经的方法，室上性心动过速可突然终止或无影响；而窦性心动过速则逐渐减慢。

2. 阵发性房性心动过速与阵发性房室交界性心动过速的鉴别　鉴别要点为：①房室交界性心动过速时P波在QRS波群之前，P′R间期大于0.12秒者为房性心动过速。若逆行P波出现在QRS波群之前，且P′R间期小于0.12秒者，或逆行P波出现在紧靠QRS波群为阵发性房室交界性心动过速。②根据心动过速发作停止后或发作之前的期前收缩的种类来鉴别，因为心动过速与期前收缩多为同一类型。③对于那些心率极快而T波与P波重叠无法分辨者，只要QRS波群为室上性，统称为阵发性室上性心动过速。

3. 阵发性室性心动过速与伴有室内差异传导的阵发性室上性心动过速鉴别　鉴别要点为：①阵发性室上性心动过速常见于无器质性心脏病的人，多有反复发作的既往史；而室性心动过速多见于严重器质性心脏病患者及洋地黄中毒等。②阵发性室上性心动过速时心律整齐；而室性心动过速时心律可有轻度不齐。③阵发性室上性心动过速伴有室内差异性传导，其QRS波群多呈右束支传导阻滞图形；如QRS波群呈左束支传导阻滞图形或V₁的QRS波群呈qR、RS型或QR型者则多为阵发性室性心动过速。④如偶尔发生心室夺获或心室融合波，则利于阵发性室性心动过速的诊断。

4. 心房颤动伴室内差异性传导与室性期前收缩鉴别　鉴别要点为：①室内差异性传导的QRS波群多呈右束支传导阻滞形态。②前一个RR间期增长或后一个RR间期缩短至一定程度，出现QRS波群畸形者，多为室内差异传导；而室性期前收缩的后面可有一较长间歇。③既往心电图发现以前窦性心律时的室性期前收缩和现在的畸形QRS波群形态相似，则当前的QRS波群也可能是室性期前收缩。④心室率较慢的心房颤动中，若出现提前过早的畸形QRS波群，多为室性期前收缩。⑤若畸形的QRS波群与前面基本心律的QRS波群皆保持相等的间隔时，则室性期前收缩的可能性大；若畸形QRS波群本身的RR间期相等或呈倍数关系，提示为室性并行心律。

五、治疗

（一）中西医结合治疗思路

快速型心律失常应积极寻找原发疾病和诱发因素，做出相应处理。其治疗包括终止急性发作治疗与预防复发治疗。目前临床上应用的抗心律失常药物已数十种,长期服用均可出现不同程度的副作用,故而临床应用应严格掌握适应证。近年来,非药物治疗尤其是介入性导管消融治疗发展很快,使临床对快速型心律失常的治疗对策发生了革命性变化。有症状的房室折返性心动过速和房室结折返性心动过速可被导管消融所根治。中医药抗心律失常有较长历史,其副作用少,并能减轻患者症状,调整机体功能状态,减少或延缓心律失常的发生,研究证实部分药物具备一定的抗心律失常作用,同时在射频消融等治疗后预防复发、改善预后方面起到重要作用。

(二)西医治疗

1. 一般治疗 解除患者顾虑,适当活动,忌烟、少饮咖啡或浓茶,避免劳累。适当给予镇静剂、安眠药物有时也奏效。

2. 药物治疗

(1) 期前收缩:房性期前收缩频繁发作伴明显症状的房性期前收缩,应适当治疗。对伴胆道、胃肠道及感染病灶,应积极治疗原发病,适当给予镇静剂。由心力衰竭引起的房性期前收缩,适量洋地黄可达治疗目的。用于抑制房性期前收缩的药物有β受体拮抗药、维拉帕米、普罗帕酮以及胺碘酮等。

房室交界性期前收缩通常不需治疗,但起源点较低或出现过早可能会诱发室性快速心律失常,应予控制。心力衰竭患者合并交界性期前收缩,洋地黄治疗有一定作用。此外β受体拮抗药、I 类抗心律失常药及钙通道阻滞药等也有一定疗效。

室性期前收缩首先应对患者室性期前收缩的类型、症状及其原有心脏病变做全面的了解,然后决定是否给予治疗,采取何种方法治疗以及治疗的终点。无器质性心脏病亦无明显症状的室性期前收缩,不必使用抗心律失常药物治疗。无器质性心脏病,但室性期前收缩频发引起明显心悸症状影响工作及生活,可酌情选用β受体拮抗药、美西律、普罗帕酮或莫雷西嗪,不应使用胺碘酮。合并器质性心脏病(包括急性冠脉综合征)的室性期前收缩,如不诱发其他严重心律失常,在处理基础疾病和诱因的前提下可考虑口服β受体拮抗药、血管紧张素转换酶抑制剂等,不建议常规应用抗心律失常药物。

急性心肌梗死发病早期出现频发室性期前收缩(每分钟超过 5 次);室性期前收缩落在前一个心搏的 T 波上(R-on-T);多源性室性期前收缩;成对或连续出现的室性期前收缩,过去认为均应治疗,首选药物为静脉使用利多卡因。近年研究发现,原发性心室颤动与室性期前收缩的发生并无必然联系。目前不主张预防性应用抗心律失常药物。若急性心肌梗死发生窦性心动过速与室性期前收缩,早期应用β受体拮抗药可能减少心室颤动的危险。急性肺水肿或严重心力衰竭并发室性期前收缩,治疗应针对改善血流动力学障碍,同时注意有无洋地黄中毒或电解质紊乱(低钾、低镁)。

(2) 窦性心动过速:首先应针对病因治疗和去除诱发因素,如治疗心力衰竭、纠正贫血、控制甲状腺功能亢进等。在窦性心动过速的原因没有根本纠正之前,单纯或过分强调降低心率,反而可能带来严重不良后果。可使用兼顾基础疾病治疗并可减慢窦性心律的药物,如心肌缺血时使用β受体拮抗药。在无病因可查,窦性心动过速又构成一定相关症状时,也可选用β受体拮抗药。非二氢吡啶类钙通道阻滞药(如地尔硫䓬)也可用于减慢心率。

(3) 室上性心动过速:药物治疗室上性心律失常应包括终止急性发作和预防复发。终止急性发作多采用静脉用药,可选用:①普罗帕酮:1.0~1.5mg/kg 用葡萄糖液稀释后缓慢(>5 分钟)静脉滴注。无效者 20 分钟后可重复上述剂量,每日最大应用剂量<350mg。禁用于有传导阻滞的患者,窦房结功能不良或有潜在窦房结功能受损者慎用或不用。②维拉帕米:推荐使用剂量为 5mg 静脉推注,注射时间>10 分钟,无效于首剂后 30 分钟重复第 2 剂。由于有负性心率、负性肌力、负性传导作用,有窦房结功能不全,房室传导阻滞和心功能不全者慎用,禁忌与普罗帕酮等交替使用或与β受体拮抗药联合应用。③三磷酸腺苷(ATP)或腺苷:三磷酸腺苷 5~20mg 静脉注射,一般应静脉途径快速(弹丸式)注射;也可选用腺苷 6~12mg,2 秒内静脉注射(腺苷半衰期为 6 秒)。大多数患者应用后有胸部压迫感、呼吸困难、面部潮红、头痛、窦性心动过缓、房室传导阻滞等副作用。病态窦房结综合征或窦房结功能不全者应慎用,对老年患者,特别是合并冠心病者亦应慎用,有过敏史者不宜使用。④β 受体拮抗药:普萘洛尔开始剂量 2~5mg 静脉注射,根据需要 20~30 分钟后可再静脉注射 5mg。艾司洛尔为短效 β 受体拮抗药,可用 2.5~5mg 静脉注射以迅速控制室率,对有低血压、心衰、哮喘患者不宜应用 β 受体拮抗药终止室上性心动过速。⑤洋地黄制剂:西地兰 0.4mg 静脉推注,对伴心功能不全者可作为首选。⑥其他药物如胺碘酮、索他洛尔、莫雷西嗪等亦可选用。绝大多数室上性心动过速见于正常心脏,若发作不频繁,对血流动力学影响小,不需长期使用预防心动过速复发的药物。对发作频繁者可口服 β 受体拮抗药、胺碘酮等预防。

（4）室性心动过速:首先应决定哪些患者应给予治疗。目前除了 β 受体拮抗药、胺碘酮以外,尚未能证实其他抗心律失常药物能降低心脏性猝死的发生率。目前对于室性心动过速的治疗,一般遵循的原则是:有器质性心脏病或有明确诱因应首先予以针对性治疗;无器质性心脏病患者发生非持续性室性心动过速,如无症状或血流动力学影响,处理的原则与室早相同;持续性室性心动过速,无论有无器质性心脏病,应给予治疗。

如无显著的血流动力学障碍,可首先使用抗心律失常药,也可电复律。药物首选胺碘酮,静脉胺碘酮应使用负荷量加维持量的方法,应用的剂量、持续时间因人、因病情而异。静脉应用病程一般为 3~4 天,病情稳定后逐渐减量。

如患者已发生低血压、休克、心绞痛、充血性心力衰竭或脑血流灌注不足等症状,应迅速施行电复律。洋地黄中毒引起的室性心动过速,不宜电复律,应给予药物治疗。

（5）心房颤动与心房扑动:应积极寻找心房颤动的原发疾病和诱发因素,做相应处理。

1）抗凝治疗:心房颤动患者的栓塞发生率较高。对于合并瓣膜病患者,需应用华法林抗凝。对于非瓣膜病患者,需使用 $CHA_2DS_2\text{-}VASc$ 评分法对患者进行危险分层(表 1-2-9)。$CHA_2DS_2\text{-}VASc$ 评分法是根据患者是否有近期心力衰竭(1 分)、高血压(1 分)、年龄≥75 岁(2 分)、糖尿病(1 分)和血栓栓塞病史(2 分)确定心房颤动患者的危险分层,$CHA_2DS_2\text{-}VASc$ 评分≥2 的患者发生血栓栓塞危险性较高,应该接受抗凝治疗。$CHA_2DS_2\text{-}VASc$ 评分=1 的患者可权衡获益与风险,优选抗凝治疗。$CHA_2DS_2\text{-}VASc$ 评分=0 的患者可不需抗凝治疗。心房颤动持续不超过 24 小时,复律前无须进行抗凝治疗。否则应在复律前接受 3 周抗凝治疗,待心律转复后继续治疗 3~4 周。或行食管超声心动图除外心房血栓后再行复律,复律后华法林抗凝 4 周。紧急复律治疗可选用静脉注射肝素或皮下注射低分子肝素抗凝。

表 1-2-9　非瓣膜病性心房颤动脑卒中危险 $CHA_2DS_2\text{-}VASc$ 评分

危险因素	$CHA_2DS_2\text{-}VASc$ 评分
心力衰竭/左心室功能障碍（C）	1
高血压（H）	1
年龄≥75 岁（A）	2
糖尿病（D）	1
脑卒中/TIA/血栓栓塞病史（S）	2
血管疾病（V）	1
年龄 65~74 岁（A）	1
性别（女性,Sc）	1

2）转复并维持窦性心律：方法包括药物转复、电转复及导管消融治疗。胺碘酮是目前常用的维持窦性心律药物，特别适用于合并器质性心脏病的患者。药物复律无效时，可改用电复律。如患者发作开始时已呈现急性心力衰竭或血压下降明显，宜紧急施行电复律，复律治疗成功与否与心房颤动持续时间的长短、左心房大小和年龄有关。近年来有关心房颤动消融的方法，标测定位技术及相关器械的性能均有了较大的进展。对于症状明显、药物治疗无效的阵发性房颤，导管消融可以作为一线治疗方法。

3）控制心室率：近年来的研究表明，持续性心房颤动控制心室率同时注意血栓栓塞的预防，预后与经复律后维持窦性心律者并无显著差别，并且更简便易行，尤其适用于老年患者。控制心室率的药物包括 β 受体拮抗药、钙通道阻滞药或地高辛，但应注意这些药物的禁忌证。对于无器质性心脏病患者来说，目标是控制心室率<100 次/min。对于合并器质性心脏病的患者，则需根据患者的具体情况决定目标心率。对于心房颤动伴快速心室率、药物治疗无效者，可施行房室结阻断消融术，并同时安置心室按需或双腔起搏器。对于心室率较慢的心房颤动患者，最长 RR 间歇>5 秒或症状显著者，可考虑植入起搏器治疗。

心房扑动的总体治疗原则和措施与心房颤动相同，包括抗凝。

常用的抗心律失常药物的适应证见表 1-2-10。

表 1-2-10 常用的抗心律失常药物的适应证、不良反应

药物	适应证	不良反应
奎尼丁（quinidine）	房性与室性期前收缩；心房扑动与心房颤动，房室结内折返性心动过速，预激综合征；室性心动过速；预防上述心律失常复发	恶心、呕吐等消化道症状；视觉、听觉障碍，意识模糊；皮疹、发热、血小板减少、溶血性贫血；心脏方面：窦性停搏、房室传导阻滞、QT 间期延长与尖端扭转型室性心动过速、晕厥、低血压
利多卡因（lidocaine）	血流动力学稳定的室性心动过速及心室颤动/无脉室性心动过速（但均不作为首选）	眩晕及不同程度意识障碍；心脏方面：少数引起窦房结抑制、房室传导阻滞
美西律（mexiletine）	急、慢性室性快速型心律失常（特别是 QT 间期延长者）；常用于小儿先天性心脏病与室性心律失常	恶心、呕吐、运动失调、震颤、步态障碍、皮疹；心脏方面：低血压（发生在静脉注射时）、心动过缓
普罗帕酮（propafenone）	各种类型室上性心动过速；室性期前收缩；难治性、致命性室性心动过速	眩晕、味觉障碍、视物模糊；胃肠道不适；可能加重支气管痉挛；心脏方面：窦房结抑制、房室传导阻滞、加重心力衰竭
β 受体拮抗药（β-blocker）	控制需要治疗的窦性心动过速；症状性期前收缩；心房扑动/心房颤动；多形性及反复发作单形性室性心动过速；预防上述心律失常再发；降低冠心病、心力衰竭患者猝死及总死亡率	加剧哮喘与 COPD；间歇性跛行、雷诺现象、精神抑郁；糖尿病患者可能引致低血糖、乏力；心脏方面：低血压、心动过缓、充血性心力衰竭、心绞痛患者突然撤药引起症状加重、心律失常、急性心肌梗死
胺碘酮（amiodarone）	各种室上性（包括心房扑动与颤动）与室性快速型心律失常（不用于 QT 间期延长的多形性室性心动过速）；心肌梗死后室性心律失常、复苏后预防室性心律失常复发，尤其适用于器质性心脏病、心肌梗死后伴心功能不全的心律失常	转氨酶升高；光过敏，角膜色素沉着；胃肠道反应；甲状腺功能亢进症或甲状腺功能减退症；心脏方面：心动过缓，致心律失常很少发生，偶尔发生尖端扭转型室性心动过速

续表

药物	适应证	不良反应
维拉帕米（verapamil）	各种折返性室上性心动过速，预激综合征利用房室结作为通道的房室折返性心动过速；心房扑动与颤动时减慢心室率；某些特殊类型室性心动过速	心脏方面：已应用 β 受体拮抗药或有血流动力学障碍者易引起低血压、心动过缓、房室传导阻滞、心搏停顿；禁用于：严重心力衰竭，二、三度房室传导阻滞，心房颤动经房室旁路作前向传导，严重窦房结病变，室性心动过速，心源性休克以及其他低血压状态
腺苷（adenosine）	房室结折返或利用房室结的房室折返性心动过速的首选药物；心衰、严重低血压者及新生儿均适用；鉴别室上性心动过速伴有室内差异性传导与室性心动过速	潮红，呼吸困难，胸部压迫感，通常持续短于 1 分钟，可有短暂的窦性停搏、室性期前收缩或短阵室性心动过速
伊布利特（ibutilide）多非利特（dofetilide）	近期发作的心房扑动或心房颤动转复，房性心动过速，阵发性室上性心动过速	室性心律失常，特别是致 QT 间期延长后的尖端扭转型室性心动过速
决奈达隆（dronedarone）	阵发性和持续性心房颤动转复后维持窦性心律	心力衰竭加重、肝功能损害、QT 间期延长
去乙酰毛花苷（西地兰）（deslanoside）	控制心房扑动或心房颤动心室率，尤其适合心功能不全合并快速型心房扑动或心房颤动的控制	心脏方面：房室传导阻滞、室性心律失常；恶心、呕吐等消化道症状；视物模糊、黄视、绿视等视神经系统症状
伊伐布雷定（ivabradine）	用于不能耐受或禁用 β 受体拮抗药的窦性心动过速患者	心动过缓或者一度房室传导阻滞，与心动过缓相关的头晕、头痛；闪光现象（光幻觉）和复视等眼部疾病

3. 非药物治疗

（1）心脏电复律：适应证主要有急性快速异位心律失常及持续性心房颤动或心房扑动两种。

阵发性室性心动过速可引起明显血流动力学改变而影响循环功能，需积极处理。一般选用药物，如无效，就应尽早进行同步电复律。

心房颤动伴有下述情况：①病程在 1 年以内；②左房直径小于 50mm；③心室率快、药物治疗无效；④二尖瓣病变已矫治 6 周以上；⑤甲状腺功能亢进已得到控制。可行同步电复律。持续性心房扑动用电复律效果好。50J 电功率即可，转复成功率高。

阵发性室上性心动过速包括房性心动过速、交界性心动过速，经药物治疗无效时可用同步电复律。

同步直流电复律禁忌证：①洋地黄中毒引起的心律失常；②室上性心律失常伴完全性房室传导阻滞；③病态窦房结综合征中的快速型心律失常；④电复律后使用药物无法维持窦性心律，心房颤动复发不能耐受药物维持者。

（2）导管消融术：心导管消融治疗是通过心导管将电能、激光、冷冻或射频电流引入心脏内以消融特定部位的心肌细胞借以融断折返环路或消除病灶治疗心律失常的方法，主要用于治疗一些对药物治疗反应不佳的顽固性心律失常。

目前射频消融治疗心律失常的适应证有：①有威胁患者生命的快速心律失常，如预激综合征、高危旁路并发心室率极快的心房颤动、特发性室性心动过速等；②频繁发作的房性折返性心动过速或房室结折返性心动过速,药物治疗或预防无效,或药物治疗产生不可耐受的副作用;③对药物不能控制心室率的快速房性心律失常,尤其是心脏逐渐增大或心力衰竭难以控制时。

（3）外科治疗:外科治疗快速型心律失常的目的在于切除、隔置、离断参与心动过速生成、维持与传播的组织,保存或改善心脏功能。

（三）中医治疗

1. 心虚胆怯证

症状:心悸易恐,坐卧不安,失眠多梦善惊,舌淡苔薄白,脉数或虚弦或结代。

治法:镇惊定志,宁心安神。

代表方:安神定志丸加减。兼心阴不足,可加柏子仁、酸枣仁。

2. 气阴两虚证

症状:心悸不宁,心烦少寐,头晕目眩,手足心热,耳鸣腰酸,舌质红,少苔或无苔,脉细数。

治法:滋阴清火,养心安神。

代表方:天王补心丹加减。若阴血不足虚火亢盛者,可用朱砂安神丸加减。

3. 痰火扰心证

症状:心悸时发时止,胸闷烦躁,失眠多梦,口干口苦,大便秘结,小便黄赤,舌苔黄腻,脉象弦滑而数。

治法:清热化痰,宁心安神。

代表方:黄连温胆汤加减。痰热互结,可加生大黄通腑泄热;伤阴者,可加天冬、麦冬、玉竹、生地黄等养阴清热;兼脾虚者,可加党参、白术、砂仁健脾行气。

4. 心脉瘀阻证

症状:心悸不安,胸闷不舒,心痛时作,或见唇甲青紫或有瘀斑,脉涩或结代而数。

治法:活血化瘀,理气通络。

代表方:桃仁红花煎加减。气滞血瘀者,可加柴胡、枳壳、木香行气活血。

5. 水饮凌心证

症状:心悸,胸脘胀满,恶心欲吐,可见小便短少,下肢浮肿,肢端寒冷,甚者咳喘,不能平卧,舌质淡暗,舌苔白滑,脉弦滑而数。

治法:温化水饮,通阳化气。

代表方:苓桂术甘汤加减。若心悸兼有喘咳,畏寒,浮肿明显者,可用真武汤加减。

（四）临证要点

临证各家多有独到见解,故目前辨证分型的标准尚未能统一。综观各家之言,皆不离本虚标实的病机本质,脏腑气血阴阳亏虚,痰瘀火热之邪兼夹而发。虚者为气、血、阴、阳亏损,使心失滋养,而致心悸;实者多由痰火扰心,水饮上凌或心血瘀阻,气血运行不畅所致。虚实之间可以相互夹杂或转化。实证日久,病邪伤正,可分别兼见气、血、阴、阳之亏损,而虚证也可因虚致实,兼见实证表现。临床上阴虚者常兼火盛或痰热;阳虚者易夹水饮、痰湿;气血不足者,易兼气血瘀滞。

六、预后

快速型心律失常预后与基础疾病、心律失常类型、发作频率、持续时间等因素有关。偶发、孤立的期前收缩患者可无症状,预后较好;恶性心律失常如室性心动过速、心室颤动等可导致猝死(参见本篇第二章第四节心脏骤停与心脏性猝死)。

七、预防与调护

是否需要给予患者长期药物预防,取决于发作频繁程度以及发作的严重性。近年导管消融技术已十分成熟,具有安全、迅速、有效且能治愈心动过速的优点,可优先考虑应用。治疗原发病,消除诱发因素,是减少本病发作的关键。注意劳逸结合,避免精神紧张和疲劳,生活要有规律,保持乐观情绪可减少发病。严禁烟酒,忌食辛辣、生冷、肥甘,饮食宜清淡,注意高蛋白饮食摄入,多食新鲜蔬菜、水果。

缓慢型心律失常

缓慢型心律失常是指有效心搏每分钟低于 60 次的各种心律失常。常见有窦性心动过缓、窦房传导阻滞、窦性停搏、房室传导阻滞、病态窦房结综合征等。其发生多与迷走神经张力过高、心肌病变、某些药物影响、高血钾等有关。缓慢型心律失常主要表现为心悸、疲劳虚弱、体力活动后气短、胸闷等,严重者可引起昏厥、抽搐,甚至危及生命。

缓慢型心律失常属中医"心悸""眩晕""胸痹""厥证"等范畴。

一、病因病理

（一）西医病因病理

1. 病因及发病机制

（1）窦性心动过缓:窦性心动过缓可见于健康人,尤其是运动员及强体力劳动者。老年人、睡眠状态、迷走神经张力增高者亦可出现窦性心动过缓。器质性心脏病如冠心病、心肌炎、心肌病、急性心肌梗死、甲状腺功能减退、血钾过高,应用洋地黄、β 受体拮抗药等药物均可引起缓慢性窦性心律失常。

（2）房室传导阻滞:常见病因有心肌炎、急性下壁及前壁心肌梗死、原因不明的希氏-浦肯野系统(希浦系统)纤维化、冠心病、高血钾、应用洋地黄以及缺氧等因素。

（3）病态窦房结综合征:见于冠心病、原发性心肌病、风湿性心脏病、高血压心脏病、心肌炎、先天性心脏病。

凡能引起窦房结起搏细胞舒张期除极化速度减慢、坡度变小,最大舒张期膜电位水平下移和阈电位水平上移的因素,都可引起窦性心动过缓。传导系统或心肌退行性变,如原因不明的心脏退行性变,原因不明的传导系统纤维化,其他病变引起的心肌纤维变性、退行性变导致传导阻滞,均可引起房室传导阻滞。

2. 病理　众多病变过程,如淀粉样变性、纤维化与脂肪浸润、硬化与退行性变、甲状腺功能减退等,均可损害窦房结,使窦房结与心房的联系中断;窦房结周围神经或心房肌的病变,窦房结动脉供血减少等均可引起缓慢型心律失常。

（二）中医病因病理

本病与饮食失宜、情志失调、劳倦内伤、久病失养、感受外邪有关。

1. 心阳不振　劳伤心脾,心气受损而心悸;疲劳过度,伤及肾阳,温煦无力,心阳疲乏而致心悸。久病之后,阳气虚衰,不能温养心肺,发为心悸。

2. 气血不足　饮食不节,损伤脾胃,致脾失健运,气血生化之源不足,心脉失养;久病体虚,或失血过多,或思虑过度,劳伤心脾,渐至气血亏虚,心失所养而心悸。

3. 气阴两虚　劳欲过度,肾精亏耗,心失所养;劳伤心脾,心阴受损,可诱发心悸。

4. 心脉瘀阻　风寒湿邪搏于血脉,内犯于心,心脉痹阻,血行不畅,引起心悸;忧郁思虑,暗耗心血;或气机郁结,脉络瘀滞,气血运行不畅,心失所养;久病入络,心脉瘀阻,心神失养,发为心悸。

5. 水饮凌心 久病体虚,气虚水饮泛溢,水湿内停,继则水气凌心而心悸;咳喘日久,心肺气虚,诱发心悸。

缓慢型心律失常其病位在心,病本在肾,心肾阳虚是本病的共同病理基础。元阳衰惫、心阳不振、气虚痰瘀,水邪丛生为其主要病机。心阳不振、命门火衰,温运推动无力,血行迟滞,痰瘀互阻,故见胸闷痛、心悸、头晕、黑矇、昏厥、脉迟缓或结代等症。治疗多以温阳补气、振奋心阳、祛瘀化痰为治则,经方多选用四逆汤、桂枝加龙骨牡蛎汤、参附汤等。

二、临床表现

患者症状的有无和轻重取决于血流动力学的改变。窦性心动过缓如心率不低于 50 次/min,一般无症状。心室率<50 次/min,患者可出现头晕、乏力。窦房传导阻滞,房室传导阻滞,部分患者可出现心悸、停搏感,严重者可出现胸闷、胸痛,阻滞次数多,间歇长者,可有黑矇、晕厥等严重症状。

房室传导阻滞的症状除受原有心脏疾病及心脏功能状态的影响外,还取决于阻滞的程度及部位。一度房室传导阻滞患者多无自觉症状。二度 I 型房室传导阻滞偶可出现心悸、乏力;二度 II 型房室传导阻滞,如被阻滞的心房波所占比例较大时(如 3∶2 传导),特别是高度房室传导阻滞时,可出现头晕、乏力、胸闷、气短、晕厥及心功能下降等症状;三度房室传导阻滞的症状较明显,希氏束分叉以上部位的三度房室传导阻滞由于逸搏点位置高,逸搏频率较快,而且心室除极顺序也正常,患者可出现乏力、活动时头晕等症状,但多不发生晕厥;发生于希氏束分叉以下的低位的三度房室传导阻滞,患者可出现晕厥,甚至猝死。此外,房室传导阻滞,易于发生急性肺水肿和心源性休克。

病态窦房结综合征起病隐匿,病程较长,发展缓慢,可持续 5~10 年或更长。早期可无症状或间歇出现症状,临床表现不典型,诊断困难。当窦性心动过缓比较严重,或有窦性停搏时,则患者可有眩晕、记忆力减退、无力等症状,严重者发生晕厥、猝死。心脏听诊及心电图检查,发现心律的变化很大,出现窦性心动过缓、窦房传导阻滞、阵发性室上性心动过速、心房扑动、心房颤动,上述心律交替出现,形成心动过缓-心动过速综合征。

三、实验室及其他检查

(一)心电学检查

常用的心电学检查有心电图、长时间心电图,详见本节快速型心律失常部分。

当患者出现发作性晕厥症状,临床怀疑病态窦房结综合征,但缺乏典型心电图表现,可进行心电生理检查测定窦房结功能。测定指标包括:

(1)窦房结恢复时间(sinus node recovery time,SNRT):正常时,SNRT 不应超过 2 000ms,校正的窦房结恢复时间(corrected CSNRT)不超过 525ms。

(2)窦房传导时间(sinoatrial conduction time,SACT):SACT 正常值不超过 147ms。SNRT 与 SACT 对病态窦房结综合征诊断的敏感性各为 50% 左右,合用时可达 65%,特异性为 88%。

心电生理检查亦可用于了解房室及室内传导阻滞的确切阻滞部位。

（二）针对原发病的检查

心脏彩超、电解质，T_3、T_4、TSH 等检查有助于发现引起心律失常的原发疾病。

四、诊断与鉴别诊断

（一）诊断

各种缓慢型心律失常主要依据临床表现结合心电图诊断。其各自心电图特征如下：

1. 窦性心动过缓　①窦性心律；②心率在 40~60 次/min；③常伴有窦性心律不齐，严重过缓时可产生逸搏（图 1-2-8）。

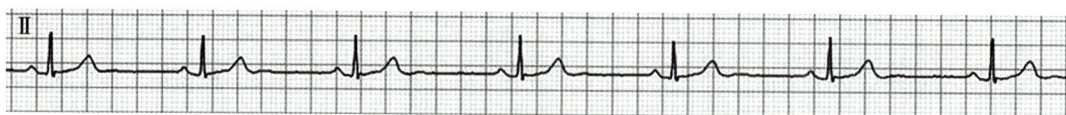

图 1-2-8　窦性心动过缓

2. 房室传导阻滞

（1）一度房室传导阻滞：①窦性 P 波，每个 P 波后都有相应的 QRS 波群；②P-R 间期延长至 0.20 秒以上（图 1-2-9）。

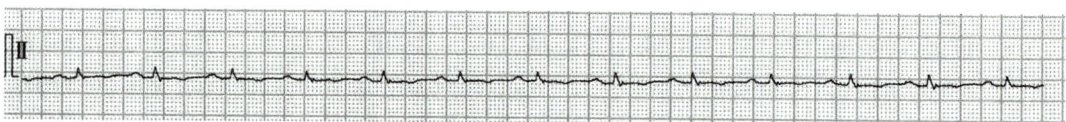

图 1-2-9　一度房室传导阻滞（Ⅱ导联，PR 间期为 0.22 秒）

（2）二度房室传导阻滞：分为二度Ⅰ型和二度Ⅱ型。二度Ⅰ型，又称莫氏Ⅰ型：①P-R 期逐渐延长；②R-R 间隔相应的逐渐缩短，直到 P 波后无 QRS 波群出现，如此周而复始（图 1-2-10）。二度Ⅱ型，又称莫氏Ⅱ型：①P-R 间期固定（正常或延长）；②P 波突然不能下传而 QRS 波脱漏（图 1-2-11）。

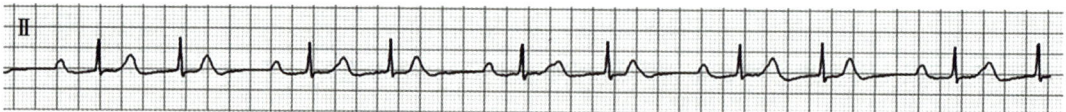

图 1-2-10　二度Ⅰ型房室传导阻滞

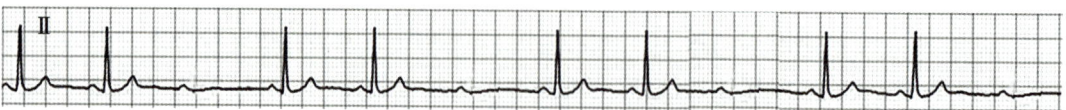

图 1-2-11　二度Ⅱ型房室传导阻滞

（3）三度房室传导阻滞：①窦性 P 波，P-P 间隔一般规则；②P 波与 QRS 波群无固定关系；③心房速率快于心室率；④心室心律由交界区或心室自主起搏点维持（图 1-2-12）。

3. 病态窦房结综合征　①持续、严重、有时是突发的窦性心动过缓；②发作时可见窦房传导阻滞或窦性停搏；③心动过缓与心动过速交替出现，心动过速可以是阵发性室上性心动过速，亦可以是阵发性心房颤动与心房扑动。

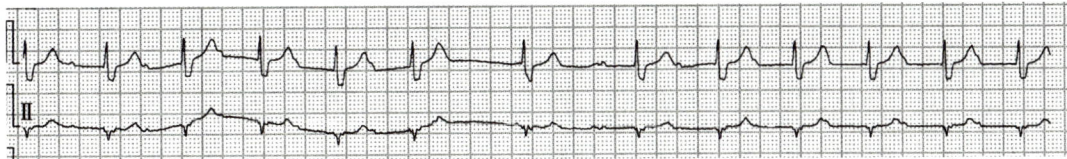

图 1-2-12 三度房室传导阻滞

（二）鉴别诊断

1. 生理性窦性心动过缓与病态窦房结综合征 运动试验如心率达到 90 次/min 以上者,表示窦房结功能正常。如达不到 90 次/min,可做阿托品试验,如阿托品试验仍达不到 90 次/min,则进一步做食管调搏试验或电生理检查,如窦房结恢复时间大于 2 000 毫秒或窦房结传导时间大于 120 毫秒者,则为病态窦房结综合征。

2. 三度房室传导阻滞与干扰性房室脱节 三度房室传导阻滞心室率较心房率慢,且 P 波的不能下传可发生于心动周期的任何部位,P 波与 QRS 波群无固定关系;干扰性房室脱节心室率较心房率略快,同时 P 波出现在紧靠 QRS 波群前后,房室脱节可出现心室夺获。

五、治疗

（一）中西医结合治疗思路

缓慢型心律失常的治疗目的在于提高心室率,缓解症状。对有症状的缓慢型心律失常,不伴有快速型心律失常者可试用药物治疗。对严重缓慢型心律失常伴心脑供血不足症状,活动受限或曾有心源性晕厥(阿-斯综合征)发作者,可应用永久性起搏器治疗。中医以益气温阳、活血化瘀为法对本病有较好疗效,能改善患者症状,且副作用少,对轻中度患者可作为首选。

（二）西医治疗

1. 一般治疗 针对病因治疗,如各种急性心肌炎、心脏直视手术损伤,可试用肾上腺糖皮质激素治疗。其他如解除迷走神经过高张力,停用有关药物,纠正酸中毒、电解质紊乱等。

2. 药物治疗

（1）窦性心动过缓:如心率不低于 50 次/min,一般不需治疗。如心率低于每分钟 40 次,引起心绞痛、心功能不全或中枢神经系统功能障碍时,用阿托品 0.3mg,每日 2~4 次口服,必要时 0.5mg 肌内注射或静脉滴注。

（2）房室传导阻滞:一度房室传导阻滞与二度Ⅰ型房室传导阻滞心室率不太慢者,无须接受治疗。二度Ⅱ型与三度房室传导阻滞如心室率显著缓慢,伴有血流动力学障碍,甚至心源性晕厥发作,应给予治疗。阿托品 0.5~2mg 静脉注射,适合于阻滞部位位于房室结的患者。异丙肾上腺素 1~4μg/min 静脉滴注,适用于任何部位的房室传导阻滞,将心室率控制在 50~70 次/min。急性心肌梗死时应慎重。

（3）病态窦房结综合征:对不伴有快速型心律失常的患者,可先试用阿托品、麻黄素或含服异丙肾上腺素以提高心率。

3. 人工心脏起搏 人工心脏起搏是用人为的脉冲电流刺激心脏,以带动心搏的治疗方法。主要用于治疗缓慢型心律失常,也用于快速型心律失常治疗和诊断。

严重缓慢型心律失常,永久心脏起搏是唯一有效而可靠的治疗方法。安置指征为:①二度Ⅱ型以上房室传导阻滞,伴有心动过缓引起的头晕,晕厥等症状;或充血性心力衰竭,或慢频率依赖性心肌缺血及心绞痛;②不论何种原因引起的间歇性心室率<40 次/min,或 R-R 间

期>3秒;③病态窦房结综合征、心动过速-心动过缓综合征伴有心力衰竭、晕厥或心绞痛症状者;④有窦房结功能不全或房室传导阻滞,必须使用减慢心率的药物,为维持正常心率水平需安置起搏器。

临时起搏适应证:①疾病急性期须起搏治疗,以后心律失常有可能治愈。如急性心肌炎、急性下壁心肌梗死伴房室传导阻滞、电解质紊乱及药物中毒出现的缓慢型心律失常;②病情危重,需要安置永久性心脏起搏器前进行临时起搏过渡者;③某些手术过程中可能出现缓慢型心律失常或心脏停搏,需要心脏起搏支持保护,如心脏外科手术、心导管手术、经皮冠状动脉腔内成形术(PTCA)等。

(三)中医治疗

1. 心阳不振证

症状:心悸气短、动则加剧,或突然昏倒,汗出倦怠,面色苍白或形寒肢冷,舌淡苔白,脉虚弱或沉细而缓。

治法:温补心阳,安神定悸。

代表方:桂枝甘草龙骨牡蛎汤合参附汤加减。兼水饮者,可加葶苈子、车前子、泽泻等利水化饮;兼血瘀者,可加桃仁、红花、丹参、赤芍以活血通络。

2. 气血不足证

症状:心悸短气,活动尤甚,眩晕乏力,面色无华,舌质淡,苔薄白,脉细弱而数。

治法:补血养心,益气安神。

代表方:归脾汤加减。心动悸,脉结代者,可用炙甘草汤益气养血,滋阴复脉。

3. 气阴两虚证

症状:心悸不宁,心烦少寐,头晕目眩,手足心热,耳鸣腰酸,舌质红,少苔或无苔,脉细而缓。

治法:滋阴清火,养心安神。

代表方:天王补心丹加减。若五心烦热,腰膝酸软者,可用知柏地黄丸加减。

4. 心脉瘀阻证

症状:心悸,胸闷憋气,心痛时作,或形寒肢冷,舌质暗或瘀点,瘀斑,脉虚或结代而缓。

治法:活血化瘀,理气通络。

代表方:桃仁红花煎加减。兼心阳不足者,可加桂枝、甘草温通心阳。因虚致瘀者,可加黄芪、党参益气活血。

5. 水饮凌心证

症状:心悸,胸脘胀满,恶心欲吐,可见小便短少,下肢浮肿,肢端寒冷,甚者咳喘,不能平卧,舌质淡暗,舌苔白滑,脉弦滑而缓。

治法:温化水饮,通阳化气。

代表方:苓桂术甘汤加减。若心悸兼有喘咳,畏寒,浮肿明显者,可用真武汤加减。

(四)临证要点

中医学认为,心阳的主要作用是鼓动心脏搏动,温运血脉循行;肾阳为诸阳之本,对人体各个脏腑的生理活动起着温煦推动的作用,因此心肾阳气的盛衰,直接影响心率的快慢、血脉的盈亏和脉象的虚实。心肾阳虚可出现心悸、胸痛、神疲、昏晕、面色无华、四肢不温等肾阳不升、心阳不振的病证。心阳不足导致心脉瘀阻;肾阳虚衰,损及肾阴而成阴阳两虚;心肾阳虚,损及脾阳,脾失健运,湿聚痰阻,气血瘀滞;脾为后天之本,脾虚阳衰,气血生化乏源,则心肾气阳愈虚。本虚为气血阴阳亏虚,心脉不荣,血脉不得充盈,鼓动无力,脉气失于连续;标实多为血瘀、气滞、寒湿、痰浊,脉道痹阻不畅,心脉涩滞,搏动循行失常。

六、预后

一般无症状的窦性心动过缓可见于运动型心率、老年人等,预后良好。机体状态异常如迷走反射、高钾血症、药物等引起的心动过缓在纠正诱因后可恢复。不可逆原因造成的症状性心动过缓、高度房室传导阻滞需行永久起搏治疗。

七、预防与调护

积极防治原发病,及时控制,消除原发病因和诱因是预防的关键。病态窦房结综合征、完全性房室传导阻滞,如心室率<40 次/min,且血流动力学改变明显,出现心、脑等重要器官供血不足,应安置人工心脏起搏器,以防止心脑综合征和猝死的发生。慎用减慢心率和心脏传导的药物,对此类药物的应用要严格掌握适应证和剂量,避免过量和误用。对病态窦房结综合征,房室传导阻滞患者,禁用洋地黄制剂、β受体拮抗药及明显减慢心率的其他抗心律失常药物。注意生活和情志调理,饮食有节,戒烟酒,起居有常,避免剧烈活动和强体力劳动,注意气候变化,避免上呼吸道感染。

第四节 心脏骤停与心脏性猝死

心脏骤停(cardiac arrest,CA)是指心脏泵血功能机械活动的突然停止,造成全身血液循环中断、呼吸停止和意识丧失。CA 本质上是一种临床综合征,它可以是某些疾病的首发症状,也可突发于多种疾病的终末状态。

心脏性猝死(sudden cardiac death,SCD)是指急性症状发作后 1 小时内发生的以意识突然丧失为特征的、由心脏原因引起的自然死亡。心脏骤停是心源性猝死的直接首要因素。

中医内科急症中的"厥证"以"突然昏倒,不省人事,四肢逆冷"为主要临床表现,心脏骤停的初始表现和"厥证"类似,如不能得到及时救治,则一厥不复,转归为心脏性猝死。

一、病因病理

(一)西医病因病理

1. 病因 致命性快速型心律失常(如心室颤动、无脉性室性心动过速)及缓慢型心律失常或心室停顿是导致心脏骤停的主要机制。非心律失常性心脏性猝死所占比例较少,常由心脏破裂、心脏流入和流出道的急性阻塞、急性心脏压塞等导致。无脉性电活动(pulseless electrical activity,PEA),旧称电-机械分离,指心脏有持续的电活动,但没有有效的机械收缩功能,是引起心脏性猝死的相对少见的原因,可见于急性心肌梗死时心室破裂、大面积肺梗死时。

心脏性猝死的常见病因有:

(1)心源性因素:绝大多数心脏骤停发生于器质性心脏病(如冠心病、心肌病、瓣膜病)的患者。其中约80%的心脏性猝死是由冠心病及其并发症引起的。5%~15%由各种心肌病引起,如肥厚梗阻型心肌病、致心律失常型右室心肌病等,是冠心病易患年龄前(<35 岁)心脏性猝死的主要原因。此外年轻人 CA 还常见于离子通道病,如长 QT 综合征、Brugada 综合征等。一些神经体液因素引发的心电不稳定(如儿茶酚胺敏感性室性心动过速)、心室预激伴心房颤动等也可能引起 CA。

(2)非心源性因素:除了心脏本身的原因,引起 CA 的常见病因还包括心脏以外器官的严重疾患、严重的电解质紊乱和酸碱平衡失调、各种原因所致的窒息及低氧血症、休克、自主神经张力变化(过劳、暴饮暴食、烟酒、精神紧张、兴奋)导致的恶性心律失常、药物过量/中毒、过敏反应、手术/治疗操作、麻醉意外、电击/雷击。

2. 病理　冠状动脉粥样硬化是心脏性猝死患者最常见的病理表现。常见急性冠状动脉内血栓形成、陈旧性心肌梗死等,也可见左心室肥厚,或左心室肥厚与急性或慢性心肌缺血并存。

(二)中医病因病机

本病常由各种外因、内因、不内外因导致机体气机突然逆乱、升降失调、导致气血阴阳不相续接或心阳被遏造成,属于厥证中的急危重症。其中,以痰浊、血瘀阻遏心阳较为常见。情志过极既可直接造成气机逆乱,亦可扰动痰浊血瘀阻遏心阳。本病可继发于久病正虚的患者,亦可突发于正常人。诱发本病的原因和患者发病前的机体状态决定了患者复苏后的状态。

1. 本虚——元阳虚脱及气阴两虚　在心脏骤停发生前素体阳虚或久病伤阳,或虽经心肺复苏抢救,自主循环恢复,但阳气未复全,可见元阳虚脱之证。如发病前素体阴虚,或本病由失血、伤津等因素诱发者,复苏后可见气阴两虚之证。心阳不振,心气不足,心脏泵血功能受损,心血不行,表现为血压低,灌注不足,肢冷,呼吸微弱。清阳不升,神明不养,患者自主意识恢复不完全。

2. 标实——痰蒙神窍、气滞血瘀　患者常素有痰浊血瘀之证,受诱因扰动而导致发病。本虽久病,但正气尚存,经复苏后阳气来复,但邪实仍甚。且心脏停搏时气血不行,脉络瘀阻,表现为喉间痰鸣、口唇色暗等痰瘀表现;痰蒙神窍则神志不复;气机不舒,血行不畅则络脉瘀阻,唇甲色紫。

二、临床表现

心脏性猝死的临床经过可分为四个时期。

(一)前驱期

在猝死前数天至数月,有些患者可出现胸痛、气促、疲乏、心悸等非特异性症状。但亦可无前驱表现,瞬即发生心脏骤停。

(二)终末事件期

心脏性猝死所定义的1小时即是指终末事件期在1小时内。这一时期内,心血管状态出现急剧变化,直至心脏骤停。由于猝死原因不同,终末事件期的临床表现也各异。典型的表现包括:严重胸痛、急性呼吸困难、突发心悸或眩晕等。

(三)心脏骤停

心脏骤停后脑血流量急剧减少,可导致意识突然丧失,伴有局部或全身性抽搐。有时短暂的、全身性的抽搐可能是CA的首发表现。心脏骤停刚发生时脑中尚存少量含氧的血液,可短暂刺激呼吸中枢,出现呼吸断续,呈叹息样或短促痉挛性呼吸,随后呼吸停止。皮肤苍白或发绀,瞳孔散大。由于尿道括约肌和肛门括约肌松弛,可出现二便失禁。

(四)生物学死亡

心脏骤停发生后,10秒左右即可出现意识丧失,大部分患者将在4~6分钟内开始发生不可逆脑损害,随后经数分钟过渡到生物学死亡。心脏骤停发生后立即实施心肺复苏和尽早除颤,是避免发生生物学死亡的关键。心脏复苏成功后死亡的最常见的原因是中枢神经系统的损伤,其他常见原因有继发感染、低心输出量及心律失常复发等。

三、实验室及其他检查

心电图可提供心律失常依据,反映是否存在急性冠状动脉事件,有助于 CA 的病因诊断。但是在 CA 的判断及急诊救治中,不能因心电图检查而延迟心肺复苏术的实施。CA 患者发作时心电图可表现为:

(1)心室颤动或无脉性室性心动过速:在心脏停搏中心室颤动最为多见,约占 90%。此时心肌发生不协调、快速而紊乱的连续颤动。心电图上 QRS 波群与 T 波均不能辨认,代之以连续的心室颤动波。心室扑动也是死亡心电图的表现,且很快转变为心室颤动或两者同时存在。无脉性室性心动过速心电图表现为宽 QRS 心动过速,但心脏无搏出,无法触及大动脉搏动。

(2)心电机械分离:此时心脏处于"极度泵衰竭"状态,无心输出量。心电图有正常或宽而畸形、振幅较低的 QRS 波群,频率多在 30 次/min 以下。但心脏并无有效的泵血功能,血压及心音均测不到,这是病死率极高的一种心电图表现。

(3)心室停搏:心肌完全失去电活动能力,心电图呈等电位。常发生在室上性心动过速进行颈动脉按摩或行直流电击后,也可发生于心室颤动和严重逸搏后。

四、诊断与鉴别诊断

(一)心脏骤停的迅速判断

1. 意识突然丧失,昏倒于任何场合。
2. 无呼吸,或仅是不规则喘息。
3. 大动脉搏动消失。

(二)积极寻找诱因及病因

明确诱发 CA 的病因,特别注意鉴别是否存在导致 CA 或使复苏复杂化的"6H"和"6T"可逆病因(表 1-2-11)。

表 1-2-11 CA 可治疗的病因

6T	6H
毒物/药物中毒(toxin)	低血容量(hypovolemia)
心脏压塞(tamponade cardial)	低氧血症(hypoxia)
张力性气胸(tension pneumothorax)	酸中毒(hydrogenion-acidosis)
冠状动脉血栓(thrombosis, coronary)	低/高血钾(hypo/hyperkalemia)
肺栓塞(thrombosis lungs)	低体温(hypo/hypothermia)
创伤(trauma)	低/高血糖(hypo/hyperglycemia)

五、治疗

(一)中西医结合治疗思路

针对心脏、呼吸骤停所采取的抢救措施称为心肺复苏术(cardio-pulmonary resuscitation, CPR),旨在促进自主循环恢复(return of spontaneous circulation,ROSC)、自主呼吸及自主意识的恢复。CA 发作罕见自发逆转者,心肺复苏成功率与开始 CPR 的时间密切相关。如能在心脏骤停 4 分钟内进行 CPR 的基本生命支持,并于 8 分钟内进行进一步生命支持,患者的生存率约 43%。因此,在心脏骤停的抢救过程中强调黄金 4 分钟。争分夺秒实施高质量的

CPR 和尽早进行复律治疗是 CA 抢救成功的关键和根本保证。中医药治疗可以参照"厥证"章节,参与复苏后治疗。

(二)西医治疗

心脏骤停后的成功复苏需要一整套协调动作构成生存链的各个环节,包括立即识别心脏骤停和启动紧急医疗救援系统;高质量的 CPR;迅速除颤;恢复自主循环后的治疗与康复。

1. 识别心脏骤停

(1)判断患者意识:急救人员在患者身旁快速判断有无损伤和反应。可轻拍或摇动患者,并大声呼叫"您怎么了"。如果患者有头颈部创伤或怀疑有颈部损伤,要避免不适当的搬动造成脊髓损伤导致截瘫。

(2)判断患者呼吸和大动脉搏动:可通过直接观察胸廓的起伏来确定患者的呼吸状况;也可以通过患者鼻、口部有无气流或在光滑表面产生雾气等方法来参考判断。非医务人员只需判断呼吸即可,对于经过培训的医务人员,要求在 5~10 秒内判断呼吸,并同时判断患者的循环征象。循环征象包括颈动脉搏动和患者任何发声、肢体活动等。检查颈动脉搏动时,患者头后仰,急救人员找到甲状软骨,沿甲状软骨外侧 0.5~1.0cm 处,气管与胸锁乳突肌间沟内触诊颈动脉。

2. 启动急救系统　如在院外发现 CA 患者(成人),且只有第一反应者独自在现场时,要先拨打当地急救电话,启动通知急救医疗系统(emergency medical system,EMS),目的是求救于专业急救人员,并快速携带除颤器到现场。现场有其他人在场时,第一反应者应该指定现场某人拨打急救电话,获取 AED,自己马上开始实施 CPR。院内发生 CA,第一反应者当立刻组织现场医务人员 CPR,同时启动院内专有的应急体系,呼叫负责院内 CPR 的复苏小组或团队。

3. 心肺复苏　只要发病地点无危险并适合急救,应就地抢救,给予高质量的心肺复苏术,其目的在于迅速建立有效的人工循环,给脑组织及其他重要脏器以氧合血液而使其得到保护。其主要措施包括:胸外按压(compression)、开通气道(airway)、人工呼吸(breathing),即 C—A—B 步骤,其中以胸外按压最为关键。如果可以立即取得自动体外除颤器(AED),应尽快使用 AED 除颤。

(1)胸外按压(circulation):在心脏停止的最初几分钟,患者仍有氧气存留在肺和血液里,及早开始胸外按压,可以提早促进血液循环到患者的大脑和心脏。操作时使患者呈复苏体位,即仰卧平躺于硬质平面,术者位于其旁侧。若胸外按压在床上进行,应在患者背部垫以硬板。按压部位在胸骨下半段,按压点位于双乳头连线中点。施救者用一只手掌根部置于按压部位,另一手掌根部叠放其上,双手十指紧扣,以手掌根部为着力点进行按压。身体稍前倾,使肩、肘、腕位于同一轴线上,与患者身体平面垂直。用上身重力按压,按压与放松时间相同。每次按压后胸廓完全回复,但放松时手掌不离开胸壁。按压暂停间隙施救者不可双手倚靠患者。

为保证组织器官的血流灌注,必须实施有效的胸外按压。高质量的胸外按压标准为:①快速。按压频率 100~120 次/min;②有力。对于成人,按压深度为 5~6cm。每次按压后胸廓完全回复,按压与放松比大致相等。③连续:尽量避免胸外按压中断,将各种操作(如气管插管)引起的按压中断控制在 10 秒以内,按压分数(即胸外按压时间占整个 CPR 时间的比例)应≥60%。

单纯胸外按压(仅按压)CPR 对于未经培训的施救者更容易实施,而且更便于调度员通过电话进行指导;并且单纯胸外按压 CPR 或同时进行按压和人工呼吸,对于由心脏病因导致的 CA 患者的存活率相近,因此对于未经培训或有顾虑的施救者至少推荐单纯胸外按压。

胸外按压的并发症主要包括:肋骨骨折、心包积血或心脏压塞、气胸、血胸、肺挫伤、肝脾撕裂伤和脂肪栓塞。应遵循正确的操作方法,尽量避免并发症发生。

（2）开放气道（airway）:如无颈部创伤,先行 30 次心脏按压,然后采用仰头抬颏或托颌法开放气道。气道开放后有利于患者自主呼吸,也便于 CPR 时进行口对口人工呼吸。如果患者假牙松动,应取下,以防其脱落阻塞气道。

仰头抬颏法:施救者把一只手放在患者前额,用手掌把额头用力向后推,使头部向后仰,另一只手的手指放在下颏处,向上抬颏,使牙关紧闭,下颏向上抬动。勿用力压迫下颌部软组织,以免造成气道梗阻,也不要用拇指抬下颏。

托颌法:把手放置患者头部两侧,肘部支撑在患者躺的平面上,托紧下颌角,用力向上托下颌,如患者紧闭双唇,可用拇指把其口唇分开。如果需要行口对口人工呼吸,则将下颌持续上托,用面颊贴紧患者的鼻孔。此法效果肯定,但费力,有一定技术难度。对于怀疑有头、颈部创伤患者,此法更安全,不会因颈部活动而加重损伤。

在后续高级心肺复苏中,可对有气道阻塞或气道阻塞风险的患者放置口咽通气管或鼻咽通气管以保持气管通畅。CPR 期间,抢救者需权衡中断按压和放置高级气道的必要性。高级气道包括声门上气道（包括喉罩、食管-气管联合导管、喉管）及气管插管。放置声门上气道可不需要中断按压;进行气管插管时,要将按压的中断控制在 10 秒内。气管导管通过声带后,按压者应该立即继续胸外按压。建立高级气道后,建议使用体格检查（五点听诊法等）和呼吸末二氧化碳（end-tidal carbon dioxide,$ETCO_2$）监测等方法确认高级气道位置,并对气道位置进行连续监测。妥善固定通气导管,防止导管滑脱,同时给予必要的气道清洁和管理。

（3）人工通气（breathing）:在初级生命支持中,人工气道尚未建立,可采用口对口人工呼吸。有条件时,可使用个人保护装置（如面膜、带单向阀的通气面罩、球囊面罩等）对施救者实施保护。

口对口呼吸:口对口呼吸是院外徒手抢救时一种快捷有效的通气方法,呼出气体中的氧气足以满足患者需求。人工呼吸时,要确保气道通畅,捏住患者的鼻孔,防止漏气,急救者用口把患者的口完全罩住,呈密封状,缓慢吹气,每次吹气应持续 1 秒以上,见胸廓上抬即可。推荐 500~600ml 潮气量,不可过快或过度用力。按压/通气比为 30:2。过度通气（次数过多/潮气量过大）导致胸廓内压增大,减少心脏回心血量,降低心输出量;并可导致胃胀气、呕吐、胃内容物误吸。在人工通气时应该使用个人保护装置（如面膜、带单向阀的通气面罩、球囊面罩等）对施救者实施保护。

球囊-面罩通气:使用球囊面罩可提供正压通气,急救中挤压气囊时容易产生漏气,因此单人复苏时易出现通气不足,双人复苏时效果较好。双人操作时,一人压紧面罩,另一人挤压皮囊通气。如果气道开放不漏气,挤压 1L 成人球囊 1/2~2/3 量或 2L 成人球囊 1/3 量可获得满意的潮气量。按压/通气比为 30:2。

建立高级气道后的通气方式:高级气道建立后,可使球囊与之直接相连,挤压皮囊进行辅助通气。如仍无法维持足够的通气氧合,可给予呼吸机支持。建立高级气道后,通气时不需暂停胸外按压,通气频率为每 6 秒进行一次人工呼吸（即每分钟 10 次/min）。

4. 电除颤　心脏体外电除颤是利用除颤器在瞬间释放高压电流经胸壁到心脏,使得心肌细胞在瞬间同时除极,终止导致心律失常的异常折返或异位兴奋灶,从而恢复窦性心律。大多数成人突发非创伤性 CA 的原因是心室颤动（VF）,而电除颤是救治 VF 最为有效的方法。研究证实,对于 VF 患者每延迟 1 分钟除颤,抢救成功率降低 7%~10%,因此在有除颤条件时,对心律分析证实为室性颤动/无脉性室性心动过速（VT）的患者实施除颤越早越好,无须拘泥于复苏的阶段。在完成除颤后马上恢复 CPR,待完成 5 组 CPR 后或者患者出现明显的循环恢复征象(如咳嗽、讲话、肢体明显的自主运动等)时,再次判断自主循环是否恢复。必要时再次除颤。电除颤的作用是终止心室颤动或室性心动过速而非起搏心脏,对心室静止(心电图示呈直线)患者不可电除颤,而应立即实施 CPR。

AED 能够自动识别可除颤心律,适用于各种类型的施救者使用,可根据语音提示操作,无须设置模式及能量。院内专业除颤器使用时,将右侧电极板放在患者右锁骨下方,左电极板放在与左乳头齐平的左胸下外侧部。除颤时,单相波除颤器电击能量选择 360J;双相波除颤器首次电击能量选择应根据除颤器的品牌或型号推荐,一般为 120~200J。第 2 次和后续除颤能量值至少相同,或选用更高能量。如果电击后室颤终止,但稍后心脏骤停又复发,后续的电击按之前成功除颤的能量水平进行。对于可辨认 QRS 波的室性心动过速,当选择同步按钮,心室颤动者选择非同步。

对于院内心脏骤停,没有足够的证据支持或反对在除颤之前进行 CPR。但对于有心电监护的患者,从 VF 到给予电击的时间不应超过 3 分钟,并且应在等待除颤器就绪过程中进行 CPR。

5. CPR 的药物应用　迄今为止,未能证实任何药物应用与 CA 患者生存预后有关,因此在 CPR 时,急救人员应首先开展胸外按压、电除颤、适当的气道管理及人工通气,然后考虑应用药物。抢救药物的给药途径限于静脉通道(intravenous injection,IV)或经骨通道(intraosseous,IO)。

(1) 肾上腺素:肾上腺素被认为是复苏的一线选择用药,其主要药理作用有增强心肌收缩力、增加冠脉及脑血流量、增加心肌自律性和使 VF 易被转复等,可用于电击无效的 VF/无脉性 VT,对于心脏静止或 PEA 当尽早使用。用法:1mg 静脉推注,每 3~5 分钟重复 1 次。每次从周围静脉给药后应该使用 20ml 生理盐水冲管,以保证药物能够到达心脏。因心内注射可增加发生冠脉损伤、心脏压塞和气胸的危险,同时也会延误胸外按压和肺通气开始的时间,因此,仅在开胸或其他给药方法失败或困难时才考虑应用。

(2) 胺碘酮(可达龙):胺碘酮属Ⅲ类抗心律失常药物。严重心功能不全(射血分数<0.40)或有充血性心力衰竭征象时,胺碘酮应作为首选的抗心律失常药物。因为在相同条件下,胺碘酮作用更强,且比其他药物致心律失常的可能性更小。当 CPR 2 次电除颤以及给予血管升压素后,如 VF/无脉性 VT 仍持续时,当优先选用胺碘酮静脉注射,然后再次复律,可提高除颤的成功率。胺碘酮合用 β 受体拮抗药是治疗电风暴(持续性室性心动过速或心室颤动,24 小时内发作≥2 次,通常需要电转复)的最有效药物。胺碘酮还可以预防心肺复苏后室性心律失常的复发。胺碘酮用法:对于 VF/无脉性 VT 的 CA 患者,初始剂量为 300mg 溶入 20~30ml 葡萄糖液内快速推注,3~5 分钟后可再推注 150mg,维持剂量为 1mg/min 持续静脉滴注 6 小时。对于非 CA 患者,先静脉注射负荷量 150mg(3~5mg/kg),10 分钟内注入,后按 1.0~1.5mg/min 持续静脉滴注 6 小时。对反复或顽固性 VF/VT 患者,必要时应增加剂量再快速推注 150mg。一般建议每日最大剂量不超过 2g。胺碘酮有负性心肌收缩力和扩血管的作用,可引起低血压和心动过缓。这常与给药的量和速度有关,预防的方法就是减慢给药速度,尤其是对心功能明显障碍或心脏明显扩大者,更要注意注射速度,监测血压。

(3) 利多卡因:利多卡因可作为无胺碘酮时的替代药物。初始剂量为 1.0~1.5mg/kg 静推。如 VF/VT 持续,可给予额外剂量 0.50~0.75mg/kg,5~10 分钟 1 次,最大剂量为 3mg/kg。

(4) 硫酸镁:硫酸镁仅用于尖端扭转型 VT 和伴有低镁血症的 VF/VT。用法:对于尖端扭转型 VT,紧急情况下可用硫酸镁 1~2g 稀释后静脉注射,5~20 分钟注射完毕;或 1~2g 加入 50~100ml 液体中静脉滴注。必须注意,硫酸镁快速给药有可能导致严重低血压和 CA。

（5）碳酸氢钠:对于 CA 时间较长的患者,或患者原有代谢性酸中毒、高钾血症或三环类或苯巴比妥类药物过量,应用碳酸氢盐治疗可能有益,但只有在除颤、胸外心脏按压、气管插管、机械通气和血管收缩药治疗无效时方可考虑应用该药。应根据患者的临床状态应用碳酸氢盐,使用时以 1mmol/kg 作为起始量,在持续 CPR 过程中每 15 分钟给予 1/2 量,最好根据血气分析结果调整补碱量,防止产生碱中毒。

6. CPR 的终止 一般情况下,患者 CA 行 CPR 30 分钟后,未见自主循环恢复,评估脑功能有不可逆表现,预测复苏无望,则宣告终止 CPR。

但对部分特殊的 CA 患者,如患者低龄(尤其是 5 岁以下的儿童)、麻醉状态、原发病为 AMI 或其他一些能够去除引发 CA 的病因(如淹溺、低体温、肺栓塞、药物中毒)等,通过适当延长 CPR 时间,可成功挽救患者的生命。

（三）复苏后处理

自主循环恢复后的首要目标包括稳定复苏后血流动力学、优化生命参数,解除 CA 病因和诱因。CA 复苏后治疗涉及重症医学、神经科学、心血管医学和康复医学等多个专业,对 CA 患者的预后至关重要,因此 CA 患者自主循环恢复后应尽快转入 ICU 进行综合治疗。

1. 通气及氧合最优化 通气的目标是维持正常的通气,动脉血二氧化碳分压(alveolar partial pressure of carbon dioxide, $PaCO_2$) 35~45mmHg 和氧合指标 ETCO2 维持于 30~40mmHg。呼吸机参数应根据患者的血气分析、ETCO2 及是否存在心功能不全等因素进行设置和调节,避免出现过度通气。对于 CA 患者先给予 100% 吸入氧浓度,然后根据患者的脉搏血氧饱和度(pulse oxygen saturation, SpO_2)调整吸入氧浓度,直至可维持 $SpO_2 \geq 0.94$ 的最小吸氧浓度。如患者存在外周循环不佳导致的 SpO_2 测量误差,应参考血气分析的结果进行吸氧浓度的调节。

2. 循环支持 患者自主循环恢复后应该严密监测患者的生命体征和心电图等,优化患者的器官和组织灌注,尤其是维持血流动力学稳定。连续监护患者的血压,维持复苏后患者的收缩压不低于 90mmHg,平均动脉压(mean arterial pressure, MAP)不低于 65mmHg。对于血压值低于上述目标值,存在休克表现的患者,应该积极通过静脉或骨通路给予容量复苏,同时注意患者心功能情况确定补液量,也应该及时纠正酸中毒。在容量复苏效果不佳时,应该考虑选择适当的血管活性药物,如多巴胺 5~10μg/(kg·min)维持目标血压。在液体复苏达到最佳容量时,可使用多巴酚丁胺 5~10μg/(kg·min)应对心肌顿抑。连续监测患者心率及心律,积极处理影响血流动力学稳定的心律失常。完善心脏超声及心电图检查,积极考虑原发病治疗,如考虑急性冠状动脉综合征,当尽早开展冠状动脉再灌注治疗。

3. 目标温度管理 目标温度管理(targeted temperature management, TTM)治疗是公认的可改善 CA 患者预后的治疗手段之一。目前,用于临床的控制低温方法包括降温毯、冰袋、新型体表降温设备、冰生理盐水输注、鼻咽部降温设备和血管内低温设备等。复苏成功后,如果患者仍处于昏迷状态(不能遵从声音指示活动),应尽快使用多种体温控制方法将患者的核心体温控制在 32~36℃,并稳定维持至少 24 小时。TTM 治疗过程中患者会出现寒战、心律失常、水电解质紊乱、凝血功能障碍和感染等并发症,应进行严密监测和对症处理,避免加重病情。复温时应将升温速度控制在 0.25~0.5℃/h。TTM 复温后的发热可加重 CA 患者的神经功能损伤,因此 TTM 结束后 72 小时内应尽量避免患者再次发热。

4. 神经功能的监测与保护 复苏后神经功能损伤是 CA 致死、致残的主要原因,应重视对复苏后 CA 患者的神经功能连续监测和评价,积极保护神经功能。目前推荐使用的评估方法有临床症状体征(瞳孔、昏迷程度、肌阵挛等)、神经电生理检查(床旁脑电图、体感诱发电位等)、影像学检查(CT、MRI)及血液标志物[星形胶质源性蛋白、神经元特异性烯醇化酶(neuron-specific enolase,NSE)]等。有条件的医疗机构可以对复苏后 CA 患者进行脑电图等连续监测,定期评估神经功能,也可结合医疗条件和患者病情,在保证安全的前提下进行神经功能辅助评估。对于实施 TTM 患者的神经功能预后评估,应在体温恢复正常 72 小时后才能进行。对于未接受 TTM 治疗的患者,应在 CA 后 72 小时开始评估,如担心镇静剂、肌松剂等因素干扰评估,还可推迟评估时间。

5. 维持水电解质代谢平衡　确保合适的灌注及液体出入平衡,监测尿量及尿肌酐,如有需要可进行肾脏替代治疗。维持血钾>3.5mmol/L,避免低血钾造成心律失常。维持血糖平衡,将血糖控制在 144~180mg/dl。

(四)中医治疗

1. 元阳虚脱证

症状:心脏骤停复苏后,神萎倦怠或神志恍惚,呼吸微弱,汗出肢冷,面色苍白,舌淡,脉沉细微。

治法:补气回阳固本。

代表方:四味回阳饮。急者可用参附注射液、独参汤灌服。气阴两虚者合用生脉饮,气血两虚者可合用人参养营汤。

2. 气阴两虚证

症状:心脏骤停复苏后,神萎倦怠,气短,四肢厥冷,心烦胸闷,尿少,舌质深红或淡,脉虚数或微。

治法:益气救阴

代表方:生脉散加减。兼瘀血者,加丹参、红花、当归养血活血。

3. 痰蒙神窍证

症状:心脏骤停复苏后,神志恍惚或昏聩不语,气促息涌,喉间痰鸣,口唇、爪甲暗红,舌质暗,苔厚腻或白或黄,脉沉实。

治法:豁痰开窍。

代表方:菖蒲郁金汤。苔厚腻者合涤痰汤加减。

4. 气滞血瘀

症状:心脏骤停复苏后,口唇、爪甲紫暗,舌质暗,苔厚腻或白或黄,脉沉实或结代。

治法:行气活血。

代表方:通瘀煎。

(五)临证要点

心脏骤停是急危重症。急则治其标,当首先进行心肺复苏,挽救生命。及时救治后阳气来复,才有机会结合厥证发生的病因及复苏后的气血阴阳虚实状态确定进一步治疗方案。本病的主要病机在于气机突然逆乱、升降失调、心阳被遏或气血阴阳不相接续造成,因此理气行血、通阳复脉是本病的关键。

六、预后

心脏骤停是世界上主要致死原因。如果有效地实施生存链的每一个环节,则目击院外心室颤动(VF)心脏骤停的存活率可达 50%。除颤时间和旁观者实行 CPR 对心脏骤停存活率的影响:如果没有实行 CPR,从倒下到除颤时间,每过去一分钟,CA 存活率下降 7%~10%,当旁观者施行 CPR 时,从倒下到除颤每分钟存活率平均下降 3%~4%。

七、预防调护

心脏性猝死(SCD)的预防包括一级预防和二级预防。一级预防是指对未发生过但可能发生 SCD 的高危人群采取积极有效的措施,以预防及减少 SCD 的发生。二级预防是针对 SCD 幸存者或有症状的持续性室性心动过速患者采取措施,防止 SCD 再次发生。有 SCD 高危疾病的患者,发生不明原因的晕厥,很可能是由于室性心律失常所致,也属于二级预防。

(一)一般措施

心脏性猝死通常不可预测。根据心脏性猝死危险分层筛查识别高危人群,及时采取干预措施,是 SCD 预防的重点。对于普通人群,通过生活方式干预和药物治疗,积极控制心血管疾病的危险因素,如高血压、糖尿病、高胆固醇血症等,可有效地预防冠心病和心血管事件。避免各种导致心搏骤停的触发因素,如低血容量、低氧、酸中毒、电解质紊乱、体温过高或过低、中毒等。

同时,应该建立相对全面的综合预防体系,加强家庭、社区、公共场所的防治器材配备,普及培训 SCD 预防和急救知识。

(二)防治心律失常

1. 抗心律失常药物

(1)β 受体拮抗药:可降低交感神经活性,有抗心律失常、抗心肌缺血、改善心功能、减少心肌梗死发生的作用,是目前降低 SCD 证据最充分的一类药物。临床试验证实,β 受体拮抗药可降低总死亡率、心血管疾病病死率、心脏性猝死以及心力衰竭恶化引起的死亡。适用于有器质性心脏病(如冠心病、射血分数降低性心力衰竭)、室性心律失常、部分遗传心律失常综合征(长 QT 综合征、儿茶酚胺敏感性多形性室性心动过速)的患者。

(2)胺碘酮:发生于有明显左心功能不全的器质性心脏病患者的非持续性室性心动过速,或电生理检查诱发出伴有血流动力学障碍的持续性室性心动过速或心室颤动,在没有条件置入 ICD 时,可首选胺碘酮药物治疗。在无条件或无法置入 ICD 的心脏性猝死的二级预防中,当使用胺碘酮。胺碘酮还可以预防心肺复苏后室性心律失常的复发。

2. 置入式心脏复律除颤器 置入式心脏复律除颤器(implantable cardiovertor defibrillator,ICD)具有起搏、抗心动过速、低能量转复和高能量电除颤作用。ICD 对于 SCD 的预防疗效明显优于抗心律失常药物,可降低高危患者的 SCD 发生率和总死亡率,越是高危患者获益越大。目前 ICD 在 SCD 的一级预防及二级预防中都被列为首选策略。其适应证为:①非可逆原因引起的心室颤动或室性心动过速导致的心搏骤停幸存者;②伴有器质性心脏病的持续性室性心动过速;③不明原因的晕厥,但心脏电生理检查能诱发出临床相关的、具有明显血流动力学障碍的持续性室性心动过速或心室颤动;④心肌梗死后 40 天以上,LVEF≤35% 的 NYHA 心功能分级 Ⅱ级或Ⅲ级的患者,或 LVEF≤30% 的 NYHA 心功能分级Ⅰ级的患者;⑤LVEF≤35%,NYHA 心功能分级Ⅱ级或Ⅲ级的非缺血性心肌病患者;⑥陈旧性心肌梗死所致的非持续性室性心动过速,LVEF≤40%,电生理检查诱发出心室颤动或者持续性室性心动过速。ICD 用于心力衰竭患者的一级预防时还要求先给予长期优化药物治疗(至少 3个月),预期生存期>1 年,且状态良好。在心力衰竭合并左右心室和室内明显不同步患者中,CRT 和 ICD 结合,即 CRT-D 可进一步降低心力衰竭患者的病死率。ICD 置入不能代替原发病的治疗,并且 ICD 置入后仍需使用 β 受体拮抗药或胺碘酮抗心律失常药物,以减少 ICD 的放电次数,并充分发挥 ICD 的抗心动过速作用。

思政元素

"120"的起步

　　中华人民共和国成立初期,我国经济尚处于困难境地,但政府十分重视人民的健康和劳动者工作场所的安全。对一些职业劳动安全保护采取了相应措施,收到了很好的效果。最具代表的是我国电力部门对"触电"这一严重的生产意外造成的伤亡事故高度重视,规定了获取电工资质的条件之一是必须学会触电时的急救方法,掌握人工呼吸急救法,否则不能成为电工。这从制度上为工人的生产安全增加了保障。同时,我国政府高度重视院外急救,自 20 世纪 50 年代中期起,在一些大中城市建立急救站机构。急救站受当地卫生行政部门领导管辖,隶属于医疗卫生体系,其主要任务是对如家庭、马路、建筑工地等医院外的各种环境中突发的危重疾病、意外伤害等进行现场救护,然后由救护车将伤病者送到医院。向公众普及急救知识与技能也是政府赋予急救站的一项重要任务。中国现代急救医学的先驱李宗浩教授在 20 世纪 60 年代初曾在北京市急救站工作。当时北京的急救电话仅有 1 条线路,救护车上医疗设备的配备也比较简单,只能作为运送患者的交通工具。李宗浩教授在工作实践中认识到建立完善现代急救体系的重要性与紧迫性,致力于推动中国现代化急救体系的建设。20 世纪 80 年代,中国第一个现代化医疗急救中心——北京急救中心建成并正式投入使用,并且启用了"120"这个号码作为急救电话。李宗浩教授被视为"120"的创始人。2022 年他在接受央视《吾家吾国》节目专访时说:我一生为之奋斗的目标,就是把不该死亡的人尽我们的力量救回来。他还指出,让被救回来的人能够重新投入社会,是真正的"人道"的意义。

第五节　高　血　压

　　高血压(hypertension)是以体循环动脉压增高为主要表现的临床综合征。目前国际标准,收缩压≥140mmHg,和/或舒张压≥90mmHg 就可以确定为高血压。2012—2015 年我国 18 岁及以上成人高血压粗患病率为 27.9%,估计成人高血压患者人数约为 2.45 亿。与此同时,我国高血压知晓率、治疗率和控制率分别为 51.6%、45.8% 和 16.8%,总体仍处于较低水平。

　　高血压可分为原发性高血压和继发性高血压。原发性高血压占高血压的 95% 以上;继发性高血压为某些疾病的临床表现,有明确的病因,约占高血压的 5% 以下。

　　本病与中医学的"风眩"相类似,根据相关临床症状也可归属于"眩晕""头痛""中风"等范畴。

一、病因病理

(一)西医病因病理

　　1. 病因及发病机制　　原发性高血压的病因为多因素,尤其是遗传和环境因素交互作用的结果。因高血压不是一种均匀同质性疾病,不同个体间病因和发病机制不同,而且,高血压病程较长,进展相对缓慢,不同阶段机制也不相同。因此,高血压是多因素、多环节、多阶段和个体差异较大的疾病。

（1）与高血压发病相关的因素

1）遗传因素：高血压的遗传倾向比较明显，目前认为是一种多基因疾病。高血压患者中约60%有家族史，有明显的家族聚集性。通过自发性高血压大鼠模型证实高血压可能与遗传有关。

2）环境因素：①饮食：不同地区人群血压水平和高血压患病率与钠盐摄入量显著正相关，但同一地区人群中个体间血压水平与钠盐摄入量并不相关，摄盐过多导致高血压主要见于盐敏感的人群。钾盐摄入量与血压呈负相关。高蛋白饮食、饱和脂肪酸或饱和脂肪酸/多不饱和脂肪酸比值较高都属于升压因素。饮酒量与血压相关，尤其与收缩压相关性更强。近几年来，由叶酸缺乏导致的血浆同型半胱氨酸水平增高，与高血压发病正相关，尤其是增加高血压引起脑卒中的风险越来越受到人们的重视。②精神刺激：流行病学调查显示，城市脑力劳动者患病率是体力劳动者的数倍，从事精神紧张度高的职业人群发生高血压的概率较大，长期生活在噪音环境中的人群高血压患病率增高。此类高血压患者经休息或移居至安静环境后血压和症状均可有一定改善。③吸烟：可通过氧化应激损害一氧化氮介导的血管舒张引起高血压，并可使交感神经末梢释放去甲肾上腺素增加，从而使外周小动脉收缩血压增高。

3）其他因素

①缺少运动与肥胖：缺少运动容易导致体重增加，体重增加是血压升高的重要危险因素。肥胖的类型与高血压的关系密切，向心性肥胖者易发生高血压。

②低钾、低镁与低钙：与高血压有一定关联。

③睡眠呼吸暂停低通气综合征（SAHS）：50%的SAHS患者有高血压，且血压升高的程度与SAHS的病程和严重程度相关。

（2）高血压的发病机制

1）神经机制：各种因素使大脑皮质下神经中枢功能发生变化，导致神经递质的浓度和活性发生变化，这些递质包括去甲肾上腺素、肾上腺素、多巴胺、神经肽、5-羟色胺、血管升压素、脑钠肽等，使交感神经系统活性亢进，血浆儿茶酚胺浓度升高，阻力小动脉收缩增强，从而使血压升高。

2）激素机制：肾素-血管紧张素-醛固酮系统（RAAS）激活。

体内存在循环与局部两种RAAS系统。循环RAAS系统主要由肾灌注减低或肾缺血而激活。肾小球入球动脉的球旁细胞分泌肾素，激活从肝脏产生的血管紧张素原，生成血管紧张素（ATI），再经肺循环的紧张素转换酶（ACE）生成血管紧张素Ⅱ（ATⅡ）。ATⅡ是RAAS的主要效应物质，作用于血管紧张素Ⅱ受体，使小动脉平滑肌收缩，刺激肾上腺皮质球状带，使醛固酮分泌增加，通过交感神经末梢突触前膜的正反馈使去甲肾上腺素分泌增加，这些作用均可使血压升高。近年来，发现心、肾、肾上腺、中枢神经、血管壁等均有RAAS各种成分，通过旁分泌或自分泌调节组织功能。这对高血压的形成、血压的调节可能具有较强的作用。

3）肾脏机制：各种因素引起肾性水、钠潴留，血容量增多，增加心输出量，以致血压升高。这些因素有：交感活性亢进，使肾血管阻力增加；肾脏排钠激素分泌减少；肾外排钠激素分泌异常；潴钠激素释放增多；肾小球有微小病变等。

4）血管机制：血管内皮细胞具有调节血管舒缩、影响血流、调节血管重建的功能。血管内皮细胞生成的活性物质对血管舒缩等有调节作用。引起血管舒张的物质有前列环素（PGI2）、内源性舒张因子（EDRF）、一氧化氮（NO）等；引起血管收缩的物质有内皮素（ET-1）、血管紧张素Ⅱ（ATⅡ）等。年龄增长以及各种心血管危险因素，导致血管内皮细胞功能异常，使氧自由基产生增加，NO灭活增强，血管炎症，氧化应激反应等影响动脉弹性功能和结构。大动脉弹性减退,脉搏波传导速度增快,反射波抵达中心动脉的时相从舒张期提前到收缩期,导致收缩压升高,舒张压降低,脉压增大。阻力小动脉结构和功能的改变,影响外周压力反射点的位置或反射波强度,也对脉压增大起重要作用。

5）胰岛素抵抗:胰岛素抵抗(insulin resistance,IR)是指必须以高于正常的血胰岛素释放水平来维持正常的糖耐量,表示机体组织对胰岛素处理葡萄糖的能力减退。约 50% 原发性高血压患者存在不同程度的 IR,近年来认为 IR 是 2 型糖尿病和高血压发生的共同病理生理基础。多数人认为 IR 造成继发性高胰岛素血症,使肾小管对钠的重吸收增加,交感神经活性亢进,刺激血管平滑肌增生,动脉弹性减退,从而使血压升高。

2. 病理　血压主要决定于心输出量和体循环周围血管阻力,平均动脉压(MBP)= 心输出量(CO)×总外周血管阻力(PR)。早期高血压仅表现为心输出量增加和全身小动脉压力增加,一般无明显的病理改变,长期高血压可引起心脏改变,主要是左心室肥厚和扩大,全身小动脉病变则主要是壁/腔比值增加和管腔内径缩小,导致重要靶器官如心、脑、肾等重要组织、器官缺血。同时,长期的高血压以及伴随的危险因素可促进动脉粥样硬化的形成和发展。

（1）心脏:持续高血压导致心脏压力负荷增高,儿茶酚胺、ATⅡ等物质刺激心肌细胞肥大和间质纤维化,引起左心室肥厚和扩张,称高血压性心脏病。左心室肥厚不仅易发生心力衰竭,而且使冠状动脉血流储备下降,在心肌耗氧量增加时,引起心内膜下心肌缺血。高血压性心脏病常可合并冠状动脉粥样硬化性心脏病和微血管病变。

（2）脑:长期高血压使脑血管发生缺血与变性,形成微动脉瘤,一旦破裂可导致脑出血。脑小动脉硬化和微血栓形成可致腔隙性脑梗死。高血压脑血管病易发生于大脑中动脉的豆纹动脉、基底动脉的旁正中动脉和小脑齿状核动脉,这些血管直接来自压力较高的大动脉,不仅血管细长而且垂直穿透,易形成微动脉瘤或栓塞。血压急剧升高可致脑小动脉痉挛,使毛细血管壁缺血,通透性增加,易致脑水肿。

（3）肾:长期持续高血压使肾小球囊内压升高,肾小球纤维化、萎缩,肾动脉硬化,导致肾实质缺血和肾单位减少,最终导致肾功能衰竭。恶性高血压时,入球小动脉及小叶间动脉发生增殖性内膜炎及纤维素样坏死,可在短期内出现肾衰竭。

（4）视网膜:视网膜动脉早期发生痉挛,随病程进展出现硬化。后期出现视网膜出血、棉絮状渗出及视神经乳头水肿。

（二）中医病因病机

本病主要由情志失调、饮食不节、久病过劳及先天禀赋不足等,致机体脏腑、经络气血功能紊乱,阴阳平衡失调,形成以头晕、头痛为主症的高血压。

1. 肝阳上亢　肝为风木之脏,体阴而用阳,其性刚劲,主升主动,所以《黄帝内经》说:"诸风掉眩,皆属于肝。"素体阳盛,阴阳平衡失其常度,阴亏于下,阳亢于上,肝阳上扰清窍,则见眩晕;长期忧郁、恼怒,肝气郁结,气郁化火,耗伤肝阴,风阳易动,上扰头目,发为眩晕。《类证治裁》:"头为诸阳之会,烦劳伤阳,阳升风动,上扰巅顶。耳目乃清空之窍,风阳眩沸,斯眩晕作焉。"

2. 痰浊中阻　饮食不节、肥甘厚味太过,损伤脾胃,或忧思劳倦,以致脾阳不振,脾失健运,水湿内停,积聚成痰,痰浊上扰,蒙蔽清窍,清阳不升,清窍失养,发为眩晕。若痰浊中阻更兼内生之风、火作祟,则眩晕更甚。

3. 瘀血阻络　久病入络,随病情进展,日久致瘀血内停,血行不畅,瘀阻清窍,则清窍失养,发为眩晕。明代虞抟在《医学正传》中有"因瘀致眩"之说。

4. 肝肾阴虚　肝藏血,肾藏精,肝肾同源。肝阴不足可致肾阴不足,肾阴不足也可致肝阴亏虚。肝阳上亢日久,一方面耗伤肝阴,导致肝阳上扰;另一方面也损及肾阴。素体肾阴不足或房劳过度,肾阴不足,阴不敛阳,阳亢于上,清窍被扰,则见眩晕。

5. 肾阳虚衰 久病体虚,累及肾阳,肾阳受损或阴虚日久,阴损及阳,导致肾阳虚衰,髓海失于涵养,而见眩晕。

总之,高血压主要与情志失调、饮食不节、久病劳伤、先天禀赋不足等病因相关。主要病理环节为风、火、痰、瘀、虚,发病与肝、肾、脾等关系密切。病机性质为本虚标实,肝肾阴虚为本,肝阳上亢、痰瘀内蕴为标。

二、临床表现

(一)症状

大多数高血压起病缓慢,早期无症状,仅在测量血压或出现心、脑、肾等脏器的并发症时才被发现血压升高。常见的症状有头晕、头痛、颈部板滞、疲劳、心悸,也可出现视力模糊、鼻出血等较重的症状,还可以出现受累器官的症状,如胸闷、气短、心绞痛、多尿等。

早期血压升高有诱因如劳累、激动、紧张,休息后可缓解,后期随病情进展,血压持续升高。

(二)体征

高血压体征一般较少。周围血管搏动、血管杂音、心脏杂音等是重点检查的项目。体检时可有:A_2亢进,主动脉瓣收缩期杂音,心尖搏动向左下移位,心界向左下扩大等,还可闻及第四心音。

(三)并发症

1. 心 血压持续升高致左室肥厚、扩大,形成高血压性心脏病,终末可致心力衰竭。可并发冠状动脉粥样硬化、心绞痛、心肌梗死、心力衰竭及猝死。

2. 脑 由于小动脉微血管瘤及脑动脉硬化,可并发急性脑血管病,包括脑出血、短暂性脑缺血、脑血栓形成等。

3. 肾 持续的高血压可并发肾动脉硬化、肾硬化。早期可无表现,病情发展可出现肾功能损害。

4. 视网膜 早期视网膜动脉发生痉挛,后期可见视网膜出血、棉絮状渗出及视神经乳头水肿。

5. 主动脉夹层 长期高血压,可形成主动脉夹层,表现为突发的胸或胸背部持续、撕裂样或刀割样剧烈疼痛,向肩背部或腹部以及下肢放射。

(四)高血压危重症

1. 恶性高血压 特点是周围血管阻力和舒张压均显著增高,病情进展迅速,常伴视网膜病变,短期内往往因肾衰竭而死亡。多见于中青年,常有突然头痛、头晕、视力模糊、心悸、气促,易并发心、脑、肾并发症,舒张压常持续≥130mmHg,眼底检查有视网膜出血、渗出和视神经乳头水肿。

2. 高血压危象 是指在高血压病程中周围细小动脉发生暂时性强烈痉挛,导致血压急剧升高,尤其以收缩压升高为主所引起的一系列临床表现。常因紧张、精神创伤、疲劳等诱发,历时短暂,收缩压≥200mmHg,甚至可达260mmHg,常伴有自主神经功能失调的症状,如烦躁不安、多汗、心悸、手足发抖、面色苍白或潮红等。控制血压后迅速好转,易复发。

3. 高血压脑病 是指在高血压病程中发生脑细小动脉持久性痉挛,在此基础上发生坏死性小动脉炎、斑点状出血或多发性小栓塞,导致脑血液循环急性障碍,引起脑水肿和颅压增高而产生的一系列临床表现。常因过度劳累、紧张和情绪激动诱发,血压升高以舒张压为主,多大于 120mmHg,脑水肿和颅内高压的症状有严重头痛、呕吐、烦躁不安、意识模糊、一过性失明、失语、偏瘫等,重者可见抽搐、昏迷。

三、实验室及其他检查

1. 尿常规 可正常,随着病程延长出现肾损害时可见蛋白尿、红细胞、透明管型等。

2. 肾功能 早期无异常,肾损害加重可见肌酐、尿素氮和尿酸升高,内生肌酐清除率降低,浓缩及稀释功能减退。

3. 血脂 总胆固醇、甘油三酯及低密度脂蛋白增高,低密度脂蛋白降低。

4. 血糖、葡萄糖耐量试验及血浆胰岛素测定 部分患者有空腹血糖升高,餐后 2 小时血糖及血浆胰岛素水平增高。

5. 眼底检查 大多数表现为视网膜动脉变细或狭窄、反光增强,动静脉交叉压迹,重度高血压可有眼底出血、棉絮状渗出。

6. 胸部 X 线检查 可见主动脉弓迂曲延长,升、降部可扩张,左室肥大。左心衰竭时有肺瘀血的表现。

7. 心电图、超声心动图 心电图见左室肥大并劳损,超声可见主动脉增宽、左室肥大,反映心功能异常。

8. 动态血压监测(ABPM) 可客观反映 24 小时血压水平,测量各时间段血压的平均值。正常人血压呈明显的昼夜节律,表现为双峰一谷,即在上午 6~10 时及下午 4~8 时各有一高峰,而夜间血压明显降低。目前认为动态血压的参考范围为:24 小时平均血压<130/80mmHg,白天血压<135/85mmHg,夜间血压<120/70mmHg。ABPM 可避免白大衣高血压,发现隐蔽性高血压,了解血压的昼夜节律,指导和评价降压治疗,诊断发作性高血压或低血压。

9. 其他 血钾、24 小时尿微量白蛋白、颈动脉超声、血同型半胱氨酸、脉搏波传导速度、踝臂指数等。

四、诊断与鉴别诊断

(一)诊断

1. 在未服用降压药物的情况下,非同日 3 次血压测量值收缩压≥140mmHg 和/或舒张压≥90mmHg 可诊断为高血压,排除继发性高血压者,则可诊断为高血压。患者既往有高血压病史,正在使用降压药物,血压虽然正常,也可诊断为高血压。

2. 根据血压升高水平,进一步将高血压分为 1~3 级。目前,我国采用的血压分类和标准见表 1-2-12。

表 1-2-12 血压水平分类和定义

类别	收缩压/mmHg		舒张压/mmHg
正常血压	<120	和	<80
正常高值	120~139	和/或	80~89
高血压	≥140	和/或	≥90
1 级高血压(轻度)	140~159	和/或	90~99
2 级高血压(中度)	160~179	和/或	100~109
3 级高血压(重度)	≥180	和/或	≥110
单纯收缩期高血压	≥140	和	<90

注:当收缩压与舒张压分属于不同级别时,以较高的分级为准。

笔记栏

3. 高血压诊断应包括危险分层的评估、靶器官损害与相关临床疾病。根据患者血压水平、心血管危险因素、靶器官损害、临床并发症和糖尿病,高血压分为低危、中危、高危和很高危。心血管疾病的危险因素包括吸烟、高脂血症、糖尿病、年龄大于 60 岁的男性或绝经后的女性、心血管疾病家族史。具体危险分层标准见表 1-2-13。用于分层的其他心血管危险因素、靶器官损害和并发症见表 1-2-14。

表 1-2-13 高血压患者心血管危险分层标准

其他危险因素和病史	高血压		
	1 级	2 级	3 级
无	低危	中危	高危
1~2 个危险因素	中危	中危	很高危
≥3 个其他危险因素或靶器官损害	高危	高危	很高危
临床并发症或合并糖尿病	很高危	很高危	很高危

表 1-2-14 影响高血压患者心血管预后的重要因素

心血管危险因素	靶器官损害	并发临床疾病
• 高血压（1~3 级） • 年龄 >55 岁（男性），>65（女性） • 吸烟或被动吸烟 • 糖耐量受损和/或空腹血糖受损 • 血脂异常 TC≥5.2mmol/L（200mg/dl） 或 LDL-C >3.4mmol/L（130mg/dl） 或 HDL-C <1.0mmol/L（40mg/dl） • 早发心血管病家族史（一级亲属发病年龄 <50 岁） • 腹型肥胖：男性腰围≥90cm，女性≥85cm，或肥胖（BMI≥28kg/m²） • 血同型半胱氨酸升高（≥10 μmol/L）	• 左心室肥厚 心电图：$SV_1 + RV_5 > 38mm$ 或康奈尔（Cornell）电压时程乘积 >244（mV·ms） 超声心动图：LVMI≥115g/m²（男性）；≥95g/m²（女性） • 颈动脉超声 IMT≥0.9mm 或动脉硬化斑块 • 颈动脉、股动脉 PWV≥12m/s • 踝肱指数 <0.9 • eGFR <60ml/（min·1.73m²）或血肌酐轻度升高 115 ~ 133μmol/L（男性）107 ~ 124μmol/L（女性） • 尿微量白蛋白 30 ~ 300mg/24h 或白蛋白/肌酐≥30mg/g	• 脑血管病 脑出血、缺血性脑卒中、短暂性脑缺血发作 • 心脏疾病 心肌梗死、心绞痛、冠脉血运重建、慢性心力衰竭 • 肾脏疾病 糖尿病肾病、肾功能受损肌酐 ≥ 133μmol/L（男性），≥124μmol/L（女性） 尿蛋白≥300mg/24h • 周围血管病 • 视网膜病变 出血或渗出，视盘水肿 • 糖尿病

注：TC：总胆固醇；LDL：低密度脂蛋白；HDL：高密度脂蛋白；BMI：体重指数；LVMI：左心室质量指数；IMT：颈动脉内-中膜厚度；PWV：脉搏波传导速度；eGFR：估测的肾小球滤过率。

（二）鉴别诊断

1. **肾实质病变** ①急性肾小球肾炎:起病急,发病前 1~3 周多有链球菌感染史,有发热、水肿、血尿等临床表现。尿常规可见蛋白、管型、红细胞,血压多一过性升高,患者多为青少年。②慢性肾小球肾炎:由急性肾小球肾炎转来,或无明显的急性肾炎史,而有反复浮肿、明显贫血、低蛋白血症、氮质血症,蛋白尿出现早而持久,血压持续升高。

2. **肾动脉狭窄** 有类似恶性高血压的表现,药物治疗无效。一般可见舒张压中、重度升高,可在上腹部或背部肋脊角处闻及血管杂音。肾盂造影、放射性核素肾图及 B 超有助于诊断,肾动脉造影可确诊。

3. **嗜铬细胞瘤** 特点是阵发性或持续性血压升高,阵发性血压升高时可伴有心动过速、出汗、面色苍白等症状,历时数天或数分钟,药物治疗一般无效,发作间隙血压正常。发作时测定血或尿中儿茶酚胺及代谢产物苦杏仁酸（VMA）有助于诊断。超声、核素及 CT、

MRI 对肾部检查可显示肿瘤部位并确诊。

4. 原发性醛固酮增多症　女性多见,长期的高血压伴顽固性低血钾为其特点。可有多饮、多尿、肌无力、周期性瘫痪。血压多轻、中度升高。实验室检查可有低血钾、高血钠、代谢性碱中毒、血浆肾素活性降低。血、尿醛固酮增高、尿钾增多。安体舒通试验有意义。超声、放射性核素、CT、MRI 可确定肿瘤的部位。

5. 库欣综合征　除有高血压的表现外,还可有满月脸、水牛背、向心性肥胖、毛发增多、血糖升高等,诊断一般不难。24 小时尿 17-羟类固醇、17-酮类固醇增多,地塞米松抑制试验或肾上腺素兴奋试验有助于诊断。颅内蝶鞍 X 线检查、放射性碘化胆固醇肾上腺扫描可定位诊断。

6. 主动脉狭窄　临床表现为上臂血压增高而下肢血压不高或降低。在肩胛区、胸骨旁、腋部有侧支循环的动脉搏动和杂音,腹部可闻及血管杂音,主动脉造影可确诊。

五、治疗

(一) 中西医结合治疗思路

目前,原发性高血压尚无根治方法。但临床证据表明收缩压下降 10~20mmHg 或舒张压下降 5~6mmHg,3~5 年内脑卒中、冠心病与心脑血管病死亡事件分别减少 38%、16% 与20%,心力衰竭减少 50% 以上,高危患者获益更明显。高血压治疗的最终目标是有效地使患者血压降至目标值,最大限度地减少或延缓靶器官损害,降低心、脑血管病的发生率和死亡率。

高血压 1 级无危险因素、无临床并发症和糖尿病者,在治疗性生活方式干预的同时,以中医辨证论治为主;高血压 1 级或 2 级伴 1~2 个危险因素,但无临床并发症和糖尿病者,除治疗性生活方式干预外,给予西药治疗的同时可考虑配合中药治疗;高血压 1~2 级伴 3 个以上危险因素或靶器官损害,或高血压 3 级无危险因素者,必须西药治疗;高血压 1~2 级伴临床并发症和糖尿病,或高血压 3 级伴 1 个以上危险因素者,必须使用降压药物强化治疗。

降压药物治疗的同时配合中药治疗的优势在于减少西药的不良反应和副作用,并减小西药的剂量。

(二) 西医治疗

高血压的治疗分非药物治疗和药物治疗。

《中国高血压临床实践指南》(2022 版)建议所有高血压患者均应进行生活方式干预,包括饮食干预、运动干预、减压干预、减重干预、戒烟限酒和综合生活方式干预。非药物干预措施是其他治疗的基石。

非药物干预措施:①饮食干预:坚持服用富含水果、蔬菜、全谷物和低钠低脂乳制品,使用替代盐烹饪或食用替代盐食品;建议钠盐的摄入<5g/d,最佳目标是<1.5g/d,推荐钾的摄入量 3 500~4 700mg/d。②运动干预:中等强度有氧运动每天 30~60 分钟,每周 5~7天,达到最大心率的 50%~70%。抗阻力量练习每周 90~150 分钟,选择一次性最大负荷重量的 50%~80%,每组 6 个练习,进行 3 组,重复 10 次。等距握力训练,每次 2 分钟,共 4 次,每次间隔 1 分钟,每周 3 天。太极拳和气功也可以辅助降压。③减压干预:每日睡前进行缓慢有规律的呼吸控制(最好借助专业的呼吸设备),目标呼吸频率<10 次/min,每次 15 分钟,每周>40 分钟。每天进行 2 次冥想,每次 20 分钟。每周选择 3 天练习瑜伽,每次至少 30 分钟。④减重干预:限制每日热量摄入,运动方式选择中到高强度的有氧运动,每天 30~60 分钟,每周 5~7 天,达到最大心率的 60%~90%,最佳目标是达到理想体重,体重指数 18.5~23.9kg/m^2,控制腰围至男性<90cm,女性<80cm。运动不仅有利于减重、改善胰岛素抵抗,还

有利于提高血管调节能力,稳定血压水平。⑤戒烟限酒:不吸烟、彻底戒烟、避免被动吸烟。饮酒者降低酒精摄入:男性≤20g/d,女性≤10g/d,最好戒酒,避免酗酒。⑥综合生活方式干预:饮食和运动联合干预是最有效的非药物干预措施,与其他生活方式干预措施同时进行可最大程度降低血压。

1. 应用降压药物的基本原则　使用降压药物应遵循以下4项原则。

(1) 小剂量:初始治疗时通常应采用较小的有效治疗剂量,可根据需要逐步增加剂量。

(2) 优先选择长效制剂:尽可能使用每天给药1次而有持续24小时降压作用的长效药物,以有效控制夜间血压与晨峰血压,更有效预防心血管并发症。

(3) 联合用药:既可增加降压效果,又不增加不良反应,在低剂量单一药物治疗效果不满意时,可采用两种或两种以上降压药物联合治疗。2级以上高血压常需联合治疗,对血压≥160/100mmHg或高于目标值20/10mmHg或高危及以上患者,起始即可采用小剂量两种药物联合治疗或用固定复方制剂。

(4) 个体化:根据患者具体情况和耐受性,兼顾其经济条件和个人意愿,选择适合的降压药物。

2. 常用降压药物的作用特点　目前常用降压药物可归纳为五大类,即利尿剂、β受体拮抗药、钙通道阻滞药(CCB)、血管紧张素转换酶抑制剂(ACEI)和血管紧张素Ⅱ受体拮抗剂(ARB)。

(1) 利尿剂:利尿剂能降低细胞外容量,降低心输出量,并通过排钠作用使血压下降。用于轻、中度高血压,适用于老年人高血压、单纯性收缩期高血压、难治性高血压及心力衰竭的治疗。利尿剂有3类。

1) 噻嗪类:氢氯噻嗪,12.5~25mg/次,1~2次/d。此类药易引起低血钾及血糖、尿酸、胆固醇增高。因此,糖尿病、高脂血症慎用,痛风者禁用。

2) 保钾利尿剂:①螺内酯,20mg,2次/d;②氨苯蝶啶,50mg/次,1~2次/d。本类药可引起高血钾,不宜与ACEI类合用,肾功能不全者禁用。

3) 袢利尿剂:呋塞米,20~40mg,1~2次/d。利尿作用强而迅速,可致低血压、低血钾。肾功能不全者慎用。

此外,吲达帕胺兼有利尿及钙拮抗作用,降压而较少引起低钾,可从肾外排出,可用于肾功能衰竭,有保护心脏的作用。高脂血症及糖尿病患者慎用,2.5~5mg/d。

(2) β受体拮抗:分为选择性(β_1)、非选择性(β_1和β_2)和兼有α受体拮抗作用的3大类。该类药物通过抑制中枢和周围RAAS,抑制心肌收缩力和减慢心率发挥降压作用。适用于不同程度的高血压患者,尤其是心率较快的中青年患者,或合并心绞痛、慢性心力衰竭者。临床上治疗高血压宜使用β_1拮抗剂或兼有α受体拮抗作用的β受体拮抗药。常用制剂:①美托洛尔,25~50mg/次,2次/d;②阿替洛尔,50~100mg,1次/d;③比索洛尔,5~10mg/次,1次/d;④卡维地洛,12.5~25mg,1次/d。本类药不仅降低静息血压,而且能抑制体力应激和运动状态下血压急剧升高。但较高剂量治疗时突然停药可导致撤药综合征。糖尿病患者使用β受体拮抗药可掩盖和延长低血糖反应,使用时应慎重。

因本类药具有负性肌力、延长房室传导时间和增加气道阻力的作用,故心动过缓、支气管哮喘、病态窦房结综合征、房室传导阻滞、外周动脉疾病等患者禁用。不良反应主要有心动过缓、乏力、四肢发冷等。

(3) 钙通道阻滞药(CCB):根据药物核心分子结构和作用于L型钙通道不同的亚单位,钙通道阻滞药分为二氢吡啶类和非二氢吡啶类两种,前者以硝苯地平为代表,后者有维拉帕米和地尔硫䓬。降压作用主要通过阻滞电压依赖L型钙通道减少细胞外钙离子进入血管平滑肌细胞内,减弱兴奋-收缩偶联,降低阻力血管收缩反应;还能减轻 AT Ⅱ 和 α_1 肾上腺素受体的缩血管效应,减少肾小管钠的重吸收。钙通道阻滞药起效迅速,降压疗效和幅度相对较强,疗效的个体差异性较小,与其他类降压药联合治疗能显著增强降压作用。特别是二氢吡啶类,近年来发展迅速,有膜控型制剂、缓释制剂和控释制剂,更拓展了 CCB 的应用。常用药物:①硝苯地平控释片,30~60mg/次,1 次/d,或硝苯地平,5~10mg,3 次/d,或尼群地平,10mg/次,2 次/d;②非洛地平缓释片,5~10mg,1 次/d;③氨氯地平,5~10mg,1 次/d;④拉西地平,4~6mg,1 次/d;⑤地尔硫䓬缓释片,90~180mg,1 次/d。硝苯地平由于扩血管、反射性交感神经兴奋,可出现心率加快、颜面部潮红、头痛、下肢浮肿等不良反应,尤其短效制剂明显,故不宜长期应用,而长效制剂不良反应明显减少。钙通道阻滞药对血脂、血糖等无明显影响,患者依从性较好,可用于轻、中和重度高血压,长期应用还具有抗动脉粥样硬化作用。非二氢吡啶类抑制心肌收缩和传导功能,不宜在心力衰竭、窦房结功能低下或心脏传导阻滞的患者中应用。

(4) 血管紧张素转换酶抑制剂(ACEI):降压作用主要通过抑制循环和组织中 ACE,使血管紧张素 Ⅱ 生成减少,同时减慢缓激肽降解,增加前列环素合成,调节或降低肾上腺素活性,抑制醛固酮分泌而起降压作用。此外,还有助于恢复血管内皮细胞功能,使内皮舒张因子增加。除有降压作用外,还能防止心脏、血管重塑,改善胰岛素抵抗,减少尿蛋白。ACEI 可用于各种类型、各种程度的高血压,对伴有心力衰竭、心肌梗死、心房颤动、蛋白尿、糖耐量降低及糖尿病肾病等合并症更适宜。妊娠高血压、严重肾功能衰竭、双侧肾动脉狭窄、高血钾者禁用。常用药物:①卡托普利,12.5~50mg,2~3 次/d;②依那普利,10~20mg,2 次/d;③贝那普利 10~20mg,1 次/d;④培哚普利,4~8mg,1 次/d;⑤赖诺普利,10~20mg,1 次/d;⑥福辛普利,10~20mg,1 次/d。常见的不良反应为刺激性干咳和血管性水肿,发生率约10%~20%,停药后消失,少数有皮疹及血管神经性水肿。

(5) 血管紧张素 Ⅱ 受体拮抗药(ARB):降压作用主要通过阻滞组织 AT Ⅱ 受体亚型 AT_1,更充分有效地阻断 AT Ⅱ 的血管收缩、水钠潴留与血管重构。近年来的研究表明,阻滞 AT_1 负反馈引起 AT Ⅱ 增加,可激活另一受体亚型 AT_2,能进一步拮抗 AT_1 的生物学效应。本类药物起效缓慢,但作用持久、平稳,治疗剂量窗较宽,还可保护肾功能、延缓肾病进展、防止左室肥厚、抗血管重建,总体作用优于 ACEI,不良反应较少。常用药物:①氯沙坦,50~100mg,1 次/d;②缬沙坦,80~100mg,1 次/d;③厄贝沙坦,150~300mg,1 次/d;④替米沙坦,40~80mg,1 次/d;⑤坎地沙坦,4~80mg,1 次/d。此类药物不良反应少,一般不引起刺激性干咳,治疗依从性好。治疗对象和禁忌证与 ACEI 相同,用于不耐受 ACEI 的患者。

除上述五大类降压药外,还有 α 受体拮抗药,如哌唑嗪、特拉唑嗪、多沙唑嗪;直接血管扩张剂,如肼屈嗪;交感神经抑制剂,如利血平、可乐定。因副作用较多,一般不作为一线降压药,可用于复方制剂或联合治疗。此外,近年来以阿利吉仑为代表的新型 RASS 阻滞剂也在临床使用。

3. 降压治疗方案　无并发症的高血压患者可单独或联合使用噻嗪类利尿剂、β 受体拮抗药、CCB、ACEI 和 ARB。临床应用时要兼顾患者的心血管危险因素、靶器官损害、并发症、降压疗效、不良反应及药品价格等。由于联合治疗有利于较快达到目标值,减少不良反应,临床上多采用两类降压药物联合治疗。

我国临床主要推荐应用的优化联合治疗方案是:ACEI/ARB+二氢吡啶类 CCB;ARB/ACEI+噻嗪类利尿剂;二氢吡啶类 CCB+噻嗪类利尿剂;二氢吡啶类 CCB+β 受体拮抗药。次要推荐应用的联合治疗方案是:利尿剂+β 受体拮抗药;α 受体拮抗药+β 受体拮抗药;二氢吡啶类 CCB+保钾利尿剂;噻嗪类利尿剂+保钾利尿剂。三种降压药联合治疗一般必须包含利尿剂。

4. 血压控制目标值　《中国高血压临床实践指南》(2022 版)建议血压控制目标值<130/80mmHg。对于糖尿病、慢性肾脏病、心力衰竭或病情稳定的冠心病合并高血压者,血压目标值<130/80mmHg。对于老年收缩期高血压者,收缩压控制在 150mmHg 以下,如能耐受可降至 140mmHg 以下。应尽早将血压降低到目标血压,但并非越快越好。年轻、病程短的高血压患者,可尽快达标,老年人、病程长或已有靶器官损害或并发症者,降压速度宜缓慢、平稳。

5. 高血压危重症的处理原则及治疗

（1）处理原则

1）及时降压:选择适宜有效的降压药物,静脉给药,同时持续监测血压。如病情允许,及早开始口服降压药治疗。

2）控制性降压:对于高血压危重症,短时间内血压急剧下降,可使重要器官的血流灌注减少,应采取逐步控制性降压。一般情况下,1 小时以内血压控制目标为平均动脉压的降低幅度不超过治疗前水平的 25%。在随后的 2~6 小时内将血压降至 160/100mmHg 左右,如患者耐受、病情稳定,在随后 1~2 天内逐步降至正常水平。

3）合理选择降压药:处理高血压危重症的药物,要求起效快,作用持续时间短,不良反应少,最好在降压过程中对心率、心输出量和脑灌注影响小。

4）避免使用的药物:有些药物不宜用于高血压危重症。如利血平,肌内注射起效慢,短时间内反复应用可导致蓄积,并发生严重的低血压、嗜睡,干扰对神志的判断;强有力的利尿剂也不宜用,因多数高血压危重症时交感神经系统和 RASS 过度激活,外周阻力明显增高,体内循环血容量减少,应用强力利尿剂存在风险。

（2）危重症的治疗

1）迅速降压:静脉给药迅速使血压降至 160/100mmHg 以下。①首选硝普钠,直接扩张静脉、动脉,降低前后负荷。以 10μg/min 静脉滴注,逐步增加剂量以达到降压作用,一般最大剂量为 200μg/min。使用硝普钠必须严密监测血压,每 5~10 分钟增加 5μg/min,直至血压控制满意。注意避光,不可长期、大剂量使用,以防止硫氰酸中毒。②硝酸甘油,扩张静脉和选择性扩张冠状动脉与大动脉,降压作用不及硝普钠。开始以 5~10μg/min 速率滴注,每 5~10 分钟增加 5~10μg/min,逐步增加直至血压控制满意。主要用于高血压急症并急性心力衰竭或急性冠脉综合征。③尼卡地平,作用迅速,持续时间短,降压同时改善脑血流量。静脉滴注从 0.5μg/(kg·min)开始,逐步增加剂量至 10μg/(kg·min)。主要用于高血压脑病。不良反应有心动过速、面部潮红。④拉贝洛尔,兼有 α 受体拮抗作用的 β 受体拮抗药,起效迅速、持续时间较长。开始时缓慢静脉注射 20~100mg,以 0.5~2mg/min 的速度静脉注射,总量不超过 300mg。拉贝洛尔主要用于高血压危重症并妊娠或肾功能不全者。头晕、直立性低血压、心脏传导阻滞是其主要的不良反应。

2）降低颅内压:呋塞米(速尿)20~80mg,静脉注射;20% 甘露醇 250ml,30 分钟内静脉滴注,4~6 小时重复。

3）制止抽搐:地西泮(安定)10~20mg 缓慢静推;苯巴比妥 0.1~0.2mg 肌内注射;10% 的水合氯醛 10~15ml 保留灌肠。

（三）中医辨证论治

依据中医望、闻、问、切四诊合参,并结合高血压的病因病理机制,临床将高血压分为以下五型论治。

1. 肝阳上亢证

症状:头晕头痛,口干口苦,面红目赤,烦躁易怒,大便秘结,小便黄赤,舌红苔薄黄,脉弦细有力。

治法:平肝潜阳。

代表方:天麻钩藤饮加减。阳亢化风者加羚羊角、珍珠母平肝息风;便秘者加大黄、芒硝通便清火。

2. 痰湿内盛证

症状:头重如裹,困倦乏力,胸闷,腹胀痞满,少食多寐,呕吐痰涎,肢体沉重,舌胖苔腻,脉濡滑。

治法:祛痰降浊。

代表方:半夏白术天麻汤加减。舌红苔黄腻者加天竺黄、黄连以清化痰湿;身重麻木加胆南星、僵蚕以化痰清热;脘腹痞满、纳呆便溏者加砂仁、藿香、焦神曲健脾止泻。

3. 瘀血阻络证

症状:头痛经久不愈,固定不移,头晕阵作,偏身麻木,胸闷,时有胸前区痛,口唇发紫,舌紫,脉弦细涩。

治法:活血化瘀。

代表方:血府逐瘀汤加减。气虚者加黄芪、山药以补气活血;阴虚火旺者加龟甲、鳖甲以养阴清火。

4. 肝肾阴虚证

症状:头晕目眩耳鸣,目涩,咽干,五心烦热,盗汗,不寐多梦,腰膝酸软,大便干涩,小便热赤,脉细数或细弦。

治法:滋补肝肾,平潜肝阳。

代表方:杞菊地黄丸加减。大便秘结者加火麻仁润肠通便。

5. 肾阳虚衰证

症状:头晕眼花,头痛耳鸣,形寒肢冷,心悸气短,腰膝酸软,小便短少,下肢浮肿,遗精阳痿,夜尿频数,大便溏薄,舌淡胖脉沉弱。

治法:温补肾阳。

代表方:济生肾气丸加减。便溏者加四神丸以温肾止泻;小便短少,下肢浮肿者加葶苈子以祛逐水气。

六、预后

高血压是心、脑、肾等脏器损害常见的主要危险因素。高血压病程越长,靶器官损害越严重,故高血压预后不仅与血压水平有关,还与是否合并靶器官损害及其他危险因素有关。轻度高血压患者,经适当综合治疗,可以痊愈;大部分患者须坚持合理用药,并指导患者进行治疗性生活方式干预,可改善症状,延缓并发症出现,提高生活质量。

七、预防与调护

高血压及其并发症危害较大,因此必须及早发现、及时治疗、终身服药,尽量防止靶器官损害,减少其严重后果。

高血压的预防分三级:一级预防针对高危人群,以社区为主,使高血压易感人群通过生活方式的干预,预防高血压的发生;二级预防是针对高血压患者,在治疗性生活方式干预的同时,采用简便、有效、安全、价廉的药物进行治疗;三级预防针对高血压重症的抢救,降低高血压的致残率和病死率。

第六节　动脉粥样硬化

动脉粥样硬化(atherosclerosis)是指脂质在动脉内膜积聚,外观呈黄色粥样,受累动脉弹性减弱,脆性增加,其管腔逐渐变窄甚至完全闭塞,或扩张而形成动脉瘤。视受累的动脉和侧支循环建立情况的不同,可引起个别器官或整个循环系统的功能紊乱。

动脉粥样硬化是动脉硬化的血管病中最常见、最重要的一种类型。因此,习惯上所称的"动脉硬化"即指动脉粥样硬化。其他常见的动脉硬化类型还有小动脉硬化(arteriolosclerosis)和动脉中层硬化(Monckeberg arteriosclerosis)。前者是小型动脉弥漫性增生性病变,主要发生在高血压患者。后者多累及中型动脉,常见于四肢动脉,尤其是下肢动脉,在管壁中层有广泛钙沉积,除非合并粥样硬化,多不产生明显症状,其临床意义不大。

各种动脉粥样硬化的临床表现可归属于中医"脉痹"范畴。

一、病因病理

（一）西医病因病理

1. 病因与发病机制　本病由多种危险因素(risk factor)作用于不同环节所致。这些因素包括:

（1）年龄、性别:本病始发于儿童时代并持续进展,通常到40岁以上的中、老年人时期开始出现症状。女性发病率较男性低,但在更年期后发病率增加。

（2）血脂异常:脂质代谢异常是动脉粥样硬化最重要的危险因素。其中以总胆固醇(TC)及低密度脂蛋白(LDL)增高最受关注。

（3）高血压:收缩压和舒张压增高都与本病密切相关。高血压患者患本病较血压正常者高3~4倍。

（4）吸烟:吸烟使本病的发病率和病死率增高2~6倍,且与每日吸烟的支数成正比。被动吸烟也是危险因素。

（5）糖尿病:糖尿病患者中粥样硬化更为常见,且发生较早,病变进展迅速。冠心病、脑血管疾病和周围血管疾病是成年糖尿病患者的主要死亡因素,占各种死亡原因的75%~80%。胰岛素抵抗增强和糖耐量异常也是本病的危险因素。

（6）其他危险因素:①肥胖(尤其是腹型肥胖);②体力活动减少,脑力活动紧张者;③遗传因素;④不良饮食方式:长期较多高热量、动物性脂肪、胆固醇、糖和盐的摄入者;⑤血中同型半胱氨酸增高;⑥血中纤维蛋白原及一些凝血因子增高;⑦病毒、衣原体感染等;⑧性情急躁、好胜心和竞争心强、不善于劳逸结合的A型性格者。

"内皮损伤-反应学说"认为:内皮细胞的损伤是发生动脉粥样硬化的始动因素,粥样斑块的形成是动脉对内皮损伤做出炎症-纤维增生性反应的结果。

在长期高脂血症的情况下,增高的氧化型低密度脂蛋白和胆固醇对动脉内膜造成功能性损伤,使内皮细胞和单核细胞、淋巴细胞表面特性发生变化,黏附因子表达增加。单核细胞黏附在内皮细胞上的数量增多,并从内皮细胞之间移入内膜下成为巨噬细胞,通过清道夫受体吞噬ox LDL,转变为泡沫细胞,形成最早的粥样硬化病变脂质条纹。巨噬细胞能氧化LDL,形成过氧化物和超氧化离子,并合成和分泌细胞因子,促使脂肪条纹演变为纤维脂肪病变,再发展为纤维斑块。在血流动力学发生变化的情况下,如血压增高、血管局部狭窄所产生的湍流和切应力变化等,使动脉内膜内皮细胞间的连续性中断,内皮细胞回缩,从而暴露内膜下的组织。此时血小板活化因子(PAF)激活血液中的血小板,使之黏附、聚集于内膜上,形成附壁血栓。血小板可释出许多细胞因子。这些因子进入动脉壁,也对促发粥样硬化病变中平滑肌细胞增生起重要作用。

2. 病理 动脉粥样硬化的病理变化主要累及体循环系统的大型肌弹力型动脉(如主动脉)和中型肌弹力型动脉(以冠状动脉和脑动脉罹患最多,肢体各动脉、肾动脉和肠系膜动脉次之,下肢多于上肢),而肺循环动脉极少受累。病变多为数个组织器官的动脉同时受累。最早出现病变的部位多在主动脉后壁及肋间动脉开口等血管分支处。

受累动脉的病变从内膜开始,先后发生脂质点和条纹、粥样和纤维粥样斑块、复合病变等3类变化。在多种因素的作用下,首先是血管平滑肌细胞、巨噬细胞及T淋巴细胞聚集;其次是胶原、弹力纤维及蛋白多糖等结缔组织基质增生;再者是脂质(主要含胆固醇结晶及游离胆固醇)积聚,并有动脉中层的逐渐退变。粥样硬化斑块中脂质及结缔组织的含量决定斑块的稳定性以及是否容易导致急性缺血事件发生。继发性病变可见斑块内出血、斑块破裂及局部血栓形成(称为粥样硬化-血栓形成)。

(二)中医病因病机

饮食不当、嗜食肥甘、七情内伤、劳逸失度、年老体弱等因素导致脏腑阴阳失调、气血运行不畅,津液输布障碍。"湿浊"是"脉痹"的始动因素。日久则出现津聚成痰、瘀阻血脉,痰瘀互结之候。湿、痰、瘀互结,壅塞脉道,沉积脉壁,造成脉道损伤,血液运行失常,形成"脉痹"。血脉本属于奇恒之腑,同时沟通着五脏肢体百骸。脉痹对机体的影响包含"不通""不荣"两方面。不通,指的是脉道为痰瘀所踞,脉道生理功能受到影响,血液循行异常,表现为气滞、痰阻、血瘀等证候。不荣,指的是脏腑失却血、气、津液濡养,造成脏腑功能异常,可累及心、脑、肾等重要脏腑,出现气虚、阴虚、阳虚等单一或兼夹证候,甚至可出现脏腑的严重病变如胸痹、中风等。

1. 痰浊内阻 湿浊的产生和脾的运化功能密切相关。饮食不节、过食生冷、思虑过度等均可导致脾阳失运,痰浊内生。另外,肺虚不能输布津液,肾虚不能蒸腾均可使痰浊内生。痰浊壅塞脉道,阻碍气机,使气血运行不畅,也使血及津液代谢进一步紊乱。

2. 气滞血瘀 情志不遂,肝郁不舒;或有终日伏案,多坐少动,气血不行;或有年老体弱,气虚鼓动乏力;或有阴阳偏胜,血热灼伤脉道或血寒凝涩不行,均可导致气血运行不畅,气滞血瘀。

3. 气血两虚 年老体弱,或素体气血亏虚,脏腑功能低下,易使痰浊内生、气滞血瘀。同时,两者互为因果,血脉损伤,气血瘀阻,不能濡润脏腑,加重脏腑气血的亏虚。

二、临床表现

1. 分期 本病发展过程可分为4期,但临床上各期并非严格按顺序出现,各期还可交替或同时出现。

(1)无症状期或称亚临床期:其过程长短不一,包括从较早的病理变化开始,直到动脉粥样硬化已经形成,但尚无器官或组织受累的临床表现。

(2)缺血期:由于血管狭窄而产生器官缺血的症状。

(3)坏死期:由于血管内急性血栓形成使管腔闭塞而产生器官组织坏死的表现。

(4)纤维化期:长期缺血,器官组织纤维化萎缩而引起症状。

2. 症状与体征 一般表现为脑力与体力衰退,并根据受累动脉部位的不同,表现为相关器官受累后的症状。

(1)主动脉粥样硬化:大多数无特异性症状。主动脉广泛粥样硬化病变,可出现主动脉弹性降低的相关表现:如收缩期血压升高、脉压增大、桡动脉触诊可类似促脉等。主动脉粥样硬化最主要的后果是形成主动脉瘤,以发生在肾动脉开口以下的腹主动脉处为最多见,其次在主动脉弓和降主动脉。腹主动脉瘤多在体检时查见腹部有搏动性肿块而发现,腹壁上相应部位可听到血管杂音,股动脉搏动可减弱。胸主动脉瘤可引起胸痛、气急、吞咽困难、咯血,声带因喉返神经受压而麻痹引起声音嘶哑、气管移位或阻塞、上腔静脉或肺动脉受压等表现。主动脉瘤一旦破裂,可迅速致命。在动脉粥样硬化的基础上也可发生动脉夹层分离。

(2)冠状动脉粥样硬化:见本章第七节冠状动脉粥样硬化性心脏病。

(3)颅脑动脉粥样硬化:颅脑动脉粥样硬化最常侵犯颈内动脉、基底动脉和脊动脉,颈内动脉入脑处为特别好发区,病变多集中在血管分叉处。粥样斑块造成血管狭窄、脑供血不足或局部血栓形成或斑块破裂,碎片脱落造成脑栓塞等脑血管意外(缺血性脑卒中);长期慢性脑缺血造成脑萎缩时,可发展为血管性痴呆。

(4)肾动脉粥样硬化:可引起顽固性高血压,年龄在55岁以上且突然发生高血压者,应考虑本病的可能。如发生肾动脉血栓形成,可引起肾区疼痛、尿闭和发热等。长期肾脏缺血可致肾萎缩并发展为肾衰竭。

(5)肠系膜动脉粥样硬化:可能引起消化不良、肠道张力减低、便秘和腹痛等症状。血栓形成时,有剧烈腹痛、腹胀和发热。肠壁坏死时,可引起便血、麻痹性肠梗阻和休克等症状。

(6)四肢动脉粥样硬化:下肢动脉较多见,由于血供障碍而引起下肢发凉、麻木和典型的间歇性跛行,即行走时发生腓肠肌麻木、疼痛以至痉挛,休息后消失,再走时又出现;严重者可持续性疼痛,下肢动脉尤其是足背动脉搏动减弱或消失。如动脉管腔完全闭塞时可产生坏疽。

三、实验室及其他检查

(一)血脂检查

部分患者有脂质代谢异常,主要表现为血总胆固醇增高、低密度脂蛋白增高、高密度脂蛋白降低、甘油三酯增高,载脂蛋白 A 降低,载脂蛋白 B 和脂蛋白 a 增高。

(二)影像学检查

1. X 线检查　主动脉硬化时可见主动脉结向左上方凸出,有时可见片状或弧状钙质沉着阴影。主动脉瘤时,X 线检查可见主动脉的相应部位增大;主动脉造影可显示梭形或囊样的动脉瘤。二维超声、X 线或磁共振成像可显示瘤样主动脉扩张。

2. 计算机体层血管成像(CTA)及血管造影　选择性或数字减影法动脉造影可显示冠状动脉、脑动脉、肾动脉、肠系膜动脉和四肢动脉粥样硬化所造成的管腔狭窄或动脉瘤病变,以及病变的所在部位、范围和程度。介入治疗中的血管造影是诊断动脉粥样硬化最直接的方法。血管内超声显像和血管镜检查是辅助血管内介入治疗的新的检查方法。

3. 多普勒超声检查　有助于判断颈动脉、四肢动脉和肾动脉的血流情况和血管病变。

四、诊断与鉴别诊断

本病早期诊断比较困难,当发展到相当程度,尤其是有器官明显病变时可结合年龄、血脂及影像学表现加以确诊。年长患者如检查发现血脂异常,X 线、超声及动脉造影发现血管狭窄性或扩张性病变,应首先考虑诊断本病。

主动脉粥样硬化引起的主动脉变化和主动脉瘤,需与梅毒性主动脉炎和主动脉瘤以及纵隔肿瘤相鉴别;冠状动脉粥样硬化引起的心绞痛和心肌梗死,需与冠状动脉其他病变所引起者相鉴别;心肌纤维化需与其他心脏病特别是原发性扩张型心肌病相鉴别;脑动脉粥样硬化所引起的脑血管意外,需与其他原因引起的脑血管意外相鉴别;肾动脉粥样硬化所引起的高血压,需与其他原因的高血压相鉴别;肾动脉血栓形成需与肾结石相鉴别;四肢动脉粥样硬化所产生的症状需与其他病因的动脉病变所引起者鉴别。

五、治疗

（一）中西医结合治疗思路

本病以预防为主,不论中西医治疗,均应开展健康宣教及患者的生活调摄。本病早期患者可无明显的不适,或仅有系列痰湿、气滞或气虚的临床表现,如疲乏,胸闷喜叹息,两胁脘腹痞胀,心中郁郁,头身困重,泄泻等症状。此时,当发挥中医治未病的优势,从化痰泄浊、行气活血、调整脏腑功能等角度早期干预。

（二）西医治疗

1. 一般治疗

（1）健康宣教与生活调摄:积极对社区人群,尤其是具有危险因素的人群进行健康宣教。倡导健康的生活方式,包括:合理的膳食,控制膳食总热量;适当的体力劳动;避免情绪激动;戒烟,控制酒精摄入。

（2）积极控制相关危险因素:包括高血压、糖尿病、高脂血症、肥胖症等。

2. 药物治疗

（1）调脂治疗:经上述饮食调节和按计划进行体力活动 3 个月后,未达到目标水平者,应选用以他汀类降低 TC 和 LDL 为主的调脂药,其他如贝特类、烟酸类、胆酸隔置剂、不饱和脂肪酸等(参见第七章第三节血脂异常)。

（2）抗血小板(聚集)药物:抗血小板黏附和聚集的药物,可防止血栓形成,可能有助于防止血管阻塞性病变病情发展,用于预防冠状动脉和脑动脉血栓栓塞。(参见本章第七节冠状动脉粥样硬化性心脏病)。

（3）血管扩张药物:如有血管狭窄引起相应供血部位供血不足症状者,可使用血管扩张剂改善症状,冠状动脉供血不足的药物治疗参见本章第七节冠状动脉粥样硬化性心脏病。

3. 介入和外科手术治疗

可通过经皮介入治疗或外科治疗,对狭窄闭塞的血管进行血运重建治疗。

（三）中医治疗

1. 痰浊内阻证

症状:形体肥胖,头身困重,口中黏腻乏味;或有脘腹胀满,便溏易泄。舌质淡,苔白厚或白腻,脉沉缓或滑。

治法:化痰降浊。

代表方:导痰汤加减。如脾虚乏力明显者,可加用党参、白术等益气健脾之品,如脾虚泄泻者,可合用参苓白术散。如痰热明显,口苦,苔黄腻者,可加竹茹清热化痰。

2. 气滞血瘀证

症状:胸胁胀闷喜叹息,两胁脘腹痞胀,头晕,心中郁郁,舌质暗或有瘀斑,舌下络脉迂曲,脉弦或涩。

治法:行气活血。

代表方:血府逐瘀汤加减。如气郁化火,心烦易怒,舌红苔黄者,可加栀子、牡丹皮、川楝子等。

3. 气血两虚证

症状：头晕乏力，失眠健忘，少气懒言，动作迟缓，精神呆滞。舌淡，脉细。

治法：补益气血。

代表方：归脾汤加减。偏阴虚者可加用六味地黄丸，偏阳虚者可加右归丸。

（四）临证要点

脉痹是全身证候，早期无症状，但产生症状后，其造成的不荣和不通两方面是并存的，即虚实夹杂之证。对此当注重调理气血，通补兼施。即兼顾补气与行气，养血与活血。本病的始动因素是痰浊，但治疗之时切忌仅限于燥湿消痰，当注意调节肺、脾、肾三脏的功能，尤其要注意健脾以复其健运之常，使痰不自生。可酌情选用部分痰瘀同治的药物如蒲黄、虎杖等。部分中医的现代药理研究也证实有明确的降脂功效，可酌情选用。

六、预后

本病预后随病变部位、程度、血管狭窄发展速度、受累器官受损情况和有无并发症而不同。病变涉及心、脑、肾等重要脏器动脉预后不良。

七、预防与调护

本病病程长，发展缓慢，以预防为主，认真做好三级预防工作。首先应加强健康宣教，倡导合理的生活方式，积极预防动脉粥样硬化的发生。如已发生，经过合理防治可以延缓和阻止病变进展，甚至可使之逆转消退。如已出现并发症者，应及时治疗，使患者维持一定的生活和工作能力。因此，说服患者耐心接受长期的防治措施至关重要。

第七节　冠状动脉粥样硬化性心脏病

冠状动脉粥样硬化性心脏病（coronary atherosclerotic heart disease）简称冠心病（coronary heart disease，CHD），亦称缺血性心脏病（ischemic heart disease，IHD），指因冠状动脉粥样硬化使血管腔狭窄或阻塞，或/和因冠状动脉功能性改变（痉挛）导致心肌缺血缺氧或坏死而引起的心脏病。本病多发生于 40 岁以上，男性多于女性，女性常在绝经期发病。据世界卫生组织（WHO）的资料统计，冠心病是目前全世界 60 岁以上人群第 1 位的死亡原因。

1979 年 WHO 根据心肌缺血缺氧或坏死的临床表现将冠心病分为五型。这种分型方法至今仍沿用：①隐匿型或无症状型冠心病：这种类型的患者，虽然有心肌缺血的客观依据但无相关症状。②心绞痛：由一过性心肌供血不足导致发作性胸骨后疼痛为主要表现的临床类型，其心肌缺血缺氧未导致心肌坏死。③心肌梗死：严重而持续的心肌缺血导致心肌坏死。④缺血性心肌病：长期慢性心肌缺血导致心肌细胞减少、坏死、纤维化及瘢痕形成，出现心脏增大、心力衰竭、心律失常等主要临床症状。⑤猝死：缺血心肌局部发生电生理紊乱引起的严重室性心律失常而致猝死。

近年来，临床上从提高诊治效果和降低病死率出发，根据心肌缺血的发生机制、发展速度和预后，将冠心病分为急性冠状动脉综合征（acute coronary syndrome，ACS）和慢性冠状动脉综合征（chronic coronary syndrome，CCS）两大类。ACS 与 CCS 反映的是动脉粥样硬化进程中不同的病理生理学改变。冠心病患者的病程可表现为长期的、稳定的有症状或无症状阶段的 CCS，期间有可能发生 ACS。

ACS 包括不稳定型心绞痛（unstable angina pectoris，UAP）、非 ST 段抬高心肌梗死（non-

ST segment elevation myocardial infarction，NSTEMI）和 ST 段抬高心肌梗死（ST segment eleva-tion myocardial infarction，STEMI），也有学者将冠心病猝死包括在内。绝大多数 ACS 的共同发病机制是冠状动脉粥样硬化斑块不稳定，发生破裂和糜烂、溃疡，继而并发血栓形成、血管收缩、微血管栓塞，造成一支或多支冠脉血管的管腔极度狭窄甚至闭塞。急性或亚急性的心肌供氧减少，相应部位心肌血供急剧减少或中断，可产生不稳定型心绞痛（unstable angina，UA）；如果心肌严重而持久的急性缺血超过 20～30 分钟，即可发生心肌梗死，血清中心肌损伤标志物可被检出升高。

CCS 的发病机制主要涉及：①动脉粥样硬化斑块导致的心外膜冠状动脉的狭窄；②正常血管或斑块狭窄处血管的局限性或弥散性痉挛；③微循环障碍；④慢性心肌缺血或既往心肌梗死导致的心肌坏死、冬眠引起的左心室功能不全。这些因素可单独或综合出现，产生不同类型的慢性冠状动脉综合征。例如，心外膜血管狭窄或微血管功能障碍在心肌需氧上升时可因一过性心肌供血不足产生劳力性心绞痛。而局灶性或弥漫性血管痉挛是静息性心绞痛的主要原因。患者也可因长期慢性心肌缺血导致出现心脏增大、心力衰竭、心律失常等缺血性心肌病症状。如果血管病变没有造成心肌缺血或左心室功能障碍，或尽管存在缺血和左心室功能障碍，但尚处于代偿期，则患者无临床表现，表现为无症状型冠心病。由于 ACS 与CCS 是冠心病病程中连续的病程阶段，因此，初诊或冠状动脉血运重建后>1 年的患者，ACS或冠状动脉血运重建后虽然不满 1 年，但无症状或症状稳定的患者，也属于 CCS 范畴。

由于冠心病患者大多具有胸膺满闷不舒疼痛的临床症状特点，因而归属于中医"心痛""胸痹"范畴。急性心肌梗死发作时"手足青至节，心痛甚，旦发夕死，夕发旦死"者，称之为"真心痛"或"卒心痛"。冠心病以"心悸"为主症者归属于中医"心悸病"范畴，而以"呼吸困难""水肿"等心力衰竭表现为主症者则依据其主症分属于中医"喘证""水肿"。

<h2 style="text-align:center">稳定型心绞痛</h2>

稳定型心绞痛是 CCS 中最常见和最具代表性的临床类型，故本节主要对此类型详加阐述。本病主要发病机制是需氧增加性心肌缺血，表现为由一过性心肌供血不足导致的发作性胸骨后疼痛。本病患者大多具有胸膺疼痛或满闷不舒的临床症状特点，因而归属于中医"心痛""胸痹"范畴。

一、病因病理

（一）西医病因病理

1. 病因及发病机制　冠心病的危险因素详见本章第六节动脉粥样硬化。

大部分 CCS 的解剖学基础是冠状动脉存在显著的固定狭窄（1 支、2 支或 3 支动脉直径狭窄>50%～70%，或左主干病变）。由于狭窄的存在，冠状动脉供血与心肌的需血平衡在静息时尚能够维持，但当出现使各种心肌耗氧增加的情况（如劳力、情绪激动、饱食、受寒）时，狭窄部分的冠状动脉因扩张性减弱而使冠脉血流量无法进一步增加，以致心肌发生急剧的、暂时的缺血缺氧。心肌在缺血缺氧的情况下，局部积聚过多的代谢产物（如乳酸、丙酮酸、磷酸等酸性物质，或类似激肽的多肽类物质），这些物质刺激心脏内自主神经的传入纤维末梢，经 1～5 胸交感神经节和相应的脊髓段传至大脑而产生痛觉。这种痛觉反映在与自主神经进入水平相同脊髓段的脊神经所分布的区域（胸骨后及两臂的前内侧与小指，尤其是在左侧）即为心绞痛。

由于在心绞痛的各种诱因中，以劳力最为多见，因此由劳力或其他心肌需氧量增加等情况诱发的心绞痛称为劳力性心绞痛。通常情况下，劳力诱发的心绞痛常在同一心肌氧耗水平上发生。心肌氧耗的多少主要由心肌张力、心肌收缩强度和心率所决定,常用"心率×收缩压"作为估计心肌氧耗的指标。如果患者在1~3个月内初发,诱发心绞痛的劳力程度、心绞痛发作时持续时间、疼痛程度及缓解时间保持稳定,称之为稳定型心绞痛。稳定型心绞痛是慢性冠状动脉综合征中最常见和最具代表性的临床类型。如果心绞痛在1~2个月内初发,则称为初发型心绞痛。如果在某一段时间内诱发心绞痛发作的耐量降低,发作频率增加,症状加重或持续时间延长,缓解发作的药物使用量需增大称之为恶化劳力性心绞痛。初发型心绞痛及恶化劳力性心绞痛都属于不稳定心绞痛,归为急性冠状动脉综合征范畴。

近年来观察到,有15%左右的稳定型心绞痛的患者冠状动脉造影并无显著狭窄。例如,有少数患者有心绞痛或类似心绞痛的症状,运动平板检查时出现ST段下移,但冠状动脉造影无异常发现,其疼痛发生机制可能和微血管功能障碍有关,称之为X综合征(syndrome X)。有研究提示,冠状动脉痉挛、冠状循环的小动脉病变、血红蛋白和氧的离解异常、交感神经过度活动、儿茶酚胺分泌过多或心肌代谢异常等因素也可以导致稳定型心绞痛。

2. 病理和病理生理 稳定型心绞痛患者冠状动脉粥样硬化的病理变化参见本章第六节动脉粥样硬化。心肌缺血缺氧可导致缺血部位室壁收缩力下降,这主要是由于:①心肌无氧糖酵解增加,能量代谢异常导致ATP产生明显减少,局部乳酸及其他代谢产物积聚,造成乳酸性酸中毒,降低心肌收缩力并限制无氧糖酵解,使能量代谢进一步减少。这些局部酸性产物刺激心脏内自主神经,上传至大脑产生痛觉,并通过同一脊髓节段的神经反射引起心绞痛。②细胞膜钠钾泵功能异常,细胞膜对钠离子的渗透性增高,细胞膜内钠积聚过多,加上酸度(氢离子)增多,使钙离子从肌浆网释放减少,细胞内钙离子浓度降低并且对肌钙蛋白的结合减弱。缺氧也可使心肌松弛发生障碍,心室顺应性减低,充盈阻力增大。故心室收缩及舒张功能都受到损害,最后可导致心力衰竭。心肌缺血缺氧也可对细胞电生理产生影响。细胞膜内钠积聚而钾外流,产生损伤电流,在体表心电图上产生ST段的偏移。

(二)中医病因病机

冠心病心绞痛主要由于寒邪内侵、饮食不节、情志失调、年老体弱等多种因素交互为患,导致痰湿、血瘀、阴寒之邪客于胸中,心脉痹阻,气血运行不畅。从中医的发病观来说,冠心病心绞痛属于本虚标实之证。脏腑阴阳气血亏虚为本,寒凝、气滞、痰浊、血瘀为标,其中正虚在发病中占主导地位。

1. 痰浊内阻 湿浊之邪可由外感而得,但现代社会中人们饮食不当、嗜食肥甘、七情内伤、劳欲不节等导致的脏腑阴阳失调、气血紊乱,内生湿邪则更为常见。内湿的产生和脾的运化功能密切相关,脾阳失运,湿自内生。湿邪虽无形,但湿性黏滞,长期留滞于脏腑经络,常常阻遏气机,使气机升降无能,气血津液运行不畅,痹阻胸阳而发为胸痹心痛。

2. 心血瘀阻 津液凝聚成痰,气血运行不畅而成痰瘀互结之势;或者脏腑气虚,鼓动血脉无力,导致血脉不畅而呈气虚血瘀之象;或情志不畅而致肝失疏泄,气滞血瘀。

3. 阴寒凝滞 心绞痛患者常因气候骤冷或感寒而发病或加重。因寒性凝滞主收引,使气机收敛,腠理、经络、筋脉收缩挛急,气血凝滞不通,故发为胸痛。此外,患者常因饮食失调、劳倦内伤损伤脾阳,年迈体虚肾阳渐亏,素体阳虚,阴寒内生。

4. 脏腑虚损 五脏阴阳气血虚损是本病发生的内在因素。年老体衰、饮食不节、情志失调、寒邪内侵等各种原因可导致脏腑虚损及功能失调。一方面,脏腑虚损及功能不全,可使阴寒、痰湿内生,并日久成瘀。阳气虚损,胸阳不振,阴邪容易客居上焦。另一方面,心脉受损,心气鼓动无力,进一步导致五脏阴阳气血虚损。

从病理生理方面分析,本病属虚实夹杂之证。就局部而言,心绞痛的产生和"不通""不荣"两方面不可分割。一方面,脉道为阴寒、痰湿、血瘀之邪所踞,不通则痛;另一方面,脉道远端供血不足,不荣则痛。"不通"为实,"不荣"为虚。就全身整体而言,其病位虽在心,但其是在全身气血及脏腑功能紊乱的基础上发生的;同时,冠心病时心气鼓动无力,主血脉功能减弱,进一步导致五脏阴阳气血虚损。其邪实既是气血阴阳失调、脏腑功能失常的产物,又是机体进一步损害的病因。无形湿邪影响气机,导致脏腑功能失调,而有形痰瘀之邪居于脉道可导致产生各种病理解剖学异常。

二、临床表现

（一）主要症状

稳定型心绞痛以发作性胸痛为主要临床表现,其典型发作有以下特点:

1. 部位　主要在胸骨体中段或上段之后可波及心前区,有手掌大小范围,甚至横贯前胸,界限不很清楚,常放射至左肩、左臂内侧达无名指和小指,或至颈、咽或下颌部。

2. 性质　胸痛常为压迫、发闷或紧缩性,也可有烧灼感,但不像针刺或刀扎样锐性痛,偶伴濒死的恐惧感觉。有些患者仅觉胸闷不适。发作时,患者往往被迫停止正在进行的活动,直至症状缓解。

3. 诱因　发作常由劳力、情绪激动、饱食、吸烟、受寒、心动过速、急性循环衰竭等造成心肌需氧增加的因素所诱发。疼痛多发生于劳力的当时。典型的心绞痛常在相似的心肌耗氧水平时重复发生。

4. 持续时间　疼痛出现后常逐步加重,通常持续 3~5 分钟,很少超过 15 分钟。如果胸痛时间延长,需要考虑不稳定型心绞痛或急性心肌梗死的可能。

5. 缓解方式　停止原来诱发症状的活动或舌下含用硝酸甘油能在几分钟内迅速缓解。

（二）体征

心绞痛发作时常见心率增快、血压升高、表情焦虑、皮肤冷或出汗,有时出现第四或第三心音奔马律。有时因乳头肌缺血以致功能失调而引起二尖瓣关闭不全产生暂时性心尖部收缩期杂音。

三、实验室及其他检查

（一）心电学检查

1. 心电图　心电图是发现心肌缺血、诊断心绞痛常用的无创检查方法。静息时心电图约半数患者在正常范围,部分患者可能有 ST 段和 T 波异常,某些患者可有陈旧性心肌梗死的改变或心律失常的表现。心绞痛发作时绝大多数患者的心电图可出现暂时性心肌缺血引起的 ST 段移位。因心内膜下心肌更容易缺血,故常见 ST 段压低($\geq 0.1 mV$),发作缓解后恢复。有时出现 T 波倒置。在平时有 T 波持续倒置的患者,发作时可变为直立("假性正常化")。T 波改变虽然对反映心肌缺血的特异性不如 ST 段,但与平时心电图比较有明显差别,也有助于诊断。

2. 心电图运动负荷试验　运动可增加心脏负荷以激发心肌缺血。常用于有胸痛症状需要与冠心病心绞痛相鉴别者或静息心电图正常而疑有冠心病患者的辅助诊断。运动方式主要为分级活动平板或踏车,以前者较为常用。符合下列情况之一者为运动试验阳性:①运动中出现典型心绞痛;②运动中或后即刻心电图出现 ST 段水平或下斜型下降$\geq 0.1 mV$,或原有 ST 段下降者,运动后在原有基础上再下降 0.1mV,并持续 2 分钟以上方逐渐恢复正常;③运动中血压下降。对于心肌梗死急性期,有不稳定型心绞痛、明显心力衰竭、严重心律失常或急性疾病者禁做运动试验。本试验有一定比例的假阳性和假阴性,单纯运动心电图阳性或阴性结果不能作为诊断或排除冠心病的依据。

3. 动态心电图 动态心电图不作为诊断心肌缺血的首选心电学检查,仅作为不能做运动试验者、在休息或情绪激动时有心脏症状者而怀疑有心绞痛患者的一种简便、无创的诊断方法。动态心电图诊断心肌缺血时应密切结合临床资料,如果 ST 段呈水平或下垂型压低≥0.1mV(1mm),持续时间≥1 分钟,2 次发作间隔时间≥1 分钟,常考虑心肌缺血。根据心肌缺血幅度、阵次、持续时间可计算缺血负荷(心肌缺血负荷=ST 段下降幅度×发作阵次×持续时间),亦可在描记 ST 段趋势曲线的基础上,计算 ST 段下移的面积(mm×min),用于评价冠心病心肌缺血情况及药物疗效。

（二）冠状动脉造影

冠状动脉造影被公认为确诊冠心病的"金标准"。主要用于评价冠状动脉血管的走行、数量和有无畸形;评价有无冠状动脉病变及其严重程度和病变范围;评价冠状动脉功能性的改变,包括冠状动脉的痉挛和侧支循环的有无;同时可以兼顾左心功能评价。如果造影结果提示 1 支或 1 支以上主要冠状动脉(指左冠状动脉主干、前降支、回旋支、右冠状动脉)狭窄程度大于 50%,可诊断为冠心病。

（三）影像学检查

1. 冠状动脉 CT 冠状动脉 CT 检查目前越来越多地用于检查冠状动脉腔内、腔外及管壁情况。CT 的检查优势在于测量冠脉钙化斑块负荷、了解冠脉管壁及冠脉外情况、检查先天性冠脉发育异常等。CT 平扫有时可见冠状动脉钙化。增强 CT 可见钙化斑块部位、范围、性质以及血管狭窄情况,典型表现为充满对比剂的冠状动脉管腔内可见等/高密度的充盈缺损以及邻近管腔的狭窄,有时可见心肌变薄以及室壁瘤。

2. 放射性核素检查

（1）放射性核素心肌显像:静脉注射核素显像剂后,进行心肌显像,观察心肌摄取核素的情况。心肌摄取核素的量在一定条件下与冠状动脉血流成正比。心肌缺血或坏死时可出现灌注缺损或低灌注。运动负荷或者药物负荷试验有助于检出静息时无缺血表现的患者,表现为可逆性的灌注缺损。

（2）正电子发射体层成像:可以进行心肌灌注显像与心肌代谢显像,获得心肌的血管信息、心肌的活性信息,对心肌缺血、心肌梗死等诊断具有优势。心肌缺血时运动负荷显像及心肌静息显像出现可逆性灌注缺损或低灌注。

3. 心脏超声 心肌缺血时二维超声心动图下可见节段性室壁运动异常。也可使用负荷超声心动图。

四、诊断与鉴别诊断

（一）诊断

根据典型心绞痛(表 1-2-15)的发作特点和体征,结合年龄和存在冠心病危险因素,除外其他原因所致的心绞痛,一般即可建立诊断。为提高诊断正确率,当寻找支持缺血的客观依据,如发作时心电图改变、运动负荷试验、冠状动脉 CT、冠状动脉造影等。

表 1-2-15 典型心绞痛与不典型心绞痛

典型心绞痛（明确的）	同时符合下列 3 项特征: ①胸骨后不适感,其性质和持续时间具有特征性 ②劳累或情绪应激可触发 ③休息和/或硝酸酯类药物治疗后数分钟内可缓解
非典型心绞痛（有可能）	符合上述特征中的两项
非心绞痛性胸痛	仅符合上述特征中的一项,或都不符合

心绞痛的严重度可根据加拿大心血管病学会（CCS）分级分为四级（表 1-2-16）。

表 1-2-16　稳定型心绞痛加拿大分级

级别	临床表现
Ⅰ级	日常活动（如行走和爬楼梯）不引起心绞痛。仅工作或娱乐时紧张、快速、或长时间费力时发生心绞痛
Ⅱ级	日常活动轻度受限。快速行走或爬楼梯、餐后行走或爬楼梯、寒冷、吹风或情绪应激、或仅在觉醒后的数小时发生心绞痛
Ⅲ级	日常体力活动明显受限。以正常步伐在常规条件下行走 1～2 个普通街区或爬 1 层楼时发生心绞痛
Ⅳ级	任何体力活动均可诱发不适。静息时也会发生心绞痛

注：行走和爬楼梯定义为以正常步伐在常规条件下行走≥2 个普通街区（100～200m）或爬 1 层以上楼梯。
各级患者均有可能由于合并冠状痉挛而发生静息状态下心绞痛。

（二）鉴别诊断

1. 变异型心绞痛　又称变异性心绞痛，也以发作性胸痛为主要临床表现。表现为心前区或胸骨后压榨性或紧缩样疼痛，伴有呼吸困难及濒死感，持续数分钟甚至更长时间，含服硝酸甘油可缓解。严重者可伴有血压降低，可听到房性奔马律及二尖瓣听诊区收缩期杂音。与劳力性心绞痛不同的是，其发作与活动无关，疼痛常发生在安静时，多在后半夜至上午时段发生。患者运动耐量有明显的昼夜变化，清晨轻微劳力即可诱发，但午后即使剧烈的体力活动也不会诱发。发作时心电图呈一过性 ST 段抬高，T 波高耸，发作时心电图 ST 段抬高，T 波高耸，或 T 波假正常化。此类心绞痛主要由于冠状动脉痉挛所致，属于冠状动脉痉挛综合征（coronary artery spasm syndrome，CASS）的一种临床类型。冠状动脉造影多可见动脉硬化斑块，激发试验多可见局限性或节段性痉挛。冠脉痉挛的常见诱因有吸烟、情绪紧张和过大的精神压力、寒冷刺激、应用某些收缩血管的药物或可卡因和安非他命等违禁药物等。一些导致儿茶酚胺分泌等神经体液异常的内分泌疾病也可能是冠脉痉挛原因，比如嗜铬细胞瘤、甲状腺功能亢进等。

2. 不稳定型心绞痛　1 个月内新发生的心绞痛，并因较轻的负荷诱发，称之为初发型心绞痛。稳定型心绞痛患者，在 1 个月内疼痛发作的频率增加，程度加重，时限延长，诱发因素变化，硝酸酯类药物缓解作用减弱，称之为恶化型劳力性心绞痛。长时间（>20 分钟）静息性心绞痛以及心肌梗死后 1 个月内发作心绞痛，皆属于不稳定型心绞痛，在后续急性冠状动脉综合征中加以阐述。

3. 急性心肌梗死　其疼痛部位与心绞痛相仿，但性质更剧烈，持续时间多超过 20 分钟，可伴有心律失常、心力衰竭或/和休克，含服硝酸甘油多不能使之缓解。心电图可见 ST 段抬高或严重的 ST 段下移，心肌坏死标志物［肌红蛋白、肌钙蛋白 I 或肌钙蛋白 T、肌酸激酶同工酶（CK-MB）等］增高。

4. 其他疾病引起的心绞痛　心绞痛是在心肌缺血缺氧下发生的一个临床症状，并非所有的心肌缺血缺氧都由冠状动脉病变引起。如严重的主动脉瓣狭窄或关闭不全、风湿性冠状动脉炎、梅毒性主动脉炎引起冠状动脉口狭窄或闭塞、肥厚型心肌病等病均可引起心绞痛，需要根据其他临床表现来进行鉴别。

5. 心肌桥　正常冠状动脉行走于心外膜下结缔组织中，如有一段行走心肌内，其上的一束心肌纤维即称为心肌桥。当心脏强烈收缩时，心肌桥可挤压该动脉段而引起远端血供减少而导致心肌缺血，心肌桥近端血管亦常伴有粥样硬化斑块形成。冠状动脉造影或冠脉内超声检查可确立诊断。

6. 心脏神经症 患者常诉胸痛,但为短暂(几秒钟)的刺痛或持久(几小时)的隐痛,常喜欢不时地吸一大口气或作叹息性呼吸。胸痛部位多在左胸乳房下心尖部附近,或经常变动。症状多在疲劳之后出现,而不在疲劳的当时,作轻度体力活动反觉舒适,有时可耐受较重的体力活动而不发生胸痛或胸闷。含用硝酸甘油无效或在 10 多分钟后才"见效",常伴有心悸、疲乏、头昏、失眠及其他神经症的症状。

7. 其他 不典型疼痛还需与反流性食管炎等食管疾病、膈疝、消化性溃疡、肠道疾病、颈椎病、肋间神经痛和肋软骨炎等相鉴别。

五、治疗

(一)中西医结合治疗思路

稳定型冠心病的诊疗目的是缓解症状和改善预后,包括调整生活方式,控制冠心病的危险因素,循证药物治疗及患者教育。必要时采用经皮冠状动脉介入治疗(PCI)或冠状动脉搭桥术(CABG)进行再血管化干预。西医抗血小板聚集、调脂、改善心肌重构等治疗方法经多项大型循证医学研究证实,具有有效改善冠心病的预后的作用,已列为冠心病心绞痛的标准化治疗;通过手术的方式进行血运重建对中西医药物治疗效果有限的心绞痛患者,可更好地缓解其症状。心绞痛发作时给予宽胸气雾剂口腔喷雾,或舌下含化复方丹参滴丸、速效救心丸、麝香保心丸等可有效地缓解心绞痛。中医汤药治疗中,多辨证选用芳香温通、化痰泄浊、活血化瘀、益气养阴等治疗方法,在多年临床用药经验和多个临床疗效观察研究中发现,这些药物可有效地改善冠心病心绞痛的发作。

(二)西医治疗

1. 一般治疗 首先注意生活方式的调整,减少冠心病的各种危险因素,包括戒烟、健康膳食、有规律的体育活动、体重和血脂管理、控制血压血糖等。在日常生活中当尽量避免已知的诱发心绞痛的各种因素,如过度的劳力、情绪激动、寒冷、饱食等。一旦心绞痛发作时应当立刻休息,一般患者在停止活动后症状即可消除。

2. 药物治疗 药物治疗的目的包括两个方面:①改善缺血、减轻症状,改善生活质量;②预防急性心肌梗死和猝死。

(1)改善缺血,减轻症状:心绞痛发作时常选用速效的硝酸酯类药物缓解心绞痛发作;在发作间期,可单独选用、交替应用或联合应用一些作用持久的抗心绞痛药物预防和减轻心绞痛发作。

1)硝酸酯制剂:典型心绞痛患者常使用硝酸酯类制剂。该类药物主要通过提供外源性的一氧化氮分子起到剂量依赖性扩张静脉、冠状动脉、大中动脉和阻力小动脉作用。一方面使冠状动脉血流重新分布,增加缺血区域尤其是心内膜下的血液供应,另一方面减轻心脏前后负荷,降低心肌耗氧量,从而起到抗心绞痛的作用。另外,硝酸酯类还具有部分抗血小板聚集、抗栓、抗增殖、改善冠状动脉内皮功能和主动脉顺应性、降低主动脉收缩压等作用,这些机制亦可能在硝酸酯类药物的抗缺血和改善心功能等作用中发挥协同作用。不同的硝酸酯类制剂在药代动力学、制剂特点方面有较大的差异,使用时当根据不同的临床情况选择合适的药物进行治疗。以硝酸甘油为代表的速效硝酸酯类药物舌下含服及喷剂是即刻缓解心绞痛发作的首选措施;中长效药物品种、缓释制剂则多用于预防和减轻心绞痛发作;而静脉硝酸酯类常用于急性冠状动脉综合征的缺血治疗。

使用硝酸酯类药物时当注意:①下列情况下禁忌使用硝酸酯类药物,包括:硝酸酯类过敏、急性下壁伴右心室梗死、严重低血压、肥厚梗阻型心肌病、重度主动脉瓣和二尖瓣狭窄、心脏压塞或缩窄性心包炎、限制性心肌病、颅内压升高、已使用磷酸二酯酶抑制剂的患者。

②硝酸酯类药物使用时常有头痛、颜面潮红、低血压、晕厥和直立性低血压、反射性心动过速、高铁血红蛋白血症等不良反应。因此,循环低灌注状态、心室率<50 次/min 或>110次/min、青光眼、肺心病合并动脉低氧血症、重度贫血等当慎用该类药物。轻至中度头痛是硝酸酯类最常见的不良反应,发生率约 20% ~ 30% ,与剂量有关,长期使用后可逐渐消失。因此初始治疗可从小剂量开始,数天后逐渐调高至目标剂量。③在使用该类药物时,应注意保持每天 8 ~ 12 小时的无药期,以避免产生耐药。在无硝酸酯的时段可联用其他类型的抗心绞痛药物治疗。④和磷酸二酯酶(PDE)-5 抑制剂(西地那非或同类药物)、α 受体拮抗药等药物有相互作用,不推荐联合用药。

2) β 受体拮抗药:此类药物主要通过抑制交感兴奋减慢心率、降低血压,减低心肌收缩力,从而使心肌耗氧量减少,减少心绞痛的发作。目前常用的药物有美托洛尔、阿替洛尔、比索洛尔等。

使用本类药物要注意:①低血压、支气管哮喘,以及心动过缓、二度及以上房室传导阻滞、严重外周血管疾病、失代偿期心力衰竭者禁用。COPD 患者慎用。本类药物亦不适用于血管痉挛性心绞痛。②联用硝酸酯类药物时因对降压有协同作用,故当减量使用。③停用本药时应逐步减量,如突然停用有诱发心肌梗死的可能。

3) 钙通道阻滞药:本类药物可扩张冠状动脉,解除冠状动脉痉挛,特别适用于血管痉挛性心绞痛患者。同时,其也能扩张周围血管,降低动脉压,减轻心脏负荷;抑制钙离子进入细胞内,抑制心肌细胞兴奋-收缩偶联中钙离子的利用,因而可抑制心肌收缩,减少心肌氧耗;另外,其还可降低血黏度,抗血小板聚集,改善心肌的微循环。非二氢吡啶类钙通道阻滞药(地尔硫䓬、维拉帕米)可降低心率,减少心肌氧耗,适用于稳定型冠状动脉疾病患者的药物治疗,若心率较慢、不能耐受或存在禁忌,也可选用二氢吡啶类药物(硝苯地平、氨氯地平、非洛地平等)。对于长期用药者,推荐使用控释、缓释或长效制剂。

使用本类药物当注意:①非二氢吡啶类药物不适用于心率过慢、病态窦房结综合征、血压过低、充血性心力衰竭的患者,二氢吡啶类药物禁用于心源性休克、严重主动脉瓣狭窄、梗阻性心肌病。②非二氢吡啶类 CCB 常有心动过缓、传导障碍、射血分数降低、便秘、牙龈增生等不良反应。二氢吡啶类 CCB 常见头痛、脚踝水肿、疲劳、颜面潮红、反射性心动过速等不良反应。③本类药物可以同硝酸酯类联用,对于 CCS 分级≥2 级的患者,亦可二氢吡啶类 CCB 和 β 受体拮抗药联用。但维拉帕米和地尔硫䓬与 β 受体拮抗药联用时,有过度抑制心脏的危险,故不推荐联用。

4) 其他药物:窦房结阻滞剂,如伊伐布雷定是一种特异性的窦房结起搏电流 I_f 通道抑制剂,可选择性地作用于窦房结减慢窦性心律,而对心肌收缩力及房室传导不产生影响,可降低心肌耗氧,适用于 β 受体拮抗药和 CCB 不能耐受或禁忌但需要控制窦性心律者。一些代谢类药物,如雷诺嗪、曲美他嗪等,可通过抑制脂肪酸氧化和增加葡萄糖代谢,改善心肌氧的供需平衡而治疗心肌缺血,可作为传统治疗不能耐受或控制不佳时的补充或替代治疗。尼可地尔是首个用于临床的 ATP 敏感的钾离子通道开放剂,有选择性扩张冠状动脉,持续增加冠脉流量,抑制冠脉痉挛的作用,适用于各种心绞痛的二线治疗。

(2) 预防心肌梗死,改善预后

1) 抗血小板聚集治疗:稳定型冠状动脉疾病的患者每日常规服用小剂量阿司匹林(75 ~ 100mg)可使发生心血管事件的危险性平均降低 33%。阿司匹林通过抑制血小板环氧化酶和血栓素 A2(TXA2),抑制血小板在动脉硬化斑块上的聚集,防止血栓形成,也抑制TXA2 引起的血管痉挛。阿司匹林的禁忌证包括:过敏、严重未控制的高血压、活动性消化性溃疡、局部出血及出血体质。不良反应主要是胃肠道症状和出血。二磷酸腺苷(ADP)受体拮抗剂氯吡格雷,可抑制血小板内 Ca^{2+} 的活性,并抑制血小板之间纤维蛋白原桥的形成。氯吡格雷每日 75mg 口服可作为不能耐受或有阿司匹林的禁忌证时的替代。

2）调脂治疗:他汀类药物可降低 LDL,并且可以进一步改善内皮细胞功能、抑制炎症、稳定斑块,降低冠心病的病死率。其降脂的目标是将 LDL 控制在 80mg/dl 以下。药物和用法详见本章第六节动脉粥样硬化。

3）ACEI 或 ARB 类药物:循证研究发现,此类药物可降低缺血事件的发生,影响心室及血管重构,延缓动脉粥样硬化进展,减少斑块破裂和血栓形成,有益于冠心病的二级预防。尤其适合冠心病合并其他并发症,如心力衰竭、高血压或糖尿病的患者。其常用药物和用法详见本章第五节高血压。

3. 血运重建治疗　血运重建治疗主要包括经皮冠状动脉介入治疗(percutaneous coronary intervention,PCI)和冠状动脉旁路移植术(coronary artery bypass grafting,CABG)。对于有明显的阻塞性冠状动脉狭窄,有明确的相关缺血症状,实施血运重建有望改善预后和/或症状的患者可以考虑实施血运重建治疗。比如,对于已经接受或者优化药物治疗(包括足量的硝酸酯制剂和 β 受体拮抗药),而心绞痛症状仍达到 CCS 心绞痛严重度分级 3 级及以上的患者,血运重建是缓解症状、改善生活质量的合理选择。心肌梗死后心绞痛/心肌缺血、左心室功能不全、多支病变和/或缺血范围较大、左主干狭窄的患者,在优化内科药物治疗时,可将血运重建作为一线治疗方案。

（三）中医治疗

1. 痰浊内阻证

症状:胸闷重而心痛微,痰多气短,肢体沉重,形体肥胖,遇阴雨天而易发作或加重,伴有倦怠乏力,纳呆便溏,咯吐痰涎,舌体胖大且边有齿痕,苔浊腻或白滑,脉滑。

治法:通阳泄浊,豁痰宣痹。

代表方:瓜蒌薤白半夏汤合涤痰汤加减。两方均能温通豁痰,前方偏于通阳行气,用于痰阻气滞,胸阳痹阻者,后方偏于健脾益气,豁痰开窍,用于脾虚失运,痰阻心窍者。痰浊郁而化热者,用黄连温胆汤加郁金;如痰热兼有郁火者,加海浮石、海蛤壳、栀子、天竺黄、竹沥;大便干结加桃仁、大黄。痰浊与瘀血往往同时并见,因此通阳豁痰和活血化瘀法亦经常并用,但必须根据两者的偏重而有所侧重。

2. 心血瘀阻证

症状:心胸疼痛,如刺如绞,痛有定处,入夜为甚,甚则心痛彻背,背痛彻心,或痛引肩背,伴有胸闷,日久不愈,可因暴怒、劳累而加重,舌质紫暗,有瘀斑,苔薄,脉弦涩。

治法:活血化瘀,通脉止痛。

代表方:血府逐瘀汤加减。瘀血痹阻重证,胸痛剧烈,可加乳香、没药、郁金、降香、丹参等,加强活血理气之功;若血瘀气滞并重,胸闷痛甚者,可加沉香、檀香、荜茇等辛香理气止痛之药。

3. 寒凝心脉证

症状:卒然心痛如绞,心痛彻背,喘不得卧,多因气候骤冷或骤感风寒而发病或加重,伴形寒,甚则手足不温,冷汗自出,胸闷气短,心悸,面色苍白,苔薄白,脉沉紧或沉细。

治法:辛温散寒,宣通心阳。

代表方:枳实薤白桂枝汤合当归四逆汤加减。两方皆能辛温散寒,助阳通脉。前方重在通阳理气,用于胸痹阴寒证。见心中痞满,胸闷气短者;后方以温经散寒为主,用于血虚寒厥证,见胸痛如绞,手足不温,冷汗自出,脉沉细者。

4. 气阴两虚证

症状:心胸隐痛,时作时休,心悸气短,动则益甚。伴倦怠乏力,声息低微,面色㿠白,易汗出,舌质淡红,舌体胖且边有齿痕,苔薄白,脉虚细缓或结代。

治法:益气养阴,活血通脉。

代表方:生脉散合炙甘草汤加减。若兼血瘀胸痛甚者,合丹参饮以活血止痛;若痰热互结者,合温胆汤以清化痰热。

5. 心肾阴虚证

症状:心痛憋闷,心悸盗汗,虚烦不寐,腰酸膝软,头晕耳鸣,口干便秘,舌红少津,苔薄或剥,脉细数或促代。

治法:滋阴益肾,养心安神。

代表方:左归饮加减。如有心肾两虚,阴虚血少者,可加用天王补心丹以养心安神;如有气阴两虚,心动悸,脉结代之症,可加用炙甘草汤以养阴复脉。

6. 阳气虚衰

症状:心悸而痛,胸闷气短,动则更甚,自汗,面色㿠白,神倦怯寒,四肢欠温或肿胀,舌质淡胖,边有齿痕,苔白或腻,脉沉细迟。

治法:温补阳气,振奋心阳。

代表方:参附汤合右归饮加减。两方均能补益阳气,前方大补元气,温补心阳,后方温肾助阳,补益精气。

（四）临证要点

治疗时针对其虚实病机,组方常联用"扶正"和"祛邪"两方面药物。处方时先审视患者邪实和虚损的类型程度,兼顾标本,权衡组方时"扶正"和"祛邪"两方面的先后与侧重。①祛邪:阴寒、痰浊、血瘀等三种常见邪实可单一或兼夹出现。治疗时先判断患者邪实的种类,从辛温通阳、泄浊豁痰、活血化瘀诸法中选择一个或联合多个方法进行针对性治疗。②扶正:判断本虚的类型,从气血阴阳的角度分析患者存在气、血、阴、阳的哪一种或哪几种亏虚;从脏腑辨证的角度分析肝、心、脾、肺、肾哪一脏或哪几脏存在虚损。临床常将脏腑功能不足与气血阴阳亏虚联合辨证,如气阴两虚、脾肾阳虚、心肾阴虚等,扶正固本时多以益气养阴、益气温阳、养阴滋肾等为主要原则。

六、预后

稳定型冠状动脉疾病患者的预后相对较好,心脏性死亡的发生率约为 0.6%~1.4%。一般而言,合并左心室射血分数降低和心力衰竭、多支血管病变、冠状动脉近端狭窄明显、病变程度严重、缺血范围广泛、多功能受损、年老、显著抑郁、心绞痛严重的患者预后较差。

七、预防与调护

对冠心病稳定型心绞痛除了防止心绞痛再次发作外,应注重阻止或逆转粥样硬化病情进展,做好心肌梗死和其他心血管事件的二级预防工作。二级预防应全面综合考虑,为便于记忆可归纳为以 A、B、C、D、E 为符号的五个方面:A:阿司匹林(aspirin)或其他抗血小板聚集药物、抗心绞痛治疗(anti-anginal therapy)、ACEI/ARB。B:β 受体拮抗药、血压控制(blood pressure control)。C:控制血脂水平(cholesterol lowing)、戒烟(cigarettes quiting)。D:控制饮食(diet control)、治疗糖尿病(diabetes treatment)。E:健康教育(education)、运动锻炼(exercise)等。

急性冠状动脉综合征

急性冠状动脉综合征(ACS)指急性心肌缺血引起的一组临床综合征。根据发作时心电图特点,可将 ACS 分为 ST 段抬高型急性冠状动脉综合征(ST elevation-acute coronary syndrome,STE-ACS)和非 ST 段抬高型急性冠状动脉综合征(non ST elevation-acute coronary syndrome,NSTE-ACS)。非 ST 段抬高型急性冠状动脉综合征主要包括不稳定型心绞痛(unstable angina,UA)与非 ST 段抬高心肌梗死(non-ST segment elevation myocardial infarction,NSTEMI)。两者发病机制和临床表现相似,但严重程度不同。后者缺血程度更严重而导致心肌损伤坏死,并可以定量检测到心肌损伤的生物标志物。由于现代 cTn 检测的敏感度提高,生物标志物阴性的 ACS(即不稳定型心绞痛)越来越少见。ST 段抬高心肌梗死(ST segment elevation myocardial infarction,STEMI)和部分由冠状动脉痉挛引起的心绞痛归属于 ST 段抬高型急性冠状动脉综合征范畴。不同类型的 ACS 的治疗策略不同。ACS 在全球发病率和死亡率较高。ACS 的发病率在我国逐年增加,《中国心血管病报告 2016》显示,全国有心肌梗死患者 250 万;心血管病死亡占城乡居民总死亡原因的首位,2015 年农村地区急性心肌梗死(AMI)死亡率为 70.09/10 万,城市地区为 56.38/10 万。

胸痛是拟诊急性冠状动脉综合征的最主要症状,中医称之为"真心痛"或"卒心痛"。

一、病因病理

(一)西医病因病理

1. 病因及发病机制　ACS 患者的 1 支或多支冠状动脉往往存在不稳定斑块。与稳定斑块相比,不稳定斑块纤维帽较薄、脂核大、平滑肌细胞密度低,富含炎症细胞和组织因子,此类斑块又称易损斑块。易损斑块易发生主动/被动破裂与斑块侵蚀糜烂。易损斑块内炎症细胞,如巨噬细胞、肥大细胞及激活的 T 淋巴细胞含量显著增高,系列炎症过程使纤维帽结构更加薄弱,造成斑块主动破裂。另外,外力作用于纤维帽的最薄弱部位是易损斑块被动破裂的重要因素。这些因素包括:动脉壁压力、斑块位置和大小、血流对斑块表面的冲击;冠脉内压力升高、血管痉挛、心动过速时心室过度收缩和扩张所产生的剪切力以及斑块滋养血管破裂。斑块糜烂多见于女性、糖尿病和高血压患者,易发生在轻度狭窄和右冠病变中。

斑块糜烂时血栓黏附在斑块表面,而斑块破裂后血栓可进入斑块的脂核内,并导致斑块的迅速生长。斑块破裂后脂核暴露于管腔,脂核是高度致血栓物质,并且富含组织因子。血栓形成是 ACS 发生的关键中间环节,导致管腔狭窄程度的急剧变化。活化的血小板产生 TXA2 进一步促血小板聚集,并且和其他由富含血小板的血栓释放的缩血管物质一同导致局部及远端血管、微血管收缩,进一步导致管腔的不完全或完全闭塞。脱落的血栓碎片或斑块成分可沿血流到远端引起微血管栓塞,导致微小心肌坏死。

冠状动脉粥样硬化不稳定斑块的破裂、溃疡、分裂、侵蚀或夹层同时伴有腔内血栓导致心肌血流减少和/或中断时,冠状动脉的供氧量与心肌的需氧量之间发生供需矛盾,冠状动脉血流量不能满足心肌代谢时氧的需求,导致心肌细胞急剧、短暂缺血缺氧时,即可发生心绞痛。缺血缺氧进一步发展,使心肌严重而持久的急性缺血超过 20~30 分钟,即可发生急性心肌梗死。此类心肌梗死称为 1 型心肌梗死。另外,部分心肌梗死是由一些冠状动脉斑块不稳定以外的情况引起心肌供氧与需氧失衡导致的心肌坏死。包括冠状动脉痉挛、冠状动脉内皮功能紊乱、快速或缓慢型心律失常、贫血、呼吸衰竭、低血压或严重高血压、某些药物毒物等。此类心肌梗死被称为 2 型心肌梗死。

2. 病理和病理生理　尽管绝大多数 STEMI 和 NSTE-ACS 的病理机制均包括冠状动脉粥样硬化斑块破溃、血栓形成,但发生 STEMI 时,冠状动脉骤然被不稳定斑块破裂形成的红色血栓完全阻塞,因此需直接行 PCI 或静脉溶栓,以早期、充分和持续开通血管,使心肌充分再灌注。然而,在 NSTE-ACS 时,冠状动脉中稳定斑块失稳定形成富含血小板的白色血栓,常导致冠脉严重狭窄却多不完全阻塞,此类情况不适用于静脉溶栓。

冠状动脉闭塞后 20~30 分钟,受其供血的心肌即有少数坏死,1~2 小时之间绝大部分心肌呈凝固性坏死,心肌间质充血、水肿,伴多量炎症细胞浸润。以后,坏死的心肌纤维逐渐溶解,形成肌溶灶,随后渐有肉芽组织形成。坏死组织 1~2 周后开始吸收,并逐渐纤维化,在 6~8 周形成瘢痕愈合,称为陈旧性心肌梗死(OMI)或愈合性心肌梗死(HMI)。心室重塑(remodeling)作为心肌梗死(MI)的后续改变,左心室体积增大、形状改变及梗死节段心肌变薄和非梗死节段心肌增厚,对心室的收缩效应及电活动均有持续不断的影响。有时,在心腔内压力的作用下,坏死心壁向外膨出,可产生心脏破裂(心室游离壁破裂、心室间隔穿孔或乳头肌断裂)或逐渐形成心室壁瘤。

患者在缺血发作之前,常有血压增高、心率增快、肺动脉压和肺毛细血管楔压增高的变化,反映为心脏和肺的顺应性减低。心肌缺血时主要出现左心室收缩和舒张功能障碍的一些血流动力学变化,其严重性和持续时间取决于缺血的部位、程度和范围。心脏收缩力减弱,射血分数减低,每搏输出量和心输出量下降,血压下降,左心室压力曲线最大上升速度(dp/dt)减低,心率增快或伴有心律失常;心脏顺应性减低、心肌收缩不协调,左心室舒张末期压增高、舒张和收缩末期容量增多。病情严重者,动脉血氧含量降低。急性大面积心肌梗死者,可发生泵衰竭,表现为心源性休克或急性肺水肿。右心室梗死在 AMI 患者中少见,其主要病理生理改变是急性右心衰竭的血流动力学变化,右心房压力增高,高于左心室舒张末期压,心输出量减少,血压下降。

AMI 引起的心力衰竭称为泵衰竭,可按 Killip 分级法进行分级(见本章第二节心力衰竭)。

(二)中医病因病机

急性冠状动脉综合征发生的基础病因和冠心病心绞痛相似,请参照前述内容。在此基础上,在饮食不慎、七情内伤、烟毒过量、寒邪侵袭等诸诱因下,突发心脉闭塞,心血阻滞、心气不行、心阳痹阻,甚者心阳暴脱。冠心病总属本虚标实之证,心绞痛是在本虚基础上发生标实。ACS 时,因标实而致正气益虚。标实以痰瘀、阴寒为主。痰瘀为有形之邪,阻塞心脉,不通则痛;寒主收引,加重疼痛。脉道不通,则气血不行,心主血脉的生理功能受损,轻则出现心气虚诸症,重则出现心阳暴脱。治疗时当芳香温通,活血化瘀治其标,益气固脱救其本。临床流行病学调查显示的主要证候包括气虚血瘀证、痰瘀互阻证、寒凝心脉证、正虚阳脱证。

1. 痰瘀互结 患者可因饮食不节,损伤脾胃,脾失健运;或者因贪逸恶劳,久坐少动;或因情志不畅;或因脏腑虚损,而气机不畅,痰湿积聚,瘀血内生,日久痰瘀互结,心脉不畅。若突逢饮食、情志、感寒、烟毒等诱因扰动痰瘀,则心脉突然闭塞,气血运行中断,发为本病。

2. 阴寒凝滞 冠心病患者本多胸阳不展,阴寒凝滞,若再遇气候骤冷或感寒,则可使心脉突然闭塞,气血运行中断,发为本病。另外,冠心病患者本多素体阳虚,寒自内生,加之心脉不通使心气、心阳受损,加重上焦阴寒。寒主收引,心脉收缩挛急,心脉进一步闭塞,并加重疼痛。

3. 气虚血瘀 脉道不通,气血不行,胸中气机不畅,故胸闷痛不适;心气鼓动无力,则见心悸气短,脉细无力或结代;卫气不固则可见自汗出。

4. 正虚阳脱 若病势凶猛,正气消耗至极,或直遏心阳,则可见心阳暴脱、阴阳离决之证而危及生命。

二、临床表现

ACS 的临床表现取决于冠状动脉基础病变的严重程度、急性血栓的大小和类型、心肌缺血的程度以及心肌坏死的数量。缺血程度和梗死范围又受到病变血管的供血范围、血管狭窄的程度和速度、是否有侧支形成、血液氧合因素和心肌需氧量变化等因素的影响。

（一）常见诱因

ACS 常在下列诱因时发生：①晨起 6 时至 12 时交感神经活动增加，机体应激反应性增强，心肌收缩力、心率、血压增高，冠状动脉张力增高。②饱餐，特别是进食大量脂肪后，血脂增高，血黏稠度增高。③重体力活动、情绪过分激动、血压剧升或用力大便等致左心室负荷明显加重的情况。④休克、脱水、出血、外科手术或严重心律失常，致心输出量骤降，冠状动脉灌流量锐减。

（二）症状

1. 不稳定型心绞痛与非 ST 段抬高心肌梗死　非 ST 段抬高型 ACS 主要包括不稳定型心绞痛（UA）与非 ST 段抬高心肌梗死（NSTEMI）。UA 包括除稳定型心绞痛之外的各种心绞痛。若 UA 伴有血清心肌损伤标记物明显升高，则可确立 NSTEM 的诊断。UA 和 NSTEMI 胸部不适的部位及性质与典型的稳定型心绞痛相似，但通常程度更重，持续时间更长，胸痛也可在休息时发生。其临床类型有：①长时间（>20 分钟）静息性心绞痛；②1 个月内新发心绞痛，表现为自发性心绞痛或劳力性心绞痛（CCS Ⅱ 或 Ⅲ 级）；③过去稳定性心绞痛最近 1 个月内症状加重，且具有至少 CCS Ⅲ 级的特点（恶化性心绞痛）。发作时可有出汗、恶心、呕吐、心悸或呼吸困难等表现，原来可以用以缓解心绞痛的措施此时变得无效或不完全有效；④心肌梗死后 1 个月内发作心绞痛。老年、女性、糖尿病患者症状可不典型。

2. ST 段抬高心肌梗死　ST 段抬高型 ACS 的主要类型为 ST 段抬高心肌梗死（STEMI）。约半数以上 STEMI 的患者在发病前数日有乏力、胸部不适、活动时心悸、气急、烦躁等前驱症状，其中初发型心绞痛和恶化性心绞痛最为突出。发现先兆及时住院处理，可使部分患者避免发生心肌梗死。

（1）疼痛：疼痛通常是 STEMI 患者是最先出现的症状。多发生于清晨，疼痛部位和性质与心绞痛相同，但诱因多不明显，且常发生于安静时，程度较重，持续时间较长，可达数小时或更长，休息和含用硝酸甘油片多不能缓解。患者常烦躁不安、出汗、恐惧，胸闷或有濒死感。少数患者无疼痛，一开始即表现为休克或急性心力衰竭。部分患者疼痛位于上腹部，被误认为胃穿孔、急性胰腺炎等急腹症；部分患者疼痛放射至下颌、颈部、背部上方，被误认为骨关节痛。

（2）心律失常：急性心肌梗死发生后 1～2 天内，特别是在 24 小时内，75%～95% 的患者可见心律失常，可伴乏力、头晕、晕厥等症状。室性心律失常和传导阻滞（房室传导阻滞、束支传导阻滞）较为常见，尤以前者最为多见。可见室性期前收缩频发、成对，或见多源室早、短阵室性心动过速等。心室颤动是早期的主要死因。

（3）心力衰竭：32%～48% 的患者可发生心力衰竭，常在起病最初几天或在疼痛、休克好转阶段出现，为梗死后心脏舒缩力显著减弱或不协调所致。主要表现为呼吸困难、咳嗽、发绀、烦躁等左心力衰竭症状，严重者可发生肺水肿，随后可出现颈静脉怒张、肝大、水肿等，表现为全心力衰竭。右心室梗死者可一开始即出现右心衰竭表现，伴血压下降。

（4）低血压和休克：心肌广泛（40% 以上）坏死导致的心输出量急剧减少，疼痛诱发的神经反射引起的周围血管扩张，以及部分患者存在的血容量不足等因素常导致低血压和休克。仅有血压降低不能简单地诊断为休克，如疼痛缓解而收缩压仍低于 80mmHg，有烦躁不安、面色苍白、皮肤湿冷、脉细而快、大汗淋漓、尿量减少（<20ml/h）、神志迟钝，甚至晕厥等组织灌注不足的临床表现者，可考虑休克诊断。心肌梗死导致的心源性休克多在起病后数小时至数日内发生，见于约 20% 的患者。

（5）胃肠道症状：疼痛剧烈时常伴有频繁的恶心、呕吐和上腹胀痛，与迷走神经受坏死心肌刺激和心输出量减少组织灌注不足等有关。肠胀气亦不少见。重症者可发生呃逆。

（6）全身症状：有发热、心动过速、白细胞增高和红细胞沉降率增快等，由坏死物质被吸收所引起。一般在疼痛发生后 24~48 小时出现，程度与梗死范围常呈正相关，体温一般在 38℃ 左右，很少达到 39℃，持续约 1 周。

（三）体征

不稳定型心绞痛患者体征无特异性，胸痛发作时可出现面色苍白、皮肤湿冷，一过性第三心音或第四心音，以及由二尖瓣反流引起的一过性收缩期杂音，为乳头肌功能不全所致。少见低血压、休克等表现。

急性心肌梗死患者（包括 STEMI 与 NSTEMI）除极早期血压可增高外，几乎所有患者都有血压降低。起病前有高血压者，血压可降至正常，且可能不再恢复到起病前的水平。心率多增快，少数也可减慢。心尖区第一心音减弱。如合并心律失常或心力衰竭等，则合并其相关体征。如心力衰竭患者可出现心脏浊音界轻度至中度增大、第四心音（心房性）奔马律、少数有第三心音（心室性）奔马律。如合并二尖瓣乳头肌功能失调或断裂，则可在心尖区可出现粗糙的收缩期杂音或伴收缩中晚期喀喇音。10%~20% 患者在起病第 2~3 天出现心包摩擦音，为反应性纤维性心包炎所致。

（四）并发症

1. 乳头肌功能失调或断裂　总发生率可高达 50%。二尖瓣乳头肌因缺血、坏死等使收缩功能发生障碍，造成不同程度的二尖瓣脱垂合并关闭不全，心尖区出现收缩中晚期喀喇音和吹风样收缩期杂音，第一心音可不减弱，可引起心力衰竭。轻症者，可以恢复，其杂音可消失。乳头肌整体断裂极少见，多发生在二尖瓣后乳头肌，见于下壁心肌梗死，心力衰竭明显，可迅速发生肺水肿在数日内死亡。

2. 心脏破裂　此并发症少见，常在起病 1 周内出现，多为心室游离壁破裂，造成心包积血引起急性心脏压塞而猝死。偶为心室间隔破裂造成穿孔，在胸骨左缘第 3~4 肋间出现响亮的收缩期杂音，常伴有震颤，可引起心力衰竭和休克而在数日内死亡。心脏破裂也可为亚急性，患者能存活数月。

3. 栓塞　发生率 1%~6%，见于起病后 1~2 周，可为左心室附壁血栓脱落所致，引起脑、肾、脾或四肢等动脉栓塞。也可因下肢静脉血栓形成部分脱落所致，则产生肺动脉栓塞。

4. 心室壁瘤　或称室壁瘤，主要见于左心室，发生率 5%~20%。体格检查可见左侧心界扩大，心脏搏动范围较广，可有收缩期杂音。瘤内发生附壁血栓时，心音减弱。心电图 ST 段持续抬高。X 线透视、摄影、超声心动图、放射性核素心脏血池显像以及左心室造影可见局部心缘突出，搏动减弱或有反常搏动。

5. 心肌梗死后综合征　心肌梗死后综合征发生率约 10%。多于心肌梗死后数周至数月内出现，可反复发生，表现为心包炎、胸膜炎或肺炎，有发热、胸痛等症状，可能为机体对坏死物质的过敏反应。

三、实验室及其他检查

（一）心肌损伤标记物

心肌损伤标志物是不稳定心绞痛与心肌梗死的鉴别要点，前者上述心肌损伤标志物正常，而后者则升高。同时，心肌损伤标记物增高水平与心肌梗死范围及预后明显相关。心肌肌钙蛋白 I/T（cTnI/T）是用于 AMI 诊断的特异度高、敏感度好的生物学标志物，高敏感方法检测的 cTnI/T 称为高敏肌钙蛋白（hscTn）。目前推荐首选 hscTn 检测。CK-MB 及肌红蛋白也是较常用的心肌损伤标记物,其特点见表(表)。以往沿用多年的 AMI 心肌酶测定,包括肌酸激酶(CK)、天门冬氨酸转移酶(AST)以及乳酸脱氢酶(LDH),其特异性及敏感性均远不如上述心肌坏死标志物,但仍有参考价值。三者在 AMI 发病后 6~10 小时开始升高;分别于 12 小时、24 小时及 2~3 天内达高峰;又分别于 3~4 天、3~6 天及 1~2 周内回降至正常(表 1-2-17)。

表 1-2-17　诊断 ACS 心肌标记物特点

心肌标记物	CK-MB	肌红蛋白	肌钙蛋白 （cTnT、cTnl）	高敏肌钙蛋白
升高及恢复时间	起病后 4 小时内增高,16~24 小时达高峰,3~4 天恢复正常	病后 2 小时内升高,12 小时内达高峰;24~48 小时内恢复正常	起病 3~4 小时后升高,cTnl 于 11~24 小时达高峰,7~10 天降至正常,cTnT 于 24~48 小时达高峰,10~14 天降至正常	
优点	对早期（<4 小时）AMI 的诊断有较重要价值。增高程度能较准确地反映梗死的范围。其高峰出现时间是否提前有助于判断溶栓治疗是否成功	敏感性较强。阳性出现时间早,可用于检出早期心肌梗死,对于心肌梗死有很高的阴性诊断价值	是有力的危险分层指标,敏感性和特异性高于 CK-MB,对于心肌梗死有很高的阴性预测价值。其升高水平也是很好的心肌细胞损伤的量化指标。其阳性持续时间长,可检出发病 2 周内的近期心肌梗死	检测微小心肌损伤、更早期诊断 AMI、更合理筛查心血管事件高危患者
缺点	对小面积心肌梗死不敏感	对鉴别心肌梗死及骨骼肌损伤的特异性很低;阳性持续时间短	对早期心肌梗死诊断敏感性低,阴性者需于发病后 3~6 小时复查	多种非心源性疾病可导致其升高,注意动态观察（2~4 小时复测）

(二) 心电图

心电图检查对于 ACS 的诊治有重要意义。首次医疗接触(first medical contact,FMC)ACS 患者后 10 分钟内当完成心电图检查,根据 ST 段的形态判断为 STE-ACS 或 USTE-ACS。

(1) USTE-ACS:UA 患者症状发作主要表现为 ST 段压低(变异型心绞痛除外),其 ECG 变化随症状缓解而完全或部分消失,如 ECG 变化持续 12 小时以上,则提示发生 NSTEMI。NSTEMI 一般不出现病理性 Q 波,但多数导联有持续性 ST 段压低≥0.1mV(除 aVR,有时 V_1 导联外)继而 T 波倒置加深呈对称型及相应导联的 R 波电压进行性降低;有时 NSTEMI 的患者心电图无 ST 段变化,仅有 T 波倒置改变,T 波改变在 1~6 个月内恢复。

(2) STEMI:STEMI 患者的心电图有特殊诊断价值。表现为下列几种情况并呈动态改变:①超急性期 T 波改变:起病数小时内,可无异常,或出现异常高大的 T 波。②数小时后,至少两个相邻导联 J 点后新出现 ST 段弓背向上抬高,V2、V3 导联≥0.25mV(<40 岁男性)、≥0.2mV(≥40 岁男性)或≥0.15mV(女性),其他相邻胸导或肢体导联≥0.1mV,伴或不伴病理性 Q 波、R 波减低。ST 段抬高持续数日至 2 周左右,逐渐回到基线水平。T 波则变为平坦或逐渐倒置。Q 波留存。数周至数月后,T 波倒置呈两肢对称,可永久存在,也可在数月

至数年内逐渐恢复。多数患者 Q 波永久存在。③新出现的完全左束支传导阻滞。当原有左束支阻滞患者发生心肌梗死,或是心肌梗死出现左束支阻滞时,心电图诊断困难,需结合临床情况仔细判断。与既往心电图进行比较,有助于诊断。

STEMI 的定位和范围可根据出现特征性改变的导联数来判断(表 1-2-18)。

表 1-2-18　心肌梗死心电图定位诊断

部位	特征性心电图改变导联
前间壁	$V_1 \sim V_3$
前壁	$V_3 \sim V_5$
广泛前壁	$V_1 \sim V_6$
下壁	II、III、aVF
高侧壁	I、aVL
正后壁	$V_7 \sim V_8$
右心室	$V_3R \sim V_5R$

(三)冠状动脉造影

冠状动脉造影可明确冠状动脉病变的部位与程度,用于考虑行介入治疗的患者。

(四)影像学检查

二维和 M 型超声心动图有助于了解心室壁的运动和左心室功能,诊断室壁瘤和乳头肌功能失调等。放射性核素心腔造影可观察心室壁的运动和左心室的射血分数,有助于判断心室功能、诊断梗死后造成的室壁运动失调和心室壁瘤。正电子发射体层成像可观察心肌的代谢变化,可判断心肌细胞的存活情况。磁共振成像可评价室壁厚度、左室整体和节段性室壁运动。梗死区域心肌在磁共振成像中表现为厚度变薄,收缩活动减弱至消失或出现矛盾运动。磁共振成像还利用顺磁特性对比剂钆螯合剂(Gd-DTPA)的延迟增强现象,评价心肌灌注缺损、微血管腔堵塞及心肌瘢痕或纤维化。

(五)其他

起病 24~48 小时后白细胞可增至 $(10 \sim 20) \times 10^9/L$,中性粒细胞增多,嗜酸性粒细胞减少或消失;红细胞沉降率增快;C 反应蛋白(CRP)增高均可持续 1~3 周。

四、诊断与鉴别诊断

(一)诊断

1. ST 段抬高心肌梗死　cTn>99th 正常参考值上限(健康人群高限)(ULN)或 CK-MB>99thULN,心电图表现为 ST 段弓背向上抬高,伴有下列情况之一或以上者:持续缺血性胸痛;超声心动图显示节段性室壁活动异常;冠脉造影异常。

2. 非 ST 段抬高心肌梗死　cTn>99th ULN 或 CK-MB>99thULN,并同时伴有下列情况之一或以上者:持续缺血性胸痛;心电图表现为新发的 ST 段压低或 T 波低平、倒置;超声心动图显示节段性室壁活动异常;冠状动脉造影异常。

3. 不稳定型心绞痛　cTn 阴性,缺血性胸痛,心电图表现为一过性 ST 段压低或 T 波低平、倒置,少见 ST 段抬高(冠状动脉痉挛综合征)。

(二)鉴别诊断

在未经选择到急诊科就诊的急性胸痛患者中,STEMI 约 5%~10%,NSTEMI 约为 15%~

20%，UA 约为 10%，其他心脏情况约占 15%，非心脏疾病占 50%（表 1-2-19）。需特别注意鉴别主动脉夹层、急性肺栓塞、急性心脏压塞、张力性气胸、食管破裂等急危重症。

表 1-2-19　急性胸痛常见病因举例

心源性	快速型心律失常、高血压急症、应激性心肌病、心脏外伤、心包炎、心肌病、急性心力衰竭、主动脉瓣狭窄、冠状动脉痉挛等
肺源性	肺栓塞、张力性气胸、支气管炎、肺炎、胸膜炎等
血管源性	主动脉夹层、有症状的主动脉瘤、卒中等
胃肠源性	食管炎症、胃食管反流、消化性溃疡、胃炎、胰腺炎、胆囊炎等
骨源性	肌肉骨骼肌疾病、胸部外伤、肌肉损伤/炎症、肋软骨炎、颈椎病等
其他	焦虑症、带状疱疹、贫血等

1. 主动脉夹层　胸痛一开始即达高峰，持续数小时到数天，呈严重刀割或撕裂样疼痛向背部放射，常放射到肋、腹、腰和下肢，可伴呼吸困难或晕厥。两上肢的血压和脉搏可有明显差别，可有主动脉瓣关闭不全的表现，偶有意识模糊和偏瘫等神经系统受损症状。但无血清心肌坏死标志物升高。胸片可见纵隔增宽，超声心动图检查、主动脉 CTA 可确诊。

2. 急性肺动脉栓塞　可发生胸痛、咯血、呼吸困难和休克。但有右心负荷急剧增加的表现如发绀、肺动脉瓣区第二心音亢进、颈静脉充盈、肝大、下肢水肿等。心电图示心动过速，电轴右偏，Ⅰ 导联 S 波加深，Ⅲ 导联 Q 波及显著 T 波倒置，即 SⅠQⅢTⅢ，胸导联过渡区左移，右胸导联 T 波倒置等改变。血气分析呈低氧低二氧化碳血症；D-二聚体↑，CTA、肺动脉造影可确诊。

3. 张力性气胸　常有咳嗽、用力、提重物、用力屏气、剧烈运动等诱因，或有外伤病史。疼痛位于患侧胸部，呈锐痛，伴有呼吸困难。患侧胸廓膨隆、呼吸运动减弱、叩诊呈鼓音、心肝浊音界消失，语颤及语音传导减弱或消失。胸部 X 线检查可确诊。

4. 急性心包炎　尤其是急性非特异性心包炎可有剧烈而持久的心前区疼痛。但心包炎的疼痛与发热同时出现，呼吸和咳嗽时加重，早期即有心包摩擦音，但在心包腔出现渗液时消失；全身症状一般不如心肌梗死严重；心电图除 aVR 外，其余导联均有 ST 段弓背向下的抬高，T 波倒置，无镜像改变，无异常 Q 波出现。

五、治疗

（一）中西医结合治疗思路

急性冠状动脉综合征的基本病机是冠状动脉急性闭塞，因此治疗的第一要务是尽早实施再灌注治疗，开通梗死血管，挽救濒死心肌。经皮冠状动脉介入治疗（PCI）和药物溶栓治疗是当前最快捷有效的方式。在急性胸痛发作时，某些中成药如苏合香丸、复方丹参滴丸、麝香保心丸、速效救心丸、宽胸气雾剂可用于缓解胸痛，尤其是在硝酸酯类不耐受的情况下。中医治疗旨在行气活血，补益心气，温通心阳，以期能在改善心肌梗死患者左室功能和心室重构，以及改善内皮功能，减少缺血再灌注损伤、抗炎抗氧化应激等方面发挥积极作用。

（二）西医治疗

1. 一般治疗

（1）实施心电监护，监测生命体征。开放静脉通路；保持环境安静；减少探视，防止不良刺激，解除焦虑。

（2）摆放合适的体位：无明显呼吸困难和心功能不全的患者置于平卧位，以尽可能减少心肌耗氧量；存在心功能不全或急性肺水肿的患者，应置于半坐位或坐位，必要时可使双腿下垂,以减少回心血量;存在意识障碍的患者,应置于复苏体位,有误吸风险的应将头侧位以防止误吸。

(3) 氧疗:无明显缺氧的 ACS 患者可用面罩或鼻导管吸氧(氧浓度 2~4L/min),有助于缓解其焦虑情绪,也有助于减轻心肌缺血;有明显口唇和/或指端发绀、或脉氧饱和度降低或存在左心功能衰竭时,应给予面罩进行高浓度吸氧。有呼吸衰竭的患者及早开始机械通气。

(4) 对症处理:心脏停搏的患者,按心肺复苏程序处理;发生心室颤动尽早除颤;心源性休克表现者,迅速给予吸氧、强心、升压等急救措施;以单纯呼吸停止和阻塞性呼吸困难为主要特征的患者,应迅速开放气道,紧急气管插管;急性左心衰竭导致肺水肿患者在病情危重时可使用呼吸机辅助呼吸。

2. 血运重建治疗 PCI 手术与药物溶栓是目前我国普遍应用的再灌注治疗方法。

对于 STEMI 患者而言,早期、快速和完全地开通梗死相关动脉是改善患者预后的关键。可采用 PCI 手术或药物溶栓的方式,在条件许可的情况下,应优先选择直接 PCI。

NSTE-ACS 患者不适宜进行溶栓治疗。NSTE-ACS 患者是否实施 PCI 术以及实施 PCI 术的时机取决于其危险分层(图 1-2-13)。

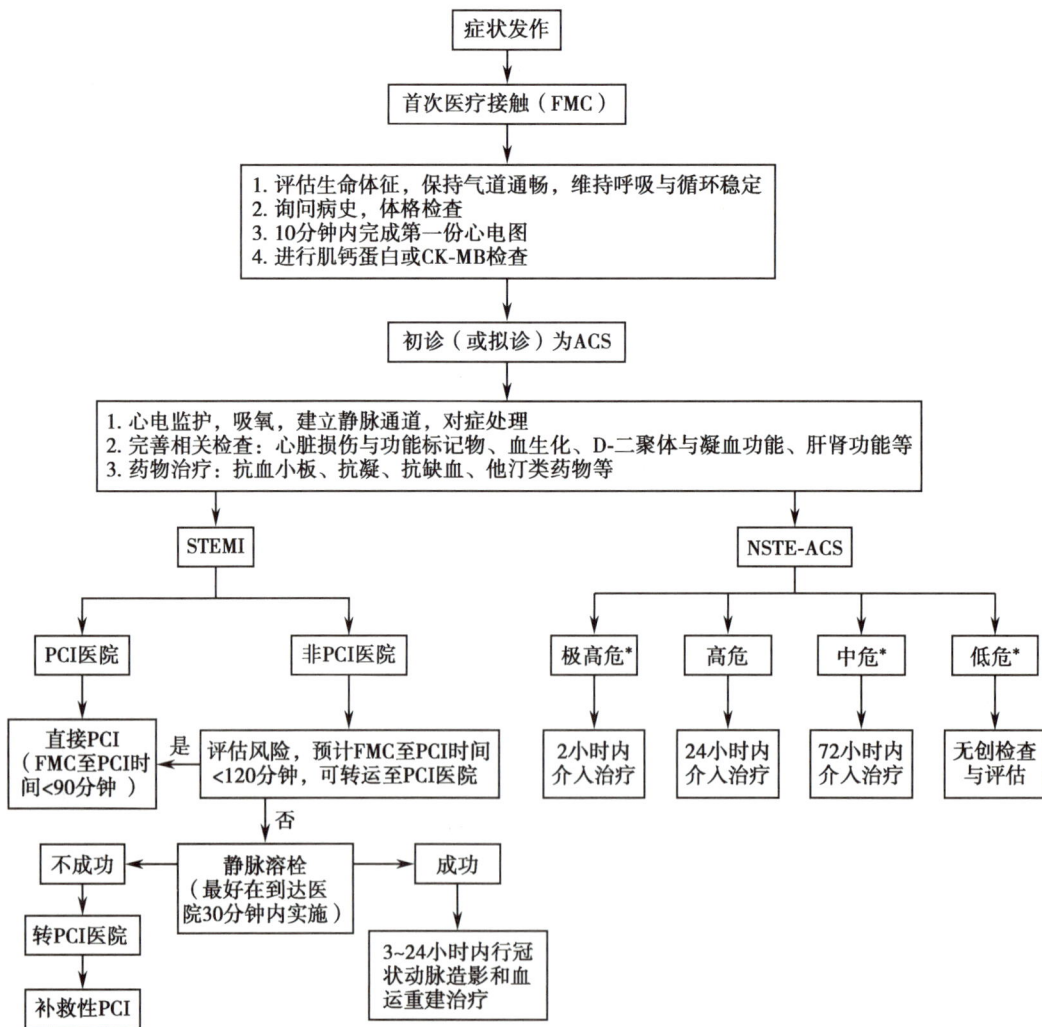

图 1-2-13 ACS 诊治流程图

（1）PCI 术:STEMI 患者实施 PCI 指征:发病 12 小时内（包括正后壁心肌梗死）或伴有新出现左束支传导阻滞的患者;伴严重急性心力衰竭或心源性休克时（不受发病时间限制）;发病 12~24 小时内具有临床和/或心电图进行性缺血证据;对因就诊延迟（发病后 12~48 小时）并具有临床和/或心电图缺血证据的患者。

NSTE-ACS 患者可采用全球急性冠状动脉事件注册（GRACE）评分对其入院和出院的死亡风险进行评价,并结合心电图及心肌损伤标志物,依据风险评估实施 PCI 术策略（表 1-2-20）。对于极高危缺血患者建议行紧急冠状动脉造影（<2 小时）;对于高危缺血患者建议早期介入（<24 小时）;对于中危缺血患者建议<72 小时内进行介入。对无症状的低危患者,建议先行非侵入性检查（如无创负荷试验、心脏超声等）,寻找缺血证据,再决定是否采用介入策略。

表 1-2-20　NSTE-ACS 危险分层

分层	判断依据
极高危	①血流动力学不稳定或心源性休克;②危及生命的心律失常或心脏骤停;③心肌梗死机械性并发症;④急性心力衰竭伴难治性心绞痛和 ST 段改变;⑤再发 ST-T 动态演变, 尤其是伴有间歇性 ST 段抬高
高危	①cTn 动态改变;②ST 段或 T 波动态演变（有或无症状）;③GRACE 评分>140 分
中危	①糖尿病;②肾功能不全,估算的肾小球滤过率（eGFR）<60ml/（min·1.73m^2）;③左心室功能下降（左心室射血分数<40%）或充血性心力衰竭;④早期心肌梗死后心绞痛;⑤近期行 PCI 治疗;⑥既往行 CABG 治疗;⑦GRACE 评分>109 分但<140 分;⑧无创检查时反复出现缺血症状
低危	无症状

（2）溶栓:对 STEMI 发病 3 小时内的患者,溶栓治疗的即刻疗效与直接 PCI 基本相似,建议有条件时可在救护车上开始溶栓治疗。发病 12 小时以内,预期首次医疗接触（FMC）至 PCI 时间延迟超过 120 分钟;或发病 12~24 小时仍有进行性缺血性胸痛和至少 2 个胸前导联或肢体导联 ST 段抬高>0.1mV,或血流动力学不稳定的患者,若无直接 PCI 条件,也建议溶栓治疗。常用溶栓药物有尿激酶、瑞替普酶、阿替普酶等。

下列情况不建议采取溶栓治疗:①拟行直接 PCI 前;②ST 段压低的患者（除正后壁心肌梗死或合并 aVR 导联 ST 段抬高）;③STEMI 发病超过 12 小时,症状已缓解或消失的患者。并且,溶栓治疗前当排除下列禁忌证（表 1-2-21）。

表 1-2-21　STEMI 患者溶栓治疗的禁忌证

绝对禁忌证	相对禁忌证
• 既往有脑出血史	• 年龄≥75 岁
• 已知脑血管结构异常（如动静脉畸形）、颅内恶性肿瘤	• 3 个月前有缺血性卒中史
• 3 个月内有缺血性卒中史（不包括 4~5 小时内急性缺血性卒中）	• 创伤（3 周内）或持续>10 分钟心肺复苏
• 可疑主动脉夹层	• 3 周内接受过大手术
• 活动性出血或出血性倾向（不包括月经来潮）	• 4 周内有内脏出血
• 3 个月内严重头、面部创伤	• 近期（2 周内）不能压迫止血部位的大血管穿刺
• 2 个月内颅内或脊柱手术	• 妊娠
• 严重未控制的高血压（收缩压>180mmHg 和/或舒张压>110mmHg）,对紧急治疗无反应	• 不符合绝对禁忌证的已知其他颅内病变
	• 活动性消化性溃疡
	• 正在使用抗凝药物（INR 越高,出血风险越大）

溶栓后血管再通的间接判定指标为:①60~90 分钟内心电图抬高的 ST 段至少回落 50%。②cTn 峰值提前至发病 12 小时内,CK-MB 峰值提前到 14 小时内。③2 小时内胸痛症

状明显缓解。④2~3小时内出现再灌注心律失常,如加速性室性自主心律、房室传导阻滞、束支传导阻滞突然改善或消失,或下壁心肌梗死患者出现一过性窦性心动过缓、窦房传导阻滞,伴或不伴低血压。

建议所有患者溶栓后应尽早(24小时内)送至PCI中心,建议溶栓成功3~24小时内行冠状动脉造影并对梗死相关血管行血运重建。溶栓后出现心源性休克或急性严重心力衰竭时,建议行急诊冠状动脉造影并对相关血管行血运重建。建议对溶栓治疗失败患者行急诊补救性PCI,溶栓成功后,如果出现再发缺血、血流动力学不稳定,以及危及生命的室性心律失常或有再次闭塞证据时,建议行急诊PCI。

3. 药物治疗

(1) 抗心绞痛治疗

1) 硝酸酯类:舌下含服硝酸甘油0.5mg,观察3~5分钟后如无效,可再给予硝酸甘油0.5mg含服(包括患者自行服用,一般连续不超过3次)。静脉治疗用于反复心绞痛、难治性高血压或有心力衰竭体征的患者。血压降低(收缩压<90mmHg)、心动过缓(心率<50次/min)、心动过速(心率>110次/min)疑似右心室梗死和西地那非引起的胸痛,不适合使用硝酸甘油及其他硝酸酯类药物。

2) 吗啡:吗啡可缓解疼痛与焦虑,扩张静脉系统,减轻心脏前负荷。硝酸酯类无效的患者可使用吗啡镇痛。一般每次静脉注射或皮下注射3mg,10分钟后可重复第二剂。因吗啡可抑制呼吸,老年患者尤其敏感,如需应用第三剂,应先评估患者的呼吸状态。存在急性左心功能不全和严重焦虑者,也可考虑使用吗啡,首次剂量为5mg。

3) β受体拮抗药:β受体拮抗药有助于能缓解疼痛,减少镇静剂用量,还能降低AMI患者心室颤动的发生率。在急性心肌梗死的最初几小时,使用β受体拮抗药可以限制梗死面积。因此,对于有进行性缺血症状且无禁忌证的患者,且Killip分级Ⅰ~Ⅱ级的患者当早期使用β受体拮抗药,使患者目标静息心率在55~60次/min。

4) 钙通道阻滞药:适用于变异型心绞痛的患者。对于有β受体阻滞剂禁忌证或β受体拮抗药无效的心绞痛患者,也可给予长效非二氢吡啶类钙通道阻滞药(维拉帕米、地尔硫䓬)。临床使用禁忌包括显著左室功能不全、PR间期长于0.24秒、二度或三度房室传导阻滞而无起搏器保护情况。

(2) 抗血小板聚集治疗:ACS患者立即口服水溶性阿司匹林或嚼服肠溶阿司匹林首剂负荷量150~300mg(未服用过阿司匹林的患者),并以75~100mg/d的剂量长期服用。若患者正在恶心呕吐或患有消化性溃疡,可考虑使用阿司匹林(325mg)肛门栓剂。除非有极高出血风险等禁忌证,应采用双联抗血小板聚集治疗,即在阿司匹林基础上同时联合应用1种P2Y12受体抑制剂。选择包括替格瑞洛(180mg负荷剂量,90mg每日2次维持)或氯吡格雷(负荷剂量300~600mg,每日75mg维持)。药物保守治疗或PCI裸支架术后,双联抗血小板聚集治疗最好持续1年,对不能延期进行的非心脏手术或严重出血并发症者至少使用1个月;置入药物洗脱支架的患者术后双联抗血小板聚集治疗应用至少1年,对不能延期进行的非心脏手术或严重出血并发症者至少持续3个月。胃肠道出血风险大者,可双联抗血小板聚集和质子泵抑制剂联合应用。PCI手术过程中出现血栓栓塞并发症时可加用GPⅡb/Ⅲa受体拮抗剂。

(3) 抗凝治疗:建议对所有患者在抗血小板聚集药物治疗的基础上加用抗凝药,根据缺血和出血危险选择抗凝治疗。低分子肝素钠(克赛)0.4ml,每12小时一次;对于eGFR 15~30ml/(min·1.73m^2),剂量减半。磺达肝癸钠2.5mg每日1次皮下注射;eGFR<20ml/(min·1.73m^2)者禁用。比伐卢定(仅限于早期侵入治疗的患者)负荷量0.75mg/kg,维持量

1.75mg/（kg·h），对于 eGFR 15～30ml/（min·1.73m²）的患者，负荷量不变，维持量减为 1mg/（kg·h），术后总计不超过 4 小时。

（4）他汀类药物：所有无禁忌证的 STEMI 患者入院后应尽早启动强化他汀治疗，并长期维持。

（5）ACEI/ARB：对于左室射血分数≤40% 和伴有高血压、糖尿病、稳定性慢性肾脏病（CKD）患者，无低血压状态，无禁忌证者，可在 24 小时内谨慎开始短效 ACEI 口服，对 ACEI 不耐受者，可改用 ARB 类。

（6）消除心律失常：发生心室颤动尽快采用非同步直流电除颤，出现持续多形性室性心动过速时需及时同步直流电复律。单形性室性心动过速药物疗效不满意时也应及早用同步直流电复律。室性期前收缩或室性心动过速可用利多卡因 50～100mg 静脉注射，每 5～10 分钟重复 1 次，至期前收缩消失或总量已达 300mg，继以 1～3mg/min 的速度静脉滴注维持。如室性心律失常反复可用胺碘酮治疗。对缓慢型心律失常可用阿托品 0.5～1mg 肌内注射或静脉注射。二度以上房室传导阻滞，伴有血流动力学障碍者宜用人工心脏起搏器作临时的经静脉心内膜右心室起搏治疗，待传导阻滞消失后撤除。室上性快速心律失常选用维拉帕米、地尔硫䓬、美托洛尔、洋地黄制剂或胺碘酮等药物治疗不能控制时，可考虑用同步直流电复律治疗。

（7）控制休克：在监测中心静脉压和肺动脉楔压的情况下确定抗休克治疗方案。中心静脉压和肺动脉楔压低者提示血容量不足，当积极补充血容量，补液后如中心静脉压上升>18cmH$_2$O，肺小动脉楔压>15～18mmHg，则应停止。右心室梗死时，中心静脉压的升高则未必是补充血容量的禁忌。补充血容量后血压仍不升，而肺小动脉楔压和心输出量正常时，提示周围血管张力不足，可用多巴胺 3～5μg/（kg·min），或去甲肾上腺素 2～8μg/min 静脉滴注，亦可选用多巴酚丁胺 3～10μg/（kg·min）静脉滴注。如经上述处理血压仍不升，而肺动脉楔压（PCWP）增高，心输出量低或周围血管显著收缩以致四肢厥冷并有发绀时，可采用硝普钠 15μg/min 开始静脉滴注，每 5 分钟逐渐增量至 PCWP 降至 15～18mmHg；硝酸甘油 10～20μg/min 开始静脉滴注，每 5～10 分钟增加 5～10μg/min 直至左室充盈压下降。

治疗休克的其他措施包括纠正酸中毒、避免脑缺血、保护肾功能，必要时应用洋地黄制剂等。为了降低心源性休克的病死率，有条件的医院考虑用主动脉内球囊反搏术进行辅助循环。

（8）治疗心力衰竭：参见本章第二节心力衰竭。由于最早期出现的心力衰竭主要是坏死心肌间质充血、水肿引起顺应性下降所致，而左心室舒张末期容量尚不增大，因此在梗死发生后 24 小时内宜尽量避免使用洋地黄制剂。有右心室梗死的患者应慎用利尿剂。

（三）中医治疗

1. 痰瘀互阻证

症状：胸痛剧烈或胸闷如窒，可伴见气短痰多，心悸不宁，腹胀纳呆、恶心呕吐，舌苔浊腻，脉滑。

治法：活血化痰，理气止痛。

代表方：瓜蒌薤白半夏汤合桃红四物汤加减。痰浊郁而化热者，可以黄连温胆汤加减；痰热兼有郁火者，可加海浮石、海蛤壳、黑栀子、天竺黄、竹沥；大便干者，可加大黄；伴有热毒者，可合黄连解毒汤。

2. 阴寒凝滞证

症状：胸痛彻背，可伴见胸闷气短，心悸不宁，神疲乏力，形寒肢冷，舌质淡暗、苔白腻，脉沉无力、迟缓、或结代。

治法:散寒宣痹,芳香温通。

代表方:当归四逆汤加减。胸阳痹阻者,可合枳实薤白桂枝汤;胸痛明显者,可以乌头赤石脂丸加减;偏阳虚者,可合四逆汤。

3. 气虚血瘀证

症状:心胸刺痛,伴见胸部闷滞、动则加重,伴乏力、短气、汗出。舌质暗淡或有瘀点瘀斑,舌苔薄白,脉虚无力。

治法:益气活血,祛瘀止痛。

代表方:补元汤合血府逐瘀汤。合并气阴虚者,可合用生脉散或人参养荣汤。

4. 正虚阳脱证

症状:心胸绞痛,胸中憋闷,喘促不宁,面色苍白,冷汗淋漓,烦躁不安或表情淡漠,重则神志昏迷,四肢厥冷,脉数无力或脉微欲绝。

治法:回阳救逆,益气固脱。

代表方:参附龙牡汤加减。伴有咳唾喘逆,水气凌心射肺者,可予真武汤合葶苈大枣泻肺汤。急救时可予参附注射液回阳救逆,益气固脱,或使用生脉注射液益气养阴,复脉固脱。急诊时亦可尝试用独参汤灌胃或鼻饲。

(四) 临证要点

迅速正确地辨识急性冠状动脉综合征是正确治疗的前提。此病必须坚持中西医结合治疗的方案。急则治其标,在急性胸痛时,可给予芳香温通类药物。此类药物大多含有挥发油,具有解除冠脉痉挛,增加冠脉流量,减少心肌耗氧量,改善心肌供血,同时对血液流变性、心肌收缩力均有良好的影响。如有心阳被遏或心阳暴脱的情况,急当回阳救逆,顾护心阳,为开通阻塞血管赢得时间。

六、预后

心肌梗死预后与梗死范围的大小、侧支循环产生的情况以及治疗是否及时有关。急性期住院病死率过去一般为 30% 左右,采用监护治疗后降至 15% 左右,采用溶栓疗法后再降至 8% 左右,入院 90 分钟内施行介入治疗后进一步降至 4% 左右。死亡多发生在第一周内,尤其在数小时内,发生严重心律失常、休克或心力衰竭者,病死率尤高。非 ST 段抬高心肌梗死近期预后虽佳,但长期预后则较差,可由于相关冠状动脉进展至完全阻塞或一度再通后再度阻塞以致再梗死或猝死。

七、预防与调护

急性冠状动脉综合征患者病情稳定后应积极控制心血管危险因素,进行科学合理的二级预防和以运动为主的心脏康复治疗,以改善患者的生活质量和远期预后。

1. 生活方式调整　患者应永久戒烟,合理膳食,控制总热量和减少饱和脂肪酸、反式脂肪酸以及胆固醇摄入。

2. 药物治疗　若无禁忌证,所有患者出院后均应长期服用阿司匹林、ACEI 和 β 受体拮抗药。出院后应进行有效的血压管理,坚持使用他汀类药物,病情稳定后进行空腹血糖监测,积极控制饮食和改善生活方式。

3. 康复治疗　以体力活动为基础的心脏康复可降低 STEMI 患者的全因死亡率和再梗死率,有助于更好地控制危险因素、提高运动耐量和生活质量。出院前评估患者运动能力,为指导日常生活或指定运动康复计划提供依据。建议病情稳定患者出院后每日进行 30~60 分钟中等强度有氧运动(如快步行走等),每周至少 5 天。阻力训练应在心肌梗死至少 5 周后,并在有医学监护的有氧训练连续 4 周后进行阻力训练。体力运动应循序渐进,避免诱发心绞痛和心力衰竭。

第八节　心脏瓣膜病

心脏瓣膜病(valvular heart disease,VHD)是由于多种原因引起单个或多个瓣膜结构(包括瓣叶、瓣环、腱索或乳头肌)的解剖结构或功能异常,造成瓣口狭窄及/或关闭不全,导致心脏血流动力学显著变化,并出现一系列临床综合征。风湿性心脏病是我国常见的心脏瓣膜病,二尖瓣最常受累,其次为主动脉瓣。

《素问·痹论》中"脉痹不已,复感于邪,内舍于心"的描述和风湿性心瓣膜病的发病机制较为吻合,故风湿性心瓣膜病常参照"心痹"治疗。"心痹者,脉不通,烦则心下鼓,暴上气而喘",根据其临床表现,也可以参照"胸痹""心悸""喘证"命名与治疗。

一、病因病理

(一) 西医病因病理

瓣膜器质性狭窄或关闭不全的常见病因有:炎症、黏液样变性、退行性改变、先天性畸形、缺血性坏死、创伤等。其中,最常见的是风湿性心脏病(rheumatic heart disease,RHD),简称风心病,是风湿性炎症过程所致瓣膜损害,主要累及 40 岁以下人群。近年来,风心病的发病率已有所下降,而瓣膜黏液样变性和老年人的瓣膜退行性病变在我国日益增多。

瓣膜相对性关闭不全通常由心室增大和主、肺动脉根部严重扩张造成。

1. 二尖瓣狭窄

(1) 病因及发病机制:二尖瓣狭窄最常见的原因是风湿热,因先天性畸形或结缔组织病(如系统性红斑狼疮心内膜炎)引起者较少见。

风湿热(rheumatic fever,RF)是一种由于咽喉部感染 A 组乙型溶血性链球菌后反复发作的急性或慢性全身结缔组织炎症。A 组乙型溶血性链球菌的部分蛋白与人体心瓣膜和脑等组织之间有共同抗原,感染后可引起交叉免疫反应,主要侵犯心脏和关节,其他器官如脑、皮肤、浆膜、血管等均可受累,临床表现以心脏损害最为严重且多见。好发于 5~15 岁人群;一年四季均可发病,以冬春季较为多见,寒冷和潮湿是重要诱因。急性风湿热后,至少需 2 年始形成明显二尖瓣狭窄,多次反复发作的急性风湿热较仅有一次发作出现瓣口狭窄要早。约半数二尖瓣狭窄的患者可无急性风湿热史,但多有反复链球菌扁桃体炎或咽峡炎史。单纯二尖瓣狭窄占风心病的 25% ,二尖瓣狭窄伴有二尖瓣关闭不全占 40% 。主动脉瓣常同时受累,三尖瓣和肺动脉瓣病变者少见。

单纯二尖瓣狭窄可引起特殊类型的心力衰竭。其不涉及左室的收缩功能,而是直接因左心房压力升高而导致肺循环压力升高,产生明显的肺淤血,表现为劳力性呼吸困难,并相继出现右心功能不全。慢性二尖瓣狭窄可导致左心房扩大及左心房壁钙化,尤其在合并心房颤动时,左心耳及左心房内可形成附壁血栓。

(2) 病理:风湿热导致二尖瓣不同部位(如瓣膜交界处、瓣膜游离缘、腱索)或多个部位的粘连融合,造成二尖瓣开放受限,瓣口面积减少,血流受阻,跨瓣压差显著增加。测量跨瓣压差和瓣口面积可判断二尖瓣狭窄程度。正常人的二尖瓣口面积约 $4\sim6cm^2$。瓣口面积缩小,在 $1.5\sim2.0cm^2$ 为轻度狭窄、$1.0\sim1.5cm^2$ 为中度狭窄、小于 $1.0cm^2$ 为重度狭窄。狭窄的二尖瓣呈漏斗状,瓣口常呈"鱼口"状。瓣叶钙化沉积有时可延展累及瓣环,使瓣环显著增厚。如果风湿热主要导致腱索的挛缩和粘连,而瓣膜交界处的粘连很轻,则主要出现二尖瓣关闭不全。

2. 二尖瓣关闭不全

(1) 病因及发病机制:二尖瓣关闭不全常因二尖瓣装置(瓣叶、瓣环、腱索、乳头肌)的器质性损害造成,或因任何病因引起左室增大或功能不全所造成的二尖瓣环扩大造成相对性关闭不全。

二尖瓣关闭不全的常见原因有:①风湿性损害。此因素最为常见,占二尖瓣关闭不全的1/3。②原发性黏液性变导致二尖瓣脱垂。③二尖瓣环退行性变和瓣环钙化。④乳头肌缺血可引起乳头肌功能失调或乳头肌坏死,急性心肌梗死时并发的乳头肌断裂。⑤先天或遗传因素:如先天性心脏病心内膜垫缺损常合并二尖瓣前叶裂;先天性或获得性的腱索病变,如腱索过长、断裂缩短和融合;先天性乳头肌畸形,如一侧乳头肌缺如(降落伞二尖瓣综合征),某些遗传性结缔组织病(如马方综合征);肥厚型心肌病收缩期二尖瓣前叶前向运动,均可导致二尖瓣关闭不全。⑥感染性心内膜炎导致瓣叶穿孔。⑦创伤损伤二尖瓣结构或人工瓣损坏等。

慢性二尖瓣关闭不全时,心室收缩时部分血液反流回左心房,与肺静脉回流回左心房的血流汇总,在舒张期充盈左心室。左心室舒张末期容量增大,根据 Frank-Starling 机制,左心室每搏输出量增加。因此,在代偿期内,同时扩大的左心房和左心室可适应容量负荷增加,左心房压力和左心室舒张末期压不致明显上升,射血分数可完全正常。但如果二尖瓣关闭不全持续存在并继续加重,左心房压和左心室舒张末期压明显上升,持续严重的过度容量负荷终致左室功能恶化,一旦心输出量降低时即可出现左心衰竭,导致肺淤血、肺动脉高压和右心衰竭发生。

急性二尖瓣关闭不全时,收缩期血液反流回左心房,心输出量明显减少,并且面对突然增加的容量负荷,左心室急性扩张能力有限,来不及代偿,左心室舒张末期压急剧上升。左心房压也急剧升高,导致肺淤血,甚至肺水肿,之后可致肺动脉高压和右心衰竭。

(2) 病理:风湿性病变使瓣膜僵硬、变形、瓣缘挛缩、连接处融合以及腱索融合缩短而产生关闭不全。二尖瓣原发性黏液性变使瓣叶宽松膨大或伴腱索过长,心脏收缩时瓣叶脱入左房影响二尖瓣关闭。退行性变主要表现为瓣环钙化,多见于老年女性。严重二尖瓣环钙化者,50%合并主动脉瓣环钙化,大约50%的二尖瓣环钙化累及传导系统,引起不同程度的房室或室内传导阻滞。

3. 主动脉瓣狭窄

(1) 病因与发病机制:引起主动脉瓣狭窄的主要原因有:①风心病,大多伴有关闭不全和二尖瓣损害。②先天性畸形,其中先天性二叶瓣畸形为先天性主动脉瓣狭窄最常见的病因。③退行性老年钙化性主动脉瓣狭窄,为 65 岁以上老年人单纯性主动脉狭窄的常见原因。

成人主动脉瓣口面积≥3.0~4.0cm²。当瓣口面积减少一半时,收缩期仍无明显跨瓣压差。当瓣口面积≤1.0cm² 时,左心室收缩压明显升高,跨瓣压差显著。慢性主动脉瓣狭窄导致左心室压力负荷增加,左心室通过进行性室壁向心性肥厚代偿。左心室肥厚导致其顺应性降低,引起左心室舒张末期压力进行性升高,因而使左心房的后负荷增加,左心房代偿性肥厚。病程晚期失代偿时出现左心室舒张末期容量增加,并最终由于室壁应力增高、心肌缺血和纤维化等导致左心室功能衰竭。另外,严重主动脉狭窄可因代偿性心室肥厚增加心肌氧耗引起心肌缺血,并因舒张期心腔内压力增高压迫心内膜下冠状动脉及舒张期主动脉-左心室压差降低,减少冠状动脉灌注压,减少冠状动脉血流。

（2）病理：风湿性炎症导致主动脉瓣交界处粘连融合，瓣叶纤维化、僵硬、钙化和挛缩畸形，因而瓣口狭窄，几乎无单纯的风湿性主动脉瓣狭窄，大多伴有关闭不全和二尖瓣损害。退行性变无交界处融合，瓣叶主动脉面有钙化结节限制瓣叶活动，常伴有二尖瓣环钙化。

4. 主动脉瓣关闭不全

（1）病因与发病机制：主动脉瓣病变及/或主动脉根部扩张可导致主动脉瓣关闭不全，常见原因如下。①风心病：约占主动脉瓣关闭不全的2/3。单纯主动脉关闭不全少见，常伴不同程度的主动脉瓣狭窄及二尖瓣损害。②感染性心内膜炎：视瓣膜损害进展的快慢不同，可表现为急性、亚急性或慢性关闭不全。③先天性畸形：先天性二叶主动脉瓣，其一叶边缘有缺口或大而冗长的一叶脱垂入左心室，并常伴有进行性瓣叶纤维化挛缩；室间隔缺损时由于无冠瓣失去支持而引起主动脉瓣关闭不全。④主动脉瓣黏液样变性。⑤创伤：穿通或钝挫性胸部创伤致升主动脉根部、瓣叶支持结构和瓣叶破损或瓣叶急性脱垂。⑥人工瓣撕裂。⑦主动脉疾病：梅毒性主动脉炎、马方综合征、特发性升主动脉扩张、严重高血压和/或动脉粥样硬化导致的升主动脉瘤可使主动脉根部扩张而引起瓣环扩大，瓣叶舒张期不能对合。主动脉夹层时，夹层血肿使主动脉瓣环扩大，并向下压迫一个瓣叶，有时夹层可撕裂瓣环或瓣叶，引起急性主动脉瓣关闭不全。⑧强直性脊柱炎：瓣叶基底部和远端边缘增厚伴瓣叶缩短，并合并升主动脉弥漫性扩张，可造成主动脉瓣关闭不全。

急性主动脉瓣关闭不全时，舒张期血液从主动脉反流入左心室，如反流量大，左心室的急性代偿性扩张以适应容量过度负荷的能力有限，心输出量明显减少。左心室同时接纳左心房的充盈血流，左心室容量负荷急剧增加，左心室舒张压急剧上升，可导致左心房压增高和肺淤血，甚至肺水肿。如舒张早期左心室压很快上升，超过左心房压，二尖瓣可能在舒张期提前关闭，有助于防止左心房压过度升高和肺水肿发生。

慢性主动脉瓣关闭不全时，左心室舒张末期容量增加以代偿慢性容量负荷过度，左心室舒张末期压不显著升高；同时，心室重量大大增加使左心室壁厚度与心腔半径的比例不变，室壁应力维持正常。因此，左心室能较长期维持正常心输出量，肺静脉压无明显升高。失代偿的晚期心室收缩功能降低，直至发生左心衰竭。

（2）病理：风心病造成主动脉瓣瓣叶纤维化、增厚和缩短，影响舒张期瓣叶边缘对合而造成瓣膜关闭不全，并常因瓣膜交界处融合伴不同程度狭窄。合并感染性心内膜炎时，感染性赘生物致瓣叶破损或穿孔，瓣叶因支持结构受损而脱垂或赘生物介于瓣叶间妨碍其闭合而引起关闭不全。即使感染已被控制，瓣叶纤维化和挛缩仍可继续。

5. 多瓣膜病　引起多瓣膜病（multivalvular heart disease）的常见原因有：①一种疾病同时损害几个瓣膜。约1/2风心病有多瓣膜损害。黏液样变性可使二尖瓣脱垂伴三尖瓣脱垂。②一个瓣膜损害致心脏容量或压力负荷过度相继引起相邻瓣膜功能受累。如主动脉瓣关闭不全使左心室容量负荷过度而扩大，产生继发性二尖瓣关闭不全；二尖瓣狭窄伴肺动脉高压导致肺动脉瓣和三尖瓣继发性关闭不全。③不同疾病分别导致不同瓣膜损害。此种情况较少见。如先天性肺动脉瓣狭窄伴风湿性二尖瓣狭窄。

血流动力学特征和临床表现取决于受损瓣膜的组合形式和各瓣膜受损的相对严重程度。各瓣膜损害程度不等时，严重者所致血流动力学异常和临床表现突出，常掩盖轻的损害，导致后者漏诊。各瓣膜损害程度大致相等时，近端（上游）瓣膜对血流动力学和临床表现的影响较远端瓣膜大。例如二尖瓣和主动脉瓣的联合病变时，二尖瓣对血流动力学和临床表现的影响更为明显。多瓣膜受损时，总的血流动力学异常较各瓣膜单独损害者严重。两个体征轻的瓣膜损害可产生较明显的症状。

（二）中医病因病机

中医认为风湿性心瓣膜病主要由于外感风湿热邪，内传于心引起。基本病机为正虚邪入,痹阻心脉。正气不足,经络空虚,病邪内传,内舍于心,日久发为"心痹"。心痹既成,可兼杂"胸痹""心悸""喘证"等临床表现。其病以"瘀"为主要病理产物,以"虚"为发病的基础及结果。日久可向"心力衰竭"转归,严重时出现心气、心阳暴脱及阴盛格阳之危候。

1. 邪犯心肺　风热之邪首先入侵肺卫,机体如卫表空虚,无力祛邪外出,邪扰心肺。表现为发热、恶寒、咽痛的表证,及心悸、胸闷、气短的心肺受扰症状。

2. 风湿热痹　风热之邪常夹湿,湿性黏滞,久留不去,由经脉相传至筋骨肌肉。累及筋骨肌肉关节,可表现为游走性关节红肿热痛。

3. 气虚血瘀　病邪黏着胶固,痹证日久不去,复感于邪,内传并久客于心。心气受损,鼓动乏力,血行不畅,瘀阻脉络。

另外,其他某些情况,如老年性的瓣膜退行性变归结于年老肝肾亏损,先天性瓣膜畸形归于先天禀赋不足。

二、临床表现

(一)风湿热

1. 症状

(1) 前驱症状:在典型症状出现前 1~6 周,常有咽喉炎或扁桃体炎等上呼吸道链球菌感染表现。50%~70%患者出现发热,中度发热常见,亦可以有高热,热型多不规则。

(2) 典型表现:①关节炎:是常见的初发症状,发生率达 75%以上,急性发作时受累关节出现红、肿、灼热、疼痛和活动受限。其特点为游走性,多发性,侵犯大关节,关节疼痛与天气变化关系密切,关节炎随风湿活动消失而消失,不遗留强直或畸形。水杨酸制剂治疗常有显效。②心脏炎:以心肌炎、心内膜炎最多见,为小儿风湿热的主要表现。心包炎多与心肌炎、心内膜炎同时存在,有时可发生全心炎。心肌炎轻者无症状,重者可伴不同程度的心力衰竭。心内膜炎主要侵犯二尖瓣,其次为主动脉瓣,造成二尖瓣及主动脉瓣关闭不全。急性期瓣膜损害多为充血水肿,反复多次发作可造成心瓣膜永久性瘢痕,形成风湿性心瓣膜病。③环形红斑:出现率为 6%~25%,在躯干和四肢屈侧出现一过性或时隐时现的淡红色环形或半环形红斑,边缘隆起、中心苍白,边界明显,无痛痒等异常感觉,持续数周自行消退。④皮下结节:发生率约 2%~16%,在肘、膝、腕、踝等关节伸面,或枕部、前额头皮以及胸、腰椎棘突的突起部位,出现圆形、坚硬、无痛结节,与皮肤不粘连,直径 0.1~1cm,2~4 周自行消失。⑤舞蹈病:常在链球菌感染后 1~6 个月出现,4~7 岁儿童多见。表现为躯干或肢体无目的、不自主的快速运动,如伸舌歪嘴,挤眉弄眼、耸肩缩颈、肢体伸直和屈曲、内收和外展、旋前和旋后等无节律的交替动作,兴奋或注意力集中时加剧,入睡后消失。

2. 体征　关节炎发作时红肿热痛,有时可见环形红斑和皮下结节。心肌炎时可表现为安静时与体温升高不成比例的心动过速;心脏扩大,心尖搏动弥散;心音低钝,可闻及奔马律;心尖部≥3/6 级的收缩期吹风样杂音。75%的患者主动脉瓣区可闻及舒张中期杂音。如心内膜炎造成二尖瓣及主动脉瓣关闭不全,产生相应的体征。心包炎时有时可以听到心包摩擦音,出现心包积液后摩擦音消失,积液量多时出现心前区搏动消失,心音遥远,有颈静脉怒张、肝大等心脏压塞表现。

(二)二尖瓣狭窄

1. 症状　一般在二尖瓣中度狭窄(瓣口面积<1.5cm²)时始有明显症状。

(1) 呼吸困难:呼吸困难为最常见的早期症状。并多先有劳力性呼吸困难,随着二尖瓣狭窄加重,出现阵发性夜间呼吸困难和静息时呼吸困难、端坐呼吸,甚至发生急性肺水肿。由于心率增快时舒张期缩短,左室充盈进一步减少,左心房压进一步升高,故任何增加心率的诱因均可促使急性肺水肿的发生,如运动、精神紧张、心房颤动、妊娠、感染或贫血等。

（2）咯血:①突然大量咯血,常为重度二尖瓣狭窄的首发症状。因肺静脉压突然升高,引起扩张而壁薄的支气管静脉破裂所致。咯血后肺静脉压降低,咯血可自止。多年后支气管静脉壁增厚,且随病情进展肺血管阻力增加及右心功能不全使咯血的发生率降低。②血性痰或痰中带血丝可为肺淤血的表现;急性肺水肿可见大量粉红色泡沫状痰。③晚期并发肺梗死时,可咯暗红色血。

（3）咳嗽:常见,多在夜间睡眠或劳力后出现,为干咳无痰或泡沫痰,并发感染时咳黏液样或脓痰。

（4）其他症状:扩大的左心房和肺动脉压迫左喉返神经引起声音嘶哑;压迫食管可引起吞咽困难。

2. 体征　二尖瓣面容是二尖瓣重度狭窄患者典型体征。心尖搏动正常或不明显。心脏叩诊呈梨形。听诊时可发现心音异常及出现杂音,包括:①心尖区可闻及 S1 亢进和开瓣音,提示瓣叶柔顺、活动度好,这是二尖瓣分离术指征。②肺动脉高压引起的 P2 亢进和分裂。③在心尖部闻及低调隆隆样舒张中晚期杂音,局限,不传导,伴舒张期震颤的特征性杂音。④肺动脉高压引起 Graham-Steell 杂音（相对性肺动脉关闭不全）。⑤右心室扩大引起相对性三尖瓣关闭不全杂音。

如出现右心衰竭时,可出现颈静脉怒张、肝颈静脉回流征阳性,肝脏大和双下肢水肿。

3. 并发症

（1）心房颤动:心房颤动是二尖瓣狭窄最常见的心律失常,属于相对较早期并发症,常常是患者就诊的首发病症,也可为首次呼吸困难发作的诱因和患者体力活动明显受限的开始。

（2）急性肺水肿:为重度二尖瓣狭窄的严重并发症,如不及时救治,可能致死。

（3）血栓栓塞:约 20% 患者发生体循环栓塞,2/3 的体循环栓塞为脑动脉栓塞,其余依次为外周动脉和内脏（脾、肾和肠系膜）动脉栓塞。1/4 的体循环栓塞为反复发作和多部位的多发栓塞。偶尔左心房带蒂球状血栓或游离漂浮球状血栓可突然阻塞二尖瓣口,导致猝死。心房颤动和右心衰竭时,可在右房形成附壁血栓,可致肺栓塞。

（4）右心衰竭:为晚期常见并发症,可有难治性腹水。

（5）肺部感染:较为常见,常诱发心力衰竭,是患者住院的常见原因。

（三）二尖瓣关闭不全

1. 症状　急性轻度二尖瓣反流仅有轻微劳力性呼吸困难。严重反流（如乳头肌断裂）可很快发生急性左心衰竭,甚至急性肺水肿、心源性休克。慢性轻度二尖瓣关闭不全可终身无症状。严重反流有心输出量减少,首先出现的突出症状是疲乏无力,肺淤血的症状如呼吸困难出现较晚。

2. 体征

（1）急性二尖瓣关闭不全:心尖搏动增强。P2 亢进。非扩张的左心房强有力收缩所致心尖区第四心音常可闻及。由于收缩末左心房与左心室之间压差减小,心尖区反流性杂音于第二心音前终止,而非全收缩期杂音,低调,呈递减型,不如慢性者响。严重反流也可出现心尖区第三心音和短促舒张期隆隆样杂音。

（2）慢性二尖瓣关闭不全:心尖搏动增强,左心室增大时向左下移位。风心病时瓣叶缩短,导致重度关闭不全时,第一心音减弱。二尖瓣脱垂和冠心病时第一心音多正常。由于左心室射血时间缩短,A2 提前,第二心音分裂增宽。严重反流时心尖区可闻及第三心音。瓣叶挛缩所致者（如风心病）,自第一心音后立即开始、与第二心音同时终止的全收缩期吹风样高调一贯型杂音,在心尖区最响。前叶损害时杂音可向左腋下和左肩胛下区传导,后叶异常时(如后叶脱垂、后内乳头肌功能异常、后叶腱索断裂)杂音则向胸骨左缘和心底部传导。典型的二尖瓣脱垂表现为随喀喇音之后的收缩晚期杂音。冠心病乳头肌功能失常时可有收缩早期、中期、晚期或全收缩期杂音。腱索断裂时杂音可似海鸥鸣或乐音性。

3. 并发症　感染性心内膜炎较二尖瓣狭窄常见。急性二尖瓣关闭不全患者早期出现心力衰竭,慢性者晚期发生。3/4 的慢性重度二尖瓣关闭不全患者可见心房颤动。体循环栓塞见于左心房扩大、慢性心房颤动的患者,较二尖瓣狭窄少见。

二尖瓣脱垂的并发症包括感染性心内膜炎、脑栓塞、心律失常、猝死、腱索断裂、严重二尖瓣关闭不全和心力衰竭。

(四) 主动脉瓣狭窄

1. 症状　主动脉瓣狭窄症状出现较晚。呼吸困难、心绞痛和晕厥为典型主动脉狭窄常见的三联征。

(1) 呼吸困难:劳力性呼吸困难为晚期肺淤血引起的常见首发症状,见于 90% 的有症状患者。进而可发生阵发性夜间呼吸困难、端坐呼吸和急性肺水肿。

(2) 心绞痛:见于 60% 的有症状患者。常由运动诱发,休息后缓解。主要由心肌缺血所致,极少数可由瓣膜的钙质栓塞冠状动脉引起。部分患者合并冠心病,进一步加重心肌缺血。

(3) 晕厥或近似晕厥:体循环动脉压下降,脑循环灌注压降低可致晕厥或近似晕厥,见于 1/3 的有症状患者。多发生于直立、运动中或运动后即刻,少数在休息时发生。运动中发生者主要是由于狭窄的主动脉瓣口限制心输出量相应增加,且运动中心肌缺血加重,心输出量减少;同时,运动时左心室收缩压急剧上升,过度激活室内压力感受器引发血管减压反应,导致外周血管阻力降低。运动后即刻发生者主要因体循环静脉回流突然减少,影响心室充盈,左心室每搏输出量减少所致。休息时晕厥可由于心律失常(心房颤动、房室传导阻滞或心室颤动)造成。

2. 体征　严重的主动脉瓣狭窄患者,同时触诊心尖部和颈动脉可发现颈动脉搏动明显延迟。心尖搏动相对局限、持续有力,如左心室扩大,可向左下移位。第一心音通常正常。如主动脉瓣钙化僵硬,则 A2 减弱或消失。由于左心室射血时间延长,A2 延迟,严重狭窄者可呈逆分裂。肥厚的左心房强有力收缩产生明显的第四心音。先天性主动脉瓣狭窄或瓣叶活动度尚属正常者,可在胸骨右、左缘和心尖区听到主动脉瓣喷射音,不随呼吸而改变,如瓣叶钙化僵硬,喷射音消失。

主动脉瓣狭窄可及粗糙、递增-递减型收缩期喷射性杂音,在第一心音稍后或紧随喷射音开始,止于第二心音前,在胸骨右缘第 2 或左缘第 3 肋间最响,主要向颈部,也可向胸骨左下缘传导,常伴震颤。老年钙化性主动脉瓣狭窄者,杂音在心底部,粗糙,高调成分可传导至心尖区,呈乐音性,为钙化的瓣叶振动所引起。狭窄越重,杂音持续时间越长。左心室衰竭或心输出量减少时,杂音减弱或消失。

3. 并发症

(1) 心律失常及心脏性猝死:10% 的患者可发生心房颤动,常因此导致血流动力学不稳定。主动脉瓣钙化累及传导系统可致房室传导阻滞;左心室肥厚、心内膜下心肌缺血或冠状动脉栓塞可致室性心律失常。上述的两种情况均可导致晕厥,甚至猝死。

(2) 胃肠道出血:15% ~25% 的患者有胃肠道血管发育不良,可合并胃肠道出血。多见于老年患者,出血多为隐匿和慢性。人工瓣膜置换术后出血停止。

(3) 其他:感染性心内膜炎不常见。年轻人的较轻瓣膜畸形较老年人的钙化性瓣膜狭窄发生感染性心内膜炎的可能性大。体循环栓塞少见。栓子可来自钙化性狭窄瓣膜的钙质或增厚的二叶瓣的微血栓。发生左心衰竭后,因自然病程明显缩短,因此终末期的右心衰竭亦少见。

（五）主动脉瓣关闭不全

1. **症状**　急性主动脉瓣关闭不全,轻者可无症状,重者可出现急性左心衰竭和低血压。慢性者可多年无症状,甚至可耐受运动。早期的临床表现主要是与心脏每搏输出量增多有关的心悸、心前区不适、头部强烈搏动感等症状,晚期开始出现左心衰竭表现。常有体位性头晕,心绞痛较主动脉瓣狭窄时少见。

2. **体征**

（1）急性主动脉瓣关闭不全:收缩压、舒张压和脉压正常或舒张压稍低,脉压稍增大。无明显周围血管征,心尖搏动正常,心动过速常见。二尖瓣提前关闭,致第一心音减弱;P2增强,第三心音常见。主动脉瓣舒张期杂音较慢性者短促、低音调,是由于左心室舒张压上升使主动脉与左心室间压差很快下降所致。如出现奥斯汀·弗林特杂音（Austin-Flint 杂音）,多为心尖区舒张中期杂音。

（2）慢性主动脉瓣关闭不全:心尖搏动向左下移位,呈抬举样搏动;主动脉根部扩大者,在胸骨右缘第 2、3 肋间可扪及收缩期搏动。心脏听诊可闻及第一心音减弱,A2 减弱或消失,但梅毒性主动脉炎时常亢进;心尖区常有第三心音。主动脉瓣关闭不全的杂音为与第二心音同时开始的高调叹气样递减型舒张早期杂音,坐位前倾和深呼气时易听到。轻度反流时,杂音限于舒张早期,音调高;中重度反流时,杂音粗糙,为全舒张期。杂音为乐音性时,提示瓣叶脱垂、撕裂或穿孔。由主动脉瓣损害所致者,杂音在胸骨左中下缘明显;升主动脉扩张引起者,杂音在胸骨右上缘更清楚,向胸骨左缘传导;老年人的杂音有时在心尖区最响。心底部常有主动脉瓣收缩期喷射性杂音,较粗糙,强度 2/6~4/6 级,可伴有震颤,与左心室每搏输出量增加和主动脉根部扩大有关。重度反流者,常在心尖区听到 Austin-Flint 杂音。收缩压升高,舒张压降低,脉压增大,造成系列周围血管征（包括随心脏搏动的点头征、水冲脉、股动脉枪击音、杜氏双重杂音、毛细血管搏动征等）。

3. **并发症**　感染性心内膜炎较常见;可发生室性心律失常,但心脏性猝死少见;慢性主动脉关闭不全者,晚期出现心力衰竭。

（六）多瓣膜病变

1. **二尖瓣狭窄伴主动脉瓣关闭不全**　是风心病最常见的多瓣膜病变。由于二尖瓣狭窄使心输出量减少,左心室扩大延缓,周围血管征不明显,易将主动脉瓣关闭不全的胸骨左缘舒张早期叹气样杂音误认为 Graham Steell 杂音,误诊为单纯二尖瓣狭窄。

2. **二尖瓣狭窄伴主动脉瓣狭窄**　严重二尖瓣狭窄和主动脉瓣狭窄并存时,后者的一些表现常被掩盖。二尖瓣狭窄使左心室充盈受限和左心室收缩压降低,而延缓左心室肥厚和减少心肌氧耗,故心绞痛不明显。由于心输出量明显减少,跨主动脉瓣压差降低,可能导致低估主动脉瓣狭窄的严重程度。

3. **主动脉瓣狭窄伴二尖瓣关闭不全**　为危险的多瓣膜病,相对少见。前者增加左心室后负荷,加重二尖瓣反流,每搏输出量减少较两者单独存在时明显,肺淤血加重,X 线见左心房、左心室增大较两者单独存在时重。

4. **主动脉瓣关闭不全伴二尖瓣关闭不全**　左心室承受双重容量过度负荷,左心房和左心室扩大最为明显,这可进一步加重二尖瓣反流。

5. **二尖瓣狭窄伴三尖瓣和/或肺动脉瓣关闭不全**　常见于晚期风湿性心脏病二尖瓣狭窄患者。

心脏瓣膜病的超声表现

三、实验室及其他检查

（一）超声心动图

超声心动图可对瓣膜病变情况、房室大小、室壁厚度和运动幅度、心室功能、肺动脉压和先天性畸形等方面提供信息，是诊断瓣膜病的首选检查方法。

1. 二尖瓣狭窄　为明确和量化诊断二尖瓣狭窄的可靠方法。M 型超声心动图示二尖瓣前叶"城墙样"改变（EF 斜率降低，A 峰消失），后叶与前叶同向运动，瓣叶增厚。二维超声心动图可显示狭窄瓣膜的形态和活动度，测绘二尖瓣口面积。典型者为舒张期前叶呈圆拱状，后叶活动度减少，交界处粘连融合，瓣叶增厚和瓣口面积缩小，呈"鱼嘴样"改变。彩色多普勒血流显像可见狭窄的二尖瓣口下有舒张期湍流频谱。经食管超声有利于左心耳及左心房附壁血栓的检出。

2. 二尖瓣关闭不全　脉冲式多普勒超声和彩色多普勒血流显像可于二尖瓣心房侧和左心房内探及收缩期反流束，诊断二尖瓣关闭不全的敏感性几乎达 100%，后者通过测定左心房内最大反流束面积可定量反流程度，$<4cm^2$ 为轻度、$4 \sim 8cm^2$ 为中度以及 $>8cm^2$ 为重度反流。二维超声可显示二尖瓣装置的形态特征，如瓣叶和瓣下结构增厚、融合、缩短和钙化、瓣叶冗长脱垂、连枷样瓣叶、瓣环扩大或钙化、赘生物、左室扩大和室壁矛盾运动等，有助于明确病因。

3. 主动脉瓣狭窄　二维超声心动图有助于显示主动脉瓣瓣叶数目、大小、增厚、钙化，收缩期呈圆拱状的活动度、交界处融合、瓣口大小和形状及瓣环大小等瓣膜结构，有助于确定狭窄的病因。用连续多普勒测定通过主动脉瓣的最大血流速度，可计算出最大和平均跨瓣压差以及瓣口面积。

4. 主动脉瓣关闭不全　M 型超声显示舒张期二尖瓣前叶或室间隔纤细扑动，为主动脉瓣关闭不全的可靠诊断征象，但敏感性低。急性者可见二尖瓣提前关闭，主动脉瓣舒张期纤细扑动为瓣叶破裂的特征。脉冲式多普勒和彩色多普勒血流显像在主动脉瓣的心室侧可探及全舒张期反流束，为最敏感的确定主动脉瓣反流方法，并可通过计算反流血量与搏出血量的比例，判断其严重程度。二维超声可显示瓣膜和主动脉根部的形态改变，有助于确定病因。经食管超声有利于主动脉夹层和感染性心内膜炎的诊断。

（二）X 线检查

1. 二尖瓣狭窄　左心房增大，后前位见左心缘变直，右心缘有双心房影，左前斜位可见左心房使左主支气管上抬，右前斜位可见增大的左心房压迫食管下段后移，心脏呈梨形。其他 X 线征象包括右心室增大、主动脉结缩小、肺动脉干和次级肺动脉扩张、肺淤血、间质性肺水肿［如克利 B 线（Kerley B-line）］等征象。

2. 二尖瓣关闭不全　急性者心影正常或左心房轻度增大伴明显肺淤血，甚至肺水肿征。慢性重度反流常见左心房、左心室增大，左心衰竭时可见肺淤血和间质性肺水肿征。二尖瓣环钙化为致密而粗的 C 形阴影，在左侧位或右前斜位可见。

3. 主动脉瓣狭窄　心影正常或左心室轻度增大，左心房可能轻度增大，升主动脉根部常见狭窄后扩张。在侧位透视下可见主动脉瓣钙化。晚期可有肺淤血征象。

4. 主动脉瓣关闭不全　急性者心脏大小正常，除原有主动脉根部扩大或由主动脉夹层外，无主动脉扩大，常有肺淤血或肺水肿征。慢性者左心室向左下增大，心腰加深，升主动脉结扩张，呈靴形心。即使为主动脉瓣膜的病变造成的关闭不全，由于左心室每搏输出量增加，升主动脉继发性扩张仍比主动脉狭窄时明显，并可累及整个主动脉弓。严重的瘤样扩张提示为马方综合征或中层囊性坏死。左心衰竭时有肺淤血征。

（三）心电图

1. 二尖瓣狭窄　重度二尖瓣狭窄可有"二尖瓣型 P 波"，P 波宽度>0.12 秒，伴切迹，V1 导联 P 波终末负性向量增大。QRS 波群示电轴右偏和右心室肥厚表现。

2. 二尖瓣关闭不全　急性者窦性心动过速常见。慢性重度二尖瓣关闭不全主要为左心房增大，部分有左心室肥厚和非特异性 ST-T 改变，少数有右心室肥厚征，心房颤动常见。

3. 主动脉瓣狭窄　重度狭窄者有左心室肥厚伴 ST-T 继发性改变和左心房大。可有房室传导阻滞、室内阻滞（左束支阻滞或左前分支阻滞）、心房颤动或室性心律失常。

4. 主动脉瓣关闭不全　急性者常见窦性心动过速和非特异性 ST-T 改变。慢性者常见左心室肥厚劳损。

（四）心导管检查

当无创技术不能确定狭窄或反流程度，或考虑外科治疗时，可行心导管检查。

四、诊断与鉴别诊断

（一）风湿热

1. 诊断　目前风湿热的诊断采用 1992 年修订的 Jones 标准（表 1-2-22）。在确定链球菌感染的前提下，有 2 个主要表现或 1 项主要指标加 2 项次要指标即可诊断。

表 1-2-22　Jones 标准（1992 年）

主要指标	次要指标	链球菌感染的证据
1. 心肌炎（杂音、心脏增大、心包炎、充血性心力衰竭） 2. 多发性关节炎 3. 舞蹈症 4. 环形红斑 5. 皮下结节	1. 临床表现（既往风湿热病史、发热、关节痛） 2. 实验室检查（血沉增快；CRP 升高；心电图 PR 间期延长，QT 间期延长）	1. 近期猩红热病史 2. 咽部培养阳性 3. ASO 滴度升高

注：主要表现为关节痛者，关节痛不再作为次要表现；主要表现为心肌炎者，P-R 间期延长不再作为次要表现。

2. 鉴别诊断

（1）病毒性心肌炎：有发热、乏力、流涕、肌肉酸痛等病毒感染前驱症状，病毒中和试验、抗体效价明显升高，有明显及顽固的心律失常。

（2）亚急性感染性心内膜炎：有发热、心脏杂音、进行性贫血、瘀斑、脾大、栓塞、血培养阳性。

（3）类风湿关节炎：侵犯小关节，关节炎呈持续性伴有晨僵，骨及关节损害明显，类风湿因子效价升高。

（二）二尖瓣狭窄

1. 诊断　心尖区有隆隆样舒张期杂音伴 X 线或心电图示左心房增大，一般可诊断二尖瓣狭窄，心脏超声检查可确诊。

2. 鉴别诊断　需与其他一些产生心尖区舒张期杂音的情况相鉴别。

（1）相对性二尖瓣狭窄：严重二尖瓣反流、大量左至右分流的先天性心脏病（如室间隔缺损、动脉导管未闭）和高动力循环（如甲状腺功能亢进症、贫血）时，经二尖瓣口的血流增加，产生相对性的二尖瓣狭窄。心尖区可有短促的隆隆样舒张中期杂音，常紧随于增强的第三心音后。

（2）Austin-Flint 杂音：严重的主动脉瓣反流使左心室舒张压快速升高，导致二尖瓣处于半关闭状态，使快速前向血流跨越二尖瓣口时遇到障碍。与器质性二尖瓣狭窄的杂音鉴别要点是 Austin-Flint 杂音不伴有开瓣音、第一心音亢进和心尖区舒张期震颤。

（3）左房黏液瘤：瘤体阻塞二尖瓣口，产生随体位改变的舒张期杂音，其前有肿瘤扑落音。瘤体常致二尖瓣关闭不全，其他临床表现有发热、关节痛、贫血、血沉增快和体循环栓塞。

（三）二尖瓣关闭不全

1. 诊断　如患者突然发生呼吸困难，心尖区出现收缩期杂音，X 线心影不大而肺淤血明显，并且存在急性二尖瓣关闭不全的病因，如二尖瓣脱垂、感染性心内膜炎、急性心肌梗死、创伤和人工瓣膜置换术后等可以诊断。慢性者心尖区有典型杂音伴左心房室增大，诊断可以成立，确诊有赖超声心动图。

2. 鉴别诊断

三尖瓣关闭不全：为全收缩期杂音，在胸骨左缘第 4、5 肋间最清楚，右心室显著扩大时可传导至心尖区，但不向左腋下传导。杂音在吸气时增强，常伴颈静脉收缩期搏动和肝收缩期搏动。

（四）主动脉瓣狭窄

1. 诊断　根据典型主动脉狭窄的杂音结合超声心动图可做出诊断。

2. 鉴别诊断

（1）室间隔缺损：为全收缩期杂音，在胸骨左缘第 4 肋间最清楚，不向腋下传导，常伴胸骨旁收缩期震颤。超声心动图可确诊。

（2）其他左心室流出道梗阻疾病的鉴别：①先天性主动脉瓣上狭窄的杂音在右锁骨下最响，杂音和震颤明显传导至胸骨右上缘和右颈动脉，喷射音少见。约半数患者右颈动脉和肱动脉的搏动和收缩压大于左侧。②先天性主动脉瓣下狭窄难以与主动脉瓣狭窄鉴别。前者常合并轻度主动脉瓣关闭不全，无喷射音，第二心音非单一性。③梗阻性肥厚型心肌病有收缩期二尖瓣前叶前移，致左心室流出道梗阻。产生收缩中或晚期喷射样杂音，胸骨左缘最响，不向颈部传导，有快速上升的重搏脉。以上情况的鉴别有赖于超声心动图。

（五）主动脉瓣关闭不全

1. 诊断　结合病史、典型杂音及周围血管征、胸部 X 线检查与心电图、心脏超声检查，即可作出诊断。

2. 鉴别诊断

主动脉瓣舒张早期杂音于胸骨左缘明显时，应与 Graham-Steell 杂音鉴别。后者见于严重肺动脉高压伴肺动脉扩张所致相对性肺动脉瓣关闭不全，常有肺动脉高压体征，如胸骨左缘抬举样搏动、P2 增强等，杂音于吸气时明显，不伴有周围血管征，超声心动图可协助鉴别。

五、治疗

（一）中西医结合诊疗思路

中西医治疗本病，均以病因治疗为首要任务。西医为防治链球菌感染，中医为去祛风湿热邪，以防止风湿热反复发作，防止外邪内传，避免心瓣膜损害进一步加重，积极预防感染性心内膜炎及其他各种并发症；控制临床症状，提高生活质量，延长寿命。中医可通过扶正祛邪来提高机体的免疫力，在预防和治疗风湿热和风湿性心脏病方面有一定的优势；西医治疗以介入或外科手术见长，为治疗风湿性心瓣膜病的主要方法，需把握合适的时机及适应证。对于症状明显而有手术禁忌者，常根据其出现的并发症，如心力衰竭（心力衰竭病）、心律失常（心悸病）、心绞痛（胸痹病）、感染性心内膜炎（心瘅）等参照相关章节治疗。

（二）西医治疗

1. 风湿热　以清除链球菌感染为首要任务；控制临床症状，处理各种并发症，提高生活质量,延长寿命。

（1）一般治疗:保暖,避免潮湿和受寒,急性期应卧床休息,有心肌炎者待体温正常,心动过速控制、心电图改善后,继续卧床 3~4 周后恢复活动。有关节炎者,卧床至血沉、体温正常后开始活动。

（2）控制链球菌感染:首选青霉素,肌内注射青霉素 40 万~60 万单位,每天 2 次,或使用长效的苄星青霉素 120 万单位,每天 1 次,肌内注射,疗程 2~3 周。如青霉素过敏,可使用红霉素、罗红霉素、林可霉素、头孢类或喹诺酮类。

（3）抗风湿治疗:单纯关节受累者,首选非甾体抗炎药,常用阿司匹林,成人 3~4g/d,2 周后开始减量,疗程 4~8 周。心肌炎患者宜早期使用糖皮质激素,常用泼尼松,成人开始剂量为 30~40mg/d,分 3~4 次口服,2~4 周后开始减量,疗程 8~12 周。停用激素前 2 周加用阿司匹林,以防止停用激素后出现反跳现象。

2. 二尖瓣狭窄

（1）一般治疗:无症状者避免剧烈体育活动,定期(6~12 个月)复查一次。呼吸困难者应减少体力活动,限制钠盐摄入,口服利尿剂,避免和控制诱发急性肺水肿的因素,如急性感染、贫血等。定期随访超声心动图。

（2）病因治疗:风心病伴风湿活动者需抗风湿治疗,并积极进行风湿热的二级预防,即预防风湿热复发及继发风湿性心脏病,可每 3~4 周肌内注射苄星青霉素 120 万单位,预防注射期限至少 5 年,最好持续至 25 岁。已有风湿性心脏病者,预防期限最少 10 年,或至 40 岁,甚至终身预防。对青霉素过敏者可改用红霉素类药物口服,每月口服 6~7 天,持续时间同前。

（3）并发症的处理:①大咯血:使患者采取坐位,静脉注射利尿剂,以降低肺静脉压,可予以镇静剂使患者保持镇定,防止窒息。②急性肺水肿:首选减轻心脏前负荷为主的硝酸酯类药物及利尿剂。应注意避免使用以扩张小动脉为主、减轻心脏后负荷的血管扩张药物。正性肌力药物对二尖瓣狭窄的肺水肿无益。在心房颤动伴快速心室率时可静脉注射去乙酰毛花苷,取其减慢心室率的作用。③心房颤动:治疗以控制心室率,恢复和保持窦性心律,预防血栓栓塞为目的,当口服华法林积极进行抗凝治疗,以目标 INR 达到 2.0~3.0 为宜(参照本章第三节心律失常)。

（4）介入或手术治疗:是治疗本病的有效方法。当二尖瓣口有效面积<1.5cm²、伴有症状,尤其进行性加重时,应采用介入或手术方法扩大瓣口面积,减轻狭窄。如肺动脉高压明显,即使症状轻,也应及早干预。

经皮球囊二尖瓣成形术是适用于单纯二尖瓣狭窄患者的首选方法。有临床症状或有肺动脉高压(静息时>50mmHg,运动时>60mmHg)的中重度二尖瓣狭窄患者,如二尖瓣无钙化且活动度较好,且无左心房内血栓形成,可用该法进行干预。其禁忌证为:近期(3 个月)内有血栓栓塞史,伴中重度二尖瓣关闭不全,右心房明显扩大及脊柱畸形等。

二尖瓣分离术包括闭式和直视两种,前者目前已少用。直视分离术适于瓣叶严重钙化、病变累及腱索和乳头肌、左心房内有血栓的二尖瓣狭窄的患者。可在直视下分离融合的交界处、腱索和乳头肌,去除瓣叶的钙化斑,清除左心房内血栓,血流动力学改善更好。当严重瓣叶和瓣下结构钙化、畸形,不宜做分离术或二尖瓣狭窄合并明显二尖瓣关闭不全者,可考虑进行人工瓣膜置换。严重肺动脉高压会增加手术风险,因此手术应在有症状而无严重肺动脉高压时及早考虑。

3. 二尖瓣关闭不全　急性二尖瓣关闭不全的治疗目的是降低肺静脉压,增加心输出量和纠正病因。可使用静脉滴注硝普钠通过扩张小动静脉,降低心脏前后负荷,减轻肺淤血,减少反流,增加心输出量,静脉注射利尿剂可降低前负荷。

慢性二尖瓣关闭不全的治疗包括以下几方面:

(1)一般治疗与病因治疗:无症状、心功能正常者无须特殊治疗,但应定期随访。风心病伴风湿活动者需抗风湿治疗,并预防风湿热复发(用药同二尖瓣狭窄)。

(2)并发症治疗:心房颤动的抗凝处理同二尖瓣狭窄,但维持窦性心律不如在二尖瓣狭窄时重要。除因心房颤动导致心功能显著恶化的少数情况需恢复窦性心律外,多数只需满意控制心室率。心力衰竭者,使用利尿剂、血管紧张素转换酶抑制剂、β受体拮抗药和洋地黄。

(3)介入或外科治疗:外科治疗是恢复瓣膜关闭完整性的根本措施。应在发生不可逆的左心功能不全之前施行,否则手术风险高,术后预后不佳。如瓣膜损坏较轻,瓣叶无钙化,瓣环有扩大,但瓣下腱索无严重增厚者可行瓣膜修复成形术。瓣叶钙化,瓣下结构病变严重,感染性心内膜炎或合并二尖瓣狭窄者必须行人工瓣膜置换术。近年来,介入诊疗技术发展迅速,其中经导管缘对缘修复(transcatheter edge to edge repair,TEER)是目前唯一广泛应用的二尖瓣介入治疗技术;研究表明,在经过最大耐受剂量药物治疗后,仍有症状性心衰的重度二尖瓣反流患者在接受 TEER 手术后,可显著降低心衰再住院风险,并降低 2 年病死率,其获益在年龄段为 80~90 岁的患者中尤为明显。

4. 主动脉瓣狭窄

(1)一般治疗与病因治疗:无症状的轻度狭窄患者每 2 年复查一次;中、重度狭窄的患者应避免剧烈体力活动,每 6~12 个月复查 1 次。风心病伴风湿活动者需抗风湿治疗,并预防风湿热复发(用药同二尖瓣狭窄)。

(2)并发症治疗:如有频发房性期前收缩,应予抗心律失常药物,预防心房颤动。主动脉狭窄患者不能耐受心房颤动,一旦出现,应及时转复为窦性心律。其他可导致症状或血流动力学后果的心律失常也应积极治疗。心绞痛可试用硝酸酯类药物。心力衰竭者应限制钠盐摄入,可用洋地黄类药物和小心应用利尿剂。过度利尿可因低血容量致左心室舒张末期压降低和心输出量减少,发生直立性低血压。不可使用作用于小动脉的血管扩张剂,以防血压过低。

(3)介入或外科治疗:儿童和青少年的非钙化性先天性主动脉瓣严重狭窄,甚至包括无症状者,可在直视下行瓣膜交界处分离术。人工瓣膜置换术为治疗重度狭窄的主要方法。对于症状性的高跨瓣压差的重度主动脉瓣狭窄患者,其手术指征为主动脉平均跨瓣压差≥40mmHg 或峰值流速≥4.0cm/s,瓣口面积≤1.0cm^2;对于无症状的重度主动脉瓣狭窄患者,如伴有进行性心脏增大和/或明显左心室功能不全(LVEF<50%),也应考虑手术。目前主动脉瓣置换术的手术方式包括经导管主动脉瓣置换术(transcatheter aortic valve implantation,TAVI)和外科主动脉瓣置换术(surgical aortic valve replacement,SAVR),选择何种干预方式需要结合患者的年龄、风险分层进行个体化评估,以达到最佳的治疗效果。

5. 主动脉瓣关闭不全 对于急性主动脉瓣关闭不全患者,外科治疗(人工瓣膜置换术或主动脉瓣修复术)为根本措施。内科治疗一般仅为术前准备过渡措施,目的在于降低肺静脉压,增加心输出量,稳定血流动力学,应尽量在肺动脉导管床旁血流动力学监测下进行。静脉滴注硝普钠对降低前后负荷、改善肺淤血、减少反流量和增加排血量有益,也可酌情经静脉使用利尿剂和正性肌力药物。血流动力学不稳定者,如严重肺水肿,应立即手术。主动脉夹层即使伴轻或中度反流,也需紧急手术。活动性感染性心内膜炎患者,争取在完成 7~10 天强有力抗生素治疗后手术。创伤性或人工瓣膜功能障碍者,根据病情采取紧急或择期手术。个别患者,药物可完全控制病情,心功能代偿良好,手术可延缓。但真菌性心内膜炎所致者,无论反流轻重,几乎均需早日手术。

慢性主动脉瓣关闭不全的患者治疗包括:

(1) 一般治疗与病因治疗:无症状的轻或中度反流者,应限制重体力活动,并每1~2年随访1次。风心病伴风湿活动者需抗风湿治疗,并预防风湿热复发(用药同二尖瓣狭窄)。梅毒性主动脉炎应予一疗程青霉素治疗。

(2) 并发症治疗:舒张压>90mmHg者应用降压药;有严重主动脉瓣关闭不全和左心室扩张者,即使无症状,可使用血管紧张素转换酶抑制剂,以延长无症状和心功能正常时期,推迟手术时间;左室收缩功能不全出现心力衰竭时应用血管紧张素转换酶抑制剂和利尿剂,必要时可加用洋地黄类药物;心绞痛可用硝酸酯类药物;积极纠正心房颤动和治疗心律失常,主动脉瓣关闭不全患者耐受这些心律失常的能力极差;如有感染应及早积极控制。

(3) 介入或外科治疗:人工瓣膜置换术为治疗原发性主动脉瓣关闭不全的主要治疗方法,手术适应证有:①患者伴有症状和左心室功能不全的重度主动脉瓣关闭不全;②无症状伴左心室功能不全者,经系列无创检查(超声心动图、放射性核素心室造影等)显示持续或进行性左心室收缩末容量增加或静息射血分数降低者。③有症状而左心室功能正常者,先试用内科治疗,如无改善,不宜拖延手术时间。手术的禁忌证为 LVEF≤15%~20%,左室舒张末期内径(LVEDD)≥80mm 或左室舒张末期容积指数(LVEDVI)≥300ml/m^2。术后存活者大部分有明显临床改善,心脏大小和左心室重量减小,左心室功能有所恢复,但恢复程度不如主动脉瓣狭窄者大,术后远期存活率也低于后者。部分病例(如创伤、感染性心内膜炎所致瓣叶穿孔)可行瓣膜修复术。主动脉根部扩大者,如马方综合征,需行主动脉根部带瓣人工血管移植术。部分解剖合适的主动脉瓣反流患者也可以使用 TAVI 治疗。

(三)中医治疗

1. 风热犯心证

症状:发热恶风,头痛,咽喉疼痛,口干咳嗽,伴心悸胸闷、气短,小便短赤;舌红,苔薄黄,脉细数或结代。

治法:清热解毒。

代表方:银翘散加减。血热甚而见皮肤红斑者,加牡丹皮、赤芍、生地黄、紫草清热凉血活血;夹湿热者,加茵陈、苦参、佩兰;若邪毒已去,气阴两虚为主者,用生脉散加味。

2. 风湿热痹证

症状:关节疼痛,灼热红肿,游走不定,可兼有发热、恶风、心烦口渴、便干尿赤等症;舌红,苔黄或黄腻,脉浮数或滑数。

治法:清热通络,祛风除湿。

代表方:宣痹汤加减。若热盛伤阴,症见口渴心烦,加玄参、麦冬、生地黄以清热滋阴生津。

3. 气虚血瘀证

症状:胸闷气短,甚则咳喘,动则尤甚;心悸怔忡,神疲乏力,自汗;面白或暗红,口唇青紫,甚者颈脉怒张,舌质紫暗(或有瘀斑、瘀点或舌下脉络迂曲青紫),脉虚涩或结代。

治法:益气活血。

代表方:保元汤合桃红饮。气虚甚者,黄芪加量或加党参、白术等;血瘀甚者加丹参、三七、地龙等;兼痰浊者可合用二陈汤、三子养亲汤等;合并痰热者,可合用小陷胸汤、黄连温胆汤。咳喘甚者可合用葶苈大枣泻肺汤。合并尿少肢肿者,加葶苈子、茯苓皮、泽泻、车前子(或车前草)、大腹皮、五加皮等。

(四)临证要点

本病常在正气亏虚的基础上发病,并因正气亏虚,无力祛邪,而使外邪内传而久客于心。

日久心气损伤,鼓动无力,进一步造成脏腑虚损。因此扶正祛邪为治疗本病组方的两个方面。首先辨明是否合并外邪,风热与湿热何者侧重;其次辨别气血阴阳何者虚损。本病最常见的病理产物是血瘀,气虚血瘀是本病变生心力衰竭病的起点。

六、预后

风湿热预后主要取决于心肌炎的严重程度、首次发作是否得到正确治疗以及是否采取预防风湿热复发的措施。70%的急性风湿热患者可在2~3个月内恢复。急性期65%左右的患者心脏受累,如不及时合理治疗,70%可发生心脏瓣膜病。

急性二尖瓣或主动脉瓣关闭不全伴血流动力学不稳定者,如不及时手术治疗病死率极高。无症状的慢性瓣膜狭窄或关闭不全患者10年存活率较高,一旦出现症状,病情迅速恶化。如不进行手术治疗,二尖瓣狭窄患者出现严重肺动脉高压后,生存时间为3年。死亡原因为主要是心力衰竭(达62%)、血栓栓塞(达22%)和感染性心内膜炎(8%)。未手术治疗的有症状的主动脉瓣狭窄患者预后较二尖瓣疾病或主动脉瓣关闭不全患者更差。如出现晕厥、心绞痛、左心力衰竭等症状,平均生存期分别为3年、5年、<2年。死亡原因为左心衰竭(70%)、猝死(15%)和感染性心内膜炎(5%)。主动脉瓣关闭不全出现心绞痛者5年内死亡50%,严重左心室衰竭者2年内死亡50%。瓣膜疾病的手术存活者的生活质量和远期存活率优于内科治疗的患者。

七、预防与调护

对于风湿性心脏病,重在预防风湿热的预防。一级预防的任务有:注意营养,增强体质,改善社会经济、居住环境,防寒防潮、预防呼吸道感染,预防风湿热发生。二级预防重在预防风湿热的复发及继发风湿性心脏病。无症状的心脏瓣膜病患者,需定期随访。预防感染性心内膜炎、血栓栓塞等常见并发症。对于已行人工心脏瓣膜置换术的患者,或既往有感染性心内膜炎病史的瓣膜病患者,建议在牙科手术前预防性使用抗生素。

第九节　感染性心内膜炎

感染性心内膜炎(infective endocarditis,IE)是由病原微生物循血行途径引起心内膜、心瓣膜或邻近大动脉内膜的感染,并常伴赘生物形成。传统的分类常根据病情和病程分为急性感染性心内膜炎(acute infective endocarditis,AIE)和亚急性感染性心内膜炎(subacute infective endocarditis,SIE)。前者主要由金黄色葡萄球菌等毒力强的病原体所致,病程进展迅速,数天至数周引起瓣膜破坏,全身中毒症状明显,感染迁移多见,未经治疗往往数天至数周内死亡。后者多由草绿色链球菌、肠球菌等毒力较低的病原体所致,中毒症状轻,感染迁移少见,病程较长。目前临床常根据感染部位及是否存在心内异物将感染分为四类:①左心自体瓣膜感染性心内膜炎;②左心人工瓣膜感染性心内膜炎;③右心感染性心内膜炎;④器械相关性感染性心内膜炎(包括发生在起搏器或除颤器导线上的感染性心内膜炎,可伴或不伴有瓣膜受累)。

感染性心内膜炎与中医学中的"心瘅"相类似,也可归属于"温病""心悸""胸痹""瘀证"等范畴。

一、病因病理

(一)西医病因病理

1. 病因与发病机制　感染性心内膜炎的病因包括基础心血管疾病及病原微生物两

方面。

（1）基础心血管疾病：本病大多数发生于器质性心脏病患者,半数以上为风湿性心脏病,其次为先天性心脏病,其他如心肌病、肺源性心脏病、甲亢性心脏病以及二尖瓣脱垂综合征等。存在心脏器质性病变时,血流由正常的层流,变为涡流和喷射,从高压腔室分流至低压腔室,形成明显的压力差,冲击血管内膜使其受损,内层胶原暴露,血小板在该处聚集,形成血小板微血栓和纤维蛋白沉着,成为结节样无菌性赘生物,称非细菌性血栓性心内膜炎,成为细菌定居瓣膜表面的重要场所。无器质性心脏病者发生 IE 近几年呈明显的增加趋势,约占 IE 的 10%,可能与各种内镜检查、经血管的有创检查以及静脉毒品注射有关。

（2）病原微生物：几乎所有已知的致病微生物(包括细菌、真菌、立克次体和衣原体等)均可以引起本病。其中,草绿色链球菌是最常见的致病菌。近年来静脉药瘾者增加、各种内镜检查和经血管的有创检查以及慢性透析患者的增多,葡萄球菌(尤其是金黄色葡萄球菌)和肠球菌感染呈增多趋势。目前,社区获得性 IE 仍以链球菌为主,医源性获得性 IE 以金黄色葡萄球菌及肠球菌为主。机体自身免疫力异常,感染后不能及时清除致病菌,使致病菌入血造成菌血症,成为 IE 发病的必要条件。反复发生的菌血症使机体产生抗体,介导病原体与心内膜损伤部位黏附形成赘生物,进一步将细菌包裹于赘生物中而不易受机体免疫系统攻击。

心内膜上细菌定植、形成赘生物是感染性心内膜炎的基本病理过程。赘生物导致的血流动力学的改变常与原发心脏病变及所侵犯的瓣膜有关。赘生物本身及其对瓣膜结构造成的损害可导致或加重瓣膜的狭窄和关闭不全,引起相应的血流动力学改变。此外发热、贫血可增加心肌的耗氧和损害,从而诱发或加剧心功能不全。

2. 病理 赘生物为大小不等(小的直径不足 1mm,大的可阻塞瓣口)、形状不一(疣状结节、菜花状、息肉样)的血小板和纤维素团块,内含大量微生物和少量炎症细胞。瓣膜为最常受累部位,常常不止一个瓣膜受累,以主动脉瓣和二尖瓣多见。赘生物也可发生在房室间隔缺损部位、腱索或心壁内膜。赘生物可导致瓣叶破损、穿孔或腱索断裂,引起瓣膜关闭不全。感染的局部扩散可产生瓣环或心肌脓肿、传导组织破坏、乳头肌断裂或室间隔穿孔和化脓性心包炎。赘生物碎片脱落致周围血管栓塞,偶可形成脓肿。脓毒性栓子栓塞动脉血管壁的滋养血管引起动脉管壁坏死;或栓塞动脉管腔,细菌直接破坏动脉壁,形成细菌性动脉瘤。病原体血行播散,形成转移性脓肿,激活免疫系统,导致肾小球肾炎、肝脾大、关节炎、腱鞘炎、心包炎、心肌炎等。

（二）中医病因病机

中医认为本病基本病机为正气亏虚,邪毒内侵。邪毒主要为温热毒邪,机体卫表空虚,无力祛邪外出,经络空虚,病邪内传,内犯于心。邪热耗气伤津,煎熬营血。或迫血妄行,或损伤脉道,瘀热互结,阻遏脉络。

1. 邪犯肺卫 温热毒邪由肺卫肌表侵入,表现为发热、恶寒、咽痛、头身疼痛等肺卫表证。如患者正气亏虚,原有心体受损,则外邪迅速入里,侵犯于心。

2. 气营两燔 温热毒邪或经卫传气入营,由表及里,也可直中心脉营血。气营两燔,耗气伤津则致气促、心悸;迫血妄行则致皮肤黏膜出血。

3. 阴虚火旺 年老、久虚多病,或劳倦过度,原有阴液损伤,心阴不足,外感温热之邪则见阴虚火旺之象。虚火灼伤脉道,可见皮肤黏膜出血。

4. 瘀阻脉络 心气鼓动乏力,气虚血瘀,血行不畅,导致脉络瘀阻,瘀久化热,进而脉道损伤,进一步阻遏脉络。

二、临床表现

（一）症状与体征

1. 发热 95% 以上的患者出现发热,可呈弛张热,常伴头痛,背痛和肌肉关节痛。急性者呈暴发性败血症过程,有高热寒战。部分患者热型不典型,甚至不超过38.5℃。严重衰弱、心力衰竭、肾衰竭的患者可无发热或仅轻微发热。

2. 心脏杂音　80%~85%的患者可闻心脏杂音,可由基础心脏病和/或心内膜炎导致瓣膜损害所致。急性者要比亚急性者更易出现杂音强度和性质的变化,或出现新的杂音。瓣膜损害所致的新的或增强的杂音主要为关闭不全的杂音,尤以主动脉瓣关闭不全多见。金黄色葡萄球菌引起的急性心内膜炎起病时仅30%~45%有杂音,随着瓣膜逐渐发生损害,75%~80%的患者可出现杂音。

3. 微血管炎或微栓塞　表现为:①瘀点,可出现于任何部位,以锁骨以上皮肤、口腔黏膜和睑结膜常见,病程长者较多见;②指和趾甲下线状出血;③罗特斑(Roth spot),为视网膜的卵圆形出血斑,其中心呈白色,多见于亚急性感染;④奥斯勒结节(Osler node),为指和趾垫出现的豌豆大的红或紫色痛性结节,较常见于亚急性患者;⑤詹韦损害(Janeway lesion),为手掌和足底处直径1~4mm无痛性出血性或红斑性损害,为化脓性栓塞所致,主要见于急性患者。

4. 动脉栓塞　赘生物可引起动脉栓塞。体循环动脉栓塞可发生在脑、心脏、脾、肾、肠系膜和四肢等部位。脑栓塞的发生率为15%~20%。肺循环栓塞常见于由左向右分流的先天性心血管病或右心内膜炎时,如三尖瓣赘生物脱落引起肺栓塞,可突然出现咳嗽、呼吸困难、咯血或胸痛。

5. 感染的非特异性症状

(1) 脾大:15%~50%的患者可出现脾大,与病程有关,慢性病程者常见。

(2) 贫血:常因感染抑制骨髓出现轻、中度贫血,晚期可见重度贫血。尤其以亚急性患者多见,主要表现为苍白无力和多汗。

(二) 并发症

(1) 心脏:心力衰竭为最常见并发症,是IE首位的死亡原因,主要由急性瓣膜关闭不全所致。其他可见心肌脓肿、化脓性心包炎、心肌炎等,冠状动脉栓塞可引起急性心肌梗死,以主动脉瓣感染时多见。

(2) 神经系统:约1/3患者有神经系统受累的表现:①脑栓塞占其中1/2,大脑中动脉及其分支最常受累;②脑细菌性动脉瘤,除非破裂出血,多无症状;③脑出血,由脑栓塞或细菌性动脉瘤破裂所致;④中毒性脑病,可有脑膜刺激征;⑤脑脓肿;⑥化脓性脑膜炎,不常见。后三种情况主要见于急性患者,尤其是金黄色葡萄球菌性心内膜炎。

(3) 肾脏:大多数患者有肾损害,包括:①肾动脉栓塞和肾梗死,多见于急性患者;②免疫复合物所致局灶性和弥漫性肾小球肾炎(后者可致肾衰竭),常见于亚急性患者;③肾脓肿较少见。

(4) 细菌性动脉瘤:约占3%~5%,多见于亚急性者。受累动脉依次为近端主动脉(包括主动脉窦)、脑、内脏和四肢,一般见于病程晚期,多无症状,为可扪及的搏动性肿块,发生于周围血管时易诊断,如发生在脑、肠系膜动脉或其他深部组织的动脉时,往往直至动脉瘤破裂出血时,方可确诊。

(5) 迁移性脓肿:多见于金黄色葡萄球菌及念珠菌感染所致的急性患者,亚急性者少见。多发生于肝、脾、骨髓和神经系统。

三、实验室及其他检查

(一) 血培养

血培养是诊断菌血症和感染性心内膜炎的最重要方法。在近期未接受过抗生素治疗的患者血培养阳性率可高达 95% 以上。对于未经治疗的亚急性患者,应在第一日间隔 1 小时采血 1 次,共 3 次。如次日未见细菌生长,重复采血 3 次后,开始抗生素治疗。急性患者应在入院后 3 小时内,每隔 1 小时 1 次共取 3 个血标本后开始治疗。本病的菌血症为持续性,无须在体温升高时采血。每次取静脉血 10~20ml 做需氧和厌氧培养,至少应培养 3 周,并周期性做革兰氏染色涂片和次代培养。必要时培养基需补充特殊营养或采用特殊培养技术。念珠菌(约 1/2 病例)、曲霉菌、组织胞浆菌、Q 热柯克斯体、鹦鹉热衣原体等致病时,血细菌培养阴性。

(二)超声心动图

如果超声心动图发现赘生物、瓣周并发症等支持心内膜炎的证据,可帮助明确诊断。经胸超声检查可检出 50%~75% 的赘生物;经食管超声可检出 <5mm 的赘生物,敏感性高达 95% 以上,因此,当临床诊断或怀疑 IE 时,主张行食管超声检查,超声心动图未发现赘生物时并不能除外 IE,必须密切结合临床。赘生物 ≥10mm 时,易发生动脉栓塞。感染治愈后,赘生物可持续存在。除非发现原有赘生物增大或新赘生物出现,否则难以诊断复发或再感染。超声心动图还可明确基础心脏病(如瓣膜病、先天性心脏病)和 IE 的心内并发症(如瓣膜关闭不全、瓣膜穿孔、腱索断裂、瓣周脓肿、心包积液等)。

笔记栏

ER-1-2-4

感染性心内膜炎超声表现

(三)CT

超声心动图对于人工瓣膜感染性心内膜炎、起搏器/除颤器导线相关的 IE 诊断准确性较低,该类心内膜炎 30% 难以用超声识别。心脏或全身 CT 扫描,^{18}F-FDG PET 或放射标记的白细胞单光子发射计算机断层成像(SPECT)有助于发现无症状的血管表现和心内膜病灶。

(四)其他检查

1. 尿常规　常有显微镜下血尿和轻度蛋白尿。肉眼血尿提示肾梗死。红细胞管型和大量蛋白尿提示弥漫性肾小球性肾炎。

2. 血常规　亚急性者正细胞正色素性贫血常见,白细胞计数正常或轻度升高,分类计数轻度核左移。急性者常有血白细胞计数增高和明显核左移。红细胞沉降率几乎均升高。

3. 免疫学检查　5% 的患者有高丙种球蛋白血症。80% 的患者出现循环中免疫复合物。病程 6 周以上的亚急性患者中约 50% 出现类风湿因子试验阳性。血清补体降低见于弥漫性肾小球肾炎。上述异常在感染治愈后消失。

4. X 线检查　肺部多处小片状浸润阴影提示脓毒性肺栓塞所致肺炎。左心衰竭时有肺淤血或肺水肿征。主动脉细菌性动脉瘤可致主动脉增宽。细菌性动脉瘤有时需经血管造影诊断。CT 扫描有助于脑梗死、脓肿和出血的诊断。

5. 心电图　偶可见急性心肌梗死或房室、室内传导阻滞,后者提示主动脉瓣环或室间隔脓肿。

四、诊断

目前临床诊断主要参考改良的 Duke 标准(表 1-2-23)。

1. 明确诊断　需要符合下列 3 条之一:

(1)符合 2 条主要标准,即血培养阳性标准之一和影像学表现之一。

(2)符合 1 条主要标准和 3 条次要标准。

(3)符合 5 条次要标准。

表 1-2-23　Duke 诊断标准

主要标准	1. 血培养阳性　符合下列情况之一： （1）2 次独立血培养均检测出 IE 典型致病微生物：草绿色链球菌、牛链球菌、HACEK 菌群*、金黄色葡萄球菌、社区获得性肠球菌。 （2）持续血培养阳性与 IE 一致的病原微生物：①≥2 次血培养阳性，且血样抽取时间间隔12 小时以上；或②3 次血培养均阳性或 4 次以上血培养中的大多数血培养阳性（第一次和最后一次间隔≥1 小时）；或③单次血培养伯纳特立克次体阳性或 I 相 IgG 抗体滴度 > 1：800。 2. 影像学阳性　符合下列情况之一： （1）心脏超声表现：①赘生物；②脓肿、假性动脉瘤、心脏内瘘；③瓣膜穿孔或动脉瘤；④新出现的人工瓣膜开裂。 （2）通过 ^{18}F-FDG PET（仅在假体植入 > 3 个月时），或放射标记的白细胞 SPECT 检出人工瓣膜植入部位周围组织的异常活性。 （3）由心脏 CT 确定的瓣周病灶
次要标准	1. 具有易感因素，如具有易感的心脏情况，或静脉药瘾者。 2. 发热 >38℃。 3. 血管现象（包括仅通过影像学发现的）：大动脉栓塞、脓毒性肺梗死、感染性（真菌感染性）动脉瘤，颅内出血，结膜出血和 Janeway 损害。 4. 免疫现象：肾小球肾炎、奥斯勒结节、罗特斑和类风湿因子阳性。 5. 微生物证据：血培养阳性，但不符合上述主要标准，或具有与 IE 一致活动性感染的病原体的血清学证据

* HACEK 菌群：指一组革兰氏阴性杆菌，包括嗜血杆菌属、放线杆菌属（凝聚杆菌属）、心杆菌属、艾肯菌属和金氏菌属。（H：嗜沫嗜血杆菌、副嗜沫嗜血杆菌、流感嗜血杆菌；A：伴放线菌放线杆菌；C：人类心杆菌；E：啮蚀艾肯氏菌；K：金格杆菌、脱氮金氏菌。）

2. 疑似诊断　需要符合下列 2 条之一：

（1）符合 1 条主要标准和 1 条次要标准。

（2）符合 3 条次要标准。

五、治疗

（一）中西医结合治疗思路

本病是一种可导致死亡的严重急性、亚急性感染性疾病，对 IE 的治疗取决于长期抗微生物治疗，约半数患者需联合进行外科清除感染组织的手术。本病的发生和机体免疫力下降有关，中医益气养阴、扶正固本的治疗措施有助于调节免疫，增强体质；部分清热解毒中药具有抗感染作用。临床经验提示，中药在长期的抗微生物治疗中可起到协同作用。

（二）西医治疗

抗微生物药物治疗　IE 治愈的关键在于清除赘生物中的病原微生物。抗感染的基本要求是：①应用杀菌剂。②联合应用 2 种具有协同作用的抗菌药物。③大剂量，需高于一般常用量，使感染部位达到有效浓度。④静脉给药。⑤长疗程，一般为 4~6 周，人工瓣膜心内膜炎需 6~8 周或更长，以降低复发率。抗菌药物应根据药代动力学给药，大剂量应用青霉素等药物时，宜分次静脉滴注，避免高剂量给药后可能引起的中枢神经系统毒性反应，如青霉素脑病等。

（1）经验治疗：在血培养获得阳性结果之前，可进行经验性用药。自体瓣膜心内膜炎（NVE）轻症者选择青霉素类药物，可与庆大霉素联合用药。如青霉素过敏可选用头孢曲松。NVE 伴严重脓毒血症者可经验性使用万古霉素联合庆大霉素。如担心肾毒性或急性肾损伤，可将庆大霉素改为环丙沙星。如 NVE 伴严重脓毒血症，并有多重耐药肠杆菌科细菌或有铜绿假单胞菌属感染风险者可使用万古霉素联合美罗培南治疗。对于人工瓣膜心内膜炎

（PVE），可考虑万古霉素联合庆大霉素和利福平。

（2）已知致病微生物时的治疗：已分离出病原微生物时，应根据致病微生物对药物的敏感程度选择抗微生物药物。

对青霉素敏感的链球菌（如草绿色链球菌、牛链球菌、肺炎球菌等）首选青霉素或青霉素联合庆大霉素治疗，亦可选择头孢曲松或头孢曲松联合庆大霉素治疗。对青霉素耐药的链球菌可选择万古霉素或替考拉宁，联合庆大霉素治疗。万古霉素和替考拉宁使用时需注意监测血药浓度。

肠球菌心内膜炎者可选用阿莫西林，或青霉素联合庆大霉素治疗。如青霉素耐药或过敏则可考虑使用万古霉素或替考拉宁。

金黄色葡萄球菌和表皮葡萄球菌感染时，对甲氧西林敏感的 NVE 患者可使用氟氯西林，对甲氧西林敏感的 PVE 患者需联合使用利福平和庆大霉素。对甲氧西林耐药或对青霉素过敏者可使用万古霉联合利福平。

真菌感染时可选用两性霉素 B，应注意两性霉素 B 的毒副作用。两性霉素 B 用够疗程后口服氟胞嘧啶。

（三）外科治疗

左心瓣膜 IE 活跃期（即患者仍在接受抗生素治疗期间）接受手术治疗存在显著风险，但如果二尖瓣赘生物>10mm 或抗生素治疗下赘生物体积增大或赘生物位于二尖瓣闭合的边缘时，为预防栓塞事件，应考虑尽早手术治疗。发生心力衰竭、感染难以控制或细菌对瓣膜破坏大时也应当积极考虑手术治疗。

右心系统 IE 预后较好。复发的肺动脉栓塞后三尖瓣赘生物>20mm 时，必须手术治疗。

（四）中医治疗

1. 邪犯肺卫证

症状：发热，微恶风寒，头身疼痛，咽痛，可伴见胸闷、心悸，咳嗽、痰黄，舌尖红，苔薄黄，脉浮数。

治法：疏风清热，辛凉解表。

代表方：银翘散加减。

2. 气营两燔证

症状：高热、汗出热不退，斑疹隐隐，或出现瘀点瘀斑，烦躁不安，甚则神昏谵语，可伴见心悸胸闷气促。舌红或红绛，苔黄燥，脉洪滑数或细数。

治法：清热凉血，活血解毒。

代表方：清营汤加减。如气分热邪犹盛，可重用金银花、连翘、黄连，或更加石膏、知母，及大青叶、板蓝根、贯众之属，增强清热解毒之力。若热伤血络，斑色紫黑，可合用犀角地黄汤（犀角已禁用，现多用水牛角代）；若热陷心包而窍闭神昏者，可予安宫牛黄丸或至宝丹合用以清心开窍；若营热动风而见痉厥抽搐者，可配用紫雪丹，或酌加羚羊角、钩藤、地龙以息风止痉。

3. 阴虚火旺证

症状：低热，午后或夜间发热，心烦心悸，胸闷气短，自汗盗汗，失眠多梦，手足心热，两颧发红，口干咽燥。舌红少津，苔少或光剥，脉细数。

治法：滋阴清热，凉血活血。

代表方：青蒿鳖甲汤加减。

4. 瘀阻脉络证

症状：低热或不规则发热，或见肢体偏瘫，或有胸闷胸痛，或见口唇紫暗、肌肤甲错、瘀斑瘀点。舌紫暗或有瘀点瘀斑,脉细涩。

治法:活血祛瘀通络。

代表方:补阳还五汤加减。如有兼见气阴两虚者,合用生脉散。

（五）临证要点

本病发热、出汗、寒战、消瘦、贫血等征象常无特异性,容易漏诊及误诊,如患者有 IE 的高危因素,出现上述表现时,需考虑该病的可能。中医治疗时,可以从发热入手。

六、预后

未治疗的急性患者几乎均在 4 周内死亡。亚急性者的自然史一般≥6 个月。预后不良因素中以心力衰竭最为严重,其他包括主动脉瓣损害、肾衰竭、革兰氏阴性杆菌或真菌致病、瓣环或心肌脓肿、老年等。死亡原因为心力衰竭、肾衰竭、栓塞、细菌性动脉瘤破裂和严重感染。除耐药的革兰氏阴性杆菌和真菌所致的心内膜炎者外,大多数患者可获良好疗效。10% 在治疗后数月或数年内再次发病。但本病的近期和远期病死率仍较高,治愈后的 5 年存活率仅 60% ~ 70%。

七、预防与调护

对于 IE 的高危患者(接受人工瓣膜置换术者、既往 IE 史、发绀型先天性心脏病及接受人工材料修复的先天性心脏病者),在接受可因出血或明显创伤而致短暂性菌血症的手术和器械操作时,应预防性应用抗生素。在口腔科风险性操作前 30 ~ 60 分钟可使用阿莫西林 2g 口服或静脉注射(亦可替换为头孢氨苄 2g、头孢唑林/头孢曲松 1g)单次给药。对青霉素过敏者,可予克林霉素 600mg 口服或静脉注射。并需注意的是良好的口腔卫生与规律口腔科检查,避免伤口感染,消除或减少慢性细菌的携带(皮肤、尿),避免皮钉与文身等。

第十节　心肌疾病

心肌疾病是指除心脏瓣膜病、冠状动脉粥样硬化性心脏病、高血压性心脏病、肺源性心脏病、先天性心血管病和甲状腺功能亢进性心脏病等以外的,以心肌病变为主要表现的一组疾病。

根据心肌病的临床特点,归于中医"心衰病""心悸"范畴。

病毒性心肌炎

心肌炎(myocarditis)分为感染性和非感染性两大类。感染性可由细菌、病毒、螺旋体、立克次体、真菌、原虫、蠕虫等所引起。非感染性病因包括过敏、变态反应(如风湿热等)、化学、物理或药物(如阿霉素等)。

由各种嗜心性病毒引起的,以心肌非特异性间质性炎症为主要病变的心肌炎,称为病毒性心肌炎,炎症可累及心肌细胞、间质组织、血管成分和/或心包,是临床较常见的心血管疾病之一。

病毒性心肌炎与中医"心瘅"相似,也可根据症状归为"心悸""心衰病"之属。

一、病因病理

（一）西医病因病理

1. 病因及发病机制　一般认为病毒性心肌炎多数由于肠道病毒和呼吸道病毒感染引

起,其中以柯萨奇 A 组 9 型和 B 组 2~5 型病毒最常见。其次为埃可(ECHO)病毒和腺病毒,此外,流感、风疹、单纯疱疹、脑炎、肝炎(A、B、C 型)病毒及 HIV 等 30 余种均可致病。

病毒引起心肌的损害,一方面取决于病毒的类别、数量和毒力,另一方面与机体免疫机制有关。病毒性心肌炎的发病机制包括:①急性病毒感染及持续病毒感染对心肌的直接损伤(侵犯心肌及心肌内的小血管)。病毒感染初期,患者的咽腔分泌物、粪便、血液、心包液、心肌中可分离出病毒,血清中存在特异病毒的中和抗体,这些证据支持病毒感染是本病发生的始动因素的观点。病毒可直接侵犯心肌,亦可通过产生毒素侵犯心肌。②病毒介导的免疫损伤作用。在初始的全身感染之后,经过数周的间歇期,特征性地发展为心肌炎,这一过程提示在心肌炎发生中有免疫机制的参与。主要是 T 细胞免疫,以及多种细胞因子和一氧化氮等介导的心肌损害和微血管损伤。这些变化均可损害心脏功能和结构。

2. 病理　病毒性心肌炎有以心肌病变为主的实质性病变和以间质为主的间质性病变。典型改变是以心肌间质增生、水肿及充血,内有大量炎性细胞浸润等。按病变范围有弥漫性和局灶性之分。随临床病情的轻重不同,心肌病理改变的程度也轻重不一。心内膜心肌活检可以提供心肌病变的证据,但由于取材局限性和伪差的因素存在,可能影响诊断的准确率。

(二)中医病因病机

中医认为本病的发生是由于正气虚弱,外邪从皮毛、口鼻或胃肠而入,直中心脏所致。其中,外邪以风热邪毒及湿热邪毒最常见。本病初起主要表现为外感邪毒,因正虚不能祛邪外出,邪毒侵心。急性期热毒之邪损伤心气,灼伤心阴;病势迁延则阴阳两虚,变生痰瘀,形成中后期虚中有实、实中有虚的虚实夹杂之证。如邪毒炽盛,正气不支,病势急暴,则可出现阴竭阳脱,在短时间内死亡。

1. 外感邪毒,心体受损　温热毒邪由鼻咽或卫表而入,肺卫不宣而见恶寒发热、咽痛咳嗽等症。或者湿毒之邪由口而入,蕴结肠胃,表现为发热、腹痛、泄泻等症。

热毒或湿毒犯心,伤阴耗气,而致心气虚弱,心阴不足,可见心悸气短、头晕乏力等气阴两虚之证。心气虚衰,无力鼓动血脉,致气虚血瘀,气血运行不畅,则见气促,口唇发绀,心悸怔忡,胸闷胸痛等。如病势急暴,温热毒邪伤阴耗气,可出现阴竭阳脱重症。

2. 正虚邪恋,虚实夹杂　疾病迁延,阴阳互损。累及五脏,可出现气血运行不畅,痰湿水饮内生,水瘀互结,症见尿少水肿、心悸喘促,心悸头晕、神疲乏力、腰酸耳鸣等症。

二、临床表现

(一)症状

病毒性心肌炎患者临床表现常取决于病变的广泛程度,轻重变异很大,可完全没有症状,也可以猝死。约半数于发病前 1~3 周有病毒感染前驱症状,如发热,全身倦怠感,即所谓"感冒"样症状或恶心、呕吐等消化道症状。然后出现心悸、胸痛、呼吸困难、水肿,甚至阿-斯综合征(Adams-Stokes syndrome)。

(二)体征

可见与发热程度不平行的心动过速,各种心律失常,可听到第三心音或杂音;或有颈静脉怒张、肺部啰音、肝大等心力衰竭体征,重症可出现心源性休克。

三、实验室及其他检查

(一)实验室检查

1. 红细胞沉降率及超敏 C 反应蛋白　心肌炎时该两项指标升高。但该两项指标属于非特异性炎症指标,也可见于其他炎症性疾病。

2. 肌钙蛋白、CK-MB　心肌受损时可见此两项升高。但都不属于心肌炎特异性指标，正常也不能完全除外心肌炎。

3. 脑钠肽　脑钠肽升高见于心力衰竭病例，对心肌炎诊断不具备特异性。

4. 病毒血清学检测　发病后 3 周内，相隔 2 周的 2 次血清柯萨奇病毒（CVB）的中和抗体滴度呈 4 倍或以上增高，或一次高达 1∶640，特异型 CVB IgM 1∶320 以上（按不同实验室标准），外周血白细胞肠道病毒核酸阳性等，均是一些可能但不是肯定的病因诊断指标。

（二）心电图

心电图常见 ST-T 改变和各型心律失常，特别是室性心律失常和房室传导阻滞等。如合并有心包炎可有 ST 段上升，严重心肌损害时可出现病理性 Q 波，需与心肌梗死鉴别。

（三）超声心动图

可示正常，左心室舒张功能减退，节段性或弥漫性室壁运动减弱，左心室增大或附壁血栓等。

（四）胸部 X 线检查及心脏磁共振成像

可见心影扩大或正常。有心包积液时可呈烧瓶样改变。心脏磁共振成像对心肌炎诊断有较大价值。典型表现为钆延迟增强显像（LGE），可见心肌片状强化。

（五）心内膜心肌活检

病毒感染心肌的确诊有赖于心内膜、心肌或心包组织内病毒、病毒抗原、病毒基因片段或病毒蛋白的检出，是心肌炎诊断的金标准。反复进行心内膜心肌活检有助于本病的诊断、病情和预后判断。但因为属于有创检查，只用于病情急重、治疗反应差、原因不清的患者，一般不作为常规检查。

四、诊断与鉴别诊断

（一）诊断

1. 诊断标准　目前，诊断仍参照 1999 年全国心肌炎心肌病专题研讨会提出的成人急性心肌炎诊断参考标准。

（1）病史与体征：在上呼吸道感染、腹泻等病毒感染后 3 周内出现与心脏相关的表现，如不能用一般原因解释的感染后严重乏力、胸闷头晕（心输出量减少）、心尖第一心音明显减弱、舒张期奔马律、心包摩擦音、心脏扩大、充血性心力衰竭或心源性晕厥等。

（2）上述感染后 3 周内出现下列心律失常或心电图改变者：

1）窦性心动过速、房室传导阻滞、窦房传导阻滞或束支阻滞。

2）多源、成对室性期前收缩，自主性房性或交界性心动过速，阵发或非阵发性室性心动过速，心房或心室扑动或颤动。

3）两个以上导联 ST 段呈水平型或下斜型下移≥0.05mV 或 ST 段异常抬高或出现异常 Q 波。

（3）心肌损伤的参考指标：病程中血清心肌肌钙蛋白 I 或肌钙蛋白 T（强调定量测定）、CK-MB 明显增高。超声心动图示心腔扩大或室壁活动异常和/或核素心功能检查证实左室收缩或舒张功能减弱。

（4）病原学依据

1）在急性期从心内膜、心肌、心包或心包穿刺液中检测出病毒、病毒基因片段或病毒蛋白抗原。

2）病毒抗体：第 2 份血清中同型病毒抗体（如柯萨奇 B 组病毒中和抗体或流行性感冒病毒血凝抑制抗体等）滴度较第 1 份血清升高 4 倍（2 份血清应相隔 2 周以上）或一次抗体

效价≥640 者为阳性,320 者为可疑(如以 1∶32 为基础者则宜以≥256 为阳性,128 为可疑阳性,根据不同实验室标准做决定)。

3)病毒特异性 IgM:以≥1∶320 者为阳性(按各实验室诊断标准,需在严格质控条件下)。如同时有血中肠道病毒核酸阳性者更支持有近期病毒感染。

注:同时具有上述(1)、(2)[1)、2)、3)中任何一项]、(3)中任何两项。在排除其他原因心肌疾病后临床上可诊断急性病毒性心肌炎。如具有(4)中的第 1 项者可从病原学上确诊急性病毒性心肌炎;如仅具有(4)中第 2、3 项者,在病原学上只能拟诊为急性病毒性心肌炎。

如患者有心源性晕厥发作、充血性心力衰竭伴或不伴心肌梗死样心电图改变、心源性休克、急性肾衰竭、持续性室性心动过速伴低血压发作或心肌心包炎等在内的一项或多项表现,可诊断为重症病毒性心肌炎,如仅在病毒感染后 3 周内出现少数期前收缩或轻度 T 波改变,不宜轻易诊断为急性病毒性心肌炎。

对难以明确诊断者,可进行长期随访,有条件时可做心内膜心肌活检进行病毒基因检测及病理学检查。

2. 分期

(1)临床分期:各阶段的时间划分比较困难,一般急性期定为 3 个月,3 个月后至 1 年为恢复期,1 年以上为慢性期。

(2)分型:①轻型:一般无明显症状,心界不大,心脏听诊正常,但有心电图变化,病程一般数周至数月,预后较好。②中型:多有胸闷、心前区不适、心悸、乏力等症状,心率增快,心音低钝并有奔马律,心脏轻度或中度扩大,部分患者可发生急性心力衰竭,多有明显的心电图改变。③重型:起病急,发病迅速,多出现急性心力衰竭或心源性休克、严重心律失常或晕厥等,病情危重且急剧恶化,可在数小时或数日内死亡,预后较差。

(二)鉴别诊断

在考虑病毒性心肌炎诊断时,应除外 β 受体功能亢进、甲状腺功能亢进症、二尖瓣脱垂综合征及影响心肌的其他疾患如风湿性心肌炎、中毒性心肌炎、冠心病、结缔组织病、代谢性疾病等。

五、治疗

(一)中西医结合治疗思路

病毒性心肌炎可积极采取中西医结合治疗。中医治疗包括祛邪和扶正两个方面。祛邪时在辨证论治的基础上,可酌情选用抗病毒的中药治疗;扶正多用益气养阴类方药,以改善心肌营养代谢,调整机体免疫力。近年来临床发现,采用黄芪、牛磺酸、辅酶 Q10 等中西医结合治疗病毒性心肌炎具有一定疗效。如慢性期病毒造成的正气亏损明显,则当分辨气血阴阳的亏损,以扶正为主。如久病入络,气血运行受阻,可加入活血通络之品改善循环。如有痰饮水湿内停,则辨证使用化痰利湿、温阳利水等方法祛邪。

(二)西医治疗

1. 一般治疗　急性期卧床休息。有心肌坏死、心绞痛、心力衰竭、严重心律失常者,应卧床休息 3~6 个月;心脏增大、严重心律失常、重症心力衰竭者,应卧床休息半年至 1 年,直至心脏缩小、心力衰竭得到控制。进食易消化、富含维生素及蛋白质的食物。

2. 抗感染治疗　一般主张流感病毒致心肌炎可试用吗啉胍(ABOB)、金刚烷胺等。疱疹病毒性心肌炎可试用阿糖腺苷、利巴韦林。病毒感染(尤其是流感病毒、柯萨奇病毒及腮腺炎病毒)常继发细菌感染,或以细菌感染为条件因子,一般多主张使用广谱抗生素及时处理。

3. 调节免疫功能治疗　α 干扰素能抑制病毒复制并调节免疫功能,可用 α 干扰素 100 万~300 万单位,每天 1 次肌内注射,2 周为 1 疗程;也可酌情选用胸腺肽、转移因子等。

4. 糖皮质激素治疗　一般患者不必应用,特别是最初发病 10 天内。急性期出现严重并发症,合并难治性心力衰竭、严重心律失常(如高度房室传导阻滞)、严重毒血症状、重症患者或证实由免疫反应导致心肌损伤者,可短期内应用糖皮质激素,一般疗程不宜超过 2 周。常用药物有泼尼松、氢化可的松、地塞米松等,酌情选用。

5. 改善心肌细胞营养与代谢药物　大剂量维生素 C,维生素 C 能够清除体内过多的氧自由基,防止脂质过氧化引起的心肌损伤。重症心肌炎患者可用维生素 C 5g 加入 5% 葡萄糖注射液 250ml 中静脉滴注,每天 1 次,疗程 1~2 周。辅酶 Q10 是心肌细胞呼吸链中的必需酶,具有稳定细胞膜、改善心肌能量代谢作用,可辅酶 Q10 片 10mg 口服,每天 3 次,疗程 1 个月。另外也可选用三磷酸腺苷(ATP)或三磷酸胞苷(CTP)、辅酶 A、肌苷、牛磺酸等。曲美他嗪,可以改善心肌能量代谢,增强心肌细胞的收缩功能。

6. 并发症的治疗　心律失常、心力衰竭、心源性休克者可参考前述章节进行救治。

(三) 中医治疗

1. 热毒侵心证

症状:发热微恶寒,头身疼痛,鼻塞流涕,咽痛口渴,口干口苦,小便黄赤,心悸气短,胸闷或隐痛,舌红苔薄黄,脉浮数或结代。

治法:清热解毒,宁心安神。

代表方:银翘散加减。气滞血瘀者,酌加乳香、没药、瓜蒌、丹参、桃仁行气活血通络;痰热壅盛者,加浙贝母、天竺黄等清热化痰;气阴两虚加西洋参、芦根、麦冬等益气养阴。

2. 湿毒犯心证

症状:发热微恶寒,恶心欲呕,腹胀腹痛,大便稀溏,疲倦乏力,口渴,心悸,胸闷或隐痛,舌红苔黄腻,脉浮数或促、结代。

治法:解毒化湿,宁心安神。

代表方:葛根芩连汤合甘露消毒丹加减。若呕吐甚者加法半夏、竹茹、苏叶等和胃降逆、止呕,腹痛甚者加木香、白芍、大腹皮行气止痛。

3. 气阴两虚证

症状:心悸怔忡,胸闷或痛,气短乏力,失眠多梦,自汗盗汗,舌质红,苔薄或少苔,脉细数无力或促、结代。

治法:益气养阴,宁心安神。

代表方:炙甘草汤合生脉散。如心悸甚,酌加龙骨、牡蛎、珍珠母、远志、酸枣仁等重镇宁心安神;若气阴虚甚者,加黄芪、黄精以补气养阴。

4. 气虚血瘀证

症状:胸闷气短,甚则咳喘,动则尤甚;心悸怔忡,神疲乏力,自汗;面白或暗红,口唇青紫,甚者颈脉怒张,舌质紫暗(或有瘀斑、瘀点或舌下脉络迂曲青紫),脉虚涩或结代。

治法:益气活血。

代表方:保元汤合桃红饮。气虚甚者,黄芪加量或加党参、白术等;血瘀甚者加丹参、三七、地龙等;咳喘者可合用葶苈大枣泻肺汤;合并尿少肢肿者,加葶苈子、茯苓皮、泽泻、车前子(或车前草)、大腹皮、五加皮等。

5. 阴阳两虚证

症状:心悸气短,胸闷或痛,面色晦暗,口唇发绀,肢冷畏寒,甚则喘促不能平卧,咳嗽,口吐痰涎,夜难入寐,浮肿,大便稀溏,舌淡红,苔白,脉沉细无力或促、结代。

治法:益气温阳,滋阴通脉。

代表方:参附养荣汤加味。若浮肿甚者,加车前子、猪苓、茯苓等利水消肿;咳喘者可合用葶苈大枣泻肺汤;胸痛,舌质紫暗,脉结代者,加丹参、桃仁、水蛭、地龙以化瘀通络;胸部憋闷,胁下痞满,加瓜蒌、薤白通阳除痹。

6. 阴竭阳脱证

症状:喘憋不得卧,呼吸气促,张口抬肩。咳吐泡沫状血痰。烦躁不安,大汗淋漓,四肢厥冷,颜面发绀,唇甲青紫,尿少或无尿。舌淡胖而紫,脉沉细欲绝或脉浮大无根。

治法:益气回阳固脱。

代表方:四逆加人参汤或参附龙牡汤。饮凌心肺者可合用真武汤、葶苈大枣泻肺汤。急救时可予参附注射液回阳救逆,益气固脱,或使用生脉注射液益气养阴,复脉固脱。急诊时亦可尝试用独参汤灌胃或鼻饲。

(四)临证要点

急性期以祛邪为主,佐以扶正。在辨证论治的基础上,酌情选用抗病毒中药治疗;祛邪不忘扶正,酌情选用具有益气养阴功效的方药,改善心肌代谢、调整机体免疫力。后期邪毒伤正,正气虚损,气虚及阳,或阴损及阳,治疗以扶正为主;根据阴阳的虚衰调整,或益气养阴,或振奋心阳,或阴阳并补等。

六、预后

有些重症患者在急性期可因严重心律失常、急性心力衰竭和心源性休克而死亡。大多数患者经过适当治疗后能痊愈,但部分患者的心律失常可能持续较长时间。部分患者可能在 1 年后仍持续存在房室传导阻滞及各种类型的期前收缩。期前收缩易在感冒、劳累后增多,但如无不适则不必用抗心律失常药物干预。少数患者可能留有一定程度的心脏扩大、心功能减退,伴或不伴有心律失常或心电图异常,经久不愈,形成慢性心肌炎,部分演变为扩张型心肌病。

七、预防与调护

针对麻疹、脊髓灰质炎、腮腺炎、流感病毒的预防接种可起到预防作用,但柯萨奇病毒、埃可病毒目前尚无疫苗。因此积极锻炼身体,增加抵抗力;病毒感染时充分休息和及时治疗有助于预防心肌炎的发生与发展。

心　肌　病

根据分子遗传学将心肌病分为原发性和继发性。原发性心肌病往往和遗传相关,继发性心肌病则为全身性系统性疾病累及心肌的表现。

根据心肌病的病理生理学特点可分为:①扩张型心肌病(dilated cardiomyopathy,DCM):是一类既有遗传又有非遗传原因造成的复合型心肌病,以单侧或双侧心腔扩大和收缩功能障碍等为特征;②肥厚型心肌病(hypertrophic cardiomyopathy,HCM):是以左心室或右心室不对称肥厚为特征,常累及室间隔,本病常为青年猝死的原因;③限制型心肌病(restrictive cardiomyopathy,RCM):以单侧或双侧心室舒张充盈受阻和舒张容量下降为特征;④致心律失常型右室心肌病(arrhy-thmogenic right ventricular cardiomyopathy,ARVC):常为家族性发病,表现为常染色体显性遗传;⑤不定型的心肌病(unclassified cardiomyopathies,UCM):部分不适合归类于上述任何类型的心肌病,如弹力纤维增生症、左室致密化不全(LVNC)等可归为此类。

根据心肌病的临床特点,归于中医"心悸""胸痹""水肿""喘证""厥证"等范畴。

一、病因病理

(一)西医病因病机

1. 扩张型心肌病

(1)病因与发病机制:原发性 DCM 多由基因遗传引起,或者由遗传易感性与明确的环境因素共同作用而引起。前者有家族性发病趋势,称为家族性 DCM(familial dilated cardiomyopathy,FDCM),后者称为获得性 DCM。目前,已在 60% 的 FDCM 患者中发现 60 个与 DCM 相关的基因遗传学改变,其主要方式是常染色体遗传。其中,肌联蛋白(TTN)基因约占 FDCM 的 30%~35%,是 FDCM 的最主要诊断基因。第二常见基因为核纤层蛋白 A/C 基因(LMNA),约占 10%~15%,其他相关基因约占 FDCM 的 5%~10%。其余 40% 左右的家族性 DCM 的病因尚不明确,这可能同 DCM 遗传的高度异质性、不同表型外显率与年龄相关及检测手段不够先进有关。我国常见的获得性 DCM 有如下几种:①免疫性 DCM:临床发现部分 DCM 患者存在明确的病毒性心肌炎的病史,或肠病毒 RNA 呈持续表达,甚至约 60% 的 FDCM 患者也被检出抗心肌抗体阳性,提示 DCM 与病毒性心肌炎尤其与柯萨奇病毒 B 组病毒感染引起的病毒性心肌炎关系密切。②酒精性心肌病:饮酒是导致心功能损害的独立因素,长期大量饮酒(WHO 标准:女性>40g/d,男性>80g/d,饮酒>5 年)会造成心肌 DCM 损害。③心动过速心肌病:见于各种快速型心律失常(心室率多>160 次/min,少数患者 110~120 次/min)每日发作总时间≥12%~15% 的患者。④围产期(围生期)心肌病:多发生于妊娠期的最后 1 个月或产后 5 个月内,在 46%~60% 的该类患者中,抗心肌抗体被检测出阳性。

继发性 DCM 指全身性系统性疾病累及心肌,心肌病变仅是系统性疾病的一部分,如继发于系统性红斑狼疮的自身免疫性心肌病、甲亢性心肌病、尿毒症性心肌病、贫血性心肌病等。

部分 DCM 患者原因不明,既未获得遗传学依据或明显的环境因素,又无全身系统疾病累及心肌的证据,基于目前的诊疗条件的限制,称为特发性 DCM。

(2)病理:扩张型心肌病的病理改变以心腔扩张为主,尤以左心室扩大显著。肉眼可见心室扩张,室壁多变薄,纤维瘢痕形成,且常伴有附壁血栓;瓣膜、冠状动脉多无改变。组织学为非特异性心肌细胞肥大、变性,特别是程度不同的纤维化等病变混合存在。

2. 肥厚型心肌病

(1)病因与发病机制:本病被认为是常染色体显性遗传疾病,约 1/3 的患者有明显家族史。儿茶酚胺代谢异常、细胞内钙调节异常、高血压、高强度运动等常被认为本病发病的促进因子。本病的特征表现为非对称性的心室肥厚,常累及室间隔。不均匀的心肌肥厚导致心室血液充盈受阻、舒张期顺应性下降。本病常为青年猝死的原因,后期可出现心力衰竭。部分患者主动脉瓣下部室间隔肥厚明显,造成左室流出道梗阻,称为梗阻性肥厚型心肌病。左心室流出道无梗阻者称为非梗阻性肥厚型心肌病;其中,肥厚局限于心尖部者称为心尖部肥厚型心肌病。

(2)病理:本病的组织学特征为心肌细胞肥大,形态特异,排列紊乱。尤以左心室间隔部改变明显。

3. 限制型心肌病

(1)病因与发病机制:本病可为特发性或与其他疾病如淀粉样变性,伴有或不伴有嗜酸性粒细胞增多症的心内膜心肌疾病并存。以单侧或双侧心室充盈受限和舒张容量下降为特征,但收缩功能和室壁厚度正常或接近正常。

（2）病理:以心脏间质纤维化增生为其主要病理变化,即心内膜及心内膜下有数毫米的纤维性增厚,心室内膜硬化,扩张明显受限。

4. 致心律失常型右室心肌病

（1）病因及发病机制:系常染色体显性遗传,不完全外显、隐性型也有报道。

（2）病理:其特征为右室心肌被进行性纤维脂肪组织所置换,早期呈典型的区域性,逐渐可累及整个右心室甚至部分左心室,而室间隔相对很少受累。

（二）中医病因病机

中医认为,本病多本有先天禀赋不足,心气亏虚,以此为根本病因;或有后天失养,饮食起居不节,损伤心的气血阴阳;或因正气虚弱,感受外邪后无力肃清余邪,以至于正虚邪恋,进一步损伤心体而发病,变生"心力衰竭""心悸"等病证。总体而言,病位在心,和五脏相关。属于本虚标实、虚实夹杂之证,以心气弱、心脾肾阳虚为本,毒邪、瘀血、水饮、痰浊为标。其病情发展取决于正气盛衰和感邪轻重,并发症及变症较多,为重症难症。病情严重者可发展为心阳暴脱,甚至阴阳离决而猝死。可根据主要的临床表现参照前述相关章节辨证论治。

二、临床表现

（一）扩张型心肌病

1. 症状　本病起病缓慢,多在临床症状明显时方就诊,如有气急,甚至端坐呼吸、水肿和肝大等充血性心力衰竭的症状和体征时。部分患者可发生栓塞或猝死。

2. 体征　主要体征为心脏扩大,常可听到第三或第四心音,心率快时呈奔马律。常合并各种类型的心律失常。

（二）肥厚型心肌病

1. 症状　部分患者可无自觉症状,而因猝死或在体检中被发现。猝死原因多为室性心律失常,特别是心室颤动。许多患者有心悸、胸痛、劳力性呼吸困难,伴有流出道梗阻的患者由于左心室舒张期充盈不足,心输出量减少可在起立或运动时出现眩晕,甚至神志丧失等。心房颤动可促进心力衰竭的发生。少数患者可并发感染性心内膜炎或栓塞等。

2. 体征　可有心脏轻度增大及第四心音。如果存在流出道梗阻,则可在胸骨左缘第3~4肋间听到较粗糙的喷射性收缩期杂音。且收缩期血流经过狭窄处时产生漏斗效应,将二尖瓣吸引移向室间隔,使流出道狭窄更为严重,同时二尖瓣本身出现关闭不全,在心尖部产生收缩期杂音。

（三）限制型心肌病

右心力衰竭较重为本病的临床特点。早期表现为活动耐量下降、乏力、呼吸困难,逐渐出现水肿、肝大、颈静脉怒张、腹水等右心衰竭症状体征。其表现酷似缩窄性心包炎,有人称之为缩窄性心内膜炎。

三、实验室及其他检查

（一）超声心动图

1. 扩张型心肌病　本病早期即可有心腔轻度扩大,后期各心腔均扩大,以左心室扩大早而显著,室壁运动普遍减弱,提示心肌收缩力下降。以致二尖瓣、三尖瓣本身虽无病变,但在收缩期不能退至瓣环水平而致关闭不全,彩色血流多普勒显示二尖瓣、三尖瓣反流。

2. 肥厚型心肌病　超声心动图是临床上诊断肥厚型心肌病的主要手段,可显示室间隔的非对称性肥厚,舒张期室间隔的厚度与后壁之比≥1.3,室间隔运动减弱。有梗阻的病例

ER-k-2-5

心肌疾病超声表现

可见室间隔流出道部分向左心室内突出、二尖瓣前叶在收缩期前移（systolic anterior motion，SAM）、左心室顺应性降低致舒张功能障碍等。运用彩色多普勒法可了解杂音起源和计算梗阻前后的压力差。心尖肥厚型心肌病则心肌肥厚限于心尖部，以前侧壁心尖部尤为明显，如不仔细检查，很容易漏诊。

3. 限制型心肌病　可显示心内膜增厚、回声增强，心尖闭塞，双房明显增大，心室腔变形。二尖瓣、三尖瓣受累时，可出现收缩期反流。二尖瓣、三尖瓣血流频谱呈限制型充盈障碍表现，且不随呼吸变化或变化不明显。

（二）X线检查

1. 扩张型心肌病　X线胸片表现为：①心脏增大，呈中度至高度增大，以左室增大最为显著，心影呈"普大"型或"主动脉型"。②心脏搏动异常。表现为两心缘搏动普遍减弱。③可有肺淤血、间质肺水肿等左心功能不全的征象。CT/MRI可见心脏增大、心腔扩大，心肌变薄、心肌收缩力降低。

2. 肥厚型心肌病　胸部X线检查时心影增大多不明显，如有心力衰竭则呈现心影明显增大。通过CT/MRI可主要观察心脏形态大小、心肌厚度、心腔大小以及有无肺淤血表现。检查结果可见心脏增大，心肌及室间隔非对称性肥厚，心腔缩小。

3. 限制性心肌病　心影无明显增大（除有心包积液外），可见胸腔积液。可见心包钙化。CT和MRI可见心包增厚。当心肌淀粉样变性时，心肌内呈颗粒样的钆延迟增强显像。

（三）心电图

1. 扩张型心肌病　可见多种心电异常如心房颤动，传导阻滞等各种心律失常。其他尚有ST-T改变、低电压、R波减低，少数可见病理性Q波，多系心肌广泛纤维化的结果，但需与心肌梗死相鉴别。

2. 肥厚型心肌病　因心肌肥厚的类型不同而有不同的表现。最常见的表现为左心室肥大，ST-T改变，常在胸前导联出现巨大倒置T波。深而不宽的病理性Q波可在Ⅰ、aVL或Ⅱ、Ⅲ、aVF、V_4、V_5上出现，有时在V_1可见R波增高，R/S比增大。此外，室内传导阻滞和期前收缩亦常见。心尖肥厚型患者可在心前区导联出现巨大的倒置T波，常被误诊为冠心病。

3. 限制型心肌病　心电图常呈窦性心动过速、低电压、心房或心室肥大、T波低平或倒置。可出现各种类型心律失常，以心房颤动较多见。

（四）心脏放射性核素检查

扩张型心肌病核素血池扫描可见舒张末期和收缩末期左心室容积增大，左室射血分数降低；核素心肌显影表现为灶性散在性放射性减低。核素显像也可用于心肌淀粉样变与肥厚型心肌病的鉴别。

（五）心导管检查和心血管造影

1. 扩张型心肌病　早期近乎正常。有心力衰竭时可见左心室和右心室舒张末期压、左心房压和肺毛细血管楔压增高，心输出量、心脏指数减低。心室造影可见心腔扩大，室壁运动减弱，心室射血分数低下。冠状动脉造影多无异常。

2. 肥厚型心肌病　左心室舒张末期压上升。有梗阻者在左心室腔与流出道间有收缩期压差，心室造影显示左心室腔变形，呈香蕉状、犬舌状、纺锤状（心尖部肥厚时）。冠状动脉造影多无异常。

3. 限制型心肌病　心导管检查示舒张期心室压力曲线呈现早期下陷，晚期高原波型，与缩窄性心包炎的表现相类似。左心室造影可见心内膜肥厚及心室腔缩小，心尖部钝角化。

（六）心内膜心肌活检

1. 扩张型心肌病　可见心肌细胞肥大、变性、间质纤维化等。活检标本除发现组织学改变外,尚可进行病毒学检查。

2. 肥厚型心肌病 心内膜心肌活检一般不用于肥厚型心肌病检查,但对于除外浸润性和贮积性心肌病有重要价值。

3. 限制型心肌病 可见心内膜增厚和心内膜下心肌纤维化。心肌淀粉样变在刚果红染色后表现为无定型、均匀、淡红色物质,在偏光镜下显示为苹果绿。

四、诊断与鉴别诊断

(一)扩张型心肌病

本病缺乏特异性诊断指标,临床上看到心脏增大、心律失常和充血性心力衰竭的患者时,如超声心动图证实有心腔扩大与心脏弥漫性搏动减弱,即应考虑有本病的可能,但应除外各种病因明确的器质性心脏病,如急性病毒性心肌炎、风湿性心脏病、冠心病、先天性心血管病。必要时做心内膜心肌活检。推荐开展遗传标记物检测,为 DCM 基因诊断提供证据,并推荐常规检测抗心肌抗体。

(1)家族性 DCM:符合 DCM 临床诊断依据,具备下列家族史之一者即可诊断:①一个家系中(包括先证者)在内有≥2 例 DCM 患者;②在 DCM 患者的一级亲属中有尸检证实为DCM,或有不明原因的 50 岁以下猝死者。

(2)免疫性 DCM:符合 DCM 临床诊断依据,血清免疫标志物抗心肌抗体检测为阳性,或具有以下 3 项证据之一:①存在经心肌活检证实有炎症浸润的病毒性心肌炎病史;②存在心肌炎自然演变为心肌病的病史;③肠病毒 RNA 的持续表达。

(3)继发性扩张型心肌病:①自身免疫性心肌病:符合 DCM 临床诊断依据,具有系统性红斑狼疮、胶原血管病或白塞综合征等证据。②代谢内分泌性和营养性疾病继发的心肌病:符合 DCM 临床诊断依据,具有嗜铬细胞瘤、甲状腺疾病、肉毒碱代谢紊乱或微量元素(如硒)缺乏导致心肌病等证据。③其他器官疾病并发心肌病:如尿毒症性心肌病、贫血性心肌病或淋巴瘤浸润性心肌病等,符合 DCM 临床诊断依据。

(4)特发性 DCM:符合 DCM 诊断标准,排除任何引起心肌损害的其他疾病。

(二)肥厚型心肌病

根据病史及体格检查,超声心动图显示舒张期室间隔厚度≥15m,或室间隔与后壁厚度之比≥1.3 者,当考虑本病诊断。如有阳性家族史(猝死、心脏增大等)更有助于诊断。基因检测有助于明确遗传学异常。

胸骨左缘 3~4 肋间闻及收缩期杂音时当同主动脉瓣膜器质性狭窄相鉴别。对于前者,凡能影响心肌收缩力,改变左心室容量及射血速度的因素均可使杂音的响度有明显变化。使心肌收缩力下降或使左心室容量增加,如使用 β 受体拮抗药、取下蹲位,均可使杂音减轻;相反,如含服硝酸甘油片、应用强心药或取站立位,使左心室容量减少或增加心肌收缩力,均可使杂音增强。

本病需要同其他引起左心室负荷增加引起心室肥厚的疾病相鉴别,包括高血压、主动脉瓣狭窄、先天性心脏病、运动员心脏肥厚等,这些情况在超声心动图下多表现为对称性心肌肥厚。

此外,还需要除外异常物质沉积引起的心肌肥厚,包括淀粉样变、糖原累积症等。心脏超声提示心肌储积性疾病或浸润性疾病的征象包括:心肌呈毛玻璃样、颗粒状;房间隔增厚;房室瓣结节样增厚;收缩功能轻度降低伴舒张期功能障碍及少量心包积液。

(三)限制型心肌病

根据运动耐力下降、水肿病史及右心力衰竭表现需要怀疑限制型心肌病。如果患者心电图肢导联低电压、超声心动图见双房增大、室壁不厚或轻度增厚、左心室不扩大而充盈受限,应考虑本病。

本病需与缩窄性心包炎鉴别。缩窄性心包炎患者以往可有活动性心包炎或心包积液病史;查体可见心尖搏动消失、可有奇脉、心包叩击音;X 线可见心包增厚钙化。而限制型心肌病常有双心房明显增大,室壁可增厚,心包无钙化而内膜可有钙化。本病还应与肥厚型心肌病、扩张型心肌病及轻症冠心病鉴别。还当与一些有心脏广泛纤维化的疾病如系统性硬化症、糖尿病、酒精中毒等特异性心肌病鉴别。

五、治疗

(一)中西医结合诊疗思路

心肌病的治疗,对于可明确其病因的,针对其病因治疗。目前西医治疗主要针对其表现出来的心力衰竭或心律失常进行对症治疗以期改善症状,通过采用各种药物及器械治疗预防猝死,以改善预后。中医在固护正气、调整脏腑功能、提高免疫能力、活血化瘀及抗病毒治疗等方面具有优势。扩张型心肌病治疗中,中药黄芪、生脉散等有抗病毒、调节免疫、改善心肌营养代谢等作用,对改善症状及预后有一定辅助作用。肥厚型和限制型心肌病常有心脉瘀阻或气滞血瘀的特点,应早期使用活血化瘀药物,有助于减缓心肌增厚、纤维化,改善心脏功能。

(二)西医治疗

1. 扩张型心肌病 应积极寻找病因,给予相应的治疗。包括:控制感染;严格限酒或戒酒戒烟,避免对心脏有害的药物;治疗高血压、高脂血症、内分泌疾病或自身免疫病;纠正肥胖、电解质紊乱、改善营养失衡。

针对充血性心力衰竭的治疗和各种心律失常及心脏猝死的防治,可参照前述章节治疗。血栓栓塞是本病常见的并发症,因此对于有心房颤动或在扩大的心房心室腔内已有附壁血栓形成的患者必须长期抗凝治疗。口服华法林,调节剂量使 INR 保持在 2~2.5 之间。

2. 肥厚型心肌病 本病的治疗旨在改善症状,减少并发症和预防猝死。原则为减轻左心室流出道狭窄、改善心室顺应性、防治血栓栓塞事件和识别高危猝死患者。

β 受体拮抗药及非二氢吡啶类钙通道阻滞药可减轻左心室流出道梗阻、改善舒张功能,两者一般不联用。对重症梗阻性患者可作介入或手术治疗,植入双腔 DDD 型起搏器、消融或切除肥厚的室间隔心肌。部分肥厚型心肌病患者,随年龄增长,逐渐呈扩张型心肌病的症状与体征。治疗与其他原因引起的心力衰竭治疗类似,可参照前述章节治疗。但在肥厚梗阻型心肌病患者中慎用增强心肌收缩力和减少心脏容量负荷的药物,如洋地黄、硝酸类制剂等。对于猝死高危风险的患者可以置入 ICD。

3. 限制型心肌病 原发性限制型心肌病无特异性治疗手段,治疗重点是避免心力衰竭的诱因。对于部分继发性限制型心肌病,进行针对病因的特异性治疗。

(三)中医治疗

根据主要症状,参照"心力衰竭""心律失常"章节论治。

(四)临证要点

参照"心力衰竭""心律失常"章节。治疗时尤其需注意判断有无邪毒未清的临床表现,如身热恶寒、咽痛身痛等,如有余邪未清,则可用银翘散疏散外邪及清热解毒。治疗过程中,需妥善处理本虚及标实之间的关系,在祛邪的同时,重视益气养心,补虚扶正。

六、预后

扩张型心肌病的病程长短不等,充血性心力衰竭的出现频度较高,预后不良。死亡原因多为心力衰竭和严重心律失常,不少患者猝死。以往认为症状出现后 5 年的存活率在 40% 左右。近年来,随着治疗手段的改进,存活率已明显提高。

肥厚型心肌病的预后因人而异,可从无症状到心力衰竭、猝死。一般成人病例 10 年存活率为 80% ,小儿病例为 50% 。成人死亡多为猝死,而小儿死亡原因则多为心力衰竭,其次为猝死。猝死在有阳性家族史的青少年中尤其多发。

限制型心肌病引起的心力衰竭对常规治疗反应不佳,往往成为难治性心力衰竭。

七、预防与调护

不少心肌病病因不明,有很多与遗传基因有关,难以预防。对其直系亲属进行心电图、超声心动图等检查,早期发现家族中的其他患者。对于心力衰竭及心律失常的预防与调护参见前述章节。

第十一节 心 包 疾 病

心包疾病除原发感染性心包炎症外,尚有肿瘤、代谢性疾病、自身免疫性疾病、尿毒症等所致非感染性心包炎。按病情进展,可分为急性心包炎(伴或不伴心包积液)、慢性心包积液、粘连性心包炎、亚急性渗出性缩窄性心包炎、慢性缩窄性心包炎等。临床上以急性心包炎和慢性缩窄性心包炎为最常见。

急性心包炎(acute pericarditis)为心包脏层和壁层的急性炎症,可由细菌、病毒、肿瘤、自身免疫、物理、化学等因素引起。心包炎常是某种疾病表现的一部分或为其并发症,故常被原发疾病所掩盖,但也可以单独存在。

缩窄性心包炎是指心脏被致密厚实的纤维化或钙化心包所包围,使心室舒张期充盈受限而产生一系列循环障碍的病症。

心包炎的症状类似中医"支饮""胸痹""水肿""喘证"等,可参照治疗。

一、病因病理

(一)西医病因病理

1. 病因与发病机制

(1)急性心包炎:常见病因有:①感染:细菌、病毒、真菌、立克次体、螺旋体等。国内急性心包炎的病因以结核性居多。②特发性:指原因不明的心包炎,又称急性非特异性心包炎。③自身免疫:风湿热、系统性红斑狼疮、结节性多动脉炎、类风湿关节炎、心肌梗死后综合征、药物性因素(如肼屈嗪、普鲁卡因胺等)。④肿瘤:间皮瘤、肺癌、多发性骨髓瘤等。⑤内分泌代谢疾病:尿毒症、痛风、黏液性水肿等。⑥邻近器官疾病:胸膜炎、主动脉夹层、肺梗死。⑦物理因素:创伤、人工起搏器、放射线等。

正常时心包腔平均压力接近于零或低于大气压,吸气时呈轻度负压,呼气时近于正压。急性纤维蛋白性心包炎或少量积液不致引起心包内压力升高,故不影响血流动力学。但如液体迅速增多,心包无法伸展以适应其容量的变化,使心包内压力急剧上升,即可引起心脏受压,导致心室舒张期充盈受阻,并使周围静脉压升高,最终使心输出量减少,血压下降,构成急性心脏压塞的临床表现。

(2)缩窄性心包炎:继发于急性心包炎,其病因在我国仍以结核性为最常见,其次为急性非特异性心包炎、化脓性或创伤性心包炎后演变而来。放射性心包炎和心脏直视手术后引起者逐渐增多。少数与心包肿瘤等有关。也有部分患者其病因不明。

2. 病理

（1）急性心包炎：根据病理变化，急性心包炎可以分为纤维蛋白性和渗出性两种。在急性期，心包壁层和脏层上有纤维蛋白、白细胞及少许内皮细胞的渗出。此时尚无明显液体积聚，为纤维蛋白性心包炎；如液体增加，则转变为渗出性心包炎，常为浆液纤维蛋白性，液体量可由 100ml 至 2~3L 不等，多为黄而清的液体，偶可混浊不清、化脓性或呈血性。积液一般在数周至数月内吸收，但也可伴随发生壁层与脏层的粘连、增厚及缩窄。液体也可在较短时间内大量积聚引起心脏压塞。急性心包炎时，心外膜下心肌有不同程度的炎性变化，如范围较广，称为心肌心包炎。此外，炎症也可累及纵隔、横膈和胸膜。

（2）缩窄性心包炎：急性心包炎后，随着渗液逐渐吸收可有纤维组织增生、心包增厚粘连、壁层与脏层融合钙化，使心脏及大血管根部扩张受限。心包增厚可为全面的，也可仅限于心包的局部。心脏大小仍正常，偶可减小；长期缩窄，心肌可萎缩。心包病理显示为透明样变性组织，为非特异性；如有结核性肉芽组织或干酪样病变，提示为结核性病因。

心包缩窄使心室舒张期扩张受阻，心室舒张期充盈减少，使每搏输出量下降。为维持心输出量，心率必然增快；同时上、下腔静脉回流也因心包缩窄而受阻，出现静脉压升高、颈静脉怒张、肝大、腹水、下肢水肿等。吸气时周围静脉回流增多而已缩窄的心包使心室失去适应性扩张的能力，致静脉压增高，吸气时颈静脉更明显扩张，称库斯莫尔征（Kussmaul sign）。

（二）中医病因病机

本病多因感染痨虫，或因邪热侵袭，心包代心受邪，或因肾衰水毒上犯，损伤心包所致。

1. 痨虫驻心　正气亏虚，御外无力，感染痨虫，侵袭心包而发病。

2. 邪热侵袭　温热、湿热等邪侵袭机体，正邪相搏，可见发热；邪甚入里，心包代心受邪，发为本病。

3. 阳虚水泛　脾肾两虚，肾气衰竭，气化失司，湿浊水毒不得下泄，逆泛心包而发病。

4. 饮瘀互结　邪客于心包络，心包受损，心气亦伤，行血受阻，日久气滞血瘀，而见饮瘀互结之证。

二、临床表现

（一）急性心包炎

1. 纤维蛋白性心包炎

（1）症状：以心前区疼痛为主要症状，如急性非特异性心包炎及感染性心包炎；缓慢发展的结核性或肿瘤性心包炎疼痛症状可能不明显。疼痛性质可尖锐，与呼吸运动有关，常因咳嗽、深呼吸、变换体位或吞咽而加重；位于心前区，可放射到颈部、左肩、左臂及左肩胛骨，也可达上腹部；疼痛也可呈压榨样，位于胸骨后。本病所致的心前区疼痛可能与心肌梗死疼痛类似，需注意鉴别。

（2）体征：心包摩擦音是纤维蛋白性心包炎的典型体征，因炎症而变得粗糙的壁层与脏层心包膜在心脏活动时相互摩擦而发生，呈抓刮样粗糙音，与心音的发生无相关性，往往盖过心音又较心音更接近耳边；典型的摩擦音可听到与心房收缩、心室收缩和心室舒张相一致的三个成分，但大多为与心室收缩、舒张相一致的双相性摩擦音；多位于心前区，以胸骨左缘第3、4肋间最为明显；坐位时身体前倾、深吸气或听诊器胸件加压可更容易听到。心包摩擦音可持续数小时或持续数天、数周；当积液增多将二层心包分开时，摩擦音即消失，但如有部分心包粘连则仍可闻及。心前区听到心包摩擦音就可做出心包炎的诊断。

2. 渗出性心包炎　临床表现取决于积液对心脏的压塞程度，轻者仍能维持正常的血流动力学,重者则出现循环障碍或衰竭。

（1）症状:呼吸困难是心包积液时最突出的症状,可能与支气管、肺受压及肺淤血有关。呼吸困难严重时,患者呈端坐呼吸,身躯前倾、呼吸浅速、面色苍白,可有发绀。也可因压迫气管、食管而产生干咳、声音嘶哑及吞咽困难。此外尚可有发冷、发热、心前区或上腹部闷胀、乏力、烦躁等。

（2）体征:心脏叩诊浊音界向两侧增大,皆为绝对浊音区;心尖搏动弱,位于心浊音界左缘的内侧或不能扪及;心音低而遥远;在有大量积液时可在左肩胛骨下出现浊音及左肺受压迫所引起的支气管呼吸音,称心包积液征,又称尤尔特征(Ewart sign);少数病例中,在胸骨左缘第3、4肋间可闻及心包叩击音(见缩窄性心包炎)。大量渗液可使收缩压降低,而舒张压变化不大,故脉压变小。按积液时心脏压塞程度,脉搏可正常、减弱或出现奇脉。大量渗液可累及静脉回流,出现颈静脉怒张、肝大、腹水及下肢水肿等。

快速心包积液时可引起急性心脏压塞,出现明显心动过速、血压下降、脉压变小和静脉压明显上升,如心输出量显著下降,可产生急性循环衰竭、休克等。如积液积聚较慢,可出现亚急性或慢性心脏压塞,表现为体循环静脉淤血、颈静脉怒张、静脉压升高、奇脉等。奇脉是指大量积液患者在触诊时桡动脉搏动呈吸气性显著减弱或消失、呼气时复原的现象。也可通过血压测量来诊断,即吸气时动脉收缩压较吸气前下降10mmHg或更多,而正常人吸气时收缩压仅稍有下降。

3. 复发性心包炎　急性非特异性心包炎和心脏损伤后综合征患者在其初次发作后,可有心包炎症反复发作,称为复发性心包炎,发生率大约是20%~30%,是急性心包炎最难处理的并发症。临床表现与急性心包炎相似,在初次发病后数月至数年反复发病并伴严重的胸痛。

（二）缩窄性心包炎

（1）症状:心包缩窄多于急性心包炎后1年内形成,少数可长达数年。常见症状为呼吸困难、疲乏、食欲不振、上腹胀满或疼痛;呼吸困难为劳力性;主要与每搏输出量降低有关。

（2）体征:颈静脉怒张、肝大、腹水、下肢水肿、心率增快,可见库斯莫尔征。患者腹水常较皮下水肿出现得早且明显,这与一般心力衰竭中所见者相反。产生这种现象的机制尚未确定,可能与心包的局部缩窄累及肝静脉的回流以及与静脉压长期持续升高有关。心脏体检可发现:心尖搏动不明显,心浊音界不增大,心音减低,通常无杂音,可闻及心包叩击音;后者系额外心音,发生在第二心音后0.09~0.12秒,呈拍击性质,此乃舒张期血液回流受心包缩窄的影响突然受阻,并引起心室壁的振动所致。心律一般为窦性,有时可有心房颤动。脉搏细弱无力,动脉收缩压降低,脉压变小。

三、实验室及其他检查

（一）实验室检查

取决于原发病,感染性急性心包炎者常有白细胞计数增加、血沉增快等炎症反应。

（二）X线检查

对纤维蛋白性心包炎诊断价值不大,对渗出性心包炎有一定价值;可见心脏阴影向两侧增大,心脏搏动减弱或消失;尤其是肺部无明显充血现象而心影显著增大是心包积液的有力证据,可与心力衰竭相区别。成人液体量少于250ml、儿童少于150ml时,X线难以检出其积液。缩窄性心包炎X线检查可示心影偏小、正常或轻度增大,左右心缘变直,主动脉弓小或难以辨认;上腔静脉常扩张,有时可见心包钙化。

（三）心电图

心包本身不产生电动力,急性心包炎时心电图异常来自心包下的心肌,主要表现为:

①ST 段抬高,见于除 aVR 导联以外的所有常规导联中,呈弓背向下型,aVR 导联中 ST 段压低;②一至数日后,ST 段回到基线,出现 T 波低平及倒置,持续数周至数月后 T 波逐渐恢复正常;③心包积液时有 QRS 低电压,大量渗液时可见电交替;④除 aVR 和 V₁ 导联外 PR 段压低,提示包膜下心房肌受损;⑤无病理性 Q 波,无 QT 间期延长;⑥常有窦性心动过速。

缩窄性心包炎心电图中有 QRS 低电压、T 波低平或倒置。

（四）超声心动图

对诊断心包积液简单易行,迅速可靠。M 型或二维超声心动图中均可见液性暗区以确定诊断。心脏压塞时的特征为:右心房及右心室舒张期塌陷;吸气时右心室内径增大,左心室内径减少,室间隔左移等。可反复检查以观察心包积液量的变化。超声心动图对缩窄性心包炎的诊断价值远较对心包积液为低,可见心包增厚、室壁活动减弱、室间隔矛盾运动等,但均非特异而恒定的征象。

（五）磁共振成像

能清晰地显示心包积液的容量和分布情况,并可分辨积液的性质,低信号强度一般系病毒感染等非出血性渗液;中、重度信号强度可能为含蛋白、细胞较多的结核性渗出液等。

（六）心包穿刺

心包穿刺的主要指征是心脏压塞和未能明确病因的渗出性心包炎,可证实心包积液的存在并对抽取的液体做生物学(细菌、真菌等)、生化、细胞分类的检查,包括寻找肿瘤细胞等;抽取一定量的积液也可解除心脏压塞症状;同时,必要时可经穿刺在心包腔内注入抗菌药物或化疗药物等。

（七）心包镜及心包活检

有助于明确病因。

（八）心导管检查

右心导管检查的特征性表现是肺毛细血管压力、肺动脉舒张压力、右心室舒张末期压力、右心房压力均升高且都在同一高水平;右心房压力曲线呈 M 或 W 波形,右心室收缩压轻度升高,呈舒张早期下陷及高原形曲线。

四、诊断与鉴别诊断

（一）诊断

根据临床表现、X 线、心电图及超声心动图检查可作出急性心包炎及缩窄性心包炎的诊断。

（二）鉴别诊断

1. 其他导致急性胸痛的疾病　急性心包炎起病时以心前区疼痛为主要症状,当与可产生急性胸痛的疾病相鉴别,如急性心肌梗死、夹层动脉瘤、肺栓塞、张力性气胸等,可参照前述急性心肌梗死章节。

2. 渗出性心包炎的鉴别诊断　常见心包炎病因类型包括急性非特异性心包炎、结核性心包炎、化脓性心包炎、肿瘤性心包炎、心脏损伤后综合征等,然后需结合不同病因性心包炎的特征及心包穿刺、活体组织检查等资料对其病因学作出诊断。

（1）结核性心包炎:常伴有原发性结核病灶,有结核的全身反应如长期发热、咳嗽、乏力、体重减轻等。有心包积液的体征,但心前区疼痛及心包摩擦音少见。心包积液多为中等至大量的浆液纤维蛋白性或血性渗液。

（2）非特异性心包炎:男性、青壮年多见,病因不明。发病前数周常有上呼吸道感染史,起病急骤;心前区疼痛较剧烈,呈刀割样;持续发热,为稽留热或弛张热;心包摩擦音明显且出现较早。心包积液为少量至中等,草黄色或血性,很少发生严重心脏压塞。本病能自行痊愈,但也可多次反复发作。

（3）化脓性心包炎：常有原发病的感染病灶，致病菌多为葡萄球菌、革兰氏阴性杆菌和肺炎球菌等。临床表现为高热、明显的毒血症状，同时可有呼吸困难、颈静脉怒张或心脏压塞。心包炎的症状常被原发病掩盖而易漏诊。心包积液为中等至大量，脓性。

（4）风湿性心包炎：发病前半月多有上呼吸道感染史，常伴有风湿热的其他临床表现，不规则的低热或中度发热，明显的心脏杂音，心脏扩大，心包摩擦音。心包渗液较少，多为草黄色液体。

（5）肿瘤性心包炎：转移性肿瘤较多见，如肺癌、乳腺癌、淋巴瘤、白血病等。原发性肿瘤主要为间皮瘤，较少见。心包渗液多为血性，抽出后又迅速产生，找到肿瘤细胞可明确诊断。

（6）心肌损伤后综合征：心脏手术、心肌梗死和心脏创伤等后可出现心包炎，多由自身免疫反应引起。症状一般在心脏损伤后2周或数月出现，表现为发热、心前区疼痛、干咳、肌肉关节痛，可出现心脏压塞。实验室检查可见白细胞增多，血沉加快。

3. 缩窄性心包炎　临床上常需与肝硬化、充血性心力衰竭及结核性腹膜炎相鉴别。限制型心肌病的临床表现和血流动力学改变与本病很相似，两者鉴别可能十分困难，必要时需通过心内膜心肌活检来诊断。

五、治疗

（一）中西医结合治疗思路

心包炎治疗的疗效及预后同是否针对病因进行及时治疗的关系密切，如结核性心包炎不积极治疗常可演变为慢性缩窄性心包炎。在积极病因治疗的前提下，在急性心包炎早期以发热、胸痛为主要表现时，当佐以中医清热解毒、行气止痛的方法治疗；心包积液产生后，可采用涤痰逐饮、行气活血等方法进行辨证论治。密切观察病情，如出现急性心脏压塞，当积极穿刺引流。对于缩窄性心包炎，手术治疗则是首选方法。

（二）西医治疗

1. 急性心包炎　卧床休息，高营养饮食，呼吸困难时予以吸氧，发热胸痛时给予非甾体抗炎药物，如阿司匹林、吲哚美辛等。根据不同的原发疾病采用相应的病因治疗，如结核性心包炎患者当尽早正规抗结核治疗；急性非特异性心包炎使用糖皮质激素能有效控制症状，化脓性心包炎当积极使用抗生素，风湿性心包炎当进行抗风湿治疗；尿毒症性心包炎当进行透析治疗。各种心包炎如出现压塞综合征，均应行心包穿刺排液以缓解症状。

2. 复发性心包炎　当再次给予大剂量非甾体抗炎药物治疗，并用数月的时间缓慢减量直至停药。如果无效，则可给予糖皮质激素治疗，常用泼尼松40~60mg/d，1~3周，症状严重者可静脉给予甲泼尼龙。多数患者的症状在几天内可有减轻，但当激素减量时，症状往往会再现。顽固性复发性心包炎伴严重胸痛的患者可考虑外科心包切除术治疗。近年认为秋水仙碱对预防复发性心包炎似乎有效且副作用较小。秋水仙碱的推荐剂量为0.5~1mg/d，至少1年，缓慢减量停药。但终止治疗后仍有一部分患者呈复发倾向。

3. 缩窄性心包炎　提倡早期施行心包切除术以避免发展到心源性恶病质、严重肝功能不全、心肌萎缩等。通常在心包感染被控制、结核活动已静止即应手术，并在术后继续用药1年。

（三）中医治疗

1. 痨虫驻心证

症状：胸闷气短，心悸，午后发热，两颧潮红，五心烦热，自汗或盗汗，咳嗽，痰中带血。舌红少津，脉细数或促、结、代。

治法：养阴清热，补虚杀虫。

代表方：月华丸加减。

2. 邪热侵袭证

症状：发热面赤，胸痛，气促，心悸，咳嗽气急，烦躁不安。舌红苔黄或黄腻，脉数。

笔记栏

治法:清热解毒,活血止痛。

代表方:仙方活命饮加减。热毒或湿热甚者,加黄芩、黄连、黄柏泻火解毒;热伤阴津者,加生地黄、玄参、麦冬养阴生津;伴关节肿痛者加桑枝、秦艽、香附通痹止痛。若胸痛渐消而气促明显者,当加用利水蠲饮的药物。

3. 阳虚水泛证

症状:胸闷气喘,不能平卧,可伴头昏心悸、尿少浮肿。面色无华,腰酸腿软,舌淡胖边有齿痕,苔薄白或白腻,脉沉弱。

治法:利水蠲饮。

代表方:真武汤合葶苈大枣泻肺汤。心阳痹阻,胸闷喘促甚者,加枳实、薤白、桂枝、香附行气通阳;瘀血阻滞者加三七、桃仁、延胡索活血祛瘀。

4. 饮瘀互结证

症状:心悸气喘,上腹胀满或疼痛,食欲不振,疲乏,水肿。颈脉怒张,舌质紫暗或有瘀点、瘀斑,苔薄,脉沉涩或结代。

治法:活血化瘀,行气利水。

代表方:血府逐瘀汤合葶苈大枣泻肺汤。

（四）临证要点

在由于邪热侵袭的急性心包炎初期,由于邪正交争激烈,多出现胸痛、发热症状,治疗以清热解毒为主,如兼有表证者,注意疏风解表;阳明热炽者可用白虎汤清泄肺胃;当心包有渗出后,胸痛可消失,以喘促为主要表现,此时当以利水蠲饮为主要方法。注意寻找原发病,积极针对病因治疗,注意针对高热、呼吸困难、胸痛的对症处理。监测生命体征,如有心脏压塞的征象,及时心包穿刺引流。

六、预后

急性心包炎的预后取决于病因,也与是否早期诊断及正确治疗有关。结核性心包炎如不积极治疗常可演变为慢性缩窄性心包炎。病毒性心包炎通常是短暂的、严重的、自限性疾病,预后大多良好。约20%~30%的急性非特异性心包炎和心脏损伤后综合征患者可发生复发性心包炎。化脓性心包炎如未及时诊断并及时应用抗生素治疗及心包切开引流,预后较差。风湿性心包炎预后相对较好,而肿瘤、尿毒症性心包炎预后差。

七、预防与调护

积极参加体育锻炼,增强体质、预防感冒,预防风湿、结核等疾病。发生心包炎后早期发现早期治疗,注意休息,清淡饮食。

扫一扫
测一测

● （王肖龙　王　显　李　岩　苏润泽）

复习思考题

1. 简述 ACEI/ARB 类药物在心血管疾病治疗中的临床应用。

2. 二尖瓣狭窄引起的急性肺水肿在处理时与其他基础疾病引起的急性肺水肿有什么不同?

3. 中医治疗心力衰竭时,如何处理标本之间的关系?

4. 将冠心病按急性冠状动脉综合征和慢性冠状动脉综合征的病理生理过程有哪些异同点?

5. 中医治疗冠心病心绞痛可从哪些方面入手?

第三章

消化系统疾病

📐 **学习目标**

1. 掌握消化性溃疡鉴别诊断及中西医治疗。
2. 掌握消化道出血、肝硬化、胰腺炎的临床处理。
3. 熟悉胃炎、功能性胃肠病、炎症性肠病的诊疗思路。
4. 熟悉本章各节疾病病因及发病机制、病理、中医辨证。
5. 熟悉中医各证型方剂配伍加减。

第一节 总 论

消化系统由消化道和消化腺组成。消化道包括口腔、咽、食管、胃、小肠(十二指肠、空肠和回肠)、大肠(结肠、盲肠、阑尾、直肠和肛管),通常把从口腔到十二指肠称为上消化道,空肠以下称为下消化道。消化腺分为大小两种类型:小消化腺位于消化管壁内,包括舌腺、食管腺、胃腺和肠腺等;大消化腺位于消化管壁外,是独立的器官,包括大唾液腺、肝、胰等。此外,消化系统还包括胆囊、腹膜、肠系膜、网膜等脏器。除口、咽和食管上段的肌组织及肛门外括约肌外,其余的消化道肌组织均属于平滑肌,参与食物的机械性消化。消化系统的主要生理功能是摄取、转运和消化食物,吸收营养和排泄某些代谢产物。消化系统的功能受神经和体液因素调节。

消化系统疾病十分常见,包括食管、胃、肠、肝、胆和胰等脏器的器质性及功能性疾病。慢性胃炎、消化性溃疡是最常见的消化系统疾病之一,由于近年来根除幽门螺杆菌(Helicobacter pylori,Hp)治疗的普及,上述疾病的复发率有所降低,相关就诊人数有所减少。自1992年施行乙肝疫苗计划免疫后,我国青少年乙肝发病率呈下降趋势,2020年我国乙肝发病率为64.29/10万,比2010年下降约19%。但慢性乙型病毒性肝炎和肝炎后肝硬化在我国仍比较普遍。酒精性肝病和酒精性肝硬化在西方国家相当常见,而近年来在我国亦渐见增多。近年调查表明非酒精性脂肪性肝病已成为我国常见慢性肝病之一。在我国,肝癌、胃癌、结直肠癌的病死率在恶性肿瘤病死率排名中分别位于第二位、第三位、第五位。随着社会发展,既往在西方国家常见的胃食管反流病、功能性胃肠病、炎症性肠病,近年来在我国的发病率有上升趋势,已引起我国消化病学界的高度重视。由于物质生活条件的改善,饮酒、高脂饮食等不良生活习惯使胰腺炎的发病率呈逐年增高趋势。随着我国疾病谱的改变,自身免疫性肝炎、自身免疫性胰腺炎等自身免疫性疾病逐渐引起人们关注。

一、主要致病因素

消化系统疾病的致病因素众多,其病因学颇为复杂,某一疾病可由多种因素造成,而某一因素可又是若干疾病的病因。由于消化道与外界相通,其黏膜接触各种病原体、理化物质(包括致癌物质及毒性物质等)的机会较多,只要致病因素引起消化道结构异常(糜烂、溃疡、穿孔、狭窄和癌变)、出血、营养及电解质吸收分泌异常均可改变消化道正常功能而致病,因此在人体各系统中消化系统疾病的种类最多。临床常见的有各脏器的感染、寄生虫、炎症(包括非特异性炎症)、溃疡、结石、肿瘤等,以及变态反应、自身免疫、先天性发育异常或缺陷、外伤、营养不良、代谢异常、神经系统功能失调、遗传和医源性等因素引起的消化系统的相应疾病,还有一些迄今尚未明确的病因。近年来,研究发现中枢神经系统(central nervous system,CNS)和肠神经系统(enteric nervous system,ENS)相互作用的脑-肠轴(brain-gut axis)在调控胃肠道的运动、分泌、血流和水及电解质转运上有重要意义。在此基础上,逐步形成了脑-肠-微生态轴与消化系统疾病相关联的理念,因此在诊疗决策上要同时注重脑肠微生态的整体调节,即脑肠同调。

二、常见症状

1. 吞咽困难　多见于神经系统病变如延髓麻痹(又称球麻痹),以及咽、食管或食管周围疾病如咽部脓肿、食管癌、腐蚀性食管炎、胃食管反流病、食管裂孔疝、贲门失弛缓,结缔组织病如系统硬化症、皮肌炎等累及食管,以及纵隔肿瘤、主动脉瘤等,甚至是明显扩大的心脏压迫食管。

2. 烧心　是一种胸骨和剑突后的烧灼感,主要由于酸性或碱性反流物刺激有炎症的食管黏膜而引起,多提示胃食管反流,常见于胃食管反流病(含反流性食管炎、食管溃疡)、消化性溃疡,或佐林格-埃利森综合征(Zollinger-Ellison syndrome)等。

3. 反酸　是由于酸度较高的胃内容物经功能不全的食管括约肌反流至口腔所致,若食管括约肌功能尚佳,则可能只出现嘈杂感,多见于消化性溃疡和胃食管反流病。

4. 恶心与呕吐　两者常被联系起来,多在恶心后出现呕吐,但两者亦可单独发生,多系反射性或流出通道受阻产生,最常见于胃癌、胃炎、幽门痉挛与梗阻,此外,肝、胆道、胰腺、腹膜的急性炎症也可引起,而管腔炎症合并梗阻如胆总管炎、肠梗阻几乎无例外地发生呕吐。

5. 厌食或食欲不振　不同于惧食,其系由神经肌肉病变、胃肠道梗阻病变或消化酶缺乏等所致,多见于胃肠道肿瘤、肝炎、胰腺炎、胰腺癌以及功能性消化不良等。

6. 嗳气　是胃腔气体溢出口腔的现象,多提示胃腔气体较多或食管括约肌较松弛,可见于胃食管反流病,或胃、十二指肠、胆道疾病,而频繁嗳气多因精神神经因素、吞气或饮食习惯不良等引起。

7. 胸痛　也是胃食管反流病或食管裂孔疝的临床表现之一,即所谓非心源性胸痛。

8. 黑便和/或呕血　上消化道和肝、胆、胰出血表现为黑便和/或呕血,每日出血量超过50ml才会出现柏油样黑便,最常见于消化性溃疡、食管胃底静脉曲张破裂、急性胃黏膜病变和胃癌;出血量过大且胃肠运动加速时,可出现血便。下消化道出血者常排出暗红色或果酱样粪便,出血部位越接近肛门,粪便越呈鲜红色,甚至出现鲜血便,多见于下消化道肿瘤、血管病变、炎症性肠病、肠道感染、Meckel憩室及痔等。

9. 腹胀　可由胃肠积气、积食、胃肠道梗阻、腹水、气腹、腹内肿物、便秘以及胃肠道运动功能障碍等所致,应进行相应的检查,明确诊断。

10. 腹痛　可表现为不同性质的疼痛和腹部不适感,多由于消化器官的膨胀、肌肉痉挛、腹膜刺激、血供不足等因素牵拉腹膜,或压迫神经所致,见于消化性溃疡、阑尾炎、胃肠道感染、胆囊炎、肝癌、胰腺炎、胰腺癌、腹膜炎、缺血性肠炎等。空腔脏器痉挛常产生剧烈疼痛,即所谓绞痛,见于胆绞痛、肠梗阻等。腹痛亦可见于全身性疾病、泌尿-生殖道炎症或梗阻,以及肺部疾病。在功能性消化不良、肠易激综合征等胃肠道功能性疾病中,也常见腹痛。

11. 腹泻　是由肠分泌增多和/或吸收障碍,或肠蠕动加速所致,多见于肠道疾病,水样腹泻多提示小肠病变,或有胃肠激素如血管活性肠肽明显增多;结肠炎症、溃疡或肿瘤常出现脓、血和黏液便。肠易激综合征因运动功能障碍,多出现腹泻。

12. 里急后重　是直肠受刺激的征象,多因局部炎症或肿瘤引起。

13. 便秘　多反映结肠平滑肌、腹肌、膈肌、提肛肌张力减低,或结肠痉挛而缺乏驱动性蠕动所致,也可由于直肠放射减弱或消失所致,或由于肠腔内机械性阻塞或肠腔外肿瘤等压迫造成,常见于患全身疾病的身体虚弱者、肠梗阻、假性肠梗阻、习惯性便秘,以及结肠-直肠-肛门肿瘤或肠易激综合征等疾病。

14. 黄疸　各种原因造成的血胆红素增高时可出现巩膜、皮肤黄染,称黄疸,病因有溶血性、肝细胞性和梗阻性之分,肝炎、肝硬化、肝癌、胆道梗阻,以及某些先天性疾病如吉尔伯特综合征(Gilbert syndrome)、克-纳综合征(Crigler-Najjar syndrome)、罗托综合征(Rotor syndrome)、杜宾-约翰逊综合征(Dubin-Johnson syndrome)等都可出现黄疸。

三、中医学认识

消化系统疾病在中医方面包括脾胃肠病证和肝胆病症,病变则涉及脾、胃、肝、胆、小肠、大肠、肺、肾等多个脏腑。中医学认为,脾胃同在中焦,胃主纳,脾主化,脾主升清,胃主降浊,共同完成生化气血之功,有"后天之本"之称;肝主疏泄,主藏血,其性刚强,喜条达而恶抑郁,体阴而用阳;肠以通为顺,司传导之能。若胃气上逆,腑气不通则可发生呕吐、呃逆、便秘等病症;脾不升清,则发生泄泻、胃痞等病症;气机郁滞,不通则痛,易发为胁痛、腹痛等病症;若脾胃升降失常,则水谷的受纳、腐熟、转输等功能失常,气血生化无源,易出现脾胃虚弱、气血不足证候;肝胆疏泄失常,胆汁外溢则发为黄疸;气、水、瘀内停则发为臌胀;气、血、湿、热、瘀、毒互结,则发为积聚。

中医治疗采用辨病与辨证相结合,以实则泻之、虚则补之、虚实夹杂者虚实兼治为基本原则,常用的方法有降逆法、导滞法、攻下法、祛湿法、清热法、理气法、活血法、补益法等;也包括饮食调护和情志调节等治疗。某些消化系统疾病与饮食的关系较为密切,强调有规律的饮食习惯,节制烟酒和辛辣食品,注意饮水和食品卫生质量。使用对胃肠黏膜或肝功能有损害的药物时应慎重,如果必须使用时应给予相应的保护措施。要指导慢性病患者掌握疾病的规律,采取积极措施,预防复发,防止并发症和后遗症。同时注意情志调摄,保持乐观开朗,心情舒畅,避免过度劳累与紧张也是预防复发的关键。

第二节　胃食管反流病

胃食管反流病(gastroesophageal reflux disease,GERD)是指胃十二指肠内容物反流入食管引起烧心等症状以及咽喉、气道等食管邻近组织的损害。根据是否导致食管黏膜糜烂、溃疡,分为反流性食管炎(reflex esophagitis,RE)及非糜烂性反流病(nonerosive reflex disease,NERD)。

本病发病率随年龄增加而增加,40～60岁为高峰发病年龄,男女发病无差异,但反流性食管炎中,男性多于女性[(2～3):1]。以至少每周1次的反流和/或烧心为标准,GERD在世界范围内的患病率为13.3%。我国的患病率为1.9%～7.0%,虽低于欧美国家,但有上升趋势。

本病属中医学的"反酸""嘈杂""胸痛""噎膈"等范畴。

一、病因病理

（一）西医病因病理

1. 病因及发病机制　GERD 是由多种因素造成的以食管下括约肌（lower esophageal sphincter, LES）功能障碍为主的胃食管动力障碍性疾病。直接损伤因素是胃酸、胃蛋白酶及胆汁（非结合胆盐和胰酶）等反流物。

（1）抗反流屏障结构与功能异常：抗反流屏障是指在食管和胃交接处的解剖结构，包括食管下括约肌、膈肌脚、膈食管韧带、食管与胃底间的锐角（His 角）等，上述各部分的结构和功能上的缺陷均可造成胃食管反流，其中最主要的是食管下括约肌的功能状态。食管下括约肌是指食管末端约 3~4cm 长的环形肌束。正常人静息时食管下括约肌压力为 10~30mmHg，为一高压带，防止胃内容物反流入食管。食管下括约肌部位的结构受到破坏时可使其压力下降，如贲门失弛缓症手术后易并发反流性食管炎。一些因素可导致食管下括约肌压力降低，如某些激素（如缩胆囊素、胰升糖素、血管活性肠肽等）、食物（如高脂饮食、巧克力等）、药物（如钙通道阻滞药、地西泮等）。腹内压增高（如妊娠、腹水、呕吐、负重劳动等）及胃内压增高（如胃扩张、胃排空延迟等）均可引起食管下括约肌压力相对降低而导致胃食管反流。

（2）食管清除作用降低：正常情况下，一旦发生胃食管反流，大部分反流物通过 1~2 次食管自发和继发性蠕动性收缩将食管内容物排入胃内，即容量清除，是食管廓清的主要方式。剩余的则由唾液缓慢地中和。故食管蠕动和唾液产生的异常也参与胃食管反流病的致病作用，如干燥综合征等。食管裂孔疝是部分胃经膈食管裂孔进入胸腔的疾病，除改变食管下括约肌结构，亦可引起胃食管反流并降低食管对酸的清除，导致胃食管反流病。

（3）食管黏膜屏障功能降低：反流物进入食管后，食管可凭借食管上皮表面黏液、不移动水层和表面 HCO_3^-、复层鳞状上皮等构成的上皮屏障，以及黏膜下丰富的血液供应构成的后上皮屏障，发挥其抵御反流物损伤食管黏膜的作用。长期吸烟、饮酒、刺激性食物或药物可使食管黏膜抵御反流物损害的屏障功能降低。

（4）反流物对食管黏膜的攻击：食管抗反流防御机制下降的基础上，反流物刺激和损害食管黏膜，其受损程度与反流物的质和量有关，也与反流物与黏膜的接触时间、部位有关。胃酸与胃蛋白酶是反流物中损害食管黏膜的主要成分。近年对胃食管反流病监测证明存在胆汁反流，其中的非结合胆盐和胰酶是主要的攻击因子，参与损害食管黏膜。

2. 病理　RE 患者胃镜下可见糜烂及溃疡；组织病理学改变可有：①复层鳞状上皮细胞层增生；②固有层内中性粒细胞浸润；③食管下段鳞状上皮被化生的柱状上皮替代，称之为巴雷特食管（Barrett esophagus）。部分 NERD 患者食管鳞状上皮细胞间隙增宽，此病理变化可部分解释其临床症状。

（二）中医病因病机

本病的病位在食管和胃，与肝胆、脾、肺关系密切，其基本病机概括为胃失和降，胃气上逆。

1. 情志不畅　情志不舒，肝气郁结，或气郁化火，或气滞痰郁，致肝胆失于疏泄，木克脾土，横逆犯胃。肝火上炎侮肺，肺失肃降，咳逆上气，肺之宣肃影响胃气和降，致使胃气上逆，胸骨后或咽喉嘈杂或烧灼感。

2. 饮食不节　饥饱无常，过食生冷，饮酒无度，嗜食辛辣及肥甘厚味等，均可伤胃体，耗胃气，损胃阴，使脾失健运，胃失和降，而致胃气上逆。

3. **脾胃虚弱** 正气亏虚或素体不足,年高体弱,或大病久病,正气未复,或损伤胃阴,胃失和降,脾虚湿滞,浊阴不降,胃气上逆。

二、临床表现

GERD 的临床表现多样,轻重不一,主要表现如下:

(一)食管症状

1. **典型症状** 反流和烧心是本病最常见和典型的症状。反流是指胃内容物在无恶心和不用力的情况下涌入咽部或口腔的感觉,含酸味或仅为酸水时称反酸。烧心是指胸骨后或剑突下烧灼感,常从胸骨下段向上延伸。烧心和反流常在进餐后 1 小时出现,卧位、弯腰或腹压增高时可加重,部分患者烧心和反流症状可在夜间入睡时发生。

2. **非典型症状** 胸痛可由反流物刺激食管引起,发生在胸骨后。严重时可为剧烈刺痛,可放射到后背、胸部、肩部、颈部、耳后,有时似心绞痛,可伴有或不伴有烧心和反流。由 GERD 引起的胸痛是非心源性胸痛的常见病因之一。吞咽困难或胸骨后异物感,见于部分患者,可能是由于食管痉挛或功能紊乱所致,症状呈间歇性,进食固体或液体食物均可发生;少数患者吞咽困难是由食管狭窄引起,呈持续或进行性加重。

(二)食管外症状

由反流物刺激或损伤食管以外的组织或器官引起,如咽喉炎、慢性咳嗽和哮喘等。对一些病因不明、久治不愈的上述疾病患者,要注意是否存在 GERD,伴有烧心和反流症状有提示作用,但少部分患者以咽喉炎、慢性咳嗽或哮喘为首发或主要表现。严重者可发生吸入性肺炎,甚至出现肺间质纤维化。一些患者诉咽部不适,有异物感或堵塞感,但无吞咽困难,称为癔球症,目前也认为与 GERD 相关。

(三)并发症

1. **上消化道出血** 本病患者因食管黏膜糜烂及溃疡可以导致上消化道出血,临床表现可有呕血和/或黑便以及不同程度的缺铁性贫血。

2. **食管狭窄** 食管炎反复发作致使纤维组织增生,最终导致瘢痕狭窄。

3. **巴雷特食管** 巴雷特食管内镜下表现为正常呈现均匀粉红带灰白的食管黏膜出现胃黏膜的橘红色,分布可为环形、舌形或岛状。巴雷特食管可发生在反流性食管炎的基础上,亦可不伴有反流性食管炎。本病是食管腺癌的癌前病变,其腺癌的发生率较正常人高 10~20 倍。

三、实验室及其他检查

1. **胃镜检查** 胃镜检查是 GERD 最基本、最重要的检查方法之一,可检出 GERD 并发症、评价抗反流解剖结构、发现其他疾病,结合活检可与其他原因引起的食管炎和其他食管病变(如食管癌等)作鉴别。胃镜下 RE 分级(洛杉矶分级法)如下(图 1-3-1,见文末彩图):

正常:食管黏膜没有破损(正常食管黏膜在胃镜下呈均匀粉红色,当其被化生的柱状上皮替代后呈橘红色,此为巴雷特食管,多发生于胃食管连接处的齿状线近端,可为环形、舌形或岛状);

A 级:1 个或 1 个以上食管黏膜破损,长径小于 5mm;

B 级:1 个或 1 个以上黏膜破损,长径大于 5mm,但没有融合性病变;

C 级:黏膜破损有融合,但小于 75% 的食管周径;

D 级:黏膜破损融合,至少达到 75% 的食管周径。

2. **24 小时食管 pH 值监测** 该检查是诊断胃食管反流病的重要检查方法。应用便携式

pH 值记录仪在生理状态下对患者进行 24 小时食管 pH 值连续监测,可提供食管是否存在过度酸反流的客观证据,并了解酸反流的程度及其与症状发生的关系。常用的观察指标:24 小时内 pH 值<4 的总百分时间、pH 值<4 的次数、持续 5 分钟以上的反流次数以及最长反流时间等指标。但要注意在行该项检查前 3 日应停用抑酸药与促胃肠动力的药物。

3. 食管测压　可测定 LES 的长度和部位、LES 压、LES 松弛压、食管体部压力及食管上括约肌压力等。LES 静息压为 10~30mmHg,如 LES 压<6mmHg 易导致反流。食管测压可评估食管动力障碍,在辅助诊断 GERD,排除食管动力性疾病,避免误诊误治方面有不可替代的作用,是抗反流手术前非常必要的检查。

四、诊断与鉴别诊断

(一)诊断

胃食管反流病的诊断基于:有反流症状;胃镜下发现 RE;食管过度酸反流的客观证据。如患者有典型的烧心和反酸症状,可作出 GERD 的初步临床诊断。胃镜检查如发现有 RE 并能排除其他原因引起的食管病变,本病诊断可成立。对有典型症状而内镜检查阴性者,监测 24 小时食管 pH 值,如证实有食管过度酸反流,诊断成立。

由于 24 小时食管 pH 值监测需要一定仪器设备且为侵入性检查,常难以在临床常规应用。因此,临床上对疑诊为本病而内镜检查阴性患者常用质子泵抑制剂做试验性治疗(如奥美拉唑口服,每次 20mg,每天 2 次,连用 7~14 天),如有明显效果,本病诊断一般可成立。对症状不典型患者,常需结合胃镜检查、24 小时食管 pH 值监测和试验性治疗进行综合分析来作出诊断。

(二)鉴别诊断

虽然 GERD 的症状有其特点,临床上仍应与其他病因的食管病变(如真菌性食管炎、药物性食管炎、食管癌和食管贲门失弛缓症等)、消化性溃疡、胆道疾病等相鉴别。胸痛为主要表现者,应与心源性胸痛及其他原因引起的非心源性胸痛进行鉴别。还应注意与功能性疾病如功能性烧心、功能性胸痛、功能性消化不良作鉴别。

五、治疗

(一)中西医结合治疗思路

西医治疗胃食管反流病疗效明确,抑酸治疗是该病的主要措施,在初始治疗中,抑酸剂以质子泵抑制剂和钾离子竞争性酸阻滞剂为首选药物,既可迅速缓解症状,又可减轻反流物对食管黏膜的损伤,尤其适用于伴有糜烂性食管炎的患者;而 H_2 受体拮抗剂仅适用于轻至中度胃食管反流病的治疗。本病复发率较高,维持治疗是巩固疗效、预防复发的长期策略,也是达到长期控制症状、预防并发症及临床治愈的现实。中医药治疗优势是控制反流,缓解症状,并能巩固疗效,防止复发。中西医结合治疗本病可综合优势,增强疗效,减轻药物副作用,降低复发率。

(二)西医治疗

本病治疗目的在于控制症状、减少复发和防治并发症。

1. 一般治疗　改变生活方式与饮食习惯,抬高床头 15~20cm,避免睡前 3 小时内进食,白天进餐后亦不宜立即卧床。注意减少一切引起腹压增高的因素,如肥胖、便秘、紧束腰带等。应避免进食降低食管下括约肌压力的食物,如高脂饮食、巧克力、咖啡、浓茶等。应戒烟及禁酒。慎用降低食管下括约肌压力的药物及引起胃排空延迟的药物,如硝酸甘油、钙通道阻滞药、抗胆碱能药物。

2. 药物治疗

（1）促胃肠动力药：如多潘立酮、莫沙必利、依托必利等，这类药物可能通过改善食管蠕动功能、促进胃排空，从而达到减少胃内容物食管反流及其在食管的暴露时间。由于这类药物疗效有限且不确定，因此只适用于轻症患者，或作为与抑酸药合用的辅助治疗。

（2）抑酸药：有效降低损伤因素的作用，是目前治疗本病的主要措施，对初次接受治疗的患者或有食管炎的患者宜以质子泵抑制剂（proton pump inhibitor，PPI）或钾离子竞争性酸阻滞剂（potassium-competitive acid blocker，P-CAB）治疗，以求迅速控制症状、治愈食管炎。

1）质子泵抑制剂（PPI）：包括奥美拉唑、兰索拉唑、泮托拉唑、雷贝拉唑和埃索美拉唑等。这类药物抑酸作用强，疗效优于 H_2 受体拮抗剂，适用于症状重、有严重食管炎的患者。初始治疗采用常规用量，疗程 4~8 周。对个别疗效不佳者可加倍剂量或与促胃肠动力药联合使用，并适当延长疗程。

2）钾离子竞争性酸阻滞剂（P-CAB）：如伏诺拉生，抑酸作用等同或强于 PPI，具有起效快、抑酸持续时间长，夜间酸抑制以及酸环境中稳定等特性，可与 PPI 相互替代。

3）H_2 受体拮抗剂（H_2RA）：如雷尼替丁、法莫替丁等。H_2RA 能减少 24 小时胃酸分泌的 50%~70%，但不能有效抑制进食刺激引起的胃酸分泌，因此适用于轻、中症患者。可按常规用量，分次服用。增加剂量可提高疗效，同时亦增加不良反应。

4）抗酸药：包括铝碳酸镁、碳酸氢钠、碳酸钙、氢氧化铝等。这类药物具有中和胃酸，升高胃十二指肠内容物 pH 值、中和胆汁及覆盖和保护黏膜的作用。仅用于症状轻、间歇发作的患者作为临时缓解症状用。

3. 维持治疗　GERD 具有慢性复发倾向，为减少症状复发，防止食管炎复发引起的并发症，可给予维持治疗。维持治疗方法包括按需治疗和长期治疗。抑酸剂初始治疗有效的 NERD 和轻度 RE（洛杉矶分级为 A 级和 B 级）患者，可采用按需治疗；停药后很快复发且症状持续者，往往需要长期治疗；有食管炎并发症如食管溃疡、食管狭窄、巴雷特食管者，需要长期治疗。PPI 和 P-CAB 均可用于维持治疗，维持治疗的剂量因患者而异，以调整至患者无症状之最低剂量为适宜剂量。

4. 抗反流手术治疗　抗反流手术目的是阻止胃内容物反流入食管，包括不同术式的胃底折叠术、磁环括约肌增强术、内镜下射频消融术等。抗反流手术的疗效与 PPI 相当，但术后有一定并发症。因此，对于那些需要长期使用大剂量 PPI 维持治疗的患者，可以根据患者的意愿来决定抗反流手术。对确诊由反流引起的严重呼吸道疾病的患者，抑酸疗效欠佳者，可考虑抗反流手术。

5. 治疗并发症

（1）食管狭窄：除极少数严重瘢痕性狭窄需行手术切除外，绝大部分狭窄可行胃镜下食管扩张术。扩张术后予以长程 PPI 维持治疗可防止狭窄复发，对年轻患者亦可考虑抗反流手术。

（2）巴雷特食管：应使用 PPI 及长程维持治疗。巴雷特食管发生食管腺癌的危险性大大增高，尽管有各种清除巴雷特食管方法的报道，但均未获肯定，因此加强随访是目前预防巴雷特食管癌变的唯一方法。重点是早期识别异型增生，发现重度异型增生或早期食管癌及时手术切除。

（三）中医治疗

1. 辨证论治

（1）肝胃不和证

临床表现：烧心、反酸，胸骨后或胃脘部疼痛，每因情绪因素发作，胃脘胀闷，连及两胁，胸闷,嗳气频作,大便不畅,舌质红,苔薄白或薄黄,脉弦。

治法:疏肝解郁,和胃降逆。

代表方:柴胡疏肝散加减。如胃痛较甚者,可加川楝子、延胡索以加强理气止痛;嗳气较频者,可加沉香、旋覆花以顺气降逆;泛酸者,加乌贼骨、煅瓦楞子中和胃酸;脘腹胀满者,加厚朴、香橼皮理气消胀;情绪抑郁者,加合欢皮、绿萼梅理气解郁。

（2）肝胃郁热证

临床表现:烧心、反酸,胸骨后或胃脘部烧灼样疼痛,心烦易怒,嘈杂不适,口苦口干,大便干结,舌红苔黄,脉弦或数。

治法:疏肝泄热,和胃降逆。

代表方:大柴胡汤合左金丸加减。烧心明显者,加龙胆草、蒲公英以清热;泛酸嘈杂加者,加煅牡蛎、海螵蛸以和胃制酸;心烦易怒者,加连翘、莲子心以清心。

（3）气郁痰阻证

临床表现:咽喉不适,如有物梗阻,每因情志不畅加重,时有反酸、烧心,时有咳嗽或痰鸣气喘发作,嘈杂不适,食欲不振,大便不爽,舌淡苔薄白,脉弦或滑。

治法:理气化痰,和胃降逆。

代表方:温胆汤合半夏厚朴汤加减。痰郁化热者,加黄芩以清热化痰;呃逆明显者,加旋覆花、代赭石以降逆;肝郁气滞甚者,加郁金、合欢花、绿萼梅理气解郁;咽痒咳嗽者,加桔梗、甘草、枇杷叶、浙贝母以利咽;痰鸣气喘者,加麻黄、杏仁、桑白皮以宣肺平喘。

（4）气滞血瘀证

临床表现:反酸时久,胸骨后刺痛或疼痛部位固定,或有吐血黑便,嗳气不舒,形体消瘦,吞咽困难,舌质紫暗或有瘀斑,脉涩。

治法:理气活血,和胃降逆。

代表方:血府逐瘀汤加减。痛甚者,加蒲黄、五灵脂以活血止痛;呕血便血者,加三七粉、白及、仙鹤草活血止血;吞咽困难者,加威灵仙、王不留行破瘀开咽。

（5）胃阴亏虚证

临床表现:胸骨后或胃脘部隐痛,嘈杂烧心,口干咽燥,口渴,五心烦热,消瘦乏力,大便干结,舌红少津,脉细数。

治法:养阴益胃,和中降逆。

代表方:益胃汤加减。大便秘结者,加枳实、瓜蒌以理气润肠通便;口干少苔甚者,加石斛、竹茹以养阴生津。

（6）寒热错杂证

临床表现:胸骨后或胃脘部烧心反酸明显,胃痛隐隐,喜温喜按,或呕吐清水,食欲不振,神疲乏力,手足不温,大便溏薄,舌质红,苔白,脉虚弱。

治法:辛开苦降,和胃降逆。

代表方:半夏泻心汤加减。呕吐清水者,加生姜、竹茹以化痰止呕;神疲乏力,大便稀溏者,加砂仁、炒白术以健脾益气;畏寒肢冷,大便稀溏者,加白扁豆、炒白术、炮姜温阳健脾。

2. 常用中成药

（1）加味左金丸:功效平肝降逆,疏郁止痛。用于肝郁化火、肝胃不和引起的胸脘痞闷、急躁易怒、嗳气吞酸、胃痛少食。

（2）气滞胃痛颗粒:功效疏肝理气,和胃止痛。用于肝郁气滞,胸痞胀满,胃脘疼痛。

（3）越鞠丸:功效理气解郁,宽中除满。用于胸脘痞闷,腹中胀满,饮食停滞,嗳气吞酸。

（四）临证要点

西医治疗中 PPI、P-CAB 的使用在抑酸治疗上效果较好,但本病易复发,长期服用上述药物会给患者带来沉重负担及一定副作用。中医在 GERD 治疗中有独特优势,能巩固疗效,防止复发,并能改善或缓解西药引起的副作用;若出现食欲减退,饮食不化,可在保和丸基础上加炒麦芽、焦山楂、炒神曲;脘腹胀满者,加枳壳、厚朴、香橼皮理气消胀;大便秘结者,加枳实、瓜蒌以理气润肠通便;情绪抑郁者,加合欢皮、绿萼梅理气解郁;心烦易怒者,加连翘、莲子心以清心。

六、预后

本病具有慢性复发倾向,为减少症状复发,防止 GERD 复发引起的并发症,可给予维持治疗。停药后很快复发且症状持续者,常需要较长疗程维持治疗;有食管炎并发症如溃疡、食管狭窄、巴雷特食管者,需要长期维持治疗。PPI 和 P-CAB 均可用于维持治疗,维持治疗的剂量因患者而异,以调整至患者无症状之最低剂量为适宜剂量;对无食管炎患者也可考虑采用按需维持治疗,即有症状时给药,无症状时停药。

七、预防与调护

1. LES 结构受损或功能异常的患者,白天进餐后不宜立即卧床,睡前 3 小时内不宜进食,可将床头抬高 15~20cm。

2. 注意减少引起腹压增高的因素,如肥胖、便秘、紧束腰带等;应避免进食使 LES 压降低的食物,如高脂饮食、巧克力、咖啡、浓茶等;避免应用降低 LES 压的药物及引起胃排空延迟的药物,如硝酸甘油、钙通道阻滞药及抗胆碱能药物等。

3. 戒烟,禁酒。

第三节 胃　炎

胃炎(gastritis)是指各种病因引起的胃黏膜炎症,常伴有上皮损伤、黏膜炎症和细胞再生。根据临床发病的缓急和病程的长短,一般将胃炎分为急性胃炎和慢性胃炎。

急 性 胃 炎

急性胃炎(acute gastritis)是由多种病因引起的急性广泛性或局限性胃黏膜炎症,也称糜烂性胃炎、出血性胃炎、急性胃黏膜病变。在胃镜下可见胃黏膜充血、水肿、糜烂(可伴有浅表溃疡)、出血等一过性病变。病理组织学特征为胃黏膜固有层见到以中性粒细胞为主的炎症细胞浸润;但也有些急性胃炎仅伴很轻甚至不伴有炎症细胞浸润,而以上皮和微血管的异常改变为主。

本病与中医学的"胃痛""呕吐"等相类似。

一、病因病理

(一)西医病因病理

1. 病因及发病机制

(1)感染病原体及毒素:幽门螺杆菌是造成急性胃炎的主要细菌,由于胃酸的强力抑菌作用,除幽门螺杆菌之外的细菌很难在胃内存活。但当机体免疫力下降时,某些细菌、真菌、病毒、寄生虫,或者它们的毒素都可以造成胃黏膜的急性炎症,如进食被细菌和毒素感染的食物,可以导致急性胃炎,致病细菌以沙门菌属和嗜盐菌(副溶血弧菌)感染为常见。最常见

的致病菌是 α 链球菌、葡萄球菌、大肠杆菌,化脓性炎症常源于黏膜下层,可使黏膜坏死、脱落,甚至扩展致胃壁坏死,发生穿孔和腹膜炎、感染、营养不良等。

（2）应激:急性应激如严重创伤、大手术、大面积烧伤、颅内病变、败血症、精神紧张及其他严重脏器病变或多器官功能衰竭均可引起胃黏膜糜烂、出血,严重者可发生急性溃疡并大量出血。虽其确切机制尚未全明,但一般认为应激状态下胃黏膜微循环不能正常运行而造成黏膜缺血、缺氧是发病的重要环节,由此可导致胃黏膜黏液和碳酸氢盐分泌不足、局部前列腺素合成不足、上皮再生能力减弱等改变,胃黏膜屏障因而受损;应激状态也可增加胃酸分泌,大量氢离子反渗,损伤血管和黏膜,引起糜烂和出血。

（3）理化因素:理化因素为某些化学药物和刺激性食物,最常见的有非甾体抗炎药(non-steroidal anti-inflammatory drugs,NSAID)如阿司匹林、吲哚美辛等,机制可能通过抑制环氧合酶的作用而抑制胃黏膜生理性前列腺素的产生,削弱胃黏膜的屏障功能,可引起浅表黏膜损伤和黏膜下出血。某些抗肿瘤药、口服氯化钾或铁剂等均可刺激黏膜引起浅表损伤。乙醇具亲脂性和溶脂能力,可导致胃黏膜糜烂及黏膜出血,炎症细胞浸润多不明显。留置胃管、胃内异物、食管裂孔疝、胃镜下各种止血技术、息肉摘除术、大剂量放射线照射均可导致胃黏膜炎症、黏膜出血,甚至溃疡。

（4）血管因素:血管因素(vascular factors)主要指腹腔动脉栓塞治疗后或少数因动脉硬化致胃动脉的血栓形成或栓塞引起的供血不足。

2. 病理　病理组织学特征是胃黏膜固有层见到以中性粒细胞为主的炎症细胞浸润,有不同程度的上皮细胞丧失,并见血液渗入,渗出物含有蛋白质样物质和中性粒细胞。

（二）中医病因病机

1. 感受邪气　外感六淫之邪,邪盛入里,或误下伤正,邪气乘虚内侵,结于胃脘,阻塞中焦气机,气机阻滞,不通则痛。

2. 饮食伤胃　饮食不节,暴饮暴食,或恣食生冷,或过食肥甘,或嗜酒无度,或辛辣无度,肥甘厚腻,蕴湿生热,损伤脾胃,胃气壅滞,不通则痛。

二、临床表现

1. 主要症状　常见上腹疼痛、胀满、嗳气、恶心、呕吐(呕吐物多为胃液、食物残渣)、食欲不振等,部分病例可见发热、腹泻。轻症患者可无症状,仅在胃镜检查时发现;严重患者因呕吐腹泻剧烈、呕血、黑便,可导致脱水、电解质紊乱、酸中毒或休克。药物、急性应激造成的急性胃黏膜损害多有服药史、应激病史,常以呕血和/或黑便的上消化道出血症状而就诊。据统计在所有上消化道出血病例中由急性糜烂出血性胃炎所致者约占 10%～25%,是上消化道出血的常见病因之一。

2. 体征　上腹部压痛是常见体征,若发生上消化道大出血时,可出现休克或贫血征象。

三、实验室及其他检查

1. 实验室检查　多数患者血常规、大便常规无明显改变,急性糜烂出血性胃炎患者可出现呕吐物及粪便隐血试验阳性,感染因素导致的急性胃炎外周血白细胞一般增高,中性粒细胞比例增高。

2. 胃镜检查　胃黏膜充血、水肿、出血、糜烂。

四、诊断与鉴别诊断

（一）诊断

有近期服用 NSAID 史、严重疾病状态或大量饮酒患者;出现上腹部疼痛、胀满、食欲减退等消化不良症状,甚至出现呕血和/或黑便的表现;确诊依靠胃镜发现糜烂及出血病灶。由于胃黏膜修复很快,当临床提示本病时,应尽早行急诊胃镜检查确诊。

（二）鉴别诊断

有上腹剧痛需与消化性溃疡穿孔、急性胆囊炎、急性胰腺炎、急性阑尾炎等急腹症甚至急性心肌梗死等相鉴别。

五、治疗

（一）中西医结合治疗思路

急性胃炎经西医对症治疗,能迅速控制病情,中医辨证论治可起到协同作用,有效消除食欲不振、胃肠胀满等症状,减少不良反应的发生。

（二）西医治疗

对急性糜烂出血性胃炎应针对原发疾病和病因采取防治措施。常规给予抑制胃酸分泌的 H_2 受体拮抗剂或质子泵抑制剂,或具有黏膜保护作用的硫糖铝作为预防措施。对进食不洁食物者,可给予抗生素;呕吐甚者,予以补液、支持疗法及止呕药物。对服用 NSAID 的患者应视情况应用 H_2 受体拮抗剂、质子泵抑制剂或米索前列醇预防。对已发生上消化道大出血者,按上消化道出血治疗原则采取综合措施进行治疗(详见本章第十四节消化道出血),质子泵抑制剂或 H_2 受体拮抗剂静脉给药可促进病变愈合和有助止血,为常规应用药物。

（三）中医治疗

1. 饮食停滞证

临床表现:胃痛,脘腹胀满,嗳腐吞酸,呕吐,或吐不消化食物,吐后症轻,大便不爽,舌苔厚腻,脉滑。

治法:消食导滞,和胃止痛。

代表方:保和丸加减。若积滞较多,腹满便秘,可合用小承气汤以导滞通腑,使浊气下行。若由胃中积热上冲,食已即吐,口臭而渴,苔黄脉数者,宜用竹茹汤以清胃降逆。

2. 寒邪犯胃证

临床表现:胃痛暴作,或呕吐,恶寒喜暖,得温痛减,遇冷痛重,口淡不渴,喜热饮,苔薄白,脉弦紧。

治法:温胃散寒,行气止痛。

代表方:良附丸加味。若兼见恶寒、头痛等风寒表证者,可加藿香、苏叶、生姜,或加香苏散疏散风寒;寒重者,可加干姜、吴茱萸以温中止痛;若兼见胃纳呆滞、嗳气或呕吐者,是为寒夹食滞,可加制半夏、神曲、鸡内金、厚朴、枳实等以消食导滞。

3. 湿热中阻证

临床表现:胃脘闷痛,胸脘痞满,口干口苦,口渴而不欲饮,身重纳呆,大便不爽,小便短赤,舌红,苔黄腻,脉滑或滑数。

治法:清化湿热,理气和胃。

代表方:清中汤加减。若恶心呕吐者,加竹茹、橘皮以清胃降逆;气滞腹胀者加厚朴、枳实以理气消胀;纳呆少食者,加神曲、谷芽、麦芽以消食导滞;发热、恶寒,加苏叶、藿香疏风解表。

（四）临证要点

西药治疗多为前期治疗,根据患者的临床症状给予用药,均可控制病情,当症状缓解后停止服药,但此时病因并没有完全消除,单用西药治疗容易复发,部分病情严重的患者可能转化为慢性胃炎。中医治疗在于机体的调节,多为后期治疗,根据中医辨证分型论治,对不同证候者辅以温中和胃、清热降逆、消食导滞等个体化治疗,促进患者临床症状的缓解。本病不论患者体质强弱,多有标实,治疗上应用理气药可以收到显著疗效,但是行气药多辛燥,易耗气伤阴,故治疗时应中病即止,以免伤及胃气而使胃病难愈。

六、预后

急性胃炎多数可自行愈合,预后良好。少数患者黏膜糜烂可发展成为溃疡或出血。

七、预防与调护

清淡易消化饮食,避免食用刺激性食物。对于必须常服用 NSAID 的患者以及处于严重应激状态下者,可预防性使用抑制胃酸分泌药物,以防患于未然。嗜酒者宜戒酒。

慢 性 胃 炎

慢性胃炎(chronic gastritis)是由各种病因引起的胃黏膜慢性炎症。目前对其命名和分类尚缺乏统一认识,根据病理组织学改变一般分为慢性非萎缩性胃炎(chronic non-atrophic gastritis)和慢性萎缩性胃炎(chronic atrophic gastritis)。本病发病率极高,在各种胃病中居于首位,且发病率有随年龄增长而升高的趋势。

慢性非萎缩性胃炎是指不伴有胃黏膜萎缩性改变、胃黏膜层见以淋巴细胞和浆细胞为主的慢性炎症细胞浸润的慢性胃炎。根据炎症分布的部位,可再分为胃窦胃炎、胃体胃炎和全胃炎。慢性萎缩性胃炎是指胃黏膜已发生了萎缩性改变的慢性胃炎。慢性萎缩性胃炎又可再分为多灶萎缩性胃炎(multifocal atrophic gastritis)和自身免疫性胃炎(autoimmune gastritis)两大类。前者萎缩性改变在胃内呈多灶性分布,以胃窦为主,多由幽门螺杆菌感染引起的慢性非萎缩性胃炎发展而来;后者萎缩改变主要位于胃体部,多由自身免疫引起的胃体胃炎发展而来。

本病属于中医学的"胃痛""胃痞""嘈杂"等范畴。

一、病因病理

(一)西医病因病理

1. 病因及发病机制

(1)幽门螺杆菌感染:幽门螺杆菌(Helicobacter pylori,Hp)是慢性胃炎的一个重要病因。胃炎的病理组织学改变与 Hp 感染的程度轻重有关,尤其在活动性胃炎中,胃黏膜的炎症越重,Hp 的数量越多。我国属 Hp 高感染率国家,估计人群中 Hp 感染率在 40%~70%。人类是目前 Hp 感染唯一明确的传染源,一般认为胃-口、口-口传播或粪-口传播是 Hp 的主要传播途径。Hp 经口进入胃内,部分可被胃酸杀灭,部分则附着于胃窦部黏液层,依靠鞭毛穿过黏液层移向胃黏膜,其所分泌的黏附素能使其贴紧上皮细胞表面,一般不侵入胃腺和固有层内。Hp 释放尿素酶分解尿素产生 NH_3 从而保持细菌周围中性环境,Hp 的这些特点有利于其在胃黏膜表面定植和繁殖的局部微环境,使感染慢性化。

Hp 产生的尿酸酶分解尿素产生氨作用、分泌空泡毒素 A(vacuolating cytotoxin A,Vac A)等物质而引起细胞损害,细胞毒素相关蛋白 A(cytotoxin associated gene A protein,Cag A)能引起强烈的炎症反应,促进上皮细胞释放炎症介质,菌体胞壁还可作为抗原诱导免疫反应,多种机制使炎症反应迁延或加重。这些因素的长期存在导致胃黏膜的慢性炎症。其对胃黏膜炎症发展的转归取决于 Hp 毒株及毒力、宿主个体差异和胃内微生态环境等多因素的综合结果。

(2)十二指肠-胃反流:幽门括约肌功能失调或胃大部分切除术时含胆汁和胰液的十二

指肠液反流入胃,可削弱胃黏膜屏障功能。长期反流,可导致胃黏膜慢性炎症。当促胃液素(即胃泌素)分泌增加,而促胰液素、缩胆囊素分泌绝对或相对减少时,产生平衡失调,导致幽门括约肌功能不全,从而使十二指肠液反流入胃。

(3) 饮食和环境因素:饮食中高盐和缺乏新鲜蔬菜水果与胃黏膜萎缩、肠化生以及胃癌的发生密切相关。

(4) 自身免疫:自身免疫性胃炎(autoimmune gastritis)以富含壁细胞的胃体黏膜萎缩为主(A 型);患者血清中常能检测出壁细胞抗体(parietal cell antibody,PCA)和内因子抗体(intrinsic factor antibody,IFA),两者均为自身抗体,在伴有恶性贫血的胃体黏膜萎缩中检出率相当高。本病可伴有其他自身免疫病,如桥本甲状腺炎、白癜风等。自身抗体攻击壁细胞,使壁细胞总数减少,导致胃酸分泌减少或丧失;内因子减少可导致维生素 B_{12} 吸收不良从而导致恶性贫血。

(5) 其他因素:酗酒、服用 NSAID 等药物、某些刺激性食物等均可反复损伤胃黏膜。这些因素均可能各自或与幽门螺杆菌感染协同作用而引起或加重胃黏膜慢性炎症。心力衰竭、肝硬化合并门脉高压、营养不良都可引起慢性胃炎;慢性感染灶的细菌或毒素吞入胃内,对胃黏膜长期刺激可引发慢性胃炎;慢性胃炎的发病率随年龄而增加,主要与老年人胃黏膜小血管硬化、胃黏膜营养缺乏、分泌功能下降、屏障功能降低有关。

2. 病理　新悉尼系统胃炎分类法要求胃镜检查至少取 5 块组织进行活检(胃窦 2 块取自距幽门 2~3cm 处的大弯和小弯;胃体 2 块取自距贲门 8cm 处的大弯和距胃角近侧 4cm 处的小弯;胃角 1 块);活组织检查宜在多部位取材且标本要够大(达到黏膜肌层)。慢性胃炎的发病是胃黏膜损伤与修复的慢性过程,主要组织病理学特征是炎症、萎缩、化生及异型增生。

(1) 炎症:炎症表现为黏膜层以淋巴细胞和浆细胞为主的慢性炎症细胞浸润,初在黏膜浅层,即黏膜层的上 1/3,称浅表性胃炎(superficial gastritis)。幽门螺杆菌引起的慢性胃炎常见淋巴滤泡形成。当见有中性粒细胞浸润时显示有活动性炎症,称为慢性活动性胃炎,多提示存在幽门螺杆菌感染。

(2) 萎缩:慢性炎症过程中出现胃黏膜萎缩,主要表现为胃黏膜固有腺体(幽门腺或泌酸腺)数量减少甚至消失,组织学上有 2 种萎缩类型:①化生性萎缩,胃黏膜固有层部分或全部由肠上皮腺体组成;②非化生性萎缩,胃黏膜层固有腺体数目减少,取代成分为纤维组织或纤维肌性组织或炎性细胞(主要是慢性炎性细胞)。

(3) 化生:长期慢性炎症使胃黏膜表层上皮和腺上皮被杯状细胞和幽门腺细胞所取代。胃腺化生分为 2 种:①肠上皮化生(intestinal metaplasia):以杯状细胞为特征的肠腺样腺体替代了胃固有腺体(AB-PAS 和 HID-AB 黏液染色可将肠化生分为小肠型和大肠型、完全型和不完全型);②假幽门腺化生(pesudopyloric metaplasia):泌酸腺的颈黏液细胞增生,形成幽门腺样腺体。

(4) 异型增生:慢性胃炎进一步发展,胃上皮或化生的肠上皮在再生过程中发生发育异常,可形成异型增生(dysplasia),又称不典型增生,表现为细胞异型性和腺体结构的紊乱,异型增生是胃癌前病变(precancerous lesion of gastric cancer,PLGC)。异型增生和上皮内瘤变是同义词,后者是世界卫生组织(WHO)国际癌症研究协会推荐使用的术语。异型增生分为轻度、中度和重度,上皮内瘤变分为低级别和高级别。重度有时难以与高分化腺癌区分,需尽早处置,如内镜下治疗等。

(二) 中医病因病机

1. 感受邪气　外感寒、热、湿诸邪,内客于胃,致胃脘气机阻滞,不通则痛。如《素问·举痛论》说:"寒气客于肠胃之间,膜原之下,血不能散,小络急引,故痛。"

2. 饮食伤胃　饮食不节,或过饥过饱,损伤脾胃,胃气壅滞,致胃失和降,不通则痛。五味过极,辛辣无度,肥甘厚腻,饮酒如浆,则蕴湿生热,伤脾碍胃,气机壅滞。

3. 情志不畅 忧思恼怒,伤肝损脾,肝失疏泄,横逆犯胃,脾失健运,胃气阻滞,均致胃失和降,而发胃痛。气滞日久或久痛入络,可致胃络血瘀。

4. 脾胃虚弱 脾胃为仓廪之官,主受纳运化水谷,若素体脾胃虚弱,运化失职,气机不畅,或中阳不足,中焦虚寒,失其温养而发生疼痛。

二、临床表现

1. 主要症状 慢性胃炎无典型与特异性的临床症状,症状与病变的程度也不相一致,表现为反复或持续性上腹痛或不适、上腹胀、早饱、嗳气、恶心等消化不良症状,无明显节律性,一般进食后较重,有胃黏膜糜烂者可出现少量出血,大便潜血阳性,黑便甚至血便,长期者尤其是萎缩性胃炎可伴有贫血症状。不同类型的慢性胃炎其临床症状各有侧重。

(1) 慢性非萎缩性胃炎以胃窦部炎症为主者,多表现为上腹部胀痛、隐痛、钝痛或灼痛,疼痛多数在餐后出现,因饮食不慎、情绪波动、劳累过度等因素加重。上腹部疼痛增剧时可引起恶心、呕吐、大便不正常等胃肠道激惹症状。

(2) 慢性萎缩性胃炎主要症状为上腹部饱胀感,与是否进食关系不大,食量减少,对含蛋白质、脂肪较多的食物难以消化,容易引起腹泻,大便内常有未消化的肌纤维、脂肪粒等。多伴有面色萎黄、消瘦、乏力、体倦等症状。

2. 体征 慢性胃炎患者一般无明显体征,仅在发作期上腹部可以压痛,轻重不一;萎缩性胃炎伴有贫血者,可见面、唇、齿龈、球结膜、指甲苍白;胃体胃炎(A 型)可见急性舌炎,即"鲜牛肉舌",或呈镜面舌。

三、实验室及其他检查

1. 胃镜检查 胃镜检查并同时取活组织做病理组织学检查是诊断慢性胃炎的最可靠方法。

非萎缩性胃炎胃镜表现(图 1-3-2,见文末彩图):①充血性红斑:呈斑点状、条状、斑片状,斑点状充血黏膜与正常黏膜相间出现最为常见;②黏膜水肿:黏膜肿胀,柔软而湿润,反光度增强,黏膜皱襞增厚,胃小凹结构明显,水肿黏膜较正常苍白;③附着性黏液:附着性黏液由破坏的黏液组织、炎性渗出物和黏液组成,附着在黏液上不易剥脱、脱落后黏膜表面常发红或有糜烂;④糜烂和出血:黏膜外的出血如渗血常伴有糜烂,黏膜内的出血可分为陈旧出血和新鲜出血,出血是炎症较重的表现。

萎缩性胃炎胃镜表现(图 1-3-3,见文末彩图):①黏膜颜色改变:多呈灰、灰白或灰黄色,同一部位深浅可不一致,境界常不清,范围或大或小,萎缩范围内也可能残留红色小斑;②黏膜下血管显露:轻者为暗红色的细小血管网,重者可见蓝色的树枝状的大血管;③黏膜皱襞细小或消失;④增生或肠化生:黏膜粗糙或呈颗粒状或结节状改变,黏膜下血管显露特征可被掩盖。

胃黏膜活组织的组织病理学检查所见已如上述。由于内镜所见与活组织检查的病理表现不尽一致,因此诊断时应两者结合,在充分活检基础上以组织病理学诊断为准。为了区分慢性胃炎的类型并了解其严重程度,要求判明病变所累及的部位,并对主要的形态学变化(幽门螺杆菌、活动性、慢性炎症、萎缩、肠化生)按无、轻、中、重进行分级。有异型增生时要注明,按轻度和重度分级。

2. 幽门螺杆菌检测 检测方法分为侵入性和非侵入性两大类。侵入性需通过胃镜检查取胃黏膜活组织进行检测,主要包括快速尿素酶试验、组织学检查和幽门螺杆菌培养;快速尿素酶试验是侵入性检查的首选方法,操作简便、费用低;组织学检查可直接观察幽门螺杆菌,与快速尿素酶试验结合,可提高诊断准确率;幽门螺杆菌培养技术要求高,主要用于科研。非侵入性主要有^{13}C 或^{14}C 尿素呼气试验、粪便幽门螺杆菌抗原检测及血清学检查(定性检测血清抗幽门螺杆菌 IgG 抗体);^{13}C 或^{14}C 尿素呼气试验检测幽门螺杆菌敏感性及特异性高而无须胃镜检查,可作为根除治疗后复查的首选方法。应注意,近期应用抗生素、质子泵抑制剂、铋剂等药物,因有暂时抑制幽门螺杆菌作用,会使上述检查(血清学检查除外)呈假阴性。

3. 促胃液素的测定 促胃液素由胃窦 G 细胞及胰腺 D 细胞分泌,正常人空腹血清促胃液素含量<100ng/L。萎缩性胃体炎患者空腹血清促胃液素水平增高。胃萎缩伴恶性贫血者,空腹血清促胃液素可高达 100ng/L。胃蛋白酶原(pepsinogen,PG)和促胃液素-17(gastrin-17,G-17)有助判断萎缩是否存在及其分布的部位和程度。PG 包括 PG Ⅰ 和 PG Ⅱ,PG Ⅰ主要由胃底腺中的主细胞分泌,PG Ⅱ由胃和十二指肠细胞分泌;G-17 主要由胃窦的 G 细胞分泌,受到胃酸的反馈调节,通常胃体黏膜萎缩时 G-17 升高。研究发现,胃体萎缩时血清 G-17 水平显著升高、PG Ⅰ 和/或 PGR(PG Ⅰ/PG Ⅱ 比值)下降;胃窦萎缩时 G-17 水平下降、PG Ⅰ 和/或 PGR 比值正常;全胃萎缩时则两者均低。

4. 自身免疫性胃炎的相关检查 患者 PCA 和 IFA 可呈阳性,有助于诊断胃体萎缩性胃炎。血清 IFA 阳性率较 PCA 为低,两者的检测对慢性胃炎的分型有一定帮助。此外,胃窦萎缩性胃炎患者血清中 PCA 可出现阳性,而恶性贫血患者常为阴性。血清维生素 B$_{12}$ 浓度测定及维生素 B$_{12}$ 吸收试验有助恶性贫血诊断。

四、诊断与鉴别诊断

(一)诊断

确诊必须依靠胃镜检查及胃黏膜活组织病理学检查。幽门螺杆菌检测有助于病因诊断。怀疑自身免疫性胃炎应检测相关自身抗体及血清胃泌素。

(二)鉴别诊断

1. 消化性溃疡 亦有上腹痛、嗳气、恶心、呕吐等症状发作的病史,溃疡病疼痛发生往往有周期性与节律性,通过胃镜检查可以区别。

2. 慢性胆囊炎与胆石症 有上腹部胀闷不适、嗳气不适等症状,其症状发生多与进食肥腻食物有关,上腹疼痛往往放射至胁肋及背部。可做 B 超、胆囊造影等检查以明确。

3. 胃癌 上腹疼痛失去规律,呈进行性加剧,伴有明显食欲减退,体重减轻,大便潜血持续性阳性,后期在上腹部可触及包块,行胃镜及病理检查可以明确。

4. 慢性胰腺炎 慢性胰腺炎诊断较困难,凡有腹痛、脂肪泻、糖尿病患者应考虑,可做腹部 CT 检查。

5. 心绞痛 心绞痛一般不出现嗳气、恶心等消化道症状,往往有心慌等不适,可做心电图检查以区别。

五、治疗

(一)中西医结合治疗思路

西药治疗慢性胃炎疗效确切,H$_2$ 受体拮抗剂、质子泵抑制剂等药物抑酸作用较强,对于胃酸分泌偏多的患者具有很好的抑酸作用,显效较快;对伴有胃出血的患者,抑酸药可提高胃内 pH 值,止血快而迅速;抗生素能快而有效地杀灭幽门螺杆菌感染,加快慢性胃炎的治疗。但西药副作用相对来说较大,停药后易复发;应用抗生素不当,易产生耐药性。中医药具有明显改善临床症状、副作用相对较小、不易产生耐药性等优势,但也有起效相对较缓、应用时间较长等不足。中西医结合治疗慢性胃炎可优势互补,增强药效,减轻药物的副作用,减少各类药物的用量,有利于慢性胃炎的治疗。

(二)西医治疗

慢性胃炎的治疗目的是缓解症状和改善胃黏膜炎症。无症状、Hp 阴性的慢性非萎缩性胃炎无须特殊治疗;但对慢性萎缩性胃炎,特别是严重的慢性萎缩性胃炎或伴有异型增生者可予短期或长期间隙治疗,应注意预防其恶变。

1. **根除幽门螺杆菌**　对于 Hp 相关性胃炎,根除 Hp 是重要的病因治疗。Hp 相关性胃炎是否均需根除 Hp 尚缺乏统一意见。2017 年中国慢性胃炎共识推荐对有胃黏膜糜烂、萎缩及肠化生、异型增生或有消化不良症状者根除 Hp。成功根除 Hp 可使胃黏膜组织学得到改善,对预防消化性溃疡和胃癌等有重要意义,可使 Hp 阳性的功能性消化不良患者症状得到长期缓解。常用的联合方案有:1 种 PPI+2 种抗生素或 1 种铋剂,疗程 10~14 天(表 1-3-1),目前指南推荐铋剂四联(PPI+铋剂+2 种抗菌药物)作为主要的经验性治疗根除 Hp 方案。抗生素及疗程的选择根据当地耐药情况而定。

表 1-3-1　具有杀灭和抑制 Hp 的药物

药物类型	常用药物
PPI	奥美拉唑、泮托拉唑、雷贝拉唑、兰索拉唑、埃索美拉唑
铋剂	果胶铋、次碳酸铋、三钾二枸橼酸铋
抗生素	阿莫西林、克拉霉素、甲硝唑、替硝唑、四环素、喹诺酮类抗生素

2. **对症治疗**　有胃黏膜糜烂和/或以反酸、上腹痛等症状为主者,可根据病情或症状严重程度选用抑制胃酸分泌药物,如 H_2 受体拮抗剂或 PPI。上腹饱胀、恶心或呕吐等为主要症状者可用促动力药,而伴胆汁反流者则可应用促动力药和/或有结合胆酸作用的胃黏膜保护剂(如硫糖铝、替普瑞酮、吉法酯、瑞巴派特、依卡倍特等)。具有明显的进食相关的腹胀、纳差等消化不良症状者,可考虑应用消化酶制剂(如复方阿嗪米特、米曲菌胰酶、各种胰酶制剂等)。有明显精神心理因素的慢性胃炎患者可用抗抑郁药或抗焦虑药,常规治疗无效和疗效差者,可考虑进行精神心理治疗。

3. **癌前状态处理**　迄今为止仍缺乏公认的、十分有效的逆转肠化和异型增生的药物,可适量补充复合维生素和含硒食物等,关键在于定期随访。活检有中-重度萎缩并伴有肠化生的慢性萎缩性胃炎 1 年左右随访一次。伴有轻度异型增生(低级别上皮内瘤变)并证实此标本并非来源于癌旁者,根据内镜和临床情况缩短至 6 个月左右随访一次;对肯定的重度异型增生(高级别上皮内瘤变)需立即确认,证实后行内镜下治疗或手术治疗。

(三)中医治疗

1. **寒邪客胃证**

临床表现:胃痛暴作,遇冷痛重,得温痛减,恶寒喜暖,纳呆口淡,泛吐清水,大便稀溏,舌淡苔白,脉弦紧。

治法:温胃散寒,行气止痛。

代表方:良附丸加减。若兼见恶寒、头痛等风寒表证者,可加苏叶、藿香等以疏散风寒,或内服生姜、胡椒汤以散寒止痛;若兼见胸脘痞闷、胃纳呆滞、嗳气或呕吐者,是为寒夹食滞,可加枳实、神曲、鸡内金、制半夏、生姜等以消食导滞,降逆止呕;若寒邪郁久化热,寒热错杂可用半夏泻心汤辛开苦降,寒热并调。

2. **肝胃不和证**

临床表现:胃脘胀痛连胁,走窜不定,嗳气或矢气可缓,脘痞不舒,情绪不遂复发或加重,嗳气频作,嘈杂反酸,烦躁易怒、善太息,舌淡红苔薄白,脉弦。

治法:疏肝解郁,理气止痛。

代表方:柴胡疏肝散加减。若胃痛较甚者,可加川楝子、延胡索以加强理气止痛;嗳气较频者,可加沉香、旋覆花以顺气降逆;泛酸者加乌贼骨、煅瓦楞子中和胃酸;痛势急迫,口干口苦,舌红苔黄,脉弦或数,乃肝胃郁热之征,改用化肝煎或丹栀逍遥散加黄连以疏肝泄热和胃。

3. 饮食伤胃证

临床表现:胃脘疼痛,脘腹饱胀,厌食拒按,嗳腐吞酸,恶心呕吐,吐后症轻,多呕吐不消化食物,大便不爽,矢气酸臭,舌苔厚腻,脉弦滑。

治法:消食导滞,和胃止痛。

代表方:保和丸加减。若脘腹胀甚者,可加枳实、砂仁、槟榔等以行气消滞;若胃脘胀痛而便闭者,可合用小承气汤或改用枳实导滞丸以通腑行气;胃痛急剧而拒按,伴见苔黄燥便秘者,为食积化热成燥,则合用大承气汤以泄热解燥,通腑荡积。

4. 湿热蕴胃证

临床表现:胃脘热痛,胸脘痞满,口黏口苦不欲饮或口臭,身重纳呆,烦闷嘈杂,肛门灼热,大便不爽,小便短赤,舌苔黄腻,脉滑或滑数。

治法:清化湿热,理气和胃。

代表方:清中汤加减。若湿偏重者加苍术、藿香燥湿醒脾;热偏重者加蒲公英、黄芩清胃泄热;伴恶心呕吐者,加竹茹、橘皮以清胃降逆;大便秘结不通者,可加大黄(后下)通下导滞;气滞腹胀者加厚朴、枳实以理气消胀;纳呆少食者,加神曲、谷芽、麦芽以消食导滞。

5. 瘀血阻胃证

临床表现:胃痛如割,刺痛,痛久拒按,痛处不移,入夜痛甚,食后加剧,舌质紫暗或有瘀斑,脉弦涩。

治法:化瘀通络,理气和胃。

代表方:失笑散合丹参饮加减。若胃痛甚者可加延胡索、木香、郁金、枳壳以加强活血行气止痛之功;若四肢不温,舌淡脉弱者为气虚无以行血,加党参、黄芪等以益气活血;便黑可加三七、白及化瘀止血,出血不止应参考血证有关内容辨证论治;若口干咽燥,舌光无苔,脉细为阴虚无以濡养,加生地黄、麦冬以滋阴润燥。

6. 胃阴亏虚证

临床表现:胃脘灼热隐痛,口干舌燥,食少干呕,似饥而不欲食,大便干结,舌红少津,舌裂纹无苔,脉细或细数。

治法:养阴益胃,和中止痛。

代表方:一贯煎合芍药甘草汤加减。若见胃脘灼痛、嘈杂泛酸者,可加珍珠粉、牡蛎、海螵蛸或配用左金丸以制酸;胃脘胀痛较剧,兼有气滞,宜加厚朴花、玫瑰花、佛手等行气止痛;大便干燥难解,宜加火麻仁、瓜蒌仁等润肠通便;若阴虚胃热可加石斛、知母、黄连养阴清胃。

7. 脾胃虚寒证

临床表现:胃脘隐痛,喜按喜温,遇冷痛重,得食痛减,纳少便溏,畏寒肢冷,口淡流涎,小便清长,舌淡有齿痕,舌苔薄白,脉沉细。

治法:温中健脾,和胃止痛。

代表方:黄芪建中汤加减。若泛吐清水较多,宜加干姜、制半夏、陈皮、茯苓以温胃化饮;胃脘冷痛,里寒较甚可加理中丸以温中散寒;若兼有形寒肢冷、腰膝酸软,可用附子理中汤温肾暖脾,和胃止痛;无泛吐清水,无手足不温者,可改用香砂六君子汤以健脾益气和胃止痛。

(四)临证要点

1. 理气和胃止痛为主,结合辨证施治 虽有"通则不痛"之说,但绝不能局限于狭义的

"通"法。要从广义的角度去理解和运用"通"法,正如叶天士所谓"通字须究气血阴阳"。属于胃寒者,散寒即所谓通;属于食停者,消食即所谓通;属于气滞者,理气即所谓通;属于热郁者,泄热即所谓通;属于血瘀者,化瘀即所谓通;属于阴虚者,益胃养阴即所谓通;属于阳虚者,温运脾阳即所谓通。根据不同病机而采取相应治法,才能善用"通"法。但行气药多辛燥,易耗气伤阴,故治疗时应中病即止。

2. 根据西医病理,结合中医治疗　慢性非萎缩性胃炎主要病变是胃黏膜充血、水肿,可伴局限性糜烂或黏膜出血点,可选择性采用具有清热消炎、去腐生肌、护膜止血等作用的中药,如白及、黄连、浙贝母、连翘、蒲公英、败酱草、鱼腥草等,但注意不能一味用清热之品,宜适可而止,过用苦寒势必损伤脾胃。慢性萎缩性胃炎主要病变是腺体减少,胃黏膜不典型增生或肠腺化生,多伴有胃络瘀阻,治疗应重视活血祛瘀药的运用,如三七、郁金、延胡索、莪术、川红花、赤芍等。但在运用活血祛瘀法组方时,要根据辨证配合其他治法及方药。

六、预后

感染幽门螺杆菌后少有自发清除,幽门螺杆菌感染引起的胃炎约 15%～20% 会发生消化性溃疡。慢性非萎缩性胃炎预后良好;绝大多数慢性非萎缩性胃炎经积极的治疗后多能痊愈,少部分慢性非萎缩性胃炎可发展为慢性多灶萎缩性胃炎;部分患者萎缩可以改善或逆转;肠上皮化生通常难以逆转;重度异型增生易转变为癌。

七、预防与调护

遵医嘱坚持治疗,同时注意口鼻腔及咽部慢性炎症的治疗及全身疾病的防治,应避免使用有可能损伤胃黏膜的药物。对有胃癌家族史、食物营养单一、常食熏制或腌制食品的患者,需警惕肠上皮化生、异型增生向胃癌的进展,应定期复查。

预防上要重视精神与饮食的调摄;患者要注意有规律的生活与饮食习惯,忌暴饮暴食、饥饱不调;应少食多餐,以清淡易消化的食物为宜;忌粗糙多纤维饮食,尽量避免浓茶、咖啡、烟酒和辛辣食物等诱发因素,进食宜细嚼慢咽。同时保持乐观的情绪,避免过度劳累与精神紧张也是预防本病复发的关键。

第四节　消化性溃疡

消化性溃疡(peptic ulcer,PU)指胃肠道黏膜被自身消化而形成的溃疡,可发生于食管、胃、十二指肠、胃-空肠吻合口附近以及含有胃黏膜的 Meckel 憩室,其中胃、十二指肠球部溃疡最为常见。

消化性溃疡是一种全球性常见病,发病率呈下降趋势。本病可发生于任何年龄段,且好发于男性。十二指肠溃疡(duodenal ulcer,DU)多见于青壮年,而胃溃疡(gastric ulcer,GU)则多见于中老年;前者的发病高峰一般比后者早 10 年。临床上十二指肠球部溃疡多于胃溃疡,十二指肠球部溃疡与胃溃疡发生率的比值大约为 3∶1。胃癌高发区胃溃疡所占的比例较大。

本病属于中医学的"胃痛""嘈杂""吞酸"范畴。

一、病因病理

(一)西医病因病理

1. 病因和发病机制　在正常生理情况下,胃、十二指肠黏膜经常接触具有强侵蚀力的胃酸和在酸性环境下被激活、能水解蛋白质的胃蛋白酶，以及摄入的各种有害物质；正是由于胃、十二指肠黏膜具有一系列防御和修复机制，可抵御这些侵袭因素的损害，维持黏膜的完整性。目前认为，胃、十二指肠黏膜的这一完善而有效的防御和修复机制，足以抵抗胃酸、胃蛋白酶的侵蚀。但在各类导致胃炎的病因持续作用下，黏膜糜烂可进展为溃疡。其机制是胃酸、胃蛋白酶的侵袭作用与黏膜的防御能力间失去平衡，对黏膜产生自我消化。以下是病因及其导致溃疡发生的机制：

（1）幽门螺杆菌（Helicobacter pylori，Hp）感染：是消化性溃疡的主要病因。十二指肠球部溃疡患者的 Hp 感染率高达 90%～100%，胃溃疡为 80%～90%。同样，在 Hp 感染率高的人群中，消化性溃疡的患病率也较高。清除 Hp 可加速溃疡的愈合，显著降低消化性溃疡的复发率。

Hp 感染导致消化性溃疡发病的机制尚未阐明。目前比较普遍接受的一种假说试图将 Hp、宿主和环境三个因素在十二指肠溃疡发病中的作用统一起来。该假说认为，胆汁酸对 Hp 生长具有强烈的抑制作用，因此正常情况下 Hp 无法在十二指肠生存，十二指肠球部酸负荷增加是十二指肠溃疡发病的重要环节，因为酸可使结合胆酸沉淀，从而有利于 Hp 在十二指肠球部生长。Hp 只能在胃上皮组织定植，只有当十二指肠球部发生胃上皮化生，Hp 才能定植下来，而十二指肠球部的胃上皮化生是十二指肠对酸负荷增加的一种代偿反应。十二指肠球部酸负荷增加的原因，一方面与 Hp 感染引起慢性胃窦炎有关，Hp 感染直接或间接作用于胃窦 D 细胞和 G 细胞，削弱了胃酸分泌的负反馈调节，从而导致餐后胃酸分泌增加；另一方面，吸烟、应激和遗传等因素均与胃酸分泌增加有关（详见后述）。定植在十二指肠球部的 Hp 引起十二指肠炎症，炎症削弱了十二指肠黏膜的防御和修复功能，在胃酸、胃蛋白酶的侵蚀下最终导致十二指肠溃疡。十二指肠炎症同时导致十二指肠黏膜分泌碳酸氢盐减少，间接增加十二指肠的酸负荷，进一步促进十二指肠溃疡的发生和发展。

对 Hp 引起胃溃疡的发病机制研究较少，一般认为是 Hp 感染引起的胃黏膜炎症削弱了胃黏膜的屏障功能，胃溃疡好发于非泌酸区与泌酸区交界处的非泌酸区侧，反映了胃酸对屏障受损的胃黏膜的侵蚀作用。

（2）药物：长期服用非甾体抗炎药、糖皮质激素、氯吡格雷、化疗药物、双磷酸盐、西罗莫司等的患者易于发生溃疡。

非甾体抗炎药（non-steroidal anti-inflammatory drug，NSAID）是导致胃黏膜损伤最常见的药物。NSAID 引起的溃疡以胃溃疡为主，较十二指肠溃疡多见。溃疡形成及其并发症发生的危险性除与服用 NSAID 种类、剂量、疗程有关外，尚与高龄、同时服用抗凝血药、糖皮质激素等有关。

（3）遗传易感性：遗传因素是消化性溃疡发病的重要因素，例如，消化性溃疡的家族史可能是 Hp 感染的"家庭聚集"现象；O 型血的人胃上皮细胞表面表达更多黏附受体而有利于 Hp 定植。又如正常人的胃黏膜内，大约有 10 亿壁细胞，平均每小时分泌盐酸 22mmol，而十二指肠球部溃疡患者的壁细胞总数平均为 19 亿，每小时分泌盐酸约 42mmol，比正常人高出 1 倍左右。但是，个体之间的壁细胞数量也有很大的差异，在十二指肠球部溃疡和正常人之间存在显著的重叠现象。因此，遗传因素的作用尚有待进一步研究。

（4）胃十二指肠运动异常：部分十二指肠溃疡患者胃排空增快，这可使十二指肠球部酸负荷增大；部分胃溃疡患者有胃排空延迟，这可增加十二指肠液反流入胃，加重胃黏膜屏障损害。十二指肠-胃反流可导致胃黏膜损伤，胃排空延迟及食糜停留过久可持续刺激胃窦 G 细胞，使之不断分泌促胃液素。

（5）其他因素：其他与消化性溃疡相关的病因和疾病列于表 1-3-2。应激、吸烟、长期精神紧张、进食无规律等是消化性溃疡发生的常见诱因。尽管胃溃疡和十二指肠溃疡同属于消化性溃疡,但胃溃疡在发病机制上以黏膜屏障功能降低为主要机制,十二指肠球部溃疡则以高胃酸分泌为主导。

表 1-3-2　与消化性溃疡相关的病因和疾病

病因	相关疾病
感染	Hp、单纯疱疹病毒、结核分枝杆菌、巨细胞病毒、海尔曼螺杆菌
药物	NSAID、糖皮质激素、氯吡格雷、化疗药物、双磷酸盐、西罗莫司
遗传	高胃酸
胃排空障碍	十二指肠-胃反流
激素	胃窦 G 细胞功能亢进、胃泌素瘤、系统性肥大细胞增多症
血供不足或血流淤滞	休克、肝硬化
浸润性疾病	克罗恩病、结节病
手术后状态	胃窦切除术后
放射治疗	

2. 病理　十二指肠溃疡多发生在球部,前壁比较常见;胃溃疡多在胃角和胃窦小弯。组织学上,胃溃疡大多发生在幽门腺区(胃窦)与泌酸腺区(胃体)交界处的幽门腺区一侧。幽门腺区黏膜可随年龄增长而扩大(假幽门腺化生和/或肠化生),使其与泌酸腺区之交界线上移,故老年患者胃溃疡的部位多较高。溃疡一般为单个,也可多个,呈圆形或椭圆形。十二指肠溃疡直径多小于 10mm,胃溃疡要比十二指肠溃疡稍大。亦可见到直径大于 2cm 的巨大溃疡。溃疡边缘光整、底部洁净,由肉芽组织构成,上面覆盖有灰白色或灰黄色纤维渗出物。活动性溃疡周围黏膜常有炎症水肿。溃疡浅者累及黏膜肌层,深者达肌层甚至浆膜层,溃破血管时引起出血,穿破浆膜层时引起穿孔。溃疡愈合时周围黏膜炎症、水肿消退,边缘上皮细胞增生覆盖溃疡面,其下的肉芽组织增生,变为瘢痕,瘢痕收缩使周围黏膜皱襞向其集中。

(二)中医病因病机

本病的病位在胃,但与肝、脾关系密切。基本病机为胃之气机阻滞或脉络失养,致胃失和降,不通则痛,失荣亦痛。

1. 邪气侵犯　湿邪较易侵犯脾胃。阴虚之人易感湿热,阳虚之人易受寒湿。邪气所犯,阻滞气机,胃气不和,乃发胃痛。

2. 饮食失调　暴饮暴食,饥饱失常,损伤脾胃,运化失职,食滞不化,停滞胃脘,气机不畅,失于和降,发为胃脘疼痛胀满。

3. 情志所伤　忧思恼怒,肝失疏泄,横逆犯胃,胃失和降。若肝郁化热,郁热耗伤胃阴,胃络失于濡润,致胃脘隐隐灼痛。若气郁日久,血行不畅,血脉凝滞,瘀血阻胃,致胃脘疼痛如刺。

4. 脾胃虚弱　饮食不节、劳累过度、久病不愈等均可损伤脾胃。脾胃虚弱,气虚不能运化或阳虚不能温养,致胃脘疼痛。

二、临床表现

(一)主要症状

上腹疼痛或不适为主要症状,性质可有钝痛、灼痛、胀痛、剧痛、饥饿样不适,可能与胃酸

刺激溃疡壁的神经末梢有关,常具有下列特点:

1. 慢性过程,病史可达数年或十余年。

2. 周期性发作,发作期可为数周或数月,缓解期亦长短不一,发作有季节性,多在秋冬和冬春之交发病。

3. 部分患者有与进餐相关的节律性上腹痛,如饥饿痛或餐后痛。

4. 腹痛可被抑酸或抗酸剂缓解。部分病例无上述典型的疼痛,仅表现腹胀、厌食、嗳气、反酸等消化不良症状。

（二）体征

溃疡活动时上腹部及剑突下可有局限性压痛,缓解后无明显体征。

（三）特殊溃疡

1. 复合溃疡 指胃和十二指肠均有活动性溃疡,幽门梗阻发生率较高。复合溃疡中的胃溃疡较单独的胃溃疡癌变率低。

2. 幽门管溃疡 幽门管位于胃远端,与十二指肠交界,长约2cm。幽门管溃疡与十二指肠溃疡相似,胃酸分泌一般较高。餐后很快发生疼痛,早期出现呕吐,易出现幽门梗阻、出血和穿孔等并发症。

3. 球后溃疡 指发生在十二指肠降段、水平段的溃疡。多位于十二指肠降段的初始部及乳头附近,溃疡多在后内侧壁,可穿透入胰腺。疼痛可向右上腹及背部放射。易出血,严重的炎症反应可导致胆总管引流障碍,出现梗阻性黄疸或引发急性胰腺炎。

4. 巨大溃疡 指直径<2cm 的溃疡,常见于有 NSAID 服用史及老年患者。巨大十二指肠溃疡常在后壁,易发展为穿透性,周围有大的炎性团块,疼痛剧烈而顽固,多放射至背部。巨大胃溃疡并不一定都是恶性的。

5. 老年人溃疡 临床表现多不典型,常无症状或症状不明显,疼痛多无规律,较易出现体重减轻和贫血。胃溃疡多位于胃体上部,溃疡常较大,易误认为胃癌。由于 NSAID 在老年人中使用广泛,发病有增加趋势。

6. 儿童期溃疡 主要发生于学龄儿童,发生率低于成人。患儿腹痛多在脐周,时常出现呕吐,可能与幽门、十二指肠水肿和痉挛有关。随着年龄的增长,溃疡的表现与成年人相近。

7. 无症状性溃疡 这些患者无腹痛或消化不良症状,常以上消化道出血、穿孔等并发症为首发症状,可见于任何年龄,以长期服用 NSAID 患者及老年人多见。

8. 难治性溃疡 经正规抗溃疡治疗而溃疡仍未愈合者。可能的因素有:①病因尚未去除,如仍有 Hp 感染,继续服用 NSAID 等药物等;②穿透性溃疡;③特殊病因,如克罗恩病、胃泌素瘤;④某些疾病或药物影响抗溃疡药物吸收或效价降低;⑤误诊,如胃或十二指肠恶性肿瘤;⑥不良诱因存在,包括吸烟、酗酒及精神应激等,处理的关键在于找准原因。

（四）并发症

1. 出血 上消化道出血中最常见的病因为消化性溃疡,十二指肠溃疡多于胃溃疡。当消化性溃疡侵蚀周围或深处的血管,可产生不同程度的出血。轻者表现为黑便,重者出现呕血。有慢性腹痛的患者,出血后腹痛可减轻。

2. 穿孔 当溃疡向深处发展,穿透胃、十二指肠壁,可有以下三种后果:

（1）溃破入腹腔引起弥漫性腹膜炎:呈突发剧烈腹痛,持续而加剧,先出现于上腹,继之延及全腹。体征有腹壁板样僵直,压痛、反跳痛,肝浊音界消失,部分患者出现休克。

（2）溃破穿孔并受阻于毗邻实质性器官,如肝、胰、脾等(穿透性溃疡):发生较慢,改变了腹痛规律,变得顽固而持续。如穿透至胰腺,腹痛放射至背部,血淀粉酶可升高。

（3）穿入空腔器官形成瘘管：十二指肠球部溃疡可以穿破胆总管，胃溃疡可穿破入十二指肠或横结肠，可通过钡餐或 CT 检查确定。

3. 幽门梗阻　多由十二指肠溃疡及幽门管溃疡引起。炎性水肿和幽门平滑肌痉挛所致暂时梗阻可因药物治疗、溃疡愈合而消失；瘢痕收缩或与周围组织粘连而阻塞胃流出道，则呈持续性梗阻，需要手术治疗。临床症状常有：明显上腹胀痛，餐后加重，呕吐后腹痛可稍缓解，呕吐物可为宿食；严重呕吐可致失水，低氯、低钾性碱中毒；体重下降、营养不良。体检可见胃蠕动波及震水声。

4. 癌变　溃疡由良性演变为恶性的概率很低，估计 <1% 的胃溃疡有可能癌变，十二指肠溃疡一般不发生癌变。

三、实验室及其他检查

（一）胃镜及黏膜活检

胃镜是消化性溃疡诊断的首选方法。胃镜检查不仅可对胃、十二指肠黏膜直接观察、摄像，还可在直视下取活组织做病理学检查，因此胃镜检查对消化性溃疡的诊断及胃良、恶性溃疡鉴别诊断的准确性高于 X 线钡餐检查。例如：在溃疡较小或较浅时钡餐检查有可能漏诊；钡餐检查发现十二指肠球部畸形可有多种解释；活动性上消化道出血是钡餐检查的禁忌证；胃的良、恶性溃疡鉴别必须由活组织检查来确定。

镜下消化性溃疡多呈圆形或椭圆形，也有呈线形，边缘光整，底部覆有灰黄色或灰白色渗出物，周围黏膜可有充血、水肿，可见皱襞向溃疡集中。根据溃疡发展过程及胃镜下表现，按照日本畸田隆夫的分期法将溃疡分为活动期（A 期）、愈合期（H 期）和瘢痕期（S 期），而每期又分为 2 个阶段，分别为 A1 期、A2 期、H1 期、H2 期、S1 期、S2 期。A1 期：溃疡呈圆形或椭圆形，中心覆盖厚白苔，可伴有渗血或血痂，周围潮红，充血水肿明显；A2 期：溃疡覆盖黄色或白色苔，无出血，周围充血水肿减轻。H1 期：溃疡处于愈合中，其周围充血、水肿消失，溃疡苔变薄、消退，伴有新生毛细血管；H2 期：溃疡继续变浅、变小，周围黏膜皱襞向溃疡集中。S1 期：溃疡白苔消失，呈现红色新生黏膜，称红色瘢痕；S2 期：溃疡的新生黏膜由红色转为白色，称白色瘢痕期（图 1-3-4，见文末彩图）。

（二）X 线钡餐检查

X 线钡餐适宜于：①了解胃的运动情况；②有胃镜禁忌证者；③患者不愿接受胃镜检查或没有条件进行胃镜检查时。尽管气钡双重造影能较好地显示胃肠黏膜形态，但其效果仍逊于胃镜。溃疡的 X 线征象有直接和间接两种：龛影是直接征象，对溃疡有确诊价值；局部压痛、十二指肠球部激惹和球部畸形、胃大弯侧痉挛性切迹均为间接征象，仅提示可能有溃疡。

（三）Hp 检测

Hp 检测应列为消化性溃疡诊断的常规检查项目，因为有无 Hp 感染决定治疗方案的选择。检测方法详见本章第三节胃炎。

（四）血常规、粪便隐血

血常规、粪便隐血有助于了解溃疡有无合并出血。

四、诊断与鉴别诊断

（一）诊断

慢性病程、周期性发作的、节律性上腹疼痛是疑诊消化性溃疡的重要病史。但应注意，有典型溃疡样上腹痛症状者不一定是消化性溃疡，部分消化性溃疡患者症状可不典型甚至无症状,因此单纯依靠病史难以作出可靠诊断。胃镜可以确诊。不接受胃镜检查者,X 线钡餐检查发现龛影,亦有确诊价值。

(二)鉴别诊断

本病主要临床表现为慢性上腹痛,当仅有病史和体检资料时,需与其他有上腹痛症状的疾病如肝、胆、胰、肠疾病和胃的其他疾病相鉴别。

1. 其他引起慢性上腹痛的疾病 虽然通过胃镜可以检出消化性溃疡,但部分患者在消化性溃疡愈合后症状仍不缓解,应注意是否有慢性肝胆胰疾病、慢性胃炎、功能性消化不良等与消化性溃疡曾经共存。

2. 胃癌 胃镜发现胃溃疡时,应注意与癌性溃疡鉴别,典型胃癌溃疡形态多不规则,常>2cm,边缘呈结节状,底部凹凸不平、覆污秽状苔。部分癌性胃溃疡与良性胃溃疡在胃镜下难以区别。因此,对于胃溃疡,应常规在溃疡边缘取活检。对有胃溃疡的中老年患者,当溃疡迁延不愈时,应多点活检,并在正规治疗6~8周后复查胃镜,直到溃疡完全愈合。

3. 佐林格-埃利森综合征 多由胃泌素瘤(gastrinoma)或胃泌素细胞增生所致。当溃疡为多发或位于不典型部位、对常规抗溃疡药物疗效差、病理检查已除外胃癌时,应考虑佐林格-埃利森综合征。临床以高胃酸分泌,血促胃液素水平升高,多发、顽固及不典型部位消化性溃疡及腹泻为特征。胃泌素瘤是一种胃肠胰神经内分泌肿瘤,多位于胰腺和十二指肠,肿瘤病理性地分泌大量促胃液素,刺激胃酸过度分泌,致严重而顽固的溃疡,多数溃疡位于十二指肠球部和胃窦小弯侧,其余分布于食管下段、十二指肠球后及空肠等非典型部位。此外,大量酸性胃液进入小肠,脂肪酶在酸性环境中失活,脂肪不能充分分解,吸收障碍,导致腹泻,可见于约1/3的患者,水泻每天5~30次。胃泌素瘤通常较小,生长缓慢,但最终都将发展为恶性。恶性与良性之间的鉴别主要依据其细胞的增殖指数及有无肝或淋巴结转移。临床疑诊时,应检测血铬粒素 A 及促胃液素水平;增强 CT 或磁共振成像有助于发现肿瘤。由于这类肿瘤具有大量生长抑素受体表达,采用长效生长抑素类似物如奥曲肽微球治疗,可以有效缓解症状,使溃疡愈合,且能抑制肿瘤生长。

五、治疗

(一)中西医结合治疗思路

西医在消化性溃疡治疗多采取抑酸、保护胃黏膜、抗 Hp 等方法,已取得良好的疗效,溃疡病的近期愈合已不是太大问题;但停药后易复发,抗 Hp 易产生耐药,且药物多存在一定的毒副作用。中医药可在改善症状、提高溃疡愈合质量、降低复发率、减少药物副作用等方面有明显优势。因此,中西医结合治疗本病既可控制疾病现有症状,又可控制西药带来的不良反应及易复发的缺陷,一举多得。

(二)西医治疗

消化性溃疡治疗目标在于去除病因,控制症状,促进溃疡愈合,预防复发和避免并发症。

1. 药物治疗 治疗的目的是消除病因、缓解症状、愈合溃疡、防止复发和防治并发症。针对病因的治疗如根除 Hp,有可能彻底治愈溃疡病,是近年消化性溃疡治疗的一大进展。

(1)抑制胃酸分泌

1)H_2 受体拮抗剂:是治疗消化性溃疡的主要药物之一,疗效好,用药方便,价格适中,长期使用不良反应少。表 1-3-3 所列 H_2 受体拮抗剂治疗胃溃疡和十二指肠溃疡的6周愈合率分别为80%~95%和90%~95%。

2)质子泵抑制剂(proton pump inhibitor,PPI):使 H^+-K^+-ATP 酶失去活性,抑酸作用很强,可使胃内达到无酸水平。由于 PPI 与 H^+-K^+-ATP 酶结合后,其作用是不可逆的。壁细胞要再泌酸,需待新的 ATP 酶产生之后,故其抑酸时间长,可达 72 小时。PPI 多在 2~3 天内控制症状,溃疡愈合率略高于 H_2 受体拮抗剂,对一些难治性溃疡的疗效优于 H_2 受体拮抗剂,治疗胃和十二指肠溃疡 4 周的愈合率分别为 80%~96% 和 90%~100%。需要注意的是在治疗胃溃疡时,应首先排除溃疡型胃癌的可能,因 PPI 治疗可减轻其症状,掩盖病情。此外 PPI 可增强抗 Hp 抗生素的杀菌作用。

表 1-3-3　常用 H_2 受体拮抗剂

通用药名	规格	治疗剂量	维持剂量
ranitidine 雷尼替丁	150mg	150mg, 每日 2 次	150mg, 每晚 1 次
famotidine 法莫替丁	20mg	20mg, 每日 2 次	20mg, 每晚 1 次
nizatidine 尼扎替丁	150mg	150mg, 每日 2 次	150mg, 每晚 1 次

PPI(表 1-3-4)在酸性胃液中不稳定,口服时不宜破坏药物外裹的保护膜。该类药物小肠吸收后在肝内代谢,由尿中排出。采用不对称合成技术生产的埃索美拉唑是奥美拉唑的 S 异构体,使快、慢代谢基因型患者对该药的代谢差异缩小,减少靶组织内药物浓度的个体间差异,提高整体人群药物作用的起效速度和溃疡愈合率。

表 1-3-4　常用的各种 PPI

通用药名	规格	治疗剂量	维持剂量
艾司奥美拉唑(esomeprazole)	20mg, 40mg	40mg, 每日 1 次	20mg, 每日 1 次
兰索拉唑(lansoprazole)	30mg	30mg, 每日 1 次	30mg, 每日 1 次
泮托拉唑(pantoprazole)	20mg	40mg, 每日 1 次	20mg, 每日 1 次
雷贝拉唑(rabeprazole)	10mg	20mg, 每日 1 次	10mg, 每日 1 次
奥美拉唑(omeprazole)	10mg, 20mg	20mg, 每日 2 次	20mg, 每日 1 次

（2）根除 Hp:消化性溃疡不论活动与否,都是根除 Hp 的主要指征之一,药物选用及疗程见本章第三节胃炎。对有并发症和经常复发的消化性溃疡患者,应追踪抗 Hp 的疗效,一般应在治疗后至少 4 周后复检 Hp。根除 Hp 可显著降低溃疡的复发率。由于耐药菌株的出现、抗菌药物不良反应、患者依从性差等因素,部分患者胃内的 Hp 难以根除,此时应因人而异制定多种根除 Hp 方案。

（3）保护胃黏膜

1）铋剂:这类药物分子量较大,在酸性溶液中呈胶体状,与溃疡基底面的蛋白形成蛋白-铋复合物,覆于溃疡表面,阻断胃酸、胃蛋白酶对黏膜的自身消化。此外,铋剂还可通过包裹 Hp 菌体,干扰 Hp 代谢,发挥杀菌作用。铋剂止痛效果较缓慢,4~6 周愈合率与 H_2 受体拮抗剂相仿。短期治疗血铋浓度(5~14μg/L)低于安全阈限 50μg/L,不良反应少,常见舌苔和粪便变黑。由于肾脏为铋的主要排泄器官,故肾功能不良者忌用铋剂。

2）弱碱性抗酸剂:常用铝碳酸镁、磷酸铝、硫糖铝、氢氧化铝凝胶等。这些药物可中和胃酸,短暂缓解疼痛。由于其能促进前列腺素合成,增加黏膜血流量、刺激胃黏膜分泌 HCO_3^- 和黏液,碱性抗酸剂目前更多被视为黏膜保护剂。

2. 治疗消化性溃疡的疗程　为使溃疡愈合率超过 90%,抑酸药物的疗程通常为 4~6 周,部分患者需要 8 周。根除 Hp 所需的 1~2 周疗程可重叠在 4~8 周的抑酸药物疗程内,也可在抑酸疗程结束后进行。

3. 维持治疗 消化性溃疡愈合后,大多数患者可以停药。但对反复溃疡复发、Hp 阴性及已去除其他危险因素的患者,可给予维持治疗,即较长时间服用维持剂量的 H_2 受体拮抗剂或 PPI,疗程因人而异,短者 3~6 个月,长者 1~2 年,甚至更长时间。

4. 外科手术 外科手术不只是单纯切除溃疡病灶,而是通过手术永久地减少胃酸和胃蛋白酶分泌的能力。下列情况时,可考虑手术治疗:大量出血经药物、胃镜及血管介入治疗无效时;急性穿孔、慢性穿透溃疡;瘢痕性幽门梗阻;胃溃疡疑有癌变。

胃大部切除术和迷走神经切断术是治疗消化性溃疡最常用的两种手术方式。胃大部切除后消化道重建主要有三种术式:①毕Ⅰ式(Billroth-Ⅰ式)吻合,即残胃直接与十二指肠吻合;②毕Ⅱ式(Billroth-Ⅱ式)吻合,将残留胃和近端空肠吻合,十二指肠残端缝合;③胃空肠鲁氏Y形(Roux-en-Y)吻合术。术后并发症可有术后胃出血、十二指肠残端破裂、胃肠吻合口破裂或瘘、术后梗阻、倾倒综合征、胆汁反流性胃炎、吻合口溃疡、缺铁性贫血等营养不良。

(三)中医治疗

1. 寒邪客胃证

临床表现:胃痛暴作,遇冷痛重,得温痛减,纳呆口淡,或兼寒热表证,泛吐清水,大便稀溏,小便清长,舌淡苔白,脉弦紧。

治法:温胃散寒,理气止痛。

代表方:良附丸加减。兼风寒者,加防风、羌活以疏风散寒解表;寒热错杂者,加黄连、吴茱萸、法半夏以辛散郁热,苦降蕴火,温化寒邪,调和阴阳;若寒夹食滞者,加枳实、大黄、焦三仙以消食导滞。

2. 肝气犯胃证

临床表现:胃脘胀痛,痛窜两胁,嗳气频作,气怒痛甚,胸脘痞闷,嘈杂吞酸,喜太息,舌边红,苔薄白,脉沉弦。

治法:疏肝理气,和胃止痛。

代表方:柴胡疏肝散加减。肝郁化热,嘈杂反酸明显者,加吴茱萸、黄连以清泄肝胃之郁热;兼脾虚、胁胀满、腹痛便溏者,加太子参、茯苓、炒白术以健脾疏肝;呃逆者,加旋覆花、代赭石以顺气降逆;吞酸甚者,加海螵蛸、煅瓦楞子、煅牡蛎以和胃制酸;疼痛明显者加延胡索、三七粉(冲服)以活血止痛。

3. 饮食伤胃证

临床表现:胃脘疼痛,脘腹饱胀,厌食拒按,嗳腐酸臭,恶心呕吐,吐后症轻,大便不爽,矢气酸臭,舌苔厚腻,脉弦滑。

治法:消食导滞,理气和胃。

代表方:保和丸加减。感寒兼恶寒发热表证,加紫苏叶、荆芥以疏解表邪;兼胃气上逆,呕恶呃逆明显,加旋覆花、代赭石以降逆止呕;食积郁热,加竹茹、黄连等以清泄郁热。

4. 湿热蕴胃证

临床表现:胃脘热痛,胸脘痞满,口渴口黏不欲饮,身重纳呆,烦闷嘈杂,肛门灼热,大便不爽,小便短赤,舌苔黄腻,脉滑数。

治法:清化湿热,理气和中。

代表方:清中汤加减。偏热甚者,加大黄以加强清热泻火之力;偏湿甚者,加薏苡仁、佩兰以增强祛湿之力;肝胃郁热者,迫血妄行,加水牛角、生地黄、牡丹皮、大黄以苦寒清热,凉血止血,火降气顺,则血自止。

5. 瘀血阻络证

临床表现：胃脘疼痛痛有定处，如针刺或刀割，痛而拒按，食后痛甚，或见吐血，黑便，舌质紫暗，或见瘀斑，脉涩或沉弦。

治法：活血化瘀，通络止痛。

代表方：失笑散合丹参饮加减。肝胃郁热迫血妄行，舌淡脉弱，属脾胃虚寒，加黄芩、牡丹皮以清热泻火，凉血止血；面色萎黄，四肢不温，加党参、黄芪以益气健脾；出血量多，加阿胶、白及、地榆炭或十灰散以加强止血之功。

6. 胃阴亏虚证

临床表现：胃脘隐痛或灼痛，午后尤甚，或嘈杂心烦，口燥咽干，纳呆食少，大便干结或干涩不爽，舌质红，苔少或剥脱，或干而少津，脉细数。

治法：养阴益胃，益胃生津。

代表方：益胃汤加减。胃脘灼痛，嘈杂反酸，加黄连、吴茱萸以疏泄肝胃郁热；肝火伤阴，加牡丹皮、栀子以清泄肝热而养阴；肝胃火盛，灼烁肾阴，加黄柏、知母以泻火滋阴；胃火盛者，加石膏、大黄以清胃泻火。

7. 脾胃虚寒证

临床表现：胃凉隐痛，喜按喜温，遇冷痛重，得食痛减，纳少便溏，畏寒肢冷，舌淡有齿痕，苔薄白，脉沉细迟。

治法：益气健脾，缓急止痛。

代表方：黄芪建中汤加减。泛吐痰涎者，加陈皮、姜半夏、白术以健脾化痰；嘈杂反酸者，加海螵蛸、煅瓦楞子、吴茱萸以暖肝制酸；内寒盛者，加附子、高良姜以温中散寒。

（四）临证要点

西医治疗多强调抑酸、抗 Hp、保护胃黏膜等对症支持治疗，病情控制良好。但多因饮食不当、情志不遂、劳倦内伤等原因易导致病情反复。中医在控制本病病情反复以及饮食情志方面有自己独到之处，具体如下：

1. 治肝可以安胃　肝胃失调所致胃痛十分常见，主要有以下情况：一为疏泄太过，木旺克土，治疗以抑肝气、泻肝火为主，并重视酸甘之品以敛肝、缓肝的运用；二为疏泄不及，木郁土壅，治疗宜用辛散之品，疏肝理气；三为脾胃亏虚，土虚木乘，通过健脾益气、益养胃阴以培土，酌配酸敛以抑肝。而辛开苦降以泄肝安胃止痛，在治疗胃痛肝胃不和证中应用广泛。治肝诸法在应用时应相互配合，疏敛有度，补泻适宜，方合肝脾疏运之性。

2. 注意"忌刚用柔"　理气和胃止痛为治疗胃痛的大法，但久用辛香理气之剂易耗阴伤气，尤其肝胃郁热、胃阴不足患者，治疗时辛香热燥、苦寒清热的药物不宜多用，以免损伤胃气，耗伤胃阴，宜"忌刚用柔"。如治疗胃阴不足证，应在养阴清热基础上疏肝调气，如用沙参、麦冬、玉竹、石斛、山药等甘凉濡润之品以养阴清热；用乌梅、木瓜、白芍、山楂、甘草等酸甘之品以养阴柔肝；用玫瑰花、佛手、绿萼梅、香橼等辛平之品以疏肝调气。

3. 合理运用活血祛瘀药　慢性胃痛多兼有瘀血，即"久病入络""胃病久发，必有聚瘀"，治疗应重视活血祛瘀药的运用，常用药如郁金、延胡索、三七、莪术、红花、赤芍等。同时根据不同证候配合其他治法方药，如瘀热者，配用赤芍、茜草根等以凉血活血；瘀毒者，配用半枝莲、白花蛇舌草等以解毒祛瘀；气虚者，配用黄芪、党参等以益气行气；阴虚者，配用沙参、麦冬等以养阴畅血。

六、预后

有效的药物治疗可使溃疡愈合率达到95%，青壮年患者消化性溃疡死亡率接近于零，老年患者主要死于严重的并发症,尤其是大出血和急性穿孔,病死率<1%。

七、预防与调护

适当休息,减轻精神压力;停服不必要的 NSAID,如确有必要服 NSAID,可遵医嘱同时加用抑酸和保护胃黏膜的药物;改善进食规律,戒烟,戒酒,少饮浓咖啡等。

第五节 功能性胃肠病

功能性胃肠病(functional gastrointestinal disorder,FGID)指一组具有消化道临床表现的综合征,常伴有失眠、焦虑、抑郁、头昏、头痛等其他功能性症状,且多伴有精神因素的背景,临床上缺乏任何可解释症状的病理解剖学或生物化学异常,因症状特征而有不同命名。主要包括功能性消化不良和肠易激综合征等。

在罗马Ⅳ标准中,功能性胃肠病又被称为肠-脑互动异常,强调了其症状的产生与动力紊乱、内脏高敏感、黏膜免疫功能的改变、肠道菌群的改变以及中枢神经系统(central nervous system,CNS)处理功能异常有关。

功能性消化不良

功能性消化不良(functional dyspepsia,FD)曾被称为非溃疡性消化性不良(non-ulcer dyspepsia,NUD),是指存在一种或多种起源于胃或十二指肠区域的消化不良症状,包括餐后饱胀不适、早饱感、上腹痛或上腹部烧灼感等症状,经检查排除引起上述症状的器质性疾病的一组临床综合征。这些症状可持续或反复发作,病程超过 1 个月或在过去的 12 个月中累计超过 12 周。FD 是临床上常见的功能性胃肠病。基于罗马Ⅳ标准的一项全球流行病学调查显示:全球 FD 的患病率为 7.2%,我国 FD 患病率为 5.9%。我国的调查资料显示,FD 占胃肠病专科门诊患者的 50%。可发生于不同性别、不同年龄段的人群中。尽管现有研究已证实 FD 不会影响患者寿命,但严重影响患者的生活质量并消耗大量医疗资源。

本病与中医学的"痞满"相类似。

一、病因病理

(一)西医病因病理

病因和发病机制至今尚未清楚,可能与多种因素有关。

1. 病因及发病机制

(1)精神与应激:精神社会因素一直被认为与 FD 的发病有密切关系。约50%以上的 FD 患者有精神心理障碍,其症状的严重程度与抑郁、焦虑有关。FD 患者生活中,特别是童年期应激事件的发生频率高于普通人群。

(2)急性胃肠道感染:有感染史的人群 FD 发生的风险为正常人群的5.2倍;还有研究发现有胃肠道急性感染史的 FD,早饱、呕吐及体重下降发生率更高,胃底容纳舒张功能显著降低。

(3)遗传因素:已发现某些基因的多态性与 FD 相关。与正常人相比,FD 患者 G 蛋白耦联受体中 CC 型的含量显著高于 TT 型和 TC 型,巨噬细胞抑制因子表达的启动子 *MIF-173G/C* 基因存在多态性,且与上腹痛综合征亚型有关。

2. 病理

(1)动力障碍:40%~66% FD 患者有消化道运动功能异常:①近端胃适应性舒张功能

受损,顺应性下降,致使餐后胃内食物分布异常,引起餐后饱胀、早饱等;②当有固体、液体或固液混合餐的排空延迟,可引起餐后腹胀、恶心、呕吐等症状,可能与胃电节律紊乱有关;③胃窦和小肠移行性复合运动Ⅲ期出现次数减少,Ⅱ期动力减弱及胃十二指肠反流等。

（2）内脏感觉过敏:FD患者可能存在内脏传入功能异常,包括不被察觉的反射传入信号(肠胃抑制反射)和感知信号(机械性扩张),患者对胃扩张刺激产生不适感的阈值明显低于对照组,内脏高敏感可以解释患者餐后出现的上腹饱胀或疼痛、早饱、体重下降等症状。可能也与自主神经功能状态和中枢感觉整合功能出现异常有关。

（3）胃酸分泌异常或酸敏感性增加:虽然FD患者基础胃酸分泌多在正常范围内,但部分患者刺激引起的胃酸分泌可增加,约36%FD患者的十二指肠对胃酸的敏感性增加,酸灌注十二指肠可引起症状。抑酸治疗后,酸相关症状如空腹时上腹部不适或疼痛多减轻。

（4）脑-肠轴异常:中枢神经系统可以通过交感神经、副交感神经(主要是迷走神经)调节胃肠道功能,也通过体液途径或神经内分泌途径间接影响胃肠道功能。延髓、脊髓、下丘脑和大脑皮质等通过条件反射和非条件反射实现对胃肠道的感觉及运动的调节。胃肠道环境因素发生变化,如感染、微生态改变、食物过敏、炎症等,或胃肠道动力/感觉功能,这些内脏感觉信号传入中枢,通过分析和综合诱导感觉、情绪等冲动,从而再下行作用于外周胃肠道,影响外周各项生理功能,产生临床症状。

（二）中医病因病机

1. 感受外邪　外感六淫之邪,邪盛入里,或误下伤正,邪气乘虚内侵,结于胃脘,阻塞中焦气机,升降失司,遂成痞满。

2. 内伤饮食　暴饮暴食,或恣食生冷,或过食肥甘,或嗜酒无度,损伤脾胃,纳运无力,食滞内停,痰湿阻中,气机被阻,而生痞满。久则致脾胃气虚,纳运失职,中焦气机不利,致阳气虚之痞满;若热病后期阴伤未复,或过食辛辣香燥之品,或呕吐不止,可导致胃阴不足,濡养失职,升降失司亦成阴虚之痞满。

3. 情志失调　抑郁恼怒,情志不遂,肝气郁滞,失于疏泄,横逆乘脾犯胃,脾胃升降失常,或忧思伤脾,脾气受损,运化不力,胃腑失和,气机不畅,发为痞满。

二、临床表现

主要症状包括上腹痛、上腹灼热感、餐后饱胀和早饱中的一种或多种,可同时存在上腹胀、嗳气、食欲不振、恶心、呕吐等。常以某一个或某一组症状为主,在病程中症状也可发生变化。起病多缓慢,病程经年累月,呈持续性或反复发作。不少患者由饮食、精神等诱发因素。

上腹痛为常见症状,常与进食有关,表现为餐后痛,亦有表现为饥饿痛、进食后缓解,亦可无规律性。部分患者表现为上腹灼热感。

餐后饱胀和早饱是另一类常见症状,可单独或以一组症状出现,伴或不伴有上腹痛。这些症状发生与进食密切相关。餐后饱胀是指正常餐量即出现饱胀感。早饱是指有饥饿感但进食后不久即有饱感,致摄入食物明显减少。

上腹胀、嗳气、食欲不振、恶心、呕吐等症状可同时存在。不少患者同时伴有失眠、焦虑、抑郁、头痛、注意力不集中等精神症状。

根据临床特点,最新的罗马Ⅳ标准将本病分为不同亚型:①餐后不适综合征(postprandial distress syndrome,PDS),特点是进餐诱发消化不良症状;②上腹痛综合征(epigastric pain syndrome,EPS),指上腹痛和/或上腹部烧灼感,不仅特指发生在餐后,可能发生在空腹,甚至可能进餐后改善;③PDS 和 EPS 的重叠,特点是进餐诱发消化不良症状和上腹痛或烧灼感。

三、实验室检测

检查目的是排除消化道及肝、胆、胰、脾、肾等器质性病变。检测包括血常规、尿常规、大便常规、肝肾功能、生化常规、血沉等。影像学检查包括 B 超、X 线、CT、MRI 等。内镜检查。

四、诊断与鉴别诊断

（一）诊断

1. 诊断标准 ①餐后饱胀不适、早饱不适感、上腹痛和上腹烧灼不适症状之一种或多种,呈持续或反复发作的慢性过程(罗马Ⅳ标准规定诊断前症状出现至少 6 个月,近 3 个月来症状持续);②上述症状排便后不能缓解(排除症状由肠易激综合征所致);③无可以解释上述症状的结构性疾病的证据(包括胃镜检查)。

2. 诊断程序 FD 为排除性诊断,在临床实际工作中,既要求不漏诊器质性疾病,又不应无选择性地对每例患者进行过度的实验室及特殊检查。为此,在全面病史采集和体格检查的基础上,应先判断患者有无下列提示器质性疾病的报警症状和体征:45 岁以上,近期出现消化不良症状;有消瘦、贫血、呕血、黑便、吞咽困难、腹部肿块、黄疸等;消化不良症状进行性加重。对有报警症状和体征者,必须进行彻底检查直至找到病因。对年龄在 45 岁以下且无报警症状和体征者,可选择基本的实验室检查和胃镜检查。亦可先予经验性治疗 2~4 周观察疗效,对诊断可疑或治疗无效者有针对性地选择进一步检查。

（二）鉴别诊断

需要鉴别的疾病包括:食管、胃和十二指肠的各种器质性疾病如消化性溃疡、胃癌等;各种肝胆胰疾病;由全身性或其他系统疾病引起的上消化道症状如糖尿病、肾脏病、结缔组织病及精神神经性疾病等;药物引起的上消化道症状如服用非甾体抗炎药;其他功能性胃肠病和动力障碍性疾病如胃食管反流病、肠易激综合征等。应注意,不少 FD 患者常同时有胃食管反流病、肠易激综合征及其他功能性胃肠病并存,临床上称之为症状重叠。

五、治疗

（一）中西医结合治疗思路

西医治疗功能性消化不良可能快速控制患者的主要症状,取得良好的近期临床疗效。但因为服药时间较长,患者的依从性往往会随时间而降低,长期或大量使用药物也可能引起不良反应,并且存在停药易复发等情况,且长期的治疗也容易给患者带来巨大的精神和经济压力。而中医根据患者的症状采取辨证施治的方法选用方药,从患者整体症状与生活习惯考虑,且可有效减少西药治疗的副作用,但存在患者依从性差、携带不便等缺点。因此,中西医结合治疗,宜针对其脑肠互动异常的基本病机,对中枢和消化系统同时进行治疗(即脑肠同调),达到扬长避短,增强疗效,减轻副作用的作用。对于症状严重的患者,宜应用西药快速缓解症状,同时根据患者自身情况采取中医药治疗;对于症状长期存在、反复发作、单纯采用西药治疗效果不理想时,应给予中医辨证施治治疗,还可配合针灸、推拿、中药热敷等治疗,发挥中医药优势。

（二）西医治疗

主要是对症治疗,遵循综合治疗和个体化治疗的原则。

1. 一般治疗 帮助患者认识、理解病情,提高患者应对症状的能力及依从性。建立良好的生活习惯,避免烟、酒及服用非甾体抗炎药。避免进食个人生活经历中会诱发症状的食物。注意根据患者不同特点进行心理治疗。生活要规律,保证充足的睡眠,保持良好的心态,适当参加运动和力所能及的体力活动。

2. 药物治疗　无特效药,主要是经验性治疗。

(1) 抑制胃酸分泌药:一般适用于以上腹痛、上腹灼热感为主要症状的患者,可选择 H_2 受体拮抗剂或质子泵抑制剂。可根据患者症状按需治疗,不宜长期使用消化性溃疡治疗的标准剂量。

(2) 促胃肠动力药:般适用于以餐后饱胀、早饱为主要症状患者。多潘立酮(10mg/次,3 次/d)、莫沙必利(5mg/次,3 次/d)或依托必利(50mg/次,3 次/d)均可选用,甲氧氯普胺因长期服用不良反应大,现已少用于 FD 治疗。

对疗效不佳者,抑制胃酸分泌药和促胃肠动力药可换用或合用。

(3) 神经调节剂:精神心理调整是治疗中的重要环节,上述治疗疗效欠佳而伴随精神症状明显者可试用。常用的有三环类抗抑郁药如阿米替林、选择性抑制 5-羟色胺再摄取的抗抑郁药如帕罗西汀等,宜从小剂量开始,注意药物的不良反应。除药物治疗外,行为治疗、认知治疗及心理干预等可能对这类患者也有益,不但可以缓解症状,还可提高患者的生活质量。抗精神病药物有效后,应至少坚持服用 3 个月。

(三) 中医治疗

1. 辨证论治

(1) 实痞

1) 饮食内停证

临床表现:脘腹痞闷而胀,进食尤甚,拒按,嗳腐吞酸,恶食呕吐,或大便不调,矢气频作,味臭如败卵,舌苔厚腻,脉滑。

治法:消食和胃,行气消痞。

代表方:保和丸加减。若食积较重者,可加鸡内金、谷芽、麦芽以消食;脘腹胀满者,可加枳实、厚朴、槟榔等理气除满;食积化热,大便秘结者,加大黄、枳实通腑消胀;或用枳实导滞丸推荡积滞,清利湿热;兼脾虚便溏者,加白术、白扁豆等健脾助运,化湿和中,或用枳实消痞丸消除痞满,健脾和胃。

2) 痰湿中阻证

临床表现:脘腹痞塞不舒,胸膈满闷,头晕目眩,身重困倦,呕恶纳呆,口淡不渴,小便不利,舌苔白厚腻,脉沉滑。

治法:除湿化痰,理气和中。

代表方:二陈汤加减。若痰湿盛而胀满甚者,可加枳实、紫苏梗、桔梗等,或合用半夏厚朴汤以加强化痰理气;而气逆不降,嗳气不止者,加旋覆花、代赭石、枳实、沉香等;痰湿郁久化热而口苦、舌苔黄者,改用黄连温胆汤;兼脾胃虚弱者加用党参、白术、砂仁健脾和中。

3) 脾胃湿热证

临床表现:脘腹痞闷,或嘈杂不舒,恶心呕吐,口干不欲饮,口苦,纳少,舌红苔黄腻,脉滑数。

治法:清热化湿,和胃消痞。

代表方:泻心汤合连朴饮加减。若恶心呕吐明显者,加竹茹、生姜、旋覆花以止呕;纳呆不食者,加鸡内金、谷芽、麦芽以开胃导滞;嘈杂不舒者,可合用左金丸;便溏者,去大黄,加白扁豆、陈皮以化湿和胃。

4) 肝胃不和证

临床表现:脘腹痞闷,胸胁胀满,心烦易怒,善长太息,呕恶嗳气,或吐苦水,大便不爽,舌质淡红,苔薄白,脉弦。

治法:疏肝解郁,和胃消痞。

代表方:越鞠丸合枳术丸加减。若气郁明显,胀满较甚者,酌加柴胡、郁金、厚朴等,或用五磨饮子加减以理气导滞消胀;郁而化火,口苦而干者,可加黄连、黄芩等泻火解郁;呕恶明显者,加制半夏、生姜等以和胃止呕;嗳气甚者,加竹茹、沉香等以和胃降气。

（2）虚痞

1）脾胃虚弱证

临床表现:脘腹满闷,时轻时重,喜温喜按,纳呆便溏,神疲乏力,少气懒言,语声低微,舌质淡,苔薄白,脉细弱。

治法:补气健脾,升清降浊。

代表方:补中益气汤加减。若胀闷较重者,可加枳壳、木香、厚朴以理气运脾;四肢不温,阳虚明显者,加制附子、干姜温胃助阳,或合理中丸以温胃健脾;纳呆厌食者,加砂仁、神曲等理气开胃;舌苔厚腻,湿浊内蕴者,加制半夏、茯苓,或改用香砂六君子汤加减以健脾祛湿,理气除胀;如虚实夹杂,宜半夏泻心汤补泻同施。

2）胃阴不足证

临床表现:脘腹痞闷,嘈杂,饥不欲食,恶心嗳气,口燥咽干,大便秘结,舌红少苔,脉细数。

治法:养阴益胃,调中消痞。

代表方:益胃汤加香橼。若津伤较重者,可加石斛、花粉等以加强生津;腹胀较著者,加枳壳、厚朴理气消胀;食滞者加谷芽、麦芽等消食导滞;便秘者,加火麻仁、玄参润肠通便。

2. 常用中成药

（1）香砂六君子丸:功效益气健脾,化痰和胃。用于脾虚气滞,消化不良,嗳气食少,脘腹胀满,大便溏泄。

（2）木香顺气丸:功效行气化湿,健脾和胃。用于湿浊中阻、脾胃不和所致的胸膈痞闷、脘腹胀痛、呕吐恶心、嗳气纳呆。

（3）气滞胃痛颗粒:功效疏肝理气,和胃止痛。用于肝郁气滞、胸痞胀满、胃脘疼痛。

（四）临证要点

1. 治痞应重视醒脾健脾,调畅气机。痞满虽病在胃,与脾密切相关,脾胃同居中焦,各自患病,最易互相影响。胃病日久,累及脾脏,脾之阳气受损,运化失职,清气不升,胃气不降,中焦升降失常,不得流通,故作胃痞。所以,治胃痞应在和胃降气的同时,重视健脾益气法的运用,宜用黄芪、党参、升麻、柴胡、白术等以升清阳降浊气。脾胃虚寒者可加干姜、吴茱萸等以温中祛寒。但脾以运为健,运脾可调气。遣方常配合醒脾运脾法,选用砂仁、木香、厚朴、陈皮、半夏等芳香辛散药。

2. 消化道运动功能障碍的异常是功能性消化不良的主要病因之一,辛温的补益理脾降气药确有调整胃肠动力的作用,如党参、干姜、法半夏、厚朴、木香等都对缓弱的上消化道有促动力作用。在辨证论治的基础上结合辨病遣方用药,灵活运用温清并用、辛开苦降法,结合患者自身病情采取个体化治疗措施,以缓解患者的临床症状。

六、预后

FD 为慢性病程,发展良好,与器质性疾病无明显关系,长期随访发现尽管某个时期内症状可能缓解,但相当多的 FD 患者的症状会长期存在,仅 1/3 患者的症状可自行消失,但患其他疾病的比例与一般人相近。精神不稳定的患者可能出现行为异常或躯体化反应,影响心身健康和生活质量。值得提出的是有 30% 患者数年后具有典型的肠易激综合征表现。

七、预防与调护

患者应节制饮食,勿暴饮暴食,同时饮食宜清淡,忌肥甘厚味、辛辣醇酒以及生凉之品。注意精神调摄,保持乐观开朗,心情舒畅。慎起居,适寒温,防六淫,注意腹部保暖。适当参加体育锻炼,增强体质。

肠易激综合征

肠易激综合征(irritable bowel syndrome,IBS)是一种以腹痛或腹部不适伴排便习惯改变为特征的功能性肠病,经检查排除可引起这些症状的器质性疾病。本病是一种常见的功能性肠道疾病,基于罗马Ⅳ标准的一项全球流行病学调查显示:全球 IBS 的患病率为 10.1%,我国 IBS 患病率为 7.4%。患者以中青年居多,50 岁以后首次发病少见。男女比例约 1:2。

根据症状表现不同归属中医学的"腹痛""泄泻""便秘"等范畴。

一、病因病理

(一)西医病因病理

1. 病因及发病机制　本病病因和发病机制尚不清楚,与多种因素有关。目前认为,IBS 的病理生理学基础主要是胃肠动力学异常、内脏感觉异常和脑-肠-微生态轴异常,而造成这些变化的机制则尚未阐明。有报道认为肠道感染后和精神心理障碍是 IBS 发病的重要因素。精神心理对肠道运动有显著影响。有学者提出,炎症细胞特别是肥大细胞在 IBS 的发病过程中可能发挥主要作用,肥大细胞上有多种神经肽受体,可被中枢和外周神经系统激活;与应激有关的激素,如肾上腺素激素在应激时合成增加,可引起多种细胞因子的释放,导致肠道的过度反应。

2. 病理

(1)胃肠动力学异常:在生理状况下,结肠有慢波和动作电位两种肌电活动,前者主要调节结肠收缩频率,后者主要引起结肠的收缩。远端结肠的基础电节律为慢波频率 6 次/min,无机械收缩,而 3 次/min 的慢波频率在 IBS 患者中显著多见,主要引起结肠的非推动性的短暂收缩,与分节收缩有关;正常人结肠高幅收缩波频率 1~2 次/d,主要出现在进食或排便前后,与肠内容物长距离推进性运动有关,每次收缩推进距离约 10cm;而 IBS 以便秘、腹痛为主者,3 次/min 慢波频率明显增加,导致分节运动增加,结肠内容物推进缓慢;IBS 以腹泻为主者,高幅收缩波明显增加。有研究表明,便秘型 IBS 患者的降-乙状结肠对胆碱能刺激剂新斯的明反应性下降,说明其运转功能降低;而腹泻型患者的反应性则增高,推测与患者的肠道功能的易激性有关。有学者用氢呼气实验发现,腹泻型 IBS 患者小肠转运时间缩短,便秘型患者则延长。使用放射性核素标记的研究发现,以腹胀为主的 IBS 患者的回肠排空时间延长,回盲部清除功能降低。

(2)内脏感觉异常:IBS 患者对肠管收缩的痛阈比正常人低,常表现为感觉过敏,当食丸进入盲肠,其直-乙状结肠压力随即增高导致餐后腹痛。直肠气囊充气试验表明,IBS 患者充气疼痛阈值明显低于对照组。回肠运动研究发现,回肠推进性蠕动增加可使 60% 的 IBS 患者产生腹痛,而在健康对照组仅 17%。除了对内脏刺激的痛阈下降和高反应性外,IBS 患者对气囊扩张等内脏刺激牵涉痛部位的不典型提示脊髓对内脏感知信息处理异常。

(3)中枢神经系统对肠道刺激的感知异常和脑-肠轴调节异常:IBS 患者存在中枢神经系统的感觉异常和调节异常,IBS 可以被认为是对脑-肠系统的超敏反应,包括对肠神经系统和中枢神经系统。其中5-HT、胆囊收缩素、生长抑素、胃动素等胃肠激素可能在胃肠道动力和感觉调节中发挥作用。

（4）肠道感染：研究提示，部分患者IBS症状发生于肠道感染治愈之后，其发病与感染的严重性及应用抗生素时间均有一定相关性。

（5）肠道微生态失衡：IBS腹泻型（IBS-D）患者乳酸菌、脱硫弧菌和双歧杆菌数量明显减少，而IBS便秘型（IBS-C）患者韦荣球菌数目增加。但是肠道微生态参与IBS发病的具体机制仍待进一步研究。

（6）脑-肠轴异常：参见本节功能性消化不良病理部分。

（二）中医病因病机

1. 饮食不节　误食馊腐不洁之物，损伤脾胃，或饮食过量，停滞不化等致使脾运失司，升降失调，清浊不分，发生泄泻；或嗜食辛辣之物，胃肠积热，伤津化燥，肠失濡润，腑行不畅，故见大便秘结。

2. 思虑劳倦　忧愁思虑过度，易伤脾胃，日久及肾，命门火衰，脾失温煦，运化无权，水谷不能化为精微而反为"湿"与"滞"，于是清浊不分，混杂而下，泄泻乃作；湿邪郁久化热，湿热之邪蕴结肠道，倾刮脂液，故便带黏冻。

3. 情志失调　肝主疏泄，郁怒忧愁过度，可致肝失调达，气机不畅，甚则气滞血瘀，脉络不通而腹痛。肝气郁结，横逆乘脾犯胃，可致脾运失健，气机阻滞，不能宣达，肠道通降失常，或气虚阳虚，肠道通降无力，可出现便秘，排便不畅；肝脾不调，升降失常，大肠传导失司，故腹泻与便秘交替。

本病病位在肠，与肝脾密切相关，病久及肾，脾肾阳虚，脏腑失于温养，以致病情迁延难愈。

二、临床表现

起病隐匿，症状反复发作或慢性迁延，病程可长达数年至数十年，但全身健康状况却不受影响。精神、饮食等因素常诱使症状复发或加重。最主要的临床表现是腹痛与排便习惯和粪便性状的改变。

（一）症状

1. 腹痛　几乎所有IBS患者都有不同程度的腹痛。部位不定，以下腹和左下腹多见。疼痛性质可表现为隐痛、紧缩性痛、剧痛等。餐后腹痛为IBS的特点之一，可伴有腹胀，多于排便或排气后缓解。睡眠中痛醒者极少。

2. 腹泻　可表现为间歇性或持续性腹泻，一般每日3~5次，少数严重发作期可达十数次。大便多呈稀糊状，也可为成形软便或稀水样。多带有黏液，部分患者粪质少而黏液量很多，但绝无脓血。排便不干扰睡眠。部分患者腹泻与便秘交替发生。

3. 便秘　排便困难，粪便干结、量少，呈羊粪状或细杆状，表面可附黏液，往往排便后仍有便意或矢气较多，每周排便1~2次。

4. 其他消化道症状　常伴餐后上腹胀满感，嗳气、恶心等；部分患者同时有消化不良症状。

5. 全身症状　相当部分患者可有失眠、焦虑、抑郁、头昏、头痛等精神症状。

（二）体征

无明显体征，可在相应部位有轻压痛，部分患者可触及腊肠样肠管，直肠指检可感到肛门痉挛、张力较高，可有触痛。

（三）常见并发症

肠易激综合征是胃肠道的功能性疾病，较少出现并发症，但对较严重的腹泻，可引起水、电解质、酸碱平衡失调;持续性便秘者可并发肠梗阻。

三、实验室及其他检查

排除器质性疾病:注意报警症状和体征,如新近出现持续的大便习惯(频率、性状)改变或发作形式改变或症状逐步加重者、有大肠癌家族史者、年龄≥40岁者应行结肠镜检查或钡剂灌肠检查,可以选择的检查还有血、尿、大便(红、白细胞、潜血试验、寄生虫)常规,大便细菌培养;血生化(糖、肌酐、甲状腺功能)、血沉;腹部B超等。

结肠动力学检查:结肠腔内动力学及平滑肌电活动检查示结肠腔内压力波形及肠平滑肌电波异常。使用胆碱能药物、缩胆囊素后或进餐后见乙状结肠压力升高,症状加剧,则有利于本病的诊断。

四、诊断与鉴别诊断

(一)诊断

罗马Ⅳ诊断标准:反复发作的腹痛,近3个月内平均发作至少每周1日,伴有以下2项或2项以上:①与排便相关;②伴有排便频率的改变;③伴有粪便性状(外观)改变。诊断前症状出现至少6个月,近3个月符合以上诊断标准。

支持诊断的症状有:①排便频率异常(每天排便>3次或每周<3次);②粪便性状异常(块状/硬便或稀水样便);③粪便排出过程异常(费力、急迫感、排便不尽感);④黏液便;⑤胃肠胀气或腹部膨胀感。

缺乏可解释症状的形态学改变和生化异常。

(二)分型

根据临床症状可分为腹泻主导型,便秘主导型和腹泻便秘交替型。IBS腹泻型(IBS-D):至少25%的排便为松散(糊状)粪或水样粪,且硬粪或干球粪<25%的排便;IBS便秘型(IBS-C):至少25%的排便为硬粪或干球粪,且松散(糊状)粪或水样粪<25%的排便;IBS混合型(IBS-M):至少25%的排便为硬粪或干球粪,且至少25%的排便为松散(糊状)粪或水样粪;IBS不定型(IBS-U):粪便性状异常不符合上述IBS-C、IBS-D或IBS-M中的任一标准。

(三)鉴别诊断

腹痛为主者应与引起腹痛的疾病鉴别。腹泻为主者应与引起腹泻的疾病鉴别,其中要注意与常见的乳糖不耐受症鉴别。以便秘为主者应与引起便秘的疾病鉴别,其中功能性便秘及药物不良反应引起的便秘常见,应注意详细询问病史。对于存在警报症状的患者不宜轻易诊断IBS,这些警报症状包括体重下降、持续性腹泻、夜间腹泻、粪便中带血、顽固性腹胀、贫血、低热等,特别是50岁以上出现新发症状者要高度警惕器质性疾病。

五、治疗

(一)中西医结合治疗思路

西医根据IBS患者症状的严重程度,采取不同的治疗措施,从外周治疗(针对肠腔)到中枢治疗(神经调节剂等),并辅助认知行为疗法等心理治疗可控制患者的症状,达到临床疗效;然而对于IBS这类功能性疾病,西药对症治疗对缓解患者症状虽有一定疗效,但容易反复,难以根治;且长期应用止泻剂、导泻剂及神经调节剂等会导致严多种副作用,出现更严重的临床症状。因此,中西医结合治疗,宜针对其脑肠互动异常的基本病机,进行脑肠同调。将中医辨证与西医辨病相结合,以病为纲,以证为目,充分发挥中西医结合优势,从多个角度有效治疗 IBS。在症状严重时,及时给予西医治疗,最大限度地控制病情,缓解症状;再联合应用中医药治疗,巩固疗效,减少西药不良反应,降低复发率。

(二)西医治疗

目前尚无一种方法或药物有肯定的疗效,治疗主要是积极寻找并去除促发因素和对症治疗,强调综合治疗和个体化的治疗原则。

1. 一般治疗　详细询问病史以求发现促发因素,并设法予以去除。告知患者 IBS 的诊断并详细解释疾病的性质,以解除患者顾虑和提高对治疗的信心,是治疗最重要的一步。嘱患者调整生活方式,建立规律的排便习惯。

2. 饮食疗法　便秘患者需要增加纤维素、多聚糖、果糖、山梨醇或乳糖的摄入量,而腹泻的患者则要减少这些食物的摄入。排除性饮食疗法对部分患者有效,其方法是在两周内停止食用患者认为会引起症状的食品,然后依次摄入其中一种,详细记录饮食和症状的关系,以确定引起症状的食物,在此基础上制定个体化的食谱。

3. 针对主要症状的药物治疗

(1)解痉剂:腹痛时选用,包括抗胆碱药(如东莨菪碱)、平滑肌抑制剂(如美贝维林和阿尔维林)、胃肠道选择性 Ca^{2+} 拮抗剂的四胺衍生物(匹维溴铵和奥替溴铵)以及外周阿片受体拮抗剂(曲美布汀)等。抗胆碱能药物可作为短期治疗,匹维溴铵应用较广,每次 50mg,每天 3 次。

(2)止泻剂:洛哌丁胺(loperamide)属阿片类药物,可减慢小肠和大肠的传递速度,增加肠道内水和离子的吸收,每天服用 1~4 次,每次 2~4mg,过量服用易引起便秘,应注意剂量个体化。复方地芬诺酯(复方苯乙哌啶),每次 1~2 片,2~4 次/d。吸附剂如蒙脱石、药用炭等也有效。

(3)导泻剂:对便秘型患者酌情使用泻药,宜使用作用温和的轻泻剂以减少不良反应和药物依赖性。常用的有渗透性轻泻剂如聚乙二醇、乳果糖或山梨醇,容积性药如欧车前制剂和甲基纤维素等也可选用。

(4)动力感觉调节剂:5-HT 对外周平滑肌、分泌、蠕动、外周神经、感觉神经元、迷走神经和脊髓传入活动有多方面的作用。5-HT$_3$ 受体拮抗剂阿洛司琼可以减轻女性 IBS-D 患者的疼痛、排便急迫感和排便频率,但应警惕缺血性肠炎等不良反应的发生。

(5)神经调节剂:对腹痛症状重,上述治疗无效且精神症状明显者可试用。临床研究表明这类药物甚至对不伴有明显精神症状者亦有一定疗效。

(6)肠道微生态制剂:如双歧杆菌、乳酸杆菌、酪酸菌等制剂,可纠正肠道菌群失调,据报道对腹泻、腹胀有一定疗效,但确切临床疗效尚待证实。

4. 心理和行为疗法　症状严重而顽固,经一般治疗和药物治疗无效者应考虑予以心理行为治疗,包括心理治疗、认知疗法、催眠疗法和生物反馈疗法等。

(三)中医治疗

1. 辨证论治

(1)肝郁气滞证

临床表现:便秘,欲便不畅,便下艰难,胸胁或少腹胀满窜痛,烦躁易怒,肠鸣矢气,嗳气呃逆,食少纳差,后重窘迫,失眠多梦,口苦咽干或咽部如有物梗阻感,舌质红,苔薄白,脉弦。

治法:疏肝理气。

代表方:六磨汤加减。气郁日久化火,出现烦躁、口苦者,可加用牡丹皮、栀子清肝泄热;如夹瘀腹痛,痛有定处,加牡丹皮、五灵脂、丹参、延胡索以祛瘀止痛;嗳气恶心,加法半夏、竹茹和胃降逆;伤阴便结,加生地黄、玄参、玉竹、火麻仁等通便润肠。

（2）肝气乘脾证

临床表现：腹痛即泻，泻后痛缓（常因恼怒或精神紧张而发作或加重），少腹拘急，胸胁胀满窜痛，肠鸣矢气，便下黏液，情志抑郁，善太息，急躁易怒，纳呆腹胀，舌苔薄白，脉弦或弦细。

治法：抑肝扶脾。

代表方：痛泻要方加减。大肠湿热，泄泻不爽，便带黄色黏冻，舌苔黄腻者，加白头翁、秦皮、黄连清热化湿；心烦失眠加合欢皮、熟枣仁养心安神。

（3）脾虚湿阻证

临床表现：常餐后即泻，大便时溏时泻，夹有黏液，食少纳差，食后腹胀，胸闷不舒，腹部隐痛喜按，腹胀肠鸣，神疲懒言，肢倦乏力，面色萎黄，舌质淡，舌体胖有齿痕，苔白，脉细弱。

治法：健脾养胃，化湿消滞。

代表方：参苓白术散加减。久泄不止、中气不足者加升麻、柴胡、黄芪补中益气；脾虚及肾、清晨腹泻者加补骨脂、肉豆蔻补肾涩肠；腹痛喜按、怯寒便溏者加干姜、肉桂温中散寒；脾虚湿盛者加苍术、厚朴、藿香、泽泻运脾化湿。

（4）脾肾阳虚证

临床表现：晨起腹泻，完谷不化，腹部冷痛，形寒肢冷，腰膝酸软，舌淡胖，苔白滑，脉沉细。

治法：温肾健脾，固涩止泻。

代表方：四神丸合理中丸加减。泻下不禁，加罂粟壳、石榴皮、诃子皮涩肠止泻；中气下陷者，加黄芪、升麻益气升阳举陷；阳虚便秘，改用肾气丸加肉苁蓉、白术以补肾助阳通便。

（5）寒热夹杂证

临床表现：腹泻便秘交作，便下黏冻，或夹泡沫，便前腹痛，得便即宽，腹胀肠鸣，口苦，肛门下坠，排便不爽，舌暗红，苔白腻，脉弦细或弦滑。

治法：平调寒热，益气温中。

代表方：乌梅丸加减。少腹冷痛者去黄连，加小茴香、荔枝核散寒理气止痛；大便黏腻不爽、里急后重者加槟榔片、厚朴、山楂炭燥湿行气。

（6）大肠燥热证

临床表现：大便秘积，数日一行，粪如羊屎，外裹黏液，少腹结块，按之胀痛，头晕头胀，形体消瘦，口干或口臭，失眠、焦虑，舌质红，苔黄少津，脉细数。

治法：泄热清肠，润肠通便。

代表方：麻子仁丸加减。腹痛明显者加乌药、郁金理气止痛；心烦失眠，加麦冬、柏子仁养心安神；血虚加当归、熟地黄养血润燥。

2. 常用中成药

（1）补脾益肠丸：益气养血，温阳行气，涩肠止泻。用于脾虚所致的慢性泄泻。

（2）麻仁丸：润肠通便。用于肠胃燥热，脾约便秘之实证。

（3）麻仁润肠丸：润肠通便。用于虚人便秘。

（4）四神丸：温肾散寒、涩肠止泻。用于脾肾虚寒之久泻、五更泄泻。

（5）参苓白术丸（颗粒）、人参健脾丸：功效健脾益气，化湿消滞。用于脾虚湿阻导致的泄泻。

（四）临证要点

解痉剂是临床应用于 IBS 最广泛的一类药物，其中抗胆碱能药物副作用较大，可引起阿托品样作用，常有口干、严重时瞳孔散大、皮肤潮红、兴奋、烦躁、谵语等。止泻剂，如地芬诺酯不良反应为服药后偶见呕吐、腹胀、头痛、嗜睡、抑郁、烦躁等，过量可产生呼吸抑制和昏迷;且应注意的是用药过量可引起便秘,甚至肠梗阻。此类药物不建议临床长期应用。导泻剂若长期使用,则易引起大肠扩张与肠道运动功能失常。肠道动力感觉调节剂在临床使用时应特别注意:如西沙必利可使 QT 间期延长而导致严重的致死性室性心律失常,替加色罗可引起严重致命的心血管不良反应。抗抑郁药最常见的副作用为阿托品样作用的口干、便秘、视力模糊、心悸、乏力、肌肉震颤等。由此可见西药长期或大量应用时,存在诸多的安全隐患;因此,在临床上治疗 IBS 时注意前期应用西药对症处理控制病情,同时配合中医药治疗,减轻西药的用量及其不良反应,发挥最佳疗效。

六、预后

IBS 病程长,反复发作,但预后一般较好,大部分患者在 12 个月内症状消失,并很少引起新的疾病。然而有持续性的腹部症状的患者预后较差,约 5% ~ 30% 的患者在 5 年后仍有症状。提示预后不好的危险因素包括严重心理障碍、病程长和有既往手术史等。

七、预防与调护

起居有常,注意调畅情志,保持乐观心志,慎防风寒湿邪侵袭。饮食有节,饮食宜以清淡、富营养、易消化食物为主,避免进食生冷不洁及忌食难消化食物。嘱患者每早按时登厕,养成定时大便的习惯。加强身体锻炼,特别是腹肌的锻炼,有利于胃肠功能的改善。

第六节　炎症性肠病

炎症性肠病(inflammatory bowel disease,IBD)指一组慢性非特异性肠道炎症性疾病,包括溃疡性结肠炎(ulcerative colitis,UC)和克罗恩病(Crohn's disease,CD)。本病病因和发病机制为环境因素作用于遗传易感者,在肠道微生物的参与下,激活肠道免疫系统,损伤肠屏障,导致肠黏膜持续炎症性损伤。

本病相当于中医"痢疾""泄泻""腹痛""便血"等范畴。

溃疡性结肠炎

溃疡性结肠炎病变主要限于大肠黏膜与黏膜下层。临床表现为腹泻、黏液脓血便、腹痛、里急后重。病情轻重不等,多呈反复发作的慢性病程。本病可发生在任何年龄,多见于 20 ~ 49 岁,亦可见于儿童或老年。男女发病率无明显差别。本病在我国较欧美少见,且病情一般较轻,但近年患病率和发病率明显增加,重症也常有报道。

溃疡性结肠炎属中医学"久痢""休息痢""大瘕泄"等范畴。

一、病因病理

(一)西医病因病理

1. 病因及发病机制

(1)免疫因素:肠道黏膜免疫系统在炎症性肠病肠道炎症发生、发展、转归过程中发挥重要作用。各种因素引起辅助性 T 细胞(Th)1、Th2 和 Th17 辅助细胞激活,白细胞介素 1(IL-1)、白细胞介素 6(IL-6)、白细胞介素 8(IL-8)、肿瘤坏死因子 α(TNF-α)、白细胞介素 4(IL-4)、白细胞介素 17(IL-17)等炎症因子分泌增多,炎症因子/抗炎因子失衡,导致肠黏膜持续炎症,肠屏障功能损伤。近年研究发现 Th9、3 型固有淋巴细胞(ILC3)、调节性 B 细胞

（Bregs）等免疫细胞也参与溃疡性结肠炎的发生发展。

（2）遗传因素：炎症性肠病患者一级亲属发病率显著高于普通人群，而患者配偶的发病率不增加，双胞胎中单合子较双合子更易发病，提示本病与遗传有关。

（3）肠道微生态：肠道微生物在溃疡性结肠炎的发生发展中起重要作用。炎症性肠病患者的肠道微生态有别于正常人，口服益生菌和菌群移植均有助于促进肠道菌群恢复，促进疾病缓解。

（4）环境因素：随着我国居民生活水平的提高，肉、蛋、奶类摄入量的大幅度增加，膳食纤维类食品摄入量减少，饮食结构的改变可能与溃疡性结肠炎的发病相关。此外，卫生条件、生活方式或暴露于某些不明因素，都是可能的环境因素。

2. 病理　病变位于大肠，呈连续性弥漫性分布。范围多自直肠开始，逆行向近段发展，甚至累及全结肠及回肠末端。病变主要累及黏膜和黏膜下层，极少数达肌层或浆膜层。活动期可见：①固有膜内弥漫性急性或慢性炎性细胞浸润，包括中性粒细胞、淋巴细胞、浆细胞和嗜酸性粒细胞等，尤其是上皮细胞间中性粒细胞浸润及隐窝炎，乃至形成隐窝脓肿；②隐窝结构改变：隐窝形态不规则，排列紊乱，杯状细胞减少等；③可见黏膜表面糜烂，浅溃疡形成和肉芽组织增生。缓解期可见：①黏膜糜烂或溃疡愈合；②固有膜内中性粒细胞浸润减少或消失，慢性炎性细胞浸润减少；③隐窝结构改变：隐窝减少、萎缩，可见潘氏细胞化生及炎性息肉。

由于结肠病变一般限于黏膜与黏膜下层，很少深入肌层，所以并发结肠穿孔、瘘管或周围脓肿少见。少数重症患者病变涉及结肠全层，可并发中毒性巨结肠，表现为肠壁重度充血、肠腔膨大、肠壁变薄，溃疡累及肌层至浆膜层，可并发急性穿孔。

（二）中医病因病机

本病病位在肠，与脾、胃、肝、肾关系密切，病初多以湿热内蕴肠胃为主，久病累及脾肾，而出现脾肾双亏、寒热错杂等证。

1. 外感时邪　主要有风、寒、热、暑、湿、疫毒等，其中湿热之邪最常见。感受湿热之邪，湿热蕴蒸，内蕴肠胃，阻滞气机，或夏秋之交，酷热之毒蓄积胃肠，均可致腑气不利，气血凝滞，壅而化脓，而为下痢后重。

2. 饮食不节（洁）　平素嗜食肥甘厚味，或误食馊腐不洁之食物，酿生湿热，或夏月恣食生冷瓜果，损伤脾胃，中阳受困，湿热或寒湿、食积之邪内蕴，肠中气机壅滞，气滞血瘀，与肠中腐浊相搏结，化为脓血，而致本病。

3. 情志内伤　情志不遂或忧思恼怒，肝失疏泄，气机郁滞，横逆犯脾，脾失健运，大肠传导失司，气机升降失常，气滞血瘀，故出现腹痛、里急后重、便脓血、腹泻与便秘交替等气机不畅之表现，并易致病情反复。

4. 禀赋不足　素体脾虚或久病体虚，累及肾阳，形成脾肾阳虚，水谷清浊不分，关门不固，下痢滑脱不禁，洞泄不止，可成命门火衰之五更泄泻。

二、临床表现

溃疡性结肠炎主要表现为持续或反复发作的腹泻、黏液脓血便及腹痛等消化系统症状，病程多在4~6周或以上。此外还有发热、营养不良等全身表现，部分患者可有关节、皮肤、黏膜、肝胆及眼等肠外症状。溃疡性结肠炎起病多为亚急性，少数急性起病，病程呈慢性，发作与缓解交替，少数症状持续并逐渐加重，病情轻重与病变范围、临床分型及病期相关。

1. 消化系统表现

（1）腹泻和黏液脓血便：是本病活动期最常见的临床表现。腹泻主要与炎症导致大肠黏膜对水钠吸收障碍以及结肠运动功能失常有关，粪便中的黏液脓血则为炎症渗出、黏膜糜烂及溃疡所致。大便次数及便血的程度反映病情轻重,轻者每日排便 2~3 次,便血轻或无;重者多于 10 次/d,脓血明显,甚至大量便血。病变限于直肠或累及乙状结肠者,多表现为腹泻、便血,直肠排空功能障碍者可见便秘症状。

（2）腹痛:轻度溃疡性结肠炎患者可无腹痛或仅有腹部不适。一般诉有轻度至中度腹痛,多为左下腹或下腹的阵痛,亦可涉及全腹,常伴有里急后重感,便后腹痛多可缓解。若并发中毒性巨结肠或炎症波及腹膜,可有持续性剧烈腹痛。

（3）其他症状:可有腹胀,严重病例有食欲不振、恶心、呕吐。

（4）体征:轻、中度患者仅有左下腹轻压痛,有时可触及痉挛的降结肠或乙状结肠。重度溃疡性结肠炎患者常有明显压痛和鼓肠。若有腹肌紧张、反跳痛、肠鸣音减弱应注意中毒性巨结肠、肠穿孔等并发症。

2. 全身表现　一般出现在中、重度活动期患者。中、重度活动期溃疡性结肠炎患者常有低度至中度发热,高热多提示病情进展、合并严重感染或其他并发症。重症或病情持续活动者可出现消瘦、贫血、低蛋白血症、水与电解质平衡紊乱等营养不良的表现。

3. 肠外表现　本病可伴有多种肠外表现,包括皮肤黏膜病变、关节损害、眼部病变及肝胆疾病,血栓栓塞性疾病及少见的淀粉样变性等。

4. 临床分型

按本病的病程、程度、范围及病期进行综合分型。

（1）临床类型:①初发型,指无既往史的首次发作;②慢性复发型,临床上最多见,指缓解后再次出现症状,常表现为发作期与缓解期交替。

（2）病变范围:可分为直肠炎、左半结肠炎(结肠脾曲以远)和广泛结肠炎(病变累及结肠脾曲以近或全结肠)。

（3）疾病分期:溃疡性结肠炎分为活动期和缓解期,活动期按严重程度分为轻、中、重度。改良楚拉弗-威茨指数(Truelove and Witts severity index,TWSI)疾病严重程度分型(表 1-3-5)易于掌握,临床常用。对于临床研究的疗效评估一般多选用改良梅奥(Mayo)评分(表 1-3-6)。

表 1-3-5　改良楚拉弗-威茨指数（TWSI）严重程度分型

	便次	便血	脉搏	体温	血红蛋白	ESR
轻度	<4 次/d	轻或无	正常	正常	正常	<20mm/h
重度	≥6 次/d	重	>90 次/min	>37.8℃	<75%正常值	>30mm/h

注: 中度为介于轻、重度之间; 缓解期为无症状。

表 1-3-6　改良梅奥（Mayo）评分

项目	0 分	1 分	2 分	3 分
排便次数[①]	正常	比正常排便增加 1~2 次/d	比正常排便增加 3~4 次/d	比正常排便增加 5 次/d 或以上
便血[②]	未见出血	不到一半时间内出现便中混血	大部分时间内为便中混血	一直存在出血
内镜发现	正常或无活动性病变	轻度病变（红斑、血管纹理减少、轻度易脆）	中度病变（明显红斑、血管纹理缺乏、易脆、糜烂）	重度病变（自发性出血,溃疡形成）
医师总体评价[③]	正常	轻度病情	中度病情	重度病情

注: ①每位受试者作为自身对照,从而评价排便次数的异常程度。 ②每日出血评分代表 1 天中最严重出血情况。 ③医师总体评价包括 3 项标准: 受试者对于腹部不适的回顾、总体幸福感以及其他表现,如体检发现和受试者表现状态;评分≤2 分且无单个分项评分 >1 分为临床缓解,3~5 分为轻度活动,6~10 分为中度活动,11~12 分为重度活动;有效定义为评分相对于基线值的降幅≥30%及≥3 分,而且便血的分项评分降幅≥1 分或该分项评分为 0 分或 1 分。

5. 并发症

（1）中毒性巨结肠：约 5% 的重症溃疡性结肠炎并发中毒性巨结肠。常因低钾、钡剂灌肠、使用抗胆碱能药物或阿片类药物诱发。表现为病情急剧恶化，毒血症明显，脱水与电解质平衡紊乱。体征表现为肠型、腹部压痛、肠鸣音消失。血白细胞计数明显升高。X 线腹平片可见结肠扩张，结肠袋形消失。

（2）癌变：多见于病变范围广、病程长者。

（3）其他：还可并发肠穿孔、下消化道大出血等，肠梗阻少见。

三、实验室及其他检查

1. 常规检查

（1）血液检查：血红蛋白在轻度患者多正常或轻度下降，中、重度患者可见轻、中度下降，甚至重度下降。白细胞计数在活动期可有增高。血沉加快和 C 反应蛋白增高是活动期的标志。严重病例血清白蛋白下降。怀疑合并巨细胞病毒（cytomegalovirus，CMV）、EB 病毒（Epstein-Barr virus，EBV）感染时，可行血清及黏膜 CMV、EBV IgM 及 DNA 检查。

（2）大便检查：大便常规检查肉眼观察常有黏液脓血，显微镜检见红细胞和脓细胞，急性发作期可见巨噬细胞。粪便病原学检查的目的是排除感染性结肠炎，其常规检查和培养不少于 3 次，是本病诊断的一个重要步骤。怀疑合并艰难梭状杆菌感染，可通过培养、毒素检测、核苷酸 PCR 及谷氨酸脱氢酶抗原检测等方法证实。粪便钙卫蛋白增高提示肠黏膜炎症活动。

2. 自身抗体检测　外周血抗中性粒细胞胞质抗体（antineutrophil cytoplasmic antibody，ANCA）和抗酿酒酵母菌抗体（anti-Saccharomyces cerevisiae antibody，ASCA）可能分别是溃疡性结肠炎和克罗恩病的相对特异性抗体，如有检出，有助于溃疡性结肠炎和克罗恩病的诊断和鉴别诊断。

3. 结肠镜　结肠镜检查并活体组织检查是溃疡性结肠炎诊断的主要依据。镜下溃疡性结肠炎病变多从直肠开始，呈连续性、弥漫性分布，表现为：①黏膜血管纹理模糊、紊乱或消失，黏膜充血、水肿、质脆、自发或接触出血和脓性分泌物附着，亦常见黏膜粗糙、呈细颗粒状；②病变明显处可见弥漫性、多发性糜烂或溃疡；③慢性病变见炎性息肉及桥状黏膜等，结肠袋往往变浅、变钝或消失（图 1-3-5，见文末彩图）。

4. X 线钡剂灌肠　X 线征象主要有：①黏膜粗乱和/或颗粒样改变；②多发性浅溃疡，表现为管壁边缘毛糙呈毛刺状或锯齿状以及见小龛影，亦可有炎性息肉而表现为多个小的圆形或卵圆形充盈缺损；③肠管缩短，结肠袋消失，肠壁变硬，可呈铅管状。适用于肠腔狭窄镜端无法通过、有结肠镜检查禁忌证时的补充检查手段。但对于重症患者不宜做钡剂灌肠检查，以免加重病情或诱发中毒性巨结肠。

5. 黏膜活体组织检查及手术切除标本病理检查　宜多段、多点取材。黏膜活检及组织学改变见上述 UC 病理特点。

四、诊断与鉴别诊断

（一）诊断

本病诊断要点有：在排除急性自限性结肠炎、阿米巴痢疾、慢性血吸虫病、肠结核等感染性结肠炎及结肠克罗恩病、缺血性肠炎、放射性肠炎等疾病基础上，具有：①持续或反复发作腹泻、黏液脓血便、腹痛、里急后重，伴或不伴不同程度全身症状者，可安排进一步检查；②具有上述结肠镜检查和/或放射影像特征者，可拟诊本病；③如再加上述黏膜活检和/或手术切除标本组织病理学特征者,可以确诊本病;④初发病例、临床表现、结肠镜改变不典型者,暂不作出诊断,须随访3~6个月,观察发作情况。一个完整的诊断应包括其临床类型、临床严重程度、病变范围、病情分期及并发症。

本病并无特异性病理改变,各种病因均可引起类似的肠道炎症改变,故只有在认真排除各种可能有关的病因后才能作出本病诊断。

(二)鉴别诊断

1. 急性感染性肠炎　各种细菌感染(如痢疾杆菌、沙门菌、耶尔森菌、空肠弯曲菌等)。急性发作时发热、腹痛较明显,具有自限性(病程一般数天至1周,不超过6周),常有流行病学特点(如不洁食物史或疫区接触史);粪便检查可分离出致病菌,抗生素治疗有良好效果,通常在4周内痊愈。

2. 阿米巴肠病　有流行病学特征,果酱样粪便,病变主要侵犯右侧结肠,也可累及左侧结肠,结肠溃疡较深,边缘潜行,溃疡间的黏膜多属正常。粪便或组织中找到溶组织阿米巴滋养体或包囊,非流行区患者血清抗阿米巴抗体阳性有助诊断。抗阿米巴治疗有效。

3. 血吸虫病　有疫水接触史,常有肝脾大,粪便检查见血吸虫卵或毛蚴孵化法阳性;肠镜检查急性期可见直肠乙状结肠黏膜黄褐色颗粒。活检黏膜压片或组织病理见血吸虫卵,血清血吸虫抗体检查亦有助鉴别。

4. 克罗恩病　溃疡性结肠炎与克罗恩病的主要鉴别要点见表1-3-7,此外,也可结合自身抗体的检测(见实验室和其他检查)对两者进行鉴别。少数情况下,临床上会遇到两病一时难以鉴别者,此时可诊断为未定型结肠炎。

表1-3-7　溃疡性结肠炎与结肠克罗恩病的鉴别

	溃疡性结肠炎	结肠克罗恩病
症状	脓血便多见	脓血便较少见
病变分布	连续性	节段性
直肠受累	绝大多数	少见
肠腔狭窄	少见、中心性	多见、偏心性
溃疡及黏膜	溃疡浅,黏膜弥漫性充血性水肿、颗粒状,脆性增加	纵行溃疡、黏膜呈卵石样,病变间的黏膜正常
组织病理	固有膜全层弥漫性炎症、隐窝脓肿、隐窝结构明显异常、杯状细胞减少	裂隙状溃疡、非干酪性肉芽肿、黏膜下层淋巴细胞聚集

5. 大肠癌　多见于中年以后,经直肠指检常可触到肿块,结肠镜或X线钡剂灌肠检查对鉴别诊断有价值,活检可确诊。须注意溃疡性结肠炎也可发生结肠癌变。

6. 肠易激综合征　粪便可有黏液但无脓血,隐血试验阴性。结肠镜检查无器质性病变证据。

7. 其他　其他感染性肠炎(如抗生素相关性肠炎、肠结核、真菌性肠炎等)、缺血性结肠炎、放射性肠炎、过敏性紫癜、胶原性结肠炎、白塞综合征、结肠息肉病、结肠憩室炎以及HIV感染合并的结肠炎等应与本病鉴别。

五、治疗

(一)中西医结合治疗思路

1. 活动期　对轻中度溃疡性结肠炎患者,中西医结合治疗可提高活动期溃疡性结肠炎临床疗效,且无明显不良反应。对于病情较久、易于反复发作的患者及轻中度溃疡性结肠炎患者,可予单纯中医药治疗。对重度溃疡性结肠炎患者,西医治疗可快速诱导缓解,具有明显优势,宜及时采用西医治疗手段,待病情缓解后可应用中医药治疗,巩固疗效。

2. 缓解期　中西医结合疗法可维持缓解,降低复发率。

(二)西医治疗

治疗目的是诱导并维持缓解,促进黏膜愈合,防治并发症,改善生存质量,降低复发。

1. 一般治疗　强调休息、饮食和营养。

2. 药物治疗

(1)氨基水杨酸制剂:柳氮磺吡啶(sulfasalazine,SASP)是治疗本病的常用药物。该药口服后大部分到达结肠,经肠菌分解为5-氨基水杨酸(5-ASA)与磺胺吡啶,前者是主要有效成分,滞留在结肠内与肠上皮接触而发挥抗炎作用。适用于轻、中度患者的诱导缓解及维持治疗。该药具有恶心、呕吐、食欲减退等剂量相关的不良反应和皮疹、粒细胞减少、自身免疫性溶血、再生障碍性贫血等副作用,故服药期间必须定期复查血象。口服5-ASA新型制剂如美沙拉秦(mesalazine),奥沙拉秦(olsalazine)和巴柳氮(balsalazide),可避免在小肠近段被吸收,而在结肠内发挥药效,其疗效与SASP相仿,不良反应较SASP减少,对SASP不能耐受者尤为适用。5-ASA的灌肠剂适用于病变局限在直肠乙状结肠者,栓剂适用于病变局限在直肠者。

(2)糖皮质激素:适用于对足量氨基水杨酸制剂应答不佳的溃疡性结肠炎患者。一般予口服泼尼松0.75~1mg/kg,口服最大剂量为60mg/d;重症患者先予静脉滴注,如氢化可的松300mg/d、甲泼尼龙40~60mg/d,症状好转后改泼尼松或甲泼尼龙口服。减量期间加用氨基水杨酸制剂逐渐接替激素治疗。病变局限在直肠乙状结肠患者,可用琥珀酸钠氢化可的松(不能用氢化可的松醇溶制剂)100mg或地塞米松5mg加生理盐水100ml做保留灌肠,每晚1次。病变局限于直肠者可用布地奈德泡沫灌肠剂2mg保留灌肠,每晚1次。

激素无效:经相当于泼尼松剂量达0.75~1mg/(kg·d)治疗超过4周,疾病仍处于活动期。激素依赖:①虽能维持缓解,但激素治疗3个月后,泼尼松仍不能减量至10mg/d;②在停用激素3个月内复发。激素无效及激素依赖患者应升级治疗。

(3)免疫抑制剂:硫唑嘌呤或巯嘌呤可用于对激素治疗效果不佳或对激素依赖的慢性病例,加用这类药物后可逐渐减少激素用量甚至停用,剂量为硫唑嘌呤1.5~2.5mg/(kg·d)或巯嘌呤0.75~1.5mg/(kg·d),该类药显效时间约需3~6个月,维持用药可至3年或以上。严重不良反应主要是白细胞减少等骨髓抑制表现,应用时应严密监测。不耐受者可试换用甲氨蝶呤。激素依赖及激素耐受者,可使用环孢素2~4mg/(kg·d)静脉滴注,大部分患者可取得暂时缓解而避免急症手术。

(4)生物制剂和小分子药物:近年来针对炎症通路的生物制剂和小分子药物用于治疗中重度溃疡性结肠炎取得良好效果,包括抗TNF-α单克隆抗体英夫利昔单抗、阿达木单抗,抗α4β7整合素单克隆抗体维得利珠单抗,抗IL-12/IL-23单抗乌司奴单抗,非受体型酪氨酸蛋白激酶(Janus kinase,JAK)抑制剂如乌帕替尼。

(5)维持治疗:本病缓解期主要以氨基水杨酸制剂作维持治疗。SASP的维持治疗剂量以往推荐2g/d,但近年国外研究证明3~4g/d疗效较优。5-ASA制剂维持治疗剂量同诱导缓解时所用剂量。如患者活动期缓解是由硫唑嘌呤或巯嘌呤所诱导,则仍用相同剂量该类药维持。氨基水杨酸制剂维持治疗的疗程为3~5年或更长。对巯嘌呤类药物及英夫利昔单抗维持治疗的疗程未有共识,视患者具体情况而定。

3. 手术治疗　紧急手术指征为:并发大出血、肠穿孔、重型患者特别是合并中毒性巨结肠经积极内科治疗无效且伴严重毒血症状者。择期手术指征:①并发结肠癌变;②内科治疗效果不理想而严重影响生活质量,药物反应大不能耐受者。一般采用全结肠切除加回肠肛门小袋吻合术。

(三) 中医治疗

1. 辨证论治

(1) 湿热内蕴证

临床表现:腹痛,里急后重,便下赤白脓血,腥臭,肛门灼热,身热,小便短赤,口干口苦,口臭,舌质红,舌苔黄腻,脉滑数。

治法:清热化湿,调气和血。

代表方:白头翁汤合芍药汤加减。若兼饮食积滞,嗳腐吞酸,腹部胀满者,加炒谷芽、炒麦芽等消食化滞;腹痛甚者,加延胡索、白芍、炙甘草养血和营,缓急止痛;身热甚者,加葛根、金银花、连翘或荆防败毒散,解表举陷,逆流挽舟。

(2) 脾虚湿蕴证

临床表现:腹泻便溏,有黏液或少量脓血,可夹杂不消化食物;黏液脓血便,白多赤少,或为白冻;食少纳差,餐后腹胀,腹胀肠鸣,腹部隐痛喜按,肢体倦怠,神疲懒言,面色萎黄,舌质淡胖或有齿痕或淡红,苔薄白或白腻,脉细弱或细滑。

治法:健脾益气,升阳除湿。

代表方:参苓白术散加减。若脾阳虚衰,阴寒内盛,可用理中丸以温中散寒;若久泻不止,中气下陷,可用补中益气汤益气健脾,升阳止泻。

(3) 脾肾阳虚证

临床表现:久泻不愈,大便清稀或伴有完谷不化,五更泻或黎明前泻,甚至滑脱不禁,腰膝酸软,形寒肢冷,食少纳差,脐中腹痛,喜温喜按,腹胀肠鸣,少气懒言,面色㿠白,舌质淡胖或有齿痕,苔白润,脉细弱或尺脉沉或沉细。

治法:健脾补肾,温阳化湿。

代表方:四神丸加减。若积滞未尽,应少佐消导积滞之品,如枳壳、山楂、神曲等;若痢久脾虚气陷,导致少气脱肛,可加黄芪、柴胡、升麻以补中益气,升清举陷;若仍有便脓血,加用乌梅、败酱草;腰膝酸软,加菟丝子、益智仁等。

(4) 肝郁脾虚证

临床表现:腹痛则泻,泻后痛减,大便稀烂或黏液便,腹泻前常有情绪紧张或抑郁恼怒等诱因,胸胁胀闷,善太息,嗳气不爽,食少腹胀,矢气较频,舌质淡红,苔薄白,脉弦或弦细。

治法:疏肝理气,健脾和中。

代表方:痛泻要方合四逆散加减。若胸胁脘腹胀满疼痛,嗳气者,可加木香、郁金、香附、玫瑰花疏肝理气止痛;若兼神疲乏力,纳呆,加党参、茯苓、白扁豆、鸡内金等益气健脾开胃;久泻反复发作可加乌梅、焦山楂、甘草酸甘敛肝,收涩止泻。

(5) 寒热错杂证

临床表现:下痢稀薄,夹有黏冻,反复发作,四肢不温,腹部灼热,腹痛绵绵,口渴不欲饮。舌质红或淡红,苔薄黄,脉弦或弦细。

治法:温中补虚,清热化湿。

代表方:乌梅丸。若大便稀溏,加山药、炒白术;久泻不止者,加石榴皮、诃子;若便脓血,加败酱草;腹胀纳差,加四君子汤、炒谷芽、炒麦芽。

(6) 瘀阻肠络证

临床表现:腹痛拒按,痛有定处,泻下不爽,下利脓血、血色紫暗或黑便,肠鸣腹胀,面色晦暗,腹部有痞块,胸胁胀痛,肌肤甲错,舌紫或有瘀点瘀斑,脉涩或弦。

治法:活血化瘀,理肠通络。

代表方:少腹逐瘀汤加减。若瘀久发热,可见丹参、牡丹皮、王不留行;若兼有寒象,腹痛喜温,胁下积块,疼痛拒按,可用膈下逐瘀汤;若下焦蓄血,大便色黑,可用桃核承气汤。

2. 常用中成药

(1) 固肠止泻丸:功效调和肝脾,涩肠止痛;用于肝郁脾虚所致腹泻、腹胀、腹痛等。

(2) 香连丸:功效清热燥湿,行气止痛;用于湿热蕴肠,气机不利,传导失司者。

(3) 补脾益肠丸:功效益气养血,温阳行气,涩肠止泻;用于脾胃气虚、清阳不升、中气虚陷证的 UC 患者。

3. 特色疗法

(1) 针刺疗法

选穴:合谷、天枢、上巨虚。湿热重加曲池、内庭;寒湿者加中脘、气海;脾气虚者加脾俞、胃俞、关元;脾肾亏虚者加脾俞、肾俞;阴虚者加照海、血海。

虚证予补法,实证予泻法,偏寒加灸法。

(2) 中药保留灌肠:中药复方可用黄连、黄柏、白头翁、大黄等煎成 100ml,保留灌肠,亦可用八味锡类散或康复新液保留灌肠。

(3) 灸法:取中脘、天枢、关元、脾俞、胃俞、大肠俞,虚寒明显者加神阙。予艾条灸或艾炷灸,每次 30 分钟,每日 1~2 次,腹部俞穴与背部俞穴可交替灸。

(四) 临证要点

1. 调气与和血　调气和血即通过行气消导、除积化滞、活血养血之法以顺畅肠腑凝滞之气血,去除腐败之脂脓,恢复肠道传送功能,促进损伤之脂膜血络尽早修复,临证结合清热解毒、因势利导、柔肝缓急,以改善腹痛、里急后重、下痢脓血等临床症状。正如刘河间所说:"行血则便脓自愈,调气则后重自除。"临证常采用理气行滞、凉血止血、活血化瘀、去腐生肌等治法。

2. 补脾与祛邪　溃疡性结肠炎活动期以湿热蕴肠多见,治疗当以清热化湿为主,常选用药物如白头翁、黄柏、秦皮、黄连、败酱草、白花蛇舌草等;便血较多加槐花、地榆、黄芩炭、侧柏炭等;腹痛较甚者加延胡索、白芍;舌苔厚腻,纳呆湿重者选加藿香、薏苡仁、佩兰、焦三仙。本病在缓解期以脾气虚弱为主,治宜补脾益气,常选党参、太子参、黄芪、白术等;若处于活动期,可在祛邪基础上佐以薏苡仁、茯苓、党参等补脾之品,使苦寒药祛邪而不伤脾。

3. 导滞与固涩　溃疡性结肠炎初期以湿热为主,可在清热化湿基础上,加用大黄、枳实、木香、槟榔等消食导滞,此为"通因通用",湿热清、积滞去则下痢后重自除;病情日久,邪去正伤,脾病及肾,脾肾双亏,可见五更泄泻或大便滑脱不禁,可在补脾基础上,加用赤石脂、肉豆蔻、煨诃子、罂粟壳、乌梅等固涩之品。在治疗中应注意,忌过早补涩,以免关门留寇,病势缠绵不已;忌峻下攻伐,忌分利小便,以免重伤阴津,戕害正气。

六、预后

本病呈慢性过程,大部分患者反复发作,轻度及长期缓解者预后较好。有并发症及年龄超过 60 岁者预后不良。慢性持续活动或反复频繁发作,预后较差,若合理选择手术治疗,则可望恢复。病程长者癌变危险性增加,应注意随访。病程 8~10 年及以上的广泛结肠炎和病程 15 年以上的左半结肠炎的溃疡性结肠炎患者应每 2 年行一次结肠镜检查;若合并原发性硬化性胆管炎,应每年行结肠镜检查。

七、预防与调护

活动期患者应充分休息,调节情绪,避免心理压力过大,可给予流质或半流质饮食,病情好转后改为富有营养、易于消化的少渣饮食,不宜过于辛辣。反复病情活动者,应有终身服药的准备。另外,应注重饮食卫生,避免肠道感染性疾病,同时保持心情舒畅,适当运动以增强机体免疫力。

克 罗 恩 病

克罗恩病(CD)是一种病因尚不十分清楚的胃肠道慢性炎性肉芽肿性疾病。病变从口腔至肛门各段消化道均可受累,呈节段性或跳跃式分布,以末段回肠和邻近结肠多见。临床上以腹痛、腹泻、体重下降、腹块、瘘管形成和肠梗阻为特点,可伴有发热等全身表现以及关节、皮肤、眼、口腔黏膜等肠外损害。首次发作可出现在任何年龄组,发病高峰年龄为 $18\sim35$ 岁,男性略多于女性(男:女约为1.5:1),本病在欧美多见,近几年我国发病率呈增高趋势。

克罗恩病属中医"腹痛""泄泻"范畴。

一、病因病理

(一)西医病因病理

1. 病因及发病机制　包括环境因素、免疫因素、肠道微生态、遗传因素等。其中肠道黏膜免疫反应的激活是导致本病肠道炎症发生、发展、转归的直接原因。微生物在炎症性肠病发病中的作用也一直受到重视,但至今尚未找到某一特异微生物与克罗恩病有恒定关系,研究认为炎症性肠病(尤其是克罗恩病)是针对自身正常肠道菌丛的异常免疫反应引起的。目前认为,克罗恩病不仅是多基因病,而且也是遗传异质性疾病(不同人由不同基因引起)。具体病因及病理机制可参考溃疡性结肠炎章节。

2. 病理　克罗恩病病变可涉及全消化道,主要病变发生于末段回肠和邻近结肠。大体形态上,克罗恩病的特点为:①病变呈节段性或跳跃性;②黏膜溃疡的特点:早期呈鹅口疮样溃疡;随后溃疡增大、融合,形成纵行溃疡和裂隙溃疡,将黏膜分割呈鹅卵石样外观;③病变累及肠壁全层,肠壁增厚变硬,肠腔狭窄。组织学上,克罗恩病的特点为:①非干酪性肉芽肿,由类上皮细胞和多核巨细胞构成,可发生在肠壁各层和局部淋巴结;②裂隙溃疡,呈缝隙状,可深达黏膜下层甚至肌层;③肠壁各层炎症,伴固有膜底部和黏膜下层淋巴细胞聚集、黏膜下层增宽、淋巴管扩张及神经节炎等。肠壁全层病变致肠腔狭窄,可发生肠梗阻。

(二)中医病因病机

1. 饮食不节　误食馊腐不洁之物,使脾胃受损,或饮食过量,停滞不化,或恣食肥甘辛辣,致湿热内蕴,损伤肠道,或恣啖生冷,寒气伤中,均能化生寒、湿、热、食、滞之邪,使脾运失职,升降失调,清浊不分,发生泄泻,或使腑气通降不利而发生腹痛。

2. 感受外邪　外感风、寒、湿、暑、热之邪,侵入腹中,均可引起腹痛,其中湿邪易困脾土,寒邪和热邪既可侵袭皮毛,从表入里,郁而化热,使脾胃升降失司,亦能夹湿邪为患,直接损伤脾胃,导致运化失常,清浊不分,经脉受阻,而引起泄泻、腹痛。

3. 情志不畅　忧思恼怒,精神紧张,致肝气郁结,气机不畅,气机阻滞而作痛,或木郁不达,横逆犯脾,加之忧思伤脾,土虚木乘,均可使脾失健运,气机升降失常,而致腹痛、泄泻,若气滞日久,血行不畅,则瘀血内生,不通则痛。

4. 禀赋不足　由于先天不足,禀赋虚弱,素体脾胃虚弱或脾肾阳虚,运化失司,虚寒中生,渐致气血生成不足,出现腹痛、泄泻,甚至肾阳不足,相火失于温煦,脏腑虚寒,腹痛日久不愈,或关门不固,下痢滑脱不禁。

二、临床表现

临床表现复杂多变,与临床类型、病变部位、病期及并发症有关,包括消化道表现、全身性表现、肠外表现及并发症,以腹痛、腹泻和体重下降三大症状为主要临床表现,本病起病大多隐匿、缓慢,从发病早期症状出现(如腹部隐痛或间歇性腹泻)至确诊往往需数月至数年。病程呈慢性、长短不等的活动期与缓解期交替,有终身复发倾向。少数急性起病,可表现为急腹症,酷似急性阑尾炎或急性肠梗阻。

1. 消化系统表现

(1)腹痛:为最常见症状。多位于右下腹或脐周,间歇性发作,常为痉挛性阵痛伴腹鸣。常于餐后加重,排便或肛门排气后缓解。若腹痛由不完全或完全性肠梗阻引起,应伴有肠梗阻症状;若出现持续性腹痛和明显压痛,提示炎症波及腹膜或腹腔内脓肿形成;若全腹剧痛和腹肌紧张,提示病变肠段急性穿孔。

(2)腹泻:亦为本病常见症状,主要由病变肠段炎症渗出、蠕动增加及继发性吸收不良引起。腹泻先是间歇发作,病程后期可转为持续性。粪便多为糊状,可有血便。病变涉及下段结肠或肛门直肠者,可有黏液血便及里急后重。

(3)腹部包块:约见于10%~20%患者,由于肠粘连、肠壁增厚、肠系膜淋巴结肿大、内瘘或局部脓肿形成所致,多位于右下腹与脐周。固定的腹块提示有粘连,多已有内瘘形成。

(4)瘘管形成:是克罗恩病的特征性临床表现,因透壁性炎性病变穿透肠壁全层至肠外组织或器官而成,若通向其他肠段、肠系膜、输尿管、阴道、膀胱、腹膜后等处为内瘘,若通向腹壁或肛周皮肤为外瘘。肠段之间内瘘形成可致腹泻加重及营养不良。肠瘘通向的组织与器官因粪便污染可致继发性感染。

(5)肛门周围病变:包括肛门周围瘘管、脓肿形成及肛裂等病变,见于部分患者,有结肠受累者较多见。有时这些病变可为本病的首发或突出的临床表现。

2. 全身表现　本病全身表现较多且较明显,常以间歇性低热或中度热常见,少数呈弛张热伴毒血症,与肠道炎症活动及继发感染有关;另可见营养障碍,主要表现为体重下降,可有贫血、低蛋白血症和维生素缺乏等表现。

3. 肠外表现　本病肠外表现与溃疡性结肠炎的肠外表现相似,但发生率较高,以口腔黏膜溃疡、皮肤结节性红斑、关节炎及眼病为常见。

4. 临床分型　区别本病不同临床情况,有助全面估计病情和预后,制订治疗方案。

(1)临床类型:根据疾病行为(B),可分为非狭窄非穿透型(B1,炎症型)、狭窄型(B2,以肠腔狭窄所致的临床表现为主)和穿透型(B3,有瘘管形成),以及伴有肛周病变(P)。各型可有交叉或互相转化。

(2)病变部位(L):可分为回肠末段(L1)、结肠(L2)、回结肠(L3)和上消化道(L4)。

(3)严重程度:根据主要临床表现的程度及并发症计算克罗恩病活动指数(Crohn's disease activity index,CDAI),用于区分疾病活动期与缓解期、估计病情严重程度(轻度、中度、重度)和评定疗效。

5. 并发症　肠梗阻最常见,其次是腹腔内脓肿,偶可并发急性穿孔或大量便血。直肠或结肠黏膜受累者可发生癌变。

三、实验室及其他检查

1. 实验室检查　贫血常见且常与疾病严重程度平行;活动期血沉加快、C反应蛋白升高,周围血白细胞轻度增高,但明显增高常提示合并感染。粪便隐血试验常呈阳性。血清白蛋白常有降低。血液自身抗体检查参见本章第一节总论。

2. 影像学检查　小肠CT造影(computed tomography enterography,CTE)和磁共振小肠成像(magnetic resonance Enterography,MRE)是评估小肠炎症性病变的标准影像学检查,可

反映肠壁的炎症改变、病变分布、狭窄、肠腔外并发症等。胃肠钡剂造影及钡剂灌肠检查阳性率较低,条件有限的单位仍可作为小肠病变检查的重要手段,病变处可见裂隙状溃疡、卵石样改变、假息肉、肠腔狭窄、瘘管等。还有小肠镜、经腹肠道超声、胶囊内镜等。

3. 结肠镜检查　结肠镜做全结肠及回肠末段检查。内镜可见病变呈节段性、非对称性分布,阿弗他溃疡或纵行溃疡、鹅卵石样改变,充血、水肿,肠腔狭窄或肠壁僵硬,炎性息肉,病变之间黏膜外观正常(图1-3-6,见文末彩图)。因克罗恩病病变累及范围广,为肠壁全层性炎症,故其诊断往往需要X线与结肠镜检查的相互配合。另外胶囊内镜、双气囊小肠镜等技术提高了对小肠病变诊断的准确性,有助于提高克罗恩病的诊断水平,但胶囊内镜适用于克罗恩病早期、无肠腔狭窄时,否则可增加胶囊滞留的风险。

4. 活体组织检查　对诊断和鉴别诊断有重要价值。本病的典型病理组织学改变是非干酪性肉芽肿,还可见裂隙状溃疡、固有膜底部和黏膜下层淋巴细胞聚集、黏膜下层增宽、淋巴管扩张及神经节炎等。

四、诊断与鉴别诊断

(一)诊断

本病诊断主要根据临床表现、X线检查、结肠镜检查和活体组织检查所见进行综合分析。①对慢性起病,反复发作性右下腹或脐周疼痛、腹泻、体重下降,特别是伴有肠梗阻、腹部压痛、腹块、肠瘘、肛周病变、发热等表现者,临床上应考虑本病;②表现典型者,在充分排除各种肠道感染性或非感染性炎症疾病及肠道肿瘤后,可作出临床诊断;③对初诊的不典型病例,应通过随访观察,以求明确诊断;④鉴别有困难而又有手术指征者可行手术探查获得病理诊断;WHO提出的克罗恩病诊断要点可供参考,见表1-3-8。

表1-3-8　WHO提出的克罗恩病诊断要点

	临床	影像	内镜	活检	切除标本
1. 非连续性或节段性病变		+	+		+
2. 卵石样黏膜或纵行溃疡		+	+		+
3. 全壁性炎症反应改变	+ (腹块)	+ (狭窄)	+ (狭窄)		+
4. 非干酪性肉芽肿				+	+
5. 裂沟、瘘管	+	+			+
6. 肛门部病变	+			+	+

注:具有上述1、2、3者为疑诊;再加上4、5、6三者之一可确诊;具备第4项者,只要再加上1、2、3三者之二亦可确诊。

(二)鉴别诊断

需与各种肠道感染性或非感染性炎症疾病及肠道肿瘤鉴别。

1. 肠结核　肠结核患者既往或现有肠外结核病史;临床表现少有瘘管、腹腔脓肿和肛门周围病变;内镜检查见病变主要涉及回盲部,可累及邻近结肠,但节段性分布不明显,溃疡多为环行,浅表而不规则;活检组织抗酸杆菌染色阳性有助肠结核诊断,干酪样肉芽肿是肠结核的特征性病理组织学改变(但因取材大小受限,依靠活检较难发现这一特征性改变);结核菌素试验强阳性、血清结核分枝杆菌相关性抗原和抗体检测阳性等倾向肠结核诊断。对鉴别有困难不能除外肠结核者,应先行诊断性抗结核治疗,肠结核经抗结核治疗2~6周后症状有明显改善,治疗2~3个月后内镜所见明显改善或好转。有手术指征者可行手术探查,病变肠段或肠系膜淋巴结病理组织学检查发现干酪性肉芽肿可获确诊。

2. 小肠恶性淋巴瘤 原发性小肠恶性淋巴瘤可较长时间局限在小肠,部分患者肿瘤可呈多灶性分布,此时与克罗恩病鉴别有一定困难。如 X 线胃肠钡剂造影见小肠结肠同时受累、节段性分布、裂隙状溃疡、鹅卵石征、瘘管形成等有利于克罗恩病诊断;如 X 线呈较大的指压痕或充盈缺损,B 超或 CT 检查肠壁明显增厚、腹腔淋巴结肿大,有利于小肠恶性淋巴瘤诊断。小肠恶性淋巴瘤一般进展较快。双气囊小肠镜下活检或必要时手术探查可获病理确诊。

3. 溃疡性结肠炎 鉴别要点见本节溃疡性结肠炎部分。

4. 急性阑尾炎 克罗恩病急性发作时症状酷似急性阑尾炎,但急性阑尾炎腹泻少见,常有转移性右下腹痛,压痛限于麦氏点,血常规检查白细胞计数增高更为显著,可资鉴别,但有时需剖腹探查才能明确诊断。

5. 其他 如血吸虫病、阿米巴肠炎、其他感染性肠炎(耶尔森菌、空肠弯曲菌、艰难梭菌等感染)、白塞综合征、药物性肠病(如 NSAID)、嗜酸性粒细胞性肠炎、缺血性肠炎、放射性肠炎、胶原性结肠炎、各种肠道恶性肿瘤以及各种原因引起的肠梗阻,在鉴别诊断中均需考虑。

五、治疗

(一)中西医结合治疗思路

克罗恩病活动期经西医对症治疗,能迅速控制病情,降低并发症的发生,但西药治疗复发率高,副作用及不良反应较大,中西医结合治疗有较大优势,临证结合中医辨证论治,可有效减轻西药不良反应,降低复发率。但中医治疗起效慢,疗程久,患者难以坚持。

克罗恩病缓解期可以没有任何症状,但肠镜检查病灶仍存在,其缓解期治疗尤为重要,以中医辨证治疗为主,重视扶正健脾和胃,培补后天,使化源充足,气机调达,再依病性适当化湿、清热、活血化瘀等,达到扶正祛邪的目的。

(二)西医治疗

克罗恩病的治疗原则及药物应用与溃疡性结肠炎相似,但具体实施有所不同。治疗方案的选择建立在对病情进行全面评估的基础上。其治疗目标为诱导缓解和维持缓解,促进黏膜愈合,防治并发症,改善生存质量。

1. 一般治疗 强调营养支持,一般给予高营养低渣饮食,适当给予叶酸、维生素 B_{12} 等多种维生素,并注意维持水电解质平衡。重症患者酌用要素饮食或全胃肠外营养,除营养支持外还有助于诱导缓解。

2. 药物治疗

(1)活动期治疗

1)氨基水杨酸制剂:对克罗恩病疗效有限。SASP 仅适用于病变局限在结肠的轻、中度患者。美沙拉秦在回肠末段、结肠定位释放,适用于轻度回结肠型及轻、中度结肠型患者。

2)糖皮质激素:适用于各型中至重度患者及对美沙拉秦等 5-ASA 无效的轻度患者。用量:泼尼松 $0.75\sim1$mg/(kg·d)。达到症状完全缓解开始逐步减量,每周减 5mg,减至 20mg/d 时每周减 2.5mg 至停用,快速减量会导致早期复发。应注意,部分患者表现为激素无效或依赖,对这类患者应考虑加用免疫抑制剂。

3)免疫抑制剂:硫唑嘌呤或巯嘌呤适用于激素无效或激素依赖的患者,加用这类药物后可逐渐减少激素用量乃至停用。剂量为硫唑嘌呤 $1.5\sim2.5$mg/(kg·d)或巯嘌呤 $0.75\sim1.5$mg/(kg·d),该类药显效时间约需 $3\sim6$ 个月,维持用药可至 3 年或以上。对硫唑嘌呤或巯嘌呤不耐受者可尝试换用甲氨蝶呤。

4）抗菌药物：适用于并发感染的治疗。某些抗菌药物如硝基咪唑类、喹诺酮类药物应用于本病有一定疗效。

5）生物制剂及口服小分子药物：抗 TNF-α 单克隆抗体英夫利昔单抗、阿达木单抗，抗 α4β7 整合素单克隆抗体维得利珠单抗，抗 IL-12/IL23 单克隆抗体乌司奴单抗、JAK 抑制剂乌帕替尼均可用于传统治疗无效的活动期 CD 患者。应注意生物制剂存在增加感染、恶性肿瘤等问题。

（2）缓解期治疗：用氨基水杨酸制剂或糖皮质激素取得缓解者，可用氨基水杨酸制剂维持缓解，剂量与诱导缓解的剂量相同。因糖皮质激素无效/依赖而加用硫唑嘌呤或巯嘌呤取得缓解者，继续以相同剂量硫唑嘌呤或巯嘌呤维持缓解，激素不应用于维持缓解。使用生物制剂取得缓解者推荐继续定期使用以维持缓解。维持缓解治疗用药时间可至 3 年以上。

（3）手术治疗：手术后复发率高，故手术适应证主要是针对并发症，包括完全性肠梗阻、瘘管与腹腔脓肿、急性穿孔、不能控制的大量出血及癌变。手术方式主要是病变肠段切除。

（三）中医治疗

1. 辨证论治

（1）湿热蕴结证

临床表现：大便泻下臭秽或夹鲜血，腹痛，肛门灼热肿痛，口苦口黏，小便短赤，肠鸣，胃脘痞满，恶心纳呆，舌红苔黄腻，脉濡数。

治法：清化湿热，调气行血。

代表方：白头翁汤加味。若见热毒秽浊壅塞肠道，腹中满痛拒按，大便滞涩，臭秽难闻者，加大黄、枳实、芒硝通腹泄浊；若暴利致脱，症见面色苍白，汗出肢冷，唇舌紫暗，尿少，脉微欲绝者，应急服独参汤或参附汤，加用参麦注射液等益气固脱。

（2）寒湿困脾证

临床表现：腹泻、大便泻下如水样，腹痛，喜温喜按，不思饮食，口淡无味，面色黄晦，胃脘痞满，头身困重，呕吐痰涎，舌苔白腻，脉濡或缓。

治法：除湿散寒，理气温中。

代表方：胃苓汤加减。若腹胀明显，嗳气呕恶，兼见胸、胁、脘腹胀痛，不思饮食者，可加柴胡、枳实、白芍等疏肝理气；若食滞重者，加焦槟榔、焦山楂、木香等消食导滞。

（3）气滞血瘀证

临床表现：腹部积块，固定不移，腹部胀痛或刺痛，大便溏泻或为黑便，面色晦暗，形体消瘦，嗳气纳呆，舌紫暗或有瘀斑，脉细涩。

治法：理气活血，通络消积。

代表方：膈下逐瘀汤加减。若瘀阻显著者，酌加三棱、莪术、制穿山甲以增强活血化瘀之效；若腹痛甚者，可加木香、郁金、枳壳以加强活血行气之效；若四肢不温，舌淡脉弱者，加党参、炙黄芪以益气活血；便黑者可加三七、白及化瘀止血。

（4）肝郁脾虚证

临床表现：右少腹或脐周胀痛，腹痛即泻，泻后痛减（常因恼怒或精神紧张而发作或加重），少腹拘急疼痛，大便溏薄，肠鸣矢气，胸胁胀满窜痛，情志抑郁善太息，急躁易怒，纳呆乏力，舌质薄白，脉弦。

治法：抑肝扶脾。

代表方：痛泻要方加减。若气滞较重，胸胁胀痛者，加川楝子、郁金；若痛引少腹、睾丸者，加橘核、荔枝核；若肝郁日久化热者，加牡丹皮、栀子清肝泄热。

（5）脾胃虚寒证

临床表现：腹部隐痛，喜温喜按，久泻不愈，肠鸣腹胀，呕吐清水，食欲不振，面色萎黄，头晕目眩，四肢畏寒，神疲乏力，舌淡苔薄白，脉沉迟。

治法：温中散寒，健脾化湿。

代表方：参苓白术散合附子理中丸加减。若胃气虚寒，脐中冷痛，连及少腹，可加胡芦巴、花椒、荜澄茄温肾散寒止痛；若气血虚弱，腹中拘急冷痛，困倦，短气，纳少，自汗者，当酌加当归、黄芪调补气血。

2. 常用中成药

（1）加味香连丸：功效清热祛湿，化滞止痛；适用于湿热蕴结证。

（2）大黄䗪虫丸：功效活血破瘀，行气止痛；适用于瘀血内停证。

（3）香砂养胃丸：功效温中散寒止痛；适用于脾虚气滞证。

（4）参苓白术散：功效温中健脾；适用于脾胃虚弱证。

（四）临证要点

克罗恩病以气血痰瘀互结成疾，大体分为初、中、末三期，一般初期正气尚足，病邪虽实而不甚，可有腹痛等不适，肠镜所见病灶较轻浅；中期正气渐衰而邪气较甚，腹痛、腹泻等临床症状加剧，可出现便血，肠镜病变较前加重；后期腹痛转剧，饮食减少，腹部可扪及包块，出现梗阻、穿孔等并发症。活动期以西药治疗为主，配合中医药辨证治疗；缓解期以中医治疗为主，扶正为主，祛邪为辅。对于克罗恩病的治疗，应始终把握好扶正与祛邪之间的关系，调畅气血，重视辨证与辨病相结合，达到疾病治愈的目的。克罗恩病是一种肉芽肿性病变，以气血痰瘀互结而成疾，其中气滞血瘀贯穿于疾病始终，治疗中要重视调畅气血，如当归、赤芍、红花、桃仁等用量宜多；在活动期要强调辨证施治，在缓解期要强调扶正固本，重视辨病与辨证相结合。

六、预后

本病可经治疗好转，也可自行缓解。但多数患者反复发作，迁延不愈，其中部分患者在其病程中因出现并发症而手术治疗，预后较差。

七、预防与调护

避免生冷、辛辣和刺激性食物，限酒，必须戒烟，因继续吸烟会明显降低药物疗效、增加手术率及术后复发率；生活有规律，调畅情志，可适当进行体育锻炼，增强体质，如八段锦、太极拳等。

第七节　胃　　癌

胃癌（gastric cancer）是我国最常见的恶性肿瘤之一，2020 年世界卫生组织癌症报告数据显示，全球胃癌发病率居第五位，死亡率居第四位，全球每年新发胃癌病例约 120 万，中国约占其中的 40%。虽然胃癌全球总发病率有所下降，但 2/3 胃癌病例分布在发展中国家，尤以中国及其他东亚国家高发。

男性胃癌的发病率和死亡率高于女性，男女之比约为 2∶1。发病年龄以中老年居多，35 岁以下较低，55～70 岁为高发年龄段。我国胃癌的发病率在不同地区之间有很大差异。北方地区的甘肃、宁夏、青海及东北等地高发，湖南、广西、广东以及云南、贵州、四川发病率较低。全国平均年死亡率约为 16/10 万（男性 21/10 万，女性 10/10 万）。

本病属于中医学的"胃痛""积聚""反胃"等范畴。

一、病因病理

（一）西医病因病理

1. 病因及发病机制

（1）环境和饮食因素：环境因素在胃癌发生中起重要作用。某些环境因素，如火山岩地带、高泥炭土壤、水土含硝酸盐过多、微量元素比例失调或化学污染可直接或间接经饮食途径参与胃癌的发生。经常食用霉变食品、咸菜、腌制烟熏食品，以及过多摄入食盐，可增加危险性。长期食用含硝酸盐较高的食物后，硝酸盐在胃内被细菌还原成亚硝酸盐，再与胺结合生成致癌物亚硝胺。此外，慢性胃炎、胃部分切除者、泌酸腺体萎缩胃酸分泌减少，有利于胃内细菌繁殖，胃内增加的细菌可促进亚硝酸盐类致癌物质产生，长期作用于胃黏膜将导致癌变。而足量摄入新鲜蔬菜水果是胃癌的保护因素。

（2）幽门螺杆菌感染：幽门螺杆菌（Hp）感染与胃癌的关系已引起关注。Hp 感染与胃癌有共同的流行病学特点，胃癌高发区人群 Hp 感染率高；Hp 抗体阳性人群发生胃癌的危险性高于阴性人群。早在 1994 年 WHO 下属的国际癌症研究机构就将 Hp 定义为人类胃癌的Ⅰ类致癌原，2022 年美国卫生和公共服务部将 Hp 列为明确致癌物。

（3）遗传因素：胃癌有明显的家族聚集倾向，家族发病率高于人群 2~3 倍。最著名的 Bonaparte 家族例子很好地说明了遗传因素在胃癌发病中的作用，拿破仑、他的父亲和祖父都死于胃癌。浸润型胃癌有更高的家族发病倾向，提示该型胃癌与遗传因素有关。

（4）癌前状态：胃癌的癌前状态分为癌前疾病和癌前病变，前者是指与胃癌相关的胃良性疾病，有发生胃癌的危险性，后者是指较易转变为癌组织的病理学变化。

1）癌前疾病：①胃息肉：由病理组织学，胃息肉分为增生性息肉和腺瘤性息肉两类。前者发生在胃黏膜慢性炎症基础上，约占胃良性息肉的 80%，癌变率低。腺瘤性息肉癌变的概率较高，特别是直径>2cm 的广基息肉。②胃溃疡：癌变多从溃疡边缘发生，多因溃疡边缘的炎症、糜烂、再生及异型增生所致。③慢性萎缩性胃炎：慢性萎缩性胃炎与胃癌的发生率呈显著的正相关，是最重要的胃癌前疾病。④残胃炎：胃良性病变施行手术后发生的胃癌称为残胃癌，与毕Ⅰ式（Billroth-Ⅰ式）相比，毕Ⅱ式（Billroth-Ⅱ式）胃切除术后癌变率高 4 倍。目前主要认为其与十二指肠液反流、胃内细菌过度生长及 N-亚硝基化合物作用有关。

2）癌前病变：①肠上皮化生：肠化有小肠型和大肠型两种。大肠型化生又称不完全肠化，其肠化细胞不含亮氨酸氨基肽酶和碱性磷酸酶，被吸收的致癌物质易于在细胞内积聚，导致细胞异型增生而发生癌变。②异型增生：胃黏膜腺管及上皮细胞的结构失去正常状态，出现异型性改变，组织学上介于良恶性之间。因此，对上述癌前病变应注意密切随访。

2. 病理

（1）发生部位：胃腺癌的好发部位依次为：胃窦（58%）、贲门（20%）、胃体（15%）、全胃或大部分胃（7%）。

（2）胃癌分期标准：凡病灶局限且深度不超过黏膜下层的胃癌，不论有无局部淋巴结转移，均称为"早期胃癌"，早期胃癌中凡病灶的最大径为 5.1~10mm 者，称为"小胃癌"，小于 5mm 者称为微小胃癌。进展期胃癌深度超过黏膜下层，已侵入肌层者称中期，侵及浆膜或浆膜外者称晚期胃癌，又称进展期胃癌。

（3）胃癌的组织病理学

1）根据腺体的形成及黏液分泌能力，可分为：

①管状腺癌:癌细胞构成大小不等的腺管或腺腔,分化良好。如向胃腔呈乳突状生长,称乳突状腺癌。

②黏液腺癌:癌细胞产生的黏液在间质大量积聚,称胶质癌,如癌细胞充满大量黏液,将细胞核推向一侧,称为印戒细胞癌。

③髓样癌:癌细胞大多不形成明显的管腔,呈条索状或团块状,一般分化较差。

④弥散型癌:癌细胞呈弥散分布,不含黏液也不聚集成团,无腺样结构,分化极差。

2)根据癌细胞分化程度可分为高分化、中分化和低分化三大类。

3)根据肿瘤起源将胃癌分为:①肠型胃癌:源于肠腺化生,肿瘤含管状腺体,多发生于胃的远端并伴有溃疡。②弥漫型胃癌:弥漫型胃癌波及范围较广,与肠腺化生无关,无腺体结构,多见于年轻患者。

4)根据肿瘤生长方式将胃癌分为:①膨胀型:癌细胞间有黏附分子,以团块形生长,预后较好,相当于上述肠型。②浸润型:细胞以分散方式向纵深扩散,预后较差,相当于上述弥漫型。需要注意的是,同一肿瘤中两种生长方式可以同时存在。

5)侵袭与转移:①直接蔓延:胃底贲门癌侵犯食管、肝及大网膜,胃体癌侵犯大网膜、肝及胰腺。②淋巴结转移:一般先转移到局部淋巴结,再到远处淋巴结,胃的淋巴系统与锁骨上淋巴结相连接,转移到该处时称为菲尔绍淋巴结(Virchow lymph node)。③血行播散:晚期患者约60%以上可有血行转移,形成全身扩散,最常转移到肝脏,其次是肺、腹膜及肾上腺,也可转移到肾、脑、骨髓等。④种植转移:癌细胞侵及浆膜层脱落入腹腔,种植于肠壁和盆腔,常见部位为直肠凹陷,在腹膜表面形成许多转移瘤结节,并可产生血性腹水。

(二)中医病因病机

1. **情志失调**　情志抑郁,肝气不舒,脏腑失和,脉络受阻,血行不畅,气滞血瘀,则痰瘀互结而致病。

2. **饮食所伤**　酒食不节,饥饱失常或恣食肥厚生冷,脾胃受损,运化失健,水谷精微不布,食滞湿浊凝聚成痰,痰凝气阻血瘀,发为本病。

3. **感受寒邪**　寒邪侵袭,脾阳不运,湿痰内聚,阻滞气机,气血瘀滞,积聚乃成。如《灵枢·百病始生》篇说:"积之始生,得寒乃生。"亦有外感寒邪,复因情志内伤,气因寒遏,脉络不畅,阴血凝聚而成积。以上说明,内外合邪可形成积聚。

4. **体质虚弱**　素体虚弱,正气不足而后邪气踞之,邪气蓄积留止日久,发为积聚。或因年老体虚及其他疾病久治不愈,正气不足,脾胃虚弱,复因饮食不节、情志失调等,使痰瘀互结,致成本病。

二、临床表现

1. 主要症状

(1)早期胃癌:胃癌早期一般症状不典型,可有上腹部不适,腹胀或重压感,有时上腹部隐痛,无规律性,服抗酸剂无效。但溃疡型胃癌的疼痛有时与良性溃疡相似,经内科治疗后疼痛可暂时缓解。故早期胃癌不易诊断。

(2)进展期胃癌:常出现上腹疼痛,饱胀、食欲不振、厌食及体重减轻。由于进食减少及癌肿毒素吸收,患者出现消瘦、乏力、低热、贫血及等。胃窦肿瘤常出现幽门不完全性梗阻或完全性梗阻而引起呕吐。

(3)并发症及远处转移表现:胃癌转移时可出现一些特殊症状,贲门癌累及食管下段时可出现吞咽困难。并发幽门梗阻时可有恶心呕吐,溃疡型胃癌出血时可引起呕血或黑便,继之出现贫血。胃癌转移至肝脏可引起右上腹痛,黄疸或发热;转移至肺可引起咳嗽、呃逆、咯血,累及胸膜可产生胸腔积液而发生呼吸困难;肿瘤侵及胰腺时,可出现背部放射性疼痛。

2. **体征** 早期胃癌一般无明显体征。进展期在上腹部可扪及肿块,有压痛。肿块多位于上腹偏右,相当于胃窦处。如果肿瘤转移至肝脏可致肝脏肿大及出现黄疸,甚至出现腹水。腹膜有转移时也可发生腹水,移动性浊音阳性。侵犯门静脉或脾静脉时有脾脏增大。有远处淋巴结转移时可扪及菲尔绍淋巴结,质硬不活动。肛门指检在直肠膀胱凹陷可扪及肿块。

一些胃癌患者可以出现副肿瘤综合征(paraneoplastic syndromes),包括反复发作的表浅性血栓静脉炎(Trousseau 征)及过度色素沉着;黑棘皮症,皮肤褶皱处有过度色素沉着,尤其是双腋下;皮肌炎、膜性肾病、累及感觉和运动通路的神经肌肉病变等。

三、实验室及其他检查

1. **胃镜检查及活组织检查** 胃镜检查结合黏膜活检,是目前诊断胃癌最可靠的诊断方法。早期胃癌胃镜可表现为小的息肉样隆起或凹陷。癌灶直径小于 1cm 者称小胃癌,小于 0.5cm 者称微小胃癌。早期胃癌有时难以辨认,可在内镜下对可疑病灶行美蓝染色,癌性病变处将着色,有助于指导活检部位。新进的放大内镜,能更仔细观察细微病变,提高早期胃癌的诊断率。

(1) 早期胃癌:早期胃癌一般分为单发或多发,癌变部位增厚或糜烂,或呈浅表溃疡,边缘不整齐,周围充血糜烂。早期胃癌分为三种类型:①隆起型(相当于 1962 年日本内镜学会提出的早期胃癌分型的 I 型):病灶隆起呈小息肉状,基底宽无蒂,常大于 2cm,占早期胃癌的 15% 左右。②浅表型(相当于日本早期胃癌分型的 II 型):癌灶表浅,分 3 个亚型,共占 75%。浅表隆起型(相当于日本早期胃癌分型的 IIa 型):病变稍高出黏膜面,高度不超过 0.5cm,表面平整。浅表平坦型(相当于日本早期胃癌分型的 IIb 型):病变与黏膜等平,但表面粗糙呈细颗粒状。浅表凹陷型(相当于日本早期胃癌分型的 IIc 型):最常见,凹陷不超过 0.5cm,病变底面粗糙不平,可见聚合黏膜皱襞的中断或融合。③凹陷型(相当于日本早期胃癌分型的 III 型):病灶明显凹陷或有溃疡,底部可见坏死组织之白苔或污秽苔,间或伴有细小颗粒或小结节,有岛状黏膜残存,易出血。早期胃癌的胃镜下分型见图 1-3-7。

(2) 进展期胃癌:在临床上较早期胃癌多见,大多可以从肉眼观察作出拟诊,肿瘤表面多凹凸不平,糜烂,有污秽苔,活检易出血;也可呈深大溃疡,底部覆有污秽灰白苔,溃疡边缘呈结节状隆起,无聚合皱襞,病变处无蠕动。大体形态类型仍沿用博尔曼(Borrmann)提出的分类法:①息肉型或蕈伞型(I 型):肿瘤呈结节状,向胃腔内隆起生长,边界清楚。此型不多见。②溃疡型(II 型):单个或多个溃疡,边缘隆起,形成堤坎状,边界较清楚,此型常见。③溃疡浸润型(III 型):隆起而有结节状的边缘向周围浸润,与正常黏膜有清晰的分界,此型最常见。④弥漫浸润型(IV 型):癌组织发生于黏膜表层之下,在胃壁内向四周弥漫浸润扩

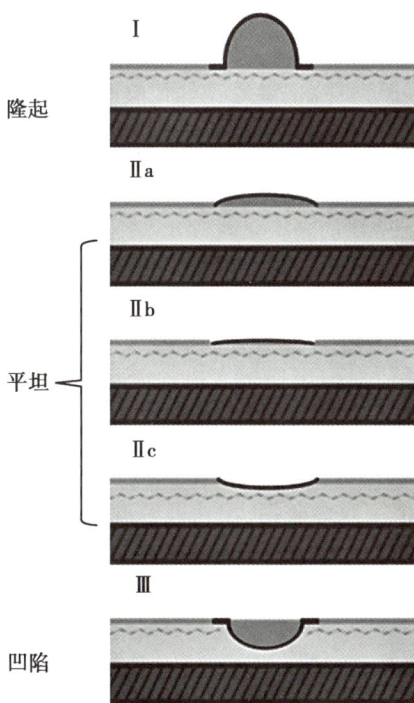

图 1-3-7 早期胃癌的胃镜下分型

散,同时伴有纤维组织增生,此型少见。病变如累及胃窦,可造成狭窄;如累及全胃,可使整个胃壁增厚、变硬,称为皮革胃(linitis plastica)。

2. 超声内镜检查术　超声内镜检查术(endoscopic ultrasonography,EUS)是指将超声探头引入内镜的一种检查。能判断胃内或胃外的肿块,观察肿瘤侵犯胃壁的深度,对肿瘤侵犯深度的判断准确率可达 90%,有助于区分早期和进展期胃癌;还能了解有无局部淋巴结转移,可作为 CT 检查的重要补充。此外,超声内镜还可以引导对淋巴结的针吸活检,进一步明确肿瘤性质。

3. X 线钡餐检查　X 线检查对胃癌的诊断仍然有较大的价值。应用气-钡双重对比法、压迫法和低张造影技术,采用高密度钡粉,能更清楚地显示黏膜结构,有利于发现微小病变。

(1) 早期胃癌可表现为小的充盈缺损(Ⅰ、Ⅱa),边界比较清楚,基底宽,表面粗糙不平。Ⅱc 及 Ⅲ 型常表现为龛影,前者凹陷不超过 5mm,后者深度常大于 5mm,边缘不规则呈锯齿状。集中的黏膜有中断、变形或融合现象。双重造影或加压法检查时,可见较浅的层钡区,表现为不规则的小龛影。对怀疑早期胃癌的患者,应从多角度摄 X 片,仔细寻找微小病变。

(2) 进展期胃癌的 X 线诊断率可达 90% 以上。肿瘤凸向胃腔内生长,表现为较大而不规则的充盈缺损,多见于蕈伞型胃癌;溃疡型胃癌主要发生在肿块之上,龛影位于胃轮廓之内,形状不规则,侧位缘呈典型半月征(meniscus sign),外缘平直,内缘不整齐而有多个尖角。龛影周绕以透明带,即环堤征,其宽窄不等,轮廓不规则而锐利。溃疡浸润型黏膜皱襞破坏、消失或中断,邻近胃黏膜僵直,蠕动消失。胃壁僵硬失去蠕动是浸润型胃癌的 X 线表现。胃窦癌表现为胃窦狭窄,呈管状或漏斗状。弥漫型胃癌时受累范围广,胃容积变小,蠕动消失,呈革袋状。

四、诊断与鉴别诊断

(一) 诊断

胃癌的诊断主要依据内镜检查加活检以及 X 线钡餐。早期诊断是根治胃癌的前提。对下列情况应及早和定期胃镜检查:① 40 岁以上,特别是男性,近期出现消化不良、食欲不振,不明原因贫血、消瘦、呕血、黑便或粪便隐血持续阳性等症状者;②慢性萎缩性胃炎伴胃酸缺乏,有肠化或不典型增生者;③良性溃疡但胃酸缺乏者;④胃溃疡经正规治疗 2 个月无效,X 线钡餐提示溃疡增大者;⑤X 线发现大于 2cm 的胃息肉者,应进一步做胃镜检查;⑥胃切除术后 10 年以上者。

(二) 鉴别诊断

1. 胃溃疡　良性溃疡,一般青中年多见,病程长,上腹部疼痛有节律性及周期性,腹部无包块,抗酸药物治疗有效。

2. 胃平滑肌瘤　胃良性肿瘤,好发于胃幽门附近,大小不一,一般多在 0.5~5cm,绝大多数为单发,常借助 X 线和胃镜检查及活检进行诊断,超声内镜有助于确诊。

3. 胃腺瘤性息肉　最常见于胃窦部,单个或多个,多有蒂与胃黏膜相连,一般症状不明显,但有腺瘤破溃、出血及恶变的可能,X 线、胃镜检查多显示外形光整,息肉状肿物突出。

4. 原发性恶性淋巴瘤　胃原发性恶性淋巴瘤除胃部疼痛、肿瘤或溃疡外,常伴有不规则发热及上消化道大出血。其发病率约为胃恶性肿瘤的 5%。

五、治疗

(一) 中西医结合治疗思路

1. 早期胃癌　早期胃癌以手术根治性切除为首选。手术切除胃癌原发灶,术后再以辅助化疗杀伤残余癌细胞,预防癌肿的发生。术后同时结合中医辨证论治,可以有效减轻患者的术后胃肠功能紊乱或化疗导致不良反应,以及保护肝肾功能。

2. 中晚期胃癌 胃癌中晚期患者大多体质虚弱,多表现为正虚邪实,如脾胃气虚或气血俱虚,因此,对手术或非手术的胃癌晚期患者,应把辨证施治与抗癌治疗相结合,一方面重视消除癌肿病灶,另一方面提高机体的抗癌能力,发挥机体内在抗癌能力。当癌肿虽已转移,但患者一般情况良好,以化疗药物结合中药同时应用,以攻癌为主。胃癌广泛转移,体质虚弱,气血俱虚者,若不能耐受化疗,可以中医中药扶正抗癌为主,攻补兼施,选用黄芪、党参、熟地黄、黄精、补骨脂等补气补血药物,加抗癌中草药。

(二)西医治疗

1. 手术治疗 外科手术切除加区域淋巴结清扫是目前治疗胃癌的主要手段。胃切除范围可分为近端胃切除、远端胃切除及全胃切除,切除后分别用毕Ⅰ式(Billroth Ⅰ)、毕Ⅱ式(Billroth Ⅱ)及鲁氏Y形(Roux-en-Y)式重建消化道连续性。目前国内普遍将D2手术作为进展期胃癌淋巴结清扫的标准手术。手术效果取决于胃癌的分期、浸润的深度和扩散范围。对那些无法通过手术治愈的患者,部分切除仍然是缓解症状最有效的手段,特别是有梗阻的患者,术后有50%的人症状能缓解。因此,即使是进展期胃癌,如果无手术禁忌证或远处转移,应尽可能手术切除。

2. 内镜下治疗 早期胃癌可在内镜下行内镜下黏膜切除术(endoscopic mucosal resection,EMR)或内镜下黏膜剥离术(endoscopic submucosal dissection,ESD)。由于早期胃癌可能有淋巴结转移,故需对切除的组织进行病理检查,如癌变累及到根部或表浅型癌肿侵袭到黏膜下层,需追加手术治疗。

3. 化学治疗

(1)早期胃癌且不伴有任何转移灶者,手术后一般不需要化疗。胃癌对化疗并不敏感,化疗失败与癌细胞对化疗药物产生耐药性或多药耐药性(multi-drug resistance,MDR)有关。肿瘤MDR,即指肿瘤细胞对某一化疗药物产生耐药性后,对其他化学结构及机制不同的化疗药物也产生交叉耐药性,这一问题严重制约了对肿瘤的化疗效果。

(2)化疗分为术前、术中、术后化疗

1)术前化疗:术前化疗即新辅助化疗,可使肿瘤缩小,增加手术根治及治愈机会。但有如下问题:耐药克隆较早出现;术前治疗可能会增加术后并发症的发生率,并使其不易处理;术前治疗使得术后病理分期不够精确,需要完全依赖临床分期;一部分患者可能会接受过度治疗;如何能够在治疗前即区分出那些对治疗不敏感的患者,从而避免不必要的治疗延误,失去最佳手术时机,并可能导致肿瘤的转移;为了在术前制订合理的、个体化的治疗方案,需要对肿瘤进行分期,但传统的CT、B超等检查手段其敏感性和准确性对准确分期的价值有限,尚不能满足新辅助化疗个体化治疗对分期的要求。

2)术后辅助化疗:术后化疗方式主要包括静脉化疗、腹腔内化疗、持续性腹腔温热灌注和淋巴靶向化疗等。单一药物化疗只适合于早期需要化疗的患者或不能承受联合化疗者。常用药物有5-氟尿嘧啶(5-FU)、替加氟(FT-207)、丝裂霉素(MMC)、阿霉素(ADM)、顺铂(DDP)或卡铂、亚硝脲类(CCNU,MeCCNU)、依托泊苷(VP-16)等。联合化疗指采用两种以上化学药物的方案,一般只采用2~3种联合,以免增加药物毒副作用。

(三)中医治疗

1. 肝胃不和证

临床表现:胃脘胀痛,痛不定时,或饥饿时痛或饭后痛,上腹嘈杂不适,又呃逆嗳气,胃纳不振,心烦口苦,舌质淡红,苔薄黄或薄白,脉弦细。

治法:疏肝和胃,理气降逆。

代表方:四逆散加减。若胃失和降而兼见胃脘胀满,嗳气呕吐者,可加陈皮、半夏和胃理气降逆。若脘腹气多胀甚者,可加枳实、砂仁、槟榔等以行气导滞。若肝火犯胃而见胁肋疼痛,口苦,嘈杂吞酸,嗳气,呕吐者,可加黄连,吴茱萸清肝泻火,降逆止呕。

2. 气滞血瘀证

临床表现:胃脘刺痛,疼痛固定,痛时拒按,有时上腹部饱胀,可触及硬块,可有呕血、便血或呕吐咖啡色胃内容物,皮肤干燥,舌质紫暗,有瘀斑,脉细或沉细而涩。

治法:活血化瘀,理气止痛。

代表方:桃红四物汤加减。若大便带血,加三七、茜草、仙鹤草化瘀止血;若呕吐频作,噫气脘痞,可酌加旋覆花、代赭石以镇逆止呕;疼痛甚者,可加延胡索、五灵脂以活血止痛。

3. 脾虚痰湿证

临床表现:胃脘胀痛,痰涎壅盛,口淡无味,食少,恶心呕吐,大便稀溏,舌质淡,舌体胖大有齿痕,舌苔白腻,脉弦滑而细。

治法:健脾利湿,消痰散结。

代表方:开郁二陈汤加减。若呕吐清水较多,脘冷肢凉者,可加附子、肉桂、吴茱萸以温中降逆止呕;若气短、乏力者,可加黄芪、党参以补气健脾。

4. 脾胃虚寒证

临床表现:胃脘隐痛,喜温怕冷或厌油腻,肢倦乏力,面削形瘦,皮色苍白,时吐冷水,形寒肢冷,大便溏薄,有时下肢浮肿,舌质淡胖,伴有齿痕,苔白润滑,脉沉细。

治法:温中散寒,健脾和胃。

代表方:六君子汤加减。若呕吐甚者,加砂仁、半夏等理气降逆止呕;若汗出肢冷,腰膝酸软,舌质淡胖,脉沉细,可加制附子、肉桂等温补脾肾之阳。

5. 胃热伤阴证

临床表现:胃脘灼痛,口干纳差,喜冷水,嘈杂烦热,大便干燥,舌质红,舌苔黄燥或剥苔、少苔,脉滑细数。

治法:滋阴生津,清热解毒。

代表方:沙参麦冬汤加减。若呕吐较剧者,可加竹茹、枇杷叶以和降胃气;若口干舌红热甚者,加黄连清热止呕;大便干结者,加瓜蒌仁、火麻仁、白蜜以润肠通便;伴倦怠乏力,纳差舌淡,加太子参、山药益气健脾。

6. 气血两虚证

临床表现:全身无力,心悸气短,头晕目眩,面色㿠白,自汗盗汗,下肢浮肿,舌质淡胖,苔少,脉沉细无力。

治法:补气养血,扶正抗癌。

代表方:八珍汤加减。若自汗较多者,可加牡蛎、浮小麦、糯稻根固表敛汗;若阴虚较甚者,可加玄参、制何首乌滋养阴精;失眠者,可加酸枣仁、柏子仁、夜交藤养心安神。

（四）临证要点

使用氟尿嘧啶、顺铂、环磷酰胺、阿糖胞苷等抗肿瘤药物可导致多种副作用及不良反应,如恶心、呕吐、白细胞减少及肝肾损害等。临床上把中医中药与抗癌治疗相结合,能协助消除癌肿病灶,提高机体的免疫力,减轻放化疗的毒副反应。中药使用扶正固本、健脾益气与清热解毒药物结合,常采用人参、黄芪、白术、补骨脂等药物以扶正固本、益气健脾,白花蛇舌草、半枝莲、蒲公英等药物以清热解毒。疼痛者加延胡索、五灵脂、白芍、川草乌等;上消化道出血加用地榆炭、白及等;恶心呕吐者加竹茹、旋覆花、代赭石、半夏等。

六、预后

全球胃癌治疗的最佳临床证据表明,胃癌的预后直接与诊断时的分期有关。迄今为止,手术仍然是胃癌的最主要治疗手段,但由于胃癌早期(0～Ⅰ)诊断率低(约10%),大部分胃癌在确诊时已处于中晚期,5年生存率较低(约7%～34%)。进展期胃癌如任其发展,一般从症状出现到死亡,平均约1年。癌肿仅侵犯至黏膜层者术后5年生存率可达95%以上。

七、预防与调护

预防胃癌的关键在于积极治疗胃癌癌前病变,重度萎缩性胃炎、中/重度肠型化生、异型增生癌前病变者、有胃癌家族史者,应防癌变于未然,积极治疗,定期随访。对良性息肉应及时摘除,慢性溃疡经久不愈者应积极定期复查胃镜,有Hp感染者应及时清除。平素饮食应多吃新鲜蔬菜、水果,少食高钠盐食物,少吃腌腊制品,禁吸烟、饮酒。此外,阿司匹林、环氧合酶-2(cyclooxygenase-2,COX-2)抑制剂、他汀类药物、绿茶可能具有一定的预防作用。

第八节 食 管 癌

食管癌(carcinoma of the esophagus)是原发于食管黏膜上皮的恶性肿瘤,主要为鳞状细胞癌和腺癌。食管癌的病因主要包括饮食习惯和遗传因素等。早期食管癌的症状多不典型,临床上进行性吞咽困难为进展期最典型的症状。本病的发生存在地区差异性、性别差异性、年龄差异性,研究表明,亚洲国家较欧洲国家发病率高;男性较女性发病率高;中老年人发病率高。本病早期及时根治预后良好,中晚期病情进展,癌细胞分化差或伴有转移者,往往预后不良。

本病属于中医学"噎膈"范畴,吞食不畅有梗阻是为"噎",食入即吐乃为"膈",是"噎膈"范围中的一个疾病。

一、病因病理

(一)西医病因病理

1. 病因及发病机制　食管癌的发生与饮食因素、遗传因素、营养因素、疾病因素及不良生活习惯因素有关。腌制食品、高盐饮食、霉变食品均会增加食管癌的发病风险。在食管癌高发区的粮食和饮水中,亚硝胺含量显著增高。各种霉变食物产生致癌物质,不仅能将硝酸盐还原为亚硝酸盐,还能促进亚硝胺等致癌物质的合成,与亚硝胺协同致癌。食管癌具有家族聚集性,食管癌家族史与食管鳞癌发病风险之间存在密切关联,食管鳞癌的发病风险随着受影响的一级亲属数量的增加而增加。目前,全基因组关联研究(genome-wide association studies,GWAS)已经确定了几十个食管癌的遗传易感位点。摄入的维生素等是食管癌的保护性因素,维生素(A、B$_2$、C、E、叶酸等)、锌、硒、钼等微量营养素缺乏会增加食管癌发病风险。一些慢性食管疾病如胃食管反流病、贲门失弛缓症、食管憩室等引起的炎症,均可导致食管癌的发生率增加;除此之外,一些不良的生活习惯如吸烟、饮酒、喜烫食、进餐速度快等会对食管黏膜形成慢性理化刺激,造成局限性或弥漫性上皮增生,形成食管癌的癌前病变,导致发病风险增加。

2. 病理　食管癌的病变部位以中段居多,下段次之,上段最少。部分胃贲门癌延伸至食管下段,又称食管贲门癌,在临床上与食管下段癌不易区别。食管癌的病理分型和病理分期,对治疗的选择和治疗效果评估有重要意义。

（1）大体病理分型:早期食管癌一般根据内镜或手术切除标本所见,分为隐状型(充血型)、糜烂型、斑块型和乳头型;中晚期食管癌的病理形态分型分为髓质型、蕈伞型、溃疡型、缩窄型和未定型5型。

（2）组织病理分型:食管癌的组织学分型推荐参考《WHO消化系统肿瘤分类(2019年版)》,分型包括鳞状细胞癌(非特殊型)、腺癌(非特殊型)、腺鳞癌、小细胞癌等,我国90%的食管癌为鳞状细胞癌,少数为腺癌。

（3）病理分期:食管癌病理分期根据美国癌症联合会(American Joint Committee on Cancer,AJCC)TNM分期系统(第8版),分为0期、Ⅰ期、Ⅱ期、Ⅲ期和Ⅳ期。

（4）食管癌的扩散和转移方式:①直接扩散:早中期食管癌主要为壁内扩散;因食管无浆膜层,容易直接侵犯其邻近器官;②淋巴转移是食管癌转移的主要方式;③晚期血行转移至肝、肺、骨等处。

（二）中医病因病机

噎膈的病因主要为七情内伤,饮食不节,久病年老等,致使气、痰、瘀交阻,食管阻隔,甚则窄隘不通而发本病。

1. 七情内伤　忧思恼怒最为常见,忧思伤脾则气结,脾伤则水湿失运,滋生痰浊,痰气相搏;恼怒伤肝则气郁,气结气郁则津行不畅,瘀血内停;痰、气、瘀交阻于食管,使食管不畅,久则发为噎膈。

2. 饮食不节　嗜酒无度,过食辛甘厚腻,损伤脾阳,运化失职,酿成痰浊,阻于食管,可使食管狭窄;恣食辛辣,助湿生热,津伤血燥,失于濡润,使食管干涩,均可成噎膈。此外,饮食过热,食物粗糙发霉,损伤食管脉络及胃气,气滞血瘀阻于食管,也成噎膈。

3. 久病年老　他病日久耗伤精血,年老肾虚精血枯竭,不能濡养咽嗌,食管失养,干涩枯槁,发为此病。若阴损及阳,命门火衰,脾胃失于温煦,脾胃阳虚,运化无力,痰瘀互结,阻于食管,也可形成噎膈。

综上所述,诸多诱因使机体脾、胃、肝、肾功能失调,且相互影响,互为因果,共同致病。病位在食管,为胃所主,与肝脾肾密切相关。本病的病机关键在于津枯血燥,气、痰、瘀互结,食管干涩狭窄而发本病。本病病理性质为本虚标实,各有偏重,病程有新久之分,病情有轻重之别,初期病情较轻,多属实证,病之晚期,气虚阳微,痰气瘀结益甚,发展成虚实夹杂之候,病情危笃。

二、临床表现

1. 主要症状　早期食管癌症状多不典型,主要症状为胸骨后不适、烧灼感、针刺样或牵拉样痛,进食通过缓慢并有滞留的感觉或轻度哽咽感。早期症状时轻时重,持续时间长短不一,甚至可无症状,易被忽略。食管癌的中晚期症状典型临床表现为进行性吞咽困难,进食后哽噎感、异物感、烧灼感、停滞感或饱胀感等,伴或不伴有胸骨后疼痛、反酸、胃灼热、嗳气,起初为进普通饮食困难,随后逐渐恶化为仅可进半流质饮食或流质饮食,可伴或不伴有进食后随即出现食糜或黏液反流、咳黄脓痰、发热、胸闷、喘憋、呕吐、呕血、黑便、胸背部疼痛、声音嘶哑或饮水呛咳等。由于进食困难导致营养摄入不足,累积数月后可出现消瘦、乏力、倦怠、体力减弱等表现。

2. 体征　早期体征不明显,中晚期阶段可能出现颈部或锁骨上区淋巴结肿大,提示淋巴结转移可能;黄疸、触诊肝大或肝区压痛等,提示肝转移可能;胸廓呼吸运动受限,呼吸浅快,肋间隙丰满,气管向健侧移位,患侧语音震颤减弱或消失等,提示恶性胸腔积液可能;腹壁紧张度增加、腹式呼吸运动减弱、叩诊移动性浊音等,提示恶性腹水、腹膜转移可能;近期体重明显减轻、皮褶厚度变薄、舟状腹等,提示营养不良或恶病质。

三、实验室及其他检查

1. 内镜学检查　食管普通光镜是食管癌临床诊断的必要检查项目之一,兼顾食管癌原发病灶大体分型与活检病理学确诊(图1-3-8、图1-3-9,见文末彩图)。食管色素内镜、放大内镜、激光共聚焦显微内镜、食管超声内镜等有助于提高早期食管癌的检出率。

2. 影像学检查　食管CT扫描检查可清晰显示食管与邻近纵隔器官的关系,有助于制定外科手术方式、放疗的靶区及放疗计划,但CT扫描难以发现早期食管癌。上消化道造影对于食管癌的位置和长度判断较直观,但是不能评估原发灶侵犯深度或区域淋巴结转移情况。MRI在CT无法判别食管癌原发灶与周围气管及支气管膜部、主动脉外膜临界关系时,可提供有价值的补充信息,此外,还对诊断肝脏、颅脑、骨骼等远隔转移灶具有临床价值。超声检查主要应用于食管癌患者双侧颈区、锁骨上区淋巴结评估及肝脏转移灶评估诊断,此外超声引导下可穿刺活检获得病理学诊断证据。正电子发射体层成像(PET)可发现病灶,并有助于判断远处转移。

3. 其他检查　目前尚缺乏食管癌特异性血液肿瘤标志物。

四、诊断与鉴别诊断

(一)诊断

食管癌的早期发现和早期诊断十分重要。通过详细的病史询问、症状分析和实验室检查等,确诊一般无困难。凡年龄在50岁以上(高发区在40岁以上),出现进食后胸骨后停滞感或咽下困难者,应及时做相关检查,以明确诊断。

(二)鉴别诊断

1. 贲门失弛缓症　是由于食管下段括约肌松弛障碍所致的疾病,临床表现为间歇性咽下困难、食物反流和下端胸骨后不适或疼痛,病程较长,多无进行性消瘦。

2. 胃食管反流病　是指胃十二指肠内容物反流入食管引起的病症,表现为烧心、吞咽性疼痛或吞咽困难。胃镜检查可见黏膜炎症、糜烂或溃疡,黏膜活检未见肿瘤细胞。

3. 食管良性狭窄　一般由腐蚀性或反流性食管炎所致,也可因长期留置胃管,食管手术或食管胃手术引起。

4. 癔球症　女性多见,主要症状为咽部异物感,进食时消失,常由精神因素诱发,多无器质性食管病变。

5. 其他　尚需与食管平滑肌瘤、食管裂孔疝、食管静脉曲张、纵隔肿瘤、食管周围淋巴结肿大、左心房明显增大、主动脉瘤压迫食管造成狭窄等产生的吞咽困难相鉴别。

五、治疗

(一)中西医结合治疗思路

中西医结合应贯穿食管癌整个治疗过程始终。早期食管癌变成晚期浸润通常需要2~3年,甚至更长时间。一般对较早期病变首选手术治疗,早期切除常可达到根治效果。但早期食管癌的临床症状不明显,难以发现,大多数食管癌患者在确诊时已为局部晚期或存在远处转移,采取手术、放疗、化疗及内镜治疗等多种方式联合治疗十分必要。近年来,随着分子靶向治疗、免疫治疗新药的出现和发展,药物治疗在食管癌综合治疗中的作用前景广阔。中医在食管癌治疗中具有独特的优势,可通过抑制癌细胞的生长、减缓疾病的进展、增强免疫力、减少癌症的复发和转移,提高患者的生存率,降低不良反应。对于不适合、不耐受或不接受手术、放疗、化疗等治疗的晚期食管癌患者,可采用以中医治疗为主的支持治疗,发挥重要补充作用。

（二）西医治疗

1. 外科治疗　外科治疗是食管癌的主要根治性手段之一,食管癌手术切除率为58%～92%,早期切除常可达到根治效果。建议术后2年内每3个月复查1次,2～5年每半年复查1次,5年以后每年复查1次。

2. 放射治疗　放射治疗是食管癌综合治疗的重要组成部分,涉及术前新辅助、术后辅助、根治性及姑息性治疗多个方面,主要适用于手术难度大的上段食管癌和不能切除的中、下段食管癌。

3. 化疗　常用于不能手术或放射治疗的晚期患者,也可用于术前或术后化疗,多采用联合化疗方案。骨髓抑制、胃肠道反应、肝肾功能损害是化疗相对常见的不良反应,治疗过程中应予以关注。

4. 系统性药物治疗　由于大多数食管癌患者在确诊时已为局部晚期或存在远处转移,因此以控制播散为目的的系统性药物治疗在食管癌的治疗中占有重要地位。目前,药物治疗在食管癌中主要应用领域包括针对局部晚期患者的新辅助治疗和辅助治疗,以及针对晚期患者的化疗、分子靶向治疗和免疫治疗。免疫检查点抑制剂联合化疗已经成为晚期食管癌一线治疗的标准,对于一线化疗失败的晚期食管鳞癌患者,可选择卡瑞利珠单抗或替雷利珠单抗作为二线治疗药物。

5. 内镜介入治疗　对于高龄或因其他疾病不能行外科手术的早期食管癌患者,内镜治疗是一种有效的治疗手段。①内镜下黏膜切除术:适用于病灶<2cm,无淋巴转移的黏膜内癌。②内镜下消融术:对于中晚期食管癌有梗阻症状者,可通过内镜解除梗阻。缺点是治疗后不能得到标本用于病理检查。③单纯扩张:治疗方法简单,但作用时间短,且需反复扩张,对病变范围广泛者无法应用。④食管内支架置放术:是在内镜直视下放置合金或塑胶的支架,是治疗食管癌性狭窄的一种姑息疗法,可达到较长时间缓解梗阻,提高生活质量的目的,但上段食管癌与食管-胃连接部肿瘤不宜放置。⑤内镜下实施癌肿消融术等。

（三）中医治疗

1. 痰气交阻证

临床表现:进食梗阻,脘膈痞满,甚则疼痛,每在情志不遂时加重,嗳气呃逆,呕吐痰涎,口干咽燥,大便艰涩,舌质红,苔薄腻,脉弦滑。

治法:开郁化痰,润燥降气。

代表方:启膈散加减。若郁久化热,心烦口苦者,可加栀子、黄连、山豆根以清热;若津伤便秘,可加玄参、白蜜,以助生津润燥之力;若胃失和降,泛吐痰涎者,加半夏、陈皮、旋覆花以和胃降逆。

2. 津亏热结证

临床表现:进食时梗涩而痛,水饮可下,食物难进,食后复出,胸背灼痛,形体消瘦,肌肤枯燥,五心烦热,口燥咽干,渴欲饮冷,大便干结,舌红而干,或有裂纹,脉弦细数。

治法:养阴生津,泄热散结。

代表方:沙参麦冬汤或五汁安中饮加减。若肠燥失润,大便干结,可加火麻仁、瓜蒌仁、何首乌润肠通便;若腹中胀满,大便不通,胃肠热盛,可用大黄甘草汤泄热存阴,中病即止,以免重伤津液。

3. 瘀血内结证

临床表现:进食梗阻,胸膈疼痛,食不得下,甚则食水难进,食入即吐,面色暗黑,肌肤枯槁,形体消瘦,或便血,舌质紫暗,或舌红少津,脉细涩。

治法:破结行瘀,滋阴养血。

代表方:通幽汤加减。若瘀阻显著者,酌加三棱、莪术、炙穿山甲;若气滞血瘀,胸膈胀痛者,可用血府逐瘀汤。

4. 气虚阳微证

临床表现:进食梗阻不断加重,饮食不下,面色㿠白,精神衰惫,形寒气短,面浮足肿,泛吐清涎,腹胀便溏,舌淡苔白,脉细弱。

治法:温补脾肾,益气回阳。

代表方:补气运脾汤或右归丸加减,前方温脾,后方温肾。若中气下陷,少气懒言,可用补中益气汤;若脾虚血亏,心悸气短,可用十全大补汤加减。

(四)临证要点

注意固护津液及胃气。疾病初期,阴津未必不损,使用行气、祛痰、活血之品应适当兼顾益气养阴,以免生变。后期津液枯槁,阴血亏损,治当滋阴补血。但滋腻之品亦不可过用,以防阻碍脾胃之气,胃气一绝,则诸药罔效。

祛邪应重视邪毒夹杂。本病的病机复杂,影响因素多,因此在治疗时应通权达变,灵活遣方用药。若顽痰凝结,宜咸以散结,可加海藻、昆布、海蛤壳、瓦楞子等以化痰消积。若久病瘀血在络,化瘀用三棱、莪术、桃仁、红花,宜配合虫类药物搜络祛邪,方中可加用全蝎、水蛭、蜈蚣、壁虎等,搜惕削坚,散结避恶解毒。若气机阻滞,胸膈痞满者,可加用枳实、厚朴、柿蒂、刀豆子等开胸顺气,降逆和胃。若津伤热结者,可用白花蛇舌草、山慈菇、半枝莲、山豆根、白英等清热解毒、和胃降逆。噎膈至脾肾俱败阶段,一般宜先进温脾益气之剂,以救后天生化之源,待能稍进饮食与药物,再以暖脾温肾之方。在此阶段,如因阳竭于上而水谷不入,阴竭于下而二便不通,称为关格,系开阖之机已废、为阴阳离决的一种表现,更当积极救治。

及早检查,确定病性。食管癌的病变范围较广,故应及早做相关检查,明确疾病的性质,辨证施治,早期无转移及严重并发症,应积极采用手术治疗,配合中药益气扶正、化痰活血、解毒散结。

六、预后

早期食管癌及时根治预后良好,最好的预后指征是主要根据肿瘤侵犯深度而确定的病理学分期,食管癌位于食管上段或已有转移者,预后不良。

七、预防与调护

1. 养成良好的饮食习惯,保持愉快的心情,适当体育锻炼增强体质,为预防之要。
2. 起居有常,勿妄作劳,避触秽浊之气。
3. 结合现代检查手段,早期诊断,及时治疗,树立战胜疾病的信心,积极配合治疗。

第九节　大　肠　癌

大肠癌(colorectal cancer,CRC)是大肠黏膜上皮起源的恶性肿瘤,包括结肠癌和直肠癌,临床上以便血、排便习惯改变为主要临床表现,75%~80%发病部位在直肠和乙状结肠,是最常见的消化道恶性肿瘤之一。近年来,世界上多数国家大肠癌(主要是结肠癌)发病率呈上升趋势。我国大肠癌发病率上升趋势亦十分明显。此外,大肠癌的发病率随年龄的增长而增加。

一、病因病理

(一)西医病因病理

目前认为主要是环境因素及遗传因素等综合作用的结果。

1. 病因及发病机制

(1)环境因素:膳食纤维不足,高脂饮食与红肉和加工肉类制品与是大肠癌发病的危险风险。近年发现肠道有害菌(具核梭杆菌、致病性大肠埃希菌、产毒性脆弱拟杆菌等)可能对大肠癌的发生发展起着促进作用。无论是遗传性(约5%)还是散发性大肠癌,环境因素均是影响其发生和进展的重要因素。

(2)遗传因素:从遗传学观点,可将大肠癌分为遗传性(家族性)和非遗传性(散发性)。遗传性结直肠癌高危人群包括大致分为以下两类:非息肉病性结直肠癌,包括林奇综合征(Lynch syndrome)、家族性结直肠癌 X 型;息肉病性结直肠癌综合征,包括家族性腺瘤性息肉病(familial adenomatous polyposis,FAP)、MUTYH 相关性息肉病、黑斑息肉综合征[波伊茨-耶格综合征(Peutz-Jeghers syndrome)]和幼年性息肉综合征等。

(3)其他高危因素:①结直肠腺瘤:占全部大肠癌癌前疾病的85%~90%,甚至更高。特别是直径≥1cm,或伴绒毛状结构,或伴高级别上皮内瘤变。对腺瘤-癌的序列演变过程已有了比较深入的了解,大肠癌的发生是正常肠上皮—增生改变/微小腺瘤—早期腺瘤—中期腺瘤—后期腺瘤—癌—癌转移的演变过程。②炎症性肠病:溃疡性结肠炎可发生癌变,多见于幼年起病、病变范围广而病程长者。反复炎症是癌变发生的独立因素。③其他高危人群:包括有大肠癌家族史者,大量饮酒或吸烟者,肥胖者,患糖尿病者等。

2. 病理 据我国有关资料分析,国人大肠癌发生部位约半数以上位于直肠,1/5位于乙状结肠,其余依次为盲肠、升结肠、降结肠、横结肠。但近年国内外资料均提示右半结肠癌发病率有增高而盲肠癌发病率下降。

(1)病理形态:分早期大肠癌和进展期大肠癌,前者是指癌瘤局限于大肠黏膜及黏膜下层,后者指肿瘤已侵入固有肌层。进展期大肠癌病理大体分为肿块型、浸润型、溃疡型3型。

(2)组织学分类:根据恶性程度不同患者生存率也有较大差异。以腺癌最多见,包括锯齿状腺癌、髓样癌、黏液腺癌等,还有腺鳞癌、鳞状细胞癌和未分化癌。

(3)临床病理分期:大肠癌的不同分期,预后不同。临床习惯上使用简明实用的 Dukes 大肠癌临床病理分期法:A 期(癌局限于肠壁),B 期(癌穿透浆膜),C 期(有局部淋巴结转移),D 期(有远处转移)。

(4)转移途径:①直接蔓延;②淋巴转移;③血行转移。

(二)中医病因病机

本病因饮食不节及情志内伤等导致脾胃虚弱,或因先天禀赋不足,脾失健运而致湿热、寒湿、湿浊内停肠腑,阻滞气机,日久湿瘀互结,发为腺瘤,日久成毒,则可转变为癌。如《灵枢·水胀》言:"寒气客于肠外,与卫气相搏,气不得荣,因有所系,癖而内著,恶气乃起,瘜肉乃生。"

1. 饮食不节 嗜食肥甘厚腻,损伤脾胃,导致脾胃运化失常,湿浊内停,酿生湿热,热毒相结,下注大肠而成。

2. 情志内伤 因情志恼怒,损伤脾胃,水湿内停,日久化热,湿热下注,阻滞于肠道;或由恼怒伤肝,气血不通,气滞血瘀,瘀毒内结而成。

3. 禀赋不足,素体亏虚 先天禀赋不足,脾虚失运,久病体虚或他脏疾病转归,脏腑虚损,或肝肾亏虚,津液亏耗,或脾肾阳虚,气血不足,而成邪毒稽留,阻于肠道,而成本病。

综上所述,本病病位在大肠,与脾、胃、肝、肾有密切关系,病变有寒热之分,虚实之异,或虚实夹杂,而成正虚邪实。

二、临床表现

大肠癌起病隐匿,早期常仅见粪便隐血阳性。随后可出现以下临床表现。

1. 主要症状

(1)排便习惯与粪便形状改变:常为本病最早出现的症状:多以血便为突出表现,或有痢疾样脓血便伴里急后重。有时表现为顽固性便秘,大便形状变细。也可表现为腹泻与糊状大便,或腹泻与便秘交替,粪质无明显黏液脓血,多见于右侧大肠癌。

(2)腹痛或腹部不适:也是本病的早期症状,多见于右侧大肠癌。表现为右腹钝痛,或可累及右上腹、中上腹。因病变可使胃结肠反射加强,则出现餐后腹痛。如并发肠梗阻时腹痛剧烈甚至阵发性绞痛。

(3)全身症状:如贫血、消瘦、乏力、低热等。晚期患者有进行性消瘦、恶病质、腹腔积液等。左右侧大肠癌临床表现有一定差异。右侧大肠癌以全身症状、贫血和腹部包块为主要表现;左侧大肠癌则以便血、腹泻、便秘和肠梗阻等症状为主。并发症见于晚期,主要有肠梗阻、肠出血及癌肿腹腔转移引起的相关并发症。左侧大肠癌有时会以急性完全性肠梗阻为首次就诊原因。

2. 体征

(1)腹部肿块:肿块位置取决于癌的部位,提示已处于中晚期。

(2)直肠肿块:多数直肠癌患者经指检可以发现直肠肿块,质地坚硬,表面呈结节状,有肠腔狭窄,指检后的指套上有血性黏液。

三、实验室检查及其他检查

1. 大便隐血检查 大便隐血试验对本病的诊断虽无特异性,但简便易行,可作为普查或早期诊断的线索。

2. 结肠镜检查 对大肠癌具有确诊价值。通过结肠镜能直接观察全大肠的肠壁、肠腔的改变,并确定肿瘤的定位、大小及浸润范围,取活检可确诊。结肠镜检查是诊断癌前病变的重要手段。放大内镜和染色内镜的应用有助于提高早期大肠癌的诊断准确性(图1-3-10,见文末彩图)。

3. X线钡剂灌肠 最好采用气钡双重造影,可发现充盈缺损、肠腔狭窄、黏膜皱襞破坏等征象,显示癌肿部位和范围。对结肠镜检查因肠腔狭窄等原因未能继续进镜者,钡剂灌肠对肠镜未及肠段的检查尤为重要。

4. 其他影像学检查 CT主要用于了解大肠癌肠外浸润及转移情况,有助于进行临床病理分期,以制订治疗方案,对术后随访亦有价值。超声结肠镜应用,可观察大肠癌在肠镜浸润深度及周围淋巴结转移情况,对术前癌肿分期有帮助。对临床、超声或CT不能确诊的肝转移瘤或肝转移瘤数目影响治疗决策时,推荐MRI增强检查。

5. 肿瘤标志物 血清癌胚抗原(CEA)对本病的诊断不具有特异性,但是定量动态观察,对大肠癌手术效果的判断与术后复发的监视均有价值。

6. 癌症免疫评分(immunoscore)和循环肿瘤DNA(circulating tumor DNA,ctDNA) 两种检测方法可用于结肠癌术后复发风险评估。在预测复发风险或确定辅助治疗方案方面具有一定的参考价值,但目前尚缺乏足够的数据支持。

7. 多靶点粪便 DNA 检测和粪便 DNA 甲基化检测　多靶点粪便 DNA 检测诊断结直肠癌的敏感性较高。两者均可作为结直肠癌筛查的有效补充手段。

四、诊断与鉴别诊断

（一）诊断

1. 早期诊断　首先应做到对有症状就诊者不漏诊,针对有排便习惯和粪便形状改变、腹痛、粪便隐血阳性、血便患者及早进行 X 线钡剂灌肠或结肠镜检查,是早期诊断的关键。

2. 定期检查　对 40 岁以上且具有大肠腺瘤、有家族史如大肠息肉综合征或家族遗传非息肉大肠癌,或一级血缘亲属中有大肠癌、溃疡性结肠炎等高危因素者,应进行长期随访,定期进行肠镜检查。

（二）鉴别诊断

一般按右侧或左侧大肠癌的临床表现,分别与各有关疾病进行鉴别。右侧大肠癌应注意和肠阿米巴病、肠结核、血吸虫病、阑尾病变、克罗恩病等鉴别。左侧大肠癌则须和痔、功能性便秘、慢性细菌性痢疾、血吸虫病、溃疡性结肠炎、克罗恩病、直肠结肠息肉、憩室炎等鉴别。结肠镜检查可资鉴别。要注意对年龄较大者近期出现症状或症状发生改变者,切勿未经检查而轻易下肠易激综合征的诊断,以免漏诊大肠癌。

五、治疗

（一）中西医结合治疗思路

大肠癌早期主张积极手术治疗,配合中医中药方法可提高临床疗效和控制复发率。对于不能手术患者或者中晚期大肠癌的患者,应用中医辨证治疗方法在行手术后的中晚期大肠癌患者的作用优异,能够明显提高患者的生存率,增强机体的免疫功能。

大肠癌的中医论治,以辨别虚实为要,实证因素包括湿、热、痰、毒、郁、瘀多见,而以湿、热、毒邪为更多见。治疗上当以标本兼治为原则,益气健脾以固本,提高机体的正气以增强机体抵御外邪能力。佐以清热解毒,活血化瘀散结药物。针对虚象应当结合大肠癌术前、术后、化疗的不同阶段特征进行不同的选方施治以恢复机体阴阳平衡。同时,坚决贯彻病证结合的临床思路,通过大肠癌本身演变规律,结合患者临床表现,判断病邪与病势,紧密联系患者西医诊疗方案,从中医角度予以区分,分析放化疗方案对患者体质的不良反应的影响因素,故而中西结合与病证结合是当前治疗大肠癌的重要思路。

因大肠癌临床涉及中医症状较多,可以参照"便血""腹痛""积症""虚劳"等进行辨证治疗。

（二）西医治疗

1. 外科治疗　大肠癌的唯一根治方法是肿瘤的早期切除。对有广泛转移者,如病变肠段已不能切除,则应进行短路手术、造瘘手术等改善患者生活质量。

2. 经结肠镜治疗　结肠腺瘤癌变和黏膜内的早期癌可经结肠镜用高频电凝切除。切除后的息肉回收做病理检查,如癌未累及基底部则可认为治疗完成;如累及根部,需追加手术,彻底切除有癌组织的部分。

对晚期结、直肠癌形成肠梗阻,患者一般情况差不能手术者,可采用姑息疗法,中医药治疗有一定的缓解优势。

3. 化学治疗　早期癌根治后一般不需化疗。术前新辅助化疗或放化疗可提高局部进展期直肠癌患者的局部控制率,建议局部进展期直肠癌患者术前常规评估新辅助放疗或放化疗的可行性和必要性。术前未接受过化疗的高危Ⅱ期和Ⅲ期大肠癌患者术后进行辅助化疗能提高5年无病生存率和总生存率。辅助化疗方案可选择FOLFOX(奥沙利铂+亚叶酸钙+5-氟尿嘧啶)、CapeOX(卡培他滨+奥沙利铂)、5-氟尿嘧啶或亚叶酸钙或卡培他滨单药。

4. 放射治疗　简称放疗,主要用于直肠癌,术前放疗可提高手术切除率和降低术后复发率;术后放疗仅用于手术未达根治或术后局部复发者。但放疗有发生放射性直肠炎的危险。

5. 分子靶向治疗　包括抗表皮生长因子受体(EGFR)的单克隆抗体(如西妥昔单抗),V-raf鼠肉瘤病毒癌基因同源体B1(BRAF)抑制剂(如维莫非尼、达拉非尼),抗人类表皮生长因子受体2(HER2)的单克隆抗体如(帕妥珠单抗和曲妥珠单抗),抗血管内皮生长因子(VEGF)及其受体的贝伐珠单抗等,在临床治疗中有效地改善了晚期大肠癌患者的生存情况。

6. 免疫治疗　免疫检查点抑制剂[如帕博利珠单抗和纳武利尤单抗,以及细胞毒性T细胞相关抗原-4(CTLA-4)单抗伊匹单抗]可作为DNA错配修复缺陷/高度微卫星不稳定型转移性结直肠癌的标准一线治疗。嵌合抗原受体T细胞、肿瘤疫苗等免疫治疗方法在结直肠癌的治疗中具有一定前景,但有待进一步临床研究验证。

7. 肠道微生物治疗　肠道微生物及其代谢物通过影响细菌易位、肠道菌群数量及结构等多种机制发挥抗癌作用。中药可通过促进益生菌生长或抑制有害菌来调节肠道菌群防治大肠癌,并且有望成为临床治疗大肠癌的新方向。

(三) 中医治疗

1. 寒湿内阻证

临床表现:腹痛剧烈,得温痛减,遇寒尤甚,恶寒身蜷,手足不温,口淡不渴,小便清长,大便自可,苔薄白,脉沉紧。

治法:温阳化湿,散寒止痛。

代表方:附子理中汤加减。若少腹拘急冷痛,寒滞肝脉者,用暖肝煎以暖肝散寒;若腹痛拘急,大便不通,寒实积聚者,用大黄附子汤以泻寒积;若脐中痛不可忍,喜温喜按者,为肾阳不足,寒邪内侵,用通脉四逆汤以温通肾阳。

2. 湿热蕴结证

临床表现:腹部胀或痛,痞满拒按,得热痛增,遇冷则减,胸闷不舒,烦渴喜冷饮,大便秘结,或溏滞不爽,小便短赤,苔黄燥或黄腻,脉滑数。

治法:通腑泄热,行气散结。

代表方:大承气汤。若少阳阳明合病,两胁胀痛,大便秘结者,可用大柴胡汤;若兼食积者,可加莱菔子、山楂以消食导滞;病程迁延者,可加桃仁、赤芍以活血化瘀。

3. 气机郁滞证

临床表现:腹部疼痛或胀满不舒,时聚时散,攻窜不定,得嗳气、矢气则舒,遇忧思恼怒则剧,苔薄白,脉弦。

治法:疏肝解郁,理气止痛。

代表方:柴胡疏肝散。若痛引少腹者,加橘核、乌药以理气散结止痛;若腹痛肠鸣,肠胃气滞,腹胀肠鸣较著,矢气即减者,可用四逆散疏肝理气,调中止痛。

4. 瘀血阻滞证

临床表现:腹部不适或如针刺,腹内或有结块,痛处固定而拒按,经久不愈,舌质紫暗或有瘀斑,脉细涩。

治法:活血化瘀,和络止痛。

代表方：少腹逐瘀汤。若腹痛气滞明显者，加香附、柴胡以行气解郁；若少腹胀满刺痛，大便色黑，可用桃核承气汤活血化瘀，通腑泄热。

5. 肠腑虚寒证

临床表现：腹部隐痛绵绵，时作时止，喜温喜按，神疲乏力，气短懒言，形寒肢冷，胃纳不佳，大便溏薄，面色不华，舌质淡，苔薄白，脉沉细。

治法：温中补虚，缓急止痛。

代表方：黄芪建中汤。如血虚者，可加当归养血止痛；若寒偏重，症见形寒肢冷，肠鸣便稀，手足不温者，则用附子理中汤温中散寒止痛；腰酸膝软，夜尿增多者，加补骨脂、肉桂温补肾阳。

（四）临证要点

中医治疗时注重气血调畅，阴阳平衡。大肠癌的病因如为寒气侵袭机体（肠外），外邪同卫气相争，致使气不能荣，从而成积，逐渐病情恶化，正虚不能抗邪，易出现臌胀、积证等变证。临证选方用药应当兼顾病机之演变。

大肠癌患者阴虚者可增以补血养阴的治疗方法；若出现寒凝阳气虚损，临床当投以健脾温肾之剂，方能使阳气得充，阴气得散，再结合兼证特点或辅以活血化瘀，或软坚散结，或逐痰化饮等达标本兼治。通过中医辨证治疗方法不但能够消除大肠癌的积聚邪气，还能补足正气，调节机体的免疫功能，缓解患者临床症状。

六、预后

取决于早期诊断与手术根治，结肠癌预后较好。部分患者就诊时已处于中晚期，病邪深入，正虚邪盛，预后不良。

七、预防与调护

对结肠腺瘤性息肉，特别是家族性多发性肠息肉病，须及早切除病灶。对病程长的溃疡性结肠炎应注意结肠镜随访。应避免高脂肪饮食，多进富有纤维的食物，养成定时排便的习惯，注意粪便颜色及形状的改变。

第十节　非酒精性脂肪性肝病

非酒精性脂肪性肝病（non-alcoholic fatty liver disease，NAFLD）是一种与胰岛素抵抗（insulin resistance，IR）和遗传易感密切相关的代谢应激性肝损伤，疾病谱包括非酒精性肝脂肪变（non-alcoholic hepatic steatosis）、非酒精性脂肪性肝炎（non-alcoholic steatohepatitis，NASH）、肝硬化和肝细胞癌（hepatocellular carcinoma，HCC）。随着肥胖和代谢综合征（metabolic syndrome，MetS）的流行，NAFLD已成为我国第一大慢性肝病和健康体检肝脏生物化学指标异常的首要原因。

根据其临床表现可归属于中医"胁痛""痞满""肝胀""肝着""瘀证""积聚"等范畴。

一、病因病理

（一）西医病因病理

1. 病因

（1）肥胖：是非酒精性脂肪性肝病的常见病因，75%重度肥胖者患有非酒精性脂肪肝，是全身脂肪沉积的一部分,主要为脂肪性肝病,可伴见高脂血症或高甘油三酯血症,随着体重增加非酒精性脂肪性肝病的严重程度也增加。

(2)2型糖尿病:非酒精性脂肪性肝病在2型糖尿病中十分常见,尤其是在体重超重或肥胖症者。

(3)高脂血症:是非酒精性脂肪性肝病的危险因素,非酒精性脂肪性肝病患者中甘油三酯增高最为常见,常伴肥胖和糖尿病,部分有家族史。

总之,各种病因的最终途径是使肝细胞脂肪合成增加和氧化减少,使肝细胞脂肪变性,并由此导致坏死性炎症和纤维化。

2. 发病机制　非酒精性脂肪性肝病的发病机制,目前提出"多重打击"学说:第一次打击主要是肥胖、2型糖尿病、高脂血症等伴随的胰岛素抵抗,引起肝细胞内脂质过量沉积;第二次打击是脂质过量沉积的肝细胞发生氧化应激和脂质过氧化,导致线粒体功能障碍、炎症因子的产生,肝星状细胞的激活,从而产生肝细胞的炎症、坏死;内质网应激、肝纤维化也加重疾病的进展;肠道菌群紊乱也与NAFLD的发生相关,如高脂饮食会减少菌群多样性,减低普氏菌属数量,增加厚壁菌门与拟杆菌门的比率,提高肠道能量的吸收效率;此外,遗传背景、慢性心理应激、免疫功能紊乱,在NAFLD的发生发展中也有一定的作用。

3. 病理　非酒精性脂肪性肝病的病理改变以大泡性或以大泡性为主的肝细胞脂肪变性为特征。根据肝内脂肪变、炎症和纤维化的程度,将本病分为单纯性脂肪性肝病、脂肪性肝炎,后者可进展为病变程度更为严重的脂肪性肝纤维化、肝硬化甚至肝癌。

单纯性脂肪性肝病:肝小叶内>5%的肝细胞发生脂肪变,以大泡性脂肪变性为主,根据脂肪变性在肝脏累及的范围,可将脂肪性肝病分为轻、中、重三型。不伴有肝细胞的炎症、坏死及纤维化。

脂肪性肝炎(NASH):腺泡3区出现气球样肝细胞,腺泡点灶状坏死,门管区炎症伴/或门管区周围炎症。腺泡3区出现窦周/细胞周纤维化,可扩展到门管区及其周围,出现局灶性或广泛的桥接纤维化。

(二)中医病因病机

中医认为本病的发生主要因饮食不节、劳逸失度、情志失调或久病体虚引起,致使脾胃虚弱、肝失疏泄,导致气、湿、痰、瘀相互搏结,阻滞肝络,发为本病。本病多为本虚标实,病位在肝,涉及脾、胃、肾等脏腑。

1. 饮食不节(洁)　损及脾胃,气机升降失司,中焦阻滞,水停湿聚,痰浊内生,蕴而化热,气机郁滞,血脉闭阻,致气、血、痰、浊互相搏结,蕴结于肝而发本病。

2. 劳逸失度　致使气血运行不畅,脾胃功能减弱,脾气困滞,脾失健运,气机不畅,痰饮、水湿内停。

3. 情志内伤　肝气郁结横逆犯脾,脾失健运,痰浊内生,气滞血瘀,终成痰浊瘀血,积聚肝脏而致病。

4. 久病体虚　肝、脾、肾不足,脏腑虚损,痰浊瘀滞渐生,阻滞肝脉而发为本病。

二、临床表现

1. 症状　非酒精性脂肪性肝病尤其是非酒精性脂肪肝患者通常无明显症状,部分非酒精性脂肪肝和脂肪性肝炎患者可出现一些非特异性症状,包括全身乏力、腹部胀满、肝区隐痛、右上腹不适或胀满感、食欲减退以及其他消化道症状。部分NASH相关肝硬化患者发生肝衰竭、食管胃底静脉曲张破裂及肝细胞癌并出现相应的症状。

2. 体征　肝大是非酒精性脂肪性肝病常见的体征,50%~75%的非酒精性脂肪性肝病患者有肝大,15%～25%的NAFLD患者出现脾大。少数患者可有轻度黄疸。肝硬化的体征包括肝掌、蜘蛛痣、黄疸、腹壁静脉曲张、脾大、腹水及下肢水肿等。

3. 肝外表现　非酒精性脂肪性肝病常有肝外的临床表现,如肥胖或体质量超重、腰围增加、2型糖尿病以及心血管疾病等相应的症状和体征。

三、实验室及其他检查

1. 血清学检查　NAFLD肝功能异常主要表现在血清转氨酶和γ-谷氨酰转移酶水平正常或轻、中度升高(小于5倍正常值上限),通常以丙氨酸氨基转移酶(ALT)升高为主。

2. 影像学检查　用于反映肝脏脂肪浸润的分布类型,粗略判断弥漫性脂肪肝的程度,提示是否存在显性肝硬化,但不能区分单纯性脂肪肝与脂肪性肝炎。

B超检查:诊断脂肪性肝病首选方法。其准确率高达70%～80%。但对于脂肪肝程度低于30%的情况,超声难以检出。超声诊断依据:①肝区近场回声弥漫性增强(强于肾脏、脾脏),远场回声逐渐衰减;②肝内管道结构显示不清;③肝脏轻至中度肿大,边缘角圆钝;④彩色多普勒血流显像提示肝内彩色血流信号减少或不易显示,但肝内血管走向正常;⑤肝右叶包膜及横膈回声显示不清或不完整。

CT平扫:肝脏密度普遍降低,肝/脾CT平扫密度比值≤1可明确脂肪性肝病的诊断。根据肝/脾CT密度比值可判断脂肪性肝病的程度:比值≤0.7,肝内血管显示不清,为中度;比值≤0.5,肝内血管清晰可见,提示重度脂肪肝。

此外,瞬时弹性成像技术检测受控衰减参数(CAP)可无创定量诊断脂肪肝;基于磁共振成像(magneticresonance imaging,MRI)的特殊技术是诊断脂肪肝最准确的影像学方法,其诊断脂肪肝准确性优于B超和CT,能检测出5%以上的肝细胞脂肪变性。磁共振波谱成像(magnetic resonance spectroscopy,MRS)可通过直接测定肝细胞甘油三酯中的质子信号而诊断脂肪肝。

3. 病理学检查　肝穿刺活组织检查是本病诊断和分型的金标准,对鉴别局灶性脂肪性肝病与肝肿瘤、某些少见疾病如血色病、胆固醇贮积病和糖原贮积病等有重要意义,也是判断预后的最敏感和特异的方法。

四、诊断与鉴别诊断

(一)诊断

1. NAFLD临床诊断标准　凡具备下列第1~5项和第6或第7项中任何一项者即可诊断为非酒精性脂肪性肝病:①无饮酒史或饮酒折合乙醇量男性每周<140g,女性每周<70g。②除外病毒性肝炎、药物性肝病、全胃肠外营养、肝豆状核变性等可导致脂肪性肝病的特定疾病。③除原发病的临床表现外,可有乏力、消化不良、肝区隐痛、肝脾大等非特异性症状及体征。④可有体重超重和/或内脏性肥胖、空腹血糖增高、血脂代谢紊乱、高血压等代谢综合征。⑤血清转氨酶和γ-谷氨酰转移酶水平可有轻至中度增高(小于5倍正常值上限),通常以ALT增高为主。⑥肝脏影像学表现符合弥漫性脂肪性肝病的影像学诊断标准。⑦肝活体组织检查组织学改变符合脂肪性肝病的病理学诊断标准。

2. 诊断思路　①是否存在肝病;②是否与饮酒有关;③是否合并其他肝病;④如确定为非酒精性脂肪性肝病,则其临床病理属于哪一阶段;可根据临床表现、饮酒史、有关实验室及其他检查进行分析,必要时肝穿刺活组织检查可确定诊断。

(二)鉴别诊断

1. 酒精性脂肪性肝病　酒精性脂肪性肝病是由于长期大量饮酒所致的肝脏疾病。初期通常表现为脂肪肝,进而可发展成酒精性肝炎、酒精性肝纤维化和酒精性肝硬化,严重酗酒时可诱发广泛肝细胞坏死甚或肝功能衰竭,通过饮酒史可明确诊断。

2. 病毒性肝炎　慢性肝炎病毒尤其是丙型肝炎感染均可导致肝细胞脂肪变性。流行病学、病原学检查有助于明确诊断。

3. 肝癌　尤其是小细胞肝癌和甲胎蛋白阴性的肝癌,很难与局限性脂肪肝鉴别。除临床症状上可能存在差异外,还应结合 CT 甚或增强 CT 以供鉴别。

五、治疗

（一）中西医结合治疗思路

针对不同的发病原因及危险因素,治疗包括病因治疗、控制危险因素、生活方式调整、药物治疗、肝移植等。但关键仍在于预防。中医以疏肝健脾、祛湿化痰为基本原则,并结合本病不同阶段的病机特点辨病辨证治疗。中西医结合治疗具有一定的优势,可更快逆转肝脏脂肪变,控制或延缓进一步发展。非酒精性脂肪性肝病经降脂及调节血脂等西医治疗,常易出现肝损伤及不良反应,根据该病临床表现可归于中医学胁痛、积聚、痞满等范畴,在治疗非酒精性脂肪性肝病时多以肝脾为中心,治以疏肝健脾、活血化瘀、理气化痰、清热利湿为主,临床疗效较好。

（二）西医治疗

治疗本病的目的在于逆转或阻止疾病进展,改善生活质量。目前对非酒精性脂肪性肝病患者的基本治疗为祛除病因,积极治疗原发病,坚持合理饮食与运动及药物辅助治疗。

1. 针对危险因素的治疗

（1）去除病因及诱因,治疗原发基础疾病:针对病因治疗是治疗非酒精性脂肪性肝病的重要措施。从整体出发,加强原发基础疾病及并发症的治疗,以维持理想体重和血糖、血脂水平,而随着原发疾病的控制,非酒精性脂肪性肝病常可自发缓解。如对糖尿病患者应积极控制血糖;血脂升高明显者,降脂药的使用应慎重,因降血脂药会驱使血脂更集中在肝脏进行代谢,常会导致肝细胞的进一步损害。因此,用药过程中应密切监测肝功能情况。

（2）减肥和运动:本法可改善胰岛素抵抗,是治疗肥胖相关脂肪性肝病的最佳措施。实施热卡及脂肪摄入限制,使体重逐步下降,但注意体重下降过快可能会加重肝损害,应在减肥过程中监测体重及肝功能,运动锻炼要规范、要坚持。

知识链接

减 肥 药

临床主要减肥药有两类:一类为食欲抑制剂,通过抑制中枢神经相关递质而使食欲下降。另一类是减少营养物吸收,如奥利司他。目前国内指南推荐减肥药用于通过改变生活方式 6~12 个月后身体质量未能降低 5% 以上的合并肥胖的 NAFLD 患者。

（3）合理膳食:实施热卡及脂肪摄入限制,脂肪摄入不宜超过总热量的 15%～20%。戒酒的患者需给予高热量、高蛋白、低脂饮食、并补充多种维生素,如维生素 B、维生素 C、维生素 K 及叶酸。

2. 保肝药物治疗　非酒精性脂肪性肝病尚无特异性靶向药物,目前治疗主要以改善症状为主。

（1）胰岛素增敏剂：胰岛素增敏剂是治疗 NAFLD 有前景的药物。根据临床需要，可采用相关药物来增加胰岛素敏感性以改善胰岛素抵抗，临床可应用双胍类、噻唑烷二酮类、GLP-1 受体激动剂等。

（2）他汀类药物：甘油三酯和胆固醇是肝损伤的关键毒性脂质介质，他汀类药物可以阻止内源性胆固醇的合成，能够显著降低外周血液中的胆固醇水平。此外，他汀类药物还具有抗炎和抗纤维化的作用，可有效阻止脂肪变性。

（3）保肝降酶药物：水飞蓟宾可保护肝功能，抗氧化自由基，减轻肝脂肪变；硫普罗宁能够促进肝细胞再生，减少肝脏脂质堆积，降低肝脏转氨酶；熊去氧胆酸能够促进内源性胆汁酸分泌并抑制胆汁酸重吸收，保护肝细胞膜；双环醇能够清除自由基，保护肝细胞膜减轻肝脏损害；还原型谷胱甘肽具有保护细胞的正常代谢、抗氧化、清除自由基、激活 SH 酶的作用。

（4）抗脂质氧化药物：多烯磷脂酰胆碱可稳定肝窦内皮细胞和肝细胞膜，降低脂质氧化，减轻肝细胞脂肪变性及其伴随的炎症和纤维化；维生素 E 具有抗氧化作用，可减轻氧化应激反应，建议作为脂肪性肝炎的常规治疗。

（三）中医治疗

（1）肝郁气滞证

临床表现：肝区不适，两胁胀满，情志抑郁烦闷，善太息，时有嗳气，食少，大便不调，女子月经不调，乳房胀痛，舌质红，苔薄白，脉弦滑或弦细。

治法：疏肝理气，行气止痛。

代表方：柴胡疏肝散加减。

若兼见胁肋胀闷抑郁不舒，倦怠乏力，腹痛欲泻，腹胀，恶心欲吐，合逍遥散兼顾健脾和胃。

（2）痰湿内阻证

临床表现：体态肥胖，右胁不适或胀闷，周身困重，大便黏滞不爽，脘腹胀满，倦怠无力，纳呆，头晕恶心，舌质淡，苔白腻，脉沉滑。

治法：健脾益气，化痰祛湿。

代表方：二陈汤加减。若兼见身目发黄，小便色黄，口中黏腻，口干口苦。舌质红，苔黄腻，则清热利湿用茵陈蒿汤加减。

（3）痰瘀互结证

临床表现：胁肋满闷，胁下痞块，面色晦暗，形体肥胖，胸脘痞满，咯吐痰涎，纳呆厌油，四肢沉重，舌质暗红、有瘀斑，舌体胖大，边有齿痕，苔腻，脉弦滑或涩。

治法：活血化瘀，祛痰散结。

代表方：膈下逐瘀汤加减。若久病出现胁肋隐痛，形体消瘦，口燥咽干，五心烦热，盗汗，时有鼻衄，小便短赤，大便干结。舌红少津，苔剥落或微黄应合用一贯煎以滋养肝肾，活血通络。

（四）临证要点

1. 非酒精性脂肪性肝病主要以"痰""湿""瘀""郁""热"为患，治疗上应围绕于健脾，脾为生痰之源。"痰""湿""瘀""郁"可相互转化，多考虑为肝失疏泄，脾失运化，治疗上要紧扣肝脾，疏肝理脾为常用之法也是取效之道。

2. 胆为中精之府，与肝关系密切，胆气不利，肝之疏泄亦受影响。而胆又主决断，对于郁者，利其胆气可助其解之，故肝胆常相兼为病，从而相兼治之。而脾胃主升清降浊，为气机升降之枢纽，其功能不健，则胃肠腑气不畅，痰浊不除，从而滞留肝内为害。因此非酒精性脂肪性肝病的治疗要重视健运脾胃。

3. 湿热蕴结、痰热久蕴易灼津耗血而成瘀血,有碍气血化生与气机调畅,临证常易出现阴伤和脾胃虚弱之象。因此,湿热蕴结患者应注意在清热利湿化痰的基础上,兼顾化瘀活血,顾护津液。苦寒易伤正,注意顾护脾胃。痰湿日久则脾阳困厄,致脾肾阳虚,阳虚则血运不畅,伴见瘀血,而血瘀则易致血虚,因此需痰瘀同治。

六、预后

单纯性脂肪性肝病如积极治疗,可完全恢复。脂肪性肝炎如能及早发现、积极治疗多可恢复。研究显示,15%的患者可以从单纯的脂肪肝转变为脂肪性肝炎、肝纤维化甚至肝硬化;在慢性嗜酒者中,20%~30%最终将发展为肝硬化;在重度肥胖性脂肪肝中,约25%有肝纤维化,1.5%~8.0%发生或即将发生肝硬化,并且目前非酒精性脂肪肝已被公认为隐源性肝硬化的常见原因之一。因此,早期发现、积极治疗单纯性脂肪性肝病和脂肪性肝炎是预防脂肪性肝硬化的根本措施。

七、预防与调护

非酒精性脂肪性肝病应重视病因预防。应注意饮食清淡、坚持运动,控制体重。在调护方面,应注意情志舒畅,饮食营养丰富,但要适量易消化,忌辛辣油腻及饮酒。同时要劳逸结合,注意休息。

第十一节 原发性肝癌

原发性肝癌(primary liver cancer,PLC)是指自肝细胞或肝内胆管上皮细胞发生的恶性肿瘤,是目前我国第4位常见恶性肿瘤及第2位肿瘤致死病因,严重威胁我国人民的生命和健康。原发性肝癌主要包括肝细胞癌(hepatocellular carcinoma,HCC)、肝内胆管癌(intrahepatic cholangiocarcinoma,ICC)和混合型肝细胞癌-胆管癌(combined hepatocellular and cholangiocarcinoma,cHCC-CCA)三种不同病理学类型,三者在发病机制、生物学行为、病理组织学、治疗方法以及预后等方面差异较大,其中HCC占75%~85%、ICC占10%~15%。

本病属于中医学"肝积""积聚""癥积""臌胀""黄疸"等范畴。

一、病因病理

(一)西医病因病理

1. 病因及发病机制

原发性肝癌的病因及发病机制比较复杂,目前尚未阐明,可能与下列因素有关。

(1)病毒性肝炎:是我国导致原发性肝癌最主要的因素,以病毒性肝炎常见。

(2)肝硬化:原发性肝癌合并肝硬化的发生率约在60%~80%。

(3)黄曲霉毒素:流行病学调查发现肝癌发病率与粮食受到黄曲霉毒素污染呈正相关。

(4)家族及遗传因素:原发性肝癌具有一定的家族聚集性以及遗传易感性,肝癌家族史是其危险因素之一。

(5)其他:长期暴露在烟草燃烧后的产物等致癌物中,如尼古丁、亚硝胺、多环芳烃等,易诱发肝癌。长期饮酒、饮用水污染、有机氯农药、雄激素等也是肝癌的危险因素。寄生虫如中华分支睾吸虫、糖尿病、遗传性血色病等也可增加肝癌发生的风险。

2. 病理

（1）形态分型

1）块状型：可呈单个、多个或融合成块。癌块直径在 5cm 以上，大于 10cm 者称为巨块。多质硬，呈膨胀性生长，癌块周围肝组织常被挤压，形成假包膜。此型易液化、坏死及出血，故常出现肝破裂、腹腔内出血等并发症。此型最多见。

2）结节型：为大小和数目不等的癌结节，一般直径不超过 5cm。结节多在肝右叶，与周围肝组织的分界不如巨块型清楚，常伴有肝硬化。单个癌结节的直径或两个相邻癌结节直径之和≤3cm 时称小肝癌。

3）弥漫型：有米粒至黄豆大小的癌结节散布全肝，肉眼不易与肝硬化区别，肝脏肿大不显著，甚至反可缩小，患者往往因肝功能衰竭而死亡。此型最少见。

（2）组织学分型

1）肝细胞型：癌细胞由肝细胞发展而来，此型最多见。

2）胆管细胞型：癌细胞由胆管上皮细胞发展而来，此型较少见。

3）混合型：具有肝细胞癌和胆管细胞癌两种结构，或呈过渡形态，此型更少见。

（3）转移途径

1）肝内转移：最早、最常见，易侵犯门静脉及分支并形成癌栓，脱落后在肝内形成多发性转移灶，是肝癌切除术后复发的主要原因。

2）肝外转移：①血行转移：最常转移到肺，尚可引起肾上腺、肾、骨及脑等部位转移；②淋巴转移：转移至肝门淋巴结最常见，也可转移至胰、脾、主动脉旁淋巴结、锁骨上淋巴结；③种植转移：少见，从肝脏脱落的癌细胞可种植在腹膜、膈、胸腔、盆腔等处。

（二）中医病因病机

脏腑气血虚亏，加之七情内伤，情志抑郁，气滞血瘀；饮食损伤，包括饮食不节制、不洁净，脾虚湿聚，湿蕴化热；邪毒入侵，邪凝毒结致虚、瘀、毒、湿、热互结而成肝癌。

肝癌病位在肝。因肝与胆相表里，肝与脾有密切的五行生克制化关系，脾与胃相表里，肝肾同源，故肝癌与胆、脾、胃、肾密切相关。其病性早期以气滞、血瘀、湿热等邪实为主，日久则兼见气血亏虚，肝肾阴虚，终致阴阳两虚，而成为本虚标实、虚实夹杂之证。虚、瘀、毒是肝癌总的病机特点，其互为因果，恶性循环，贯穿肝癌全程。

二、临床表现

本病起病常隐匿，早期无典型症状，一旦出现症状，病程多已进入中晚期。

（一）主要症状

1. 肝区疼痛　肝区疼痛多为肝癌的首发症状，表现为持续钝痛或胀痛。疼痛部位常与肿瘤位置有关，癌结节破裂出血可致剧烈腹痛和腹膜刺激征，出血量大时可导致休克。

2. 消化道症状　食欲减退、腹胀、恶心、呕吐、腹泻等消化道症状，可由肿瘤压迫、腹水、胃肠道淤血及肝功能损害而引起。

3. 全身表现　全身表现包括进行性乏力、消瘦、发热、营养不良和恶病质等。

4. 副肿瘤综合征　副肿瘤综合征以自发性低血糖、红细胞增多症较为常见，有时还可伴有高钙血症、高脂血症、血小板增多、高纤维蛋白原血症等。

（二）体征

1. 肝大　为中晚期肝癌最常见的体征，肝大呈进行性，质地坚硬，表面凹凸不平，边缘不规则。可表现为左肝的剑突下肿块或右肝的肋缘下肿块，若癌肿位于膈面，则主要表现为膈肌抬高而肝下缘不下移。

2. 黄疸 一般出现于肝癌晚期,常因癌肿压迫或侵犯胆管,或肝门转移淋巴结肿大压迫胆管造成阻塞导致阻塞性黄疸。也可因癌细胞在肝内广泛浸润,损伤肝细胞,形成肝细胞性黄疸。

3. 肝硬化征象 常有肝硬化失代偿表现,原有腹水者表现为腹水迅速增加且具有难治性,血性腹水多因肝癌侵犯肝包膜或向腹腔内破溃引起。

(三)并发症

1. 肝性脑病 为终末期的最严重并发症,约1/3的患者因此死亡。

2. 上消化道出血 约占肝癌死亡原因的15%。合并肝硬化或门静脉、肝静脉癌栓者可因门静脉高压症引起食管、胃底静脉曲张破裂出血;也可因胃肠道黏膜糜烂、凝血机制障碍而出血。

3. 肝癌结节破裂出血 约占10%的肝癌患者会发生肝癌结节破裂出血,破裂限于肝包膜下,可引起肝区突发疼痛,且肝脏迅速增大。若肿瘤破入腹腔则引起急腹症,严重者可导致失血性休克或死亡。

4. 继发感染 因肿瘤长期消耗、抵抗力降低,容易并发各种感染,如肺炎、自发性腹膜炎、肠道感染、真菌感染等。

三、实验室及其他检查

(一)肝癌标记物检测

1. 甲胎蛋白 血清甲胎蛋白(alpha-fetoprotein, AFP)是目前临床上原发性肝癌主要的血清标志物。血清 AFP≥400μg/L,排除妊娠、慢性或活动性肝病、生殖腺胚胎源性肿瘤及消化道肿瘤后,高度提示肝癌。血清 AFP 轻度升高者,应进行动态观察,并与肝功能变化对比分析,有助于诊断。

2. 其他肝癌标志物 维生素 K 缺乏或拮抗剂-Ⅱ诱导的蛋白质(PIVKA Ⅱ),又称异常凝血酶原(DCP)、血浆游离微 RNA(microRNA, miRNA)和血清甲胎蛋白异质体也可以作为肝癌早期诊断标志物,特别是对于血清 AFP 阴性人群。

(二)影像学检查

1. 超声显像 超声影像检查简便、实时、无创、敏感,可以显示肝脏占位的部位、大小和形态,协助诊断和鉴别诊断,是临床上最常用的肝脏影像学检查方法。

2. 多期动态增强 CT 和磁共振成像(MRI) 动态增强 CT 和多模态 MRI 扫描是肝脏超声和血清 AFP 筛查异常者明确诊断的首选影像学检查方法。

3. 正电子发射体层成像(PET) PET 可用于肿瘤分期,疗效评价,指导放射治疗生物靶区勾画,确定穿刺活检部位,评价肿瘤的恶性程度及预后。

4. 数字减影血管造影(DSA) DSA 有一定创伤性,一般不列为首选,适用于经其他检查后仍未能确诊的患者。

5. 病理检查 肝内或肝外的病理组织学和/或细胞学检查结果是诊断原发性肝癌的金标准。肝穿刺活检获得的病理诊断,对肝癌的确诊、指导治疗及预后判断非常重要。

四、诊断与鉴别诊断

(一)诊断

原发性肝癌的诊断金标准仍然是病理组织学和/或细胞学诊断,由于多种原因,原发性肝癌诊断可依据临床诊断标准。

1. 慢性肝病或肝硬化患者,若 AFP≥400ng/ml,增强 MRI、动态增强 CT 扫描、肝细胞特异性磁共振对比剂(钆塞酸二钠,Gd-EOB-DTPA)增强 MRI(EOB-MRI)、超声造影(CEUS)4

项检查中至少有 1 项显示动脉期病灶明显强化、门静脉期和/或平衡期肝内病灶强化低于肝实质（即"快进快出"肝癌典型特征），则可做出肝癌临床诊断。

2. 发现肝内直径≤2cm 结节，上述 4 项检查中至少有 2 项显示典型的肝癌特征，则可做出肝癌临床诊断。

3. 发现肝内结节>2cm，上述 4 项检查中只要有 1 项典型的肝癌特征，即可临床诊断为肝癌。

（二）鉴别诊断

1. 继发性肝癌　多见于消化道肿瘤转移，也可见于肺癌和乳腺癌转移至肝脏。继发性肝癌常见多发性结节，原发性肝癌多单发。继发性肝癌血清 AFP 多为阴性。

2. 肝硬化结节　增强 CT/MRI 见病灶动脉期强化，或结合 AFP 水平有助于鉴别。

3. 活动性病毒性肝炎　活动期病毒性肝炎血清 AFP 常常呈短期低浓度升高，应定期多次测定血清 AFP 与 ALT。

4. 肝脓肿　表现为发热，外周白细胞和中性粒细胞升高，超声可发现脓肿的液性暗区，必要时可做诊断性穿刺以明确诊断。

5. 肝包虫病　往往有流行牧区居住及与狗、羊接触史，包虫皮内试验阳性率达 90% ~ 95% ，超声和 CT 可诊断。

6. 其他肝脏肿瘤或病变　可随访超声、增强 CT/MRI 以鉴别。

（三）分期

肝癌的分期对于治疗方案的选择、预后评估至关重要。国外有多种分期方案，如巴塞罗那肝癌临床分期（Barcelona clinic liver cancer staging，BCLC）、肿瘤-淋巴结-转移分期系统（tumor-node-metastasis staging system，TNM），以及日本肝病学会（Japan society of hepatology，JSH）、亚太肝病学会（Asian Pacific association for the study of the liver，APASL）的分期等。结合中国的具体国情及实践积累，依据患者体力活动状态（performance status，PS）、肝肿瘤及肝功能情况，建立中国肝癌分期方案（China liver cancer staging，CNLC），分为 CNLC Ⅰa 期、Ⅰb期、Ⅱa 期、Ⅱb 期、Ⅲa 期、Ⅲb 期、Ⅳ期，具体分期方案如下：

Ⅰa 期：PS 0~2 分，肝功能 Child-Pugh 分级 A/B 级，单个肿瘤、直径≤5cm，无影像学可见血管癌栓和肝外转移；

Ⅰb 期：PS 0~2 分，肝功能 Child-Pugh 分级 A/B 级，单个肿瘤、直径>5cm，或 2~3 个肿瘤、最大直径≤3cm，无影像学可见血管癌栓和肝外转移；

Ⅱa 期：PS 0~2 分，肝功能 Child-Pugh 分级 A/B 级，肿瘤 2~3 个、最大直径>3cm，无影像学可见血管癌栓和肝外转移；

Ⅱb 期：PS 0~2 分，肝功能 Child-Pugh 分级 A/B 级，肿瘤数目≥4 个、肿瘤直径不论，无影像学可见血管癌栓和肝外转移；

Ⅲa 期：PS 0~2 分，肝功能 Child-Pugh 分级 A/B 级，肿瘤情况不论，有影像学可见血管癌栓而无肝外转移；

Ⅲb 期：PS 0~2 分，肝功能 Child-Pugh 分级 A/B 级，肿瘤情况不论，有无影像学可见血管癌栓不论，有肝外转移；

Ⅳ期：PS 3~4 分，或肝功能 Child-Pugh 分级 C 级，肿瘤情况不论，有无影像学可见血管癌栓不论，有无肝外转移不论。

五、治疗

（一）中西医结合治疗思路

原发性肝癌的治疗应在辨病的基础上进行辨证论治，适应于各期肝癌患者。"扶正"与

"祛邪"相结合是中医辨治肝癌的重要治疗原则。扶正重在健脾益气、补益肝肾,祛邪重在活血化瘀、清热解毒、行气化湿等。

早期肝癌和小肝癌以邪实正不虚为主,临床多表现为肝胆湿热、肝郁气滞及气滞血瘀,可行肝癌根治性切除手术。术后采取清热除湿、疏肝理气,活血化瘀,并佐以益气健脾治法,有利于患者术后恢复和降低复发率。于中晚期只能行姑息性切除术,或采取局部消融治疗、肝动脉栓塞化疗或放疗、靶向治疗及免疫治疗等,此时患者以邪实更甚,气血耗伤,正气大虚为主,多表现为肝郁脾虚,肝肾阴虚,治以疏肝健脾、滋补肝肾等;对于并发肝性脑病、上消化道出血的患者,应遵循"急则治其标,缓则治其本"的原则进行治疗。

(二)西医治疗

原发性肝癌需要高度重视早发现、早诊断、早治疗,并根据患者病情情况制订个体化治疗方案。肝癌治疗领域的特点是多学科参与、多种治疗方法共存,常见治疗方法包括肝切除术、肝移植术、消融治疗、肝动脉化疗栓塞术(TACE)、放射治疗、系统抗肿瘤治疗等多种手段。

1. 外科治疗　肝癌的外科治疗是肝癌患者获得长期生存的重要手段,主要包括肝切除术和肝移植术。

2. 局部治疗

(1)局部消融治疗:包括射频消融(radio frequency ablation,RFA)、微波消融(microwave ablation,MWA)、冷冻消融(cryoablation)、经皮穿刺瘤内注射无水乙醇(percutaneous ethanol injection,PEI),具有微创、安全、易于多次施行的特点。适用于肿瘤<3cm者,可达到根治性切除的目的。

(2)肝动脉化疗栓塞术(transcatheter arterial chemoembolization,TACE):适用于不能手术的中、晚期原发性肝癌患者。

3. 放射治疗　放射治疗分为外放射治疗和内放射治疗。外放射治疗是利用放疗设备产生的射线(光子或粒子)从体外对肿瘤进行照射。内放射治疗是利用放射性核素,经机体管道或通过针道植入肿瘤内。部分患者可以通过放射治疗转化获得手术切除机会。

4. 系统抗肿瘤治疗　系统治疗或称之为全身性治疗,主要指抗肿瘤治疗,包括分子靶向药物治疗、免疫治疗、化学治疗等;另外还包括针对肝癌基础疾病的治疗,如抗病毒治疗、保肝利胆和支持对症治疗等。

(三)中医治疗

1. 辨证论治

(1)肝郁气滞证

临床表现:胁肋胀满疼痛,痛处不定,情志不畅,善太息,嗳气或呃逆,或急躁易怒,舌质薄白,脉弦。

治法:疏肝解郁,理气止痛。

代表方:柴胡疏肝散加减。胁肋疼痛甚者,可加川楝子、延胡索、青皮等增强理气止痛之功。

(2)肝胆湿热证

临床表现:身目发黄,色泽鲜明,胁肋灼痛,或口苦,或下肢浮肿,大便黏腻,小便黄赤。舌红苔黄腻,脉滑数。

治法:清肝利胆,清热化湿。

代表方:龙胆泻肝汤合茵陈蒿汤加减。腹水明显者,加猪苓、泽兰、大腹皮利水消肿;大便干结、腹胀者,加枳实、厚朴行气通腑。

（3）肝血瘀滞证

临床表现：胁肋积块刺痛拒按，疼痛固定不移，面色晦暗，或唇甲青紫，或腹部青筋显露，舌质紫暗或瘀斑，脉涩。

治法：活血化瘀，通络止痛。

代表方：膈下逐瘀汤加减。积块疼痛明显者，加五灵脂、佛手活血行气止痛；痰瘀互结者，舌紫苔白腻者，加白芥子、半夏、苍术、厚朴理气化痰散结。

（4）肝郁脾虚证

临床表现：胁肋疼痛不甚，隐隐作痛，乏力，纳差，面色萎黄，大便溏薄，脉弱。

治法：健脾益气，疏肝软坚。

代表方：逍遥散合四君子汤加减。大便稀溏且次数多者，加山药、山萸肉、补骨脂健脾固涩；畏寒肢冷或浮肿者，加黄芪、肉桂、附子、猪苓温阳化气，利水消肿。

（5）肝肾阴虚证

临床表现：胁肋隐痛，积块膨隆，形体羸瘦，腰膝酸软，午后潮热或盗汗，或头晕耳鸣，男子可有遗精，女子可有经少或闭经，舌红少津，脉细数。

治法：养阴柔肝，软坚散结。

代表方：滋水清肝饮合一贯煎加减。兼气虚者，加黄芪、太子参；牙龈出血、鼻衄者，加三七、茜草凉血止血；低热者，加青蒿、银柴胡、地骨皮清解虚热。

2. 常用中成药　常用中成药有华蟾素口服液、复方斑蝥胶囊、槐耳颗粒、复方苦参注射液等。

（四）临证要点

1. 肝癌为本虚标实之证，早期当务之急是祛邪，扶正为其次，治以行气活血，软坚散结，清热利湿；中期要注重祛邪扶正并重，治以补气健脾之法；晚期则重以扶正补虚，其次兼顾祛邪，当以补益肝肾，养血柔肝为主。

2. 肝癌发病始于肝气郁结，终致肝脾失调、肝郁脾虚、肝肾阴虚，肝癌的标在肝，而本是脾、肾亏虚。因此疏肝理气、调和肝脾、补益肝肾在肝癌的治疗中至关重要。

3. 肝癌晚期患者，一般状况差，常伴有黄疸、腹水、恶病质等情况，根据患者病情辨证论治，常采用攻补兼施之法，或养阴、或温阳、或益气、或养血等，在延缓病情进展、减轻病痛、缓解症状、提高生存质量和延长生存期等方面有可观的疗效。

六、预后

下列预后较好：①瘤体小于 5cm，能早期手术者。②癌肿包膜完整，尚无癌栓形成者。③机体免疫状态良好者。若合并肝硬化、肝外转移、发生肝癌破裂、消化道出血、ALT 显著升高的患者预后差。

七、预防与调护

原发性肝癌应重视病因预防。应注意饮食卫生，忌食霉变食物，应用肝炎疫苗预防肝炎。在调护方面，应注意情志舒畅，饮食营养丰富，但要适量易消化，忌辛辣、油腻、粗糙之品。同时要劳逸结合，注意休息，戒烟、酒。

第十二节　肝　硬　化

肝硬化（hepatic cirrhosis）是一种由各种病因引起，以肝脏慢性炎症、肝组织弥漫性纤维

笔记栏

化、假小叶和再生结节形成、肝内外血管增殖为特征的慢性肝病。临床上分为代偿期和失代偿期,代偿期无明显症状,失代偿期以肝功能减退和门静脉高压为主要表现,晚期常出现上消化道出血、肝性脑病、感染、肝肾综合征、门静脉血栓、癌变等严重并发症。肝硬化是我国常见疾病和主要死亡病因之一。

本病属中医学"积聚""臌胀"等范畴,并发腹水时类似于中医学"臌胀",又称为"单腹胀"。

一、病因病理

(一)西医病因病理

1. 病因及发病机制　引起肝硬化的病因很多,我国目前仍以乙型肝炎病毒(hepatitis B virus,HBV)所致的肝硬化为主,欧美国家以酒精及丙型肝炎病毒(hepatitis C virus,HCV)所致的肝硬化多见。①病毒性肝炎:主要为乙型、丙型和丁型肝炎病毒重叠感染,通常经过慢性肝炎阶段演变而来,甲型和戊型病毒性肝炎不发展为肝硬化;②脂肪性肝病:包括非酒精性脂肪性肝病和酒精性脂肪性肝病;③胆汁淤积:任何原因引起肝内、外胆道梗阻,导致持续的胆汁淤积,皆可发展为胆汁性肝硬化,依据胆汁淤积的原因可分为原发性胆汁性肝硬化、继发性胆汁性肝硬化;④自身免疫性肝病:包括自身免疫性肝炎、原发性胆汁性胆管炎、原发性硬化性胆管炎、IgG4 相关性肝胆疾病等;⑤药物或化学毒物;⑥循环障碍:下腔静脉和/或肝静脉阻塞、慢性心功能不全、缩窄性心包炎等导致肝脏长期淤血、肝细胞变性及纤维化,最终导致肝硬化。常见的有布-加综合征和右心功能衰竭;⑦遗传及代谢障碍:由于遗传或先天性酶缺陷,致某些代谢产物沉积于肝,引起肝细胞坏死和结缔组织增生,主要包括肝豆状核变性、血色病、肝淀粉样变、遗传性高胆红素血症等;⑧寄生虫感染:主要有血吸虫病、华支睾吸虫病等;⑨原因不明:发病原因一时难以肯定,称为隐源性肝硬化,不同国家、不同地区隐源性肝硬化病因构成以非酒精性脂肪性肝病或代谢相关脂肪性肝病为主,其他因素仍待进一步研究。

肝硬化发生在慢性肝损伤后的患者中,是一种损伤后的修复反应。在这一过程中,肝星状细胞活化是中心环节。首先,肝脏受到炎症或其他损伤时,邻近的肝细胞、库普弗细胞、窦内皮细胞等分泌多种细胞因子,激活肝星状细胞。激活的肝星状细胞一方面通过增生、分泌细胞外基质参与肝纤维化形成及肝内结构重建,另一方面通过细胞收缩使肝窦内压升高。其次,肝细胞受损时,细胞外基质(主要是Ⅰ、Ⅲ、Ⅴ、Ⅺ型胶原)含量明显增加,沉积于基底膜和内膜下;同时,组织基质金属蛋白酶抑制剂抑制基质降解。两方面共同导致细胞外基质增多,不能降解,是导致肝纤维化、形成和发展成为肝硬化的主要因素。随着胶原蛋白的不断沉积,内皮细胞窗孔明显减少,致血液与肝细胞间物质交换障碍。初期纤维组织增生形成小的条索,继续进展成小叶中央区和门管区等处的纤维间隔互相连接,使肝小叶结构和血液循环改建,形成肝硬化。

由于肝脏慢性炎症导致肝细胞坏死,新生肝细胞不能完全替代行使正常功能,导致肝功能减退,如影响白蛋白及凝血因子的合成、胆红素代谢、有害物质转化、雌激素灭活等从而引起各种临床表现及实验室检查异常。

肝纤维化、假小叶的形成,压迫肝内小静脉及肝窦,肝内血液循环障碍,门静脉回流受阻,导致门静脉高压。一方面,毛细血管静脉端静水压增高,水分漏入腹腔导致腹水生成;同时,门静脉高压可引起血管紧张素等系统激活,血管活性物质分泌增多或/和活性增强使内脏血管广泛扩张,静脉流入量增加,同时引起小肠毛细血管压力增大和淋巴流量增加,产生水钠潴留。另一方面,门静脉高压使门-体侧支循环形成,致食管等静脉曲张甚至破裂,造成消化道出血,为肝硬化的常见并发症。

2. 病理　肉眼下,早期肝体积可正常或稍增大,重量增加,质地正常或稍硬。晚期肝体积缩小,重量减轻,质地变硬。表面和切面呈弥漫全肝的结节,结节可呈现正常肝脏色泽、黄褐色(肝细胞脂肪变性)或黄绿色(淤胆),纤维间隔多呈灰白色。

镜下,①肝小叶结构破坏,以假小叶取代。假小叶中肝细胞排列紊乱,可见变性、坏死及再生的肝细胞;中央静脉常缺如。②假小叶外周被纤维间隔包绕。纤维间隔内有数量不等的炎细胞浸润及小胆管增生。

在组织学上,根据假小叶结节形态可分为3型:①小结节性肝硬化:最为常见,结节大小相仿,直径一般在3~5mm。②大结节性肝硬化:由大片肝坏死引起,结节粗大,大小不均,直径在1~3cm,最大可达5cm。③大小结节混合性肝硬化:为上述两型的混合型,亦很常见。此外,肝内再生结节不明显,而纤维隔显著的肝硬化列为第4型肝硬化,即目前称之为血吸虫病性肝纤维化。

肝硬化时其他器官亦发生相应的病理改变。如:门体侧支循环开放;脾大,脾髓增殖和大量结缔组织形成;门脉高压性胃病;睾丸和卵巢、甲状腺、肾上腺皮质等常有萎缩和退行性改变。

(二) 中医病因病机

中医病因主要有酒食不节、情志刺激、劳欲过度、虫毒感染,以及黄疸、积聚迁延日久所致。

1. 情志刺激　肝属木,性喜条达,若情志不舒,则肝失疏泄,气机滞涩,血行不畅,则脉络瘀阻;忧思郁怒,伤及肝脾,气不行水,土运失司,水湿内停,气血水壅结而成臌胀。

2. 酒食不节　酒食过度或偏嗜肥甘厚味,湿热内生,蕴聚中焦,壅阻气机,损伤脾胃,水谷精微失于输布,清浊相混,脾土壅滞则肝失疏泄,气滞血瘀,水湿停留,遂成臌胀。

3. 劳欲过度　因劳倦过度,纵欲无节,多产或久病产后,损伤脾肾,脾失运化,肾失气化,气血不足,水湿内生,水液失于温化而内聚,气血凝滞,乃成臌胀。

4. 虫毒感染　遭受虫毒感染,阻塞经络,日久失治,内伤肝脾,致脉络壅塞,升降失常,水液停聚,变成臌胀。

5. 病后续发　它病损伤肝脾,导致肝失疏泄,脾失健运者,均可续发臌胀,如黄疸、积聚日久不愈。

本病病位在肝脾,久则及肾,本病病性初期以邪实为主,后期以本虚为主,总属本虚标实,预后较差。

二、临床表现

多数肝硬化患者起病隐匿,病程发展缓慢,病情亦较轻微,可隐伏3~5年甚至10年以上,少数因短期大片肝坏死,3~6个月便发展成肝硬化。目前,临床上仍将肝硬化分为肝功能代偿期和失代偿期。

(一) 代偿期

1. 主要症状　症状较轻,部分可有乏力和食欲减退,腹胀不适、恶心、上腹隐痛、轻微腹泻等非特异性消化不良症状。常于劳累、精神紧张或伴他病出现,休息及口服对症药物即可缓解。

2. 体征　肝脏可有肿大,脾脏常有轻、中度肿大。

(二) 失代偿期

1. 主要症状

(1) 全身症状:营养状况较差,消瘦,乏力,精神不振,严重者衰弱而卧床不起。

（2）消化道症状：以腹胀、食欲不振为常见症状，进食后常感上腹饱胀不适、恶心和呕吐或腹泻。半数以上患者有轻度黄疸，少数有中、重度黄疸。

（3）出血倾向和贫血：常有鼻、牙龈出血、皮肤紫癜和胃肠道出血等倾向。患者常有不同程度的贫血。

（4）内分泌紊乱：男性患者常有性欲减退、睾丸萎缩、毛发脱落及乳房发育等；女性有月经失调、闭经、不孕等。

2. **体征**　患者常呈慢性肝病面容，面色晦暗，皮肤干枯，常表现出肝掌、蜘蛛痣等，胸、腹壁皮下静脉可显露或曲张，甚至在脐周静脉突起形成水母头状。还可出现巩膜黄染。随着疾病进展可有不规则低热及浮肿等。腹水时腹部移动性浊音阳性。触诊触及脾大，多为轻、中度大，部分可达脐下。上消化道出血时，脾可暂时缩小，甚至不能触及。

其中，腹水是肝硬化最突出的表现；失代偿期患者 75% 以上有腹水。腹水形成的机制为钠、水的过量潴留，与下列腹腔局部因素和全身因素有关：①门静脉压力增高；②低蛋白血症；③淋巴液生成过多；④继发性醛固酮增多致肾钠重吸收增加；⑤抗利尿激素（antdiuretic hormone，ADH）分泌增多；⑥有效循环血容量不足。

（三）并发症

1. **食管胃底静脉曲张破裂出血**　为最常见的并发症，多突然发生大量呕血或黑便，常引起出血性休克或诱发肝性脑病。

2. **肝性脑病**　常在诱因作用下，表现出轻度性格改变，扑翼样震颤，计算能力下降，定位和/或定时错误等，严重时出现谵妄、昏迷。是本病最严重的并发症，亦是最常见的死亡原因之一。

3. **感染**　肝硬化患者抵抗力低下，常并发感染，有腹水的患者常并发自发性腹膜炎。自发性细菌性腹膜炎（spontaneous bacteria peritonitis，SBP）指在无任何邻近组织炎症的情况下发生的腹膜和/或腹水的细菌性感染，表现为腹痛、腹胀、腹壁压痛和反跳痛，可伴有发热，短期内腹水迅速增加，对利尿剂无反应。

4. **肝肾综合征**（hepatorenal syndrome，HRS）　又称功能性肾衰竭，是严重肝病发生的进行性功能性肾功能不全。其特征为自发性少尿或无尿、氮质血症，血肌酐升高，稀释性低钠血症和低尿钠，但肾却无重要病理改变。肝肾综合征发病机制复杂，有效循环血容量不足是最基本因素。

5. **肝肺综合征**（hepatopulmonary syndrome，HPS）　是指严重肝病、肺血管扩张和低氧血症/肺泡-动脉氧梯度增加组成的三联征。患者可出现杵状指、发绀、蜘蛛痣等。

6. **原发性肝癌**　病毒性肝炎肝硬化和酒精性肝硬化发生肝细胞癌的危险性明显增高。可有进行性肝大，质地坚硬如石，表面结节状。

7. **电解质和酸碱平衡紊乱**　常见的有：①低钠血症；②低钾血症；③低氯血症；④代谢性碱中毒。

8. **门静脉血栓形成**　可无明显临床症状，在 B 超检查时发现。

三、实验室及其他检查

1. **血常规**　在代偿期多在正常范围。失代偿期有轻重不等的贫血。脾功能亢进时白细胞和血小板计数减少。感染时白细胞升高。

2. **尿常规、大便常规**　代偿期一般无变化，出现黄疸时尿胆红素阳性，伴或不伴尿胆原增加。大便常规多在合并消化道出血或门脉高压性胃病引起的慢性出血时呈黑便或粪便隐血试验阳性。

3. 肝功能试验　代偿期肝硬化的肝功能试验大多正常或有轻度异常。失代偿期患者多有普遍的异常,如胆红素升高、白蛋白降低、转氨酶及胆碱酯酶的升高等,且其异常程度往往与肝脏的储备功能减退程度有关。

4. 凝血酶原时间　在代偿期可正常。失代偿期则有不同程度延长,经注射维生素 K 亦不能纠正。

5. 血清电解质　对于失代偿期患者尤其是出现腹水时,监测电解质具有重要意义。

6. 甲胎蛋白(AFP)　肝硬化活动时 AFP 可有升高,若有 AFP 持续升高怀疑产生癌变。

7. 免疫学检查　对于自身免疫性肝病引起的肝硬化诊断有重要意义。血清抗线粒体抗体阳性多提示原发性胆汁性胆管炎。抗平滑肌抗体、抗核抗体阳性等多提示自身免疫性肝病。

8. 腹水检测　一般为漏出液,如并发自发性腹膜炎,则腹水透明度降低,比重介于漏出液和渗出液之间,白细胞数增多。

9. 影像学检查　食管静脉曲张时行食管吞钡 X 线检查显示虫蚀样或蚯蚓状充盈缺损,纵性黏膜皱襞增宽,胃底静脉曲张时可见花瓣样充盈缺损。腹部超声可探及门静脉高压及血流速度、方向,亦可检查出脾的大小及腹水的量,可提示肝硬化,声像图表现出肝表面不光滑或凹凸不平,肝叶比例失调,多呈右叶萎缩和左叶、尾叶增大,肝实质回声不均匀增强,但不能作为确诊依据。B 超亦可检出原发性肝癌,是肝硬化是否合并原发性肝癌的重要初筛检查。CT 和 MRI 检查对肝硬化的诊断价值类似于 B 超,但对肝硬化合并原发性肝癌的诊断价值高于 B 超。MRI 在鉴别肝硬化结节、肝癌结节方面更优于 CT。

10. 内镜检查　可确定有无静脉曲张及其部位和程度,阳性率较 X 线检查高。

11. 肝穿刺活组织检查　具有确诊价值,尤适用于代偿期肝硬化的早期诊断。凝血酶原时间延长及伴有腹水的患者可经颈静脉、肝静脉做活检。

四、诊断与鉴别诊断

(一)诊断

肝硬化的诊断常需综合考虑病因、病史、临床表现、实验室检查、并发症、组织学等。

1. 代偿期　诊断常有困难,主要诊断依据:①组织学符合肝硬化的诊断;②内镜显示食管胃底静脉曲张或消化道异位静脉曲张,排除非肝硬化性门静脉高压;③影像学检查提示肝硬化或门静脉高压特征;④无组织学、内镜或影像学检查者,以下检查指标异常提示存在肝硬化(下列 4 条中符合 2 条):a. 血小板计数$<100\times10^9$/L,且无其他原因可以解释;b. 血清白蛋白$<35g$/L,且排除因营养不良、肾脏疾病等其他导致的低白蛋白血症;c. 国际标准化比值>1.3 或凝血酶原时间延长;d. 天门冬氨酸氨基转移酶(AST)/血小板计数 比率指数(APRI):成人 APRI 评分>2(排除降酶药物对转氨酶的影响)。对于易发展为肝硬化疾病的患者应长期密切随访。

2. 失代偿期肝硬化诊断　主要根据:①有病毒性肝炎、长期饮酒或其他引起肝硬化的相关病史;②有肝功能减退和门静脉高压症的临床表现及相应体征;③出现肝硬化相关并发症,如腹水、食管胃底静脉曲张甚至破裂出血、肝性脑病、肝肾综合征等;④肝功能试验常出现异常;⑤B 超或 CT 提示肝硬化以及食管胃底静脉曲张发现;⑥肝活组织检查可明确诊断及病理分类,是诊断本病的金标准。

3. 并发症的诊断

(1)食管胃底静脉曲张破裂出血:表现出呕血或黑便,内镜、腹部增强 CT 及门静脉成像是最重要的检查方法。

（2）肝性脑病：主要诊断依据：①前述临床表现和体征；②肝功能指标明显异常和/或血氨升高；③有肝病基础及诱发肝性脑病的诱因；④排除脑血管及颅内疾病。

（3）感染：通过痰培养、尿培养、血常规检查、腹水相关检查可明确病因，进行诊断。易合并继发性的感染如腹膜炎、心内膜炎、肺炎、脓毒血症等。

（4）肝肾综合征：需符合下列条件：①血肌酐升高：急进型（Ⅰ型）在 2 周内升至 2 倍基线值，或>226μmol/L（25mg/L），缓进型（Ⅱ型）>133μmol/L（15mg/L）；②肝硬化合并腹腔积液；③利尿剂停用>2 天，经清蛋白扩容后血肌酐值没有明显改善；④近期无肾毒性药物或扩血管药物治疗；⑤排除肾脏实质性疾病；⑥排除休克。

（5）肝肺综合征：①出现前述症状、体征；②肝脏疾病基础；③严重低氧血症，$PaO_2 <$ 70mmHg；④增强经胸超声心动图造影（CE-TTE）阳性。

（6）原发性肝癌：超声、CT、MRI、CT/MRI 动态增强、血清 AFP 筛查是明确诊断的首选检查方法。PET 对于评价肿瘤分期、有无淋巴结及器官转移、应用靶向药物后的疗效评价等方面有明显优势。

（7）电解质和酸碱平衡紊乱：通过血清离子监测可进行诊断与治疗疗效判定。

（8）门静脉血栓形成：首选多普勒超声；增强 CT 及 MRI 也可进行确诊，并确定血栓范围。肝静脉压力梯度测定和经颈静脉肝脏穿刺活检也是重要的诊断方法。

（二）鉴别诊断：

1. 与表现为肝大的疾病相鉴别　主要有累及肝的代谢性疾病和血液病等，必要时行肝穿刺活检。

2. 与引起腹水和腹部胀大的疾病相鉴别　如结核性腹膜炎、缩窄性心包炎、慢性肾小球肾炎、腹腔内肿瘤和巨大卵巢囊肿等。

3. 肝硬化并发症的鉴别　如上消化道出血与消化性溃疡、糜烂出血性胃炎、胃癌等鉴别；肝性脑病应与糖尿病酮症酸中毒、脑血管意外、镇静药过量等鉴别；肝肾综合征应与肾系疾病鉴别。

五、治疗

（一）中西医结合治疗思路

到目前为止，肝硬化尚无切实有效的治疗方法，重在积极预防和治疗慢性肝病。以保护肝细胞、改善肝功能、防止并发症、延长代偿期为治疗原则。中医药治疗本病着眼于肝气郁滞、瘀血阻络、正气亏虚的状态演变过程，抓住"郁""瘀""虚"三个主要病机，分清主次，采取疏肝解郁，配以活血化瘀、软坚散结、调补正气的治法，分阶段、有步骤地进行治疗，尤其抓住活血化瘀的核心病机。代偿期以健脾疏肝、行气活血为原则。失代偿期，尤其是腹水较多者，采用中西医结合治疗，西医方面采用利尿、间断补充白蛋白、氨基酸，同时配合咸寒软坚的中药口服可加快腹水的消退，继而用补气健脾、补肾利水药，以防止腹水再发，延缓肝硬化进展。

（二）西医治疗

本病无特效治疗，关键在于早期诊断，明确病因和加强一般治疗，阻止肝硬化进一步发展；对失代偿期患者采取对症及防治并发症的治疗方法。

1. 一般治疗

（1）休息：代偿期患者宜适当减少活动，避免劳累，保证休息；失代偿期患者应以卧床休息为主。

（2）饮食：以高热量、高蛋白质、维生素丰富且易消化的食物为宜。忌酒，禁用损害肝脏的药物。盐和水的摄入视病情调整。

2. 病因治疗　病因治疗是肝硬化治疗的关键，针对不同病因所致的肝硬化采取不同方式。如 HBV、HCV 所致的肝硬化进行抗病毒治疗。

3. 保肝治疗　在去除病因的基础上，适当应用保肝药物，如多烯磷脂酰胆碱、水飞蓟宾、还原性谷胱甘肽、甘草酸二胺等。对于胆汁淤积的患者，配合口服熊去氧胆酸等。

4. 腹水的治疗　可减轻症状，且可防止在腹水基础上发展的一系列并发症。

（1）限制钠水的摄入：限钠饮食和卧床休息是腹水的基础治疗。有稀释性低钠血症者应同时限制水的摄入。

（2）利尿剂：常联合使用保钾及排钾利尿剂。初发腹水或 1 级腹水单独给予螺内酯；复发性或 2 级、3 级腹水应用螺内酯联合呋塞米。应用时要监测血清离子。

（3）提高血浆胶体渗透压：对于低蛋白血症的患者，每周定期少量、多次静脉输注血浆或人血白蛋白。

（4）放腹水加输注白蛋白：治疗难治性腹水，若无其他并发症、无出血倾向者，在 1~2 小时内放腹水在 4~6L，同时静脉输注白蛋白 8~10g/L，继续使用适量利尿剂维持治疗。

（5）腹水浓缩回输：是治疗难治性腹水的较好办法，但注意有感染的腹水不可回输。

（6）经颈静脉肝内门体分流术（transjugular intrahepatic portosystemic shunt，TIPS）：一种以介入放射学的方法在肝内的门静脉与肝静脉的主要分支间建立分流通道。适用于食管静脉曲张大出血和难治性腹水，但易诱发肝性脑病，故不作为治疗的首选。

（7）肝移植：顽固性腹水是肝移植优先考虑的适应证，也是晚期肝硬化的最佳选择。

5. 并发症治疗

（1）上消化道出血：应采取急救，及时运用有效止血措施，防治失血性休克、肝性脑病、感染等，此外要积极预防再出血。常用药物有生长抑素、奥曲肽等。也可采用气囊压迫术、内镜及介入治疗等外科方式。

（2）自发性腹膜炎：应立足于早诊、早治。应用抗生素以第三代头孢菌素为首选，可联合半合成广谱青霉素和 β-内酰胺酶抑制剂的混合物，静脉给药，足量、足疗程，并定期复查腹水常规。

（3）肝性脑病：治疗方案包括祛除诱因、减少肠道毒物的生成和吸收、降低血氨的药物应用、纠正氨基酸代谢失衡和对症治疗。

（4）肝肾综合征：重在积极防治本病的诱发因素。治疗原则为增加动脉有效血容量，降低门静脉压力，积极改善肝功能。必要时可选择 TIPS 及肝移植。

（5）肝肺综合征：本症目前无有效的内科治疗。TIPS 可改善患者的症状，为进行肝移植创造条件。

6. 手术治疗　目的主要是切断或减少静脉曲张的血流来源、降低门静脉系统压力和消除脾功能亢进。一般用于食管胃底静脉曲张破裂大出血各种治疗无效而危及生命者。手术治疗效果与慎重选择病例和手术时机密切相关。

（三）中医治疗

1. 气滞湿阻证

临床表现：腹胀按之不坚，胁下胀满或疼痛，食少，食后胀甚，得嗳气、矢气后稍减，小便短少，大便不爽，舌苔薄白腻，脉弦。

治法：疏肝理气，运脾利湿。

代表方：柴胡疏肝散和胃苓汤加减。气滞偏甚者，可加佛手、沉香、木香调畅气机；尿少、腹胀者,可加砂仁、大腹皮、泽泻、车前子以加强运脾利湿作用;神倦,便溏者可加党参、附片、干姜、花椒以温阳益气,健脾化湿;兼见胁下刺痛者,可加延胡索、莪术、丹参活血化瘀等。

2. 水湿困脾证

临床表现:腹大胀满,按之如囊裹水,甚则颜面微肿,下肢浮肿,脘腹痞胀,得热则舒,精神困倦,怯寒懒动,小便少,大便溏,舌苔白腻,脉缓。

治法:温中健脾,行气利水。

代表方:实脾饮加减。浮肿甚,小便短少者,可加肉桂、猪苓、车前子温阳化气,利水消肿;胁腹痛胀者,可加郁金、香附、青皮、砂仁等理气和络;脘闷纳呆,神疲,便溏下肢浮肿者,可加党参、黄芪、山药、泽泻等健脾益气行水;伴胸闷咳喘者,可加葶苈子、苏子、半夏等泻肺行水,止咳平喘。

3. 水热蕴结证

临床表现:腹大坚满,脘腹胀急,烦热口苦不欲饮,或面目皮肤发黄,小便赤涩,大便秘结或溏垢,舌边尖红,苔黄腻或兼灰黑,脉象弦数。

治法:清热利湿,攻下逐水。

代表方:中满分消丸加减。热甚者,可加连翘、龙胆草、半边莲清热解毒;小便赤涩不利者,可加陈葫芦行水利窍;如腹部胀急殊甚,大便干结,可用舟车丸行气逐水,因其作用峻烈,不可过用。

4. 瘀结水留证

临床表现:脘腹坚满,青筋显露,胁下癥结痛如针刺,面色晦暗黧黑,或见赤丝血缕,面颈胸臂出现血痣或蟹爪纹,口干不欲饮水,或见大便色黑,舌质紫暗,或有紫斑,脉细涩。

治法:活血化瘀,行气利水。

代表方:调营饮加减。胁下癥积肿大明显者,可加穿山甲、土鳖虫、牡蛎,或配合鳖甲煎丸内服,以化瘀消癥;病久体虚,气血不足或攻逐之后,正气受损,宜用八珍汤或人参养荣丸等补养气血;大便黑者,可加参三七、茜草、侧柏叶等化瘀止血;病势恶化者当辨阴阳之衰脱而急救之。

5. 阳虚水盛证

临床表现:腹大胀满,形似蛙腹,朝宽暮急,面色苍黄或呈白,脘闷纳呆,神倦怯寒,肢冷浮肿,小便短少不利,舌体胖,质紫,苔淡白,脉沉细无力。

治法:温补脾肾,化气利水。

代表方:附子理中汤加减。偏脾阳虚者,可加黄芪、山药、薏苡仁、白扁豆益气健脾;偏肾阳虚衰者,可加肉桂、仙茅、淫羊藿等温补肾阳。

6. 阴虚水停证

临床表现:腹大胀满,或见青筋暴露,面色晦滞,唇紫,口干而燥,心烦失眠,时或鼻衄,牙龈出血,小便短少,舌质红绛少津、苔少或光剥,脉弦细数。

治法:滋肾柔肝 养阴利水。

代表方:一贯煎加减。津伤口干明显者,可加石斛、玄参、芦根等养阴生津;青筋显露,唇舌紫暗,小便短少者,可加丹参、益母草、泽兰、马鞭草等化瘀利水;腹胀甚者,可加枳壳、大腹皮以行气消胀;伴潮热、烦躁者,可加地骨皮、白薇、栀子之类以凉血止血,阴虚阳浮者,宜加龟甲、鳖甲、牡蛎等滋阴潜阳;湿热留恋不清,溲赤涩少者,可加知母、黄柏、六一散、金钱草等清热利湿。

(四)临证要点

1. 辨证与辨病相结合 臌胀的辨证,应掌握起病的缓急,证候的虚实,气结、血瘀、水停的主次,临证采取中西医合参、辨病与辨证相结合,在辨证治疗的基础上结合现代药理研究成果,可提高临床疗效。

2. 根据病性,明确治疗原则　本病虚实夹杂,治疗时应权衡主次与轻重,随证治之,攻邪须防伤正,补虚勿使碍邪。初期一般以邪实为多,故可根据气郁、血瘀、水停的偏重,理气、化瘀、利水以祛邪;后期一般以虚证为主,因本病多属肝、脾、肾,故多采用柔肝散结、温补脾肾之法。

3. 掌握逐水剂的用法　攻下逐水是一种峻泻法,应用攻法尤须谨慎从事,切忌操之过急以求一时之快。

4. 阴虚臌胀注意利水不伤正　临床运用时需注意以下几点:①养阴须顾脾胃,注意慎用健脾药;②利水勿攻逐,注重利水轻重;③阴虚夹瘀,当和营养阴通络,忌逐瘀破瘀;④阴虚兼湿热的治疗原则:"急则治标,缓则治本",先清化、清热利湿,清滋并用适用于阴虚重于湿热者;⑤阴虚腹水在养阴淡渗的同时,可增强通利小便的作用。

六、预后

肝硬化的预后与病因、肝功能失代偿期程度及并发症有关。Child-Pugh 分级有助于判断预后。死亡原因常为肝性脑病、上消化道出血、继发感染和肝肾综合征等。

七、预防与调护

1. 注意保暖,避免反复感邪;病情较重时应多卧床休息,腹水较多者可取半卧位,避免劳累。

2. 避免过度饮食,已患过黄疸及酒精性肝硬化的患者更应忌酒;低盐、高蛋白饮食,忌食辛辣、煎炸、坚硬的食物。

3. 安心静养,避免情志所伤和劳欲过度。

第十三节　胰　腺　炎

急性胰腺炎

急性胰腺炎(acute pancreatitis,AP)是指因胰酶被异常激活后对胰腺自身及周围器官产生消化作用而引起的、以胰腺局部炎症为主要特征,甚至可以导致器官功能障碍的急性胰腺炎症反应。临床以急性上腹痛、恶心、呕吐、发热和血胰酶增高为特点,多数患者病程呈自限性,20%~30%患者临床经过凶险,总体病死率5%~10%。AP 可分为轻症急性胰腺炎(mild acute pancreatitis,MAP)、中重症急性胰腺炎(moderately severe acute pancreatitis,MSAP)、重症急性胰腺炎(sever eacute pancreatitis,SAP)三类。SAP 患者胰腺出血坏死,常继发感染、腹膜炎和休克等多种并发症,病死率高达 30%~40%。

AP 属于中医"腹痛""脾心痛""胰瘅"范畴。

一、病因病理

(一)西医病因病理

1. 病因及发病机制　急性胰腺炎的病因甚多,最常见的是胆道疾病、高脂血症、饮酒。其他病因包括自身免疫性、代谢性、血管炎性、医源性、创伤、感染、药物(噻嗪类、硫唑嘌呤、糖皮质激素、四环素、磺胺类)等。各种致病因素导致胰腺内压增高,胆汁或十二指肠液反流或肠液进入组织间隙,溶酶体在腺泡细胞内提前激活胰蛋白酶原,大量活化的胰酶可造成胰腺自身消化甚至身体其他部位组织的化学性炎症。

2. 病理 根据病理表现,急性胰腺炎分为急性水肿型(间质型)胰腺炎和急性出血坏死型胰腺炎。水肿型胰腺炎病可见胰腺间质水肿、充血,有较多中性粒细胞及单核细胞浸润,可有轻度纤维化和轻度脂肪坏死。出血坏死型可见胰腺内外均有灰白色或黄色斑块的脂肪组织坏死,严重者可导致组织器官大部分结构缺失,可有坏死区出血及血栓形成,坏死区周围有炎性细胞浸润。

知识拓展

急性胰腺炎的发病机制

急性胰腺炎发病机制的几种学说:①胰酶异常激活学说:胰酶异常激活在急性胰腺炎发病早期的作用非常重要。胰蛋白酶抑制剂治疗急性胰腺炎正是基于这个理论。②细胞过度激活学说:急性胰腺炎是由于产生的炎症介质引起瀑布反应,使胰腺局限性炎症反应进展为具有潜在危险的全身性炎症反应。因此,抑制炎症介质的产生和/或阻断体内已产生的炎症介质作用,可能有助于改善急性胰腺炎的预后,提高治疗效果。③胰腺微循环紊乱学说:胰腺血运障碍使胰腺出血坏死。

(二)中医病因病机

急性胰腺炎主要由情志、饮食、外伤、虫石内积、素体亏虚、外感六淫之邪致湿、热、瘀、毒阻滞中焦导致脾胃升降传导失司、肠腑传化失用、肝之疏泄失常,而致"腑气不通,不通则痛"。根据其病机演变可分为初期、进展期、恢复期。

1. 初期 正盛邪轻,多为肝气不疏、肝郁气滞、肠胃热结。由情志不遂,忧思抑郁,致肝失疏泄或脾运失常,不通则痛;或虫石内积,肝胆失泄,通降受阻,气机逆乱;或暴饮暴食,嗜酒过度,嗜食肥甘厚味,脾胃受损,腑气不通,湿热积聚中焦,气机疏泄不利。

2. 进展期 正盛邪实,多为湿热内蕴、瘀毒互结、邪热内陷。由感受六淫之邪,入里化热或气郁日久化热,伏火郁蒸血液,酿生热毒,热毒炽盛致血热妄行而致血瘀,最终导致热毒血瘀互结,热毒上迫于肺、热伤血络,成气血逆乱之危症。

3. 恢复期 正虚邪恋,多伴气血阴阳不足。重症急性胰腺炎邪从热化、热从燥化,多致人体气阴两虚,正虚邪伤,或脾胃不和,或湿热留恋,病情迁延日久。

综上所述,急性胰腺炎病位在脾、胃、肝、胆,并涉及心、肺、肾、脑、肠等脏腑,基本病机为"腑气不通,不通则痛",病机转变关键在于"瘀毒内蕴",发病早期多属里、实、热证,后期多属里、虚证。

二、临床表现

(一)主要症状

1. 急性腹痛 为绝大多数患者的主要表现和首发症状,与饱餐、酗酒有关。腹痛为钝痛、刀割样疼痛、绞痛或锐痛,多位于左上腹,部分患者可向腰背部呈带状放射,蜷曲或前倾体位可减轻疼痛。水肿型腹痛3~5天可缓解,坏死型病情发展较快,腹部剧痛时间较长,由于渗液扩散,可引起全腹痛。

2. 腹胀、恶心、呕吐 病初可伴有腹胀、恶心、呕吐,呕吐物为胃内容物,重者可混有胆汁或血液,且呕吐后疼痛不能缓解。

3. 发热 多数患者伴中度发热,可持续 3~5 天。

4. 黄疸 胆囊感染、胆石症、合并胰腺囊肿或假囊肿者可出现黄疸。

5. 其他 部分患者可出现心动过速、低血压、少尿等休克表现,严重脱水者可出现精神状态改变。

(二)体征

轻症者仅表现为上腹或全腹部的轻压痛,可有腹胀和肠鸣音减少;重症患者可出现上腹或全腹的压痛、反跳痛、肌紧张等腹膜刺激征,肠鸣音减弱或消失,可出现移动性浊音。并发胰腺脓肿时可在上腹部扪及有明显压痛的块状物。大多数患者有持续 24~96 小时的麻痹性肠梗阻。少数患者因血性渗出物透过腹膜后间隙渗入皮下,致两侧腰腹部皮肤呈暗灰蓝色,称格雷-特纳征(Grey-Turner sign);致脐周围皮肤青紫,称卡伦征(Cullen sign)。出现黄疸时为胆源性胰腺炎。

急性胰腺炎可并发胰周液体积聚、坏死物积聚、胰腺周围脓肿或假性囊肿;也可引起ARDS、急性肾功能衰竭、心力衰竭、心律失常、心包积液、上消化道出血、败血症、DIC 等全身性病变。

三、实验室及其他检查

1. 血常规 多有白细胞增多及中性粒细胞核左移,重者血细胞比容降低。

2. 血尿淀粉酶 血清淀粉酶在起病后 6~12 小时开始升高,48 小时开始下降,3~7 日逐渐降至正常或接近正常。血清淀粉酶超过正常值的 3 倍可确诊为本病,但其活性高低与病情程度无相关性。尿淀粉酶升高较晚,在发病后 12~24 小时开始升高,下降可持续 3~10 天。

3. 血清脂肪酶 在起病后 24~72 小时开始上升,持续 7~10 天,对病后就诊较晚的急性胰腺患者有诊断价值,且特异性高于血清淀粉酶。

4. C 反应蛋白 为组织损伤和炎症的非特异性标志物,有助于评估与监测急性胰腺炎的严重性,发病 72 小时>150mg/L 提示胰腺组织坏死。

5. 生化检查 暂时性血糖升高常见,持久的空腹血糖高于 10mmol/L,反映胰腺坏死,提示预后不良。高胆红素血症可见于少数患者,多于发病后 4~7 天恢复正常。血清 AST、LDH 可增加。暂时性低钙血症<2.12mmol/L 常见于重症急性胰腺炎,低血钙程度与临床严重程度平行,若血钙低于 1.5mmol/L 以下提示预后不良。急性胰腺炎时可出现高甘油三酯血症,这种情况可能是病因或是后果,后者在急性期后可恢复正常。

6. 腹部 X 线平片 排除其他急腹症,"哨兵祥"和"结肠切割征"为胰腺炎的间接指征。

7. 腹部 B 超 应作为常规初筛检查。急性胰腺炎 B 超可见胰腺肿大,边缘模糊,胰内及周围回声异常;亦可了解胆囊和胆道情况,可用于判断有无胆囊结石;后期对胰腺脓肿及假性囊肿有诊断意义。但常因受到胃肠积气的干扰而影响观察。

8. CT 是诊断急性胰腺炎的标准方法,可确定急性胰腺炎的严重程度以及有无局部并发症,且不受气体干扰。水肿型胰腺炎可见胰腺肿胀,轮廓模糊,胰周渗液或积液,坏死型胰腺炎胰腺弥漫性增大,坏死区密度很低,而合并出血则密度不均匀增高。增强 CT 有助于确定胰腺坏死及其范围,改良 CT 严重指数可用于评估严重程度。

9. 磁共振成像(MRI) 对胰腺炎的诊断价值并不优于 CT,但对胰腺水肿的灵敏度较高,可用于碘造影剂过敏、怀孕患者或肾功能不全者。

10. 磁共振胰胆管成像（magnetic resonance cholangiopancreatography，MRCP）　与超声内镜检查术（EUS）有助于发现隐匿性胆道系统结石。

四、诊断与鉴别诊断

（一）诊断

任何有急性上腹部疼痛的患者均应怀疑 AP，当符合以下 3 项特征中的 2 项时，即可诊断急性胰腺炎：①与 AP 相符合的腹痛；②血清淀粉酶和/或脂肪酶活性至少高于正常上限值 3 倍；③腹部影像学检查符合 AP 的影像学改变。

（二）鉴别诊断

1. 消化性溃疡急性穿孔　有典型的溃疡病史，腹痛突然加剧，腹肌紧张，肝浊音界消失，X 线透视见膈下有游离气体等可资鉴别。

2. 胆石症和急性胆囊炎　常有胆绞痛病史，疼痛部位位于右上腹，常放射到右肩部，墨菲征（Murphy sign）征阳性，血尿淀粉酶轻度升高。B 超及 X 线胆道造影可明确诊断。

3. 急性肠梗阻　腹痛为阵发性，腹胀，伴恶心、呕吐，排气、排便减少或停止，肠鸣音亢进，有气过水声，可见肠型。腹部 X 线可见液气平面。

4. 心肌梗死　有冠心病病史，突然发病，剧烈而持续的胸骨后疼痛，可放射至左臂和肩部，有时疼痛仅限于上腹部。心电图像出现 ST-T 动态改变，心脏生物标志物（如心肌酶）升高。血、尿淀粉酶正常。

五、治疗

（一）中西医结合治疗思路

本病起病急骤，轻症患者经 3~5 天积极治疗多可治愈，临床可单独采用中医辨证治疗，或合并西医对症治疗。中重症患者应尽快明确 AP 并发症、器官功能和内环境状态，尽早进行监护和液体复苏，在西医抑制胰腺分泌、对症治疗、防治感染、镇静镇痛等基础上积极加入中医药干预措施，将辨病与辨证相结合，根据"急则治标，缓则治本"的原则，在急性期针对湿热毒瘀的病理特点，以通法贯穿疾病始终，施以行气、清热、化湿、解毒、祛瘀，缓解期予以扶正祛邪，在内治法的基础上，可结合针灸、灌肠、腹部外敷多途径治疗。

（二）西医治疗

1. 轻症急性胰腺炎的治疗

（1）支持治疗：纠正组织缺氧，补足血容量，维持水电解质和酸碱平衡。

（2）减少胰腺分泌：当患者伴有腹胀、恶心、呕吐时，可进行禁食、胃肠减压；适当地使用 H_2 受体阻断药或质子泵抑制剂；外源性补充生长抑素或其类似物可以减少胰液分泌。

（3）控制炎症：AP 继发感染通常发生在胰腺炎的第 2~4 周，发生胆源性胰腺炎者可使用氨基糖苷类、喹诺酮类、头孢菌素类药物，而其他轻症患者不推荐常规预防性使用抗生素。

（4）镇痛：镇痛治疗可以减轻 AP 患者疼痛和焦虑感，有助于改善患者腹壁顺应性。对腹痛严重者，可以肌内注射山莨菪碱或哌替啶。

2. 中重症急性胰腺炎的治疗

（1）加强监护监测：包括患者的生命体征、血气分析、大便频次、腹部症状体征变化；血常规、肝肾功能、电解质；根据目的调整监测频率和指标，每 4~6 小时重复监测。

（2）液体复苏：在胰腺炎发生 12~24 小时是液体支持治疗的黄金时期，可以尽早阻断由于毛细血管渗漏导致的组织灌注下降。复苏目标可通过尿量、平均动脉压、中心静脉压、中心静脉血氧饱和度等指标作为导向。

（3）营养支持：早期肠内营养可以降低感染及器官功能障碍的发生，不能耐受经口饮食者，应在入院72小时内尽早进行肠内营养治疗，主要通过鼻-胃管给予。

（4）减少胰腺分泌：禁食及胃肠减压，适当使用H_2受体阻断药、质子泵抑制剂和生长抑素及其类似物。

（5）控制感染：伴有感染的中重症及重症急性胰腺炎患者应常规使用抗生素，选择抗生素时应选择抗菌谱广，能兼顾厌氧性细菌，且有良好的胰腺组织渗透性的。对高度可疑胰腺或胰外感染者可经验性使用抗菌药物，并尽快进行体液培养。

（6）镇痛：急性重症胰腺炎明显疼痛的患者应在入院24小时内接受镇痛治疗。

（7）原发病和并发症的治疗：对存在胆囊炎、胆总管扩张、胆石症等胆源性胰腺炎患者应尽早行内镜下十二指肠乳头括约肌切开术、取石术等；严重高脂血症者可使用血浆置换法降低甘油三酯含量；AP后期，局部出现感染性坏死时，应在超声引导下行穿刺引流术，若合并胰腺脓肿或感染时，应考虑内镜或手术治疗。积极抢救多器官衰竭患者。

（三）中医治疗

1. 急性期

（1）肝郁气滞证

临床表现：中上腹阵痛或窜痛，或向左季肋部、左背部窜痛，腹胀、矢气则舒，可无发热，情志抑郁，急躁易怒，善太息，恶心或呕吐，嗳气呃逆，舌淡红，苔薄白或薄黄，脉弦紧或弦数。

治法：疏肝解郁，行气止痛。

代表方：柴胡疏肝散加减。若痛甚者加青皮、延胡索、佛手加强行气止痛之力。

（2）肝胆湿热证

临床表现：上腹胀痛拒按或腹满胁痛，发热口渴，口干口苦，身目发黄，黄色鲜明，呃逆恶心，心中懊恼，大便秘结或呈灰白色，小便短黄，倦怠乏力，舌质红，苔黄腻或薄黄，脉弦数。

治法：疏利肝胆，清热化湿。

代表方：茵陈蒿汤合龙胆泻肝汤。大便黏滞不爽者加薏苡仁、滑石加强化湿清热之力；黄疸热重者加蒲公英、败酱草清热解毒。

（3）腑实热结证

临床表现：腹痛剧烈，甚至从心下至少腹痛满不可近，有痞满燥实征象，恶心呕吐，日晡潮热，口干口渴，小便短赤，舌质红，苔黄厚腻或燥，脉洪大或滑数。

治法：清热通腑，攻下热结。

代表方：大柴胡汤合大承气汤加减。若津伤者，加葛根、麦冬养阴生津；呕吐重者加竹茹、苏梗等以行气和胃。

（4）气滞血瘀证

临床表现：腹痛拒按，痛如针刺，痛处固定，上腹部扪及包块，压痛明显，舌质紫暗或有瘀斑，脉沉涩。

治法：活血化瘀，理气止痛。

代表方：血府逐瘀汤加减。血瘀偏重者，加三棱、莪术化瘀散结。伴胁下结块、质硬者，加鳖甲煎丸。

（5）瘀毒互结证

临床表现：腹部刺痛拒按，痛处不移，或可扪及包块，或见出血，皮肤青紫有瘀斑，发热夜甚，口干不渴，小便短赤，大便燥结，舌质红或有瘀斑，脉弦数或涩。

治法：清热泻火，祛瘀通腑。

代表方：大黄牡丹汤合膈下逐瘀汤。瘀重者加三棱、莪术加重活血祛瘀之力；毒热重者酌情加用黄连解毒汤、犀角地黄汤(犀角已禁用,现多用水牛角代)、清胰解毒汤、安宫牛黄丸。

（6）内闭外脱证

临床表现:脐周剧痛,呼吸喘促、面色苍白,肢冷抽搐,恶心呕吐,身热烦渴多汗,皮肤可见花斑,神志不清,大便不通,小便量少甚或无尿,舌质干绛,苔灰黑而燥,脉沉细而弱。

治法:通腑逐瘀,回阳救逆。

代表方:小承气汤合四逆汤加减。若见大便不通者加芒硝;亡阳伤阴见汗多者加煅龙骨、煅牡蛎。

2. 缓解期

（1）脾胃虚弱证

临床表现:脘腹胀满或隐痛,食欲不振,倦怠乏力,大便溏薄,甚则清浊不分,舌淡胖,苔白或厚腻,脉弱。

治法:补气健脾,理气和胃。

代表方:香砂六君子汤合参苓白术散加减。若出现上腹部隐痛、喜温喜按、形寒肢冷、手足不温等中焦虚寒证,则用理中汤和黄芪建中汤加减。

（2）气阴两虚证

临床表现:腹部胀满,胁肋部隐痛,潮热盗汗,神疲乏力,短气自汗,食欲不振,大便干结,舌淡或舌红少苔,苔薄白或微黄,脉沉细或细数。

治法:益气养阴。

代表方:生脉散或益胃散加减。夹湿者,加参苓白术散健脾祛湿;见口渴思饮、夜尿多、体瘦等消渴症状,加消渴丸益气生津。

（四）临证要点

1. 湿浊郁久化热、湿热熏蒸,或热毒炽盛则出现发热、热盛迫血妄行可引起出血,甚至正不胜邪而导致虚脱危证,治疗当以理气导滞、清利湿热、祛瘀通腑为法。

2. 临床上"腑气不通"是本病的病理关键,不通则痛,故本病主要表现为剧烈腹痛,伴腹胀、便秘。腑气不通,气机升降失司,浊气不降、清气不升则表现为恶心、呕吐,因此调节气机通降为治疗要点之一。

3. 如急性胰腺炎为肝郁气滞、湿热内蕴和腹实便结引起的少阳、阳明合病,可选择大柴胡汤合承气汤化裁。

4. 中医外治法,如灌肠、外敷等有一定作用。

六、预后

急性胰腺炎的预后取决于病变程度及有无并发症。轻症预后良好,常在 1 周内恢复,不遗留后遗症。重症者病情凶险,预后差,病死率可达 30%~60%,存活者有不同程度的胰腺功能不全,或演变为慢性胰腺炎。年龄超过 50 岁、低血压、低白蛋白、低血钙及各种并发症者常影响预后。

七、预防与调护

1. 饮食护理

（1）急性发作期:禁食、胃肠减压是治疗胰腺炎采用的首要措施。一般轻中度患者禁食时间 3~7 天。

（2）缓解期:此期患者疼痛减轻,通常表现为易饥饿、口渴,有进食、进水的欲望,要严格把握好进食的时机。严格限制刺激胰腺分泌的食物摄入。

（3）恢复期：此期仍以低脂饮食为佳，忌油炸食物。

2. 生活综合调护　保持良好的精神状态，注意劳逸结合，告知须戒烟、禁酒，避免暴饮暴食及进食高脂、高蛋白饮食等。及早治疗胆囊炎、胆石症等常见诱因。定期来院复查，如出现上腹部胀痛不适应及时就诊。

<h2 style="text-align:center">慢性胰腺炎</h2>

慢性胰腺炎（chronic pancreatitis，CP）是各种病因引起胰腺组织和功能不可逆改变的慢性进行性炎症性疾病。基本病理特征包括胰腺实质慢性炎症损害和间质纤维化、胰腺实质钙化、胰管扩张及胰管结石等改变。临床主要表现为反复发作的上腹部疼痛和胰腺内、外分泌功能不全。本病易反复发作，病程迁延不愈。其发病率逐年增高，并具有炎癌转化的趋势。

本病可归属于中医学"胰瘅""腹痛""胃脘痛""脾心痛""胁痛"等疾病范畴。

一、病因病理

（一）西医病因病理

1. 病因及发病机制　慢性胰腺炎在我国主要见于胆道疾病，西方国家多见于长期嗜酒者，其他如免疫因素、高钙血症、高脂血症、遗传因素、重度营养不良、胰腺发育不良、胰腺外伤、急性胰腺炎等也可导致慢性胰腺炎的发生。慢性胰腺炎的发病主要由各种危险因素对胰腺组织造成损伤或应激而出现持续的病理学炎症反应，最终导致胶原为主的细胞外基质合成增多，降解相对减少，从而促进进行性纤维化的发生和胰腺内分泌、外分泌细胞的功能障碍。

2. 病理　慢性胰腺炎病变程度轻重不一，炎症范围可累及部分或整个胰腺，胰头部病变较多见。基本病理变化包括不同程度的腺泡组织萎缩、胰腺间质纤维化增生、胰管扩张和囊肿形成等，后期胰腺质地变硬，被膜增厚，表面苍白，呈斑块状或结节状。

（二）中医病因病机

本病多归因于长期嗜酒、饮食不节、情志不畅以及外邪侵扰等因素致肝失条达，疏泄不利，脾失健运，升降失和，或致脾胃损伤，脾胃虚弱，运化失职，导致中焦气机不畅，酿生湿热，湿热瘀结中焦，煎熬成痰，痰瘀交阻，结为癥积。而湿热痰瘀壅结于内，致气机不畅，或饮食积滞，腑气不通，湿、热、痰、瘀与气滞相互裹挟，形成恶性循环，使疾病迁延难愈。

本病属虚实夹杂为患，本为脾胃虚弱、肝脾不调，标为湿热、食积、气滞、血瘀、痰浊，本标互为因果，肝脾不调、脾胃虚弱产生湿热、气滞、血瘀、痰浊，以耗伤肝脾正气，甚至损伤其他脏腑功能，导致正虚邪实同时存在，病深难愈。

总之，本病病位涉及肝胆和脾胃，主要责之肝脾，病性为本虚标实。病程演变过程中，常见因虚致实、由实转虚或虚实夹杂等，临证时既要把握本病的总体病机，又要明确每个证的病机乃至具体症状所对应的内在病机。

二、临床表现

（一）主要症状

1. 腹痛　90%以上的患者有程度不等的腹痛，初为间歇性，后转为持续性腹痛，性质可为隐痛、钝痛、钻痛甚至是剧痛，多位于中上腹可偏左或偏右，可放射至后背、两胁部位。饮酒、进油腻食物时可诱发，坐位、膝屈曲位时疼痛可缓解，躺下或进食时疼痛加剧，后期疼痛可能减轻。

2. 胰腺功能不全　胰腺外分泌功能不全早期可无任何症状,后期可出现腹胀、食欲减退、消瘦、营养不良、腹泻甚至脂肪泻等吸收不良综合征表现,常伴有维生素 A、维生素 D、维生素 E、维生素 K 缺乏症,如夜盲症、皮肤粗糙、肌肉无力和出血倾向等;胰腺内分泌功能不全可表现为糖尿病或糖耐量异常。

(二)体征

腹部压痛与腹痛不相称,多数仅有轻度压痛,急性发作时可出现腹膜刺激征。当胰腺内外分泌功能障碍时,可以出现相应营养不良的表现。当并发假性囊肿时,腹部可扪及表面光整包块。当胰头肿大和纤维化肿块及胰腺囊肿压迫胆总管,可出现黄疸。

少数患者可出现胸腹水、消化性溃疡、上消化道出血、多发性脂肪坏死、血栓性静脉炎或静脉血栓形成及精神症状,还有少数患者可进展为胰腺癌。

三、实验室与其他检查

1. 胰腺功能检查　包括胰腺外分泌功能检查和胰腺内分泌功能检查,两者的敏感度和特异度较低,仅在胰腺功能严重受损时才有阳性结果。

2. 其他实验室检查　慢性胰腺炎急性发作时血清淀粉酶、脂肪酶可升高;胰源性胸腹水中淀粉酶明显升高。血清 CA19-9 值可以增高,通常升幅较小,如明显升高应警惕合并胰腺癌可能,其他指标如血钙、血脂、甲状旁腺素的检测有助于慢性胰腺炎的病因诊断。

3. X 线　胰腺区域可见钙化灶或结石影。

4. 内镜超声检查术(EUS)　通常作为慢性胰腺炎的初筛检查,可显示胰腺形态改变,胰管狭窄、扩张、纤维化、结石或钙化及囊肿等征象,但敏感度和特异度较差。EUS 除显示形态特征外,还可以辅助穿刺活检组织学诊断。

5. CT　是慢性胰腺炎诊断首选的检查方法之一。对中晚期病变诊断准确度较高,对早期病变诊断价值有限。可见胰腺实质弥漫性增大或萎缩、胰腺钙化、结石形成、主胰管扩张及假性囊肿形成等征象。

6. 磁共振成像(MRI)　对慢性胰腺炎诊断价值优于 CT,对胰实质异常改变敏感。

7. 磁共振胰胆管成像(MRCP)和内镜逆行胰胆管造影术(ERCP)　MRCP 可以清晰显示胰管病变的部位、程度和范围,有助于慢性胰腺炎的早期诊断。ERCP 主要显示胰管形态改变,以往是诊断慢性胰腺炎的重要依据。但作为有创性检查,目前多被 MRCP 和 EUS 替代,仅在诊断困难或需要治疗操作时选用。

四、诊断与鉴别诊断

(一)诊断

慢性胰腺炎的诊断主要从临床表现、实验室及影像学检查、胰腺外分泌功能实验及组织病理学表现等方面进行评估,其中 1 种及 1 种以上影像学检查显示慢性胰腺炎特征性形态改变或组织病理学检查显示慢性胰腺炎特征性改变为典型表现,疑似任何一种表现出现时考虑为可疑患者,需要进一步临床观察和评估,或满足以上任何一种加以下任何 2 项即可确诊:①反复发作的上腹部疼痛;②血清或尿淀粉酶异常;③胰腺外分泌功能不全;④长期酗酒史。

(二)鉴别诊断

1. 胰腺癌　慢性胰腺炎与胰腺癌的鉴别诊断尤为重要,血清肿瘤标志物具有一定参考价值。CA19-9>100 U/ml,血清 IgG4>2×ULN 可作为胰腺癌与自身免疫性胰腺炎的参考指标。EUS 引导下细针穿刺活体组织检查如发现癌细胞,可确诊,但阴性不能排除诊断。

2. 消化性溃疡 十二指肠球部后壁穿透性溃疡可与胰腺粘连而引起顽固性疼痛。内镜检查可鉴别。

五、治疗

(一)中西医结合治疗思路

慢性胰腺炎的治疗的首要目标是去除病因、控制症状、改善胰腺分泌功能、防止急性发作等,在急性发作期,根据胰腺炎的病理生理特点、发病病因和局部并发症情况,可适时配合中医药疗法以行气止痛、活血化瘀、温阳利水等。缓解期主要以治未病、防复发为治疗思想,利用中医药益气健脾以恢复脾胃功能,促进胰腺分泌功能的恢复。

(二)西医治疗

内科治疗的目标在于消除病因,控制症状,改善胰腺功能,治疗并发症和提高生活质量。

1. 一般治疗 戒烟、禁酒,避免高脂饮食,适当运动。

2. 对症治疗 止痛。主要通过皮下注射胰酶制剂或口服镇痛药物缓解疼痛。因胰管狭窄引起的疼痛行内镜介入治疗。

3. 胰腺分泌功能不全的治疗 外分泌功能不全时,可选用外源性胰酶替代治疗,并辅助饮食疗法;内分泌不足主要是糖尿病的治疗。

4. 内镜介入治疗 当合并胰管结石、主胰管狭窄时,可行 ERCP 下胰管括约肌切开、胰管取石术及胰管支架介入。

5. 外科手术治疗 内科及介入治疗无效时可考虑手术治疗。

(三)中医治疗

可参照"急性胰腺炎"进行辨证论治。

(四)临证要点

1. 治痛用通法,不可执一通腑。本病的病机在不通则痛或不荣则痛。治疗实证,"通则不痛",当治以温通、行气、活血化瘀。至于虚寒腹痛、阳不煦之,血不濡之则为不荣则痛,当以温煦、温阳、补虚止痛。

2. 慢性胰腺炎病程日久,迁延不愈,可伤及肾气、肾阳,出现面色㿠白、形寒肢凉、腰膝酸冷、小便清长、溏泄无度或五更泄泻等,应佐补肾之法,滋肾气、补肾阳。

六、预后

积极治疗可缓解症状,但不易根治,晚期出现严重并发症。少数可演变为胰腺癌。

七、预防与调护

1. 加强健康教育,尽可能避免引起慢性胰腺炎发作的诱因,注意气候影响,做好防寒保暖,积极防治胆道疾患,戒烟禁酒,饮食营养宜均衡,避免过量高脂饮食,防止过度疲劳和情志刺激,适当运动以增强体质。

2. 急性发作时及时到医院就诊,注意卧床休息,禁止饮食。

3. 因胰腺分泌不足引起糖尿病者,要遵医嘱使用降糖药物;实施胰腺切除术的患者,需要定期监测血糖和尿糖水平。

自身免疫性胰腺炎

自身免疫性胰腺炎(autoimmune pancreatitis,AIP)是由自身免疫介导的、以胰腺肿大和胰管不规则狭窄为特征的一种特殊类型的慢性胰腺炎,常与其他免疫性疾病并存。临床表现常以无痛梗阻性黄疸、消瘦、乏力、腹部不适为首发症状。AIP 主要分为 1 型淋巴浆细胞硬化性胰腺炎(lymphoplasmacytic sclerosing pancreatitis,LPSP)和 2 型特发性管周胰腺炎(idiopathic duct centric pancreatitis,IDCP),即 AIP-1 和 AIP-2,我国以 AIP-1 多见。本病好发于中老年男性,在临床中常隐匿出现,易被误诊为胰腺癌。

本病可归属于中医学"黄疸""虚劳""腹痛""腹胀"等范畴。

一、病因病理

(一)西医病因病理

1. 病因及发病机制　AIP 的病因尚不明确,可能与免疫、遗传和感染等多种因素相关。其中,免疫因素研究最广泛,通常认为,其发病机制与特殊免疫反应激活,使胰腺导管周围发生过敏性炎症相关。另外,人体基因改变(如 KCNA3 的突变)是 AIP 的易感因素,幽门螺杆菌感染可能诱发和促进 AIP 的进展。

2. 病理　AIP-1 表现为中等或大的小叶间导管及胰周出现大量 IgG4 阳性浆细胞浸润,胰腺实质呈席纹状纤维化,可出现闭塞性静脉炎;AIP-2 表现为中小胰管的管腔及导管上皮被大量粒细胞浸润,导致导管上皮毁损、管腔闭塞,内见少量 IgG4 阳性细胞。

(二)中医病因病机

自身免疫性胰腺炎由外因和内因共同导致。外因多为湿热疫毒,内因与情志、饮食、劳倦有关,机体自身正气不足和各种原因导致脾胃功能受损是 AIP 发病的基础。由于其脾胃亏虚,正气亏少,虚气留滞,因虚脏腑功能活动迟缓,使体内的代谢产物停留而形成新的致病因素,如气、湿、痰、瘀等,导致既虚亦实、虚中夹实的病理状态。

二、临床表现

(一)主要症状

该病起病隐匿,临床表现缺乏特异性。无痛性梗阻性黄疸最常见,可在几周内出现,通常伴有腹部隐痛不适、乏力、体重减轻,其他不常见的临床表现包括弥漫性胰腺肿大或局灶性肿块、胰管狭窄等。AIP-1 可导致胰腺外器官受累,AIP-2 更多表现为急性胰腺炎,可合并溃疡性结肠炎。

(二)体征

以梗阻性黄疸就诊者多表现为周身黄疸,极少数患者表现出典型急性胰腺炎发作时的腹膜刺激征,合并其他系统疾病可出现相应的临床体征。

三、实验室与其他检查

1. 自身免疫抗体检查　血清 IgG4 升高是诊断 AIP 的最有价值的血清学指标,但不能单独用于诊断 AIP,其水平正常并不能排除 AIP。其他非特异性血清标志物包括 γ-球蛋白、抗核抗体、类风湿因子等。

2. 血尿胰酶及肝功能检查　血尿淀粉酶升高、正常、偏低都有可能,60%～70% 肝胆系酶和胆红素升高。

3. 超声　胰腺弥漫性肿大,但缺乏特异性,易被误诊为胰头癌,只作为 AIP 的初筛检查方法。

4. 超声内镜检查术(EUS)　EUS 能够观测到胰腺实质、胰胆管的相关情况,在 EUS 引导下穿刺细胞活检可排除胰腺恶性肿瘤。

5. CT 或 MRI　胰腺弥漫性肿大,边界光滑,胰周见低密度包膜样边缘,呈"腊肠样",局灶性 AIP 的典型征象为低密度肿块。CT 不仅能够用于 AIP 诊断,还能用于评估类固醇激素治疗后的疗效。

6. 内镜逆行胰胆管造影术(ERCP)　可见主胰管弥漫性、节段性或局灶型狭窄。但诊断性 ERCP 已被 MRCP 代替,ERCP 仅作为治疗手段或在行 ERCP 时进行壶腹内镜活检。

7. 病理组织学　可作为 AIP 诊断的金标准,当 AIP 与其他胰腺疾病经过实验室和影像学检查后仍难以鉴别时可使用。

四、诊断与鉴别诊断

(一)诊断

AIP 的临床表现无特异性,其诊断主要从以下 5 个方面进行判别:①影像学表现为胰腺弥漫性或局灶性肿大,主胰管节段性或弥漫性不规则狭窄;②实验室检查血清 IgG4 升高,或自身抗体阳性;③组织学检查见淋巴浆细胞浸润和胰腺组织纤维化;④胰腺外组织器官受累;⑤当诊断不明确时,在胰腺癌检查阴性前提下,可使用短期小剂量的泼尼松进行诊断性类固醇试验,以胰腺或胰腺外的影像学表现改善作为诊断的支持条件。

(二)鉴别诊断

本病主要与胰腺癌相鉴别,具体参照"慢性胰腺炎"章节。

五、治疗

(一)中西医结合治疗思路

由于缺乏明确的病因,西医对 AIP 的治疗缺乏特异性药物,并且存在着复发率高等弊端,而中医正好有效弥补了这些不足。根据现有的机制研究,患者脾胃虚弱的体质与西医免疫功能低下的状态相契合,故临床应以"补脾健脾"为基础,以纠正患者脾胃虚弱的状态。中医体质反映了个体差异与疾病的内在联系,临床根据患者就诊时的不同症状,结合内在体质,在补脾的基础上,施以"化痰""祛湿""行气""化瘀"等法。

(二)西医治疗

1. 激素疗法　类固醇激素可以诱导缓解 90% 以上的 AIP 患者,是治疗 AIP 的首选药物。常用泼尼松口服,在治疗 2~4 周后评估肝酶、血 IgG4 及影像学表现,如无好转需重新评估胰腺肿瘤,如有好转可减量。

2. 免疫抑制剂及生物制剂　免疫抑制剂可以治疗激素无应答的患者,并且能够降低激素治疗的复发率,对激素和免疫调节剂抵抗的 AIP 患者建议使用生物制剂。

3. 内镜介入治疗　重症黄疸患者及年老体弱者,对糖皮质激素应用有顾虑或激素治疗风险较大者,可对梗阻性黄疸行内镜介入治疗。

4. 外科治疗　外科手术治疗并发症较多,不建议作为首选治疗方式,但难以排除恶性肿瘤时可考虑。

(三)中医治疗

可参照"慢性胰腺炎"进行辨证论治。

(四)临证要点

AIP 可以归属于中医的不同病症中,但其总体不离"虚"和"滞",且以"虚"为主,贯穿疾病的始终。在临床论治时,则当以"通补"为法,邪实者,以通代补,正虚者,应注重补中兼通。

六、预后

AIP-1 复发率较高,主要发生在初次激素治疗停药之后,但再次应用激素仍可有效。

AIP-2 少有复发。

七、预防与调护

AIP 的预防与调护同慢性胰腺炎患者。

第十四节　消化道出血

消化道出血(gastrointestinal bleeding)是指从食管到肛门之间的急性消化道出血,以十二指肠乳头、回盲瓣为标志,按照出血部位可将其区分为上、中和下消化道出血。其中,60%～70%的消化道出血源于上消化道。临床表现以呕血、黑便、血便等为主,轻者可无明显症状,若伴有血容量减少引起急性周围循环障碍等病情严重者,可危及生命。

消化道出血类似中医学的血证,可参照血证范畴的"吐血""便血"等辨证论治。

一、病因病理

(一)西医病因病理

1. 病因及发病机制　上消化道出血(upper gastrointestinal bleeding,UGIB)是内科常见急症,指屈氏韧带以近的消化道,包括食管、胃、十二指肠、胆管和胰管等病变引起的出血。常见的病因有消化性溃疡、食管胃底静脉曲张破裂、急性糜烂性出血性胃炎和上消化道肿瘤。中消化道出血(mid-gastrointestinal bleeding,MGIB)指屈氏韧带至回盲部之间的小肠出血,病因涉及小肠的多个病变。下消化道出血(lower-gastrointestinal bleeding,LGIB)为回盲部以远的结直肠出血,约占消化道出血的20%,痔、肛裂是最常见的原因。由于诱发消化道出血的病因不同,其出血机制亦有所不同。具体诱发消化道出血的病因如下:

(1) 消化道自身疾病:①食管疾病:食管炎、食管癌、食管理化损伤。②胃十二指肠疾病:消化性溃疡、胃泌素瘤、急性糜烂性出血性胃炎、胃癌、微血管异常、其他良恶性肿瘤、胃黏膜脱垂、急性胃扩张、胃扭转、膈裂孔疝、十二指肠憩室炎、急性糜烂性十二指肠炎、胃手术后病变、其他病变(如重度钩虫病、胃血吸虫病、胃或十二指肠克隆病、胃或十二指肠结核、嗜酸性胃肠炎、胃或十二指肠异位胰腺组织等)。③肠道原发疾病:常见的恶性肿瘤有大肠癌,良性肿瘤如多发生于小肠的平滑肌瘤、脂肪瘤等,临床少见。息肉多见于大肠,主要是腺瘤性息肉。仅次于大肠癌和息肉的肠道炎症如感染性肠炎,寄生虫感染,非特异性肠炎,肠壁结构性病变等。此外,还有抗生素相关性肠炎、坏死性小肠炎、缺血性肠炎、放射性肠炎等。

(2) 门静脉高压引起的食管胃底静脉曲张破裂或门脉高压性胃病引起上消化道出血。

(3) 消化道邻近器官或组织的疾病:①腹腔脏器疾病:肝胆道疾病,肝癌、肝脓肿或肝血管瘤破入胆道引起出血;胰腺疾病累及十二指肠,胰腺癌、急性胰腺炎并发脓肿溃破侵袭消化道。②主动脉瘤破入食管、胃或十二指肠。③纵隔肿瘤或脓肿破入食管。

(4) 全身疾病:其他全身疾病可不具特异性地累及部分消化道或弥散整个消化道,从而引起消化道出血。①血管性疾病:过敏性紫癜、遗传性出血性毛细血管扩张、弹性假黄瘤、动脉粥样硬化等。②血液病:血友病、血小板减少性紫癜、白血病、弥散性血管内凝血及其他凝血机制障碍。③结缔组织病:结节性多动脉炎、系统性红斑狼疮或其他血管炎。④其他:尿毒症、流行性出血热、钩端螺旋体病等。

2. 病理　消化道出血的基本病理改变是消化道黏膜、肌层,甚或浆膜层的血管因糜烂、坏死、溃疡或破裂而出血。

（二）中医病因病机

胃肠等脉络因腑病本身或他脏疾患影响而受损,血液不循常道上溢于口者为吐血,亦称为"呕血";下泄于魄门随大便而出者为便血。吐血可因饮食不节致胃中积热、肝气郁久化热损伤胃络,及中气虚不摄血所致;便血虽病因较多,但以热灼血络和脾虚不摄为主。

1. 饮食不节　暴饮暴食,饥饱失常,温凉失宜,损伤脾胃;或恣食生冷、肥甘厚腻、醇酒辛辣刺激之品,食滞内阻等均可扰乱脾胃气血之升降,或日久化热破血妄行,或湿热灼伤胃络而致出血。

2. 情志失调　情志不畅,郁怒伤肝,肝气郁结,化火生热,逆乘于胃,损伤胃络而发。

3. 脾胃虚弱　脾胃素虚,正气不足,或因后天饮食不当,情志失调,劳倦过度,病后体虚等诱因,或因久服辛辣温燥之品,或久呕不愈,或他脏病变转化致脾胃气血不足,不能收摄气血于脉内而成。

综上所述,不论吐血或便血均涉及多个脏腑病变,病性多虚实夹杂,若出血不止日久,可至气虚血脱,重者危及生命。

二、临床表现

消化道出血的临床表现取决于出血量、出血速度、出血部位及性质,与患者的年龄及循环功能的代偿能力相关。

1. 主要症状

（1）呕血与黑便:是上消化道出血的特征性表现。出血部位在幽门及其以上部位,出血量大者常有呕血,出血量少可无呕血。出血速度慢,呕血多呈棕褐色或咖啡色;短期出血量大,血液未经胃酸充分混合即呕出,则为鲜血或有血块。黑便呈柏油样,黏稠而发光,多见于高位小肠出血乃至右半结肠出血,若血在肠腔停留较久亦可呈柏油样。

（2）血便或暗红色大便:多见于中下消化道出血,一般为血便或暗红色大便,不伴有呕血。当上消化道出血量>1 000ml 时,可有暗红色血便,甚至鲜血。

（3）贫血和血象变化:急性大量出血后均有失血性贫血,但在出血的早期,血红蛋白浓度、红细胞计数与血细胞比容可无明显变化。随着出血后组织液渗入血管,血液逐渐被稀释,一般需经 3~4 小时及以上,才会出现贫血,出血后 24~72 小时血液稀释到最大限度。急性出血患者为正细胞正色素性贫血,在出血后骨髓有明显代偿性增生,可暂时出现大细胞性贫血,慢性失血则呈小细胞低色素性贫血。最终贫血的程度由失血量、出血前有无贫血基础及出血后的液体平衡状况共同决定。

出血 24 小时内网织红细胞即见上升,出血停止后可逐渐降至正常。上消化道大量出血2~5 小时,白细胞计数升达(10~20)×10^9/L,血止后 2~3 天恢复正常,但伴有脾功能亢进患者的白细胞计数可不增高。

（4）失血性周围循环衰竭:急性大量出血时,由于循环血容量迅速减少而导致周围循环衰竭。患者一般表现为头晕、心慌、乏力,突然起立发生晕厥、肢体冷感、心率加快、血压偏低等,严重者呈休克状态。

（5）氮质血症:在消化道大量出血后,由于大量血液蛋白质的消化产物在肠道被吸收,血中尿素氮浓度暂时增高,称为肠源性氮质血症。氮质血症多因循环血容量降低及肾前性功能不全所致。

（6）全身症状:消化道出血后,多数患者在 24 小时内出现低热,持续 3~5 天降至正常,发热的机制可能与循环衰竭影响体温调节中枢功能有关,但其具体原因尚不清楚。

2. 体征　吐血、便血、黑便等为主要表现,伴有头晕、心慌、乏力、心率加快、血压偏低等,更甚者进入休克状态。体格检查出现腹部压痛、包块等;皮肤见皮疹、紫斑、毛细血管扩张等;肛门指检发现痔、肛裂等。

三、实验室及其他检查

1. 实验室检查　常用项目包括胃液、呕吐物或粪便隐血试验、血常规、血尿素氮等的测定,可因贫血出现血红蛋白、红细胞计数、血细胞比容下降及网织红细胞升高,需要注意血细胞比容在 24~72 小时后才能真实反映出血程度;血尿素氮一般在出血后数小时开始上升,约24~48 小时达高峰,大多不超过 14.3mmol/L(40mg/dl),3~4 天后降至正常。为明确病因、判断病情和指导治疗,尚需进行凝血功能试验、肝肾功能、肿瘤标志物、电解质等检查。

2. 胃镜检查　是目前诊断上消化道出血病因、部位及出血情况的首选检查方法。通过直视病变、取活检可大大提高出血病因诊断的准确性,有利于早期发现出血部位,还能根据病变特征判断是否继续出血或估计再出血的危险性,同时进行准确、及时的内镜止血治疗。多主张检查在出血后 24~48 小时内进行,称急诊胃镜检查(emergency endoscopy)。在急诊胃镜之前,需先纠正休克、补充血容量、改善贫血以及适当使用止血药物等,在体循环相对稳定时,及时进行内镜检查,根据病变特点行内镜下止血治疗,从而达到及时逆转病情、减少输血量及住院时间的目的。

3. 结肠镜检查　是诊断大肠及回肠末段病变等下消化道出血的首选检查方法。其优点是诊断敏感性高、易于发现活动性出血、结合活检病理检查可判断病变性质。检查时应注意,无论在何处发现病灶均应将镜端送至回肠末段,称全结肠检查。

4. 小肠镜或胶囊内镜　对于反复发作、原因不明的消化道出血,且经多次胃镜及结肠镜检查均未能发现出血病变者,可在出血停止期用小肠镜或胶囊内镜对小肠做重点检查(图1-3-11,见文末彩图)。胶囊内镜是诊断中消化道出血的一线检查方法,对小肠病变的诊断阳性率在 60%~70% 左右,胶囊内镜择期检查的最佳时机为出血停止后 72 小时,但不应超过 2 周。而在此基础上发现的病变,可用推进式小肠镜从口侧进入小肠,进一步活检或内镜治疗。

5. X 线钡餐检查　有助于发现肠道憩室及较大的隆起或凹陷性肿瘤,小肠 X 线钡剂造影是诊断小肠病变的重要方法。一般主张进行气钡双重对比造影,本方法对经胃镜检查出血原因未明、怀疑病变在十二指肠降段以下的小肠段有特殊诊断价值。该检查敏感性较低,还会影响之后内镜、血管造影的检查及手术治疗等,所以不能在急性消化道出血期间使用,一般在出血停止至少 3 天后进行。

6. 其他检查　当内镜未能发现病灶,但怀疑有消化道动脉性出血时,可行选择性血管造影,若见造影剂外漏,则是消化道出血最可靠的征象,可立即予以经导管栓塞止血。也可用红细胞标记核素扫描,其优势是在核素的半衰期内,可以对间歇性出血的患者进行连续性扫描。此外,超声、CT、MRI 及增强均有助于发现肝胆胰病变,是诊断胆道出血的常用方法。对于各种检查不能明确出血灶,持续性大出血危及患者生命时,必须手术探查。

四、诊断及鉴别诊断

(一) 诊断

1. 确定消化道出血　根据呕血、黑便、血便和失血性周围循环衰竭的临床表现,呕吐物或粪便隐血试验呈强阳性,血红蛋白浓度、红细胞计数及血细胞比容下降的实验室证据,可诊断为消化道出血。但需排除消化道以外的出血因素,例如:①排除来自呼吸道、血管性疾病导致出血,需鉴别呕血与咯血。②排除口、鼻、咽喉部出血,注意询问病史和局部检查。

③排除进食引起的黑便,如动物血、炭粉、铁剂或铋剂等药物。

2. 判断上消化道还是下消化道出血

(1)症状及体征:根据患者的出血部位及性质、出血量、出血速度,再结合常规肛门直肠检查,注意痔、肛裂、瘘管及直肠指检有无肿物。

(2)内镜检查:高位小肠乃至右半结肠出血,若血在肠腔停留时间久亦可表现为黑便时,应先通过胃镜检查排除上消化道出血,再行中下消化道出血的相关检查。

3. 出血严重程度的估计和周围循环状态的判断　病情严重程度与失血量呈正相关,若成人每日消化道出血>5ml,则粪便隐血试验出现阳性;每日出血量超过50ml,可出现黑便;胃内储积血量超过250ml可引起呕血。一次出血量不超过400ml时,因轻度血容量减少可由组织液及脾脏贮血所补充,一般不引起全身症状。出血量超过400ml,可出现头晕、心慌、乏力等全身症状。短时间内出血量超过1000ml,可出现周围循环衰竭的表现。

当患者消化道出血未及时消除时,可通过观察其循环状态判断出血程度。早期循环血容量不足,可有直立性低血压,即由平卧位改为坐立位时,血压下降幅度>15~20mmHg、心率增快>10次/min。当收缩压<90mmHg、心率>120次/min,面色苍白、四肢湿冷、烦躁不安或神志不清,则表明有严重大出血即休克。急性大出血引起血容量减少所诱发的周围循环衰竭,是导致患者死亡的直接原因。因此,对急性消化道大出血患者,应将周围循环状态的有关检查放在首位,并据此作出相应的紧急处理。

4. 是否存在活动性出血的评估　消化道大出血经过恰当治疗,可于短时间内停止出血。由于肠道内积血需经数日(约3天)才能排尽,故不能以黑便作为继续出血的指标。当临床上出现下列情况时应考虑是否存在活动性出血:①反复呕血,或黑便(血便)次数增多、粪质稀薄,伴有肠鸣音亢进;②周围循环衰竭的表现经充分补液、输血而未见明显改善,或虽暂时好转而又出现恶化;③血红蛋白测定、红细胞计数与血细胞比容继续下降,网织红细胞计数持续增高;④补液与尿量足够的情况下,血尿素氮持续或再次增高。

5. 出血病因的判断　面对复杂的病因和不确定的出血部位,详细采集病史和全面的体格检查有利于快速且准确地完成诊断。例如:慢性、周期性、节律性上腹痛多提示出血来自消化性溃疡;有服用非甾体抗炎药等损伤胃黏膜的药物或应激状态者,可能为急性糜烂出血性胃炎;既往病毒性肝炎、血吸虫病或酗酒病史,并有肝病与门静脉高压的临床表现者,可能是食管胃底静脉曲张破裂出血;此外,对中年以上的患者近期出现上腹痛,伴有厌食、消瘦者,应警惕胃癌的可能性。基于此,可依靠器械选择恰当的检查方法,高效确诊出血的原因与部位。

(二)鉴别诊断

呼吸道出血　呼吸道出血称为咯血,血液呈粉红色或鲜红色,可混有血丝、气泡或痰液,多呈碱性,可伴有咳嗽、喉痒,但无黑便。患者多有支气管扩张、肺结核等呼吸道疾病病史。

五、治疗

(一)中西医结合治疗思路

消化道出血为内科危重症,急性期出血应快速补充血容量、纠正出血原因、止血治疗为主;中医学认为其多由情志不遂、饮食不节等导致胃肠中热盛,灼伤脉络,迫血妄行,或脾胃虚弱,气不摄血终致血溢脉外,严重者出现气随血脱、阳随气脱之重症危症,可参考中医理论辨证论治,以清火降逆、益气固脱。在缓解期,以收敛止血、温中健脾、凉血止血为主,三七、血竭、白及等中药有较好的止血作用。也有研究进行内镜下中药止血的中西医结合治疗,在预防和出血后的恢复等方面有较好效果。

（二）西医治疗

消化道大量出血病情急、变化快,抗休克、迅速补充血容量应放在一切医疗措施的首位。

1. 一般急救措施　卧位,保持呼吸道通畅,避免呕血时吸入引起窒息,必要时吸氧,活动性出血期间禁食。严密监测患者生命体征,如心率、血压、呼吸、尿量及神志变化;观察呕血与黑便、血便情况。定期复查血红蛋白浓度、红细胞计数、血细胞比容与血尿素氮,必要时行中心静脉压测定。对老年患者可根据情况进行心电监护。

2. 积极补充血容量　立即查血型并配血,快速建立有效的静脉输液通道以补充血容量。在配血过程中,可先输平衡液或葡萄糖盐水甚至胶体扩容剂。输液量以维持组织灌注为目标,输血量视患者周围循环动力学及贫血改善而定,尿量是有价值的参考指标。应注意避免因输液、输血过快、过多而引起肺水肿,原有心脏病或老年患者必要时可根据中心静脉压调节输入量。以下征象对输血量补充有指导作用:意识恢复;四肢末端由湿冷、青紫转为温暖、红润,肛温与皮肤温差减小($<1℃$);脉搏及血压正常;尿量$>0.5ml/(kg \cdot h)$;中心静脉压改善。

改善急性失血性周围循环衰竭的关键是输浓缩红细胞,严重活动性大出血时考虑输全血。下列情况为输浓缩红细胞的指征:①收缩压$<90mmHg$,或较基础收缩压降低幅度$>30mmHg$;②心率增快(>120 次/min);③血红蛋白$<70g/L$ 或血细胞比容$<25\%$。对于高龄、有心脑血管疾病或血流动力学不稳定的患者,可放宽至血红蛋白$<90g/L$。

3. 止血措施　食管、胃底静脉曲张破裂大出血的止血措施如下:

本病往往出血量大、再出血率高、死亡率高,在止血措施上有其特殊性,现介绍如下:

（1）药物止血:尽早给予收缩血管药物,如生长抑素、奥曲肽、特利加压素或垂体加压素,减少门静脉血流量,降低门静脉压,从而止血。此外,抑制胃酸分泌药物,常规予 H_2 受体拮抗剂或 PPI,后者在提高及维持胃内 pH 值的作用优于前者。

1）血管升压素(vasopressin):目前国内所用垂体后叶素,含等量加压素与缩宫素。推荐疗法是 $0.2U/min$ 静脉持续滴注,视治疗反应,可逐渐增加剂量至 $0.4U/min$。

2）生长抑素(somatostatin):该类药物止血效果肯定,短期使用几乎没有严重不良反应,是肝硬化急性食管胃底静脉曲张出血的首选药物之一。用法为首剂 $250\mu g$ 静脉缓注,继以 $250\mu g/h$ 持续静脉泵入。本品半衰期极短,滴注过程中不能中断,若中断超过 5 分钟,应重新注射首剂。

（2）气囊压迫止血:不作为首选止血措施,宜在药物治疗无效,且不具备内镜和经颈静脉肝内门体分流术(transjugular intrahepatic portosystemic shunt,TIPS)操作的大出血时暂时使用,为后续赢得时间准备其他有效的治疗措施起"桥梁"作用。气囊压迫短暂止血效果肯定,但患者痛苦大、并发症多,不宜长期使用,而且停用后早期再出血率高。

（3）内镜治疗:内镜直视下治疗安全、方便、创伤小,不但能达到止血目的,还能有效防止早期再出血,是目前治疗食管胃底静脉曲张破裂出血的重要手段。一般大出血基本控制,患者情况基本稳定后,可进行急诊内镜检查同时进行止血治疗。当出血量为中等以下,可紧急采用内镜结扎治疗(endoscopic variceal ligation,EVL)的局部断流,但不能降低门静脉高压,所以适用于单纯食管静脉曲张不伴胃底静脉曲张的患者。内镜治疗的并发症主要有局部溃疡、出血、穿孔、瘢痕狭窄等,但在注意操作及术后处理后可大大减少。

（4）外科手术:在大量出血,上述方法治疗无效时如患者条件允可,可进行外科手术治疗。TIPS 对急性大出血的止血率达到 95%,对于大出血和估计内镜治疗成功率低的患者推荐在 72 小时内实行,择期须对患者的肝功能进行评估。

4. 其他止血措施

（1）炎症及免疫性病变：较常见，如重型溃疡性结肠炎、Crohn 病、过敏性紫癜等，应通过抗炎达到止血目的，如糖皮质激素、生长抑素、氨基水杨酸类等。

（2）血管畸形：内镜下高频电凝或氩离子凝固器烧灼治疗为有效方法。

（3）各种原因的动脉性出血：可行肠镜下止血或血管介入栓塞治疗。

（4）肠息肉及痔：前者多在内镜下切除，后者可通过药物治疗、注射硬化剂或结扎治疗。

（5）不明原因反复大量出血：经内科保守治疗仍出血不止，危及生命，无论出血病变是否确诊，均是紧急手术的指征。

（三）中医治疗

1. 脾胃湿热证

临床表现：吐血或便血色红或暗，脘腹胀满，时有疼痛，口臭便黏，舌红，苔黄腻，脉滑数。

治法：清热化湿，凉血止血。

代表方：泻心汤合十灰散加减。若胃火炽盛，可加龙胆草、黄芩清火；恶心呕吐明显，加代赭石、半夏、竹茹降逆。

2. 肝火犯胃证

临床表现：吐血或便血色鲜红，口苦目赤，两胁胀满，心烦，夜寐不安，舌质红绛，脉弦数。

治法：清肝泻火，凉血止血。

代表方：龙胆泻肝汤加减。若吐血不止，口渴者为内有瘀血，可加三七粉调服；若胸闷腹胀，可配合半夏、陈皮、枳实宽中理气。

3. 瘀血阻滞证

临床表现：便血或呕血色紫暗，伴胃脘或腹部疼痛不适，痛有定处，舌质紫暗、脉涩。

治法：活血化瘀，理气止痛。

代表方：血府逐瘀汤加减。若畏寒肢冷，可予温中散寒之品，如炙甘草、炮姜；若便血频作，可与白及粉、血竭粉止血。

4. 气虚血亏证

临床表现：便血或呕血，血色紫暗或紫黑，脘腹不舒，面色少华，头晕目眩，神疲乏力，舌质淡红，脉细。

治法：益气补中，养血止血。

代表方：补中益气汤加减。若心悸不寐可予归脾汤；汗出肢冷，脉细弱者，可予独参汤益气固脱。

5. 脾胃虚寒证

临床表现：呕血或大便下血，色紫暗或黑，脘腹隐隐不适，喜温喜按，纳差便溏，舌质淡，苔薄，脉细缓无力。

治法：温中散寒，健脾止血。

代表方：黄土汤加味。若形寒肢冷，可加炮姜温阳止血；若血瘀明显可予花蕊石、三七化瘀止血；若腰膝酸软，可予仙茅、补骨脂等温补肾阳。

（四）临证要点

中医对呕血、便血等有系统的认识，积累了丰富的临床经验，具有重要的临床指导意义。对于出血的中医学特色理论中，唐容川提出的"止血、消瘀、宁血、补虚"治血四法尤其值得传承，临床应用时可一法单行，也可数法并用，应根据临床实际灵活运用。在急性上消化道出血（可表现为吐血及便血）的现代治疗中，白及、三七、地榆炭，以及云南白药等常被选用。

在消化道出血病程中需选择相应的治法：①活动性出血时以益气温阳为主，配以养阴之品,并根据临床证型选择相应方法,如清热、养阴、通腑等。②反复出现的活动性出血多以脾肾亏虚或肝肾不足为主,临床多用健脾温肾、养肝滋阴为主,其中以固护中焦之气为主要基础。③燥湿解毒法在实证出血中应用较多,尤其见于消化性溃疡,再根据患者体质选择寒、热、温、凉等不同方药,对后续巩固治疗有较大帮助。

六、预后

早期识别再出血及死亡危险性高的患者,并予加强监护和积极治疗,此为急性消化道大量出血处理的重点。据临床治疗统计,约 80%～85% 急性上消化道大量出血患者除支持疗法外,无须特殊治疗,出血可在短期内自然停止,仅有 15%～20% 患者持续出血或反复出血,最终诱发出血并发症而死亡。下列情况的病死率高:①高龄患者,年龄>65 岁;②合并严重疾病,如心、肺、肝、肾功能不全、脑血管意外等;③本次出血量大或短期内反复出血;④食管胃底静脉曲张出血伴肝衰竭;⑤消化性溃疡基底血管裸露。

七、预防与调护

预防消化道出血的前提是明确病因,针对不同病因可以采取改善饮食、合理休息、口服药物保护胃黏膜等对应的干预措施。对于已经发生出血的患者在密切监测生命体征的同时,适当的心理疏导、饮食调控等调护也十分关键。

●（魏　玮　王海强　汪　静　赵唯含　赵曲川　杨如意）

ER-3-2

扫一扫
测一测

复习思考题

1. 出血量与出血程度如何判断?
2. 试述慢性胰腺炎的发病原因。
3. 简述溃疡性结肠炎和克罗恩病的鉴别要点。
4. 简述肝硬化腹水的形成机制。

◆◆◆ **第四章** ◆◆◆

泌尿系统疾病

📌 **学习目标**

1. 掌握急性肾小球肾炎、慢性肾小球肾炎、肾病综合征、慢性肾衰竭的诊断、鉴别诊断及中西医治疗。
2. 掌握急性肾损伤和慢性肾衰竭的临床处理。
3. 熟悉 IgA 肾病和尿路感染的诊疗思路。
4. 熟悉本章各节疾病病因及发病机制、病理、中医辨证。
5. 熟悉本章中医各证型方剂配伍加减。

第一节　总　论

泌尿系统包括肾脏、输尿管、膀胱、尿道、前列腺(男性)等器官,主要功能是形成和排泄尿液,并以此排泄人体的代谢产物,调节内环境和水、电解质及酸碱平衡。同时,肾脏还具有某些内分泌功能,对维持内环境的稳定起重要作用。

泌尿系统疾病的临床表现多数与尿液的排泄及机体生理代谢、内环境的变化有关。由于肾脏功能的代偿作用,部分肾脏病因长期没有特异的临床表现而被漏诊或误诊。这些临床表现可以是症状、体征、实验室及影像学检查,包括尿液颜色异常、泡沫增多、尿量异常、排尿异常、水肿、腰酸腰痛、乏力、贫血、高血压、精神神经异常等。继发性肾脏病可见其他内脏器官受损。

一、主要致病因素

肾系疾病的致病因素众多,其病因学颇为复杂,某一疾病可由多种因素造成,而某一因素也可以是若干疾病的病因。感染是肾系疾病的诱因之一,咽炎、扁桃体炎等感染可以引发此病,上呼吸道感染则是引发、加重此病最常见的一种原因。恶劣的外在环境因素(如风寒、潮湿等)常会造成人体自身的免疫功能和抗病能力降低。劳累过度也会造成人体免疫力降低从而引发此病。长期憋尿容易引起膀胱损伤,尿液长时间滞留在膀胱还极易造成细菌繁殖,一旦反流回输尿管和肾脏,其中的有毒物质就会造成肾脏感染,从而引发尿路感染甚至尿毒症。许多诱因可引起肾小球毛细血管滤过膜的损伤,导致肾病发生。

二、常见症状

肾脏疾病临床表现包括肾脏疾病本身的表现与各系统并发症的表现,其中蛋白尿、血尿、水肿、高血压以及肾功能异常构成了最基本的症状。此外,继发性肾脏病可见其他脏器受损的表现,如皮疹、关节痛、口腔溃疡、腹痛等。本章节主要介绍原发性肾脏病。

1. 蛋白尿　正常情况下尿液含有微量蛋白质,约 20～80mg/24h。尿蛋白排泄率>150mg/24h 称为蛋白尿。蛋白尿常表现出泡沫尿,并经久不消失。主要是肾小球滤过屏障异常导致,也见于肾小管损伤引起的重吸收功能障碍。

2. 血尿　尿沉渣在显微镜下检查,红细胞>3 个/HP 称为血尿。临床可表现为肉眼可见的洗肉水样、酱油样或红褐色,称为肉眼血尿;而肉眼观察不到,仅能通过显微镜下检查发现,称为镜下血尿。泌尿系统任何部位出血均可引起血尿,肾小球性血尿镜下表现为不规则红细胞,临床可以借此来排除非肾小球源性血尿。

3. 水肿　水肿是肾脏病常见的临床表现之一,表现在眼睑、脚踝、胫前以及骶尾部位。根据发病机制的不同,分为肾炎性水肿和肾病性水肿。肾炎性水肿主要原因是原发性水钠潴留,血流量增加,特点是眼睑或面部非凹陷性水肿;肾病性水肿主要原因是血浆胶体渗透压下降,液体从血管内渗入组织间隙,产生水肿;同时由于有效血容量减少,刺激肾素-血管紧张素-醛固酮等系统激活,进一步加重水肿,其特点是晨起眼睑水肿,傍晚时踝部水肿,甚者出现腹水。

4. 高血压　高血压是肾脏病常见临床表现之一,血压升高也可进一步加重肾功能损伤。肾性高血压分为肾血管性和肾实质性,前者主要是动脉粥样硬化和大动脉炎等导致肾动脉狭窄,后者由肾小球和肾小管间质疾病所致,根据发病机制可分为容量性高血压和肾素性高血压。

5. 肾功能损害　肾功能损害是肾脏病常见临床表现之一,具体表现为血肌酐、尿素氮等代谢产物浓度的增高,有急性与慢性之分,有原发和继发之别,需根据具体情况综合判断。

肾脏病的常见症状总是以某种临床综合征的形式出现,相互之间存在一定的重叠,同一种临床综合征可以表现为不同病理类型的肾脏病,而同一病理类型的肾脏病也可以表现为不同的临床综合征。临床上常见的临床综合征包括以蛋白尿、血尿及高血压或水肿或肾功能损害为特征的肾炎综合征(按病程及肾功能改变可分为急性肾炎综合征、慢性肾炎综合征、急进性肾炎综合征);以大量蛋白尿、低蛋白血症、高脂血症和水肿为临床特征的肾病综合征;以肾小球滤过率在数日、数周内迅速下降,血肌酐浓度急剧上升为特征的急性肾衰竭综合征(又称急性肾损伤);以慢性进行性肾单位丧失和肾功能损伤引起的代谢产物潴留,水、电解质酸碱平衡失调和全身各系统症状为特征的慢性肾衰竭综合征;还有无高血压、水肿及肾功能损伤,而仅有无症状性单纯蛋白尿和/或血尿为特征的无症状性尿异常综合征。

三、中医学认识

中医的肾具有藏精、主水、主骨生髓、主纳气以及主生长发育与生殖等生理功能。其中前三者功能与西医学的肾脏的排泄、调节内环境和内分泌功能密切相关。因此,肾脏疾病大多与中医肾藏精、主水、主骨生髓等功能失常有关。其中肾藏精又是肾主水、主骨生髓、主纳气、主生殖等功能的物质基础。肾藏精是指肾内寓肾阴和肾阳,肾阴是肾阳的物质基础,肾阳的气化作用不但维持肾脏的升清降浊,产生尿液,也维持着肺的宣降、脾的运化、三焦水道的通调以及膀胱的开阖,共同完成人体水液的输布与排泄,肾的功能最为重要,所以说"肾主水"。或先天禀赋不足、或外感六淫之邪、或内伤七情、或饮食劳倦、或久病迁延等均可导致肾藏精功能和/或肾主水功能、和/或主骨生髓等功能失调,出现腰府失养、精微不固、小便不利、水无所主等病证,临床表现为腰痛、尿浊、虚劳、淋证、水肿等病,这些病证在现代泌尿系统疾病中均有所呈现。上述病证久治不愈、失治误治等可导致肾精极度衰竭,失去主水、主骨生髓、主纳气、主生殖等功能,水液代谢紊乱,浊毒上犯,凌心射肺,蒙蔽清窍,引起恶心呕吐、心悸胸闷、短气乏力、嗜睡昏迷等病症,与慢性肾衰竭中出现的消化、循环、呼吸、神经、血液、内分泌、骨代谢异常等并发症是一致的。

中医学认为肾脏疾病的病因为风邪、湿邪、寒邪、热邪、血瘀以及劳倦内伤等。其中湿邪与瘀血是肾脏病迁延不愈、缓慢进展的主要因素。其主要病机是脏腑功能失调(尤其是脾肾两脏),实邪内生停滞(尤其是湿邪、瘀血),导致虚实夹杂证候。针对泌尿系统的病因病机采取相应的辨证论治,同时结合辨病(病理)进行有针对性的治疗,总体原则是扶正祛邪,急则治标缓则治本,调整脏腑气血阴阳的平衡。在调护上强调饮食禁忌(严格限盐及低蛋白饮食)、生活节制(劳逸结合、戒烟限酒)、未病先防和既病防变(预防反复发作的诱因,延缓并发症)观点。从中西医结合角度充分认识泌尿系统疾病各具体疾病的发生发展规律及特点,认识疾病不同阶段中西医各自的优势,发挥中西医各自所长,互补不足,进一步提高泌尿系统疾病的临床疗效。

第二节　肾小球肾炎

急性肾小球肾炎

急性肾小球肾炎(acute glomerulonephritis,AGN)简称急性肾炎,由多种原因引起,以急性肾炎综合征如以血尿、蛋白尿、水肿和高血压为主要表现,并可伴有一过性氮质血症的一组疾病。多见于链球菌感染后,其他细菌(肺炎链球菌、脑膜炎球菌等),病毒(水痘病毒、乙型肝炎病毒等)和寄生虫感染后也可发生。本节主要介绍链球菌感染后急性肾小球肾炎(poststreptococcal glomerulonephritis,PSGN)。

PSGN是儿童急性肾炎最主要的病因,主要发生在发展中国家。全球每年约有47万例新发PSGN病例,其中97%发生在社会经济条件较差的地区,这些地区的年发病率为9.5~28.5例/10万人。PSGN可表现为散发病例,也可出现在A组链球菌(group A streptococcal,GAS)感染(即皮肤和咽部感染)流行期间。在GAS流行期间感染的儿童中,有5%~10%的咽炎患儿和25%的皮肤感染患儿中可检出PSGN。

一、病因病理

(一)西医病因病理

1. 病因与发病机制　本病常因A组β-溶血性链球菌"致肾炎菌株"感染所致,常见于上呼吸道感染(扁桃体炎等)、猩红热、皮肤感染(脓疱疮)等链球菌感染后。

感染的严重程度与急性肾炎的发生和病变轻重并不完全一致。本病主要是由感染所诱发的免疫反应引起,肾炎相关链球菌的一种与纤溶酶相结合的膜受体蛋白(NAPLr)以及链球菌蛋白酶外毒素B(纤溶酶结合受体蛋白)作为主要的靶抗原成分,与抗体结合后形成循环免疫复合物沉积于肾小球致病,或种植于肾小球的抗原与循环中的特异抗体相结合形成原位免疫复合物而致病。自身免疫反应也可能参与发病。肾小球内的免疫复合物的沉积激活补体和多种炎症介质(如血管紧张素Ⅱ、生长因子等生物活性肽、凝血和纤溶系统因子、细胞黏附因子、自由基等)引发肾小球肾炎,导致肾小球内皮细胞及系膜细胞增生;同时吸引中性粒细胞及单核细胞浸润,导致肾小球的炎性病变。

2. 病理　双肾体积可增大,表面光滑。病理类型为弥漫增生性肾小球肾炎,又称毛细血管内增生性肾小球肾炎。光镜下表现为以内皮及系膜细胞增生为主的弥漫性肾小球病变,急性期可伴有中性粒细胞和单核细胞浸润,病变严重时,增生和浸润的细胞可压迫毛细血管袢使管腔狭窄或闭塞;上皮下可见嗜复红蛋白沉积。少数患者肾小球病变严重,毛细血管袢断裂,红细胞自毛细血管内逸出,为坏死性炎症或出血性炎症,更严重者形成新月体。肾小管改变不突出,呈上皮细胞变性或肾小管炎。肾间质水肿,偶有中性粒细胞、单核细胞及淋巴细胞的灶性浸润。免疫荧光检查可见 IgG、C_3 呈粗颗粒状沉积于系膜区和/或毛细血管壁。电镜检查可见肾小球上皮细胞下驼峰状电子致密物沉积。

(二)中医病因病机

中医认为,急性肾炎病因分为内外两端。就内因而言,主要是先天禀赋不足,或后天饮食失节,劳逸不当,调理失宜,导致脾肾亏虚。外因方面,则主要是六淫外袭,疮毒内陷。正气不足加之外邪入侵是急性肾炎发生的主要原因,病位主要在肾,与肺、脾密切相关。最常见的病因病机包括:

1. 外邪侵袭,风水相搏　风为百病之长,风邪可兼热,或夹寒。风热犯肺、肺失清肃,则咽痛、咳嗽;而风寒则使肺气闭郁。风寒与风热均可导致肺的宣发肃降、通调水道功能失职,而致风水相搏、泛溢肌肤,发为水肿。

2. 湿毒浸淫,水湿中阻　肺主皮毛,脾主四肢肌肉,若湿热疮毒蕴于肌肤,不能及时治愈,则可从皮毛内归于肺,从肌肉内归于脾。肺主通调水道,脾主运化水湿,水湿中阻,溢于肌肤四肢,发为水肿。若热毒入内,下焦热盛,可灼伤血络而出现血尿。

3. 先天不足,脾肾亏虚　肾为先天之本,脾胃为后天之本。因先天禀赋不足而来,亦可因后天饮食失节、劳逸不当、调理失宜而致,先有脾胃虚弱,后有肾元不足,此即所谓后天不能充养先天所致。脾肾先虚,外邪侵袭,内外两因相合,水液不得正常代谢而停于体内,外溢肌肤则发为水肿。肾元亏虚,精微外泄,可见蛋白尿。

本病急性期一般以标实邪盛为主,以水肿为主要表现,病位在肾,与肺脾密切相关,病变多属肺脾;而恢复期则多以虚实夹杂为主,病变多属脾肾;而少数患者久病缠绵不愈,则转化为本虚标实。

二、临床表现

急性肾炎的发生通常有 A 组 β 型溶血性链球菌前驱感染史,通常于链球菌感染后 10 天左右起病,呼吸道感染者的潜伏期(1~3 周)较皮肤感染者(3~6 周)短,出现临床症状时原发感染病灶的表现大多已消失。本病起病较急,以水肿、血尿、蛋白尿和高血压最为多见;小儿有时因头痛、呕吐、气急、心悸等症状被发现。病情轻重不一,大多预后良好。

1. 血尿　几乎全部患者均有血尿,其中肉眼血尿出现率约 30%~40%。尿色呈洗肉水样,约数天至 1~2 周即消失。严重血尿患者排尿时尿道有不适感及尿频,但无典型的尿路刺激症状。血尿可持续存在数月,大多半年内消失。

2. 蛋白尿　大部分患者尿蛋白阳性,在 0.5~3.5g/d 之间,多为成年患者。大部分患者尿蛋白于数日至数周内转阴。长期不愈的蛋白尿、血尿提示病变持续发展或为其他肾小球疾病。

3. 水肿　约 70%~90% 的患者出现水肿,常为起病时的初发表现,轻者晨起眼睑水肿或下肢轻度凹陷性水肿,少数患者较重,可波及全身或浆膜腔积液。水肿发生的主要机制为球-管功能失衡而致水钠潴留。2~4 周后大多可自行消肿。

4. 高血压　见于 50%~90% 的患者,老年人更多见。多为中等程度的血压增高,偶可见严重的高血压。舒张压上升者占 80% 以上,但很少患者超过 130mmHg,常不伴高血压眼底改变。高血压的原因主要与水钠潴留、血容量扩张有关。高血压与水肿的程度常平行一致,并且随着利尿而恢复正常。如血压持续升高 2 周以上无下降趋势者,表明肾脏病变较严重。

5. 尿量减少 大部分患者起病时尿量减少,可由少尿引起氮质血症。2 周后尿量渐增,肾功能恢复。不足 5% 的患者由少尿发展成为无尿,提示可能呈新月体肾炎病变。

6. 肾功能损伤 常有一过性氮质血症,血肌酐及尿素氮轻度升高,严重者出现急性肾损伤。经利尿之后,氮质血症即可恢复正常。少数患者虽经利尿后肾功能仍不能恢复,预后不佳。

7. 全身表现 患者常有疲乏、厌食、恶心、呕吐(与氮质血症不完全成比例)、嗜睡、头晕、视力模糊(与高血压程度及脑缺血、脑水肿有关)及腰部钝痛(因肾实质肿大,牵扯感觉神经末梢所致)。仅偶有个例与风湿热并存。

8. 并发症

(1) 充血性心衰、肺水肿:重症患者可出现充血性心衰及肺水肿,主要由严重的水钠潴留、血容量增加及高血压所致,尤以儿童及老年人为多见。

(2) 高血压脑病:儿童患者相对多见,发生率 5%~10%。表现为剧烈头痛、呕吐、嗜睡、神志不清、黑矇,严重者有阵发性惊厥及昏迷。磁共振成像可能显示可逆性后部白质脑病。常常因此而掩盖了急性肾炎本身的表现。由于高血压主要原因为水钠潴留,而且持续时间较短暂,因此眼底改变一般都不明显,仅有视网膜小动脉痉挛表现。严重时亦可出现视网膜出血、渗出,视神经乳头水肿。

三、实验室及其他检查

1. 尿液检查 除血尿及蛋白尿外,尚可见红细胞管型、颗粒管型及少量肾小管上皮细胞及白细胞。白细胞也可增多,偶可见白细胞管型。

2. 血液检查 起病初期血清补体 C_3 和总补体 CH50 下降,起病后 4~8 周逐渐恢复正常,对诊断本病有重要意义。如补体水平持续下降,则应怀疑系膜毛细血管性肾炎或其他系统性疾病(如红斑狼疮、心内膜炎或其他隐匿的败血症、冷球蛋白血症等)。少数患者血冷球蛋白阳性。

血清抗链球菌溶血素 O(anti-streptolysin O,ASO)滴度增高,提示近期链球菌感染。该抗体主要提示上呼吸道感染。但是在部分情况下,对于那些已经使用抗生素治疗的上呼吸道感染患者,ASO 滴度的升高程度可能会降低。部分患者循环免疫复合物和血清冷球蛋白呈阳性。血红蛋白、血钠、白蛋白可轻度下降,血沉可增快,少尿者可有高血钾。

3. 肾功能检查 多数患者有不同程度的一过性肾功能受损,表现为轻度氮质血症。极少数患者可出现急性肾损伤。

4. 肾穿刺活检 持续少尿、肾功能进行性恶化、治疗效果欠佳且无禁忌证者,宜做肾活检。

四、诊断与鉴别诊断

(一)诊断

PSGN 通常根据有急性肾炎的临床表现和证实存在近期 GAS 感染而确诊。短期内发生血尿、蛋白尿、尿少、水肿、高血压,甚至少尿及氮质血症等急性肾炎综合征表现,近期咽部感染或皮肤感染史,伴血清 C3 和总补体 CH50 下降,链球菌培养或血清学检查阳性,可帮助临床确诊本病。若肾小球滤过率进行性下降或病情于 2 个月尚未见全面好转者应及时做肾活检,以明确诊断。

（二）鉴别诊断

符合急性肾炎的诊断和证实近期 GAS 感染,且在起病 1 周或 2 周内开始恢复,则可直接诊断为 PSGN。但是,如果疾病进展超过 2 周、持续血尿或高血压超过 4 周或 6 周,或无明确前驱 GAS 感染病史,则需要考虑下述其他类型的肾小球疾病。必要时需要进行肾活检以鉴别 PSGN 与其他疾病。

1. 以急性肾炎综合征为表现的肾小球疾病

（1）其他病原体感染后急性肾炎:常见于多种病毒(水痘-带状疱疹病毒、EB 病毒、流感病毒等)感染急性期或感染后 3~5 天发病,一般不伴补体下降,临床表现较轻,少有水肿和高血压,肾功能一般正常,有自限趋向。

（2）膜增生性肾小球肾炎:有呼吸道前驱感染史,可以急性肾炎综合征为主要表现,伴低补体血症,甚至血清 ASO 滴度亦可上升,但无自愈倾向,多数患者持续性低补体血症 8 周内不恢复,肾活检有助于进一步鉴别。

（3）系膜增生性肾小球肾炎:部分患者前驱感染后出现急性肾炎综合征,但前驱感染不是链球菌感染,潜伏期短为数小时至数天,血清补体正常,病程呈反复发作,必要时做肾活检鉴别。

2. 急进性肾炎　其发病早期的临床表现与本病相似,但病情进行性恶化,少尿、无尿。急性肾炎综合征超过 1 个月不缓解时,需做肾活检与本病鉴别。

3. 继发性病因的肾小球肾炎　过敏性紫癜肾炎、狼疮性肾炎、乙肝相关性肾炎和心内膜炎相关性肾小球肾炎等可呈现急性肾炎综合征,但伴有其他系统受累的典型临床表现和实验室检查特点,有助鉴别。

下述两种情况需及时做肾活检以明确诊断:①少尿 1 周以上或进行性尿量下降、肾小球滤过功能呈进行性损害者。虽少数急性肾炎可呈此种表现,但更多见于急进性肾炎,及时肾活检明确诊断十分重要。②病程超过 2 个月而无好转趋势者。此时应考虑以急性肾炎综合征起病的其他原发性肾炎(如 IgA 肾病及非 IgA 肾病的系膜增生性肾炎、系膜毛细血管性肾炎)及全身系统性疾病肾脏受累(如红斑狼疮肾炎、过敏性紫癜肾炎),需要肾活检明确诊断。

五、治疗

（一）中西医结合治疗思路

急性肾小球肾炎属于自限性疾病,以对症治疗为主,同时,纠正各种病理生理异常改变,防治并发症和保护肾功能,以利于其自然病程的恢复。本病的总体中西医治疗原则:西医方面的治疗主要包括卧床休息、控制饮食、对症治疗(包括利尿、降压、高钾血症处理等)、并发症治疗、抗凝及溶栓疗法、治疗感染灶、保护肾功能,促进自然恢复。中医方面根据病程与正邪缓急的关系,分段治疗,或先攻后补,或攻补兼施,或以补虚为主。发展期根据外邪、湿热毒蕴的特点,分别施以宣肺、清热、利湿、解毒等法以祛邪毒,而病情进入恢复期,则宜调补与祛邪兼用。"血瘀"作为病理产物贯穿疾病始终,并成为第二致病因素作用于机体,故活血化瘀法常运用于本病,体现于各个治疗阶段。

（二）西医治疗

1. 一般治疗　卧床休息,直至肉眼血尿消失、水肿消退和高血压恢复正常。摄入富含维生素及适量蛋白饮食;但氮质血症时,应限制蛋白摄入[0.6~0.8g/(kg·d)],并以优质动物蛋白为主。在水肿和高血压期,予低盐饮食(3g/d 以下)。明显少尿者,限制水和钾的入量。

2. 治疗感染灶　一般主张在病灶细菌培养阳性时,应积极应用抗生素治疗,有预防病菌传播的作用。不少学者主张不论培养结果如何,均应用青霉素(过敏者可用红霉素或林可霉素)等药物,为期2周左右或直到治愈。对反复发作的慢性扁桃体炎,可在病情稳定后、尿常规提示尿蛋白少于(+),尿沉渣红细胞少于10个/HP后行扁桃体摘除术,手术前、后2周使用抗生素。

3. 对症治疗

(1) 利尿:水肿明显者,使用利尿剂。如氢氯噻嗪口服;必要时使用强效利尿剂如呋塞米口服或注射。

(2) 控制高血压:利尿可控制血压,必要时使用钙通道阻滞药、血管紧张素转换酶抑制剂(存在高钾血症的风险而需谨慎使用)。

(3) 防治并发症:防治高血钾、心力衰竭、急性肾损伤、高血压脑病等。

4. 透析治疗　少数患者发生少尿性急性肾损伤或急性左心衰竭而利尿效果不佳时,应及时透析治疗以帮助患者度过急性期。由于本病呈自愈倾向,透析治疗帮助患者度过危险期后,肾功能即可恢复,一般不需维持性透析治疗。

(三) 中医治疗

辨证论治迄今仍是急性肾炎中医治疗的主要方法之一,在本病的治疗中发挥着重要作用。目前,较为统一的认识是根据本病不同的发展时期分别进行辨证,并依据辨证组方用药进行施治。因此,急性肾炎的辨证治疗包括了发展期、恢复期以及急性并发症的辨证治疗等内容。

1. 发展期

(1) 风水泛滥证

症状:见于急性起病之时,发病迅速,突然出现眼睑及面部浮肿,继而延及四肢及全身皆肿。偏于风寒者,伴见恶寒无汗,肢节酸楚,咳嗽气喘,小便不利,舌质淡,苔薄白,脉浮紧。偏于风热者,兼有发热恶风,咳嗽咽痛,口干而渴,小便黄少,舌边尖微红,苔薄黄,脉浮数或滑数。

治法:疏风清热,宣肺行水。

代表方:越婢加术汤加减。若恶寒无汗脉浮紧者,为风寒外束肌表皮毛,宜去石膏,加紫苏、羌活、防风、桂枝以加强疏风散寒,宣肺解表,并可发汗,寓"开鬼门"之意;恶风有汗者,加白芍敛阴,麻黄量酌减以防过汗伤阴;呕恶不欲食者,加藿香、紫苏以和胃降逆止呕;若肿而兼胀者,加陈皮、大腹皮以加强行气利水消肿;小便热涩短少,加上玉米须、益母草、白花蛇舌草清热祛湿、利尿消肿;若咳甚、咳喘不得卧者,加杏仁、苏子、前胡、葶苈子宣肺降气,止咳平喘。

(2) 湿毒浸淫证

症状:眼睑浮肿,延及全身,尿少色赤,身发疮疡,甚者溃烂,恶风发热,舌红苔薄黄或黄腻,脉浮数或滑数。

治法:宣肺解毒,利湿消肿。

代表方:麻黄连翘赤小豆汤合五味消毒饮加减。若皮肤糜烂,加苦参、土茯苓清热祛湿解毒;风盛皮肤瘙痒不已者,加白鲜皮、地肤子疏风清热,祛湿止痒;大便不通者加芒硝、大黄以通腑泄热;若肿势甚,加茯苓皮、大腹皮以加强健脾渗湿、利水消肿之功;血热而红肿甚者,加牡丹皮、赤芍、紫草以清热解毒,凉血活血。

(3) 水湿浸渍证

症状:多由风水进一步发展为皮水,或水湿内困为患。症见肢体浮肿,延及全身,按之没指,身重困倦,胸闷纳呆,泛恶,舌质淡,舌体胖大,苔白腻,脉沉缓。

治法:健脾化湿,通阳利水。

代表方:五皮散合胃苓汤加减。若小便短少不利,加冬瓜皮以加强利水消肿之功;肿甚咳喘者,加麻黄、杏仁、葶苈子,宣肺止咳,降气平喘,利水消肿;若身寒肢冷,脉沉迟者,加熟附子、干姜以温阳散寒。

（4）湿热内壅证

症状:全身水肿,皮肤绷紧光亮,尿少色黄,心烦急躁,口苦口黏,脘闷恶心,腹胀便秘,或大便黏滞不爽,舌红苔黄腻,脉滑数。

治法:分利湿热,导水下行。

代表方:疏凿饮子加减。若腹部胀满,大便不通者,可加用大黄;尿血、尿痛者,加大小蓟、白茅根以清热凉血止血。

（5）下焦热盛证

症状:尿色鲜红或呈洗肉水样,小便频数有灼热感,常无尿痛,心烦口渴,腰酸腿软,或伴浮肿,舌红少苔,脉沉数或细数。

治法:清热泻火,凉血止血。

代表方:小蓟饮子加减。血尿甚可加三七粉、琥珀粉以活血止血;口渴加天花粉、石斛以养阴生津;腰酸乏力加太子参、黄精、杜仲、菟丝子等以健脾补肾;心烦少寐者,加黄连、麦冬、夜交藤以清热、养阴、安神。

2. 恢复期

主要为余邪未清,正气耗损,一般认为湿热内蕴伤阴,故阴虚、气阴两虚、湿热不清或兼血瘀。临床常见以下几个证型:

（1）阴虚湿热证

症状:水肿消退,肉眼血尿消失,病情进入恢复期,症见身倦乏力,腰背酸胀,面红烦热,口干咽痛,小便色黄,镜下血尿,大便不畅,舌红,苔薄黄或少苔,脉细数。

治法:滋阴益肾,清热利湿。

代表方:知柏地黄汤加减。若腰酸乏力加怀牛膝、杜仲、川续断、桑寄生之属补肾壮腰。

（2）脾肾阴虚证

症状:水肿已退,口干或有低热盗汗,腰酸,小便黄,大便干,舌红少苔,脉细数。

治法:滋阴补肾,养阴健脾。

代表方:六味地黄汤加减。有低热者,加银柴胡、青蒿、白薇以养阴清热;咽干痛者加玄参、牛蒡子以清热利咽。

（3）脾肾气虚证

症状:水肿已退,或晨起面部稍肿,神疲乏力,腰酸冷,夜尿频数,腹胀纳呆,口淡不渴,舌淡红,苔白薄,脉微细。

治法:培本固元,补益脾肾。

代表方:参芪肾气汤加减。腰酸痛者加川杜仲、川续断以补肾壮腰;镜下血尿不止者,加小蓟、白茅根以凉血、止血;尿蛋白不消者,加芡实、覆盆子以健脾固摄。

（四）临证要点

本病具有自限性,急性期必要时应用抗生素抗感染,恢复期患者一般临床症状已消除,大多数主要为镜检红细胞不消失,或少量尿蛋白存在,过度劳累或受凉后感冒发热,常致尿中红细胞反复增多。因此,除了药物治疗外,还应注意调养护理,防止外感。

六、预后

本病为自限性疾病,在链球菌感染清除后本病将自行缓解,肾功能通常在1~2周内回升,6~8周后升至正常或接近正常水平,血尿在6个月内消失。因此治疗以休息及对症治疗为主,不宜用糖皮质激素及细胞毒药物。同时防治并发症、保护肾功能,少数出现急性肾损伤的患者应予透析治疗。

七、预防与调护

增强体质,提高机体免疫力,保持环境卫生和皮肤清洁,预防链球菌感染,减少扁桃体炎、咽峡炎、猩红热、脓疱疮等疾患。一旦发生,应及早予青霉素等治疗,并清除体内慢性感染灶。

慢性肾小球肾炎

慢性肾小球肾炎(chronic glomerulonephritis,CGN)简称慢性肾炎,是由多种原因、多种病理类型组成的原发于肾小球的一组免疫性疾病,临床特点有不同程度的蛋白尿、血尿、水肿、高血压及肾功能损害。

本病起病隐匿,病程冗长,常呈缓慢性进展,晚期由于肾单位不断地损毁,最终导致肾功能衰竭。本病可以发生于不同年龄,以青壮年为主,男性多见,是演变为慢性肾功能衰竭的主要病因。随着病情的发展,患者可于患病后2~3年甚至20~30年后出现肾功能衰竭,慢性肾炎是我国引起慢性肾功能衰竭的主要病因,约占64.6%,已成为影响人们健康的主要疾病。

慢性肾炎属于中医学的"水肿""尿浊""尿血""腰痛""虚劳""慢肾风"等范畴。

一、病因病理

(一)西医病因病理

1. 病因及发病机制 现代医学认为慢性肾小球肾炎是一组多病因如各种细菌、病毒、原虫等感染通过免疫机制、炎症递质因子及非免疫机制等引起的肾小球疾病。其发病机制,一般认为系变态反应所致的肾小球免疫性炎症损伤,大部分是免疫复合物型。由于循环内可溶性免疫复合物沉积于肾小球,或由于肾小球原位的抗原(内源性或外源性)与抗体形成而激活补体,引起肾组织损伤。也可为抗肾抗体型肾炎。细胞免疫在肾炎发病中的作用亦不容忽视,近年来的研究表明:细胞免疫的机制在各型肾炎的发生发展过程中起着十分明确而重要的作用。作为肾炎时的一种损伤递质,巨噬细胞的作用尤为显著,它是肾炎时肾小球细胞数增多和新月体形成的主要原因,能引起肾小球内纤维素的沉积。肾炎时肾组织的各种形态学改变几乎都和巨噬细胞的浸润和作用有关,T细胞作为特异性细胞免疫的诱导物,在肾炎的发生除了通过细胞毒T细胞或释放多种淋巴因子导致组织损伤外,还能通过释放巨噬细胞移动抑制因子吸引巨噬细胞浸润至肾小球内,造成局部组织的损伤。

除局部免疫反应外,非免疫介导的肾脏损害在慢性肾炎的发生与发展中亦可能起重要作用。如肾小球病变能引起肾内血管硬化,硬化的小动脉可进一步引起肾缺血而加重肾小球损害。在肾炎后期,患者因水钠潴留或肾素分泌增多出现高血压,导致肾小动脉狭窄、闭塞,加速肾小球硬化。正常时肾小球系膜具有吞噬、清除免疫复合物及其他蛋白质颗粒的作用,但当超负荷时,为了吞噬这些物质,系膜细胞增生,系膜基质增多,系膜区明显扩张,最终使肾小球毛细血管阻塞、萎陷而致废用,导致肾衰竭。

2. 病理 慢性肾炎为一种双肾弥漫性受累的肾小球病变,病理类型多样,常见的有系膜增生性肾小球肾炎(包括 IgA 肾病和非 IgA 系膜增生性肾小球肾炎)、局灶性节段性肾小球硬化、膜性肾病和系膜毛细血管性肾炎等。病变进展至后期,所有上述不同类型病理变化均可转化为程度不等的肾小球硬化、相应肾单位的肾小管萎缩,肾间质纤维化,病变晚期肾脏体积缩小、肾皮质变薄,病理类型均可转化为硬化性肾小球肾炎。

(二)中医病因病机

中医认为外邪侵袭是其主要诱发因素,脏腑虚损是慢性肾炎的病理基础。风邪外袭、湿毒浸淫、水湿浸渍、湿热内盛、饮食不节,劳倦太过、房劳过度,肾精亏耗等因素均可导致肺、脾、肾三脏功能障碍,肺失通调,脾失转输,肾失开阖,致膀胱气化无权,三焦水道不通,水液代谢障碍而发生水肿。

1. 脾失运化 脾主运化,肾主藏精,若脾失运化,肾失封藏,则精微下注,而形成蛋白尿。

2. 肾络受损 水湿停聚,水停瘀阻;或湿郁化热,湿热伤及肾络;或肾阴不足,虚热内扰,肾络受损均可出现血尿;肾阴亏耗,水不涵木,肝阳上亢则出现眩晕。水湿、湿热、瘀血是慢性肾炎的主要病理产物,其阻滞气机可加重临床诸症,并使病情缠绵不愈。

综上所述,无论外邪伤及脏腑或脏腑本身的虚损,均可致肺、脾、肾三脏功能障碍。若肺不通调,脾不转输,肾失开合,则可致膀胱气化无权,三焦水道不通,水液代谢障碍而发生水肿;脾主运化,肾主藏精,若脾失运化,肾失封藏,则精微下注,而成蛋白尿;脾失健运则水湿停聚,郁化为热,湿热伤及肾络,或肾阴不足,虚热内扰,肾络受损则出现血尿;肾阴亏耗,水不涵木,肝阳上亢而出现眩晕。水湿、湿热、瘀血是慢性肾炎的主要病理产物,其阻滞气机可加重水肿、蛋白尿、血尿,并使病情迁延不愈。若病情进一步发展,可见气急喘促不能平卧,甚至尿闭、下血,提示病情危重;久病正气衰竭,浊邪上犯,肝风内动,则预后不良,容易出现脱证。

慢性肾炎病程日久,病机错综复杂,每呈本虚标实,虚实互见,寒热错杂之证,本虚之源在肺脾肾,尤以脾肾虚损为著,标实以水湿、湿热、瘀血、风邪为多。

二、临床表现

慢性肾炎多数起病隐匿,病程冗长,疾病多缓慢进展。因慢性肾炎病理类型不同,临床表现复杂多样,以蛋白尿、血尿、高血压和水肿为基本临床表现。轻重不一,水肿轻者仅颜面及下肢轻度水肿,重者可表现为肾病综合征。有的以高血压为首发症状而发现慢性肾炎,亦可出现无症状蛋白尿和/或血尿。发病时间长或者病情程度重者多伴有肾功能下降,最后可进展为尿毒症。

1. 蛋白尿 几乎所有的慢性肾炎都有蛋白尿,蛋白尿的含量不等,可以从微量到大量。其产生主要是通过:①肾小球滤过膜的通透性增高,致使大分子蛋白漏出,这是导致慢性肾炎蛋白尿的主要原因;②肾小管近端小管重吸收功能障碍导致小分子蛋白尿增多;③血浆中某些蛋白质成分异常增多,通过肾小球滤过膜的蛋白量增多,超过了肾小管的重吸收能力而排出体外。

2. 血尿 血尿是慢性肾炎的主要临床表现之一,可伴或不伴蛋白尿存在。中段尿离心后沉渣镜检如红细胞>3 个/HP 则为镜下血尿,出血量超过 1ml 时可表现为肉眼血尿。目前认为慢性肾炎性血尿的发生机制是由于红细胞在挤压穿过的肾小球基底膜时受损或者通过肾小管时受到管腔内渗透压变化时受损,因此表现以畸形红细胞为主。

3. 水肿 在整个疾病的过程中,大多数患者会出现不同程度的水肿。水肿程度可轻可重,轻者仅表现出晨起眼睑周围、面部肿胀或午后双侧踝部水肿;严重者可出现全身水肿。

也有少数患者不出现水肿,往往容易被忽视。

4. 高血压　50%以上的患者出现血压升高,部分以高血压为首发症状,高血压的程度差异很大,轻者 140～160/95～100mmHg,重者达到或超过 200/110mmHg。高血压的产生机制:①水钠潴留,血容量增加,引起容量依赖性高血压;②肾缺血时刺激肾素-血管紧张素分泌增多,小动脉收缩,引起肾素依赖性高血压;③肾内降压物质如激肽释放酶-激肽、前列腺素生成减少。有的患者血压(特别是舒张压)持续性中等以上程度升高,可有眼底出血、渗出,甚至视神经乳头水肿,如血压控制不良,心、脑血管并发症多,肾功能恶化加快,预后较差。

三、实验室及其他检查

1. 尿液检查　尿蛋白定性(±)～(++++),定量 1～3.5g/d,肾病综合征时尿蛋白 3.5g/d以上,根据病理不同,尿蛋白电泳可表现为选择性蛋白尿或非选择性蛋白尿。在肾炎活动时尿蛋白明显增多,疾病晚期肾小球多数损害,尿蛋白反而排出减少。常伴不同程度的血尿,常为全程、不凝、无痛性镜下血尿,尿红细胞形态学检查提示畸形红细胞为主,急性发作血尿加重,甚至出现肉眼血尿。管型是慢性肾炎活跃或急性发作的特征之一,常见红细胞管型及粗、细颗粒管型等。

2. 血液生化　伴随大量蛋白尿流失可出现血清白蛋白降低、低钙血症、补体变化、血脂异常等。

3. 肾功能检查　肾脏有极强的代偿能力,在疾病早期,肾功能受影响较少,随着病程进展肾损害不断加重,肾功能逐渐减退。临床上常以内生肌酐清除率来了解肾小球滤过率,当肌酐清除率低于正常的 50% 时,血尿素氮和肌酐升高,出现氮质血症。至晚期,肾小管浓缩功能、排泄功能和酸碱平衡均发生障碍。

4. 影像学检查　肾脏 B 超可表现为正常大小、形态的肾脏影像,伴随病程进展进入慢性肾功能不全阶段,肾脏可出现皮髓质分界不清、皮质回声增强、或萎缩改变。

5. 肾活体组织检查　肾脏组织病理活检是诊断慢性肾炎的重要检测手段。在慢性肾炎的分类中很多命名主要均来源于肾脏活检组织学的改变,对于指导治疗及判断预后有着非常重要的临床价值。

四、诊断与鉴别诊断

(一)诊断

慢性肾炎典型病例的诊断并不难,凡有蛋白尿、血尿、管型尿、水肿、高血压病史,病程迁延,无论有无肾功能损害均应考虑慢性肾炎,在除外继发性肾小球疾病及遗传性肾炎后,可诊断为慢性肾炎,必要时肾脏穿刺活检明确病理类型。同时应对肾功能作出判断,以利治疗和评估预后。

(二)鉴别诊断

1. 慢性肾盂肾炎　慢性肾盂肾炎的临床表现可类似慢性肾炎,晚期可有大量蛋白尿和高血压,与慢性肾炎较难鉴别。多见于女性;肾盂肾盏有瘢痕形成、变形、积水,肾脏外形不光滑或两肾大小不等。临床表现较为复杂,可有膀胱刺激征,但有时仅表现为无症状性菌尿。尿沉渣以白细胞为主,甚至有白细胞管型;尿细菌培养为阳性;X 线检查示肾盂肾盏变形,肾表面不平,双侧肾脏损害不等;肾功能改变以肾小管损害为主。慢性肾盂肾炎容易反复发作,且病变逐渐进展,至晚期则出现慢性肾衰竭。

2. 高血压肾损害　原发性高血压性肾损害和肾性高血压临床上很难区别,应详细询问病史。高血压继发肾脏损害发病年龄较晚,多在 40 岁以后。高血压病史在先,蛋白尿出现在后。尿检改变轻微,尿蛋白量较少,持续性血尿少见。肾小管功能损害(如尿浓缩功能减退、夜尿增多)较肾小球功能损害为早且重。常伴较重的心、脑血管和视网膜并发症。

3. 急性肾小球肾炎　有前驱感染并以急性发作起病的慢性肾炎应与此病相鉴别。急性肾炎常在链球菌感染后 1~3 周发病(慢性肾炎多在感染后 1 周内发病),多无贫血、低蛋白血症及持续性高血压,肾功能一般正常,病情多于短期内恢复,B 超检查双肾大小正常,补体 C3 血清浓度短暂下降,常在肾炎症状出现后 8 周内恢复正常。上述情况均与慢性肾炎表现不同,可助鉴别。

4. 继发性肾小球疾病　如狼疮性肾炎、过敏性紫癜性肾炎、痛风性肾病、糖尿病肾病、多发性骨髓瘤肾损害及遗传性肾炎等。这些疾病的肾损害均伴有该病相应的全身症状和发病特点,可资鉴别。

五、治疗

(一)中西医结合治疗思路

由于慢性肾炎临床表现复杂多样,各有不同,所以治疗应按照不同阶段进行。一般发作期以标实为主,治疗以实则泻之为原则;缓解期以本虚为主或虚实夹杂,应着重益气健脾固肾为主。对于没有高血压、感染等并发症的情况,可以单纯用中医药进行治疗,若合并有严重高血压、感染、水肿及并发急、慢性肾功能衰竭的患者应予以中西医结合治疗,待病情缓解后再用中药进行调理以巩固疗效。

(二)西医治疗

1. 一般治疗　慢性肾炎患者无明显水肿或高血压和蛋白尿不严重者,生活可以自理,可以从事轻微体力劳动;有明显高血压和水肿,短期内有肾功能减退者,应卧床休息,并适当限盐(每日饮食摄入钠盐<3g),禁用腌制食品,尽量少用味精;已有肾功能减退,适宜优质低蛋白、低磷、高能量及适量维生素及微量元素饮食。每日蛋白质 0.5~0.8g/kg,尽量提供富含必需氨基酸的食物。

2. 避免加重肾脏损害的因素　加强日常生活护理,避免劳累、妊娠、严防感染。感染一旦发生应选用有效抗生素积极治疗,但应避免使用对肾脏有损害的药物。

3. 水肿的治疗　对于合并有明显水肿的患者治疗的目标是缓慢地减轻水肿。

4. 积极控制高血压和保护肾功能　目前研究表明高血压是加速肾小球硬化、导致肾功能恶化的独立危险因素,应当积极控制高血压至理想范围。慢性肾炎高血压的主要原因是水钠潴留,大部分患者经休息、限盐和使用噻嗪利尿剂可达满意治疗效果。

血压控制目标:当蛋白尿≥1g/d,无心脑血管并发症者,血压控制在 125/75mmHg 以下;尿蛋白<1g/d,血压控制可放宽到 130/80mmHg 以下。

降压药物选择策略:选择降压药物时首选能延缓肾功能恶化、具有肾脏保护作用的降压药物。对肾素依赖性高血压则首选血管紧张素转换酶抑制剂(ACEI)或血管紧张素Ⅱ受体拮抗药(ARB)。也可选用 β 受体拮抗药和钙通道阻滞药,如为顽固性高血压可选用不同降压药物联合应用。但对于肾功不全患者应用 ACEI/ARB 类降压药物时需要防治高钾血症,此时宜使用双通道排泄药物如贝那普利、福辛普利等。

ACEI 与 ARB 对肾脏保护作用是通过血流动力学效应与非血流动力学效应而达到的。

(1)肾小球血流动力学效应是指降低肾小球内高压力、高灌注和高滤过,此作用机制如下:①降低系统高血压,间接改善肾小球"三高"状态;②扩张入球小动脉和出球小动脉,但对出球小动脉的扩张作用强于入球小动脉。

(2)非血流动力学效应是指:①改善肾小球滤过膜选择性;②保护肾小球足细胞;③减

少肾小球内外细胞基质蓄积。

ACEI 绝对禁忌证包括:双侧肾动脉狭窄或孤立肾动脉狭窄、血管性水肿、过敏及孕妇。对于肾功能不全[血肌酐(Scr)<265.2μmol/L]、轻度高血钾(<6.0mmol/L)、低血压、容量不足,以及在服用非类固醇类消炎药的患者,应慎用 ACEI。

5. 抗凝和抗血小板聚集药 高凝状态、病理类型属系膜毛细血管性肾小球肾炎,可使用抗凝和抗血小板聚集药。如肝素或双嘧达莫。中药活血化瘀药物如丹参、三七等及其制剂等也可选用。

6. 糖皮质激素和细胞毒药物 慢性肾炎是否使用糖皮质激素和细胞毒药物应根据患者不同的临床-病理表现来制定不同的方案。

(三)中医治疗

1. 肺肾气虚证

症状:面浮肢肿,面色萎黄,少气乏力,易感冒,腰脊酸痛,舌质淡,苔白润,有齿痕,脉细弱。

治法:益肺补肾。

代表方:玉屏风散加减。常用黄芪、白术、防风、女贞子、黄精、茯苓、生地黄等。

2. 脾肾气虚证

症状:腰脊酸痛,疲倦乏力,浮肿,纳少,脘胀,大便溏,尿频或夜尿多,舌质淡红、有齿痕,苔薄白,脉细。

治法:健脾补肾。

代表方:香砂六君子汤合二仙汤加减。益气健脾可用党参、白术、茯苓、怀山药、黄芪等;醒脾可用木香(后下)、砂仁、白豆蔻、草果;补肾可用仙茅、淫羊藿、巴戟天、补骨脂、何首乌、菟丝子等。

3. 脾肾阳虚证

症状:浮肿明显,面色苍白,畏寒肢冷,腰脊酸痛或胫酸腿软,神疲,纳呆或便溏,男子遗精、阳痿、早泄,女子月经失调,舌淡胖嫩,有齿痕,脉沉细或沉迟无力。

治法:温补脾肾。

代表方:阳和汤加减。温补脾肾可用干姜、制附子(先煎)、巴戟天、肉桂、益智仁、仙茅等。

4. 肝肾阴虚证

症状:目睛干涩或视物模糊,头晕,耳鸣,五心烦热,口干咽燥,腰脊酸痛,梦遗或月经失调,舌红少苔,脉弦细或细数。

治法:滋补肝肾。

代表方:六味地黄汤合二至丸加减。滋补肝肾可用熟地黄、枸杞子、女贞子、墨旱莲、山茱萸、菟丝子等;滋阴清热可用生地黄、牡丹皮、阿胶、麦冬、太子参等。

5. 气阴两虚证

症状:面色无华,少气乏力,易感冒,午后低热,或手足心热,口干咽燥或长期咽痛,咽部暗红,舌质偏红,少苔,脉细或弱。

治法:益气养阴。

代表方:生脉饮加减。益气常用人参、黄芪、白术、茯苓、党参、五味子等,养阴常用黄精、太子参、生地黄、山茱萸、玄参、沙参、覆盆子、麦冬等。

(四)临证要点

1. 以下情况可采用中医治疗

(1) 临床表现为无症状血尿和/或无症状性蛋白尿(24 小时尿蛋白定量<1g)。

（2）慢性肾炎临床处于病情稳定期的患者。

2. 以下情况以中医为主，西医为辅治疗

（1）慢性肾炎临床由于感染等因素处于急性发作阶段的患者。

（2）临床合并有肾性高血压者。

3. 以下情况以西医为主，中医为辅治疗

（1）临床出现难以控制的肾性高血压者。

（2）由于感染、脱水、药物等因素并发急、慢性肾功能衰竭等导致病情急剧加重的患者。

六、预后

慢性肾炎患者中单纯血尿及少量蛋白尿患者病情一般较为平稳，预后较好，但仍需定期复诊跟踪病情；大量蛋白尿的患者一般预后较差。

七、预防与调护

慢性肾炎患者抵抗力弱，极易感冒和发生交叉感染，故应注意避免受累受凉，防止呼吸道感染。对有炎症病灶如牙周炎、咽喉炎、扁桃体炎、鼻炎、上呼吸道感染、皮肤疖肿等患者，应积极治疗直至痊愈以减少感染引起的免疫反应；同时慢性肾炎患者应避免肾毒性和易诱发肾功能损伤的药物，如磺胺类药、氨基糖苷类药及非类固醇类消炎药等。

第三节 肾病综合征

肾病综合征（nephrotic syndrome，NS）为一组常见于肾小球疾病的临床症候群。临床特征为：①大量蛋白尿（>3.5g/d）；②低蛋白血症（<30g/L）；③水肿；④高脂血症。其中①②为诊断肾病综合征的必要条件。

本病与中医学中的"肾水"相类似，可归属于"水肿""臌胀""血尿"范畴，若无明显水肿症状可归纳于"腰痛""虚劳"等范畴。

一、病因病理

（一）西医病因病理

1. 病因及发病机制 肾病综合征根据病因可分为原发性和继发性两大类，可由多种病理类型的肾小球疾病所引起。原发性是指由原发性肾小球疾病所引起，原发性肾病综合征的病理类型以微小病变肾病、系膜增生性肾小球肾炎、系膜毛细血管性肾小球肾炎、膜性肾病及局灶节段性肾小球硬化五种临床病理类型最为常见。按照目前国内临床分型，原发性肾小球疾病中的急性肾小球肾炎、急进性肾小球肾炎、慢性肾小球肾炎等均可在疾病过程中出现肾病综合征。继发性是指继发于其他疾病或由特定性病因所引起，继发性肾病综合征的病因很多，常见有糖尿病肾病、肾淀粉样变性、系统性红斑狼疮肾炎、过敏性紫癜性肾炎、肾肿瘤、药物及感染所致等。本节仅讨论原发性肾病综合征。

2. 病理

（1）病理生理

1）大量蛋白尿：肾病综合征时，蛋白尿产生的基本原因包括电荷屏障和分子屏障的变化，特别是电荷屏障受损时，肾小球滤过膜对血浆蛋白（多以白蛋白为主）的通透性增加，致使原尿中蛋白含量增多，当其增多明显超过近曲小管重吸收量时，形成大量蛋白尿。此外，大量尿蛋白的产生还与肾小球内压力增加及导致高灌注、高滤过的因素,如高血压、高蛋白饮食或大量输注血浆蛋白等有着密切关系。

2）低白蛋白血症:肾病综合征时尿中丢失大量蛋白,原尿中部分白蛋白在近曲小管上皮细胞中被分解(每日可高达10g),胃肠道黏膜水肿时,蛋白质的摄入及吸收能力下降,同时肝脏合成白蛋白的增加程度不足以代偿尿蛋白的丢失而导致低蛋白血症。另外,血浆的某些免疫球蛋白(如IgG)和补体成分、抗凝及纤溶因子、金属结合蛋白及内分泌激素结合蛋白也可减少,致使血浆蛋白降低。

3）水肿:肾病综合征时血浆白蛋白水平下降,血浆胶体渗透压降低,血管内的水分和电解质进入组织间隙,引起水肿。此外,部分患者因有效血容量减少,刺激肾素-血管紧张素-醛固酮活性增强和抗利尿激素分泌增多,进一步加重水钠潴留,从而加重水肿。

4）高脂血症:肾病综合征患者血浆胆固醇、甘油三酯、低密度脂蛋白胆固醇和极低密度脂蛋白胆固醇水平不同程度升高,其发生与肝脏合成脂蛋白增加及脂蛋白分解减少有关,目前认为后者可能是形成高脂血症更为重要的原因。

（2）病理类型:本节主要介绍引起原发性肾病综合征常见的五种病理类型。

1）微小病变肾病(minimal change disease,MCD):光镜下观察肾小球基本正常,可见近曲小管上皮细胞脂肪变性。免疫荧光阴性。电镜下有广泛的肾小球脏层上皮细胞足突融合。这也是本病病理类型的特征性改变和主要的诊断依据。微小病变肾病占儿童原发性肾病综合征的80%~90%,占成人原发性肾病综合征的10%~20%。本病30%~40%病例可能在发病后数月内自行缓解。90%对糖皮质激素治疗敏感,但复发率高达60%。若反复发作或长期大量蛋白尿未得到控制,本病可能转变为系膜增生性肾小球肾炎,进而转变为局灶节段性肾小球硬化。

2）系膜增生性肾小球肾炎(mesangial proliferative glomerulo nephritis,MsPGN):光镜下弥漫性肾小球系膜细胞增生及不同程度系膜基质增多,为本病的特征性改变。早期以系膜细胞增生为主,后期系膜基质增多。根据系膜增生的程度不同可分为轻度、中度、重度三种。据其免疫病理检查又可将本病分为IgA肾病和非IgA系膜增生性肾小球肾炎。前者在系膜区以单纯IgA或以IgA沉积为主,后者以IgG或IgM沉积为主,两者均常伴有补体C3呈颗粒状沉积于系膜区,有时也沉积于毛细血管壁。电镜下系膜区可见电子致密物。该病理类型在我国发病率较高,在原发性肾病综合征中约占30%。本病男性多于女性,好发于青少年。约50%有前驱感染,可于上呼吸道感染后急性起病,甚至表现为急性肾炎综合征,部分患者为隐匿起病。本疾病中,非IgA系膜增生肾小球肾炎约50%表现为肾病综合征,约70%伴有血尿;而IgA肾病患者几乎均有血尿,约15%出现肾病综合征。本疾病呈肾病综合征者,对糖皮质激素及细胞毒药物的治疗反应与病理改变轻重相关,轻者疗效好,重者疗效差。

3）系膜毛细血管性肾小球肾炎(mesangial capillary glomerulo nephritis,MCGN):光镜下可见肾小球系膜细胞和系膜基质弥漫重度增生,插入到肾小球基底膜和内皮细胞之间,使毛细血管袢呈现"双轨征"。免疫病理检查常见IgG和补体C3呈颗粒状沉积于系膜区及毛细血管壁。电镜下系膜区和内皮下可见电子致密物沉积。该病理类型约占我国原发性肾病综合征的10%~20%。本病男性多于女性,好发于青壮年。约50%~60%患者表现为肾病综合征,几乎所有患者均伴有血尿。肾功能损伤、高血压及贫血出现早,病情多持续进展。50%~70%患者的血清补体C3持续降低,对提示本病有重要意义。本型所致肾病综合征治疗困难,糖皮质激素及细胞毒药物治疗可能仅对部分儿童有效,成人疗效差,病变进展较快,发病10年后约50%的患者进展为慢性肾衰竭,且肾移植后常复发。

4）膜性肾病（membranous nephropathy，MN）：本病以肾小球基底膜上皮细胞下弥漫性免疫复合物沉积伴基底膜弥漫性增厚为特点。光镜下早期基底膜无增厚，仅见少量嗜复红小颗粒分布于基底膜上皮侧（Masson 染色），进而基底膜逐渐增厚，随着病变进展可见到基底膜钉突样、网状或链状改变（嗜银染色）。免疫病理显示 IgG 和补体 C3 呈颗粒状沿肾小球毛细血管壁沉积，也可有 IgA 和 IgM 沉积。电镜下可见基底膜上皮下或基底膜内有分散或排列整齐的电子致密物，上皮细胞有广泛的足突融合。本病病理类型占我国原发性肾病综合征的 25%～30%，男性多于女性，好发于中老年。本病约有 20%～30% 的患者临床表现可自行缓解，有研究显示我国本病患者 10 年肾脏存活率为 80%～90%，明显较西方国家预后好。

5）局灶性节段性肾小球硬化（focal segmental glomerulosclerosis，FSGS）：光镜下可见病变呈局灶性、节段性分布，主要表现为部分肾小球及肾小球毛细血管袢部分小叶硬化（系膜基质增多、血浆蛋白沉积、毛细血管闭塞、囊壁粘连等），可伴有少量系膜细胞增生及相应的肾单位肾小管萎缩、肾间质纤维化。免疫病理显示 IgM 和补体 C3 在局灶硬化部位呈不规则团块状、结节状沉积。电镜下可见系膜基质增多，病变处电子致密物沉积，肾小球上皮细胞足突广泛融合。根据硬化部位和细胞增殖的特点，本病理类型可分为五种亚型，即经典型、塌陷型、顶端型、细胞型和非特殊型。其中，非特殊型最为常见，约占半数以上。本病理类型约占原发性肾病综合征的 5%～10%，好发于青少年男性，大多起病隐匿。50%～75% 的患者表现为大量蛋白尿及肾病综合征，约 3/4 患者伴有血尿，部分可见肉眼血尿，本病确诊时约半数患者有高血压，约 30% 患者有肾功能减退。本病对激素和细胞毒药物的治疗反应性差，糖皮质激素对约 50% 患者有效，但起效较慢，平均缓解期为 4 个月。肾病综合征缓解者预后好，不能缓解者预后差。

（二）中医病因病机

本病临床上多以水肿为其主要特征，多由感受风寒或风热之邪、疮毒内侵、久居湿地或冒雨涉水、烦劳过度等因素导致脏腑功能失调，肺失宣降，脾失转输，肾失开阖，终至膀胱气化无权，三焦水道失畅，水液停聚而成本病。

1. 风水相搏　风寒或风热之邪外袭肌表，内舍于肺，肺失宣降，水液输布失调，以致风遏水阻，风水相搏，游溢肌肤而成本病。

2. 疮毒浸淫　痈疡疮毒，未能清解消透，疮毒内归脾肺，脾失运化，肺失宣降，三焦水道失畅，水液溢于肌肤而成本病。

3. 水湿浸渍　久居湿地、冒雨涉水等，致湿邪内侵，脾为湿困，运化失司，水湿不运，泛溢肌肤而成本病。或长期居处寒湿，伤及元阳，以致肾失开阖，气化失常，水湿停聚而成本病。

4. 湿热内蕴　感受湿热之邪或湿邪日久郁而化热，影响脾的转输，湿热内蕴，充斥内外而发本病。

5. 脾虚湿困　素体脾虚、烦劳过度、饥饱失宜等导致脾失健运，不能运化水湿，溢于肌肤而发病。

6. 肾阳衰微　禀赋不足、房劳过度、久病不愈等均可导致肾阳虚衰，则肾失蒸化，膀胱气化无力，不能化气行水，致水湿上泛而成本病。

二、临床表现

（一）主要症状

水肿、纳差、乏力、肢节酸重、腰痛，甚至胸闷气喘、腹胀膨隆等。

（二）体征

1. 水肿　首先出现在皮下组织较为疏松部位，如眼睑、颜面部等，继而出现于双下肢

(常始于踝部),呈凹陷性水肿,且水肿与体位有明显的关系。随着病情的加重,水肿可波及全身,可出现胸腔积液、腹水、阴囊甚至心包积液。

2. 高血压　成年肾病综合征患者20%~40%有高血压,水肿明显者约半数有高血压。大部分患者为容量依赖性高血压,随着水肿消退而血压恢复正常。肾素依赖型高血压主要与肾脏基础病变有关。

(三)并发症

1. 感染　与营养不良、免疫功能紊乱及应用糖皮质激素治疗有关。常见感染部位为呼吸道、泌尿道及皮肤等。感染仍是目前导致肾病综合征加重、复发和疗效不佳的主要原因之一,甚至造成死亡,应予以高度重视。

2. 血栓、栓塞性疾病　与血液浓缩(有效血容量减少)及高脂血症引起血液黏稠度增加有关。另外,与凝血、抗凝和纤溶系统失衡,以及血小板功能亢进、应用利尿剂和糖皮质激素等有关。

3. 急性肾损伤　肾病综合征患者可因有效血容量不足引起肾血流量下降,诱发肾前性氮质血症,但经扩容、利尿后可得到恢复。少数患者可出现急性肾损伤,尤以微小病变肾病患者居多,表现为少尿甚或无尿,扩容利尿无效,常见于50岁以上患者。

4. 脂肪代谢紊乱　高脂血症增加血液黏稠度,可促进血栓、栓塞并发症的发生,还将增加心脑血管系统并发症,并可促进肾小球硬化和肾小管-间质病变的发生,促进肾脏病变的慢性进展。

5. 蛋白质代谢紊乱　长期低蛋白血症可导致营养不良、小儿生长发育迟缓;免疫球蛋白减少造成机体免疫力低下,易致感染;药物结合蛋白减少可影响某些药物的药代动力学(使血浆游离药物浓度增加、排泄加速),影响药物疗效。

三、实验室及其他检查

1. 尿常规及24小时尿蛋白定量　尿蛋白定性多为(+++)~(++++),24小时尿蛋白定量>3.5g。此外,尿沉淀镜检示红细胞可增多,可见管型。

2. 血清蛋白测定　呈现低白蛋白血症(<30g/L)。

3. 血脂测定　血清胆固醇、甘油三酯、低密度和极低密度脂蛋白胆固醇浓度增加,高密度脂蛋白胆固醇可以增加、正常或减少。

4. 尿蛋白电泳分析　微小病变肾病以中分子蛋白尿为主;滤过膜损害较严重的往往以大分子蛋白尿为主;混合性蛋白尿提示肾小球滤过膜损害较严重,并伴有肾小管-间质损害。

5. 肾功能测定　肾功能多数正常(肾前性氮质血症者例外)或肾小球滤过功能减退。

6. 肾脏B超、发射计算机断层显像(ECT)检查　有助于本病的诊断。

7. 肾活检　是确定肾组织病理类型的唯一手段,可为治疗方案的选择和预后提供可靠的依据。

四、诊断与鉴别诊断

(一)诊断

1. 大量蛋白尿(>3.5g/d)。

2. 低白蛋白血症(血浆白蛋白<30g/L)。

3. 明显水肿。

4. 高脂血症。

临床上只要满足1、2两项即可诊断为肾病综合征。

（二）鉴别诊断

临床上确诊原发性肾病综合征时，需排除继发性肾病综合征可能。常见的继发性肾病综合征有：

1. 系统性红斑狼疮性肾炎　好发于青少年和中年女性，伴有发热、皮疹及关节痛，尤其是面部蝶形红斑最具诊断价值。免疫学检查可检测出多种自身抗体阳性。

2. 过敏性紫癜性肾炎　好发于青少年，有典型的皮肤紫癜，可伴有关节痛、腹痛及黑便，多在皮疹出现后 1~4 周出现血尿和/或蛋白尿。

3. 糖尿病肾病　多见于中老年，多发生于糖尿病 10 年以上的患者，早期可发现尿微量白蛋白排出增加，以后逐渐发展成大量蛋白尿甚至肾病综合征的表现。眼底检查可见糖尿病视网膜病变。

4. 肾淀粉样变性　多发于中老年，肾淀粉样变性是全身多器官受累的一部分，肾受累时体积增大，常呈肾病综合征表现，需肾活检确诊。

5. 乙型肝炎病毒相关肾炎　多见于儿童和青少年，以蛋白尿或肾病综合征为主要临床表现，膜性肾病为其常见的病理类型。血清检测乙型肝炎病毒抗原阳性，肾活检证实有乙型肝炎病毒表面或/和核心抗原沉积，临床有肾小球肾炎表现（除狼疮性肾炎等继发性肾小球肾炎），才能确诊。

6. 骨髓瘤性肾病　发于中老年，男性居多，患者可有多发性骨髓瘤，如骨痛、血清单株球蛋白增高、蛋白电泳 M 带及尿本周蛋白阳性，骨髓活检显示浆细胞异常增生（占有核细胞的 15% 以上），并伴有质的改变。多发性骨髓瘤累及肾小球时可出现肾病综合征表现。

五、治疗

（一）中西医结合治疗思路

肾病综合征的临床治疗以改善症状、保护肾脏功能为目的。采用的治疗方法为对症及病因治疗，同时要积极预防和治疗并发症。

中医治疗，首先要针对本病的基本病机脾肾亏虚和主要病理产物水湿、瘀血等，确立温肾健脾、化湿利水、活血化瘀等基本治疗方法。同时又根据该病发展的不同阶段或病变进展过程中出现的不同证型，本着"急则治其标，缓则治其本"的原则进行辨证论治。如出现外感，需辨风寒风热，以祛风散寒或祛风清热为主，若有热毒浸淫，当以清热解毒为主；若有湿热内壅，当以清热利湿为主；若出现肝肾阴虚或阴虚阳亢，又当以滋补肝肾或滋阴潜阳为主。

西医治疗，临床上常用激素和细胞毒类等药物进行治疗，长时间应用诸类药物不可避免地产生各类并发症和副作用，尤其是外源性糖皮质激素对下丘脑-垂体-肾上腺皮质轴的反馈抑制，导致人体一系列的生理病理变化，在中医学上主要表现为临床证候的动态变化。

中西医结合治疗，根据患者西医治疗不同阶段出现的不同证候，给予相应的清热解毒、养阴清热、益气健脾和温肾助阳之品进行治疗，可明显起到增效减毒作用，保证了激素、细胞毒类药物治疗疗程的完成。对于激素撤减阶段、激素抵抗或激素依赖的患者，中医药应为主要治疗手段。服用细胞毒类药物时配合中药可减轻胃肠道反应及肝脏损伤，减轻骨髓抑制反应。激素停药后，适当服用中药可调整机体功能，增强正气，预防外感，减少复发。对于水肿反复发作，病程迁延日久者，中医学认为"久病入络""久病必瘀"，适量加用活血化瘀药物，有助于病情缓解。因此激素和细胞毒类药物加中药已经成为目前临床上治疗肾病综合征较为成熟的方案。

（二）西医治疗

1. 一般治疗

（1）休息：患者应以卧床休息为主，尤其是严重水肿、低蛋白血症者。卧床可增加肾血流量，有利于利尿并避免交叉感染，但长期卧床会增加肢体静脉血栓形成的可能，故应保持适当的床上及床旁活动，病情缓解后可适当起床活动。

（2）饮食治疗：应给予正常量[0.8～1.0g/（kg·d）]的优质蛋白（富含必需氨基酸的动物蛋白）饮食，由于高蛋白饮食会增加肾小球高滤过，加重蛋白尿并促进肾脏病变进展，因此一般不主张高蛋白饮食。保证每日每千克体重126～147kJ（30～35kcal）的充分热量；脂肪的摄入，宜少进食富含饱和脂肪酸（动物油脂）的食物，多食含不饱和脂肪酸（如植物油、鱼油）及可溶性纤维（如燕麦、米糠及豆类）的食物，减轻高脂血症；水肿时应低盐（<3g/d）饮食。

2. 对症治疗

（1）利尿消肿：肾病综合征患者一般在使用激素后，经过限制水盐的摄入可达到利尿消肿目的。对于水肿明显，经限钠、限水仍不能消肿者，可选用利尿剂，利尿治疗的原则是不宜过快、过猛，以免造成有效血容量不足，加重血液高黏倾向，诱发血栓、栓塞并发症。常用药物有：①噻嗪类利尿剂：适用于低钾血症患者，常用氢氯噻嗪25mg，每日3次口服。长期服用应防止低钾、低钠血症；②保钾利尿剂：适用于低钾血症患者，可与噻嗪类利尿剂合用，常用氨苯蝶啶25mg，每日3次口服，或醛固酮拮抗剂螺内酯20mg，每日3次口服。长期服用需防止高钾血症，肾功能不全者慎用；③袢利尿剂：常用呋塞米（速尿）20～120mg/d，或布美他尼（丁尿胺）1～5mg/d，分次口服或静脉注射。在渗透性利尿剂治疗后应用效果更好，谨防低钠血症及低钾低氯血症性碱中毒的发生；④渗透性利尿剂：常用的有低分子右旋糖酐或706代血浆，250～500ml，静脉滴注，隔日1次。对少尿患者（尿量<400ml/d）慎用，谨防形成管型阻塞肾小管，诱发"渗透性肾病"导致急性肾损伤的发生；⑤提高血浆胶体渗透压药物：采用血浆或血浆白蛋白等静脉输注，若接着用呋塞米60～120mg加入10%葡萄糖注射液100ml中缓慢静脉滴注，1次/d，效果更佳。对严重低蛋白血症、高度浮肿而又少尿的患者和伴有心力衰竭的患者慎用。

（2）控制血压减少尿蛋白：能够有效地延缓肾功能恶化。血管紧张素转换酶抑制剂（ACEI）、血管紧张素Ⅱ受体拮抗药（ARB）、长效二氢吡啶类钙通道阻滞药（CCB）等，均可通过降低肾小球内压和直接影响肾小球基底膜对大分子蛋白的通透性，有不依赖于降低全身血压而减少尿蛋白的作用。但在严重水肿时，存在肾血流量相对不足，应避免使用ACEI和ARB，以免引起肾前性急性肾损伤。

3. 免疫调节治疗

（1）糖皮质激素：使用原则和方案：①起始要足量。常用药物为泼尼松片，成人每日1mg/kg，儿童每日2mg/kg，最大剂量不超过80mg，口服8周，必要时可延长至12～16周。需要指出的是膜性肾病目前不主张单用激素治疗，而采用半量激素联合其他免疫抑制剂治疗。②缓慢减量。足量治疗后每2～3周减原用量的10%，当减至每日20mg左右时病情易反复，应更加缓慢减量。③维持时间要长：最后以最小有效剂量（每日10mg）作为维持量，再服用半年左右。激素可采取全日量顿服或在维持用药期间两日量隔日一次顿服，以减轻激素的副作用。根据患者对糖皮质激素治疗的反应性，可将其分为激素敏感型（用药8～12周内肾病综合征缓解）、激素依赖型（激素减量至一定程度即复发）和激素抵抗型（激素治疗无效）三类，其各自的进一步治疗有所不同。

（2）细胞毒药物：这类药物可用于激素依赖型或激素抵抗型的患者，协同激素治疗。若无激素禁忌，一般不作为首选或单独治疗用药。临床主要使用的细胞毒药物：①环磷酰胺：

为目前最常用的细胞毒药物。应用剂量为每日 2mg/kg,分 1~2 次口服;或 200mg 加入 0.9% 氯化钠注射液,隔日静脉滴注。累计量达 6~8g 后停药。主要副作用为肝功能损害、骨髓抑制、性腺抑制及出血性膀胱炎等。②盐酸氮芥:为最早用于治疗肾病综合征的药物,治疗效果较佳,但因可引起注射部位血管炎或局部组织坏死、严重的胃肠道反应及骨髓抑制等,目前临床较少应用。

（3）环孢素:属钙调磷酸酶抑制剂,能选择性抑制 T 辅助细胞及细胞毒效应,作为二线药物用于激素及细胞毒药物治疗无效或耐药的难治性肾病综合征。常用量为每日每千克体重 3~5mg,分 2 次空腹口服,服药期间需监测并维持其血药浓度为 100~200ng/ml。服药 2~3 个月后缓慢减量,疗程为半年至一年。因有肝肾毒性,并可致高血压、高尿酸血症、多毛及牙龈增生等不良反应和停药后容易复发,使其临床应用受到限制。他克莫司亦属钙调磷酸酶抑制剂,但肾毒性小于环孢素 A,成人起始剂量为每日 0.05mg/kg,血药浓度保持在 5~8ng/ml,疗程为半年至一年。

（4）吗替麦考酚酯:可选择性抑制 T 淋巴细胞、B 淋巴细胞增殖及抗体形成。广泛用于肾移植后排斥反应,不良反应相对较小。常用剂量为每日 1.5~2g,分 2 次口服,共用 3~6 个月,减量维持半年至一年。

应用激素和细胞毒药物应以增强疗效的同时最大限度地减少副作用为宜。对于是否应用激素及细胞毒药物等治疗,应当结合患者病理类型、年龄、肾功能和有无相对禁忌证等情况而区别对待,制订出个体化治疗方案。

4. 并发症的治疗

（1）感染:感染是肾病综合征的常见并发症,是患者死亡的主要原因。特别是接受免疫抑制剂治疗的患者,感染常关系到治疗效果和整体预后。一旦发生感染,应及时选用对致病菌敏感、强效且无肾毒性的抗生素积极治疗,有明确的感染灶者应尽快去除感染灶。在使用激素及免疫抑制剂的患者发生较严重的感染时,应将激素及免疫抑制剂尽快减量或暂时停用。

（2）血栓及栓塞:肾病综合征并发血栓、栓塞具有临床预测价值的指标有:①病理类型为 MN;②血浆白蛋白<20g/L;③尿蛋白>10g/d;④高纤维蛋白原血症;⑤低血容量。一般认为当血浆白蛋白<20g/L 时,常处于高凝状态,应当开始使用抗凝治疗,抗凝及溶栓治疗时都应避免过量使用。

（3）急性肾损伤:肾病综合征并发急性肾损伤时,临床上应根据患者病情的不同给予相应的治疗方法,采取的治疗措施有袢利尿剂的应用、血液透析、原发病治疗、碱化尿液等。

（4）脂肪代谢紊乱:肾病综合征患者约有 80% 存在高脂血症,临床上应根据是胆固醇升高为主或是甘油三酯升高为主的不同选择相应的降脂药物治疗。只有肾病综合征缓解才能从根本上解决高脂血症,因此对于激素治疗敏感的类型(如 MCD),应力求使肾病综合征快速缓解,而不急于使用降脂类药物。

（三）中医治疗

肾病综合征患者多以水肿为其首诊症状,中医诊治该病首先应辨别其属阴水或阳水,阳水多实,阴水多本虚标实;其次应据病位辨脏腑,有在肺、脾、肾之差别;治疗上,应根据辨证的不同选用如下治疗方案。

1. 风水泛滥证

症状:起始眼睑浮肿,继则四肢、全身浮肿,皮肤光泽,按之凹陷易恢复,伴发热、咽痛、咳嗽、小便不利等症,舌质淡,苔薄白,脉浮。

治法:疏风解表,宣肺利水。

代表方:越婢加术汤加减。若兼便秘者加大黄通便导滞;若兼恶风、四肢不温、舌质淡者加附子温阳散寒。

2. 湿毒浸淫证

症状：眼睑头面浮肿，延及全身，身发痈疡，恶风发热，小便不利，舌质红，苔薄黄，脉浮数或滑数。

治法：宣肺解毒，利湿消肿。

代表方：麻黄连翘赤小豆汤合五味消毒饮加减。若湿热毒盛而皮肤糜烂者，加苦参、土茯苓以清热解毒利湿；若红肿者，加牡丹皮、赤芍清热凉血消肿。

3. 水湿浸渍证

症状：全身浮肿，按之没指，伴胸闷腹胀，身重困倦，纳呆，泛恶，小便短少，舌苔白腻，脉濡缓或沉缓。

治法：健脾化湿，通阳利水。

代表方：五皮饮合胃苓汤加减。若上半身肿甚者，加麻黄、杏仁、葶苈子宣肺利水；若下半身肿甚者，减桑白皮，加川椒、防己利水消肿；若身寒肢冷，脉沉迟者，加附子、干姜以温经散寒。

4. 湿热内蕴证

症状：浮肿明显，肌肤绷急，腹大胀满，胸闷烦热，口苦、口干，大便干结，小便短赤，舌质红，苔黄腻，脉沉数或濡数。

治法：清热利湿，利水消肿。

代表方：疏凿饮子加减。若小便不利，水肿胀满者，加茯苓、猪苓利湿通淋；若热淋涩痛，加木通、赤芍、牡丹皮清热通淋。

5. 脾虚湿困证

症状：浮肿，按之凹陷不易恢复，腹胀纳少，面色萎黄，神疲乏力，尿少色清，大便或溏，舌质淡，苔白腻或白滑，脉沉缓或沉弱。

治法：温运脾阳，利水消肿。

代表方：实脾饮加减。尿少肿盛者，加泽泻、茯苓以加强利小便之功；若气短乏力、倦怠懒言者，加黄芪、党参以加强补气之功。

6. 肾阳衰微证

症状：面浮身肿，按之凹陷不起，心悸，气促，腰部冷痛酸重，小便量少或增多，形寒神疲，面色晦滞，舌质淡胖，苔白，脉沉细或沉迟无力。

治法：温肾助阳，化气行水。

代表方：济生肾气丸合真武汤加减。若浮肿明显，加泽兰、益母草、地龙活血利水；如气促不能平卧，加葶苈子、沉香、补骨脂纳气平喘。

（四）临证要点

首先，应根据该病临床上大量蛋白尿（>3.5g/d）和低蛋白血症（<30g/L）两个条件明确诊断。而该类患者首诊多以水肿为其主要表现，因此应以阴阳为纲，辨病变之脏腑（肺、脾、肾），注意阴阳、虚实、寒热之间的错杂与转化。其次，根据辨证诊断选择发汗、利小便、攻逐、健脾、温肾、降浊、化瘀等治疗方法。最后，应尽量避免感染、血栓栓塞、急性肾损伤等并发症的发生。

六、预后

肾病综合征患者的个体差异很大。决定预后的主要因素包括：①病理类型：一般情况下，微小病变肾病和轻度系膜增生性肾小球肾炎的预后好，微小病变肾病部分患者可自行缓解，治疗缓解率高，但缓解后易复发。早期膜性肾病有较高的治疗缓解率，晚期虽难以达到治疗缓解,但病情多数进展缓慢,发生肾衰竭较晚。系膜毛细血管性肾小球肾炎、局灶性节段性肾小球硬化及中度系膜增生性肾小球肾炎预后差,易出现慢性肾衰竭。②临床因素:大量蛋白尿、高血压和高血脂均可促进肾小球硬化,上述因素如得不到有效控制,则成为预后不良的重要原因。③并发症:如反复感染、血栓栓塞等常影响预后。

七、预防与调护

1. 要充分休息,保证睡眠,避免疲劳。

2. 防止感染。避免感冒、扁桃体发炎、呼吸道及泌尿系感染的发生;要保持皮肤清洁,预防皮肤感染。卧床患者应经常变换体位,保持床上平整干燥,预防压疮发生和血栓的形成。

3. 育龄女性患者病情稳定 2~3 年后可在医生指导下考虑妊娠。

4. 精神意志调养。要保持心情舒畅,树立战胜疾病的信心。

5. 合理安排饮食,做到饮食有节,宜忌得当。首先注意忌盐,水肿初起,或浮肿较甚者,应给予低盐或无盐饮食;肿势减退后,可逐渐改为低盐饮食。其次,蛋白摄入要适当控制,以低于平时三分之一或者二分之一为度,不宜进食滋腻、肥甘等有碍脾胃运化之物,忌食辛辣、烟酒等刺激性物品,合理采用补益精血的食物,切忌暴饮暴食,过食生冷寒凉之品。

6. 要谨慎用药,忌用肾毒性药物,避免药物性肾损伤。

7. 服药时应少量多次频频饮下,有恶心、呕吐时可加用生姜汁以和胃降逆止呕。

8. 易感冒的患者平素可依据自身体质,辨证使用中药调理,以提高免疫力。

第四节 IgA 肾病

IgA 肾病(IgA nephropathy,IgAN),是一组以肾小球系膜区 IgA 沉积为主的肾小球肾炎,1968 年由法国病理学家 Berger 最先报道,目前已经成为全球最常见的原发性肾小球疾病。IgA 肾病临床表现多样,最突出的表现是肾小球源性血尿,是导致慢性肾衰竭的重要原因之一。IgA 肾病的发病有广泛性和异质性特点,亚太地区发病率为 40%~50%,男女比例为 1:1。欧美地区发病率小于 20%,男女比例为 2:1。各个年龄段均可发病,但发病高峰在 20~40 岁之间。同时 IgA 肾病病情迁延,病程曲折,约有高达 50% 的患者在 20~25 年内最终进展至终末期肾脏病。

本病与中医学中的"肾风"相似,亦可归属于"尿血""尿浊"及"虚劳""水肿"等范畴。

一、病因病理

(一)西医病因病理

1. 病因与发病机制 IgA 肾病的病因目前尚不明了,可能和感染有关,尤其是上呼吸道、胃肠道、泌尿道感染后,可发生血尿。大量研究证实 IgA 肾病的启动与血清中出现过量的异常半乳糖缺失 IgA_1(铰链区 O-糖链末端半乳糖缺失 $Gd-IgA_1$,对肾小球系膜组织有特殊亲和力)密切相关。过多的 $Gd-IgA_1$ 可能来源于黏膜免疫系统,与黏膜免疫相关,即来源于免疫系统的某个部位;也可能因黏膜内抗原特定的淋巴细胞或抗原递呈细胞进入骨髓腔,诱导骨髓 B 细胞增加分泌 $Gd-IgA_1$ 所致,即可能是整个免疫系统失调的结果。无论是哪种来源,异常的 $Gd-IgA_1$ 在血液循环中增加(第一次打击),导致机体产生过多的抗 $Gd-IgA_1$ 的 IgG 自身抗体(第二次打击),$Gd-IgA_1$ 分子与 IgG 的自身抗体形成循环免疫复合物和原位免疫复合物(第三次打击),免疫复合物激活系膜细胞,分泌细胞外基质、释放细胞因子以及炎症趋化因子,如 TNF-α、IL-6、TGF-β 等,造成足细胞的损伤和丢失,并刺激肾小管上皮细胞的激活,促进肾小球-肾小管之间的"交叉对话",最终导致肾小球硬化和肾小管间质纤维化,造成肾脏损伤(第四次打击)。另外,家族性 IgA 肾病的病例支持发病的遗传机制及基因相关性,遗传因素可能在 IgA 肾病的发生中起一定的作用。

2. 病理　IgA 肾病免疫荧光(或免疫组化)是特征性的表现,免疫荧光检查是诊断 IgA 肾病的主要手段,具体表现为 IgA 和补体 C3 在系膜区或系膜及毛细血管壁呈团块状沉积,也可合并较弱的 IgG 或/和 IgM 沉积,但 C1q 和补体 C4 沉积少见。电镜检查可见不同程度的系膜细胞增生和系膜基质增多,常见大块高密度电子致密物于系膜区或系膜区及内皮下沉积。光镜检查无特异性表现,病理变化涵盖了几乎所有增生性肾小球肾炎的表现,可见轻微病变性、局灶增生性、弥漫增生性、毛细血管内增生性、系膜毛细血管性、新月体性、局灶节段硬化性、增生硬化性等多种病变,其中最常见的病理类型是局灶增生性肾炎及系膜增生性肾炎。病理损伤程度以往多采用 Lee 氏病理分级系统(1982 年),或 Hass 氏病理分级系统(1997 年),现采用牛津分型(2009 年)进行评价。

(二)中医病因病机

本病以血尿为特征,其发生与感受外邪、饮食不节、劳倦过度及脏腑功能虚弱等有关,邪热入里,迫血妄行;阴虚火旺,灼伤脉络;脾失统摄,血溢脉外;肾失封藏,精微下泄等而发病。

1. 风热扰络　外感风热或感受风寒入里化热,或外感湿热等,病邪由皮毛、口鼻而入,热郁于内,灼伤脉络,故见血尿。

2. 胃肠湿热　过食辛辣肥甘,酿生湿热,或外感湿热由口入内,导致中焦热盛,脉络受损,则见血尿。

3. 下焦湿热　下阴不洁,湿热内蕴,循经上扰;嗜食肥甘,或饮酒过度,湿热下注,或外感风热,热移小肠,损伤脉络,则见血尿。

4. 气虚不摄　素体脾胃虚弱,或起居不当,劳作失调;或饮食失宜,或久病,导致脾气亏虚,失于统摄,血脉外溢,则见血尿。

5. 阴虚火旺　素体阴虚,或热病及病久阴伤,阴虚火旺,灼伤脉络而血尿。

6. 瘀血阻络　情志不畅,气郁血阻;或久病入络,导致脉络瘀阻,血不循经,溢出脉外而血尿。

本病病位在肾,与脾、肺相关。病性属本虚标实之证,肺、脾、肾三脏亏虚为本,其中气虚最为关键;风、湿、热、瘀为标。湿热与瘀血既是本虚所致的病理产物,又是本病二次打击的致病因素。急性期常以邪实为主,或风热犯肺、或火热炽盛、或湿热瘀阻,均可导致脉络损伤,血溢脉外而发病。慢性持续阶段以正虚为主,或脾肾亏虚、或阴虚火旺,失于统摄封藏,精微外溢而发病。本病持续不已,可进展为"肾衰病""关格""癃闭""虚劳"。

二、临床表现

(一)无症状性血尿,伴或不伴轻度蛋白尿

患者表现为无症状性血尿,多为体检时发现,伴或不伴轻度蛋白尿(<1g/d),肾功能正常。大部分患者预后良好,仅约有 7/1 000 的患者会出现病变进展。

(二)反复发作肉眼血尿

多于上呼吸道感染(细菌性扁桃体炎或病毒性上呼吸道感染)后 3 天内发病,出现全程的肉眼血尿,一般持续数小时或数天,儿童及青少年(80%~90%)较成人(30%~40%)多见,多无伴随症状,少数患者有排尿不适或胁腹痛等,一般认为肉眼血尿程度与疾病严重程

度无关,患者肉眼血尿消失后,常遗留无症状性镜下血尿,伴或不伴轻度蛋白尿。

（三）慢性肾炎综合征

常表现为镜下血尿,不同程度的蛋白尿(常>1g/d,但小于大量蛋白尿 3.5g/d 以上),而且随着病情进展,出现高血压、水肿及肾功能损害,这组 IgA 肾病患者的疾病具有慢性进展性质。

（四）肾病综合征

以肾病综合征为主要表现的 IgA 肾病患者临床并不少见。对这类患者要做肾组织的电镜检查,判断是否 IgA 肾病合并微小病变,如果是,则疾病的治疗及转归均与微小病变相似。但是另一部分肾病综合征患者,常伴高血压和/或肾功能减退,肾脏病理常为 Lee 氏分级 Ⅲ ～ Ⅳ级,此类 IgA 肾病治疗困难,预后较差。

（五）急性肾损伤

IgA 肾病在以下几种情况下可出现急性肾损伤(acute kidney injury,AKI):

1. 急进性肾炎　临床呈现血尿、蛋白尿、水肿及高血压等表现,肾功能迅速恶化,很快出现少尿或无尿,肾活检病理为新月体肾炎,IgA 肾病导致的急进性肾炎综合征还经常伴随肾病综合征。

2. 急性肾小管损害　常伴发肉眼血尿,可能与红细胞管型阻塞肾小管及红细胞破裂释放二价铁离子致氧化应激反应损伤肾小管相关,常为一过性轻度 AKI。

3. 恶性高血压　IgA 肾病患者高血压控制不佳时,容易转化为恶性高血压,伴随 AKI 出现,严重时出现急性肾衰竭。

上述各种 IgA 肾病患者的血尿,均为变形红细胞血尿或变形红细胞为主的混合型血尿。

三、实验室及其他检查

1. 尿常规　尿常规及尿沉渣检查提示不同程度的血尿和/或蛋白尿,尿红细胞相差显微镜检查显示变形红细胞。

2. 血清免疫学检查　部分患者血清 IgA 升高,补体 C3、C4 正常。

3. 肾活检　免疫荧光检查是确诊 IgA 肾病的主要手段,肾小球系膜区可见 IgA 或以 IgA 为主的免疫球蛋白沉积,融合成团块状或散在颗粒状。

四、诊断与鉴别诊断

（一）诊断

IgA 肾病是依赖于免疫病理学检查才能确诊的肾小球疾病,免疫荧光检查见系膜区 IgA 呈颗粒状沉积,可伴有补体 C3 的沉积,并在临床上能除外过敏性紫癜性肾炎、系统性红斑狼疮性肾炎、肝硬化性肾小球疾病、强直性脊柱炎性肾损害、银屑病性肾损害等继发性疾病。年轻患者出现镜下血尿和/或蛋白尿,尤其是和上呼吸道感染有关的肾脏病应考虑 IgA 肾病的可能。

（二）鉴别诊断

1. 以血尿为主要表现者　需要与薄基底膜肾病及奥尔波特综合征(Alport syndrome)等遗传性肾小球疾病相鉴别。前者常呈单纯性镜下血尿,肾功能长期保持正常。后者除血尿及蛋白尿外,肾功能常随年龄增长而逐渐减退直至进入终末期肾病(end stage renal diease,ESRD),而且还常伴有眼耳部病变。肾活检病理学检查是鉴别的关键,薄基底膜肾病及奥尔波特综合征均无 IgA 肾病的免疫病理表现,而电镜检查却能见到各自特殊的肾小球基底膜病变。

笔记栏

2. 以肾病综合征为主要表现者　需要与非 IgA 肾病的系膜增生性肾炎相鉴别。两者都常见于青少年,肾病综合征表现相似。若患者血清 IgA 增高或血尿显著(包括肉眼血尿),则较支持 IgA 肾病。但鉴别的关键是肾活检免疫病理检查,IgA 肾病以 IgA 沉积为主,非 IgA 肾病以 IgM 或 IgG 沉积为主,部位均为系膜区或毛细血管壁。

3. 以急进性肾炎为主要表现者　少数 IgA 肾病患者临床呈现急进性肾炎综合征,病理表现为新月体肾炎,实为 IgA 肾病导致的 II 型急进性肾炎。这种急进性肾炎应与抗肾小球基底膜抗体或抗中性粒细胞胞质抗体导致的 I 型或 III 型急进型肾炎相鉴别,血清抗体检查及肾组织免疫病理检查是准确进行鉴别的关键。

五、治疗

(一)中西医结合思路

由于 IgA 肾病是肾脏免疫病理相同,临床表现、肾脏病理改变以及预后差异很大的一组疾病,所以治疗上缺乏特异性和同质性,在决定治疗方案之前应首先评估此病的危险因素,包括高血压、蛋白尿、肾功能下降以及病理损害程度等,做到规范、合理用药,避免不必要的医源性损害,治疗目标是保护肾功能和延缓肾损害进展,而不单以减少或消除蛋白尿和血尿为目的。中医方面亦是如此,总体以扶正祛邪为原则,根据具体病情变化决定采用祛邪为主还是扶正为主。祛邪多根据风热、火热、湿热、瘀血、水肿等病邪的偏盛选择用药。扶正亦根据气、血、阴、阳的不足以及脏腑定位进行选方用药,由于 IgA 肾病的临床表现多样,故其中医诊疗的切入点也不同,以单纯镜下血尿为主要表现的,可以按"尿血"进行辨证论治;以蛋白尿为主要表现的,则可以按"尿浊"进行辨证论治;以肾病综合征为主要表现的,可以按"水肿"进行辨证论治;以急性肾损伤为主要表现的,急性期以西医治疗为主,在肾功能稳定阶段或恢复期,可以按"肾衰病"或"尿浊"或"虚劳"等进行辨证论治。

(二)西医治疗

1. 表现为无症状性血尿和/或蛋白尿者　单纯镜下血尿或镜下血尿伴轻度蛋白尿,尿蛋白<0.5g/d,病理检查为局灶增生性肾炎或轻度系膜增生性肾炎的患者,无须特殊治疗,避免劳累、预防感冒、控制感染及避免使用肾毒性药物(包括西药和含有马兜铃酸的中草药),并定期到门诊复查尿蛋白及肾功能情况。若尿蛋白>0.5g/d,可选用 ACEI 或 ARB 类药物长期治疗,从小剂量开始,视患者耐受情况加量,逐步应用到最大耐受剂量,用药期间注意避免容量不足的情况发生,并定期监测尿蛋白及肾功能变化情况。若存在反复发作的扁桃体炎时,可考虑进行扁桃体摘除手术。

2. 表现为大量蛋白尿者　IgA 肾病患者经 ACEI 或 ARB 充分治疗 3~6 个月,尿蛋白定量仍大于 1.0/d,或呈肾病综合征表现者,在肾功能相对良好时,建议使用激素治疗;若肾功能受损,病理改变明显者,建议使用激素联合细胞毒类药物治疗。

3. 呈现急进性肾炎者　肾脏免疫病理为以 IgA 沉积为主的新月体肾炎(II 型),临床呈现大量蛋白尿、肾功能进行性恶化,应按照急进性肾炎进行治疗。

(三)中医治疗

由于 IgA 肾病临床表现复杂多样,症状不一,但基本血尿为其共有症状,常以镜下血尿多见,所以辨证论治以中医"尿血"为基础,若合并水肿、蛋白尿和/或肾功能减退,可以在此基础上进行适当加减治疗,或参考相关章节进行辨证论治。

1. 风热扰络证

症状:尿血或泡沫样尿,伴有发热、咽痛、咳嗽。舌尖红,苔薄黄,脉浮数。

治法:疏风清热,凉血止血。

代表方:银翘散加减。若热毒内扰者加黄芩、鱼腥草、射干、连翘等。若咽痛甚者,可加用麻黄连翘赤小豆汤加减治疗。

2. 胃肠湿热证

症状:尿血,腹痛腹泻,脘闷,纳呆食少,烦热口渴,小便短赤,舌红,苔黄腻,脉濡数。

治法:清利湿热。

代表方:泻心汤加减。若身重倦怠,暑湿甚者,用新加香薷饮;若恶心呕吐,头痛身重者,用藿香正气散加减。

3. 下焦湿热证

症状:尿血,尿赤或尿频不爽,口干,舌红,苔黄腻,脉滑数。

治法:清热利湿,泻火止血。

代表方:小蓟饮子加减。若伴有尿频、尿急、尿痛、腰痛者,用八正散加减。

4. 气虚不摄证

症状:镜下血尿,劳累后加重,伴神疲乏力,面色无华,气短懒言,纳呆食少,舌淡胖有齿痕,苔薄白,脉沉细弱。

治法:健脾补虚,益气摄血。

代表方:归脾汤加减。若伴有气阴两虚证者,可加用参芪地黄汤。若伴有肾气不足者,可加用金樱子、芡实、菟丝子等。

5. 阴虚火旺证

症状:尿血色淡或镜下血尿,腰酸乏力,手足心热,舌红少苔,脉细数。

治法:滋阴降火止血。

代表方:知柏地黄丸合二至丸。若阴病日久及阳,证见畏寒肢冷者,合右归丸加减。

6. 瘀血阻络证

症状:镜下血尿为主,或病程日久,腰部疼痛,面色晦暗,肢体麻木,舌边瘀斑,脉沉涩。

治法:活血化瘀止血。

代表方:桃红四物汤。若气血瘀滞显著者,可加用血府逐瘀汤或桂枝茯苓丸,或虫类药物如水蛭、全蝎等。

(四)临证要点

本病是病理诊断,临证时根据患者详细的病史及临床表现,尤其是临床上高度怀疑是IgA 肾病的病例,在排除肾活检禁忌证时,尽可能完善肾脏穿刺组织活检检查,明确病理类型,并根据临床表现、实验室检查,特别是与本病预后相关的蛋白尿水平、肾功能情况以及肾脏病理类型、分类、分级情况,进行综合判断,制订出符合疾病本身的切实可行的治疗方案。临床上疑似诊断 IgA 肾病的线索包括:①感染后 72 小时内发生的血尿,或肉眼血尿或镜下血尿。感染则包括上呼吸道感染、肠道感染、泌尿道感染等。②长期镜下血尿患者,每因感染或劳累等因素加重者,在排除家族性疾病、遗传性疾病或胡桃夹现象等情况下要考虑本病的可能。③临床上呈现急进性肾炎综合征伴有高血压或恶性高血压者,结合实验室检查,排除抗肾小球基底膜抗体、抗中性粒细胞胞质抗体阳性等状况,要注意排查本病的可能。

六、预后

IgA 肾病虽然临床多样,但其预后评估的指标基本一致。决定预后的主要因素包括:①蛋白尿及血压控制:蛋白尿和血压控制的好坏会影响肾功能的减退速率及肾病预后。已有研究证实,与肾衰竭关系最密切的因素为"时间平均尿蛋白水平"及"时间平均动脉压水平"。计算方法为:求 6 个月内每次随访时的尿蛋白量及血压的算术平均值,再计算整个随访期间所有算术平均值。计算结果越高提示预后不良。②肾功能状态:起病时或病程中出现的肾功能异常与不良预后相关。③病理学参数:病理学分级评价已经被证实与预后相关。系膜增生、内皮增生、新月体形成、肾小球硬化、肾小管萎缩及间质纤维化程度与肾功能下降速率及肾脏存活率密切相关,重度病理分级患者预后不良。④其他因素:肥胖 IgA 肾病患者肾脏预后更差,体质指数(BMI)超过 $25kg/m^2$ 的患者,蛋白尿、病理严重程度及终末期肾衰风险均增加。此外,低蛋白血症、高尿酸血症也是肾脏不良结局的独立危险因素。

七、预防与调护

充分休息,起居有节,保证睡眠,避免过度疲劳、熬夜和剧烈运动。积极消除诱发因素和易感因素,如呼吸道、肠道、皮肤及泌尿道感染,一旦发生炎症,要根据病情选用敏感抗生素积极治疗。卧床患者应经常变换体位,保持床上平整干燥,预防压疮发生和血栓的形成。适当锻炼,增强体质,预防感冒,同时注意精神意志调养,要保持心情舒畅,树立战胜疾病的信心。合理安排饮食,做到饮食有节,宜忌得当。若水肿严重或血压控制不良时,应限盐饮食;若蛋白尿明显或达肾病综合征水平蛋白尿时,应限制蛋白摄入量,以优质蛋白为主,建议蛋白质摄入量为 $0.8 \sim 1.0g/(kg \cdot d)$ 。不宜进食滋腻、肥甘等有碍脾胃运化之物,忌食辛辣食物、忌烟酒等刺激性物品,合理采用补益精血的食物,切忌暴饮暴食、过食生冷寒凉之品。有生育需求的患者应在病情稳定 2 年后,全面评估肾脏情况,与妇产科医生共同制订可行性方案及整个孕期与围产期的治疗防护措施。要谨慎用药,忌用肾毒性药物,避免药物性肾损伤。

第五节　肾小管间质疾病及药物性肾损害

肾小管间质性肾炎(tubulointerstitial nephritis,TIN)是由多种病因引起、发病机制各异、以肾小管间质病变为主的一组疾病。TIN 按其肾脏病理变化的特点分为:以肾间质水肿、炎性细胞浸润为主的急性肾小管间质性肾炎(acute tubulointerstitial nephritis,ATIN)和以肾间质纤维化、肾小管萎缩为主的慢性肾小管间质性肾炎(chronic tubulointerstitial nephritis,CTIN)。文献报道 10% ~ 15% 的急性肾衰竭和 25% 的慢性肾衰竭,是分别由急、慢性 TIN 引起的,因此 TIN 已日益受到重视。

急性间质性肾炎

急性间质性肾炎(acute interstitial nephritis,AIN)又称急性肾小管间质性肾炎(acute tubulointerstitial nephritis,ATIN),是病理学诊断,其肾脏病理特点是以肾间质水肿、炎性细胞浸润为主。而临床特点则以急性肾损伤为主要表现,常表现为不明原因的肾功能突然下降、肾小管功能损害、尿沉渣异常,同时合并引起急性肾损伤的病因疾病表现,如药物性过敏反应、全身或局部感染表现等,部分原因不明。根据病因分为药物过敏性 AIN、感染相关性 AIN 及病因不明的特发性 AIN。文献报道,在蛋白尿或/和血尿肾活检的病例中 AIN 约占 1% ,而在急性肾损伤患者进行肾活检的病例中,AIN 所占比例为 5% ~ 15% 。AIN 如能早期诊断、及时治疗,肾功能多可完全恢复或显著改善。因此,重视 AIN 的早期诊断和治疗对提高肾脏疾病的整体防治水平具有重要意义。

本病根据其不同的临床表现,可归属于中医学"腰痛""尿血""淋证""关格""癃闭"等范畴。

一、病因病理

（一）西医病因病理

1. 病因与发病机制　AIN 的发病原因有很多,但最常见的是药物和感染,由于疫苗及大量抗生素的问世,许多感染得到了有效预防和及时的控制,感染相关性的 AIN 患病率已经大大降低;同时,由于大量的新药上市,药物过敏日益增多,已成为 AIN 的首要原因。尚有少数病因不明者,被称为"特发性 AIN",其中肾小管间质性肾炎-葡萄膜炎综合征(tubulointerstitial nephritis and uveitis syndrome,TINU 综合征)病因已经基本明确,是自身抗原导致的免疫反应性疾病。常见病因详见表1-4-1。

表1-4-1　引起急性肾小管间质性肾炎的病因

病因种类	致病因素
药物	
抗微生物药物	磺胺类、青霉素类、头孢类、大环内酯类、喹诺酮类、呋喃类、抗结核药等
非甾体抗炎药	各种非甾体抗炎药,包括 COX-2 抑制剂
利尿剂	呋塞米、依他尼酸、噻嗪类、氯噻酮、氨苯蝶啶
溃疡病治疗药	H$_2$ 受体阻滞剂(替丁类),质子泵抑制剂(拉唑类)
其他药物	别嘌醇、硫唑嘌呤、卡托普利、卡马西平、苯妥英钠、地尔硫䓬、氯贝丁酯等
感染微生物	
细菌	军团菌属、布氏菌属、白喉杆菌、葡萄球菌、链球菌属
病毒	EB 病毒、汉坦病毒、登革热病毒、腮腺炎病毒、巨细胞病毒、麻疹病毒、多瘤病毒、SARS 病毒、人免疫缺陷病毒等
其他微生物	螺旋体、立克次体、疟原虫、弓形虫、支原体、衣原体、真菌等
特发性	
免疫	肾小管间质性肾炎-色素膜炎综合征

AIN 的发病机制主要是免疫反应引起,包括细胞免疫和体液免疫。

对于药物过敏性 AIN 主要是细胞免疫引起的,主要是 T 细胞直接细胞毒反应及抗原特异性迟发型超敏反应。其依据包括:①肾间质呈现弥漫性淋巴细胞、单核巨噬细胞、嗜酸性粒细胞浸润;②免疫组化检查显示肾间质浸润细胞以 T 淋巴细胞为主;③肾间质中出现非干酪型肉芽肿,提示局部存在迟发型超敏反应。体液免疫也参与其中,主要是药物及其代谢产物可作为半抗原与宿主体内蛋白(即载体,如肾小管上皮细胞蛋白)结合,形成致病抗原,然后通过以下体液免疫反应致病:①Ⅰ型超敏反应:部分患者血清 IgE 升高,外周血嗜酸性粒细胞增多、出现嗜酸性粒细胞尿,病理显示肾间质嗜酸性粒细胞浸润,以上提示Ⅰ型超敏反应致病;②Ⅱ型超敏反应:部分患者血中出现抗肾小管基底膜(TBM)抗体,免疫病理显示TBM上有 IgG 和 C3 呈线样沉积,以上提示Ⅱ型超敏反应致病。

对于感染性 AIN 主要由细胞免疫反应致病,理由如下:①肾组织免疫荧光检查阴性,不支持体液免疫致病;②肾间质中有大量淋巴细胞和单核细胞浸润;③免疫组化检查显示肾间质中浸润的淋巴细胞主要是 T 细胞。

对于特发性 AIN,如 TINU 综合征,是一个 AIN 合并眼色素膜炎的综合征,临床少见,与机体免疫功能紊乱(细胞免疫和体液免疫)及遗传因素影响相关。

2. 病理

（1）光学显微镜检查：无论药物过敏性 AIN、感染相关性 AIN 还是 TINU 综合征，AIN 的病理特点主要是肾间质炎细胞浸润及水肿。肾间质中弥漫浸润的炎细胞均以淋巴细胞（主要是 T 细胞）及单核细胞为主，常伴不同程度的嗜酸性粒细胞（药物过敏性 AIN 最明显），并偶见中性粒细胞。肾小管上皮细胞常呈不同程度的退行性变，可见刷状缘脱落，细胞扁平，甚至出现灶状上皮细胞坏死及再生。肾小球及肾小管正常。

（2）电子显微镜检查：无特殊诊断意义，NSAID 引起 AIN 同时可伴随出现肾小球微小病变，此时可见肾小球足细胞足突广泛融合。

（3）免疫荧光检查：多呈阴性，但是药物（如甲氧西林）诱发抗 TBM 抗体致病者。能在 TBM 上见到 IgG 及 C3 呈线样沉积。

（二）中医病因病机

急性间质性肾炎多因感受药毒，湿热之邪，弥漫三焦，致肾失开阖，膀胱气化失司而发病。总体讲分内因和外因，其中外因为主要，包括感受邪热之毒、湿热之毒、药毒。内因则指脏腑功能虚弱，尤其是脾气虚弱、肾气亏虚、肾阴亏耗等。

1. 热毒炽盛　热毒之邪内侵脏腑或药毒损及肾脏，肾与膀胱气化失司则小便不利。热入营血，则扰动神窍，破血妄行，见高热、神昏、出血诸证。

2. 湿热蕴结　感受湿热之邪，或素体湿热内盛，感受外邪，湿热弥漫三焦，气化不利，传导失司，见小便赤涩不利，腹胀呕恶，大便秘结或滞涩不爽等。

3. 阴虚火旺　年老体虚或病久阴伤，或热毒伤阴导致肾阴亏虚，虚火内盛，上扰清窍，则头晕耳鸣，灼伤肾络则尿血。

4. 脾肾气虚　素体脾胃虚弱者，年高肾亏，或久病耗气，导致脾肾亏虚，脾虚不能运化，肾虚不司开阖，则见面色无华，腰膝酸软，小便频多。

本病病位主要在肾，与膀胱、脾、三焦相关。病性总属于本虚标实，早期以邪实为主，多表现为热毒炽盛、湿热内蕴，后期则以本虚为主，则见气阴亏，日久不愈可进展为关格、癃闭。

二、临床表现

（一）药物过敏性 AIN

1. 用药史　患者发病前均有明确的用药史。20 世纪 80 年代以后，国内外文献报道显示诱发 AIN 最多的药物是 NSAID 和头孢菌素类抗生素。

2. 药物过敏表现　30%～50% 的患者出现药物热及药疹，常为小米至黄豆大斑丘疹或红斑，弥漫对称分布伴瘙痒、脱屑，以面、颈、胸、腹及四肢近心端皮肤多见；多伴有浅表淋巴结肿大，以颈下和腋下淋巴结为主。

3. 肾损害　患者在用药后 1 天至数天出现尿化验异常和肾小球及肾小管功能损害，可分为少尿型（病情较重者）或非少尿型（病情较轻者）。急性肾衰竭十分常见，同时可有腰痛症状，常突然发作，呈持续性酸痛或胀痛。

4. NSAID 引起的过敏性 AIN　虽然有患者在用药后 1 至数天出现肾损害，但是有的却可在用药后数周至数月才发病，临床常无药物过敏的全身表现，在导致 AIN 的同时，又能引起肾小球微小病变，临床出现肾病综合征，容易造成漏诊或误诊。

5. 可伴有消化系统症状　如食欲不振、恶心呕吐、严重者可出现黄疸、肝脾大等。

（二）感染相关性 AIN

常首先出现与感染相关的全身表现（突发高热寒战、面色灰白等败血症中毒症状），然后才出现尿化验异常，急性肾衰竭及肾小管功能异常；体格检查多伴有浅表淋巴结肿大，以颈下和腋下淋巴结为主；既往此 AIN 常由细菌感染引起；目前病毒等微生物引起者更常见。

（三）TINU 综合征

TINU 综合征是一种新发现的累及肾和眼的综合征，多发生于青少年女性，肾脏表现为特发性急性肾小管间质性肾炎，眼部主要表现为双侧非肉芽肿性前葡萄膜炎。发病前常有乏力，食欲减退，体重下降及发热等非特异性症状，而后出现肾损害及眼色素膜炎（虹膜睫状体炎或全色素膜炎，常两侧同时发生）。少数患者眼色素膜炎出现在肾损害之前。多数同时出现或眼色素膜炎出现在肾损害后 1 个月至数月。与患者常伴出现血沉增快，血清 C 反应蛋白及 γ-球蛋白增高。

三、实验室及其他检查

1. 尿常规　常表现为轻度蛋白尿，在 $1\sim2g/d$，以小分子尿蛋白为主。但 NSAID 引起者，可大于 $3.5g/d$；镜下血尿，甚至肉眼血尿；无菌性白细胞尿；早期尚可见嗜酸性粒细胞尿以及管型尿（包括白细胞管型）。若嗜酸性粒细胞超过白细胞总数的 1%，则是诊断急性间质性肾炎的重要依据。

2. 血常规　一般无贫血，偶尔出现轻度贫血。30%～60% 的药物过敏性 AIN 患者外周血嗜酸性粒细胞增多。

3. 肾小管损伤指标及肾小管功能检查　尿 N-乙酰-β-D-葡萄糖苷酶（NAG）、γ-谷氨酰转移酶（γ-GT）及亮氨酸氨基肽酶（LAP）增多，提示肾小管上皮细胞损伤。尿 $β_2$ 微球蛋白、$α_1$ 微球蛋白、视黄醇结合蛋白及溶菌酶常增多，提示近端肾小管重吸收功能障碍；尿比重和尿渗透压减低，禁水 12 小时尿液渗透量 $<500\sim600mOsm/(kg\cdot H_2O)$，提示远端肾小管浓缩功能减退；大多数患者尿钠排泄量增加，滤过钠分数多 $>1\%$，有助于诊断。还可能出现肾性尿糖，甚至范科尼综合征（Fanconi syndrome），以及肾小管酸中毒等。

另外，一些能反映早期急性肾损害的尿生物学指标，对于早期发现及诊断 AIN 很有帮助，例如尿中性白细胞明胶酶相关脂质运载蛋白（NGAL），尿肾脏损伤分子-1（KIM-1），及尿白介素 18（IL-18）。

4. 肾小球功能的检查　患者出现急性肾衰竭时，血肌酐及尿素氮将迅速升高，血清半胱氨酸蛋白酶抑制蛋白 C 水平也会升高，并可出现难以纠正的酸中毒及相关电解质紊乱，特别是低钾血症或高钾血症。

5. 免疫球蛋白测定　部分患者 IgE 升高。

6. 其他检验　对疑似药物诱发抗 TBM 抗体的患者，应进行血清抗体 TBM 抗体检测。

7. 肾活检　对于部分病因不明，症状不典型，肾功能急剧下降的患者，肾组织活检可提供可靠诊断依据。

8. 影像学检查　超声等影像学检查显示 AIN 患者的肾脏体积正常或增大，若能除外肾淀粉样变性及糖尿病肾病，肾脏体积增大对提示急性肾衰竭有意义。

四、诊断与鉴别诊断

（一）诊断

1. 药物过敏性 AIN　①近期有用药史；②药物过敏表现；③尿检异常；④肾小管及肾小球功能损害。一般认为有上述表现中前两条，再加上后两条中任何一条即可临床诊断。但非典型病例常无第二条，必须依靠肾穿刺病理检查确诊。

2. 感染相关性 AIN　有明确感染史，而后出现 AIN 肾损害表现，及时进行肾活检病理检查明确诊断。

3. TINU 综合征　在出现 AIN 肾损害表现前后,又出现眼色素膜炎,应高度怀疑此病,及时做肾活检病理检查明确诊断。

（二）鉴别诊断

1. 急性肾小球肾炎　急性肾小球肾炎感染史以上呼吸道感染者居多,一般不合并皮疹,无嗜酸性粒细胞增高等全身过敏性表现;也可有肾小管功能损害,但都以肾小球功能障碍为主,主要表现为血肌酐、尿素氮升高等;肾穿刺活检以肾小球病理改变为主,可资鉴别。

2. 药物中毒性急性肾小管坏死　两者均有用药史,尿常规检查均改变轻微,都常出现少尿性或非少尿性的急性肾衰竭。但是药物中毒性急性肾小管坏死具有明确的肾毒性药物用药史,发病与用药剂量相关而无药物过敏表现。尿检验无或仅有少许白细胞无嗜酸性粒细胞;很少出现肾性糖尿等近端肾小管功能损害。上述实验室表现可初步鉴别,此外,^{67}Ga同位素扫描对两者鉴别有意义,而肾活检病理可明确将两者区分。

3. IgG4 相关性 AIN　是近年才认识到的一种自身免疫性疾病,能累及多个器官系统,被称为 IgG4 相关性疾病。此病仅表现为 TIN 且出现急性肾衰竭时,则需要与本章介绍的原发性 AIN 相鉴别。IgG4 相关性 AIN 有特殊的临床病理表现。如血清 IgG4 水平增高,补体C3 水平下降,肾活检病理检查在肾间质中可见大量的 IgG4 阳性浆细胞浸润,并伴随轻重不等的席纹样纤维化等。

五、治疗

（一）中西医结合思路

急性间质性肾炎起病急,病情危重,及时正确诊断非常关键。积极寻找致病因素,特别重视药物过敏性因素、感染性因素、自身免疫性因素等在本病发病中的地位。AIN 的临床表现和预后差异较大,临床上一定要辨别疾病的轻重缓急,合理地干预和治疗。对于药物过敏性因素所致者,应及时停药,根据病情适当使用抗过敏药物或激素,激素无效时,可酌情加用环磷酰胺或吗替麦考酚酯等免疫抑制剂治疗,清热利水类中药善后常有良效。对于感染性因素,应根据感染的程度和部位积极合理地使用抗生素,如果是结核分枝杆菌感染,治疗时间更长、难度也较大。对于特发性因素,合理使用激素常可获效,甘寒清热类药物与激素合用常能增效减毒。无论何种因素所致的 AIN,若患者肾功能出现急剧恶化,均要给予积极的透析治疗以保障患者生命安全。AIN 病情急,变化快,故一定要根据病情决定是否合并使用中医药治疗,急性期以邪实为主,治以清热解毒,凉血止血,清利湿热,清热利水;肾功能损害明显者以利水排毒为主,甘寒利水的药物是本病治疗的主要药物。缓解期以正虚为主,治以滋阴降火,健脾补肾。特别强调的是尽量避免潜在肾毒性药物,以防药物损害作用的扩大。

（二）西医治疗

早期治疗、积极治疗、综合治疗是三个基本原则,具体治疗方法如下:

1. 药物过敏性 AIN　①停用致敏药物:去除过敏原后,多数轻症病例即可自行缓解。②糖皮质激素治疗:对过敏性肾损害以及重症病例者宜选用肾上腺糖皮质激素,如泼尼松30~40mg/d,病情好转后逐渐减量。有报道认为激素治疗 2 周无效时,仍可考虑加用免疫抑制剂,如环磷酰胺或吗替麦考酚酯。环磷酰胺的常用剂量 1~2mg/(kg·d),一般仅用 4~6周,不宜过长;吗替麦考酚酯 0.5~1.0g,每日 2 次口服,应用多久尚无统一意见。③血液透析治疗:对于出现急性肾衰竭者,应尽早做血液透析治疗。

2. 感染相关性 AIN　抗感染治疗,对全身性细菌、病毒感染和败血症等引起的急性间质性肾炎,应积极治疗原发病,控制感染。尽早做痰、血、尿等细菌培养,有针对性地选择使用抗生素。如对溶血性链球菌、金黄色葡萄球菌、肺炎双球菌等革兰氏阳性菌感染,可选用青霉素、红霉素治疗;而革兰氏阴性菌所致的败血症则以大肠杆菌、变形杆菌、产气杆菌、铜绿假单胞菌最多见。而且常夹杂其他细菌感染,因此应选用抗菌谱广的抗生素,如红霉素、氯霉素、林可霉素、克林霉素、头孢唑啉、头孢拉定等肾毒性小的药物清除感染灶。

3. TINU 综合征 糖皮质激素治疗不仅能够改善肾功能,而且可以防止肾间质纤维化。如肾脏病变不重,可单用糖皮质激素滴眼治疗。

(三)中医治疗

1. 热毒炽盛证

症状:寒战高热,头痛神昏,皮肤斑疹,口干喜饮,腰酸腰痛,小便短赤热涩,大便秘结,舌红绛,苔黄燥,脉弦滑数。

治法:清热解毒,凉血消斑。

代表方:清瘟败毒饮加减。若便秘者,加大承气汤;黄疸者,加茵陈蒿汤。

2. 湿热蕴结证

症状:腰痛,脘闷纳呆,渴不思饮,小便黄赤灼热,或涩痛不利,便溏不爽,苔黄腻,脉濡数或滑数。

治法:清热利湿,泻火通淋。

代表方:八正散加减。有瘀血者,加桃仁、红花、川芎以活血化瘀。

3. 阴虚火旺证

症状:腰膝酸痛,五心烦热,头晕耳鸣,盗汗,口干咽燥,大便干结,小便短赤,舌红,少苔,脉细数。

治法:滋阴降火,凉血止血。

代表方:知柏地黄汤和小蓟饮子加减。若出现气阴两虚证者,可加用参芪地黄汤,若伴有湿热证者,宜养阴同时加强清利作用,如土茯苓、半枝莲、白花蛇舌草等。

4. 脾肾气虚证

症状:面色萎黄无华,神疲乏力,腰膝酸软,足跟痛,腹胀纳差或恶心,呕吐,夜尿频多或小便清长,舌淡胖,苔薄白,脉沉细无力。

治法:健脾益肾。

代表方:四君子汤合济生肾气丸加减。若气虚明显者,可重用生黄芪。若病情加重出现脾肾阳虚证者,可加用桂附地黄丸。

(四)临证要点

AIN 的临床表现以急性肾损伤为突出表现,所以临证时特别要注意对急性肾损伤原因的鉴别,首先要排除是否合并有慢性肾脏病,排除在慢性肾脏病基础上的急性进展因素;其次是排除肾前性和肾后性因素导致急性肾损伤;再次要排除肾小球疾病、肾血管疾病导致的急性肾损伤;最后分析肾小管间质疾病的原因,进一步区分药物过敏性 AIN、感染性 AIN 以及特发性 AIN。同时根据患者的临床表现、近期用药史、全身药物过敏表现、嗜酸性粒细胞尿等特点,先做出药物过敏性 AIN 临床疑似诊断,确诊有赖于肾组织穿刺活检确认;同样感染性 AIN 有全身或局部感染的证据,以及肾功能急剧恶化的证据;特发性 AIN 存在自身免疫性因素,与另两种类型 AIN 有本质区别,明确诊断仍然需要肾穿刺组织活检。在用中医药辨证治疗本病时,要在辨识清楚本病的病因诊断基础上,注意辨识疾病的轻重缓急,根据病情需要及时准确地使用中医药,切不可不顾病情盲目使用,要结合具体病情走势,并根据疾病在脾、在肾,以及药毒、湿热、实邪的多少和程度进行中医药的治疗。

六、预后

AIN 患者一般预后较好,病因去除后病情很快好转,肾功能恢复较好。解除尿路梗阻、纠正代谢异常以及控制感染等均有助于病情控制和肾功能恢复。若误诊误治、延误病机,可能导致病情恶化,出现不可逆的肾间质纤维化,可进展至终末期肾衰竭。影响疾病预后的因素包括:①诊治是否及时:这是影响预后的关键因素,一般认为发病>3周,未及时停用致敏药物者常预后差;②年龄:老年人预后较差;③病理检查:若出现肾间质纤维化程度重者、出现上皮细胞肉芽肿者预后差。

药物过敏性AIN预后一般较好,经积极治疗后肾间质炎症大多完全消散。少数患者未及时停用过敏药物,或治疗不彻底导致肾间质炎症慢性化,肾功能逐渐减退,严重者进入终末期肾病(ESRD)。

感染性AIN预后取决于感染的控制情况,大部分患者肾损伤完全恢复,少部分患者感染迁延未愈,或合并慢性肾盂肾炎,肾功能逐渐下降。

特发性AIN预后较好,尤其是儿童患者,部分成人患者对激素治疗反应不佳,或TINU综合征反复发作,可遗留不同程度的肾功能损害,但极少进展至ESRD(<5%)。

七、预防与调护

注意休息,避免劳累,注意个人卫生,避风寒,防外感。禁食辛辣刺激之品,忌烟酒,忌温热性食品,如狗肉、羊肉等。保持乐观态度,避免不良精神刺激。要谨慎用药,忌用肾毒性药物,禁用过敏性药物,避免药物性肾损伤。

慢性间质性肾炎

慢性间质性肾炎(chronic interstitial nephritis,CIN),又称为慢性肾小管-间质性肾病(chronic tubular-interstitial nephritis,CTIN),是一组以肾小管萎缩及肾间质炎性细胞浸润和纤维化为主要病理表现的慢性疾病。CIN在终末肾脏疾病中占10%~33%。本病不同于急性间质性肾炎,起病隐匿,进展缓慢,常被原发疾病所掩盖,但间质纤维化程度常较严重,疾病后期进展为慢性肾衰竭。

本病根据临床表现可归属于中医学"消渴""劳淋""腰痛""关格"等范畴。

一、病因病理

(一)西医病因病理

1. 病因及发病机制　CIN病因很多,总体分为原发性、继发性和特发性因素,原发性因素是指原发于肾血管、肾小球的病变进一步发展至小管间质部位引起的CIN。继发性因素包括机体代谢性疾病、免疫性疾病、药物毒性、尿路梗阻等均可导致本病(表1-4-2)。部分病因不明者,称为特发性CIN。

表1-4-2　慢性间质性肾炎的常见继发性病因

病因	内容
药物诱发	止痛剂、5-氨基水杨酸、非甾体抗炎药、含有马兜铃酸的中草药
毒性物质	锂、铅、镉等重金属、巴尔干肾病
代谢异常	尿酸代谢异常、低钾血症、高钙血症、高草酸尿症
免疫介导	结节病、干燥综合征
感染微生物	细菌性肾盂肾炎、汉坦病毒、钩端螺旋体病
血液疾病	镰状细胞病、轻链病、淀粉样变

本病的发病机制目前公认的有以下几种：①感染、毒物等致病因素对肾脏的直接损害；②免疫因素：有细胞介导免疫、免疫复合物沉积和抗 TBM 抗体三种机制；③多种因素造成的肾间质血流量下降，部分肾小管功能丧失导致残存肾单位代偿性高代谢，一方面加速了病变进展，另一方面氨合成增加，激活补体系统，引起炎性细胞浸润，免疫介质的生成和肾小管细胞胶原合成增加。

2. 病理　CIN 的病理表现为：双肾大小不一，表面不规则，常见瘢痕形成，部分与包膜粘连，或见肾盏黏膜增厚。镜下见肾间质纤维化，单核细胞浸润和肾小管变形，上皮细胞萎缩，早期肾小球无明显改变，晚期常被纤维组织包绕，最终导致肾小球硬化。

（二）中医病因病机

慢性间质性肾炎的形成多由五脏柔弱，肾亏精少，加之感受湿热、毒邪，以致肾失开阖，气化失调，清浊不分而发病。肾病及脾，水谷精微不能化生精血，升降输布失调，则精微物质外泄无度。肾病及肝，肝血不藏，筋脉失养。病延日久，则正气亦伤，湿浊化生。如湿热伤肾，耗气伤阴，肾气不固，则见多尿、夜尿、口渴多饮，病似"劳淋""消渴"。虚火灼伤肾络或气虚不能摄血，故尿中夹血。也可因气虚及阳，精微外泄，尿中混有蛋白。精血亏耗，筋脉失养，则肢体麻木、痿废。病延日久，脾肾阳虚，湿毒内蕴，病陷晚期，发为"关格"，可出现面色晦滞、恶心呕吐、尿少、尿闭等症。

本病病位主要在肾，与肝、脾相关，其病性总属本虚标实。初期为湿热下注，或毒邪伤肾，或他脏病及于肾，以邪实为主；病至后期，肾脏虚损较甚，累及肝、脾，而致封藏失司，肝风内动，气血虚衰，湿浊化生，转以正虚邪实为主。

二、临床表现

（一）主要症状

1. 泌尿系统症状　夜尿增多，多尿或遗尿，或尿频、尿急、尿痛、尿灼热，或伴有肾小管酸中毒，或伴有肾性糖尿、肾性氨基酸尿、低钾血症或高钾血症，可有腰酸腰痛（大部分患者有腰酸或腰痛，呈持续性，轻重不一，严重者两肾区可有明显叩击痛，当肾乳头坏死时，可突然发生肾区或上腹部绞痛），肉眼血尿，尿中可见坏死组织排出。

2. 消化道症状　口干多饮，食欲减退，腹胀便秘，严重者可出现恶心呕吐。

3. 循环系统症状　可出现各种心律失常，外周循环障碍如肢体湿冷。

4. 神经系统症状　表情淡漠，嗜睡，严重者可出现神志不清，或烦躁不安，或抽搐，或肢体麻痹、软瘫等。

（二）体征

1. 肌无力　部分患者有肌张力不同程度的减退，四肢麻木，甚至软瘫。

2. 心律失常　部分患者可出现心动过缓、室性期前收缩、心室颤动等，甚至肢体湿冷，心脏停搏。

3. 贫血　贫血貌是晚期肾衰竭时的体征，可伴有口唇和甲床苍白。

4. 水肿　早期和中期多无水肿，至晚期肾衰竭时可见双下肢不同程度水肿。

5. 高血压　早期和中期多无高血压，尿毒症时部分患者可出现高血压。

（三）常见并发症

主要包括上呼吸道感染、尿路感染、急性低血压发作、电解质紊乱（高钾血症、高氯血症、低钠血症）。

三、实验室及其他检查

1. 尿常规　多数患者尿中只有少量蛋白、白细胞，常无管型和红细胞。尿中还可测出尿糖、氨基酸等。偶尔可见镜下脓尿且尿培养阳性。当肾小管浓缩功能障碍时,尿比重显著下降;当肾小管酸中毒时,尿 pH 值降低或升高。

2. 24 小时尿蛋白定量测定　多数患者 24 小时尿蛋白定量不超过 1.5g,且常小于 0.5g。

3. 尿液聚丙烯酰胺凝胶电泳试验　显示以低分子区带为主,尿溶菌酶及尿 β_2 微球蛋白(β_2-microglobulin,β_2-MG)等肾小管性小分子蛋白增多为主。

4. 尿蛋白放射免疫试验　尿白蛋白及 IgG 增加不显著,以尿 β_2-MG 异常增多为主。

5. 血、尿渗透压测定　尿液比重降低,禁水 12 小时尿渗透压浓度小于 $500\sim600$mOsm/($kg\cdot H_2O$)者提示有肾小管浓缩功能障碍;若尿渗透压/血浆渗透压比值经常相等(Uosm/Posm=1),则提示肾脏的浓缩与稀释功能严重损害。

6. 血生化测定　血液生化检测血肌酐、血尿素氮异常升高,二氧化碳结合力明显下降,并有低血钠、低血氯、低血钾或高血钾等电解质紊乱者,可作为慢性间质性肾炎肾功能减退的检测指标。

7. 血气分析　慢性间质性肾炎时 HCO_3^- 减少,剩余碱(BE)呈负值,pH 值下降,是肾小管性酸中毒的基本指征。

8. 静脉肾盂造影　当显示肾盂积水、肾盂扩张和变钝时,提示有尿路梗阻性肾病;当显示双侧肾脏大小不等,肾外形不规则,肾盏变形或肾乳头缺损时,则应考虑慢性间质性肾炎的可能。

9. 肾穿刺活检　对部分病因不明,症状不典型,临床表现隐匿,肾功能逐渐下降的患者,可做肾穿刺活组织检查。

10. 其他检查　肾 CT 平扫、肾图、氯化铵负荷试验等也可酌情选用。

四、诊断与鉴别诊断

(一)诊断

CIN 诊断要点包括:

1. 有慢性肾盂肾炎伴膀胱输尿管反流,或机械性尿路梗阻病史;长期接触肾脏毒性物质或用药史,或存在肾小管功能不全的疾病。

2. 出现间质性肾炎的相应症状和体征。

3. 有肾功能损害但无高血压;轻度蛋白尿;尿 β_2 微球蛋白排泄增加;影像学检查提示双肾大小有差异,肾脏缩小甚至萎缩。

4. 肾脏活检呈慢性肾小管间质性炎症伴肾小球硬化。

(二)鉴别诊断

1. 慢性肾小球疾病　慢性肾小球疾病一般早期常有水肿和高血压;慢性间质性肾炎早期多无水肿和高血压。慢性肾小球疾病尿蛋白以中分子、大分子等肾小球性蛋白尿为主且常伴有各种管型尿,24 小时尿蛋白定量多大于 1.5g;慢性间质性肾炎以肾小管性小分子蛋白尿为主,24 小时尿蛋白定量多小于 1.5g,且常在 0.5g 以下,尿沉渣仅有少量白细胞,管型少见。慢性肾小球疾病的肾小球功能损害显著,至晚期才出现肾小管功能不全;慢性间质性肾炎则以肾小管功能损害为主,且其发生早于氮质血症。

2. 慢性肾盂肾炎　慢性肾盂肾炎和慢性间质性肾炎临床上虽然均可有尿路刺激征,但慢性肾盂肾炎必须在病史和细菌学上有确凿的尿路感染证据,且很少引起慢性肾功能减退,而慢性间质性肾炎多伴有尿路梗阻,或膀胱输尿管反流,且常伴有肾功能进行性减退。

五、治疗

（一）中西医治疗思路

慢性间质性肾炎因病情、病程都呈慢性化，所以临床容易延迟诊断，进而失去积极治疗的时机，目前中西医结合治疗以稳定内环境，改善和恢复肾小球、肾小管功能，去除病因，治疗原发病，保护肾功能原则。若出现慢性肾衰竭，则与其他原因所致慢性肾衰竭的治疗相同。中医药在本病的治疗中占主导地位，西医药主要以对症治疗为主。

（二）西医治疗

主要目标是根治，其次是改善病情，延长生存期，减轻痛苦。为达此目标，应遵循病因治疗、综合治疗、替代治疗三个原则。具体方法有：

1. 病因治疗　对于细菌感染引起的慢性间质性肾炎，须用抗生素抗感染。由于梗阻的原因则需解除梗阻，同时控制感染，保护肾功能。药物引起的中毒性肾病，应立即停用该药，控制和去除病因，即可使慢性间质性肾炎停止发展。多发性骨髓瘤时，化疗可缓解轻链过多导致的管型肾病，并同时治疗高钙血症，碳酸氢钠碱化尿液和避免应用造影剂。在容量不足的情况下谨慎使用袢利尿药。依地酸钙钠（disodium calcium ethylene diamine tetraacetate，EDTA Ca-Na$_2$）用于铅中毒时的螯合治疗，对少数患者而言，可以控制和延缓肾衰竭的发生。

2. 综合治疗　①纠正体液平衡紊乱；②纠正电解质紊乱；③纠正酸碱平衡紊乱；④支持治疗。早期应用 ACEI 或者 ARB 有延缓肾脏纤维化的作用，建议将收缩压控制在 130mmHg 以下。纠正酸中毒（从碳酸氢钠每日 600mg，分 3 次口服开始，逐渐加量）、贫血（促红细胞生成素每周 100～150U/kg）、高磷血症（口服磷结合剂）和甲状旁腺功能亢进症（维生素 D 从每日 0.25μg 开始），可使病情稳定或者肾功能部分恢复。本病一般无使用糖皮质激素和/或免疫抑制剂的指征，除非合并特殊情况。

3. 替代治疗　如慢性间质性肾炎已发展至肾衰竭终末期，则宜进行透析治疗或做肾移植术。

（三）中医治疗

1. 阴虚热恋证

症状：尿频，尿急，尿痛，尿血，口干，多饮，夜尿频多，腰酸乏力，手足心热，舌红，苔黄，脉沉细。

治法：清利湿热，滋阴补肾。

代表方：知柏地黄丸合小蓟饮子加减。若湿热盛而阴虚不著者，用八正散清热利湿。

2. 肝肾阴虚证

症状：头晕头痛，口渴多饮，五心烦热，四肢麻木甚或微颤，形体消瘦，大便干结，小便短赤，舌红苔少，脉弦细。

治法：养血柔肝，滋阴益肾。

代表方：三甲复脉汤加减。病程日久可出现气阴两虚甚至合并瘀血证，可加用金蝉花、三棱、莪术等益气养阴活血之品。

3. 脾肾气阴两虚证

症状：面色无华，气短乏力，腰膝酸软，口干而不多饮，尿少色黄，夜尿清长，舌淡有齿痕，或舌偏红，少苔，脉沉细或细数。

治法：补益脾肾，益气养阴。

代表方：六味地黄丸合补中益气汤加减。脾气亏虚湿浊困重者，可加四妙散。若合并瘀血证者，可加用三棱、莪术、水蛭等活血之品。

4. 脾肾阳虚证

症状:倦怠乏力,纳差腹胀,腰膝酸软,形寒肢冷,大便溏软,夜尿清长,舌淡有齿痕,脉沉细。

治法:温补脾肾。

代表方:金匮肾气丸。若肢体浮肿,小便不利者,五皮饮和真武汤以利湿消肿,温阳理气。

（四）临证要点

慢性间质性肾炎早期临床诊断困难,进而延迟治疗。早期发现,尽可能寻找明确的致病因素,尽早治疗或去除损伤因素,阻断或延缓肾间质纤维化过程,可改善慢性间质性肾炎预后。本病总体属于本虚标实之证,故在积极治本的同时,兼顾抗纤维化治疗,纤维化的形成包含痰瘀互结或湿瘀互结等病理过程,化痰、除湿、活血是常用之法,各个证候类型均可积极选用。在辨证的基础上应灵活选择积极的抗纤维化治疗,改善微循环,抗肾缺血、缺氧状态,恢复肾小管功能,改善本病预后。

六、预后

由于慢性间质性肾炎起病隐匿,早期多无症状,且常伴发于其他肾脏疾病之中,易被忽视,所以一经发现往往有一定程度的肾功能损害。应及早发现,及早去除原发病因,尽早治疗,改善、稳定肾功能,尚可延长和挽救生命,否则易发展为不可逆慢性肾衰竭。有部分药物(镇痛药)性肾病尚可引发泌尿道移行上皮癌。

七、预防与调护

1. 预防　本病病因众多,有些原因不明,发病隐匿,直至出现肾功能不全才就诊,较难预防。因此,定期体检很重要,对长期使用某些药物或接触环境毒物者更应注意。发病后要避免促使肾功能恶化的因素,如劳累、外感、失水和饮食不洁等。

2. 调护　①慎起居,避风寒,调情志。可适当进行太极拳、气功等健身运动,但应避免激烈运动。②宜食清淡、富含汁水的食物,或流质、半流质饮食。多进食各种新鲜水果蔬菜和汤类。忌辛辣刺激、海鲜发物,戒烟酒。③保持乐观态度,避免不良情绪刺激。

附：药物性肾损害

药物性肾损害(drug-induced renal injury)或称药物相关性肾脏病(drug associated renal disease),通常指由于药物不良反应(adverse drug reaction,ADR)或药物不良事件(adverse event or adverse experience,ADE)所导致的药源性肾脏病(drug-induced renal disease),是由不同药物所致、具有不同临床特征和不同病理类型的一组疾病。通常分四种类型:①量-效关系密切型(或称 A 类):指不良反应与用药种类、剂量关系密切,通常由于药理作用增强所致,具有可预测性,虽然人群发病率高,但采取防治措施后病死率可降低;②量-效关系不密切型(或称 B 类):指不良反应与用药剂量无关,通常由于药物或患者本身的异常引起,具有不可预测性,故虽发生率低但病死率高;③长期用药致病型:通常指药物的慢性毒性作用和后遗作用等;④药后致病型:主要指药物的生殖毒性和致癌性。药源性肾脏病常见为前三类。

药物性肾损害临床可表现为血尿、蛋白尿、尿量异常、肾小管功能障碍(肾性糖尿、范科尼综合征、肾小管酸中毒)、肾炎综合征、肾病综合征以及急、慢性肾衰竭等。其病理类型可为急性肾小管坏死、急性间质性肾炎、慢性间质性肾炎、各类肾小球疾病、ANCA 相关小血管炎、溶血性尿毒症综合征等。大多数药物所致的肾损害表现具有一定的特征性,但同一种药物既可引起不同的临床表现,也可以导致不同的病理类型;不同的药物又可以造成相同的临床或病理改变,因而临床上存在较大的个体差异。其中最为严重的是药物所致的急性肾衰竭,临床后果严重。因此了解药物对肾脏的毒性作用,并合理用药,对最大限度地降低药物性肾损害的发生具有重要的临床意义。

本病根据临床表现可归属于中医学"尿血""淋证""腰痛""癃闭""关格"等范畴。

一、病因病理

(一)西医病因病理

肾脏具有特殊的解剖和生理特点:①肾脏血流旺盛;②肾脏具有极为丰富的毛细血管,内皮细胞面积大;③近曲小管细胞对多种药物成分有分泌和重吸收作用;④肾髓质的逆流倍增系统使肾髓质和乳头部的药物浓度显著增加;⑤当药物排泄时,许多肾实质细胞的酶系统被抑制或灭活;⑥肾脏浓缩尿液;⑦肾组织代谢活性高,含酶丰富,容易受代谢抑制药损害。基于上述特点,肾脏特别容易发生药物的毒性作用。

肾脏是机体主要的排泄器官,人体服用的各种药物仅有小部分需在肾脏代谢转化,而绝大部分是通过肾脏以原形或其代谢产物形式排出体外。因此,药物在肾脏代谢转化及排泄过程中,可对肾脏产生毒性损害作用。临床上肾毒性药物品种繁多,但总是以一种或几种方式作用于肾脏造成肾脏损害,主要表现为肾毒性反应及过敏反应。

药物可通过以下几种方式引起肾脏损害:①直接毒性作用;②免疫反应;③缺血性损害;④机械性梗阻;⑤药物对全身的毒性作用,继而累及肾脏。

最常见、最主要的肾毒性药物和毒物有氨基糖苷类、头孢菌素类、青霉素类和其他抗生素40余种,其次为造影剂、非甾体抗炎药、镇痛药、利尿剂、抗尿路感染药、抗肿瘤药、免疫抑制剂、金属制剂和其他类型药。最常见的肾毒性药物有重金属和类金属、有机溶剂、农药、盐类、酚类等。近年来研究发现含有马兜铃酸的中草药如广防己、关木通、青木香等不合理地使用也可以导致肾损害。

(二)中医病因病机

本病多因药物使用不当,而致火热邪毒内生,灼伤肾络,闭阻水道;或热毒耗液,致精亏血少,肾脏空虚;或药毒久伤,暗耗肾气,渐致肾元衰败而发病。本病病因与邪毒关系密切,所以主因为药毒伤肾,其病理性质属邪实伤正。一般初发之期多由药毒内伤,生热化火,伤津灼络,以邪实为主;病至后期,肾气受损,遂转为正虚为主;另由于素体禀赋差异,药毒入内,化火生风,可产生过敏反应。

肾主水,是调节水液代谢平衡的重要脏器,一旦肾毒性药物用量过大,或者素体肾气不充,即使常规剂量,亦可损伤肾脏,肾功能受到损害,气化失司,小便开阖失常,阖多开少或不开只阖,则湿浊留于体内而发病。湿浊内停,邪气壅塞三焦,气机不畅,小便不得排泄导致"癃闭"。湿浊内留,客于中焦,胃失和降而上逆,而致小便闭、呕吐并见之"关格"。湿性黏滞,易阻塞气机,气滞而血瘀,并且湿为阴邪,易伤肾阳,终成肾气不化、瘀血阻络之证。肾阳虚弱,不能温煦脾土,发展为脾肾阳气俱伤。阴为阳之基,阳为阴之用,阳损日久伤阴,而成阴阳两虚之证候。

二、临床表现

(一)症状和体征

不同药物导致的肾损害临床表现各异,但具有一些共同特点。

药物所致的急性肾损伤通常表现为一次或连续用药数日后出现的急性肾衰竭,其中大部分患者表现为肾实质性急性肾损伤,临床病理特征表现为急性间质性肾炎(AIN)和急性肾小管坏死(ATN),有时两者并存。少数患者表现为功能性(肾前性)或梗阻性(肾后性)急性肾衰竭。有些药物累及肾小球或微血管则可出现微小病变肾病、膜性肾病、ANCA 相关性小血管炎等。

药物导致的慢性损害常在长期持续或反复间断用药后缓慢起病,患者可表现为逐渐出现的多尿或夜尿增多、电解质紊乱(如慢性低钾血症)、肾性贫血、肾小管酸中毒和慢性肾衰竭,若病理检查可见多数表现为不同程度的慢性肾小管间质性肾病。

常见有以下几种临床综合征:

1. 急性肾衰竭综合征　药物肾毒性所致的急性肾衰竭综合征多为非少尿型。当药物引起急性肾衰竭后,每日平均尿量常大于 1 000ml,而无少尿表现,但血肌酐、尿素氮迅速升高,肌酐清除率下降,尿比重及尿渗透压降低,并伴有代谢性酸中毒及电解质紊乱。停药后肌酐清除率可逐渐升高,24 小时尿量及肾功能逐渐恢复,血肌酐及尿素氮可降至正常范围。肾小管上皮细胞的功能和结构恢复正常则需半年至一年时间。重症、病情复杂的老年患者肾功能常不可恢复而逐渐演变成慢性肾功能不全。

2. 急性过敏性间质性肾炎综合征　因药物过敏所致,临床表现为用药后出现:全身过敏反应,包括药物热、药疹、全身淋巴结肿大及关节酸痛、血嗜酸性粒细胞计数升高、血 IgE 升高。肾脏过敏反应,表现为无菌性白细胞尿,尿沉渣见嗜酸性粒细胞占 1/3 以上。肾小管功能减退,重症可导致急性肾衰竭。及时停药,应用泼尼松等免疫抑制剂或脱敏药物,可使肾功能恢复,尿检正常。

3. 急性肾炎综合征或肾病综合征　由于药物所致免疫反应导致肾小球肾炎,临床表现为蛋白尿、血尿、血压升高及浮肿,并出现肾小球功能减退,表现为肌酐清除率下降,血肌酐及尿素氮升高。少数病例可因大量尿蛋白排出而出现高度浮肿、血浆白蛋白水平下降,呈肾病综合征表现。

4. 急性梗阻性肾病综合征　由于药物导致尿路梗阻,致使突然发生无尿及血尿素氮迅速升高,同位素肾图检查示梗阻性图形,一旦梗阻解除,尿量将增多,血尿素氮可降至正常。

此外,由于药物、毒物性质的不同,也可表现为慢性肾小管功能障碍、慢性间质肾炎等损害。

（二）并发症

常见的并发症有感染,以呼吸道及泌尿道感染为多,另有急性左心衰竭等。

三、实验室及其他检查

1. 尿液检查　因造成肾损害药物种类不同,尿检结果也不尽相同。一般有蛋白尿,有时可有大量蛋白尿,可伴管型尿,或血尿、脓尿及肾小管上皮细胞碎片。尿钠降低,如尿钠值低于 20mmol/L,有助于鉴别造影剂肾损害与其他原因所致的肾小管损伤。尿中 NAG、γ-GT、碱性磷酸酶、α-岩藻糖苷酶等增多。约半数患者有尿中嗜酸性粒细胞增多。

2. 血嗜酸性粒细胞检测　过敏性损害的患者,周围血象中嗜酸性粒细胞增多,可达 19%,计数可达 2 000/mm³ 左右(正常为 30~700/mm³)。嗜酸性粒细胞的增多与肾功能损害之间无平行关系。

3. 肾功能检查　血清肌酐、尿素氮升高。造影剂所致的损害一般在 24 小时内显示出来,最常见表现是接受造影剂后患者出现无症状性的血肌酐值增高,3~5 天达高峰,7~10 天回到基础值。一般认为血肌酐值较基础值增加 50% 即有诊断意义。

4. 形态学检查 X线摄片上持续存在较稠密的肾显影,是造影剂肾中毒的一个敏感指标,但缺乏特异性。B超显示双肾体积对称性增大,在药物所致的急性间质性肾炎中常见。

5. 药物特异性淋巴细胞转化试验(LTT) 依据淋巴细胞对药物抗原应答水平的高低,以鉴别是否对此种药物过敏。一般刺激指数≥2 为阳性,<2 为阴性。

四、诊断与鉴别诊断

(一)诊断

1. 有肾毒性药物或毒物接触史。

2. 临床表现为急性肾衰竭综合征、急性间质性肾炎综合征、急性肾炎综合征、肾病综合征、梗阻性肾病、慢性肾小管功能障碍等。共同的表现是血尿、蛋白尿、或少尿、或无尿、或多尿、全身浮肿、腰痛等,还可有发热、皮疹等全身性药物反应。

3. 实验室检查 尿液检查有红细胞、白细胞、蛋白、管型,早期 NAG 酶升高,肾功能不全者血尿素氮、肌酐升高。

(二)鉴别诊断

1. 非药物性急性肾衰竭 药物性肾损害可以表现为急性肾衰竭综合征,应与其他原因导致的急性肾衰相鉴别,一般从病史上可以鉴别。药物性肾损害都有明显的用药史,药物使用前肾功能正常或基本正常,使用药物后出现明显肾功能损害。其他急性肾衰各有其病因,如肾缺血、肾小球疾病、各种原因所致的尿路梗阻等。

2. 急性肾小球肾炎 药物性肾损害有时可表现为急性肾炎综合征,出现蛋白尿、血尿、血压升高及浮肿,与急性肾小球肾炎临床表现相似。但急性肾炎常出现于感染后,且好发于儿童。药物性肾炎损害有明显的药物使用史,如青霉素、保泰松等,可发于任何年龄。

3. 良性小动脉肾硬化 有些药物如止痛药的肾损害常有轻度蛋白尿、尿浓缩功能减退和血压偏高,应与高血压引起的良性小动脉肾硬化鉴别。良性小动脉肾硬化先有高血压史,起病慢,高血压 5~10 年后才出现肾损害,多见于中老年患者。止痛药等引起的肾损害应有长期的服药史,药物累积至一定的剂量才出现肾损害。

五、治疗

(一)中西医结合思路

药物性肾损害由于药物种类、用量大小、使用时间长短等差别,临床表现各异,肾损害程度不一,所以治疗应按不同的临床表现和不同阶段进行。本病中医首当明辨是药毒初袭还是邪毒久入,以明邪实与正伤之主次。疾病初发,当以药邪内侵所致,宜辨火毒内生、瘀血痹阻,以邪实为主。药邪入久或素体不足,则辨证应以内伤致虚为主。西医治疗以促进药物排泄、对症处理为主,中医药治疗重在保护肾功能。

(二)西医治疗

预防为主,认真观察,及时治疗。具体的治疗方法如下。

1. 老年人和已有肾功能损害的患者应慎重选择抗生素,高危人群应尽可能避免造影检查,多种肾损因素应尽可能避免重叠,必须应用时也应采取防治措施(如避免失血、失水,减少造影剂剂量,选择非离子型非低渗性造影剂等)。

2. 一旦发生药物性肾损害,应立即停用该药物,并用水化支持治疗,保持充分的尿量,有助于促进药物的排泄。应用大剂量造影剂时,为了避免或减轻肾损伤,也可采用 20% 甘露醇 500ml 及呋塞米(速尿)100mg 静脉滴注,呋塞米为 20mg/h,于造影前 1 小时开始滴入,直至造影后 6 小时。

3. 应用糖皮质激素可以迅速改善药物性肾损害患者的肾功能。但多数药物引起的急性间质性肾炎患者不用激素,停药后即能很快得到恢复,若停药 1 周内未见明显缓解者,可酌情给予糖皮质激素。

4. 对因使用肾毒性药物而发生急性或慢性肾衰竭者,病情危重者,应立即使用血液灌流、血液透析或腹膜透析等疗法,同时加强支持疗法和护理,促使患者康复。

5. 治疗期间避免应用其他可能过敏或肾毒性药物。

（三）中医治疗

1. 药毒伤络证

症状:发热,肌肤斑疹,瘙痒,肌肉酸痛,关节痛楚,尿血(色鲜红),心烦口干,小便灼热,大便干结,甚者可见晕厥,舌偏红,苔薄白或薄黄,脉弦滑兼数。

治法:祛风解毒,清热凉血

代表方:消风散加减。若心烦口干,小便灼热短赤,可合用导赤散化裁;若尿血明显,宜用小蓟饮子凉血止血;若气机受阻,清窍不利,而发眩晕,昏仆,面色苍白,呼吸微弱,汗出肢冷,脉沉细微者,宜用四味回阳饮加减;若症见突然昏倒,不省人事,牙关紧闭,面赤唇紫,舌红,脉沉弦者,宜用通瘀煎加减。

2. 肾络痹阻证

症状:腰痛如绞或固定不移,恶心呕吐,尿血,尿中夹有小血块,尿少尿闭,或有水肿,胸闷,腹胀,或尿色浑浊,甚者小便不畅,尿中有砂石,舌质暗,有瘀点,苔薄黄,脉细涩。

治法:活血化瘀,清热利湿。

代表方:血府逐瘀汤合三妙丸加减。若尿中有砂石或排尿不畅,可合用八正散化裁。

3. 肾阳衰惫证

症状:小便不通或点滴不爽,排出无力,面色㿠白,神气怯弱,纳差,不欲饮食,或食后腹胀甚,恶心呕吐,畏寒,腰膝酸软,全身乏力,舌质淡,苔白,脉沉细而尺弱。

治法:温阳益气,补肾利水。

代表方:济生肾气丸加减。若阳损及阴,气阴两伤,口干欲饮,自汗或盗汗,手足心热,舌红,脉细弱,可合用二至丸加减。若邪毒所伤日久不愈,阴阳俱损,可合用青娥丸加减。

4. 气阻浊闭证

症状:尿少或尿闭,全身浮肿,恶心呕吐,纳呆厌食,口中尿臭,头痛烦躁,甚则神昏,舌苔腻,脉实有力或弦滑。

治法:疏通气机,利湿化浊。

代表方:木香流气饮加减。若合并浊毒瘀滞,可加用黄连温胆汤。若伴有神昏谵语,烦躁不安,可另服安宫牛黄丸。

（四）临证要点

临证过程中时要充分认识到药物潜在的肾损害,应尽力避免。"药伤肾气"或"药毒伤肾"已属常见致病因素,当高度重视。尤其是对于患者本身有肾气不足,或已患有急性或慢性肾炎、肾病综合征、慢性肾衰竭等疾病时,更应重视药源性肾损害。对于药物急性肾损伤,重在解毒,清气分亦应兼顾血分,注意清凉透邪中药的使用,使药毒透达于外而解。药毒日久,耗伤肾气,致肾元渐亏。药毒多为火热酝酿成毒,易伤阴津,注意扶正,即清热解毒时兼顾补肾,尤要滋养肾阴。对于老人及儿童等特殊人群,尤要注意预防药物损伤肾气。小儿肾气未充,脏腑全而为壮;老人乃肾气已衰,精气不足,药毒更易伤肾。应避免使用具有肾毒性的药物,必须使用者,应结合保肾治疗,如冬虫夏草、川芎嗪等具有防药毒伤肾、促进肾损恢复的作用,同时做好防范预案。

六、预后

药物引起的肾损害大多预后良好,具有可逆性,及时停药并积极处理,肾功能可以恢复。但不同药物作用机制不同,少数患者处理不及时,高龄以及患者原有肾功能不全或重症患者,肾功能常不能恢复,遗留不同程度的肾功能不全。也有一些抗癌药等可产生不可逆或进行性肾损害。

七、预防与调护

对婴幼儿、老年人和原有肾功能不全的患者在使用肾毒性药物时应慎重,严格掌握用药指征,确定合理用药方式,监测药物浓度,用药期间观察尿量、血液、肾功能等的变化,防止血容量减少。

注意休息,避风寒,以免外邪入侵加重病情。饮食宜清淡,心情保持平静。

第六节 尿 路 感 染

尿路感染(urinary tract infection,UTI),又称泌尿道感染,是由各种病原微生物入侵泌尿道引起的急、慢性炎症反应。细菌是尿路感染中最多见的病原微生物(多指大肠杆菌),其他如病毒、支原体、霉菌及寄生虫等也可以引起尿路感染。本节主要讨论由细菌引起的尿路感染。

根据感染发生的部位可分为上尿路感染(肾盂肾炎)和下尿路感染(膀胱炎、尿道炎),上尿路感染又分为急性和慢性。上、下尿路感染易合并存在。根据有无尿路功能或结构的异常,又可分为复杂性、非复杂性尿路感染。复杂性尿路感染是指伴有尿路引流不畅、结石、畸形、膀胱-输尿管反流等结构或功能的异常,或在慢性肾实质性疾病基础上发生的尿路感染。未伴有上述情况者称为非复杂性尿路感染。本病为常见的感染性疾病,可发生于所有人群,女性多于男性,女性患者约为男性的 10 倍,尤其以育龄期妇女最为常见。

本病与中医学的"热淋""劳淋""血淋"等相似,可归属于"淋证""腰痛""虚劳"等范畴。

一、病因病理

(一)西医病因病理

1. 病因及发病机制

(1)病因:任何致病菌侵入尿路都可引起尿路感染,其中由革兰氏阴性菌属引起的尿路感染约占 75%,阳性菌属引起的约占 25%。革兰氏阴性菌属中以大肠杆菌最为常见,约占80%,其次是副大肠杆菌、变形杆菌、产气杆菌、产碱杆菌、铜绿假单胞菌等。大肠杆菌多见于初次尿路感染、无症状性菌尿和单纯性尿路感染。革兰氏阳性菌属中以葡萄球菌最为常见,亦可见粪链球菌和肠球菌。尿路感染可由一种或多种细菌引起,偶可由真菌、病毒等引起。

(2)易感因素:①尿路梗阻:各种原因引起的尿路梗阻,如肾及输尿管结石、尿道狭窄、泌尿道肿瘤及前列腺肥大等均可引起尿液潴留,从而使细菌容易繁殖而发生感染;②尿路损伤:导尿、尿路器械检查等造成机械性损伤,同时易将细菌带入尿路;③尿路畸形:肾发育不全、肾盂及输尿管畸形等,均易使局部组织对细菌抵抗力降低;④性别因素:女性尿道口与肛门接近,尿道直而宽,且长度较男性短,尿道括约肌作用较弱,故细菌易沿尿道口上行;女性在月经期或发生妇科疾病(阴道炎、宫颈炎等)时,阴道、尿道黏膜改变而利于致病菌侵入,故易发本病;⑤机体抵抗力下降:全身性疾病,如糖尿病、高血压、慢性肾脏疾病、慢性腹泻及长期服用肾上腺皮质激素等,使机体抵抗力下降,尿路感染的发病率较高;⑥遗传因素:因遗传所致尿路黏膜局部抗感染能力缺陷(如尿路上皮细胞菌毛受体的数目多),易发生尿路感染。

(3) 感染途径:①上行感染:为尿路感染的主要途径。绝大多数尿路感染由粪源性病原体上行经尿道、膀胱、输尿管、肾盂而达到肾脏髓质,累及单侧或双侧而发病,约占尿路感染的95%,常见的病原菌为大肠杆菌;②血行感染:体内局部感染灶的细菌入血,通过血液循环到达肾脏而引发感染的并不多见,不足3%,多发生于患有慢性疾病或接受免疫抑制剂治疗的患者,常见的病原菌为金黄色葡萄球菌、沙门菌属等;③直接感染:细菌从邻近器官的病灶直接入侵肾脏引起的感染性炎症;④淋巴道感染:下腹部、盆腔有感染时,细菌可通过淋巴道感染肾脏。

(4) 机体抗病能力:并非细菌进入膀胱后都引起尿路感染,这是因为人体对细菌入侵尿路有一定的自卫能力。机体的防御机制包括:①当尿路通畅时,尿液可将绝大部分细菌冲洗出体外;②男性在排尿终末时排泄于后尿道的前列腺液对细菌有杀灭作用;③尿路黏膜可通过其分泌的有机酸、IgG、IgA 及吞噬细胞等作用,起到杀菌效果;④尿液 pH 值越低(含有高浓度尿素及有机酸),越不利于细菌生长;⑤感染出现后,白细胞很快进入膀胱上皮细胞和尿液中,起到清除细菌的作用;⑥输尿管和膀胱连接处的活瓣具有防止尿液、细菌反流进入肾脏的作用。

(5) 细菌致病力:细菌进入膀胱后,是否发病,还与其致病力有关。细菌对尿路上皮细胞的吸附能力,决定了该菌引起尿路感染的致病力。如大肠杆菌,并不是所有的菌株都能引起症状性尿路感染,能引起症状性尿路感染的仅是其少数菌株,如 O、K 和 H 血清型菌株,它们具有特殊的致病力。

2. 病理

尿路感染的部位不同,病理解剖改变的差异很大。急性肾盂肾炎病变可为单侧或双侧,肾盂肾盏黏膜充血水肿,表面有脓性分泌物,黏膜下可散在细小的炎症病灶,严重者炎症可融合呈小脓疡。镜下可见病灶内肾小管上皮细胞肿胀、坏死、脱落,间质内有白细胞浸润和小脓肿形成;肾小球形态一般正常。慢性肾盂肾炎双侧肾脏病变常不对称,体积缩小,表面不光滑,有肾盂肾盏粘连、变形,肾乳头瘢痕形成,肾小管萎缩,肾间质淋巴-单核细胞浸润等慢性炎症表现。急性膀胱炎的病理变化主要表现为膀胱黏膜血管扩张、充血、上皮细胞肿胀、黏膜下组织充血、水肿及炎症细胞浸润,严重者可有点状或片状出血,甚至黏膜溃疡。

(二) 中医病因病机

尿路感染主要与湿热毒邪蕴结膀胱及脏腑功能失调有关。外阴不洁,秽浊之邪入侵膀胱;饮食不节,损伤脾胃,蕴湿生热;情志不遂,肝郁化火或气滞血瘀;年老体弱、禀赋不足、房事不节或久淋不愈引起脾肾亏虚等,均可导致本病的发生。

1. **膀胱湿热**　风寒湿邪外感,入里化热,或过食肥甘辛辣厚味,脾胃健运失司,湿热内生,均可下注膀胱;或下阴不洁,秽浊之邪上犯膀胱;或病由他脏转入,如胃肠积热、肝胆郁热及心移热于小肠等,均可致膀胱湿热蕴结,邪气壅塞,气化失司,水道不利,发为淋证。热伤血络则见尿血,发为血淋。

2. **肝胆郁热**　足厥阴肝经"环阴器,抵少腹",若恼怒怫郁,肝失条达,气机郁结化火,疏泄不利,水道通调受阻,膀胱化气失司,或气郁化火,气火郁于下焦,均可引起小便滞涩,余沥不尽,发为淋证。

3. 脾肾亏虚,湿热数犯 劳倦过度,房事不节,或久病体虚,年老体衰,或淋证日久失治,均可导致脾肾亏虚。正虚复感外邪,即可发病,或遇劳即发,而成劳淋。

4. 肾阴不足,湿热留恋 湿热久稽,肾阴受损,膀胱气化不利,而呈虚实夹杂之肾虚膀胱湿热之候。

总之,本病主要病机为湿热蕴结下焦,肾与膀胱气化不利。病位在肾与膀胱,与肝、脾密切相关。本病以肾虚为本,膀胱湿热为标。早期以实为主,表现为膀胱湿热或肝胆郁热,日久则虚实夹杂,湿热与脾肾亏虚并见,迁延日久可进展为癃闭或关格。

二、临床表现

(一)膀胱炎

占尿路感染的60%以上。分为急性单纯性膀胱炎和反复发作性膀胱炎。主要表现为尿频、尿急、尿痛(即膀胱刺激征)、排尿困难、下腹部疼痛等。尿液多浑浊,并有异味,部分患者可出现血尿。一般无全身症状,少数患者可有腰痛、发热,体温多在38℃以下。多见于育龄期女性,常于性生活后发生,亦可见于妇科手术、月经后和老年妇女。原发性膀胱炎罕见,多继发于尿道炎、阴道炎、子宫颈炎或前列腺炎。

(二)尿道炎

人群中约30%女性一生中可能会出现发作性尿痛、脓尿,中段尿培养阴性或少量细菌生长,一般起病缓慢,无血尿、耻骨上疼痛,但临床与膀胱炎不易区分。

(三)肾盂肾炎

1. 急性肾盂肾炎 本病可见于任何年龄,育龄期女性最为多见。临床表现与感染程度有关,通常起病急骤,主要有下列症状:

(1)全身症状:高热、寒战、头痛、周身酸痛、恶心、呕吐、体温多在38~40℃,可伴有恶心、呕吐、腹泻、心率加快及肌肉酸痛等,大部分患者可有不同程度血白细胞升高。热型多呈弛张热,亦可呈间歇热或稽留热。

(2)泌尿系统症状:尿频、尿急、排尿困难、下腹疼痛、腰痛(多为酸痛或钝痛,程度不一),少数还可呈现剧烈的阵发性腹部绞痛,沿输尿管向膀胱方向放射。

(3)体格检查:体检时在一侧或两侧肋脊角或输尿管点压痛和/或肾区叩击痛。

2. 慢性肾盂肾炎 临床表现较为复杂,泌尿系及全身表现均不太典型,半数以上患者有急性肾盂肾炎病史,可间断出现尿频、排尿不适、腰骶部酸痛等,部分患者有不同程度的低热以及肾小管功能受损表现(如夜尿增多、低比重尿等)。病情持续可进展为慢性肾衰竭。感染严重时可出现类似急性肾盂肾炎表现。

(四)无症状性菌尿

无症状性菌尿是指患者有真性细菌尿,而无任何尿路感染的临床症状,可由症状性尿路感染演变而来,而无急性尿路感染病史。

(五)并发症

尿路感染一般经过积极而有效的治疗,少见并发症出现,但在治疗不当或不及时、复杂性尿路感染及机体抵抗力下降时,可出现多种并发症。

1. 肾乳头坏死 本病为肾盂肾炎的严重并发症之一,多见于严重的肾盂肾炎伴有糖尿病或尿路梗阻时发生,主要表现为高热、剧烈腰痛和血尿等症状。当有坏死组织脱落阻塞输尿管时可发生肾绞痛。静脉肾盂造影(IVP)可见肾乳头区有"环形征"。

2. 肾周围脓肿 多因严重肾盂肾炎直接扩展而致,其致病菌多为革兰氏阴性杆菌,患者多有糖尿病、尿路结石等易感因素。除原有肾盂肾炎症状加剧外,常出现明显的单侧腰痛,及腰肋角压痛或叩痛,且在向健侧弯腰时疼痛加剧。严重的肾盂肾炎,经治疗后病情仍加重者,可考虑本病的可能。超声显像、X 线腹部平片及 CT 等检查有助于诊断。

三、实验室及其他检查

1. 尿常规检查　尿液常浑浊,可有异味,亦可有白细胞尿、血尿、蛋白尿。尿沉渣镜检白细胞>5 个/HP 称为白细胞尿,对尿路感染诊断意义较大,部分肾盂肾炎患者尿中可见白细胞管型。

2. 尿白细胞排泄率　准确留取 3 小时尿液,立即进行尿白细胞计数,所得白细胞数按每小时折算,正常人白细胞计数<$2×10^5$/h,白细胞计数>$3×10^5$/h 为阳性,介于$(2\sim3)×10^5$/h 为可疑。

3. 尿涂片细菌检查　清洁中段尿沉渣涂片,用高倍镜检查,若每个视野下可见 1 个或更多细菌,提示尿路感染。本方法操作方便,检出率达 80%～90%,可初步确定细菌的分类,对及时选择有效抗生素有重要参考价值。

4. 尿细菌培养　采集清洁中段尿、导尿及膀胱穿刺尿做细菌培养,其中膀胱穿刺尿培养结果最可靠。中段尿细菌定量培养≥10^5/ml,称为真性菌尿,可确诊为尿路感染;尿细菌定量培养为 10^4～10^5/ml,为可疑阳性,需复查;如<10^4/ml,可能为污染。需注意尿细菌定量培养可出现假阳性或假阴性结果。

5. 亚硝酸盐还原试验　此法诊断尿路感染的敏感性在 70%以上,特异性高达 99.5%。

6. 血常规　急性肾盂肾炎时血白细胞常升高,中性粒细胞增多,核左移。

7. 肾功能　一般情况下肾功能是正常的。长期慢性肾盂肾炎时可出现肾小球滤过率(GFR)下降,血肌酐(Scr)升高等肾功能受损表现。

8. 影像学检查　影像学检查如 B 超、X 线腹平片、静脉肾盂造影(IVP)、排尿期膀胱-输尿管反流造影、逆行性肾盂造影等,目的是了解尿路情况,及时发现有无尿路结石、梗阻、反流、畸形等导致尿路感染反复发作的因素。尿路感染急性期不宜做静脉肾盂造影,可行 B 超检查;对于反复发作的尿路感染或急性尿路感染治疗 7～10 天后仍无效的女性患者应行 IVP;男性患者无论首发还是复发,在排除前列腺炎和前列腺增生之后均应行尿路 X 线检查以排除尿路解剖或功能异常。

9. 其他检查　急性肾盂肾炎可出现尿 NAG 升高。慢性肾盂肾炎可有肾小管功能异常,表现为尿比重下降。

四、诊断与鉴别诊断

(一)诊断

1. 尿路感染诊断标准

(1) 新鲜清洁中段尿(要求尿停留在膀胱中 4～6 小时以上)细菌定量培养,菌落≥10^5/ml。

(2) 清洁离心中段尿沉渣白细胞数≥10 个/HP,或有尿路感染症状者。

具备上述(1)、(2)即可确诊。如无(2)则应再做尿菌落计数,如仍≥10^5/ml,且两次的细菌相同即可确诊。

(3) 做膀胱穿刺尿培养,如细菌阳性(不论细菌数多少)亦可确诊。

(4) 做尿细菌培养计数困难者,可用治疗前晨起新鲜清洁中段尿离心尿沉渣革兰氏染色找细菌,如细菌>1 个/油镜视野,结合临床尿路感染症状,亦可确诊。

(5) 尿细菌数在 10^4～10^5/ml 之间者,应复查,如仍为 10^4～10^5/ml,需要结合临床表现或做膀胱穿刺尿培养进行确诊。

（6）若有明显的泌尿系感染的临床表现，尿常规有白细胞，多次清洁中段尿培养阴性者，怀疑 L 型菌株，可用血培养管做清洁中段尿培养。

2. 尿路感染的定位诊断

（1）根据临床表现定位：上尿路感染（急性肾盂肾炎）常有发热，寒战，甚至出现毒血症症状，伴明显腰痛，输尿管点和/或肋脊点压痛、肾区叩击痛等症状；下尿路感染（膀胱炎）则常以膀胱刺激征为突出表现，一般少有发热、腰痛等症状。

（2）根据实验室检查定位：出现下列情况提示上尿路感染：①膀胱冲洗后尿培养阳性；②尿沉渣镜检有白细胞管型，并排除间质性肾炎、狼疮性肾炎等疾病；③尿 NAG 升高、尿 β_2-MG 升高；④尿渗透压降低。

（3）慢性肾盂肾炎的诊断：反复发作的尿频、尿急、尿痛 1 年以上，多次尿细菌培养为阳性，影像学检查见肾外形不规则或肾盂肾盏变形，并有肾小管功能持续性损害。

3. 尿路感染复发的诊断　应具备下列两条：

（1）经治疗症状消失，尿细菌阴转后在 6 周内再现相同症状。

（2）尿细菌数≥10^5/ml，而菌种与上次相同（菌种相同而且为同一血清型，或者药敏谱相同者）。

4. 重新发生的尿路感染　应具备下述两条：

（1）经治疗后症状消失，尿菌转阴后，症状再次出现（多在停药 6 周后）。

（2）尿菌落数≥10^5/ml，但菌种（株）与上次不同。

（二）鉴别诊断

1. 急性发热性疾病　伤寒、流感等均有寒战、高热等，容易与急性肾盂肾炎混淆。通过肋脊点压痛和肾区叩击痛的体征以及尿常规和尿细菌学检查，多可鉴别。

2. 肾结核　少数尿路感染以血尿为主，容易误诊为肾结核，或在肾结核基础上伴发尿路感染，尿细菌学检查可鉴别。若尿路感染经积极合理的治疗后，其症状及尿变化不能消除者，应考虑为结核。肾结核多并发生殖道结核或其他器官结核病史，血尿多与尿路刺激征同时发生，而膀胱炎时，血尿为终末血尿且抗生素治疗有效。尿结核分枝杆菌阳性或结核菌素试验和静脉肾盂造影等有助于肾结核的诊断。

3. 肾小球肾炎　有时肾盂肾炎患者缺乏急性期感染史，尿蛋白排出量较多，可有浮肿或肾病综合征的表现，此时需与肾小球肾炎相鉴别。一般而言，肾盂肾炎尿蛋白量<2g/d，若尿蛋白量>3g/d 多为肾小球病变。此外，仔细询问病史，若患者有尿路刺激症状及间歇性脓尿或菌尿史，肾小管功能受损先于肾小球功能受损等，也有助于肾盂肾炎的诊断。肾活检有助于确诊。

4. 尿道综合征　尿道综合征患者有明显的排尿困难、尿频，但无发热等全身症状，血常规检查白细胞不断增高，亦无真性细菌尿。本病可分为感染性和非感染性，其中感染性尿道综合征约占 3/4，是一种性病，患者多有不洁性交史，有白细胞尿；非感染性尿道综合征约占 1/4，无白细胞尿，且病原体检查阴性，病因未明，可能与焦虑等有关。

5. 前列腺炎　可有尿频、尿急、尿痛，尿液检查可有白细胞和/或红细胞，易与下尿路感染相混淆，一般根据病史、临床症状体征及前列腺液和 B 超检查可进行鉴别。

五、治疗

（一）中西医结合治疗思路

尿路感染是一种常见病和多发病，临床多反复发作、缠绵难愈。西医治疗多以抗菌消炎为主,同时注意多休息、增加饮水次数、促进排尿。中医认为尿路感染多数为下焦湿热,实证居多,治宜清热解毒、利湿通淋,病情日久或年老体弱,正气不足者还应兼顾扶正祛邪。中西医综合治疗是在辨证论治的基础上,选用尿培养敏感的抗菌治疗,不仅可减少抗生素的用量和疗程,还可达到优势互补,见效快、消除膀胱刺激症状早、减少耐药性及提高治愈率等优点,因此是目前较理想的治疗方法。

(二)西医治疗

1. 一般治疗 急性期注意休息、多饮水、勤排尿,促进细菌和炎性渗出物从尿液中排出,宜流质饮食或半流质饮食。膀胱刺激征和血尿明显者,可口服碳酸氢钠片1g,每日3次,以碱化尿液、缓解症状、抑制细菌生长繁殖。尿路感染反复发作者应积极寻找病因,及时去除诱发因素。待症状消失后可恢复工作,但不宜过劳。

2. 抗感染治疗 尿路感染选用抗生素的原则:①选用致病菌敏感的抗生素。无病原学结果前,一般首选对革兰氏阴性杆菌有效的抗生素,尤其是首发尿路感染。治疗3日症状无改善,应按药敏结果调整用药;②所选抗生素在尿和肾内的浓度要高;③选择肾毒性小、副作用少的抗生素;④单一药物治疗失败、严重感染、混合感染、耐药菌株出现时应联合用药;⑤对不同类型的尿路感染给予不同时间治疗。

(1)急性膀胱炎:①单剂量疗法:常用环丙沙星0.75g,氧氟沙星0.4g,复方磺胺甲噁唑5片(每片含SMZ 0.4g,TMP 0.08g),阿莫西林3.0g,任选其一,一次顿服;②3日疗法:可用磺胺类、喹诺酮类、半合成青霉素或头孢菌素等抗菌药物,任选一种,连用3日,约90%的患者可治愈。目前更推荐此法,与单剂量疗法相比,3日疗法更有效,耐药性并无增高,可减少复发,增加治愈率。停服抗生素7日后,需进行尿细菌定量培养。如结果阴性表示急性细菌性膀胱炎已治愈;如仍有真性细菌尿,应继续给予2周抗菌治疗。对于妊娠妇女、老年患者、糖尿病患者、机体免疫力低下及男性患者不宜使用单剂量及3日疗法,应采用较长疗程。

(2)肾盂肾炎:①病情较轻者:可在门诊口服药物治疗,疗程10~14日。常用药物有喹诺酮类(如氧氟沙星0.2g,每日2次;环丙沙星0.25g,每日2次)、半合成青霉素类(如阿莫西林0.5g,每日3次)、头孢菌素类(如头孢呋辛0.25g,每日2次)等。治疗14日后,通常90%可治愈。如尿菌仍阳性,应参考药敏感试验选用有效抗生素继续治疗4~6周。②严重感染全身中毒症状明显者:需住院治疗,静脉给药。常用药物,如氨苄西林1~2g,4小时一次;头孢噻肟2g,8小时一次;头孢曲松钠1~2g,12小时一次;左氧氟沙星0.2g,12小时一次,必要时可联合用药。氨基糖苷类抗生素肾毒性较大,应慎用。经过上述治疗若好转,可于热退后继续用药3日再改为口服抗生素,完成2周疗程。治疗72小时无好转,应按药敏实验结果更换抗生素,疗程不少于2周。慢性肾盂肾炎治疗的关键是积极寻找并消除易感因素,急性发作时治疗同急性肾盂肾炎。

(3)再发性尿路感染:再发性尿路感染包括复发和重新感染(再感染)。①重新感染(再感染):治疗方法与首次发作相同。对半年内发生2次以上者,可用长程低剂量抑菌药物治疗,即每晚临睡前排尿后服用小剂量抗生素1次,如复方磺胺甲噁唑1~2片,或呋喃妥因50~100mg,或氧氟沙星0.2g,每7~10日更换药物1次,连用半年。②复发:复发且为肾盂肾炎者,特别是复杂性肾盂肾炎,在去除诱发因素(如结石、梗阻、尿路异常等)的基础上,应按药敏试验结果选择强有力的杀菌性抗生素,疗程不少于6周。反复发作者,给予长程低剂量抑菌疗法。

(4)无症状性菌尿:是否治疗目前存有争议,一般认为有下述情况者应予以治疗:①妊娠期无症状性菌尿;②学龄前儿童;③曾出现有症状感染者;④肾移植、尿路梗阻及其他尿路有复杂情况者。根据药敏试验结果选择有效抗生素,主张短疗程用药,如疗程后复发,可选长程低剂量抑菌疗法。

（三）中医治疗

1. 膀胱湿热证

症状：小便频数，灼热刺痛，色黄赤，小腹拘急胀痛，或腰痛拒按，或见恶寒发热，或见口苦，大便秘结，舌质红，苔薄黄腻，脉滑数。

治法：清热利湿通淋。

代表方：八正散加减。若伴血尿者，加茜草、白茅根清热凉血止血；若湿热重者，加土茯苓、苍术、虎杖清热利湿。

2. 肝胆郁热证

症状：小便不畅，少腹胀满疼痛，小便灼热刺痛，有时可见血尿，烦躁易怒，口苦口黏，或寒热往来，胸胁苦满，舌质暗红，脉弦或弦细。

治法：疏肝理气，清热通淋。

代表方：小柴胡汤合石韦散加减。若少腹胀满，上及胁肋者，加川楝子、郁金疏肝理气；若兼瘀滞者，加红花、益母草活血化瘀行水。

3. 脾肾亏虚，湿热数犯证

症状：小便淋沥不已，时作时止，每遇劳累后发作或加重，尿痛，或尿道烧灼感，面色无华，神疲乏力，少气懒言，腰膝酸软，食欲不振，口干不欲饮水，舌质淡，苔薄白，脉沉细。

治法：健脾补肾。

代表方：无比山药丸加减。脾虚气陷，肛门下坠，少气懒言者，可用补中益气汤；若腰膝酸软，畏寒肢冷者，用金匮肾气丸合二妙散。

4. 肾阴不足，湿热留恋证

症状：小便频数，滞涩疼痛，尿黄赤浑浊，腰膝酸软，手足心热，头晕耳鸣，四肢乏力，口干口渴，舌红少苔，脉细数。

治法：滋阴益肾，清热通淋。

代表方：知柏地黄丸加减。若小便灼热刺痛，可加萹蓄、瞿麦、滑石；若见骨蒸潮热者，可加青蒿、鳖甲。

（四）临证要点

首先，应根据检查结果确诊尿路感染，并明确感染发生部位为上尿路感染（肾盂肾炎）或下尿路感染（膀胱炎、尿道炎）；其次，根据病程、症状、脉象等辨别其虚实；再次，西医根据细菌敏感试验选择相应的抗菌药物治疗；中医采取实则清利，虚则补益的治疗原则。同时正确掌握标本缓急及虚实夹杂情况，审其主次缓急，兼顾治疗；最后，发病后宜多饮水、注意休息，饮食清淡，忌肥甘辛辣厚腻之品。

六、预后

急性非复杂性尿路感染经治疗后，绝大多数可治愈；急性复杂性尿路感染治愈率低，除非纠正了易感因素，否则很难治愈，多数患者治疗后仍持续有细菌尿或多次复发。

七、预防与调护

应注意休息，多饮水、多排尿，保证每日尿量在 1 500ml 以上。饮食宜清淡，忌辛辣刺激饮食。女性应注意预防，保持外阴清洁，排便后，由前向后擦拭肛门，避免污染；热水淋浴，可减轻疼痛。尽量避免尿路器械的使用，必须应用时，严格无菌操作。如必须留置导尿管，前3天给予抗生素可延迟尿路感染的发生。与性生活有关的尿路感染，应于性生活后立即排尿，并口服一次常用量抗生素。膀胱-输尿管反流者,要"二次排尿",即每次排尿后数分钟再排尿一次。注意个人卫生,穿棉质内裤,较容易保持干爽洁净,但勿清洁过度。

第七节　急性肾损伤

急性肾损伤(acute kidney injury,AKI),以往称为急性肾衰竭(acute renal failure,ARF),是指各种原因导致肾功能在短期内(数小时或几天)迅速减退而出现的临床综合征,表现为水、电解质、酸碱平衡失调,血肌酐和血尿素氮呈进行性升高等多系统并发症。常伴少尿(<400ml/d)或无尿(<100ml/d)。但也有尿量不减少者,称为非少尿型急性肾损伤。符合以下情况之一即可诊断为 AKI:①48 小时之内血肌酐升高超过 26.5μmol/L;②血肌酐超过基线1.5 倍(确认或推测病情 7 天内发生);③尿量<0.5ml/(kg·h),且持续 6 小时以上。单用尿量改变作为诊断标准时,需要除外尿路梗阻及其他导致尿量减少的原因。急性肾损伤可见于各种疾病,尤其常见于内科、外科及妇产科疾患,不同病因所致急性肾损伤发病机制不同,临床表现和治疗、预后也不相同。

本病可归属于中医学"溺毒""癃闭""关格"等范畴。

一、病因病理

(一)病因病理

1. 病因及发病机制　急性肾损伤的病因常见以下三类:

(1) 肾前性:由低血容量、心输出量减少、肾/系统性血管阻力比率改变等因素,引起有效循环血容量不足,肾血灌注量减少,肾小球滤过率降低,肾小管内压低于正常,尿量减少,血氮质废物增高,从而出现的急性肾衰。

(2) 肾性:引起肾性急性肾损伤的病因众多,可累及肾单位和间质的任何部位。按照损伤的起始部位,肾性 AKI 可分为小管性、间质性、血管性和小球性。其中以急性肾小管坏死(acute tubular necrosis,ATN)最为常见。

(3) 肾后性:结石、肿瘤、血块、坏死肾组织或前列腺肥大、腹膜后纤维化等各种原因导致尿路梗阻,使肾实质受压,肾脏功能急剧下降引起的急性肾损伤。

急性肾损伤是多种因素综合作用的结果,目前尚无一种学说能完整解释急性肾损伤。其机制研究大多侧重于肾缺血和/或肾中毒引起的肾小管损伤。其主要发病机制:①肾小管损伤:当肾小管急性严重损伤时,引起肾小管细胞代谢障碍、变性、坏死阻塞肾小管,以及因肾小管阻塞和肾小管基底膜断裂导致的肾小管内液反漏入间质,出现肾间质水肿,肾小球有效滤过压降低;②肾血流动力学变化:肾缺血和肾毒素的作用致使肾素-血管紧张素系统、前列腺素、儿茶酚胺及内皮素等血管活性物质释放,引起肾血流动力学变化,出现肾血液灌注减少,肾小球滤过率下降;③缺血再灌注损伤:实验证实肾缺血再灌注损伤主要为氧自由基及细胞内钙超负荷,使肾小管上皮细胞内膜脂质过氧化增强,出现细胞功能紊乱,导致细胞死亡;④表皮生长因子:实验研究表明,肾脏是体内合成表皮生长因子的主要部位之一,急性肾损伤时可使表皮生长因子减少,在恢复期,肾小管上皮细胞的表皮生长因子及其受体数目明显增多,血肌酐及滤过钠排泄分数下降,提示该因子与肾脏的修复和再生有关。

2. 病理　由于病因及病变的严重程度不同,病理改变差异显著。一般肉眼可见肾脏增大而质软,剖面皮质肿胀而苍白,髓质呈暗红色。典型的缺血性急性肾小管坏死(ATN)光镜下见肾小管上皮细胞片状和灶性坏死,从基底膜上脱落,造成肾小管腔管型堵塞。管型由脱落的上皮细胞及其碎片、Tamm-Horsfall 蛋白和色素组成。坏死最严重的部位常在近端肾小管直部,其次为髓袢升支厚壁段。肾缺血者肾小管基底膜常遭破坏,如基底膜仍完整存在,则肾小管上皮细胞可在 1 周内恢复;如基底膜已遭破坏,则上皮细胞不能再生而形成结缔组织瘢痕。

（二）中医病因病机

本病发生多与正气不足、外感六淫疫毒、饮食不当、意外伤害、失血亡液、中毒虫咬、药毒伤肾等因素有关。

1. **热毒炽盛**　外感六淫疫毒,邪热炽盛,肺热壅滞,膀胱湿热,邪气入气入血,损伤肾络,气化失司,而见少尿、血尿或衄血。

2. **火毒瘀滞**　外感温热疫毒,邪热内盛,热入营血,闭窍扰神,迫血妄行,热阻于肾,气化失司而发病。

3. **湿热蕴结**　误食毒物,邪毒入里,湿毒中阻,气机升降失常,内犯于肾,经络气血瘀阻,气化不行,而见少尿或尿闭。

4. **气脱津伤**　吐泻失水、失液过多,或热毒耗液,致精亏血少,肾脏空虚,使肾元衰竭而发病。

总之,本病病位在肾与膀胱,涉及肺、脾（胃）、三焦。病理性质总属本虚标实。本虚的关键因素为气阴两虚,标实的关键因素为浊毒瘀血。病机主要为肾失气化,水湿浊瘀不能排出体外。初期主要为火热、湿毒、瘀浊之邪壅滞三焦,水道不利,以实热居多,后期以虚损为主。本病为中医急重症,来势凶猛,变化迅速而临床表现复杂。

二、临床表现

（一）症状

急骤性地发生少尿（<400ml/d）,个别严重患者可无尿（<100ml/d）。但也有无少尿表现的,尿量在 400ml/d 以上,称为非少尿型 AKI,其病情大多较轻,预后较好。对于少尿或无尿者,若处理恰当,数日至数周后会出现多尿期。随着肾功能减退,可出现以下临床表现。

1. 各系统症状

（1）消化系统:食欲减退、恶心、呕吐、腹胀、腹泻等,严重者可出现消化道出血。

（2）呼吸系统:除容量过多和感染外,尚可出现急性肺水肿,表现为呼吸困难、咳嗽、憋闷等尿毒症肺炎症状。

（3）循环系统:多因少尿和未控制饮水,以致体液过多,出现高血压及心力衰竭表现;也可因毒素蓄积、电解质紊乱、贫血及酸中毒等引起各种心律失常及心肌病变。

（4）神经系统:可出现意识障碍、躁动、谵妄、抽搐、昏迷等尿毒症脑病症状。

（5）血液系统:可有出血倾向及轻度贫血现象。

2. 水、电解质和酸碱平衡紊乱

（1）代谢性酸中毒:主要因为肾排酸能力减低,同时又因合并高分解代谢状态,使酸性产物明显增多。表现为恶心、呕吐、疲乏、嗜睡和呼吸深大。

（2）高钾血症:除肾脏排钾减少外,酸中毒、组织分解过快也是原因之一。在严重创伤、烧伤等所致横纹肌溶解引起的急性肾损伤,每日血钾上升可达 $1.0 \sim 2.0$ mmol/L。

（3）低钠血症:多为水潴留引起的稀释性低钠。此外,还可有低钙、高磷血症,但远不如慢性肾衰竭时明显。

（二）体征

由于少尿期水钠潴留,患者可出现水肿,甚则全身浮肿,高血压;合并肺水肿者,可出现两肺满布湿啰音；高钾血症者，可见心率缓慢、心律不齐，甚至心室颤动、停搏；酸中毒者可见深大呼吸。

（三）主要并发症

1. 感染　是急性肾损伤的常见并发症，也是主要死亡原因之一。尿路感染最为常见，其次为肺部感染和败血症。

2. 循环系统并发症　常见心律失常、心力衰竭、心包炎、高血压甚至心脏压塞。

3. 电解质紊乱　常见高钾血症或低钾血症。

三、实验室及其他检查

1. 血液检查　可有轻度贫血，血清钾水平升高，血清钠水平正常或偏低，血钙降低，血磷升高，血 pH 值和碳酸氢根离子浓度下降。

2. 肾功能　急骤发生并进行性减退的氮质血症。①血尿素氮进行性升高，每日可上升 3.6~10.7mmol/L。血肌酐每日上升 44.2~176.8μmol/L；②电解质紊乱：少尿期可出现高钾血症，可超过 6.5mmol/L，并可伴有低钠及高磷血症；多尿期可出现低钾、低钠血症等；③酸碱平衡紊乱：可出现酸中毒、二氧化碳结合力下降。

3. 尿液检查　尿比重降低且较固定，多在 1.015 以下，即呈等张尿（比重 1.010~1.016），蛋白尿常为（+）~（++），尿沉渣常有颗粒管型、上皮细胞碎片及少许红细胞和白细胞；肾前性急性肾损伤时，尿渗透浓度 >500mOsm/L；急性肾小管坏死时，尿渗透浓度 <350mOsm/L，尿与血渗透浓度之比低于 1.1。尿钠含量增高，滤过钠排泄分数常大于 1。

4. 滤过钠排泄分数（filtration sodium excretion fraction，FE_{Na}）　$FE_{Na} = \dfrac{尿钠/血钠}{尿肌酐/血肌酐} \times 100\%$。急性肾小管坏死及肾后性时 FE_{Na} 多 >1；肾前性及急性肾小球肾炎和血管炎时 $FE_{Na} < 1$。

5. 肾衰指数（renal failure index，RFI）　$RFI = \dfrac{尿钠}{尿肌酐/血肌酐}$。用于鉴别肾前性急性肾损伤和急性肾小管坏死，一般认为肾前性 RFI<1，急性肾小管坏死时多见 RFI>1。

6. 影像学检查　双肾超声显像可用于与慢性肾衰竭相鉴别。怀疑尿路梗阻时，尿路超声显像、腹部平片、CT 检查有助于诊断。判断肾血管堵塞等疾患时，X 线、放射性核素检查、血管造影等对诊断有帮助，但需注意造影剂对肾脏的毒性。特别是老年人，肾毒性更大，会加重急性肾损伤。

7. 肾穿刺活检　是重要的诊断手段。为明确肾实质性急性肾损伤的病因，可进行肾穿刺活检。在排除肾前性及肾后性原因后，对于没有明确致病原因（肾缺血或肾毒素）的肾性急性肾损伤亦符合肾活检要求。此外，原有肾脏疾病出现急性肾损伤及肾功能持续不能恢复等情况，也需行肾活检明确诊断。但需严格掌握适应证。

四、诊断与鉴别诊断

（一）诊断

1. 常继发于各种严重疾病所致的周围循环衰竭或肾中毒后，但亦有个别患者可无明显的原发病。

2. 急骤地发生少尿（<400ml/24h），在个别严重患者（肾皮质坏死）可无尿（<100ml/24h），但非少尿型患者无少尿表现。

3. 发病急骤，肾功能在 48 小时内突然减退，血肌酐绝对值升高 ≥0.3mg/dl（26.5μmol/L），或 7 天内血肌酐增至 1.5 倍基础值,或尿量<0.5ml/(kg·h),持续时间>6 小时。血肌酐每日升 44.2~176.8μmol/L,尿素氮每日升 3.6~10.7mmol/L。根据血肌酐和尿量,急性肾损伤可分为 3 期(表 1-4-3)。

表 1-4-3　急性肾损伤(AKI)的分期

分期	血肌酐	尿量
1 期	增至基础值 1.5~1.9 倍或升高≥0.3mg/dl(26.5μmol/L)	<0.5ml/(kg·h),持续 6~12 小时
2 期	增至基础值 2.0~2.9 倍	<0.5ml/(kg·h),时间≥12 小时
3 期	增至基础值 3 倍 或升高至≥4.0mg/dl(353.6μmol/L) 或开始肾脏替代治疗 或<18 岁患者 eGFR<35ml/(min·1.73m^2)	<0.3ml/(kg·h),时间≥24 小时或无尿 ≥12 小时

4. 经数日至数周后,如处理恰当,会出现多尿期。

5. 尿常规检查　尿呈等张(比重 1.010~1.016),蛋白尿常为(+)~(++),尿沉渣常有颗粒管型、上皮细胞碎片、红细胞和白细胞。

(二)鉴别诊断

首先,排除慢性肾衰基础上的急性肾损伤,慢性肾衰竭可从较严重贫血、骨病、神经病变及双肾萎缩等得到提示;其次,应明确肾性、肾前性还是肾后性急性肾损伤,在确定为肾实质性后,尚需鉴别是肾小管还是肾小球、肾间质或肾血管病变引起的急性肾损伤。因不同病理类型、不同病因在早期有不同的治疗方法。

1. 与肾前性急性肾损伤的鉴别

(1)补液试验:发病前有容量不足、体液丢失等病史,体检发现皮肤和黏膜干燥、低血压、颈静脉充盈不明显者,应首先考虑肾前性少尿,可进行补液试验,以观察输液后循环系统负荷情况。如果补液后血压恢复正常,尿量增加则支持肾前性少尿的诊断。低血压时间长,特别是老年患者伴心功能不全时,补液后无尿量增多者应怀疑肾前性急性肾损伤发展为急性肾小管坏死。

(2)尿液分析:尿液检查对于区分急性肾小管坏死和肾前性急性肾损伤具有重要意义,同时结合血液检测结果,有助于两者的鉴别。但必须在输液、使用利尿剂或高渗药物等治疗前留取尿液标本,否则结果不可靠。

2. 与肾后性尿路梗阻相鉴别　存在结石、肿瘤或前列腺增生病史的患者,突然发生尿量减少或与无尿交替;胁腹部或下腹部疼痛,肾区叩击痛阳性;以及因膀胱出口处梗阻,膀胱区积水,叩诊呈浊音,均提示存在尿路梗阻的可能。超声显像和 X 线检查有助于确诊。

五、治疗

(一)中西医结合治疗思路

急性肾损伤初期,西医多采用利尿,抗感染,调节水、电解质、酸碱平衡紊乱,同时中医以清热解毒、活血化瘀、利湿泄浊来进行对症治疗可遏制病情发展;在中后期,病情进展危重,西医可进行透析以纠正休克、心衰等严重并发症,此时中医治疗上以扶正为主,祛邪为辅,以益气养阴、补益脾肾、回阳固脱为法进行配合治疗。后期重点运用中医药辨证论治,促进肾功能恢复。

（二）西医治疗

1. 一般治疗

（1）纠正可逆因素：对引起急性肾损伤的可逆因素，如严重外伤、心力衰竭、急性大出血等应积极治疗，包括输血、等渗盐水扩容，及时处理好感染、休克、血容量不足等。停用影响肾灌注或具有肾毒性的药物。存在尿路梗阻时，应及时采取措施去除梗阻。

（2）营养支持：补充营养以维持机体整体的营养状况，有助于损伤细胞的修复与再生，提高存活率，首先要保证每日足够的热量供给。AKI 患者每日所需能量应为 1.3 倍基础能量消耗（basal energy expenditure，BEE），一般需要量为每日 $105 \sim 126 kJ/kg$（$25 \sim 30 kcal/kg$），尽量减少钠、磷、钾、氯的摄入量。

（3）积极控制感染：一旦出现感染，应尽早使用有效抗生素治疗。根据细菌培养和药敏试验选择对肾无毒性或毒性小的药物，并按 GFR 调整用药剂量。

（4）维持水、电解质和酸碱平衡：少尿期应严格记录 24 小时液体出入量，量出为入，即每日入液量应为前日的尿量加上显性失水量，再加上非显性失水量（约 400ml），纠正高血钾及酸中毒；多尿期则须防止脱水及低血钾。

2. 对症治疗

（1）高钾血症：血钾超过 6.5mmol/L，心电图表现为 QRS 波增宽等变化，应该给予紧急处理：①静脉推注 10% 葡萄糖酸钙 10ml，于 $5 \sim 10$ 分钟推注完，如果需要，可在 $1 \sim 2$ 分钟后再静脉推注 1 次；伴代谢性酸中毒可给 5% 碳酸氢钠 $100 \sim 200ml$ 静脉滴注，严重者应立即给予透析治疗；50% 葡萄糖溶液 $50 \sim 100ml$ 加入 $6 \sim 12u$ 胰岛素缓慢静脉滴注；②口服聚磺苯乙烯钠散，每次 $15 \sim 30g$，每日 $1 \sim 2$ 次，或口服聚苯乙烯磺酸钙散，每日 $15 \sim 30g$，分 $2 \sim 3$ 次服用。如果以上措施无效，血液透析是最有效的治疗方法。

（2）感染：是常见的并发症。应尽早根据细菌培养和药物敏感试验选择对肾脏无毒性或毒性低的抗菌药物治疗。

3. 透析疗法　对保守治疗无效，出现下列指征的患者，应考虑进行急诊透析：①少尿或无尿 2 天；②尿毒症症状明显；③肌酐清除率较正常下降超过 50%，或血尿素氮升高达 21mmol/L，血肌酐升高达 442μmol/L；④血钾超过 6.5mmol/L；⑤代谢性酸中毒，二氧化碳结合力（CO_2CP）≤13mmol/L；⑥脑水肿、肺水肿或充血性心力衰竭。透析疗法包括血液透析、腹膜透析以及连续性肾脏替代治疗（continuous renal replacement therapy，CRRT）等。如达到急诊透析指征的则应采用透析疗法，可使患者度过少尿期，缩短病程和降低病死率。

（三）中医治疗

根据中医病因病机及疾病的发展，本病在初期多以邪实为主，治疗上宜祛邪兼以扶正；在中后期多以脏腑虚损，正虚为主，治疗上宜扶正辅以祛邪。临床上，应根据患者病情发展的不同阶段选择相应的治疗方案。

1. 少尿期

（1）热毒炽盛证

症状：尿量急骤减少，甚至闭塞不通，发热不退，口干欲饮，头身疼痛，烦躁不安，舌质红绛，苔干黄，脉数。

治法：泻火解毒。

代表方：黄连解毒汤加减。便秘者，加大黄泻下焦实热；吐血、衄血者，加玄参、生地黄清热凉血。

（2）火毒瘀滞证

症状：尿点滴难出，或尿血、尿闭，高热谵语，吐血，衄血，斑疹紫黑或鲜红，舌质绛紫，苔黄焦或芒刺遍起,脉细数。

治法:清热解毒,活血化瘀。

代表方:清瘟败毒饮加减。若热扰心营,烦躁谵语,另服安宫牛黄丸,肺热壅盛,以桃仁承气汤加减。

（3）湿热蕴结证

症状:尿少尿闭,恶心呕吐,口中尿臭味,发热,口干而不欲饮,头痛烦躁,严重者可见神昏抽搐,舌红苔黄腻,脉滑数。

治法:清热利湿,降逆泄浊。

代表方:黄连温胆汤加减。舌苔厚腻者,加苍术、黄柏加强清热化湿之功;心烦、口舌生疮者,可合导赤散清心火,利湿热。

（4）气脱津伤证

症状:尿少或无尿,汗出湿冷,气微欲绝,或喘咳息促,唇黑甲青,脉细数或沉弱。

治法:益气养阴,回阳固脱。

代表方:生脉散合参附汤。血虚重者,可加用当归补血汤。

2. 多尿期

（1）气阴两虚证

症状:面色萎黄,全身疲乏,咽干思饮,手足心热,尿多清长,舌红少津,或舌淡有齿痕,脉细。

治法:益气养阴。

代表方:参芪地黄汤加减。心烦、舌尖红者,加黄连、竹叶清心火;肺阴不足者,加沙参、黄精、石斛养阴润肺。

（2）肾阴亏损证

症状:腰膝酸软,尿多不禁,口干欲饮,手足心热,舌红苔少,脉细。

治法:滋阴补肾。

代表方:六味地黄丸加减。低热者,加青蒿、鳖甲清虚热养肾阴;虚火明显者,加知母、玄参、黄柏加强清热降火之功。

（四）临证要点

本病病情危重、凶险,病死率高。因此首先应明确诊断,分清肾前性、肾后性或是肾性,尽早去除引起急性肾损伤的可逆因素;其次分清病情是在早期阶段或是中后期阶段。根据病情阶段早期多选用西医保守及透析治疗为主,中后期则应根据辨证选择相应中医治疗方案为主。

六、预后

急性肾损伤的预后与原发病及并发症的种类、严重程度有关。及早诊断及救治,可提高患者存活率。肾前性因素导致的急性肾损伤,如能早期诊断和治疗,肾功能多可恢复至初始水平,病死率低于10%。肾后性急性肾损伤如果能及时解除梗阻,肾功能也大多恢复良好。肾性急性肾损伤预后存在较大差异,无并发症者病死率在10%～30%,合并多脏器衰竭时,病死率可高达30%～80%。有些患者虽然肾功能恢复,但遗留肾小管酸化功能及浓缩功能减退。

七、预防与调护

首先应尽量避免随意用药,尤其是解热镇痛药、抗生素及不明成分中药等。当出现少尿、浮肿等症状时,应及时至医院就诊。积极治疗原发病,加强监测,控制和消除诱发因素是最有效的方法。注意卧床休息,避免劳累。饮食宜清淡,保证足够热量,避免辛辣刺激之品。

少尿期水钠摄入应"量出为入",预防感染;多尿期要防止脱水及低血钾。鼓励患者保持乐观、愉快的心情。

第八节　慢性肾衰竭

慢性肾脏病(chronic kidney disease,CKD)具有患病率高、预后差和医疗费用高的特点,现已成为危害人类健康的重要疾病。慢性肾功能衰竭(chronic renal failure,CRF)是CKD发展到后期的一种临床综合征,机体在排泄代谢产物,调节水、电解质、酸碱平衡以及某些内分泌活性物质的生成和灭活等方面出现紊乱的临床综合征。临床上常见倦怠、恶心、呕吐、贫血、少尿、水肿等症状及肾功能受损、水电解质紊乱、酸碱平衡失调等,严重影响患者的生活质量和寿命。据北美、欧洲等国家的流行病学调查,每百万人口中,每年有100~150人发生慢性肾功能衰竭。我国慢性肾脏病的发病率约为10.8%,即大概有1亿的中国人口患有慢性肾脏病。在原发性肾脏病中,常见于慢性肾小球肾炎,其次为小管、间质性疾病;在继发性肾脏病中,则多见于糖尿病肾病等。

慢性肾衰属于中医"关格""癃闭""水肿""溺毒""肾劳""肾风"等范畴。

一、病因病理

(一)西医病因病理

一般认为肾功能受损后可见肾单位减少,或肾单位数目未减少但单个肾单位功能减退。当肾功能失代偿以后,则呈进行性恶化,当肾功能降到相当于正常的20%左右时,临床上会出现一系列全身症状,即尿毒症。其发生机制十分复杂,尚未完全清楚,目前主要有几个学说阐述其发病机制。除了健全肾单位学说、矫枉失衡学说、毒素学说等,目前还认为肾小球高滤过、肾小球基膜的通透性改变、肾小管高代谢、慢性缺氧及慢性炎症造成的肾小管间质损伤、脂质代谢紊乱、细胞因子直接促进肾小球的硬化等对肾功能衰竭的发生及发展有重要的意义。其中临床上常用矫枉失衡学说、肾小球高滤过学说等来解释慢性肾衰进展的机制。

(二)中医病因病机

慢性肾衰主要是由于肾病迁延日久,脏腑功能受损,其中以脾肾虚损为主,后病情逐步发展加重,或因外邪侵袭、饮食不节、情志所伤,劳累过度而使病情加重。最后导致正气虚衰、浊邪壅滞而发诸证。

1. 风湿致病　脏腑虚损,风邪可直中脏腑,内客于肾,风性开泄,则使肾不藏精,精气下泄;风邪内扰,肾络灼损,络破血溢而见血尿;脾肾阳虚,水无所主,水湿潴留,蕴而成毒,湿毒日久,郁而化热,内攻于肾,加重肾之损伤。

2. 瘀浊内停　肾气不足,失于蒸腾气化,不能泌浊,以致痰浊内聚,因虚致实,实邪碍脾,脾失健运,水湿内停,日久蕴而成浊;痰阻气机,气不行血,则血停为瘀,瘀血败精阻塞于内,使肾之脉络瘀滞。

3. 饮食不节　久嗜醇酒、肥甘、辛辣之品,导致脾胃运化功能失常,内湿自生,酿湿生热,下注膀胱,则气化不利;或饥饱失调,脾胃气虚,中气下陷,无以气化则生癃闭。

4. 体虚久病　先天禀赋薄弱,肾气亏虚,命门火衰,膀胱开合不利,气化无权,则溺不得生;或久病耗损阴精,肾阴不足乃致水府枯竭而无尿。

上述病因导致脾肾虚衰,浊邪壅滞三焦,浊邪尿毒不能排出体外,继而并生变证。在疾病演变过程中,由于脾肾损伤及浊毒在体内蓄积程度的不同,不同时期其临床表现有所不同,可以脾肾虚衰为主,或以浊邪壅滞三焦为主,或虚实证候并见。病位主要在脾、肾,波及肝、心、肺、胃等诸脏腑。本病病机关键是肾之开阖功能失调,肾失开阖,不能及时疏导、转输、运化水液及毒物,而形成湿浊、湿热、瘀血、尿毒等邪毒,进而波及五脏六腑、四肢百骸而产生临床诸证。如脾肾阴阳衰惫,尤其是肾阳亏损,肾关因阳微而不能开,故见尿少、小便不通;湿浊毒邪熏蒸,故口中臭秽或尿味;浊毒之邪外溢肌肤则症见皮肤瘙痒,或有霜样析出;内阻中焦,脾胃升降失司,湿浊阻格中焦脾胃则见呕吐、腹胀、倦怠;水湿外溢肌肤,故见面浮肢肿。

由于脏腑相关,病情进展,可以累及他脏而见变证。如水湿、浊毒之邪凌心射肺,则见胸闷、心悸、气促,甚则不能平卧;如肾病及肝,肝肾阴虚,虚风内动,则见手足搐搦,甚则抽搐;如肾病及心,邪陷心包,则昏睡或神志昏迷;若正不胜邪,则可发生阴盛阳衰、阳气暴脱等危候。

二、临床表现

在 CRF 的不同阶段,其临床表现也各不相同。在 CRF 早期,患者可以无任何症状,或仅有乏力、夜尿增多等轻度不适,少数患者可有食欲减退及轻度贫血。CRF 中期以后,上述症状更趋明显。在终末期可出现急性心衰、严重高钾血症、严重代谢性酸中毒、中枢神经系统障碍等严重并发症,甚至有生命危险。

1. 水、电解质紊乱和酸碱平衡失调　主要表现为水钠潴留,或低血容量和低钠血症、高钾血症、代谢性酸中毒、钙磷代谢紊乱、高镁血症。

2. 各系统症状

(1) 心血管病变:是 CKD 患者的主要并发症之一和常见的死因。尤其是进入终末期肾病阶段,则病死率进一步升高(占尿毒症死因的 45%~60%)。常见为高血压、心力衰竭、动脉粥样硬化等病。

(2) 呼吸系统:酸中毒时导致呼吸深长;若出现充血性心力衰竭可发生肺水肿;尿毒症毒素使肺泡毛细血管渗透性增加,可引起尿毒症肺炎,表现为肺充血和水肿,肺部 X 线检查出现"蝴蝶翼"征;约 15%~20% 患者可出现单侧或双侧尿毒症性胸膜炎,胸腔积液呈漏出性或血性。

(3) 血液系统:几乎所有慢性肾衰竭患者均有不同程度贫血表现,红细胞形态属正细胞性贫血。肾衰贫血的原因有肾产生促红细胞生成素(EPO)减少;造血原料铁、叶酸等缺乏;红细胞生存时间缩短;尿毒症毒素对骨髓的抑制等。

(4) 消化系统:为疾病最早、最突出的表现,常有食欲不振、恶心、呕吐,晚期口中有尿臭味,上消化道溃疡、炎症及消化道出血等多见。胃肠道症状主要由尿素等代谢产物对黏膜刺激所致,另外,多肽类激素增高和代谢障碍所致消化道黏膜屏障功能减退、低钠血症、代谢性酸中毒和中枢神经系统受损也可能与此有关。

(5) 神经系统:早期症状可有失眠、注意力不集中、记忆力减退等。发展至尿毒症时可有反应淡漠、谵妄、惊厥、幻觉、精神异常等,甚至发展为嗜睡和昏迷,称为"尿毒症脑病"。

(6) 运动系统:肾衰竭终末期患者可出现肌病,产生肌无力和肌萎缩,近端肌肉更易受累,其发展比较缓慢。

(7) 皮肤表现:皮肤瘙痒最常见,而且普通血液透析常不能改善。由于贫血、尿色素沉着于皮肤、再加上面部有些浮肿而形成,患者面部肤色苍白或萎黄,有轻度浮肿感,称为尿毒症面容。

（8）内分泌失调：主要表现有：①肾脏本身内分泌功能紊乱：如 1,25-$(OH)_2$-D_3、促红细胞生成素不足和肾内肾素-血管紧张素 Ⅱ 过多；②下丘脑-垂体内分泌功能紊乱：如泌乳素、促黑色素激素、促黄体生成激素、促卵泡激素和促肾上腺皮质激素等水平增高；③外周内分泌腺功能紊乱：大多数患者均有甲状旁腺激素（PTH）升高，部分患者（大约四分之一）有轻度甲状腺素水平降低；以及胰岛素受体障碍、性腺功能减退等。

（9）骨骼病变：肾性骨营养不良（即肾性骨病）相当常见，包括纤维囊性骨炎（高转化性骨病）、骨生成不良、骨软化症（低转化性骨病）及骨质疏松症。在透析前患者中骨骼 X 线发现异常者约 35%，但出现骨痛、行走不便和自发性骨折相当少见（少于 10%）。而骨活体组织检查（骨活检）约 90% 可发现异常，故早期诊断要靠骨活检。

（10）其他：①糖代谢异常：患者空腹血糖正常或轻度升高，糖耐量可减低，通常不需处理，可能是由于尿毒症毒素使外周组织对胰岛素的应答受损，因而糖利用率下降。②高尿酸血症：因肾衰时肾脏清除尿酸功能减退，可有持续性高尿酸血症，但发生痛风性关节炎少见。③脂代谢异常：由于脂解酶活力的下降，尿毒症患者常有高甘油三酯血症。

三、实验室及其他检查

1. 血常规　常提示贫血，血红蛋白一般在 110g/L 以下，多数仅有 60~90g/L，多为正细胞性贫血。

2. 尿常规　早期尿量一般正常，随着肾功能下降出现夜尿增多，晚期尿量减少，多在 1 000ml/d 以下，甚至无尿。当出现肾小管功能异常时尿渗透压和尿比重降低，不同基础疾病可伴有蛋白尿、红细胞、白细胞、上皮细胞和颗粒管型。

3. 生化检查　肾功能检查可见血肌酐、尿素氮、半胱氨酸蛋白酶抑制蛋白 C 升高，二氧化碳结合力下降，肝功能检查可见血浆白蛋白下降。电解质方面可见高钾、高磷、低钙，严重者可出现稀释性低钠等。

4. B 超检查　大多数患者行肾脏 B 超检查可出现双肾对称性缩小，而慢性间质性肾炎等则可出现双肾不对称性缩小；肾淀粉样变及糖尿病肾病出现慢性肾衰早期表现，部分可见肾脏增大。

5. 肾 ECT 检查　提示肾小球滤过率（GFR）下降。

四、诊断与鉴别诊断

（一）诊断

1. 病史　慢性肾脏病史，或不明原因的高血压、贫血等，应考虑本病的可能。

2. 症状及体征　无特异性的症状及体征，早期可出现倦怠、乏力嗜睡、食欲不振、颜面或下肢浮肿等，累及全身各系统时可出现胸闷、气促、恶心、呕吐、头痛等各系统的表现。

3. 实验室检查　血常规见不同程度的贫血，尿常规可有蛋白尿、血肌酐、尿素氮、尿酸升高，二氧化碳结合力降低，并可出现水、电解质紊乱，双肾 B 超提示双肾缩小。双肾 ECT 显示：肾小球滤过率下降。

既往我国学者根据肾功能损害的程度将 CRF 分为以下四个阶段（表 1-4-4）：①肾功能不全代偿期；②肾功能不全失代偿期（氮质血症期）；③肾功能衰竭期（尿毒症前期）；④尿毒症期。

表 1-4-4 慢性肾衰竭分期及特点

CRF 分期	肌酐清除率（CCR）	血肌酐（Scr）	临床表现
肾功能代偿期	>50ml/min	<133μmol/L	一般无症状
肾功能失代偿期	25~50ml/min	133~221μmol/L	可有轻度贫血、乏力、夜尿增多，无明显尿毒症的症状
肾功能衰竭期	10~25ml/min	221~442μmol/L	明显消化道症状、贫血和轻度代谢性酸中毒等
尿毒症期	<10ml/min	≥442μmol/L	各种尿毒症症状：如明显贫血、神经系统症状、电解质和酸碱平衡紊乱等

1999 年美国肾脏病基金会（NKF）KDOQI 专家组提出了新的慢性肾脏病（CKD）定义及分期方法。KDOQI 指南对于 CKD 的定义为肾脏损害（包括结构或功能）和/或肾小球滤过率（glomerular filtration rate，GFR）下降至小于 60ml/min，持续 3 个月。根据 GFR 水平将 CKD 分为 5 期（表 1-4-5）。

表 1-4-5 美国 KDOQI 专家组对 CKD 分期方法的建议

分期（CKD）	特征	GFR 水平	防治目标-措施
1	肾损害伴 GFR 正常或升高	≥90ml/（min·1.73m^2）	CKD 诊治；缓解症状；延缓 CKD 进展
2	肾损害伴 GFR 轻度降低	60~89ml/（min·1.73m^2）	评估、延缓 CKD 进展；降低 CVD 患病危险
3	GFR 中度降低	30~59ml/（min·1.73m^2）	减慢延缓 CKD 进展；评估、治疗并发症
4	GFR 重度降低	15~29ml/（min·1.73m^2）	综合治疗；透析前准备
5	ESRD（终末期肾病）	<15ml/（min·1.73m^2）或肾替代治疗	如出现尿毒症，需及时替代治疗

2012 年改善全球肾脏病预后组织（Kidney Disease：Improving Global Outcomes，KDIGO）进一步根据病因、GFR、白蛋白水平对 CKD 进行分期（表 1-4-6、表 1-4-7）。将 CKD3 期进一步分为 3a 和 3b 期；根据尿微量白蛋白排泄率（AER）或尿白蛋白肌酐比（ACR）将 CKD 分为 A1、A2 和 A3 期。

表 1-4-6 KDIGO 指南 CKD 分期方法

分期（CKD）		特征	GFR 水平
G1		肾损害伴 GFR 正常或升高	≥90ml/（min·1.73m^2）
G2		肾损害伴 GFR 轻度降低	60~89ml/（min·1.73m^2）
G3	3a	GFR 中度降低	45~59ml/（min·1.73m^2）
	3b	GFR 中重度降低	30~44ml/（min·1.73m^2）
G4		GFR 重度降低	15~29ml/（min·1.73m^2）
G5		ESRD（终末期肾病）	<15ml/（min·1.73m^2）或肾替代治疗

表 1-4-7　KDIGO 指南基于白蛋白水平的 CKD 分期

分期	特征	ACR	AER
A1	正常	<30mg/g	<30mg/24h
A2	高（微量白蛋白尿）	30～300mg/g	30～300mg/24h
A3	极高（大量白蛋白尿和肾病范围白蛋白尿）	>300mg/g	>300mg/24h

（二）鉴别诊断

1. 急性肾损伤（AKI）　急性肾损伤多急性起病，有急性的病因，如血容量不足、急性药物中毒、严重感染，多脏器功能衰竭等；实验检查，如血液变化相对较轻、双肾 B 超检查无明显缩小，高磷低钙不明显。但一些急性肾衰临床表现不典型，根据临床常规检查进行鉴别诊断有一定困难，此时进行肾 ECT 测定有一定的鉴别意义，必要时可进行肾穿刺活检，但需要把握明确的适应证。

2. 原发性高血压　慢性肾衰临床多出现继发性高血压，易与原发性高血压相混淆，应进行肾功能检查。如果原发性高血压患者已出现了肾衰，两者鉴别有时甚为困难，但详细的病史和家族史可为鉴别诊断提供线索。

3. 慢性肾衰竭伴发急性肾损伤　如果慢性肾衰竭较轻，而 AKI 相对突出，且其病程发展符合 AKI 演变过程，则可称为"慢性肾衰竭合并 AKI"。如慢性肾衰竭本身已相对较重，或其病程加重过程未能反映 AKI 演变特点，则称之为"慢性肾衰竭急性加重"。

五、治疗

（一）中西医结合治疗思路

慢性肾衰是涉及全身多脏器的严重疾病，在治疗上应根据病情发展的不同阶段，采用不同的治疗措施。西医认为慢性肾衰诸多症状的产生，与肾功能衰竭后血中尿素氮、肌酐、胍类物质等尿毒症"毒素"潴留在体内有关。中医认为这些尿毒症毒素属于"浊毒""溺毒""湿浊"及"瘀血"等；因此主张降浊、解毒及化瘀等祛邪方法；而慢性肾衰竭存在促红细胞生成素缺乏，营养低下等，中医认为与正气亏虚有关，因此治疗上主张予以扶正治疗。肾功能损害早期临床上无明显症状，主要治疗措施是使用中医药治疗，延缓慢性肾衰的进展，同时避免使用肾毒性药物。当肾衰竭中期以后，治疗上主要是阻止肾功能进行性恶化和减轻临床症状。当尿毒症出现，则给予中西医综合措施治疗，必要时给予替代疗法。

（二）西医治疗

慢性肾衰的治疗主要根据患者的病情分为非替代疗法（保守治疗）和替代疗法，前者主要针对慢性肾衰早中期患者；后者包括血液透析、腹膜透析和肾移植等，主要针对慢性肾衰晚期出现并发症的患者。

1. 非替代疗法

（1）治疗原发病：CRF 的病因多样，包括各种原发性肾小球疾病、继发性肾小球疾病、肾小管间质疾病、肾血管疾病、遗传性肾病等，其中原发性肾小球疾病、糖尿病肾病、高血压肾损害是三大主要病因。有效治疗原发病，可阻抑或延缓 CRF 的进展。慢性肾衰竭的原发病有些经积极治疗后可得到逆转，如狼疮性肾炎、结节性多动脉炎、过敏性血管炎、肾结核、镇痛性肾损害以及新近几个月发生的尿路梗阻等，当其病变活动时，可引起或加重肾衰的发展，故应积极治疗原发病。

（2）避免和纠正 CRF 进展的危险因素：慢性肾衰竭的病理改变难以逆转，但临床存在各种因素，如高血压、各种感染、酸碱平衡失调及电解质紊乱、血容量不足、心衰、消化道出血、尿路梗阻以及劳累、高蛋白饮食、药物毒副作用等均可能加速肾功能损害进展;渐进性发展的危险因素主要有:高血糖、高血压、蛋白尿、低蛋白血症、贫血、高脂血症、肥胖、营养不良、吸烟等,这些加重肾功能损害的因素,称为肾衰可逆因素。如果及时消除这些可逆因素,肾功能有可能在一定程度上逆转。

(3) 低蛋白饮食配合营养疗法:低蛋白饮食的作用包括:①减少蛋白尿排泄,延缓慢性肾衰的进程;②改善蛋白质代谢,减轻氮质血症;③改善代谢性酸中毒;④减轻胰岛素抵抗;⑤改善脂代谢;⑥减轻继发性甲状旁腺功能亢进;⑦限制了脂肪、磷、钾的摄入。因此,低蛋白饮食可以有效延缓慢性肾衰竭的进展。

1) 低蛋白饮食:减少摄入蛋白质能使血尿素氮(BUN)水平下降,改善病情。除透析治疗患者外,根据肾功能损害程度,一般认为 GFR 25~60ml/min 时,蛋白质摄入限制 0.6~0.75g/(kg·d);GFR 小于 25ml/min 时,应控制蛋白质在 0.6g/(kg·d)或 0.3g/(kg·d)。饮食蛋白质应为富含必需氨基酸的优质蛋白,动物蛋白的摄入占 50%~60%。

2) 充足热量的摄入:摄入足量的碳水化合物和脂肪,食物应富含 B 族维生素、维生素 C和叶酸。对于 60 岁以下的患者,热量至少需要 35kcal/(kg·d),对于 60 岁及以上的患者,热量至少需要 30~35kcal/(kg·d),避免摄入的蛋白质被分解利用,减少体内蛋白的消耗。

3) 必需氨基酸的应用:对于蛋白质摄入量在 0.6g/(kg·d)以下的患者,应在限制蛋白饮食及给予足够热量的基础上,使用必需氨基酸(如 α-酮酸)。α-酮酸制剂的作用机制包括:将代谢废物中的氮生成必需氨基酸,减轻氮质血症;该药含有钙盐,有助于纠正钙磷代谢紊乱,减轻继发性甲旁亢;改善营养状况。

(4) 调节水、电解质平衡

1) 水、钠调节:肾功能进行性衰竭时,肾对体液及电解质的调节能力降低,水及溶质的排泄限制在狭小的范围之内,摄入少于排出将引起脱水,摄入多于排出将引起水潴留。因此需要严格控制水、钠的摄入量,并注意每天的尿量。慢性肾衰患者每日入水量为前日尿量加500ml,如多汗或发热等可酌情增加,补液应以口服为主,避免补液过多过快,如有明显水、钠潴留,可使用袢利尿剂,如呋塞米。一般来说钠及钾的入量限制于 2~3g/d,维持尿量在1 500~2 000ml。

2) 高钾血症的处理:高钾血症是慢性肾衰的常见并发症,必须积极处理。

①促使钾向细胞内转移。a. 葡萄糖与胰岛素:可用胰岛素加入 5%~10% 葡萄糖静脉滴注促进钾离子向细胞内转运[胰岛素(U)与葡萄糖(g)的比例是 1:(3~4)];b. 碳酸氢钠:伴有严重代谢性酸中毒的患者可给予碳酸氢钠治疗。

②促进钾的清除 a. 利尿剂:一般来说,尿量多于 600ml 的患者不容易发生高钾血症,晚期慢性肾衰竭患者往往伴有少尿或者无尿,利尿剂在慢性肾功能不全的患者排钾效果作用可能减轻;b. 阳离子交换树脂:通过口服阳离子交换树脂,经肠道排钾;c. 钾离子结合剂:如环硅酸锆钠,是一种不溶于水、不被吸收的新型钾离子结合剂;d. 透析:透析是降低血钾最快和最有效的方法;高钾血症患者经过处理后即使血钾已经正常,但仍应警惕再次发生高钾血症的可能,故应注意及时复查血钾。

③停用能够引起高钾的药物:如 RAAS 系统抑制剂 ACEI、ARB 和醛固酮等。

3) 矿物质和骨代谢异常的防治:钙磷代谢紊乱及骨病是慢性肾功能不全尤其是透析患者的重要并发症之一。慢性肾衰患者常出现低血钙、高血磷,继发性甲状旁腺功能亢进,进而导致肾性骨营养不良。

对于高磷血症,应限制磷的摄入量(<800mg/d),当 GFR<30ml/min 时,可同时给予磷结合剂口服。磷结合剂宜餐中服用,以更好地发挥结合磷的作用。对于高血钙的患者宜选用

不含钙的磷结合剂,如司维拉姆、碳酸镧。同时,对于透析患者,应增加透析频率或延长透析时间。

当患者血清总钙低于实验室正常值低限(2.1mmol/L)且伴有以下情况的,需要接受补钙治疗:感觉异常、面神经叩击征(又称低钙击面征,Chvostek sign)、束臂加压试验(又称低钙束臂征,Trousseau sign)、支气管痉挛、喉痉挛、手足抽搐和/或癫痫发作、血浆中全段甲状旁腺激素(iPTH)水平高于慢性肾脏病分期的目标范围(3 期:35~70pg/ml,4 期:70~110pg/ml,5 期:150~300pg/ml),补钙的方式主要是口服钙盐或/和活性维生素 D,但每日总钙摄入量应低于 2 000mg,用药过程仍需监测血钙浓度、PHT 水平。

继发性甲状旁腺功能亢进的治疗目标是抑制甲状旁腺激素的合成、分泌,并抑制甲状旁腺腺体的增生。一般用活性维生素 D 治疗,主要有两种疗法:①小剂量疗法:小剂量口服活性维生素 D 适用于轻中度的甲旁亢患者或中重度患者维持治疗阶段,每日口服 0.25~0.5μg,根据钙磷、iPTH 水平调整。②大剂量间歇疗法(冲击疗法):大剂量活性维生素 D 适用于中重度甲旁亢患者,当 PTH 300~500pg/ml 时,每次 1~2μg,每周 2 次;当 PTH 500~1 000pg/ml 时,每次 2~4μg,每周 2 次;当 PTH>1 000pg/ml 时,每次 4~6μg,每周 2 次治疗 4~8 周后,当 PTH 降到目标范围时,剂量减少 25%~50%,并根据 PTH 水平调整剂量,以最小剂量维持在目标范围内。另外,如药物控制不理想,也可采用手术行甲状旁腺次全切除术或甲状旁腺全切加自体移植术。

4) 纠正代谢性酸中毒:慢性肾衰竭患者常伴有代谢性酸中毒,多数需要补充碳酸氢钠,一般为 3~6g/d,分 3 次口服。如患者二氧化碳结合力低于 15mmol/L,出现昏迷或深大呼吸等严重代谢性酸中毒时,应静脉补碱,治疗过程中注意防止低钙、低钾和高钠血症;仍不能纠正者,应及时透析治疗。

(5) 贫血的治疗:目前主要使用重组 EPO 治疗,提倡小剂量皮下给药及个体化用药,同时给予补充铁剂,目前对于血液透析患者推荐血清铁蛋白(SF)>200ng/ml,且转铁蛋白饱和度(TSAT)>20%,有助于减少红细胞生成刺激素的用量;而非透析 CKD 和腹膜透析患者 SF>100ng/ml,TSAT>20%,也可使用小分子低氧诱导因子脯氨酰羟化酶抑制剂(HIF-PHI)类药物如罗沙司他。建议血红蛋白控制在 110~120g/L(11~12g/dl),不应超过 130g/L(13g/dl)。

(6) 控制血压:KDOQI 高血压治疗指南中建议 CKD1~4 期患者的血压靶目标为<130/80mmHg,蛋白尿>1g/d 时或糖尿病者应为 125/75mmHg 以下;CKD5 期可适当放宽至血压<140/90mmHg。KDIGO 指南推荐个体化治疗,应根据患者的年龄、脉压、是否合并心血管疾病和其他并发症等确定患者的血压靶目标和治疗药物。并根据尿白蛋白水平确定 CKD 的血压目标:尿白蛋白肌酐比值<30mg/g,血压应≤140/90mmHg;尿蛋白肌酐比值≥30mg/g,血压应≤130/80mmHg。降压措施包括生活方式的调整(低盐饮食)和降压药物的使用。推荐的药物:ACEI 或 ARB 为一线用药,且在蛋白尿>0.5g/d 的患者中受益更多。当 Scr<265μml/L(3mg/dl)时,可应用 ACEI/ARB 药物,但宜选用经肾和肝排泄药物,根据肾功能适当减量,避免药物在体内蓄积;当 Scr>265μml/L(3mg/dl)时,是否选用 ACEI/ARB 药物仍存在争议,需预防高钾血症。为了有效降压,除了 ACEI/ARB 药物,可适当联合利尿剂、钙通道阻滞药、β 受体拮抗药和 α 受体拮抗药。

(7) 严格控制血糖:目前基本达成共识,严格的血糖控制可以减缓糖尿病肾病的发展;一般认为糖尿病肾病的糖化血红蛋白(HbA1C)应尽量控制在 7.0% 以下。

(8) 降脂治疗:目前研究表明,他汀类在治疗肾小球滤过率中度下降尤其是伴有蛋白尿的患者中具有减慢肾功能损伤进展的作用,对心血管事件的发生及病死率均有不同程度的降低作用。

2. 替代疗法 替代疗法包括维持性血液透析、维持性腹膜透析及肾移植。当肾衰竭达到一定程度时,需要进行肾脏替代疗法才能维持机体内环境的稳定,改善临床症状,提高患者生活质量。目前,对肾脏替代疗法的时机选择尚缺乏基于循证医学证据的临床指南,KDOQI 指南建议当 GFR 下降到 $10ml/(min \cdot 1.73m^2)$ 时应当开始透析,但如果患者无明显水肿,无营养不良,无尿毒症临床症状和体征,过早地实施透析治疗可能不必要;另外,严重高钾血症(血钾$\geq 6.5mmol/L$),严重代谢性酸中毒(二氧化碳结合力$\leq 10mmol/L$ 或 pH 值< 7.2),急性左心衰竭、尿毒症脑病、尿毒症心包炎、急性肺水肿等,都是透析的指征。

(三)中医治疗

慢性肾衰辨证上多为本虚标实,寒热错杂。本虚包括气、血、阴、阳的虚损,分为脾肾气虚、脾肾阳虚、肝肾阴虚、肝肾气阴两虚、脾肾阴阳两虚等;邪实有湿浊、水气、浊毒、血瘀等。扶正可用健脾补肾、温肾健脾、滋补肝肾、益气养阴、滋阴温阳等。祛邪可用利水除湿、行气利水、通腑泄浊、活血化瘀、清热解毒等。临床上须分清标本虚实,正虚邪实的轻重进行辨证治疗。

1. 正虚证

(1)脾肾气虚

症状:倦怠乏力,气短懒言,食少纳呆,腰酸膝软,脘腹胀满,大便溏,口淡不渴。舌淡有齿痕,脉沉细。

治法:益气健脾补肾。

代表方:四君子汤加味。若血虚者,加熟地黄、当归、鸡血藤以养血;心悸多汗者,加麦冬、五味子、酸枣仁养心安神;若气虚及阴,气阴两虚,可改用参苓白术散,如脾阳不足,便稀加炮姜、补骨脂以温阳止泻;如肾阳虚弱,畏寒肢冷加杜仲、肉桂以温补肾阳。

(2)脾肾阳虚

症状:畏寒肢冷,倦怠乏力,气短懒言,食少纳呆,腰酸膝软,腰部冷痛,脘腹胀满,大便溏,夜尿清长。舌淡有齿痕,脉沉弱。

治法:温补脾肾。

代表方:实脾饮合肾气丸加减。若腹胀大,小便短少,加桂枝、猪苓以通阳化气行水;纳食减少,加砂仁、陈皮、紫苏梗以运脾利气。

(3)气阴两虚

症状:倦怠乏力,腰酸膝软,口干咽燥,五心烦热,夜尿清长。舌淡有齿痕,脉沉。

治法:益气养阴。

代表方:参芪地黄汤加减。若心悸、不寐者,加麦冬、五味子、酸枣仁以养心安神;若气虚自汗者,加白术、防风以固表止汗;若纳呆便溏者,加白术、鸡内金、砂仁以健脾止泻,若见舌暗或有瘀斑者,加丹参以活血化瘀。

(4)肝肾阴虚

症状:头晕,头痛,腰酸膝软,口干咽燥,五心烦热,大便干结,尿少色黄。舌淡红少苔,脉弦细或细数。

治法:滋补肝肾。

代表方:六味地黄汤合二至丸加减。若头晕明显,加天麻、钩藤、白蒺藜以平肝潜阳;若大便干结,加肉苁蓉、火麻仁、玉竹以润肠通便。

(5)阴阳两虚

症状:畏寒肢冷,五心烦热,口干咽燥,腰酸膝软,夜尿清长,大便干结。舌淡有齿痕,脉沉细。

治法:阴阳双补。

代表方:金匮肾气丸合二至丸加减。若腰膝酸痛,加桑寄生、补骨脂以补肾填髓;若浮肿气促,加猪苓、茯苓皮、大腹皮以行气利水;若恶心呕吐、尿量少,加大黄、积雪草以泄浊蠲毒。

2. 标实证

(1) 水湿证

症状:面肢浮肿,肢体困重,胸闷腹胀,恶心呕吐,纳呆便溏。舌淡胖苔白腻,脉濡或缓。

治法:健脾化湿,通阳利水。

代表方:五皮散合胃苓汤加减。若湿邪较重时,可加藿香、佩兰、白豆蔻以芳香化湿;若苔白厚腻,可加法半夏以燥湿化痰;若恶心呕吐明显时,可加竹茹、旋覆花以和胃止呕。

(2) 湿热证

症状:头重而沉,胸脘烦闷,口苦口黏,纳呆泛恶,尿色黄赤浑浊,或灼热涩痛,大便黏滞不爽。舌质红苔黄腻,脉濡数或滑数。

治法:清热化湿。

代表方:黄连温胆汤合苏叶黄连汤加味。若热象明显,可加黄柏、栀子以清热;若湿热下注,伤及膀胱,出现尿血,可加大蓟、小蓟、白茅根以凉血止血;若尿痛明显,可加海金沙、金钱草以利尿通淋;若恶心呕吐,可加法半夏、生姜、竹茹以和胃止呕。

(3) 血瘀证

症状:肢体刺痛、麻木,痛有定处,夜间加重,肌肤甲错,口唇紫暗。舌质暗淡或有瘀斑、舌下脉络迂曲,脉涩或结代。

治法:行气活血化瘀。

代表方:血府逐瘀汤加减。若瘀象较甚,面色黧黑,加大黄炭、三七以活血化瘀,若少尿,加车前子、大腹皮以活血利尿;若呕恶不能食,加生姜、鸡内金、砂仁以开胃止呕。

(4) 溺毒证

症状:呕恶纳呆、口有氨味,神志呆钝,或烦闷不宁,皮肤瘙痒,衄血或便血。舌苔污浊垢腻,脉滑数。

治法:宣肺解毒,利湿消肿。

代表方:麻黄连翘赤小豆汤合五味消毒饮加减。若皮肤瘙痒严重,可加地肤子、蝉蜕以祛风止痒;若水肿明显,可加白术、茯苓皮、猪苓以行气利水;若神倦神昏、嗜睡,可加石菖蒲、远志开窍醒神;若大便秘结,可加大黄、大黄炭、崩大碗(积雪草)以通便排毒。

(四) 临证要点

首先,要积极寻找并消除可逆因素。引起慢性肾衰竭的原发病很多,如慢性肾小球肾炎、系统性红斑狼疮、糖尿病肾病、高血压肾小动脉硬化症及慢性尿路梗阻等,慢性肾衰竭发生之后,病情难以避免地不断进展,但及时对这些原发病及合并症进行积极处理,可以使病情稳定,有效地延缓肾功能衰竭进展。如能及时发现并对诱发和加剧肾功能衰竭进展的各种因素进行消除,如能合理控制血压,治疗感染、纠正心衰、解除尿路梗阻等,就能有效地使尿毒症得以缓解。其次,要保护残存肾单位。避免使用对肾组织有损害的药物是保护残存肾单位、延缓慢性肾衰进一步恶化的主要措施。再次,要预防和治疗并发症。慢性肾衰竭各期都可能有各种并发症,尤其见于慢性肾衰竭中晚期患者,包括肾性高血压、肾性贫血、代谢性酸中毒、高钾血症、低钙与高磷血症、继发性甲旁亢、尿毒症心肌病、慢性心功能不全、营养不良、消化道出血及肺部感染等,都需要给予关注并积极治疗。

六、预后

慢性肾衰竭是涉及全身多脏器的严重疾病,在治疗上应该根据病情发展的不同阶段,采用不同的治疗措施。慢性肾衰竭患者易合并多脏器功能衰竭的表现,预后较差,部分患者需行肾脏替代治疗或肾脏移植。

七、预防与调护

慢性肾功能衰竭是典型的慢性疾病,应有长期抗病治疗的信心,患者应注意专科门诊随诊,定期复查。早期应积极治疗肾脏原发病,防止其发生肾功能衰竭,对早期肾功能衰竭患者要及时发现,并采取有效的治疗措施,以防其进入尿毒症期。对于尿毒症患者则应积极防治其并发症,以延缓其进入透析期。

（一）预防

1. 一级预防　在慢性肾衰竭发生前即开始对肾脏病的及早普查,对肾脏病或可能累及肾脏的疾病如高血压、糖尿病等积极防治,以防止慢性肾衰竭的发生。

2. 二级预防　对于已发生慢性肾衰竭者,积极纠正脂质代谢紊乱、控制高血压等,避免加剧因素,如感染、劳累、饮食不节等,以延缓肾衰竭进展及防止肾衰竭突然加重。

3. 三级预防　对于尿毒症的患者,防治严重并发症,如高钾血症、心衰、严重代谢性酸中毒等。

（二）调护

1. 生活调护　注意休息,避免劳累,避免各种途径的感染。

2. 饮食调养

（1）选择优质低蛋白、低磷、高钙、高热量饮食。保证摄入的总热量为 $25 \sim 35kcal/(kg \cdot d)$。

（2）蛋白的摄入量应根据肾功能及体重的情况,由医生或专科营养师计算。所选用的蛋白质 50% 以上应为优质蛋白,即瘦肉、鸡肉、淡水鱼、鸡蛋、牛奶等。

（3）烹调时选用植物油,这将有利于防止动脉硬化症的形成。

（4）忌生冷辛辣、肥甘厚味之品,切忌暴饮暴食。避免含钾高的食品,如橙子、香蕉、海带、紫菜、香菇、土豆等。含钾高的食物可通过烹调的方法去钾,如蔬菜水煮熟后弃水食菜,土豆用水浸泡,水果加糖水煮后弃水食果肉等。

3. 精神调理　由于慢性肾衰竭患者长期受到疾病的折磨,往往会产生悲观失望情绪,以至于忧郁、绝望。因此作为医护人员,应该经常与患者交流,了解患者的内心世界,用理论和事实说服患者,使其以科学的态度对待疾病,创造一个和谐的生活环境,增添生活的勇气和力量。还要做好患者家属的配合工作,不要将悲观不安的情绪感染患者,要用喜悦之情唤起患者的愉快情绪。作为周围的人,也不应该对其有任何的歧视,应让患者仍感到是社会有用的一员,而不是社会、家庭的负担。

附：血液净化与人工替代治疗

替代疗法包括维持性血液透析、维持性腹膜透析及肾移植。当肾衰竭达到一定程度时,需要进行肾脏替代疗法才能维持机体内环境的稳定,改善临床症状,提高患者生活质量。

一、血液透析

（一）原理与装置

血液透析(hemodialysis,HD)简称血透,主要替代肾脏对溶质(主要是小分子溶质)和液体的清除功能。其利用半透膜原理,通过溶质交换清除血液内的代谢废物、维持电解质和酸碱平衡,同时清除过多的液体。溶质清除主要依靠弥散,即溶质依半透膜两侧溶液浓度梯度差,从浓度高的一侧向浓度低的一侧移动。溶质清除的另一种方式是对流,即依膜两侧压力梯度,水分和小于膜截留分子量的溶质从压力高侧向压力低侧移动。在普通血液透析中弥散起主要作用,血液滤过时对流起重要作用。

血液透析时,血液经血管通路进入体外循环,在蠕动泵(血泵)的推动下进入透析器(内含透析膜)与透析液发生溶质交换后再经血管通路回到体内。临床常用中空纤维透析器,由透析膜构成的平行中空纤维束组成,血液流经纤维束内腔,而透析液在纤维束外流动。目前临床采用的透析膜材料以改良纤维素膜和合成膜为主。成年患者所需透析膜的表面积通常在 $1.5 \sim 2.0 m^2$,以保证交换面积。

透析液多用碳酸氢盐缓冲液,并含有钠、钾、钙、镁、氯、葡萄糖等物质。钠离子通常保持在生理浓度,其余物质根据患者情况调整。糖尿病患者应使用生理糖浓度透析液。透析用水纯度对保证透析质量至关重要,借由水处理系统来控制。

(二) 血管通路

动静脉内瘘是目前最理想的永久性血管通路,包括自体血管和人造血管内瘘。常用自体动静脉内瘘选择桡动脉或肱动脉与头静脉或贵要静脉吻合,使前臂浅静脉"动脉化",血液流速可达 400ml/min,且便于穿刺。一般需在预计开始血液透析前至少 1~3 个月行内瘘成形术,以便于瘘管成熟、内瘘功能评价或修复,以确保有功能的内瘘用于血液透析。对于无法建立自体动静脉内瘘者可行人造血管内瘘,但血栓和感染发生率相对较高。

建立血管通路的另一途径是放置经皮双腔深静脉导管,按其类型、用途可分为临时导管和长期导管,分别应用于短期紧急使用及无法行内瘘手术或手术失败的长期血液透析患者。深静脉置管可选择颈内静脉、股静脉或锁骨下静脉。深静脉导管主要并发症为感染、血栓形成和静脉狭窄。

(三) 适应证与治疗

1. 适应证 急性肾损伤和慢性肾衰竭应适时开始血液透析治疗。血液透析还可用于急性药物或毒物中毒,药物或毒素分子量低于透析器膜截留分子量、水溶性高、表观容积小、蛋白结合率低、游离浓度高者(如乙醇、水杨酸类药物等)尤其适合血液透析治疗。此外,血液透析还可应用于难治性充血性心力衰竭和急性肺水肿的急救,严重水、电解质、酸碱平衡紊乱等。

2. 抗凝治疗 血液透析时需合理使用抗凝治疗以防止透析器和血液管路中凝血。最常用的抗凝剂是肝素,一般首剂量 0.3~0.5mg/kg,每小时追加 5~10mg,需根据患者凝血状态进行个体化调整。存在活动性出血或明显出血倾向时,可选择小剂量肝素化、局部枸橼酸抗凝或无抗凝剂方式。

3. 透析剂量和充分性 血液透析一般每周 3 次,每次 4~6 小时,需调整透析剂量以达到透析充分。透析不充分是引发各种并发症和导致长期透析患者死亡的常见原因。目前临床所用的透析充分性概念以蛋白质代谢为核心,尿素清除指数(Kt/V)是最常用的量化指标,其中 K 代表透析器尿素清除率,t 代表单次透析时间,V 为尿素分布容积[约等于干体重(透析后体内过多液体全部或大部分被清除后的患者体重)的 0.57]。Kt 乘积即尿素清除容积,除以 V 则表示在该次透析中透析器清除尿素容积占体内尿素分布容积的比例,因此 Kt/V 可看作是透析剂量的一个指标,以 1.2~1.4 较为理想。

(四) 并发症

1. 透析失衡综合征 血液透析中血尿素氮等溶质清除过快,细胞内、外液间渗透压失衡,引起颅内压增加和脑水肿所致,多见于首次透析、透析前血肌酐和尿素水平很高、透析效率过高等情况,多发生于透析中或透析后早期。表现为恶心、呕吐、烦躁、头痛,严重者出现惊厥、意识障碍、昏迷甚至死亡。对首次透析患者宜采用低效透析(如减慢血液流速、缩短透析时间、采用面积较小的透析器等)以预防。

2. 低血压 原因包括超滤过多过快、有效血容量不足、自主神经病变、服用降压药、透析中进食、心律失常、心包积液、败血症、心肌缺血、透析膜反应等。应积极寻找病因,控制透析间期体重增长、调整降压药、补充容量等。

3. 血栓 对于人工血管或深静脉导管透析,需长期抗凝,可选择低分子量肝素或吲哚布芬。血液透析常见并发症还有空气栓塞、痛性肌痉挛、透析器首次使用综合征、发热、心律失常、低血糖、出血和急性溶血等。

(五)连续性肾脏替代治疗

连续性肾脏替代治疗(CRRT)是持续、缓慢清除溶质和水分的血液净化治疗技术的总称。传统上需 24 小时维持治疗,可根据患者病情适当调整治疗时间。

CRRT 相对普通血液透析具有如下特点:①对血流动力学影响小,血液渗透压变化小;②可持续清除溶质和水分,维持内环境稳定,并为肠内、外营养创造条件;③以对流清除为主,中、小分子物质同时清除;④可实现床旁治疗与急救。因此 CRRT 不仅限于肾脏功能替代,更成为各种危重症救治的重要器官支持措施。适应证包括:重症急性肾损伤和慢性肾衰竭(如合并急性肺水肿、脑水肿、血流动力学不稳定、高分解代谢等)、多器官衰竭、脓毒症、心肺体外循环、急性呼吸窘迫综合征、充血性心力衰竭、急性重症胰腺炎、药物或毒物中毒、挤压综合征等。

二、腹膜透析

(一)原理与装置

腹膜透析(peritoneal dialysis)简称腹透,利用患者自身腹膜为半透膜,通过向腹腔内灌注透析液,实现血液与透析液之间溶质交换以清除血液内的代谢废物、维持电解质和酸碱平衡,同时清除过多的液体。腹膜对溶质的转运主要通过弥散,对水分的清除主要通过超滤。溶质清除效率与毛细血管和腹腔之间的浓度梯度、透析液交换量、腹膜透析液停留时间、腹膜面积、腹膜特性、溶质分子量等相关。水分清除效率主要与腹膜对水的通透性、腹膜面积、跨膜压渗透梯度等有关。

腹膜透析装置主要由腹膜透析管、连接系统、腹膜透析液组成。腹膜透析管是腹膜透析液进出腹腔的通路,需手术植入,导管末端最佳位置是膀胱(子宫)直肠窝,因此处为腹腔最低位,且大网膜较少,不易被包裹。腹膜透析管外段通过连接系统连接腹膜透析液。腹膜透析液有渗透剂、缓冲液、电解质 3 种组分。葡萄糖是目前临床最常用的渗透剂,浓度有1.5%、2.5%、4.25% 三种,浓度越高则超滤作用越大,相同时间内清除水分越多,临床上需根据患者液体潴留程度选择相应浓度腹膜透析液。新型腹膜透析液利用葡聚糖、氨基酸等作为渗透剂。

(二)适应证与治疗

1. 适应证 急性肾损伤和慢性肾衰竭应适时开始腹膜透析治疗,因腹膜透析无须特殊设备、对血流动力学影响小、对残余肾功能影响较小、无须抗凝等优势,对某些慢性肾衰竭患者可优先考虑腹膜透析,如婴幼儿、儿童,存在心血管状态不稳定,明显出血或出血倾向,血管条件不佳或反复动静脉造瘘失败,残余肾功能较好,血液透析就诊不便等情况。对于某些中毒性疾病、充血性心衰等,如无血液透析条件,也可考虑腹膜透析。但存在腹膜广泛粘连、腹壁病变影响置管、严重腹膜缺损者,不宜选择腹膜透析。

2. 腹膜透析疗法　多采用持续非卧床腹膜透析(continuous ambulatory peritoneal dialysis,CAPD),剂量为每天6~10L,白天交换3~4次,每次留腹4~6小时;夜间交换1次,留腹10~12小时。需个体化调整处方,以实现最佳的溶质清除和液体平衡,并尽可能保护残余肾功能。

3. 腹膜转运功能评估　采用腹膜平衡试验评估。腹膜转运功能分为高转运、高平均转运、低平均转运、低转运4种类型。高转运者往往溶质清除较好,但超滤困难,容易出现容量负荷过多,低转运者反之。对高转运者,可缩短留腹时间以保证超滤;对低转运者可适当增加透析剂量以增加溶质清除。

4. 透析充分性评估　CAPD每周尿素清除指数(Kt/V)≥1.7,每周肌酐清除率(CCR)≥50L/1.73m²,且患者无毒素蓄积或容量潴留症状、营养状况良好为透析充分。

(三)并发症

1. 腹膜透析管功能不良　常见腹膜透析管移位、腹膜透析管堵塞等。可采用尿激酶、增加活动、使用轻泻剂以保持大便通畅等方式处理,如无效需手术复位或重新置管。

2. 感染　腹膜透析相关感染包括腹膜透析相关性腹膜炎、出口处感染和隧道感染,是腹膜透析最常见的急性并发症,也是造成技术失败和患者死亡的主要原因之一。

腹膜透析相关腹膜炎的诊断标准为:①腹痛、腹膜透析液浑浊,伴或不伴发热;②透出液白细胞计数>100×10⁶/L且中性粒细胞占50%以上;③透出液培养有病原微生物生长(3项中符合2项或以上)。腹膜炎一旦诊断明确,需立即抗感染治疗。经验抗生素选择需覆盖革兰氏阳性菌和阴性菌(如第一代头孢菌素或万古霉素联合氨基糖苷类或第三代头孢菌素),腹腔内给药,及时根据药敏试验结果调整抗生素。疗程至少2周,重症或特殊感染需3周或更长。如敏感抗生素治疗5天仍无改善者,需考虑拔除腹膜透析管。如真菌感染,须立即拔管。

出口处感染和隧道感染统称腹膜透析导管相关感染,表现为出口处出现脓性或血性分泌物,周围皮肤红斑、压痛或硬结,伴隧道感染时可有皮下隧道触痛。常见病原菌为金黄色葡萄球菌、表皮葡萄球菌、铜绿假单胞菌等,根据药敏试验结果使用抗生素,疗程2~3周。

3. 疝和腹膜透析液渗漏　腹膜透析患者由于大量腹膜透析液留置于腹腔,引起腹内压力升高,造成腹壁薄弱区形成疝。切口疝最常见,其次是腹股沟疝、脐疝等。对形成疝的患者,应减少腹膜透析液留腹量,或改为夜间透析,同时手术修补。

腹膜透析液渗漏也与腹腔压力增高有关,腹膜透析液通过导管置入处渗入腹壁疏松组织,或通过鞘状突进入阴囊、阴茎,引起生殖器水肿。或自膈肌薄弱区进入胸膜腔,导致胸腹瘘,常需改换为血液透析,如胸腔积液不消退需手术修补。

三、肾移植

肾移植是将来自供体的肾脏通过手术植入受者体内,从而恢复肾脏功能。成功的肾移植可全面恢复肾脏功能,相比于透析患者生活质量更佳、维持治疗费用更低、存活率更高,已成为终末期肾病患者首选治疗方式。目前肾移植手术已较为成熟,对其相关内科问题的管理是影响长期存活率的关键。

(一)肾移植供、受者评估

肾移植可由尸体供肾或活体供肾,后者肾移植的近、远期效果(人/肾存活)均更好,原因有:①供肾缺血时间短,移植肾延迟复功发生率低;②等待移植时间短,从而维持透析时间短;③移植时机可选择,受者术前状态可调整至最佳;④亲属活体供肾易获得理想的组织配型,术后排斥反应发生率较低。无论活体供肾还是尸体供肾,均需排除可能传播给受者的感染性疾病和恶性肿瘤,并详尽评估肾脏解剖和功能状态。

肾移植适用于各种原因导致的终末期肾病,但需术前全面评估受者状态,包括心肺功能、预期寿命,以及是否合并活动性感染(如病毒性肝炎、结核等)、新发或复发恶性肿瘤、活动性消化道溃疡、进展性代谢性疾病(如草酸盐沉积症)等情况。对其他脏器(如心、肺、肝、胰等)存在严重慢性功能障碍的患者可考虑行器官联合移植。

(二)免疫抑制治疗

肾移植受者需常规使用免疫抑制剂以抑制排斥反应。排斥反应发生机制复杂,单一免疫抑制剂无法完全防止或抑制免疫应答的各个机制,因此不同作用位点的免疫抑制剂常常联合使用。一方面作用互补,可有效抑制排斥反应;另一方面可以避免单一药物大剂量使用而导致不良反应增加。

肾移植免疫抑制治疗包括:①预防性用药:常采用以钙调磷酸酶抑制剂(环孢素或他克莫司)为主的二联或三联方案(联合小剂量糖皮质激素、吗替麦考酚酯、硫唑嘌呤、西罗莫司等)长期维持;②治疗或逆转排斥反应:常采用甲泼尼龙、抗胸腺细胞球蛋白(ATG)或抗淋巴细胞球蛋白(ALG)等冲击治疗;③诱导治疗:用于移植肾延迟复功、高危排斥、二次移植等患者,常采用 ATG、抗 CD25 单克隆抗体等,继以环孢素或他克莫司为主的免疫抑制治疗。

(三)移植物排斥反应

是肾移植主要并发症,分为超急性、加速性、急性和慢性排斥反应。

1. 超急性排斥反应　由于术前受者体内存在针对供者的抗体。一般发生在移植肾血管开放后即刻或 48 小时内。病理表现肾小球毛细血管和微小动脉血栓形成,可致广泛肾皮质坏死。目前尚无有效治疗方法,可通过术前检测受者群体反应性抗体水平、供受者淋巴毒试验等进行预防。

2. 加速性排斥反应　机制未完全清楚,可能与受者体内存在针对供者抗体有关。常发生在移植术后 24 小时至 7 天内,表现为发热、高血压、血尿、移植肾肿胀伴压痛、肾功能快速减退。病理表现肾小球和间质小动脉病变为主,免疫组化可有肾小管周毛细血管补体 C4d 沉积。治疗上需加强免疫抑制治疗(如 ATG、ALG 等),结合丙种球蛋白、血浆置换去除抗体,但效果较差。

3. 急性排斥反应(acute rejection,AR)　是最常见的排斥反应,一般发生于肾移植术后 1~3 个月内,但术后任何时期均有可能发生。表现为尿量减少、移植肾肿胀、肾功能减退等。病理可分为 T 细胞介导的 AR 与抗体介导的 AR,肾活检尤为必要,一旦诊断应及时加强免疫抑制治疗,如甲泼尼龙冲击,T 细胞介导者可联合 ATG、ALG 等治疗,抗体介导者需联合丙种球蛋白、血浆置换去除抗体。

4. 慢性排斥反应　多发生在肾移植术后数个月或数年,表现为肾功能进行性减退,常伴有蛋白尿、高血压等。发病机制上以体液免疫反应为主,受者体内存在抗供者特异性抗体。病理表现包括肾小球基底膜呈双轨征样改变、肾小管周毛细血管基底膜多层改变、间质纤维化/小管萎缩、动脉内膜纤维性增厚等,伴有肾小管周毛细血管 C4d 沉积。目前无特别有效疗法,可适当增加免疫抑制强度,对症处理高血压等。如有抗供者特异性抗体,可考虑丙种球蛋白、血浆置换去除抗体。

(四)预后

肾移植受者术后 1 年存活率 95% 以上,5 年存活率 80% 以上,而 10 年存活率达 60% 左右,远高于维持血液透析或腹膜透析患者。其主要死亡原因为心血管并发症、感染和肿瘤等。

第九节　肾小管酸中毒

肾小管酸中毒(renal tubular acidosis,RTA)是由于各种病因导致肾小管转运功能障碍所致的一组疾病,其共同特征为远端肾小管分泌氢离子(H^+)或/和近端肾小管重吸收碳酸氢盐障碍,导致阴离子间隙(anion gap,AG)正常的高血氯性代谢性酸中毒。部分患者虽然已有肾小管酸化功能障碍,但临床尚无酸中毒表现,此时称不完全性肾小管酸中毒。依据病变部位及发病机制分为4型:低钾型远端RTA(Ⅰ型)、近端RTA(Ⅱ型)、混合型RTA(Ⅲ型)及高钾型远端RTA(Ⅳ型)。

RTA是一个病理生理过程,多为继发性表现,常见于多种疾病过程中,如某些遗传性疾病(镰刀细胞性贫血、马方综合征、髓质囊性变等)、自身免疫性疾病(高γ-球蛋白血症、冷球蛋白血症、干燥综合征、血管炎、系统性红斑狼疮等)、维生素D中毒、原发或家族性甲状旁腺功能亢进、突发性高尿钙症、肾小管间质性疾病以及某些药物及毒物(非甾体抗炎药、两性霉素B、四环素、庆大霉素、止痛剂、锂、汞、铅等)。引起RTA的原始因素或疾病得到有效控制,则本病可以获得缓解。

本病根据临床表现可归为中医的"虚劳""消渴""痿证""五迟五软"等范畴。

一、病因病理

(一)西医病因病理

RTA是肾小管酸化功能障碍的具体表现,属于发病过程的中间环节,是病理生理过程异常的表现,其可能的发病机制如下:

1. 肾小管在维持体内酸碱平衡中的作用　肾脏主要通过排酸保碱的方式来维持机体内环境pH值的相对恒定,其中近端肾小管可将大部分滤出的HCO_3^-重吸收,而远端肾小管将H^+分泌到肾小管管腔,由终尿排出体外,以此完成排酸保碱的过程。正常情况下,近端肾小管能重吸收80%由肾小球滤过的HCO_3^-,剩余的20%将通过髓袢、远端肾小管和集合管进一步重吸收,此过程依靠肾小管上皮细胞刷状缘膜的Na^+-H^+交换体、基底膜的Na^+-HCO_3^-协同转运体和刷状缘膜上及细胞内的碳酸酐酶协同作用来完成的。抑制近端肾小管钠的转运或肾小管液无钠,都能使近端肾小管对HCO_3^-的重吸收减少80%。远端肾小管泌H^+功能是由闰细胞完成的,在闰细胞内,CO_2在碳酸酐酶Ⅱ的作用下,与H_2O结合,生成H_2CO_3,而后解离成H^+和HCO_3^-。H^+在闰细胞刷状缘膜上的H^+-ATP酶作用下由细胞内泵入小管腔,完成泌H^+。在泌H^+的同时,HCO_3^-也由Cl^--HCO_3^-转运体AE_1转运回血液。泌入小管腔内的H^+与管腔中的磷酸盐和NH_3结合,生成磷酸二氢根($H_2PO_4^-$)和NH_4^+。

2. Ⅰ型RTA的发病机制　又称低钾型远端RTA,主要由于远端肾小管乃至集合管泌H^+异常减低导致,为此体内H^+含量增加,引起酸中毒。机制包括:①肾小管上皮细胞H^+泵衰竭,主动泌H^+入管腔减少(分泌障碍);②肾小管上皮细胞通透性异常,泌入腔内的H^+又被动扩散至管周液(梯度缺陷);③氢泵工作状态不能达到最佳,泌H^+速率降低(速度障碍);④基膜侧的Cl^--HCO_3^-交换障碍;⑤编码Cl^--HCO_3^-交换体AE1基因发生突变。

3. Ⅱ型RTA的发生机制　又称近端RTA,是近端肾小管酸化功能障碍引起,表现为HCO_3^-重吸收障碍。机制包括:①肾小管上皮细胞管腔侧Na^+-H^+交换障碍,从而影响近端肾小管对HCO_3^+的重吸收;②肾小管上皮细胞基膜侧Na^+-HCO_3^-协同转运障碍(从胞内转运入血);③碳酸酐酶活性异常;④近端肾小管转运复合性转运功能障碍。

4. Ⅲ型 RTA 的发生机制　本型很少见,是Ⅰ型和Ⅱ型的混合型。

5. Ⅳ型 RTA 的发生机制　又称高钾型远端 RTA,机制尚未完全清楚。醛固酮分泌减少或远端肾小管对醛固酮反应减弱,可能起到重要致病作用,因此肾小管 Na^+ 重吸收及 H^+、K^+ 排泌受损,导致酸中毒及高钾血症。

(二) 中医病因病机

肾小管性酸中毒的发生与多种因素相关,病起于内,主要与内伤因素相关,基本病机为脾肾亏虚,气血阴精亏损。感受外邪、饮食不节、饮酒无度常是其诱发和加重因素。

1. 禀赋不足,体质虚弱　父母体虚,遗传缺陷,胎中失养或出生后喂养不当、营养不良等因素,皆可致禀赋不足,体质虚弱,特别是肾气亏虚,并由此导致他脏虚损,从而发为本病。在儿童可见五软、五迟的表现。

2. 饮食不节　暴饮暴食、嗜欲偏食、饮酒过度、营养不良、误食毒物等皆可损伤脾胃,气血生化乏源,伤及肝肾,发为本病。

3. 感受外邪　先天不足或后天失养,机体正气不足,外邪乘虚而入,使正气更虚,机体功能失调,发为本病。

4. 久病致虚　久病或他病。伤及脾肾,脾肾亏虚,发为本病。

肾小管酸中毒病位在肾,病机以虚为主,总属本虚标实,发病与脾肾关系密切,亦涉及肺、胃、肝等脏腑,总因气虚阴精亏虚而成病。正如《万病回春》云:"世人唯知百病生于心,而不知百病生于肾……肾水空虚,不能平其心火,心火纵炎,伤其肺金,是绝肾水之源。金水衰亏,不能胜其肝木,肝木盛则克脾土而反生火,火独旺而不生化,故阳有余而阴不足,其病独热而不久矣。"可见肾虚是造成一系列劳损的关键。

二、临床表现

RTA 的主要临床表现是:①AG 正常的高血氯性代谢性酸中毒;②电解质紊乱(低或高钾血症,有或无钙磷代谢紊乱);③骨病。

1. Ⅰ型 RTA　主要表现为 AG 正常的高血氯性代谢性酸中毒、低钾血症及钙磷代谢紊乱和骨病。①AG 正常的高血氯性代谢性酸中毒:化验尿液可滴定酸或/和 NH_4^+ 减少,即尿净排酸减少。血气分析血 pH 值下降,尿呈碱性,pH 值>5.5;血清 Cl^- 增高,AG 正常。早期可无症状,而后可出现厌食、恶心、呕吐、心悸、气短等表现,严重可出现深大呼吸及神志改变。婴幼儿可出现生长发育迟缓。②低钾血症:小管腔内 H^+ 减少,因而 K^+ 代替 H^+ 与 Na^+ 交换,使 K^+ 从尿中大量丢失(>20mmol/L),造成低钾血症。临床可表现为疲乏、软弱、无力、重者肢体软瘫、呼吸肌麻痹等骨骼肌异常表现;恶心、呕吐、腹胀、便秘、重者吞咽困难、肠麻痹等平滑肌异常表现;心律失常及传导阻滞等心电图异常表现;尿浓缩功能差而呈现多尿甚至尿崩的肾脏病表现。③钙磷代谢紊乱及骨病:酸中毒抑制肾小管对钙的重吸收,并使 $1,25(OH)_2D_3$ 生成减少,出现高尿钙、低血钙、继发性甲状旁腺功能亢进、高尿磷、低血磷,患者可有骨痛、骨质疏松、肾结石及肾钙化等表现。

2. Ⅱ型 RTA　主要表现为 AG 正常的高血氯性代谢性酸中毒及低钾血症。①AG 正常的高血氯性代谢性酸中毒:化验尿液 HCO_3^- 增多,而可滴定酸及 NH_4^+ 正常,由于远端肾小管酸化功能正常,故尿 pH 值仍可<5.5,血 pH 值下降,血清 Cl^- 增多,而 AG 正常。②低钾血症:由于尿钾大量丢失,故低钾血症较Ⅰ型更为严重。钙磷代谢方面低钙血症及骨病、尿路结石及肾钙化发生率远低于Ⅰ型 RTA。Ⅱ型 RTA 可单独存在,但更多常见为范科尼综合征(Fanconi syndrome)的一个组成,此时将同时出现肾性糖尿、氨基酸尿以及磷酸盐尿。

3. Ⅲ型 RTA　主要表现兼有Ⅰ型和Ⅱ型 RTA 的表现,但临床上少见。Ⅲ型 RTA 的远端小管酸化功能障碍较 Ⅰ 型还重,而且尿排出 HCO_3^- 也多,故其酸中毒程度常比单纯 Ⅰ 型或 Ⅱ 型都重,并发症也较多。

4. Ⅳ型 RTA　主要表现多见于某些轻中度肾功能不全的肾脏病患者,具体表现为 AG 正常的高氯性代谢性酸中毒、高钾血症以及醛固酮水平减低或正常。①AG 正常的高血氯性代谢性酸中毒:远端肾小管泌 H^+ 障碍,尿 NH_4^+ 减少,尿 pH 值>5.5,血 pH 值下降,血清 Cl^- 升高,AG 正常;②高钾血症:醛固酮分泌减少或肾小管对醛固酮反应减弱,使远端肾小管泌 K^+ 减少,血钾升高。高钾血症严重时可致心律失常或心肌麻痹。Ⅳ型 RTA 的代谢性酸中毒及高血钾严重程度与肾功能不全严重程度不成比例,提示他们并不是主要由肾功能不全引起;③血醛固酮水平减低或正常:醛固酮分泌减少引起的 Ⅳ 型 RTA 肾患者血清醛固酮水平将减低,而肾小管对醛固酮反应减弱者血清醛固酮水平可正常。

三、实验室及其他检查

（一）不完全性 Ⅰ 型 RTA 诊断试验

1. 氯化铵负荷试验　氯化铵负荷试验又称酸负荷试验,是检查不完全性 Ⅰ 型 RTA 的最常用方法。试验前两天停服碱性药。具体方法:①3 日法:氯化铵 $0.1g/(kg \cdot d)$,分 3 次口服,连服 3 日。第三日服完药后,每隔 1 小时收集尿液 1 次,共 5 次,用 pH 值测定仪检测尿 pH 值,若尿 pH 值>5.5 则有诊断价值。②1 日法:氯化铵 $0.1g/(kg \cdot d)$ 在 3~5 小时内服完,之后每小时收集尿液 1 次,共 5 次,用 pH 值测定仪检测尿 pH 值,若尿 pH 值>5.5 则有诊断价值。若患者不耐受氯化铵,可改用氯化钙[$1mmol/(kg \cdot d)$],方法同氯化铵。

2. 尿及血二氧化碳分压测定

（1）碳酸氢钠负荷试验:试验前 3 日停服碱性药物,试验时静脉滴注 7.5% 碳酸氢钠,2~3ml/min,并每 15~30 分钟直立排尿 1 次,测尿 pH 值及尿二氧化碳分压(PCO_2),当连续 3 次尿 pH 值>7.8 时,在两次排尿间期抽象测血 PCO_2。正常人尿 PCO_2 会比血 PCO_2 高 2.66~3.99kPa(20~30mmHg),而 Ⅰ 型 RTA 泌 H^+ 障碍者此差值小于 2.66kPa(20mmHg)。

（2）中性磷酸盐负荷试验:试验时先静脉滴注 0.9mmol/L 的 $NaHCO_3$,保持尿 pH 值于 6.8 左右。然后以 1~1.5ml/min 的速度静脉滴注 0.2mol/L 中性磷酸盐溶液,持续 1~2 小时。在开始静脉滴注后第 2、3、4 小时分别留取血及尿标本检测 PCO_2。当尿磷酸盐浓度超过 20mmol/L 时,正常人尿 PCO_2 会比血 PCO_2 高 3.33kPa(25mmHg)或更多,而 Ⅰ 型 RTA 泌 H+障碍者此差值小于 3.33kPa(25mmHg)。

3. 硫酸钠试验　试验前 3 日停服碱性药物。传统方法是先予低盐饮食（钠入量 20mmol/d）数日,以刺激远端小管对钠的重吸收。现在方法是先予 9α-氟氢可的松 1mg,提高钠的重吸收能力。12 小时后静脉滴注 4% 硫酸钠 500ml(45~60 分钟内滴完),静脉滴注后每小时分别留尿 1 次,共 4 次,用 pH 值测定仪测尿 pH 值。试验结果:正常人尿 pH 值<5.5,泌 H^+ 障碍的 Ⅰ 型 RTA 者尿 pH 值>5.5 甚至 6.0。

4. 呋塞米试验　肌内注射呋塞米 20~40mg,留取用药前及后 4 小时内的尿液,用 pH 值测定仪测尿 pH 值。正常人尿 pH 值应降至 5.5 以下,Ⅰ 型 RTA 者尿 pH 值>5.5。

（二）不完全性 Ⅱ 型 RTA 的诊断试验

碳酸氢钠重吸收试验,具体方法如下:①口服法:给酸中毒患者口服 $NaHCO_3$,从 1mmol/ (kg \cdot d) 开始,逐渐增加剂量,直至 $10mmol/(kg \cdot d)$,当酸中毒被纠正后,同时测血和尿的 HCO_3^- 及肌酐,按照公式计算尿 HCO_3^- 排泄分数。②静脉滴入法:给酸中毒患者静脉滴注 500~700mmol/L 浓度的 $NaHCO_3$,速度为 4ml/min,每隔 30~60 分钟收集尿标本 1 次,间隔中间收集血标本,而后检测血和尿的 HCO_3^- 及肌酐,计算尿 HCO_3^- 的排泄分数。正常者此排泄分数为零；Ⅱ型 RTA 者>15%。计算公式如下：

$$HCO_3^- 的排泄分数(\%) = 尿 HCO_3^- \times 血肌酐 \times 100\% / 血 HCO_3^- \times 尿肌酐$$

注：HCO_3^- 单位为 mmol/L，肌酐单位为 μmol/L。

四、诊断与鉴别诊断

（一）诊断

1. **Ⅰ型 RTA 诊断** 临床上出现 AG 正常的高血氯性代谢性酸中毒、低钾血症、尿可滴定酸或/和 NH_4^+ 减少、尿 pH 值>5.5，Ⅰ型 RTA 诊断即可成立。如果出现低血钙、低血磷、骨病、肾结石或肾钙化，则更支持诊断，对于不完全性Ⅰ型 RTA，需要做氯化铵（肝病患者需要用氯化钙代替）负荷试验、尿及血 PCO_2 测定、硫酸钠负荷试验、呋塞米试验等进行明确证实。

2. **Ⅱ型 RTA 诊断** 临床上出现 AG 正常的高血氯性代谢性酸中毒、低钾血症、尿 HCO_3^- 增多、尿可滴定酸或/和 NH_4^+ 正常、尿 pH 值<5.5，Ⅱ型 RTA 诊断即可成立。如果同时出现范科尼综合征（肾性糖尿、肾性氨基酸尿及磷酸盐尿），则更支持诊断。

3. **Ⅲ型 RTA 诊断** 临床少见，兼有Ⅰ型、Ⅱ型的表现。

4. **Ⅳ型 RTA 诊断** 轻中度肾功能不全患者出现 AG 正常的高血氯性代谢性酸中毒、高钾血症、尿 NH_4^+ 减少、尿 pH 值>5.5，Ⅳ型 RTA 诊断即可成立，血清醛固酮水平降低或正常。

（二）鉴别诊断

本病属于一种病理生理过程，可以发生在某些疾病过程中，不是一个独立的疾病，所以本病除了有Ⅰ型、Ⅱ型、Ⅲ型及Ⅳ型之间要相互鉴别外，无其他疾病需要鉴别。

五、治疗

（一）中西医结合思路

RTA 在临床中并不少见，但容易被忽视。认识 RTA 并能早期诊断 RTA 非常关键。临床上只要出现 AG 正常高血氯性代谢性酸中毒、低钾血症、尿呈碱性或酸性时，应立即进入 RTA 的排查程序，结合病史及临床特点尽早明确是哪一型的 RTA，然后进一步寻找 RTA 的始发疾病，是属于原发性遗传性质疾病，还是继发于某些疾病或药物，并进行积极治疗，以期获得较好的病情控制。中医方面，基于 RTA 的临床表现，本病属于内伤之证，或"虚劳"，或"痿证"，或"消渴"等。早期多表现为脾胃相关的证候特征，依据"脾胃气血生化之源"和"治痿独取阳明"的理论，重视调理脾胃，脾胃功能健壮，抗病能力增强，改善患者体质状况，有利于疾病向好的方面发展。即使是在其他阶段，补益脾胃也不能忽视。后期多表现为肝肾之不足的证候特征，此阶段病情较重，常是肾功能不全的前兆或早期，因此在治疗时根据阴阳不足的程度，阴中求阳或阳中求阴。此阶段若能恰当施治，可使阳回阴固，阻断疾病进一步恶化。无论哪一阶段的治疗，重视本证的同时，都不要忽视对标证的认识和处理，"湿""痰""瘀"等病理产物即是本虚所衍生的标实，标实又可以加重本虚，故补肝肾、健脾胃的同时，注意除湿、祛痰、利水、化瘀等治法的应用。

（二）西医治疗

RTA 的致病病因明确并能治疗的话，应该积极治疗，例如运用免疫抑制剂治疗自身免疫性疾病，停用致病药物，驱除体内重金属等。针对各型 RTA 本身应予如下治疗：

1. **Ⅰ型 RTA** ①纠正酸中毒：补充碱剂，常用枸橼酸合剂（含枸橼酸、枸橼酸钠及枸橼酸钾），此合剂除能补碱外，尚能减少肾结石及钙化形成（肠道酸度降低会增加钙吸收，但形成的枸橼酸钙溶解度高易从尿排出）。同时加服碳酸氢钠,碱性药分次服,尽可能保持昼夜负荷平衡。② 补充钾盐:Ⅰ型 RTA 患者存在低钾血症,补钾选用枸橼酸钾,而不用氯化钾,以免加重酸中毒。③ 防治肾结石、肾钙化及骨病:服用枸橼酸合剂后,尿钙主要以枸橼酸钙形式排出,其溶解度高,可预防肾结石及钙化。对于已经发生骨病患者,小心使用钙剂及骨化三醇,防止高钙血症的发生。

2. Ⅱ型 RTA 纠正酸中毒及补钾与Ⅰ型 RTA 相似,但由于Ⅱ型 RTA 丢失 HCO_3^- 较多,单用枸橼酸合剂很难纠正酸中毒,常需要配合服用大剂量碳酸氢钠($6\sim12g/d$)才能有效。

3. Ⅳ型 RTA 纠正酸中毒与以上各型相同,其他治疗存在较大差异。①纠正酸中毒:应用碳酸氢钠,纠正酸中毒也有助于降低高血钾。②降低血钾:应用低钾饮食,口服离子交换树脂聚苯乙烯磺酸钠促进粪钾排泄,并口服袢利尿剂呋塞米促进尿钾排泄。一旦出现严重高血钾($>6.5mmol/L$)应及时进行透析治疗。③肾上腺盐皮质激素治疗:可口服 9α-氟氢可的松,低醛固酮血症患者每日服 $0.1mg$,而肾小管对醛固酮反应减弱者应每日口服 $0.3\sim0.5mg$。服用氟氢可的松时,常配合服用呋塞米以减少其水钠潴留的副作用。

（三）中医治疗

肾小管酸中毒临床表现为内伤之证,脏腑功能低下为基本表现,部分患者可表现为因虚致实的证候特征,如夹有痰、湿甚至瘀的特点,在临证时根据证情灵活选用。

1. 禀赋不足,后天失养证

症状:头晕耳鸣,记忆力减退,倦怠思卧,齿枯发焦,腰酸膝软,小儿可见发育迟缓,五软五迟等。舌瘦色淡,苔薄白,脉沉细弱。

治法:补肾滋阴健脾。

代表方:七福饮。湿浊重者,加用小半夏加茯苓汤,以化湿浊;若湿郁化热,可加用黄连温胆汤,以清热利湿。

2. 脾胃虚弱,湿浊中阻证

症状:食欲不振,食入难化,恶心呕吐,满闷不适,舌淡,苔白滑,脉濡。

治法:健脾化湿,和胃降逆。

代表方:香砂六君子汤。若合并肝肾阴虚证,可加用杞菊地黄汤滋养肝肾;肝风证明显者,可加用天麻钩藤饮以止肝风。

3. 肝血虚损,肝风内动证

症状:头晕、目眩,胁痛,肢体麻木,筋脉拘急,或筋惕肉润,妇女可见有月经不调甚至闭经,面色不华。舌淡苔白,脉弦细。

治法:养血柔肝,息风定惊。

代表方:三甲复脉汤。若合并肝肾阴虚证,可加用杞菊地黄汤滋养肝肾,若肝风证明显,可合用天麻钩藤饮以止肝风。

4. 肾阴不足,下焦湿热证

症状:腰酸,遗精,两足痿弱,眩晕,耳鸣,甚则耳聋,口干,咽痛,颧红,舌红少津,脉沉细。

治法:滋阴补肾,清热利湿。

代表方:猪苓汤。肾阴不足者可加用熟地、山茱萸、山药以滋补肾阴。湿热明显者,可合用八正散清利湿热。

5. 脾肾阳虚,水湿潴留证

症状:水肿,伴有面色萎黄,食少,腰背酸痛,遗精,阳痿,多尿或不禁,下利清谷,大便溏薄,舌质淡胖齿痕,苔白,脉沉细无力。

治法:温阳益肾,健脾利水。

代表方:真武汤或济生肾气丸。脾虚甚者加用党参、白术、陈皮、茯苓、炙甘草,以健运脾气,促脾运化水湿;肾阳虚甚者加用附片、肉苁蓉、肉桂、牛膝等以温补肾阳,化气行水。

（四）临证要点

肾小管酸中毒是肾小管酸化功能障碍的一种表现,部分病例属于遗传性因素,但临床上更多见于多种疾病过程中,通过仔细询问病史、全面的体格检查以及相应的特殊检查检验,临床上基本可以找到本病发生的继发性始发因素,这对于疾病的诊治非常关键,所以,临床上只要有明确的肾小管酸中毒的表现,就必须做进一步的始动因素排查,确保诊断清楚明确。由于中医并没有肾小管酸中毒的病名,但根据其临床表现可以将其归属于"虚劳""消渴""痿证""五迟五软"等范畴。本病总体属于内伤之证,表现为各脏腑的气、血、阴、阳虚衰,相关脏腑尤以肝、脾、肾为重。因为存在脏腑功能低下的病理生理状态,所以临床上容易出现"湿""痰""瘀"等病理产物,这些病理产物可以作为"二次病因"对机体造成"二次打击",加重疾病程度,促进病情进展,所以在临证时要注重对本证的辨识,更应注重对相关标证的判断,尽可能做到诊断明确,辨证清楚,论治有法,方证相应。

六、预后

肾小管酸中毒如属于遗传因素所致者,如近端肾小管酸中毒常染色体显性遗传、常染色体隐性遗传伴眼疾等需要永久性治疗,如不能早期诊断及时治疗,则不可避免地进入终末期肾病阶段。而继发性因素导致的肾小管酸中毒,其预后取决于继发性疾病的控制,继发因素得到有效控制,则肾小管酸中毒状态容易改善,而且不进展或进展缓慢;若继发因素不能得到有效控制,肾小管酸中毒的最终结局仍旧是终末期肾病。

七、预防与调护

（一）预防

1. 积极处理原发病　对于较容易引起肾小管酸中毒的疾病,在没有发生 RTA 时即应采取预防手段,防止 RTA 的发生。另一方面,对于继发性肾小管酸中毒,应积极治疗原发病,防止肾小管功能的进一步损害,预防肾功能不全的发生。

2. 早诊断,早治疗　肾小管酸中毒目前治疗无特效药,晚期治疗效果差,临床常进展为慢性肾功能不全。而原发性肾小管酸中毒也是早期治疗疗效好。因此对于出现长期的不明原因的低血钾、多尿、多饮或碱性尿的患者,应给予足够的重视,早期诊断,早期治疗,才能获得很好的预后。

3. 既病防变　预防 RTA 向肾功能不全的方向发展,尤其是对于病程长、病情重的患者,应早期预防、早期治疗慢性肾功能不全。

4. 预防结石　RTA 特别容易合并泌尿道结石,引起尿路梗阻、尿路感染,多饮水,调整饮食结构,并根据尿液的酸碱度进行饮食结构及药物的调整,减少引起或加重进展的因素,防止结石的形成。

（二）调护

1. 心理护理　向患者说明本病的病情、预后及目前的治疗情况,减轻患者及家属的精神、心理因素的影响,稳定情绪,配合治疗。

2. 监测生命体征　尤其是患者出现明显的酸中毒及低血钾时,要积极监测生命体征,并根据酸中毒、低血钾纠正的程度及时调整治疗方案,准确记录补钾的量及速度、24 小时尿量等。

3. **饮食调护**　食物应新鲜、卫生,宜以高热量、高蛋白、低钠、低氯、富含维生素的食物为主,鼓励患者多饮水,预防结石的发生,对于高血钾的 RTA 应避免食用含钾高的食物。

●（刘旭生　吴喜利　赵建荣　徐艳秋）

复习思考题

1. 肾病综合征的并发症及原因有哪些?
2. 简述 IgA 肾病的临床表现。
3. 简述急性间质性肾炎的中医分型及理法方药。
4. 尿路感染反复发作的原因有哪些?
5. 慢性肾衰竭常见的酸碱失衡及水电解质紊乱有哪些?

第五章

血液系统疾病

ER-上-5-1

PPT 课件

学习目标

1. 掌握缺铁性贫血、再生障碍性贫血、原发免疫性血小板减少症的诊断、鉴别诊断、临床表现及中西医结合治疗。
2. 掌握溶血性贫血、白细胞减少和粒细胞缺乏症、过敏性紫癜的诊断及临床表现。
3. 掌握白血病、淋巴瘤的临床表现。
4. 熟悉溶血性贫血、白细胞减少和粒细胞缺乏症、过敏性紫癜的中西医结合治疗。
5. 熟悉白血病、淋巴瘤的诊断、鉴别诊断及中西医结合治疗。
6. 熟悉本章各节疾病病因及发病机制、各种临床检查及中医辨证。

第一节 总 论

血液系统疾病是指原发或主要累及血液及造血器官的疾病,包括红细胞疾病、白细胞疾病、出血性疾病及血栓性疾病等。血液病学是近年来发展迅猛的医学学科。实验室检查是血液系统疾病诊断的重要环节,骨髓穿刺液涂片是多数血液病诊断不可缺少的步骤,病理学检查是淋巴瘤等疾病的确诊依据,细胞遗传学和分子生物学检查对血液病的分型诊断和预后判断具有重要价值。血液系统疾病的治疗方法包括病因治疗、保持正常血液成分及其功能、去除异常血液成分和抑制异常功能等,造血干细胞移植是根治部分恶性血液病和遗传性疾病的治疗方法。

一、主要致病因素

血液系统疾病的致病因素较多,病因学复杂,主要包括遗传因素(如珠蛋白合成障碍性贫血)、免疫因素(如免疫性溶血性贫血)、理化因素(如氯霉素、苯、放射性核素等)、生物因素(如病毒感染)等,也有营养性因素(如缺铁性贫血),还有一些病因迄今未明。

二、常见症状和体征

1. 发热 发热多数为感染性。白血病、淋巴瘤本身可出现肿瘤性发热,特别是淋巴瘤,发热是其典型临床症状之一。多种血液病,如再生障碍性贫血、白血病、淋巴瘤、多发性骨髓瘤等疾病,由于白细胞数量和质量的异常而极易合并感染出现发热。

2. 贫血 贫血是血液系统疾病最常见的症状,主要表现为头昏乏力、精神倦怠、头痛、耳鸣,活动后心悸气促等,也可伴有食欲减退、恶心等胃肠道症状。其突出体征为皮肤黏膜苍白。根据贫血的程度、贫血发生的速度以及机体代偿能力的不同,贫血的症状轻重不同。

3. 出血　血液病的出血往往是全身性、多发性的，皮肤黏膜自发性出血或轻微外伤后出血不止是其特点。血小板质和量的异常、血管壁功能异常、凝血功能障碍等因素都可导致出血。

4. 黄疸　溶血可引起黄疸。由于大量红细胞破坏，体内非结合胆红素增加超过了肝脏代谢能力，使非结合胆红素在血中潴留而出现黄疸。溶血性黄疸多为轻度，往往不伴皮肤瘙痒。急性溶血时可伴有寒战、发热、腰痛及贫血和茶色尿，严重者可有肾功能衰竭。实验室检查显示总胆红素升高，以间接胆红素升高为主，尿胆原阳性，尿胆红素阴性。

5. 肝、脾、淋巴结肿大　是白血病、淋巴瘤、多发性骨髓瘤等血液病常见体征，溶血性贫血可有脾大。再生障碍性贫血一般没有肝、脾、淋巴结的肿大。

三、中医学认识

在中医方面，血液系统疾病主要包括心、脾、肾病症，病变涉及心、肝、脾、肾、胃等多个脏腑。中医学认为，脾肾为本，脾肾损伤与血液病发生最为密切。肾藏精，主骨生髓，精血同源，精能化血；脾胃乃后天之本、气血生化之源，取水谷精微化生为血，且脾主统血，统摄血不溢于脉外；肝主藏血，调节全身血液分布；心主血脉，推动血液营养周身。若肾虚精亏，则髓海空虚，化血无能，脾胃亏虚则血液生化乏源，难以滋养先天之精，出现贫血、乏力、腰膝酸软等症状；脾不统血，血溢脉外，可见瘀点、瘀斑、齿衄、鼻衄等症状；肝不藏血，则疏泄无能，可见爪甲色淡、失眠多梦、筋脉拘急等症状；心气亏虚，血液运行无力，血停而成瘀，可见胸痹心痛等症状；脾虚痰饮内停，气虚瘀血内生，痰瘀互结则见肝、脾、淋巴结肿大等。

中医治疗采用辨病与辨证相结合，以实则泻之、虚则补之、虚实夹杂者虚实兼治为基本原则，常用的方法有补益法、活血法、理气法、清热法、祛湿法等；也包括饮食调护和情志调节等治疗。血液系统疾病患者免疫力低，注意防寒保暖，饮食卫生，避免接触传染病人群；贫血患者饮食有常，避免劳累；易出血患者避免磕碰、情绪激动及进食质硬食物。要指导慢性病患者掌握疾病的规律，采取积极措施，预防复发，防止并发症和后遗症。同时注意情志调摄，保持乐观开朗，心情舒畅，避免过度劳累与紧张也是预防复发的关键。

第二节　缺铁性贫血

铁是合成血红蛋白必需的元素。当机体对铁的需求与供给失衡，导致体内贮存铁耗尽（iron depletion，ID），继之缺铁性红细胞生成（irondeficient erythropoiesis，IDE），最终引起缺铁性贫血（iron deficient anemia，IDA）。IDA 是指体内贮存铁缺乏，不能满足正常红细胞生成的需要，影响血红素合成所致的小细胞低色素性贫血，是最常见的贫血。

本病在中医学中属于"血虚""虚劳"和"萎黄"范畴。

一、病因病理

（一）西医病因病理

1. 铁摄入不足和需求增加　铁摄入不足多因吸收障碍和需求增加所致。胃酸缺乏、胃大部切除术后、胃肠道疾患等都可影响铁的吸收而发生 IDA。婴幼儿迅速生长和妊娠哺乳时铁需求增加，如饮食供给不足，易造成 IDA。

2. 铁丢失过多　慢性失血是引起缺铁性贫血最常见的原因。育龄妇女月经过多（如宫内节育环、子宫肌瘤及月经失调等）是该人群发生 IDA 的最常见原因。消化道慢性失血（消化道溃疡、消化道息肉或肿瘤、寄生虫感染、食管或胃底静脉曲张破裂、痔等）、慢性溶血等，铁随血红蛋白尿排出，均可引起 IDA。

（二）中医病因病机

中医认为，本病发病不外先天、后天两大因素，主要包括：

1. 禀赋虚弱、先天不足　孕母体弱或孕期调护不当，会影响胎儿生长发育，导致先天肾精不足、气血匮乏。

2. 喂养失当、脾胃受损　喂养不当、饥饱不均，可损伤脾胃，致气血生化乏源。

3. 虫积寄生、劫夺精微　饮食不洁，感染诸虫，虫踞于肠腑，吮吸水谷精微，久致精血损耗。

4. 大病久病、失治误治　大病久病，失治误治，均会损伤正气，精血津液暗耗，使得正气虚羸难复。

心主血、肝藏血、脾统血、肾藏精，心、脾、肝、肾在血液的生成和输布方面有重要作用。本病的主要病机为脾胃虚弱、肾精不足、心肝血虚、瘀血内阻等，其中以脾胃虚弱最为关键，脾胃为后天之本，受纳、运化、转输水谷功能失常，气血生化乏源，发为本病。此外肾精失充，精气耗夺，难以化血亦致本病；心肝血虚，易出现失荣失养之候，见心悸健忘、头晕眼花、毛发干枯、甲脆易裂等；瘀血内停，新血无以化生，日久诸虚毕见。

二、临床表现

1. 起病隐匿　早期可表现为疲劳、乏力、头晕眼花、耳鸣、心悸气促等非特异性临床症状。

2. 组织缺铁的表现　如烦躁、易怒、注意力不集中、智力低下；异食癖；免疫力下降；舌炎、口角炎；吞咽困难；毛发干枯、指（趾）甲缺乏光泽、脆薄易裂，重者呈匙状甲。

三、实验室及其他检查

1. 血象　呈小细胞低色素性贫血，平均红细胞体积（MCV）低于 80fl，平均红细胞血红蛋白含量（MCH）低于 27pg，平均红细胞血红蛋白浓度（MCHC）低于 32%。血涂片中可见红细胞体积变小，中央淡染区扩大。网织红细胞正常或轻度升高，白细胞计数多正常。

2. 骨髓象　增生活跃或明显活跃；以红系的中、晚幼红细胞增生为主。幼红细胞体积较小，外形不规则，胞浆量少，核染色质致密。粒系、巨核系无明显异常。骨髓铁染色示骨髓小粒可染铁减少或消失，是诊断铁缺乏最可靠的指标。

3. 铁代谢指标　血清铁降低（<8.95μmol/L），总铁结合力升高（>64.44μmol/L），运铁蛋白饱和度降低（<15%）。血清铁蛋白是反映机体铁储备的敏感指标，IDA 时降低（<12μg/L）。

四、诊断与鉴别诊断

（一）诊断

1. ID　①血清铁蛋白<12μg/L；②骨髓铁染色示骨髓小粒可染铁消失，铁粒幼细胞少于15%；③血红蛋白及血清铁正常。

2. IDE　①ID 的①+②；②转铁蛋白饱和度<15%；③红细胞游离原卟啉（FEP）/血红蛋白（Hb）>4.5μg/g Hb；④血红蛋白尚正常。

3. IDA　①IDE 的①+②+③；②小细胞低色素贫血：男性 Hb<120g/L，女性 Hb<110g/L，

妊娠期女性 Hb<100g/L;MCV<80fl,MCH<27pg,MCHC<32%。

4. 病因诊断 有明确的缺铁病因和临床表现。

（二）鉴别诊断

应与其他小细胞低色素贫血相鉴别。

1. 珠蛋白异常所致贫血 包括珠蛋白生成障碍性贫血和异常血红蛋白病。常有家族史,临床上有溶血表现。血涂片中可见靶形红细胞,血红蛋白电泳异常,血清铁蛋白、血清铁和运铁蛋白饱和度不降低。

2. 慢性病性贫血 慢性炎症、感染和肿瘤等疾病,患者可以呈小细胞低色素贫血,血清铁降低,血清铁蛋白和骨髓小粒含铁血黄素增多。

3. 铁粒幼细胞贫血 为红细胞铁利用障碍性贫血,分先天性和获得性。患者血清铁和铁蛋白升高,骨髓中铁粒幼细胞增多,出现特征性的环形铁粒幼细胞。

五、治疗

（一）中西医结合治疗思路

脾胃虚弱是 IDA 的重要病机,脾虚不纳水谷,胃不行津,水谷不化,以致气血生化乏源,故临床患者常见纳食不馨、胃脘疼痛甚至完谷不化等。铁剂治疗对 IDA 的治疗有重要意义,但铁剂对胃肠道有刺激作用,部分患者不能耐受口服铁剂的治疗,故可在补充铁剂的同时予以中药健胃补脾,以减轻服用铁剂带来的胃脘疼痛、恶心呕吐等症状,促进铁剂的吸收,此外还可改善纳食不馨、倦怠乏力、少气懒言、完谷不化等脾胃虚弱症状。

（二）西医治疗

1. 病因治疗 病因治疗是 IDA 根治的关键。婴幼儿、青少年和妊娠妇女营养不足引起的 IDA,应改善饮食。月经多引起的 IDA 应及时干预。

2. 铁剂治疗 治疗性铁剂有无机铁和有机铁,无机铁剂主要有硫酸亚铁,有机铁剂主要包括右旋糖酐铁、富马酸亚铁、葡萄糖酸亚铁等。首选口服铁剂治疗,安全且疗效可靠。进餐同时或餐后服用可减轻其对胃肠道的刺激作用。维生素 C 可促进铁剂吸收,浓茶对铁的吸收有抑制作用。铁剂治疗有效的敏感指标是外周血网织红细胞升高,高峰值出现在开始服药后5~10天,可用于早期疗效观察。铁剂治疗应在血红蛋白恢复正常后至少持续4~6个月,待贮铁指标正常后停药。如口服铁剂不能耐受或存在胃肠道疾患影响铁剂吸收,可考虑注射铁剂,但副作用较多。

（三）中医治疗

本病多见面容憔悴,唇甲淡白,形寒肢冷,毛发干脱,爪甲裂脆,食少厌食,心悸气短,久虚不复,多进行性加重,患者常具有引起本病的致病因素,如慢性出血、长期厌食等。

1. 脾胃虚弱证

症状:神疲乏力,形体消瘦,少气懒言,面色萎黄,口唇淡白,爪甲无泽,肌肉松弛,食少便溏,恶心呕吐。舌淡苔薄,脉细弱。

治法:健脾养胃,益气养血。

代表方:六君子汤加减。气虚甚者,改党参为人参;纳呆明显者,加焦山楂、炒谷芽、鸡内金;便溏食物不化者,加炒山药、干姜、吴茱萸;便秘者,加火麻仁、何首乌、决明子。

2. 心脾两虚证

症状:倦怠乏力,少气懒言,语声不振,头晕目眩,心悸怔忡,健忘,面色苍白或萎黄,毛发干枯,唇甲色淡,肌肤不泽,肌肉松弛,夜寐不安,注意力涣散。舌淡苔薄,脉细弱。

治法：补脾养心，益气生血。

代表方：归脾汤加减。偏血虚者，加地黄、白芍；便秘者，加柏子仁、郁李仁；纳呆便溏者，加苍术、焦山楂；气不摄血，出血明显者，加阿胶、地榆、仙鹤草。

3. 脾肾阳虚证

症状：形寒肢冷，腰膝酸软，面色㿠白不泽，唇甲苍白，发黄稀少，肌肉松弛，食欲不振，小便清长，大便溏薄或完谷不化，浮肿，发育迟缓，男子阳痿，女子闭经。舌质淡胖有齿痕，苔薄白，脉沉细或濡弱。

治法：温补脾肾，益阴养血。

代表方：右归丸加减。畏寒肢冷明显者，加淫羊藿、巴戟天；囟门晚闭者，加龟甲、牡蛎、龙骨；发黄稀少，加党参、当归、何首乌；下肢浮肿者，加薏苡仁、茯苓、猪苓或加用真武汤；大便溏泄者，加白术、炮姜、肉豆蔻；冷汗肢厥脉微者，急以参附龙牡救逆汤。

4. 肝肾阴虚证

症状：头晕耳鸣，两目干涩，两颧潮红，五心烦热，口干咽燥，腰膝酸软，发育迟缓，唇甲色淡，毛发枯黄，肌肤不泽，爪甲枯脆，夜寐不安。舌红少津，苔少或光剥或无苔，脉细数。

治法：滋补肝肾，益精生血。

代表方：左归丸加减。潮热盗汗者，加地骨皮、鳖甲；发育迟缓者，加紫河车、益智仁、阿胶；两目干涩者，加石斛、夜明砂、枸杞子；头晕目眩者，加菊花、石决明；四肢震颤者，加沙苑子、白芍、钩藤、地龙；食欲不振者，加炒谷芽、鸡内金、石斛。

5. 虫积日久证

症状：面色萎黄，神疲肢软，气短头晕，多食易饥，恶心呕吐，嗜食异物，腹胀便溏；严重者脐周阵发腹痛，伴恶心呕吐。舌淡苔白，脉弱。

治法：杀虫消积，健脾益气。

代表方：乌梅丸合八珍汤加减。大便潜血阳性者，可先服贯众汤（贯众、苦楝皮、土荆皮、紫苏、槟榔）；恶心呕吐明显者，加旋覆花、厚朴；大便溏泄者，加白术、炮姜、肉豆蔻。

（四）临证要点

神疲乏力，面色萎黄，口唇淡白，爪甲无泽，头晕目眩，为 IDA 常见症状，可见其基本病机为脾胃虚弱，气血生化乏源。临床应抓住这一基本病机进行辨证论治，同时注意病因病机之间的相互影响，如脾胃虚弱造成气血不足，气血不足导致脾胃失养，使原本虚弱的脾胃更虚弱。血为气之母，月经过多导致气随血亏，气虚不能摄纳血液，月经量更多。再者治病求本，治疗中应进一步查找 IDA 病因，是单纯的脾胃虚弱，不能运化水谷精微，还是有如痔出血、月经过多等病因，将辨病与辨证相结合。

六、预后

去除病因，正规补铁治疗后，患者可完全恢复。

七、预防与调护

对婴幼儿应及早添加富含铁的食品，如蛋类、肝、菠菜等；对青少年，应纠正偏食，定期查、治寄生虫感染；对孕妇、哺乳期妇女可补充铁剂；对月经期妇女应防治月经过多。做好肿瘤性疾病和慢性出血性疾病的人群防治。

改变不良饮食习惯，不偏食，注意饮食补益，进食富含营养且易消化的食物，以保证气血调和。

第三节　再生障碍性贫血

再生障碍性贫血(aplastic anemia,AA)简称再障,是一种获得性骨髓造血功能衰竭综合征,由多种原因和机制引起的造血干细胞增殖、分化障碍和/或造血微环境发生异常或破坏,可分为先天性和获得性两大类,以获得性居绝大多数。临床上主要表现为骨髓造血功能低下、全血细胞减少和贫血、出血、感染等症状。

再障可发生于各年龄段,男、女发病率无明显差别,根据临床表现的不同,可归属于中医"虚劳""髓劳"等范畴。

一、病因病理

(一)西医病因病理

发病原因不明确,可能与病毒感染、物理因素和化学因素如氯霉素类抗生素、磺胺类药物、细胞毒化疗药物以及杀虫剂等有关。再障的发病机制尚未完全阐明,可能由于造血干细胞缺陷、造血微环境缺陷和造血生长因子异常、免疫功能紊乱所致。目前认为 T 淋巴细胞异常活化、功能亢进造成骨髓损伤在原发性获得性再障发病机制中占主要地位,新近研究显示遗传背景在 AA 发病及进展中也可能发挥一定作用。

(二)中医病因病机

中医认为,本病发病不外先天、后天两大因素,主要包括以下五个方面。

1. 先天不足、禀赋薄弱　肾为先天之本,贮藏父母生殖之精,摄取饮食水谷之精,输注五脏六腑之精。若因父母多病体衰,或胎中失养,或喂养失当,而致肾精亏虚,精不化血,血虚难以充养脏腑百骸。体质虚弱,罹患疾病,并病后久虚不复,气血阴阳,亏虚日甚。

2. 七情妄动、伤及五脏　思虑过度,伤及心脾;恼怒郁滞,伤肝耗血;忧伤恐惧,久之伤肾;劳力过度,耗气损血;房事不节,肾精受损;五脏受损,阴阳气血,生化不足。

3. 饮食不节,饥饱失常　脾胃后天之本,气血生化之源,如因暴饮暴食、食有偏嗜,饮酒过度,致脾胃损伤,不能化生水谷精微,气血来源不充,血不生精,亦未生髓,终积为病。

4. 邪毒外侵、入血伤髓　非时之气,六淫疠气,邪毒外侵,药毒内攻,毒邪蕴郁,日久化热,侵犯血脉,灼伤脉络,迫血妄行。精血同源,血伤则精亏,阴精亏虚,生髓不足。或素体虚弱,卫外不足,毒邪炽盛,来势凶猛,直中入脏,耗血伤精。

5. 久病不愈,瘀血阻滞　大病久病,失于调理,气滞不畅,瘀血阻滞。血瘀于内,脉道不利,血行不畅,或溢于脉外,或新血不生,发为本病。

二、临床表现

再障的临床表现与受累细胞系的减少及其程度有关,有贫血、感染、出血等症状,一般无淋巴结及肝脾大。根据患者的临床表现、血象、骨髓象及预后,可分为重型再障(SAA)和非重型再障(NSAA)。

1. SAA　起病急,进展快,病情重,常以出血、感染及发热为首发症状。贫血呈进行性,多数患者有发热,以呼吸道感染最常见,感染的危险程度与粒细胞减少的程度相关,常并发败血症。患者均有不同程度的皮肤、黏膜及内脏出血,颅内出血是主要的死亡原因之一。

2. NSAA　起病和进展较为缓慢,贫血、感染和出血的程度较 SAA 轻,也较易控制。

三、实验室及其他检查

（一）血象

全血细胞减少,网织红细胞计数降低,贫血一般为正细胞正色素性,淋巴细胞比例相对升高。

（二）骨髓象

多部位骨髓增生减低,粒系、红系及巨核细胞明显减少且形态大致正常,淋巴细胞、网状细胞及浆细胞等非造血细胞比例明显增高,巨核细胞明显减少或缺如。一般无明显病态造血现象。骨髓活检显示造血组织减少,脂肪组织和/或非造血细胞增多。

（三）其他检查

T细胞亚群分析显示$CD4^+$细胞/$CD8^+$细胞倒置,Th1细胞/Th2细胞倒置;骨髓细胞染色体核型正常,中性粒细胞碱性磷酸酶升高,血清铁蛋白升高。

四、诊断与鉴别诊断

（一）诊断

1. AA诊断标准

（1）全血细胞减少,网织红细胞减少,淋巴细胞相对增多。

（2）骨髓至少一个部位增生减低或重度减低(如增生活跃,须有巨核细胞明显减少及淋巴细胞相对增多),造血细胞减少,非造血细胞比例增高,骨髓活检提示造血组织减少。

（3）除外引起全血细胞减少的其他疾病。

2. AA的分型诊断标准

（1）SAA Ⅰ型:发病急,贫血呈进行性加剧,常伴严重感染和出血。血象除血红蛋白下降较快,须具备下列三项中两项:网织红细胞绝对值$<15×10^9/L$,中性粒细胞$<0.5×10^9/L$,血小板$<20×10^9/L$。

（2）NSAA:发病较SAA缓慢,贫血、出血、感染相对较轻。网织红细胞、中性粒细胞、血小板减少,但达不到SAA Ⅰ型的标准。

（3）SAA Ⅱ型:当NSAA患者病情进展,临床、血象及骨髓象达到SAA Ⅰ型诊断标准,则称重型再障Ⅱ型(SAA Ⅱ型)。

（二）鉴别诊断

本病需与其他表现为全血细胞减少的疾病鉴别。

1. 阵发性睡眠性血红蛋白尿(PNH)　与再障关系密切可相互转变。典型的PNH有血红蛋白尿,酸溶血试验阳性,CD55和CD59阴性表达的血细胞增多。

2. 骨髓增生异常综合征(MDS)　为造血干细胞克隆性疾病,有病态造血现象,早期髓系细胞相关抗原(CD34)表达增多,可有异常克隆证据。

3. 自身抗体介导的全血细胞减少　患者可有全血细胞减少和骨髓增生减低,但外周血网织红细胞往往不低甚至增高,骨髓红系比例不低。可测及血细胞自身抗体。糖皮质激素、大剂量静脉应用丙种球蛋白、CD20单克隆抗体治疗有效。

4. 非白血性白血病　部分白血病患者可以表现为外周血全血细胞减少,易与再障混淆。但骨髓检查可以发现较多原幼细胞,可资鉴别。

五、治疗

（一）中西医结合治疗思路

SAA 起病急,常伴有严重感染、出血、贫血等,故临床治疗以西医治疗为主,进行积极抗感染、ALG/ATG 及异体干细胞移植等治疗;中医辨证以热毒内炽、血热妄行为主,治疗以清热解毒凉血为法。NSAA 起病慢,感染、贫血、出血症状轻,西医多采用免疫抑制剂、雄激素等治疗方案,但存在肝肾功能损害、牙龈增生等副作用;中医辨证以脾肾亏虚为主,对证治疗能有效降低上述毒副作用,且疗效显著,能有效促进患者外周血象恢复,降低患者输血周期和感染次数,故 NSAA 为中医治疗的优势病种。

（二）西医治疗

AA 一旦确诊,应明确疾病严重程度,尽早治疗。

1. 支持疗法

（1）纠正贫血:通常认为血红蛋白低于 60g/L,且患者对贫血耐受性较差时,可输注红细胞。

（2）控制出血:血小板显著降低或临床上有明显出血征象者,可酌情输注浓缩血小板。

（3）防治感染:注意饮食及环境卫生,预防感染,对有感染征象者应及时采用经验性广谱抗生素治疗,同时做药敏试验,及时更换敏感的抗生素。

2. 免疫抑制治疗

（1）抗淋巴细胞球蛋白/抗胸腺球蛋白（ALG/ATG）:主要用于 SAA,用药前须做过敏试验。

（2）环孢素:适用于各型 AA,3~5mg/(kg·d),疗程长于 1 年,缓慢逐渐减量,主要不良反应有牙龈增生、手震颤和多毛症,肝、肾毒性等。用药期间应监测血药浓度以调整用药剂量,定期监测血压、肝肾功能。

3. 促造血治疗

（1）雄激素:雄激素可以刺激骨髓红系造血,减轻女性患者月经期出血过多,是 AA 治疗的基础促造血用药,适用于各型 AA。常用达那唑、司坦唑醇、丙酸睾酮等,主要不良反应是雄性化和肝功能损害。

（2）造血生长因子:造血生长因子如粒细胞集落刺激因子（G-CSF）、粒细胞-巨噬细胞集落刺激因子（GM-CSF）和重组人促红细胞生成素（EPO）、重组人血小板生成素（rhTPO）及白细胞介素 11（IL-11）等。一般联合其他治疗。

4. 造血干细胞移植　造血干细胞移植是 SAA 唯一的根治方法。年龄≤40 岁、有 HLA 相合同胞供者的 SAA 患者可首先考虑异基因造血干细胞移植;年龄超过 40 岁的 SAA 患者,在 ATG/ALG 联合环孢素治疗失败后,也可采用 HLA 相合同胞供者造血干细胞移植。

（三）中医治疗

20 世纪 60 年代,"肾"在 AA 发病中的重要地位逐渐被学者认识,并在 1989 年全国研讨会上,将 AA 分为"肾阴虚""肾阳虚""肾阴阳两虚"三型,提出临床需以补肾为中心,辅以健脾胃、益气血、散血瘀、清热毒的等治疗方法。

1. 肾阴虚证

症状:心悸、气短、周身乏力、低热、手脚心热、盗汗、口渴思饮、出血明显、大便干结。舌质淡,舌尖红,苔薄,脉细稍数。

治法:滋补肝肾,益气养血。

代表方:大菟丝子饮加减。口干明显者,加芦根、玉竹、石斛生津润燥;阴虚内热上焦出血(鼻衄、齿衄、咯血)明显者,加白茅根、紫草、白及等;阴虚内热下焦出血(尿血、便血)明显者,加小蓟、地榆、蒲黄;盗汗严重者,加鳖甲、青蒿;便秘者,加肉苁蓉、麻子仁。

2. 肾阳虚证

症状:心悸、气短、周身乏力、面色苍白无华、唇淡,伴有怕冷喜暖、手脚冷凉、腰酸、夜尿频、大便稀溏、面浮肢肿,多无出血或轻度出血。舌体胖嫩,舌质淡,舌苔薄白,脉细无力。

治法:温肾健脾,填精生血。

代表法:十四味建中汤加减。气短明显者,重用黄芪 60g;腰酸、尿频明显者,加巴戟天、杜仲;手脚冷凉明显者,改肉桂为桂枝;大便稀溏明显者,加炮姜、肉豆蔻;面部浮肿明显者,加猪苓、泽泻;出血明显者,加灶心土、艾叶。

3. 肾阴阳两虚证

症状:兼肾阴虚及肾阳虚证候或不分明者。

治法:滋阴助阳,益气补血。

代表方:左归丸合右归丸加减。若畏寒肢冷、腰膝酸软等阳虚之证明显者,加用淫羊藿、鹿茸加强补肾阳之力;若五心烦热、潮热盗汗等肾阴虚明显者,加用女贞子、墨旱莲等滋补肾阴之品。

（四）临证要点

SAA 与 NSAA 临床表现差别较大。SAA 感染严重者会出现高热咳嗽等热毒内炽之症,可在补肾基础上加用石膏、大青叶、紫草、连翘、仙鹤草等清热解毒之品;严重者出现神昏,可暂以六神丸、安宫牛黄丸、局方至宝丸等,待高热退去后,再以补肾为法。SAA 中出血患者,应辨部位用药,如尿血加白茅根、大小蓟,便血加槐花、地榆;重者当以止血为主,当辨虚热、实热、气虚论治。治血同时宜加气药,使气得其平则血循故道;阴分之血受损,亦不忘养阴生血。NSAA 中病程日久者,如无出血倾向者,在补肾基础上,可加活血药,如丹参、鸡血藤、三七之类。正所谓"久病必瘀",以活血之品,能寓行于补,使补而不滞。对使用雄激素导致的痤疮、毛囊炎等,可加用金银花、连翘、板蓝根、蒲公英、紫花地丁、野菊花等清热解毒之品。

六、预后

总体而言,再障目前仍属于难治性血液病的范畴。NSAA 通常疾病进展缓慢,经治疗症状可有好转,但病情常反复;SAA 预后相对较差,主要致死原因为颅内出血和严重感染。

七、预防与调护

加强防护,尽量避免接触各类射线及有害化学物质。再障患者日常调护应注意控制感染、预防出血,以高蛋白、丰富维生素、易消化的食物为主,定期复查血象和骨髓象,运动以适量为宜。

附：输血及输血反应

输血是一种重要的治疗方法,包括全血输注和成分输血,后者是将血液中各种有效成分分离出来,制成高浓度、高纯度的血制品输给患者的方法。由于其血液有效成分含量高,治疗针对性强,输血不良反应和并发症相对小而成为目前输血的主要手段。

一、输血的适应证

补充血容量,改善循环,恢复和维持血液正常的携氧能力;提高血浆蛋白,增强免疫力;补充凝血因子改善凝血功能;临床免疫治疗和置换治疗等。

二、输血反应及处理

（一）发热反应

发热是最常见的输血反应之一。多发生在输血后 1~2 小时内,表现为寒战、发热,体温可高达 41℃,伴有头痛、恶心呕吐等。可能的原因有:①血液或血制品含有致热原;②多次输血后产生同种免疫反应。

当出现发热反应,轻者应减慢输血速度,严重者必须立即停止输血,迅速判断发热原因,并应用解热镇痛药或糖皮质激素等对症处理。

临床上应尽可能杜绝致热原的输入,过滤血液中的白细胞。

（二）过敏反应

过敏反应是临床上较常见的输血反应。原因:①患者本身为过敏体质,当血液中的异体蛋白质与过敏机体的组织细胞(蛋白质)结合,形成完全抗原而致敏;②输入血液中含有致敏物质;③多次输血产生抗血清免疫球蛋白抗体。临床表现为在输血过程中或输血之后出现皮肤瘙痒、荨麻疹,重者可能出现血管神经性水肿、喉头水肿、支气管痉挛,甚至可发生过敏性休克。

一旦发生过敏反应,根据严重程度采取相应治疗措施。轻者可选用抗过敏药物如苯海拉明、马来酸氯苯那敏、糖皮质激素等治疗。重者须立即终止输血,皮下或静脉注射 1:1 000 肾上腺素 0.5~1ml;有循环衰竭时抗休克治疗;对有喉头水肿伴严重呼吸困难者,须行气管切开。

（三）溶血反应

在输血中或输血后,输入的红细胞或受血者本身的红细胞被大量破坏,即发生输血相关性溶血。溶血反应是输血中最严重的一种反应,临床表现为发热、茶色尿、不同程度黄疸和贫血。重者寒战、高热、腰背痛、血红蛋白尿,甚至急性肾损伤。常见原因:①供、受血者血型不合,最常见为 ABO 血型不合,其次为 Rh 血型不合;②血液保存、运输或处理不当导致红细胞发生机械性损伤或破坏;③受血者患溶血性疾病。

一旦发生溶血反应,须立即终止输血,静脉应用糖皮质激素,维持血容量和水电解质平衡,碱化尿液,保护肾脏,防治 DIC。

（四）传播疾病

输血可传播多种疾病,主要有各型病毒性肝炎、获得性免疫缺陷综合征(acquired immune deficiency syndrome,AIDS)、巨细胞病毒感染、疟疾等。

预防措施包括严格掌握输血适应证,加强对血液的质检,规范输血各环节的管理。

（五）其他

输血速度过快或一次性过量输血可引起急性左心衰竭;长期反复输注全血或红细胞可导致受血者铁过载;大量输入枸橼酸钠抗凝血可引起低钙血症;大量输入库存血可致高钾血症、酸碱失衡等。

第四节　溶血性贫血

溶血是红细胞破坏加速,寿命缩短的过程,当溶血超过了骨髓造血的代偿能力引起贫血即为溶血性贫血(hemolytic anemia,HA)。

根据临床表现的不同,溶血性贫血可归属于中医"虚劳""血劳""黄疸"等范畴。

一、病因病理

(一)西医病因病理

造成溶血的原因很多,大致可概括为红细胞内在缺陷和红细胞外部异常,前者多为先天/遗传性的,后者多为获得性的。

1. 红细胞内在缺陷　①红细胞膜异常:如遗传性球形红细胞增多症、阵发性睡眠性血红蛋白尿等;②红细胞酶缺陷:如葡萄糖-6-磷酸脱氢酶(G-6-PD)缺乏症等;③珠蛋白异常:包括珠蛋白生成障碍性贫血、异常血红蛋白病等。

2. 红细胞外部异常　①免疫性 HA:为抗原抗体介导的红细胞破坏,包括自身免疫性溶血性贫血(温抗体型和冷抗体型)以及同种免疫性溶血性贫血(如血型不合的输血反应等);②非免疫性 HA:包括物理性和创伤性因素所致,如微血管病性溶血性贫血、行军性血红蛋白尿、人工心脏瓣膜、大面积烧伤、生物因素如疟疾等。

3. 溶血发生的场所　①血管内溶血:红细胞破坏发生在血液循环中,释放游离血红蛋白形成血红蛋白血症,为血管内溶血的典型特征;②血管外溶血:红细胞被脾脏等单核巨噬细胞系统吞噬,一般表现为慢性溶血。

(二)中医病因病机

中医认为,本病发病与肝、脾、肾三脏关系密切,虚、湿、热贯穿整个病程。若先天禀赋不足,脾肾亏虚,精血化生乏源,水液输布失司,湿邪内生;或外感时邪入里化热,与内湿相合;或饮食劳倦失宜,伤及脾气;或七情失调,肝胆疏泄失司。诸因或致湿热内蕴,内阻中焦,伤气耗血。或熏蒸肝胆,胆汁外溢,浸淫肌肤,下注膀胱,发为阳黄;或脾阳不足,湿从寒化而致湿阻肝胆,胆道失常,发为阴黄。

二、临床表现

临床表现主要取决于溶血发生的场所、程度、速度、持续的时间以及机体的代偿能力和基础病。急性溶血多为血管内溶血,起病急骤,寒战、高热、头痛、呕吐,严重的腰背和四肢酸痛,血红蛋白尿,重者可出现周围循环衰竭和急性肾损伤。慢性溶血多为血管外溶血,发病缓慢,表现为贫血、黄疸、脾大。长期的高胆红素血症可并发胆石症和肝功能损害。在慢性溶血病程中,感染等诱因可加重溶血,重者可出现溶血危象和再障危象。

三、实验室及其他检查

1. 确定溶血的检查　包括红细胞破坏增加的检查和红系造血代偿性增生的检查:血游离胆红素升高,结合珠蛋白降低,血浆游离血红蛋白升高;尿胆原升高,尿胆红素阴性,尿含铁血黄素阳性。网织红细胞计数升高,外周血涂片出现有核红细胞等。

2. 确定溶血病因的检查　包括血红蛋白电泳、抗人球蛋白试验、酸化血清溶血试验、血细胞表型分析等。

四、诊断

根据溶血性贫血的临床表现如黄疸、贫血等,以及实验室检查如贫血、红细胞破坏增多、骨髓代偿性增生等检查,可确定溶血性贫血的存在。进一步通过详细询问病史以及溶血性贫血的特殊检查如血红蛋白电泳、抗球蛋白试验、酸化血清溶血试验、血细胞表型分析等可明确病因诊断。

五、治疗

（一）中西医结合治疗思路

急性溶血时针对贫血和溶血引起的并发症的治疗,此时以输血、肾上腺皮质激素、免疫抑制等西医治疗为主,寻找溶血的病因是治疗疾病的根本。中医治疗多针对慢性后天获得性溶血,其病机以气血亏虚、脾肾不足为主,夹湿夹瘀,治疗以益气养血、健脾补肾、活血化瘀祛湿为法,可减轻或控制溶血,减少溶血的复发。

（二）西医治疗

1. 病因治疗　针对溶血性贫血发病机制的治疗。获得性溶血性贫血应积极去除病因并避免再次接触。感染所致的溶血性贫血应积极控制感染。免疫性溶血性贫血采用糖皮质激素等药物治疗。

2. 对症治疗　针对贫血和溶血引起的并发症的治疗,如成分输血、急性肾功能衰竭和电解质紊乱的防治等。

（三）中医治疗

1. 湿热内蕴证

症状:身目发黄,面色萎黄,尿色黄赤或酱油色,或有发热,腹胀纳差,大便干或便溏。舌质红,苔黄腻,脉濡数。

治法:清热利湿,补益气血。

代表方:茵陈五苓散加减。便干明显者,加黄连、厚朴;便溏者,加炒白扁豆、炒薏苡仁;若热重于湿,可先改为茵陈蒿汤或大柴胡汤;气血两虚者,加归脾汤。

2. 气血两虚证

症状:面色萎黄,气短乏力,头晕心悸,神疲懒言,口唇色淡,尿黄目黄。舌质淡,苔薄白,脉细。

治法:益气养血,利湿退黄。

代表方:归脾汤加减。气短乏力明显者,加用四君子汤;心悸明显者,加用炙甘草汤;用药后若仍有黄疸者,加茵陈五苓散。

3. 脾肾两虚证

症状:面色无华,头晕耳鸣,腰膝酸软,纳少便溏。偏阴虚者五心烦热,舌红少苔,脉细数;偏阳虚者畏寒肢冷,舌体胖,边有齿痕,苔白,脉细弱。

治法:补益脾肾。

代表方:十全大补汤加减。偏阴虚者,加左归丸;偏阳虚者,加金匮肾气丸;五心烦热明显者,加黄柏、知母;头晕目眩者,加天麻、钩藤;便溏者,加肉豆蔻、莲子。

（四）临证要点

临床表现以身目发黄、面色萎黄、尿色黄赤或酱油色、气短乏力、头晕心悸、神疲懒言、口唇色淡等为主,故辨证以气血亏虚、脾肾不足为主,夹湿夹瘀,治疗以益气养血、健脾补肾、活血化瘀、利湿退黄为法。辨证时注意辨明虚实,在疾病发展的不同阶段,把握扶正与祛邪的比重。临床应注意识别溶血的急危重症,重症及时给予输血、肾上腺皮质激素、免疫抑制剂等西医治疗,避免耽误病情。

六、常见的溶血性贫血

（一）自身免疫性溶血性贫血

自身免疫性溶血性贫血(autoimmune hemolytic anemia,AIHA)主要是由于机体免疫调节功能紊乱,产生自身抗体,结合于红细胞表面,被单核巨噬细胞清除破坏引起红细胞破坏过多过快而致贫血的疾病。根据致病抗体作用于红细胞时所需温度的不同,AIHA 分为温抗体型和冷抗体型两种,临床上前者显著多于后者,约占 AIHA 的 80%~90%。AIHA 根据有无病因可分为原发性和继发性。常见的继发性病因有自身免疫性疾病如系统性红斑狼疮、恶性淋巴增殖性疾病、感染、药物诱导等。

1. **温抗体型 AIHA**　温抗体型 AIHA 是获得性溶血性贫血中最重要的一种,抗体主要为 IgG,其次为 C3,少数为 IgM。37℃ 最活跃,为不完全抗体,吸附于红细胞的表面,致敏的红细胞易被单核巨噬细胞系统所破坏,部分膜被破坏可形成球形红细胞,为血管外溶血。

(1) 临床表现:大多数患者起病较慢,表现为头昏、乏力。体征包括皮肤黏膜苍白,黄疸;可有轻中度脾大,质地硬,无压痛;少数患者可伴有血小板减少性紫癜,称为 Evans 综合征。急性起病者,多发生于小儿伴有病毒感染者,可有寒战、高热、腰背痛、呕吐、腹泻,严重者可出现休克和神经系统表现。

(2) 实验室检查:①红细胞和血红蛋白降低,贫血程度轻重不一,通常为正细胞正色素性贫血;外周血片可见球形红细胞;网织红细胞增高。②骨髓造血呈代偿性增生,以幼红细胞增生为主。③直接抗人球蛋白试验(Coombs 试验)阳性,主要为抗 IgG 及抗补体 C3 型,是诊断 AIHA 的重要指标。

(3) 诊断:综合患者临床症状、体征及抗人球蛋白试验阳性结果可作出诊断。少数抗人球蛋白试验阴性者需与其他溶血性贫血相鉴别。

(4) 治疗:①积极寻找病因,治疗原发病。②肾上腺皮质激素是治疗 AIHA 的首选方法。常用泼尼松 1~1.5/(kg·d)口服,血红蛋白恢复正常后继续维持治疗剂量 1 个月后缓慢减量,低剂量维持至少 3~6 个月。足剂量激素治疗 3 周无反应者为激素治疗无效。③脾切除:脾是产生抗体的器官,又是致敏红细胞的主要场所。主要用于激素治疗有禁忌、无效或虽然有效但激素需要量太大(>20mg/d)以致无法进行有效维持治疗的患者。④其他免疫抑制剂:激素治疗无效或需较大剂量激素维持治疗者可用免疫抑制剂治疗,常用药物有环磷酰胺、硫唑嘌呤、甲氨蝶呤等。⑤贫血较重者应输洗涤红细胞,输注速度应缓慢,且输血过程中须密切观察。

2. **冷抗体型 AIHA**　冷抗体主要是 IgM,为完全抗体,20℃ 时最活跃,一般通过补体引起溶血。

(1) 冷凝集素综合征:常继发于支原体肺炎及传染性单核细胞增多症。遇冷后冷凝集素性 IgM 可直接在血液循环中发生红细胞凝集反应,导致血管内溶血。临床表现为耳、鼻尖、足趾、手指等部位发绀,变暖后消失。伴贫血、血红蛋白尿。血清中可测到高滴度的 IgM。

(2) 阵发性冷性血红蛋白尿:多继发于病毒或梅毒感染。患者遇冷可引起血红蛋白尿,伴发热、腹痛、腰背痛、恶心、呕吐等症状。

保暖是冷抗体型 AIHA 最重要的治疗措施,输血时血制品应预热到 37℃ 后方可输入。激素疗效不佳,脾切除无效,免疫抑制治疗是主要的治疗选择。

(二) 红细胞葡萄糖-6-磷酸脱氢酶缺乏症

红细胞葡萄糖-6-磷酸脱氢酶(G-6-PD)缺乏症是指参与红细胞磷酸戊糖旁路代谢的 G-6-PD 活性降低和/或酶性质改变导致的以溶血为主要表现的一种遗传性疾病,是世界上最多见的红细胞酶病。本病是一种全球性疾病,以东半球热带和亚热带多见,我国分布规律呈"南高北低"的态势,长江流域以南,尤以广东、海南、广西、云南、贵州、四川等地为高发区。

1. 病因和发病机制

（1）常见诱因：①蚕豆；②药物：抗疟药（奎宁、伯氨喹等）、解热镇痛药（阿司匹林、对氨基水杨酸等）、磺胺类、硝基呋喃类、维生素 K 等；③感染：病原体有细菌或病毒。

（2）发病机制：本病呈 X 连锁不完全显性遗传。G-6-PD 基因的突变导致红细胞葡萄糖磷酸戊糖旁路代谢异常，当机体受到氧化物侵害时，可造成细胞膜疏基的直接氧化损伤，生成高铁血红素和变性珠蛋白，上述改变使红细胞易被脾脏巨噬细胞吞噬发生血管外溶血，也可发生血管内溶血。因新生的红细胞 G-6-PD 活性较高，对氧化剂药物有较强的"抵抗性"，溶血过程呈自限性。

2. 临床表现　本病有多种 G-6-PD 基因变异型，不同变异型产生不同程度酶活性，故临床表现不尽相同。共同的表现为溶血，但轻重不一。有 5 种临床类型，为药物性溶血、蚕豆病、新生儿高胆红素血症、先天性非球形红细胞性溶血性贫血及其他诱因（感染、糖尿病酮症酸中毒等）所致溶血，前两者多见。

（1）药物性溶血性贫血：常于用药后 1~3 天发生急性血管内溶血，程度与 G-6-PD 酶缺陷程度及药物剂量相关。表现为头晕、厌食、恶心、呕吐、疲乏等症状，继而出现黄疸、血红蛋白尿，严重者可出现少尿、无尿和急性肾衰竭。溶血过程呈自限性。

（2）蚕豆病：通常于进食蚕豆后 2 小时至几天发病，突发急性血管内溶血，溶血程度与进食蚕豆量无关。自限性过程，溶血持续 1 周左右自愈。

3. 实验室检查

（1）筛选试验：①高铁血红蛋白还原试验，正常还原率>0.75。②荧光斑点试验，本试验敏感性和特异性均较高。③硝基四氮唑蓝纸片法。

（2）红细胞 G-6-PD 活性测定：最可靠的诊断依据。但在溶血高峰期及恢复期酶的活性可正常或接近正常，可致假阴性，故应在溶血停止后 3 个月复查以准确反映患者的 G-6-PD 活性。

4. 诊断　阳性家族史或病史中有急性溶血特征，有食蚕豆或相关诱因，或新生儿黄疸，结合特异性实验室检查即可确诊。

5. 治疗　对急性溶血者，应祛除诱因，纠正水、电解质、酸碱失衡，贫血较重时可输红细胞。新生儿黄疸可用蓝光治疗，严重者可使用换血疗法，防止胆红素脑病的发生。

（三）珠蛋白生成障碍性贫血

珠蛋白生成障碍性贫血原称地中海贫血，又称海洋性贫血，是一组遗传性溶血性贫血疾病。由于遗传基因缺陷致使血红蛋白中一种或一种以上珠蛋白链合成减少或缺乏，导致珠蛋白链比例失衡而引起溶血性贫血。本病多见于东南亚、地中海区域。我国广东、广西、四川多见，长江以南各省区有散发病例。

1. α 珠蛋白生成障碍性贫血　α 珠蛋白基因的缺失或缺陷导致 α 珠蛋白链合成受抑制，患者症状的轻重取决于遗传有缺陷 α 基因的数目。

（1）静止型：1 个 α 基因异常，为携带者，通常无临床症状。

（2）标准型：2 个 α 基因异常，无明显临床症状，红细胞呈小细胞低色素性，血红蛋白电泳无异常发现。

（3）血红蛋白 H（hemoglobin H，HbH）病：3 个 α 基因异常，患者多表现为轻到中度贫血，伴有黄疸和肝脾大。感染或服用氧化剂药物可加重贫血。血红蛋白电泳 HbH 占 5% ~40%。

（4）Hb Bart（血红蛋白巴氏，即血红蛋白 γ 肽链四聚体）胎儿水肿综合征：4 个 α 基因异常，是 α 珠蛋白生成障碍性贫血中最严重的类型。临床表现为 Hb Bart 胎儿水肿综合征，胎儿苍白、全身水肿伴腹水，肝脾大，多于宫内死亡。血红蛋白电泳 HbH 占 80% ~100%。

2. β珠蛋白生成障碍性贫血　β珠蛋白基因的缺失或缺陷导致β珠蛋白链合成受抑制。

（1）轻型：临床上可无症状，或仅有轻度贫血。红细胞渗透脆性降低；变性珠蛋白小体阳性；血红蛋白 A_2（HbA_2）大于3.5%，胎儿血红蛋白（HbF，血红蛋白 F）正常或轻度升高。

（2）中间型：中度贫血，脾大，可有骨骼改变。外周血象和骨髓象的改变类似重型β地中海贫血；红细胞渗透脆性减低；变性珠蛋白小体阳性；HbF 可达10%。

（3）重型（Cooley 贫血）：父母均有地中海贫血，患儿出生后贫血进行性加重，伴黄疸和肝脾大。生长发育迟缓，额部隆起，鼻梁凹陷，眼距增宽，呈地中海贫血特殊面容。重度贫血，小细胞低色素性。靶形红细胞增多，红细胞渗透脆性明显减低。HbF 含量明显增高，大多超过40%，这是诊断重型β地中海贫血的重要依据。颅骨 X 线片可见颅骨内外板变薄，板障增宽，在骨皮质间出现垂直短发样骨刺。

珠蛋白生成障碍性贫血是遗传性疾病，根据阳性家族史、临床表现和实验室检查即可做出诊断。鉴于本病缺少根治的方法，中、重型预后不良，临床上重在预防，对于有阳性家族史者应进行婚前检查和胎儿产前基因诊断，避免下一代重型患儿的出生。

第五节　白细胞减少和粒细胞缺乏症

白细胞减少症（leukopenia）是指外周血白细胞计数持续低于 $4.0×10^9/L$。中性粒细胞是白细胞的主要成分，中性粒细胞减少常引起白细胞减少。当外周血中性粒细胞绝对值计数成人低于 $2.0×10^9/L$，10 岁以上儿童低于 $1.8×10^9/L$ 或 10 岁以下儿童低于 $1.5×10^9/L$，称为中性粒细胞减少（neutropenia）。当外周血中性粒细胞计数低于 $0.5×10^9/L$，称为粒细胞缺乏症（agranulocytosis）。

一、病因病理

（一）西医病因病理

1. 中性粒细胞生成缺陷　电离辐射、细胞毒类药物、化学毒物等可损伤、破坏或抑制造血干/祖细胞；白血病、骨髓转移瘤细胞对正常造血功能的抑制；再生障碍性贫血骨髓造血功能衰竭；维生素 B_{12} 和叶酸缺乏以及骨髓增生异常综合征等致造血原料缺乏及骨髓无效造血等。

2. 中性粒细胞破坏或消耗增加　自身免疫性或药物诱发可引起免疫相关性粒细胞减少；严重感染致中性粒细胞消耗增加以及脾功能亢进中性粒细胞在脾脏内滞留破坏可引起非免疫性粒细胞减少。

3. 中性粒细胞分布异常　中性粒细胞由循环池转移至边缘池，但体内粒细胞总数不减少，为假性粒细胞减少。

（二）中医病因病机

本病病因多为先天不足、饮食不节及毒物损伤，导致气血两虚，脾肾亏虚而成。

1. 先天不足　因父母体虚，胎气不足，或胎中失养，临产受损等，致使婴儿脏腑不健，生机不旺，外邪从口鼻而入，损及五脏而患病。

2. 饮食不节　饮食不节，损伤脾胃，脾胃功能失调，不能化生精微，气血生化乏源而气血不足，脏腑四肢失于濡养，从而出现虚损的现象。

3. 毒物损害　内服药物、毒物或外感毒邪，暴伤人体正气或脏腑，脏腑功能受损，精血生化乏源,精不养髓,髓不生血;或邪毒深入骨髓,气血生化受损,致精血俱亏。

本病以气血亏虚为本,病位在骨髓,与肝、脾、肾关系密切,病性以虚为本,急性多虚实夹杂。

二、临床表现

（一）中性粒细胞减少
临床上无特殊症状,或可有疲乏、无力、头晕、食欲减退等非特异性症状。

（二）粒细胞缺乏症
易发生感染,呼吸道、消化道及泌尿生殖道是最为常见的感染部位。感染后若无积极救治常迅速播散,病情进展迅速,甚至发展至严重败血症、脓毒血症,病死率极高。

三、实验室及其他检查

血常规检查发现有白细胞减少,中性粒细胞减少,淋巴细胞百分比相对增加。骨髓涂片因粒细胞减少原因不同,骨髓象各异,可呈现"成熟障碍象",即幼稚粒细胞不少但成熟粒细胞不多。

中性粒细胞特异性抗体的检测有助于免疫相关性中性粒细胞减少的诊断,肾上腺素试验有助于鉴别假性粒细胞减少。

四、诊断与鉴别诊断

（一）诊断
中性粒细胞计数是最主要的实验室诊断依据,根据粒细胞计数并反复三次查血象即可确立本病的诊断。

进而需进行病因学诊断,重点了解下列方面的病史:有无某些化学物质或放射线的接触史及服药史;有无多次粒细胞减少的发作及其规律性;有无反复发作的感染,有无相关基础疾病等。体检时注意有无淋巴结、肝脾大、胸骨压痛及相关疾病的阳性体征,并做相关的实验室检查。

（二）鉴别诊断
本病须与再生障碍性贫血、骨髓增生异常综合征以及白细胞不增多的急性白血病相鉴别。

五、治疗

（一）中西医结合治疗思路
寻找白细胞减少的病因是治疗疾病的关键和首要步骤,停止接触可疑药物或其他致病因素,积极治疗引起粒细胞减少的原发疾病,同时注意预防感染。大部分白细胞减少的患者自觉症状轻,且无特异性症状,可见倦怠乏力、头晕等,辨证多属虚证,包括气血两虚、脾肾亏虚、气阴两虚、肝肾阴虚等,予补益法治疗后可有症状减轻及白细胞升高。

（二）西医治疗
1. 病因治疗　是治疗的关键和首要步骤。对可疑药物或其他致病因素,应立即停止接触,积极治疗引起粒细胞减少的原发疾病。

2. 防治感染　发生感染的概率与中性粒细胞减少的程度和持续时间呈正相关,故对急性粒细胞缺乏患者应尽可能隔离治疗,防止交叉感染。

3. 升白细胞药　临床上广泛应用的是粒细胞集落刺激因子(G-CSF)和粒细胞-巨噬细

胞集落刺激因子(GM-CSF)。治疗粒细胞缺乏症疗效明确,可缩短病程,促进粒细胞增生和释放,并增强其吞噬杀菌及趋化功能。

(三)中医治疗

1. 气血亏虚证

症状:面色萎黄,头晕目眩,倦怠乏力,少寐多梦,心悸怔忡,纳呆食少,腹胀便溏。舌质淡,苔薄白,脉细弱。

治法:益气养血。

代表方:归脾汤加减。头晕目眩明显者,加天麻;睡眠不佳者,加远志、酸枣仁;饮食不佳者,加焦三仙、鸡内金。

2. 脾肾阳虚证

症状:神疲乏力,腰膝酸软,纳少便溏,面色苍白,畏寒肢冷,大便溏薄,小便清长。舌质淡,舌体胖大有齿痕,苔白,脉沉细或沉迟。

治法:温补脾肾。

代表方:黄芪建中汤合右归丸加减。腰膝酸软明显者,加牛膝、狗脊;便溏明显者,加肉豆蔻、莲子;夜尿频多者,加益智仁、覆盆子、金樱子。

3. 肝肾阴虚证

症状:腰膝酸软,头晕耳鸣,五心烦热,失眠多梦,遗精低热,口干咽燥。舌红少苔,脉细弱。

治法:滋补肝肾。

代表方:六味地黄丸加减。头晕耳鸣重者,配合天麻钩藤饮;烦躁多梦者,配合天王补心丹;口干咽燥者,加芦根、白茅根;遗精明显者,加五味子、阿胶。

(四)临证要点

多数患者于体检时发现白细胞减少,无特异性症状,可出现倦怠乏力、头晕等不适,根据其有无腰膝酸软,面色苍白,畏寒肢冷,心悸怔忡,纳呆食少,腹胀等症状进行辨证,多为虚证,包括气血两虚、脾肾亏虚、气阴两虚、肝肾阴虚等,予相应的补益治疗。严重病例会伴外感发热,予清热解毒,滋阴凉血治疗,临床注意鉴别内伤发热和外感发热。

六、预后

本病的预后与病因、粒细胞减少的程度、合并全身感染的病情等密切相关。随着广谱抗生素和造血生长因子的应用,目前粒细胞缺乏症的病死率已显著降低。

七、预防与调护

放射线及苯等化学毒物接触者和易引起粒细胞减少的药物使用者,需定期检查血常规,及时诊治。

第六节　白　血　病

白血病(Leukemia)是一类造血干/祖细胞的恶性克隆性疾病,具有高度的异质性。因白血病细胞自我更新增强,细胞增殖失控、分化障碍、凋亡受阻,而致细胞停滞在发育的不同阶段。在骨髓和其他造血组织中,白血病细胞大量增殖累积,使正常造血受抑制并浸润其他器官和组织。

根据自然病程和细胞分化成熟程度将白血病分为急性白血病(acute leukemia,AL)和慢性白血病(chronic leukemia,CL)两大类。AL 的细胞分化停滞在较早期阶段,主要为原始细胞及早期幼稚细胞,病情发展迅速,自然病程一般少于半年。慢性白血病的细胞分化停滞在较晚期阶段,多为较成熟的幼稚细胞或成熟细胞,自然病程达数年。根据受累的细胞类别,可将 AL 分为急性淋巴细胞白血病(acute lymphocytic leukemia,ALL)和急性髓系白血病(acute myelogenous leukemia,AML)。急性淋巴细胞白血病简称急淋白血病或急淋,急性髓系白血病简称急粒白血病或急粒。慢性白血病分为慢性髓系白血病(chronic myelogenous leukemia,CML)和慢性淋巴细胞白血病(chronic lymphocytic leukemia,CLL)及少见类型的白血病,如毛细胞白血病、幼淋巴细胞白血病等。慢性髓系白血病简称慢粒白血病或慢粒,慢性淋巴细胞白血病简称慢淋白血病或慢淋。

白血病见于世界各国,不同地理区域的发病率有较大差异。亚洲国家的发病率低于欧美国家,尤其是 CLL 不足白血病的 5%,在欧美国家则占 25%~30%。

我国白血病的发病率为 3~4/10 万人口,与其他亚洲国家相似。在恶性肿瘤所致的死亡人数中,白血病居第 6 位(男)和第 7 位(女);儿童及 35 岁以下成人中则居第 1 位。我国 AL 比 CL 多见(约 5.5∶1),其中 AML 最多(1.62/10 万),其次为 ALL(0.69/10 万)、CML(0.39/10 万),CLL 少见(0.05/10 万)。男性发病率略高于女性(1.81∶1)。成人 AL 中以 AML 多见,儿童以 ALL 多见。CML 随年龄增长而发病率逐渐升高,CLL 在 50 岁以后发病才明显增多。

本病可归属于中医学"急劳""热劳""血证""瘟毒""虚劳"和"癥积"等病证范畴。

急性白血病

急性白血病(acute leukemia,AL)是一组起源于造血干/祖细胞的恶性克隆性疾病,在临床上常以贫血、出血、感染和肝、脾、淋巴结肿大为特征性表现,多数起病急、病程进展快。

一、病因病理

(一)西医病因病理

急性白血病的病因目前尚未完全清楚。

1. 生物因素 主要是病毒感染和免疫功能异常。成人 T 细胞白血病/淋巴瘤(ATL)可由人类 T 淋巴细胞病毒Ⅰ型(human T lymphocytotrophic virus-I,HTLV-Ⅰ)引起。病毒感染机体后,作为内源性病毒整合并潜伏在宿主细胞内,一旦处在某些理化因素作用下即被激活表达而诱发白血病;或作为外源性病毒由外界以横向方式传播感染,直接致病。部分免疫功能异常者,如某些自身免疫性疾病患者发生白血病风险增加。

2. 物理因素 X 射线、γ 射线等电离辐射有致白血病作用,早在 1911 年就首次报道了放射工作者发生白血病的病例。日本广岛及长崎受原子弹袭击后,幸存者中白血病发病率比未受辐射人群分别高 30 倍和 17 倍,患者多为急性白血病和 CML。研究表明,大剂量和大面积电离辐射可使骨髓抑制和机体免疫受损,DNA 发生突变、断裂和重组,导致白血病的发生。

3. 化学因素 化学因素是与白血病发病相关的重要因素之一。苯的致白血病作用已经被证实,接触含苯粘合剂的制鞋业工人发病率高于正常人群的 3~20 倍。乙双吗啉是乙亚胺的衍生物,具有极强的致染色体畸变和致白血病作用。抗肿瘤药中烷化剂和拓扑异构酶Ⅱ抑制剂可引起白血病。化学物质所致白血病多为 AML。

4. 遗传因素 某些白血病具有遗传易感性,家族性白血病约占白血病的 0.7%。单卵孪生子,如果一人发生白血病,另一人发病概率为 20%,比双卵孪生子高 12 倍。一些常染色体隐性遗传性疾病如 Bloom 综合征、范科尼(Fanconi)贫血均易发生白血病。唐氏综合征(Down syndrome)有 21 号染色体三体改变,其白血病发病率达 50/10 万,比正常人群高 20 倍。

5. 其他血液病 某些血液病有可能发展为白血病,如骨髓增生异常综合征、真性红细胞增多症、阵发性睡眠性血红蛋白尿症等。

白血病的发病机制复杂,可能是多步骤的,目前认为至少有两类分子事件共同参与发病,即所谓的"二次打击"学说。①各种原因引起造血细胞内一些基因的决定性突变,激活某种信号通路,导致克隆性的异常造血细胞产生,此类细胞获得增殖和/或生存优势、多有凋亡受阻;②进一步遗传学改变可能会涉及某些转录因子,导致造血细胞分化受阻或紊乱。

(二)中医病因病机

中医对本病病因的认识包括热毒和正虚两方面。

1. 热毒久蕴,精髓被扰 热毒有外来和内生之分。外来邪毒多为时令温毒之邪,如湿毒、火毒等。内生热毒一是因为脏腑功能失调,气血阴阳失衡,浊热内滞,郁久蕴毒;或母体罹患热病,热毒内着于胎,蕴蓄不散,深伏胎儿精血骨髓,消灼人体精血。热毒深伏体内,一旦热毒久盛或正气被郁,便随之病发。热毒蕴结,损伤脏腑,攻注骨髓,精髓被扰,阴阳气血失调,久而致病。

2. 正气虚衰 禀赋不足、七情内伤、饮食劳倦、房劳过度,均会损伤人体正气,五脏虚损、正气衰弱是白血病发病的内在因素;或因机体阴精不足;或因热毒蕴久,消灼阴液,阴虚火旺,扰乱精髓,生化失常;或脾胃受损,生化不足,气血亏虚,不胜邪扰,虚风贼邪伤肾损骨耗髓。

3. 浊邪内结,瘀血内阻 邪毒内蕴,阻碍气血运行,导致气滞血瘀,甚至气血互结;或邪毒损伤脏腑,留饮成痰,痰瘀互结,渐成癥积等证。

总之,中医学认为急性白血病的主要病因为热毒和正虚,病性为本虚标实。正气亏虚为本,温热毒邪为标,多以标实为主。病位在骨髓,表现在营血,与肾、肝、脾有关。以发热、出血、血亏、骨痛、癥块等为临床特征,病性多属虚实夹杂,病情危重,预后差。

二、分类

对急性白血病,目前较为流行的分类标准包括法、美、英(FAB)分型和世界卫生组织(WHO)分型两种。FAB 分型根据骨髓涂片细胞形态学和组织化学染色的观察和计数,是最基本的诊断学依据。将 AML 分为 $M_0 \sim M_7$ 共 8 个亚型,其中原始细胞包括 I 型和 II 型的原始细胞,原始或/和幼稚细胞比例均指占骨髓非红系有核细胞(nonerythroid cells,NEC)的百分比。ALL 则分为 L_1、L_2、L_3 共三个亚型。WHO 分型是整合了白血病细胞形态学(morphology)、免疫学(immunology)、细胞遗传学(cytogenetics)和分子生物学(molecular biology)(简称 MICM)特征的新分型系统,可为患者治疗方案的选择及预后判断提供帮助。临床中主要选择 WHO 分型。

(一)急性白血病(AL)的 FAB 分型

1. AML 的 FAB 分型

M_0(急性髓细胞性白血病微分化型,minimally differentiated AML):骨髓原始细胞>30%,无嗜天青颗粒及 Auer 小体,核仁明显,光镜下髓过氧化物酶(MPO)及苏丹黑 B 阳性细胞<3%;在电镜下,MPO 阳性;CD33 或 CD13 等髓系抗原可呈阳性,淋系抗原通常为阴性。血小板抗原阴性。

M₁(急性粒细胞白血病未分化型,AML without maturation):原始粒细胞(Ⅰ型 +Ⅱ型,原始粒细胞质中无颗粒为Ⅰ型,出现少数颗粒为Ⅱ型)占骨髓非红系有核细胞(NEC,指不包括浆细胞、淋巴细胞、肥大细胞、巨噬细胞及所有红系有核细胞的骨髓有核细胞)的90%以上,其中至少3%的细胞为 MPO 阳性。

M₂(急性粒细胞白血病部分分化型,AML with maturation):原始粒细胞占骨髓 NEC 的30%~89%,其他粒细胞≥10%,单核细胞<20%。

M₃(急性早幼粒细胞白血病,acute promyelocytic leukemia,APL):骨髓中以颗粒增多的早幼粒细胞为主,此类细胞在 NEC 中≥30%。

M₄(急性粒-单核细胞白血病,acute myelomonocytic leukemia,AMMoL):骨髓中原始细胞占 NEC 的30%以上,各阶段粒细胞≥20%,各阶段单核细胞≥20%。M4Eo(AML with eosinophilia):除上述 M₄ 型特点,嗜酸性粒细胞在 NEC 中≥5%。

M₅(急性单核细胞白血病,acute monocytic leukemia,AMoL):骨髓 NEC 中原始单核细胞、幼稚单核细胞≥30%,且原始单核细胞、幼稚单核细胞及单核细胞≥80%。原始单核细胞≥80% 为 M₅a、<80% 为 M₅b。

M₆(红白血病,erythroleukemia,EL):骨髓中幼红细胞≥50%,NEC 中原始细胞(Ⅰ型 +Ⅱ型)≥30%。

M₇(急性巨核细胞白血病,acute megakaryoblastic leukemia,AMeL):骨髓中原始巨核细胞≥30%。血小板抗原阳性,血小板过氧化酶阳性。

2. ALL 的 FAB 分型

L₁:原始和幼稚淋巴细胞以小细胞(直径≤12μm)为主。

L₂:原始和幼稚淋巴细胞以大细胞(直径>12μm)为主。

L₃(Burkitt 型):原始和幼稚淋巴细胞以大细胞为主,大小较一致,细胞内有明显空泡,胞质嗜碱性,染色深。

(二) AL 的 WHO 分型

1. AML 的 WHO 分型(第五版)

(1) 伴重现性遗传异常的 AML

APL 伴 *PML∷RARA*

AML 伴 *RUNX1∷RUNX1T1*

AML 伴 *CBFB∷MYH11*

AML 伴 *DEK∷NUP214*

AML 伴 *RBM15∷MRTFA*

AML 伴 *BCR∷ABL1*

AML 伴 *KMT2A* 重排

AML 伴 *MECOM* 重排

AML 伴 *NUP98* 重排

AML 伴 *NPM1* 突变

AML 伴 *CEBPA* 突变

AML,骨髓增生异常相关

AML 伴其他特定遗传学改变

(2) 由分化定义的 AML

AML 微分化型

AML 未成熟型

AML 成熟型

急性嗜碱性粒细胞白血病

急性粒-单核细胞白血病

急性单核细胞白血病

急性红细胞白血病

急性巨核细胞白血病

2. ALL 的 WHO 分型(第五版)

(1) 原始 B 淋巴细胞白血病

B-ALL,非特指型(NOS)

B-ALL 伴高超二倍体

B-ALL 伴亚二倍体

B-ALL 伴 21 号染色体内部扩增(iAMP21)

B-ALL 伴 *BCR*∷*ABL1* 融合

B-ALL 伴 *BCR*∷*ABL1* 样特征

B-ALL 伴 *KMT2A* 重排

B-ALL 伴 *ETV6*∷*RUNX1* 融合

B-ALL 伴 *ETV6*∷*RUNX1* 样特征

B-ALL 伴 *TCF3*∷*PBX1* 融合

B-ALL 伴 *IGH*∷*IL3* 融合

B-ALL 伴 *TCF3*∷*HLF* 融合

B-ALL 伴其他特定遗传学异常

(2) 原始 T 淋巴细胞白血病

T-ALL,非特指型(NOS)

早期前体 T 淋巴细胞白血病(ETP-ALL)

三、临床表现

AL 起病可急骤,亦可缓慢。急者会表现为突然高热,类似"感冒",或是严重的出血;缓慢者常见脸色苍白、皮肤紫癜、月经过多,或因拔牙后,出血难止就医时被发现。

(一) 正常骨髓造血功能受抑制表现

1. 贫血　部分患者因病程短可无贫血,半数患者就诊时已有重度贫血。多为正常细胞性贫血,表现为疲乏无力、面色苍白,可在短期内进行性加重,伴活动后头昏眼花、胸闷气急、心悸等。

2. 发热　半数患者早期表现发热,可低热,亦可达 39~40℃,甚至更高,伴畏寒、出汗等。虽然白血病本身可以发热,但大多数<38.5℃,高热往往提示有继发感染。感染可发生在各个部位,口腔炎、牙龈炎、咽峡炎最常见,可发生溃疡或坏死;肺部感染、肛周炎、肛旁脓肿亦常见,严重时可致败血症。最常见的致病菌为革兰氏阴性杆菌,其次为革兰氏阳性球菌。长期应用抗生素者或粒细胞缺乏者,可出现真菌感染,伴有免疫功能缺乏者,可发生病毒感染。导致感染的主要原因是白细胞数量和功能异常、机体免疫功能下降。

3. 出血　AL 以出血为早期症状者近 40%。出血可见于全身各部位,多表现皮肤瘀点、瘀斑、鼻出血,牙龈出血或月经过多等。发生颅内出血表现为头痛、呕吐、瞳孔大小不对称、昏迷,是 AL 最常见的死亡原因之一。急性早幼粒细胞白血病(APL)患者易并发凝血异常而致全身广泛性出血。AL 死于出血者占 62.24%,其中 87% 为颅内出血。出血的原因主要是血小板减少,其次为白血病细胞浸润血管壁。

(二)白血病细胞增殖浸润的表现

1. 淋巴结和肝脾大　淋巴结肿大以 ALL 较多见,纵隔淋巴结肿大常见于 T-ALL。肝脾大多为轻至中度,巨脾罕见,慢粒白血病急性变除外。

2. 骨骼和关节　患者常有胸骨下段局部压痛,提示局部骨髓腔内白血病细胞过度增生,具有一定的诊断特异性,可出现关节和骨骼疼痛,尤以儿童多见。发生骨髓坏死时,可引起骨骼剧痛。

3. 眼部　部分 AML 伴粒细胞肉瘤,或称绿色瘤,常累及骨膜,以眼眶部位最常见,可引起眼球突出、复视甚至失明。

4. 口腔和皮肤　多见于 AML 的 M_4 和 M_5,由于白血病细胞浸润可使牙龈增生、肿胀;皮肤可出现蓝灰色斑丘疹,局部皮肤隆起、变硬,呈紫蓝色结节。

5. 中枢神经系统　由于大部分化疗药物难以通过血-脑屏障,不能有效杀灭隐藏于中枢神经系统的白血病细胞,从而引起中枢神经系统白血病(central nervous system leukemia, CNSL)。CNSL 可发生在疾病各个时期,但常发生在治疗后缓解期,以 ALL 最常见,儿童尤甚,其次为 M_4、M_5。临床上轻者表现为头痛、头晕,重者有呕吐、颈项强直,甚至抽搐、昏迷。CNSL 可为脑膜浸润、脑实质浸润或脊髓浸润,随浸润部位不同而表现相应的症状和体征。

6. 睾丸　睾丸受浸润,出现无痛性肿大,多为一侧性,另一侧虽无肿大,但活检时往往也有白血病细胞浸润。睾丸白血病多见于 ALL 化疗缓解后的幼儿或青年,由于化疗药物难以通过血-睾屏障,隐匿在这一庇护所内的白血病细胞亦不能被有效杀灭,是仅次于 CNSL 的白血病髓外复发的根源。

7. 其他　白血病细胞还可浸润其他器官,如胸腺、胸膜、肺、消化道、泌尿系统等。

四、实验室及其他检查

1. 血象　外周血白细胞计数可高低不一,大多数患者白细胞数增多,$\geqslant 10 \times 10^9/L$ 者称为白细胞增多性白血病;少数患者白细胞数正常或 $<1.0 \times 10^9/L$,称为白细胞不增多性白血病。血涂片分类检查可见数量不等的原始和/或幼稚细胞,但白细胞不增多型病例很难找到原始或幼稚细胞。患者常有不同程度的正细胞性贫血,少数患者血涂片上红细胞大小不等,可找到幼红细胞。约 50% 的患者血小板低于 $50 \times 10^9/L$,晚期血小板往往极度减少。

2. 骨髓象　骨髓细胞形态学检查是诊断 AL 的主要依据和必做检查。FAB 分型将原始细胞≥骨髓有核细胞的 30% 定义为 AL 的诊断标准,WHO 分型将这一比例下降至≥20%,并提出原始细胞比例<20% 但伴有 t(15;17)、t(8;21) 或 inv(16)/t(16;16) 者亦应诊断为 AML。多数有核细胞显著增生,以原始细胞为主;少数 AL 骨髓增生低下,称为低增生性白血病。

3. 细胞化学　主要用于协助形态鉴别各类白血病。常见 AL 的细胞化学反应见表 1-5-1。

表 1-5-1　常见 AL 的细胞化学染色及鉴别

	急性淋巴细胞白血病	急性粒细胞白血病	急性单核细胞白血病
髓过氧化物酶(MPO)	(-)	分化差的原始细胞(-)~(+) 分化好的原始细胞(+)~(+++)	(-)~(+)

续表

	急性淋巴细胞白血病	急性粒细胞白血病	急性单核细胞白血病
糖原染色（PAS）	（＋）成块或粗颗粒状	（－）或（＋）弥漫性淡红色或细颗粒状	（－）或（＋）弥漫性淡红色或细颗粒状
非特异性酯酶（NSE）	（－）	（－）～（＋）NaF 抑制<50%	（＋）NaF 抑制≥50%

4. 免疫学　根据白血病细胞表达的系列相关抗原,确定其来源。造血干/祖细胞表达 CD34,M_3 型 AML 即 APL 细胞通常表达 CD13、CD33 和 CD117,不表达 HLA-DR 和 CD34,还可表达 CD9。其他常用的免疫分型标志见表 1-5-2。急性混合细胞白血病包括急性双表型（白血病细胞同时表达髓系和淋系抗原）和双克隆(两群来源于各自干细胞的白血病细胞分别表达髓系和淋系抗原)白血病,其髓系和一个淋系积分均>2(表 1-5-2)。

表 1-5-2　白血病免疫学积分系统（EGIL，1998）

分数	B 系	T 系	髓系
2	CyCD79a CyCD22 CyIgM	CD3 TCRα/β TCRγ/δ	CyMPO
1	CD19 CD20 CD10	CD2 CD5、CD8 CD10	CD117 CD13 CD33 CD65
0.5	TdT CD24	TdT CD7 CD1a	CD14 CD15 CD64

注：Cy 为胞质内；TCR 为 T 细胞受体。

5. 染色体和分子生物学　AL 常伴有特异的染色体和基因改变。例如 99% 的 APL 有 t(15;17)(q22;q12),15 号染色体上的早幼粒白血病基因(promyelocytic leukemia,*PML*)与 17 号染色体上的维 A 酸受体基因(retinoic acid receptor α,*RARA*)易位形成 *PML-RARA* 融合基因,这是 APL 发病及用维 A 酸及砷剂治疗有效的分子基础。AL 常见染色体和分子异常见表 1-5-3 和表 1-5-4。

表 1-5-3　AML 常见的染色体异常及受累基因

常见白血病亚型	染色体异常	融合基因
M_2	T（8；21）（q22；q22）	*AML1- ETO*
M_3	T（15；17）（q22；q12）	*PML- RARα*
M_4Eo	Inv（16）（p13；q22）	*CBFβ- MYH11*
M_4Eo	T（16；16）（p13；q22）	*CBFβ- MYH11*
	Del（16）	
	正常核型	
M_5	T（9；11）（p22；q23）	*MLLT3- MLLL*
	Del（9p）、del（11q）、del（20q）	
	－Y、＋8、＋11、＋13、＋21	
	复杂核型	
$M_1M_4M_6$	Inv（3）（q21；q26）/t（3；3）（q21；q26）	*RPN1- EVI1*
M_2M_4		*DEK- NUP214*
M_4M_5	T（6；9）（q23；q34）	*MLL- AF6*
	T（6；11）（q27；q23）	
	Del（5q）、－5、del（7q）、－7	

表 1-5-4　ALL 常见的染色体异常及受累基因

常见白血病亚型	染色体异常	融合基因
B-ALL	T（9；22）（q34；q11.2）	BCR- ABL
	T（V；11q23）	MLL 重排
	T（12；21）（p13；q22）	TEL- AML1（RUNX1）
	T（1；19）（q23；p13.3）	E2A- PBX1
	T（5；14）（q31；q32）	IL3- IGH
	亚二倍体	
	超二倍体（>50 条）	
T-ALL	T（11；14）（p13；q11）	LMO2，TCR A/D
	T（1；14）（p32；q11）	TAL1- TCR
	T（7；9）（q34；q34）	NOTCH1，TCR B

6. 血液生化改变　AL 患者血和尿中尿酸浓度增高,特别是在化疗期间。若患者发生 DIC 时可出现凝血机制障碍。血清乳酸脱氢酶(lactate dehydrogenase,LDH)可增高。出现 CNSL 时,脑脊液外观变浑浊,压力升高,白细胞数增多(>0.01×10^9/L),蛋白质增多(> 450mg/L),糖定量减少,脑脊液沉淀涂片上可找到白血病细胞。

五、诊断与鉴别诊断

(一)诊断

根据临床表现、血象和骨髓象特点,诊断一般不难。但是,对于初诊患者要尽可能完善细胞形态学、细胞化学染色、免疫表型分析、核型分析等检查,以便综合评价预后并制定相应的治疗方案。

(二)鉴别诊断

1. 类白血病反应　由严重感染、结核、恶性肿瘤、创伤等原发疾病引起的一种血液学继发改变,表现为外周血白细胞显著增多,血涂片中可见中幼粒细胞、晚幼粒细胞、早幼粒细胞甚至原始粒细胞。但是骨髓中无奥氏小体,NAP 活性明显增高,随着原发病的治疗、外周血细胞的异常可以好转和恢复。

2. 骨髓增生异常综合征(MDS)　骨髓增生异常综合征中 RAEB 型外周血和骨髓中均可出现不同比例的原始和/或幼稚细胞,同时伴有病态造血,但骨髓中原始细胞<20%,易与 AL 鉴别。

3. 传染性单核细胞增多症　传染性单核细胞增多症外周血中出现较多异形淋巴细胞易被误认为幼稚淋巴细胞,但形态不同于原始细胞,骨髓细胞学检查原始和/或幼稚细胞比例正常;血清嗜异性抗体效价升高,病程短,为自限性疾病。

4. 再生障碍性贫血　主要与白细胞不增多性白血病相区别,根据骨髓象检查和 AL 的临床浸润征象不难鉴别。

5. 巨幼细胞贫血　巨幼细胞贫血有时可与红白血病混淆。但巨幼细胞贫血一般无明显的感染和出血倾向,骨髓中原始细胞不增多,幼红细胞糖原染色常为阴性,红白血病则为强阳性。应用叶酸和维生素 B$_{12}$ 治疗巨幼细胞贫血有效。

思政元素

三氧化二砷治疗白血病的发现

　　白血病作为一类造血干细胞异常的恶性克隆性疾病,严重威胁我国人民生命健康,其中急性早幼粒细胞白血病(APL)是其中一类极为凶险、病死率高的亚型。在发现砷剂和维甲酸能够治疗 APL 之前,传统的治疗方法主要是化疗,但其治愈率只有10%～30%。

　　砒霜是最古老的毒物之一,主要成分是三氧化二砷,宋代《开元本草》、明代《本草纲目》中就有记载。1971 年哈尔滨医学院第一附属医院药师偶然发现一个治疗癌症的民间验方,其中含有砒霜,为探明真相,以张亭栋教授为组长的医疗队下乡调查,将药方改为针剂,命名为"癌灵注射液",在确认疗效后向卫生厅汇报。之后张亭栋教授团队对"癌灵注射液"组分进行研究,并针对"癌灵注射液"治疗白血病进行集中研究,发现三氧化二砷对于 APL 有显著疗效。2012 年张亭栋教授被中国科学技术协会评为"全国优秀科技工作者",2016 年被评为"2015 中国科学年度新闻人物"。

　　我国上海交通大学附属瑞金医院上海血液学研究所的陈竺教授团队在阐明三氧化二砷和全反式维甲酸治疗 APL 的细胞和分子机制方面作出了重大贡献,提出了白血病"靶向治疗"观点,使得这一疾病的 5 年无病生存率跃升至 90% 以上。其团队不断进行概念设计创新,并优化临床试验方案的进程,强调了中医中药在白血病治疗理念和实践方面的重要启迪。2016 年陈竺教授和法国巴黎圣路易医院的 Hugues de Thé 教授一起,获得美国血液学会颁发的欧尼斯特·博特勒奖,以表彰其在急性早幼粒细胞白血病基础和临床研究中所取得的突出成就。

六、治疗

(一)中西医结合治疗思路

　　AL 确诊后应尽早治疗,根据患者的 MICM 结果及临床特点进行预后危险分层,按照患方意愿、经济能力,选择并设计完整、系统的治疗方案。制订以联合化疗为核心的综合治疗方案。对适合 HSCT 移植的患者应尽早进行 HLA 配型和移植前的各项准备。中医药在 AL 的治疗中起辅助作用,主要包括化疗前和化疗后的扶正治疗、促进骨髓造血功能,化疗期减轻化疗药物副作用。

(二)西医治疗

1. 一般治疗

(1)紧急处理高白细胞血症:当循环血液中白细胞数>200×10^9/L,患者可产生白细胞淤滞症,表现为呼吸困难、低氧血症、反应迟钝、言语不清、颅内出血等。高白细胞不仅会增加患者早期死亡率,也增加髓外白血病的发病率和复发率,因此当血中白细胞>100×10^9/L时,应紧急使用血细胞分离机,单采清除过高的白细胞(M_3 型一般不推荐),同时给以水化和化疗。需预防白血病细胞溶解诱发的高尿酸血症、酸中毒、电解质紊乱、凝血异常等并发症。

(2)防治感染:白血病患者由于粒细胞减少,免疫功能下降,特别是在化疗、放疗后出现的粒细胞缺乏持续时间较长,因此防治感染十分重要。应加强基础护理,强调口咽、肛门周围和饮食的清洁卫生,此时患者宜住层流病房或消毒隔离病房。粒细胞集落刺激因子(G-CSF)或粒细胞-巨噬细胞集落刺激因子(GM-CSF)可有效缩短粒细胞缺乏期,可用于 ALL 和老年、强化疗或伴感染的 AML。如出现发热等感染症状,应做细菌培养和药敏试验,病原菌未明确前可进行经验性抗生素治疗,待病原学及药敏结果报告后,再调整治疗药物。

（3）成分输血:严重贫血可吸氧、输入浓缩红细胞,维持 Hb>80g/L,但白细胞淤滞时不宜马上输红细胞,以免进一步增加血黏度。血小板过低有严重出血的风险,需输注单采血小板,维持血小板数≥10×10^9/L。在输血时为防止异体免疫反应所致无效输血和发热反应,可采用白细胞滤器去除成分血中的白细胞。

（4）防治高尿酸血症肾病:由于白血病细胞大量破坏,特别是在高白细胞性白血病化疗时更甚,血清和尿中尿酸浓度增高,积聚在肾小管,引起阻塞而发生高尿酸血症肾病。因此,鼓励患者多饮水并 24 小时持续静脉补液以保持每小时尿量>150ml/m^2,同时碱化尿液。化疗期间应给予别嘌醇,每次 100mg,每日 3 次,以抑制尿酸生成。出现无尿和少尿,应按急性肾功能衰竭处理。

（5）维持营养:白血病系严重消耗性疾病,特别是化疗、放疗的副作用引起患者消化道黏膜炎及功能紊乱。应注意补充营养,维持水、电解质平衡,给患者高蛋白、高热量、易消化食物,必要时经静脉补充营养。

2. 抗白血病治疗

（1）治疗策略

1）诱导缓解治疗:为白血病治疗的第一阶段,应用联合化疗使患者迅速获得完全缓解（complete remission,CR）。所谓 CR,即白血病的症状和体征消失。血象:中性粒细胞绝对值≥1.5×10^9/L,血小板≥100×10^9/L,无白血病细胞;骨髓象:原始粒细胞Ⅰ+Ⅱ（原单核细胞+幼单核细胞或原淋巴细胞+幼淋巴细胞）≤5%,M$_3$ 型则要求原粒细胞+早幼粒细胞≤5%,无奥氏小体,同时,红细胞及巨核细胞系正常;无髓外白血病。理想的 CR 状态为白血病免疫学、细胞遗传学和分子生物学异常均消失。

2）缓解后的治疗:目的是为争取患者的长期无病生存（DFS）和治愈（DFS 持续 10 年以上无复发）,包括巩固、强化治疗和维持治疗。AL 未治疗时体内白血病细胞总量约为 10^{12}~10^{13} 个,经诱导缓解治疗达到 CR 标准时体内仍有约 10^8~10^9 个白血病细胞,称为微小残留病（minimal residual disease,MRD）,是 AL 疾病复发的根源。因此 CR 后必须实施强化巩固治疗,以进一步杀灭残存、隐蔽的白血病细胞,防止复发,延长缓解和无病生存期。

（2）AML 的治疗

1）诱导缓解（APL 除外）:治疗的国际标准方案为 DA 方案（表 1-5-5）。

表 1-5-5 AML 的常用化疗方案

方案	药物	用法
DA	DNR	45~60mg/（m^2·d）,静脉注射,第 1~3 日
	Ara-C	100~200mg/（m^2·d）,静脉滴注,第 1~7 日
IA	IDA	11~13mg/（m^2·d）,静脉注射,第 1~3 日
	Ara-C	100~200mg/（m^2·d）,静脉滴注,第 1~7 日
MA	Mito	8~12mg/（m^2·d）,静脉注射,第 1~3 日
	Ara-C	100~200mg/（m^2·d）,静脉滴注,第 1~7 日
HA	HHT	3~4mg/（m^2·d）,静脉滴注,第 5~7 日
	Ara-C	100~200mg/（m^2·d）,静脉滴注,第 1~7 日

注: DNR: 柔红霉素, Ara-C: 阿糖胞苷, IDA: 去甲氧柔红霉素, Mito: 米托蒽醌, HHT: 高三尖杉酯碱。

2）APL 诱导缓解治疗：对于 M_3 型 AML 应尽早使用全反式维 A 酸（ATRA）诱导缓解治疗，CR 率可达 90% 左右。但单用 ATRA 治疗易复发，所以目前 ATRA 联合蒽环类药物为主的化疗是较为公认的标准诱导方案。我国应用 ATRA+砷剂（三氧化二砷，ATO）+化疗作为 APL 的一线诱导治疗方案，取得了显著的疗效。

3）缓解后治疗：诱导 CR 是 AML 患者长期无病生存关键的第一步，但此后若停止治疗，则复发几乎不可避免。AML 缓解后仍需要进行 6~9 个疗程的巩固强化治疗，化疗方案可以采用剂量更强的原诱导缓解方案或大剂量阿糖胞苷（HD Ara-C）方案单用或与其他蒽环类药物联合的方案。APL 获得 CR 后仍需要巩固强化治疗 5~6 个疗程，并用 ATRA 或砷剂交替维持治疗 2~3 年。AML 患者初诊时白细胞 $\geqslant 100 \times 10^9/L$、伴髓外白血病、$M_4/M_5$，存在 t（8;21）或 inv（16）、$CD7^+$ 或 $CD56^+$ 及有颅内出血者，应尽早开始 CNSL 的鞘内预防性用药，在 CR 后鞘内注药至少一次。而 APL 患者 CR 后至少鞘内预防性用药 3 次。

4）复发和难治 AML 的治疗：①中、高剂量 Ara-C 组成的联合治疗：对年龄 55 岁以下，支持条件较好者，可选用。②无交叉耐药的新药组成的化疗方案。③HSCT：异基因 HSCT（allo-HCST）是目前唯一可能获得长期缓解的治疗措施。④临床试验：如耐药逆转剂、新的靶向药物、生物治疗等。⑤免疫治疗：供体淋巴细胞输注、抗 CD33 和 CD45 单抗也显示了一定的疗效。复发的 APL 可选用 ATRA 或砷剂再诱导，CR 后融合基因转阴者行自体 HSCT 或砷剂巩固治疗，融合基因仍阳性者考虑 allo-HCST 或临床试验。

（3）ALL 的治疗

1）诱导缓解治疗：多以长春新碱加泼尼松（VP 方案）为基础（表 1-5-6），儿童患者 CR 率可高达 95%，但成人的 CR 率仅 50%，且易复发。因此须加上 1~2 种其他药物联合应用。VP 方案加柔红霉素为 DVP 方案，再加左旋门冬酰胺酶（L-ASP）组成 DVLP 方案，治疗 CR 率可接近 80%。对于 T-ALL 可在 DVLP 的基础上加用 Ara-C 或环磷酰胺（CTX），以提高 T-ALL 的 CR 率和 DFS 率。Ph^+ALL 预后极差，在诱导化疗期间应联合应用伊玛替尼，不但可提高 CR 率，还可减少继发耐药的发生。

表 1-5-6 ALL 的常用化疗方案

方案	药物	用法
VP	VCR	1~2mg，静脉注射，第 1、8、15、22 日
	Pred	1mg/（kg·d），口服，连用 2~3 周
DVP	DNR	30mg/（m²·d），静脉滴注，每 2 周第 1~3 日，共 4 周
	VCR	1~2mg，静脉注射，第 1、8、15、22 日
	Pred	1mg/（kg·d），口服，第 1~28 日
DVLP	DNR	30mg/（m²·d），静脉滴注，每 2 周第 1~3 日，共 4 周
	VCR	1~2mg，静脉注射，第 1、8、15、22 日
	L-ASP	1 000U/d，静脉滴注，第 19 日开始，连用 10 日
	Pred	1mg/（kg·d），口服，第 1~28 日

注：VCR，长春新碱；Pred，泼尼松；DNR，柔红霉素；L-ASP，左旋门冬酰胺酶。

2）缓解后治疗：成人 ALL 应早期巩固强化、维持治疗和 CNSL 的防治。儿童高危或极高危 ALL 应首选在 CR 后行异基因造血干细胞移植（allo-HSCT）。未行 allo-HSCT 者巩固强化维持治疗期限不宜少于 3 年。巯嘌呤（6MP）和甲氨蝶呤（MTX）联用是普遍采用的有效维持方案。缓解后的治疗可以减少复发，30%~40% 的成人 ALL 可生存 5 年以上。

3）ALL 复发治疗:复发指 CR 后在外周血重新出现白血病细胞或骨髓原始细胞>5%（除外其他原因如巩固化疗后骨髓重建等）或髓外出现白血病细胞浸润。多在 CR 后 2 年内发生,以骨髓复发最常见,髓外复发多见于 CNS 和睾丸。此时,可选择原诱导化疗方案或含 HD Ara-C 的联合方案或者新药进行再诱导治疗,但 ALL 一旦复发预后很差,即便获得二次缓解也较短暂（中位时间 2~3 个月）,长期生存率≤5%。ALL 患者适合移植者应尽早考虑 allo-HSCT。此外,靶向 CD19 的 CARTs 治疗复发/难治性 ALL 已取得空前的成功,缓解率达 70%~93%。

4）髓外白血病的治疗:常见为 CNSL 和睾丸白血病。CNSL 常为髓外白血病复发的根源,特别是在 ALL。CNSL 预防治疗通常在白血病缓解后开始,为预防 CNSL,鞘内注射 MTX 10mg,每周 1 次,连续 4~6 次。当 CNSL 诊断确定,应采用颅部和脊髓放射线照射治疗（总剂量 12~18Gy）;同时用甲氨蝶呤鞘内注射,每周 2 次,直至 CNSL 缓解,脑脊液检查正常再每周 1 次,连续 4~6 周。若用甲氨蝶呤疗效不佳,可改用阿糖胞苷鞘内注射,每次 50mg。对于睾丸白血病患者,即使仅有单侧睾丸白血病也需要进行双侧照射和全身化疗。

5）造血干细胞移植:造血干细胞移植对治愈成人 ALL 至关重要。异基因造血干细胞移植可使 40%~65% 的患者长期存活。主要适应证为:①复发难治 ALL;②第二次缓解期（CR2）ALL;③第一次缓解期（CR1）高危 ALL:如细胞遗传学分析为 Ph$^+$、亚二倍体者;MLL 基因重排阳性者,WBC≥30×10^9/L 的前 B-ALL 和 WBC≥100×10^9/L 的 T-ALL;获 CR 时间>4~6 周,CR 后在巩固维持治疗期间 MRD 持续存在或仍不断升高者。

（三）中医治疗

本病的病性属正虚邪实,临证时需辨病与辨证相结合,辨证分期论治。一般来说,发病之初,疾病未缓解时正气未衰,邪气已盛,以邪实为主;患病较久,疾病已缓解时邪气不盛,正气已衰,以正虚为主。但在疾病整个过程中,由于患者年龄大小、病程长短、治疗情况、兼证有无等不同,往往是正虚与邪实并见,或相互转化。因此治疗上应分清正虚邪实之主次,以扶正祛邪为总则。邪实者以祛邪为主,兼以扶正;正虚者以扶正为主,佐以祛邪。目前本病多采用中西医结合治疗,化疗前攻邪为主,力求祛邪攻毒,为后续化疗期的治疗创造有利条件;化疗期间注意顾护胃气,防止胃肠道反应;化疗后注意补益肝肾,防止骨髓抑制;化疗间歇期注意益气养阴,扶正解毒,以期延长患者生存期。

白血病的临床表现呈现多态性变化,证候表现随病情发展及治疗情况也发生变化。因此,在临床上很难固定一种治则（方药）贯穿于整个病程,需要根据临床证候变化随时调整治则及方药。现根据化疗前、化疗中及化疗后三期进行辨证施治。

1. 化疗前期　急性白血病患者常以贫血、出血、发热为主要临床表现,依主证辨证如下:

（1）气血两虚证

症状:面色无华,乏力头晕,心慌气短,唇甲色淡,自汗,食少纳差,便不成形,肌肤瘀斑。舌质淡,苔薄白,脉细弱。

治法:健脾补肾,益气养血。

代表方:人参养荣汤加减。自汗明显者,加用浮小麦、五味子、牡蛎;纳差食少者,加用焦三仙、鸡内金;皮肤出血明显者,加用白茅根、白及、仙鹤草等。

（2）热毒炽盛证

症状:壮热口渴,皮肤紫癜,齿衄鼻衄,血色鲜红,黑便。舌质红苔黄,脉洪数。

治法:清热解毒,凉血止血。

代表方:犀角地黄汤加味（犀角已禁用,现多用水牛角代）。持续高热者,加用生石膏、连翘、柴胡,高热神昏者,先用紫雪丹或安宫牛黄丸;口渴明显者,加用芦根、白茅根、玉竹;出血明显者,其中齿衄、鼻衄等上焦出血者,用紫草、白及、仙鹤草,便血、尿血等下焦出血者,用小蓟、侧柏叶、槐花、地榆。

（3）痰瘀互结证

症状:形体消瘦,面色暗滞,肌肤甲错,颈有痰核、瘰疬,胁下痞块,按之坚硬,时有胀痛,低热盗汗,舌质暗紫或有瘀斑瘀点。苔薄白,脉细涩而数。

治法:活血化瘀,软坚散结。

代表方:消瘰丸合膈下逐瘀汤加减。肌肤甲错者明显者,可加用鳖甲煎丸;痰核瘰疬明显者,加昆布、牡蛎、天南星、半夏、荔枝核等;腹腔胀痛明显者,加厚朴、枳壳;盗汗明显者,加用鳖甲、地骨皮、麻黄根等。

2. 化疗期　依据化疗药物副作用引起的临床主证进行辨证论治。此期主要是根据化疗过程中的消化系统不良反应进行辨证施治。常见的消化系统症状为恶心呕吐、腹泻、食欲不振、黄疸等,根据患者出现的临床表现进行辨证,分型如下:

（1）脾胃虚弱证

症状:面色萎黄,四肢无力,纳差,食后或下午腹胀,大便溏稀。舌淡红苔薄,脉细弱。

治法:健脾和胃。

代表方:香砂六君子汤加味。乏力明显者,加用黄芪;饮食不佳者,加用保和丸;腹胀明显者,加厚朴、枳壳;便溏明显者,加莲子、白豆蔻或合四神丸。

健脾可用党参、白术、茯苓、陈皮等;和胃止呕可用半夏、代赭石、生姜、大枣等;醒脾可用木香、砂仁等。

（2）胃虚气逆证

症状:素有胃疾,化疗时诱发,见有嗳气噎膈,纳少呕恶,严重者入食即吐。舌淡红苔薄,脉细弱。

治法:和胃降逆。

代表方:旋覆代赭汤加减。呕吐明显者,加竹茹等;嗳气呃逆者,加枇杷叶、柿蒂;胃部虚冷者,加高良姜、丁香、干姜。

（3）肝郁脾虚证

症状:胸胁痞满,少腹胀痛,便溏或泄泻。舌淡苔腻,脉细弦。

治法:疏肝健脾。

代表方:加味逍遥丸加减。胸胁胀满者,加川楝子、枳壳等;便溏腹泻者,加黄芪、党参、茯苓等;不欲饮食、苔腻者,加焦三仙、鸡内金。

3. 化疗后期　包括化疗方案刚结束,骨髓处于造血抑制状态,或化疗间期骨髓已达到部分缓解或完全缓解的时期。本阶段治疗目的是:全面扶正,促进骨髓造血功能的恢复。根据中医肾主骨、髓生血的理论,可以从下述两方面进行辨证施治。

（1）气阴两虚证

症状:面色苍白,乏力气短,反复低热,头晕耳鸣,口咽干燥,腰酸膝软,自汗盗汗,食少纳呆,皮肤时有紫癜。舌淡少苔,脉细数。

治法:益气养阴,清热解毒。

代表方:三才封髓丹合六味地黄丸加减。持续低热者,加鳖甲、知母、黄柏;头晕目眩明显者,加天麻、钩藤;持续耳鸣者,加耳聋左慈丸;腰膝酸软明显者,加牛膝、狗脊等;皮肤出血者,加紫草、侧柏叶、茜草。

（2）肝肾阴虚证

症状:五心烦热,潮热盗汗,咽干舌燥,两目干涩,腰酸腿软,或见遗精。舌淡红少苔,脉细数。

治法:滋补肝肾。

代表方:左归丸加减。五心烦热明显者,加银柴胡、地骨皮、青蒿;咽干口干者,加芦根、石斛、知母;盗汗明显者,加鳖甲、浮小麦、五味子;遗精者,加金锁固精丸。

（3）脾肾阳虚证

症状:畏寒肢冷,面目虚浮,或见面㿠白,纳差腹胀,大便稀溏或见腰酸腿软,阳痿早泄。舌淡苔水滑,脉沉弱。

治法:温补脾肾。

代表方:右归丸加减。畏寒肢冷明显者,加干姜、吴茱萸、艾叶;腰膝酸软者,加狗脊、巴戟天;阳痿早泄者,加用五子衍宗丸;便溏者,加肉豆蔻、高良姜、莲子。

七、预后

AL 若不经特殊治疗,平均生存期仅 3 个月,在目前的治疗模式下,不少患者可达到长期生存。对于 ALL,1~9 岁且白细胞<50×10^9/L 并伴有超二倍体或 t(12;21)者预后最好,80%以上的患者可获得长期无病生存甚至治愈,成人 ALL 预后相对较差。M3 型 AML 若能避免早期死亡则预后良好,多可治愈。继发于放化疗或 MDS 的 AL、治疗耐药及疾病复发者,预后均较差。

八、预防与调护

白血病病因及发病机制尚未明确,预防措施应是多方面的。首先应加强锻炼,增强体质;尽量减少各种病毒感染的机会;加强劳动防护,严格遵守有关操作规程,避免接触有害化学物品及遭受电离辐射;严禁滥用对骨髓有影响的药物等。

慢性髓系白血病

慢性髓系白血病(chronic myelogenous leukemia,CML)又称慢性粒细胞白血病,简称慢粒,是一种发生在多能造血干细胞水平的恶性骨髓增生性肿瘤,其发病有明确的遗传学(Ph 染色体)和基因(BCR-ABL)异常,病程发展较为缓慢,主要涉及髓系。其临床特点是外周血粒细胞显著增多并有不成熟性,脾脏肿大,在受累细胞系中,可找到 Ph 染色体和 BCR-ABL 融合基因。按病程分为慢性期(chronic phase,CP)、加速期(accelerated phase,AP)、急变期(blastic phase 或 blast crisis,BP/BC)。CML 占成人白血病的 15%~25%,全球年发病率(1~2)/10 万,我国流行病学调查显示全国 CML 的年发病率为 0.39/10 万。

一、病因病理

（一）西医病因病理

CML 的病因尚不清楚,三种环境因素已被认为与白血病的发病有关,即电离辐射、化学物质和病毒。此外,遗传因素也是疾病发生的一个重要原因,放射线亦是发病的重要因素之一。大量的研究表明,CML 是起源于多能造血干细胞的克隆性疾病。Ph 染色体是其特征性细胞遗传学标志,其实质是 9 号染色体长臂上 c-abl 原癌基因易位至 22 号染色体长臂的断裂点集中区(BCR),形成 BCR-ABL 融合基因,其编码的 p210 或 p190 BCR/ABL 蛋白具有极强的酪氨酸激酶活性,引起多方位信号传导通路异常,进而引发黏附功能缺陷,有丝分裂原激酶活化和凋亡抑制等,最终导致 CML 发生。在粒系、红系、巨核系及 B 淋巴细胞系均可发现 Ph 染色体,但不见于体细胞、骨髓成纤维细胞及 T 淋巴细胞,表明 CML 是造血干细胞突变所致的克隆性疾病。

（二）中医病因病机

本病的发生乃因先天禀赋不足或后天失养引起脏腑亏虚,外感六淫、内伤七情等引起气血功能紊乱,脏腑功能失调,致使毒邪乘虚而入。毒邪入侵,伤血及髓,致使气虚血亏,邪气与营血相搏结,使气血流通失畅,脉络瘀阻,久而成积。本病为气血痰湿邪毒相互搏结而成。

二、临床表现

CML 在各年龄阶段均可发病,以中年多见,中位发病年龄为 53 岁,男性多于女性。起病缓慢,早期常无自觉症状,患者可因健康检查或因其他疾病就医时才发现血象异常或脾大而被确诊。CML 的整个病程分为三期:慢性期(CP)、加速期(AP)和急变期(BP/BC)。

1. 慢性期 慢性期一般 1~4 年,无症状或有乏力、低热、多汗或盗汗、体重减轻等代谢亢进的表现。脾大为最显著体征,脾大可平脐甚至可达盆腔,如发生脾梗死则压痛明显并有摩擦音。半数患者有轻度肝大,部分患者胸骨中下段压痛。白细胞极度增高时(如 $>200\times10^9/L$)可发生"白细胞淤滞症",表现为呼吸窘迫、头晕、耳鸣、语言不清、中枢神经系统出血、男性偶可发生阴茎异常勃起、眼底静脉出血、视物模糊或失明等。

2. 加速期 可持续几个月到数年。常有发热、进行性体重下降、骨骼疼痛,逐渐出现贫血和出血,脾脏持续或进行性肿大,传统的抗慢粒药物治疗无效。

3. 急变期 为 CML 的终末期,临床上与 AL 相似。多数急粒变,少数为急淋变或急单变,偶尔有巨核细胞及红细胞等类型的急性变。急性变预后极差,往往在数月内死亡。

三、实验室及其他检查

（一）慢性期

1. 血象 白细胞总数显著增多,常超过 $20\times10^9/L$ 左右,可达 $100\times10^9/L$,主要为中性粒细胞明显增多,可见各阶段粒细胞,以中性中幼、晚幼和杆状核粒细胞居多,原始细胞(Ⅰ型+Ⅱ型)细胞 $<10\%$;嗜酸、嗜碱性粒细胞增多,红细胞和血小板早期正常或增多,晚期逐渐减少。

2. 骨髓象 骨髓增生明显至极度活跃,以粒系增生为主,原始细胞(Ⅰ型+Ⅱ型)细胞 $<10\%$,40%~50% 的患者有巨核细胞明显增生。

3. 中性粒细胞碱性磷酸酶(NAP)测定 细胞化学染色显示 NAP 活性减低或呈阴性反应,经有效治疗可恢复正常,疾病复发时又下降,合并细菌性感染时可略升高。

4. 细胞遗传学及分子生物学改变 95% 以上患者 CML 细胞出现特征性 Ph 染色体,即 t(9;22)(q34;q11),9 号染色体长臂上的 *c-abl* 原癌基因易位到 22 号染色体长臂的断裂点簇集区(*BCR*),形成 *BCR-ABL* 融合基因。其编码的蛋白主要为 P210,P210 蛋白具有酪氨酸激酶活性而导致造血细胞的转化和增殖,5% 的 CML 患者有 *BCR-ABL* 融合基因阳性而 Ph 染色体阴性。

（二）加速期

外周血和/或骨髓中原始细胞(Ⅰ型+Ⅱ型)细胞 $\geqslant10\%$,外周血嗜碱性粒细胞 $>20\%$,不明原因的血小板降低或增高。除 Ph 染色体外又出现新的染色体异常:+8、双 Ph 染色体等。骨髓活检显示胶原纤维显著增生。

（三）急变期

外周血中原粒+早幼粒细胞 $>30\%$,骨髓中原始细胞或原淋巴细胞+幼淋巴细胞或原单+幼单核细胞 $>20\%$,原粒细胞+早幼粒细胞 $>50\%$。出现髓外原始细胞浸润:常见皮肤、淋巴结、脾、骨骼或中枢神经系统。骨髓活检显示原始细胞大量聚集或成簇。

四、诊断和鉴别诊断

（一）诊断

凡有不明原因的持续性白细胞数增高，根据血象、骨髓象改变，脾大，Ph 染色体阳性，*BCR-ABL* 融合基因阳性，即可做出诊断。Ph 染色体尚可见于 2% 的 AML、5% 的儿童 ALL 及 25% 成人 ALL，应注意鉴别。

（二）鉴别诊断

1. 其他原因引起的脾大　肝硬化、慢性疟疾、黑热病、脾功能亢进、晚期血吸虫病等均有脾大，但各病均有各自原发病的临床特点，并且血象及骨髓象无 CML 的典型改变，Ph 染色体及 *BCR-ABL* 融合基因均为阴性。

2. 类白血病反应　见于感染、肿瘤、妊娠等，并有相应的临床表现。白细胞增高但很少超过 $50×10^9/L$，外周血和骨髓粒细胞胞浆中常有中毒颗粒和空泡，NAP 反应强阳性，细胞中 Ph 染色体阴性。原发病控制后白细胞恢复正常。

3. 骨髓纤维化　原发性骨髓纤维化有显著的脾大，血象中白细胞增高，但不超过 $30×10^9/L$，外周血出现幼粒细胞，泪滴样红细胞易见，NAP 呈强阳性，Ph 染色体及 *BCR-ABL* 融合基因均为阴性。多次多部位骨髓干抽，骨髓活检网状纤维染色阳性。

五、治疗

（一）中西医结合治疗思路

CML 治疗应着重于慢性期早期，避免疾病转化，力争细胞遗传学和分子生物学水平的缓解。化疗虽然可使大多数 CML 患者获得血液学缓解，但不能防止或延缓疾病进展。酪氨酸激酶抑制剂（TKIs）可使大部分患者获得细胞遗传学和分子水平的缓解，延长生存期并提高生活质量。异基因造血干细胞移植（allo-HSCT）是目前唯一能根治 CML 的手段。中医药主要起辅助治疗作用，慢性期结合患者症状辨证为气血亏虚、痰瘀内阻、热毒壅盛等，进行益气养血、活血化瘀、化痰散结等治疗，可减轻患者乏力等症状，急变期应用中医药则有减轻化疗药副作用及减轻症状的作用。

（二）西医治疗

1. 细胞淤滞症的紧急处理　见 AL 相关治疗，需并用羟基脲和别嘌醇。

2. 分子靶向治疗　目前临床上常用的 TKIs 类药物为甲磺酸伊玛替尼（imatinib，IM）、尼洛替尼（nilotinib）和达沙替尼（dasatinib）。2001 年美国 FDA 批准 IM 治疗 CML，IM 是一种相对低分子质量 2-苯胺嘧啶复合物，其作用是特异性阻断三磷酸腺苷（ATP）在 ABL 激酶上的结合位点，使酪氨酸残基不能磷酸化，从而抑制 *BCR-ABL* 阳性细胞的增殖。目前而言，第一代酪氨酸激酶抑制剂 IM 是临床治疗 CML 患者的首选推荐治疗，且随时间延长疗效可逐渐提高，能够延长患者生存期。初治 CML 慢性期，IM 治疗 1 年后完全血液学缓解（CHR）率、主要细胞遗传学缓解（MCR）率和完全细胞遗传学反应（CCR）分别为 96%、85% 和 69%，随着治疗时间的延长，治疗效果相应提高，5 年 CCR 率 87%，总生存率达 90%。使用 IM 的患者约 10%～15% 出现疾病进展。IM 需要终身服药，随意减、停药容易产生 *BCR-ABL* 激酶区的突变，发生继发性耐药。面对 IM 耐药及不耐受的难题，第二代、第三代 TKIs 应运而生，临床效果更佳且毒性更小。对 TKIs 治疗失败的患者可进行 allo-HSCT。对于具有 T315I 突变的 CML 患者，不适合 TKIs 治疗，宜立即行 allo-HSCT。

3. 干扰素　干扰素-α（IFN-α）治疗 CML 的确切机制不明，可能与抗细胞增殖、纠正黏附缺陷和宿主与白血病细胞相互作用有关。IFN-α 是分子靶向药物出现之前的首选药物,目前用于不适合 TKIs 和 allo-HSCT 的患者。常用剂量为 300 万 ~500 万 $U/(m^2 \cdot d)$,肌内或皮下注射,每周 3~7 次,连用 1~2 年以上。也可与其他化疗药物联合应用,如小剂量阿糖胞苷或羟基脲,则疗效更好。慢性期患者 CHR 率和 MCR 率分别达 72% 和 15% ,7% 获 CCR。

4. 其他药物治疗

(1)羟基脲(HU):是一种细胞周期特异性抑制 DNA 合成的药物,主要作用于 S 期。起效快,但持续时间较短,副作用少,口服方便、价格低廉。剂量为 1~6g/d,分 2~3 次口服,根据血细胞计数调整用量。对慢性期 CML 患者血液学缓解率达 70% ~80% ,但不能消除 Ph 染色体。单独应用 HU 目前限于高龄、具有并发症、TKIs 和 IFN-α 均不耐受的患者以及用于高白细胞淤滞时的降白细胞处理。

(2)其他药物:包括白消安、高三尖杉酯碱(HHT)、阿糖胞苷(Ara-c)、靛玉红、异靛甲、环磷酰胺等化疗药物。

5. 异基因造血干细胞移植(allo-HSCT) allo-HSCT 至今仍是根治 CML 的标准治疗,但不作为慢性期一线治疗,仅用于对 TKIs 耐药及疾病进展期的且满足移植条件的 CML 患者。

6. CML 进展期的治疗

(1)加速期的治疗:根据患者既往治疗情况及疾病基因 *BCR-ABL* 激酶突变等选择合适的 TKIs。病情能恢复至慢性期患者继续 TKIs 治疗,如此时患者有合适的造血干细胞供者来源,可考虑 allo-HSCT。

(2)急变期的治疗:选择 TKIs 单药或联合化疗提高诱导缓解率,缓解后尽早进行 allo-HSCT。

疗效标准:CML 有明确的细胞遗传学和分子生物学标记,因此,追求细胞遗传学和分子生物学的完全缓解是治疗的目标。CML 的疗效标准见表 1-5-7。

表 1-5-7 CML 的疗效标准

	疗效水平	判定标准
血液学	完全血液学缓解	全血计数和白细胞分类正常,无髓外浸润
细胞遗传学	完全细胞遗传学缓解	Ph⁺细胞 =0(至少检测 20 个分裂象)
	部分细胞遗传学缓解	Ph⁺细胞 1% ~35%
	微小细胞遗传学缓解	Ph⁺细胞 66% ~90%
	没有细胞遗传学缓解	Ph⁺细胞 >90%
分子学	完全分子学缓解	RT-PCR 测 *BCR- ABL* mRNA 为阴性
	主要分子学缓解	*BCR- ABL* mRNA 降低 3 个对数级或以上

(三)中医治疗

临证时需注意辨清标本虚实与病程阶段,不同的疾病阶段正邪力量对比不同,对不同阶段中虚实情况判断的准确与否,直接关系到治疗的成败。故辨虚实,对本病颇为重要。一般来说,着眼于病史的新、久,着眼于初、中、末三个阶段的病理变化,便可对虚实状态做出大致的判断。初期正气一般尚未大虚,邪气虽实而不甚,表现为积块癥瘕较小,质地较软,一般情况较好。中期正气渐衰邪气渐盛,表现为虚实错杂,见积块癥瘕增大,质地较硬,兼见倦怠乏力,低热多汗,发斑衄血,形体消瘦等症。末期正气大虚而邪气实甚,两者形成恶性循环,表现为积块较大,面色萎黄,形体消瘦,或肢体疼痛,高热或出血等。

1. 气阴两虚、痰瘀内阻证

症状:身疲乏力,心悸气短,纳呆,自汗盗汗,手足心热,腹内痞块,或颈项腋下瘰疬痰核,唇甲无华。舌淡暗,苔薄白或薄黄,脉细或细数。

治法:益气养阴,化瘀散结。

代表方:四君子汤合麦味地黄汤合化积丸加减。自汗、盗汗明显者,加用浮小麦、五味子、麻黄根;腹胀,按之有痞块者,加用厚朴、莱菔子;瘰疬痰核明显者,加三棱、莪术、瓦楞子、海浮石;心悸明显者,加用炙甘草汤加减。

2. 气血两虚、瘀血内结证

症状:面色苍白或暗淡,倦怠乏力,心悸气短,头晕耳鸣,唇甲色淡无华或紫暗,腹胀纳呆,腹中痞块大且硬。舌淡或有瘀斑、苔薄白,脉细弱。

治法:益气养血,化瘀消积。

代表方:八珍汤合膈下逐瘀汤加减。乏力明显者,加黄芪;头晕目眩者,加用天麻、钩藤;腹胀恶心者,加厚朴、旋覆花;痞块硬结,加用生牡蛎、鳖甲、丹参。

3. 肝肾阴虚夹瘀证

症状:头晕眼花,两眼干涩,口干心烦,心悸失眠,耳鸣耳聋,腰膝酸软,遗精,月经量少,胁下痞块,五心烦热,盗汗。舌红少苔,脉弦细数。

治法:滋补肝肾,兼以祛瘀消积。

代表方:知柏地黄丸合桃红四物汤加减。双眼干涩者,加枸杞子、菊花、决明子;五心烦热明显者,加银柴胡、地骨皮、青蒿;咽干口干者,加芦根、石斛;盗汗明显者,加鳖甲、浮小麦、五味子;遗精者,加金锁固精丸。

4. 热毒炽盛证

症状:壮热口渴,咽喉肿痛,口腔糜烂,衄血发斑,或便血、尿血、胁下痞块甚大,或见胁下疼痛,或全身肢体剧痛,腹胀便秘,纳呆,形体消瘦,兼见神疲乏力,气短懒言。舌质紫暗,苔黄,脉洪大或细数。

治法:清热解毒,凉血止血。

代表方:犀角地黄汤加减(犀角已禁用,现多用水牛角代)。持续高热者,加生石膏、连翘、柴胡,高热神昏者,先用紫雪丹或安宫牛黄丸;口渴明显者,加芦根、白茅根、玉竹;出血明显者,加紫草、白及、仙鹤草;神疲气短者,加四君子汤(人参改为太子参)。

(四)临证要点

本病的辨证要点为辨虚实和辨标本缓急。不同的疾病阶段正邪力量对比不同,对不同阶段中虚实情况判断的准确与否,直接关系到治疗的成败。一般来说,初期正气一般尚未大虚,邪气虽实而不甚,积块瘰疬较小,质地较软。中期正气渐衰邪气渐盛,虚实错杂,见积块瘰疬增大,质地较硬,兼见倦怠乏力,低热多汗,发斑衄血,形体消瘦等症。末期正气大虚而邪气实甚,两者形成恶性循环,积块较大,面色萎黄,形体消瘦,或肢体疼痛,高热或出血等。病情发展常可并发各种急症、重症,呈现出标病甚急、标病上升为主要矛盾的病理变化,此时宜"急则治标",或标本兼顾。如正气虚弱复感外邪而见的高热,血热妄行或气不摄血的吐血、便血、尿血等,瘀血阻络所致肢体剧烈疼痛等。

六、预后

TKIs 出现前,多数患者经过治疗后生存期为 39~47 个月,25%~35% 的患者可存活 5 年或更长时间,个别可生存达 10~20 年。影响 CML 预后的主要因素:①初诊时预后风险积分;②治疗方式;③病程演变。TKIs 应用以来,患者生存期显著延长。

七、预防与调护

同急性白血病。

慢性淋巴细胞白血病

慢性淋巴细胞白血病(chronic lymphocytic leukemia,CLL)又称慢淋白血病,简称慢淋,是一种克隆性 B 淋巴细胞增殖性疾病,其特点为血液、骨髓、肝脾和淋巴结均可见大量体积小而形态近似成熟的淋巴细胞聚集。临床表现一般为慢性病程。CLL 是欧美国家最常见的白血病类型,但在亚洲国家如日本、中国、印度比较少见。

一、病因病理

(一)西医病因病理

CLL 的确切病因及发病机制不甚清楚,环境因素与 CLL 发病显著相关。与其他类型白血病发病有密切相关的因素,如电离辐射、化学致癌物、杀虫剂等均与 CLL 发病相关性不大。病毒感染如 HCV(C 型肝炎病毒)、EB 病毒亦与 CLL 发病无关。虽然 CLL 患者中男性明显多于女性,但未发现性激素与 CLL 发病之间有关。CLL 的发病与种族有关,且具有家族聚集的特点。白种人和黑种人的发病率高,黄种人则低。其他淋巴增殖性疾病家族史和单克隆B 淋巴细胞增多症(monoclonal B cell lymphocytosis,MBL)是 CLL 发病的危险因素。目前研究集中在 CLL/SLL 发病与遗传因素的关系。

(二)中医病因病机

CLL 病因病机多为人体正气本虚,易为外感六淫或内伤七情所伤,从而导致脏腑、气血、阴阳亏虚。邪毒(以热毒多见)炽盛,损伤脏腑气血,出现肺、脾、肝、肾四脏功能障碍。肺气不足,卫外功能失司,则见疲乏、易感染;脾气不足、气血生化乏源,则见贫血、消瘦;脾气失于统血,则症见出血;水湿失于运化,则致痰湿内生;肝肾阴虚、虚火耗伤津液,则见潮热、盗汗、消瘦;虚火灼津为痰,则淋巴结肿大;虚火迫血妄行,则见出血;脏腑功能失调、气血运行失常,则气滞痰凝血瘀,见肝脾大;邪毒直接侵犯人体骨髓,伤髓耗血、伤津耗气,气血津液代谢失常,以致气滞血瘀、痰湿积聚,邪毒、痰瘀互结,日积月累而成慢淋。慢淋早、中、晚期均见虚证,中、晚期为虚实夹杂,早期以实证为主,晚期以虚证为主,虚证以气阴两虚为主,邪实以热、毒、痰、瘀为主。

二、临床表现

本病发病年龄一般大于 50 岁,中位年龄为 65 岁,男女比例为 2:1。CLL 患者起病缓慢,早期常无症状,或仅感乏力、体倦、体力活动时气促,中晚期可有食欲不振、发热、盗汗、消瘦、贫血和感染。60%~80%患者有淋巴结肿大,多见于颈部、锁骨上、腋下、腹股沟处。肿大的淋巴结较硬,无压痛,可移动。50%~70% 的患者有中度脾大,轻度肝大。胸骨压痛少见。由于免疫功能减退,常易并发感染,8%的患者可发生自身免疫性溶血性贫血。

三、实验室及其他检查

1. 血象 外周血持续性 B 淋巴细胞增多,白细胞数>$10×10^9$/L,B 淋巴细胞占 50% 以上,绝对值≥$5×10^9$/L。以形态成熟的小淋巴细胞为主,染色质呈凝块状,无核仁,胞质少,核质比例高,可见少量幼稚淋巴细胞,常少于 2%。中性粒细胞比值明显降低。晚期血小板减少,贫血明显。

2. 骨髓象 有核细胞增生活跃或明显活跃,淋巴细胞≥40%,以成熟淋巴细胞为主。红系、粒系及巨核系细胞均减少,并发溶血时,幼红细胞可代偿性增生。骨髓活检显示:白血病细胞在骨髓中可呈弥漫型、结节型、间质型和结节/间质混合型浸润。

3. **免疫学检查**　淋巴细胞具有单克隆性,表达成熟 B 淋巴细胞标志如:CD19、CD20、CD23;膜表面免疫球蛋白(sIg)弱阳性,常为 IgM 或 IgM 和 IgD,呈κ或λ单克隆轻链型;同时表达 T 细胞相关抗原 CD5 阳性,FMC7、CD79β 阴性或弱阳性,CD10、cyclinD1 阴性。60%的患者有低 γ-球蛋白血症,20%患者抗球蛋白试验阳性,8%出现自身免疫性溶血性贫血。

4. **染色体**　由于 CLL 细胞为成熟的终末细胞,有丝分裂象较少,常规染色体显带技术仅能检出 1/3~1/2 的患者有克隆性核型异常。间期荧光原位杂交(FISH)能明显提高异常检出率,可以检测出约 80%病例存在异常核型。如 13q14 缺失(50%)、12 号染色体三体(20%)、11q22~23 缺失、17p13 及 6q 缺失等。单纯 13q14 缺失提示预后良好,12 号染色体三体和正常核型预后中等,17p13 及 11q22~23 缺失预后差。

5. **基因突变**　50%~60%的 CLL 患者发生免疫球蛋白重链可变区(*IGVH*)基因突变。有突变的 CLL 细胞起源于经历了选择的记忆 B 细胞(后生发中心),此类病例生存期长;无突变的 CLL 细胞起源于未经抗原选择的原始 B 细胞(前生发中心),预后较差。约 10%~15%的 CLL 存在 *p53* 基因突变,提示预后不良。另外,无 *IGVH* 突变的 CLL 细胞多数高表达 CD38 与 ZAP-70,均与不良预后相关。

四、诊断和鉴别诊断

(一)诊断

根据患者临床表现,外周血持续性克隆性 B 淋巴细胞增多,绝对值≥5×10⁹/L,且持续 3 个月以上;骨髓增生活跃,小淋巴细胞≥40%,均以成熟 B 淋巴细胞为主,可以作出诊断。

临床分期有助于选择治疗方案及估计预后。CLL 常用的分期标准包括 Rai 和 Binet 分期(表 1-5-8)。

表 1-5-8　CLL 的 Rai 和 Binet 临床分期系统

分期系统	标准	中位生存期
Rai 分期		
0	仅有血和骨髓淋巴细胞增多	>150 个月
I	0 + 淋巴结肿大	101 个月
II	I + 脾脏肿大、肝脏肿大或肝脾均大	>71 个月
III	II + 贫血(Hb<110g/L)	19 个月
IV	III + 血小板减少(<100 ×10⁹/L)	19 个月
Binet 分期		
A	血和骨髓淋巴细胞增多,<3 个区域的淋巴组织肿大*	>10 年
B	血和骨髓淋巴细胞增多,≥3 个区域的淋巴组织肿大	7 年
C	除与 B 期相同外,尚有贫血(Hb:男性<110g/L,女性<100g/L),或血小板减少(<100 ×10⁹/L)	2 年

注:*5 个区域包括头颈部、腋下、腹股沟、脾脏、肝脏;肝脾大专指体检阳性。

(二)鉴别诊断

1. **病毒感染引起的淋巴细胞增多**　为多克隆性和暂时性的,淋巴细胞数随感染控制而恢复正常。

2. **单克隆 B 淋巴细胞增多症(MBL)**　是指健康个体外周血中存在低水平的单克隆 B 淋巴细胞增多,绝对值<5×10⁹/L,无肝脾、淋巴结肿大,无贫血和血小板减少。

3. **B 幼稚淋巴细胞白血病和多毛细胞白血病**　两者均有明显脾大,但前者在血及骨髓中可见较多(>55%)的幼稚淋巴细胞,其特点是胞体较大,核仁大而明显;而后者有典型的"毛细胞",这种细胞的特征是表面有绒毛状突起。两者的细胞表面免疫学标志也与慢淋白血病细胞不同。

五、治疗

(一)中西医结合治疗思路

根据临床分期、症状和疾病活动情况而定。CLL为慢性惰性病情,随访结果表明早期治疗并不能延长患者生存期,早期(Rai 0~Ⅱ期或Binet A期)患者无须治疗,定期复查即可,如出现疾病高度活动应予化疗;在疾病进展期(Ⅲ、Ⅳ期或C期),却无疾病进展表现者,有时也可"观察和等待"。近年来发现,治疗后获得完全缓解(CR)的患者生存期较部分缓解或无效者长,因此治疗应致力于提高CR率,并尽可能清除微小残留病。CLL早期,予益气养血、活血化瘀、化痰散结、清热解毒的扶正祛邪中药可延缓病情进展,减轻乏力、倦怠、盗汗等症状,提高生存质量。疾病进展期,中医药起辅助西医治疗的作用,可减轻化疗带来的恶心呕吐等症状。

(二)西医治疗

1. 化学治疗 CLL细胞绝大多数处于休止期(G0期),使用细胞周期非特异性药物为佳。烷化剂是目前CLL的一线治疗药物。最常用药物为苯丁酸氮芥,剂量6~12mg/d,口服,1~2周后减量至2~6mg/d。定期复查血象,调整药物剂量。通常用药2~3周开始显效,2~4个月疗效明显,维持半年可停药,有效率约50%,完全缓解率15%~25%,复发后可再用。另一种烷化剂——环磷酰胺,2~3mg/(kg·d),口服,每2~3周一次,疗效与苯丁酸氮芥相似。嘌呤类似物——氟达拉滨(fludarabine,Flu),日剂量为25~30mg/(m²·d),静脉滴注,连用3天或5天,每4周重复一次,总反应率60%~80%,CR率达20%~30%。嘌呤类似物联合烷化剂,如Flu联合环磷酰胺(FC方案),优于单用Flu,能有效延长初治CLL的无进展生存期,也可用于治疗难治复发CLL。糖皮质激素主要用于合并自身免疫性血细胞减少时的治疗,一般不单独应用。泼尼松10~20mg/d,多与环磷酰胺或苯丁酸氮芥合用。

2. 单克隆抗体及联合免疫化疗 利妥昔单抗为抗CD20的人鼠嵌合型单克隆抗体。因CLL细胞表面CD20表达较少、血浆中存在可溶性CD20分子,利妥昔单抗在CLL患者体内清除过快,需加大剂量才有效。用法为375mg/m²,静脉滴注,每周1次,连用4周。对复发和难治性CLL总有效率为30%~50%,多数为部分缓解,缓解期为3~10个月。氟达拉滨+环磷酰胺(FC方案)联合利妥昔单抗是迄今初治CLL患者中可获得最佳疗效的方案,CR率70%,总反应率95%,40%以上CR患者的骨髓中PCR检测未发现微小残留病。

3. 造血干细胞移植 在缓解期进行自体干细胞移植(auto-SCT)治疗CLL效果优于传统化疗,患者体内的微小残留病可以转阴,但随访至4年时,50%复发。allo-HSCT是目前能够根治CLL的唯一手段,可使部分患者长期存活甚至治愈。化疗耐药患者应接受allo-HSCT。

4. 放射治疗 用于淋巴结肿大有压迫症状或化疗后淋巴结、脾缩小不满意者。

5. 并发症治疗 由于患者高龄、中性粒细胞减少、低γ-球蛋白血症及晚期骨髓衰竭,极易感染,严重感染为常见致死原因,因此应十分注意感染的防治。反复感染者可用静脉注射免疫球蛋白。并发自身免疫性溶血性贫血或血小板减少性紫癜者可用糖皮质激素,疗效尚好。若仍无效且脾大明显者,可考虑脾切除手术。

(三)中医治疗

1. 痰火郁结证

症状:痰核瘰疬,皮色不变,按之结实,倦怠乏力,头晕心悸,舌质淡红。苔白腻,脉细或弦滑。

治法:疏肝解郁,通络化痰。

代表方:延胡四逆散加减。痰核瘰疬明显者,加生牡蛎、生鳖甲、荔枝核;乏力明显者,加四君子汤;伴不欲饮食者,加用厚朴、枳壳、半夏。

2. 积聚虚损证

症状:痰核瘰疬多见串生,积聚痞块,腹部作胀,形体消瘦,面色少华,低热盗汗,或潮热起伏。舌质淡,苔白腻或厚腻,脉细数或弦滑数、尺部重按无力。

治法:益气养阴,软坚散结。

代表方:养正消瘤汤加减。腹胀痞块者,加用柴胡、郁金、枳壳;低热盗汗明显者,加浮小麦、鳖甲、牡蛎;潮热心烦者,加珍珠母、龙骨、黄芩、竹茹;伴肝脾淋巴结肿大者,加连翘、浙贝母。

3. 痰瘀湿热证

症状:痰核瘰疬,积聚痞块,兼见黄疸,唇甲苍白,面色萎黄,尿黄或有皮肤紫癜,或有皮肤疱疹。舌质淡,苔黄腻,脉细稍数。

治法:清热利湿,化痰软坚。

代表方:茵陈四苓散加味。黄疸明显者,先予茵陈蒿汤;痰核瘰疬明显者,加浙贝母、昆布、夏枯草、黄药子;皮肤紫癜明显者,加三棱、莪术、桃仁;苔腻,不欲饮食者,加焦三仙、鸡内金。

4. 热毒炽盛证

症状:壮热口渴,肌肤灼热,痰核瘰疬,皮色或红或紫,按之质韧,衄血发斑,或便血、尿血,血色鲜红,或全身肢体剧痛,口干口苦,或咳嗽喘息,小便黄赤,大便秘结。舌质红或紫暗,苔黄,脉洪数或滑数。

治法:清热解毒,凉血止血。

代表方:犀角地黄汤(犀角已禁用,现多用水牛角代)或清瘟败毒饮加减。高热神昏者,先予紫雪丹或安宫牛黄丸;口干口渴明显者,加用芦根、白茅根、玉竹;下焦出血明显者,加小蓟、栀子、地榆;疼痛明显者,加用延胡索;小便赤痛者,加用小蓟饮子;大便秘结者,加大黄、芒硝。

（四）临证要点

早期 CLL 为中医药治疗的最佳时期,中医药参与可以延缓疾病进程,提高生存质量。辨证方面,需牢牢抓住 CLL 患者素体虚弱的基本病机,《黄帝内经》所谓"邪之所凑,其气必虚",而"正气内存,邪不可干",所以扶正补虚养正为治疗第一要务。CLL 患者多表现为神疲乏力、纳差、形体消瘦、活动后心慌等,故治疗以益气养血、活血化瘀、化痰散结、清热解毒为主,随着患者病情变化及病程进展把握扶正与祛邪的比例。

六、预后

CLL 是一种异质性疾病,病程长短不一,一般为 2~10 年,主要死亡原因为骨髓衰竭导致的严重贫血、出血或感染。CLL 临床尚可发生转化,预后更为不良,如里克特综合征（Richter syndrome）、幼淋巴细胞白血病等,CLL 向 ALL 急性转变者罕见。

七、预防与调护

同急性白血病。对于已患病、处于早期状态的 CLL 患者应定期检查,无须立即化疗。

第七节　淋　巴　瘤

淋巴瘤(lymphoma)是一组原发于淋巴结和淋巴组织的恶性肿瘤,其发生大多与免疫应答过程中淋巴细胞增殖分化产生的某种免疫细胞恶变有关。淋巴组织遍布全身且与单核吞噬系统、血液系统关系密切,所以淋巴瘤可原发于淋巴结,也可以发生在身体任何部位。

根据组织病理学改变,淋巴瘤分为霍奇金淋巴瘤(Hodgkin lymphoma,HL)和非霍奇金淋巴瘤(non-Hodgkin lymphoma,NHL)两大类。在我国淋巴瘤总发病率男性为1.39/10万,女性为0.84/10万,男性发病率明显高于女性,而美国淋巴瘤的总发病率男性为16.6/10万,女性为11.2/10万。本病可发病于任何年龄,以20~40岁多见,约占50%。城市发病率高于农村。

本病与中医"石疽"相类似,可归属于中医学"阴疽""瘰疬""失荣""恶核"等范畴。

一、病因病理

(一)西医病因病理

1. 病因及发病机制　病因及发病机制迄今尚未阐明,一般认为感染及免疫因素起重要作用,理化因素及遗传因素等也不可忽视,病毒学说颇受重视。

(1)EB病毒:EB病毒(Epstein-Barr virus)与HL的关系极为密切。用荧光免疫法检查HL患者的血清,可发现部分患者有高效价抗EB病毒抗体。HL患者的淋巴结在电镜下可见EB病毒颗粒。20%HL的Reed-Sternberg(R-S)细胞中也可找到EB病毒。EB病毒也可能是移植后淋巴瘤和AIDS相关淋巴瘤的病因。伯基特淋巴瘤(Burkitt lymphoma,BL)有明显的地方流行性,非洲儿童伯基特淋巴瘤组织中可分离出EB病毒,80%以上的患者血清中EB病毒抗体滴度明显增高,而非伯基特淋巴瘤患者滴度增高仅占14%,普通人群中滴度高者发生伯基特淋巴瘤的机会也明显增多。

(2)逆转录病毒:日本的成人T细胞淋巴瘤/白血病有明显的家族集中趋势,且呈地区性流行。20世纪70年代后期,一种逆转录病毒——人类T淋巴细胞病毒Ⅰ型(HTLV-Ⅰ),被证明是成人T细胞白血病/淋巴瘤的病因。另一种逆转录病毒HTLV-Ⅱ,近年来被认为与T细胞皮肤淋巴瘤(蕈样肉芽肿)的发病有关。卡波西肉瘤(Kaposi sarcoma)病毒也被认为是原发于体腔的淋巴瘤的病因。

(3)幽门螺杆菌感染:幽门螺杆菌抗原的存在与胃黏膜相关性淋巴样组织结外边缘区淋巴瘤(胃MALT淋巴瘤)发病有密切的关系,抗幽门螺杆菌治疗可以改善其病情,幽门螺杆菌可能是该类淋巴瘤的病因。

(4)宿主的免疫功能低下:免疫功能低下与淋巴瘤的易感性有关。近年来发现遗传性或获得性免疫缺陷患者淋巴瘤发病率显著增加,器官移植后长期应用免疫抑制剂而发生恶性肿瘤者,1/3为淋巴瘤。干燥综合征患者中淋巴瘤的发病比例比一般人高。

2. 病理和分型　HL和NHL分别分为若干病理类型。

(1)HL:病理学特点是在炎症细胞背景下散在肿瘤细胞,即R-S细胞及其变异型细胞。R-S细胞是HL的特征。R-S细胞大小不一,约20~60μm,多数较大,形态极不规则,胞浆嗜双色性。核外形不规则,可呈"镜影"状,也可多叶或多核,偶有单核。核染色质粗细不等,核仁大而明显,可达核的1/3。根据2016年淋巴瘤的WHO分型(表1-5-9),HL分为结节性淋巴细胞为主型HL和经典型HL两大类型。结节性淋巴细胞为主型占HL的5%,经典型占HL的95%。几乎所有的HL细胞来源于B细胞,仅少数来源于T细胞。

表 1-5-9 2016 年成熟淋巴组织肿瘤 WHO 分型

成熟淋巴组织肿瘤 WHO 分类

成熟 B 细胞肿瘤
慢性淋巴细胞性白血病/小淋巴细胞性淋巴瘤
单克隆 B 淋巴细胞增多症*
B-细胞幼淋巴细胞性白血病
脾边缘区淋巴瘤
毛细胞白血病
脾脏 B 细胞淋巴瘤/白血病，未分类#
　脾弥漫性红髓小 B 细胞淋巴瘤#
　毛细胞性白血病-变异型#
淋巴浆细胞性淋巴瘤
　华氏巨球蛋白血症
意义未明的单克隆丙种球蛋白病，IgM*
　μ 重链病
　γ 重链病
　α 重链病
意义未明的单克隆丙种球蛋白病，IgG/A*
浆细胞骨髓瘤
骨的孤立性浆细胞瘤
骨外浆细胞瘤
单克隆免疫球蛋白沉积病*
结外黏膜相关淋巴组织边缘区 淋巴瘤（MALT 淋巴瘤）
淋巴结边缘区淋巴瘤
小儿淋巴结边缘区淋巴瘤#
滤泡性淋巴瘤
原位滤泡性肿瘤*
十二指肠型滤泡性淋巴瘤*
儿童型滤泡性淋巴瘤*
伴 IRF4 重排的大 B 细胞淋巴瘤#*
原发性皮肤滤泡中心淋巴瘤
套细胞淋巴瘤
　原位套细胞肿瘤*
弥漫大 B 细胞淋巴瘤，非特指型（DLBCL，NOS）
　生发中心 B 细胞型（GCB 型）*
　活化 B 细胞型（ABC 型）*
富于 T 细胞/组织细胞的大 B 细胞淋巴瘤
原发性中枢神经系统的弥漫大 B 细胞淋巴瘤
原发性皮肤弥漫大 B 细胞淋巴瘤，腿型
EBV 阳性弥漫大 B 细胞淋巴瘤，非特指型（EBV⁺DLBCL，NOS）*
EBV 阳性黏膜皮肤溃疡#*
慢性炎症相关的弥漫大 B 细胞淋巴瘤
淋巴瘤样肉芽肿
原发性纵隔（胸腺）大 B 细胞淋巴瘤
血管内大 B 细胞淋巴瘤
ALK 阳性大 B 细胞淋巴瘤
浆母细胞性淋巴瘤
原发性渗出性淋巴瘤

HHV8 阳性弥漫大 B 细胞淋巴瘤，非特指型（HHV8⁺DLBCL，NOS）#*
伯基特淋巴瘤（Burkitt lymphoma）
伴 11q 异常的伯基特样淋巴瘤#*
　高级别 B 细胞淋巴瘤，伴有 *MYC* 和 *BCL2* 和/或 *BCL6* 重排*
　高级别 B 细胞淋巴瘤，非特指型（NOS）*
　介于弥漫大 B 细胞淋巴瘤和经典型霍奇金淋巴瘤特征之间的不能分类的 B 细胞淋巴瘤
成熟 T 和 NK 细胞肿瘤
T 细胞幼淋巴细胞性白血病
T 细胞大颗粒淋巴细胞性白血病
慢性 NK 细胞淋巴组织增殖性疾病#
侵袭性 NK 细胞白血病
儿童系统性 EBV 阳性 T 细胞淋巴瘤*
种痘水疱病样淋巴组织增殖性疾病*
成人 T 细胞白血病/淋巴瘤
结外 NK/T 细胞淋巴瘤，鼻型
肠病相关 T 细胞淋巴瘤
单形性嗜上皮性肠道 T 细胞淋巴瘤*
胃肠道惰性 T 细胞淋巴组织增殖性疾病#*
肝脾 T 细胞淋巴瘤
皮下脂膜炎样 T 细胞淋巴瘤
蕈样肉芽肿
Sézary 综合征
原发性皮肤 CD30 阳性 T 细胞淋巴组织增殖性疾病
　淋巴瘤样丘疹病
　原发性皮肤间变性大细胞淋巴瘤
原发性皮肤 γδT 细胞淋巴瘤
原发性皮肤侵袭性嗜表皮 CD8 阳性细胞毒性 T 细胞淋巴瘤#
原发性皮肤肢端 CD8 阳性 T 细胞淋巴瘤#*
原发性皮肤 CD4 阳性小/中 T 细胞淋巴组织增殖性疾病#*
外周 T 细胞淋巴瘤，非特指型（NOS）
血管免疫母细胞性 T 细胞淋巴瘤
滤泡性 T 细胞淋巴瘤#*
淋巴结伴有 TFH 表型的 PTCL#*
间变性大细胞淋巴瘤，ALK 阳性
间变性大细胞淋巴瘤，ALK 阴性*
乳腺植入物相关的间变性大细胞淋巴瘤#*
霍奇金淋巴瘤
结节性淋巴细胞为主型霍奇金淋巴瘤
经典型霍奇金淋巴瘤
　结节硬化型经典型霍奇金淋巴瘤
　富于淋巴细胞型经典型霍奇金淋巴瘤
　混合细胞型经典型霍奇金淋巴瘤
　淋巴细胞消减型经典型霍奇金淋巴瘤

注：#指暂定类型；*指 2008 年分类后的变化。

（2）NHL：NHL 的病理学特点是淋巴结正常结构的破坏和肿瘤细胞的浸润。根据细胞来源不同，NHL 可分为 B 细胞、T 细胞和 NK 细胞淋巴瘤。2016 年淋巴瘤 WHO 分型是在 2008 年第 4 版 WHO 分型基础上，对部分 NHL 淋巴瘤类型的定义、诊断标准及命名进行了修订，确定了一些曾经暂定类型，并提出一些新的暂定类型（表 1-5-9）。2016 年 WHO NHL 分类中增加了一些恶性潜质有限的分类，如原位滤泡肿瘤等，同时也把其侵袭的伴有 *MYC* 和 *BCL2* 和/或 *BCL6* 重排的高级别 B 细胞淋巴瘤作为新的暂定类型。

（二）中医病因病机

中医认为本病主要是由先天禀赋不足，内伤七情，饮食失调，脏腑亏虚，邪毒内侵所引起的痰、瘀、毒凝结而致。

1. 寒痰凝滞　寒性凝滞收引，与湿相结可为痰。寒邪侵肺，肺失宣降，津液输布失调，水湿停聚而为痰；脾胃素虚，食少饮多，恣食生冷，均可阻遏阳气，虚寒内生，中焦失运，水湿内停，聚湿成痰；或肾阳素虚，温化无权，气不化水，水湿停蕴成痰。

2. 气郁痰结　因忧思恼怒，情志不舒而致肝气郁结，郁久化热，热灼津液成痰；肝气不疏，气滞血瘀，血行不畅，脉络瘀阻，痰瘀互结，形成痰核。

3. 肝肾阴虚　因先天不足或久病及肾，肾阴不足，水不涵木，致肝阴虚，肝肾阴亏，则虚火内动，灼津为痰，痰火相结而成"恶核"，若与邪毒胶结则为"失荣""石疽"。

4. 外感邪毒　外感火热等时令邪毒，入里伤阴，炼液为痰，痰热互结，滞于颈项、腋下等处，故见肿核或癌块，若阻滞气血，则伴疼痛。

总之，本病为本虚标实证，变化多端，涉及脏腑主要为肺、肝、脾、肾。脏腑亏损、气血两虚、阳气不足及气机郁滞、痰瘀毒凝结是最基本的发病机制。

二、临床表现

淋巴瘤细胞增生引起淋巴结肿大和压迫症状，侵犯器官组织引起各系统症状，是霍奇金淋巴瘤和非霍奇金淋巴瘤临床表现的共同之处，但两者的病理组织学变化不同也形成了各自的临床特点。

（一）HL

多见于青年，儿童少见。

1. 淋巴结肿大　约 60%~80% 的患者首发症状为无痛性颈部或锁骨上淋巴结肿大，其次为腋下淋巴结肿大。淋巴结可从黄豆至枣大，中等硬度，可以活动，也可粘连融合，触诊有软骨样感觉。如淋巴结压迫神经，可引起疼痛。

2. 淋巴结外器官受累　表现为少数 HL 患者可浸润器官组织或因深部淋巴结肿大压迫邻近器官，引起相应症状。如纵隔淋巴结肿大可致咳嗽、胸闷、气促、肺不张或上腔静脉压迫综合征，腹膜后淋巴结肿大可压迫输尿管，引起肾盂积水，硬膜外肿块可致脊髓压迫症状等。HL 通常表现由原发灶沿淋巴途径向邻近淋巴结有规律地逐站播散，晚期发生血行播散。

3. 全身症状　发热、盗汗、疲乏、消瘦及瘙痒等全身症状较多。约 30%~40% 的 HL 患者以不明原因的持续或周期性发热为主要发病症状。这类患者一般年龄稍大，男性为多，病变较弥散，常有腹膜后淋巴结累及。周期性发热（Pel-Ebstein 热）约见于 1/6 患者。可有局部及全身皮肤瘙痒，多为年轻女性，瘙痒可为 HL 的唯一全身症状。

4. 其他　约 5%~16% 的 HL 患者发生带状疱疹。饮酒后引起的淋巴结疼痛是 HL 患者所特有，但并非每一个 HL 患者都是如此。

（二）NHL

随年龄增长 NHL 发病增多，男性多于女性，除惰性淋巴瘤外，一般发展迅速。早期发热、盗汗、体重减轻等较少出现,但中晚期时常以高热或各器官、各系统受累症状为主要临床表现。NHL 有远处扩散和结外侵犯的倾向,无痛性颈部或锁骨上淋巴结肿大为首发症状者较 HL 少。相对 HL 而言,NHL 对各器官的压迫和浸润较多见。胸部以肺门及纵隔受累最多,半数有肺部浸润或胸腔积液,可致咳嗽、胸闷、气促、肺不张及上腔静脉压迫综合征等症。累及胃肠道的部位以回肠为多,其次为胃,结肠很少受累。临床表现有腹痛、腹泻和腹部包块,症状可类似消化性溃疡、肠结核等。25%～50% 的患者会出现肝大,黄疸及脾大仅见于较后期的病例。腹膜后淋巴结肿大可压迫输尿管,引起肾盂积水。肾损害主要为肾肿大、高血压、肾功能不全及肾病综合征。中枢神经系统病变累及脑膜和脊髓为主,硬膜外肿块可导致脊髓压迫症。骨骼损害以胸椎及腰椎最常见,表现为骨痛、脊髓压迫症等。约 20% 的NHL 患者在晚期累及骨髓,发展成白血病期淋巴瘤。皮肤受累表现为肿块、皮下结节、浸润性斑块、溃疡等。

三、实验室及其他检查

1. 血象和骨髓象检查　血象早期无特殊变化,HL 常有轻度或中度贫血,部分患者白细胞及中性粒细胞增多,嗜酸性粒细胞升高,淋巴细胞比例下降,可有 R-S 细胞。晚期患者可因骨髓受累并发白血病时可呈现白血病样的血象特点。

骨髓象多为非特异性改变,如骨髓涂片找到 R-S 细胞是 HL 骨髓浸润的依据。骨髓活检可提高阳性率。晚期并发白血病时,可呈现白血病样骨髓象。

虽然 R-S 细胞对 HL 的病理组织学诊断有重要价值,但近年报道 R-S 细胞也可见于结缔组织病、传染性单核细胞增多症及其他恶性肿瘤,因此,在缺乏 HL 的其他组织学改变时,单独见到 R-S 细胞并不能确诊 HL。

2. 其他血液检查　血沉、蛋白电泳、血清铜增高代表疾病活动,血清乳酸脱氢酶活性增高提示淋巴瘤预后不良,血清碱性磷酸酶的活力或血钙增加时,提示累及骨骼。中枢神经受累时脑脊液检查有 β_2 微球蛋白升高,B 细胞性 NHL 可并发抗球蛋白试验阳性或阴性的溶血性贫血。

3. 影像学检查　影像学检查可发现肿大的淋巴结和受累器官,确定获取病理组织的部位,同时可通过影像学资料明确病变范围,并据此判断临床分期。B 超、X 线、CT、MRI、PET 是常用的检查方法。

4. 病理学检查　选取较大的淋巴结,完整地取出,避免挤压,做细胞病理形态学检查和组织病理学检查,深部淋巴结可依靠 B 超或在 CT 引导下细针穿刺涂片,做细胞病理形态学检查。同时染色体易位检查有助于非霍奇金淋巴瘤的分型诊断。

5. 手术探查　当临床高度怀疑淋巴瘤,影像学检查发现有深部淋巴结肿大或包块存在,但无浅表淋巴结或病灶可供活检的情况下,为确定诊断、明确分期诊断,有时需剖腹探查,切取淋巴结、包块标本送检病理,或切除脾脏做病理学检查。

6. 其他检查　其他检查包括免疫学、细胞遗传学、分子生物学等多种检测手段。免疫酶标和流式细胞学可测定淋巴瘤细胞的分化抗原,对 NHL 的细胞表型进行分析,为淋巴瘤进一步分型诊断提供依据。细胞分裂中期的染色体分带检查对 NHL 某些类型的亚型诊断有帮助。如 t(14;18) 是滤泡性淋巴瘤的标记,t(8;14) 是伯基特淋巴瘤的标记,t(11;14) 是套细胞淋巴瘤的标记。荧光原位杂交(FISH)还可提供细胞分裂间期染色体畸变的信息,还可应用 PCR 技术检测 TCR 基因重排和 IgH 基因重排为疑难病例确诊淋巴瘤提供线索。

四、诊断和临床分期及鉴别诊断

（一）诊断

进行性、无痛性淋巴结肿大者,应做淋巴结印片及病理切片或淋巴结穿刺物涂片检查。怀疑皮肤淋巴瘤时可做皮肤活检及印片。伴有血细胞数量异常、血清碱性磷酸酶增高或有骨骼病变时,可做骨髓活检和涂片寻找 R-S 细胞或 NHL 细胞,了解骨髓受累的情况。根据组织病理学检查结果,作出淋巴瘤的诊断和分类分型诊断。

（二）临床分期

目前广泛应用的分期方法是在 Rye 会议（1965 年）的基础上,经 Ann Arbor 会议（1971 年）修订后确定的。Ann Arbor 分期系统经过 Cotswold 修订（1989 年）后将霍奇金淋巴瘤分为 Ⅰ~Ⅳ期,其中 Ⅰ~Ⅳ期按淋巴结病变范围区分,脾和韦氏环淋巴组织分别记为一个淋巴结区域。结外病变定为Ⅳ期,包括骨髓、肺、骨或肝脏受侵犯。此分期方案 NHL 也参照使用。

Ⅰ期:单个淋巴结区域（Ⅰ）或局灶性单个结外器官受侵犯（ⅠE）。

Ⅱ期:在膈肌同侧的两组或多组淋巴结受侵犯（Ⅱ）或局灶性单个结外器官及其区域淋巴结受侵犯,伴或不伴横膈同侧其他淋巴结区域受侵犯（ⅡE）［注:受侵淋巴结区域数目应以脚注的形式标明（如Ⅱ$_3$）］。

Ⅲ期:横膈上下淋巴结区域同时受侵犯（Ⅲ）,可伴有局灶性相关结外器官（ⅢE）、脾受侵犯（ⅢS）或两者皆有（Ⅲ E+S）。

Ⅳ期:弥漫性（多灶性）单个或多个结外器官受侵犯,伴或不伴相关淋巴结肿大,或孤立性结外器官受侵犯伴远处（非区域性）淋巴结肿大。如肝或骨髓受累．即使局限也属Ⅳ期。

（三）鉴别诊断

1. 与其他淋巴结肿大疾病相区别　包括感染、免疫和肿瘤性疾病继发的淋巴结病变。淋巴结炎多具有红、肿、热、痛等炎症急性期表现;而结核性淋巴结炎多局限于颈的两侧,可彼此融合,与周围组织粘连,晚期由于软化、溃破而形成窦道。

2. 以发热为主要表现的淋巴瘤　须与结核病、败血症、结缔组织病、坏死性淋巴结炎等鉴别。

3. 结外淋巴瘤　与相应器官的其他恶性肿瘤相鉴别。恶性肿瘤的淋巴结转移多同时伴有原发疾病表现,行淋巴结活检可鉴别。

五、治疗

（一）中西医结合治疗思路

淋巴瘤治疗上主要采用以化疗为主的,化疗、放疗结合的综合治疗措施,必要时可行造血干细胞移植治疗。因部分患者对化疗药物的耐药性等原因而导致治疗失败,充分发挥中医药在治疗中的作用有助于增加疗效,提高患者生存质量,延长生存期。

（二）西医治疗

1. 以化疗为主的放化疗结合的综合治疗

（1）HL:HL 是一种治愈率较高的恶性肿瘤,治疗上主要采用化疗加放疗的综合治疗。由于 HL 一般从原发部位向邻近淋巴结依次转移,少数情况下存在淋巴结区间的跳跃转移现象,故放疗时应实施扩大照射。Ⅰ A 和Ⅱ A 期,首选放疗,次全淋巴结照射,联合适量化疗对 HL 的疗效较好。对 HL 的Ⅰ B、Ⅱ B 和Ⅲ~Ⅳ期患者,即使纵隔有大肿块,均应采用联合化疗+局部照射。早期 HL 通过放疗可取得良好的根治性效果。美国斯坦福大学结果显示,所有病理类型的 HL Ⅰ期和Ⅱ期患者 5 年、10 年生存率分别为 96% 和 84%。

　　多药联合组成的化疗方案(表1-5-10)在HL的治疗上也取得了良好的疗效。MOPP方案完全缓解率为80%,5年生存率达75%。ABVD方案对生育功能影响小,不引起继发性肿瘤,成为目前HL的首选方案。如ABVD方案失败,可考虑二线化疗或大剂量化疗及HSCT。

表1-5-10　霍奇金病淋巴瘤的常用化疗方案

	药物	剂量及给药方法	推荐疗程
MOPP	(M)氮芥	4mg/(m²·d),静脉滴注,第1、第8日	每4周1次,共6个疗程
	(O)长春新碱	1~2mg,静脉注射,第1、第8日	
	(P)丙卡巴肼	70mg/(m²·d),口服,第1~14日	
	(P)泼尼松	40mg/d,口服,第1~14日	
ABVD	(A)多柔比星	25mg/m²,静脉注射,第1、第15日	每4周1次,共6个疗程
	(B)博来霉素	10mg/m²,静脉注射,第1、第15日	
	(V)长春碱	6mg/m²,静脉注射,第1、第15日	
	(D)达卡巴嗪	375mg/m²,静脉注射,第1、第15日	

　　(2)NHL:因其并非沿淋巴结区依次转移,而是呈跳跃性播散且有较多侵犯,NHL的放疗作用不如HL,故应以化疗为主。

　　1)惰性淋巴瘤:发展缓慢,化、放疗有效,但不易缓解。Ⅰ期和Ⅱ期患者放疗或化疗后存活可达10年,部分患者有自发性肿瘤消退。Ⅲ期和Ⅳ期患者化疗后虽会多次复发,但中位生存时间也可达10年。因此,主张观察和等待的姑息治疗原则,尽可能推迟化疗,如病情有进展或发生并发症,可给予COP方案或CHOP方案治疗(表1-5-11)。

表1-5-11　非霍奇金病淋巴瘤的常用化疗方案

方案	药物	剂量及给药方法	推荐疗程
CHOP	环磷酰胺	750mg/m²,静脉滴注,第1日	每2~3周1次,共6个疗程
	多柔比星	50mg/m²,静脉滴注,第1日	
	长春新碱	1.4mg/m²,静脉注射,第1日	
	泼尼松	100mg/m²,口服,第1~5日	
R-CHOP	利妥昔单抗	375mg/m²,静脉滴注,第1日	每2~3周1次共6个疗程
	环磷酰胺	750mg/m²,静脉滴注,第2日	
	多柔比星	50mg/m²,静脉滴注,第2日	
	长春新碱	1.4mg/m²,静脉注射,第2日	
	泼尼松	100mg/m²,口服,第2~6日	
EPOCH	依托泊苷	50mg/(m²·d),持续静脉滴注,第1~4日	每3周1次,共6个疗程
	多柔比星	10mg/(m²·d),持续静脉滴注,第1~4日	
	长春新碱	0.4mg/(m²·d),持续静脉滴注,第1~4日	
	泼尼松	60mg/(m²·d),持续静脉滴注,第1~5日	
	环磷酰胺	750mg/m²,持续静脉滴注,第5日	
ESHAP	依托泊苷	40mg/(m²·d),静脉滴注2小时,第1~4日	每3周1次,共3个疗程
	甲泼尼龙	500mg/(m²·d),静脉滴注,第1~4日	
	顺铂	25mg/(m²·d),静脉滴注,第1~4日	
	阿糖胞苷	2mg/m²,静脉滴注3小时,第5日	

注:药物剂量仅供参考,需按具体情况酌情增减。

2）侵袭性淋巴瘤：侵袭性淋巴瘤不论分期均以化疗为主，对化疗残留肿块、局部巨大肿块或中枢神经系统累及者，可行局部放疗扩大照射（25Gy）作为化疗的补充。CHOP为治疗侵袭性NHL的标准化疗方案（表1-5-11），与其他化疗方案相比，疗效高而毒性较低。CHOP方案每2~3周为1个疗程，4个疗程后应评估，如无效需更换方案，完全缓解后巩固2个疗程即可结束治疗，但总化疗不应少于6个疗程，长期维持治疗并无益处，此方案5年无病生存率达41%~80%。

血管免疫母细胞性T细胞淋巴瘤及伯基特淋巴瘤进展快，如不积极治疗，几周或几个月即会死亡，应采用强烈的化疗方案治疗。大剂量环磷酰胺组成的化疗方案对伯基特淋巴瘤有治愈作用，应考虑使用。

全身广泛散布的淋巴瘤或有向白血病发展倾向者或已转化成白血病的患者，可试用治疗淋巴细胞白血病的化疗方案，如VDLP方案。

2. 生物治疗

（1）单克隆抗体：NHL大部分为B细胞性，90%表达CD20。凡CD20阳性的B细胞淋巴瘤，均可用CD20单抗（利妥昔单抗）治疗。R-CHOP方案（即CHOP方案联合应用利妥昔单抗）可明显提高NHL的完全缓解率并可延长无病生存时间。此外，在HSCT前用利妥昔单抗做体内净化，可提高移植治疗的疗效。

（2）干扰素：对T细胞皮肤淋巴瘤（蕈样肉芽肿）等有部分缓解作用。

（3）抗幽门螺杆菌：胃MALT淋巴瘤经抗幽门螺杆菌治疗后部分患者症状改善，淋巴瘤消失。

3. 造血干细胞移植 大剂量化疗联合自体造血干细胞移植（auto-HSCT）治疗侵袭性淋巴瘤已经取得了令人振奋的疗效，可作为高危淋巴瘤的强化治疗选择，也是其他治疗失败后的挽救治疗方式。

临床上对于55岁以下、重要脏器功能正常、缓解期短、难治易复发的侵袭性淋巴瘤或伴骨髓累及、脏器功能好的年轻患者（<55岁）应考虑allo-HSCT，以期取得较长期缓解和无病存活。

4. 手术治疗 合并脾功能亢进者如有脾切除指征，可行脾切除术以提高血象，为化疗创造有利条件。

（三）中医治疗

淋巴瘤属本虚标实、虚实夹杂之病，当根据本虚标实的缓急轻重，随证采用攻补兼施，即健脾补肾以固本，化痰祛湿、活血解毒以治标，根据病变的不同阶段，或以攻邪治标为主，或以扶正治本为主。祛邪法包括清热解毒、活血化瘀、软坚散结、温化痰湿等。清热解毒常用半枝莲、蛇莓、白花蛇舌草等；活血化瘀常用莪术、三棱、土鳖虫、穿山甲等；软坚散结常用夏枯草、浙贝母、龙骨、牡蛎、昆布、瓦楞子等；温化痰湿常用白芥子、僵蚕、制半夏等。病邪初起，正气尚强，邪气尚浅，以攻伐病邪为主；受病渐久，邪气较深，正气较弱，治宜攻补兼施；后期邪气侵凌，正气消残，则以扶正补虚为主，兼予祛邪。

1. 寒痰凝滞证

症状：颈项、耳旁、锁骨上、腋下、腹股沟等处有多个肿核，不痛不痒，皮色如常，坚硬如石，面色苍白，神疲乏力，形寒肢冷，纳呆便溏。舌质淡，苔薄白，脉细弱。

治法：温化寒痰，软坚散结。

代表方：阳和汤加减。神疲乏力明显者，加党参、白术；恶寒甚者，加附子、细辛；纳少者，加焦三仙；便溏者，加肉豆蔻、莲子、高良姜。

2. 气郁痰结证

症状：颈项或腋下肿核或胁下痞块，皮色不变，按之结实，不痛不痒，畏寒发热，口苦咽干,头晕耳鸣,心烦善怒,胸腹满闷,两胁胀满,食欲不振,大便不调。舌质红,苔微黄,脉弦数。

治法:疏肝解郁,化痰散结。

代表方:柴胡疏肝散加减。便干者,加大黄;面赤喜怒者,加栀子、牡丹皮;胁下胀满明显者,加枳壳、厚朴、柴胡、香附;头晕目眩明显者,加钩藤、天麻;大便溏结不调者,加木香、莱菔子。

3. 肝火犯肺证

症状:胸胁疼痛,痞满胀痛,咳嗽气逆,胸闷气短,烦躁易怒,心悸喘息,口苦咽干,头晕乏力。舌质红,苔薄白或微黄,脉弦数。

治法:清肝泻肺,解郁散结。

代表方:黛蛤散合泻白散加减。胸闷者,加瓜蒌;气逆咳嗽者,加旋覆花;烦躁易怒者,加丹栀逍遥丸合用;口苦明显者,加龙胆草、栀子、黄芩。

4. 阴虚痰结证

症状:头晕目眩,胁痛耳鸣,颈项肿核累累,坚硬如石,口干咽燥,五心烦热,或伴瘙痒,兼见形体消瘦,潮热汗出,腰膝酸软,遗精或月经不调。舌质红少津,或红绛,苔少,脉细数。

治法:滋补肝肾,软坚散结。

代表方:知柏地黄丸或大补阴丸合消瘰丸加减。阴虚火旺,手足心热者,加知母、黄柏;盗汗甚者,加牡蛎、浮小麦;腰膝酸软明显者,加鹿角胶、牛膝、杜仲。

5. 血瘀癥积证

症状:消瘦腹胀,颈项腋下有肿块或胸腹内有包块,腹痛纳呆,或有时咳嗽气逆,恶心呕吐,胸闷,午后潮热,便干或黑便。舌质暗或有瘀斑,脉沉弦。

治法:活血化瘀,软坚散结。

代表方:鳖甲煎丸合三棱汤加减。腹痛甚者,加白芍、甘草;伴呕吐者,加半夏、竹茹;出血明显者,加仙鹤草、三七;咳嗽气逆明显者,加紫菀、款冬花、杏仁。

6. 气血两虚证

症状:头晕眼花,心悸失眠,面色苍白,气短乏力,颈项腋下肿核累累,坚硬如石,或腹内肿块,纳呆,唇色淡白。舌质淡,苔薄白,脉细弱。

治法:益气养血。

代表方:八珍汤加减。贫血明显者,加阿胶;心悸失眠甚者,加酸枣仁、生龙骨、生牡蛎;纳差者,加焦三仙;痰核瘰疬明显者,加荔枝核、黄药子、鳖甲。

7. 痰瘀毒蕴证

症状:肿核或胁下痞块,时而疼痛,兼见面色晦暗,形体消瘦,壮热烦渴,或午后潮热,口舌生疮,咽喉肿痛;或腹大如鼓,腹部肿块,皮肤瘀斑,尿赤便结;或有黑便。舌质暗或红绛,或有瘀斑,苔黄腻或黑苔,脉涩或数。

治法:逐瘀解毒,化痰散结。

代表方:升降散加减。痰盛者,加涤痰汤;热甚者,加黄连解毒汤、白花蛇舌草、蛇莓、半枝莲等;血瘀较重者,加三棱、莪术、水蛭等;小便刺痛明显者,加小蓟饮子;口疮明显者,加清胃散。

（四）临证要点

对于惰性淋巴瘤,主张观察和等待的姑息治疗原则,尽可能推迟化疗,故化疗前为中医药发挥作用的最佳时机,中医认为本病主要是由先天禀赋不足,内伤七情,饮食失调,脏腑亏虚,邪毒内侵所引起的痰、瘀、毒凝结而致,故治疗以益气养血、补益肝肾、活血化瘀、理气化痰、软坚散结、清热解毒等为主,以延缓病程。对于侵袭性淋巴瘤,西医放化疗为主,中医药参与为辅,则中医药扶正为主,针对恶心呕吐、心烦失眠等症状辨证施治。

六、预后与转归

霍奇金淋巴瘤的预后与组织类型及临床分期紧密相关,淋巴细胞为主型预后最好,5 年生存率为 94.3%;其次是结节硬化型,混合细胞型较差,而淋巴细胞消减型最差,HL Ⅰ 期与 Ⅱ 期 5 年生存率在 90% 以上,Ⅳ 期为 31.9%;有全身症状的较无全身症状的差;儿童及老年人的预后一般比中青年差;女性治疗的预后较男性为好。

非霍奇金淋巴瘤的预后判断,临床上常用的是 NHL 国际预后指标(IPI),将预后分为低危、低中危、中高危、高危 4 类(表 1-5-12)。年龄大于或等于 60 岁、分期为 Ⅲ 期或 Ⅳ 期、结外病变 1 处以上、需卧床休息或生活需要别人照顾、血清 LDH 升高是预后不良的 IPI。根据病例具有的 IPI 数来判断 NHL 的预后。

表 1-5-12 非霍奇金病淋巴瘤的预后

预后	IPI 分数	CR 率	2 年生存率	5 年生存率
低危	0 ~ 1	87%	84%	73%
中危	2	67%	66%	50%
中高危	3	55%	54%	43%
高危	4 ~ 5	44%	34%	26%

七、预防与调护

加强体育锻炼,增强身体素质,提高机体对疾病的抵抗力;增强身体的免疫功能,预防感染。放、化疗期间,加强饮食调养,给予高热量、高蛋白及富含维生素的食品,并可选用适当的食疗。注意放疗、化疗的副作用及保护性隔离,注意皮肤清洁,加强呼吸道、消化道护理,避免继发性感染。

第八节 过敏性紫癜

过敏性紫癜(allergic purpura)是一种常见的血管变态反应性疾病,因机体对某些致敏物质产生变态反应,导致毛细血管脆性及通透性增加,血液外渗,导致以皮肤和黏膜出血为主要表现的临床综合征。本病好发于青少年,春、秋季发病较多。

本病归属于中医"血证""紫斑""肌衄"等病证范畴。

一、病因病理

(一)西医病因病理

致敏因素很多,主要包括:①感染:细菌(主要为 β 溶血性链球菌)、病毒(多见于发疹性病毒感染)和寄生虫等;②食物:是人体对异性蛋白过敏所致,如鱼、虾、蟹、鸡蛋、牛奶等;③药物:某些抗生素类、解热镇痛药和抗结核药等;④其他:如花粉、尘埃、昆虫叮咬、受凉及寒冷刺激等。

致敏原刺激机体产生抗体,抗原抗体复合物沉积于血管内膜,激活补体,引起血管炎症反应。这种炎症反应除累及皮肤、黏膜小血管外,还可累及肠道、肾脏和关节腔部位的小血管,引发相应的临床症状。

(二)中医病因病机

本病素体正气亏虚是发病的内因,外感风热时邪及饮食不当等是发病的外因。风热邪毒蕴于肌肤,热伤血络,或气阴亏虚,虚火上炎,血脉受损,血溢脉外而致。离经之血经久不去,导致瘀血阻络,往往加重出血,使病程迁延。

1. 风热伤络　外感风热之邪,蕴郁于皮毛肌肉,热伤血络,溢于脉外,渗于皮下,发为紫癜;风热侵袭肺卫,肺卫失宣则可见发热、咳嗽、咽痛等。

2. 血热妄行　邪热由表入里,或饮食内有蕴热,热入血分,迫血妄行,血溢脉外,留于皮下,发为紫癜;邪热损伤胃肠血络则见呕血、便血;气血瘀滞肠络,不通则痛,可致腹痛;邪热夹湿下注膀胱,灼伤下焦血络而见尿血。

3. 湿热痹阻　邪热与内湿相合,湿热邪毒流注四肢关节,阻滞经络,则关节肿痛;湿热邪毒损伤血络,血溢脉外,泛溢肌肤,发为紫癜。

4. 阴虚火旺　素体阴虚,或热邪伤阴,或久病耗伤阴血,阴虚火旺,虚火灼伤络脉,血溢脉外,渗于皮下,发为紫癜。

5. 气虚血瘀　先天禀赋不足,或疾病反复发作后脏腑虚损,气虚则统摄无权,运血无力,瘀血阻滞,血液不循常道,溢于脉外发为紫癜。

综上所述,本病初期多为实证,多为血热、血瘀,病久多致虚证,或虚实夹杂,多为气虚、阴虚。瘀血贯穿于本病各阶段,是主要的病理产物。

二、临床表现

起病前1~3周往往有上呼吸道感染史,出现全身不适、低热、乏力等症状。本病临床特征随病变部位不同而异,除发病前有上呼吸道感染等前驱症状外,典型表现分为五型。

1. 单纯型过敏性紫癜　为最常见的类型,主要表现为皮肤紫癜,局限于四肢,特别是下肢及臀部,极少累及躯干。紫癜成批出现、对称分布是其特点。可同时伴发血管神经性水肿、荨麻疹等其他过敏表现。紫癜大小不等,部分可融合成片。紫癜通常1~2周逐渐消退。

2. 关节型过敏性紫癜　因关节部位血管受累而出现关节肿胀、疼痛、功能障碍等症状,多见于膝、肘、踝、腕等大关节,呈游走性红、肿、热、痛,可有积液。关节炎症状多为一过性,不留后遗症。

3. 腹型过敏性紫癜　是由于消化道黏膜和腹膜脏层毛细血管受累而引起的症状和体征,可表现为腹部阵发性绞痛或持续性钝痛,有压痛但无明显腹肌紧张,并可伴有恶心、呕吐、腹泻、便血等。

4. 肾型过敏性紫癜　病情最为严重,在皮肤紫癜的同时,出现不同程度的蛋白尿、血尿和管型尿,表现为局灶性、节段性和增殖性肾小球肾炎,严重者可有高血压、少尿、浮肿和肾功能异常。少数病例因反复发作而演变为慢性肾炎或肾病综合征。

5. 混合型过敏性紫癜　指上述两型或两型以上同时出现者。

三、实验室及其他检查

血小板计数和功能正常,凝血功能正常,出血时间可延长。部分患者毛细血管脆性试验阳性。肾脏受累可出现血尿、蛋白尿或管型尿,亦可有肾功能受损的表现。有消化道出血者大便潜血阳性。

四、诊断与鉴别诊断

（一）诊断

1. 发病前 1~3 周有上呼吸道感染史，出现全身不适、低热、乏力等前驱症状。

2. 典型四肢皮肤紫癜，可伴有腹痛、关节肿痛及血尿。

3. 血小板计数、功能及凝血相关检查正常。

4. 排除其他原因所致的血管炎及紫癜。

（二）鉴别诊断

本病需与原发免疫性血小板减少症、风湿性关节炎、肾小球肾炎、外科急腹症等鉴别。

五、治疗

（一）中西医结合治疗思路

消除致病因素为过敏性紫癜最根本的治疗，病情轻者予抗过敏药物治疗，对于腹型、关节型予糖皮质激素治疗，肾型予激素治疗效果不明显。中医药参与可加快皮肤紫癜的消除，改善病患的体质，并减少甚至阻止过敏性紫癜的复发。

（二）西医治疗

1. 病因治疗　消除致病因素，如防治感染，清除局部病灶（如扁桃体炎），避免可能致敏的食物及药物等。

2. 一般治疗　急性期卧床休息，注意维持水、电解质平衡。病情较轻者可使用盐酸异丙嗪、马来酸氯苯那敏等抗过敏药；应用维生素 C、曲克芦丁等改善血管通透性。

3. 糖皮质激素治疗　糖皮质激素有抑制抗原抗体反应和改善血管通透性作用，对减轻腹痛、关节肿痛、胃肠道出血有较好的效果。一般用泼尼松 30mg/d 顿服或分次口服，或地塞米松 5~15mg/d 静脉滴注。

4. 对症治疗　针对患者临床类型，采取相应的对症治疗措施。

（三）中医治疗

1. 风热伤络证

症状：起病较急，紫癜以下肢和臀部为多，呈对称性，颜色鲜红，呈丘疹或红斑，大小形态不一，可融合成片，或有痒感，伴发热恶风，咳嗽咽痛，腹痛，关节痛，尿血等。舌质红，苔薄黄，脉浮数。

治法：疏风清热，凉血止血。

代表方：银翘散加减。皮肤瘙痒者，加地肤子、蝉蜕、钩藤；尿血者，加白茅根、小蓟、茜草；关节痛者，加秦艽、防己、牛膝；腹痛者，加广木香、延胡索。

2. 血热妄行证

症状：起病急骤，面赤咽干，皮肤瘀点瘀斑密集或成片，色泽鲜红，或伴关节肿痛，或伴腹痛，便血尿血，或有发热，大便干燥。舌质红绛，苔黄燥，脉数有力。

治法：清热解毒，凉血化斑。

代表方：犀角地黄汤加减（犀角已禁用，现多用水牛角代）。皮肤紫癜多者，加藕节炭、茜草炭、地榆炭、三七粉（吞）；鼻衄量多者，加白茅根、炒栀子；尿血者，加小蓟、仙鹤草；便血者，加地榆炭；便秘者，加生大黄；目赤者，加青黛、菊花；腹痛甚者，加炒延胡索；便血者，可加槐花炭、地榆炭。

3. 湿热痹阻证

症状：皮肤紫癜多见于关节周围，尤以膝踝关节为主，关节肿胀灼痛，影响肢体活动，偶见腹痛、尿血。舌质红,苔黄腻,脉滑数或弦数。

治法:清热利湿,通络止痛。

代表方:四妙丸加减。关节肿痛、活动受限者,加赤芍、鸡血藤、忍冬藤;小便出血者,加小蓟、石韦;腹痛较著者,合用芍药甘草汤。

4. 阴虚火旺证

症状:起病缓慢,时发时隐,或紫癜已退,仍有腰背酸软,五心烦热,潮热盗汗,头晕耳鸣,尿血,便血,大便干燥,小便黄赤。舌质红,少苔,脉细数。

治法:滋阴清热,凉血化瘀。

代表方:大补阴丸加减。若尿血重者,可另吞服三七粉、琥珀粉凉血止血。

5. 气虚血瘀证

症状:病情反复发作,斑疹紫暗,腹痛绵绵,神疲倦怠,面色少华,纳少。舌淡边尖有瘀点瘀斑,苔薄白,脉细弱。

治法:补中益气,化瘀止血。

代表方:补中益气汤加减。血瘀明显者,加桃仁、红花关节肿痛者,加独活、威灵仙、防己、薏苡仁;腹痛便血者,加防风、地榆、木香;食欲不振者,加砂仁、神曲、麦芽、鸡内金。

(四)临证要点

本病临床表现多样,皮肤紫癜多见,应与血小板减少性紫癜鉴别,皮肤紫癜可以中药调理。当患者出现腹痛症状时应紧急处理,并与急腹症鉴别,防止发生严重并发症。肾性紫癜治疗相对困难,中西医结合疗效相对更好。

本病中医病机合并脾虚、肝肾不足时,治疗过程中不应一味清热凉血,而应根据辨证结果,针对肝脾肾不足治本。本病常伴有腹痛、关节及软组织肿痛,有瘀血因素存在,尤其是反复发作者瘀血病机更显突出,治疗中使用活血化瘀药有助于增强疗效。

六、预后

多数预后良好,部分患者可复发,少数肾型患者可转为慢性肾炎。

七、预防与调护

增强体质预防感染;尽量避免接触致敏原。一旦发生紫癜,应正规治疗。

第九节　原发免疫性血小板减少症

原发免疫性血小板减少症(primary immune thrombocytopenia, ITP)是一种免疫介导的血小板破坏过多和血小板生成受抑引起的出血性疾病。其临床特点是皮肤、黏膜出血,血小板计数减少及寿命缩短,骨髓内巨核细胞发育成熟障碍及抗血小板抗体的存在。

ITP 的病因迄今未明,可能与细菌或病毒感染、免疫异常等因素有关。

中医属于"血证""紫癜"范畴。

一、病因病理

(一)西医病因病理

ITP 是一种因血小板免疫性破坏,致外周血血小板减少的出血性疾病。其发病与机体免疫功能异常,体液免疫和细胞免疫介导的血小板过度破坏和/或血小板生成不良等因素有关,70% 左右的患者可检测出血小板相关性自身抗体。

（二）中医病因病机

主要病机为脏腑功能失调,气血运行紊乱,病机的主要特点是火盛气伤,虚实夹杂,以出血证候和/或虚损证候为主要临床表现。

1. **血热妄行**　外感风热燥邪,深入血分,伤及脉络;或阴阳失衡,内热蕴生,热盛迫血;或阳气内盛,复感时邪;或饮食内伤,脏腑功能失调,蕴生内热;或七情所伤,情志郁结,气郁化火,火盛迫血。热毒炽盛,灼伤脉络,迫血妄行,故起病较急,出血程度较重,出血量较多,血色鲜红。血溢脉外,留着肌肤,则发紫癜;热结于内,血随火升,上出清窍,则发吐衄;热移下焦,灼伤阴络,则尿血、便血;内热郁蒸,则发热,热盛常消灼津液,故见口渴、便秘;若热毒内陷心包,可有神昏谵语。

2. **阴虚火旺**　久病或热毒之后,耗伤阴液;或忧思劳倦,暗耗心血,阴液耗损;或饮食不节,胃中积热伤阴,致胃阴不足;或恣情纵欲,耗损肾阴。阴液亏耗,阴不敛阳,虚火上浮,扰动阴血,血出于肌腠之间,则见皮肤瘀点或瘀斑;虚火循经上扰,则为鼻衄齿衄;虚热扰动心神,心神不安,则心烦;阴虚内热,熏蒸于里,则见五心烦热;虚热迫津外泄,则夜间盗汗。

3. **气不摄血**　先天禀赋不足,后天调养失宜,肾气不足,累及精髓;饮食不节,过食辛辣厚味,或饮酒过度,或思虑伤脾,或体劳伤脾,脾气虚衰,气血匮乏,脾气虚则不能统摄血液,以致血不循经,溢于脉络之外,渗于皮肤之间形成紫癜;或因病久不复,精血亏损;或反复出血,气随血脱,致气虚不能统摄血液,血溢肌肤而为紫斑。《景岳全书·血证》说:"损者多由于气,气伤则血无以存。"

4. **脾肾阳虚**　久病缠绵,内脏虚损,脾肾阳虚之象也可逐渐显现。脾虚既会致统血无力,又因生血之源枯竭而致气虚血少,复因风热邪毒乘虚入侵或五志之火内生,使血中伏火,燔灼于内,势必伤及血络,血溢外漏;肾虚则精血衰少,阴亏火旺,灼伤脉络则扰血妄行,久则阴损及阳,命门火衰,火不归原而致阴寒凝聚于下,无根之火浮炎于上,阴阳不相为守,则血行障碍,错行脉外,从而引起出血诸证。

5. **肝肾阴虚**　先天禀赋不足,或情志过极,恼怒伤肝,肝气郁结,气郁化火,火扰于内,血失所藏;或劳倦过度,房劳伤肾,虚火妄动,迫血妄行;或久病热病之后,皆可损伤肝肾之阴,损于阴者,则阴虚火旺,迫血妄行,引发紫癜。

总之,本病病位在血脉,与心、肝、脾、肾关系密切,病理性质有虚实之分,热盛迫血为实,阴虚火旺、气不摄血为虚。若病久不愈,导致瘀血阻滞者,则表现为虚实夹杂。

二、临床表现

根据发病机制、诱发因素、临床表现、治疗效果和病程,ITP 可分为急性型和慢性型。

（一）急性型 ITP

常见于儿童,多数患者发病前 1~2 周有急性上呼吸道或其他部位感染史,特别是病毒感染史。起病急骤,症状较重,可表现为轻度畏寒、发热、皮肤黏膜瘀点、瘀斑。黏膜出血多见于鼻、牙龈、口腔。胃肠道及泌尿道出血并不少见,极少部分患儿发生颅内出血危及生命。脾脏一般不大或稍大。血小板显著减少,病程多为自限性,少数迁延不愈转为慢性。

（二）慢性 ITP

常见于成人,起病隐匿,症状较轻。出血症状常反复发作,表现为皮肤瘀点、瘀斑、鼻、牙龈、口腔黏膜出血;严重内脏出血较少见,但月经过多较常见,在部分患者可为唯一的临床症状;患者的出血表现通常与血小板计数正相关,脾不肿大或轻度肿大。本病病程较长,自发缓解少见。

三、实验室及其他检查

（一）血常规

急性型 ITP 血小板减少严重,血小板计数常<20×10⁹/L;慢性型 ITP 血小板计数一般在(20~80)×10⁹/L。贫血与失血量成正比,通常是正常细胞性贫血,白细胞计数大多正常。

（二）骨髓象

骨髓巨核细胞数正常或增多,且伴有成熟障碍,有血小板形成的巨核细胞显著减少;粒系、红系正常。

（三）其他检查

血小板相关免疫球蛋白(PAIg)和血小板膜糖蛋白(GP)特异性自身抗体测定,大部分ITP 患者 PAIgG 升高。出血时间延长、血块收缩不良等。但凝血酶原时间、活化部分凝血活酶时间及凝血时间均正常。

四、诊断与鉴别诊断

（一）诊断要点

1. 多次血小板计数减少。
2. 脾不大或轻度增大。
3. 骨髓巨核细胞数正常或增多,伴有成熟障碍。
4. 泼尼松或脾切除治疗有效。
5. 排除其他继发性血小板减少症。

（二）鉴别诊断

原发免疫性血小板减少症须与继发性血小板减少相鉴别,如再生障碍性贫血、脾功能亢进、系统性红斑狼疮、骨髓增生异常综合征、药物性血小板减少等。

五、治疗

（一）中西医结合治疗思路

本病属于中医的"血证""发斑""紫斑""肌衄""鼻血"和"葡萄疫"等范畴。急性型 ITP发病急、病情重,治疗应以迅速提高血小板、控制严重出血、降低病死率为目的,当血小板<10×10⁹/L 或者有出血时,可采用丙种球蛋白冲击或者输注血小板、TPO、艾曲波帕、糖皮质激素等治疗。在配合西药急救的情况下,中医以凉血活血为法,可使用茜草、大黄、仙鹤草、黄芪、卷柏等以减轻出血,现代药理研究也证实这些药物具有良好止血促凝效果,以帮助患者度过危险期。慢性型 ITP 起病缓、病程长,患者易出现气血亏虚、阴虚火旺等症状,尤其使用糖皮质激素治疗后,故中医治疗多以益气养血、健脾养肝为主,同时会兼顾滋阴、活血,此外中药还能减少西药副作用,减少复发。

（二）西医治疗

1. 一般治疗　急性型及重症者应密切观察,限制活动,加强护理。血小板<20×10⁹/L者,应严格卧床,避免外伤。

2. 糖皮质激素治疗　是治疗本病的首选药物。急性型的疗效较好,缓解率高,近期有效率为80%,常用泼尼松 1mg/(kg·d),分次或顿服。病情严重者可用等剂量地塞米松或甲泼尼龙静脉滴注,好转后改为口服,待血小板升至正常或接近正常后,逐步缓慢减量,最后以5~10mg/d 维持治疗,持续 3~6 个月。ITP 患者如无明显出血倾向,血小板计数>30×10⁹/L,可不予治疗。

3. 静脉输注丙种球蛋白　常规剂量 0.4g/（kg·d）×5 天,主要用于 ITP 的紧急治疗及临床上不能耐受糖皮质激素治疗的患者。

4. 其他治疗　包括应用促血小板生成药物如重组人血小板生成素、抗 CD20 单克隆抗体、免疫抑制剂如长春新碱、环磷酰胺、硫唑嘌呤、环孢素等。

5. 脾切除　对糖皮质激素治疗无效、糖皮质激素维持量大于 30mg/d 及有糖皮质激素使用禁忌的 ITP 患者,可进行脾切除治疗。

（三）中医治疗

1. 血热妄行证

症状:皮肤出现紫红色瘀斑或青紫斑点,或有鼻衄、齿衄、便血、尿血,或有发热、口渴、大便干燥。舌质红,苔黄,脉数。

治法:清热解毒,凉血止血。

代表方:犀角地黄汤加减(犀角已禁用,现多用水牛角代)。若出血多者,加藕节、地榆、仙鹤草;烦躁不安、紫斑密集广泛者,加生石膏、龙胆草,冲服紫雪丹以清热开窍,息风止痉;便血者,可加槐花、地榆;大量出血而见脉细数、面色苍白、四肢厥冷、汗出淋漓等气随血脱之象者,急服独参汤以益气固脱。

2. 阴虚火旺证

症状:皮肤出现紫红瘀斑或青紫斑点,时发时止,常伴鼻衄、齿衄或月经过多,颧红,心烦,口干,手足心热,或有潮热盗汗,眩晕、耳鸣。舌质红,苔少,脉细数。

治法:滋阴降火,宁络止血。

代表方:茜根散合知柏地黄汤加减。口渴,舌红少津者,可加石斛、玉竹;手足心热,舌红少苔者,可加茜草根、紫草;潮热盗汗者,加牡蛎、龙骨、糯稻根、五味子。

3. 气不摄血证

症状:反复发生肌衄,劳后加重,神疲乏力,头晕目眩,面色苍白或萎黄,食欲不振,大便溏薄或便干。舌质淡,苔薄白,脉细或细弱。

治法:健脾益气,摄血止血。

代表方:归脾汤加减。若手足不温,大便稀溏者,可加用保元汤;若腰膝酸软者,可加山茱萸、菟丝子、续断;头晕目眩者,加用当归补血汤;食欲不振者,加保和丸。

4. 脾肾阳虚证

症状:皮肤无瘀斑瘀点或仅磕碰后瘀斑,神疲乏力,畏寒肢冷,腰膝冷痛,或五更泄泻,或小便不利,面浮肢肿。舌质淡胖,苔白滑,脉沉细。

治法:健脾温肾,调养精血。

代表方:理中丸合右归丸加减。畏寒肢冷明显者,加淫羊藿、巴戟天、肉桂;五更泄者,加四神丸;面浮肢肿者,加五皮饮;阳虚导致的小便不利,加真武汤。

5. 肝肾阴虚证

症状:皮肤无瘀斑瘀点或仅磕碰后瘀斑,神疲乏力,腰膝酸软,头晕健忘,两眼昏花,失眠多梦,五心烦热,潮热盗汗,男子遗精,女子月经不调。舌质红,苔少,脉沉细或细数。

治法:滋养肝肾,填精生血。

代表方:杞菊地黄丸合二至丸加减。头晕眼花明显者,加女贞子、墨旱莲;五心烦热者,加用秦艽、鳖甲、地骨皮;盗汗明显者,加用浮小麦、糯稻根;遗精明显者,加用金锁固精丸。

鉴于“出血留瘀”“虚久必瘀”,故对于各证型 ITP 患者要适时、适度使用活血化瘀药,以推陈出新,促进血小板计数提升,可选择加用当归、丹参、三七、生蒲黄等,也可选用补阳还五汤、桃红四物汤等加减。另外,对于不同部位出血,宜针对性选择相应止血药物,如咳血、吐血选用紫珠、白及等,尿血、便血选用白茅根、地榆、槐花等,崩漏选用棕榈炭、血余炭、茜草炭等。此外,鉴于"气为血之帅""百病生于气",各证型 ITP,无论以出血表现为主,还是以虚损表现为主,均可随证选择性加入人参、黄芪、党参、太子参等益气药物。

(四)临证要点

ITP 常见证候血热妄行证、阴虚火旺证、气不摄血证,血热妄行多见于急性 ITP,治疗以清热凉血为主。病程长者以慢性型多见,以气不摄血、阴虚火旺证为主,兼夹血瘀,治疗时以补益气血、滋阴,同时兼顾活血。

六、预后

多数预后良好,部分病例易复发或转为慢性、难治性 ITP。

七、预防与调护

患病期间要注意预防感染,避免发生创伤;给予易消化食物,注意口腔及皮肤护理;要注意患者的心理调护。

（丁晓庆 郑维扬 李 磊）

复习思考题

1. 本章中哪些疾病常见血三系减少? 机制是什么?

2. 过敏性紫癜与特发性血小板减少性紫癜出血的原因有何不同? 请分别简述。

3. 缺铁性贫血、再生障碍性贫血和溶血性贫血导致贫血的机制有何不同? 请分别简述。

第六章

内分泌系统疾病

学习目标

1. 掌握尿崩症、甲状腺功能亢进症、甲状腺功能减退症、慢性甲状腺炎、亚急性甲状腺炎、嗜铬细胞瘤和副神经节瘤、库欣综合征、原发性慢性肾上腺皮质功能减退症的诊断要点、鉴别诊断及中西医治疗。

2. 掌握甲亢危象、肾上腺危象的临床处理。

3. 熟悉尿崩症、甲状腺功能亢进症、甲状腺功能减退症、慢性甲状腺炎、亚急性甲状腺炎的中医辨证论治及加减用药。

4. 熟悉本章各节疾病的病因及发病机制、病理、中医辨证。

5. 了解嗜铬细胞瘤、库欣综合征的临床处理。

第一节 总 论

内分泌系统主要由内分泌腺(包括垂体、甲状腺、甲状旁腺、肾上腺、性腺等)和分布在心血管、胃肠、肾、脂肪组织、脑(尤其下丘脑)的内分泌组织与细胞组成。内分泌系统的主要功能是产生和分泌激素。激素是细胞与细胞之间传递信息的化学信号物质,经血液或组织液传递,通过内分泌、旁分泌、胞分泌、神经分泌四种作用方式,协调机体不同部位的活动。激素按其化学本质可分为肽类激素、蛋白质激素、氨基酸衍生物激素、胺类激素、类固醇(甾体)激素和脂肪酸衍生物。按生理功能可分为以下三大类:一是调控新陈代谢和维持机体的稳态,如胰岛素、胃肠激素、甲状腺激素等;二是促进生长发育及组织细胞的增殖分化,如生长激素、糖皮质激素等;三是调节人体生殖功能,促进生殖器官的正常发育及维持其功能活动,如性激素等。内分泌系统的生理活动有赖于多种激素间的相互作用,包括整合作用、协同作用以及拮抗作用,同时可通过调控下丘脑-垂体-靶腺轴、肾素-血管紧张素-醛固酮轴等常见内分泌调节轴以及与其他系统的互作达成激素的反馈调节和机体的生命活动。

内分泌学是研究机体内分泌系统结构与功能的科学,主要集中于机体内分泌腺体和组织分泌激素及其作用于靶细胞、靶组织或靶器官的生理调控过程与规律,并阐明内分泌功能异常导致相关疾病的病理过程及其机制。

内分泌疾病根据腺体功能状态诊断分类,可分为功能亢进、功能减退和功能正常但组织异常三大类。如甲状腺功能亢进症(简称甲亢)、甲状腺功能减退症(简称甲减)等。功能状态异常者又可根据其病变发生的部位,分为原发性(病变在靶腺)和继发性(病变在下丘脑或者垂体等上级内分泌调节器官)病变,例如原发性甲减、继发性甲减(病变在垂体)、三发性甲减(病变在下丘脑)等。若激素受体不能在外周组织发挥正常生物效应则出现激素抵抗性,如甲状腺激素抵抗综合征、假性甲状旁腺功能减退症。内分泌疾病亦可根据功能异常的程度分为临床型和亚临床型,如亚临床甲减、亚临床库欣综合征等。亚临床型疾病由于缺乏特异性的临床症状表现,需要依赖实验室检查来诊断判定。

一、主要致病因素

内分泌疾病是指内分泌腺或内分泌组织在各种病因作用下本身的分泌功能和/或结构异常时发生的一类疾病,表现为激素来源异常、激素受体异常和由于激素或物质代谢失常引起的生理功能紊乱所致的症候群。其致病因素主要如下:

1. 自身免疫异常　多数内分泌系统疾病的致病因素属于此类,例如毒性弥漫性甲状腺肿[又称格雷夫斯病(Graves disease,GD),Graves 病]的促甲状腺激素受体刺激性抗体(thyroid stimulating antibody,TSAb)刺激甲状腺细胞表面的促甲状腺激素(thyroid-stimulating hormone,TSH)受体,引起甲亢。

2. 肿瘤因素　内分泌腺自身肿瘤如甲状腺腺瘤、甲状旁腺腺瘤、胰岛素瘤、胰高血糖素瘤、醛固酮腺瘤、嗜铬细胞瘤等。由于肿瘤自主分泌的激素或促激素,导致该腺体的功能亢进,例如肾上腺皮质肿瘤引起的皮质醇增多症或原发性醛固酮增多症等。体积较大的肿瘤可能压迫邻近组织,例如垂体腺瘤可压迫视交叉造成视力减退、视野缺损和偏盲,压迫其他垂体细胞则引起垂体其他激素缺乏。

副肿瘤综合征(paraneoplastic syndrome)也称异位激素分泌综合征,例如肺燕麦细胞癌分泌的促肾上腺皮质激素(adrenocorticotropic hormone,ACTH)引起的异位 ACTH 分泌综合征;恶性肿瘤可以分泌过量的甲状旁腺激素相关蛋白(parathyroid hormone-related protein,PTHrP)、活性维生素 D 等激素,引起高钙血症。

3. 激素水平与靶组织抵抗　许多内分泌疾病是由于激素受体突变或者受体后信号传导系统障碍导致激素在靶组织不能实现生物学作用所致。临床大多表现为功能减退、亢进,或功能正常但血中激素水平异常增高。例如,生长激素受体突变造成拉伦综合征;甲状腺激素受体基因突变引起甲状腺激素抵抗综合征。

4. 遗传因素　例如甲状腺激素合成酶缺陷引起的先天性甲减、常染色体显性遗传的糖皮质激素可治性醛固酮增多症(glucocorticoid remediable aldosteronism)。多发性内分泌肿瘤(multiple endocrine neoplasia,MEN)中 *MEN1* 基因突变所致的甲状旁腺腺瘤、胃肠胰肿瘤和垂体增生或者腺瘤。

5. 外源性激素过量摄入　例如过量糖皮质激素摄入所致的医源性库欣综合征,过量甲状腺素摄入所致的甲状腺毒症等。

6. 感染　例如病毒感染可导致亚急性甲状腺炎。

7. 损伤或手术切除　例如放射性 ^{131}I 治疗甲亢后引起甲状腺腺体损伤导致甲减。甲状腺手术部分或全部切除后所致的甲减。

8. 缺血坏死　例如由于产后大出血引起垂体前叶缺血坏死导致的希恩综合征。

9. 内分泌腺以外的疾病　如肾脏破坏性病变,25-羟基维生素 D_3 不能在肾脏实现 1α 羟化,减少活性维生素 D 的产生,进而导致肾性骨病。

二、常见症状

内分泌疾病的临床症状可分为亚临床型和临床型。亚临床型是指缺乏特异性症状和体征,可能仅有虚弱、乏力、食欲改变等非特异性症状,或仅有实验室指标轻度异常。临床型可有多系统或特异性临床表现和体征,主要概括为以下几个方面:

1. 体重变化(肥胖或消瘦)　影响体重的激素包括生长激素(growth hormone,GH)、甲状腺激素(thyroxine)、胰岛素(insulin)、瘦素(leptin)、糖皮质激素(glucocorticoids)、儿茶酚胺(catecholamines)和性激素(sex hormone)。下丘脑疾病(下丘脑性肥胖)、库欣综合征(Cushing syndrome)、胰岛素瘤、2型糖尿病(肥胖型)、性腺功能减退症、甲状腺功能减退症、糖原累积病、多囊卵巢综合征、代谢综合征等疾病常伴有肥胖。引起消瘦的常见内分泌疾病有甲状腺功能亢进症、糖尿病、肾上腺皮质功能减退症、希恩综合征(Sheehan syndrome)、嗜铬细胞瘤、内分泌腺肿瘤、神经性厌食、血管活性肠肽瘤等。

2. 身高异常(过高或矮小)　影响身高的内分泌激素有生长激素释放激素、生长激素、胰岛素样生长因子-1、甲状腺激素、性激素等。引起身材过高的病因主要包括生长激素细胞腺瘤、克兰费尔特综合征(Klinefelter syndrome)等。若于成年期患生长激素细胞腺瘤,由于骨骺已经融合,骨骼只能横向生长,故仅引起肢端肥大症而身高无变化。引起矮小症的病因主要包括生长激素缺乏症、生长激素不敏感综合征、性腺功能减低等。

3. 多饮与多尿　醛固酮增多症、甲状旁腺功能亢进症、肾小管性酸中毒、尿崩症等常伴有多饮多尿。

4. 皮肤色素沉着或脱失　皮肤色素沉着可遍及全身,也可为局部。皮肤色素沉着的主要类型包括黑色素沉着和胡萝卜素沉积,其中以黑色素沉着最为常见。引起全身性黑色素沉着增加的内分泌疾病主要有原发性肾上腺皮质功能减退症、纳尔逊综合征(Nelson syndrome)、先天性肾上腺皮质增生、异位ACTH(adrenocorticotropic hormone)综合征、ACTH依赖性库欣病等。胡萝卜素沉积常见于甲减,仅见于皮脂腺较丰富的部位,如口唇周围、手掌和足底。钩虫病引起的贫血也常有手掌、足底黄色加深,故应与甲减引起者鉴别。

5. 多毛与毛发脱落　伴发多毛的内分泌疾病包括多囊卵巢综合征、先天性肾上腺皮质增生、库欣病、产生雄激素的卵巢肿瘤、儿童型甲状腺功能减退症(多在背部)、特发性多毛和药物引起多毛(如苯妥英钠、丹那唑、环孢素等)。雄激素合成和分泌减少可使毛发脱落(包括性毛、非性毛和两性毛),主要见于各种原因引起的睾丸功能减退症、肾上腺皮质功能减退症、卵巢功能减退症等;甲状腺功能减退症和自身免疫性多内分泌腺病综合征也可伴毛发脱落;脂溢性皮炎、斑秃、全秃等可引起局部毛发脱落。

6. 皮肤紫纹和痤疮　紫纹是库欣综合征特征之一,病理性痤疮见于库欣病、先天性肾上腺皮质增生症、多囊卵巢综合征、分泌雄激素的卵巢肿瘤等,女性服用雄激素制剂也可以引起痤疮的发生。

7. 突眼症　来源于淋巴细胞、巨噬细胞、成纤维细胞,以及脂肪组织的自身免疫性炎症。最常见的疾病是Graves病。

8. 溢乳　溢乳增多与催乳素分泌增多有关,伴催乳素分泌增多的疾病主要见于催乳素瘤、甲状腺功能减退症、其他下丘脑-垂体肿瘤、垂体柄受压或断裂等情况。溢乳女性可同时伴有闭经。

9. 男性乳腺发育　引起病理性男性乳腺发育的内分泌疾病可分为原发性和继发性两大类,前者见于克兰费尔特综合征、完全性睾丸女性化、分泌雌激素的睾丸肿瘤、真两性畸形、甲状腺功能亢进症及先天性肾上腺皮质增生症等;后者可见于药物(如避孕药、异烟肼、西咪替丁、氯米芬、甲基多巴、洋地黄类、三环类抗抑郁药等)、肝硬化、营养不良、支气管肺癌等。

10. 高血压、低血钾症　常见于原发性醛固酮增多症、肾素瘤、库欣综合征等。

11. 骨痛与自发性骨折　骨痛为代谢性骨病的常见症状,严重者伴自发性骨折,或轻微外伤即引起骨折。除绝经后骨质疏松外,可能引起骨质疏松的内分泌疾病还有甲状腺功能亢进症、性腺功能减退症、皮质醇增多症、甲状腺旁腺亢进症和泌乳素瘤等。

三、中医学认识

在中医古籍中,内分泌系统、腺体、激素等均无相应的名称。内分泌疾病的临床表现当属中医杂病范畴,其症状散在于水肿、虚劳、消渴、瘿病等多种中医疾病中。虽然其病因病机复杂,但是作为一类具有系统相关性的疾病,其病因病机也有其内在的规律,治法亦因机而变,同中有异。

内分泌系统疾病不同于一般的内科系统疾病,其症状和体征与激素水平变化密不可分,常涉及五脏六腑、奇恒之腑及经络等,常数脏同病,或以某脏病变为主。临床表现少有纯虚纯实之证,多为虚实夹杂,且在病程中虚或实象并非固定不变,时常动态变化,错综复杂。临证时需结合八纲辨证、气血津液辨证和脏腑辨证,辨明病邪的性质、气血津液的偏盛偏衰和脏腑间的病理关系,以确定内分泌系统疾病的中医辨证诊疗方案。

在中医理论中,人体以心、肝、脾、肺、肾五脏为中心,通过经络的体内外沟通,将五脏、六腑、五官、九窍、四肢百骸联络起来,组成五大功能系统。相互沟通调控,使人体生命活动保持在阴平阳秘的状态,以维持机体健康。

肝主疏泄、调情志、畅气机、主藏血,与精神神经、消化、内分泌系统有关,肝失疏泄或肝气郁滞导致的气滞、血瘀、痰凝常与甲状腺功能异常或增生性疾病的发生密切相关。脾主运化、主统血,与消化、内分泌、神经、免疫、血液等系统及水盐代谢有密切的关系。心主血脉、主藏神;肾主藏精、主水液、主纳气、主骨髓,心、肾与以下丘脑-垂体-靶腺轴为核心的神经内分泌系统有关,涉及遗传特性、衰老、免疫等。五脏六腑在内分泌、免疫等系统内均有所划分和交叉,通过系统内的相互作用及系统间共有的激素、递质、细胞因子等信息物质的传递,于人体各系统、器官、细胞间进行多层次地调节和整合。

内分泌系统疾病的治疗原则以调整阴阳,恢复机体阴平阳秘功能为纲。在具体治法上,则有补肾填精、疏肝理气、健脾利湿、活血化瘀等。临床常用方剂包括金匮肾气丸、六味地黄丸、柴胡疏肝散、归脾丸、温胆汤等。同时根据内分泌疾病中每种疾病的自身特殊规律,治疗时选用针对性的专病专药,即"辨病施治"。如治疗生殖腺疾病,则选用女贞子、墨旱莲、龟甲(胶)、鳖甲(胶)、生地黄、玄参等以补肾益阴(此类药物有调节免疫系统功能、减轻生殖系统炎症反应的作用),或用巴戟天、淫羊藿、鹿茸(胶)、紫河车等以补肾填精(此类药物有类似性激素的作用),其机制在于调节下丘脑的功能。除中药的应用外,也可配合使用针灸等中医适宜技术以提高疗效,缩短病程。

第二节　尿　崩　症

尿崩症(diabetes insipidus,DI)是指精氨酸加压素[(arginine vasopressin,AVP),又称抗利尿激素(antidiuretic hormone,ADH)]完全/部分缺乏,或肾脏对 AVP 反应障碍,致肾小管重吸收水的功能障碍,从而引起以多尿、烦渴、多饮、低比重尿和低渗尿为特征的一组临床综合征。因 AVP 完全或部分缺乏引起的尿崩症为中枢性尿崩症(central diabetes insipidus,CDI),肾脏对 AVP 不敏感引起者为肾性尿崩症(nephrogenic diabetes insipidus,ND),其中以中枢性尿崩症较为常见。本病较少见,可发生于任何年龄,但以青少年为多见,男女比例约为 2:1。

本病可归属于中医学"消渴"范畴。

一、病因病理

（一）西医病因病理

病因及发病机制

（1）中枢性尿崩症：任何原因导致的 AVP 合成、转运、储存与释放障碍均可引起中枢性尿崩症，可分为原发性、继发性与遗传性三种。

1）原发性：又称特发性尿崩症，原因不明，约占尿崩症的 50% ~ 60%。表现为下丘脑视上核及室旁核神经细胞明显减少或消失，尼氏颗粒（Nissl's granule）耗尽，AVP 合成酶缺陷，血液中存在 AVP 合成细胞的自身抗体，提示部分特发性尿崩症与自身免疫相关。

2）继发性：①肿瘤：约 50% 患者为下丘脑神经垂体及附近部位的肿瘤患者。尿崩症往往是蝶鞍上肿瘤最早出现的临床症状，可见于垂体瘤、颅咽管瘤、胚胎瘤、松果体瘤、胶质瘤、脑膜瘤、转移癌等。②头颅外伤及垂体下丘脑手术：常表现为一过性，但正中隆突以上的垂体柄损伤或断离，可致永久性中枢性尿崩症。③肉芽肿：结节病、朗格汉斯细胞组织细胞增生症（Langerhans cell histiocytosis）、类肉瘤、黄色瘤等。④感染性疾病：脑炎、脑膜炎、结核、梅毒等。⑤血管病变：血管瘤。⑥重症希恩综合征。⑦其他：由某些自身免疫性病变引起，其血清中存在抗 AVP 细胞抗体。

3）遗传性：①家族性常染色体显性遗传：由 AVP 前体基因突变，AVP 载体蛋白基因突变引起。家族性尿崩症患者存在 AVP-神经垂体素运载蛋白（AVP-NP Ⅱ）基因突变。AVP 突变可引起前体折叠、加工、降解等方面的障碍，继而引起 AVP 神经元的损害。②常染色体隐性遗传：Wolfram 综合征极为罕见，由 WFS1 基因突变引起，可表现为 DI、糖尿病、视神经萎缩和耳聋。③X 连锁隐性遗传：由女性遗传，男性发病，杂合子女性尿浓缩力差，一般症状轻，可无明显多饮、多尿表现。

（2）肾性尿崩症：是由于肾脏对 AVP 不敏感或反应减弱引起的疾病。

1）遗传性：约 90% 患者与 V2 受体基因突变有关，系 X 性连锁隐性遗传；约 10% 患者是由于编码水孔蛋白 2（aquaporin-2，AQP-2）的基因突变所致，系常染色体隐性遗传。

2）继发性：可继发于多种疾病导致的肾小管损害，如慢性肾盂肾炎、阻塞性尿路疾病、肾小管性酸中毒、肾脏移植、骨髓瘤等；或代谢紊乱，如低钾血症、高钙血症。多种药物如锂制剂、庆大霉素、头孢唑林钠、诺氟沙星、阿米卡星、链霉素、大剂量地塞米松、四环素、碳酸锂等也可导致肾性尿崩症。

（二）中医病因病机

本病多与禀赋不足、素体阴虚、饮食失节、情志失调、劳欲过度、热盛伤津、外伤瘀血、妊娠孕产等因素相关。

1. 脾肾阳虚　先天肾精不足，或久病耗气伤阳，肾失濡养，阳虚则津液不布，终则脾肾阳气俱伤。或情志不遂，肝气郁结，脾失健运，输布失衡，阴液耗损，阴损及阳。若颅脑损伤，致元神受损，肾气受损，渐遏气机，而致脾肾阳虚，水失输布，发为消渴。

2. 肺热津伤　外感热邪，或寒邪入里化热，或饮食不节，蓄积为热，或七情过激，郁而化热，以致火热内扰，伤及津液。肺主气，为水之上源，宣降与通调水道，燥热伤肺，津液不布而直趋于下，发为消渴。

3. 阴虚燥热　素体阴虚、情志失调，或过食肥甘厚味，致燥热内生，阴液亏虚，水不制火；或耗伤太过，阴阳失调，阳气相对亢盛而致虚热，热伤阴津而亏耗，水津无以输布，故烦渴多饮，发为消渴。

4. 气阴两虚　情志失调，或饮食偏嗜，或跌仆损伤而致精气耗损；病程迁延，日久伤气耗精,热灼伤阴,阴液亏损,水失输布,发为消渴。

5. 阴阳两虚　病至晚期,阴损及阳,脾肾阳气衰微,而致阴阳俱亏,元气大伤,发为消渴。

综上所述,本病病位主要在肾,与肺、脾、胃关系密切,病因病机主要为禀赋不足、六淫七情、饮食失节、外伤等导致脏腑虚弱,阴虚燥热,津液代谢失常。肾为先天之本,寓元阴元阳,主藏精。肾精不足,阴精亏虚则虚火内生,上燔心肺,肺精津伤,津液输布失调,则烦渴多饮;中灼脾胃,胃火炽盛,脾阴不足,则口渴多饮,多食善饥;下耗肾阴,则阴虚火旺,肾失濡养,开阖固摄失权,故多尿。本病病性是本虚标实,阴虚为本,燥热为标。病久阴损及阳,后致阴阳俱虚。重者可因阴液极度耗损,虚阳浮越,出现阴竭阳亡危象。

二、临床表现

(一)中枢性尿崩症的临床表现

1. 烦渴、多饮与低渗性多尿　临床主要表现为烦渴、多饮与低渗性多尿,夜尿显著增多,可骤然或缓慢起病。24小时尿量大于>2L,可多达4~10L,一般不超过18L,多于18L提示原发性烦渴。尿比重≤1.005,尿色淡如清水。尿渗透压50~200mOsm/(kg·H_2O),明显低于血浆渗透压[300±10mOsm/(kg·H_2O)]。长期多尿可致膀胱容量增大,故排尿次数可减少。根据AVP缺乏的程度,分为完全性尿崩症和部分性尿崩症。部分患者症状较轻,24小时尿量在2.5~5L,如限制饮水,尿比重可达1.010以上,尿渗透压可超过血浆渗透压,达290~600mOsm/(kg·H_2O),称为部分性尿崩症。由于低渗性多尿,血浆渗透压轻度升高,致口渴中枢兴奋,故烦渴,多喜冷饮。如果饮水不受限制,一般仅影响睡眠,或导致体力虚弱,而智力、体格发育接近正常。多尿、烦渴在劳累、感染、月经周期和妊娠期均可加重。

2. 其他表现　当肿瘤等病变累及口渴中枢时,除定位症状外,口渴感减退或消失;或因手术、麻醉、颅脑外伤等,患者处于意识不清状态,如未及时补充大量水分,可出现严重失水、血浆渗透压与血清钠明显升高,表现为极度乏力、发热、精神症状,甚至死亡,多见于继发性尿崩症。糖皮质激素缺乏时肾脏排水能力减弱,故尿崩症合并腺垂体功能减退时,症状可减轻,糖皮质激素替代治疗后症状再现或加重。继发性的尿崩症除上述表现外,也有原发病的症状与体征。

(二)肾性尿崩症

遗传性肾性尿崩症较罕见,多有家族史,多以女性遗传,男性发病。出生后即有多尿、多饮,如未及时发现,可因严重失水、高钠血症和高渗性昏迷而夭折;幸存者可出现生长缓慢的现象,成年后症状减轻或消失。如患者在婴儿期反复出现失水和高渗,可致智力迟钝和血管内皮受损,颅内和血管可有弥漫性钙化。继发性肾性尿崩症尚有原发疾病的临床表现,多见于成年人,主要表现为多饮、多尿,特别是夜尿增多,较少因失水引起严重后果。

三、实验室及其他检查

(一)实验室检查

1. 尿量测定　尿崩症患者24小时尿量总量超过2 500ml/d或50ml/(kg·d)称为多尿,可达4~20L/d,比重常在1.005以下,部分尿崩症患者禁水后尿比重有时可达1.016。

2. 血、尿渗透压测定　血渗透压正常或稍高,尿渗透压多低于300mOsm/(kg·H_2O),严重者低于60~70mOsm/(kg·H_2O)。

3. 血浆AVP测定　正常人血浆AVP(随意饮水)为2.3~7.4pmol/L[放射免疫分析(RIA)法],禁水后可明显升高。但本病患者不能达到正常水平,禁水后血浆AVP值也不增加或增加不多。

4. AVP 抗体和抗 AVP 细胞抗体测定 有助于特发性尿崩症的诊断。

（二）禁水-加压素试验（vasopressin test）

该试验旨在比较禁水前后与使用 AVP 前后的尿渗透压变化。禁水一定时间,当尿浓缩至最大渗透压而不再上升时,注射 AVP。正常人注射外源性 AVP 后,尿渗透压不再升高,而中枢性尿崩症患者体内 AVP 缺乏,注射外源性 AVP 后,尿渗透压会进一步升高。

方法:禁水 6~16 小时不等(一般禁水 8 小时),视病情轻重而定。试验前测体重、血压、血浆渗透压和尿比重。禁水期间每 1~2 小时重复测量体重、血压、尿量、尿比重和尿渗透压。如患者排尿较多,体重下降 3%~5% 或血压显著降低,或连续 2 次测尿比重相同或尿渗透压达到高峰平顶[即两次尿渗透压之差$<30mOsm/(kg \cdot H_2O)$,且继续禁饮而尿渗压不再增加时],测定血浆渗透压,而后立即皮下注射 AVP 水剂 5U,于 1 小时和 2 小时后再测定尿量和尿渗透压。

结果判断:正常人禁水后体重、血压、血浆渗透压变化不大,血浆渗透压仍$<295mOsm/(kg \cdot H_2O)$,尿量明显减少,尿比重超过 1.020,尿渗透压可大于$800mOsm/(kg \cdot H_2O)$。注射 AVP 后,正常人尿渗透压一般不升高,仅少数人稍升高,但不超过 5%。精神性多饮、多尿者接近正常或与正常人相似。CDI 患者在禁水后体重下降$>3\%$,注射 AVP 后,尿渗透压进一步升高,较注射前增幅 9% 以上。部分性尿崩症患者血浆渗透压高峰平顶不高于$300mOsm/(kg \cdot H_2O)$,尿渗透压可稍超过血浆渗透压,注射 AVP 后尿渗透压增幅在 9%~50% 之间;完全性尿崩症患者血浆渗透压在高峰平顶时大于$300mOsm/(kg \cdot H_2O)$,尿渗透压低于血渗透压,注射 AVP 后尿渗透压升高增加 50% 以上,甚至成倍升高。肾性尿崩症患者在禁水后尿液不能浓缩,注射 AVP 后尿渗透压仍无改变。

本试验简单可靠,但应在严密观察下进行,以免在禁水过程中出现严重脱水。

（三）其他检查

继发性中枢性尿崩症需进行视力和视野检查,以及蝶鞍、头颅 CT、MRI 等以明确病因。针对 AVP(包括 AVP-NPⅡ)基因、AVP 受体基因、AQP-2 基因等突变分析可明确部分肾性尿崩症的分子病因。

四、诊断与鉴别诊断

（一）诊断

凡有持续多尿、烦渴、多饮、低比重尿者均应考虑尿崩症的可能,通过血浆、尿渗透压测定可以进行诊断。尿崩症诊断成立后,则应进一步鉴别其性质为中枢性尿崩症或肾性尿崩症,并根据临床表现和实验室检查区分部分性尿崩症与完全性尿崩症,以指导治疗。

1. 中枢性尿崩症的诊断要点 ①尿量多,24 小时尿量超过 50ml/kg 体重,一般 4~10L/d 或更多。②低渗尿,尿渗透压$<$血浆渗透压,一般低于$200mOsm/(kg \cdot H_2O)$;尿比重低,多在 1.005 以下。③饮水不足时,常有高钠血症,伴高尿酸血症,提示 AVP 缺乏,尿酸清除减少致血尿酸升高。④禁水试验不能使尿量减少,不能使尿比重和尿渗透压显著增高,而注射 AVP 后尿量减少、尿比重增加、尿渗透压较注射前增加 9% 以上。⑤加压素(AVP)或去氨加压素(desmopressin,DDAVP)治疗有明显效果。部分性中枢性尿崩症临床诊断条件包括:①经至少 2 次禁饮后尿比重达 1.012~1.016;②尿比重峰值的尿渗透压/血渗透压比值大于 1,但小于 1.5;③对 AVP 试验敏感。

2. 肾性尿崩症的诊断要点 ①有家族史,或患者母亲怀孕时羊水过多史,或有可引起继发性肾性尿崩症的原发性疾病病史;②多出生后即有症状,婴儿有尿布更换频繁、多饮、发育缓慢或不明原因发热,儿童及成年患者有多尿、口渴、多饮症状;③尿浓缩功能减低,每日尿量明显增加,比重<1.010,尿渗透压低,多低于300mOsm/(kg·H_2O);④禁水-加压素试验常无尿量减少、尿比重和尿渗透压升高反应,尿渗透压/血渗透压比值<1。继发性肾性尿崩症除了尿浓缩功能减退外,其他肾功能亦有损害。

(二)鉴别诊断

1. 原发性烦渴　大多与精神因素有关,部分与药物、下丘脑病变有关。精神因素引起烦渴、多饮,而致多尿与低比重尿,与尿崩症极相似,但AVP并不缺乏。上述症状可随情绪波动,并伴其他神经症的症状。禁水-加压素试验均正常。

2. 糖尿病　有多尿、烦渴、多饮症状,但血糖升高,尿糖阳性,糖耐量曲线异常,容易鉴别。

3. 妊娠性尿崩症　由于胎盘产生的N末端氨基肽酶(AVP酶)可使AVP代谢加速,导致AVP缺乏。症状在妊娠期出现,常在分娩后数周得到缓解。

4. 慢性肾脏疾病　肾小管疾病、低钾血症、高钙血症等均可影响肾浓缩功能而引起多尿、口渴等症状,但有相应原发疾病的临床特征,且多尿的程度也较轻。

5. 头颅手术期间发生的多尿　有两种可能,即损伤性尿崩症与液体潴留性多尿,两者的鉴别较为困难。如果于下丘脑-垂体手术后立即发生多尿,则提示为手术损伤性尿崩症。头颅手术后出现多尿也可能为手术期间液体潴留的后果。患者因手术应激而分泌大量AVP,手术应激解除后,AVP分泌减少,潴留于体内的液体自肾排出,如此时为平衡尿量而输入大量液体,即可导致持续性多尿而误认为尿崩症。通过暂时限制液体摄入量可鉴别,如尿量减少而血钠仍正常,提示为液体潴留性多尿;相反,如果血钠升高,同时在给予AVP后尿渗透压增高,尿量减少,血钠转为正常,则符合损伤性尿崩症的诊断。

此外,尿崩症患者因血液浓缩和AVP V1受体功能障碍而致尿酸清除减少,血尿酸升高,而液体潴留性多尿以及精神性多饮患者血液被稀释,尿酸清除正常,所以尿酸无升高。血尿酸>50μg/L提示为损伤性尿崩症。

五、治疗

(一)中西医结合治疗思路

本病以西医治疗为主,完全性中枢性尿崩症及部分性中枢性尿崩症在使用其他口服药后疗效不佳者可采用AVP替代疗法;其他口服药物,如氢氯噻嗪、氯磺丙脲、卡马西平适用于部分性尿崩症,但不宜用于妊娠期女性及儿童患者;继发性尿崩症还应积极治疗其原发病。中医治疗方面,重在滋补肺肾,调肺、胃(脾)、肾的脏腑功能,以清热泻火、益气养阴、固肾摄津为主要治法,滋阴清热治其标,培补脾肾治其本。中西医结合治疗,可扩大诊治人群,同时改善症状和体征,降低复发的风险。

(二)西医治疗

1. AVP替代疗法

(1) DDAVP:为人工合成的加压素类似物,其抗利尿作用强,而缩血管作用只有AVP的1/400,抗利尿与升压作用之比为4 000∶1,作用时间12~24小时,为目前治疗尿崩症的首选药物。用法:①口服制剂(醋酸去氨加压素片),每次0.1~0.4mg,每日2~3次,部分患者可睡前服药1次,以控制夜间排尿和饮水次数,得到足够的睡眠和休息;②鼻腔喷雾吸入,每日2次,每次10~20μg(儿童患者每次5μg,每日1次);③肌内注射制剂每毫升含4μg,每日1~2次,每次1~4μg(儿童患者每次0.2~1μg)。由于个体差异大,用药必须个体化,严防水中毒的发生。妊娠伴尿崩症时仅能应用DDAVP,禁用任何其他药物。因DDAVP含5%~25%的催产素活性,故需注意观察其不良反应。因妊娠时,DDAVP不被血浆中的氨肽酶降解,故其用量应较非妊娠时低,防止出现高钠血症。分娩时,应严格控制水摄入量,以防发生水中毒。分娩后,血浆中的氨肽酶活性迅速下降,患者的尿崩症症状可明显减轻或消失。

（2）鞣酸加压素注射液:为鞣酸加压素制剂(5U/ml),深部肌内注射,首次 0.1~0.2ml,可根据每日尿量情况逐步增加到 0.2~0.5ml/次,注射 1 次,可维持 3~6 日。注射前充分混匀,过量可引起水中毒。

（3）垂体后叶素:从猪或牛脑垂体后叶中提取,内含 AVP,作用仅能维持 3~6 小时,皮下注射,每次 5~10U,每日须多次注射,长期应用不便。主要用于脑损伤或神经外科术后出现的尿崩症。

（4）赖氨酸加压素粉剂:是一种鼻腔喷雾剂,每次鼻吸入 20~50mg,4~6 小时 1 次,长期应用可引起慢性鼻炎而影响吸收。

2. 其他口服药物

（1）氢氯噻嗪:每次 25mg,每日 2~3 次,可使尿量减少一半。其作用机制可能是由于尿中排钠增加,体内缺钠,肾近曲小管重吸收增加,到达远曲小管的原尿减少,因而尿量减少,对肾性尿崩症也有效。长期服用本药可能引起低钾、高尿酸血症等,应适当补充钾盐。

（2）氯磺丙脲:刺激垂体释放 AVP,并增强 AVP 对肾小管的水重吸收作用,但对肾性尿崩症无效。每次 0.1~0.2g,每日 1 次,早餐前服。本药可引起严重低血糖或水中毒。

（3）卡马西平:通过刺激 AVP 分泌,使尿量减少,每次 0.2g,每日 2~3 次。其作用不及氯磺丙脲,副作用包括血粒细胞减少、肝损害、疲乏、眩晕等。

3. 病因治疗　继发性尿崩症应积极治疗其原发病。

（三）中医治疗

1. 肺热津伤证

临床表现:烦渴多饮,口臭,便秘,尿频量多,小便色黄浑浊。舌红苔燥,脉浮滑而数。

治法:清热润肺,生津止渴。

代表方:白虎加人参汤加减。口渴重者,可重用石膏,加乌梅、葛根;阴液耗伤重者,加麦冬、生地黄、玉竹、玄参、北沙参;便秘者,加大黄,或加芒硝、火麻仁。

2. 阴虚燥热证

临床表现:烦渴多饮,喜冷饮,尿频量多,尿清长,饮而不解其渴,咽干舌燥,无汗或盗汗,头痛、头晕、耳鸣心悸,烦躁失眠,夜不能寐,五心烦热,便秘。舌红,苔薄少或黄苔,舌面干燥,脉细数或兼弦。

治法:滋阴清热,生津止渴。

代表方:知柏地黄丸或玉女煎加减。火盛者,加栀子、地骨皮;血分热盛,血衄者,去熟地黄,加生地黄、玄参;虚火内扰、骨蒸劳热者,用清骨散加减;邪伏阴分者用青蒿鳖甲汤加减;肺阴虚者用百合固金汤加减。

3. 气阴两虚证

临床表现:神疲乏力,烦闷气短,耳鸣目眩,潮热自汗,腰酸,多饮,多尿,五心烦热,口咽干燥,便秘。舌红,苔薄白,少津,脉细弱。

治法:益气养阴,生津止渴。

代表方:生脉散合六味地黄丸加减。阴虚火旺者,加知母、玄参、黄柏;兼脾虚气滞者,加焦白术、砂仁、陈皮。

4. 脾肾阳虚证

临床表现:烦渴多饮,喜热饮,尿清长、量频多、以夜尿为主,形体消瘦,疲倦无力,纳差,腹泻,阳痿早泄,形寒肢冷,面黄或面白,皮肤干燥无华。舌淡苔白,脉沉细弱。

治法:温补脾肾,固精缩尿。

代表方:真武汤加减。咳者,加五味子、细辛、干姜;小便利者,去茯苓;下利者,去芍药,加干姜、益智仁;呕者,去附子,重用生姜,或加吴茱萸、半夏。

5. 阴阳两虚证

临床表现:烦渴多饮,尿频量多,夜间遗尿,口干舌燥,腰膝酸痛,畏寒,性欲减退,头晕乏力,五心烦热,形体消瘦,纳差,大便溏或秘结。舌淡苔干,脉沉弦细或虚大无力。

治法:温阳滋阴,缩泉生津。

代表方:金匮肾气丸或缩泉丸加减。尿频、遗尿日久者,加桑螵蛸、五味子、菟丝子、补骨脂、覆盆子。

(四)临证要点

1. 治疗消渴首先是生活方式的指导,应根据每日的尿量,给予充足的饮水。

2. 消渴易伴有瘀血,故在辨证论治的基础上可酌加活血化瘀之药,如三七、蒲黄、丹参、川芎、郁金、红花、泽兰、鬼箭羽等。

3. 中西医结合治疗增强疗效。中医药在改善消渴症状方面较有优势,但就提高 AVP 而言,见效不及西药快速。需配合西药,综合治疗,避免出现严重失水、血浆渗透压与血清钠明显升高,而致极度疲倦乏力、发热、意识障碍、脏腑衰竭等。

4. 临证当先辨虚实,本病以阴虚为本,不可妄用清泄之法,即使清热,亦当顾护正气。

六、预后

预后大多取决于尿崩症的病因,轻度脑损伤或感染引起的一过性尿崩症可完全恢复,颅内肿瘤或全身性疾病所致继发性尿崩症则预后不良。特发性尿崩症一般为永久性,充分的饮水和适当的抗利尿治疗,可维持正常生活,对寿命影响较小。

七、预防与调护

注意休息,避免焦虑、紧张、悲观、恐惧等情绪,慎防劳累太过及出汗过多。注意安全,避免头部外伤。避免受凉,预防感冒及肠道、呼吸道、尿路感染。

注意观察病情变化,定期复查,规律用药。治疗本病的中药宜轻煎,不可过煮,趁温热服,服后避风取汗。

在饮食方面,注意饮食清淡且富含营养。应禁食辛辣,忌酒,平素以清淡富含营养饮食为主,限制茶及咖啡等利尿性饮料。饮水宜充足,但应防止饮水过多而引起水中毒,应根据每日的尿量而定。

第三节　甲状腺功能亢进症

甲状腺毒症(thyrotoxicosis)是指血液循环中甲状腺激素过多,引起以神经、循环、消化等系统兴奋性增高和代谢亢进为主要表现的一组临床综合征。甲状腺功能亢进症(hyperthyroidism)简称甲亢,是指甲状腺腺体本身产生甲状腺激素过多而引起甲状腺毒症的一组临床综合征,占甲状腺毒症的 60%~80%,其病因包括 Graves 病、炎性甲亢(亚急性甲状腺炎、产后甲状腺炎、桥本氏甲状腺炎伴甲状腺功能亢进症、无痛性甲状腺炎)、药物性甲亢(左甲状腺素钠和碘甲亢)、人绒毛膜促性腺激素(human chorionic gonadotropin,HCG)相关性甲亢和垂体促甲状腺激素瘤甲亢。根据甲状腺功能亢进的程度分为临床甲亢和亚临床甲亢。Graves 病导致的甲亢最多见,占 80%~90%。Graves 病是一种以体内存在促甲状腺激素受体抗体(thyrotropin receptor antibody,TRAb)为特征的自身免疫性疾病。临床多见于女性,儿童相对少见,高发于 30~60 岁。本节主要讨论 Graves 病。

该病属于中医学的"瘿气"范畴,是瘿病的一种。瘿病除瘿气外,还包括瘿肿、瘿痈、瘿囊和瘿瘤。

一、病因病理

(一)西医病因病理

1. 病因及发病机制　目前公认本病的发病机制与自身免疫有关,Graves 病是器官特异性自身免疫病,与自身免疫甲状腺炎、格雷夫斯眼病(Graves 眼病)等同属于自身免疫性甲状腺病(autoimmune thyroid diseases,AITD)。

(1)遗传因素:Graves 病有显著的遗传倾向,同卵双生者发病率较异卵双生者高近 10 倍,Graves 病患者或其家属常同时或先后发生其他甲状腺自身免疫性疾病,或伴发 1 型糖尿病、原发性慢性肾上腺皮质功能减退症、系统性红斑狼疮等自身免疫病。

(2)环境因素:应激、细菌感染、性激素、精神刺激、吸烟、碘摄入情况等因素都可能参与了 Graves 病的发生,与本病的发展密切相关。

(3)免疫因素:在遗传及外界环境共同作用下,自身免疫监视系统发生紊乱,刺激 B 淋巴细胞合成针对自身甲状腺抗原的抗体,即促甲状腺激素受体抗体(thyroid stimulating hormone receptor antibody,TRAb)。TRAb 分为刺激性和阻断性两类,促甲状腺激素受体刺激性抗体(thyroid stimulating hormone receptor-stimulating antibody,TSAb)通过腺苷酸环化酶信号系统刺激甲状腺细胞增生,甲状腺激素分泌亢进,是 Graves 病甲亢的致病性抗体,存在于 90% 以上的患者中。母体的 TSAb 也可以通过胎盘导致胎儿或新生儿发生甲亢。促甲状腺激素刺激阻断性抗体(thyroid stimulating hormone-stimulation blocking antibody,TS-BAb)抑制 TSH 与其受体结合,并阻断 TSH 的作用,产生抑制效应,可能出现甲状腺细胞萎缩,甲状腺激素产生减少,引起甲状腺功能减退症,这是一些 Graves 病患者可自发性发展为甲减的原因。TSAb、TSBAb 与 TSH 受体结合后,占据了 TSH 的位置,阻断 TSH 与受体结合,以其存在水平的差异、消长及其相互作用共同影响 Graves 病及其他甲状腺自身免疫病的临床及预后。此外,50%~90% Graves 病患者血清中还存在较高滴度的甲状腺球蛋白抗体(thyroglobulin antibody,TgAb)、甲状腺过氧化物酶抗体(thyroid peroxidase antibody,TPOAb)。

Graves 眼病(Graves ophthalmopathy,GO),也称浸润性突眼,是本病的表现之一。发病机制可能与致病基因、自身免疫、环境、吸烟等因素有关。目前普遍接受"共同抗原"学说,即 TSH 受体是 Graves 病和 Graves 眼病的共同抗原,且 Graves 眼病的程度与 TRAb 的滴度相关。

2. 病理　Graves 病患者的甲状腺呈不同程度的弥漫性肿大。甲状腺滤泡上皮细胞增生,呈高柱状或立方状,滤泡腔内的胶质减少或消失,滤泡间可见不同程度的淋巴细胞浸润,以 T 细胞为主,伴少数的 B 细胞和浆细胞。

Graves 眼病的病理基础是眶后组织中脂肪细胞、淋巴细胞及浆细胞浸润,导致黏多糖和糖胺聚糖沉积,透明质酸增多;眼肌纤维增粗或断裂,纤维组织增生和纤维化,导致突眼、眼外肌损伤和纤维化。

胫前黏液性水肿者局部可见黏蛋白样透明质酸沉积,肥大细胞、巨噬细胞和成纤维细胞浸润。

（二）中医病因病机

瘿气病位在颈前，与肝、脾、肾、心、胃等脏腑有关，其中与肝的关系最为密切。病初以实证多见，日久则伤津耗气，而致气阴两虚。

瘿气的发生与情志失调及体质因素有关。体质因素是瘿气形成的内在原因，而诱因则与情志失调有关。素体阴虚，疏泄失常，气郁化火，火劫津液，津耗痰结，伤阴耗气为瘿气的基本病机。与肝肾关系密切，涉及心脏与胃腑。肝藏血主疏泄，肾主水藏真阴。阴亏则肾水虚，肝体不足，疏泄失常。外加情志所伤，更易气结痰凝化火而为病。故瘿气初起多为肝失疏泄，气郁痰结。随着病程进展，气郁化火，火热内炽，消灼阴液。火扰心神，伤及胃腑。该病后期容易化火动风，日久易致气阴两虚。

瘿气为津伤阴亏之病症，若病情尚未控制，又遇某些因素耗伤津液，如外感热病、大手术、严重创伤、妊娠等，则津液阴血更亏，甚则津液暴脱，出现阴衰阳亡的病理变化。

二、临床表现

（一）主要症状

主要由血液循环中甲状腺激素过多引起，其症状和体征的严重程度与病史长短、激素升高的程度和患者年龄等因素相关。

1. 西医临床表现和体征

（1）高代谢综合征：常见临床表现为乏力、怕热、多汗、体重下降、食欲亢进等高代谢症状。

（2）心血管系统：可见心悸、气促、脉压增大等，可出现心动过速、期前收缩、心房颤动等心律失常表现，严重者可出现心力衰竭。

（3）消化系统：可见大便次数增多或腹泻，食欲亢进，多食易饥。

（4）精神神经系统：多言好动、注意力不集中、紧张焦虑、情绪易激动、失眠、记忆力减退，伸舌或双手向前平举时有细颤，腱反射亢进。

（5）肌肉骨骼系统：可伴发周期性瘫痪和近端肌肉进行性无力、萎缩，后者称为甲亢性肌病，以肩胛带和骨盆带肌群受累为主，可伴有骨密度降低，约1%患者伴重症肌无力。少数患者会出现下肢胫前皮肤黏液性水肿。

（6）生殖系统：女性月经减少或闭经，男性可出现阳痿。

（7）血液系统：可出现白细胞和粒细胞降低、淋巴细胞百分比和绝对值及单核细胞增多，可伴发血小板减少性紫癜及贫血。

（8）眼征：一类为单纯性突眼，病因与甲状腺毒症所致的交感神经兴奋性增高有关；另一类为浸润性突眼即 Graves 眼病，病因与眼眶周围组织自身免疫炎症有关。单纯性突眼，主要表现为：①轻度突眼：突眼度 19~20mm；②上睑挛缩，眼裂增宽；③施特尔瓦格征（Stellwag's sign）：瞬目减少；④冯·格雷费征（von Graefe's sign）：双眼向下看时，上眼睑不能随眼球下落，白色巩膜显现明显；⑤若弗鲁瓦征（Joffroy's sign）：双眼向上看时，前额皮肤不能皱起；⑥默比乌斯征（Mobius' sign）：双眼看近物时，眼球辐辏反射不良。

（9）甲状腺肿大：Graves 病大多数患者有不同程度的甲状腺肿大。甲状腺为弥漫性、对称性肿大，质地不等，可伴血管杂音及震颤。也有少数的患者甲状腺无肿大，特别是老年患者。结节性甲状腺肿伴甲亢可触及结节性肿大的甲状腺。

2. 中医临床表现　心悸、心烦、急躁易怒、消谷善饥、手抖、不寐、眼球外突及颈前肿大等临床症状。

（二）特殊临床表现和类型

1. 甲状腺危象（thyroid storm）　也称为甲亢危象，表现为甲状腺毒症的急骤加重，发生原因可能与血液循环中甲状腺激素水平大量增高有关。多发生于甲亢较重未及时治疗或治疗不佳的患者。常见诱因有感染、手术、创伤、精神刺激等。临床表现有高热或超高热,大汗,心动过速(140 次/min 以上),烦躁,焦虑不安,谵妄,恶心,呕吐,腹泻,严重者可发生心力衰竭、休克及昏迷。甲亢危象的诊断主要靠临床表现综合判断,临床高度疑似本病及有危象前兆者应按甲亢危象处理。甲亢危象病死率达 20% 以上,死亡原因多为高热虚脱、心力衰竭、肺水肿、严重水电解质紊乱等。

2. 甲状腺毒症性心脏病(thyrotoxic heart disease) 由于甲状腺激素对心脏的刺激作用,心脏高负荷代谢,导致心动过速、心输出量增加、心律失常(如房性期前收缩、房室传导阻滞、心房颤动等)、心脏扩大和心力衰竭。多见于老年甲亢和病史较长未能良好控制者。若是因甲状腺激素导致高心输出量引起的,纠正甲亢后,心功能可恢复;若是因甲状腺激素诱发和加重潜在或已有的心脏病,则另当别论。

3. 淡漠型甲亢(apathetic hyperthyroidism) 这类患者无明显高代谢症状、眼征及甲状腺肿,甚至出现相反表现,如神情淡漠、乏力、抑郁、嗜睡、食欲减退等,多见于老年患者。

4. T_3 型甲亢(T_3 thyrotoxicosis) 由于甲亢时产生的三碘甲状腺原氨酸(T_3)和四碘甲状腺原氨酸(T_4)比例失衡,T_3 明显高于 T_4 所致。缺碘地区 T_3 型甲亢较为多见,好发患者多集中于老年人。实验室检查可见总四碘甲状腺原氨酸(TT_4)、游离四碘甲状腺原氨酸(FT_4)正常,总三碘甲状腺原氨酸(TT_3)、游离三碘甲状腺原氨酸(FT_3)升高,TSH 减低,^{131}I 摄取率增加。

5. 妊娠与甲亢

(1) 妊娠一过性甲状腺毒症:本病发生与 HCG 的浓度有关。HCG 与 TSH 有相同的 α 亚单位、相似的 β 亚单位和受体亚单位,所以,HCG 对 TSH 有轻度刺激作用。当 HCG 显著增多(如绒毛膜癌、葡萄胎、妊娠剧吐、多胎妊娠等),可刺激 TSH 受体进而出现妊娠一过性甲状腺毒症。但患者临床症状较轻,无甲状腺肿大,无眼征,血清 HCG 浓度升高,病程自限。在妊娠 7~11 周发病,14~18 周缓解,临床常伴有妊娠剧吐。

(2) 妊娠合并甲亢:正常妊娠时,由于雌激素刺激甲状腺激素结合球蛋白(thyroxine binding globulin,TBG)增加,可引起血清 TT_4、TT_3 增高,故必须结合 FT_3、FT_4、TSH 及症状加以诊断。若随着妊娠月份增加而体重不增加,或四肢近端肌肉消瘦,或休息时心率较快可考虑甲亢。若出现浸润性突眼、甲状腺肿、甲状腺腺体震颤及可闻及血管杂音,血清 TRAb 阳性可诊断 Graves 病。

6. 亚临床甲亢 实验室检查见 T_3、T_4 正常,TSH 降低,不伴或伴有轻微甲亢症状,可见于 Graves 病早期、手术或放射碘治疗后、各种甲状腺炎恢复期的暂时性临床现象。

7. Graves 眼病(Graves ophthalmopathy,GO) 又称为浸润性突眼,是甲状腺相关性眼病(thyroid-associated ophthalmopathy,TAO)的一种。患者自觉眼内异物感、胀痛、流泪、畏光、复视、斜视、重影、视力下降。检查可见突眼(眼球凸出度超过正常值上限 3mm),眼睑肿胀,结膜充血水肿,眼球活动受限,严重者眼球固定,眼睑闭合不全,角膜外露而形成角膜溃疡、全眼炎症,甚至失明。眼眶 CT 可见眼外肌肿胀增粗。该病与甲亢程度不呈正相关关系,部分患者甲状腺激素水平正常也可发生 GO,同时也有部分患者有甲亢病史多年,激素水平较高却未发生 GO。大多数 GO 患者存在高滴度的 TRAb。

三、实验室及其他检查

1. 血清 TSH 和甲状腺激素 超敏 TSH 是国际公认的诊断甲亢的首选指标,可作为单一指标进行甲亢筛查。一般甲亢患者 TSH<0.1mIU/L,但垂体性甲亢 TSH 水平不降低甚至升高。

血清 FT_4 和 FT_3 水平不受甲状腺激素结合蛋白的影响,较 TT_4、TT_3 测定能更准确地反映甲状腺的功能状态。但是 TT_4、TT_3 的稳定性较游离激素好。若临床有影响甲状腺激素结合蛋白的因素存在,如妊娠、肝病、肾病、低蛋白、使用糖皮质激素或雌激素等,还应测定 FT_4 和 FT_3。

2. 甲状腺自身抗体　TRAb 阳性说明甲亢病因是 Graves 病。TRAb 也作为评判 Graves 病的预后及抗甲状腺药物的停用指标。因其还可通过胎盘传递给新生儿,诱发新生儿甲亢,所以对新生儿甲亢有预测作用。而 TPOAb 和 TgAb 阳性,则是自身免疫病因的佐证。

3. 甲状腺超声检查　对于不能进行甲状腺摄 ^{131}I 功能试验或甲状腺静态显像检查的 TRAb 阴性患者,甲状腺超声检查可检测甲状腺血流,对甲状腺毒症的病因诊断具有重要辅助价值。Graves 病患者甲状腺内血流丰富,呈"火海征"。

4. 甲状腺摄 ^{131}I 功能试验　由于普遍开展超敏 TSH 测定,^{131}I 现已不作为常规检查项目,但是对甲状腺毒症的原因仍有鉴别意义。甲状腺自身功能亢进时(如 Graves 病,结节性甲状腺肿伴甲亢等),摄碘率增高,摄取高峰前移;破坏性甲状腺毒症时(如亚甲炎、安静型甲状腺炎和产后甲状腺炎等),摄碘率降低。在外源摄入过量甲状腺激素时摄取率几乎接近零。

5. 甲状腺放射性核素扫描　主要用于甲亢的鉴别诊断。对多结节性甲状腺肿伴甲亢和自主高功能腺瘤的诊断意义较大。

四、诊断与鉴别诊断

(一) 诊断

具有心悸多汗、易饥消瘦、急躁易怒、眼球突出及甲状腺肿大等典型症状及体征。多见于女性,常有精神因素、碘摄入量过多等病因。通过对肿块的局部触诊,了解其大小、形状、质地。同时,结合理化检测逐步诊断。

1. 甲亢诊断　①高代谢症状及体征,注意淡漠型甲亢高代谢症状不明显,尤其是老年人;②甲状腺肿大和/或甲状腺结节,少数病例可无甲状腺肿大;③血清 TSH 浓度降低,甲状腺激素浓度升高,T_3 型甲亢仅有血清 T_3 增高。

2. Graves 病诊断　①甲亢诊断确立;②甲状腺弥漫性肿大(触诊和超声检查证实),少数病例可无甲状腺肿大;③眼球突出和其他浸润性眼病;④胫前黏液性水肿;⑤TRAb 或 TSAb 阳性。上述 5 条标准中①②为诊断必备条件,③④⑤为诊断辅助条件。

(二) 西医鉴别诊断

1. 甲状腺炎性甲状腺毒症　甲状腺炎性甲状腺毒症(如亚急性甲状腺炎,无痛性甲状腺炎)是因甲状腺滤泡细胞被破坏,甲状腺素释放入血所致,故甲状腺 ^{131}I 摄取率明显降低,呈 TSH 升高及 ^{131}I 摄取率降低的分离现象。

2. 外源性伪甲亢(外源性甲状腺激素或含碘药物摄入过多所致的甲亢)　仔细询问病史可鉴别诊断。若因外源性甲状腺激素过多所致,停用或减少外源性甲状腺激素摄入即可逐步恢复正常。

3. 甲状腺毒症病因鉴别

(1) 颈部放射性碘摄取正常或升高的甲状腺毒症:Graves 病、结节性毒性甲状腺肿伴甲亢、甲状腺自主高功能腺瘤、滋养层细胞疾病(如葡萄胎)、分泌 TSH 的垂体腺瘤、甲状腺激素抵抗(甲状腺激素受体 β 突变)。

(2) 颈部放射性碘几乎无摄取的甲状腺毒症:无痛性(无症状性)甲状腺炎、胺碘酮源性甲状腺炎、亚急性(肉芽肿性)甲状腺炎、医源性甲状腺毒症、人为甲状腺激素的摄取、卵巢甲状腺肿、急性甲状腺炎、滤泡甲状腺癌的广泛转移。

4. 不同类型甲亢的鉴别 主要是 Graves 病、毒性多结节性甲状腺肿和甲状腺自主高功能腺瘤之间的鉴别。TRAb 和/或 TSAb 阳性、GO、胫前黏液性水肿等支持 Graves 病诊断。甲状腺放射性核素扫描以及甲状腺超声检查有助于三者之间的鉴别。

5. 单纯血清 TT$_3$、TT$_4$ 升高或血清 TSH 降低 使用雌激素或妊娠可导致血中 TBG 水平升高从而使 TT$_3$、TT$_4$ 水平升高，但其 FT$_3$、FT$_4$ 及 TSH 水平不受影响；甲状腺激素抵抗综合征患者 TT$_3$、TT$_4$ 水平升高，但 TSH 水平不降低；使用糖皮质激素、严重全身性疾病及垂体病变均可引起 TSH 水平下降。

6. 桥本甲亢 少数 Graves 病所致的甲亢可以和桥本甲状腺炎并存，称为桥本甲亢，有典型甲亢的临床表现和实验室检查结果，即血清 TgAb 和 TPOAb 高滴度。甲状腺穿刺活检可见两种病变同时存在。当 TRAb 抗体占优势时表现为 Graves 病，当 TPOAb 占优势时表现为桥本甲状腺炎。推荐使用第三代免疫方法测定的 TRAb 用于甲状腺毒症的病因鉴别诊断。

7. 糖尿病 糖尿病中的多饮、多食症状与甲亢的多食易饥相似，但甲状腺功能往往正常。少数甲亢患者可出现糖耐量减低、尿糖或餐后血糖轻度升高。

8. 其他 以消瘦、低热为主要表现者应注意与结核、癌症相鉴别，有些伴有肌萎缩的甲亢患者应与原发性肌病相鉴别。

五、治疗

（一）中西医结合治疗思路

中医和西医在治疗甲亢方面各有利弊，中西医结合治疗甲亢，取长补短，是目前较理想的选择。治疗前需理清中西医结合的诊疗思路，正确处理好辨病与辨证、整体与局部、中药与西药之间的关系，进而突出中西医结合治疗的优势。中西医结合治疗本病应当将西医辨病治疗与中医辨证施治相结合。西医治疗甲亢有抗甲状腺药物治疗、放射性 ^{131}I 治疗及手术切除三种方法。抗甲状腺药物治疗可以保留甲状腺产生激素的功能，但是疗程长，治愈率低，复发率高。放射性 ^{131}I 治疗和手术切除都是通过破坏甲状腺组织来减少甲状腺激素的合成和分泌，疗程短，治愈率高，复发率低，但是甲减的发生率显著增高。中医药以整体观念为指导，通过调整人体阴阳，扶正祛邪，从而纠正人体免疫功能紊乱状态。

因此，在临床上首先应辨病（诊断和鉴别诊断），分期（初治期、减量期、停药期），充分发挥西医特长；然后在此基础上进行中医辨证分型；最后对甲亢的治疗进行辨病与辨证相结合。

中医辨证时主要思路有二：①辨在气在血：颈前肿块光滑、柔软，属气郁痰阻，病在气分；病久肿块质地较硬，属痰结血瘀，病在血分。②辨火旺与阴伤：本病早期表现为肝火旺盛之证，表现为烦热、多汗、性情急躁易怒、眼球突出、面部烘热、手颤、口苦、舌红苔黄、脉数等，属火热之象；后期表现为阴伤，可见心悸不宁、心烦少寐、两目干涩、头晕目眩、倦怠乏力、舌红、脉弦细数等。

甲亢病情较重，症状明显，甚至出现甲亢危象时，必须采取西医治疗或西医为主、中医为辅的中西医结合治疗；减量期和停药期应中西药合用，充分发挥中医药优势，尽快改善甲亢症状、减少西药用量、避免或减轻西药副作用、缩短病程、降低复发率，最终提高生活质量。

值得一提的是,针对甲亢早期阶段,症状及各项理化指标不甚严重时,可以采取单纯中医疗法。此外,中医药在甲亢突眼、甲状腺肿大的预防和治疗中亦可发挥重要作用。

(二)西医治疗

一般治疗包括休息,补充足够的热量和营养,如蛋白质和 B 族维生素,纠正本病由于代谢增高而引起的过多消耗。忌食辛辣及含碘丰富的食物,少喝浓茶、咖啡。常规治疗有三种方案:抗甲状腺药物(anti-thyroid drugs,ATD)、放射性^{131}I 治疗和甲状腺切除术。美国多倾向于^{131}I 治疗,而欧洲、日本和我国则倾向于 ATD 治疗。以上三种治疗方案的长期获益是等同的,一旦确诊,医生需和患者讨论治疗方案的选择,需从护理、依从性、恢复的速度、优缺点、副作用、费用等方面进行考虑。

1. 抗甲状腺药物　主要作用机制是抑制甲状腺激素合成。目前常用的 ATD 主要有咪唑类和硫脲类。咪唑类包括甲巯咪唑(methimazole,MMI)和卡比马唑,硫脲类包括丙硫氧嘧啶(propylthiouracil,PTU)和甲硫氧嘧啶。我国普遍使用 MMI 和 PTU。MMI 半衰期长,血浆半衰期为 4~6 小时,可以每天使用 1 次;PTU 血浆半衰期为 1~2 小时,具有在外周组织抑制 T_4 转换为 T_3 的独特作用,所以发挥作用较 MMI 迅速,控制甲亢症状快,但是必须保证 6~8 小时给药一次。选择 ATD 治疗的甲亢患者首选倾向 MMI,而 PTU 的肝脏毒性较大,被美国 FDA 推荐为第二线药物。以下情况可优先考虑应用 PTU:妊娠早期(1~3 个月)甲亢、甲状腺危象,对 MMI 反应差且不愿意接受^{131}I 和手术治疗者。

(1)适应证:①病情轻、中度患者;②甲状腺轻、中度肿大者;③妊娠期女性、高龄或由于其他严重疾病不适宜手术者;④手术前和^{131}I 治疗前的准备;⑤手术后复发且不适宜^{131}I 治疗者;⑥中至重度活动性的甲亢突眼患者。

(2)剂量与疗程:①MMI:一般治疗方法为初始剂量 10~30mg/d,每日单次口服。每 4 周监测甲状腺功能 1 次,当症状缓解,血中甲状腺激素水平接近正常后逐渐减量,减量时每 2~4 周减药一次,每次 MMI 减量 5~10mg/d,减到最低有效剂量开始维持治疗,维持量为 5~10mg/d,部分患者可 2.5mg/d,维持 12~18 个月。因 T_4 的血浆半衰期为 7 天,加之甲状腺内储存的甲状腺激素释放约 2 周时间,所以 ATD 开始发挥作用多在 4 周以后,治疗总疗程一般为 18~24 个月。② PTU:PTU 治疗起始剂量为 100~300mg/d,分次服用。减量时每 2~4 周减 50~100mg/d,维持量为 50~100mg/d。起始剂量、减量时间及剂量、维持剂量和总疗程均有个体化差异。治疗中需检测甲状腺激素的水平,但是不能以 TSH 作为治疗目标,因为 TSH 的变化滞后于甲状腺激素水平 4~6 周。

甲亢缓解的定义是:停药 1 年,血清 TSH 和甲状腺激素正常,同时检测 TRAb 阴性,TRAb 是预测预后的良好指标。停药时,甲状腺明显缩小,TRAb 阴性者复发率低;停药时,甲状腺仍肿大,TRAb 阳性者复发率高,复发多发生在停药后 3~6 个月。男性、吸烟、甲状腺显著肿大、TRAb 持续高滴度、甲状腺血流丰富等都是影响甲亢不易缓解的因素。ATD 治疗的复发率约为 50%,75% 患者在停药后 3 个月复发,若药物减量或停药后反复加重,则需要延长疗程,以提高缓解率,有研究显示治疗可达 10 年之久,若反复复发可考虑应用手术或^{131}I 治疗。

(3)不良反应:①粒细胞减少:ATD 可以引起白细胞减少,严重者可发生粒细胞缺乏症,主要发生在治疗开始后的 2~3 个月内。外周血白细胞低于 $3×10^9$/L 或中性粒细胞低于 $1.5×10^9$/L 时应当停药。由于甲亢本身也可以引起白细胞减少,所以要区分是甲亢所致还是 ATD 所致。治疗前和治疗后必须定期检查白细胞,发现有白细胞减少时,应当先使用促进白细胞生成药。治疗过程中定期观察白细胞计数的变化。②皮疹:发生率约为 5%。轻度皮疹可先试用抗组胺药,或换用另一种 ATD,皮疹严重时应及时停药,以免发生剥脱性皮炎。若不能换用其他 ATD,宜选用手术或^{131}I 治疗。③中毒性肝病:甲亢本身可导致轻度肝功能异常,需要与 ATD 的肝脏毒性作用鉴别,所以在用药前需要检查肝功能,以区别是否为药物的副作用导致。PTU 引起药物性肝炎发生率为 0.1%~0.2%,多在用药后 3 周发生,30% 患者转氨酶升高,4% 患者转氨酶可高达正常上限 3 倍,甚至引起暴发性肝坏死,进展迅速,直至死亡。PTU 的肝毒性通常是肝细胞损伤,MMI 的肝毒性主要是胆汁淤积。所以 ATD 的治疗过程中需要监测肝脏功能,优先选择 MMI 治疗。

2. 放射性^{131}I 治疗 放射性^{131}I 治疗机制是甲状腺摄取^{131}I 后释放出 β 射线,破坏甲状腺组织细胞。这种疗法已有 60 余年的历史,安全简便,费用低廉,治愈率高。

(1) 适应证和禁忌证:适应证:①成人 Graves 病伴甲状腺肿大Ⅱ度以上;②ATD 治疗失败或对 ATD 过敏;③ATD 治疗或手术治疗后复发;④甲亢合并心脏病;⑤甲亢合并白细胞和/或血小板减少或全血细胞减少;⑥甲亢合并肝、肾等脏器损伤;⑦拒绝手术或有手术禁忌证;⑧浸润性突眼。禁忌证:①妊娠和哺乳期妇女;②确诊或可疑有甲状腺癌患者。

(2) 给药剂量:①计算剂量法:口服剂量依甲状腺质量和甲状腺 24 小时摄碘率计算而得。一般每克甲状腺组织给予^{131}I 的剂量范围为 2.59~5.55MBq(70~150μCi)。②固定剂量法:根据甲状腺的体积,一次给予固定的剂量。病情较重者先给予 ATD 治疗 3 个月左右,待症状减轻后,ATD 停药 1 周,再行^{131}I 治疗,因为 ATD 可能减少^{131}I 对甲状腺的破坏作用。

(3) 治疗效果:^{131}I 治疗后常出现甲减的结果,选择^{131}I 治疗需权衡甲亢和甲减之间的利弊关系。甲减的发生率每年增加 5% 左右,10 年达到 40%~70%。治疗后 2~4 周症状减轻,甲状腺缩小,3~4 个月 60% 以上患者可治愈,未治愈者可在 6 个月后行第二次治疗。定期监测甲状腺功能,每 4 周一次,可及早发现甲减,及时进行终身替代治疗。最新指南指出,既往认为甲减是^{131}I 治疗甲亢后的主要并发症,而现在,^{131}I 治疗的目的被认为是消除甲亢状态,因此将出现甲减列为^{131}I 治疗疗效的标准之一。

(4) 并发症:①放射性甲状腺炎:发生在^{131}I 治疗后 7~10 天,严重者予阿司匹林或糖皮质激素治疗。②甲状腺危象:主要发生在未控制的甲亢重症患者。③加重活动性 GO:^{131}I 治疗前 1 个月给予泼尼松 0.4~0.5mg/kg 治疗,治疗后 3~4 个月逐渐减量。

3. 手术治疗

(1) 适应证:①甲状腺肿大显著(>80g),伴有压迫症状;②中、重度甲亢,长期服药无效,或停药复发,或不能坚持服药者;③胸骨后甲状腺肿;④细针穿刺细胞学检查怀疑恶变或证实甲状腺癌;⑤服用 ATD 无效或过敏的妊娠患者,手术需要在妊娠 4~6 个月施行。

(2) 禁忌证:①重度活动性 GO;②合并较重的心、肝、肾脏疾病,不能耐受手术者;③妊娠 1~3 个月及 7~9 个月。

(3) 手术方式:主要术式为次全切除术或全切除术。前者复发率为 8%,后者复发率为 0。

(4) 并发症:主要是永久性甲减、甲状旁腺功能减退症和喉返神经损伤。

4. 其他治疗

(1) 碘剂:过量摄入碘会加重病情和延长病程,增加复发的可能性,所以甲亢患者应当减少碘摄入,食用无碘食盐,忌用含碘药物和含碘造影剂。复方碘化钠溶液仅在手术前和甲状腺危象时使用。

（2）β 受体拮抗药：作用机制是：①阻断甲状腺激素对心脏的兴奋作用；②阻断外周组织 T_4 向 T_3 的转化，主要在 ATD 治疗初期使用，可较快控制甲亢的临床症状。所有出现临床症状的甲亢患者，尤其是老年患者，静息心率超过 90 次/min 或合并心血管疾病的甲亢患者，均可使用 β 受体拮抗药。通常应用普萘洛尔每次 10~40mg，每天 3~4 次。对于有支气管疾病者，可选用 $β_1$ 受体拮抗药，如阿替洛尔、美托洛尔等。

5. 特殊类型治疗

（1）甲亢危象的治疗：甲亢危象一旦发生，应立即积极治疗。去除诱因，注意保证足够热量及液体补充，高热者积极降温，总治疗原则是抑制甲状腺激素的合成。①抑制已合成甲状腺激素的释放，拮抗甲状腺激素在外周的作用及对症支持治疗。首选 PTU，该药可以阻断外周组织中 T_4 向具有生物活性的 T_3 转换，首剂每日 600mg 口服或者经胃管注入，后续每 6~8 小时 200~400mg。无 PTU 或过敏，可用 MMI，每天 60mg，最大剂量每天 120mg。剂量可根据个体情况调整，待症状减轻后改用一般治疗剂量。②抑制甲状腺激素释放：服 PTU 后 1~2 小时再加用无机碘化物（卢戈碘液），每 6~8 小时 4~8 滴；或碘化钠 1.0g 溶于 500ml 液体中静脉滴注，第一个 24 小时可用 1~3g，以后视病情逐渐减量，一般使用 3~7 天停药。大剂量碘也能抑制甲状腺激素合成。若对碘过敏者可改用碳酸锂 0.5~1.5g/d，分 3 次口服，连服数天，作用机制是抑制甲状腺激素的释放。③抑制 T_4 转换为 T_3：大剂量 PTU、碘剂、普萘洛尔和糖皮质激素均有该作用，在无禁忌证情况下，可联合应用，提高疗效。普萘洛尔 60~80mg/d，每 4~6 小时口服 1 次，有心脏泵衰竭患者禁用。氢化可的松 50~100mg 或地塞米松 2mg，每 6~8 小时 1 次，静脉滴注。病情缓解后，应逐渐减少并停用。④降低血甲状腺激素浓度：上述常规治疗效果不满意时，可选用腹膜透析、血液透析或血浆置换等措施迅速降低甲状腺激素浓度。⑤支持治疗：监护心、肾、脑功能，纠正水、电解质和酸碱平衡紊乱，补充足够的葡萄糖、热量和多种维生素等。⑥对症治疗：吸氧、防治感染。高热者给予物理降温，但避免用乙酰水杨酸类药物。

（2）GO 的治疗：目的是纠正甲状腺功能及下丘脑-垂体-甲状腺轴功能异常，改善和保护视力，减轻疼痛等不适。

一般治疗：GO 患者均须控制危险因素，如戒烟、控制高胆固醇血症等。选择合适的甲亢治疗方法维持甲状腺功能正常。眼局部对症治疗，如佩戴有色眼镜可在一定程度上防止强光及灰尘刺激；睡眠时可用抗生素眼膏、纱布或眼罩，防止结膜炎、角膜炎的发生；使用人工泪液可消除角膜异物感，复视者可戴单侧眼罩。高枕卧位、限制食盐的摄入及使用利尿剂可减轻水肿。

轻度 GO：活动期可以在控制危险因素前提下随访观察，或给予 6 个月的补硒治疗。稳定期可以观察，必要时做眼部的康复手术。

中度和重度患者：除上述一般基础治疗外，还需给予强化治疗（对于急性新发的炎症、眼外肌障碍等效果明显，对于病程长久、慢性突眼、稳定的复视效果不显著），具体治疗方法如下：①糖皮质激素治疗：静脉注射甲泼尼龙（0.5g/w×6 周，0.25g/w×6 周，累积剂量 4.5g），同时口服麦考酚钠 0.72g/d×24 周（或吗替麦考酚酯 1g/d×24 周），与静脉单一输注同一累积剂量糖皮质激素疗法相比，联合用药可以改善临床活动度评分、眼睑和泪阜肿胀、眼眶疼痛、球结膜水肿、凝视及视觉功能评分。但应注意已有甲泼尼龙引起严重中毒性肝损害和死亡的报道，考虑与药物剂量累积有关，所以激素的总剂量不超过 4.5~6g。第 1 疗程 4.5g 糖皮质激素方案若未取得理想疗效，经眼科和药物不良反应评估，3~4 周后可进行第 2 个疗程的甲泼尼龙单药静脉注射。第 2 疗程需要给予更高的累积剂量 7.5g 方案作为有效的二线治疗。②眶放射治疗：有效率在60%左右，对近期的软组织炎症和近期发生的眼肌功能障碍效果较好。该疗法应避免用于35岁以下、糖尿病或高血压视网膜病变者。本疗法可与糖皮质激素联合使用以增加疗效，一般不单独使用。③眶减压手术：目的是切除眶壁和/或球后纤维脂肪组织，增加眶容积。适应证包括视神经病变可能引起的视力丧失，复发性眼球半脱位导致牵拉视神经可能引起的视力丧失，严重眼球突出引起角膜损伤。并发症包括手术可能引起复视或者加重复视，尤其对于手术切除范围扩大者。中度和重度患者应积极控制甲亢病情，并且戒烟。

（3）妊娠期甲亢治疗：由于PTU与血浆蛋白结合比例高，胎盘通过率低于MMI，通过量仅为MMI的1/4，另外MMI所致的皮肤发育不全较PTU多见，所以治疗妊娠期甲亢优先选择PTU，MMI可作为第二线用药。ATD治疗妊娠期甲亢的目标是使用最小有效剂量，在尽可能短的时间内达到和维持血清FT_4在正常值的上限，避免ATD通过胎盘影响胎儿的脑发育。PTU起始剂量为50~100mg，每日3次口服治疗，初期每2~4周检查甲状腺功能，以后延长至4~6周。血清FT_4达到正常后数周TSH水平仍可处于抑制状态，因此TSH水平不能作为治疗时的监测指标。由于合并使用左甲状腺素（L-T_4）后，ATD的剂量需要增量，所以妊娠期间不主张使用L-T_4。如果ATD治疗效果不佳，或对ATD过敏，或甲状腺肿大明显者，需要大剂量ATD才能控制甲亢时，需考虑手术治疗。手术时机一般选择在妊娠4~6个月。β受体拮抗药如普萘洛尔与流产有关，还可能引起胎儿宫内生长迟缓、产程延长、新生儿心动过缓等并发症，故慎用。已患甲亢的女性最好在甲状腺功能恢复正常后考虑怀孕，以减少妊娠不良结局。

（三）中医治疗

1. 气滞痰凝证

临床表现：颈前肿胀，烦躁易怒，胸闷，两胁胀满，善太息，失眠，月经不调，腹胀便溏，舌质淡红，舌苔白腻，脉弦或弦滑。

治法：疏肝理气，化痰散结。

代表方：逍遥散合二陈汤加减。若痰浊内盛者，加竹茹；气滞血瘀者，加香附、郁金、益母草；脾失健运者，加砂仁、薏苡仁。

2. 肝火旺盛证

临床表现：颈前肿胀，眼突，烦躁易怒，恶热多汗，消谷善饥，面部红赤，手指震颤，口苦咽干，头晕目眩；或渴欲饮冷，大便秘结；或心悸胸闷，失眠。舌质红，舌苔黄，脉弦数。

治法：清肝泻火，消瘿散结。

代表方：龙胆泻肝汤加减。肝阳上亢者，加白蒺藜、菊花、钩藤；肝火上扰，可加菊花、夏枯草；胃热盛者可加用白虎汤，或加石斛、玉竹、麦冬以养胃阴；大便秘结严重者，酌用大黄或增液承气汤；热盛生风者，可加石决明、珍珠母、钩藤等平肝息风；失眠严重者，可加酸枣仁、夜交藤等养心安神；月经量少者，可加两地汤滋阴补血，凉血清热。

3. 阴虚火旺证

临床表现：颈前肿大，眼突，心悸汗出，多食易饥，消瘦，五心烦热，急躁易怒，失眠多梦，月经不调。舌质红，舌体小，或舌体颤动，舌苔少，脉弦细数。

治法：滋阴降火，消瘿散结。

代表方：天王补心丹加减。若肝阴不足者，加枸杞子、沙参、龟甲；肢动手颤，舌体颤动者，可加钩藤、白蒺藜等以平肝息风；阴虚内热见烦热汗出者，加牡丹皮、栀子、知母等清热之品；胃阴不足者，加玉竹、石斛；阴津亏耗者加熟地黄、山萸肉、枸杞子、何首乌等滋补肝肾。

4. 气阴两虚证

临床表现：颈前肿大，眼突，心悸怔忡，汗多气短，手足心热，手指震颤，消瘦，神疲乏力，失眠，纳差，大便溏薄。舌质红，或淡红，舌苔少，脉细或细数无力。

治法：益气养阴，消瘿散结。

代表方：生脉散加味。阴虚燥热者，加玄参、女贞子、龟甲、地骨皮滋阴清热；心气阴两虚为主者，可合归脾汤加减；脾虚为主者，加山药，合四君子汤、补中益气汤等；肾虚明显者，合六味地黄丸；偏于气虚者，加黄芪、党参、白术等；水肿者，可在益气养阴基础上，加泽泻、茯苓、猪苓、车前子等渗湿利水药物；血瘀者，加丹参、三七、桃红四物汤等。

（四）其他中医药治疗

1. 含碘中药的临床应用　富碘中药具有软坚散结、化痰消瘿的功效，有助于提高临床疗效，但含碘药物应避免长期、大量使用，以免病情加重。研究表明，运用中药复方治疗甲亢，含碘较多的方剂弊多利少，完全不含碘的方剂效果较差，而少量含碘的复方，既具有碘的药理作用，又由于药物的配伍协同作用而疗效提高，因此中药复方合理组合是发挥疗效的关键。

2. 中医外治法　对于突眼、不适症状明显者，可配合针刺，取风池、翳明、天柱、瞳子髎、四白等穴位；耳穴埋豆治疗可取交感、内分泌、甲状腺、神门等；并可采用解毒通络中药外敷眼部。

3. 中成药的使用　根据《中成药辅助治疗甲状腺功能亢进症（Graves病）临床应用指南（2021版）》，夏枯草口服液和抑亢丸/散均可用于辅助治疗甲亢引起的甲状腺激素异常、甲状腺肿大以及甲亢引起的高代谢症状群；稳心颗粒可用于气阴两虚型甲亢合并的心律失常；地榆升白片可用于甲亢治疗过程中出现白细胞计数、中性粒细胞计数减少的辅助治疗。

（五）临证要点

瘿气的治疗原则以"养阴清热，解郁化痰"为主。瘿气初起，年轻体壮者，以气郁痰结为主，病位在肝，以疏肝解郁化痰为主。随着病情发展，又见气郁痰结化热生火，而表现为肝、肾、心、胃等脏腑的热象。既有实火，也有虚火，实火者清其热，虚火者养其阴。病情进一步发展，火劫伤阴，阴虚气耗，可出现气阴两虚的症状，累及心、脾、肾，故对病程长、年老、体弱者，即使存在实证，也应适当养阴生津益气扶正。久病入络，证候兼有瘀血者，佐以活血化瘀通络治疗。若因阴津暴脱出现阴脱阳亡者，亟需救阴固阳，回阳救逆。

临床中，病症可能不是单一出现，而是多个同时出现，故应灵活辨证。同时，病情的发展不完全按照顺序进行，患者可能在初发阶段就会出现气阴两虚的症状表现，有些病程长久的患者仅表现气郁痰结的症状，临床中应四诊合参，加以诊断。

六、预后

本病的预后与患者年龄、遗传因素、病情、治疗方式、生活习惯等有关。多数患者病程长，反复发作；部分患者经药物治疗后甲亢症状易控制，但甲状腺肿和眼病无明显缓解；少数患者或进展为甲减，或演变为慢性淋巴细胞性甲状腺炎（桥本甲状腺炎）。

七、预防与调护

1. 运用中医情志理论进行疾病预防，应注意保持心情舒畅，防止情志内伤。

2. 合理和规范治疗，定期复查，规律服药。

3. 应多摄入富含营养的食物及新鲜蔬菜，低碘饮食，避免香燥辛辣之品及烟酒。

思政元素

海藻治疗瘿病的发现

在实行食盐碘化之前,我国西南、西北、华北等远离海、地势高的内陆地区的人们易出现地方性甲状腺肿,俗称"大脖子病",中医称为"瘿病",根据现代医学认识,这是因为缺碘所致。虽然古代医家没有现代先进的诊断方法和检测手段去了解和研究本病,也并不知道甲状腺和碘元素,但在常年的观察和记录中,总结出了许多治疗甲亢和甲状腺肿的方法。古人观察到地理环境、水源、情志内伤、性别等因素可导致瘿病;曾尝试通过手术切除治疗甲状腺肿;还发现海产品,特别是海藻、昆布等能够治疗瘿病,如《神农本草经》记载:"海藻……主瘿瘤气。"《外台秘要》中记载了"海藻酒"治瘿气的方法:"以绢袋盛海藻酒渍",可见古人观察的方法虽然朴素,但是中医的理论和治疗方法是在经年累月的实践中得出的经验总结。我们不应将其遗弃,应从中挖掘治疗疾病的宝贵方法和思路,将其辩证地继承,并利用现代医学的方法,将其发扬光大。内分泌系统疾病错综复杂,疑难病多,往往难以诊断和鉴别。我们虽然有现代的检测手段,但仍要学习继承古人对医学不断求索的精神,观察入微,思维缜密,才能避免误诊,在临床实践中不断寻找诊疗和科研创新的线索,以提高疗效。

第四节 甲状腺功能减退症

甲状腺功能减退症(hypothyroidism)简称甲减,是由于各种原因导致的甲状腺激素合成、分泌减少或组织作用减弱导致的全身低代谢综合征。根据甲状腺功能减退的程度主要分为临床甲减(overt hypothyroidism)和亚临床甲减(subclinical hypothyroidism)。当血清促甲状腺激素(TSH)水平升高而血清 T_4 水平正常,且没有甲状腺功能异常的症状和体征或只有次要的症状和体征时,诊断为亚临床甲减。重症甲状腺功能减退可引起黏液性水肿,更为严重者可导致黏液性水肿昏迷(myxedemat coma)。低 T_3 综合征(low T_3 syndrome)也称为甲状腺功能正常的病态综合征(euthyoid sick syndrome,ESS),是非甲状腺疾病的一种适应性反应。

甲减的临床表现多以气血亏虚、脏腑功能不足等为特点,与中医学的"瘿劳"相似,可归属于"瘿病"范畴。但某些因甲状腺切除或放射碘治疗后所致的甲减,则应属"虚损"范畴;若并发黏液性水肿可按"水肿"来论治;而黏液性水肿昏迷属"阳气暴脱"之证;婴幼儿甲减或呆小症可按"五迟"来论治。

一、病因病理

(一)西医病因病理

1. 病因与发病机制 甲减病因复杂,以原发者多见,其次为中枢性甲减,其他均属少见。

(1)原发性甲减(primary hypothyroidism):此类甲减占全部甲减的95%左右,主要病因有自身免疫、抗甲状腺药物过量、甲状腺手术和甲亢 ^{131}I 治疗等。此外,甲状腺癌、结核、淀粉样变性也可导致甲减。甲状腺炎后甲减是甲状腺滤泡结构被破坏后,甲状腺功能处于暂时或永久性减低的一种状态,常见于亚急性甲状腺炎、自身免疫性甲状腺炎、无痛性甲状腺炎、产后甲状腺炎。

(2)中枢性甲减(central hypothyroidism):为垂体性和下丘脑性甲减的统称。是由于下丘脑和垂体病变引起的促甲状腺激素释放激素(TRH)或者促甲状腺激素(TSH)产生和分泌减少所致的甲减。先天性病因多包括垂体、下丘脑发育不全等;儿童的病因多源于颅咽管瘤;获得性病因大多是垂体的大腺瘤、垂体接受手术和放射治疗、头部损伤、垂体缺血性坏死、淋巴细胞性垂体炎等。下丘脑和垂体肿瘤、手术、放射治疗和产后垂体缺血性坏死是中枢性甲减的较常见原因。

（3）甲状腺激素抵抗综合征(thyroid hormone resistance syndrome)：属常染色体显性遗传病,由于甲状腺激素在外周组织实现生物效应障碍引起的甲减。由于缺陷性质、累及组织和代偿程度不同,临床表现差异很大,多数患者的甲状腺功能正常,少数有甲减或甲亢表现。

2. 病理　因甲减的病因不同而有相异的病理表现,甲状腺可表现为缩小、缺如或肿大。原发性甲减由于甲状腺激素合成、分泌减少,对垂体的反馈抑制减弱而使 TSH 细胞增生肥大,甚至发生 TSH 瘤,可同时伴高催乳素血症。慢性淋巴细胞性甲状腺炎患者甲状腺组织内有广泛的淋巴细胞、浆细胞浸润,正常的滤泡结构被破坏,残余滤泡萎缩、细胞扁平,泡腔内充满胶质,病变后期出现不同程度的纤维化。垂体性甲减患者的垂体萎缩,但亦可继发于垂体肿瘤或肉芽肿等病变。呆小病患者甲状腺一般呈萎缩状态;甲状腺肿大者早期甲状腺滤泡细胞增生肥大,胶质减少,伴大小不等的多结节,常见于地方性甲状腺肿。药物所致者的甲状腺可呈代偿性弥漫性肿大。

甲减引起皮肤和结缔组织的改变主要是由于亲水性黏多糖在皮肤和其他组织沉积,而导致面部特征性增厚和皮肤团样硬结。内脏组织有同样物质沉积,严重者有浆膜腔积液。

（二）中医病因病机

甲减属"瘿劳"或"虚损"之疾。《素问·通评虚实论》中曰："精气夺则虚。"甲减多由于先天禀赋不足或后天饮食水土失宜,也可由于外邪侵袭、情志内伤、手术损伤脏器所致。多种病因作用于人体,引起脏腑气血阴阳亏虚,日久不复渐致甲减。

1. 先天禀赋不足　在胎儿期,因母体体弱多病,气血亏虚,胎儿失养;或其母进食有毒食物,影响了胎儿发育,以致先天禀赋不足,肾精亏虚,五脏形体失养,脑髓失充,故出生后发生呆小病,导致生长发育迟缓,严重者可出现"五迟""五软"。

2. 饮食不节　由于饮食不节,损伤脾胃,脾胃运化失常,不能化生水谷精微,气血来源不足;或脾胃运化失司致痰饮内生,痰湿蕴结,阻碍气机,损伤脾阳。脾为后天之本,脾阳虚弱,后天不足以养先天,久则肾失滋养,以致脾肾阳虚,而见疲倦乏力、食欲不振、畏寒肢冷、嗜睡懒动、全身浮肿等症。

3. 情志失调　由于长期烦躁易怒,致肝气郁结,肝气乘脾,致脾虚运化失常;或忧思抑郁,致心脾两虚,久则气血亏虚;气虚则血行瘀滞,经脉被阻,血不利则为水,故常见精神抑郁、心烦、懒言、浮肿、闭经等症状。

4. 外邪侵袭　外感风热毒邪,经口鼻入侵,稽留于颈前,故见咽部及颈前肿痛。若治疗不及时或失治误治,内伤阳气,邪去正伤,脏腑功能失调,可见声音低沉嘶哑、畏寒、浮肿等症。

5. 手术创伤或药物影响　因各种原因行甲状腺切除术,或放射碘治疗,或服用某些药物,损伤人体正气,致脏腑功能失调,表现出一派虚损证候。

肾为先天之本,内藏元阳真火,温养五脏六腑。肾阳虚衰则五脏之阳虚,命门火衰则周身之阳衰,在甲减的发生发展中亦可出现诸多变证。如肾阳不足,命门火衰,火不生土,则脾阳受损,故可见脾肾虚之象;肾阳虚衰,命门亏虚不能温煦心阳,则心阳虚衰,最终形成心肾阳虚之证;肾阳不足,命门火衰,阴阳互根互用,日久则阳损及阴,终致阴阳两虚。肾阳虚衰,命门火不足,则阳气不运,气化失司,开阖不利,而致水湿、痰浊、瘀血等病理产物。水湿输布失常,溢于肌肤,致黏液性水肿;脾阳不健,肾阳虚衰,蒸化失司,致痰浊中生,或因阳气不足,血行瘀滞,内生瘀血,加之肝气不舒,瘿脉郁滞,水湿、痰浊、瘀血等病理产物循经阻于瘿脉而致甲状腺肿。

总之,本病以本虚为主,以气虚、阳虚为甚。病变日久,脏腑功能失调,气血生化不足,运化无力,出现虚实夹杂之候,水湿、痰浊、瘀血等病理产物夹杂。本病病机关键是肾阳不足,命门火衰。病位在瘿脉,病变脏腑在肾、命门,与心、脾、肝关系密切。

二、临床表现

(一)主要症状

本病发病隐匿,病程较长,甲减早期症状多变且缺乏特异性。

1. 低代谢症候群　主要表现为疲乏无力、畏寒、体重增加、行动迟缓。

2. 精神神经系统　常见困倦,嗜睡,记忆力减退,精力不集中或记忆力差,反应迟钝,麻木,听力减退。重者可表现为痴呆,幻想,木僵,昏睡或惊厥。

3. 心血管系统　可见心率减慢,心音低钝,心脏扩大,心包积液等,经治疗可恢复正常。有些患者可出现血压高。久病者易并发动脉粥样硬化及冠心病。

4. 消化系统　食欲减退,胃酸分泌减少,肠蠕动减少,腹胀,便秘等,严重者可出现麻痹性肠梗阻或黏液性水肿巨结肠。

5. 皮肤、毛发　皮肤黏液性水肿为非凹陷性,常见于眼周、手和脚的背部以及锁骨上窝。黏液性水肿面容为颜面虚肿、表情呆板、淡漠,呈"假面具样"。鼻、唇增厚,舌厚大、发音不清,言语缓慢,音调低哑。皮肤干粗、脱屑,皮温低,毛发稀疏、脱落,可出现外1/3眉毛脱落,指甲厚而脆、表面常有裂纹。手(足)掌呈姜黄色。

6. 内分泌系统　长期甲减可引起腺垂体增大、高催乳素血症及溢乳。儿童甲减可导致生长发育迟缓。

7. 血液系统　由于需氧量减少以及促红细胞生成素生成不足,红细胞数量减少,发生正细胞正色素性贫血。由于吸收不良或摄入不足所致的叶酸、维生素 B_{12} 缺乏也可引起大细胞性贫血。月经量多而致失血及胃酸缺乏导致铁吸收不足可引起小细胞性贫血。约12%的甲减患者伴有恶性贫血。白细胞总数和分类计数、血小板的数量通常正常。

8. 呼吸系统　常伴有少量胸腔积液,但呼吸困难少见。阻塞性睡眠呼吸暂停比较常见,在甲状腺功能恢复正常后可逆转。

9. 生殖系统　女性多表现为排卵障碍、月经不调、不孕,男性可表现为阳痿、精子减少。婴儿期甲减若不及时治疗会导致性腺发育不全。幼儿期甲减会造成无排卵周期、青春期延迟。继发性甲减可导致卵巢萎缩和闭经。

10. 肌肉骨骼系统　肌肉疼痛、痉挛、强直、无力、肿胀和肥大,可有肌萎缩。部分患者伴关节病变和关节腔积液。若婴幼儿期甲减未能得到及时有效治疗会影响身高的正常增长,重则发为侏儒症。

(二)体征

常见体征为皮肤干燥或发凉、体温偏低、面部或四肢肿胀、脱发、心率过缓、神经反射延迟、肌力正常或减退、关节腔积液,当累及心脏时,可表现为心音低钝、心脏增大和积液。甲状腺的体征会因病因不同而异,桥本甲状腺炎时甲状腺显著肿大,质地中或重度硬;萎缩性甲状腺炎时甲状腺不能触及。

(三)常见并发症

1. 黏液性水肿昏迷　是一种罕见的危及生命的重症,多见于老年患者或长期甲减未治疗者,通常由并发疾病所诱发。临床表现为嗜睡、精神异常、木僵甚至昏迷、皮肤苍白、低体温($<35℃$)、心动过缓、呼吸衰竭和心力衰竭等。本病预后差,病死率达到20%。

2. 甲减性心脏病　指甲减伴有心肌改变或心包积液。可见心率减慢、心音低钝、心脏扩大等。心电图可见低电压、窦性心动过缓、房室传导阻滞、ST-T改变等。

三、实验室及其他检查

(一) 甲状腺功能检查

1. 甲状腺激素检测　血清TSH和FT_4、TT_4是诊断原发性甲减的第一线指标。原发性甲减时TSH升高,TT_4、FT_4降低,严重时TT_3、FT_3降低,TSH升高先于T_4的降低。亚临床甲减时血TSH增高,而TT_4、FT_4水平正常;中枢性甲减患者血TSH水平可以正常或低于正常,但TT_4、FT_4水平应在正常水平以下。

2. 抗体检测　血清甲状腺过氧化物酶抗体(TPOAb)、甲状腺球蛋白抗体(TgAb)检测阳性,提示甲减的病因是自身免疫性甲状腺炎。

3. TRH兴奋试验　用于中枢性甲减与原发性甲减的鉴别。静脉注射TRH后,如果TSH基础值低,对TRH刺激无增高为垂体性甲减,延迟增高为下丘脑性甲减;TSH基础值高,TRH刺激后TSH升高明显,提示原发性甲减。

(二) 生化检查

血清总胆固醇明显升高,甘油三酯增高,LDL-C增高,HDL-C降低,同型半胱氨酸增高,血清磷酸肌酸激酶(CK)、乳酸脱氢酶(LDH)增高,血胡萝卜素增高。糖耐量呈扁平曲线。

(三) 血常规检查

血红蛋白及红细胞减少,多为轻、中度正细胞正色素性贫血,小细胞低色素性及大细胞性贫血也可发生。

(四) 心功能检查

心电图示低电压、窦性心动过缓、T波低平或倒置,或见Ⅱ度或Ⅱ度以上房室传导阻滞;超声心动图示心肌及室间隔肥厚,心肌收缩力下降,射血分数减低,左室收缩时间间期延长。

(五) 影像检查

胸部X线检查可见心脏向两侧增大,可伴心包积液和胸腔积液。部分原发性甲减患者蝶鞍增大,必要时做鞍区MRI检查,以排除下丘脑垂体肿瘤。甲状腺核素扫描检查可发现异位甲状腺(舌骨后、胸骨后、纵隔内和卵巢甲状腺等)。先天性单侧甲状腺缺如者的对侧甲状腺因代偿而显像增强。X线检查提示骨龄延迟,见骨化中心骨化不均匀,呈斑点状(多发性骨化灶),有助于呆小病(先天性甲减)的早期诊断。

四、诊断与鉴别诊断

(一) 诊断

1. 病史及家族史　详细询问病史及家族史有助于本病的诊断。如有恶性贫血史、自身免疫病史、有颈部及甲状腺的放射史(包括甲亢的放射性碘治疗及头颈部恶性肿瘤的放射治疗史)、甲状腺手术或功能异常史、甲状腺检查异常史、精神性疾病史、高催乳素血症史、心包积液史、血脂异常史;服用胺碘酮、锂制剂、酪氨酸激酶抑制剂等用药史;一级亲属有自身免疫性甲状腺疾病者为高危人群,应积极进行筛查。

2. 症状　甲减的临床表现缺乏特异性,轻型病例易被漏诊或误诊。凡有下列症状者应考虑甲减的可能:①无法解释的乏力、虚弱和易于疲劳;②反应迟钝、记忆力下降和听力下降;③不明原因的水肿和体重增加;④不耐寒;⑤甲状腺肿大而无甲亢表现。

3. 激素测定　血清 TSH 升高伴 FT_4 和/或 TT_4 降低,即可诊断原发性甲减,T_3 不作为必备指标。血清 TSH 增高,而 TT_4、FT_4 水平正常,诊断为亚临床甲减。TPOAb、TgAb 检测阳性,为慢性自身免疫性甲状腺炎;血清 TSH 减低或者正常,FT_4 和/或 TT_4 减低,考虑中枢性甲减,TRH 兴奋试验有助于定位病变在下丘脑还是垂体。

（二）鉴别诊断

1. 低 T_3 综合征　也称为甲状腺功能正常的病态综合征(euthyroid sick syndrome,ESS)。本病并非由甲状腺疾病引起,而是在严重的慢性消耗性、全身性疾病的情况下,机体对疾病的适应性反应,常见于慢性肝脏疾病、肾脏疾病伴血浆蛋白低下者。主要表现为血清 TT_3、FT_3 水平降低,反三碘甲腺原氨酸(rT_3)升高,TSH 水平正常或略低。疾病的严重程度一般与 T_3 降低的程度相关,疾病危重时也可以出现 T_4 水平的降低。ESS 患者不需甲状腺激素替代治疗。

2. 贫血　应与其他原因所致贫血相鉴别,甲状腺功能检查可资鉴别。

3. 水肿　慢性肾炎和肾病综合征患者可见水肿,并伴有 TT_3、TT_4 下降以及血脂异常等表现,肾功能及 TSH、FT_4、FT_3 测定可资鉴别。

4. 蝶鞍增大　原发性甲减时因 TRH 分泌增加可导致高泌乳素血症、溢乳及蝶鞍增大,应排除垂体泌乳素瘤,甲状腺及垂体功能测定、垂体磁共振成像等有助于鉴别。

5. 心包积液　需与其他原因的心包积液鉴别。单纯甲减所致心包积液经甲状腺素治疗后可恢复正常。可通过心脏扩大、心电图、心脏彩超的改变及血清酶的变化来判断。

五、治疗

（一）中西医结合治疗思路

甲减是一种较为常见的内科临床疾病。西医治疗主要是甲状腺素替代治疗,辅以对症治疗,部分患者需要较长时间才能达到体内激素水平的动态平衡。甲状腺素替代治疗虽然能使得大多数患者的病情得到缓解,但老年及冠心病患者易出现心动过速、心律失常、心绞痛、心衰等不良反应,具有局限性,而对于甲减中重度患者采用纯中药治疗疗程长、收效缓慢,因此中西医结合治疗甲减具有发展的空间。

中西医结合治疗甲减是目前临床中采取的一种行之有效的方法。临床治疗中,应首先辨病,明确西医临床诊断,而后再进行中医辨证分型,从而使辨病和辨证相结合。一方面,应用西医替代治疗以补充体内甲状腺激素水平的不足,改善因甲状腺激素缺乏引起的机体代谢功能低下;另一方面,阴精充足是甲状腺激素生成的物质基础,阳气充沛才能使甲状腺激素正常分泌,所以应用中药调整机体的阴阳可以有效弥补甲状腺激素替代疗法的不足。中医辨证思路主要有二:首先辨标本虚实:本病的病性为本虚标实,而以本虚为主,其中本虚又以肾虚为主,肾阳虚衰为基础,即患者均有肾阳不足的病理表现,其他证型均是在此基础上兼有脾阳虚、心阳虚或阴阳两虚的表现。病位在甲状腺,与心、脾、肾密切相关。病情发展过程中,可见虚实夹杂、本虚标实之证候,标实主要为水湿、痰凝、瘀血为患。其次辨疾病转归:本病病程较长,多为久病痼疾,症状逐渐加重,短期不易康复。疾病早期以肾精不足为主,病变过程中阴损及阳,渐至脾肾阳虚、心肾阳虚,疾病后期因病程日久终至阳气衰败,最终阴阳俱虚。为避免病情发展至阴阳两虚的状态,应重视辨疾病转归。

通过中医的辨证论治,可以明显改善因甲减引起的一系列临床症状,如水肿、畏寒肢冷、纳差、乏力等。应用中医辨证论治联合甲状腺激素替代治疗的方法治疗甲减,既可以弥补单用中药或甲状腺激素治疗甲减的不足,又可以减少甲状腺激素的使用剂量和副作用。

（二）西医治疗

1. 替代治疗

（1）左甲状腺素（L-T$_4$）：作用较慢而持久，半衰期约 7 日，胃肠道吸收率可达到 70%～80%，每日 1 次给药，便可以获得稳定的血清 T$_4$ 和 T$_3$ 水平，是治疗甲状腺功能减退的主要替代药物。成年甲减患者的 L-T$_4$ 替代剂量为每日 50～200μg，平均每日 125μg。如按照体重计算的剂量是 1.6～1.8μg/（kg·d）；儿童需要较高的剂量，大约 2.0μg/（kg·d）；老年患者则需要较低的剂量，约 1.0μg/（kg·d）；甲状腺癌术后需要剂量为 2.2μg/（kg·d），以抑制 TSH 直到防止肿瘤复发需要的水平。起始的剂量和达到完全替代剂量所需时间要根据年龄、体重和心脏功能状态确定。应该从小量开始逐渐加量，每日 25～50μg，1～2 周增加 25μg，逐渐加量直至维持 TSH 在正常水平。

（2）甲减患者合并妊娠：妊娠时替代剂量需要增加 30%～50%。既往患有甲减或亚临床甲减的育龄妇女，若正在服用 L-T$_4$ 治疗，需调整 L-T$_4$ 剂量使 TSH 在正常范围，建议 TSH<2.5mIU/L 再妊娠。既往患有甲减的妇女一旦怀孕，应立即就诊检测甲状腺功能和自身抗体，根据 TSH 水平调整 L-T$_4$ 剂量。如果患者在妊娠期间被诊断为甲减，则治疗目标应该使甲状腺功能尽快达到正常，甲状腺素应该在妊娠前 3 个月内逐渐加量，以维持 TSH 低于 2.5mIU/L 的水平，在妊娠第二、第三阶段 TSH 应不超过 3.0mIU/L。

（3）干甲状腺片（含 T$_3$ 和 T$_4$ 的粗制品）：来自动物甲状腺，因其甲状腺激素含量不稳定且 T$_3$ 含量过高，目前已很少使用。

（4）亚临床甲减患者在下述情况需要替代治疗：高胆固醇血症、血清 TSH>10mIU/L、甲状腺自身抗体强阳性，目的是阻止其发展为临床甲减和防止动脉粥样硬化的发生。

2. 黏液性水肿昏迷的治疗

（1）补充甲状腺激素：静脉给药是较理想的首选方法，但国内较难获得甲状腺激素静脉制剂。首选 L-T$_4$，首次静脉注射 200～400μg，随后每日 1.6μg/kg，至患者清醒后改为口服；若条件许可时可增加 T$_3$ 静脉注射，首次 5～20μg，随后每 6 小时 5～15μg，直至患者症状改善，清醒后改为口服。如无注射剂可予片剂鼻饲，L-T$_3$ 片剂 20～30μg，每 4～6 小时一次，随后每 6 小时 5～15μg；或 L-T$_4$ 片剂首次 100～200μg，随后每日 50μg，或干甲状腺素片 30～60mg/次，每 4～6 小时一次，至患者清醒后改为口服。

（2）保温、供氧、保持呼吸道通畅，必要时气管切开、机械通气等。

（3）补充糖皮质激素，氢化可的松静脉滴注，200～400mg/d，患者清醒后逐渐减量。

（4）根据需要补液，但入液量不宜过多。

（5）控制感染，治疗原发疾病。

3. 替代治疗的注意事项

（1）补充 L-T$_4$ 治疗初期，每间隔 4～6 周测定血清 TSH 及 FT$_4$。根据 TSH 及 FT$_4$ 水平调整 L-T$_4$ 剂量，直至达到治疗目标。治疗达标后，需要至少每 6～12 个月复查 1 次上述指标。

（2）替代治疗剂量的个体差异较大，单一个体也会因年龄、体重环境、疾病的变化而引起治疗剂量的改变，应定期监测血清 TSH、FT$_4$ 水平。

（3）老年、冠心病、心功能不全患者宜小剂量，慢速加量，每 4～6 周复查甲状腺功能，调整至最小有效剂量长期维持，并慎用洋地黄制剂。

（4）为防止腺垂体功能减退者发生急性肾上腺皮质功能不全，应在皮质激素替代治疗后开始对中枢性甲减的补充甲状腺激素治疗。

（5）继发于下丘脑和垂体的甲减，以血清 FT$_4$、TT$_4$ 达到正常范围作为治疗的目标，不以 TSH 作为监测指标。

（6）周围甲状腺激素不敏感型甲减的治疗较为困难,可试用较大剂量 L-T_3。

（7）甲状腺功能正常的病态综合征患者不建议应用甲状腺激素替代治疗。

（8）甲状腺激素替代治疗过程中,如有心悸、心律不齐、心动过速、失眠、烦躁、多汗等症状,应减少用量或暂停服用。

（9）黏液性水肿患者对胰岛素、镇静剂、麻醉剂较敏感,可诱发昏迷,故应慎用。

（三）中医治疗

甲减多属于本虚标实、虚实夹杂之症,但基本病机为阳虚。本虚以肾阳虚衰为主,又可兼见脾阳不足、心阳不足以及阴阳两虚证。随着病程的不断发展,又兼有气滞、水饮、痰湿、瘀血等邪实。通常以虚为主或本虚标实,互为因果,相兼致病。根据"寒者温之""虚则补之""损则益之""实则泻之"的原则,临床治疗中当补虚泻实,标本兼治,虚则根据气血、阴阳、五脏不同分别补之,实则根据气、痰、湿、瘀分别论治。总之,甲减的基本治则为温肾、助阳、益气,在此基础上根据所涉及脏腑的不同,采用健脾益肾、温补心肾、调补阴阳之法。同时,补虚不忘祛邪,在治疗上辅以解郁、化痰、利湿、祛瘀等法。

1. 痰气郁结证

临床表现:精神抑郁,情绪不宁,善太息,肢体困倦,胸膈痞闷,自觉颈前不适,或见颈前正中肿大,咽干,口苦,心烦,时有腹胀、嗳气,神疲食少,女子月经不调,大便不调。舌苔薄白或白腻,脉弦或弦滑。

治法:疏肝解郁,燥湿化痰。

代表方:逍遥散合二陈汤加减。肝郁气滞较重者,加香附、郁金、川芎以疏肝解郁;肝郁化火者,加牡丹皮、栀子以清热泻火。肿大明显,质地较软者,可加用荔枝核、橘核、瓦楞子以理气化痰;伴桥本甲状腺炎 TPOAb、TgAb 升高明显者,可加忍冬藤、穿山龙,或酌情应用雷公藤、黄药子以改善机体免疫状态;若伴甲状腺结节者,可加鳖甲、牡蛎、浙贝母、猫爪草等化痰软坚散结。

2. 脾肾气虚证

临床表现:神疲乏力,少气懒言,反应迟钝,面色萎黄,纳呆腹胀,便溏或便秘,腰膝酸软,女子月经色淡,经期提前或延长。舌质淡,苔薄白,脉细弱或沉弱。

治法:益气健脾补肾。

代表方:四君子汤合大补元煎加减。伴阳虚者,加肉桂、炮姜通阳散寒;伴心血虚者,加茯神、远志养血安神;若夹瘀者,加丹参、牛膝活血化瘀。

3. 脾肾阳虚证

临床表现:神疲乏力,少气懒言,畏寒肢冷,腰膝酸冷,小便频数,或小便不利,面浮肢肿,性欲淡漠,男子阳痿,女子闭经或不孕,带下清稀,舌质淡暗,苔白,脉沉细而缓。

治法:温补脾肾。

代表方:脾阳虚为主者,选用附子理中丸加减,肾阳虚为主者,选用右归丸加减。纳食减少者,加木香、砂仁理气开胃;腹胀食滞者,可加大腹皮、焦三仙、鸡内金消积导滞;腰膝酸软者,加桑寄生、川续断补肾壮腰;妇女月经过多,可加阿胶、三七、墨旱莲以固冲涩经;头昏目眩,加川芎、黄精以活血化瘀,益肾固精;水肿明显者,可加黄芪、益母草、泽兰等行气活血利水。

4. 心肾阳虚证

临床表现:形寒肢冷,颜面虚浮,尿少身肿,下肢尤甚,心悸怔忡,胸闷气短,头晕目眩,倦怠欲寐。舌质淡暗或青紫,舌体胖大,苔白滑或滑腻,脉沉迟细弱,或见结代。

治法:温补心肾,化气利水。

代表方:真武汤合苓桂术甘汤加减。畏寒肢冷较著者,加仙茅、鹿茸温阳散寒,心血瘀阻者加川芎、丹参、三七。心动过缓者,加麻黄以增加心率;脉结代者,可合用炙甘草汤温阳复脉;头昏肢软甚者,加柴胡、升麻;伴高血压、水肿者,可加茺蔚子、牛膝、益母草;有心绞痛者,可合用丹参饮;合并高脂血症者,加红曲、决明子、生山楂。

5. 阳气衰微证

临床表现:嗜睡,昏睡,甚至昏迷,肢软体凉,呼吸微弱。形寒肢冷,眩晕耳鸣,腰膝酸冷,小便清长或遗尿,口干咽燥,但喜热饮。舌质淡,苔薄白,脉沉细无力或脉微欲绝。

治法:益气回阳救逆。

代表方:四逆加人参汤加减。若大便干结难下,可酌加火麻仁、枳实以通导;水肿明显者,加川牛膝、泽兰、刘寄奴活血通脉利水;若出现黏液性水肿昏迷,可应用参附汤或生脉饮合桂枝甘草汤(鼻饲给药)以回阳救逆,益气固脱;或急用参附注射液静脉滴注,待患者苏醒后再给予汤剂口服。

(四)临证要点

甲减患者多伴有情志不畅,尤其是甲状腺术后或放射碘治疗导致的甲减患者,肝郁之证更加明显,故疏肝解郁应贯穿整个甲减治疗的始终,并依程度轻重加以不同中药治疗。此外,甲减的基本病机是阳虚,故在辨证施治的基础上,温补肾阳法应作为甲减的主要治则。基于中医整体观念、阴阳互根的理论观点,以及甲减病程中存在“阳损及阴”,滋养肾阴之法在甲减的治疗中亦不可忽视。甲减病程往往较长,日久不愈,多虚多瘀,临床诊治过程中应在扶正基础上加用疏泄祛浊、活血化瘀之法。

六、预后

甲减的预后常与其诊断早晚有关。一般说来尽早诊断、尽早治疗,疗效最佳。经积极治疗,甲减的症状和体征会得到明显的改善和缓解。呆小病及幼儿型甲减如不及时治疗,可影响患者体格和智力的发育,造成不可逆性的损害。对于成人黏液性水肿患者,常需终身服药治疗,一般预后较好。但对老年患者,应定期随访,根据病情变化及时调整用药。永久性甲减目前尚不能完全治愈。

七、预防与调护

(一)预防

预防对于先天性甲减及医源性甲减十分重要。

1. 在地方性甲状腺肿流行地区的居民应坚持食用碘盐,尤其妊娠期女性群体。

2. 针对典型症状、重点人群应积极进行筛查,早期诊断,早期治疗,积极治疗。

3. 对于不同病因所致甲减者应采取不同的预防措施,如积极治疗自身免疫性甲状腺炎,严格掌握手术指征,恰当掌握放射治疗的剂量及抗甲状腺药物的剂量以及疗程。

(二)调护

1. 甲减患者机体代谢降低,产热减少,故饮食应适当增加富含热量的食物,如肉蛋奶等。

2. 甲减患者胃肠蠕动功能下降,常有脾虚表现,如口淡无味、消化不良等,故饮食应以易于消化吸收的食物为主,生硬、煎炸及过分油腻食品不宜食用。

3. 阳虚明显时可用桂圆、红枣、莲子肉等煮汤,妇女可在冬令时节配合进食阿胶、核桃、黑芝麻等气血双补。

4. 保持精神愉快,加强精神安抚,使患者保持乐观,有利于疾病的治疗。

5. 加强医患交流,永久性甲减需终身治疗,治疗开始前应与患者交代清楚病情,不能随意停药。

第五节　甲　状　腺　炎

甲状腺炎(thyroiditis)是一组由多种病因引起的甲状腺炎症。其病因包括自身免疫、病毒感染、细菌或真菌感染、慢性硬化、放射损伤、肉芽肿、药物、创伤等。甲状腺炎的共同特征为甲状腺滤泡结构破坏,伴有甲状腺功能正常、升高或减低,其甲状腺功能可以由一种状态转化为另一种状态。甲状腺炎按起病缓急可分为急性、亚急性和慢性三种类型。本节主要讲述临床较常见的亚急性甲状腺炎和慢性淋巴细胞性甲状腺炎。

亚急性甲状腺炎

亚急性甲状腺炎(subacute thyroiditis)又被称为肉芽肿性甲状腺炎(gramalomatous thyroiditis)、巨细胞性甲状腺炎(giant cell thyroiditis)或 De Quervain 甲状腺炎。亚急性甲状腺炎作为最常见的痛性甲状腺疾病,是一种与病毒感染有关的自限性甲状腺炎,经治疗后一般不遗留甲状腺功能减退症。

本病与中医学中的"瘿痈"相似,归属于"瘿病""瘿瘤""瘿痛"等范畴。

一、病因病理

(一)西医病因病理

1. 病因及发病机制　本病约占甲状腺疾病的 5%,男女发生比例 1∶3~1∶6,以 40~50岁女性最为多见,春季与秋季更易发病。亚急性甲状腺炎病因病机目前仍未完全阐明,但学术界普遍认为病毒感染为本病的主要病因。病毒感染方面,如流感病毒、柯萨奇病毒、腺病毒和腮腺炎病毒等感染可引起本病的发生,多数患者于上呼吸道感染后发病,在患者的甲状腺组织或血清中可以发现上述病毒抗体。10%~20%的患者在疾病的亚急性期可发现甲状腺自身抗体阳性,疾病缓解后抗体消失,可能继发于甲状腺组织破坏。

2. 病理　病变呈广泛或灶性分布,早期可见滤泡破坏,形成微小脓肿,胶质外溢或消失,以中性粒细胞浸润为主。后期组织内存在较多巨噬细胞,包括巨细胞(giant cell),围绕胶质形成肉芽肿,所以又称巨细胞性甲状腺炎。随着炎症逐渐消退,可形成滤泡再生及不同程度纤维化区域。上述病理变化可随病情好转完全恢复。

(二)中医病因病机

本病病因为内伤七情,或外感六淫邪毒,以致气血不畅,痰凝血瘀,壅结于颈前而致。

1. 内伤七情　本病与情志因素关系密切。宋代《太平圣惠方》载:"夫瘿气咽喉肿塞者,由人忧恚之气在于胸膈,不能消散,搏于肺脾故也。"肝气郁结,郁久化热,耗伤阴津,炼液成痰,而成痰气阻塞或阴虚火旺;肝气郁结,气郁则血瘀,痰瘀互结;肝木乘脾土,脾失健运,日久伤及脾阳,脾阳不振,水湿内停,聚而生痰,气、热、痰、瘀壅结于颈前而发病。

2. 外感六淫邪毒　风热、风温等邪毒侵袭机体,入里化热,客于肺胃,又内有郁火,积热循经上扰,夹痰蕴结于颈前,经脉阻隔,不通则痛,以致本病。

本病病位在颈前,与肝、胆、肺、脾等相关,主要病机为气、热、痰、瘀壅结。早期病多属实,邪恋日久伤及正气,则见虚实夹杂之证。

二、临床表现

1. 主要症状　多见于中青年女性,起病前常有上呼吸道感染史,可见病毒性咽炎、腮腺炎、麻疹等病毒感染的症状。起病多急骤,甲状腺区突发或逐渐出现疼痛,于转颈、吞咽时加重,可放射至耳后、颌下,伴有发热、畏寒、乏力、肌肉疼痛、食欲减退、心动过速、多汗等全身症状。多数症状持续数周至数月后逐渐缓解,甲状腺功能恢复正常,少数迁延 1~2 年,个别患者留有永久性甲减,也有少数患者反复发生亚急性甲状腺炎。

2. 体征　病变常从一侧逐渐扩大或转移到另一侧,或仅限于一侧。甲状腺轻至中度肿大,压痛明显,质地较硬,少数有颈部淋巴结肿大。

三、实验室及其他检查

根据实验室检查结果可将本病分为三期:甲亢期、甲减期和恢复期。

1. 甲亢期　血清 T_3、T_4 升高,TSH 降低,^{131}I 摄取率减低(24 小时<2%),血清甲状腺激素水平和甲状腺摄碘能力呈特征性的"分离现象",原因是甲状腺滤泡被炎症破坏,内存的甲状腺激素释放入血液循环,形成"破坏性甲状腺毒症";而炎症损伤引起甲状腺细胞摄碘功能减低。此期白细胞轻至中度增高,中性粒细胞正常或稍高,血沉增快。甲状腺核素扫描可见残缺灶或显影不均匀。

2. 甲减期　储存的甲状腺激素释放殆尽,甲状腺细胞处于恢复中。因此血清 T_3、T_4 逐渐下降至正常水平以下,TSH 回升至高于正常值,^{131}I 摄取率逐渐恢复。

3. 恢复期　血清 T_3、T_4、TSH 和 ^{131}I 摄取率均恢复至正常水平。

四、诊断与鉴别诊断

(一)诊断

甲状腺不同程度的肿大、质硬与压痛,伴发热、心悸等临床表现;血沉增快;血清 T_3、T_4 升高而甲状腺摄 ^{131}I 率降低等,可确立诊断。实验室检查结果由于患者就诊阶段的不同可呈现一定的差异性。

(二)鉴别诊断

1. 急性化脓性甲状腺炎　甲状腺局部或邻近组织伴有红、肿、热、痛的炎症反应,局部组织穿刺可见脓液,涂片或培养可见病原菌,血培养可能呈阳性。甲状腺影像学检查,提示局部脓肿形成的可能。结合检验白细胞总数明显增高提示炎症,核左移,以作鉴别。甲状腺功能及 ^{131}I 摄碘率多数正常。

2. 慢性淋巴细胞性甲状腺炎　非典型病例应与慢性淋巴细胞性甲状腺炎相鉴别,后者少数病例可以有甲状腺疼痛、触痛,活动期血沉可轻度增快,并可出现短暂甲状腺毒症和 ^{131}I 摄碘率降低,但是无全身症状,血清 TgAb、TPOAb 滴度增高。

3. 甲状腺囊肿或腺瘤样结节急性出血　常在剧烈活动后骤然出现甲状腺疼痛,触诊甲状腺局部有波动感,无全身症状,血沉和甲状腺功能基本正常。超声检查可见包块内有液性暗区。一般可行超声或 MRI 检查鉴别。

4. 甲状腺癌及其急性出血　主要根据临床表现,若甲状腺肿块质硬、固定,颈淋巴结肿大,或有压迫症状者,或存在多年的甲状腺肿块,在短期内迅速增大者,均应怀疑为甲状腺癌。结合超声、核素扫描、针吸细胞学检查等可确定肿物性质。当肿瘤发生出血坏死或压迫神经时出现局部疼痛,可行超声或 MRI 检查与亚急性甲状腺炎鉴别。

五、治疗

(一)中西医结合治疗思路

本病虽能以单纯的西医治疗较快缓解病情,但存在一定的副作用,且易复发。单纯的中医治疗对防止复发有一定帮助,但起效缓慢,病情重者难以迅速缓解症状。中西医结合治疗可减少西药剂量、减少应用非甾体抗炎药物及激素所产生的不良反应,并且在改善症状及预防甲减等方面疗效显著,优势突出。

可根据疾病发展的不同阶段,中医辨证论治结合西医生化指标及临床表现进行分期论治。①早期:多有明显的外感症状,如颈前疼痛,发热,头痛,鼻塞流涕,咽痛,舌红,苔薄黄,脉数等,治疗上宜疏风解表为主,以防病邪入里。若热毒邪盛,炽伤瘿络者,甲状腺组织破坏程度较重,即出现甲亢时,宜清热解毒。②中期:一般表证已解,邪热入里,加之肝气郁结,或肝胆火盛,肝失疏泄,肝经阻滞,颈前气血不畅,或郁热夹痰壅滞于颈前,临床可见颈前疼痛,伴口苦咽干,急躁易怒,胸胁疼痛,头晕目眩,多汗口渴,小便短赤,大便秘结,舌质红,苔黄,脉弦数等症。治宜以疏肝解郁,清肝泻胆为法。③后期:因个人体质的不同而有不同的转归。素体阴虚之人,往往因久病风温,热邪、肝胆之火伤津耗液,或失治误治,耗伤气阴,甚或阴虚动风,或肝郁日久,郁而化热,可见颈部肿痛或无肿痛,虚烦不眠,口燥咽干,潮热盗汗,心悸,声嘶,舌红少苔,脉细数等症,治疗以滋阴清热为要;素体阳虚之人,久病易伤阳,加之肝郁犯脾,脾阳不振,此时病情易向甲减发展。临床可表现为甲状腺或局部漫肿、冷痛不适或肿痛不显,畏寒肢冷,面色无华,疲乏无力,纳呆,便溏,舌淡,苔白腻或有齿印,脉沉细。治以温阳健脾、化气行水为主。若失治误治,邪热久稽,炼液成痰;或脾阳不振,水湿运化失常,聚而成痰;肝郁气滞,气滞则血瘀,痰瘀互结于颈前,痰瘀贯穿于亚急性甲状腺炎各期,也是导致疾病反复发作,迁延难愈的重要原因,故亚急性甲状腺炎各期均可配合理气活血、化痰消瘿之法。本病早期病性多属实,治疗上以祛邪为主;邪留日久,正气损伤,则见虚实夹杂之证,治疗上当扶正补虚,兼以祛邪。

(二)西医治疗

本病具有自限性,预后良好。轻者无须特殊处理,可适当休息,仅需应用非甾体抗炎药,如阿司匹林、布洛芬、吲哚美辛等,疗程约 2 周;或环氧化酶-2 抑制剂依托考昔(etoricoxib),120mg/d。中、重型患者可给予泼尼松治疗,20~40mg/d,分 3 次口服,用药后数小时至数日能明显缓解甲状腺肿痛,8~10 日后逐渐减量,总疗程不少于 6~8 周。部分患者停药后复发,再用泼尼松治疗仍有效,也可联合非甾体抗炎药。伴甲亢时,不需服用抗甲状腺药物,必要时可给予小剂量普萘洛尔等 β 受体拮抗药。对一过性甲减者,可适当予甲状腺激素替代治疗,一般疗程 3~6 个月,直到甲状腺功能恢复正常。

(三)中医治疗

1. 外感风热证

临床表现:起病急,颈部肿痛拒按,高热寒战,头痛咽痛,鼻塞流涕,舌淡红,苔薄黄,脉浮数。

治法:疏风解表,清热解毒。

代表方:银翘散加减。热毒炽盛者,加玄参、板蓝根、浙贝母。

2. 肝胆郁热证

临床表现:颈前肿胀疼痛,发热,口苦咽干,或心悸易怒,多汗口渴,颜面潮红,小便短赤,大便秘结,舌质红,苔薄黄,脉浮数或弦数。

治法:清肝泻胆,消肿止痛。

代表方:龙胆泻肝汤加减。兼有风热表证者,加金银花、连翘;瘀血阻络者,加延胡索、赤芍。

3. 阴虚火旺证

临床表现:颈前肿块或大或小,质韧,疼痛,口燥咽干,潮热盗汗,心悸,失眠多梦,舌质红,苔少或无苔,脉细数。

治法:滋阴清热,软坚散结。

代表方:清骨散加减。热扰心神者,加酸枣仁、麦冬;瘀血阻络者,加延胡索、赤芍。

4. 痰瘀互结证

临床表现:颈前肿块坚硬,疼痛不移,入夜尤甚,情绪不畅,口干不欲饮,舌质紫暗,或有瘀点瘀斑,脉细涩。

治法:理气活血,化痰消瘿。

代表方:海藻玉壶汤加减。瘀血阻络者,加延胡索、赤芍;肝郁气滞者,加香附、郁金。

5. 脾阳不振证

临床表现:颈前肿块,疼痛不甚,面色无华,疲乏无力,畏寒肢冷,纳呆,腹胀便溏,舌质淡,苔白腻或白滑,脉沉细。

治法:温阳健脾,化气行水。

代表方:实脾饮加减。痰浊阻滞者,加海藻、夏枯草。

(四)临证要点

本病不同阶段有不同临床表现。早期常有外感症状,尤其是外感风热之邪,故此阶段常以疏风解热治疗为主,以防病邪入里。若失治误治,则风热之邪入里伤阴,热毒壅盛,成痰成瘀,甚则伤及阳气。后期重在调护,谨防复发。临床应辨清疾病阶段、病邪性质,根据具体辨证不同,审因论治。

六、预后

本病多能在数周内自行或经治疗后缓解,但易复发。整个病程一般为 6~12 个月,少数迁延至 1~2 年,永久性甲减者罕见。

七、预防与调护

在日常生活和工作中应注意起居有度,劳逸结合,保持心情愉快。加强体育锻炼,增强体质和抗病能力。积极防治上呼吸道感染,对防治本病的发生具有重要意义。

慢性淋巴细胞性甲状腺炎

慢性淋巴细胞性甲状腺炎(chronic lymphocytic thyroiditis,CLT)包括两种临床类型,即甲状腺肿大的桥本甲状腺炎(Hashimoto thyroiditis,HT)和甲状腺退变的萎缩性甲状腺炎(atrophic thyroiditis,AT)。

本病归属于中医学"瘿病""瘿瘤"等范畴。

一、病因病理

(一)西医病因病理

1. 病因及发病机制　目前病因未明,与遗传因素、自身免疫因素、环境因素相互作用有关。自身免疫因素致甲状腺受损的机制未明,可能由于先天性免疫监视缺陷,器官特异的抑制性 T 淋巴细胞数量或功能异常所致。CLT 为多基因易感性自身免疫性甲状腺炎,由遗传因素与非遗传因素相互作用产生,有家族聚集现象。膳食中碘的摄入量是本病发生发展的重要环境因素。随着碘摄入的增加,本病的发生率及甲状腺的损害程度均有所增加。甲状腺有广泛的淋巴细胞浸润,同时细胞因子和抗甲状腺抗体,包括甲状腺球蛋白抗体(anti-thyroid globulin anti-body,TgAb)、抗甲状腺过氧化物酶自身抗体(anti-thyroid peroxidase antibody,TPOAb)、TSH 受体结合抑制性抗体等,对本病起着触发和进展作用。部分患者可以合并其他自身免疫性疾病,如恶性贫血、系统性红斑狼疮、类风湿关节炎、干燥综合征、1 型糖尿病、僵人综合征或慢性活动性肝炎等。

2. 病理　HT 患者甲状腺弥漫性对称性肿大,少数可不对称,质韧如橡皮。按细胞学特点分为两型:①淋巴细胞型:有中等量至大量的淋巴细胞和多形的滤泡上皮细胞,但无嗜酸性粒细胞;②嗜酸性细胞型:在前者基础上出现较多的嗜酸性细胞。AT 患者甲状腺萎缩,光镜下见广泛的纤维化和淋巴细胞浸润。

(二)中医病因病机

本病的发生是因素体亏虚,情志内伤,饮食不节或水土失宜,以致气滞血瘀,痰凝阻络,壅结颈前而成。

1. 饮食失调　先天禀赋不足,复因饮食失节或水土失宜。或影响脾胃脏腑的功能,脾失健运,胃失和降,运化水湿不利,聚而生痰;或可影响气血输布,气机升降失常,血液运行不畅,最终痰瘀交阻,壅结于颈前,乃成瘿肿。

2. 情志内伤　本病的发生与情志因素关系密切,长期抑郁寡欢、焦躁易怒,导致肝气失于条达,气机不畅。肝气郁结,横逆乘土,木郁土壅,脾虚则内生痰湿,气滞血瘀,痰凝阻络,壅于颈前,发为本病。

3. 素体亏虚　素体阴虚或肝旺之人,复加情志因素的影响,痰气郁结易于化火,愈发伤阴,日久则肝肾阴精不足。若久病正虚或年老体虚者,脾肾阳气不足或命门火衰,或阴损及阳,气化无权,运化无力,痰湿瘀血内生,聚于颈前,病情缠绵。

本病病位在颈前,与肝、脾、肾等脏相关。病初以实为主,病久因实致虚,尤以阳虚、气虚为本,气滞、痰凝、血瘀为标,而成本虚标实之证。

二、临床表现

90% 以上发生于女性,有家族聚集现象,大多患者无明显的临床症状。HT 的病程较长,甲状腺呈无痛性弥漫性肿大,质地韧如橡皮。多数患者的甲状腺功能正常,有甲亢表现者不到 5%。本病为慢性进行性发展,最终随甲状腺破坏而出现甲减。AT 患者的甲状腺萎缩,常因程度不等的甲减而确诊。

少数患者可有甲亢、突眼等表现,或可能与 1 型糖尿病、慢性肾上腺皮质功能减退症、特发性性腺功能减退症、萎缩性胃炎等腹腔疾病和重症肌无力并存,共同组成内分泌多腺体自身免疫综合征 II 型。

三、实验室及其他检查

TgAb 和/或 TPOAb 滴度明显升高,是诊断本病最有意义的指标。若 TgAb、TPOAb 单一抗体阳性,还需结合临床表现。早期亚临床甲减阶段可出现 TT$_4$、FT$_4$ 正常,TSH 增高。后期临床甲减阶段呈 TT$_4$、FT$_4$ 降低,TSH 增高。^{131}I 摄取率减低。甲状腺细针穿刺细胞学检查(fine-needle aspiration cytology,FNAC)可见浸润淋巴细胞。

四、诊断与鉴别诊断

（一）诊断

HT 确诊依据：①甲状腺弥漫性肿大，质地坚韧或伴结节；②血 TgAb 或 TPOAb 浓度显著升高。

AT 一般首诊即出现甲减，触诊及超声检查甲状腺无肿大，TgAb 或 TPOAb 阳性即可诊断。

（二）鉴别诊断

1. 结节性甲状腺肿　有地区流行病史，甲状腺功能正常，甲状腺自身抗体阴性或低滴度。FNAC 检查有助于鉴别。HT 可见淋巴细胞浸润，少量的滤泡上皮细胞表现为许特莱（Hurthle）细胞的形态；结节性甲状腺肿则为增生的滤泡上皮细胞，无淋巴细胞浸润。

2. 甲状腺癌　甲状腺明显肿大，质硬伴结节者需要与甲状腺癌鉴别。但是分化型甲状腺癌多以结节首发，不伴甲状腺肿，抗体阴性，FNAC 检查结果为恶性病变。HT 与甲状腺淋巴瘤的鉴别较为困难。

五、治疗

（一）中西医结合治疗思路

改善症状是治疗的主要目的，有效防止或延缓甲减的发生。若甲状腺功能正常，以随访为主要措施，主要检查甲状腺功能，每半年到 1 年随访 1 次，必要时可行甲状腺超声检查。若仅甲状腺肿大而无甲状腺功能减退，一般无须治疗。

西医治疗可快速纠正异常的指标，中医综合治疗可明显改善症状，减少药物不良反应。

中医治疗本病时结合患者实验室检查甲状腺功能结果及临床表现，可将本病分为亚临床期、甲亢期和甲减期进行分期辨证治疗：①亚临床期：此期患者除甲状腺自身抗体升高，其余均正常，辨证多为肝郁脾虚证，表现为颈部肿胀症状可不明显或仅轻微肿胀，可伴有周身乏力、胸胁苦闷、善太息、纳差、便溏等症状。如患者颈前肿大，质地较硬，或有疼痛，伴见疲倦乏力，纳呆欲吐，舌质暗，或有瘀点瘀斑，或舌体胖大，苔白腻，脉沉细涩，辨证多为痰瘀凝结证。②甲亢期：此期患者血清甲状腺激素水平升高，^{131}I 摄取率降低，TgAb 和/或 TPOAb 阳性，常见肝肾阴虚证或兼痰瘀凝结证。肝肾阴虚证患者临床可见甲状腺肿大，颜面潮红，口燥咽干，多汗，神疲乏力，多食易饥，心悸失眠，舌红少苔，脉细数；若兼见痰瘀凝结证，患者多伴有情志抑郁或急躁易怒，胁肋胀痛，舌质暗或有瘀点瘀斑，脉弦涩等证。③甲减期：此期患者甲状腺功能减退，TgAb 和/或 TPOAb 阳性，可见肝肾阴虚证，表现为甲状腺肿大或萎缩，心悸失眠，盗汗，腰膝酸软，头晕目眩，舌红少苔，脉细数。久病患者或老年人可见脾肾阳虚证，表现为甲状腺肿大或萎缩，面色㿠白，神疲嗜睡，纳呆便溏，畏寒肢冷，甚或肢体浮肿，腰膝酸软，男子阳痿，女子闭经，舌质淡，舌体胖大，苔白腻，脉沉弱或沉迟等证。

本病病程长，病情复杂，中西医结合治疗可取长补短，疗效优于单纯的中医或西医治疗。

（二）西医治疗

如甲状腺功能正常，甲状腺肿较小，又无明显压迫症状者可随诊观察。甲状腺肿明显或有甲减者需用甲状腺激素替代治疗。甲状腺毒症者给予 β 受体拮抗药对症处理，一般不用 ^{131}I 治疗和手术治疗。

（三）中医治疗

1. 痰瘀凝结证

临床表现：甲状腺肿大，质地较硬，或有疼痛，疲倦乏力，纳呆欲吐，舌质暗，或有瘀斑瘀点，苔白腻，脉细涩。

治法:行气化痰,活血消瘿。

代表方:二陈汤合桃红四物汤加减。局部较韧或硬,经久不消者,血瘀甚者,加水蛭、土鳖虫、鬼箭羽破血逐瘀;痰浊甚者,加猫爪草、穿山龙、浙贝母化痰散结。

2. 肝郁脾虚证

临床表现:甲状腺肿大或萎缩,胸胁苦闷,善太息,纳差便溏,舌质淡暗,苔白腻,脉弦滑。

治法:疏肝健脾,行气化痰。

代表方:逍遥散加减。颈咽部不适,可加桔梗、射干、牛蒡子化痰清咽,如自觉吞咽有异物感,可加半夏、厚朴、紫苏行气降逆。

3. 肝肾阴虚证

临床表现:甲状腺肿大或萎缩,颜面潮红,口燥咽干,神疲乏力,伴心悸失眠,盗汗,腰膝酸软,头晕目眩,舌质红,苔少,脉细数。

治法:滋补肝肾,软坚消瘿。

代表方:杞菊地黄丸加减。伴气虚者,加党参、黄芪健脾益气;痰湿内阻而致甲状腺肿大加玄参、生牡蛎软坚散结。

4. 脾肾阳虚证

临床表现:甲状腺肿大或萎缩,面色㿠白,神疲嗜睡,纳呆便溏,畏寒肢冷,肢体浮肿,腰膝酸软,男子阳痿,女子闭经,舌质淡,舌体胖大,苔白腻,脉沉弱或沉迟。

治法:温补脾肾,化气行水。

代表方:四逆汤合五苓散加减。肾阳虚甚,阳痿者,加鹿茸、山茱萸温肾壮阳;瘀血内阻,闭经者,加当归、川续断养血调经。

（四）临证要点

本病不同发展阶段有不同临床表现,可西医辨病结合中医辨证治疗。早期多从肝脾论治,治疗多以理气疏肝解郁为主,若肝郁化火,伴甲亢等阳热亢盛表现,可配合使用清热养阴、平肝潜阳等治疗。中期多虚实夹杂,夹痰夹瘀,多以理气化痰、活血消瘿等治疗为主。疾病发展至后期常伴有甲状腺功能减退,多表现为气虚、阴虚、阳虚等虚衰症状,则多以温补脾肾、软坚散结等治疗为主。不同阶段,给予不同治疗方法,体现分期分证的辨治体系。

六、预后

HT患者预后良好,尤其是轻症与及早治疗病例,可预防或延缓甲减的发生。AT患者预后则较HT差,大多发生甲减,须长期治疗。

七、预防与调护

在日常生活和工作中注意劳逸结合,保持心情愉快。加强体育锻炼,增强体质和抗病能力。避免摄入含碘高的食物或药物。患病后应做到及早诊断、及时治疗,以防止病变迁延不愈。

第六节　嗜铬细胞瘤和副神经节瘤

嗜铬细胞瘤和副神经节瘤(pheochromocytoma and paraganglioma,PPGL)是分别起源于肾上腺髓质和肾上腺外交感神经链的肿瘤。嗜铬细胞瘤(pheochromocytoma,PCC)占PPGL的80%~85%,副神经节瘤(paraganglioma,PGL)占PPGL的15%~20%,两者合称为PPGL。

PPGL 是以阵发性或持续性合成和分泌儿茶酚胺(catecholamine,CA),包括去甲肾上腺素(norepinephrine,NE)、肾上腺素(epinephrine,E)及多巴胺(dopamine,DA),继而引起血压升高等一系列临床症候群为主要特征,易造成心、脑、肾等严重并发症。PGL 可起源于胸、腹部和盆腔的脊椎旁交感神经链,或来源于沿颈部和颅底分布的舌咽、迷走神经的副交感神经节,后者常不产生儿茶酚胺。

PPGL 的发病率较低,各年龄段均可发病,发病高峰为 30~50 岁,男女发病率基本相同。本病可归属于中医学的"头痛""眩晕"等范畴。

一、病因病理

(一)西医病因病理

1. 病因及发病机制　PPGL 的发生与致病基因的种系突变有关,目前已知多个致病基因,分为两类,第一类与缺氧通路有关,通过激活缺氧诱导因子,促进与缺氧有关的生长因子表达,从而刺激肿瘤生长;第二类通过激活 MAPK 和/或 mTOR 信号通路促进肿瘤生长。约 50% 的 PPGL 存在上述基因突变,其中 35%~40% 为胚系突变,表现为家族遗传性。散发性 PPGL 常为单发病灶,遗传性 PPGL 起病较年轻并呈多发病灶。2017 年世界卫生组织用"转移性 PPGL"替换了 2004 年"恶性 PPGL"的分类。所有的 PPGL 都具有转移潜能,如果在非嗜铬组织如骨、肝、肺、淋巴结、脑或其他软组织中出现了转移病灶则称为转移性 PPGL,大部分转移性 PPGL 的发病与生长因子 SDHB 的基因突变有关。部分散发性 PPGL 的发病机制尚未完全清楚。本病除了分泌过量儿茶酚胺,还同时伴有神经肽及胺前体摄取及脱羧系统(amine precursor uptake and decarboxylation system,APUD)激素的分泌亢进,如肾上腺髓质素、舒血管肠肽、鸦片类肽、血管活性肠肽、血清素、胃动素等。

2. 病理　PCC 于光镜下可见肿瘤由较大的多角形嗜铬细胞组成,于电镜下可见细胞核周围有密集的富含肾上腺素和去甲肾上腺素的嗜铬颗粒。恶性嗜铬细胞瘤的体积较大,可有包膜浸润或血管内瘤栓形成。

(二)中医病因病机

本病多由先天禀赋不足、饮食劳倦、情志不遂所致。

1. 先天禀赋不足,肾精亏虚　肾精主人体生长繁殖,是生命活动的基础物质。肾精能调节脏腑之精,能生髓、养骨、补脑,并参与血液的生成。先天禀赋不足,肾精亏虚,不能充养脑髓,发为本病。

2. 饮食不节,痰湿中阻　饮食不节,嗜酒太过,或过食辛辣肥甘之品,脾失健运,痰湿内生,阻滞于中焦,气血不调,致清阳不升,脑髓失养,发为本病。

3. 肝阳上亢或肝肾亏虚　情志不遂,忧郁恼怒,肝失条达,气郁阳亢,上扰清空,发为本病。或肝郁化火,耗伤阴血,精血不承,肝肾亏虚,发为本病。

4. 气血亏虚或瘀血阻络　劳倦久病,饮食衰少,损伤脾胃,暗耗气血,发为本病。或久病入络,耗伤气血,气虚则清阳不升,血虚则清窍失养,气血滞涩,瘀阻脉络,发为本病。

本病病位在脑,与肝、脾、肾三脏密切相关。临床以虚证居多,且虚实可相互转化。脾胃不足,肾虚髓空,皆可致脑窍失养而作眩,是为虚证;若痰浊上蒙清窍,或瘀血痹阻经脉,致清窍不利而作眩,则为实证。久病入络致瘀,常形成虚实夹杂之证候。

二、临床表现

因不同基因突变所致的肿瘤部位、良恶性、儿茶酚胺分泌类型及复发倾向均明显不同,故 PPGL 临床表现差异较大,轻则无症状和体征,重则突发心力衰竭、脑出血或恶性高血压等。本病主要以肿瘤细胞分泌的儿茶酚胺与效应细胞膜上的肾上腺素受体相结合而发挥生物效应,临床表现以心血管系统的症状和体征为主,兼有其他系统的表现。由于肿瘤发生在不同部位,持续性或阵发性分泌释放不同比例的肾上腺素和去甲肾上腺素,与不同亚型的肾上腺素受体结合情况亦不同,故临床表现多样。

头痛、心悸、多汗是 PPGL 患者高血压发作时最常见的三联征,占 40%~48%;如患者同时有高血压、直立性低血压并伴头痛、心悸、多汗三联征,其诊断 PPGL 的特异度为 95%。

(一)心血管系统

1. 高血压 为最主要症状,呈阵发性或持续性,持续性者也可伴阵发性加剧。约 70% 的患者合并直立性低血压,多数患者表现为难治性高血压,另有少数患者血压可正常。

(1)阵发性高血压:为特征性表现。发作时血压骤升,收缩压常达 200~300mmHg,舒张压可达 130~180mmHg(释放去甲肾上腺素为主者更明显),伴剧烈头痛、面色苍白、大汗、心动过速(释放肾上腺素为主者更明显),心前区及上腹部紧迫感,可有心前区疼痛、心律失常、焦虑、恐惧、恶心、呕吐、视物模糊、复视。发作后可出现面颊部及皮肤潮红、全身发热、流涎、瞳孔缩小等迷走神经兴奋症状,尿量可增多。严重者可发生高血压危象,并发急性左心衰竭、脑血管意外、肝肾功能衰竭等。诱因包括情绪激动、体位改变、吸烟、创伤、用力排便、灌肠、术中挤压肿瘤、麻醉和药物(如组胺、胍乙啶、胰升糖素、甲氧氯普胺等)等。一般发作数分钟,也可长达 1~2 小时或更久。发作频率不一,多者一日数次,少者数月一次。随着病情发展,发作渐频,时间渐长,部分患者可发展为持续性高血压伴阵发性加剧。

(2)持续性高血压:高血压伴有以下情况者,要考虑 PPGL 的可能性:①应用常用降压药效果不佳,但应用 α 受体拮抗剂、钙通道阻滞剂有效;②伴交感神经过度兴奋(多汗、心动过速),高代谢(低热、体重降低),头痛,焦虑,烦躁;③伴直立性低血压(可能为循环血容量不足,以及维持站立位血压的反射性血管张力下降所致)或血压波动大。上述情况若见于儿童或青年人,更应考虑本病可能性。部分患者(多为儿童或少年)病情发展迅速,呈急进型(恶性)高血压过程,表现为:舒张压高于 130mmHg,眼底损害严重,短期内出现视神经萎缩,甚至失明,重者可发生氮质血症、心力衰竭及高血压脑病。

2. 低血压、休克 本病可发生低血压,甚至休克;或高血压和低血压交替出现。还可发生急性腹痛、心前区痛、高热等,而被误诊为急腹症、急性心肌梗死或感染性休克。发生低血压和休克的原因:①肿瘤骤然发生出血、坏死,以致停止释放儿茶酚胺;②大量儿茶酚胺引起严重心律失常或心力衰竭,致心输出量锐减;③肿瘤主要分泌肾上腺素,兴奋 β 肾上腺素受体,促使周围血管扩张;④大量儿茶酚胺使血管强烈收缩、组织缺氧、微血管通透性增加,血浆外溢,血容量减少;⑤肿瘤分泌多种扩血管物质,如舒血管肠肽、肾上腺髓质素等。

3. 心脏表现 大量儿茶酚胺可引起儿茶酚胺性心肌病,伴心律失常,如期前收缩、阵发性心动过速,甚至心室颤动。部分患者可发生心肌退行性变、坏死、炎性改变,以致心力衰竭,或因持久性血压过高而发生心肌肥厚、心脏扩大、心力衰竭、非心源性肺水肿。心电图可出现透壁性心肌梗死图形。

(二)代谢紊乱

1. 基础代谢增高 肾上腺素可作用于中枢神经及交感神经系统控制下的代谢过程,使耗氧量增加。代谢亢进可引起发热、消瘦。

2. 糖代谢紊乱 肝糖原分解加速及胰岛素分泌受抑制而肝糖异生加强,可引起血糖增高,糖耐量异常。

3. 脂代谢紊乱 脂肪分解加速、血游离脂肪酸增高。

4. 电解质代谢紊乱　少数患者可出现低钾血症,可能与儿茶酚胺促使钾离子 K^+ 进入细胞内及促进肾素、醛固酮分泌有关。因肿瘤分泌甲状旁腺激素相关蛋白,可出现高钙血症。

(三)其他临床表现

1. 腹部肿物　部分患者在腹部可触及肿块,个别肿块可较大,扪及时应注意有可能诱发高血压。转移性 PPGL 可转移到肝,引起肝大。

2. 消化系统　肠蠕动及张力减弱,可引起便秘,甚至肠扩张。儿茶酚胺可使胃肠壁内血管发生增殖性及闭塞性动脉内膜炎,可造成肠坏死、出血、穿孔。胆石症发生率增高,与儿茶酚胺使胆囊收缩减弱、奥狄括约肌(Oddi sphincter)张力增强,引起胆汁潴留有关。

3. 泌尿系统　常有血尿、蛋白尿、肾功能减退等。如为膀胱内 PGL 患者,排尿时常引起高血压发作,可出现膀胱扩张,无痛性肉眼血尿。

4. 血液系统　在大量肾上腺素作用下,血容量减少,血细胞重新分布,周围血中白细胞增多,有时红细胞也可增多。

5. PPGL 相关遗传综合征的其他表现　在遗传综合征中出现的 PPGL 患者,除了表现为 PPGL 肿瘤,还可表现为其他肿瘤及临床表现。如多内分泌腺瘤病(MEN)2A 型、希佩尔-林道病(von Hippel-Lindau disease)、神经纤维瘤病 1 型(NF1)可同时存在于 PPGL 及其他多种肿瘤中。

三、实验室及其他检查

(一)实验室检查

1. 血、尿儿茶酚胺及其代谢物测定　激素及代谢产物的测定是 PPGL 定性诊断的主要方法,包括测定血和尿去甲肾上腺素、肾上腺素、多巴胺 及其中间代谢产物甲氧基肾上腺素(metanephrine,MN)、甲氧基去甲肾上腺素(normetanephrine,NMN)和终末代谢产物香草扁桃酸(vanillyl mandelic acid,VMA)浓度。MN 及 NMN(合称 MNs)是肾上腺素和去甲肾上腺素的中间代谢产物,它们仅在肾上腺髓质和 PPGL 瘤体内代谢生成并且以高浓度水平持续存在,故而是 PPGL 的特异性标记物。因肿瘤分泌释放去甲肾上腺素和肾上腺素可为阵发性,并且可被多种酶水解为其代谢产物,故当去甲肾上腺素和肾上腺素的测定水平为正常时,其 MNs 水平仍可升高,故检测 MNs 能明显提高 PPGL 的诊断敏感性及降低假阴性率。摄入咖啡、可乐类饮料及左旋多巴、拉贝洛尔、普萘洛尔、四环素等药物可导致假阳性;休克、低血糖、高颅内压可使内源性儿茶酚胺增高。

持续性高血压型患者尿儿茶酚胺及 VMA、MNs 皆升高至正常高限的 2 倍以上。阵发性患者的儿茶酚胺水平可升高不明显,而在发作后才高于正常值,故需测定发作后血或尿儿茶酚胺水平,后者可以每毫克肌酐量或以时间单位计排泄量。

2. 其他辅助测定　①嗜铬粒蛋白 A(chromogranin A,CGA):CGA 是一种酸性可溶性单体蛋白质,伴随去甲肾上腺素在交感神经末梢颗粒中合成、储存及释放,PPGL 患者的 CGA 水平增高,其诊断灵敏度为 83%,特异度为 96%。②神经元特异度烯醇化酶(NSE):非转移性 PPGL 患者的血浆 NSE 水平正常,约半数转移性 PPGL 患者明显增高,故测定血浆 NSE 水平可用于鉴别转移性/非转移性肿瘤。③药理激发或抑制试验:因药理试验的灵敏度和特异度欠佳,且存在潜在风险,目前已不推荐使用。

(二)影像学检查

应在使用 α 受体拮抗药控制高血压后进行。可用以下方法:

1. 超声检查　做肾上腺及肾上腺外(如心脏等处)肿瘤定位超声检查,直径 1cm 以上的肾上腺肿瘤阳性率较高。

2. CT 扫描检查　90% 以上的肿瘤可凭此准确定位,由于瘤体出血、坏死,CT 显示常呈不均质性。如未预先使用 α 受体拮抗药控制高血压,静脉注射造影剂有可能引起高血压发作。

3. MRI 检查　其优点为,患者无须暴露于放射线,可显示肿瘤与周围组织的关系及某些组织学特征,有助于鉴别 PCC 和肾上腺皮质肿瘤,可用于妊娠期女性。

4. ^{131}I 间碘苄胍(metaiodobenzylguanidine,MIBG)　MIBG 可被肾上腺素能囊泡浓集,故用此物作闪烁扫描可显示儿茶酚胺的肿瘤,特别适用于转移性、复发性或肾上腺外肿瘤,并可显示其他的神经内分泌瘤。

5. 生长抑素显像　PPGL 及部分神经内分泌瘤细胞可有生长抑素受体表达,利用放射性核素标记的生长抑素类似物奥曲肽进行闪烁显像,有助于定位诊断。

6. 其他　如上述方法均未能确定肿瘤位置,可做静脉导管术,在不同部位采血检测儿茶酚胺的浓度,根据其浓度差别,可大致确定肿瘤的部位。

四、诊断与鉴别诊断

(一)诊断

本病早期诊断十分重要,肿瘤多为良性,为可治愈的继发性高血压,切除肿瘤后大多数患者可恢复正常。而未被诊断者有巨大的潜在危险,可在药物、麻醉、分娩、手术等情况下诱发高血压危象或休克。对临床疑似本病者,应做血、尿儿茶酚胺及其代谢物测定等实验室检查以做定性诊断,同时完善影像学检查以明确肿瘤定位,有条件者还应进一步完善基因检测以明确 PPGL 类型及协助判断预后。

(二)鉴别诊断

本病需与一些伴交感神经亢进或高代谢状态的疾病相鉴别:①冠心病所致心绞痛、心肌梗死等;②不稳定性伴高肾上腺素能活性的原发性高血压;③甲状腺功能亢进症伴高血压者;④伴阵发性高血压的其他疾病如脑瘤、蛛网膜下腔出血等颅内疾病、糖尿病、绝经期综合征等;⑤某些药物如苯丙胺、可卡因、麻黄碱等长期、持续应用。

五、治疗

(一)中西医结合治疗思路

PPGL 的定性、定位诊断明确后应尽早手术切除肿瘤,非转移性 PPGL 经切除肿瘤可得到治愈,转移性 PPGL 如能被早期发现,及时手术也可延缓生命。术前准备及术后调护需多学科协作。中医药治疗以标本兼顾为要,治本重在滋补肝肾,治标则重在平抑肝阳,活血化瘀,协助患者尽快达到术前准备标准以及术后的康复。

(二)西医治疗

1. 手术治疗　PPGL 一旦确诊并定位后应尽早切除肿瘤,否则肿瘤突然大量分泌儿茶酚胺,有高血压危象的潜在危险,严重可危及生命。

(1)术前:可用选择性 $α_1$ 受体拮抗药或非选择性 α 受体拮抗药控制血压,如治疗后血压未能控制,再加用钙通道阻滞剂。使用 α 受体拮抗药后,如患者发生心动过速,则加用 β 受体拮抗药,禁止在未用 α 受体拮抗药的情况下先用 β 受体拮抗药,以免发生急性肺水肿和左心衰。此外,患者应摄入高钠饮食和增加液体摄入,补充血容量,防止肿瘤切除后引起严重低血压。

(2)术中:切除 PPGL 有一定危险性,在麻醉诱导期,手术过程中,可出现急骤血压升高、心律失常,可采用速效 α 受体拮抗药酚妥拉明静脉推注,继之以静脉滴注或用硝普钠静脉滴注。对心律失常者,可用 $β_2$ 受体拮抗药或其他抗心律失常药,如利多卡因等。肿瘤切除后,血压一般降至 90/60mmHg。如血压低,周围循环不良,表示血容量不足,应补充适量全血或血浆,必要时也可静脉滴注适量去甲肾上腺素,但不可仅依靠缩血管药来代替补充血容量。

（3）术后:术后患者血压大多可恢复正常,但在手术后第 1 周,血压仍可偏高,同时尿、血儿茶酚胺也可偏高。可能为手术后的应激状态,或是患者原来体内储存的儿茶酚胺较多。因此,术后 1 个月左右的血压状态和血、尿儿茶酚胺水平,更能准确地判断治疗效果。小部分患者术后仍有高血压,可能因合并原发性高血压,或儿茶酚胺长期增多损伤血管所致。由于 PPGL 有可能为多发性或复发性,故术后应随访观察。

2. 药物治疗

（1）α 肾上腺素受体拮抗药(α 受体拮抗药)

1）酚苄明(phenoxybenzamine):是一种非选择性 α 肾上腺素受体拮抗药,其对 $α_1$ 受体的阻断作用约为 $α_2$ 受体近百倍,口服后吸收缓慢,半衰期为 12 小时,作用时间长,控制血压较平稳,故常用于术前准备。术前 7~10 日口服,剂量为 10mg/d,根据血压控制情况平均每日增 0.5~1.0mg/kg,每日分 2 次服,直至血压接近正常。大多数患者约需 40~80mg/d,少数患者需要更大剂量才能控制高血压,可每 2~3 日增加 10~20mg。但若最初剂量过大,可致明显的直立性低血压。若剂量合适,阵发性或持续性高血压将被控制,高代谢症状改善。主要不良反应有鼻黏膜充血、鼻塞、心动过速、直立性低血压等,应随时监测卧立位血压和心率。

2）哌唑嗪(prazosin),特拉唑嗪(terazosin),多沙唑嗪(doxazosin):均为选择性突触后 $α_1$ 肾上腺素受体拮抗药,不作用于 $α_2$ 受体,应用时易致严重的直立性低血压,故应在睡前服用,服后尽量卧床,避免突然起立而发生直立性低血压。哌唑嗪半衰期为 2~3 小时,作用时间 6~10 小时,初始剂量为 1mg/d,按血压逐渐增至 2~5mg/d,每日分 2~3 次服;特拉唑嗪半衰期为 12 小时,初始剂量为 1mg/d,逐渐增量为 2~5mg/d,每日 1 次;多沙唑嗪半衰期约 11 小时,初始剂量为 0.5mg/d,逐渐增量至 2~8mg/d,每日 1 次。

3）酚妥拉明(phentolamine):是一种短效、非选择性 α 受体拮抗药,对 $α_1$ 和 $α_2$ 两种受体的阻断作用相等,其作用迅速、半衰期短,故需反复多次静脉注射或持续静脉滴注,常用于高血压诊断试验、治疗高血压危象或在手术中控制血压,但不适于长期治疗。

4）乌拉地尔(urapidil):可阻断 $α_1$、$α_2$ 受体,并可激活中枢 5-羟色胺-1A 受体,降低延髓心血管调节中枢的交感反馈作用,在降压时不影响心率。

（2）β 肾上腺素受体拮抗药(β 受体拮抗药):使用 α 受体拮抗药后,β 受体兴奋性增强可致心动过速,心收缩力增强,心肌耗氧量增加,应使用 β 受体拮抗药以改善症状,不应在未使用 α 受体拮抗药的情况下单独使用,否则可能导致严重的肺水肿、心力衰竭或诱发高血压危险等。常用药物有普萘洛尔(propranolol),初始剂量为每次 10mg,每日 2~3 次;阿替洛尔(atenolol),无明显负性心肌收缩作用,故优于普萘洛尔,常用剂量 50mg,每日分 2~3 次服用;另有美托洛尔(metoprolol)和艾司洛尔(esmolol)等。在使用 α 受体拮抗药、β 受体拮抗药作为术前准备时,一般主张达到部分阻断 α 受体及 β 受体作用为佳,其标志为:无明显直立性低血压,阵发性高血压发作减少减轻,持续性高血压降至接近正常水平。同时也可酌情使用其他降压药如钙通道阻滞剂(硝苯地平等)、血管紧张素转换酶抑制剂(卡托普利等)、血管扩张剂(硝普钠等)、儿茶酚胺合成抑制剂(α-甲基对位酪氨酸等)等。

（3）PPGL 所致高血压危象的治疗:应经静脉泵入 α 受体拮抗药,可从小剂量开始并严密监测血压、心率变化,根据患者对药物的降压反应,逐渐增加和调整剂量;当高血压危象得到控制,患者病情平稳后,改为口服 α 受体拮抗药治疗进行手术前准备。如高血压、低血压反复交替发作时,除静脉泵入 α 受体拮抗药外,还需另建一条静脉通道进行容量补液、监测血流动力学指标并纠正低容量休克。PPGL 危象病死率较高,需多学科合作,密切监测并对患者进行个体化指导治疗。

3. 转移性 PPGL 的治疗

（1）^{131}I-MIBG 治疗:适用于 MIBG 核素显像阳性、无法手术的患者。增加^{131}I-MIBG 剂量可提高缓解率,但不良反应也随之增多,最常见的是骨髓抑制,或骨髓增生异常综合征、急性或慢性髓系白血病。

（2）抗肿瘤药物联合化疗:化疗方案包括:①环磷酰胺、长春新碱和达卡巴嗪(cyclophosphamide, vincristine, and dacarbazine,CVD)方案;②依托泊苷和顺铂(etoposide and cisplatin,EP)方案;③替莫唑胺和沙利度胺联合应用。不良反应主要有骨髓抑制、周围神经病变、胃肠道反应、肝功能异常和低血压等。

（3）其他治疗:对肿瘤及转移病灶进行局部放射治疗、伽马刀、射频消融和栓塞治疗等,可减轻部分临床症状和肿瘤负荷,但对患者生存时间无明显改变。

（三）中医治疗

1. 肝阳上亢证

临床表现:头目胀痛,眩晕,耳鸣,烦躁易怒,肢麻震颤,失眠多梦,面红目赤,口苦,便秘,尿赤,舌红,苔薄黄,脉弦数或弦滑。

治法:平肝潜阳,清热降火。

代表方:天麻钩藤饮加减。口苦目赤,烦躁易怒,加龙胆草、牡丹皮、夏枯草;目涩耳鸣,腰膝酸软,舌红苔少,脉弦或脉细数,加枸杞子、制何首乌、生地黄、麦冬、玄参;目赤便秘,加大黄、芒硝;眩晕较重,手足麻木,加羚羊角粉(冲服)、龙骨、牡蛎、全蝎、蜈蚣。若眩晕欲仆,头摇而痛,手足麻木,步履不正,可予镇肝熄风汤。

2. 肝肾阴虚证

临床表现:头晕眼花,目涩而干,耳鸣乏力,腰酸腿软,足跟疼痛,舌质红或红绛,无苔或少苔,脉弦细,双尺脉弱。

治法:滋阴清热,补益肝肾。

代表方:知柏地黄丸加减。腹泻便溏则减知母,加白扁豆;月经不调,加益母草、制香附。

3. 痰浊中阻证

临床表现:头晕目眩,头痛,头重如裹,心烦胸闷,纳差,多眠,恶心,呕吐,腹胀痞满,舌质淡,苔白腻,或舌质偏红,苔黄腻,脉弦滑。

治法:健脾化痰,息风降逆。

代表方:半夏白术天麻汤加减。眩晕较甚者,加僵蚕、胆南星;头痛甚者,加蔓荆子、白蒺藜;呕吐甚者,加代赭石、旋覆花;气虚者,加党参、生黄芪;痰湿偏盛,舌苔白滑者,加泽泻、桂枝。

4. 肾精亏虚证

临床表现:头痛空痛,眩晕耳鸣,腰膝酸软,神疲乏力,遗精或带下,舌红少苔,脉细无力。

治法:补肾填精。

代表方:大补元煎加减。若头痛而晕,头面烘热,颧红面赤,偏于阴虚,改用知柏地黄丸加减;阴虚甚者,加龟甲、鳖甲、墨旱莲;若头痛畏寒,面色㿠白,四肢不温,腰膝酸冷,舌淡,脉细无力,偏于阳虚,改用右归丸加减。阳虚明显者,加巴戟天、肉苁蓉;纳差者,加神曲、砂仁、谷芽、麦芽。

5. 气血亏虚证

临床表现:头痛隐隐,时时昏晕,遇劳加重,心悸失眠,神疲自汗,倦怠懒言,面色㿠白,唇甲不华,发色不泽,纳少腹胀。舌质淡,苔薄白,脉细弱。

治法:益气养血,健脾养心。

代表方:归脾汤加减。血虚明显者,加何首乌、阿胶、白芍;气滞血瘀者,加香附、桃仁、红花、益母草;阴虚有热者,加黄柏、地骨皮;便秘者加火麻仁;心烦失眠者,加五味子、夜交藤;小腹疼痛者加延胡索、没药。

6. 瘀血阻络证

临床表现:眩晕,头痛经久不愈,痛有定处,如针刺,健忘,失眠,心悸,神疲,兼见耳鸣耳聋,舌紫暗,或有瘀斑,苔薄白,脉细或细涩。

治法:活血化瘀,通窍止痛。

代表方:通窍活血汤加减。气虚者,加黄芪;阴虚者,加玄参、生地黄;肝阳上亢者,加羚羊角粉、石决明;风盛者,加僵蚕、天南星。

(四)临证要点

1. 临证要中西合参,精准辨证。本病位在脑,与肝、脾、肾等诸脏关系密切,故应舌、脉、症互参,先理清虚实、标本、缓急等辨证关键,再佐以超声、CT、MRI 检查,以及血尿等相关的辅助检查,必要时及时手术治疗,以免延误诊治。

2. 当注重补益虚损、燥湿化痰、活血化瘀等方法的加减应用,在辨证论治基础上,优化创新从痰、从瘀论治头痛、眩晕的思路。

3. 本病可见眩晕头胀,面赤头痛,甚则昏倒。必须严密监测血压、心率、神志、肢体肌力、感觉等变化,以防病情突变。

4. 用药　①适当配伍风药,常用防风、白芷、蔓荆子等,但风药辛散,不宜久服;②重视虫类药、引经药的应用,可加全蝎、僵蚕、地龙等,以助通络之功;③结合络病理论,凡久病多瘀。若头痛日久不愈者,可酌加活血化瘀药以提升临床疗效,且可佐以理气、养血、温阳之品。

六、预后

非转移性 PPGL,手术成功切除后大多可治愈。术后 1 周内血儿茶酚胺降至正常,1 个月内75%的患者血压可正常,其余 25% 一般可用其他降压药获得满意疗效,复发率低于10%。转移性 PPGL 预后不良,重者在数月内死亡,少数可活 10 年以上,5 年存活率约为45%。

七、预防与调护

增强对该病的认识,对于青少年男性伴有阵发性高血压者应充分考虑是否有该病的可能,避免误诊、漏诊。

明确诊断后,术前应注意减少引起该病发作的内、外诱因。

给予患者心理护理,避免因情绪波动导致病情急性发作;密切观察血压变化及服用降压药后反应;避免感染、受伤及外界环境对患者刺激而引起高血压危象。

术后应实行 PPGL 患者个体化管理,每年至少复查 1 次,儿童、青少年、有 PPGL 家族史和有基因突变、转移性患者则应 3~6 个月随访 1 次,包括症状、体征、血压、血/尿 MNs、儿茶酚胺等检测,定期复查影像学检查,评估肿瘤有无复发、转移或发生多发性内分泌肿瘤或其他遗传性综合征,对其直系亲属检测基因和定期检查。

第七节 库欣综合征

库欣综合征(Cushing syndrome,CS),为各种病因造成的以慢性高皮质醇血症为特征的临床综合征,其中最为多见的是垂体促肾上腺皮质激素(adrenocorticotropic hormone,ACTH)分泌亢进所致,此临床类型称为库欣病(Cushing disease)。通常包括向心性肥胖、满月脸、多血质外貌、皮肤紫纹、高血压、继发性糖尿病或骨质疏松等一系列表现。

本病属于中医学"眩晕""痰湿""心悸"等范畴。

一、病因病理

(一)西医病因病理

库欣综合征的病因主要分为两类:

1. CRH/ACTH 依赖性 指下丘脑-垂体或垂体以外的某些肿瘤组织分泌过量 ACTH 和/或促肾上腺皮质激素释放激素(corticotropin releasing hormone,CRH)引起双侧肾上腺皮质增生并分泌过量的皮质醇。包括垂体源库欣综合征(即库欣病)、异位 ACTH 综合征、异位 CRH 综合征或大结节性肾上腺增生。

(1)库欣病(Cushing disease):是库欣综合征最常见类型,约占 70%。指垂体 ACTH 分泌过多,伴肾上腺皮质增生的病症,少数为大腺瘤,也可无肿瘤。多见于成人,女性多于男性,儿童、青少年亦可患病。约 80% 库欣病患者伴垂体 ACTH 微腺瘤(直径<10mm),其并非完全自主性,仍可被外源性糖皮质激素抑制,也受 CRH 兴奋,大部分病例可在切除微腺瘤后治愈。约 10% 库欣病患者为 ACTH 大腺瘤,伴肿瘤占位表现,可向鞍外伸展。少数为恶性肿瘤,伴远处转移。另有少数患者无垂体腺瘤,而呈 ACTH 细胞增生,可能为下丘脑功能紊乱所致。双侧肾上腺皮质弥漫性增生,主要是由于产生糖皮质激素的束状带细胞增生肥大,部分患者分泌雄激素的网状带细胞亦增生;另有部分患者呈结节性增生。

(2)异位 ACTH 综合征:指垂体以外的肿瘤分泌大量 ACTH,伴肾上腺皮质增生的库欣综合征,约占库欣综合征的 15%。分为两型:①缓慢发展型:肿瘤恶性度较低,如类癌,病史可数年,临床表现及实验室检查类似库欣综合征;②迅速进展型:肿瘤恶性度高,发展快,临床表现不典型,血 ACTH,血、尿皮质醇明显升高。

(3)异位 CRH 综合征:较为罕见。肿瘤异位分泌 CRH,刺激垂体 ACTH 细胞增生,导致 ACTH 分泌增加。

2. 非 CRH/ACTH 依赖性

(1)肾上腺皮质腺瘤:约占库欣综合征的 15%~20%,多见于成人,以男性常见。瘤体呈圆形或椭圆形,直径 3~4cm,包膜完整。起病缓慢,病情中等,多毛及雄激素增多表现少见。

(2)肾上腺皮质癌:约占库欣综合征的 5% 以下,病情重,进展快。瘤体较大,直径 ≥5cm,肿瘤浸润可穿过包膜,晚期可转移至淋巴结、肝、肺、骨等。呈重度库欣综合征表现,伴显著高血压,可出现低血钾性碱中毒。可产生大量雄激素,女性呈多毛、痤疮、阴蒂肥大。可伴腹痛、背痛,可触及肿块。

(3)非依赖 ACTH 的双侧肾上腺小结节性增生:多见于儿童及青年,部分患者临床表现同一般库欣综合征;另一部分为家族性显性遗传,称为卡尼综合征(Carney complex),临床常伴面、颈、躯干皮肤及口唇、结膜、巩膜着色斑及蓝痣,还可伴皮肤、乳房、心房黏液瘤,睾丸肿瘤,垂体生长激素瘤等。血中 ACTH 降低或无法检测出,大剂量地塞米松不能抑制。肾上腺体积正常或轻度增大,含多个结节,小者仅显微镜下可见,大者直径可达 5mm,多为棕色或黑色,或黄棕色、蓝黑色。发病机制与蛋白激酶 A 的调节亚基 1α(PRKAR1A)发生突变有关。

（4）非依赖 ACTH 的双侧肾上腺大结节性增生:双侧肾上腺增大,含多个直径 5mm 以上的良性结节,一般无色素沉着。垂体 CT、MRI 检查均无异常发现。病情进展较腺瘤缓慢。病因与 ACTH 以外的激素、神经递质的受体在肾上腺皮质细胞上异位表达有关,包括抑胃肽(gastric inhibitory polypeptide,GIP)、黄体生成素/人绒毛膜促性腺激素(luteinizing hormone,LH/human chorionic gonadotropin,HCG)、精氨酸加压素等的受体,这些受体被相应配体激活后使肾上腺皮质产生过量的皮质醇。如 GIP 引起者餐后皮质醇分泌增多,而在清晨空腹时血皮质醇浓度并不高,甚至偏低;LH/HCG 所致库欣综合征患者的症状在妊娠期及绝经后出现。

3. 假性库欣综合征(pseudo-Cushing syndrome)　假性库欣综合征的病理机制至今尚未明确。推测由于较长时间的应激状态,下丘脑 CRH 分泌神经元活性持续升高,刺激垂体前叶 ACTH 分泌过多,导致双侧肾上腺增生和皮质醇分泌过多,表现为间歇性和轻、中度皮质醇增多症。

4. 外源性库欣综合征　由于各种原因,长期应用外源性 ACTH 或糖皮质激素等引起库欣综合征的临床表现,也称为类库欣综合征。

（二）中医病因病机

本病病因包括情志不遂、饮食不节、久病劳倦及药物损伤等。

1. 湿热内盛　长期恼怒、忧郁,气郁伤肝,忧思伤脾,肝失疏泄,气郁化火,肝木乘脾土,脾失健运而湿停,湿火内蕴;或劳倦伤脾,脾虚湿停,湿郁化热,湿热内盛;或饮食肥甘厚味、辛辣,损伤脾胃,暗耗气血,湿热内蕴;或外感六淫或药物不当,致湿热合邪而凝滞不化。湿热蕴于中焦脾胃及肝胆皆可发为本病。

2. 阴虚火旺　素体阴虚,阴虚阳亢,气虚无力推动精血津液,虚火内生;或久病湿热,耗气伤阴则阳亢,而发为本病。

3. 久病肾虚　久病肾不纳气,脾失肾阳相助而失运化,湿化火伤阴,阴损及阳,阴阳两虚,发为本病。亦有素体阴血不足者。

本病病位在肝、肾、脾,与脑也密切相关。病机主要为情志不遂,肝郁化火;或肝肾阴虚,虚热内扰;或阴损而致阳虚;病初为热邪内盛,以实为主,病久则肝肾阴虚,或阴阳两虚。

二、临床表现

长期过多的肾上腺皮质激素导致机体的蛋白质、脂肪、糖、电解质代谢以及心血管、血液、神经精神系统等功能的紊乱,出现各种临床症状和体征。

（一）脂肪代谢紊乱

向心性肥胖、满月脸。因长期皮质醇增多,脂肪动员和分解均增加,且脂肪重新分布呈向心性,使面部、躯干和腹部脂肪堆积,脸圆呈暗红色,锁骨上窝、颈背部和腹部脂肪沉积增多,呈典型的满月脸、鲤鱼嘴、水牛背、锁骨上窝脂肪垫和悬垂腹,四肢相对正常或消瘦。

（二）蛋白质代谢紊乱

多血质外貌,皮肤紫纹。皮质醇使蛋白质分解增加,合成减少,故机体长期处于负氮平衡状态。表现为面部皮肤菲薄,皮下组织减少,皮下毛细血管易透见且脆性增加,呈多血质面容,如"雪茄烟"样。由于肥胖、蛋白分解亢进、皮肤薄、皮肤张力增加,皮肤弹力纤维断裂,形成宽大、梭形的紫色或紫红色裂纹,色深且宽,多见于腹部、大腿内外侧、臀部等及上臂处,甚至延及四肢远端。轻微损伤可致皮下出血出现瘀斑。

（三）糖代谢紊乱

大量皮质醇促进肝糖异生,并可拮抗胰岛素,外周组织对葡萄糖的利用减少,肝糖输出增加,引起糖耐量减低,甚至引起类固醇性糖尿病。

（四）电解质及酸碱平衡紊乱

异位 ACTH 综合征、促肾上腺皮质激素非依赖性肾上腺大结节样增生（ACTH-independent bilateral macronodular adrenal hyperplasia,AIMAH）和肾上腺癌由于皮质醇分泌显著增多,同时若盐皮质激素分泌增加,可出现严重低血钾、碱中毒、尿钙增多等。

（五）各系统表现

1. 心血管系统　高血压较为常见。因大量皮质醇有潴钠、排钾作用,致低血钾碱中毒,血容量增大,激活肾素-血管紧张素系统,抑制血管舒张系统及激活盐皮质激素受体等,从而使血压上升并有轻度水肿,血压多为中等程度升高。常伴有动脉硬化和肾小球动脉硬化。长期高血压可并发左心室肥大、心力衰竭和脑血管意外。此外,由于凝血功能异常、脂代谢紊乱,易形成动静脉血栓,增加心血管并发症的发生率。

2. 造血系统　过多皮质醇刺激造血系统,红细胞计数和血红蛋白含量升高。糖皮质激素可破坏嗜酸性粒细胞和淋巴细胞,并使中性粒细胞释放增多,导致血中中性粒细胞增多而嗜酸性粒细胞和淋巴细胞减少,成为糖皮质激素过多的特征性血象表现。

3. 神经系统　皮质醇水平过高导致精神、情感和认知功能改变,易激动、烦躁或失眠、焦虑、记忆力减退、思想难以集中等,严重者精神变态,可发生类偏狂,甚或因忧郁而出现自杀倾向。

4. 全身肌肉骨骼　四肢肌肉萎缩并无力,以近侧显著,远侧尚可。病程较久者因骨量丢失,多见骨质疏松,可有明显骨痛,脊椎可发生压缩性骨折、畸形,身材变矮,并可见多发性肋骨骨折等。儿童患者生长发育受抑制。

5. 性腺功能改变　由于肾上腺雄激素生成过多和高水平的皮质醇对垂体促性腺激素的抑制作用,导致性功能障碍。女性常出现月经量减少、月经周期不规则或停经,额顶和鬓角部位毛发增多是本病与其他病因所致的多毛症区别之处,也可见面部和躯干的毛发过多,痤疮常伴小脓疱(因雄激素过多)或小丘疹(因糖皮质激素过多)和男性化(乳房萎缩、秃顶、生须、喉结增大、阴蒂肥大)等。明显的男性化少见,如出现,需考虑肾上腺癌的可能。男性患者可有性欲减退、阳痿、阴茎缩小、睾丸变软变小等。相反,若性欲增强,提示可能存在肾上腺皮质癌分泌过多雄激素的可能。

6. 感染　长期过高的皮质醇抑制免疫功能,使患者对感染的抵抗力减弱,以肺部感染多见;化脓性细菌感染不易局限化,可发展成蜂窝织炎、菌血症,出现感染中毒症状。皮肤黏膜真菌感染多见,尤其在手、脚、指(趾)甲、肛周,如念珠菌感染、癣和糠疹等,不易控制且易扩散,致菌血症和败血症。患者在感染后,炎症反应常不显著,发热不明显,容易漏诊。

7. 其他表现　①垂体腺瘤和异位 ACTH 综合征可因肿瘤产生大量的 ACTH 及其前体物(N-POMC)与其相关肽(B-LPH 等),其分子内含有促黑素细胞活性的序列,故可出现皮肤色素沉着。②低血钾可引起肾小管浓缩功能障碍。③大多数患者可有食欲改变,并与皮质醇水平相关。

库欣综合征有以下不同类型表现:①典型:表现为向心性肥胖、满月脸、多血质、紫纹等,多为库欣病、肾上腺腺瘤、异位 ACTH 综合征中的缓进型。②重型:主要特征为体重减轻、高血压、水肿、低血钾性碱中毒,由于癌肿所致重症,病情严重,进展迅速,摄食减少。③早期:以高血压为主,可表现为均匀肥胖,向心性尚不典型,全身情况较好,尿游离皮质醇明显升高。④以并发症为主就诊者,如心力衰竭、脑卒中、病理性骨折、精神症状或肺部感染等,年龄较大者,易被忽略。⑤周期性或间歇性:症状可反复发作,能自行缓解,机制不清,病因不明,部分病例可能为垂体性或异位 ACTH 性。

三、实验室及其他检查

(一)血和尿中肾上腺皮质激素及其代谢产物的测定

1. 血清皮质醇(serum cortisol)和尿游离皮质醇(unary free cortisol,UFC)测定　血液中皮质醇约 90% 是以与皮质醇结合球蛋白(cortisol binding globulin,CBG)相结合的形式存在,仅 5%~10% 以游离皮质醇(free cortisol,FC)的形式自尿中排出。正常人有明显的皮质醇昼夜节律性变化。一般血清皮质醇分别在清晨、午夜出现峰浓度、谷浓度。24 小时 UFC 则不受昼夜节律性影响,更能反映肾上腺皮质分泌功能。故常以血清皮质醇和 24 小时 UFC 作为筛选肾上腺皮质功能的首选指标。各型库欣综合征共有的皮质醇分泌增多,失去昼夜分泌节律,且不能被小剂量地塞米松抑制。①血浆皮质醇昼夜节律:正常成人早晨 8:00 均值为(276±66)nmol/L(范围 165~441nmol/L);16:00 均值为(129.6±52.4)nmol/L(范围 55~138nmol/L);诊断 CS 的午夜血清皮质醇值>50nmol/L(1.8μg/dl)时,灵敏度达 100%,但特异度仅 20%;>138nmol/L(5μg/dl)时诊断灵敏度 100%,特异度 74%;>207nmol/L(7.5μg/dl)时,诊断灵敏度>96%,特异度上升至 83%~88%。库欣综合征患者血皮质醇浓度早晨高于正常,晚上不明显低于清晨(表示正常的昼夜节律消失)。②UFC 多在 304nmol/24h 以上[正常成人尿游离皮质醇排泄量为 130~304nmol/24h,均值为(207±44)nmol/24h],能反映血中 FC 水平,且少受其他色素干扰,但可出现假阳性,建议进行 2~3 次测定。

2. 血浆 ACTH 测定　ACTH 是腺垂体分泌的多肽激素,可刺激肾上腺皮质增生、合成与分泌肾上腺皮质激素,也有促进醛固酮和性腺激素分泌的作用,正常情况下呈昼夜节律和脉冲式分泌,午夜时最低,清晨最高,可相差 1 倍。垂体大腺瘤或异位 ACTH 综合征者 ACTH 水平多>40pmol/L(200ng/L),甚或可>110pmol/L(500ng/L),垂体微腺瘤时 ACTH 可轻度升高也可正常,多在 6~30pmol/L(30~150ng/L),而 ACTH 非依赖性库欣综合征,ACTH 降低甚或无法测出。血 ACTH 对库欣综合征的病因及鉴别诊断有重要价值。

3. 唾液皮质醇测定　可反映血中具有生物活性的 FC,不受血液 CBG 波动的影响(比如在口服避孕药期间),而且与血清皮质醇间具有良好相关性,且系无创非侵入性的检测方法。诊断 CS 的午夜唾液皮质醇值>5.5nmol/L(2ng/ml)时,灵敏度为 92%~100%,特异度为 85%~100%。吸烟或咀嚼烟草污染唾液可致假阳性;有赖于正确采集样本,进行 2~3 次测定以提高可靠性。

(二)下丘脑-垂体-肾上腺皮质轴功能的动态试验

1. 小剂量地塞米松抑制试验(low-dose dexamethasone suppression test,LDDST)　用于与下丘脑-垂体-肾上腺皮质轴功能正常的其他疾病如单纯性肥胖症的鉴别诊断。①1mg 过夜地塞米松抑制试验。方法:午夜 11~12 点口服 1mg 地塞米松,次日晨 8:00 采集服药后血标本测皮质醇。结果判定:服药后血皮质醇>1.8μg/dl(50nmol/L)为不抑制,诊断库欣综合征的敏感性>95%,特异性约为 80%;若提高切点至 5μg/dl(140nmol/L),其敏感性为 91%,特异性可提高至>95%,但敏感性相对降低。此试验适用于门诊作为筛查试验。②经典小剂量地塞米松抑制试验。方法:检查前留 24 小时 UFC 或清晨血清皮质醇作为对照,留取后开始口服 0.5mg 地塞米松,每 6 小时 1 次,连续 2 日,建议的服药时间为第一日 8:00、14:00、20:00 以及次日 2:00,在服药的第 2 日再留取 24 小时 UFC 水平(即共 8 次),服药第 3 日后测定清晨血皮质醇水平。结果判定:若 UFC 未能下降到正常值下限以下或服药后血皮质醇>1.8μg/dl(50nmol/L),为经典小剂量地塞米松抑制试验不抑制,支持库欣综合征的诊断。两者均可达到敏感性>95%。

2. 大剂量地塞米松抑制试验（high-dose dexamethasone suppression test，HDDST） 在小剂量地塞米松抑制试验不被抑制，即诊为库欣综合征的基础上，为进一步鉴定其病因和定位，需行此试验。方法：服药时间点与采样时间等和经典小剂量地塞米松抑制试验相同，但每次剂量加至 2mg。结果判定：若血、尿皮质醇值显示被抑制（较基线下降≥50%），则支持库欣病的诊断；若不能抑制（下降<50%），提示肾上腺源库欣综合征或异位 ACTH 分泌综合征。本试验可与经典小剂量地塞米松抑制试验连续进行，并以试验服药前的 24 小时尿皮质醇作为对照，但两试验中间需有间隔。

（三）定位检查

1. 超声检查 可发现肾上腺增生或肿瘤，可作为辅助方法。

2. CT 或 MRI 检查 CT 检查对于肾上腺病变较为敏感。而垂体病变则以 MRI 检查更佳，尤其在诊断垂体微腺瘤的敏感性和特异性上高于 CT，使用 MRI 动态增强扫描技术，垂体微腺瘤检出率最高。

3. 双侧岩下窦静脉采血技术测定 ACTH 经岩下静脉窦导管采血测定中心及外周血 ACTH 浓度对库欣综合征病因鉴别及肿瘤定位有重要意义。但此方法为有创性检测方法，而且其准确性与操作者的经验技术有关。

四、诊断与鉴别诊断

（一）诊断

1. 功能诊断 出现典型库欣综合征症状或其他提示库欣综合征的临床表现时，或虽临床不典型但疑及此病时，在排查外源性糖皮质激素暴露后，需行功能诊断。首先测定唾液皮质醇 24 小时 UFC 或 24 小时血皮质醇昼夜节律，若结果异常，则高度怀疑库欣综合征诊断；再行小剂量地塞米松抑制试验，若不能抑制，则库欣综合征诊断确立。

2. 病因和定位诊断 原发病变部位和性质的确定常需采取综合性手段和技术。首先行大剂量地塞米松抑制试验，若皮质醇抑制>50%，提示垂体来源；若不能达到抑制水平，提示肾上腺来源或异位 ACTH 综合征；通过肾上腺影像学检查，可发现肾上腺来源库欣综合征如原发性色素性结节性肾上腺增生不良、ACTH 非依赖性双侧肾上腺大结节性增生、肾上腺腺瘤或癌；但若不能抑制且 ACTH 水平明显升高（>200pg/ml 或 40pmol/L），且肾上腺增生，则高度提示异位 ACTH 综合征，可通过岩下静脉窦插管测定 ACTH，确定其与外周血浆 ACTH 比例，若比值<2，进一步提示非垂体来源，应根据好发部位寻找原发肿瘤。PET-CT 在寻找原发病灶方面作用独特，但有时发现引起异位 ACTH 综合征的原发肿瘤十分困难，需多次反复。

（二）鉴别诊断

1. 肥胖症 患者可有高血压、糖耐量减低、月经稀发或闭经，可有腹纹，多为白色，也可为淡红色，较细。UFC 不高，血皮质醇昼夜节律正常。

2. 酗酒伴肝损害 患者可出现假性库欣综合征，包括临床症状，血、尿皮质醇分泌增高，不能被小剂量地塞米松抑制，在戒酒 1 周后，生化异常即消失。

3. 抑郁症 患者 UFC、17-OHCS、17-KS 可增高，也可不被地塞米松正常抑制，但无库欣综合征的临床表现。

五、治疗

（一）中西医结合治疗思路

在病因病理未明确时，不可盲目采取治疗措施。诊断明确后，治疗原则为去除病因，治疗原发病,提高患者生活质量。对病情严重的患者应首先采取措施改善其症状。对于库欣综合征,西医主要进行手术、放射治疗(放疗)和药物治疗,对不同类型库欣综合征的疗效差别较大。中医辨证施治,对改善库欣综合征的症状或体征具有较好的疗效。但库欣综合征病因复杂,病程长,单纯的中医或西医治疗常难以达到理想的效果,中西医结合综合治疗可以提高疗效。

(二)西医治疗

根据不同病因做相应治疗。治疗目标是尽可能恢复正常的血浆皮质醇水平,并最小程度干扰垂体-肾上腺轴或其他激素间的平衡。

1. 库欣病　治疗目的是切除垂体的基本病变部分,纠正肾上腺皮质的高分泌,尽量保留垂体或肾上腺的正常组织。针对垂体分泌过多的 ACTH,有手术、放疗和药物三种方法。

(1)经蝶窦显微手术切除垂体瘤或微腺瘤为治疗库欣综合征的首选疗法,治愈率可达 80% 以上。大部分患者可找到微腺瘤,摘除瘤后可治愈,手术创伤小,并发症较少,死亡者极少。术后可出现一过性垂体-肾上腺皮质功能减退,需补充糖皮质激素,直至垂体-肾上腺功能恢复正常。其他术后并发症有一过性尿崩症、脑脊液鼻漏、出血等,术后复发率约 10%。

(2)如经蝶窦手术未能发现并摘除垂体微腺瘤,或其他原因无法进行垂体手术,且病情严重者,可进行一侧肾上腺全切除术,另一侧肾上腺大部分或全切除术,术后用激素替代治疗。术后应做垂体放疗,否则术后发生纳尔逊综合征的可能性较大,表现为皮肤黏膜色素沉着加深,血浆 ACTH 明显升高,并可出现垂体瘤或原有垂体瘤增大。

对病情较轻者以及儿童病例,可行垂体放疗,在放疗奏效前用药物治疗,控制肾上腺皮质激素过度分泌。

(3)垂体大腺瘤患者需行开颅手术治疗,尽可能切除肿瘤,但难度较大,为避免复发,可在术后辅以放射治疗。

(4)影响神经递质的药物可作为辅助治疗,对于催乳素升高者,可试用溴隐亭治疗。此外,还可用血清素拮抗药赛庚啶、γ-氨基丁酸促效剂丙戊酸钠治疗本病以及纳尔逊综合征,有一定疗效。

(5)经上述治疗效果仍不理想者可用阻滞肾上腺皮质激素合成药物,必要时行双侧肾上腺切除术,术后用激素替代治疗。

2. 肾上腺腺瘤　手术切除是根治首选方案,与开腹手术比较,经腹腔镜切除一侧肿瘤术后恢复较快。腺瘤大多为单侧性,故术后复发罕见,但术后可能出现一过性的肾上腺皮质功能减退,术后需较长期使用氢化可的松(20~30mg/d)或可的松(25.0~37.5mg/d)作为替代治疗,因为长时期高皮质醇血症抑制垂体及健侧肾上腺的功能。在肾上腺功能逐渐恢复时,可的松的剂量也随之递减,大多数患者于 6 个月至 1 年或更久可逐渐停用替代治疗。也可合用长效 ACTH 60~80U,以促使萎缩的肾上腺组织的功能恢复,应随访 UFC 水平,调整剂量,直至肾上腺皮质功能恢复正常。

3. 肾上腺腺癌　应尽可能早期手术治疗,未转移者术后预后尚好。未能根治或已有转移者应加用放疗和/或化疗。血浆皮质醇水平仍高者需配合阻滞肾上腺皮质激素合成的药物(如米托坦)等治疗。

4. 不依赖 ACTH 的小结节性或大结节性双侧肾上腺增生　应做双侧肾上腺切除术,术后进行激素替代治疗。

5. 异位 ACTH 综合征　应尽早治疗原发性恶性肿瘤,根据具体病情选择手术、放疗和化疗。如能根治,库欣综合征可以缓解;如不能根治,则需要用肾上腺皮质激素合成阻滞药。

6. 阻滞肾上腺皮质激素合成的药物

（1）米托坦（双氯苯二氯乙烷，O,P′-DDD）：可使肾上腺皮质束状带及网状带萎缩、出血、细胞坏死，主要用于肾上腺癌、库欣综合征放疗时辅助治疗，异位 ACTH 综合征未发现原发癌肿时或不能手术者，以及任何库欣综合征类型不能手术者。开始每日 2~6g，分 3~4 次口服，必要时可增至每日 8~10g，直至临床缓解或达到最大耐受量，以后再减少至维持量。用药期间为避免肾上腺皮质功能不足，需适当补充糖皮质激素。不良反应有食欲减退、恶心、嗜睡、眩晕、头痛、乏力等。较大剂量使用时，可出现如步态不稳、意识模糊、语言障碍、失眠、女性化、皮肤潮红、高脂血症、低尿酸血症和血清肝酶水平升高等反应，可引起自发性流产，有致畸胎作用。

（2）美替拉酮（SU 4885，metyrapone）：通过抑制 11β-羟化酶而抑制类固醇激素合成。美替拉酮作用温和，副作用小，可有食欲减退、恶心、呕吐等，可用于治疗妊娠期库欣综合征，每日 2~6g，分 3~4 次口服。美替拉酮有潜在的升高雄激素和盐皮质激素的副作用。

（3）氨鲁米特（aminoglutethimide）：能抑制胆固醇转变为孕烯醇酮，故皮质激素的合成受阻，对异位 ACTH 综合征和肾上腺源性库欣综合征疗效较好，尤其对肾上腺癌不能根治的病例有一定疗效，常用剂量为 0.75~1.5g/d，分次口服。氨鲁米特可以同放疗或者美替拉酮共同使用，但服药期间应注意肾上腺皮质功能减退危象的发生。常见副作用有失眠、眩晕、抑郁、视物模糊、高血压、痤疮和多毛。此药还会阻断甲状腺激素合成，可引起甲减。

（4）酮康唑（ketoconazole）：为细胞色素 P450 酶抑制剂。可使皮质类固醇产生减少，开始时 1 000~1 200mg/d，维持量 600~800mg/d。副作用有肝损伤、胃肠道反应和女性化，少数患者可出现严重肝功损害。

7. 手术前后的处理　一旦切除垂体或肾上腺病变，皮质醇分泌量锐减，有发生急性肾上腺皮质功能不全的危险，故于麻醉前静脉注射氢化可的松 100mg，以后每 6 小时 1 次 100mg，次日起渐减剂量，5~7 日后可视病情改为口服维持剂量。

（三）中医治疗

1. 肝火上炎证

临床表现：面红目赤，眩晕，耳鸣，头痛，烦躁易怒，失眠，口干口苦，月经失调，白带量多色黄，外阴瘙痒。面色红赤、舌质红，苔黄，脉弦滑有力。

治法：清肝泻火。

代表方：龙胆泻肝汤加减。热盛加羚羊角、水牛角、生石膏；皮肤潮红明显，加大黄；瘙痒加白鲜皮；内有湿滞、食滞加枳壳。

2. 中焦湿热证

临床表现：恶心呕吐，胸闷腹胀，发热，头重头痛，倦怠嗜睡，口淡或口甘、口黏，脘腹嘈杂，反酸嗳气，尿黄，舌质红，苔黄腻或厚腻，脉濡数。

治法：化湿清热，燥湿健脾。

代表方：①藿朴夏苓汤加减。热重加葛根、黄芩；腹胀明显加炒谷麦芽、炙鸡内金、焦楂曲。②大承气汤加减。若阳明腑实证所见便秘、腹胀、腹痛、纳差、口干口臭、潮热谵语、手足汗出等，可考虑此方。

3. 肝肾阴虚证

临床表现：满月脸，面潮红，口苦咽干，夜间明显，烦热，眩晕耳鸣，腰膝酸软，月经量少色红，或闭经，舌质红，苔少而干，脉细数或弦细。

治法：疏肝益肾，滋阴清热。

代表方：①滋水清肝饮加减。五心烦热，加黄柏、知母、竹茹；神疲乏力，加党参、黄芪。②杞菊地黄丸加减，用于眩晕耳鸣，视物昏花等症。

4. 脾肾阳虚证

临床表现:神疲乏力,动则气促,耳鸣耳聋,口干不欲饮,腰膝冷痛,畏寒肢凉,经闭不孕,阳痿遗精,大便清冷,小便短少。舌胖嫩,苔薄白,脉沉迟无力。

治法:补益脾肾。

代表方:①右归丸加减。乏力、嗜睡加黄芪;恶心呕吐加柿蒂、砂仁。②金匮肾气丸加减,用于肾虚水肿,腰膝酸软,小便不利,畏寒肢冷等症。

(四)临证要点

临证要中西合参,辨病与辨证相结合,经实验室和影像学检查明确病因及病情后,选取中西医结合治疗方案,必要时手术治疗。本病虚实互见,故中医辨证施治需标本兼顾,舌、脉、症互参,临证当注重燥湿清热、活血化瘀、补益虚损等方法的加减应用。

六、预后

本病少有自行缓解,其预后主要取决于病因的性质和是否获得及时、合理的治疗。轻、中度库欣综合征经手术、放疗和药物治疗,持续控制高皮质醇血症可使患者获得持续的缓解。经有效治疗后,病情有望在数月后逐渐好转。如病程已久,肾血管发生不可逆损害,则血压不易恢复至正常。肾上腺腺瘤术后罕有复发,预后良好,垂体腺瘤术后复发率约为10%。肾上腺癌和异位 ACTH 分泌性恶性肿瘤的疗效取决于是否早期发现及能否完全切除,但术后复发率高,预后不良。库欣综合征患者治疗后的疗效不尽相同,应定期随访有无复发,或有无肾上腺皮质功能不足。如患者皮肤色素沉着加深,提示有纳尔逊综合征的可能性。

七、预防与调护

注意日常生活和工作规律,保持心情舒畅,饮食清淡有节,少食肥甘厚味及过咸之品,戒烟戒酒,适度锻炼,增强体质,预防感染,避免劳累和应激情况的发生。如中断治疗,应密切观察,预防复发。部分长期或终身替代治疗的患者,需严格掌握皮质激素剂量,避免出现替代不足或严重的副作用。

第八节　原发性慢性肾上腺皮质功能减退症

肾上腺皮质功能减退症(adrenocortical insufficiency,ACI)分为原发性肾上腺皮质功能减退症(primary adrenocortical insufficiency,PAI)和继发性肾上腺皮质功能减退症(secondary adrenocortical insufficiency,SAI)两类。原发性慢性肾上腺皮质功能减退症(chronic adrenocortical hypofunction)又称艾迪生病(Addison disease),是由于自身免疫、感染、肿瘤等因素导致双侧肾上腺绝大部分被破坏,引起各种皮质激素不足的疾病。继发性慢性 ACI 常由下丘脑-垂体病变引起。急性 ACI 多继发于希恩综合征,或在慢性 ACI 基础上,因应激、手术、创伤、感染等因素诱发。原发性慢性肾上腺皮质功能减退症多见于中年,老年和幼年较少见,其中结核性 ACI 多见于男性,自身免疫性 ACI 多见于女性。本节主要阐述原发性慢性肾上腺皮质功能减退症。

本病可归属于中医的"黑疸""女劳疸""虚劳"等范畴。

一、病因病理

(一)西医病因病理

1. 感染　肾上腺结核为原发性肾上腺皮质功能减退症的常见病因,在结核病发生率较高的地域显著。常通过血行传播而来,大多同时有肺、肾、肠等部位的结核病灶。结核常累及双侧肾上腺,原肾上腺组织被干酪样肉芽肿、结节及干酪样坏死病变所替代,继而出现纤维化病变,半数存在钙化病变。其他感染性疾病如 HIV 感染、巨细胞病毒感染、深部真菌感染、严重脑膜炎球菌感染、严重败血症亦可引起肾上腺皮质功能减退。

2. 自身免疫性病变　随着结核病发病率的降低,自身免疫性疾病逐渐成为 PAI 病因之首,占全部病例的 70% 左右。病理表现为两侧肾上腺皮质萎缩,呈广泛透明样变性,伴大量淋巴细胞、浆细胞、单核细胞浸润,髓质一般不受破坏。大多数患者血中可检出抗肾上腺皮质细胞抗体,其中抗 21-羟化酶抗体最重要也最具特异性。近半数自身免疫性 ACI 患者伴其他器官或其他内分泌腺体自身免疫病,称为自身免疫性多内分泌腺体综合征(autoimmune polyendocrine syndrome,APS),是一种呈家族发病倾向的遗传性疾病。APS I 型多于儿童起病,女性发病率较高,主要表现为皮肤黏膜念珠菌病、吸收不良综合征、肾上腺功能减退、原发性甲状旁腺功能减退症、性腺(主要是卵巢)功能低下、甲状腺功能减退症,偶见 1 型糖尿病、垂体功能减退症、慢性活动性肝炎。APS II 型常于成年后起病,主要表现为肾上腺功能减退、自身免疫性甲状腺病(慢性淋巴细胞性甲状腺炎、Graves 病)、1 型糖尿病,偶见性腺功能减退、重症肌无力、干燥综合征、血小板减少性紫癜、帕金森病等。

3. 遗传性疾病　先天性肾上腺皮质增生症(congenital adrenal hyperplasia,CAH)、X-性连锁先天性肾上腺皮质发育不良症、肾上腺脑白质营养不良症(adrenoleucodystrophy,ALD)、ACTH 抵抗综合征如家族性糖皮质激素抵抗综合征,胆固醇代谢缺陷症如先天性 β-脂蛋白缺乏症、纯合子家族性高胆固醇血症均可引起 ACTH 升高及肾上腺皮质功能减退的临床表现。

4. 其他病因　浸润性病变如转移性肾上腺肿瘤、淋巴瘤、白血病、血色病、淀粉样变性、血管栓塞性疾病、肾上腺内出血、双侧肾上腺切除术后、放射治疗术后,以及服用药物如美替拉酮、氨鲁米特、米托坦、依托咪酯、酮康唑及利福平等,均可引起肾上腺皮质功能减退。

(二)中医病因病机

中医认为本病属内伤范畴,"肾气过损,女劳黑疸",病因为先天肾气羸弱或后天肾气过损。

1. 禀赋不足,五脏柔弱　若胎中失养,先天体质虚弱,五脏柔弱等,均可导致五脏阴阳气血俱伤,发为本病。

2. 烦劳过度,饮食不节　焦虑劳倦,饮食不节,饥饱不定,久则脾胃损伤,使先天之精失后天气血所养,则肾精不足,脏腑气血阴阳渐衰;或房事不节,纵情恣欲,使肾气耗散,肾精亏损,导致阴阳气血虚弱而致病。

3. 外感六淫,久病失治　大病久病失于调治,迁延不愈,脏气损伤;或热病日久耗血伤阴;或瘀血内结,新血不生;或瘵虫久留,耗伤正气,久则五脏受损,累及于肾,而成本病。

本病病位在肾,归之肾虚,与肝、脾关系密切,累及心、肺。五脏相关,气血同源,阴阳互根,起于肾脏,累及他脏,气血阴阳在病变过程中相互影响从而发为本病。本病病性以本虚为主,脏腑虚损,影响元阴元阳,元气不足,气虚推动无力,引起血脉瘀滞,故气虚血瘀始终贯穿于各证型之中,相兼为病,使病情趋于复杂严重。若病变进一步发展,气血阴阳虚损日益加重,终至阴阳离决而危及生命。

二、临床表现

(一)特征性症状

全身皮肤色素加深,呈棕褐色及黑褐色,有光泽,在暴露处及摩擦处(如面部、手部、掌纹、甲床、足背)、乳晕、瘢痕处尤为明显,黏膜色素沉着见于齿龈、舌部、颊黏膜、会阴肛门等处,系 ACTH 及其前体物质(含有黑素细胞刺激素)分泌增多所致,继发性肾上腺皮质功能减退症无此临床表现。

(二)肾上腺皮质激素缺乏临床症状

1. 神经、精神系统　乏力、淡漠、易疲劳,重者嗜睡、意识模糊,可出现精神失常。

2. 胃肠道　食欲减退,嗜咸食,胃酸过少,消化不良;病情加重时可出现恶心、呕吐、腹泻。

3. 心血管系统　血压降低,心脏缩小,心音低钝;可有头昏、眼花、直立性晕厥。

4. 代谢障碍　糖异生作用减弱,肝糖原耗损,可出现低血糖症状。

5. 肾脏　排泄水负荷的能力减弱,在大量饮水后可出现稀释性低钠血症;糖皮质激素缺乏及血容量不足时,抗利尿激素的释放增多,也是造成低血钠的原因。

6. 生殖系统　女性阴毛、腋毛减少或脱落、稀疏,月经失调或闭经,但病情轻者仍可生育;男性常有性功能减退。

7. 对应激的抵抗力减弱　感染、外伤等应激情况,可诱发肾上腺危象。

8. 活动性结核者　常有低热、盗汗等症状,体质虚弱、消瘦更严重。本病与其他自身免疫病并存时,则伴有相应疾病的临床表现。

(三)肾上腺危象

肾上腺危象为本病的急重阶段表现。常发生于感染、创伤、外科手术、分娩、呕吐、腹泻、失水等应激情况,或在肾上腺皮质激素治疗中不规范停服激素而诱发。可表现为高热,心血管系统症状如头晕、心动过速、四肢厥冷、发绀、脉搏细微甚至低血容量休克,精神症状可由烦躁不安迅速进展为精神淡漠、嗜睡甚至昏迷,其他系统如恶心、呕吐、腹痛或腹泻、低血糖症、低钠血症,血钾可低可高。腹痛发生时虽有腹肌紧张及腹部深压痛,但缺乏特异性定位体征,常被误诊为急腹症。肾上腺危象病情危重,如不能及时识别及时抢救,可发展至休克、昏迷,甚至死亡,危及生命。

三、实验室及其他检查

(一)一般实验室检查

1. 生化检查　多数患者可出现低钠血症及高钾血症。脱水严重时低血钠可不明显,高血钾一般不严重,如出现明显低血钠或高血钾需考虑肾功能不全或其他原因。少数患者可有轻度或中度高血钙(糖皮质激素有促进肾、肠排钙作用),如有低血钙和高血磷则提示同时合并有甲状旁腺功能减退症。脱水明显时有氮质血症。可见空腹低血糖,糖耐量试验示血糖曲线呈低平曲线。

2. 血常规　血常规常有正细胞正色素性贫血,少数患者合并有恶性贫血。白细胞分类示中性粒细胞减少,淋巴细胞相对增多,嗜酸性粒细胞明显增多。

(二)激素检测

1. 皮质醇测定　皮质醇由肾上腺皮质束状带分泌,PAI 患者皮质醇水平明显降低。上午 8 时是皮质醇昼夜节律最高峰,一般认为此时血浆总皮质醇≤3μg/dl(约 83nmol/L)可确诊 PAI,当总皮质醇≥20μg/dl(约 550nmol/L)可排除本病。而对于存在脓毒血症、创伤等应激因素的危重患者中,皮质醇在正常范围内亦不能排除本病,皮质醇≥25μg/dl(约 690nmol/L)才可排除本病。24 小时尿皮质醇或 24 小时尿 17-羟皮质类固醇通常低于正常水平,但无绝对可靠的鉴别值,可作为参考。

2. ACTH 测定　ACTH 由垂体分泌,PAI 患者的 ACTH 水平常≥100pg/ml。而 SAI 患者

的 ACTH 水平偏低或在正常范围低限。

3. 醛固酮测定 醛固酮由肾上腺皮质球状带分泌,PAI 患者醛固酮为低水平或正常低值,而血浆肾素活性明显升高。24 小时尿 17-羟皮质类固醇多低于正常水平。

（三）其他辅助检查

抗 21-羟化酶抗体的测定,病原体的培养(如结核分枝杆菌),甲状腺功能、性激素水平等检验结果及影像学检查有助于明确 PAI 的病因。

结核病患者 X 线摄片、CT 或 MRI 检查可见肾上腺增大及钙化阴影。其他感染、出血、转移性病变在 CT 扫描时也提示肾上腺增大,而自身免疫病所致者肾上腺不增大。

四、诊断与鉴别诊断

（一）诊断

对于临床中出现以下情况者需疑及慢性 PAI:①长期乏力、食欲减退和体重减轻;②血压降低或直立性低血压;③皮肤色素沉着;④不耐寒、便秘、闭经、腋毛和阴毛稀少;⑤性欲下降、阳痿和睾丸细小;⑥生长延缓和青春期发育延迟;⑦低钠血症伴高钾血症;⑧空腹低血糖症或口服葡萄糖耐量试验(OGTT)曲线低平;⑨1 型糖尿病患者对胰岛素特别敏感,常规用量时发生低血糖症。结合实验室检查不难诊断,明确诊断后仍需进一步完善病因学筛查,如结核抗体、结核分枝杆菌培养等,肾上腺 CT 或 MRI,有条件时应针对肾上腺、甲状腺、胰腺和性腺的自身抗体进行检查。

具有典型肾上腺危象表现者,若结合实验室检查,不难诊断急性 PAI。但若发病急剧,与其他疾病症状相似或出现合并时则不易诊断。因此,以下情况应考虑肾上腺危象可能:①慢性 PAI 患者出现发热、厌食、恶心呕吐或腹痛、腹泻;②不明原因的休克经补充血容量、纠正电解质及其他抗休克治疗后,病情仍无好转;③血栓性疾病、凝血机制障碍疾病和手术后患者的病情急剧恶化,出现血压下降、休克和胸、腹、背痛。

（二）鉴别诊断

根据临床症状,本病需与一些慢性消耗性疾病引起的消瘦、虚弱、低血压、低血糖相鉴别。当与继发性肾上腺皮质减退症相鉴别时,根据皮肤有无色素沉着、ACTH 水平可以鉴别,ACTH 兴奋试验可以明确诊断并予以鉴别。

五、治疗

（一）中西医结合治疗思路

积极针对病因治疗,配合激素替代治疗以纠正代谢紊乱。确诊本病后,即应开始长期或终身的替代治疗。中西医结合治疗本病疗效确切,中医以补虚化瘀为治法,既能提高本病疗效,又能减轻激素的不良反应,以取得最佳疗效。同时应避免应激,预防危象发生。

（二）西医治疗

1. 基础治疗

（1）糖皮质激素替代治疗:根据身高、体重、性别、年龄、劳动强度等,确定合适的基础量。宜模仿生理性激素分泌昼夜节律,在清晨睡醒时服全日量的 2/3,下午 4 时前服余下的 1/3。对于一般成人,每日剂量开始时用氢化可的松 20～30mg 或可的松 25～37.5mg,以后可逐渐减量,氢化可的松 15～20mg 或相应量可的松。在有发热、应激状态及并发症时适当加量。

（2）食盐及盐皮质激素:食盐的摄入量应充分,每日至少 8～10g,如有大量出汗、腹泻时应酌情加大食盐摄入量,大部分患者在服用氢化可的松和充分摄盐下即可获得满意效果。有的患者仍感头晕、乏力、血压偏低,则需加用盐皮质激素,可每日口服氟氢可的松,上午 8

时一次性口服 0.05~0.1mg。如有水肿、高血压、低血钾则减量。

2. 病因治疗　有活动性结核者,应积极给予抗结核治疗。补充替代剂量的肾上腺皮质激素并不影响对结核病的控制。病因为自身免疫病者,则应检查是否有其他腺体功能减退,如存在,则需做相应治疗。

3. 肾上腺危象治疗　为内科急症,应积极抢救。抢救方法如下:①补充液体:典型的危象患者液体损失量约达细胞外液的 1/5,故于初治的第 1~2 日内应迅速补充生理盐水每日 2 000~3 000ml。对于以糖皮质激素缺乏为主、脱水不甚严重者补盐水量适当减少。补充葡萄糖液以避免低血糖。②糖皮质激素应用:立即静脉注射氢化可的松 100mg,使血皮质醇浓度达到正常人在发生严重应激时的水平。以后每 6 小时用 100mg 加入补液中静脉滴注,第 2~3 天可减至每日 300mg,分次静脉滴注。如病情好转,继续减至每日 200mg,继而减至每日 100mg。呕吐停止,可进食者,可改为口服。③积极治疗感染及其他诱因。

4. 外科手术或其他应激时治疗　在发生严重应激时,应每天给予氢化可的松总量约 300mg 或更多,大多数外科手术应激为时短暂,故可在数日内逐步减量,直到维持量。较轻的短暂应激,每日给予氢化可的松 100mg 即可,后续按情况递减。

(三) 中医治疗

1. 气血两虚证

临床表现:面色及皮肤晦暗,甚至黧黑,神疲乏力,少气懒言,纳差,舌淡苔薄少,有瘀点、瘀斑,脉沉迟或涩。

治法:补元益气,兼以养血、活血化瘀。

代表方:十全大补汤加减。如症见食欲不振,可去熟地黄,或加砂仁、豆蔻;胸闷不适,加陈皮、木香;畏寒肢冷,加附子,增加肉桂用量。

2. 脾肾阳虚证

临床表现:周身皮肤黧黑,面部、牙龈、口唇、乳头、手纹等处明显,精神萎靡,困倦乏力,腰背酸痛,畏寒肢冷,周身浮肿,纳差,毛发脱落,稀少无泽,性欲减退,小便清长、夜尿频,或男性阳痿、不育,女性经少、闭经。舌质暗淡胖嫩,苔薄少而滑,脉沉弱或沉迟无力。

治法:健脾助运,温补肾阳。

代表方:右归丸加减。如阳衰气虚,加人参、黄芪;阳虚滑精,便溏,加补骨脂、覆盆子;肾虚泄泻不止,加肉豆蔻、五味子;纳差腹胀,或反酸,加干姜;阳痿者,加巴戟天、肉苁蓉、胡桃仁。

3. 肝肾阴亏证

临床表现:体形消瘦,周身皮肤黧黑,以面部、齿龈、乳头、手纹等处为著,头晕耳鸣,腰膝酸痛,手足心热,或有低热、盗汗,男子遗精,女子月经紊乱或闭经,小便黄少,大便干燥,舌红少津,苔薄甚至花剥,脉弦细或细数无力。

治法:滋补肝肾,养血育阴。

代表方:六味地黄丸合四物汤加减。疏风清热加防风、荆芥、蝉蜕、牛蒡子、薄荷、连翘、金银花;清热解毒加板蓝根、蒲公英、黄芩、连翘、黄连;清热凉血加赤芍、黄连、栀子;清热利湿加茵陈、车前草、生薏苡仁;滋阴除湿加生地黄、茯苓、知母、黄柏;养血润燥加女贞子、胡麻、何首乌;凉血润燥加生地黄、槐花、丹参;理气活血加赤芍、香附、青皮;活血化瘀加桃仁、红花、水蛭。

4. 阴竭阳脱证

临床表现:①阴竭:面色晦暗,形神疲惫,肌肤皱瘪,眼眶深陷,汗出身热,烦躁不安,谵妄,唇干齿燥,舌质干红,脉虚数或疾,小便量少。②阳脱:四肢厥冷,大汗淋漓,气息微弱,舌质淡,脉微欲绝,甚至昏迷。本证见于肾上腺危象。

治法:益气救阴,回阳固脱。

代表方:①阴竭证选生脉散加减;口渴喜饮,加芦根、天花粉;舌红,心动过速,加黄连;心阳不振,加附子;汗多欲脱,加煅龙骨、煅牡蛎。②阳脱证选四味回阳饮加减。汗出过多,加黄芪、白术、煅龙骨、煅牡蛎益气固涩止汗;心悸不宁,加远志、柏子仁、酸枣仁养心安神;纳差,加白术、茯苓、陈皮健脾和胃。

(四)临证要点

中医治疗本病以补肾益气、养血、活血化瘀为治则,兼补益五脏,辨证施治,虚劳病常两脏或多脏气血阴阳亏损同时出现,故临证应分清主次辨证施治。也可在主方的基础上对证遣方用药。虚劳病补益脾肾时,应以平调阴阳为主,用药不可峻烈,剂量宜因病、因人、因时而宜;目的以平为期,不可因温伤阴、因寒伤阳。用药后要根据疗效评定再次调整药方。在发生危象时应立即中西医结合抢救,为改善脏器和组织供血,促进药物吸收利用,可于方药中适当增加活血化瘀药。

六、预后

如坚持长期合理治疗,患者寿命、生活质量及劳动力均可接近正常。部分患者可完全停用激素或小剂量维持。个别患者能妊娠及分娩,但也应注意防止危象发生。新生儿产前、产后生长发育可完全正常。疗程中患者可因免疫力低易患感染,也可出现胃肠功能紊乱等,诱发危象,甚至死亡。

七、预防与调护

加强患者教育,积极治疗原发病,尤其对需终身使用激素替代治疗者。及早治疗原发病,避免使用对垂体-肾上腺抑制的药物。避免过劳、精神刺激、感染、创伤、受寒、中暑等应激因素。注意在饮食中补充富含糖类、蛋白质及维生素的食物,并适当增加钠盐,减少钾盐。患者应随身携带与本病相关的诊疗说明,以便出现休克、昏迷时,能被及时送医并得到正确治疗。

●(朴春丽　高燕鲁　王秀阁)

二维码6-6-2

扫一扫
测一测

复习思考题

1. 尿崩症与原发性烦渴应如何鉴别?
2. 简述甲状腺功能亢进症的中医辨证论治(分型、治法及方药)。
3. 诊断甲状腺功能亢进症需完善哪些检查? 分别有何临床意义?
4. 亚急性甲状腺炎甲亢期与 Graves 甲亢、桥本甲亢如何鉴别?
5. 成年型甲状腺功能减退症的临床表现有哪些?
6. 肾上腺危象时的临床表现有哪些? 如何治疗? 中医应如何辨证?
7. 库欣综合征可以引起机体哪些代谢紊乱及体征上的表现?

◆◇◆ **第七章** ◆◇◆

代谢性疾病

📝 **学习目标**

1. 掌握糖尿病、血脂异常、高尿酸血症的诊断、鉴别诊断、中医辨证论治及西医治疗。

2. 掌握水、钠、钾代谢失常及酸碱平衡失调的诊断及临床处理。

3. 熟悉糖尿病、血脂异常、肥胖症、高尿酸血症、骨质疏松症的病因及发病机制、病理。

4. 熟悉糖尿病、血脂异常、肥胖症、高尿酸血症、骨质疏松症的中医各证型方剂配伍加减。

5. 了解糖尿病急性并发症的临床处理。

第一节　总　　论

代谢性疾病是指人体新陈代谢某个环节发生障碍所引起的疾病。新陈代谢是人体生命活动的基础和特征,是人从环境摄取营养物质转变为自身物质,同时将自身原有组分转变为废物排出到环境中的不断更新的过程。通过新陈代谢,机体与环境之间不断地进行着物质和能量的交换,同时体内物质又不断进行合成、分解、利用、转化和代谢,为个体的生存、活动、生长、发育、生殖和维持内环境稳定提供代谢底物与能量。

代谢性疾病按代谢的主要途径可以分为糖代谢障碍、脂代谢障碍、蛋白质代谢障碍、水和电解质代谢障碍、无机元素代谢障碍和其他因素代谢障碍。糖代谢障碍主要是由于各种原因所致糖尿病、葡萄糖耐量减低以及低血糖症等,也可见于某些先天性代谢缺陷,如果糖不耐受症、半乳糖血症、糖原贮积症等。脂代谢障碍主要表现为血脂或脂蛋白异常,其原因可为原发性代谢紊乱或继发于糖尿病、甲状腺功能减退症等。蛋白质代谢障碍既可以继发于器质性病变,如严重肝病时的低白蛋白血症、淀粉样变性的免疫球蛋白代谢障碍,也可见于先天性代谢缺陷,如白化病、血红蛋白病、先天性氨基酸代谢异常等。水和电解质代谢障碍多为获得性,亦可见于先天性肾上腺皮质增生症等。无机元素代谢障碍包括铜代谢异常所致的肝豆状核变性、铁代谢异常所致的含铁血黄素沉着症等。其他因素代谢障碍如嘌呤代谢障碍所致的痛风,卟啉代谢障碍所致的血卟啉病等。

新陈代谢的过程十分复杂,因遗传和环境因素导致的营养不足和营养过剩以及某些代谢途径的异常,均可导致代谢相关性疾病的发生,常引起多个器官和系统的病理改变。随着分子生物学、免疫学、遗传学和循证医学研究的深入,代谢性疾病不断被重新认识,以患者为中心的治疗理念逐步影响代谢性疾病治疗路径的变革,如代谢综合征、糖脂代谢病的提出,再加上中西医结合研究的不断深入,代谢性疾病的研究发展显示出了更广阔的前景。本章主要介绍中西医结合研究内容比较丰富的糖尿病、血脂异常、肥胖症、高尿酸血症、骨质疏松症以及临床常见的水、电解质代谢和酸碱平衡失常等代谢性疾病。

一、主要致病因素

代谢性疾病病因和发病机制复杂,与遗传因素、环境因素有关,多数由两种因素相互作用所致。

1. 遗传因素　可引起遗传性代谢性疾病(先天性代谢缺陷),基因突变引起蛋白质结构和功能紊乱,特异酶催化反应消失、降低或(偶然)升高,导致细胞和器官功能异常,如青少年起病的成人型糖尿病(maturity-onset diabetes of the young,MODY),是一种以常染色体显性遗传方式的糖尿病。

2. 环境因素　可引起获得性代谢性疾病,如不合适的食物、药物、理化因素、创伤、感染、器官疾病、精神疾病等可造成代谢障碍,如水、电解质和酸碱平衡紊乱、大手术后的氮代谢负平衡,慢性肾衰竭时的钙磷代谢障碍、甲状腺功能减退症时的血脂异常、肝功能损伤时的低血糖等。

3. 遗传和环境因素相互作用　许多代谢性疾病往往是遗传和环境因素共同作用的结果。2型糖尿病、高脂血症、肥胖、代谢综合征等代谢性疾病是多基因异常和多种环境因素所致的复杂性疾病,常表现为家族聚集性,与营养过剩、体力活动减少等不良生活方式有关,并与内分泌调节异常、胰岛素抵抗、慢性炎性反应、氧化应激反应、肠道菌群失调等病理改变有关。

此外,有些遗传性代谢病因环境因素诱发,若能控制环境因素则能避免出现临床症状。如苯丙酮尿症是由于苯丙氨酸羟化酶缺乏引起,如能在出生后3周内确诊,限制摄入含苯丙氨酸的食物,则可避免发生智力障碍。

二、常见症状

由于代谢底物和代谢产物(如糖、脂肪、蛋白质、电解质等)广泛存在于人体内,故代谢紊乱影响全身,累及的脏器和组织比较广泛,具有以下特点:

1. 代谢性疾病常有遗传倾向,呈家族聚集性,如MODY、线粒体糖尿病、家族性高胆固醇血症、家族性高甘油三酯血症、苯丙酮尿症等。

2. 代谢性疾病可发生在任何年龄,常影响生长、发育、成熟和衰老过程,但发生的年龄不同,其病因、临床表现、转归、预后具有明显差异。

3. 新生儿和年幼起病的代谢性疾病发病率低,常与单基因突变有关,具有明显的临床特征,往往病情较重,如糖原贮积病中第Ⅱ、Ⅳ型常使婴儿夭折。

4. 成年起病的代谢性疾病多以慢性非传染性疾病为主,如糖尿病、血脂异常、肥胖等,大多具有起病隐匿、发展缓慢的特点。起病早期常缺乏明显的症状和临床特征,一旦出现症状多达到较为严重的程度,往往伴随器官受损和功能障碍。并发症的出现成为患者就诊的主要原因。如2型糖尿病,患者常因视力降低甚至失明、水肿、大量蛋白尿、尿毒症、足部溃疡,以及伴发难治性感染等晚期并发症而就诊;如痛风早期仅有高尿酸血症,晚期则可出现痛风石沉积、痛风肾病。因此对这些代谢性疾病早期诊断,可以降低靶器官损伤风险。

三、中医学认识

代谢性疾病的发生发展与气、血、津、液失调密切相关。中医学认为气、血、津、液是构成人体的基本物质,也是维持生命活动的精微物质。气和血既是人体生命活动的动力和源泉,又是脏腑功能活动的产物。而津液代谢失常多继发于脏腑病变,由津液代谢失常所形成的病理产物又可加重脏腑病变,使病情进一步发展。

在中医理论中,肝主疏泄、调畅气机,脾主运化水谷精微,肾藏精、调节水液代谢,肺主宣发肃降,三焦为通行元气、疏通水道、运行水液之通路,共同调节人体气机升降出入、气血津液输布。其中肝主疏泄,调畅气机,在水谷津液的运化中发挥关键作用,又启迪诸脏气化,协调平衡人体气机升降出入,促进脾升胃降,运化水液膏脂,促进胆汁分泌和排泄,助肺通调水道,促进三焦和肾气化,通冲任以行气血和沟通全身脏腑经络。若肝疏泄失常,气机失调,可导致五脏病变,故《四圣心源·六气解》称肝为"五脏之贼"。肝失疏泄,则气机郁滞,影响胃之腐熟、脾之运化,还会犯肺、伐胃、耗肾、伤津、损血和夹痰,从而使气血津液输布失调,湿痰瘀热诸浊内生而发病。

代谢性疾病主要有消渴、血浊、肥胖、骨痿、痹证、历节、瘅浊等,病因多由先天禀赋不足和饮食失节所致,病机多是肝失疏泄、脾失健运。主要病理变化为气机不畅,水液运化失常,膏脂堆积,日久蕴而化热,酿生膏脂痰湿浊毒。如素体禀赋不足,过食肥甘,久坐少动,气机阻滞,郁久化热则为消渴;肝失疏泄,气机逆乱,津液输布不畅,排泄失司,痰湿内生而入血,血脉瘀滞不畅而致血浊;膏粱过厚,脾虚失运,痰湿内盛,则易发为肥胖;肾为先天之本,脾胃乃后天之本,脾胃生化乏源,骨髓空虚失养,乃至骨乏骨坏,骨枯髓减则成骨痿;中土壅滞,湿浊困阻脾胃,水谷精微难以化生气血,升降清浊功能失常,滋生病理膏浊,浊邪入血,痹阻经络,遍历关节,日久而成痹证、历节;情志失调、饮食不节、禀赋不足等因素致肝失疏泄,气机不畅,水谷津液运化失常,膏脂堆积,日久成瘅或酿生湿、痰、瘀、毒诸浊,瘅、浊相互为病,而成"瘅浊"。

代谢性疾病的辨证应分虚实。虚证有气虚、血虚、阴虚、阳虚等证;实证有肝郁、气滞、痰湿、湿热、血瘀、浊毒等证。对于虚者,宜辨其脏腑而补之,气虚则宜培补元气,血虚则宜养血补血,阴虚则宜滋阴润燥,阳虚则宜温补下元。偏实者,则视其病邪性质,运用理气、利湿、祛痰、清热、活血、化浊、解毒等法加以治疗。除了辨证立法、选用内服药物的内治法外,还有针灸、推拿、敷贴、埋线等其他治疗方法。代谢性疾病的治法以气血津液辨证为基础,注重平调寒热阴阳,中西医结合治疗在代谢性疾病治疗上有明显优势。

第二节　糖　尿　病

糖尿病(diabetes mellitus,DM)是一组由多病因引起的以慢性高血糖为特征的代谢性疾病,由胰岛素分泌和/或作用缺陷所致。长期的碳水化合物以及脂肪、蛋白质代谢紊乱可引起多系统损害,导致眼、肾、神经、心脏、血管等组织器官发生慢性进行性病变、功能减退及衰竭;病情严重或应激时可发生急性严重代谢紊乱,如糖尿病酮症酸中毒(diabetic ketoacidosis,DKA)、高渗高血糖综合征等。在糖尿病人群中,2型糖尿病占90%以上,1型糖尿病多以"三多一少"症状为主要表现,现代2型糖尿病可无明显的"三多一少"症状。

本病属中医"瘅浊""消渴"范畴,其并发症可归于"虚劳""胸痹""中风""雀目""痈疽""血痹""脱疽"等范畴。

一、病因病理

(一)西医病因病理

1. 病因及发病机制　糖尿病的病因和发病机制复杂,至今未完全阐明。不同类型糖尿病的病因不尽相同,即使在同一类型中也存在着异质性。总的来说,遗传因素及环境因素共同参与其发病。糖尿病是由于胰岛素分泌和/或作用缺陷所引起,胰岛素由胰岛 β 细胞合成和分泌,经血液循环到达体内各组织器官的靶细胞,与特异性受体结合,引起细胞内物质代谢效应,在这过程中任何一个环节发生异常均可导致糖尿病。

在糖尿病的自然进程中,无论其病因如何,都会经历几个阶段:患者已长时间存在糖尿病相关的病理生理改变(如自身免疫抗体阳性、胰岛素抵抗、胰岛 β 细胞功能缺陷),但糖耐量仍正常;随病情进展首先出现糖调节受损(impaired glucose regulation,IGR),包括空腹血糖受损(impaired fasting glucose,IFG)和/或糖耐量减低(impaired glucose tolerance,IGT),IGR代表了正常葡萄糖稳态和糖尿病高血糖之间的中间代谢状态;最后进展至糖尿病。

国际上依据病因、病理生理和临床表现对糖尿病建立综合分型,目前通用 WHO 糖尿病专家委员会提出的分型标准(1999),分为 1 型糖尿病(type 1 diabetes mellitus,T1DM)、2 型糖尿病(type 2 diabetes mellitus,T2DM)、特殊类型糖尿病、妊娠糖尿病(gestational diabetes mellitus,GDM)四型。现行的分型分类方法是暂时的,随着对糖尿病本质认识的进步和深化还将不断完善。糖尿病患者中 T2DM 最多见,占 90%~95%。T1DM 在亚洲较少见,但在某些国家和地区发病率较高;2019 年的一项研究显示,我国新诊断糖尿病患者中 T1DM 占 5.8%。

(1) T2DM:T2DM 是由复杂的遗传因素和环境因素共同作用的结果,是一组异质性疾病,目前对 T2DM 的病因和发病机制的认识尚且存在不足。

同卵双生子中 T2DM 的同病率接近 100%,但起病和病情进程则受环境因素的影响而变异甚大。参与发病的基因很多,但每个基因参与发病的程度不等。每个基因只是赋予个体某种程度的易感性,并不足以致病,也不一定是致病所必需,多基因异常的总效应形成遗传易感性。环境因素包括年龄增长、现代生活方式(营养过剩、久坐、体力活动不足)、子宫内环境以及应激、化学毒物等。在遗传因素和上述环境因素共同作用下所引起的肥胖,特别是中心性肥胖,与胰岛素抵抗和 T2DM 的发生密切相关。

胰岛素抵抗是指胰岛素作用的靶器官(主要是肝脏、肌肉和脂肪组织)对胰岛素作用的敏感性降低,是 T2DM 的特征和多数 T2DM 发病的始发因素,但其发生机制至今尚未阐明。产生胰岛素抵抗的遗传背景会影响 β 细胞对胰岛素抵抗的代偿能力,而 β 细胞功能缺陷如胰岛素分泌量的缺陷、胰岛素分泌模式异常等在 T2DM 发病中起关键作用,β 细胞对胰岛素抵抗的失代偿是 T2DM 发病的最后共同机制。

除胰岛素抵抗外,越来越多的观点认为在遗传和环境等因素持续作用下,机体发生的神经-内分泌-免疫紊乱、氧化应激的增强、系统性的慢性炎症反应及肠道菌群失调等多方面病理生理因素相互影响作用,共同导致了糖尿病的发生和发展。

(2) T1DM:T1DM 是以胰岛 β 细胞破坏、胰岛素分泌绝对缺乏为特征。绝大多数 T1DM属于自身免疫性疾病,遗传因素和环境因素共同参与其发病过程。某些外界因素作用于有遗传易感性的个体,激活 T 淋巴细胞介导的一系列自身免疫反应,引起选择性胰岛 β 细胞破坏和功能衰竭,体内胰岛素分泌不足进行性加重,最终导致糖尿病。近年来证实,随着儿童青少年超重和肥胖发病率的升高,部分 T1DM 也存在胰岛素抵抗,后者在 T1DM 的发病和/或加速病情恶化中也起一定作用。T1DM 的发病环节和临床表现具有高度异质性。

在同卵双生子中 T1DM 同病率达 30%~40%,提示遗传因素在 T1DM 发病中起到重要作用。T1DM 遗传易感性涉及 50 多个基因,包括 HLA 基因和非 HLA 基因。已知位于 6 号染色体短臂的 HLA 基因为主效基因,贡献了遗传易感性的 50%。同时,表观遗传学调控影响基因表达和功能也可能在 T1DM 的发病中起重要作用。

在过去 30 年中,T1DM 在全球的发病率大幅度上升,提示环境因素在 T1DM 发病中起重要作用,环境因素包括病毒感染、化学毒物和饮食因素等。已知与 T1DM 有关的病毒包括风疹病毒、腮腺炎病毒、柯萨奇病毒、脑心肌炎病毒和巨细胞病毒等。近年肠道病毒也备受瞩目。病毒感染可直接损伤胰岛 β 细胞,迅速、大量破坏 β 细胞或使细胞发生微细变化、数量逐渐减少。病毒感染还可损伤胰岛 β 细胞而暴露其抗原成分,启动自身免疫反应,这是病毒感染导致胰岛 β 细胞损伤的主要机制。同时,基于 T1DM 动物模型的研究发现胃肠道中微生物失衡也可能与该病的发生有关。

（3）特殊类型糖尿病:特殊类型糖尿病是在不同水平上（从环境因素到遗传因素或两者间的相互作用）病因学相对明确的一些高血糖状态。

1）胰岛 β 细胞功能基因缺陷:如 *MODY1*、*MODY2*、*MODY3*,线粒体 DNA 突变糖尿病。

2）胰岛素作用基因缺陷:胰岛素受体缺陷 A 型胰岛素抵抗、多诺霍综合征（Donohue syndrome）、脂肪萎缩性糖尿病等。

3）胰腺外分泌疾病:如胰腺炎、胰腺创伤、胰腺切除术或胰腺肿瘤等。

4）内分泌疾病:如肢端肥大症、库欣综合征、胰高糖素瘤、嗜铬细胞瘤和甲状腺功能亢进症等。

5）药物或化学品所致糖尿病:如杀鼠药、烟草酸、糖皮质激素、甲状腺激素、噻嗪类药物、β-肾上腺能类似物、苯妥英钠、IFN-α 和二氮嗪等,大多数均能引起糖耐量减低。

6）感染所致糖尿病:如风疹病毒、巨细胞病毒等感染。

7）少见的免疫介导性糖尿病:如僵人综合征（stiffman syndrome）、成人晚发自身免疫性糖尿病等。

8）伴糖尿病的其他遗传综合征:如唐氏综合征（三体综合征）、克兰费尔特综合征、特纳综合征、Wolfram 综合征、劳-穆-比综合征（Laurence-Moon-Biedl syndrome）以及亨廷顿病（Huntington disease,又称遗传性舞蹈症、亨廷顿舞蹈症）等。

（4）妊娠糖尿病（gestational diabetes mellitus,GDM）:GDM 是指在妊娠期发生的任何程度的糖代谢异常,但血糖未达到糖尿病诊断的标准,不排除于妊娠前原有糖耐量异常而未被确诊者,已知是糖尿病的患者妊娠时不属此型。多数 GDM 患者分娩后可恢复正常,30% 以下患者于 5~10 年随访中转变为糖尿病。

2. 病理　T2DM 由于胰岛素抵抗、相对胰岛素缺乏,表现为血糖升高、脂代谢紊乱、氨基酸代谢紊乱、水与电解质代谢紊乱、大血管和微血管结构和功能异常、神经系统病变等。T1DM 由于胰岛素绝对缺乏,碳水化合物、脂肪和蛋白质三大营养素代谢呈现负平衡。脂肪分解代谢增加,极易出现酮症酸中毒。胰岛严重破坏,胰岛 β 细胞数目几乎完全丧失。

（二）中医病因病机

中医学认为本病是由多种原因引起,常与禀赋不足、饮食失节、情志失调、劳欲过度、六淫侵袭等有关。

1. 禀赋不足　肾阴亏虚,水竭火烈,或肾阳不足,后天失养,脾运失职,积热内蕴,上灼心肺则烦渴多饮,中灼脾胃则胃热消谷,肾失濡养,开阖固摄失权,则水谷精微直趋下泄,随小便排出体外,则尿有甜味、混浊。

2. 饮食失节　过食肥甘、醇酒厚味、辛辣香燥之品,可导致脾胃损伤。胃主腐熟水谷,脾主运化,为胃行其津液。嗜食辛辣煎炸等易生火助热的食物,燥热伤脾胃,胃火炽盛,脾阴不足,则口渴多饮,多食善饥;脾气虚,不能转输水谷精微,则水谷精微下流注入小便,则小便味甘;水谷精微不能濡养肌肉,则形体日渐消瘦。多食肥甘厚味损伤中焦气机,脾失健运,不能转输水谷精微,物不归正化则为湿、为痰,痰湿阻滞,则形体肥胖、口黏、脘痞,日久积热内蕴,肠胃湿热,蕴久浊毒积于脉道,进而发为本病。

3. 情志失调 长期的精神紧张、压力、焦虑等情绪因素致肝失疏泄,气机郁滞,郁而化火。或肝火使肝阴暗耗,肝阳升动,上扰清阳,甚者损及肾阴,阴不敛阳,肝阳上亢;或肝火上炎,上扰于心,出现心神不宁,肝气郁结,气滞血瘀,心脉不畅,心神失养,出现眩晕、头痛、心悸、胸痹等。

4. 劳欲过度 较长时间的过度劳累,如体力劳动、脑力劳动、房劳过度,均可影响气血生化及气机运化而致病。如《灵枢·九针论》谓:"久视伤血,久卧伤气,久坐伤肉,久立伤骨,久行伤筋,此五久劳所病也。"《外台秘要》曰:"房室过度,致令肾气虚耗,下焦生热,热则肾燥,肾燥则渴。"劳欲过度,损伤肾精,可致虚火内生,火因水竭益烈,水因火烈而益干,终致肾虚、肺燥、胃热俱现。

5. 六淫侵袭 随着气候的变化,六淫邪气侵入腠理间,外感病久未解,可郁而化热,煎熬津液、消灼肌肉而发展成为消渴,正如《灵枢·五变》曰:"百疾之始期也,必生于风雨寒暑,循毫毛而入腠理……或为消瘅,或为寒热,或为留痹,或为积聚。"

基本病机为阴津亏损,燥热偏盛,阴虚为本,燥热为标,两者互为因果。病变脏腑主要在肺、胃、肾三脏,肺主治节,如肺燥阴虚,津液失于输布,则胃失濡养,肾失滋源;胃热偏盛,则上灼肺津,下耗肾水;肾阴不足,阴虚火旺,上炎肺胃,则最终致肺燥、胃热、肾虚三焦同病,多饮、多食、多尿三者并见。

病情迁延日久,因燥热亢盛,伤津耗气,而致气阴两虚;或阴损及阳,而致阴阳俱虚,或阴虚津亏,或气虚无力运血而致脉络瘀阻;或阳虚无力温煦,湿、痰、瘀、热、毒更甚,致阳虚浊毒,变证百出。如肺喜润恶燥,肺失濡养,日久可并发肺痨;肾阴亏虚,肝失濡养,肝肾精血不足,不能上承耳目,可并发圆翳内障、雀目、耳聋等;燥热内结,脉络瘀阻,毒蕴成脓,可发为疮疖痈疽;阴虚燥热,血脉瘀滞,可致胸痹,脑脉闭阻或血溢脉外,可发为中风等。

随着社会的发展、经济水平和科学技术的进步、人口老龄化和生活方式的改变,社会心理因素在本病中的作用日益显著,疾病谱也发生了巨大改变。现代常见的早期糖尿病患者大多无典型的"三多一少"症状,反而以超重或肥胖体型为主,发病机制除了与肺、胃、肾有关外,与肝也密切相关。肝失调达疏畅,则中州失运,津液输布受阻,水湿痰浊壅滞,日久成瘅浊。

二、临床表现

(一)代谢紊乱症候群

许多患者在疾病早期无任何临床症状,仅于健康检查或因其他疾病就诊化验时发现血糖升高,部分患者临床可表现以下两种代谢紊乱症候群。

1. 胰岛素抵抗综合征 表现为肥胖、脂肪肝、高血糖、高血压、血脂异常、高凝状态征、高尿酸和高胰岛素血症,是人体的蛋白质、脂肪、碳水化合物等物质发生代谢紊乱的病理状态导致的复杂的代谢紊乱症候群,是心、脑血管病变以及糖尿病的病理基础。

2. "三多一少"症状 即多尿、多饮、多食和体重减轻。血糖升高后因渗透性利尿引起多尿,继而口渴多饮;外周组织对葡萄糖利用障碍,脂肪分解增多,蛋白质代谢负平衡,故见乏力、消瘦,儿童生长发育受阻。

(二)常见类型糖尿病的临床特点

1. T2DM 可发生在任何年龄,但多见于成人,常在 40 岁以后起病;多数起病隐匿,症状相对较轻,半数以上无任何症状;不少患者因慢性并发症、伴发病或于健康检查时发现,常有糖尿病家族史。很少自发性发生 DKA,但在应激、严重感染、中断治疗等诱因下也可发生。临床上 T2DM 与肥胖症、血脂异常、高血压等疾病常同时或先后发生。有些早期患者进食后胰岛素分泌高峰延迟,餐后3~5小时血浆胰岛素水平不适当地升高,引起反应性低血糖,可成为这些患者的首发临床表现。

2. T1DM　虽各个年龄均可发生,但多见于儿童及青少年时期,"三多一少"症状往往比T2DM明显,发病初期有较明显的体重下降,且起病迅速,常有酮症倾向,以致出现酮症酸中毒。

(1)免疫介导性T1DM(1A型):其临床表现变化很大,可以是轻度非特异性症状、典型"三多一少"症状或昏迷。多数青少年患者起病较急,症状较明显;如未及时诊断治疗,当胰岛素严重缺乏时可出现DKA。某些成年患者起病缓慢,早期临床表现不明显,经历一段或长或短的不需要胰岛素治疗的阶段,称为成人晚发自身免疫性糖尿病(latent autoimmune diabetes in adults,LADA),或称成人隐匿性自身免疫性糖尿病。多数1A型患者血浆基础胰岛素水平低于正常,葡萄糖刺激后胰岛素分泌曲线低平。胰岛β细胞自身抗体检查可呈阳性。

(2)特发性T1DM(1B型):通常急性起病,β细胞功能明显减退甚至衰竭,临床上表现为糖尿病酮症甚至酸中毒,但病程中β细胞功能可以好转,甚至一段时期内无须继续胰岛素治疗。β细胞自身抗体检查阴性。其临床表型的差异反映出病因和发病机制的异质性,诊断时需排除单基因突变糖尿病。

3. 特殊类型糖尿病

(1)青少年起病的成人型糖尿病(maturity-onset diabetes of the young,MODY):又称青少年起病的成年型糖尿病、青少年中的成年发病型糖尿病,是一组高度异质性的单基因遗传病。目前已确定至少有13个亚型。主要临床特征:①有三代或以上家族发病史,且符合常染色体显性遗传规律;②发病年龄小于25岁;③无酮症倾向,至少5年内不需用胰岛素治疗。

(2)线粒体基因突变糖尿病:临床特征为:①母系遗传;②发病早,β细胞功能逐渐减退,自身抗体阴性;③身材多消瘦;④常伴神经性耳聋或其他神经肌肉表现。

(3)糖皮质激素所致糖尿病:部分患者应用糖皮质激素后可诱发或加重糖尿病,常常与剂量和使用时间相关,多数患者停用后糖代谢可恢复正常。无论以往是否有糖尿病,使用糖皮质激素时均应监测血糖,及时调整降糖方案,首选胰岛素控制高血糖。

4. 妊娠糖尿病　GDM通常是在妊娠中、末期出现,一般只有轻度无症状性血糖增高。分娩后血糖一般可恢复正常,但未来发生T2DM的风险显著增加,故GDM患者应在产后4~12周筛查糖尿病,并长期追踪观察。

(三)并发症

1. 急性并发症

(1)糖尿病酮症酸中毒(diabetic ketoacidosis,DKA):DKA常呈急性起病,是胰岛素不足和拮抗胰岛素激素过多共同作用所致的严重代谢紊乱综合征。以高血糖、酮症、酸中毒为主要表现,早期"三多一少"症状加重;酸中毒失代偿阶段出现疲乏、恶心、呕吐、头痛、嗜睡、呼吸深快,呼气中有烂苹果味;病情进一步发展,则出现严重失水,尿量减少,眼眶下陷,皮肤黏膜干燥,血压下降,心率加快,晚期可出现不同程度意识障碍,甚至昏迷。少数患者表现为腹痛,易误诊。

(2)高血糖高渗状态(hyperglycemic hyperosmolar status,HHS):HHS起病隐匿,以严重高血糖、高血浆渗透压、脱水为特点,无明显酮症,患者可有不同程度的意识障碍或昏迷。最初表现为多饮、多尿,食欲减退,渐出现严重脱水和神经精神症状,患者反应迟钝、烦躁或淡漠、嗜睡,出现定向力障碍、幻觉、上肢拍击样粗震颤、癫痫样发作、偏瘫、偏盲、失语、视觉障碍、昏迷和阳性病理征,易误诊为脑卒中。与DKA相比,失水更为严重,神经精神症状更为突出。

2. **感染**　糖尿病患者机体抵抗力较差,容易合并多个系统的感染,如皮肤感染、尿路感染、肺结核等。

3. **慢性并发症**　糖尿病的慢性并发症可累及全身各重要器官,可单独出现或以不同组合同时或先后出现。并发症可在诊断糖尿病前已存在,有些患者因并发症作为线索而发现糖尿病。与非糖尿病人群相比,糖尿病人群全因死亡、心血管病死亡、失明和下肢截肢风险均明显增高。糖尿病使心脏、脑和周围血管疾病风险增加 2~7 倍;其中心血管疾病是糖尿病患者致残致死的主要原因。

(1) 大血管病变:糖尿病人群动脉粥样硬化的患病率较高,病情进展较快,动脉粥样硬化主要侵犯冠状动脉、主动脉、脑动脉、肢体外周动脉等,引起冠心病、脑血管病、下肢动脉硬化闭塞症等大血管病变。

1) 糖尿病性冠心病:可表现为心绞痛、急性冠脉综合征、心肌梗死,重者出现充血性心力衰竭、心源性休克、心律失常、猝死等。由于糖尿病患者合并自主神经病变,冠心病的症状常不明显,或仅有乏力、胃肠道症状、劳力性呼吸困难等非典型症状。糖尿病患者冠状动脉狭窄程度严重,且常为弥漫性病变,因此其预后比非糖尿病患者差。

2) 糖尿病性脑血管病:以脑梗死居多,脑出血较少见,以中、小动脉梗死和多发性病灶多见,尤其以腔隙性梗死更常见。临床症状往往较轻,但常反复发作,进行性加重。

3) 糖尿病下肢动脉硬化闭塞症:早期仅感下肢困倦、无力、感觉异常、麻木、膝以下发凉,继之出现间歇性跛行、静息痛,严重时发生下肢溃疡、坏疽。

(2) 微血管病变:微血管是指微小动脉和微小静脉之间、管腔径在 $100\mu m$ 以下的毛细血管及微血管网。微血管病变是糖尿病的特异性并发症,其典型改变是微血管基底膜增厚和微循环障碍。主要危险因素包括长糖尿病病程、血糖控制不良、高血压、血脂异常、吸烟、胰岛素抵抗等;遗传背景在发病中也起重要作用。微血管病变可累及全身各组织器官,主要表现在视网膜、肾、神经和心肌组织,其中以糖尿病肾病和视网膜病变为主。

1) 糖尿病肾病:糖尿病肾病是终末期肾衰竭的主要原因,也是 T1DM 患者死亡的主要原因。在 T2DM,其严重性仅次于心、脑血管疾病,常见于病史 10 年以上的患者。糖尿病肾病主要引起肾小球病变,其发展过程可分为五期。① I 期:肾脏体积增大,肾小球滤过率(glomerular filtration rate,GFR)升高,入球小动脉扩张,肾小球内压增加;② II 期:肾小球毛细血管基底膜增厚,尿白蛋白排泄率(urinary albumin excretion rate,UAER)多在正常范围,或间歇性升高;③ III 期:早期肾病,出现微量白蛋白尿,UAER 持续在 $20~200\mu g/min$;④ IV 期:临床肾病,尿蛋白逐渐增多,UAER>$200\mu g/min$,即尿白蛋白排出量>300mg/24h,相当于尿蛋白总量>0.5g/24h,GFR 下降,可伴有高血压、水肿及肾功能减退;⑤ V 期:尿毒症,UAER 减低,血肌酐(serum creatinine,Scr)、血尿素氮(blood urea nitrogen,BUN)升高,血压升高。

2) 糖尿病性视网膜病变:糖尿病性视网膜病变常发生于糖尿病病程超过 10 年者,是失明的主要原因之一。2002 年国际临床分级标准依据散瞳后检眼镜检查,将糖尿病视网膜病变分为两大型、六期。 I 期:微血管瘤、小出血点; II 期:出现絮状渗出; III 期:出现棉絮状软性渗出; IV 期:新生血管形成,玻璃体积血; V 期:纤维血管增殖,玻璃体机化; VI 期:牵拉性视网膜脱离、失明。以上 I~III 期为非增殖型糖尿病视网膜病变(non-proliferative diabetic retinopathy,NPDK), IV~V 期为增殖型糖尿病视网膜病变(proliferative diabetic retinopathy,PDR)。当出现 PDR 时,常伴有糖尿病肾病及神经病变。

3) 其他:心脏微血管病变和心肌代谢紊乱可引起心肌广泛灶性坏死,称为糖尿病心肌病,可诱发心力衰竭、心律失常、心源性休克和猝死。可与其他心脏病共存,预后更差。

（3）神经病变：部位以周围神经最为常见，通常为对称性，下肢较上肢严重，病情进展缓慢。临床表现为肢端感觉异常，分布如袜套或手套状，伴麻木、针刺、烧灼、疼痛，后期可出现运动神经受累，肌力减弱，甚至肌肉萎缩和瘫痪。自主神经病变也较为常见，并可较早出现，影响胃肠、心血管、泌尿系统和性器官功能，临床表现为瞳孔改变、排汗异常、胃排空延迟、腹泻、便秘、直立性低血压、心动过速以及尿失禁、尿潴留、阳痿等。中枢神经系统并发症，可见伴随严重 DKA、高渗高血糖综合征或低血糖症出现的神志改变，缺血性脑卒中，脑老化加速及老年性痴呆等。

（4）糖尿病足：是指与下肢远端神经异常和不同程度周围血管病变相关的足部溃疡、感染和/或深层组织破坏，是糖尿病最严重，治疗费用最高的慢性并发症之一，是糖尿病非外伤性截肢的最主要原因。轻者表现为足部畸形、皮肤干燥和发凉、胖胝（高危足）；重者可出现足部溃疡、坏疽。

（5）其他：糖尿病还可引起视网膜黄斑病、白内障、青光眼等。牙周病是最常见的糖尿病口腔并发症，皮肤病变也很常见。此外，抑郁、焦虑和认知功能损害等也比较常见。

三、实验室检查

（一）糖代谢异常严重程度或控制程度的检查

1. 尿糖测定　大多采用葡萄糖氧化酶法测定尿葡萄糖，尿糖阳性只是提示血糖值超过肾糖阈（约 10mmol/L），因而尿糖阴性不能排除糖尿病可能。并发肾脏病变时，肾糖阈升高，虽然血糖升高，但尿糖阴性。妊娠期肾糖阈降低时，虽然血糖正常，尿糖可阳性。

2. 血糖测定和口服葡萄糖耐量试验（oral glucose tolerance test，OGTT）　血糖升高是诊断糖尿病的主要依据，又是判断糖尿病病情和控制情况的主要指标。血糖值反映的是瞬间血糖状态。常用葡萄糖氧化酶法测定，抽取静脉血或毛细血管血，可用血浆、血清或全血。如血细胞比容正常，血浆、血清血糖比全血血糖可升高 15%。诊断糖尿病时必须用静脉血浆测定血糖，治疗过程中随访血糖控制程度时可用便携式血糖计测定末梢血糖。

当血糖高于正常范围而又未达到诊断糖尿病标准时，须进行 OGTT。OGTT 应在清晨空腹进行，成人口服 75g 无水葡萄糖，溶于 250～300ml 水中，5～10 分钟内饮完，测定空腹及开始饮葡萄糖水后 2 小时的静脉血浆葡萄糖。儿童服糖量按每千克体重 1.75g 计算，总量不超过 75g。

3. 糖化血红蛋白（GHbA1）和糖化血清白蛋白测定　糖化血红蛋白是葡萄糖或其他糖与血红蛋白的氨基发生非酶催化反应（一种不可逆的蛋白糖化反应）的产物，其量与血糖浓度呈正相关。GHbA1 有 a、b、c 三种，以 GHbA1c（HbA1c）最为主要。正常人 HbA1c 占血红蛋白总量的 3%～6%，不同实验室之间其参考值有一定差异。血糖控制不良者 HbA1c 升高，并与血糖升高的程度和持续时间相关。由于红细胞在血液循环中的寿命约为 120 天，因此 HbA1c 反映患者近 8～12 周平均血糖水平。血清蛋白（主要为白蛋白）同样也可与葡萄糖发生非酶催化的糖化反应而形成果糖胺（fructosamine，FA），其形成的量与血糖浓度相关，正常值为 1.7～2.8mmol/l。由于白蛋白在血中浓度稳定，其半衰期为 19 天，故 FA 反映患者近2～3 周内平均血糖水平，为糖尿病患者近期病情监测的指标。

4. 葡萄糖目标范围内时间（time in range，TIR）　是指 24 小时内葡萄糖在目标范围内（通常为 3.9～10.0mmol/L）的时间[用分钟（min）表示]或其所占的百分比，可由持续葡萄糖监测（continuous glucose monitoring，CGM）数据或自我血糖监测（self-monitoring of blood glucose，SMBG）数据（至少每日进行 7 次血糖监测）计算。2019 年发布的 TIR 国际共识推荐 T1DM 及 T2DM 患者的 TIR 控制目标为>70%，但应高度个体化，同时关注低血糖以及血糖波动。多项观察性研究显示,TIR 与糖尿病微血管并发症、心血管疾病的替代标志物及妊娠结局显著相关。此外,一项大型队列研究显示,TIR 与 T2DM 患者心血管死亡及全因死亡显著相关。TIR 有望成为评价血糖控制的有效指标。

(二)胰岛 β 细胞功能检查

1. 胰岛素释放试验 正常人空腹基础血浆胰岛素约为 35～145pmol/L(5～20mU/L),口服 75g 无水葡萄糖(或 100g 标准面粉制作的馒头)后,血浆胰岛素在 30～60 分钟上升至高峰,峰值为基础值 5～10 倍,3～4 小时恢复到基础水平。本试验反映基础和葡萄糖介导的胰岛素释放功能。胰岛素测定受血清中胰岛素抗体和外源性胰岛素干扰。

2. C 肽释放试验 方法同上。基础值不小于 400pmol/L,高峰时间同上,峰值为基础值 5～6 倍。也反映基础和葡萄糖介导的胰岛素释放功能。C 肽测定不受血清中的胰岛素抗体和外源性胰岛素影响。

3. 其他检测 β 细胞功能的方法 如静脉注射葡萄糖-胰岛素释放试验和高糖钳夹试验可了解胰岛素释放第一时相,胰高血糖素-C 肽刺激试验和精氨酸刺激试验可了解非糖介导的胰岛素分泌功能等,可根据患者的具体情况和检查目的而选用。

(三)并发症检查

根据病情需要完善血脂、肝功能、肾功能等常规检查,急性严重代谢紊乱时的酮体、电解质、酸碱平衡检查,心、肝、肾、脑、眼科以及神经系统的各项辅助检查等。

(四)有关病因和发病机制的检查

包括谷氨酸脱羧酶抗体(glutamic acid decarboxylase antibody,GADA)、胰岛细胞抗体(islet cell antibody,ICA)、胰岛素抗体(insulin antibody,IAA)、蛋白酪氨酸磷酸酶自身抗体(islet cell antigen 2 antibody,IA-2A)及锌转运体 8 抗体(zinc transporter 8 autoantibodies,ZnT8A)的联合检测,胰岛素敏感性检查,基因分析等。

四、诊断与鉴别诊断

(一)诊断

临床要及早诊断糖尿病,以血糖异常升高作为诊断依据,应注意单纯空腹血糖正常不能排除糖尿病的可能性,应加验餐后血糖,必要时进行 OGTT。诊断时应注意是否符合糖尿病诊断标准、分型、有无并发症和伴发病或加重糖尿病的因素存在。

2011 年世界卫生组织(WHO)建议在条件具备的国家和地区采用糖化血红蛋白(HbA1c)诊断糖尿病,本书采用《中国 2 型糖尿病防治指南(2020 年版)》诊断标准,要点如表 1-7-1:

表 1-7-1 糖尿病诊断标准

诊断标准	静脉血浆葡萄糖或 HbA1c
典型糖尿病症状	
加上随机血糖	≥11.1mmol/L
或加上空腹血糖	≥7.0mmol/L
或加上 OGTT 2 小时血糖	≥11.1mmol/L
或加上 HbA1c	≥6.5%
无糖尿病典型症状者,需改日复查确诊	

（1）糖尿病诊断是基于空腹血糖（fasting blood glucose，FPG）、任意时间或 OGTT 口服葡萄糖后 2 小时血糖值（餐后 2 小时血糖）（2 hour postprandial glucose，2hPG）。空腹指 8 小时内无任何热量摄入。任意时间指一日内任何时间，无论上一次进餐时间及食物摄入量。糖尿病症状指多尿、烦渴多饮、多食和不明原因的体重减轻。FPG 3.9～6.0mmol/L（70～108mg/dl）为正常；6.1～6.9mmol/L（110～125mg/dl）为 IFG；≥7.0mmol/L（126mg/dl）应考虑糖尿病。OGTT 2hPG<7.7mmol/L（139mg/dl）为正常糖耐量；7.8～11.0mmol/L（140～199mg/dl）为 IGT；≥11.1mmol/L（200mg/dl）应考虑糖尿病。

（2）临床上推荐采用葡萄糖氧化酶法测定静脉血浆葡萄糖。如用全血或毛细血管血测定，其诊断切点有所变动。不主张测定血清葡萄糖。

（3）对于无糖尿病症状、仅一次血糖值达到糖尿病诊断标准者，必须改日复查核实以确定诊断。如复查结果未达到糖尿病诊断标准，应定期复查。IFG 或 IGT 的诊断应根据 3 个月内的两次 OGTT 结果，用其平均值来判断。在急性感染、创伤或各种应激情况下可出现血糖暂时升高，不能以此诊断为糖尿病，应追踪随访。

（4）2011 年世界卫生组织建议在条件具备的国家和地区采用糖化血红蛋白（HbA1c）诊断糖尿病，诊断切点为 HbA1c≥6.5%。但是，在以下情况下只能根据静脉血浆葡萄糖水平诊断糖尿病：镰状细胞病、妊娠（中、晚期）、葡萄糖-6-磷酸脱氢酶缺乏症、艾滋病、血液透析、近期失血或输血、促红细胞生成素治疗等。此外，不推荐采用 HbA1c 筛查囊性纤维化相关糖尿病。

（5）儿童糖尿病诊断标准与成人相同。

（6）妊娠糖尿病是妊娠期间发生的糖代谢异常，但血糖未达到显性糖尿病的水平。诊断标准为：孕期任何时间行 OGTT，达到或超过下列至少一项指标：FPG≥5.1mmol/L，1hPG（餐后 1 小时血糖或 OGTT 口服葡萄糖 1 小时后血糖）≥10.0mmol/L 和/或 2hPG≥8.5mmol/L。强调对具有高危因素的妊娠期女性（GDM 史、肥胖、尿糖阳性或有糖尿病家族史者）孕期检查时，如达到糖尿病诊断标准即可判断妊娠期显性糖尿病。如初次检查结果正常，则在孕 24～28 周行 75g OGTT，筛查有无 GDM。

（二）鉴别诊断

1. 非葡萄糖尿　如乳糖尿见于哺乳、孕妇及幼婴。果糖及戊糖尿偶见于进食大量水果后，为罕见的先天性疾病。鉴别方法有生化及发酵试验等。

2. 非糖尿病性葡萄糖尿

（1）饥饿性糖尿：当饥饿一段时日后忽然进食大量糖类食物，因胰岛素分泌一时不能适应，可产生糖尿及葡萄糖耐量异常，鉴别时注意结合饮食史、进食总量，空腹血糖常正常甚或偏低，3 日后可重复糖耐量试验。

（2）食后糖尿：糖尿发生于摄食大量糖类食物后，或因吸收太快，血糖升高暂时超过肾糖阈而发生糖尿，但空腹血糖及糖耐量试验正常。

（3）肾性糖尿：肾炎、肾病等因肾小管再吸收糖的能力减低，肾糖阈降低所致，尿糖阳性，但血糖及 OGTT 正常。

（4）应激性糖尿：见于脑出血、大量消化道出血、颅骨骨折、窒息等急性应激状态时，胰岛素拮抗激素（如肾上腺素、促肾上腺皮质激素、肾上腺皮质激素和生长激素）分泌增加，可使糖耐量减低，出现一过性血糖升高、尿糖阳性，应激过后可恢复正常。

此外，甲状腺功能亢进症、胃空肠吻合术后，因碳水化合物在肠道吸收快，可引起进食后 0.5～1 小时血糖过高，出现糖尿，但 FPG 和 2hPG 正常。弥漫性肝病患者，葡萄糖转化为肝糖原功能减弱，肝糖原贮存减少，进食后 1/2～1 小时血糖过高，出现糖尿，但 FPG 偏低，餐后

2~3小时血糖正常或低于正常。

五、治疗

（一）中西医结合治疗思路

糖尿病是一种慢性进行性疾病,其治疗的近期目标是通过控制高血糖和代谢紊乱来消除糖尿病症状和防止出现急性并发症,治疗的远期目标是通过良好的代谢控制达到预防慢性并发症、提高患者生活质量和延长寿命的目的。

中西医结合治疗对于实现糖尿病治疗的远期目标具有显著优势。西医治疗糖尿病的基本内容是控制血糖,主要采用饮食控制、合理运动、选用降糖药物、血糖监测和糖尿病教育等措施将血糖控制在理想范围,对于合并其他心血管危险因素的糖尿病患者,多采取降糖、降压、调脂、抗血小板聚集等联合治法。西医治疗虽能较快控制高血糖、防止急性并发症,但对大血管病变、微血管病变、神经病变等糖尿病慢性并发症的治疗具有局限性;而对于血糖控制不佳的糖尿病患者采用纯中药治疗,降糖收效缓慢,但中医整体观和辨证论治在糖尿病的治疗中能起到调节脏腑阴阳平衡、改善气血津液代谢,稳定血糖、改善微循环,以及有效防治糖尿病慢性并发症的作用。

临床治疗中辨病与辨证结合,明确西医诊断,评估血糖、胰岛β细胞功能以及靶器官损伤情况,合理选择降糖药进行个体化治疗。同时,将中医治未病思想贯穿于始终,加强对患者的宣传教育,调畅情志,根据患者体质进行饮食指导,并进行中医辨证论治,多采用疏肝、理气、健脾、化湿、祛痰、益气、养阴、活血、通络、温阳、益肾等法,有效防治糖尿病并发症,提高患者生活质量。

（二）西医治疗

1. 糖尿病健康教育　健康教育是重要的基础管理措施。自20世纪90年代以来,传统医学模式被生物-心理-社会医学模式取代,医护工作从以疾病为中心向以患者为中心转变。健康教育的总体目标是提高医嘱执行率、养成健康生活习惯,加强自我行为管理,与医疗团队积极合作,最终改善临床结局、健康状况和生活质量。每位糖尿病患者应接受全面糖尿病教育,掌握相关知识和技能。

2. 医学营养治疗（medical nutrition therapy,MNT）　MNT是基础治疗措施,应长期严格执行。其主要目标是:帮助患者制订营养计划和形成良好的饮食习惯,纠正代谢紊乱,达到良好的代谢控制、减少动脉粥样硬化性心血管疾病（ASCVD）的危险因素、提供最佳营养以改善患者健康状况、增加胰岛素敏感性和减缓细胞功能障碍的进展,达到既保证血糖的控制又不降低患者生活质量和工作能力的目标。总的原则是确定合理的总能量摄入,合理、均衡地分配各种营养物质,恢复并维持理想体重。

（1）计算总热量:首先根据患者性别、年龄和身高,通过查表或用简易公式计算理想体重［理想体重（kg）= 身高（cm）-105］,然后根据理想体重和工作性质,结合原来生活习惯等,计算每日所需总热量。成年人休息状态下每日每千克理想体重给予热量105~125.5kJ（25~30kcal）,轻体力劳动125.5~146kJ（30~35kcal）,中度体力劳动146~167kJ（35~40kcal）,重体力劳动167kJ（40kcal）以上。儿童、孕妇、乳母、营养不良和消瘦者,以及伴有消耗性疾病者应酌情增加,肥胖者酌减,使体重逐渐恢复至理想体重的±5%左右。

（2）营养物质分配:糖尿病患者每日饮食中三大营养素占全日总热量的比例为:碳水化合物占饮食总热量的45%~60%,蛋白质约占15%,脂肪约占30%。碳水化合物提倡用粗制米、面和一定量杂粮粗细搭配,忌食用葡萄糖、蔗糖、蜜糖及其制品（各种糖果、甜糕点饼干、冰淇淋、含糖饮料等）。蛋白质含量一般不超过总热量15%,成人每日每千克理想体重摄入量 0.8~1.2g,儿童、孕妇、乳母、营养不良或伴有消耗性疾病者增至 1.5~2.0g,伴有糖尿病肾病而肾功能正常者应限制至 0.8g,血尿素氮升高者应限制在 0.6g。蛋白质应至少有 1/3 来自动物蛋白质,以保证必需氨基酸的供给。脂肪约占总热量 30%,饱和脂肪、多价不饱和脂肪与单价不饱和脂肪的比例应为 1:1:1,每日胆固醇摄入量宜在 300mg 以下。

此外,各种富含可溶性食用纤维的食品可延缓食物吸收,降低餐后血糖高峰,有利于改善糖、脂代谢紊乱,并促进胃肠蠕动、防止便秘。每日饮食中纤维素含量不宜少于 40g,提倡食用绿叶蔬菜、豆类、块根类、粗谷物、含糖成分低的水果等。每日摄入食盐应限制在 6g 以下。限制饮酒、吸烟。

(3) 餐次分配:确定每日饮食总热量和糖类、蛋白质、脂肪的组成后,按每克糖类、蛋白质产热 16.7kJ(4kcal),每克脂肪产热 37.7kJ(9kcal),将热量换算为食品后制订食谱,并根据生活习惯、病情和配合药物治疗需要进行安排。可按每日三餐分配为 1/5、2/5、2/5 或 1/3、1/3、1/3 等模式。规律饮食、定时定量,注意进餐顺序。

(4) 随访:以上仅是原则估算,在治疗过程中随访调整十分重要。如肥胖患者在治疗措施适当的前提下,体重不下降,应进一步减少饮食总热量;体形消瘦的患者,在治疗中体重有所恢复,其饮食方案也应适当调整,避免体重继续增加。

3. 运动治疗　运动治疗在糖尿病的管理中占重要地位,尤其对肥胖的 T2DM 患者,运动可增加胰岛素敏感性,有助于控制血糖和体重。根据年龄、性别、体力、病情、有无并发症以及既往运动情况等,在医师指导下开展有规律的合适运动,循序渐进,并长期坚持。久坐时应每隔 30 分钟进行一次短暂的身体活动,建议每周 150 分钟中等强度运动。运动前、后要监测血糖。运动量大或激烈运动时应建议患者调整食物及药物,以免发生低血糖。T1DM 患者为避免血糖波动过大,体育锻炼宜在餐后进行。血糖>14~16mmol/L、近期频繁发作低血糖或者血糖波动较大、有糖尿病急性并发症和严重心、脑、眼、肾等慢性并发症者暂不适宜运动。

4. 病情监测　包括血糖监测、其他动脉粥样硬化性心血管疾病(ASCVD)危险因素和并发症的监测。血糖监测的基本指标包括空腹血糖、餐后血糖和 HbA1c。建议患者应用便携式血糖仪进行自我血糖监测(SMBG);葡萄糖目标范围内时间(TIR)控制目标为>70%,但应高度个体化,同时关注低血糖以及血糖波动。每 3~6 个月定期复查 HbA1c,了解血糖总体控制情况,及时调整治疗方案。每年进行 1~2 次全面复查,评估心、肾、神经、眼底以及血脂情况,尽早发现有关并发症,给予相应治疗。

5. 口服药物治疗　口服降糖药物主要有双胍类、磺脲类、格列奈类、噻唑烷二酮类、α-葡萄糖苷酶抑制剂、二肽基肽酶-4 抑制剂(DPP-4 抑制剂)和钠-葡萄糖协同转运蛋白 2(SGLT2)抑制剂。在饮食和运动不能使血糖控制达标时应及时应用降糖药物治疗。

(1) 双胍类(biguanides):双胍类药物中目前广泛应用的是二甲双胍(metformin)。主要作用机制为抑制肝葡萄糖输出,也可改善外周组织对胰岛素的敏感性、增加对葡萄糖的摄取和利用而降低血糖;并可改善血脂谱、增加纤溶系统活性、降低血小板聚集性、使动脉壁平滑肌细胞和成纤维细胞生长受抑制等,可能有助于延缓或改善糖尿病血管并发症。许多国家和国际组织制定的糖尿病诊治指南中均推荐二甲双胍作为 T2DM 患者控制高血糖的一线用药和药物联合中的基本用药。单独使用二甲双胍极少引起低血糖,但与胰岛素或胰岛素促泌剂联合使用时会增加低血糖发生的风险。二甲双胍的主要不良反应为胃肠道反应。双胍类药物禁用于肝肾功能不全、严重感染、缺氧或接受大手术的患者。长期使用二甲双胍有导致维生素 B_{12} 缺乏的可能。二甲双胍常用剂量为 500~1 500mg/d,分 2~3 次口服,最大剂量不超过 2g/d。

（2）磺脲类（sulfonylureas,SUs）：磺脲类药物主要作用机制是通过刺激胰岛 β 细胞分泌胰岛素来降低血糖。其作用部位是胰岛 β 细胞膜上的 ATP 敏感的钾离子通道（K_{ATP}），导致 β 细胞去极化，促进钙离子内流及细胞内钙离子浓度增高，刺激含有胰岛素的颗粒外移和胰岛素释放，使血糖下降。SUs 降血糖作用的前提条件是机体尚保存一定数量有功能的胰岛 β 细胞。SUs 作为单药治疗时主要选择应用于新诊断的非肥胖 T2DM 患者，禁用于 T1DM；如果使用不当可导致低血糖，特别是在老年患者和肝、肾功能不全者。磺脲类药物还可导致体重增加。常用磺脲类药物：格列本脲（glibenclamide）2.5~15.0mg/d，分 1~2 次口服；格列吡嗪（glipizide）2.5~30.0mg/d，分 1~2 次口服；格列吡嗪控释片 5~20mg/d，每日 1 次口服；格列齐特（gliclazide）80~320mg/d，分 1~2 次口服；格列齐特缓释片 30~120mg/d，每日 1 次口服；格列喹酮（gliquidone）30~180mg/d，分 1~2 次口服；格列美脲（glimepiride）1~8mg/d，每日 1 次口服。

（3）格列奈类：格列奈类药物是非磺脲类促胰岛素分泌剂，此类药物也作用在胰岛 β 细胞膜上的 K_{ATP}，但结合位点与 SUs 不同，是一类快速作用的胰岛素促分泌剂，主要通过刺激胰岛素的早时相分泌而降低餐后血糖，具有吸收快、起效快和作用时间短的特点，主要用于控制餐后高血糖，也有一定降低空腹血糖的作用。常见不良反应是低血糖和体重增加，低血糖风险较磺脲类药物轻。常用药物：瑞格列奈（repaglinide）每次 0.5~4mg，每日 3 次口服；那格列奈（nateglinide）每次 60~120mg，每日 3 次口服；米格列奈（mitiglinidecalcium）每次 10~20mg，每日 3 次，口服。

（4）噻唑烷二酮类（thiazolidinediones,TZDs）：噻唑烷二酮类药物主要通过激活过氧化物酶体增殖物激活受体 γ（peroxisome proliferator-activated receptors-γ,PPARγ）起作用，增加靶组织对胰岛素作用的敏感性而降低血糖。TZDs 可单独或与其他降糖药物合用治疗 T2DM 患者，尤其是肥胖、胰岛素抵抗明显者；不宜用于 T1DM、孕妇、哺乳期妇女和儿童。主要不良反应为水肿、体重增加，有心脏病、心力衰竭倾向或肝病者不用或慎用，还与骨折风险增加相关。单独应用不引起低血糖，但如与 SUs 或胰岛素合用，仍可发生低血糖。常用药物：①罗格列酮（rosiglitazone）：用量为 4~8mg/d，每日 1 次或分 2 次口服；②吡格列酮（pioglitazone）：用量为 15~30mg/d，每日 1 次口服。

（5）α-葡萄糖苷酶抑制剂（alpha glucosidase inhibitor,AGI）：食物中淀粉、糊精和双糖（如蔗糖）的吸收需要小肠黏膜刷状缘的 α-葡萄糖苷酶，AGI 抑制这一类酶从而延迟碳水化合物吸收，降低餐后高血糖。适用于以碳水化合物为主要食物成分，或空腹血糖正常（或不太高）而餐后血糖明显升高者，可单独用药或与其他降糖药物合用。T1DM 患者在胰岛素治疗基础上加用 AGI 有助于降低餐后高血糖。常见不良反应为胃肠反应，如腹胀、排气增多或腹泻。不宜用于有胃肠功能紊乱者、严重肝肾功能不全者、孕妇、哺乳期妇女和儿童。单用本药不易引起低血糖，如果与磺脲类或胰岛素合用，可发生低血糖，一旦发生低血糖应直接给予葡萄糖口服或静脉注射，进食双糖或淀粉类食物无效。现有两种制剂：①阿卡波糖（acarbose）：主要抑制葡萄糖淀粉酶、麦芽糖酶及蔗糖酶，每次 50~100mg，每日 3 次；②伏格列波糖（voglibose）：主要抑制麦芽糖酶和蔗糖酶，每次 0.2mg，每日 3 次。AGI 应在进食第一口食物后服用。

（6）二肽基肽酶-4（DPP-4）抑制剂：DPP-4 抑制剂通过抑制 DPP-4 活性而减少胰高血糖素样肽-1（glucagon-like peptide-1,GLP-1）的失活，提高内源性 GLP-1 水平，促进胰岛 β 细胞释放胰岛素，同时抑制胰岛 α 细胞分泌胰高血糖素，从而提高胰岛素水平，降低血糖。单独使用不增加低血糖风险，也不增加体重。可单药使用，或与其他口服降糖药物或胰岛素联合应用治疗 T2DM。禁用于孕妇、儿童和对 DPP-4 抑制剂有超敏反应的患者，不适用于 T1DM 或 DKA 患者的治疗。总体不良反应发生率低。可能出现头痛、超敏反应、肝酶升高、上呼吸道感染、胰腺炎、关节痛等不良反应，多可耐受。DPP-4 抑制剂整体心血管安全性良好,阿格列汀和沙格列汀不增加心血管事件风险,但可能增加心力衰竭住院风险,尤其是已经存在心脏或肾脏疾病的患者。在国内上市的 DPP-4 抑制剂有沙格列汀、西格列汀、维格列汀、利格列汀和阿格列汀等。肾功能不全的患者在使用时,除了利格列汀,应注意根据 eGFR 调整药物剂量。

(7) 钠-葡萄糖协同转运蛋白 2(sodium-glucose cotransporter-2,SGLT-2)抑制剂:SGLT-2 抑制剂通过抑制近段肾小管管腔侧细胞膜上的 SGLT-2 的作用而抑制葡萄糖重吸收,降低肾糖阈,促进尿葡萄糖排泄,从而达到降低血糖的作用。SGLT-2 抑制剂还具有减轻体重和降低血压作用。另外 SGLT-2 抑制剂可降低尿酸水平,减少尿蛋白排泄,降低 TG,同时升高 HDL-C 和 LDL-C。SGLT-2 抑制剂单用不增加低血糖风险,联合胰岛素或磺脲类药物时,可增加低血糖发生风险。可单独使用,或与其他口服降糖药物及胰岛素联合使用治疗 T2DM。禁用于 T1DM 及 T2DM GFR<45ml/min 者。总体不良反应发生率低,可能出现生殖泌尿道感染,多数轻到中度,抗感染治疗有效,部分可能增加截肢风险和骨折风险,可能会引起酮症酸中毒,在使用期间应密切监测。主要有达格列净(dapagliflozin)5~10mg,每日 1 次;卡格列净(canagliflozin)100~300m,每日 1 次;恩格列净(empagliflozin)10~25mg,每日 1 次。从小剂量开始,根据血糖控制需求和是否耐受可调整至最大剂量。达格列净和恩格列净餐前或餐后服用均可,卡格列净需要在第一次正餐前口服。

6. 胰高血糖素样肽-1(GLP-1)受体激动剂:GLP-1 受体激动剂通过激动 GLP-1 受体而发挥降血糖作用,以葡萄糖浓度依赖的方式增强胰岛素分泌,抑制胰高血糖素分泌并能延缓胃排空,中枢性抑制食欲而减少食量,并通过促进棕色脂肪组织的生热作用和白色脂肪组织分解增加能量消耗,延迟胃排空。可单独或与其他降糖药物合用治疗 T2DM,尤其是肥胖、胰岛素抵抗明显者。有胰腺炎病史者禁用。不适用于 T1DM 或 DKA 的治疗。恶心、呕吐、腹泻、消化不良、上呼吸道感染和注射部位结节是常见的不良反应,低血糖的发生率很低;罕见的不良反应包括胰腺炎、皮炎等。代表药物有艾塞那肽、利拉鲁肽、利司那肽、贝那鲁肽和司美格鲁肽。①艾塞那肽起始剂量为 5μg,每日 2 次,于早餐和晚餐前 60 分钟内给药。治疗 1 个月后,可根据临床反应将剂量增加至 10μg,每日 2 次。长效艾塞那肽缓释剂型,1 周只需注射 1 次。②利拉鲁肽的起始剂量为每日 0.6mg。至少 1 周后,剂量应增至每日 1.2mg,部分患者可能需要增加至每日 1.8mg。每日注射 1 次,可在任意时间注射,推荐每日同一时间使用,无须根据进餐时间给药。③利司那肽起始剂量为 10μg,每日皮下注射 1 次,应用 14 日,第 15 日开始 20μg 为固定维持剂量,每日 1 次,在每日任何一餐前 1 小时内给药。④贝那鲁肽起始剂量为每次 0.1mg(5μl),每日 3 次,餐前 5 分钟皮下注射。司美格鲁肽的起始用量为 0.25mg,每周皮下注射 1 次,4 周后可增加到每周 0.5mg,每周最大剂量不超过 1mg。

7. 胰岛素治疗

(1) 适应证:①T1DM;②DKA、高血糖高渗状态和乳酸性酸中毒伴高血糖;③各种严重的糖尿病急性或慢性并发症;④手术、妊娠和分娩;⑤T2DM β 细胞功能明显减退者;⑥某些特殊类型糖尿病。

(2) 常用类型:根据来源和化学结构的不同,可分为动物胰岛素、人胰岛素和胰岛素类似物。按作用起效快慢和维持时间,胰岛素(包括人和动物)可分为短效、中效、长效和预混胰岛素。胰岛素类似物分为速效、长效和预混胰岛素类似物。

(3) 治疗原则和方法:胰岛素治疗应在综合治疗基础上进行。胰岛素剂量决定于血糖水平、β 细胞功能缺陷程度、胰岛素抵抗程度、饮食和运动状况等,一般从小剂量开始,根据血糖水平逐渐调整。

1 型糖尿病:一经诊断 T1DM 就应开始胰岛素治疗并需终身替代治疗。由于患者残余 β

细胞数量和功能有差异,要采用个体化胰岛素治疗方案。①某些 LADA 患者早期或部分 T1DM 患者在"蜜月期",可短期使用预混胰岛素每日注射 2 次,但预混胰岛素不宜用于 T1DM 的长期治疗。②多数患者需采用多次皮下注射胰岛素或持续皮下胰岛素输注(continuous subcutaneous insulin infusion,CSII,俗称胰岛素泵)方案,尤其 β 细胞功能已衰竭或妊娠时。根据患者血糖水平及体重情况确定胰岛素初始剂量;其中全天剂量的 40%～50% 用于提供基础胰岛素,剩余部分分别用于每餐前。例如每餐前 20～30 分钟皮下注射短效胰岛素(或餐前即时注射速效胰岛素类似物),睡前注射中效或长效胰岛素(或胰岛素类似物)以提供基础胰岛素;胰岛 β 功能特别差、血糖波动大者可于早餐前另给予一次小剂量中效或长效胰岛素以维持日间的基础水平。CSII 可提供更接近生理性胰岛素分泌模式的胰岛素治疗方法,低血糖发生风险较少。

2 型糖尿病:T2DM 患者在如下情况下应考虑起始胰岛素治疗:①经生活方式干预和较大剂量多种口服降糖药联合治疗,血糖仍未达到控制目标;②在糖尿病病程中,出现无明显诱因的体重显著下降时;③对症状显著,血糖明显升高的新诊断 T2DM,诊断时即可考虑胰岛素治疗,可以联用或不联用其他药物。可根据患者的具体情况,选择基础胰岛素(通常白天继续服用口服降糖药,睡前注射中效胰岛素或长效胰岛素类似物)或预混胰岛素,根据患者的血糖水平,选择每日 1～2 次的注射方案;当使用每日 2 次注射方案时,应停用促胰岛素分泌剂。胰岛素替代治疗的适应证主要包括:T2DMβ 细胞功能明显减退、口服降糖药治疗效果差伴体重减轻或持续性高血糖、难以分型的消瘦糖尿病等。治疗方案可为每天注射 2 次预混胰岛素或预混胰岛素类似物;也可以采用餐时+基础的多次皮下注射胰岛素、每日 3 次预混胰岛素类似物或 CSII 等胰岛素替代治疗方案。

(4) 注意事项:胰岛素制剂类型、种类、注射技术、注射部位、患者反应性差异、胰岛素抗体形成等均可影响胰岛素的起效时间、作用强度和维持时间。胰岛素不能冰冻保存,应避免温度过高、过低(不宜>30℃或<2℃)及剧烈晃动。我国常用制剂有每毫升含 40U 和 100U 两种规格,使用时应注意注射器与胰岛素浓度匹配。现有各种比例的预混制剂,常用的是含 30%(或 50%)短效或速效和 70%(或 50%)中效的制剂,使用方便,但由于其比例固定,仅适用于血糖波动性小且容易控制的患者。胰岛素"笔"型注射器使用预装胰岛素(或胰岛素类似物)的笔芯,使用方便且便于携带。接受胰岛素治疗前患者应接受教育,掌握正确胰岛素注射技术;开始治疗后还需对患者进行跟踪,鼓励和指导患者进行自我血糖监测。

采用替代胰岛素治疗方案后,有时早晨空腹血糖仍然较高,可能的原因为:①夜间胰岛素作用不足;②"黎明现象(dawn phenomenon)":即夜间血糖控制良好,也无低血糖发生,仅于黎明短时间内出现高血糖,可能由于清晨皮质醇、生长激素等胰岛素拮抗素激素分泌增多所致;③索莫吉反应(Somogyi effect):即在夜间曾有低血糖,在睡眠中未被察觉,但导致体内胰岛素拮抗素激素分泌增加,继而发生低血糖后的反跳性高血糖。夜间及凌晨多次(于 0 时、2 时、4 时、6 时)测定血糖,有助于鉴别早晨高血糖的原因。

采用强化胰岛素治疗时,低血糖症发生率增加,应注意避免、及早识别和处理。2 岁以下幼儿、老年患者、已有晚期严重并发症者不宜采用强化胰岛素治疗。

(5) 胰岛素的抗药性和不良反应:各种胰岛素制剂因本身来源、结构、成分特点及含有一定量的杂质,故有抗原性和致敏性。人体多次接受胰岛素注射约 1 个月后,血中可出现抗胰岛素抗体。临床上只有极少数患者表现为胰岛素抗药性,即在无酮症酸中毒也无拮抗胰岛素因素存在的情况下,每日胰岛素需要量超过 100U 或 200U。此时应选用人胰岛素制剂,或加大胰岛素剂量,并可考虑应用糖皮质激素及口服降糖药物联合治疗,但需警惕低血糖的发生。

胰岛素的主要不良反应是低血糖反应,与剂量过大和/或饮食失调有关,多见于 1 型糖尿病患者,尤其是接受强化胰岛素治疗者。其他不良反应有过敏反应、胰岛素性水肿、屈光不正、注射部位脂肪营养不良等。

8. 代谢手术治疗　对于肥胖的成人 T2DM 患者,首选生活方式干预及药物治疗,血糖仍然控制不佳者可考虑代谢手术治疗。代谢手术治疗可以明显改善肥胖 T2DM 患者的血糖控制,其中部分患者的糖尿病甚至可以达到"缓解"状态。建议代谢手术在由内分泌科、普外科、麻醉科等相关科室共同组成的多学科协作团队中进行。为了更大的手术获益,需严格掌握手术适应证和禁忌证,加强围手术期及远期并发症的预防,预防术后宏量及微量营养素摄入不足或不均衡。代谢手术常用手术方式包括腹腔镜下胃袖状切除术、腹腔镜下胃旁路术和胆胰转流十二指肠转位术。手术治疗肥胖伴 T2DM 有一定的短期和长期风险,该治疗方法的长期有效性和安全性,特别是在我国人群中的有效性和安全性尚有待评估。深静脉血栓形成和肺栓塞是手术引起死亡的重要原因。术后并发症还包括出血、吻合口瘘、消化道梗阻、溃疡等。远期并发症包括营养缺乏、胆石症、内疝形成等。

9. 胰腺移植和胰岛细胞移植　胰腺移植和胰岛细胞移植治疗对象主要为 T1DM 患者,目前尚局限于伴终末期肾病的 T1DM 患者。单独胰腺移植或胰肾联合移植可解除对胰岛素的依赖,改善生活质量。胰岛细胞移植技术已取得一定进展,2000 年埃德蒙顿(Edmonton)方案公布后,在全球各胰岛移植中心进行了试验,移植成功率有一定提高,但目前仍处于试验阶段,许多问题有待解决。胰腺移植或胰岛细胞移植均宜在技术精良、经验丰富的医学中心进行。

10. 糖尿病急性并发症的治疗

(1) 糖尿病酮症酸中毒:对早期酮症患者,需给予足量胰岛素及补充液体,严密观察病情,定期查血糖、血酮,调整胰岛素剂量;对酸中毒甚至昏迷患者一旦诊断应立即积极抢救。尽快补液以恢复血容量,纠正失水状态,降低血糖,纠正电解质及酸碱平衡失调,同时积极寻找和消除诱因,防治并发症,降低病死率。

1) 补液:恢复血容量为首要的、极其关键的措施。在治疗开始应快速补充生理盐水,具体用量及速度因人而异。如无心功能不全,在前 1 小时内输入 1 000~2 000ml 液体,前 4 小时输入所计算失水量 1/3 的液体,并根据血压、心率、尿量及末梢循环情况,决定补液量和速度。

2) 胰岛素治疗:一般采用小剂量(短效)胰岛素治疗方案,即每小时给予 0.1U/kg 胰岛素持续滴注。每 1~2 小时查血糖 1 次,根据血糖下降速度调整输液速度以保持血糖每小时下降 2.8~4.2mmol/L,当血糖降至 13.9mmol/L,改用 5% 葡萄糖液,并按每 2~4g 葡萄糖加 1U 短效胰岛素滴注,使血糖水平稳定在较安全范围后过渡到常规皮下注射。

3) 纠正酸碱平衡失调:经上述治疗后,酸中毒随代谢紊乱的纠正而恢复,通常不需要补碱。但严重的酸中毒影响心血管、呼吸和神经系统功能,应给予相应治疗,补碱不宜过多、过快。当血 pH 值低至 6.9~7.0 时,则应予以补碱治疗,每 2 小时测定 1 次血 pH 值,直至其维持在 7.0 以上。治疗中加强复查,防止过量。

4) 补钾:患者可有不同程度缺钾,但治疗前因血液浓缩、酸中毒时钾从细胞内转移至细胞外,血钾可正常甚至增高。治疗后因补充血容量、注射胰岛素、纠正酸中毒,血钾可迅速下降,如不注意及时补钾,可引起心律失常,甚至心搏骤停。因此,必须定时监测血钾、心电图和尿量,及时调整补钾量和速度。

5) 处理诱发病和防治并发症:针对感染、休克、心功能不全、肾功能不全、脑水肿等进行积极治疗,严密观察病情变化。

(2) 高渗性非酮症糖尿病昏迷(HHS:本症病情危重,并发症多,病死率高于 DKA,强调早期诊断和治疗。治疗原则与 DKA 相似,予补液、小剂量胰岛素滴注、补钾、积极治疗诱发疾病和防治并发症。

11. 糖尿病慢性并发症的治疗 糖尿病慢性并发症是患者致残、致死的主要原因,强调早期防治。应定期进行各种慢性并发症筛查,以便早期诊断处理。防治策略首先应该是全面控制共同危险因素,包括积极控制高血糖、严格控制血压、纠正脂代谢紊乱、抗血小板聚集治疗、控制体重、戒烟和改善胰岛素敏感性等并要求达标。糖尿病高血压、血脂紊乱和大血管病变的治疗原则与非糖尿病患者相似,但治疗更为积极,要求更为严格。

(1)控制血压:一般应控制在 130/80mmHg 以下。可选择血管紧张素转换酶抑制剂(ACEI)、血管紧张素 II 受体拮抗药(ARB)、钙通道阻滞药(CCB)、小剂量利尿剂、选择性 β 受体拮抗药等药物,首选 ACEI 或 ARB;常需要多种降压药物联合应用。

(2)纠正脂代谢紊乱:处理血脂异常前应进行 ASCVD 总体危险全面评估,调脂治疗的首要目标是 LDL-C。LDL-C 一般控制目标<2.6mmol/L,合并 ASCVD 的患者<1.8mmol/L 或较基线降低 50% ,总胆固醇控制目标<4.5mmol/L,甘油三酯<1.7mmol/L,高密度脂蛋白胆固醇男性 > 1.0mmol/L、女性 > 1.3mmol/L,可选他汀类药物并长期坚持使用;如 TG > 5.7mmol/L,可选用贝特类药物,以减少发生急性胰腺炎的风险;如患者不能耐受他汀类药物或 LDL-C 未能降至目标值或严重混合性血脂异常,可考虑他汀类与其他调脂药联合应用,以进一步降低心血管事件风险。

(3)抗血小板聚集治疗:阿司匹林(75~150mg/d)可作为有 ASCVD 病史的糖尿病患者的二级预防,对不适用阿司匹林者,可用氯吡格雷替代;对于伴有 ASCVD 危险因素、年龄 ≥50 岁,且无出血高风险的 T1DM 或 T2DM 患者,可考虑将小剂量阿司匹林作为一级预防策略。

(4)糖尿病肾病治疗:包括不良生活方式调整,高血糖、高血压、脂代谢紊乱等危险因素控制及糖尿病教育在内的综合管理,以降低糖尿病患者的肾脏不良事件和死亡风险。有效的降糖治疗、血压控制可延缓糖尿病肾病的发生和进展。糖尿病伴高血压且 UACR>30mg/g 或 eGFR<60ml/(min·1.73m^2)的糖尿病患者,首选 ACEI 或 ARB 类药物治疗。糖尿病肾病 eGFR≥45ml/(min·1.73m^2)的患者中可使用 SGLT2 抑制剂,以降低糖尿病肾病进展和/或心血管事件的风险。使用 GLP-1 受体激动剂能够降低新发大量白蛋白尿的风险,可考虑在 eGFR≥30ml/(min·1.73m^2)的患者中使用。推荐糖尿病肾病患者蛋白摄入量为 0.8g/(kg·d),开始透析者蛋白摄入量可适当增加。对 eGFR<30ml/(min·1.73m^2)的糖尿病肾病患者,应由肾脏科医师评估是否应当接受肾脏替代治疗。

(5)糖尿病眼病治疗:综合眼科检查包括散瞳后眼底检查、彩色眼底照相,必要时行荧光造影检查。妊娠期间更需严密随访。

(6)糖尿病神经病变治疗:早期严格控制血糖并保持血糖稳定是糖尿病神经病变最重要和有效的防治方法;其他如甲钴胺、前列腺素类似物、醛糖还原酶抑制剂、α-硫辛酸等有一定的作用;对痛性糖尿病神经病变可选用抗惊厥药、选择性 5-羟色胺再摄取抑制剂和去甲肾上腺素再摄取抑制剂或三环类抗抑郁药等。

(7)糖尿病足治疗:所有患者都应定期行足部检查(包括足部查体、保护性感觉的测试、下肢动脉病变检查等),并进行足部自我护理的教育;对高危足应防止外伤、感染,积极治疗血管和神经病变。对于足溃疡及高危足患者推荐多学科管理,给予规范化处理,以降低截肢率和医疗费用。

(三)中医治疗

1. 肝郁脾虚证

临床表现:情志抑郁,善太息,或劳倦乏力,或腹胀,肠鸣矢气,便溏不爽,或大便溏结不调,舌质淡,边有齿痕,苔薄白,脉弦或弦细。

治法:疏肝健脾。

代表方:逍遥散加减。胁痛重者加佛手、枳壳、青皮、郁金、川楝子;腹胀重者加厚朴、陈皮、木香;大便稀溏者加党参、白豆蔻;腹痛即泻、泻后痛减者加防风;心烦易怒者加牡丹皮、炒栀子。

2. 痰湿阻滞证

临床表现:头身困重,胸脘痞满,咯痰,口黏腻,纳呆,形体肥胖,舌质淡,舌胖或有齿痕,苔白腻,脉滑或濡。

治法:理气化痰祛湿。

代表方:二陈汤合平胃散加减。胸胁满闷重者加枳壳、瓜蒌、薤白;喉中痰鸣者加胆南星、苏子;头晕明显者加钩藤、天麻、白术;失眠者加夜交藤、胆南星、石菖蒲、茯神。

3. 湿热内蕴证

临床表现:脘腹胀闷,纳呆,恶心欲呕,口苦口黏,渴不多饮,大便黏腻、臭秽不爽,小便短黄,肢体困重,或身热不扬,汗出热不解,或见面目发黄、色鲜明,或皮肤瘙痒,舌质红,苔黄腻,脉濡数。

治法:清热化湿。

代表方:①偏中焦者选连朴饮加减;②偏下焦者选葛根芩连汤或四妙丸加减。纳呆厌食者加神曲、炒谷芽、炒麦芽;口苦者加柴胡、茵陈、佩兰;目赤多眵者加龙胆草、夏枯草、决明子;小便短黄者加泽泻、车前子、滑石;里急后重者,加木香、槟榔。

4. 阴虚燥热证

(1) 上消(肺热津伤证)

临床表现:烦渴多饮,口干舌燥,尿频量多,多汗,舌边尖红,苔薄黄,脉洪数。

治法:清热润肺,生津止渴。

代表方:消渴方加减。可酌加葛根、麦冬以加强生津止渴作用。若脉虚数,烦渴不止,小便频数,乃肺肾气阴亏虚,可用二冬汤加减。

(2) 中消(胃热炽盛证)

临床表现:多食易饥,口渴多尿,形体消瘦,大便干燥,舌红苔黄,脉滑实有力。

治法:清胃泻火,养阴增液。

代表方:玉女煎加减。如大便秘结不行,可用增液承气汤润燥通腑。

(3) 下消(肾阴亏虚证)

临床表现:尿频量多,混浊如脂膏,或尿有甜味,腰膝酸软,乏力,头晕耳鸣,口干唇燥,皮肤干燥、瘙痒,舌红少苔,脉细数。

治法:滋阴固肾。

代表方:六味地黄丸加减。若尿量多而混浊者,加益智仁、桑螵蛸、五味子等;若气阴两虚,宜酌加党参、黄芪等补益正气或合用生脉散益气生津。

5. 气阴两虚证

临床表现:口渴引饮,能食与便溏并见,或饮食减少,精神不振,四肢乏力、体瘦,舌质淡红,苔白而干,脉弱。

治法:益气健脾,生津止渴。

代表方:七味白术散加减。可合生脉散益气生津止渴。肺有燥热者加地骨皮、知母、黄芩清肺;口渴明显者加天花粉、生地黄养阴生津;汗多者加五味子、山茱萸收敛止汗生津。

6. 阴阳两虚证

临床表现:小便频数,混浊如膏,甚则饮一溲一,面色黧黑,耳轮焦干,腰膝酸软,形寒畏冷,阳痿不举,舌淡苔白,脉沉细无力。

治法:滋阴温阳,补肾固摄。

代表方:金匮肾气丸加减。如阴阳气血俱虚,可用鹿茸丸。以上两方均可酌加覆盆子、桑螵蛸、金樱子等以补肾固摄。若烦渴,头痛,唇红舌干,呼吸深快,阴伤阳浮者,用生脉散加天冬、鳖甲、龟甲等育阴潜阳;如见神昏、肢厥、脉微细等阴竭阳亡危象者,可合参附龙牡汤益气敛阴,回阳救脱。

7. 痰瘀互结证

临床表现:形体肥胖,胸脘腹胀,肌肉酸胀,四肢沉重或刺痛,舌暗有瘀斑,苔厚腻,脉滑。

治法:活血化瘀祛痰。

代表方:平胃散合桃红四物汤加减。四肢刺痛者可加地龙、丹参活血化瘀,黄芪益气养血;胸脘腹胀者加瓜蒌、枳壳行气导滞。

8. 脉络瘀阻证

临床表现:面色晦暗,消瘦乏力,胸中闷痛,肢体麻木或刺痛,夜间加重,唇紫,舌暗或有瘀斑,或舌下青筋紫暗怒张,苔薄白或少苔,脉弦或沉涩。

治法:活血通络。

代表方:血府逐瘀汤加减。胸闷痛甚者,加檀香、砂仁、薤白;肢痛甚,加全蝎、乌梢蛇搜风通络止痛。

9. 并发症

(1)疮痈

临床表现:疮疡痈疽,反复发作或日久难愈,甚则高热神昏,舌红苔黄,脉数。

治法:清热解毒。

代表方:五味消毒饮和黄芪六一散加减。神昏谵语者,加用安宫牛黄丸。

(2)白内障、雀目、耳聋

临床表现:初期视物模糊,渐至昏蒙,直至失明,或夜间不能视物,白昼基本正常,也可出现暴盲,或见耳鸣、耳聋,逐渐加重舌暗或有瘀斑,苔薄白或少苔,脉弦或沉涩。

治法:滋肝补肾,益精养血。

代表方:杞菊地黄丸、羊肝丸、磁朱丸加减。视物模糊者,加用石斛、蒺藜、青葙子、决明子。

(四)临证要点

本病早期多数起病隐匿,无"三多一少"典型症状,症状相对较轻,以肝郁脾虚证为主。生活节奏紧张、长期压力或焦虑致情志不舒,则肝气郁滞,气机不畅,脾失健运,治以疏肝调畅情志及调理气机升降,兼健脾化浊,增强机体调节气血津液的能力。

若本病早期得不到及时、恰当的治疗,则病程迁延,病势加重,致脏腑功能失调,津液代谢异常,痰湿阻滞、湿热内蕴或痰瘀互结,甚则耗气伤阴,出现阴虚燥热之象。多虚实夹杂,虚证以气阴两虚为主,治以益气养阴;实证以湿、痰、热、浊蕴结体内为主,可予调肝舒畅气机,启枢促进运化,兼清热利湿化痰,维持气血津液正常运行,排除诸浊。

本病后期,除津液代谢异常外,脏腑经络的气血功能失调,瘀血形成,在气阴两虚的基础上,阴损及阳,脾肾阳虚,同时体内痰、热、湿、瘀浊交缠,浊毒内生,致病情顽固或恶化,最终阴阳俱衰。此阶段仍以虚实夹杂为主,虚证以脾肾阳虚为主,治以温补脾肾,实证以痰瘀互结、兼阳虚浊毒、脉络损伤为主要证型,可予祛瘀化痰、化浊解毒。同时病情严重者合并有脑、心、肾的衰败,当以各脏腑论治为主。

六、预后

糖尿病是现代社会中发病率甚高的一种疾病,早期发现、坚持长期治疗、生活规律、饮食控制的患者,其预后通常较好。糖尿病并发症是影响病情、损伤患者劳动能力并危及患者生命的重要因素,故应高度重视,及早防治各种并发症,以改善患者的长期预后。

七、预防与调护

应在各级政府和卫生部门领导下,发动社会支持,共同参与糖尿病的预防、治疗、教育、保健计划。以自身保健和社区支持为主要内容,制订、实施和评价各种综合性方案。预防工作分为三级:一级预防是避免糖尿病的发生;二级预防是及早检出并有效治疗糖尿病,在已诊断的患者中预防糖尿病并发症的发生;三级预防是延缓糖尿病患者并发症的进展、降低致残率和病死率,改善患者的生存质量。提倡合理膳食,保持运动,防止肥胖。本病除药物治疗外,生活调摄同样具有十分重要的意义。在保证机体合理需要的情况下,应限制精制碳水化合物、油脂的摄入,忌食糖类,饮食宜以适量米、麦、杂粮,配以蔬菜、豆类、瘦肉、鸡蛋等,定时定量进餐。戒烟酒、浓茶及咖啡等。保持情志平和,制订并实施有规律的生活起居制度。

第三节 血 脂 异 常

血脂异常(dyslipidemia)通常指血清中胆固醇(cholesterol,CH)、甘油三酯(triglycerides,TG)、低密度脂蛋白胆固醇(LDL-C)水平升高,高密度脂蛋白胆固醇(HDL-C)水平降低。血脂异常可导致冠心病等动脉粥样硬化性心血管疾病(atherosclerotic cardiovascular disease,ASCVD)。血脂异常的防治对降低心血管病患率、提高生活质量具有重要意义。

本病可归属于中医学的"脂浊""血浊""痰浊""瘅浊"等范畴。

一、病因病理

(一)西医病因病理

1. 血脂、脂蛋白和载脂蛋白 血脂是血浆中的中性脂肪(CH和TG)和类脂(磷脂、糖脂、固醇、类固醇等)的总称。在人体内CH主要以游离CH和胆固醇酯的形式存在,TG由甘油分子中的3个羟基被脂肪酸酯化形成。血脂不溶于水,与载脂蛋白(apolipoprotein,Apo)结合形成脂蛋白被运输和利用。载脂蛋白是脂质转运的载体,参与脂代谢相关酶活性的调节及细胞膜受体的识别和结合。已发现有20多种载脂蛋白,与脂质代谢和动脉粥样硬化相关的临床重要载脂蛋白包括ApoB-100、ApoB-48、ApoA-Ⅰ、ApoC-Ⅱ、ApoC-Ⅲ、ApoE和Apo(a),Apo(a)与ApoB-100共价结合形成脂蛋白(a)。

血浆脂蛋白是由载脂蛋白和CH、TG、磷脂(PL)等组成的球形大分子复合物。血浆脂蛋白分为6类:乳糜微粒(CM)、极低密度脂蛋白(VLDL)、中间密度脂蛋白(IDL)、低密度脂蛋白(LDL)、高密度脂蛋白(HDL)及脂蛋白(a)[Lp(a)]。

脂蛋白的代谢途径主要有:①外源性代谢途径,即饮食摄入的CH和TG在小肠中合成CM及其代谢过程;②内源性代谢途径,即由肝脏合成的VLDL转变为IDL和LDL,及LDL被肝脏或其他器官代谢的过程;③CH逆转运途径,即HDL将CH从周围组织转运到肝脏进行代谢再循环。

2. 病因及发病机制　脂质来源、脂蛋白合成、代谢过程关键酶异常或降解过程受体通路异常障碍等,均可导致血脂异常。根据病因分为原发性血脂异常和继发性血脂异常。

原发性血脂异常是遗传与环境因素相互作用的结果。大部分原发性血脂异常存在单一或多个基因突变,而环境因素包括不良饮食习惯、运动不足、肥胖、年龄、吸烟及酗酒等。血脂异常多与肥胖症、高血压、冠心病、糖耐量异常或糖尿病等相伴发生,与胰岛素抵抗有关,是代谢综合征、糖脂代谢病的重要组分。血脂异常参与上述疾病的发病,与上述疾病有共同的遗传或环境发病基础。家族性脂蛋白异常血症由基因缺陷所致。LDL 受体基因的功能缺失型突变是家族性高 CH 血症的最常见病因。纯合子型家族性高胆固醇血症(homozygous familial hypercholesterolemia,HoFH)发病率为 1/30 万~1/16 万,杂合子型家族性高胆固醇血症(heterozygous familial hypercholesterolemia,HeFH)发病率为 1/500~1/200。家族性高 TG 血症由单一基因突变所致,表现为重度高 TG 血症(TG>11.3mmol/L),发病率为 1/100 万。

继发性血脂异常可由于甲状腺功能减退症、库欣综合征、肝肾疾病、系统性红斑狼疮、骨髓瘤、多囊卵巢综合征、过量饮酒等引起,上述疾病通过不同机制影响脂质或脂蛋白的合成、转运或代谢等环节。某些药物长期应用可引起继发性血脂异常,如噻嗪类利尿剂可引起血清总胆固醇(total cholersterol,TC)、TG、VLDL 及 LDL 升高,HDL 降低;非选择性 β 受体拮抗药可引起血清 TG、LDL-C 升高,HDL-C 降低。长期大量使用糖皮质激素可促进脂肪分解,引起血浆 TC 和 TG 水平升高。

(二)中医病因病机

中医学认为本病是由多种原因引起,常与饮食不节、情志失调、劳逸失度、禀赋不足或年老体衰等有关。

1. 饮食不节　嗜食肥甘厚腻,饮酒过度,导致脾胃受损、肝失疏泄,脾胃升清降浊失常,水谷精微运化和输布不及,聚湿生痰,痰湿内结,形成血浊,发为本病。

2. 情志失调　长期压力、焦虑,情志不舒,则肝气郁滞,气机不畅,肝气横逆乘脾,肝郁脾虚,脾虚湿蕴,痰浊中阻,阻遏气机,痰浊蕴久化热,形成湿热;肝气郁结,气不行血,气血津液运行不畅,气滞血瘀,湿、痰、热、瘀等诸浊互结血脉而致病。

3. 劳逸失度　劳欲过度,耗伤肝肾之阴,肝肾阴虚,肝阳偏亢,木旺克土,脾虚生湿,或过于安逸,《素问·宣明五气论》云"久卧伤气,久坐伤肉",气血运行缓慢,导致化津运湿无力,浊邪内阻而为病。

4. 禀赋不足或年老体衰　先天禀赋不足、久病或年老体衰,或脾病及肾,脾肾衰惫,阳虚气化不利,水湿内停,久则湿、痰、瘀聚而成浊,致缠绵难愈。

本病病位在肝、脾、肾,多为本虚标实。本虚指脏腑亏虚,标实指痰浊瘀血。其主要病机是肝脾肾亏虚,痰浊瘀血阻滞经脉,而致膏脂布化失常。病变日久化热成痹,湿、痰、瘀、热、毒等多种病理产物蕴结,后期导致多脏腑、经络等同病。

二、临床表现

血脂异常可见于不同年龄、性别的人群,明显血脂异常患者常有家族史。血脂水平随年龄增长而升高,至 50~60 岁达到高峰,其后趋于稳定或有所下降。中青年女性血脂水平低于男性,但绝经期后显著升高,常高于同龄男性。

1. 黄色瘤　黄色瘤是一种异常的局限性皮肤隆起,由脂质局部沉积引起,颜色可为黄色、橘黄色或棕红色,多呈结节、斑块或丘疹形状,质地柔软,最常见于眼睑周围。

2. 早发性角膜环和眼底改变　血脂异常患者可出现角膜环,位于角膜外缘呈灰白色或白色,由角膜脂质沉积所致,常发生于 40 岁以下。严重的高 TG 血症可出现视网膜脂血症眼底改变。

3. 动脉粥样硬化　脂质在血管内皮下沉积引起动脉粥样硬化,导致心脑血管和周围血管病变。某些家族性血脂异常可于青春期前发生冠心病,甚至心肌梗死。严重的高 CH 血症可出现游走性多关节炎。

4. 急性胰腺炎　严重的高 TG 血症(>11.3mmol/L)可引起急性胰腺炎。

三、实验室检查

血脂异常通过实验室检查进行诊断及分型。基本检测项目为血浆或血清 TC、TG、LDL-C 和 HDL-C,ApoA 与 ApoB 对预测心血管疾病有一定意义。为保证检测结果的稳定,受检者测定前 24 小时内避免剧烈运动,采血前一天 20 点后开始禁食(可少量饮水),次日 8~10 点采血。如血脂检测异常,应在 2 个月内再次复查(间隔需超过 1 周)。

四、诊断与鉴别诊断

(一)诊断

详细询问病史,包括饮食和生活习惯、引起继发性血脂异常的相关病史、引起血脂异常的用药史以及家族史。体格检查需注意有无黄色瘤、角膜环和脂血症眼底改变等。

血脂异常的诊断采用《中国成人血脂异常防治指南(2016 年修订版)》关于我国血脂合适水平及异常分层标准(表 1-7-2)。

表 1-7-2　血脂异常诊断及分层标准

	TC/ (mmol/L)	LDL-C/ (mmol/L)	HDL-C/ (mmol/L)	非-HDL-C/ (mmol/L)	TG/ (mmol/L)
理想水平		<2.6		<3.4	
合适范围	<5.2	<3.4		<4.1	<1.7
边缘升高	≥5.2且 <6.2	≥3.4且 <4.1		≥4.1且 <4.9	≥1.7且 <2.3
升高	≥6.2	≥4.1			≥2.3
降低			<1.0		

(二)筛查

早期检出血脂异常并对其血脂进行动态监测,是防治 ASCVD 的必要措施。建议 20~40 岁成人至少每 5 年检测血脂 1 次,40 岁以上男性和绝经期后女性至少每年检测血脂 1 次;ASCVD 及其高危人群,应每 3~6 个月检测血脂 1 次。首次发现血脂异常时应在 2~4 周内复查,若仍异常,即可确立诊断。

血脂筛查的重点人群:①有血脂异常、冠心病或动脉粥样硬化家族史,尤其是直系亲属中有早发冠心病或其他动脉粥样硬化病史;②有 ASCVD 病史;③有多项 ASCVD 危险因素(高血压、糖尿病、肥胖、过量饮酒以及吸烟史);④有皮肤或肌腱黄色瘤。

(三)鉴别诊断

根据 WHO 系统进行表型分类,并鉴别原发性血脂异常和继发性血脂异常。继发性血脂异常多存在原发病的临床表现和病理特征。对家族性脂蛋白异常血症可进行基因诊断。尤其要对下列疾病引起的继发性血脂异常进行鉴别:

1. 甲状腺功能减退症(甲减)　甲减患者常伴发血脂异常,多表现为单纯高胆固醇血症或混合型高脂血症。因甲状腺激素分泌减少导致 LDL-C 摄取减少、CH 合成增加和转化减少,TSH 增加促进 CH 和 TG 合成、抑制 CH 转化。甲减的诊断主要通过实验室检查进行,表现为血清 TSH 水平升高、甲状腺激素(T_3、T_4)水平降低。

2. 库欣综合征　本病引起的血脂异常多表现为混合型高脂血症。库欣综合征患者体内的糖皮质激素水平升高,导致脂肪动员和合成均增加,但其促进合成作用更强,导致脂肪总量增加。本病诊断主要根据典型症状和体征,如向心性肥胖、紫纹、毛发增多、性功能障碍等。实验室诊断包括血皮质类固醇升高并失去昼夜变化节律、尿 17-羟皮质类固醇排出量显著增高、小剂量地塞米松抑制试验不能被抑制。

3. 肾病综合征　高脂血症是肾病综合征临床特征之一,其特点是血脂和脂蛋白成分 TC、LDL-C、ApoB、ApoC2、ApoE、Lp(a)等均有不同程度升高,TG 和 VLDL 可能升高,HDL 正常或稍下降。肾病综合征的低白蛋白血症导致脂蛋白合成增加、分解减少。本病诊断主要根据大量尿蛋白(>3.5g/d)和低白蛋白血症(<30g/L)。

4. 系统性红斑狼疮(systemic lupus erythematosus,SLE)　SLE 引起的血脂异常与免疫炎症反应有关,因自身抗体与肝素结合,抑制脂蛋白酶活性,减慢 VLDL 清除。SLE 诊断主要根据:①临床表现:皮损,心、肝、肾等脏器损害;②自身抗体检查:抗核抗体(ANA)、抗双链脱氧核糖核酸(dsNDA)抗体、抗可溶性抗原(ENA)抗体等;③皮肤和肾脏组织病理学检查:皮肤狼疮带试验阳性和肾活检免疫荧光检查"满堂亮"肾小球现象。

五、治疗

(一)中西医结合治疗思路

对于血脂异常的治疗,应坚持长期综合治疗原则。强调以控制饮食、强化运动为基础,根据病情、危险因素、血脂水平决定是否或何时开始药物治疗。继发性血脂异常应积极治疗原发病。中医学认为,血脂异常的基本病理机制是本虚标实,辨证以虚实为纲,虚则气虚、阴虚、阳虚,实则血瘀、痰浊、气滞、寒凝、热毒;治疗需标本兼顾,补虚泻实。中医药干预血脂异常的措施有汤剂、中成药、针灸等,其在改善血脂异常症状及预防方面均可发挥积极作用。目前降脂的西药虽然较多,但有一定的局限性和不良反应,如停药后反弹、肝肾功能损伤等,应规律服药并监测其副作用。在用西药治疗血脂异常的同时,根据中医辨证加用中药或其他非药物治疗,可以减少西药用量,甚至可停用西药。

(二)西医治疗

继发性血脂异常应以治疗原发病为主,原发病得到控制或治愈,则继发的血脂代谢异常也会得到控制。原发性血脂异常的治疗措施应是综合性的,生活方式干预是首要的基本治疗措施,药物治疗需严格掌握指征,必要时考虑血浆净化疗法或外科治疗,基因治疗尚在探索之中。根据 ASCVD 危险程度决定干预措施是防治血脂异常的核心策略。LDL-C 升高是导致 ASCVD 发病的关键因素,应将降低 LDL-C 作为首要干预靶点。

1. 治疗性生活方式干预　血脂异常明显受饮食和生活方式影响,调节饮食、运动锻炼、减重、戒烟和改善生活方式是治疗血脂异常的基础措施。无论是否选择药物治疗,都必须坚持生活方式干预。

(1)饮食控制:根据患者血脂异常的程度、分型以及性别、年龄和劳动强度等制订食谱。减少总能量摄入,在满足每日必需营养和总能量的基础上,建议每日摄入胆固醇<300mg,脂肪摄入优先选择富含多不饱和脂肪酸食物,如深海鱼、鱼油、植物油,选择富含膳食纤维和低升糖指数的碳水化合物。

(2)增加运动:建议每天进行 30 分钟中等强度代谢运动,每周 5~7 天。ASCVD 患者应先进行运动负荷试验,充分评估其安全性后再进行身体活动。

（3）其他：戒烟、限盐、限制饮酒、禁烈性酒。

2. 药物治疗　目前降脂药有他汀类、依折麦布（ezetimibe）、普罗布考（probucol）、考来烯胺（cholestyramine）、贝特类、烟酸（nicotinic acid）、高纯度鱼油制剂等。

（1）他汀类：他汀类药物能够竞争性地抑制体内 CH 合成限速酶（HMG-CoA 还原酶）活性，减少 CH 合成，同时上调细胞表面 LDL 受体，加速 LDL 分解代谢，还可抑制 VLDL 合成。可显著降低血清 TC、LDL-C 和 ApoB，也在一定程度上降低 TG，并轻度升高 HDL-C。他汀类可降低冠心病死亡率和患者总死亡率，适用于高 CH 血症、混合型高脂血症和 ASCVD。目前国内临床常用的他汀和每天剂量范围：洛伐他汀（10～80mg）；辛伐他汀（5～40mg），普伐他汀（10～40mg）；氟伐他汀（10～40mg）；阿托伐他汀（10～80mg）；瑞舒伐他汀（10～20mg）。他汀建议每日服用 1 次，可在任何时间段，但晚上服用时 LDL-C 降幅稍有增加。取得预期疗效后应坚持长期服用。不良反应主要有：肝功能异常，肌痛、肌炎和横纹肌溶解，长期服用他汀类有增加新发糖尿病的危险。他汀类与其他调脂药（如贝特类、烟酸等）合用时可增加药物不良反应，联合应用时应小心；不宜与环孢素、雷公藤、环磷酰胺、大环内酯类抗生素以及吡咯类抗真菌药（如酮康唑）等合用。儿童、孕妇、哺乳期妇女和准备生育的妇女不宜服用。

（2）肠道胆固醇吸收抑制剂：依折麦布口服后被迅速吸收，结合成依折麦布-葡萄糖醛酸苷，作用于小肠细胞刷状缘，抑制胆固醇和植物固醇吸收。适应证为高胆固醇血症和以胆固醇升高为主的混合性高脂血症。依折麦布推荐剂量为 10mg/d。依折麦布的安全性和耐受性良好，其不良反应轻微且多为一过性，主要表现为头疼和消化道症状，与他汀联用也可发生转氨酶增高和肌痛等副作用，禁用于妊娠期和哺乳期。

（3）普罗布考：普罗布考（probucol）有高脂溶性，能通过结合到脂蛋白之中，抑制细胞对 LDL 的氧化修饰，从而影响脂蛋白代谢，使 LDL 通过非受体途径被清除。主要适用于高胆固醇血症，尤其是纯合子型家族性高胆固醇血症（HoFH）及黄色瘤患者，有减轻皮肤黄色瘤的作用。常用剂量为每次 0.5g，每天 2 次口服。常见不良反应为胃肠道反应；也可引起头晕、头痛、失眠、皮疹等；极为少见的严重不良反应为 QT 间期延长。室性心律失常、QT 间期延长、血钾过低者禁用。

（4）胆酸螯合剂：胆酸螯合剂属碱性阴离子交换树脂，在肠道内与胆汁酸不可逆结合，阻断胆汁酸的肠肝循环，促使胆汁酸随粪便排出，减少 CH 的重吸收。适用于高 CH 血症和以 TC 升高为主的混合型高脂血症。主要制剂及每天剂量范围：考来烯胺（4～16g）；考来替泊（5～20g）；考来维仑（1.875～4.375g）。与他汀类联用可明显提高调脂效果。常见不良反应为恶心、呕吐、腹胀、腹痛、便秘。可干扰其他药物的吸收，如叶酸、地高辛、贝特类、他汀类、抗生素、甲状腺素、脂溶性维生素等。异常 β 脂蛋白血症和血清 TG>4.5mmol/L 为绝对禁忌证。

（5）贝特类：贝特类药物通过激活过氧化物酶体增殖物激活受体 α（PPARα）和 LPL，降低血清 TG、升高 HDL-C 水平，促进 VLDL 和 TG 分解以及 CH 的逆向转运。适用于高 TG 血症和以 TG 升高为主的混合型高脂血症。临床常用主要制剂：非诺贝特（0.1g，每天 3 次；或微粒型 0.2g，每天 1 次）；苯扎贝特（0.2g，每天 3 次；或缓释型 0.4g，每晚 1 次）。吉非贝特和氯贝丁酯因副作用较大，临床上已很少应用。常见不良反应与他汀类药物类似。贝特类能增强抗凝药物作用，联合使用时需调整抗凝药物剂量。禁用于肝肾功能不良者以及儿童、孕妇和哺乳期妇女。

（6）烟酸类：烟酸（nicotinic acid）也称作维生素 B_3，属人体必需维生素。大剂量应用时具有降低 TC、LDL-C 和 TG 以及升高 HDL-C 的作用。其调脂作用与抑制脂肪组织中激素敏感脂酶活性、减少游离脂肪酸进入肝脏和降低 VLDL 分泌有关。主要用于治疗高甘油三酯血症和以甘油三酯升高为主的混合性高脂血症。常见不良反应包括面部潮红、瘙痒和胃肠道症状,偶见肝功能损害、高尿酸血症等。慢性活动性肝病、活动性消化道溃疡和痛风者禁用,糖尿病患者一般不宜使用。

(7)高纯度鱼油制剂:主要成分为 n-3 长链多不饱和脂肪酸,包括二十碳五烯酸(EPA)和二十二碳六烯酸(DHA)等,能降低 TG 和轻度升高 HDL-C,但对 TC 和 LDL-C 无影响。适用于高 TG 血症和以 TG 升高为主的混合型高脂血症。常用剂量为 0.5~1g,每天 3 次口服。不良反应少见。有出血倾向者禁用。

(8)新型调脂药物　米泊美生(mipomersen)是针对 ApoB mRNA 的反义寡核苷酸,通过抑制 ApoB 转录减少 VLDL 合成和分泌,单独或与其他调脂药物联用治疗 HoFH。微粒体 TG 转移蛋白抑制剂洛美他派(lomitapide)用于治疗 HoFH。注射型前蛋白转化酶枯草溶菌素 9(PCSK9)抑制剂是通过抑制 PCSK9 阻止 LDL 受体降解,从而降低血清 LDL-C,国内上市的品种有依洛尤单抗、阿利西尤单抗等,均为皮下注射,依洛尤单抗给药剂量 140mg/次,每 2 周 1 次或 420mg/次,每月 1 次;阿利西尤单抗 75mg/次或 150mg/次,每 2 周 1 次。

3. 其他治疗措施　脂蛋白血浆置换是 FH(尤其是 HoFH)的重要辅助治疗措施,可使 LDL-C 降低。该治疗价格昂贵,有创且存在感染风险。对极严重的高胆固醇血症,如 HoFH 或对药物无法耐受的严重高胆固醇患者,可以考虑手术治疗,包括部分回肠末端切除术、门腔静脉分流术和肝脏移植术等。

调脂治疗一般是长期的,甚至是终身的,不同个体对同一治疗措施或药物的疗效和副作用差异很大,应严密监测血脂水平及其他相关指标。非药物治疗者,开始 3~6 个月应复查血脂,如达标则继续非药物治疗,仍需每 6~12 个月复查 1 次。首次服用调脂药物者,应于用药 6 周内复查血脂、转氨酶和肌酸激酶;如血脂达标且无不良反应,逐步减为每 6~12 个月复查 1 次;如血脂未达标且无不良反应,每 3 个月复查 1 次。如治疗 3~6 个月血脂仍未达标,应调整药物剂量或种类,或联合应用不同机制的调脂药物。每次调整药物种类或剂量均需在 6 周内复查血脂、转氨酶和肌酸激酶。

(三)中医治疗

1. 肝郁脾虚证

临床表现:情志抑郁或急躁易怒,胸胁胀满,腹胀纳呆,善太息,口干,纳呆,便溏不爽,月经不调,舌苔白,脉弦细。

治法:疏肝解郁,健脾和胃。

代表方:逍遥散加减。大便稀溏者,加党参、白豆蔻等健脾化湿;胸胁胀痛者,加佛手、枳壳、青皮、郁金、川楝子等以理气化瘀止痛;腹痛腹泻者加防风等疏肝理脾,燥湿止痛;心烦易怒加牡丹皮、炒栀子等清肝泄热。

2. 痰浊中阻证

临床表现:形体肥胖,胸脘痞满,腹胀纳呆,呕恶痰涎,头晕目眩,肢体沉重,大便稀溏,舌胖,边有齿痕,苔厚或腻,脉滑。

治法:化痰降浊。

代表方:导痰汤加减。头晕者加钩藤、天麻、白术等祛湿通络;痰湿重者可加白术、泽泻、白豆蔻、石菖蒲等健脾化痰利湿。

3. 胃热滞脾证

临床表现:多食,消谷善饥,体胖壮实,脘腹胀满,面色红润,口干口苦,心烦头晕,小便黄,舌红,苔黄腻,脉弦滑。

治法:清胃泄热。

代表方:保和丸合小承气汤加减。胃热腹胀甚者,加石膏、枳壳等清热理气;口苦重者加柴胡、黄芩、茵陈、佩兰等清肝化湿;大便秘结者,加黄芩、黄连、知母等清热通便。

4. 气滞血瘀证

临床表现:胸胁或脘腹胀闷,或有走窜疼痛,甚或刺痛拒按,急躁易怒,月经经行不畅,经色紫暗或夹血块,痛经或闭经,舌紫暗或见瘀斑,舌下脉络瘀暗,脉弦或涩。

治法:活血祛瘀,行气止痛。

代表方:血府逐瘀汤合失笑散加减。胸痛甚者,加乳香、没药、沉香等行气止痛;急躁易怒者,加佛手、牡丹皮、黄芩、栀子等疏肝清热;痛经、经少闭经者,加泽兰、莪术等活血化瘀。

5. 肝肾阴虚证

临床表现:头晕目眩,两目干涩,耳鸣健忘,咽干口燥,五心烦热,颧红,盗汗,胸胁隐痛,腰膝酸软,失眠多梦,舌红少苔,脉细数。

治法:滋养肝肾。

代表方:杞菊地黄丸加减。失眠多梦者,加酸枣仁、远志、柏子仁等滋阴安神;阴虚内热甚者,加知母、黄柏、生地黄等滋阴降火;伤津口干者,加石斛、麦冬、玄参等滋阴润燥;头晕目眩者,加生龙骨、生牡蛎、生代赭石等补益肝肾、镇肝潜阳。

6. 脾肾阳虚证

临床表现:畏寒肢冷,腰膝酸软,面色㿠白,耳鸣眼花,腹胀纳呆,大便稀溏,或完谷不化,舌淡胖,苔白滑,脉沉细。

治法:温补脾肾。

代表方:附子理中汤加减。畏寒肢冷、腰膝冷痛重者,加补骨脂、仙茅、淫羊藿、巴戟天等温阳散寒;腹胀便溏者,加厚朴、陈皮、莱菔子、苍术等健脾除湿;久泻久利者,加补骨脂、山茱萸、五味子、肉豆蔻等补肾涩肠。

(四)临证要点

本病多本虚标实,肝、脾、肾虚损为本,湿、痰、瘀、热诸浊为标,肝、脾、肾三脏失调,致津液水道代谢失常,进而酿生痰瘀湿浊。若痰浊滞于心脉,则易致胸痹心痛,若痰浊溢于四肢,则易致人肥胖。治疗上标本兼顾,多从调理肝、脾、肾三脏功能入手。通过疏肝,调畅气机,五脏安和;通过健脾,脾升胃降,运化水湿;通过补肾,蒸腾气化,升清降浊,进而增强脏腑功能,改善脂质代谢,通过理气、化痰、祛湿、行气、化瘀、清热以消脂,兼以泄浊,促进排泄,以达到有效降脂作用。

六、预后

经积极的综合治疗,本病预后良好。有效控制血脂异常,可降低心肌梗死、缺血性卒中或冠心病死亡等心血管病临床事件发生风险,对我国 ASCVD 防控具有重要意义。

七、预防与调护

血脂异常的预防措施主要包括普及健康教育,提倡均衡饮食,增加体力活动及体育运动,预防肥胖,避免不良生活习惯,并与肥胖症、糖尿病、心血管疾病等慢性病防治工作的宣教相结合。除上述中、西医治疗外,还可以加用针灸、推拿等疗法,辅以心理调护等,综合控制糖脂代谢病的发生与发展。

第四节 肥 胖 症

肥胖(obesity)是指机体总脂肪含量过多和/或局部脂肪含量增多及分布异常,是由遗传和环境等因素共同作用而导致的慢性代谢性疾病。按病因的不同可分为原发性肥胖和继发性肥胖两大类。原发性肥胖又称单纯肥胖症,指单纯由遗传及生活行为因素造成的肥胖。继发性肥胖约占肥胖的 1%,是由于神经内分泌疾病(甲状腺功能减退症、多囊卵巢综合征、库欣综合征等)或口服药物(激素、抗抑郁药、抗精神病药等)造成的,继发性肥胖不在本章节讨论范畴。

本病在中医学里属于"痰证""痰湿""膏人""脂人""肥人""肥满"等范畴。

一、病因病理

(一)西医病因病理

1. 病因及发病机制 肥胖的病因十分复杂。现代医学普遍认为遗传和环境的共同作用是肥胖的主要病因。40%~70% 的肥胖与基因遗传相关,许多肥胖患者携带肥胖易感基因。近年来,通过全基因组学分析,确定了 227 种与肥胖体重指数、腰围、腰臀比相关的单核苷酸多态性(single nucleotide polymorphism,SNP),包括 POMC 基因、MC4R 基因、BDNF 基因、SH2B1 基因等。而成人阶段的体质量增加多与环境因素和生活方式有着较大的关系,过度热量摄入、饮食结构不均衡、运动减少及各种原因导致的胰岛素抵抗是成年时期肥胖发生的主要原因之一。近年来,肠道微生物群稳态的破坏、免疫因素、炎症状态等在肥胖发病机制中扮演的角色日益受到重视。值得注意的是,肥胖常常伴随着血糖、血脂、血压等代谢指标的异常。但在肥胖人群中存在一类特殊的肥胖类型,即代谢健康型肥胖(metabolically healthy obesity,MHO)与代谢不健康型肥胖(metabolically unhealthy obesity,MUO)。MHO 被认为具有相对有利的代谢状态和较低发生心血管事件的风险。

2. 病理 肥胖的核心环节在于脂肪细胞的过度增殖,结果便是脂肪细胞体积增大和数量的增多:①脂肪细胞的数量和体积决定脂肪细胞功能,大脂肪细胞内甘油三酯含量高,脂滴大,因此细胞体积大,相对于小脂肪细胞对胰岛素敏感性更低;②人体脂肪细胞过度增殖,细胞内脂质沉积,聚集在内脏表现为腹型肥胖,内脏脂肪通过快速脂代谢导致高浓度的游离脂肪酸(free fatty acid,FFA)流入肝脏,刺激糖异生,增加甘油三酯(triglycerides,TG)合成而抑制胰岛素的清除作用,最终导致脂毒性、高血糖和高胰岛素血症等;③脂肪组织还具有内分泌功能,研究表明脂肪组织不仅是贮存能量的"仓库",而且是一个代谢活跃的内分泌"器官",脂肪细胞分化异常,内脏脂肪聚集,分泌大量激素(如瘦素、脂联素等)和脂肪细胞炎症因子[如 TNF-α、IL-6、超敏 C 反应蛋白(hs-CRP)、纤维蛋白原(fibrinogen)、纤溶酶原激活抑制剂-1(PAI-1)等],引起系统器官细胞的多环节代谢紊乱,造成慢性炎症状态。

(二)中医病因病机

中医认为,肥胖是由于情志所伤、过食肥甘、缺乏运动、年老体弱、禀赋不足等多种原因所致。

1. 情志所伤 七情内伤,肝失疏泄,脏腑气机失调,水谷运化失司,水湿内停,痰湿聚积,形成肥胖。

2. 饮食不节 暴饮暴食之人,常胃热偏盛,腐化水谷功能亢盛。大量摄入肥甘厚味,久则致脾之运化功能受损,过量水谷不能化为精微,遂变生膏脂,随郁气之流窜而停于筋膜腔隙,形成肥胖。

3. 劳逸失调 《素问·宣明五气》曰:"久卧伤气,久坐伤肉。"伤气则气虚,伤肉则脾虚,脾气虚弱,运化失司,水谷精微不能输布,水湿内停,形成肥胖。

4. 年老体弱 肥胖的发生与年龄有关。中年以后,人体的生理功能由盛转衰,脾的运化功能减退,又过食肥甘,运化不及,聚湿生痰,痰湿壅结;或肾阳虚衰,不能化气行水,酿生水湿痰浊,故而肥胖。

5. 禀赋不足　先天禀赋不足,脾肾两虚,水湿不运,停于体内,聚而成为痰湿,蕴于肌肤,则导致肥胖。

肥胖的基本病机为胃强脾弱,酿生痰湿,致气郁、血瘀、内热壅塞。阳明热盛,胃强者易化热,胃热消灼,使水谷腐熟过旺。脾为太阴之土,易受湿阻,乃生痰之源。胃纳太过,壅滞脾运,损伤脾阳,酿生痰湿。痰湿阻滞气机而致气郁,痰湿、气郁均可壅郁生热,而痰阻、气郁、内热均可形成瘀血。

病位主要在脾与肌肉,与肝、肾、心、肺的功能失调有关。本病为本虚标实之候。本虚多为脾肾气虚,或兼心肺气虚;标实为胃热、肝郁,痰湿常与气郁、瘀血、水湿相兼为病,故痰瘀互结、痰气交阻、痰饮水肿者常见。

二、临床表现

(一)症状及体征

肥胖症可见于任何年龄、性别。多有进食过多和/或运动不足病史。常有肥胖家族史。轻度肥胖症多无症状,仅表现为体重增加、腰围增加、体脂百分比增加超过诊断标准。中至重度肥胖症可引起胸闷、气急、便秘、腹胀、关节痛、肌肉酸痛、易疲劳、体力活动减少以及焦虑、抑郁等。

(二)并发症

肥胖是多种疾病的基础疾病,常见的并发症有血脂异常、脂肪肝、高血压、冠心病、糖耐量异常或糖尿病等。肥胖症还可伴随或并发阻塞性睡眠呼吸暂停综合征、胆囊疾病、高尿酸血症、痛风、骨质疏松和骨关节病、动脉粥样硬化、静脉血栓、生育功能受损(女性出现多囊卵巢综合征,男性出现勃起功能障碍),以及某些肿瘤(女性乳腺癌、子宫内膜癌,男性前列腺癌、结肠和直肠癌等)发病率增高等,且麻醉或手术并发症增多。严重肥胖症患者可出现自卑、抑郁等精神问题,社会适应不良。

三、实验室及其他检查

1. 一般检查　包括体重、身高、腰围、臀围、血压等。
2. 人体成分分析　生物电阻抗法测量人体脂肪的含量(体脂率)。
3. 内脏脂肪面积测定　通过 CT 或 MRI,选取第 4 腰椎与第 5 腰椎间层面图像,测量内脏脂肪面积含量。
4. 代谢指标检测　代谢指标检测包括血脂、空腹血糖、餐后 2 小时血糖、胰岛素、C 肽、糖化血红蛋白、游离脂肪酸、血尿酸等。肥胖患者尤其是中心性肥胖患者常常合并脂肪肝,肝脏超声弹性成像、肝脏磁共振波谱成像(magnetic resonance spectroscopy,MRS)等检查可定量计算肝脏脂肪含量,为了解肥胖患者肝脏脂质沉积情况及治疗前后对比提供精准数据。

四、诊断与鉴别诊断

(一)诊断

详细询问病史,包括个人饮食、生活习惯、体力活动、病程、家族史、引起肥胖的药物应用史、有无心理障碍等,引起继发性肥胖疾病史如皮质醇增多症、甲状腺功能减退症等。并发症和伴发病须进行相应检查,如糖尿病或糖耐量异常、血脂异常、高血压、冠心病、痛风、胆石症、阻塞性睡眠呼吸暂停综合征等。

肥胖程度评估最常采用人体测量学指标(体重指数、腰围等)。目前尚无关于肥胖症的统一诊断标准,可供参考评估指标包括测量身体肥胖程度、体脂总量和脂肪分布,其中后者对预测心血管危险性更为准确。

1. 体重指数(body mass index,BMI)　测量身体肥胖程度,BMI(kg/m^2)=体重(kg)/[身高(m)]^2。BMI 18.5~23.9 为正常,24.0~27.9 为超重,≥28.0 为肥胖。BMI 不能准确地描述体内脂肪的分布情况以及区分脂肪和肌肉的含量,肌肉发达的人往往容易被误判。

2. 理想体重(ideal body weight,IBW)　IBW(kg)=身高(cm)-105 或 IBW(kg)=[身高(cm)-100]×0.9(男性)或×0.85(女性)。理想体重±10% 为正常,超过理想体重 10.0%~19.9% 为超重,超过理想体重 20.0% 为肥胖。

3. 腰围　受试者取站立位,测量髂嵴与腋中线肋弓下缘连线中点水平周长。男性腰围≥90cm、女性腰围≥85cm 作为中心性肥胖的切点。腰围是衡量脂肪在腹部蓄积(即中心性肥胖)程度的简单、常用指标,是 WHO 推荐的用于评价中心型肥胖的首选指标,与 CT 测量的内脏脂肪含量有显著相关性。

4. 腰/臀比(waist/hip ratio,WHR)　臀围测量环绕臀部的骨盆最突出点的周长。WHO建议 WHR 男性>0.9,女性>0.85 诊断为中心性肥胖。但腰/臀比相近的个体体重可以相差很大,该指标和腹部内脏脂肪堆积的相关性低于腰围。

5. CT 或 MRI　计算皮下脂肪厚度或内脏脂肪量,是评估体内脂肪分布最准确的方法,但不作为常规检查。

6. 其他方法　身体密度测量法、生物电阻抗测定法、双能 X 射线吸收法(DEXA)测定体脂总量等。

(二)鉴别诊断

根据原发病的临床表现和实验室检查特点进行鉴别诊断。药物引起的继发性肥胖有服用抗精神病药、糖皮质激素等用药史。

1. 库欣综合征　表现为向心性肥胖,常伴有满月脸、水牛背,内脏脂肪明显增加而四肢相对较瘦,血皮质醇增高等。

2. 下丘脑性肥胖　脂肪分布以面、颈部及躯干部显著,皮肤细嫩,手指尖细,常伴有智力减退、性腺发育不良、尿崩症、甲状腺及肾上腺皮质功能不全等,头颅 CT 或 MRI 及内分泌功能测定有助于明确诊断。

3. 原发性甲状腺功能减退症　常伴基础代谢率明显降低,体重增加多为中度,多有黏液性水肿。甲状腺功能测定可鉴别。

4. 多囊卵巢综合征　除肥胖外,常有多毛,毛发呈男性化分布,痤疮,月经稀少或闭经。B 超可见多囊卵巢,实验室检查有黄体生成素(LH)/促卵泡激素(FSH)>3。

5. Laurence-Moon-Biedl 综合征　常染色体隐性遗传病,婴儿期出现症状和体征,肥胖、智力低下、视网膜色素变性、多指(趾)或并指(趾)畸形、生殖器发育不良。

6. Prader-Willi 综合征　由染色体 15q11.2-q12 缺失所致。主要表现为生长发育迟缓,身材矮小,手足小,智力低下,双额径窄,杏仁样眼睛,外眼角上斜,斜视。上唇薄,齿列异常,小下颌,耳畸形,性腺发育不良等;婴儿期喂养困难,语言发育差;儿童期因食欲旺盛和嗜睡导致肥胖。

五、治疗

(一)中西医结合治疗思路

肥胖治疗的主要环节是减少热量摄取及增加热量消耗,需采取终身性的综合措施,反对饥饿疗法。首先要加强对肥胖症危害性及其防治策略的宣教,提倡建立科学的饮食习惯和生活方式,减少热量和脂肪的摄入,加强体育运动,预防肥胖的发生。原发性肥胖症在治疗上必须强调以行为、饮食治疗为主,药物治疗为辅的综合治疗措施,坚持长期控制体重,避免各种肥胖相关疾病的发生和发展。继发性肥胖症应针对病因进行治疗,并针对各种并发症及伴随病给予相应处理。

西医医学营养治疗的要求是减少食物总能量的摄入,减少总摄食量,平衡膳食,使体重逐渐减轻至正常水平。当治疗性生活方式改变不能奏效时,可以选择中医药手段(针灸、艾灸、埋线、推拿、中药方剂等)、西医(口服药、注射剂),或中西医结合优势互补、扬长避短。服药时不可停止其他综合减肥措施。中医药治疗当以补虚泻实为原则。补虚常健脾益气,泻实常祛湿化痰,结合行气、利水、消肿、通腑、化瘀等法,以祛除体内病理性痰浊、水湿、瘀血、膏脂等。其中祛湿化痰法是治疗本病最常用的方法,贯穿本病的始终。中西医结合治疗,可提高减肥的疗效,并减轻西药所致胃肠道的不良反应及其他副作用。

(二)西医治疗

1. 医学营养治疗　营养治疗是肥胖的最基本治疗方法。对于轻度和中度肥胖可以取得一定疗效。营养治疗主要是限制患者摄入的热量,使摄入热量小于消耗。关键是限制糖和脂肪的摄入量,同时供给充足的营养素,如必需氨基酸、维生素、矿物质等。尤其应注意足量蛋白质供给,以减少减重造成的蛋白质丢失。

首先要确定合适的热量摄入(表1-7-3),每日所需总热量=理想体重(kg)×每千克体重所需热量(kcal/kg)。

表1-7-3　成人每日热量供给量表

单位:kcal/kg

体型	卧床	轻体力劳动	中体力劳动	重体力劳动
消瘦	20~25	35	40	40~45
正常	15~20	30	35	40
超重或肥胖	15	20~25	30	35

其次,需确定适当的营养素分配比例,分配原则是蛋白质占总热量的15%~20%,脂肪占<30%,碳水化合物占50%~55%。蛋白质应以优质蛋白为主(≥50%),如蛋、奶、肉、鱼及大豆蛋白质;摄入足够新鲜蔬菜(400~500g/d)和水果(100~200g/d);避免油煎食品、方便食品、快餐、巧克力和零食等;适当增加膳食纤维、非吸收食物及无热量液体以满足饱腹感。

常用的减重膳食主要包括限制热量平衡膳食(calorie restrict diet,CRD)、低热量膳食(low calorie diet,LCD)、极低热量膳食(very-low calorie diet,VLCD)、高蛋白质膳食(high protein diet,HPD)及轻断食膳食(intermittent fasting)等。

限制热量平衡膳食是在限制能量摄入的同时保证基本营养需求,结构应具有合理的营养素分配比例。CRD有3种方法:①在目标摄入量基础上按一定比例递减(减少30%~50%);②在目标摄入量基础上每日减少500kcal;③每日热量供给1 000~1 500kcal。该方法适用于所有需要控制体重者。低热量膳食也称作限制热量饮食,在满足蛋白质、维生素、矿物质、膳食纤维和水的基础上,适量减少脂肪和碳水化合物的摄入,成人每日摄入热量不低于1 000kcal。极低热量膳食指每日摄入400~800kcal热量,主要来自蛋白质,脂肪和碳水化合物摄入受到严格限制。该方法不适合妊娠期和哺乳期妇女及生长发育期的青少年。

高蛋白质膳食,每日蛋白质摄入量占总热量的20%~30%或1.5~2.0g/kg。该方法有助于改善单纯性肥胖伴血脂异常,适用于单纯性肥胖患者。

轻断食膳食指 1 周内 5 天正常饮食,其他 2 天(非连续)摄取平日热量的 1/4(女性 500kcal/d,男性 600kcal/d)的饮食模式,也称间歇式断食 5:2 模式。该方法适用于伴有糖尿病、高脂血症、高血压的肥胖患者,不适用于存在低血糖风险、低血压和体质弱的患者,长期使用可能导致营养不良或酮症。

2. 体力活动和体育运动　体力活动、体育运动与医学营养治疗相结合并长期坚持,可以预防肥胖或使肥胖患者体重减轻。需进行教育并给予指导,运动方式和运动量应适合患者具体情况,注意循序渐进,有心血管并发症和肺功能异常的患者必须更为慎重,根据实际情况制订个体化运动处方。

3. 药物治疗　药物减重的适应证为:①食欲旺盛,餐前饥饿难忍,每餐进食量较多;②合并高血糖、高血压、血脂异常和脂肪肝;③合并负重关节疼痛;④肥胖引起呼吸困难或有阻塞性睡眠呼吸暂停综合征;⑤BMI ≥ 24kg/m² ,有上述并发症情况,或 BMI ≥ 28kg/m² 不论是否有并发症,经过 3~6 个月单纯控制饮食和增加活动量处理仍不能减重 5% ,甚至体重仍有上升趋势者,可考虑用药物辅助治疗。下列情况不宜应用减重药物:①儿童;②孕妇、哺乳期妇女;③对该类药物不良反应者;④正在服用其他选择性血清素再摄取抑制剂。

(1) 肠道脂肪酶抑制剂:奥利司他(orlistat)是胃肠道胰脂肪酶、胃脂肪酶抑制剂,可减少脂肪的吸收。治疗早期有轻度消化系统副作用如肠胃胀气、大便次数增多和脂肪便等,也可影响脂溶性维生素吸收,引起严重肝损害等。推荐剂量为 120mg,每天 3 次随餐服用。

(2) 兼有减重作用的降糖药物:二甲双胍促进组织摄取葡萄糖和增加胰岛素的敏感性,有一定的减重作用,但尚未获批用于肥胖症的治疗,对伴有糖尿病和多囊卵巢综合征的患者有效。其不良反应主要是胃肠道反应,乳酸性酸中毒较少见。GLP-1 受体激动剂如利拉鲁肽(liraglutide)可通过抑制食欲、减少胃排空、促进白色脂肪棕色化从而发挥减重作用。

4. 外科治疗　外科治疗的方法有吸脂术、切脂术和各种减少食物吸收的手术,后者包括胃转流术、空肠回肠分流术、垂直袖状胃切除术、胃束带术与胃囊术等,仅用于重度肥胖、减重失败而又有严重并发症患者。外科治疗显著降低严重肥胖患者的心血管死亡率和全因死亡率。但外科治疗可引起营养不良、贫血、消化道狭窄等,需严格把握适应证。

手术适应证:①出现与单纯脂肪过剩相关的疾病,如 2 型糖尿病、心血管疾病、脂肪肝、脂代谢紊乱、阻塞性睡眠呼吸暂停综合征等。②腰围男性 ≥ 90cm,女性 ≥ 80cm。③连续 5 年以上体重稳定增加,BMI ≥ 32。④年龄 16~65 岁。⑤经非手术治疗疗效不佳或不能耐受者。⑥无酒精或药物依赖性,无严重的精神障碍、智力障碍。⑦充分知情同意,能积极配合术后随访。有上述①~③之一者,同时具备④~⑦情况的,可考虑行外科手术治疗。

(三)中医治疗

1. 胃热火郁证

临床表现:肥胖多食,消谷善饥,面色红润,心烦头昏,口干口苦,脘腹胀满,或胃脘灼痛,嘈杂,得食则缓。舌红苔黄,脉数。

治法:清胃泻火,消食导滞。

代表方:白虎汤合小承气汤加减。消谷善饥、口苦、嘈杂者,加黄连;口干多饮者,加天花粉、葛根;热盛耗气,疲乏无力者,加太子参,甚者可用西洋参。

2. 痰湿内盛证

临床表现:形盛体胖,身体重着,肢体困倦,胸膈痞满,或伴头晕,口干而不欲饮,大便黏滞不爽,嗜食肥甘醇酒,喜卧懒动。舌质淡胖或大,苔白腻或白滑,脉滑。

治法:化痰利湿,理气消脂。

代表方:导痰汤合四苓散加减。湿邪偏盛者加苍术、赤小豆、薏苡仁、车前子;痰湿化热致心烦少寐、纳少便秘、舌红苔黄、脉滑数者,加竹茹、浙贝母、黄芩、黄连、瓜蒌仁;痰瘀交阻,舌暗或有瘀斑者,加当归、赤芍、川芎、桃仁、丹参、泽兰等。

3. 气郁血瘀证

临床表现:形体肥胖,身重懒动,喜太息,胸闷胁满,面晦唇暗,肢端色泽不鲜,甚或青紫,可伴便干,失眠,男子性欲下降,甚或阳痿,女子月经不调、量少甚或经闭,经血色暗或有血块。舌质暗或有瘀斑瘀点,舌苔薄,脉弦或涩。

治法:理气解郁,活血化瘀。

代表方:血府逐瘀汤加减。化热苔偏黄者,可加栀子、知母;兼有便干难排者,加三棱、莪术、大黄;兼失眠者,加夜交藤、合欢皮;阳痿者,加水蛭、淫羊藿;月经稀少者,加月季花、泽兰、益母草。

4. 脾虚不运证

临床表现:肥胖臃肿,身体困重,神疲乏力,胸闷脘胀,四肢轻度浮肿,晨轻暮重,劳累后明显,饮食如常或偏少,既往多有暴饮暴食史,小便不利,便溏或便秘。舌淡胖,边有齿印,苔薄白或白腻,脉濡细。

治法:健脾益气,渗利水湿。

代表方:参苓白术散合防己黄芪汤加减。身体困重明显者,加藿香、佩兰、荷叶;浮肿明显者,加大腹皮、桑白皮、木瓜,或合五皮饮;兼脘腹痞闷者,加枳实、厚朴、木香、大腹皮。

5. 脾肾阳虚证

临床表现:形体肥胖,颜面浮肿,神疲嗜卧,气短乏力,腹胀便溏,自汗气喘,动则更甚,畏寒肢冷,下肢浮肿,尿昼少夜频。舌淡胖,苔薄白,脉沉细。

治法:补益脾肾,温阳利水。

方药:真武汤合苓桂术甘汤加减。嗜热食而恶冷饮者,加炮姜;气虚明显,乏力困倦者,加人参、黄芪;兼肢厥者,加干姜;尿少浮肿者,加泽泻、猪苓、大腹皮。

（四）临证要点

本病年轻体壮者以实证为主,多数中老年肥胖患者以虚证为主。补虚泻实是本病治疗的基本原则。虚则补之,多用健脾益气法;若脾病及肾,则结合益气补肾法。实则泻之,常用清胃降浊或祛湿化痰法,并结合消导通腑、行气利水、理气化痰或痰瘀同治等法,以消除膏脂、痰浊、水湿、血瘀及郁热。虚实夹杂者,当补虚、泻实并举。无论痰湿内盛证还是气滞血瘀证病延日久,均可转化为痰瘀互结证,治疗当以活血化瘀、祛瘀通络法为主,可用导痰汤合血府逐瘀汤,或栝楼薤白半夏汤合桃红四物汤加减。

本病需采取终身综合防治措施,提倡健康的生活及饮食方式,减少脂肪及热量的摄入,尤其注重减少晚餐进食过多热量,加强锻炼,并及时疏导不良情绪,保持心情舒畅,注重早期预防。治疗上强调以饮食、生活习惯调理为关键,药物治疗为辅的原则,终身治疗,并注意预防与肥胖相关疾病的发生及发展。

六、预后

轻度肥胖的预后较好。长期中、重度肥胖伴见或继发糖尿病、高血压、动脉粥样硬化、心脑血管等疾病时,预后较差,严重时可危及生命。

七、预防与调护

肥胖症的发生与遗传及环境有关,环境因素的可变性为预防肥胖提供了可能性。应做好宣传教育工作,鼓励人们采取健康的生活方式,宜低糖、低脂、低盐饮食,提倡粗纤维饮食,适当补充蛋白质和维生素等必要的营养物质。临床可针对病情,配合药膳疗法。根据个体情况,进行适当运动,循序渐进,持之以恒。尽可能使体重维持在正常范围内。应早期发现有肥胖趋势的个体,并对高危人群进行个性化指导。预防肥胖应从儿童时期开始,尤其是加强对青少年的健康教育。

第五节 高尿酸血症

高尿酸血症(hyperuricemia,HUA)是由尿酸盐生成过量和/或肾脏尿酸排泄减少,或两者共同存在而引起的代谢性疾病。尿酸(uric acid)为嘌呤代谢的终产物,主要由细胞代谢分解的核酸和其他嘌呤类化合物以及食物中的嘌呤经酶的作用分解而产生。体内37℃时尿酸的饱和浓度约为420μmol/L(7mg/dl),超过此浓度,尿酸盐形成结晶沉积在多种组织,包括肾脏、关节滑膜,引起组织损伤。血清尿酸浓度在儿童期,男女无差别,性成熟后男性高于女性约1mg/dl,至女性绝经期后两者又趋接近。正常嘌呤饮食状态下,非同日2次空腹血尿酸水平,男性及绝经期女性>7mg/dl(420μmol/L),非绝经期女性>6mg/dl(360μmol/L)为高尿酸血症。

HUA在临床上分为原发性和继发性两类:原发性HUA与先天性嘌呤代谢异常相关,常与肥胖、糖脂代谢紊乱、高血压、动脉硬化和冠心病等聚集发生有关,是引起冠心病、高血压、糖尿病和慢性肾脏病的独立危险因素;继发性HUA由其他疾病、药物、膳食产品或毒素引起的尿酸盐生成过量或肾脏清除减少所致。当尿酸盐形成沉积在不同组织部位引起损伤,可表现为痛风性关节炎、痛风肾或痛风石等。

中医学中并无高尿酸血症之病名,部分高尿酸血症患者可发展为痛风,属中医学"痹证""痛风""白虎历节"范畴;以尿路结石、肾结石为主要表现时,属"淋病""腰痛"范畴;以肾功能不全为主要表现时,属"腰痛""水肿""癃闭""关格"范畴。

一、病因病理

(一)西医病因病理

1. 病因及发病机制 高尿酸血症与代谢、炎性反应、免疫与基因等有关。根据尿酸形成的病理生理机制,将高尿酸血症分为尿酸生成增多和尿酸排泄减少两大类,有时两者并存。尿酸生成与饮食和嘌呤代谢有关,食物引起的尿酸增多与食物中的嘌呤含量成比例,富含嘌呤的食物主要包括动物肝脏、肾脏等。而机体内源性嘌呤的产生也能引起尿酸的升高,尿酸酶基因失活、尿酸合成过程中关键酶的基因缺陷及尿酸转运关键离子通道的基因缺陷均会导致尿酸生成过多。尿酸排泄减少多与肾脏处理尿酸的功能缺陷有关,如肾小球的滤过减少、肾小管泌出减少以及尿酸盐结晶的沉淀均可导致尿酸排泄障碍从而引起高尿酸血症。此外,酒精既可以增加尿酸的产生,又降低了尿酸的排泄。过量饮酒可以增加肝脏ATP分解,促进尿酸形成并阻断尿酸通过肾小管分泌到尿液中,从而引起高尿酸血症。某些酒精饮料中嘌呤含量增高(例如啤酒)也是引起高尿酸的因素之一。

嘌呤合成和代谢与尿酸形成途径见图1-7-1。

2. 病理 当血尿酸超过饱和浓度420μmol/L(7mg/dl),尿酸盐晶体析出可直接沉积于关节及周围软组织、肾小管和血管等部位,趋化中性粒细胞、巨噬细胞与晶体相互作用后释放致炎症因子(IL-1β、IL-6等)以及金属蛋白酶9、水解酶等,引起关节、软骨、骨质、肾脏以及

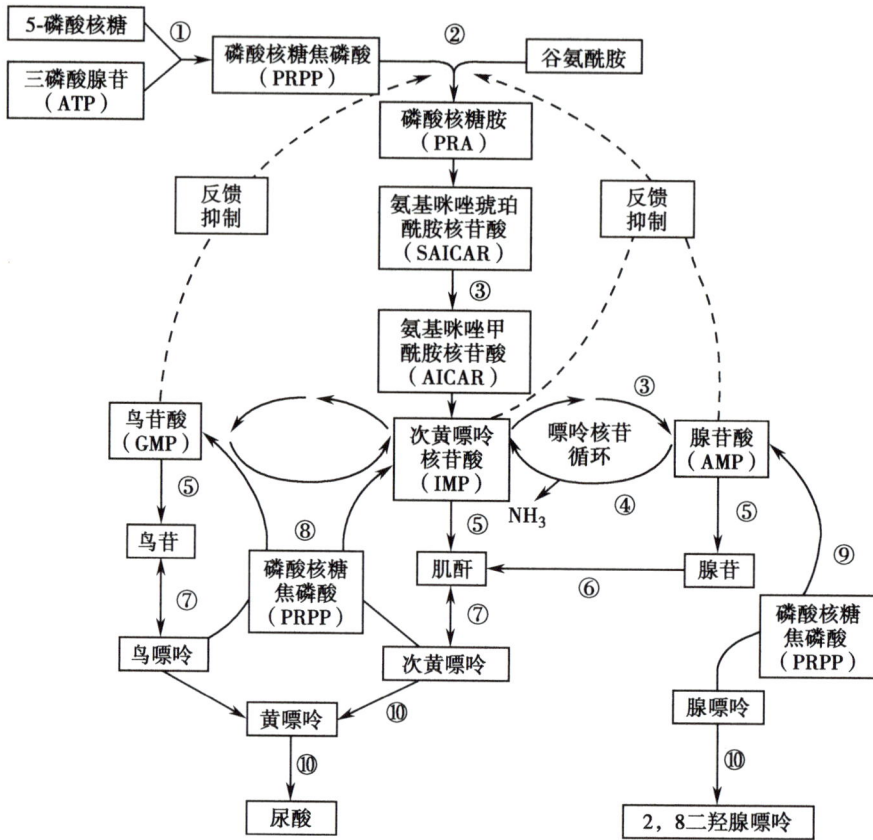

图 1-7-1　嘌呤合成和代谢与尿酸形成途径

注：①磷酸核糖焦磷酸（PRPP）合成酶；②磷酸核糖酰胺转移酶；③腺苷琥珀酸裂解酶；④腺苷酸脱氨酶；⑤5'-核苷酸酶；⑥腺苷脱氨酶；⑦嘌呤核苷酸化酶；⑧次黄嘌呤磷酸核糖转移酶（HPRT）；⑨腺嘌呤磷酸核糖转移酶（APRT）；⑩黄嘌呤氧化酶。

血管内膜等急性或慢性炎症损伤。痛风、尿石症（尿路结石）和尿酸性肾病 3 种主要的结晶沉积相关疾病与高尿酸血症有关。传统观点认为无症状性高尿酸血症痛风进展中的初始状态，出现于急性痛风性关节炎、痛风发作间歇期和慢性痛风石性痛风之前，但流行病学研究已证实，即使是在长期高尿酸血症的患者中，急性痛风性关节炎、尿酸性尿石症、痛风石形成和慢性尿酸性肾病都相对较少出现。

高尿酸血症引起心、脑、肾等多器官损害的机制包括促进氧自由基生成、损伤血管内皮细胞、上调内皮素并下调一氧化氮合酶的表达，导致血管舒缩功能失调：①引起 LDL-C 氧化修饰，导致动脉粥样硬化；②损害线粒体、溶酶体功能，引起肾小管上皮细胞和心肌细胞凋亡等；③激活肾素-血管紧张素-醛固酮系统，导致血管重构、器官受损；④促进炎性反应，导致血小板聚集黏附。

（二）中医病因病机

本病因先天禀赋不足或后天饮食不节，嗜酒、过食膏粱厚味，致脾胃受损，转运失职，湿浊内生，痰瘀内结，浊毒受气血鼓动滞留蓄积而致病。

1. 禀赋不足，脾失温养　肾为先天之本，脾为后天之本。肾不足则脾不健，肾阳亏损，则脾失健运。先天禀赋不足，或年老体衰，正气虚损，脾失健运，肾失气化，痰浊湿毒蕴结，壅塞经络，留滞关节，痹阻关节为病。

2. 外邪侵袭，闭阻经脉　久居湿地、贪凉露宿或夜卧当风，风寒湿热乘虚而入，内郁生毒,侵袭肌腠,闭阻经脉,凝结气血,毒邪留恋,蚀骨损肌,导致关节红肿、疼痛及骨缺损。

3. 饮食劳倦,脾虚湿滞　饮食劳倦易伤及心脾。如饮食失节,脾运失司,痰浊内生,气血生化乏源,土壅木郁,肝失条达,气机不畅,气滞血瘀,痰瘀胶结,痹阻经络,不通则痛;若劳倦过度,心气亏虚,心血不足,久之则气血运行不畅,且精血亏虚,筋骨失于濡养,肢体、经络、关节闭阻,而发为痹。

4. 痛风日久,痰瘀内结　关节肿痛日久,正虚毒盛,五脏功能失调,湿停津聚,痰凝血瘀内结,痰饮流注经络,瘀血闭阻血脉,痰浊瘀毒盘结在筋骨关节,出现关节畸形,屈伸不利。

5. 久病亏耗,肝肾亏虚　劳欲精亏,年迈肾虚,或久病亏耗,乙癸同衰,气血耗伤,鼓动乏力,肌肉、筋骨、关节失养,浊毒留恋侵袭,则难以向愈,疾病迁延,正气衰败,脏器衰损。

本病属本虚标实,基本病机为湿浊内生,痰瘀互结。湿、热、痰、瘀为主要病理产物,湿热内蕴,痰瘀互结为标,肝、脾、肾亏虚为本。本病病位在肝、脾、肾,与四肢关节相关。先天禀赋不足,或劳倦过度、寒热失调、饮食失节(酗酒、食伤等)等导致肝、脾、肾和三焦气化功能失调,水液代谢紊乱,聚而生痰湿,痰湿阻滞于血脉之中,难以泄化,与血相结而为痰浊,痰浊瘀阻而致病。湿浊毒邪留滞血中,不得泄利,积滞日久,致痰浊内生、血脉瘀阻,并损及他脏。一方面,痰瘀互结、闭阻经络,深入骨骸则致关节肿胀、疼痛、僵硬、畸形,久之痰浊瘀腐则见溃流脂浊;痰湿瘀结胶着于肢体及耳轮,变生痛风石。另一方面,病久不愈损伤肾脏,致脾肾阳虚,脾虚则运化无权,湿浊不能排泄,湿浊积蓄,郁久化热,湿热煎熬,可成石淋;肾虚则气化不利,不能通调水道,分清别浊,致浊毒瘀积,甚则发为关格之变。

二、临床表现

大多数原发性高尿酸血症患者没有临床症状,常有代谢综合征的临床表现。

(一)无症状期

无症状期仅有波动性或持续性高尿酸血症,从血尿酸增高至症状出现的时间可长达数年至数十年,有些可终身不出现症状,但随着年龄增长痛风的患病率增加,并与高尿酸血症的水平和持续时间有关。

(二)痛风性关节炎

痛风性关节炎以中青年男性多见,有急性关节炎期和间歇发作期。

1. 急性关节炎期　多于凌晨突发关节红、肿、热、痛,疼痛剧烈,1~2 天达到高峰,数天或 2 周内缓解,多数发生在第一跖趾关节,其次为踝、膝、足跟、足背等处。常为饮酒、高嘌呤饮食、劳累、受寒、外伤、手术、感染等因素诱发,可伴发热等全身症状。

2. 间歇发作期　急性关节炎缓解后,无明显后遗症,仅表现为血尿酸浓度升高。但随着疾病的进展,痛风发作次数增多,症状持续时间延长,无症状期缩短,受累关节增多,症状逐渐不典型。

(三)痛风石

高尿酸血症首发症状出现时未经治疗的患者,约 70% 患者在多年后可出现痛风石,常出现于第一跖趾关节、耳郭、前臂伸面、指关节、肘关节等部位,小如芝麻,大如鸡蛋或更大,受挤压后可破溃或形成瘘管,有白色豆腐渣样排出物。

(四)肾脏病变

高尿酸血症的肾脏病变主要表现在两方面:

1. 痛风性肾病　起病隐匿,早期仅有间歇性蛋白尿,随着病情的发展而呈持续性,伴有肾浓缩功能受损时夜尿增多,晚期可发生肾功能不全,表现为水肿、高血压、血尿素氮和肌酐升高。少数患者表现为急性肾衰竭,出现少尿或无尿,最初 24 小时尿酸排出增加。

2. 尿酸性肾石病　10%~25%的痛风患者肾有尿酸结石,呈泥沙样,常无症状,结石较大者可发生肾绞痛、血尿。当结石引起梗阻时导致肾积水、肾盂肾炎、肾积脓或肾周围炎,严重者可致急性肾衰竭。感染可加速结石的增长和肾实质的损害。

(五) 眼部病变

痛风患者常反复发生睑缘炎,在眼睑皮下组织中产生痛风石。有的逐渐长大、破溃形成溃疡而使白色尿酸盐向外排出。部分患者可出现反复发作性结膜炎、角膜炎与巩膜炎。在急性关节炎发作时,常伴发虹膜睫状体炎。眼底视盘往往轻度充血,视网膜可发生渗出、水肿或渗出性视网膜脱离。

三、实验室及其他检查

1. 血尿酸测定　血尿酸采用尿酸氧化酶法测定。正常嘌呤饮食状态下,非同日 2 次空腹血尿酸水平,男性及绝经期女性>7mg/dl(420μmol/L),非绝经期女性>6mg/dl(360μmol/L)为高尿酸血症。

2. 尿酸测定　为了区别尿酸生成增多还是尿酸排泄减少,可以测定尿酸排泄。每日尿液收集应在患者正接受标准膳食(不包括酒精和已知将会影响尿酸代谢的药物)期间进行。正常限制嘌呤饮食 5 天后,每日尿酸排出量超过 3.57mmol(600mg),可认为尿酸生成增多。也可测定尿酸的排泄分数(fractional excretion of uric acid,FEua),FEua>12% 为尿酸生成过多,<7% 为排泄减少,7%~12% 为混合型。

$$尿酸清除分数 = 尿酸排泄分数 = (尿尿酸浓度 \times 血肌酐浓度/$$
$$尿肌酐浓度 \times 血尿酸浓度) \times 100\%$$

3. 滑囊液或痛风石内容物检查　偏振光显微镜下可见针形尿酸盐结晶。
4. 影像学检查　见本篇第八章第六节痛风。

四、诊断与鉴别诊断

(一) 诊断

正常嘌呤饮食状态下,非同日两次空腹血尿酸水平,男性及绝经期女性>420μmol/L,非绝经期女性>360μmol/L,可诊断为高尿酸血症。如出现特征性关节炎表现、尿路结石或肾绞痛发作,伴有高尿酸血症应考虑痛风,关节液穿刺或痛风石活检证实为尿酸盐结晶可做出诊断。X 线检查、CT 或 MRI 扫描对明确诊断具有一定的价值。急性关节炎期无法明确诊断者,秋水仙碱试验性治疗有诊断意义。

(二) 鉴别诊断

1. 继发性高尿酸血症或痛风　如仅发现有高尿酸血症,必须先排除继发性高尿酸血症,应详细询问病史以排除各种药物导致的血尿酸增高。继发性高尿酸血症或痛风具有以下特点:①儿童、青少年、女性和老年人更多见;②高尿酸血症程度较重;③40% 的患者 24 小时尿尿酸排出增多;④肾脏受累多见,痛风肾、尿酸结石发生率较高,甚至发生急性肾衰竭;⑤痛风性关节炎症状往往较轻或不典型;⑥有明确的相关用药史。

2. 关节炎　①类风湿关节炎:青、中年女性多见,四肢近端小关节常呈对称性梭形肿胀畸形,晨僵明显,血尿酸不高,类风湿因子阳性,X 线片出现凿孔样缺损少见。②化脓性关节炎与创伤性关节炎:前者关节囊液可培养出细菌;后者有外伤史。两者血尿酸水平不高,关节囊液无尿酸盐结晶。③假性痛风:系关节软骨钙化所致,多见于老年人,膝关节最常受累,血尿酸正常,关节滑囊液检查可发现有焦磷酸钙结晶或磷灰石,X 线可见软骨呈线状钙化或关节旁钙化。

3. 肾石病　高尿酸血症或不典型痛风可以肾结石为最先表现,继发性高尿酸血症者尿路结石的发生率更高。纯尿酸结石能被 X 线透过而不显影,所以对尿路平片阴性而超声检查阳性的肾结石患者应常规检查血尿酸并分析结石的性质。

五、治疗

(一)中西医结合治疗思路

高尿酸血症诊断后应积极寻找发病原因及相关因素。原发性高尿酸血症与痛风的防治目标为:①控制高尿酸血症,预防尿酸盐沉积;②迅速平稳缓解急性发作;③治疗或逆转加重病情的因素,防治尿酸结石形成和肾功能损伤。

首先,在高尿酸血症的无症状期,根据中医未病先防的理念进行辨证论治,达到预防疾病进展的目的。其次,在急性发作期,中西医治疗均以治标为主,中药配以西药内服,或兼以中药局部外敷,不仅可以在最短时间内消退关节肿胀,缓解患者痛苦,也能减少西药的用量,减少副反应。此外,因长期服用西药有不同程度肝肾或胃肠毒副作用,对于处于间歇期的患者,可采用中药治疗为主,或中西医结合治疗,标本兼治,减少副作用,增加患者的依从性,从而达到延长间歇期,减少发作频率的目的。

(二)西医治疗

1. 一般治疗　①控制饮食总热量;②限制饮酒和高嘌呤食物(如动物内脏等)的大量摄入;③每天饮水 2 000ml 以上以增加尿酸的排泄;④慎用抑制尿酸排泄的药物如噻嗪类利尿药等;⑤避免诱发因素并积极治疗相关疾病等。特别在放疗或化疗时要严密监测血尿酸水平。

2. 高尿酸血症的治疗　目的是使血尿酸维持正常水平。

(1)排尿酸药:此类药物抑制近端肾小管对尿酸盐的重吸收,从而增加尿酸的排泄,降低尿酸水平,适合肾功能良好者,当内生肌酐清除率<30ml/min 时无效。已有尿酸盐结石形成,或每日尿排出尿酸盐>3.57mmol(600mg)时不宜使用。用药期间应多饮水,并服碳酸氢钠 3~6g/d。剂量应从小剂量开始逐步递增。常用药物:苯溴马隆(benzbromarone)的成人起始剂量为 25~50mg/d,2~5 周后根据血尿酸水平调整剂量至 75mg/d 或 100mg/d,早餐后服用;用于轻中度肾功能异常或肾移植患者,eGFR 20~60ml/(min·1.73m^2)推荐 50mg/d,eGFR<20ml/(min·1.73m^2)或尿酸性肾石症患者禁用。服用时须碱化尿液,将尿液 pH 值调整至 6.2~6.9,心肾功能正常者维持尿量 2 000ml 以上。不良反应有胃肠不适、腹泻、皮疹和肝功能损害等。

(2)抑制尿酸生成药物:该类药物通过抑制黄嘌呤氧化酶活性,减少尿酸合成。常用药物包括别嘌醇和非布司他等。①别嘌醇(allopurinol)通过抑制黄嘌呤氧化酶,使尿酸的生成减少,适用于尿酸生成过多或不适合使用排尿酸药物者。成人初始剂量 50~100mg/d,未达标患者每次可递增 50~100mg,最大剂量 600mg/d。待血尿酸降至 360μmol/L 以下,可减量至最小剂量。肾功能不全患者适当减量,肾功能不全 G5 期患者禁用。别嘌醇可引起皮肤过敏反应及肝、肾功能损伤,严重者可发生致死性剥脱性皮炎。*HLA-B * 5801* 基因阳性、应用噻嗪类利尿剂和肾功能不全是别嘌醇发生不良反应的危险因素,在服用别嘌醇治疗前进行该基因筛查,阳性者禁用。②非布司他为选择性黄嘌呤氧化酶抑制剂。初始剂量 20~40mg/d,2~5 周后血尿酸不达标者,逐渐加量,最大剂量 80mg/d。因其主要通过肝脏清除,在肾功能不全和肾移植患者中具有较高的安全性,轻中度肾功能不全(G1~G3 期)患者无须调整剂量,重度肾功能不全(G4~G5 期)患者慎用。不良反应包括肝功能损害、恶心、皮疹等。

（3）新型降尿酸药物：包括尿酸酶和选择性尿酸重吸收抑制剂。①尿酸酶：将尿酸分解为可溶性产物排出。常用药物包括拉布立酶（rasburicase）和普瑞凯希（pegloticase）。拉布立酶是一种重组尿酸氧化酶，主要用于预防和治疗血液系统恶性肿瘤患者的急性 HUA，尤其适用于放化疗所致的 HUA。使用拉布立酶可诱发抗体生成而使疗效下降；普瑞凯希是一种聚乙二醇重组尿酸氧化酶，适用于大部分难治性痛风，可用于其他药物疗效不佳或存在禁忌证的成年难治性痛风患者。普瑞凯希主要不良反应包括严重心血管事件、输液反应和免疫原性反应。②选择性尿酸重吸收抑制剂：雷西纳德 RDEA594，也被称为 Lesinurad，通过抑制尿酸盐转运蛋白 1（URAT1）和有机酸转运子 4（OAT4）发挥疗效，用于单一足量使用黄嘌呤氧化酶抑制剂仍不能达标的痛风患者，可与黄嘌呤氧化酶抑制剂联合使用。服药的同时加强水化，服药前须评估肾功能，G3b~G5 期患者不建议使用。

（4）碱化尿液的药物：①碳酸氢钠适用于慢性肾功能不全合并 HUA 和/或痛风患者。起始剂量 0.5~1.0g/次，每日 3 次口服，与其他药物相隔 1~2 小时服用。主要不良反应为胀气、胃肠道不适，长期应用需警惕钠负荷过重及高血压。②枸橼酸盐制剂，包括枸橼酸氢钾钠、枸橼酸钾和枸橼酸钠，以前者最为常用。枸橼酸盐是最强的尿中内源性结石形成抑制物，同时可碱化尿液，增加尿酸溶解度，溶解尿酸结石并防止新结石的形成。枸橼酸氢钾钠起始剂量 2.5~5.0g/d，服用期间需监测尿 pH 值以调整剂量。急性肾损伤或慢性肾衰竭（G4~G5 期）、严重酸-碱平衡失调及肝功能不全患者禁用。

3. 急性痛风性关节炎期的治疗　见本篇第八章第六节痛风。

4. 其他　高尿酸血症和痛风常与代谢综合征伴发，应积极行降压、降脂、减重及改善胰岛素抵抗等综合治疗。

（三）中医治疗

1. 脾虚湿阻证

临床表现：身困倦怠，头昏头晕，腰膝酸痛，纳食减少，脘腹胀闷，舌质淡胖或舌尖红、苔白或黄厚腻，脉细或弦滑等。

治法：健脾利湿，益气通络。

代表方：防己黄芪汤加减。水湿偏重者，可加猪苓、车前子；脾虚偏重者，可加干姜、苍术。

2. 积食蕴热证

临床表现：脘腹痞满胀痛，嗳腐吞酸，形体肥胖，肢体困重，口干口苦，大便黏滞，舌胖大，或有齿痕，苔黄腻，脉滑数。

治法：消食化滞，清热祛湿。

代表方：保和丸加减。大便黏滞者，可加黄芩、藿香；口苦者，可加黄连；尿黄者，可加四妙散。

3. 脾肾气虚证

临床表现：乏力倦怠，腰膝酸软、头晕耳鸣、小便频多、大便溏稀，舌质淡，有齿痕，苔白，脉沉细，尺脉弱。

治法：健脾益肾。

代表方：四君子汤合金匮肾气丸加减。偏阴虚者，用左归饮加减；偏阳虚者，用右归丸加减。

4. 风湿痹阻证

症状：关节疼痛、肿胀游走不定，头痛，恶风。舌淡红，苔薄白，脉浮或滑。

治法：祛风除湿，通络止痛。

代表方:羌活胜湿汤加减。关节肿胀、重着者,加防己、茯苓、南五加皮;上肢关节疼痛为主者,加桑枝、姜黄;下肢关节疼痛为主者,加牛膝、桑寄生。

5. 寒湿痹阻证

症状:关节冷痛,触之不温,得寒痛剧,得温痛减,畏寒喜暖,舌淡胖,苔白腻,脉弦或紧。

治法:温经散寒,祛湿通络。

代表方:乌头汤加减。畏寒甚者,加干姜、细辛;关节痛甚者,加乌梢蛇、僵蚕。

6. 湿热痹阻证

症状:关节红肿、疼痛、触之觉热,发热,心烦,口渴,小便黄,舌质红,苔薄黄或黄腻,脉滑数或弦数。

治法:清热化湿,通络止痛。

代表方:宣痹汤加减。关节疼痛,游走不定者,加秦艽、桑枝、地龙;关节肿胀甚者,加虎杖、土茯苓、萆薢。

7. 痰瘀痹阻证

症状:病程日久,关节肿大、刺痛、僵硬变形,肢体麻木,关节局部肤色晦暗或有皮下结节,舌质紫暗,或有瘀斑,苔腻,脉沉细涩或沉滑。

治法:化痰通络,活血祛瘀。

代表方:身痛逐瘀汤合双合汤加减。关节、肌肉刺痛,肢体麻木甚者,加三七、莪术、全蝎、蜈蚣。

8. 肝肾亏虚证

症状:关节疼痛、肿大或僵硬变形,腰膝酸软,肌肉萎缩,眩晕耳鸣,潮热盗汗,舌质红,苔白或少苔,脉细数。

治法:补益肝肾,蠲痹通络。

代表方:独活寄生汤加减。腰膝酸软甚者,加续断、狗脊;畏寒肢冷者,加淫羊藿、鹿角片、肉苁蓉;五心烦热或午后潮热者,加生地黄、知母、黄柏。

9. 气血两虚证

症状:关节隐痛,倦怠乏力,面色不华,心悸气短,头晕,纳呆,舌淡,苔薄,脉细弱或沉细无力。

治法:益气养血,通经活络。

代表方:黄芪桂枝五物汤加减。关节隐痛,乏力较甚者,加鹿衔草、当归、党参;胸闷、憋气者,加丹参、檀香。

高尿酸血症多采取分期治疗的方法:①无症状期,中医辨证多见脾虚湿阻证、积食蕴热证、脾肾气虚证,分别治以健脾利湿、益气通络,消食和胃、清热祛湿,健脾益气、益肾填精等治法,并注意饮食、起居;②高尿酸血症控制不佳,可进展为痛风,关节炎发作期,中医辨证多属湿热毒蕴证,治疗以清热解毒、利湿消肿为治疗大法,必要时予西药抗炎、镇痛,并可用清热解毒中药外洗或者喷雾剂外用治疗,针灸治疗也具有良好效果;③痛风日久,内舍肾府,中医辨证多见湿热蕴结证、脾肾阳虚证、肾阴不足证,分别治以清热利湿、温阳化饮、滋阴固本等法,或可见尿中有砂石,小便艰涩,按石淋论治,予通淋排石治疗。现代药理研究确定土茯苓、萆薢、车前子、虎杖、玉米须、黄连、苍术、黄柏、山慈菇、金钱草等有降尿酸作用,可在辨证的基础上酌情选用。

本病并发症多,多伴发或并发高血压、糖尿病、冠心病、高血脂、肥胖症等。因此,在治疗高尿酸血症的同时,还要积极治疗其并发症,以防止本病与并病相互影响,造成恶性循环。

六、预后

高尿酸血症多数预后较好。如果及早确诊并进行合理治疗,大多能保持工作和生活能力。如果起病年龄小且有阳性家族史、血清尿酸水平明显升高、痛风频繁发作者,则预后较差。

七、预防与调护

高尿酸血症的发生与遗传及环境有关,环境因素的可变性为预防高尿酸血症提供了可能性。应做好宣传教育工作,鼓励人们参加体育锻炼,减轻体重,增强体质,增加抗病能力,避免过度劳累、紧张,穿鞋要舒适,勿使关节损伤。同时,改善居住环境,避免湿冷。高尿酸血症患者应多饮水,使每日尿量不小于 2 000ml,以有利于体内尿酸的排泄,并控制饮食,避免暴饮暴食及辛辣的食物,减少富含果糖饮料的摄入。米、面、水果、多数蔬菜、奶、蛋均属低嘌呤食物,可作为主要食品,而动物内脏、鱼子、鱼、海米、蟹黄、肉类、花生、白扁豆、豌豆等食品含嘌呤及嘌呤前体较多,应加以限制。严格戒酒、戒烟。

第六节 骨质疏松症

骨质疏松症(osteoporosis,OP)是一种以骨量降低,骨组织微结构损坏,导致骨脆性增加,易发生骨折为特征的全身性骨病。骨质疏松症分为原发性和继发性两大类。原发性骨质疏松症包括绝经后骨质疏松症(Ⅰ型)、老年骨质疏松症(Ⅱ型)和特发性骨质疏松症(包括青少年型)。绝经后骨质疏松症一般发生在女性绝经后 5~10 年内;老年骨质疏松症一般指 70 岁以后发生的骨质疏松;特发性骨质疏松症主要发生在青少年,病因尚未明。继发性骨质疏松症指由任何影响骨代谢的疾病和/或药物及其他明确病因导致的骨质疏松。骨质疏松症可发生于任何年龄,但多见于绝经后女性和老年男性。本章主要介绍原发性骨质疏松症。

本病可归属于中医学的"骨痿""骨痹""骨枯"范畴。

一、病因病理

(一)西医病因病理

1. 病因及发病机制 骨质疏松症及其骨折的发生是遗传因素和非遗传因素交互作用的结果。遗传因素主要影响骨骼大小、骨量、结构、微结构和内部特性。峰值骨量的 60%~80% 由遗传因素决定,多种基因的遗传变异被证实与骨量调节相关。非遗传因素主要包括环境因素、不健康生活方式、疾病、药物、跌倒相关因素等。不健康生活方式包括体力活动少、吸烟、过量饮酒、过多饮用含咖啡因的饮料、营养失衡、蛋白质摄入过多或不足、钙和/或维生素 D 缺乏、高钠饮食等。影响骨代谢的疾病包括性腺功能减退症等多种内分泌系统疾病、风湿免疫性疾病、胃肠道疾病、血液系统疾病、慢性肾脏及心肺疾病等。影响骨代谢的药物包括糖皮质激素、抗癫痫药物、促性腺激素释放激素类似物、噻唑烷二酮类药物、质子泵抑制剂和过量甲状腺激素等。

骨骼的完整性是由不断重复、时空偶联的骨吸收和骨形成过程维持,此过程称为"骨重建"。骨重建是由成骨细胞、破骨细胞和骨细胞等组成的骨骼基本多细胞单位实施。成年前骨骼不断构建、塑形和重建,骨形成和骨吸收处于正平衡,骨量增加,并达到骨峰值;成年期骨重建平衡,维持骨量;此后随年龄增加,骨形成与骨吸收呈负平衡,骨重建失衡造成骨丢失,发生骨质疏松症。

2. **病理**　绝经后骨质疏松症主要是由于绝经后雌激素水平降低,雌激素对破骨细胞的抑制作用减弱,破骨细胞的数量增加、凋亡减少、寿命延长,导致其骨吸收功能增强。尽管成骨细胞介导的骨形成亦有增加,但不足以代偿过度骨吸收,骨重建活跃和失衡致使小梁骨变细或断裂,皮质骨孔隙度增加,导致骨强度下降。雌激素减少降低骨骼对力学刺激的敏感性,使骨骼呈现类似于废用性骨丢失的病理变化。

一方面,老年性骨质疏松症由于增龄造成骨重建失衡,骨吸收/骨形成比值升高,导致进行性骨丢失;另一方面,增龄和雌激素缺乏使免疫系统持续低度活化,处于促炎性反应状态,刺激破骨细胞,并抑制成骨细胞,造成骨量减少。雌激素和雄激素在体内均具有对抗氧化应激的作用,老年人性激素结合球蛋白持续增加,使睾酮和雌二醇的生物利用度下降,体内的活性氧类(reactive oxidative species,ROS)堆积,促使间充质干细胞、成骨细胞和骨细胞凋亡,使骨形成减少。老年人常见维生素 D 缺乏及慢性负钙平衡,导致继发性甲状旁腺功能亢进。年龄相关的肾上腺源性雄激素生成减少、生长激素-胰岛素样生长因子轴功能下降、肌少症和体力活动减少造成骨骼负荷减少,也会使骨吸收增加。此外,随增龄和生活方式相关疾病引起的氧化应激及糖基化增加,使骨基质中的胶原分子发生非酶促交联,也会导致骨强度降低。

(二)中医病因病机

中医学认为本病是以先天禀赋不足、后天摄养失调为内因,外邪侵袭等为诱因,导致脏腑阴阳气血失调、经络运行痹阻、骨枯而髓减、骨失滋养所致。

1. **肾精亏虚**　肾为先天之本,主骨、生髓、藏精。肾、骨、髓三者密切相关,病机相互影响。肾中精气为元阴元阳,偏于阳虚则虚寒;偏于阴虚则虚热。绝经后妇女和老年人“天癸”竭绝,肾精逐渐亏虚,骨髓化源不足,骨络失于滋荣,骨枯而髓减,以致骨量减少,骨质疏松,甚至骨折而发为本病。肾精亏虚是本病发生的根本病机。

2. **肝郁血虚**　肝主疏泄而藏血,主筋,肾藏精、主骨;筋骨相连,精血相生,肝肾同源。妇女一生经、孕、产、乳,数伤于血,肾精与肝血荣则俱荣,衰则同衰,若天癸渐少,卵巢早衰,或性腺功能减退,加之绝经后妇女多有情志不遂,肝气郁结,疏泄功能失常,无以生精养骨,故致骨质疏松;老年人肾阳不足,阴血亏虚,阴阳失调;筋骨失于营养,骨络不荣,导致本病。

3. **脾胃虚弱**　脾为后天之本,气血生化之源,主四肢肌肉。脾胃健运,则肌肉丰满壮实,骨骼强壮有力。绝经后妇女以及老年人,脾胃功能减退;或因摄生不当,伤及脾胃,运化失常,水谷精微化生不足,无以充养筋骨,筋骨肌肉失养,肌少筋痿骨弱。

4. **血瘀气滞**　气为血帅,血为气母,气行则血行,气滞则血瘀。气血与筋骨密切相关。气血运行正常,气血调和,则筋强骨健。绝经后妇女以及老年人,气血运行不畅,血脉瘀阻,血瘀气滞,骨络失养;“瘀血不去,则新血不生”,骨髓失养,导致骨枯而髓减,易发本病。

5. **其他**　外邪侵袭,痹阻筋骨,导致风寒湿痹,或从阳化热,转归湿热;或从阴化寒,转为寒湿;痹久则转化为骨痿。

本病以肾精亏虚、骨枯髓减为本,以瘀血痹阻、骨络失荣为标。发病涉及先天禀赋不足与后天饮食起居、外感内伤诸因;病性包括寒热虚实标本夹杂、阴阳盛衰变化、气血经络不荣不通;病位局部在骨及筋肉,整体涉及肝、肾、脾、胃;病势基于疾病治疗和预防养护而变化,终致骨量减少,逐渐形成骨质疏松,甚或发生骨折、致残致死。

二、临床表现

骨质疏松症初期通常没有明显的临床表现,但随着病情进展,骨量不断丢失,骨微结构破坏,患者出现骨痛、脊柱变形,甚至发生骨质疏松性骨折等后果。部分患者没有临床症状,仅在发生骨质疏松性骨折等严重并发症后才被诊断为骨质疏松症。

1. 疼痛　骨质疏松症患者,可出现腰背疼痛或全身骨痛。疼痛通常在翻身时、起坐时及长时间行走后出现,夜间或负重活动时疼痛加重,并可能伴有肌肉痉挛,甚至活动受限。

2. 脊柱变形　严重骨质疏松症患者,因椎体压缩性骨折,可出现身高变矮或驼背等脊柱畸形。多发性胸椎压缩性骨折可导致胸廓畸形,甚至影响心肺功能;严重的腰椎压缩性骨折可能会导致腹部脏器功能异常,引起便秘、腹痛、腹胀、食欲减低等不适。

3. 骨折　骨质疏松性骨折属于脆性骨折,通常指在日常生活中受到轻微外力时发生的骨折。骨折发生的常见部位为椎体(胸椎、腰椎),髋部(股骨近端),前臂远端和肱骨近端;其他部位如肋骨、跖骨、腓骨、骨盆等部位亦可发生骨折。骨质疏松性骨折发生后,再骨折的风险显著增加。

三、实验室及其他检查

1. 实验室检查　血常规,尿常规,肝、肾功能,血钙、血磷和碱性磷酸酶水平,血清蛋白电泳,尿钙、尿钠、尿肌酐以及骨转换标志物等。原发性骨质疏松症患者通常血钙、血磷和碱性磷酸酶值均在正常范围,当有骨折时血碱性磷酸酶水平可有轻度升高。

2. 骨密度检查　骨密度是指单位体积(体积密度)或者是单位面积(面积密度)所含的骨量。骨密度及骨测量方法较多,目前临床和科研常用的骨密度测量方法有双能 X 射线吸收法(dual energy X-ray absorptiometry,DEXA)、定量计算机体层成像(quantitative computed tomography,QCT)、外周定量计算机体层成像(peripheral quantitative computed tomography,pQCT)和定量超声(quantitative ultrasound,QUS)等。

目前公认的骨质疏松症诊断标准是基于 DEXA 测量的结果,其主要测量部位是中轴骨,包括腰椎和股骨近端,如腰椎和股骨近端测量受限,可选择非优势侧桡骨远端 1/3(33%)。DEXA 正位腰椎测量感兴趣区包括椎体及其后方的附件结构,其中用于骨质疏松症诊断感兴趣区是股骨颈和全髋。

基于骨密度测定的诊断 DEXA 测量是目前通用的骨质疏松症诊断指标。对于绝经后女性、50 岁及以上男性,参照 WHO 推荐的诊断标准,基于 DEXA 测量结果:骨密度值低于同性别、同种族健康成人的骨峰值 1 个标准差及以内属正常;降低 1~2.5 个标准差为骨量低下(或低骨量);降低等于和超过 2.5 个标准差为骨质疏松;骨密度降低程度符合骨质疏松诊断标准,同时伴有一处或多处脆性骨折为严重骨质疏松。分类标准见表1-7-4。

骨密度通常用 T 值(T-Score)表示,T 值=(实测值−同种族同性别正常青年人峰值骨密度)/同种族同性别正常青年人峰值骨密度的标准差。

基于 DEXA 测量的中轴骨(第 1~4 腰椎、股骨颈或全髋)骨密度或桡骨远端 1/3 骨密度对骨质疏松症的诊断标准是 T 值≤−2.5。

表 1-7-4　基于 DEXA 测定骨密度分类标准

分类	T 值
正常	T 值≥−1.0
低骨量	−2.5<T 值<−1.0
骨质疏松	T 值≤−2.5
严重骨质疏松	T 值≤−2.5 + 脆性骨折

T 值=(实测值−同种族同性别正常青年人峰值骨密度)/同种族同性别正常青年人峰值骨密度的标准差。

脆性骨折:受到轻微创伤或日常活动中即发生的骨折。

对于儿童、绝经前女性和50岁以下男性,其骨密度水平的判断建议用同种族的Z值表示,Z值 =(骨密度测定值-同种族同性别同龄人骨密度均值)/同种族同性别同龄人骨密度标准差。将Z值 ≤-2.0视为"低于同年龄段预期范围"或低骨量。

骨骼X线影像:X线影像显示骨质疏松时其骨质已丢失达30%以上。胸腰椎侧位X线影像可作为骨质疏松椎体压缩性骨折及其程度判定的首选方法。

3. 其他检查项目　血沉、C反应蛋白、性腺激素、血清泌乳素、25-羟维生素D[25-hydroxy vitamin D,25-(OH)D]、甲状旁腺激素、甲状腺功能、尿游离皮质醇或小剂量地塞米松抑制试验、血气分析、尿本周蛋白、血尿轻链,甚至放射性核素骨扫描、骨髓穿刺或骨活检等检查。

四、诊断与鉴别诊断

(一)诊断

骨质疏松症的诊断基于全面的病史采集、体格检查、骨密度测定、影像学检查及必要的生化测定。临床上诊断原发性骨质疏松症应包括两方面,确定是否为骨质疏松症和排除继发性骨质疏松症。骨质疏松症的诊断标准如下(符合以下三条中的任意一条):

1. 髋骨或椎体脆性骨折。

2. DEXA测量的中轴骨(如腰椎、髋部)或桡骨远端1/3的骨密度T值≤-2.5。

3. 骨密度测量结果符合低骨量(-2.5<T值<-1.0),并且伴有肱骨近端、骨盆或前臂远端脆性骨折。

(二)鉴别诊断

骨质疏松可由多种病因所致。在诊断原发性骨质疏松症之前,一定要重视和排除其他影响骨代谢的疾病,以免发生漏诊或误诊。需详细了解病史,评价可能导致骨质疏松症的各种病因、危险因素及药物,特别强调部分导致继发性骨质疏松症的疾病可能缺少特异的症状和体征,有赖于进一步辅助检查。主要包括:影响骨代谢的内分泌疾病(甲状旁腺疾病、性腺疾病、肾上腺疾病和甲状腺疾病等)、类风湿关节炎等免疫性疾病、影响钙和维生素D吸收和代谢的消化系统和肾脏疾病、神经肌肉疾病、多发性骨髓瘤等恶性疾病、多种先天和获得性骨代谢异常疾病、长期服用糖皮质激素或其他影响骨代谢药物等。

五、治疗

(一)中西医结合治疗思路

本病首先要运用西医诊断方法明确诊断,排除其他相关疾病,同时进行辨证施治,病证结合,防治结合。遵循中医学"未病先防、既病防变、瘥后防复"的指导原则。"未病先防"主要包括普及骨骼健康知识,增加膳食中高钙食物的量,少吃盐和腌制食品,避免高脂食物和摄入过多草酸,以减少骨钙的流失,同时加强户外运动。"既病防变"主要是改善症状,预防骨折。"瘥后防复"主要是患者一旦发生骨质疏松性骨折,除注重骨骼的重建外,更应注重患者肢体功能的康复,目的在于恢复自理能力,改善生存质量。在治疗方面,中医认为肾虚则骨痿,填补肾精是中医首要治法。中医治疗要充分考虑治疗的长期性,密切关注患者中医证候的演变,及时调整处方。单纯中药、西药治疗骨质疏松症效果不显著时,可依据病理特点及类型,明确临床治疗目的,审慎联合中西药治疗,达到"改善临床症状,延缓骨量丢失,降低骨折风险、提高生存质量"的目的。

(二)西医治疗

包括调整生活方式、骨健康基本补充剂及抗骨质疏松药物治疗。

1. 调整生活方式

（1）加强营养,均衡膳食:建议摄入富含钙、低盐和优质蛋白质的均衡膳食,摄入一定量的蛋白质及奶制品。

（2）充足日照及规律运动:充足的日照以促进体内维生素 D 的合成,日晒时间不宜过长,避免晒伤。运动可改善机体敏捷性、力量、姿势及平衡等,减少跌倒风险,还有助于增加骨密度。适合于骨质疏松症患者的运动包括负重运动及抗阻运动,运动应循序渐进、持之以恒。骨质疏松症患者开始新的运动训练前应咨询临床医生,进行相关评估。

（3）其他:戒烟、限酒、避免过量饮用咖啡、避免过量饮用碳酸饮料,尽量避免或少用影响骨代谢的药物。

2. 骨健康基本补充剂

（1）钙剂:充足的钙摄入对获得理想骨峰值、减缓骨丢失、改善骨矿化和维护骨骼健康有益。成人每日钙推荐摄入量为 800mg(元素钙),50 岁及以上人群每日钙推荐摄入量为 1 000~1 200mg。尽可能通过饮食摄入充足的钙,饮食中钙摄入不足时,可给予钙剂补充。

（2）维生素 D:充足的维生素 D 可增加肠钙吸收、促进骨骼矿化、保持肌力、改善平衡能力和降低跌倒风险。维生素 D 不足可导致继发性甲状旁腺功能亢进,增加骨吸收,从而引起或加重骨质疏松症。同时补充钙剂和维生素 D 可降低骨质疏松性骨折风险。成人推荐维生素 D 摄入量为 400U(10μg)/d,65 岁及以上老年人因缺乏日照以及摄入和吸收障碍常有维生素 D 缺乏,推荐摄入量为 600U(15μg)/d。

3. 抗骨质疏松症药物　适应证包括:①经骨密度检查确诊为骨质疏松症的患者;②已经发生过椎体和髋部等部位脆性骨折者;③骨量减少但具有高骨折风险的患者。

抗骨质疏松症药物按作用机制可分为骨吸收抑制剂、骨形成促进剂、其他机制类药物。通常首选使用具有较广抗骨折谱的药物(如阿仑膦酸钠、唑来膦酸、利塞膦酸钠和迪诺塞麦等)。对低、中度骨折风险者(如年轻的绝经后妇女,骨密度水平较低但无骨折史)首选口服药物治疗。对口服不能耐受、存在相关药物禁忌证、依从性欠佳、存在高骨折风险者(如多发椎体骨折或髋部骨折的老年患者、骨密度极低的患者)可考虑使用注射制剂(如唑来膦酸、特立帕肽或迪诺塞麦等)。仅椎体骨折高风险,而髋部和非椎体骨折风险不高的患者,可考虑选用雌激素或选择性雌激素受体调节剂(selected estrogen receptor modulators,SERMs)。新发骨折伴疼痛的患者可考虑短期使用降钙素。骨硬化蛋白(sclerostin)单抗新药罗莫佐单抗(Evenity)可加速骨形成并减少骨吸收,但仅限用于高危骨折的绝经后妇女,而且使用限期为 12 个月,该药可能会增加心肌梗死(心脏病发作)、中风和心血管死亡的风险。

（三）中医治疗

1. 肾阳虚证

临床表现:腰背冷痛,酸软乏力,驼背弯腰,活动受限,怕冷喜暖,遇冷加重,得温则减,小便频数,舌淡苔白,脉弱。

治法:补肾助阳,强筋健骨。

代表方:右归丸加减。虚寒明显者,可酌加仙茅、淫羊藿、肉苁蓉、骨碎补等以温阳散寒;兼有风寒湿痹者,可加独活、羌活、威灵仙、秦艽、桂枝、防风等。

2. 肝肾阴虚证

临床表现:腰膝酸痛,手足心热,下肢抽筋,驼背弯腰,形体消瘦,两目干涩,眩晕耳鸣,潮热盗汗,失眠多梦,舌红少苔,脉细数。

治法:滋补肝肾,填精壮骨。

代表方:六味地黄汤加减。阴虚火旺明显者,可酌加知母、黄柏;酸痛明显者,可酌加桑寄生、牛膝等。

3. 脾肾阳虚证

临床表现:腰膝冷痛,食少便溏,双膝行走无力,弯腰驼背,畏寒喜暖,腹胀,面色㿠白,舌淡胖,苔白滑,脉沉迟无力。

治法:补益脾肾,强筋壮骨。

代表方:补中益气汤合金匮肾气丸加减。便溏者,可加补骨脂、吴茱萸;腹胀者,可酌加砂仁、木香。

4. 肾虚血瘀证

临床表现:腰脊刺痛,腰膝酸软,下肢痿弱,步履艰难,耳鸣。舌质淡紫,舌下络脉曲张,脉细涩。

治法:补肾强骨,活血化瘀。

代表方:补肾活血汤加减。腰部疼痛明显者,可酌加怀牛膝、五加皮;下肢痿弱者,可酌加牛大力、狗脊。

5. 脾胃虚弱证

临床表现:腰背酸痛,体瘦肌弱,面色萎黄,神疲倦怠,食少纳呆,大便溏泄,舌质淡,苔白,脉细弱。

治则:益气健脾,补益脾胃。

代表方:四君子汤合参苓白术散加减。乏力者,可加黄芪;纳呆者,可酌加麦芽、谷芽、神曲。

6. 血瘀气滞证

临床表现:骨节刺痛,痛有定处,痛处拒按,筋肉挛缩,多有骨折史,舌质紫暗,有瘀点或瘀斑,脉涩或弦。

治法:理气活血,化瘀止痛。

代表方:身痛逐瘀汤加减。以上肢为主者,加桑枝、姜黄;下肢为甚者,加独活、汉防己、鸡血藤以通络止痛。

（四）临证要点

骨质疏松症的辨证主要在于辨别腰背疼痛的特点及证候的寒热虚实情况。

1. 辨虚实　外感腰背关节痛,多起病较急,疼痛明显,常伴表证,属实;内伤腰背关节痛,起病隐袭,尤以腰部酸痛为甚,病程缠绵,常伴有脏腑症状,多属虚;发生跌倒闪挫者,起病急,疼痛部位固定,多见瘀血为患,亦以实证为主。

2. 辨病邪性质　关节疼痛明显、屈伸不利、畏寒喜暖,为寒湿;关节酸痛发热、五心烦热、咽干口燥,为阴虚内热;乏力、自汗,气短懒言,为气虚;面色少华、舌淡、脉细,为血虚;关节刺痛,或痛有定处,面色暗黑,舌质紫暗或有瘀点、瘀斑等,为瘀血。病邪可单见,更多为相互兼见。

六、预后

骨质疏松症一旦发生脆性骨折,特别是老年患者发生髋部骨折后1年之内,20%患者会死于各种并发症,约50%患者致残,生活质量明显下降。同时,骨质疏松症及骨折的医疗和护理,需要投入大量的人力、物力和财力,造成家庭和社会负担。

七、预防与调护

骨质疏松症的主要防治目标包括改善骨骼生长发育,促进成年期达到理想的峰值骨量,维持骨量和骨质量,预防增龄性骨丢失,避免跌倒和骨折。

1. 对于尚无骨质疏松但具有骨质疏松症危险因素者,应防止或延缓其发展为骨质疏松症并避免发生骨折。普及骨骼健康知识,使各年龄阶段及特殊生理状况的人群对自身骨质状况提前做出评估及预防,积极的预防方法涉及衣食住行等诸多方面。

2. 已有骨质疏松症或已经发生过脆性骨折者,应避免发生骨折或再次骨折。骨质疏松症所引起的疼痛、腰膝酸软、脊柱变形等症状,可影响日常生活质量,应尽早采取措施防其逆变。

3. 已发生骨质疏松性骨折者,除注重骨骼的解剖学重建外,更应注重患者肢体功能的康复,目的在于恢复自理能力,改善生存质量。

第七节　水、电解质代谢和酸碱平衡失常

生物细胞的活动和代谢都必须在液态环境中进行。正常情况下,机体体液及其组分的波动范围很小,以保持体液容量、电解质、渗透压和酸碱度等的相对恒定;炎热、高温作业、剧烈运动、某些疾病、创伤、感染等因素可引起机体内外环境发生变化,如机体代偿则内环境保持相对稳定,若失代偿则引起体液的代谢紊乱,造成水、电解质和酸碱平衡失调,重者可危及生命。

正常人的总体液量占体重的百分比随年龄增长而下降,新生儿的总体液量占体重的75%~80%,这一比重在成人为50%~60%,男性比女性约高5%。总体液量分为细胞外液和细胞内液两种。细胞内液对维持细胞生理功能具有重要作用,但细胞内液的量及其中所含物质的交换均需细胞外液才能进行。细胞外液包括血管内液和组织间液,两者维持动态平衡,其中血管内液是血容量的主要成分。

成人每日需水量1 500~2 500ml,机体摄入的水分绝大部分来源于饮水及食物,少量来源于体内代谢所产生的内生水(300ml/d)。水摄入主要依赖于神经调节。当有效循环血容量减少、体液高渗或口腔黏膜干燥时,刺激下丘脑的渴感中枢,引起口渴而增加水的摄入,当摄入量达到一定程度后,渴感消失。水的排泄主要依赖于抗利尿激素、醛固酮和肾的调节,汗液和呼吸也起部分调节作用:肾的日排水量为800~1 000ml,皮肤排出量约500ml,肠道排出量100~150ml,呼吸道排出量约350ml。在上述调节机制作用下,机体每日摄入量与排出量达到平衡。

体液中的溶质分为电解质和非电解质两类。细胞外液的主要电解质有 Na^+、Cl^-、HCO_3^-;细胞内液的主要电解质有 K^+ 和 HPO_4^{2-}。临床上,以 mOsm/L 或 mOsm/(kg·H_2O)表示体液的渗透压。血浆渗透压可用冰点渗透压计测定,或用下列公式计算:血浆渗透压(mOsm/L)=2×([Na^+]+[K^+])+葡萄糖+尿素氮(单位均为 mmol/L)。血浆渗透压正常范围为280~310mOsm/L,低于280mOsm/L 为低渗,高于310mOsm/L 为高渗。由于尿素氮能自由通过细胞膜,不能构成细胞外液的有效渗透压,因此在计算时亦可省略尿素氮,计算公式为:血浆有效渗透压(mOsm/L)=2×([Na^+]+[K^+])+葡萄糖(单位为 mmol/L)。Na^+ 为血浆中的主要阳离子,占血浆阳离子总量的92%左右,其含量占总渗透压比例50%,是维持血浆渗透压平衡的主要因素。

水、钠代谢失常

水和钠的正常代谢及平衡是维持人体内环境稳定的一个重要环节,水、钠代谢失常相伴

发生,单纯性水(或钠)增多或减少较少见。临床上多分为失水(water loss)、水过多(water excess)、低钠血症(hyponatremia)和高钠血症(hypernatremia)等。

一、失水

失水是指体液丢失所造成的体液容量不足。根据水和电解质(主要是钠离子)丢失的比例和性质,临床上将失水分为高渗性失水、等渗性失水和低渗性失水。

(一)病因病理

1. 高渗性失水　高渗性失水是指失水多于失钠,血清钠浓度高于 145mmol/L,血浆渗透压高于 320mOsm/L,并伴有组织间液量显著减少的脱水类型。主要见于:

(1)水摄入不足:①昏迷、创伤、拒食、吞咽困难,沙漠迷路、海难、地震等致淡水供应断绝;②脑外伤、脑卒中等致渴感中枢迟钝或渗透压感受器不敏感。

(2)水丢失过多:①经肾丢失:a. 中枢性尿崩症、肾性尿崩症;b. 糖尿病酮症酸中毒、非酮症高渗性昏迷、高钙血症等;c. 长期鼻饲高蛋白流质等所致的溶质性利尿(鼻饲综合征);d. 使用高渗葡萄糖溶液、甘露醇、山梨醇、尿素等脱水药物或非溶质性利尿药。②肾外丢失:a. 环境高温、剧烈运动、高热等大量出汗;b. 烧伤开放性治疗丢失大量低渗液;c. 哮喘持续状态、过度换气、气管切开等使肺呼出的水分增多 2~3 倍。③水向细胞内转移:剧烈运动或惊厥等使细胞内小分子物质增多,渗透压增高,水转入细胞内。

2. 等渗性失水　等渗性失水是指失水同时伴有失钠,且两者丢失的比例相同或大体相同,血浆钠浓度和渗透压皆维持在正常范围,并伴有细胞外液容量减少的脱水类型。主要见于:

(1)经消化道丢失:呕吐、腹泻、胃肠引流(胃肠减压或造瘘等)或肠梗阻等。

(2)经皮肤丢失:大面积烧伤早期或剥脱性皮炎等渗出性皮肤病变。

(3)组织间液贮积:胸、腹腔炎性渗出液的引流,反复大量放胸腔积液、腹腔积液等。

3. 低渗性失水　低渗性失水是指失钠多于失水,血清钠浓度低于 135mmol/L,血浆渗透压也相应小于 280mOsm/L,细胞外液容量减少不显著的脱水类型。主要见于:

(1)补充水分过多:高渗性或等渗性失水的治疗中补充水分过多。

(2)肾丢失:包括①过量使用噻嗪类、呋塞米等排钠性利尿药;②肾小管中存在大量不被吸收的溶质(如尿素),抑制钠和水的重吸收;③失盐性肾炎、急性肾衰竭多尿期、肾小管酸中毒、糖尿病酮症酸中毒;④肾上腺皮质功能减退症。

(二)临床表现

1. 高渗性失水　失水多于失钠,细胞外液容量不足,渗透压升高,临床表现为:

(1)轻度失水:当失水量相当于体重的 2%~3% 时,出现口渴、尿量减少,尿比重增高。

(2)中度失水:当失水量相当于体重的 4%~6% 时,出现口渴严重、咽下困难、声音嘶哑,有效血容量不足,代偿性心率增快,血压下降,出汗减少,皮肤干燥,弹性下降,进而因细胞内失水出现乏力、头晕、烦躁。

(3)重度失水:当失水量相当于体重的 7%~14% 时,脑细胞失水严重,出现神经系统症状如躁狂、谵妄、幻觉、晕厥,甚至昏迷、脱水热,失水量超过体重的 15% 时可出现高渗性昏迷、低血容量性休克、尿闭及急性肾衰竭。

2. 等渗性失水　有效血容量和肾血流量减少而出现口渴、少尿、乏力、恶心、厌食,严重者血压下降,但渗透压基本正常。

3. 低渗性失水　无口渴感是低渗性失水的特征。早期即发生有效血容量不足和尿量减少,严重者可致细胞内低渗和细胞水肿。临床上,依据缺钠的程度可分为:

（1）轻度失水：每千克体重缺钠 8.5mmol/L（血浆钠 130mmol/L 左右）时，血压可在 100mmHg 以上，患者有疲乏、无力、尿少、口渴、头晕等。尿钠极低或测不出。

（2）中度失水：每千克体重缺钠 8.5~12.0mmol/L（血浆钠 120mmol/L 左右）时，血压可在 100mmHg 以下，表现为恶心、呕吐、肌肉挛痛、手足麻木、静脉下陷及直立性低血压。尿钠测不出。

（3）重度失水：每千克体重缺钠 12.0~21.0mmol/L（血浆钠 110mmol/L 左右）时，血压降至 80mmHg 以下，出现四肢发凉、体温低、脉搏细数等休克表现，并伴木僵等神经症状，严重者昏迷。

（三）实验室及其他检查

1. 高渗性失水　血钠>145mmol/L，血浆渗透压>310mOsm/L，尿比重增高，但肾脏疾患除外，尿钠增高或正常。

2. 等渗性失水　血钠及血浆渗透压正常，尿钠减少或正常。

3. 低渗性失水　血钠<130mmol/L，血浆渗透压<280mOsm/L，尿比重低于正常，尿钠明显减少。血细胞比容（每增高 3% 约相当于钠丢失 150mmol/L）、红细胞、血红蛋白、尿素氮均增高，血尿素氮/肌酐（单位均为 mg/dl）比值>20:1（正常 10:1）。

（四）诊断与鉴别诊断

1. 病史　有引起失水的病史，如钠摄入不足、呕吐、腹泻、多尿、大量出汗等。

2. 临床表现　有失水的临床表现，如口渴、尿少、皮肤干燥、血压下降等。

3. 实验室检查结果　有明确的实验室检查证据，如血钠、血浆渗透压、尿比重等，据此推测失水类型和程度。

三种失水的比较见表 1-7-5。

表 1-7-5　三种失水的比较

临床表现	高渗性失水	等渗性失水	低渗性失水
口渴	明显	有	无
精神状态	烦躁、谵妄	烦躁或淡漠	淡漠、嗜睡
脱水貌	不明显	较明显	很明显
肌肉挛痛	无	有	有
体温	升高	正常或稍低	正常或稍低
血压	正常，严重者下降	降低	降低，严重者休克
尿量	很少	减少	正常，严重者减少
尿钠	正常	减少	明显减少
血钠/（mmol·L^{-1}）	>145	130~145	<130
血液浓缩	（+）	（+）~（++）	（++）~（+++）
血浆渗透压/（mOsm·L^{-1}）	>310	正常	<280
失水、失钠与血浆浓度	失水>失钠	平衡	失水<失钠

（五）治疗

1. 治疗思路　严密注意 24 小时液体出入量，监测血电解质等指标的变化，积极治疗原发病，避免不适当的脱水、利尿、鼻饲高蛋白饮食等。已发生失水时，应根据失水的类型、程度和机体情况，决定补液量、种类、途径和速度。

2. 西医治疗

（1）补液总量：补液总量应包括已丢失液体量及继续丢失的液体量两部分。

已丢失量有 4 种计算方法：

1）依据失水程度估算：轻度失水相当于体重的 2%～3%；中度失水相当于体重的 4%～6%，即 2 400～3 600ml；重度失水相当于体重的 7%～14%，更重者可达 15% 以上。

2）依据原体重估算：30～40ml/kg。

3）依据血钠浓度计算：有 3 种计算方法，适用于高渗性失水。①丢失量＝正常体液总量－现有体液总量。正常体液总量＝原体重×0.6，现有体液总量＝正常血清钠÷实测血清钠×正常体液总量。②丢失量＝（实测血清钠－正常血清钠）×现体重×0.6/正常血清钠。③丢失量＝现体重×K×（实测血清钠－正常血清钠）。公式中的系数 K 在男性为 4，在女性为 3。

4）依据血细胞比容：适用于估计低渗性失水的失水量。可按下列公式计算：补液量（ml）＝[（实测血细胞比容－正常血细胞比容）/正常血细胞比容]×体重（kg）×200。其中，正常血细胞比容，男性＝0.48，女性＝0.42。

继续丢失量是指就诊后发生的继续丢失量，包括生理需要量（约 1 500ml/d）及继续发生的病理丢失量（如大量出汗、肺呼出、呕吐等）。

以上的公式计算只能大概反映机体的失水量。临床实践中，应根据患者的实际情况适当增减。

（2）补液种类：高渗、等渗和低渗性失水均有失钠和失水，仅程度不一，均需要补钠和补水。一般来说，高渗性失水补液中含钠液体约占 1/3，等渗性失水补液中含钠液体约占 1/2，低渗性失水补液中含钠液体约占 2/3。

1）高渗性失水：补水为主，补钠为辅。经口、鼻饲者可直接补充水分，经静脉者可补充 5% 葡萄糖液、5% 葡萄糖氯化钠液或 0.9% 氯化钠液。适当补钾及碱性液。

2）等渗性失水：补充等渗溶液为主，首选 0.9% 氯化钠液，但长期使用可引起高氯性酸中毒。因为正常细胞外液的钠、氯比值是 7∶5，0.9% 氯化钠液 1 000ml＋5% 葡萄糖液 500ml＋5% 碳酸氢钠液 100ml 的配方更符合生理需要。

3）低渗性失水：补充高渗液为主。宜将上述配方中的 5% 葡萄糖液 500ml 换成 10% 葡萄糖液 250ml，必要时可再补充适量的 3%～5% 氯化钠液。补液量可按氯化钠 1g 含 Na^+ 17mmol 折算，但补充高渗液不能过快，一般以血钠每小时升高 0.5mmol/L 为宜。补钠量可参照下述公式计算：①补钠量＝（125mmol/L－实测血清钠）×0.6×体重（kg）；②补钠量＝（142mmol/L－实测血清钠）×0.2×体重（kg）。0.6×体重（kg）表示机体的体液总量，0.2×体重（kg）表示细胞外液量。一般先补给补钠量的 1/3～1/2，复查生化指标后再确定后续治疗方案。

（3）补液方法

1）补液途径：尽量口服或鼻饲，不足部分或中、重度失水者需经静脉补充。

2）补液速度：宜先快后慢。重症者开始 4～8 小时内补充液体总量的 1/3～1/2，其余在 24～48 小时补完。具体的补液速度要根据患者的年龄，心、肺、肾功能和病情而定。

3）注意事项：注意事项包括 ①记录 24 小时出入液体量；②密切监测体重、血压、脉搏、血清电解质和酸碱度；③急需大量快速补液时，宜采用鼻饲法补液；经静脉补充时应监测中心静脉压（<120mmH$_2$O 为宜）；④宜在尿量>30ml/h 后补钾，一般浓度为 3g/L，当尿量>500ml/d 时，日补钾量可达 10～12g；⑤纠正酸碱平衡紊乱。

二、水过多和水中毒

水过多（water excess）是指机体摄入或输入水过多，以致水在体内潴留，引起血液渗透压下降和循环血量增多的一种病理状态。若过多的水进入细胞内,导致细胞内水过多则称为水中毒(water intoxication)。水过多和水中毒是稀释性低钠血症的病理表现。

（一）病因病理

临床多因水调节机制障碍,而又未限制饮水或不恰当补液引起。

1. 抗利尿激素代偿性分泌增多　其特征是毛细血管静水压升高和/或胶体渗透压下降,总容量过多,有效循环容量减少,体液积聚在组织间隙。常见于右心衰竭、缩窄性心包炎、下腔静脉阻塞、门静脉阻塞、肾病综合征、低蛋白血症、肝硬化等。

2. 抗利尿激素分泌失调综合征(SIADH)　其特征是体液总量明显增多,有效循环血容量和细胞内液增加,血钠低。一般不出现水肿。

3. 肾排泄水障碍　肾排泄水障碍多见于急性肾衰竭少尿期、急性肾小球肾炎等致肾血流量及肾小球滤过率降低,而摄入水分未加限制时。水、钠滤过率低而肾近曲小管重吸收增加,水、钠进入肾远曲小管减少,水的排泄障碍(如补水过多更易发生),但有效循环血容量大致正常。

4. 肾上腺皮质功能减退症　盐皮质激素和糖皮质激素分泌不足使肾小球滤过率降低,在入水量过多时导致水潴留。

5. 渗透阈重建　肾排泄水功能正常,但能兴奋 ADH 分泌的渗透阈降低(如孕妇),可能与人绒毛膜促性腺激素分泌增多有关。

6. 抗利尿激素用量过多　见于中枢性尿崩症治疗不当时。

（二）临床表现

1. 急性水过多和水中毒　起病急,精神神经表现突出,如头痛、精神失常、定向力障碍、共济失调、癫痫样发作、嗜睡与躁动交替出现以至昏迷。也可呈头痛、呕吐、血压增高、呼吸抑制、心率缓慢等颅内高压表现。

2. 慢性水过多和水中毒　轻度水过多仅有体重增加;当血浆渗透压低于 260mOsm/L(血钠 125mmol/L)时,有疲倦、表情淡漠、恶心、食欲减退和皮下组织肿胀等表现;当血浆渗透压降至 240~250mOsm/L(血钠 115~120mmol/L)时,出现头痛、嗜睡、神志错乱、谵妄等神经精神症状;当血浆渗透压降至 230mOsm/L(血钠 110mmol/L)时,可发生抽搐或昏迷。血钠在 48 小时内迅速降至 108mmol/L 以下可致神经系统永久性损伤或死亡。

（三）实验室及其他检查

血浆渗透压和血钠明显降低,严重时血浆渗透压可<230mOsm/L,血钠<110mmol/L。血清钾、氯及血浆白蛋白降低。平均红细胞血红蛋白浓度(MCHC)、血细胞比容(HCT)均降低,平均红细胞体积(MCV)增大。

（四）诊断与鉴别诊断

根据病史,结合临床表现及必要的实验室检查,一般可作出诊断,并应判断:①水过多的病因和程度(体重变化、出入水量、血钠浓度等);②有效循环血容量和心、肺、肾功能状态;③血浆渗透压下降。

应注意与缺钠性低钠血症鉴别。水过多和水中毒时尿钠一般大于 20mmol/L,而缺钠性低钠血症的尿钠常明显减少或消失。

（五）治疗

1. 治疗思路　积极治疗原发病,记录 24 小时液体出入量,控制水的摄入量和避免补液过多可预防水过多的发生或其病情的加重。

2. 西医治疗

（1）轻症水过多和水中毒:限制进水量,使入水量少于尿量。适当服用依他尼酸或呋塞米等祥利尿剂。

（2）急重症水过多和水中毒：保护心、脑功能，纠正低渗状态。

1）高容量综合征：以脱水为主，减轻心脏负荷。首选呋塞米或依他尼酸等祥利尿剂，如呋塞 20~60mg，每天口服 3~4 次，急重者可用 20~80mg，每 6 小时静脉注射 1 次；依他尼酸 25~50mg，用 25% 葡萄糖液 40~50ml 稀释后缓慢静脉注射，必要时 2~4 小时后重复注射。有效循环血容量不足者要补充有效血容量，危急病例可采取血液超滤治疗，可用硝普钠、硝酸甘油等减轻心脏负荷。明确为抗利尿激素分泌过多者，除病因治疗外，可选用利尿剂、地美环素或碳酸锂治疗。

2）低渗血症：应迅速纠正细胞内低渗状态，除限水、利尿外，应使用 3%~5% 氯化钠液，一般剂量为 5~10ml/kg，严密观察心、肺功能变化，调节剂量及滴速，一般以分次补给为宜。治疗中注意纠正钾代谢失常及酸中毒。

三、低钠血症

低钠血症是指血清钠<135mmol/L 的一种病理生理状态，与体内总钠量无关。主要包括下列几种情况：缺钠性低钠血症、稀释性低钠血症、转移性低钠血症。

（一）病因病理

1. 缺钠性低钠血症　即低渗性失水。体内的总钠量和细胞内钠减少，血清钠浓度降低。

2. 稀释性低钠血症　即水过多，血钠被稀释。总钠量可正常或增加，细胞内液和血清钠浓度降低。

3. 转移性低钠血症　少见。机体缺钠时，钠从细胞外移入细胞内。总体钠正常，细胞内液钠增多，血清钠减少。

4. 特发性低钠血症　多见于恶性肿瘤、肝硬化晚期、营养不良、年老体衰及其他慢性疾病晚期，亦称消耗性低钠血症。

5. 脑盐耗综合征（cerebral salt wasting syndrome，CSWS）　又称脑耗盐综合征。由于下视丘脑或脑干损伤导致下视丘脑与肾脏神经联系中断，导致远曲小管出现渗透性利尿，血钠、氯、钾降低，尿中含量增高。

任何存在神经系统受损的患者，在发生低钠血症时均应鉴别 CSW 和 SIADH。前者血容量降低，伴有失水症状，血浆渗透压降低，尿钠和氯显著升高；后者血容量增多，血浆渗透压和中心静脉压降低，因此容量消耗是诊断 CSW 的鉴别要点，血 AVP 升高可用于评价血容量减少的程度。

（二）临床表现

有引起失钠失水的病因存在，出现神经系统的表现，如精神疲乏、表情淡漠，甚则精神错乱、谵语、昏迷；泌尿系统的表现，如尿少，甚则发生急性肾衰竭；心血管系统的表现如心动过速、直立性低血压，甚则血压下降、休克；皮肤弹性消失，重则口舌干燥、眼眶下陷等。

（三）实验室及其他检查

血清钠<135mmol/L。

（四）诊断与鉴别诊断

实验室检查血清钠<135mmol/L 即可诊断低钠血症。

缺钠性低钠血症和稀释性低钠血症的诊断参阅本章失水、水过多和水中毒相关内容。消耗性低钠血症仅有原发病表现，无低钠引起的症状。

（五）治疗

缺钠性低钠血症和稀释性低钠血症的治疗参阅低渗性失水、水过多和水中毒相关内容。转移性低钠血症少见,临床上主要表现为低钾血症,治疗以去除原发病和纠正低钾血症为主。特发性低钠血症主要是治疗原发病。对于颅内疾病引起的 CSW,可补充晶体电解质和水,必要时应用 AVP 拮抗剂。临床上低钠血症常是复杂的,很少单一出现,应统筹考虑。

四、高钠血症

高钠血症是指血清钠>145mmol/L,机体总钠量可增高、正常或减少。临床上分为浓缩性高钠血症、潴钠性高钠血症和特发性高钠血症三类。

(一)病因病理

1. 浓缩性高钠血症　即高渗性失水,临床最常见。因体内总钠减少,而细胞内和血清钠浓度增高,见于单纯性失水或失水>失钠时。

2. 潴钠性高钠血症　较少见。主要因肾排泄钠减少和/或钠的入量过多所致,如右心衰竭、肾病综合征、肝硬化腹水、库欣综合征、原发性醛固酮增多症、颅脑外伤,以及急、慢性肾衰竭和补碱过多等。

3. 特发性高钠血症　较少见。本症分泌抗利尿激素(AVP)的能力并未丧失,但是 AVP 释放的渗透压阈值提高,只有体液达到明显高渗状态时才能释放 AVP,因此体液一直处于高渗状态。

(二)临床表现

1. 浓缩性高钠血症　临床表现参阅本章高渗性失水。

2. 潴钠性高钠血症　以神经精神症状为主要表现,病情轻重与血钠升高的速度和程度有关。初期症状不明显,随着病情发展或在急性高钠血症时,主要呈脑细胞失水表现,如神志恍惚、烦躁不安、抽搐、惊厥、癫痫样发作、昏迷乃至死亡。

3. 特发性高钠血症　症状一般较轻,常伴血浆渗透压升高,无明显脱水体征,持续高钠血症,机体仍有 AVP 分泌能力,肾小管对 AVP 仍有反应性。

(三)诊断与鉴别诊断

血清钠浓度>145mmol/L 即可诊断高钠血症浓缩性高钠血症主要表现为高渗性失水症候群,其临床表现及实验室特点参阅本章高渗性失水内容;潴钠性高钠血症主要表现为神经精神症状,其特点是机体总钠量增多,细胞内液和血清钠浓度、渗透压均增高;特发性高钠血症临床表现一般较轻,甚至可无症状,其特点是常伴有血浆渗透压的升高。

(四)治疗

积极治疗原发病,限制钠的摄入量,防止钠输入过多。

早期补充足量的水分以纠正高渗状态,然后再酌情补充电解质。纠正高钠血症不能操之过急,补液过速、降低高渗状态过快,可能引发脑水肿、惊厥、神经损害,从而导致死亡。浓缩性高钠血症的治疗参照高渗性失水部分。

潴钠性高钠血症除限制钠的摄入外,用 5% 葡萄糖液稀释疗法或鼓励多饮水,但必须同时使用排钠性利尿药。因这类患者多有细胞外容量增高,需严密监护心肺功能,防止输液过快过多,以免导致肺水肿。上述方法未见效且病情加重者,可考虑应用 8% 葡萄糖溶液做透析治疗。

氢氯噻嗪和氯磺丙脲可缓解特发性高钠血症的症状。

钾代谢失常

钾的主要生理作用是维持细胞的新陈代谢、调节渗透压与酸碱平衡、保持神经肌肉的兴奋性和心肌的正常功能。正常成年男性体内钾总量为 $50\sim55mmol/kg$，女性为 $40\sim50mmol/kg$。体内 98% 的钾分布在细胞内，2% 在细胞外，血钾仅占总量的 0.3%。

成人每日需钾约 $0.4mmol/kg$，即 $3\sim4g$ 钾，主要来源于饮食，肉类、水果、蔬菜等均富含钾，普通膳食每日可供钾 $50\sim100mmol$。肾脏是排钾的主要器官，尿钾占 85%，粪和汗液分别排钾 10% 和 5%。肾有较好的排钠功能，但保钾能力差，即使不摄入钾，每日仍排钾 $30\sim50mmol$，尿钾排出量受钾的摄入量、远端肾小管钠浓度、血浆醛固酮和皮质醇的调节。细胞内液的钾为细胞外液的 $30\sim50$ 倍，这主要依赖于细胞膜上的 Na^+-K^+-ATP 酶，它以 3∶2 的比例将 Na^+ 转运出细胞并使 K^+ 进入细胞内，因此 Na^+-K^+-ATP 酶是维持细胞钾代谢平衡的重要因素。

一、钾缺乏和低钾血症

低钾血症（hypokalemia）是指血清钾 $<3.5mmol/L$ 的一种病理生理状态。造成低钾血症的主要原因是体内总钾量丢失，称为钾缺乏症。临床上，体内总钾量不缺乏，也可因稀释或转移到细胞内而导致血清钾降低；反之，虽然钾缺乏，但如血液浓缩，或钾从细胞内转移至细胞外，血钾浓度又可正常甚至增高。

（一）病因病理

1. 缺钾性低钾血症　缺钾性低钾血症表现为体内总钾量、细胞内钾和血清钾浓度降低。其本质是钾缺乏，由钾的摄入不足或排出量增加所致。

（1）摄入钾不足：长期禁食、偏食、厌食，每日钾的摄入量 $<3g$，并持续 2 周以上。

（2）排出钾过多：主要经胃肠或肾丢失过多的钾，常见于：

1）胃肠失钾：因消化液丢失而失钾，见于长期大量的呕吐（如幽门梗阻）、腹泻（如血管活性肠肽瘤、滥用泻药、霍乱等）、胃肠胆道引流或造瘘等。

2）肾脏失钾：①肾脏疾病：急性肾衰竭多尿期、肾小管酸中毒、失钾性肾病、尿路梗阻解除后利尿、利德尔综合征（Liddle syndrome）等；②内分泌疾病：如原发性或继发性醛固酮增多症、库欣综合征、异源性 ACTH 综合征等；③利尿药：如呋塞米、依他尼酸、布美他尼、氢氯噻嗪、美托拉宗、乙酰唑胺等排钾性利尿药，或甘露醇、山梨醇、高渗糖液等渗透性利尿药；④补钠过多，致肾小管钠-钾交换加强，钾排出增多；⑤碱中毒或酸中毒恢复期；⑥某些抗生素：如青霉素、庆大霉素、羧苄西林、多黏菌素 B 等；⑦其他原因所致的失钾：如大面积烧伤、放腹腔积液、腹腔引流、透析、长期高温作业等。

2. 转移性低钾血症　因细胞外钾转移至细胞内引起，表现为体内总钾量正常，细胞内钾增多，血清钾浓度降低。常见于：①代谢性或呼吸性碱中毒或酸中毒的恢复期，一般血 pH 值每升高 0.1，血钾约下降 $0.7mmol/L$；②使用大量葡萄糖液（特别是同时应用胰岛素时）；③周期性瘫痪，如家族性低血钾性周期性瘫痪、Graves 病；④急性应激状态，可致肾上腺素分泌增多，促进钾进入细胞内；⑤棉籽油或氯化钡中毒；⑥使用叶酸、维生素 B_{12} 治疗贫血；⑦反复输入冷存洗涤过的红细胞，因冷存过程中可丢失钾 50% 左右，进入人体后细胞外钾迅速进入细胞内；⑧低温疗法使钾进入细胞内。

3. 稀释性低钾血症　细胞外液水潴留时，血钾浓度相对降低，机体总钾量和细胞内钾正常，见于水过多和水中毒，或过多、过快补液而未及时补钾时。

（二）临床表现

临床表现取决于低钾血症发生的速度、程度和细胞内外钾浓度异常的轻重。慢性轻型者的症状轻或无症状，急性而迅速发生的重型者症状往往很重，甚至致命。

1. 缺钾性低钾血症

（1）骨骼肌表现：一般血清钾<3.0mmol/L 时，表现为疲乏、肌肉软弱、乏力；严重者血清钾<2.5mmol/L 时，可发生肢体软瘫、全身性肌无力、腱反射减弱或消失，甚至膈肌、呼吸肌麻痹，呼吸困难、吞咽困难，重者可窒息。可伴麻木、疼痛等感觉障碍，病程较长者常伴肌纤维溶解、坏死、萎缩和神经退变等病变。

（2）消化系统表现：恶心、呕吐、厌食、腹胀、便秘、肠蠕动减弱或消失、肠麻痹等，重者肠黏膜下组织水肿。

（3）中枢神经系统表现：萎靡不振、反应迟钝、定向力障碍、嗜睡或昏迷。

（4）循环系统表现：早期心肌应激性增强，心动过速，可有房性、室性期前收缩，严重者呈低钾性心肌病，心肌坏死、纤维化。血管平滑肌麻痹可引起血压下降、休克，更重者可因心室扑动、心室颤动、心脏骤停或休克而猝死。

（5）泌尿系统表现：长期或严重失钾可致肾小管上皮细胞变性坏死，尿浓缩功能下降，出现口渴多饮和夜尿多，进而发生失钾性肾病，出现蛋白尿和管型尿等。

（6）酸碱平衡紊乱表现：细胞内缺钾，细胞外 Na^+ 和 H^+ 进入细胞内，肾远端小管 K^+ 与 Na^+ 交换减少而 H^+ 与 Na^+ 交换增多，故导致代谢性碱中毒、细胞内酸中毒及反常性酸性尿。

2. 转移性低钾血症　亦称为周期性瘫痪。常在半夜或凌晨突然起病，主要表现为发作性软瘫或肢体软弱乏力，多数以双下肢为主，少数累及上肢；重者累及颈部以上部位和膈肌。1~2 小时达高峰，一般持续数小时，个别可长达数日。

3. 稀释性低钾血症　主要见于水过多或水中毒时。

（三）实验室及其他检查

1. 血清钾测定　血清钾<3.5mmol/L。

2. 心电图检查　血钾降至 3.5mmol/L 时，T 波宽而低，QT 间期延长，出现 U 波；重者 T 波倒置，ST 段下降；出现多源性期前收缩或房性心动过速、室性心动过速，甚至出现心室扑动、心室颤动、心脏骤停。

（四）诊断与鉴别诊断

一般根据病史，结合血清钾测定可作出诊断。反复发作的周期性瘫痪是转移性低钾血症的重要特点，但其他类型的低钾血症均缺乏特异的症状和体征。特异的心电图表现（如低 T 波、QT 间期延长和 U 波）有助于诊断。

病因鉴别时，应先区分肾性（一般尿钾多>20mmol/L）或肾外性失钾，并对可能病因进行相应的检查，必要时测定血浆肾素活性和醛固酮水平。一般情况下，血清钾水平可大致反映缺钾性低钾血症的缺钾程度（血清钾<3.5mmol/L 表示钾丢失达总量的 10% 以上）。

（五）治疗

1. 治疗思路　及时治疗原发病，阻止钾的进一步丢失，补充钾，纠正低钾血症，并预防、治疗危及生命的并发症，有危及生命的紧急情况如严重的心律失常、呼吸肌麻痹时，需要及时处理。

2. 西医治疗　对缺钾性低钾血症者，除积极治疗原发病外，应及时补钾。在血容量减少、周围循环衰竭、休克致肾功能障碍时，除非有严重心律失常或呼吸麻痹等紧急情况，应待补充血容量、排尿达到 30~40ml/h 后，继续观察 6 小时，给予补钾。通常在尿量达 500ml/d 以上可予以补钾。

（1）补钾量：参照血清钾水平，大致估计补钾量：①轻度缺钾：血清钾 3.0~3.5mmol/L，可补充钾 100mmol（相当于氯化钾 8g）；②中度缺钾：血清钾 2.5~3.0mmol/L，可补充钾 300mmol（相当于氯化钾 24g）；③重度缺钾：血清钾 2.0~2.5mmol/L 水平，可补充钾 500mmol（相当于氯化钾 40g）。但一般每日补钾以不超过 200mmol（相当于氯化钾 15g）为宜。

（2）补钾种类

1）饮食补钾：肉、青菜、水果、豆类含钾量高，每 100g 肉、青菜、水果、豆类含钾 0.2~0.4g，每 100g 米、面含钾 0.09~0.14g，每 100g 蛋含钾 0.06~0.09g。

2）药物补钾：①氯化钾：含钾 13~14mmol/g，最常用；②枸橼酸钾：含钾约 9mmol/g；③醋酸钾：含钾约 10mmol/g，枸橼酸钾和醋酸钾适用于伴高氯血症者（如肾小管酸中毒）的治疗；④谷氨酸钾：含钾约 4.5mmol/g，适用于肝衰竭伴低钾血症者；⑤L-门冬氨酸钾镁溶液：含钾 3.0mmol/10ml，镁 3.5mmol/10ml，门冬氨酸钾镁有助于钾进入细胞内。

（3）补钾方法

1）途径：轻者给予富含钾的食物。口服补钾以氯化钾为首选；为减少胃肠道反应，宜将 10% 氯化钾溶液稀释于果汁或牛奶中餐后服，或改用氯化钾控释片，或换用 10% 枸橼酸钾，或鼻饲补钾。严重病例需静脉滴注补钾。

2）速度：一般静脉补钾的速度以 20~40mmol/h 为宜，通常不应超过 50mmol/h，补钾速度应根据患者的具体情况来确定。

3）浓度：常规静脉滴注法补钾，液体以含钾 20~40mmol/L 或氯化钾 1.5~3.0g/L 为宜。需限制补液量和/或不能口服补钾的严重低钾患者，可行深静脉穿刺或插管采用精确的静脉微量输注泵匀速输注较高浓度的含钾液体。

4）注意事项：①补钾时须检查肾功能和尿量，尿量>500ml/d 或>30ml/h 则补钾安全，否则应慎重补钾以免引发高血钾；②低钾血症时将氯化钾加入生理盐水中静脉滴注，如血钾已正常，则将氯化钾加入葡萄糖液中静脉滴注，可预防高钾血症和纠正钾缺乏症，如停止静脉补钾 24 小时后血钾仍正常，可改为口服补钾（血钾 3.5mmol/L，仍缺钾约 10%）；③对输注较高浓度钾溶液的患者，应持续心脏监护和每小时测定血钾，避免严重高钾血症和/或心脏停搏；④钾进入细胞内较为缓慢，细胞内外的钾平衡时间约需 15 小时或更久，故应特别注意输注中和输注后的严密观察，防止发生一过性高钾血症；⑤难治性低钾血症需注意纠正碱中毒和低镁血症；⑥补钾后可加重原有的低钙血症，出现手足搐搦，应及时补给钙剂；⑦不宜长期使用氯化钾肠溶片，以免小肠处于高钾状态引发小肠狭窄、出血、梗阻等并发症。

二、高钾血症

高钾血症（hyperkalemia）是指血清钾浓度>5.3mmol/L 的一种病理生理状态，此时的体内钾总量可增多（钾过多）、正常或缺乏。

（一）病因病理

1. 钾过多性高钾血症　其特征是机体钾总量增多致血清钾过高，主要见于肾排钾减少。一般只要肾功能正常，尿量>500ml/d，很少引起高钾血症。

（1）肾排钾减少：主要见于肾小球滤过率下降和肾小管排钾减少。前者包括少尿型急性、慢性肾衰竭；后者包括肾上腺皮质功能减退症、低肾素性低醛固酮、肾小管酸中毒、氮质血症、长期使用潴钾性利尿药（螺内酯、氨苯蝶啶、阿米洛利等）、β 受体拮抗药、血管紧张素转换酶抑制剂、非甾体抗炎药等。

（2）摄入钾过多：在少尿基础上，常因饮食钾过多、服用含钾丰富的药物、静脉补钾过多过快，或输入较大量库存血或放射照射处理的血液等引起。

2. 转移性高钾血症　常由细胞内钾释放或转移到细胞外所致,少尿或无尿诱发或加重病情,但机体总钾量可增多、正常或减少。

（1）组织破坏:细胞内钾进入细胞外液,如重度溶血性贫血,大面积烧伤、创伤,肿瘤接受大剂量化疗,血液透析,横纹肌溶解症等。

（2）细胞膜转运功能障碍:①代谢性酸中毒时钾转移到细胞外,H^+进入细胞内,血 pH 值降低,血清钾升高;②严重失水、休克致组织缺氧;③剧烈运动、癫痫持续状态、破伤风等;④高钾性周期性瘫痪;⑤使用琥珀胆碱、精氨酸等药物。

3. 浓缩性高钾血症　重度失水、失血、休克等致有效循环血容量减少,血液浓缩而钾浓度相对升高,多同时伴有肾前性少尿及排钾减少;休克、酸中毒、缺氧等使钾从细胞内进入细胞外液。

4. 假性高钾血症　如试管内溶血、静脉穿刺技术不良、血小板增多、白细胞增多等导致细胞内钾外移引起。

（二）临床表现

高钾血症的临床表现常被原发病掩盖。

1. 心血管系统　主要表现为心肌收缩功能降低、心音低钝,可使心脏停搏于舒张期;可出现心率减慢、室性期前收缩、房室传导阻滞、心室颤动及心脏停搏等。血压早期升高,晚期降低,出现血管收缩等类缺血症:皮肤苍白、湿冷、麻木、酸痛等。

2. 神经系统　因影响神经肌肉复极过程,患者疲乏无力,四肢松弛性瘫痪,腱反射消失,也可出现动作迟钝、嗜睡等中枢神经症状。

（三）实验室及其他检查

1. 血生化检查　血清钾>5.3mmol/L。

2. 心电图检查　是评价高钾血症程度的重要手段。血清钾>6mmol/L 时,可表现基底窄而高尖的 T 波;当血清钾 7~9mmol/L 或更高时,P-R 间期延长,P 波消失,QRS 波群渐宽,R 波渐低,S 波渐深,ST 段与 T 波融合;当血清钾 9~10mmol/L 或更高时,增宽的 QRS 波可与 T 波融合而呈正弦波,此时可出现各种心律失常的心电图表现,进而可发生心室颤动。

（四）诊断与鉴别诊断

有导致血钾增高和/或肾排钾减少的基础疾病,血清钾>5.3mmol/L 即可确诊。临床表现仅供诊断的参考,心电图可作为诊断、病情判定和疗效观察的重要指标。

血钾水平和体内总钾含量不一定呈平行关系。钾过多时,可因细胞外液水过多或碱中毒而使血钾不高;反之,钾缺乏时也可因血液浓缩和酸中毒而使血钾增高。确定高钾血症诊断后,还需寻找和确定导致高钾血症的原发疾病。

（五）治疗

1. 治疗思路　早期识别和积极治疗原发病,控制钾摄入,停用升高血钾的药物。高钾血症对机体的重要威胁是心脏抑制,治疗原则是迅速降低血钾水平,保护心脏。

2. 西医治疗

（1）对抗钾的心脏抑制作用

1）乳酸钠或碳酸氢钠液:可碱化血液,促使钾进入细胞内;钠拮抗钾的心脏抑制作用;增加远端小管中钠含量和 Na^+-K^+ 交换,增加尿钾排出量;Na^+增加血浆渗透压,从而扩容稀释性降低血钾;Na^+有抗迷走神经作用,能提高心率。在急重症时,立即用 11.2% 乳酸钠液 60~100ml（或 4%~5% 碳酸氢钠 100~200ml）静脉滴注,一般数分钟起作用。注意事项:①注射中应注意防止诱发肺水肿;②乳酸钠或醋酸钠在肝脏内代谢成碳酸氢钠,肝病患者应慎用;③碳酸氢钠不能与葡萄糖酸钙混合使用,以免出现碳酸钙沉积。

2）钙剂：可对抗钾的心肌毒性。常用 10% 葡萄糖酸钙或 5% 氯化钙 10~20ml 加等量 25% 葡萄糖液，缓慢静脉注射，一般数分钟起作用，但需多次应用。有心力衰竭者不宜同时使用洋地黄。钙离子并不能影响细胞内外液 K^+ 的分布，但可使静息膜电位与阈电位之间的差距增加，从而稳定心脏兴奋性，因此还需使用其他方法来降低血钾。

3）高渗盐水：其作用机制与乳酸钠相似，但高氯可引发高氯性酸中毒，对高钾血症不利，应慎用。常用 3%~5% 氯化钠液 100~200ml 静脉滴注，效果迅速，但可增加循环血容量，对少尿、无尿者可引发肺水肿，应注意监护心肺功能。若尿量正常，也可应用等渗盐水。

4）葡萄糖和胰岛素：使血清钾转移至细胞内。一般用 25%~50% 葡萄糖液，按每 3~4g 葡萄糖给予 1 个单位普通胰岛素持续静脉滴注。

5）选择性 β_2 受体激动剂：可促进钾转入细胞内，如沙丁胺醇等。

（2）促进排钾

1）经肾排钾：肾是排钾主要器官。可给予高钠饮食或静脉输注高钠溶液；应用呋塞米、依他尼酸、氢氯噻嗪等排钾性利尿药，但肾衰竭时效果不佳。

2）经肠排钾：在肠道，阳离子交换树脂与钾交换，可清除体内钾。常用聚磺苯乙烯交换树脂 10~20g，每日口服 2~3 次；或 40g 加入 25% 山梨醇液 100~200ml 中保留灌肠。可单独或并用 25% 山梨醇液口服，每次 20ml，每日 2~3 次。此外，有新型钾离子结合剂，包括环硅酸锆钠和帕替罗姆（patiromer），是不可吸收的聚合物。环硅酸锆钠在全胃肠道内高选择性地捕获钾离子，减少肠道内钾离子吸收，从而快速有效地降低血钾水平。起始剂量 10g，每日 3 次，口服，维持治疗阶段不宜超过 10g/d，不良反应主要是腹泻。帕替罗姆主要在钾离子浓度最高的远端结肠起作用。

3）透析疗法：适用于肾衰竭伴急重症高钾血症者，以血液透析为最佳，也可使用腹膜透析。

（3）减少钾的来源：①停止高钾饮食或含钾药物；②供给高糖高脂饮食或采用静脉营养，以确保足够热量，减少分解代谢所释放的钾；③清除体内积血或坏死组织；④避免应用库存血；⑤控制感染，减少细胞分解。

酸碱平衡失常

人体主要通过体液缓冲系统调节、肺调节、肾调节和离子交换调节等 4 组缓冲对来维持及调节酸碱平衡。其中体液缓冲系统最敏感，它包括碳酸氢盐系统、磷酸盐系统、血红蛋白及血浆蛋白系统，尤以碳酸氢盐系统最重要，正常时，碳酸氢盐［HCO_3^-］与碳酸［H_2CO_3］的比值为 20:1。肺调节一般在 10~30 分钟发挥作用，主要以 CO_2 形式排出挥发性酸。离子交换调节一般在 2~4 小时之后发挥作用。肾调节最慢，多在数小时之后发生，但其作用强而持久，且是非挥发性酸和碱性物质排出的唯一途径。体液缓冲系统和离子交换是暂时的，过多的酸性物质或碱性物质需最终依赖肺和肾的清除。如果体内酸和/或碱过多或不足，引起血液氢离子浓度改变，可导致酸碱平衡失常。

以下介绍判断酸碱平衡常用的指标及正常值。

1. 酸碱度（pH 值）　pH 值为溶液内 H^+ 浓度的负对数值。正常动脉血 pH 值为 7.35~7.45，平均 7.40，比静脉血约高 0.03，受呼吸和代谢双重因素的影响。pH 值>7.45 表示碱中毒；pH 值<7.35 表示酸中毒。pH 值正常范围有三种可能：①酸碱平衡正常；②处于代偿期的酸碱平衡失常；③混合型酸碱平衡失常。单凭 pH 值不能区别代谢性或呼吸性、单纯性或复合性酸碱平衡紊乱。人体的 pH 值可耐受范围为 6.8~7.8。pH_{NR}（非呼吸性 pH）是血标本用 40mmHg 的 CO_2 平衡后测定的 pH 值，由于不受呼吸因素的影响，故可反映代谢性酸碱平衡情况。正常动脉血 pH_{NR} 为 7.40。

2. H^+ 浓度　正常动脉血的 H^+ 浓度为 (40 ± 5) mmol/L，H^+ 浓度与 pH 值呈反对数关系。

笔记栏

3. 二氧化碳分压（$PaCO_2$）　$PaCO_2$ 为溶解于动脉血中的 CO_2 所产生的压力。正常动脉血为 35～45mmHg，平均 40mmHg，反映肺泡中的 CO_2 浓度，为呼吸性酸碱平衡的重要指标：增高表示通气不足，为呼吸性酸中毒；降低表示换气过度，属呼吸性碱中毒。代谢性因素可使 $PaCO_2$ 呈代偿性改变，代谢性酸中毒时 $PaCO_2$ 降低，代谢性碱中毒时升高。

4. 标准碳酸氢盐（standard bicarbonate，SB）　SB 是指在标准条件下所测得的 HCO_3^- 含量。标准条件是指在 37℃ 条件下，全血标本与 $PaCO_2$ 为 40mmHg 的气体平衡后，使血红蛋白完全氧合所测得的 HCO_3^- 含量。正常值为 22～26（平均 24）mmol/L。SB 不受呼吸因素的影响，反映 HCO_3^- 的储备量，是代谢性酸碱平衡的重要指标。SB 增加提示代谢性碱中毒，减低提示代谢性酸中毒。

5. 实际碳酸氢盐（actual bicarbonate，AB）　AB 是指在实际条件下所测得的 HCO_3^- 含量。AB 反映机体实际的 HCO_3^- 含量，故受呼吸因素的影响。

正常人 SB＝AB＝22～26mmol/L。SB 增高可能提示代谢性碱中毒或代偿后的呼吸性碱中毒。AB 与 SB 的差值反映呼吸因素对 HCO_3^- 影响的强度：AB>SB 表示 CO_2 潴留，提示呼吸性酸中毒；AB<SB 表示 CO_2 排出增多，提示呼吸性碱中毒；AB 与 SB 均低，而 AB＝SB，提示失代偿的代谢性酸中毒；而 AB<SB 则可能为代偿后的代谢性酸中毒或代偿后的呼吸性碱中毒，也可能为代谢性酸中毒和呼吸性碱中毒并存；若 AB 与 SB 均高，AB＝SB，提示失代偿的代谢性碱中毒；而 AB>SB 则可能为代偿后的代谢性碱中毒或代偿后的呼吸性酸中毒，也可能为代谢性碱中毒合并呼吸性酸中毒。

6. 缓冲碱（buffer base，BB）　BB 是指血中能作为缓冲的总碱量，包括开放性缓冲阴离子（碳酸氢盐）、非开放性缓冲阴离子（血红蛋白、血浆蛋白、磷酸盐等）的总和。BB 只受血红蛋白浓度的影响，是反映代谢性酸碱平衡的另一指标，BB 减少表示酸中毒，增加表示碱中毒。

7. 碱剩余（base excess，BE）或碱缺乏（base deficit，BD）　在温度为 37～38℃、CO_2 分压为 40mmHg 的标准条件下滴定血液标本，使 pH 值等于 7.40 所消耗的酸量（BE）或碱量（BD），正常值为 0±2.3mmol/L。BE 说明 BB 增加，用正值表示；BD 说明 BB 减少，用负值表示。BE 表示代谢性碱中毒，BD 表示代谢性酸中毒；BE 和 BD 不受呼吸因素的影响。临床上常用的 BE 有全血 BE（BEb）和细胞外 BE（BEect）两种，正常值为 -3～+3mmol/L，平均值为 0。因血液血红蛋白（Hb）的变化可影响 BEb，故测定 BEb 时必须用实际的血液 Hb 浓度进行校正。

8. 二氧化碳结合力（CO_2CP）　CO_2CP 是指血液中 HCO_3^- 和 H_2CO_3 中 CO_2 含量的总和，正常值 22～29（平均 25）mmol/L。CO_2CP 受代谢和呼吸双重因素的影响，减少可能为代谢性酸中毒或代偿后的呼吸性碱中毒，增多可能为代谢性碱中毒或代偿后的呼吸性酸中毒。

9. 阴离子间隙（anion gap，AG）　临床上常用可测定的阳离子减去可测定的阴离子之差表示，阴离子间隙（mmol/L）=（Na^++K^+）-（HCO_3^-+Cl^-），或 =Na^+-（HCO_3^-+Cl^-）。AG 正常值 8～16（平均 12）mmol/L，AG>16mmol/L 常表示有机酸增多的代谢性酸中毒，AG<8mmol/L 可能是低蛋白血症所致。

一、代谢性酸中毒

代谢性酸中毒（metabolic acidosis）是指原发性 HCO_3 减少而导致动脉血 pH 值<7.35，以 $PaCO_2$ 代偿性下降为特征的酸碱代谢紊乱。

（一）病因病理

临床十分常见。可分为阴离子间隙（AG）正常和增大两类。

1. 阴离子间隙正常的代谢性酸中毒

（1）碱性物质丢失过多：因剧烈腹泻、呕吐及胆、胰、肠道引流，使胃肠道丢失大量 HCO_3^-，血清 Cl^- 升高。

（2）酸性物质过多：肾小管性酸中毒、排 H^+ 障碍或过量应用含盐酸性物质。

2. 阴离子间隙增大的代谢性酸中毒

（1）体内酸性物质产生过多：分解代谢亢进，如高热、感染、休克、惊厥、抽搐、缺氧等；糖尿病或饥饿性酮症、酒精中毒等使酮体产生增多；多种原因导致的组织缺氧，引起乳酸生成过多。

（2）体内酸性物质排泄障碍：肾病出现酸性物质排泄障碍，是慢性酸中毒的最常见原因。肾功能不全时，肾小管分泌 H^+ 和合成氨的能力减低，HCO_3^- 重吸收减少。

（3）摄入酸性物质过多：如服用大量水杨酸等。

（二）临床表现

代谢性酸中毒代偿阶段可无症状，只有化验值改变。失代偿后，除原发病表现外，轻者可感觉头痛、乏力、心率增快、呼吸加深、胃纳不佳。呼吸增强是代谢性酸中毒的重要临床表现，重者可出现呼吸深而快[库斯莫尔呼吸（Kussmaul respiration）]、心律失常、烦躁、嗜睡、感觉迟钝，甚则引起呼吸衰竭、血压下降、昏迷，以致心力衰竭、呼吸停止。

（三）实验室及其他检查

1. 血 pH 值<7.35 及 HCO_3^- 下降。

2. SB、AB、BB、BE 减少，AB 等于 SB，PCO_2 代偿性降低。

3. 血清 Cl^- 和 K^+ 升高 常提示 AG 正常的代谢性酸中毒。

（四）诊断与鉴别诊断

有饥饿性酮症酸中毒、乙醇中毒性酮症酸中毒、乳酸中毒、肾功能衰竭、腹泻等病因者，血气分析见血 pH 值及 HCO_3^-、AB、SB 下降，BE 负值增加是代谢性酸中毒的典型表现。CO_2CP 降低，AG>16mmol/L，在排除呼吸因素后，可诊断代谢性酸中毒。对于高 AG 性代谢性酸中毒者，可根据有无糖尿病史、缺氧、营养不良、肾脏疾病、消化道疾病等，选择血糖、血酮、血乳酸、尿素氮、肌酐等检查来协助诊断。

（五）治疗

1. 治疗思路 代谢性酸中毒的治疗原则包括两个方面，即纠正水与电解质紊乱及纠正酸碱失衡，同时治疗原发病。

2. 西医治疗

（1）碳酸氢钠：碳酸氢钠中所含的碳酸氢根离子能够中和氢离子，起到纠正酸中毒的作用，碳酸氢钠注射液目前临床最常用，疗效确切，作用迅速，浓度有 1.25%、4%、5%。如补液量不宜太多，可用 4% 或 5% 溶液；1.25% 溶液适用于高渗性失水而需补液较多者。用量计算方法有以下几种：

1）所需补碱量（mmol）：[欲达目标的 CO_2CP-实测 CO_2CP]（mmol/L）×0.3×体重（kg）。

2）所需补碱量（mmol）：碱丢失（mmol/L）×0.3×体重（kg）。因不受呼吸因素影响，较上法准确。

说明：①欲达目标的 CO_2CP 一般认为达到 20mmol/L 即可；②0.3 即 20% 细胞外液加上 10% 细胞内液，因部分钠要进入细胞内。

3）估算法：欲提高血浆 CO_2CP 1mmol/L，可给 5% 碳酸氢钠约 0.5ml/kg。

（2）乳酸钠：需在有氧条件下经肝转化为 HCO_3^- 起作用。已不作为一线补碱药，主要用于伴高钾血症、心脏骤停及药物性心律失常的酸中毒患者。严重缺氧、肝肾功能不全及乳酸性酸中毒时不宜使用。11.2% 的溶液 1ml 相当于补碱量 1mmol，按上述所需补碱量，即为所需的 11.2% 乳酸钠毫升数。

3. 氨丁三醇（THAM，三羟甲基氨基甲烷） 为不含钠的碱性氨基酸缓冲剂，在体液中能与

H^+ 结合而增加 HCO_3^- 浓度,可用于代谢性和呼吸性酸中毒特别需限钠的患者,因能迅速透过细胞膜,故更有利于纠正细胞内酸中毒。使用时勿过量、过快,否则易导致呼吸抑制、低血糖、低血压、低血钙伴高血钾;并注意勿漏至血管外,否则可致组织坏死。分 3.64% 等渗溶液和 7.28% 高渗溶液两种,欲补充的 3.64% 氨丁三醇溶液毫升数,相当于需补碱量的毫摩尔数。

注意事项:①轻症患者可口服碳酸氢钠 1.2g,每日 3 次;难治性代谢性酸中毒可做透析治疗。②纠正酸中毒后,钾离子则进入细胞内,故要注意发生低血钾的可能。③酸中毒纠正后,血游离钙与蛋白结合增加,游离钙减少可发生手足搐搦,故原有低钙血症者,需预先注射 10% 葡萄糖钙 10ml。④酸中毒所引起的代偿性过度换气,于酸中毒纠正后仍继续存在,可引起呼吸性碱中毒,应予注意。

二、代谢性碱中毒

代谢性碱中毒(metabolic alkalosis)是指体内酸性物质经胃肠、肾脏丢失过多,或进入体内的碱过多而导致肾小管 HCO_3^- 重吸收过多的原发性血 HCO_3^- 升高和 pH 值升高的一种酸碱平衡紊乱。

(一)病因病理

大多数代谢性碱中毒是由于各种原因致肾小管 HCO_3^- 重吸收过多(如血容量不足、Cl^- 或 K^+ 丧失)引起。

1. 近端肾小管碳酸氢盐最大吸收阈增大

(1)容量不足性碱中毒:呕吐、幽门梗阻、胃引流等致大量 H^+ 丢失,而肠液中的 HCO_3^- 因未被胃酸中和而吸收过多,造成碱血症;血容量不足,肾重吸收钠和 HCO_3^- 增加,出现反常性酸性尿,血 HCO_3^- 和 pH 值升高,导致容量不足性碱中毒。

(2)缺钾性碱中毒:缺钾时,H^+ 转入细胞内,肾小管排 H^+ 增加,Na^+、HCO_3^- 重吸收增多,产生缺钾性代谢性碱中毒,多同时伴有 Cl^- 缺乏。

(3)低氯性碱中毒:①胃液丢失造成一过性碱血症,由于肾小管细胞的 Cl^- 减少,Na^+、K^+、HCO_3^- 再吸收增加;②排钾性利尿药使排 Cl^- 多于排 Na^+;③原发性醛固酮增多症致低氯性碱中毒。上述情况经补氯后可纠正碱中毒,故称为"对氯有反应性碱中毒"。

(4)高碳酸血症性碱中毒:慢性呼吸性酸中毒(如通气不足纠正过快,$PaCO_2$ 急剧下降)因肾重吸收 HCO_3^- 增加而致碱中毒。

2. 肾碳酸氢盐产生增加　进入终末肾单位的 Na^+ 增加,一方面促进肾泌酸,另一方面引起肾 HCO_3^- 产生增加(净酸排泌增加),造成代谢性碱中毒(肾性代谢性碱中毒)。

(1)使用排钾保钠类利尿药:使远端肾小管中钠盐增加。另外,利尿药还可造成血容量减少,低钾血症和低氯血症。

(2)盐皮质激素增加:盐皮质激素过多促进肾小管 Na^+ 的重吸收,泌 H^+、泌 K^+ 增加可导致代谢性碱中毒。

(3)利德尔综合征:造成潴钠、排钾,导致肾性代谢性碱中毒。

3. 有机酸的代谢转化缓慢　是一过性代谢性碱中毒的重要原因。常见于糖尿病酮症酸中毒胰岛素治疗后,血液透析造成醋酸大量摄入等。

(二)临床表现

1. 呼吸　代谢性碱中毒抑制呼吸中枢,表现为呼吸浅慢。

2. 肌肉肢体　因组织中的乳酸生成明显增多,游离钙下降,常出现神经肌肉兴奋性增高,如面部及手足搐搦、口周及手足麻木。

3. 其他　伴低血钾时,可有软瘫、腹胀;血红蛋白对氧的亲和力增加,使组织缺氧导致烦躁不安、头昏、嗜睡,严重者引起昏迷;有时伴室上性及室性心律失常或低血压。

（三）实验室及其他检查

1. 血 pH 值>7.45 及 HCO_3^- 增加。

2. CO_2CP>29mmol/L 须排除外呼吸因素影响。

3. SB、AB、BB 均升高,BE 呈正值增大。

4. 血清 Cl^-、血清 K^+ 常降低,血清 Na^+ 正常或升高。

5. 尿 Cl^- 10~15mmol/L 为对氯化物反应性代谢性碱中毒,尿 Cl^->20mmol/L 为对氯化物耐受性代谢性碱中毒。

（四）诊断与鉴别诊断

代谢性碱中毒的诊断需要积极寻找导致 H^+ 丢失或碱潴留的原发病因,确诊依赖于实验室检查。HCO_3^-、AB、SB、BB、BE 增加;如能除外呼吸因素的影响,CO_2CP 升高有助于诊断。尿电解质、pH 值、血管紧张素、醛固酮、促肾上腺皮质激素、皮质醇测定等有助于明确病因。失代偿期 pH 值>7.45,H^+ 浓度<35mmol/L;缺钾性碱中毒者的血清钾降低,尿呈酸性;低氯性者的血清氯降低,尿 Cl^->10mmol/L。

（五）治疗

1. 代谢性碱中毒的治疗要注意避免碱摄入过多,应用排钾性利尿药或罹患盐皮质激素增多性疾病时注意补钾,积极处理原发病。

2. 轻、中度代谢性碱中毒者以治疗原发病为主,循环血容量不足时用生理盐水扩容,低钾血症者补钾,低氯血症者给予生理盐水等。严重者亦应首选生理盐水。

3. 其他药物治疗

（1）氯化铵:可提供 Cl^-,且铵经肝转化后可提供 H^+。每次 1~2g,每日 3 次口服;必要时静脉滴注,补充量按每提高细胞外液 Cl^- 1mmol,补给氯化铵 0.2mmol,或每降低 CO_2CP 0.45mmol/L,每千克体重补给 2% 氯化铵 1ml 计算,用 5% 葡萄糖溶液稀释成 0.9% 等渗溶液,分 2~3 次静脉滴注,但不能用于肝功能障碍、心力衰竭和伴呼吸性酸中毒的患者。

（2）稀盐酸:直接提供 Cl^- 和 H^+,一般 10% 盐酸 20ml 相当于氯化铵 3g,可稀释 40 倍,每日 4~6 次口服。

（3）盐酸精氨酸:将 20g 精氨酸加入 500~1 000ml 配液中缓慢静脉滴注(持续 4 小时以上)。1g 精氨酸可补充 Cl^- 和 H^+ 各 4.8ml,适用于肝功能不全所致的代谢性碱中毒。

（4）乙酰唑胺:对体液容量增加或水负荷增加的患者,碳酸酐酶抑制剂乙酰唑胺可使肾排出 HCO_3^- 增加。主要适用于心力衰竭、肝硬化等容量负荷增加性疾病及噻嗪类利尿剂所致代谢性碱中毒的治疗,以及呼吸性酸中毒合并代谢性碱中毒者。代谢性酸中毒伴低钾血症、肾上腺皮质功能减退、肝性昏迷、肾功能不全、肾结石患者不宜使用。

三、呼吸性酸中毒

呼吸性酸中毒(respiratory acidosis)是指原发性 H_2CO_3 潴留,导致血 $PaCO_2$ 升高和 pH 值<7.35,血 HCO_3^- 代偿性升高为特征的酸碱平衡紊乱。起病 24 小时以内为急性呼吸性酸中毒,可因中枢性疾病、药物对呼吸中枢的抑制、神经肌肉病变及心搏骤停所致的呼吸障碍引起;超过 24 小时为慢性呼吸性酸中毒,可因肺部疾病引起通气(灌流)比例失调或通气不足而引起。

（一）病因病理

1. 呼吸中枢受抑制或呼吸肌麻痹　多见于不恰当地使用镇静催眠或麻醉药物,或因中枢神经系统疾患(如中风、脑水肿及脑炎、睡眠呼吸暂停综合征等)直接抑制呼吸中枢。

2. 周围性肺通气或换气障碍　主要见于气管梗阻、肺部病变、神经肌肉病变、胸廓病变、心脏疾病等情况。

(二) 临床表现

除原发病特点外,多伴有低氧血症(发绀)及意识障碍。按起病缓急,可分为急性及慢性呼吸性酸中毒两种。

1. 急性呼吸性酸中毒　患者因急性缺氧和二氧化碳潴留,表现为发绀、气促、躁动不安,呼吸常不规则或呈潮式呼吸,可因脑水肿而呼吸骤停。酸中毒和高钾血症可引起心律失常,甚则心室颤动或心脏骤停。

2. 慢性呼吸性酸中毒　临床表现常被原发性疾病所掩盖。患者感到倦怠、头痛、兴奋、失眠;若 $PaCO_2 > 75mmHg$ 时,出现二氧化碳麻醉,患者嗜睡、昏迷;可伴视神经乳头水肿、震颤、抽搐、瘫痪。

(三) 实验室检查

血 pH 值<7.35(急性呼吸性酸中毒时,由于肾脏代偿功能及时发挥作用,pH 值可在数分钟内降低至 7.0;慢性呼吸性酸中毒时,血 pH 值可接近正常),$PaCO_2 > 48mmHg$,SB 及 AB升高,AB>SB,血清钾升高,血清氯降低。

(四) 诊断

急性呼吸性酸中毒常伴有明确的原发病,呼吸加深加快,心率增快;慢性呼吸性酸中毒多存在慢性阻塞性肺疾病,结合实验室检查即可确诊。

(五) 治疗

1. 急性呼吸性酸中毒

(1) 去除病因:保持呼吸道通畅,必要时气管插管或切开,建立人工气道,面罩加压给氧。神经肌肉病变可选用非侵入性机械通气。

(2) 用药:呼吸中枢抑制者可适当选用尼可刹米、洛贝林等呼吸中枢兴奋剂。若出现严重心律失常、高钾血症,或血 pH 值<7.15,可斟酌给予小量碳酸钠静脉滴注,但需注意肺水肿、脑水肿。氨丁三醇不含钠,适用于呼吸性酸中毒伴心衰患者,但仅为应急措施,可起暂时的缓冲作用,需注意有可能产生呼吸抑制或引起代谢性酸中毒。

2. 慢性呼吸性酸中毒　可采用吸氧(氧浓度 30% ~ 40% ,使 $PaCO_2 > 60mmHg$)、排出二氧化碳(抗感染、祛痰、扩张支气管、补充有效循环血容量、改善循环)等治疗。必要时可使用呼吸兴奋剂、机械辅助呼吸。一般不主张使用碱性药物,因通气未改善时,用碱性药物将使$PaCO_2$ 升高更明显,且增加肾脏重吸收 HCO_3^- 的负担,并使氧离曲线左移,因而加重组织缺氧。

四、呼吸性碱中毒

呼吸性碱中毒(respiratory alkalosis)是指过度换气引起的动脉血 $PaCO_2$ 下降和 pH 值>7.45,血 HCO_3^- 代偿性下降为特征的酸碱平衡紊乱。肾脏于 2~6 小时后发挥代偿作用,数天后达到最大代偿作用。根据发病的快慢可分为急性呼吸性碱中毒和慢性呼吸性碱中毒。

(一) 病因病理

原发因素为过度换气。CO_2 的排出速度超过生成速度,导致 CO_2 减少,$PaCO_2$ 下降。

1. 中枢性换气过度

(1) 非低氧因素:①癔症等换气过度综合征;②脑部外伤或疾病:外伤、感染、肿瘤、脑血管意外;③药物中毒:水杨酸盐、副醛等;④体温过高、环境高温;⑤内源性毒性代谢产物:如肝性脑病、酸中毒等。

（2）低氧因素：①高空、高原、潜水、剧烈运动等致缺氧；②阻塞性肺疾病：肺炎、肺间质疾病、支气管阻塞、胸膜及胸廓疾病、肺气肿；③供血不足：心力衰竭、休克、严重贫血等。因缺氧刺激呼吸中枢而导致换气过度。

2. 外周性换气过度 ①呼吸机管理不当；②胸廓或腹部手术后，因疼痛而不敢深呼气；③胸外伤、肋骨骨折；④呼吸道阻塞突然解除；⑤妊娠或使用黄体酮等药物也可致换气过度。

（二）临床表现

1. 呼吸 呼吸性碱中毒的主要表现为换气过度和呼吸加快。

2. 肌肉 碱中毒可刺激神经肌肉兴奋性增高，急性轻者可有口唇、四肢发麻、刺痛，肌肉颤动；重者有眩晕、晕厥、视物模糊、抽搐。

3. 其他 可伴胸闷、胸痛、口干、腹胀等；在碱性环境中，氧合血红蛋白解离降低，组织缺氧，表现为脑电图和肝功能异常。

（三）实验室检查

1. 血 pH 值>7.45。

2. 血 $PaCO_2$ <35mmHg(4.7kPa)。

3. SB 降低，AB>SB。

4. CO_2CP <22mmol/L，除外代谢性酸中毒。

（四）诊断与鉴别诊断

各种原因所致的呼吸性碱中毒的共同特点是换气过度。癔症所致的换气过度综合征常易引起注意，但高温、高热、高空、手术后等所致者易被忽视。确诊依赖于实验室检查；①$PaCO_2$ 降低，除外代谢因素影响的 CO_2 结合力降低，AB<SB；②失代偿期 pH 值升高。

（五）治疗

主要是病因治疗，如心理疏导解除癔症患者的顾虑，合理给氧，加强呼吸机的管理，积极治疗原发病等。用纸袋罩于口鼻外使患者吸回呼出的 CO_2 有一定作用；采取短暂强迫闭气法，含 5% CO_2 的氧气吸入法；乙酰唑胺 500mg/d 口服有利于排出 HCO_3^-。对持续时间较长患者，可试用 β 肾上腺素受体拮抗药减慢呼吸。急危重患者在有严格监视、抢救条件的情况下，可用镇静药物阻断自主呼吸，然后气管插管进行辅助呼吸，以减慢呼吸速率和减少潮气量，但需对血 pH 值和 $PaCO_2$ 进行密切监测。

五、混合性酸碱平衡紊乱

临床上，因为疾病复杂及治疗的影响，某些患者可有两种或两种以上原发性酸碱失衡同时存在，称为混合性酸碱平衡紊乱。有互相加重型混合性酸碱平衡紊乱，如代谢性酸中毒并发呼吸性酸中毒、呼吸性碱中毒合并代谢性碱中毒；有互相抵消型混合性酸碱平衡紊乱，如代谢性酸中毒并发呼吸性碱中毒、代谢性碱中毒合并呼吸性酸中毒、代谢性酸中毒合并代谢性碱中毒。故需仔细分析病情，依靠病史、临床表现、实验室检查，结合治疗过程的动态分析，才能得到正确的诊断。

（一）单因素混合型酸碱平衡失常

指存在代谢性致病因素或呼吸性致病因素，有下列几种常见的组合方式：

1. 代偿性混合型酸碱平衡失常 是指在代偿过程中出现的继发性酸碱平衡失常：①代谢性酸中毒伴代偿性呼吸性碱中毒：原发 HCO_3^- 减低，代偿导致继发性 H_2CO_3 减低，血 pH 值下降(H$^+$浓度升高)；②代谢性碱中毒伴代偿性呼吸性酸中毒：原发 HCO_3^- 增高，代偿导致继发性 H_2CO_3 增高，血 pH 值升高；③呼吸性酸中毒伴代偿性代谢性碱中毒：原发 $PaCO_2$ 高，

代偿导致继发性 HCO_3^- 增高,血 pH 值下降;④呼吸性碱中毒伴代偿性代谢性酸中毒:原发 $PaCO_2$ 减低,代偿导致继发性 HCO_3^- 减低,血 pH 值升高。

2. 加重性混合型酸碱平衡失常 ①混合型代谢性酸中毒,如糖尿病酮症酸中毒伴乳酸性酸中毒;②混合型代谢性碱中毒,如低钾性碱中毒合并低氯性碱中毒;③混合型呼吸性酸中毒,如慢性阻塞性肺气肿伴有脊柱弯曲畸形;④混合型呼吸性碱中毒,如胸外伤伴癔症换气过度综合征。

3. 抵消性混合型酸碱平衡失常 ①代谢性酸中毒合并代谢性碱中毒,如糖尿病酮症酸中毒伴低钾性碱中毒;②呼吸性酸中毒合并呼吸性碱中毒,如重症肺炎伴通气不足和高热所致的换气过度。

(二)双因素混合型酸碱平衡失常

指同时存在代谢性和呼吸性的致病因素。

1. 加重性混合型酸碱平衡失常 ①代谢性酸中毒合并呼吸性酸中毒,如糖尿病酮症酸中毒伴严重肺部感染时,血 pH 值明显下降,HCO_3^- 减少、$PaCO_2$ 升高;②代谢性碱中毒合并呼吸性碱中毒时,血 pH 值明显升高,HCO_3^- 增多,$PaCO_2$ 降低。

2. 抵消性混合型酸碱平衡失常 ①代谢性酸中毒合并呼吸性碱中毒时,两种酸碱平衡紊乱互相抵消,血 pH 值可正常、升高或降低,但 HCO_3^- 减少,$PaCO_2$ 降低;②代谢性碱中毒合并呼吸性酸中毒时,两种酸碱度互相抵消,血 pH 值可正常、升高或降低,但 HCO_3^- 增多,$PaCO_2$ 升高。

(三)三重酸碱平衡失常

如果 AG>16mmol/L,结合病史、临床表现等资料提示为代谢性酸中毒,诊断的前三步判断为呼吸性酸中毒+代谢性碱中毒或呼吸性碱中毒+代谢性碱中毒,则最终诊断是呼吸性酸中毒型三重酸碱失衡(代谢性酸中毒+呼吸性酸中毒+代谢性碱中毒)或呼吸性碱中毒型三重酸碱失衡(代谢性酸中毒+呼吸性碱中毒+代谢性碱中毒)。

●(郭 姣 金英花)

复习思考题

1. 1 型糖尿病和 2 型糖尿病的鉴别要点是什么?

2. 中、重度肥胖需要与本章哪些疾病共同预防、干预?其生活上的预防与调护需要注意哪些?

3. 简述高尿酸血症和痛风的主要病因。

ER-t-8-1

PPT 课件

第八章

风湿性疾病

> **◼ 学习目标**
>
> 　　1. 掌握类风湿关节炎、系统性红斑狼疮、干燥综合征、骨关节炎、痛风的概念与临床表现。
> 　　2. 掌握类风湿关节炎、系统性红斑狼疮、痛风的诊断、鉴别诊断与中西医结合治疗。
> 　　3. 熟悉干燥综合征、骨关节炎的诊疗思路。
> 　　4. 熟悉类风湿关节炎、系统性红斑狼疮、干燥综合征、骨关节炎、痛风的西医病因病理、中医病因病机。
> 　　5. 熟悉类风湿关节炎、系统性红斑狼疮、干燥综合征、骨关节炎、痛风的中医辨证论治。

第一节　总　　论

　　风湿性疾病(rheumatic diseases)简称风湿病,泛指影响骨、关节及其周围软组织,并可累及内脏的一类疾病。部分疾病有一定的致残率。美国风湿病协会(ARA)将风湿病分为 10 大类,分别是弥漫性结缔组织病、脊柱关节炎、退行性变、遗传代谢和内分泌疾病相关的风湿病、感染相关风湿病、肿瘤相关风湿病、神经血管疾病、骨与软骨病变、非关节性风湿病、其他有关节症状的疾病。临床最为常见的有以下 4 大类:①弥漫性结缔组织病,包括类风湿关节炎、系统性红斑狼疮、干燥综合征等;②脊柱关节炎,包括强直性脊柱炎、银屑病关节炎等;③退行性变,包括骨关节炎等;④晶体性关节炎,包括痛风等。本章主要讨论临床常见的风湿病,如类风湿关节炎、系统性红斑狼疮、干燥综合征、骨关节炎、痛风。

一、病因病理

　　目前多数风湿病的病因及发病机制尚未完全明确,可能与以下因素有关:

　　1. **感染因素**　感染是风湿病发病的重要病因之一,包括细菌、病毒、衣原体、支原体等,如肠道的产气荚膜梭菌所产生的酶可能会导致类风湿关节炎;强直性脊柱炎可能与胃肠道或尿路细菌感染有关;系统性红斑狼疮可能与 EB 病毒感染有关。

　　2. **免疫因素**　多种风湿病的发病与免疫因素相关。免疫应答是免疫功能的核心,一方面给机体带来免疫保护作用,另一方面,免疫应答的水平过高或过低,导致自身正常的免疫功能失衡,可引起相关的免疫疾病发生。如类风湿关节炎的炎症反应主要由复杂的细胞免疫因子网络驱动,引起滑膜炎,最终导致类风湿关节炎的发生。

笔记栏

3. 遗传因素　某些自身免疫性疾病发生在有相关遗传背景的人群中。如 *HLA-DR4* 基因与类风湿关节炎关系密切,*HLA-B27* 基因与强直性脊柱炎的发病有强相关性,同卵双胞胎的系统性红斑狼疮、类风湿关节炎的同病率均明显升高。

4. 内分泌与代谢因素　性激素水平紊乱、肾上腺皮质功能紊乱、代谢异常与风湿病的发生密切相关。如痛风与嘌呤代谢失调导致的高尿酸血症相关,类风湿关节炎、系统性红斑狼疮均为女性高发,其发病与性激素水平有关。

5. 环境因素　主要包括紫外线、药物、某些食物及理化因素等。强烈的紫外线可诱发系统性红斑狼疮,某些药物或化学试剂也可以诱发药物相关的狼疮,如异烟肼、染发剂、柠檬黄等。

不同的风湿病因累及的靶器官、靶组织倾向性不同,引起的病理改变也不同,主要分为炎症性和非炎症性病变。炎症性病变多因免疫反应引起,主要表现为局部组织出现大量淋巴细胞、巨噬细胞、浆细胞浸润和聚集,如类风湿关节炎以滑膜炎为主,系统性红斑狼疮以小血管炎为主,强直性脊柱炎以附着点炎为主。非炎症性病变主要表现为关节软骨变性、骨质增生等,如退行性变。

二、临床表现

（一）症状

1. 疼痛　关节肌肉疼痛是风湿病最常见的就诊原因,疼痛的部位、性质、程度、范围及持续时间等可为诊断提供重要信息,如关节疼痛一般提示关节炎性病变,肢端麻木可能提示神经病变。

2. 僵硬　指经过静止或休息后,患者活动关节时的不适感和受限感,其中晨僵较为常见,一般多见于类风湿关节炎患者。

3. 肿胀　关节肿胀提示关节炎,对称性的近端指间关节和掌指关节肿胀提示类风湿关节炎,第一跖趾关节肿胀提示痛风。

4. 皮肤黏膜表现　在风湿病中经常伴发皮损表现,典型的皮损表现能帮助确诊疾病,如系统性红斑狼疮的盘状红斑或颊部蝶形皮疹。

5. 全身症状　可见发热、疲乏、体重下降、食欲减退等全身表现,常有多系统受累。

（二）体征

1. 关节检查　检查要点在于受累关节有无红、肿、压痛,有无功能障碍和关节畸形,关节检查时应避免动作粗暴。

2. 关节外其他系统检查　体格检查应全面且重点突出。患者的发育、营养状况可为诊断提供初步印象,而疾病的特异性体征,如类风湿关节炎常见的类风湿结节、痛风常见的痛风石、干燥综合征的猖獗龋等,对确诊疾病相当重要。

（三）实验室及辅助检查

1. 一般检查　血常规、尿常规、便常规、肝功能、肾功能、血沉、C 反应蛋白等检查,可以作为诊断、病情评估及药物不良反应的监测指标。

2. 特异性检查

（1）自身抗体检测:用于风湿病的诊断和鉴别诊断,包括抗核抗体谱(ANAs)、类风湿因子(RF)、抗中性粒细胞胞质抗体(ANCA)、抗磷脂抗体(APLs)、抗环瓜氨酸肽抗体(ACPA)等。

（2）*HLA-B27*:*HLA-B27* 与有中轴关节受累的脊柱关节病存在密切的关联,在强直性脊柱炎患者中,阳性率为 90% 以上。

（3）补体:常用的有总补体(CH50)、C3、C4 的检测,C3 下降是系统性红斑狼疮活动的标志之一。

3. 影像学检查 影像学检查对风湿病的诊断、病情评估、治疗方案选择及预后判断等均有重要意义,包括 X 线、CT、MRI、彩色多普勒超声等。

4. 组织病理学检查 如唇腺活检用于干燥综合征的诊断,肌肉活检用于炎性肌病的诊断,肾组织活检用于狼疮性肾炎的病理分型等。

三、治疗

综合治疗包括健康教育、药物治疗、手术治疗、心理治疗等,其中药物治疗是主要的治疗手段,常用的抗风湿药物包括以下四类:

1. 非甾体抗炎药(non-steroid anti-inflammatory drug,NSAID) 因可抑制环氧化酶,从而抑制花生四烯酸转化为前列腺素,对缓解疼痛有较好的效果,但不能改变疾病的病程。常用药物有布洛芬、双氯芬酸钠、塞来昔布、艾瑞昔布等。

2. 糖皮质激素(glucocorticoid,GC) 具有较强的抗炎及免疫抑制作用,是多种风湿病治疗的必用药,但长期大量使用可引起严重不良反应,应严格掌握适应证及使用剂量。常用的短效糖皮质激素包括可的松、氢化可的松等;中效糖皮质激素包括泼尼松、甲泼尼龙、曲安西龙等;长效糖皮质激素包括地塞米松、倍他米松等。

3. 改善病情的抗风湿药(diseases modifying antirheumatic drugs,DMARDs) 包括甲氨蝶呤、环磷酰胺、来氟米特、艾拉莫德、羟氯喹、柳氮磺吡啶、环孢素 A 等。以上药物具有延缓或控制病情进展的作用,但起效较慢。

4. 生物制剂 此类药物是针对参与免疫应答或炎症过程的特定致病性靶分子的拮抗物,包括肿瘤坏死因子 α(TNF-α)抑制剂、白细胞介素-6(IL-6)受体抗体、酪氨酸蛋白激酶(Janus kinase,JAK)抑制剂、白细胞介素-17A(IL-17A)抑制剂和抗 CD20 单克隆抗体等。

四、中医学认识

风湿病在中医学中属于"痹证"范畴,是以肢体筋骨、关节、肌肉等处发生疼痛、肿胀或关节屈伸不利、变形等为主要表现的疾病。感受外邪是痹证发生的外在条件,禀赋不足是痹证发生的内在基础。其发病的基本病机是外邪侵袭(风、寒、湿、热等)或内生邪气(痰浊、瘀血)留滞机体,经络气血不通,发为痹证。临证需根据"不通"的具体病因病机,遵循不同的治法治则,如外邪侵袭者宜宣散疏通;痰浊壅盛,瘀血阻滞者宜祛痰化浊、活血化瘀;久虚致痹者宜扶正祛邪、补益肝肾。除此之外,临证治疗时还应遵循早治防变、标本缓急的治则,适当配合外治疗法,内外结合,综合治疗。

第二节 类风湿关节炎

类风湿关节炎(rheumatoid arthritis,RA)是一种以侵蚀性关节炎为特征的自身免疫病。其基本病理表现为滑膜炎,后逐渐侵蚀关节软骨和骨,导致关节功能障碍,可并发重要脏器损害,严重影响患者生活质量。

类风湿关节炎属中医"痹证""顽痹""尪痹""历节风"等范畴。

一、病因病理

(一)西医病因病理

1. 病因及发病机制 RA 的病因与遗传、免疫、感染、环境等因素密切相关。RA 具有遗传易感性,*HLA-DR4* 等位基因突变与 RA 发病相关。某些微生物感染如细菌、支原体和病毒等可诱发本病。吸烟亦能增加 RA 的发生风险。

多种因素促进了 RA 的易感和发病,如某些细菌和病毒的成分引发炎症反应。慢性炎症会导致肺和关节黏膜表面蛋白质的瓜氨酸化。在遗传易感的个体体内,树突状细胞会处理这些修饰后蛋白,并迁移至中枢淋巴器官呈递抗原、激活 T 细胞,后者又可以激活 B 细胞。抗体通过二次"打击"激发滑膜炎症。

2. 病理　RA 的基本病理特征为滑膜炎。早期为渗出和单核细胞浸润,可见内皮细胞损伤、组织水肿和中性粒细胞聚集。后期可见滑膜衬里层增厚,形成许多绒毛样突起的血管翳,突向关节腔内或侵入到软骨和软骨下的骨质,造成骨破坏。

(二) 中医病因病机

禀赋不足,正气亏虚,卫外不固,风、寒、湿、热等邪乘虚而入,邪气阻滞经络,气血运行不畅,不通则痛。

1. 感受外邪,痹阻经络　久居潮湿之地,睡卧当风等,感受风、寒、湿、热之邪,痹阻肢体经络关节,阻滞气血运行,发为本病。

2. 饮食不节,痰浊内生　饮食不节,伤及脾胃,或素体脾胃虚弱,脾失健运,痰浊内生,气血运行受阻,发为本病。

3. 情志不畅,气滞血瘀　忧郁恼怒,肝气郁结,气血运行不畅,气滞血瘀,痹阻经络关节,发为本病。

4. 劳逸失度,正气亏虚　劳欲过度,精气亏损,或久病、产后气血不足,卫外不固,外邪乘虚侵袭,痹阻经络关节,发为本病。

本病初起在经脉,累及筋骨、肌肉、关节,以实为主;病程日久,耗伤气血,虚实夹杂,甚至由经络累及脏腑,发为脏腑痹。

二、临床表现

1. 关节表现

(1) 疼痛和肿胀:常累及近端指间、腕和掌指关节等多关节,近端指间关节受累可表现为梭形肿胀。疼痛多呈对称性,持续性并伴压痛。

(2) 晨僵:休息后出现较长时间的僵硬感,活动后缓解。晨僵持续时间和疾病活动度呈正相关。

(3) 畸形:RA 中晚期可出现关节畸形,表现为"尺侧偏斜""天鹅颈畸形"和"纽扣花畸形",甚至关节纤维性或骨性强直。

2. 关节外表现

(1) 类风湿结节:是本病的特征性表现之一,与病情活动相关,结节多位于关节隆突部及受压部位的皮下,如前臂伸面、肘鹰嘴突附近、枕、跟腱等处。其大小不一、质硬、无压痛、可活动,常对称性分布。

(2) 血管炎:表现为皮肤溃疡、甲襞梗死,甚至坏疽等缺血性损伤。累及眼可见巩膜炎,严重者因巩膜软化而致视力下降。

(3) 肺部表现:间质性肺病是最常见的肺部病变。胸部 CT 检查可发现早期肺间质性病变,晚期呈特征性蜂窝状改变甚至肺纤维化。

(4) 心血管系统表现:常见心包炎,可见动脉粥样硬化,甚至心肌梗死。

(5) 神经系统表现:RA 累及颈椎可导致脊髓受压,表现为缓慢进展的肢体力量减弱,常伴无痛性双手感觉异常。偶见周围性神经病变,与小血管炎和缺血性神经病变有关。

（6）血液系统表现：常见轻度小细胞低色素性贫血。也可出现因服用甲氨蝶呤导致的巨幼细胞贫血。费尔蒂综合征（Felty syndrome）表现为类风湿关节炎者伴脾大和白细胞减少，甚至贫血和血小板减少。

三、实验室及其他检查

1. 实验室检查

（1）血常规：多见轻至中度贫血，活动期常见血小板增高，白细胞及分类多正常。

（2）血沉和 C 反应蛋白：为炎症指标，与疾病活动度相关，活动期可见升高。

（3）类风湿因子（RF）：约三分之二的 RA 患者出现 RF 阳性，RF 阳性还见于干燥综合征、肝炎等。

（4）抗瓜氨酸化蛋白抗体（ACPAs）：包括抗环瓜氨酸肽（CCP）抗体、抗突变型瓜氨酸波形蛋白抗体等。其中抗 CCP 抗体可在疾病早期出现，与疾病预后相关。

2. 影像学检查

（1）超声检查：能清晰显示关节腔、关节滑膜、滑囊、关节腔积液、关节软骨厚度及形态等，彩色多普勒还能反映滑膜增生的血流信号。对痛风性关节炎和焦磷酸钙晶体沉积病等有重要鉴别意义。

（2）X 线检查：对 RA 的诊断和病情判断均有重要意义，临床 X 线表现分为 4 期，分别为 Ⅰ 期（早期）、Ⅱ 期（中期）、Ⅲ 期（严重期）和 Ⅳ 期（终末期）。

（3）磁共振成像（MRI）：对早期诊断极有意义。能够显示关节软组织肿胀、滑膜增生、血管翳形成和骨髓水肿等，可更早检测出骨侵蚀。

四、诊断与鉴别诊断

（一）诊断

RA 诊断建议使用 1987 年美国风湿病学会（ACR）的分类标准和 2010 年 ACR/欧洲抗风湿病联盟（EULAR）的分类标准。相较于 ACR 的分类标准，ACR/EULAR 分类标准的敏感度更高，更有助于本病的早期诊断。

1. 1987 年 ACR 的类风湿关节炎分类标准（表 1-8-1）

表 1-8-1　1987 年 ACR 类风湿关节炎分类标准

	条件	定义
1	晨僵	关节及其周围僵硬感至少持续 1 小时
2	≥3 个以上关节区的关节炎	观察到下列 14 个关节区（两侧的近指间关节、掌指关节、腕、肘、膝、踝及跖趾关节）中至少 3 个有软组织肿胀或积液（不是单纯骨隆起）
3	手关节炎	腕、掌指或近指间关节区中，至少有 1 个关节区肿胀
4	对称性关节炎	左右两侧关节同时受累（两侧近指间关节、掌指关节及跖趾关节受累时，不一定绝对对称）
5	类风湿结节	医生观察到在骨突部位、伸肌表面或关节周围有皮下结节
6	类风湿因子阳性	任何检测方法证明血清中类风湿因子含量升高（该方法在健康人群中的阳性率 <5%）
7	影像学改变	在手和腕的后前位相上有典型的类风湿关节炎影像学改变：必须包括骨质侵蚀或受累关节及其邻近部位有明确的骨质脱钙

注：以上 7 项满足 4 项或 4 项以上并排除其他关节炎可诊断类风湿关节炎（第 1~4 项病程至少持续 6 周）。

2. 2010 年 ACR/EULAR 提出的类风湿关节炎分类标准和评分系统 要求有滑膜炎的证据(临床或超声或 MRI),并且评分在 6 分以上即可诊断为类风湿关节炎(表 1-8-2)。

表 1-8-2 2010 年 ACR/EULAR 类风湿关节炎分类标准

项目		评分
1. 受累关节情况	受累关节数	(0~5分)
中大关节	1个	0
	2~10个	1
小关节	1~3个	2
	4~10个	3
至少1个为小关节	>10个	5
2. 血清学		(0~3分)
RF 和抗 CCP 抗体均阴性		0
RF 或抗 CCP 抗体至少1项低滴度阳性		2
RF 或抗 CCP 抗体至少1项高滴度(>正常上限3倍)阳性		3
3. 滑膜炎持续时间		(0~1分)
<6周		0
≥6周		1
4. 急性时相反应物		(0~1分)
CRP 和 ESR 均正常		0
CRP 或 ESR 增高		1

注: 受累关节指关节肿胀疼痛; 小关节包括掌指关节、近指间关节、第2~5跖趾关节、腕关节, 不包括第1腕掌关节、第1跖趾关节和远指间关节; 中大关节指肩关节、肘关节、髋关节、膝关节、踝关节。

(二)鉴别诊断

1. **骨关节炎** 多见于中老年人,膝、腰椎及髋关节等负重关节易受累,手部以远端指间关节受累常见。晨僵时间一般不超过半小时。查体可见赫伯登结节和布夏尔结节。RF 阴性。X 线示骨质增生和骨赘形成。

2. **强直性脊柱炎** 好发于青年男性,以中轴关节受累为主,*HLA-B27* 多为阳性。放射学检查多显示骶髂关节及脊柱受累,严重者脊柱呈"竹节样"改变。

3. **反应性关节炎** 起病急,青年多见,发病前常有肠道或泌尿系感染病史。以非对称性单关节受累为主,常伴发热、眼炎、尿道炎等表现。RF 阴性。

五、治疗

(一)中西医结合治疗思路

对于疾病初期、病情进展缓慢、低疾病活动度的 RA 患者,建议中药内服联合中医外治法如针灸、小针刀及药物熏蒸等。对于病情进展迅速、高疾病活动度的 RA 患者,建议中西医结合治疗。一方面,能更快更好地缓解患者关节症状,控制病情进展;另一方面,还可以减少西药用量和不良反应发生率。如针对食欲不振者,采用健脾和胃之法;针对贫血者,采用补益气血之法。

(二)西医治疗

RA 的治疗原则为早期治疗、联合用药和个体化治疗。治疗 RA 的常用西药为非甾体抗炎药、改善病情的抗风湿药、生物制剂和糖皮质激素等。

1. **非甾体抗炎药** 有抗炎镇痛的作用。分为非选择性环氧合酶(COX)抑制药和选择性环氧合酶-2(COX-2)抑制剂两种,后者可减少胃肠道不良反应,但可能增加心血管事件发生的风险,常用美洛昔康、塞来昔布等。

2. 改善病情的抗风湿药(DMARDs)　起效慢,一般 1~3 个月起效,但作用持久,可控制和延缓病情进展,建议尽早使用,如甲氨蝶呤、来氟米特、艾拉莫德、柳氮磺吡啶、羟氯喹等。

3. 生物制剂　适用于使用 DMARDs 疗效不显著或不耐受者,应与其他 DMARDs 联合使用,用药前应进行结核、肿瘤和活动性感染的筛查。常用 TNF-α 抑制剂、JAK 激酶抑制剂、IL-6 受体拮抗剂和 T 细胞共刺激信号调节剂等。

4. 糖皮质激素　用于 RA 伴心、肺等系统受累,或非甾体抗炎药和生物制剂有禁忌证者,应作为桥接治疗与 DMARDs 联合运用,使用原则是小剂量、短疗程。

(三)中医治疗

1. 风湿痹阻证

临床表现:关节疼痛、肿胀,游走不定,头痛,恶风。舌淡红,苔薄白,脉浮或滑。

治法:祛风除湿,通络止痛。

代表方:羌活胜湿汤加减。关节肿胀、重着者,加防己、茯苓、南五加皮;上肢关节疼痛为主者,加桑枝、姜黄;下肢关节疼痛为主者,加牛膝、桑寄生。

2. 寒湿痹阻证

临床表现:关节冷痛,触之不温,得寒痛剧,得温痛减,畏寒喜暖,舌淡胖,苔白腻,脉弦或紧。

治法:温经散寒,祛湿通络。

代表方:乌头汤加减。畏寒甚者,加干姜、细辛;关节痛甚者,加乌梢蛇、僵蚕。

3. 湿热痹阻证

临床表现:关节红肿、疼痛,触之觉热,发热,心烦,口渴,小便黄,舌质红,苔薄黄或黄腻,脉滑数或弦数。

治法:清热化湿,通络止痛。

代表方:宣痹汤加减。关节疼痛,游走不定者,加秦艽、桑枝、地龙;关节肿胀甚者,加虎杖、土茯苓、萆薢。

4. 痰瘀痹阻证

临床表现:病程日久,关节肿大、刺痛、僵硬变形,肢体麻木,关节局部肤色晦暗或有皮下结节,舌质紫暗,或有瘀斑,苔腻,脉沉细涩或沉滑。

治法:化痰通络,活血祛瘀。

代表方:身痛逐瘀汤合双合汤加减。关节、肌肉刺痛,肢体麻木甚者,加三七、莪术、全蝎、蜈蚣。

5. 肝肾亏虚证

临床表现:关节疼痛、肿大或僵硬变形,腰膝酸软,肌肉萎缩,眩晕耳鸣,潮热盗汗,舌质红,苔白或少苔,脉细数。

治法:补益肝肾,蠲痹通络。

代表方:独活寄生汤加减。腰膝酸软甚者,加续断、狗脊;畏寒肢冷者,加淫羊藿、鹿角片、肉苁蓉;五心烦热或午后潮热者,加知母、黄柏。

6. 气血两虚证

临床表现:关节隐痛,倦怠乏力,面色不华,心悸气短,头晕,纳呆,舌淡,苔薄,脉细弱或沉细无力。

治法:益气养血,通经活络。

代表方:黄芪桂枝五物汤加减。关节隐痛,乏力较甚者,加鹿衔草、当归、党参;胸闷、憋气者,加丹参、檀香。

(四)临证要点

1. 结合病位,药物引经　疼痛以肘、肩等上肢关节为主者,加羌活、桂枝、威灵仙;疼痛以膝、踝等下肢关节为主者,加独活、牛膝、木瓜;疼痛以腰背为主者,加狗脊、杜仲、桑寄生、续断。

2. 针对病邪,审因论治　重视病邪的针对性治疗,风邪甚或有表证者,用荆芥、防风、白芷、藁本、秦艽、海风藤等;寒邪甚者,用桂枝、麻黄、细辛、生姜、附子、川乌、草乌、干姜等;湿邪甚者,用羌活、独活、威灵仙、苍术、薏苡仁、防己、木瓜等;热邪甚者,用知母、黄柏、黄芩、栀子、生石膏、忍冬藤、赤芍等;痰邪甚者,用胆南星、白芥子、半夏、僵蚕等;瘀血甚者,用桃仁、红花、当归、鬼箭羽、虎杖、土鳖虫、牛膝等。

六、预后

类风湿关节炎具有异质性,若早期诊断、规范治疗,大多数患者的病情能够得到控制,若累及脏器、合并血管炎等则预后较差。

七、预防与调护

慎起居,避风寒,适度锻炼,增强体质。病情活动期者以休息为主,可进行适度关节功能锻炼,稳定期者可从低强度运动开始逐渐加强肢体的锻炼力度。营养均衡,清淡饮食,补充优质蛋白。保持积极乐观的心态。

第三节　系统性红斑狼疮

系统性红斑狼疮(systemic lupus erythematosus,SLE)是一种多因素参与的多系统脏器损害的自身免疫性疾病。本病病程迁延,临床症状繁多,流行病学调查显示我国患病率为(30~70)/10万人,好发于育龄期女性,男女发病比例为1:(10~12)。

中医典籍中并无系统性红斑狼疮病名的记载,根据其临床表现,多归于"阴阳毒""蝶疮流注""日晒疮"等范畴。

一、病因病理

(一)西医病因病理

1. 病因及发病机制　SLE的发病与遗传、性激素、感染、环境等因素密切相关,其发病人群与种族具有相关性,且具有家族聚集倾向,好发于育龄期女性。病原体感染及紫外线、药物、化学试剂等理化因素均可诱发本病。

SLE的发病机制尚未完全明确,一些抗原(如病原体)可诱导B细胞活化,通过一系列免疫过程将抗原提呈给T细胞,被激活的T细胞又可促进B细胞持续活化,进而产生大量的自身抗体,造成组织损伤。如抗双链DNA(dsDNA)抗体可与肾组织结合导致肾脏受累;抗红细胞抗体可破坏红细胞,造成贫血;抗磷脂抗体可导致抗磷脂综合征等。此外,自身抗体与自身抗原相结合,形成免疫复合物并沉积于组织器官,亦可造成损伤。

2. 病理　SLE的主要病理变化是血管炎。免疫复合物沉积、抗体侵袭等可导致血管壁炎症、坏死,继发性血栓可使管腔狭窄,以致局部组织缺血及功能障碍。

SLE患者常进行皮肤和肾脏的病理检查,皮肤狼疮带试验表现为表皮、真皮交界处有连续的免疫球蛋白IgG和补体(C3、C1q等)沉积;狼疮肾炎的肾脏免疫荧光亦多呈现免疫复合物沉积,被称为"满堂亮"。

狼疮肾炎病理分为6型:Ⅰ型为轻微病变性狼疮肾炎、Ⅱ型为系膜增生性狼疮肾炎、Ⅲ型为局灶性狼疮肾炎、Ⅳ型为弥漫性狼疮肾炎、Ⅴ型为膜性狼疮肾炎、Ⅵ型为严重硬化性狼疮肾炎。

（二）中医病因病机

先天禀赋不足、脏腑功能失调为发病基础;感受外邪、劳倦过度、饮食失节、情志内伤为常见诱因。

1. 先天禀赋不足　先天禀赋不足,肾精亏虚,阴阳失调,脏腑功能紊乱,是 SLE 的发病基础。

2. 感受外邪　外邪以火热毒邪为主,风燥暑热或烈日暴晒可燔灼营血,致瘀成毒,侵犯肌表、脏腑。风寒湿邪亦可袭表犯肺,入里化热,热灼血络,致使诸症丛生。

3. 劳倦过度　劳倦过度,调养失当,精血耗伤,虚火内生,诱使本病发生或加重。

4. 饮食不当　恣食辛辣、膏粱厚味,脾失健运,痰湿内生,流窜脏腑经络而发病。

5. 七情内伤　五志过极,郁而化火,或思虑过度,阴血暗耗,导致肝肾阴亏,血热火盛而致病。

素体肾精亏虚,阴虚内热,复因外邪侵袭、阳光暴晒、情志内伤等耗伤气血,引动内热,煎灼津液,化生痰浊、瘀血,蕴久成毒,走窜经络,外及皮肤、关节,内扰五脏六腑。本病病机特点为毒、虚、瘀相互交结,损伤脏腑,重则危及生命。

二、临床表现

1. 全身症状　发热、乏力、疲劳等。

2. 皮肤与黏膜损害　蝶形红斑、盘状红斑是本病特征性表现。还可出现光敏感、脱发、口腔溃疡、手足掌面和甲周红斑、结节性红斑、脂膜炎、网状青斑、雷诺现象等。

3. 关节和肌肉表现　常出现多关节疼痛、肿胀,属非侵蚀性关节炎。还可出现肌痛和肌无力。

4. 肾脏损害　蛋白尿、血尿、管型尿、水肿、肾功能不全等。

5. 神经系统损害　精神症状和癫痫较为常见,其次为脑血管病,表现为偏瘫、偏身感觉减退、视野缺损、失语等。

6. 血液系统表现　可出现贫血、白细胞减少、血小板减少,部分患者可见自身免疫性溶血性贫血。

7. 肺部病变　可见胸膜病变,伴有少量或中等量的胸腔积液。慢性病变则以肺间质病变为主,表现为咳嗽、少痰、呼吸困难、低氧血症等。

8. 心脏表现　可见心包炎、心肌炎、心律失常、心功能不全、心绞痛、心肌梗死等。

9. 消化系统表现　常出现恶心、呕吐、腹痛、腹泻等。可见肠系膜血管炎、急性胰腺炎等急腹症。还可见肝酶升高,少数患者出现严重肝损害和黄疸。

10. 其他表现　常见眼底病变包括视网膜出血、血管炎样病变、视网膜渗出等。还可见干燥性角结膜炎。

三、实验室及其他检查

1. 免疫功能　ANA(+)、抗 dsDNA 抗体(+)、抗 Sm 抗体(+),补体降低。

2. 血常规　常见贫血、白细胞减少、血小板减少,还可见自身免疫性溶血性贫血[库姆斯试验(Coombs test)试验阳性]。

3. 血沉、C 反应蛋白　活动期可见血沉增快、C 反应蛋白升高。

4. 生化　部分患者肝、肾功能异常,ALT、AST、GGT 等肝功能指标升高,肾小球滤过率降低,血肌酐升高。

5. 尿常规　可见蛋白尿、血尿、管型尿等。

6. 其他　心电图、心脏超声可了解心脏损害及肺动脉高压情况。肺部 CT 可及早发现肺间质改变。

四、诊断与鉴别诊断

（一）诊断

目前常用的 SLE 分类标准为 2019 年 EULAR/ACR SLE 分类标准（表 1-8-3）。

表 1-8-3　2019 年 EULAR/ACR SLE 分类标准

1. 入围标准　以人喉癌上皮细胞（Hep-2）为底物的间接免疫荧光法检测 ANA≥1∶80 或其他等效的试验		
2. 临床领域及标准		权重
（1）全身表现		
发热	体温＞38.3℃	2
（2）血液系统		
白细胞减少	＜4 ×10⁹/L	3
血小板减少	＜100 ×10⁹/L	4
自身免疫性溶血	存在溶血证据，如网织红细胞升高、结合珠蛋白下降、间接胆红素升高、LDH 升高，以及抗球蛋白试验（库姆斯试验）阳性	4
（3）神经系统		
谵妄	①意识改变或唤醒水平改变，同时伴有注意力下降；②症状发展时间数小时至 2 天内；③全天症状波动；④急性或亚急性认知改变，或行为、情绪或情感上的改变	2
精神症状	无洞察力的妄想或幻觉，但无谵妄	3
癫痫	原发性全身性发作或部分性/局灶性发作	5
（4）皮肤黏膜		
口腔溃疡	临床医生观察到的口腔溃疡	2
非瘢痕性脱发	临床医生观察到的非瘢痕性脱发	2
亚急性皮肤性或盘状红斑狼疮	临床医生观察到的亚急性皮肤性红斑狼疮；环状或丘疹性鳞屑（银屑病样）皮疹（常分布在曝光部位）	4
急性皮肤性红斑狼疮	临床医生观察到的颊部红斑或全身性斑丘疹	6
（5）浆膜		
胸腔积液或心包积液	需影像学证据支持，如超声、X 线、CT、MRI	5
急性心包炎	出现以下 2 项或 2 项以上：①心包性胸痛（锐痛，吸气时加重，前倾位减轻）；②心包摩擦音；③心电图广泛 ST 段抬高或 PR 压低；④影像学显示新发或加重的心包积液	6
（6）骨骼与肌肉		
关节受累	2 个或 2 个以上关节的滑膜炎，特征为渗出或肿胀；或 2 个或 2 个以上关节压痛，晨僵至少 30 分钟	6
（7）肾脏		
蛋白尿	24 小时尿蛋白定量＞0.5g/24h 或等效的尿蛋白-肌酐比值	4
肾活检病理符合狼疮肾炎	Ⅱ 或 Ⅴ 型狼疮肾炎 Ⅲ 或 Ⅳ 型狼疮肾炎	8 10
3. 免疫学领域及标准		
抗磷脂抗体	抗心磷脂抗体或抗 β₂ 糖蛋白 1 抗体或狼疮抗凝物阳性	2
补体蛋白	低 C3 或低 C4 低 C3 和低 C4	3 4
SLE 特异性抗体	抗 dsDNA 抗体阳性或抗 Sm 抗体阳性	6

　　注：符合入围标准，总分≥10 分且至少符合 1 项临床标准可以诊断为 SLE；对于每条标准，均需要排除感染、恶性肿瘤、药物等原因；既往符合某标准即可计分；标准不必同时发生；每个方面只取最高权重标准得分计入总分。

（二）鉴别诊断

1. 类风湿关节炎　以侵蚀性关节炎为特征，晨僵明显，RF 滴度较高，抗 CCP 抗体阳性。

2. 白塞病　多伴发生殖器溃疡和葡萄膜炎，皮肤针刺反应阳性或有皮肤结节红斑，抗 dsDNA 抗体及抗 Sm 抗体阴性。

3. 慢性肾脏病　具有肾脏疾病病史，无 ANA、抗 dsDNA 抗体、抗 Sm 抗体等免疫学指标异常，必要时可行肾脏穿刺进行鉴别。

4. 原发性血小板减少性紫癜　抗 dsDNA 抗体、抗 SSA 抗体阴性，骨髓穿刺可见巨核细胞成熟障碍。

五、治疗

（一）中西医结合治疗思路

中西医结合治疗系统性红斑狼疮采用辨病与辨证相结合的方法，中西协同，增效减毒。在病情活动期，常予糖皮质激素、免疫抑制剂等西药联合中医辨证论治，迅速控制病情，降低疾病活动度，便于撤减激素；病情缓解后及时调整用药，逐渐减少激素及免疫抑制剂用量，中药随证加减，一方面调节机体免疫功能，另一方面减少激素及免疫抑制剂的不良反应，达到病情缓解或低疾病活动度，保护组织器官，提高患者生存质量。

（二）西医治疗

1. 一般治疗　包括心理及精神支持、避免日晒或紫外线照射、避免过度劳累、预防感染、避免使用避孕药等可能诱发疾病的药物等。

2. 药物治疗

（1）非甾体抗炎药：主要用于发热、关节疼痛者的对症治疗，如萘普生、洛索洛芬钠、美洛昔康、双氯芬酸钠及塞来昔布等。应注意胃肠道反应、出血、肝肾功能受损等不良反应。

（2）免疫抑制剂：羟氯喹是本病的基础用药，主要不良反应为眼底病变，心动过缓、传导阻滞者禁用。环磷酰胺是治疗该病常用的免疫抑制剂。其他还包括霉酚酸酯、他克莫司、环孢素、甲氨蝶呤、硫唑嘌呤等。常见不良反应有胃肠道损害、肝功能异常、增加感染风险等。

（3）糖皮质激素：①轻度 SLE：羟氯喹或非甾体抗炎药效果不佳时，可考虑使用小剂量激素（≤10mg/d 泼尼松）；②中度 SLE：0.5~1mg/（kg·d）泼尼松；重度 SLE：≥1mg/（kg·d）泼尼松；③狼疮危象：激素冲击治疗。不良反应包括代谢紊乱、向心性肥胖、骨质疏松、骨坏死、胃肠道溃疡、高血压、精神症状、增加感染风险等。

（4）生物制剂：经激素和/或免疫抑制剂治疗效果不佳、不耐受或复发的 SLE 患者，可考虑予生物制剂治疗，包括贝利尤单抗、泰它西普、利妥昔单抗等。主要不良反应包括感染、输液反应等。

3. 其他　病情危重或难治型患者可予血浆置换、免疫吸附等治疗，合并感染者可静脉注射免疫球蛋白。

（三）中医治疗

1. 风湿热痹证

临床表现：关节疼痛、红肿，肢体困重，肌肉酸痛。舌质红，苔黄腻，脉滑或滑数。

治法：清热化湿，祛风通络。

代表方：白虎加桂枝汤加减。关节肿胀明显者，加防己、苍术；颈部疼痛者，加葛根；上肢关节痛甚者，加桑枝、忍冬藤；下肢关节痛甚者，加牛膝、黄柏。

2. 阴虚内热证

临床表现：低热盗汗，五心烦热，口咽干燥，眼睛干涩或视物模糊，局部斑疹暗褐，腰膝酸软,月经不调。舌质红,苔薄黄,脉细数。

治法:清热解毒,滋阴通络。

代表方:青蒿鳖甲汤加减。口渴甚者,加麦冬、石斛;眼干甚者,加菊花、谷精草;口腔溃疡者,加蒲公英;皮疹身痒甚者,加防风、徐长卿。

3. 气血亏虚证

临床表现:神疲乏力,心悸,气短,自汗,头晕目眩。舌质淡红,苔薄白,脉细弱。

治法:益气养血。

代表方:归脾汤加减。有出血倾向者,加仙鹤草、地榆;自汗甚者,加浮小麦;不寐者,加柏子仁、五味子。

4. 热毒炽盛证

临床表现:高热,面赤,斑疹鲜红,甚则神昏谵语,可伴有关节肌肉酸痛。小便黄赤,大便干结。舌质红,苔黄燥,脉滑数或洪数。

治法:清热解毒,凉血消斑。

代表方:犀角地黄汤加减(犀角已禁用,现多用水牛角代)。神昏谵语者,加服安宫牛黄丸或紫雪丹;红斑甚者,加紫草、凌霄花;鼻衄、肌衄者,加三七粉、侧柏叶;血尿者,加仙鹤草、小蓟。

5. 饮邪凌心证

临床表现:胸闷,心悸,气短,神疲,畏寒,肢体隐痛,面晦唇紫,重者喘促不宁,水肿。舌质暗红,苔灰腻,脉细数或细涩结代。

治法:温阳化饮,活血益气。

代表方:苓桂术甘汤合丹参饮加减。胸闷甚者,加枳壳、瓜蒌皮;气短乏力甚者,加党参、黄芪;下肢肿甚者,加大腹皮、泽泻;喘促甚者,加桑白皮、葶苈子。

6. 痰热郁肺证

临床表现:胸闷,喘咳,痰黏,心烦,寐不安,口咽干燥。舌质暗红,苔黄腻,脉滑数。

治法:清热化痰,宣肺平喘。

代表方:麻杏石甘汤合千金苇茎汤加减。喘咳甚者,加葶苈子、桑白皮;高热者,加水牛角(先煎)、大青叶;胸闷甚者,加郁金、丹参;有胸腔积液者,加丹参、防己。

7. 肝郁血瘀证

临床表现:胁肋胀满、刺痛,或黄疸,胁下有癥块,腹胀,纳呆,或伴呕恶、嗳气,女性月经不调。舌质紫暗有瘀斑,脉弦细或细涩。

治法:疏肝解郁,活血化瘀。

代表方:四逆散合茵陈蒿汤加减。发热者,加赤芍、黄柏;水肿者,加车前草、泽泻;月经不调者,加益母草、香附;有癥块者,加桃仁、水蛭;黄疸者,加垂盆草、虎杖。

8. 脾肾阳虚证

临床表现:周身浮肿,畏寒肢冷,面色无华,腹满,纳呆,腰酸,尿浊,尿少或小便清长。舌质淡红,边有齿痕或舌体嫩胖,苔薄白,脉沉细。

治法:温肾健脾,化气行水。

代表方:真武汤合肾气丸加减。水肿甚者,加大腹皮;尿浊甚者,加黄芪、金樱子、芡实;血尿甚者,加小蓟、仙鹤草;尿频、尿急者,加萹蓄、瞿麦、车前草。

9. 风痰内动证

临床表现:头痛、眩晕、神疲体倦,麻木,重则突然昏仆,抽搐流涎。舌质暗,苔白腻,脉弦滑。

治法：涤痰息风,开窍通络。

代表方：定痫丸合止痉散加减。烦躁者,加龙胆;抑郁者,加浮小麦、炙甘草、大枣;不寐者,加夜交藤、生龙骨;抽搐者,加地龙;神昏窍闭者,以至宝丹或安宫牛黄丸或紫雪丹鼻饲治疗。

（四）临证要点

系统性红斑狼疮属本虚标实证,本虚尤以肾阴虚为主,标实以热、瘀、毒等常见。虚、热、瘀、毒互为胶结,共同致病。故临证治疗应以滋阴、清热、祛瘀、解毒为基本治则,具体可分为滋阴益气、清热解毒、凉血祛瘀、透疹消斑、疏风通络、健脾益胃、温阳利水七种主要治法。此外,还应考虑使用糖皮质激素、免疫抑制剂等药物对中医证候的影响,遣方用药应随证加减。如服用大量糖皮质激素易耗液伤津,患者多见阴虚内热之证,故应在遵循基本治则的同时重用或添加青蒿、鳖甲、生地黄、牡丹皮、赤芍、麦冬等滋阴清热之品;患者素体虚弱,使用免疫抑制剂可导致气阴两虚证,中药应酌情加用太子参、女贞子、墨旱莲、枸杞子等益气养阴之品;久病及肾,阴损及阳,表现为脾肾阳虚者,应加用黄芪、淫羊藿、菟丝子、制附子等温肾健脾之品。

六、预后

本病经规范持续治疗,预后较好。若多系统严重损害,尤其是伴有急进性狼疮肾炎、严重神经精神性狼疮等,或合并严重感染,则预后不良。

七、预防与调护

调摄生活起居,规律作息;避免日光暴晒;调摄寒温,避免感冒;避免过度劳累;节制房事,妊娠应于病情稳定期,在医生指导下予以考虑。注意饮食忌宜,禁烟酒,饮食均衡,食用新鲜果蔬,忌食辛辣刺激或大温大热之品;避免服用诱发系统性红斑狼疮的药物。调畅情志,积极进行心理疏导,保持乐观积极的心态,正确认识疾病,减轻心理负担。

第四节　干燥综合征

干燥综合征(Sjögren syndrome,SS)是一种以淋巴细胞增殖和外分泌腺进行性损伤为主的慢性炎症性自身免疫病,临床以口干、眼干、乏力和关节痛等为主要表现。本病可单独存在,称为原发性干燥综合征,若继发于另一种自身免疫病,如类风湿关节炎、系统性硬化症、系统性红斑狼疮等,则称为继发性干燥综合征。本章节主要讨论原发性干燥综合征。

本病与中医学的"燥证""痹证"相类似,现多称为"燥痹"。

一、病因病理

（一）西医病因病理

1. 病因及发病机制　本病的病因及发病机制尚不明确,感染、遗传、环境等因素均可参与发病。EB 病毒、巨细胞病毒等病毒感染可能与 SS 发病相关;在遗传方面也有相关研究显示 *HLA-DR3*、*HLA-DR2* 位点等,与 SS 发病密切相关。研究发现 SS 患者唇腺活检病灶中的浸润细胞主要由 CD4$^+$T 细胞和 B 细胞组成,而异常增殖的 B 细胞可产生大量免疫球蛋白和自身抗体(如抗 SSA 抗体、抗 SSB 抗体),同时活化 T 细胞,并分泌炎症因子,从而引发本病。

2. 病理 本病主要累及外分泌腺,如涎腺、泪腺,表现为腺体导管扩张、狭窄及腺体间质大量淋巴细胞浸润、上皮细胞破坏和萎缩。亦可出现其他外分泌腺体及腺体外器官受累。

(二)中医病因病机

先天禀赋不足,阴阳失调是本病发生的内在基础,感受外邪、七情内伤、劳逸失度、饮食不节等是致病的重要条件。

1. 禀赋不足 先天禀赋不足,阴阳失调。如素体阴虚,则化源匮乏,津液生成不足;素体阳虚,气化无力,津液输布失常,均导致津亏液少而清窍失养,从而发病。

2. 感受外邪 外邪包括六淫之邪。素体阳盛,感受外邪,邪气从阳化热,燔灼津液,机体失于濡养,而发燥痹。

3. 七情内伤 情志内伤可导致脏腑气机紊乱,津液输布失常;或情志不畅,肝郁化火,灼伤津液;或忧思过度,脾胃运化失常则津液化源不足,均致津液亏虚而成燥痹。

4. 劳逸失度 劳则气耗,气耗则影响津液的生成与输布;过逸则阳气不振、气机不畅,津液运行失常,清窍失养而发本病。

5. 饮食不节 嗜食辛辣、肥甘厚味,损伤脾胃,生化乏源,亦可积热生燥,伤津耗液,而成燥痹。

本病以阴津亏虚为本,燥、热、瘀、毒为标。基本病机为外感或内生之燥邪,耗伤津液,口、眼、鼻、咽等清窍及四肢百骸失于荣养濡润而成燥痹;燥易伤阴,阴虚生内热,热灼精血,瘀血乃成,瘀热蕴结,日久酿毒,继则内侵脏腑。

二、临床表现

本病起病多隐匿,临床表现轻重不一,主要包括外分泌腺功能受损及相关系统损害。

(一)主要症状

1. 口干 因唾液腺受损所致,患者口干,咽干,食用固体物质时需水送服,甚则进食困难。

2. 眼干 因泪腺分泌功能低下所致,患者眼干涩、畏光、磨砂感,严重者可出现干燥性角结膜炎甚至角膜穿孔、失明。

3. 系统表现 部分患者出现不同程度的系统损害,可出现发热、乏力、皮肤干燥、肌肉关节疼痛等症状。若出现肺间质病变,则可见干咳、气短等。累及肾脏时,可因肾小管性酸中毒导致的低钾血症而出现乏力,四肢肌肉软瘫等;也可因肾性尿崩症出现多尿、口渴等;肾结石时可见尿液浑浊、排尿困难、尿急等。当胃肠道外分泌腺体受累时,出现食欲下降、反酸等。出现肝功能损害时,转氨酶升高,甚至黄疸。

(二)体征

可出现舌体干裂,舌乳头萎缩而光滑;牙齿片状脱落,猖獗性龋齿;腮腺、颌下腺肿大,淋巴结肿大;体温升高,雷诺现象,双下肢紫癜样皮疹,荨麻疹样皮肤损害,红斑结节等。

三、实验室及其他检查

1. 一般检查 血常规可见轻度贫血,白细胞、血小板减少,其中白细胞减少最常见。肾小管酸中毒时可出现低血钾和尿 pH 值升高。肝功能受损可见转氨酶升高。疾病进展期可出现血沉增快和 C 反应蛋白升高。

2. 血清免疫学检查 SS 患者血清中可出现多种自身抗体,如抗核抗体、抗 SSA 抗体、抗 SSB 抗体,亦可见抗着丝点抗体、抗胞衬蛋白抗体等。类风湿因子常为阳性,免疫功能检查可见高免疫球蛋白血症。

3. 眼科相关检查 泪液分泌试验（Schirmer test）≤5mm/5min 为阳性；泪膜破裂时间（BUT）≤10 秒为阳性；角膜染色试验：孟加拉红染色（van Bijsterveld）计分≥4 分为阳性。

4. 口腔科相关检查 唾液流率<0.1ml/min 为阳性；腮腺造影示导管不规则，伴狭窄、扩张，碘液可淤积于末端导管腺体呈点球状、苹果树样或雪花样改变，而主导管不闭塞；涎腺核素检查阳性。

5. 病理学检查 唇腺活检组织学检查示淋巴细胞灶≥1 为阳性（在 4mm² 组织内至少有 50 个淋巴细胞聚集则称为 1 个灶）。

6. 影像学检查 胸部 CT 可发现肺间质病变，表现为磨玻璃样变、蜂窝样变、肺大疱等，严重者出现肺间质纤维化。

四、诊断与鉴别诊断

（一）诊断

本病诊断主要根据 2016 年美国风湿病学会（ACR）和欧洲抗风湿病联盟（EULAR）提出的分类诊断标准。该分类标准适用于至少有一种眼或口腔干燥症状的患者，如：①每日出现持续、难以忍受的眼干症状，持续 3 个月以上；②经常出现眼睛中有沙子的感觉；③每日须用人工泪液≥3 次；④每日都有口干症状，持续 3 个月以上；⑤经常需要用流质饮食帮助吞咽干性食物，或者在欧洲抗风湿病联盟制定的干燥综合征疾病活动指数（ESSDAI）评估表中至少有 1 个条目阳性。在此基础上，结合表 1-8-4 中 5 条标准进行评分，合计≥4 分可诊断。

表 1-8-4 2016 年 ACR/EULAR 原发性干燥综合征分类标准

项目	得分
1. 唇腺灶性淋巴细胞浸润，且灶性指数≥1 个灶/4mm²	3
2. 血清抗 SSA 抗体阳性	3
3. 至少单眼角膜染色计分（OSS）≥5（或 Van Bijsterveld 评分≥4）	1
4. 至少单眼泪液分泌试验（Schirmer 试验）≤5mm/5min*	1
5. 未刺激的全唾液流率≤0.1ml/min（Navazesh 和 Kumar 测定法）	1

注：诊断需要排除头颈部放疗史、活动性丙型肝炎病毒感染（PCR 证实）、艾滋病、结节病、淀粉样变、移植物抗宿主病、IgG4 相关性疾病。

* 服用抗胆碱药物的患者注意停药足够时间后再评估口干及眼干情况。

（二）鉴别诊断

1. 系统性红斑狼疮 育龄期女性多见，常出现蝶形红斑、盘状红斑等皮疹表现，多累及肾小球，常见抗 dsDNA 抗体及抗 Sm 抗体阳性。

2. 类风湿关节炎 两者均可出现关节疼痛及类风湿因子阳性，但类风湿关节炎为侵蚀性关节炎，可导致骨破坏，且抗 SSA 抗体和抗 SSB 抗体阴性。

3. 非自身免疫病的口干、眼干 可能与衰老、激素水平变化相关，如老年性外分泌腺体功能下降，同时糖尿病或药物也可导致口干、眼干，需通过病史加以鉴别。

五、治疗

（一）中西医结合治疗思路

本病首先通过病史、临床表现，结合相关化验及检查以明确西医诊断，排除其他相关疾病。若仅出现外分泌腺病变时，中医治疗为主，以缓解患者口干、眼干等症状；若出现系统损害时，需中西医结合治疗，通过中医辨证论治联合针灸，配合免疫抑制剂、激素等，以期获得更佳的临床疗效。本病主要由阴津亏虚而发病,当从疾病的发生、发展规律综合治之,素体阴虚者,当养阴生津;兼有气虚者,加以益气;燥毒内盛者,加以润燥解毒;瘀血阻络者,加以化瘀通络。

(二)西医治疗

1. 对症治疗　人工泪液、人工唾液等替代疗法可在一定程度上缓解眼干、口干的症状。肌肉、关节疼痛时可用非甾体抗炎药对症治疗;肾小管酸中毒时常伴随低钾血症,需补钾并纠正酸中毒。

2. 系统治疗　系统损害时可使用免疫抑制剂、糖皮质激素。如出现严重的皮肤病变、间质性肺病、溶血性贫血、冷球蛋白血症等,均可采用糖皮质激素联合免疫抑制剂治疗。若常规治疗效果不佳者,可考虑使用生物制剂以改善病情。

(三)中医治疗

1. 阴虚津亏证

临床表现:口干,眼干,鼻干,咽干。头晕耳鸣,五心烦热,腰膝酸软。舌质红,或有裂纹,少苔或无苔,脉细数。

治法:滋养阴液,生津润燥。

代表方:沙参麦冬汤合六味地黄汤加减。口干甚者,加石斛、百合;眼干甚者,加石斛、密蒙花。

2. 气阴两虚证

临床表现:口干,眼干,神疲乏力,气短。心悸,食少纳呆,大便溏泄,夜尿频数。舌质淡红,少苔或无苔,脉细弱。

治法:益气养阴,滋阴润燥。

代表方:生脉散合沙参麦冬汤加减。心烦失眠者,加炒酸枣仁、柏子仁;纳呆明显者,加焦三仙、鸡内金;大便久溏者,加山药、白术。

3. 阴虚热毒证

临床表现:口干,眼干,目赤多眵,咽痛,牙龈肿痛,口角糜烂,鼻干鼻衄。发颐或瘰疬,身热或低热羁留,小便黄赤,大便干结臭秽。舌质干红或有裂纹,少苔或苔黄燥,脉弦细数。

治法:养阴生津,润燥解毒。

代表方:养阴清肺汤加减。牙龈肿痛者,加黄连、蒲公英;瘰疬者,加夏枯草、浙贝母;咽喉肿痛者,加牛蒡子、板蓝根;发热者,加金银花、青蒿。

4. 阴虚血瘀证

临床表现:口干,眼干,关节肿痛,肌肤甲错,肢体瘀斑瘀点。肢端变白与变紫交替,皮下脉络隐隐。舌质暗或瘀斑,少苔或无苔,脉细涩。

治法:生津养血,化瘀通络。

代表方:沙参麦冬汤合血府逐瘀汤加减。关节肿痛甚者,加乳香、没药、皂角刺;肌肤甲错甚者,加丹参、泽兰;雷诺现象明显者,加水蛭、地龙。

(四)临证要点

1. 甘寒滋润为治本之道　燥痹的临床表现以"干燥"为主,阴津亏虚为其病本,治宜滋阴生津润燥,用药主以甘寒滋润,如麦冬、天花粉、沙参、石斛、玉竹、黄精、枸杞子、楮实子、地黄等。甘寒滋润以生肺津、养胃阴、滋肾水、润清窍,故为治本之道。

2. 清热、通络、解毒为治标之大法　燥易化热,燔灼津液,煎熬精血,血行瘀滞,瘀热互结,久则酿毒,诸邪阻滞,津液输布失常,清窍失于濡养而成燥痹,热、瘀、毒为本病重要的病理因素,治标之大法当润燥、清热、通络、解毒。清热药物常用生石膏、桑皮、知母等;通络之类可选用丹参、赤芍、桃仁、路路通、当归、地龙、丝瓜络等;解毒之品选取金银花、白花蛇舌草、板蓝根、蒲公英、黄芩、黄连、黄柏等。

六、预后

病变局限于外分泌腺者预后良好,内脏损害者应尽早进行系统治疗,大部分患者可以有效控制病情,若出现进行性肺纤维化、中枢神经系统病变、肾功能不全、恶性淋巴瘤等,预后较差。

七、预防与调护

保持口腔清洁,以预防口腔感染和减少龋齿发生。注意用眼卫生,适当使用人工泪液以减少眼部干涩损伤及控制细菌感染。戒烟、酒,忌生食葱、芥、蒜等辛辣及油炸食品。

第五节　骨　关　节　炎

骨关节炎(osteoarthritis,OA)是由多种因素引起关节软骨纤维化、磨损、剥脱而导致的关节退行性疾病,临床上以关节疼痛、肿胀、僵硬、功能障碍甚至关节畸形为主要表现。其病理改变可累及关节所有组织,包括软骨、软骨下骨、滑膜、韧带和其他组织。

骨关节炎属于"痹证"范畴,又称"骨痹""膝痹""鹤膝风"等。

一、病因病理

(一)西医病因病理

1. 病因及发病机制　目前OA病因尚未明确。年龄、性别、肥胖、创伤、吸烟及某些疾病均为OA的发病危险因素。年龄是与OA关系最密切的因素,65岁以上人群约50%患有膝骨关节炎。

OA的发病是多种因素对易感个体作用的结果。生物机械学、生物化学、基因突变及免疫学因素均参与OA的发病。这些因素引发级联退行性反应,最终导致关节软骨的特征性改变,并累及关节所有结构。

2. 病理　以关节软骨损害为主,累及整个关节。初期表现为软骨局灶性软化、失去弹性,随病情进展出现裂隙,甚则软骨大片脱落等。镜检可见关节软骨结构紊乱和变性,软骨细胞减少,基质黏液样变,软骨撕裂或纤维化,溃疡面被结缔组织或纤维软骨覆盖,新生血管侵入,最终软骨全层消失。软骨下骨增厚和硬化,关节边缘骨赘形成。滑膜炎在OA过程中普遍存在,但严重程度不及类风湿关节炎。

(二)中医病因病机

先天禀赋不足,或年高肝肾亏虚,筋骨失养,不荣则痛;亦可因风、寒、湿、热之邪乘虚而入,经络阻滞,不通则痛。正如华佗《中藏经》所云"精气日衰则邪气妄入",发为骨痹。

1. 肝肾不足　先天禀赋不足、劳逸过度、久病体虚、年老或产后而致肝血亏虚,肾虚髓空,筋骨失养,不荣则痛,发为本病。

2. 饮食不节　饮食不节,伤及脾胃,生化乏源,筋骨失养;或脾失健运,痰湿内生,痹阻经络,发为本病。

3. 外邪侵袭　久居潮湿之地,外感风寒湿热等外邪,袭于腠理,壅于经络,痹阻气血经脉,留滞筋骨关节,发为本病。

4. 跌仆损伤　跌打损伤,损及肢体筋脉,气血经脉痹阻,发为本病。

二、临床表现

（一）主要症状

1. 疼痛　特点为隐匿发作,持续钝痛,多于关节活动后发生。负重时疼痛加重,休息后缓解。

2. 晨僵　晨僵时间较短,一般不超过 30 分钟。

3. 关节活动受限　常见于膝、髋关节。膝关节可因关节内的游离体或漂浮的软骨碎片导致活动时的"绞锁现象"。髋 OA 进展至终末期表现为固定性屈曲,最终导致残疾。

（二）体征

1. 关节活动弹响(骨摩擦音)　以膝关节多见。

2. 关节肿胀和畸形　膝关节滑膜炎症导致关节腔积液,表现为膝关节肿胀,浮髌试验阳性。骨赘形成则导致关节肿大、畸形、半脱位等。指间关节畸形表现为远端指间关节的赫伯登(Heberden)结节和近端指间关节的 Bouchard 结节。

三、实验室及其他检查

1. 实验室检查　本病无特异性实验室指标。伴有滑膜炎的患者可出现 C 反应蛋白和血沉轻度升高。

2. 影像学检查　X 线示受累关节间隙狭窄,关节软骨下骨质硬化和/或囊变,关节边缘骨赘形成。关节超声和 MRI 能显示受累关节早期软骨病变及半月板、韧带等关节结构异常。

四、诊断与鉴别诊断

（一）诊断

诊断 OA 主要根据患者的症状、体征、影像学检查及实验室检查。目前采用中华医学会骨科分会骨关节炎诊治指南(2018 年版)。

1. 指间关节 OA 诊断标准

（1）指间关节疼痛、发酸、发僵;

（2）10 个指间关节中有骨性膨大的关节≥2 个;

（3）远端指间关节骨性膨大≥2 个;

（4）掌指关节肿胀<3 个;

（5）10 个指间关节中有畸形的关节≥1 个。

满足 1+(2、3、4、5 条中的任意 3 条)可诊断指间关节骨关节炎;10 个指间关节为双侧第二、三远端及近端指间关节、双手第一腕掌关节。

2. 膝关节骨关节炎诊断标准

（1）近 1 个月内反复膝关节疼痛;

（2）X 线片(站立位或负重位)示关节间隙变窄、软骨下骨硬化和/或囊性变、关节边缘骨赘形成;

（3）年龄≥50 岁;

（4）晨僵≤30 分钟;

（5）活动时有骨摩擦音(感)。

满足 1+(2、3、4、5 条中任意 2 条),可诊断膝关节骨关节炎。

3. 髋关节骨关节炎诊断标准

（1）近 1 个月反复的髋关节疼痛;

（2）ESR≤20mm/h；

（3）X 线示骨赘形成，髋臼边缘增生；

（4）X 线髋关节间隙变窄。

满足 1+2+3 条或 1+3+4 条者可诊断髋关节骨关节炎。

OA 的临床诊断主要依赖疼痛症状、X 线片以及关节镜或 MRI 检查来明确，多数 OA 患者可以通过 X 线片得到诊断。OA 的 X 线表现通常采用 Kellgren-Lawrence 评分进行分级：0 级为无改变（正常）；Ⅰ级为轻微骨赘；Ⅱ级为明显骨赘，但未累及关节间隙；Ⅲ级关节间隙中度狭窄；Ⅳ级关节间隙明显变窄，软骨下骨硬化。

（二）鉴别诊断

1. 类风湿关节炎　多为对称性小关节炎，以近端指间关节、掌指关节及腕关节受累为主，很少累及远端指间关节，且晨僵明显。类风湿因子和 ACPAs 阳性。X 线以侵蚀性关节炎为主。

2. 强直性脊柱炎　多发于青年男性，*HLA-B27* 多呈阳性，临床表现为骶髂关节炎，严重者 X 线示骶髂关节融合，脊柱呈竹节样改变。

3. 银屑病关节炎　有皮肤和指甲的特征性改变。

4. 痛风性关节炎　多发于男性，常累及第一跖趾关节和跗骨关节，关节炎起病急骤，数小时达到高峰，伴血尿酸升高。

五、治疗

（一）中西医结合治疗思路

OA 急性期关节疼痛剧烈，应采用中西医结合治疗方法，通过中医辨证论治，中药内服结合外敷、药浴、针刺等外治法，缓急止痛，配合西药消炎止痛，达到尽快缓解疼痛的目的。OA 缓解期，以中药补肝肾、强筋骨为主，配合艾灸、中药外敷、针刀等舒筋活络，松解挛缩。

（二）西医治疗

治疗目的在于缓解疼痛，保护关节功能，延缓关节结构改变，提高患者生活质量。治疗方案应个体化、阶梯化，包括一般治疗、药物治疗和手术治疗。

1. 一般治疗　对 OA 患者进行健康宣教，嘱其建立合理的生活方式，减轻体重，避免长时间跑、跳、蹲、爬楼梯、不良姿势等；进行低强度有氧锻炼，如游泳、骑自行车等，训练关节周围肌肉功能。使用物理治疗改善关节症状，包括电疗、磁疗、红外线照射、超声波、离子导入法、空气压力波及关节腔内注射臭氧等。日常生活可使用手杖、拐杖、助行器以减少受累关节负重。

2. 药物治疗

（1）缓解疼痛药物

1）非甾体抗炎药（NSAID）：轻症患者首选外用 NSAID 乳胶剂、膏剂等，以缓解疼痛。若外用药效果不佳，可口服 NSAID，如双氯芬酸钠、洛索洛芬钠、布洛芬等，其主要不良反应包括胃肠道反应、肝肾功能损害。对于有胃肠道危险因素者，使用选择性环氧合酶-2（COX-2）抑制剂如塞来昔布、艾瑞昔布等，但应警惕心血管不良事件的发生。

2）曲马多：属弱阿片类药物，用于 NSAID 治疗无效或有禁忌证者。该药有一定成瘾性，宜谨慎使用。

3）糖皮质激素：对于关节疼痛剧烈、严重关节腔积液者，关节腔内注射糖皮质激素，可迅速缓解症状，但反复应用有加速关节软骨骨量丢失的风险。

（2）缓解 OA 症状慢作用药物：氨基葡萄糖和硫酸软骨素可能具有缓解疼痛和改善功能的作用。双醋瑞因是白细胞介素-1（IL-1）抑制剂，能减轻关节疼痛。对轻中度的 OA 患者，关节腔内注射透明质酸，每次 2~3ml，每周 1 次，连续 3~5 次，具有润滑关节、增加滑液黏弹性的作用。

（三）中医治疗

1. 寒湿痹阻证

临床表现：关节冷痛或伴肿胀，遇寒加重，肢冷重着，畏寒喜暖。大便溏，小便清。舌质淡，苔白或腻，脉弦紧或沉缓。

治法：散寒除湿，温经通络。

代表方：蠲痹汤加减。上肢关节疼痛明显者，加姜黄；下肢关节疼痛明显者，加牛膝；关节疼痛剧烈者，加全蝎、蜈蚣。

2. 湿热痹阻证

临床表现：关节红肿热痛，屈伸不利。小便黄，大便黏滞。舌红苔黄腻，脉滑数或濡数。

治法：清热化湿，活血通络。

代表方：四妙散合当归拈痛汤加减。关节肿痛明显者，加忍冬藤、蜂房、没药；大便秘结者，加大黄、虎杖。

3. 痰瘀痹阻证

临床表现：关节肿大变形，伴僵硬、刺痛，痛处固定不移或夜间尤甚，肢体沉重麻木，屈伸不利。舌质紫暗或有瘀斑，苔薄或薄腻，脉沉细涩或沉滑。

治法：化痰祛瘀，蠲痹通络。

代表方：二陈汤合身痛逐瘀汤加减。痛在腰腿者，去羌活，加乌梢蛇、独活；痛在腰以上者，去牛膝，加姜黄；痛在肩颈者，加葛根、威灵仙。

4. 肝肾不足证

临床表现：关节疼痛缠绵，甚则肿大变形，并伴眩晕、耳鸣，腰膝酸软，痿弱少力。小便频，夜尿多。舌质红，或舌胖质淡，苔薄白或白滑，脉沉细无力。

治法：补益肝肾，通络止痛。

代表方：独活寄生汤加减。食少纳呆者，加砂仁、陈皮；关节肿胀明显者，加鹿衔草、防己。

（四）临证要点

1. 补益肝肾为治本之法　骨痹以肾虚髓减，肝血亏虚为主，故应以补益肝肾、强筋壮骨为主要治则。肾虚者，可通过补肾养精以使先天之源充溢，而后能生髓壮骨；肝血亏虚，则可通过疏肝行气，补益肝血，以充养筋脉，两者共奏强筋健骨之效。肾阳虚，可选用杜仲、巴戟天、淫羊藿、肉苁蓉、狗脊等助阳补肾；肾阴虚，可选用熟地黄、墨旱莲、龟甲等滋阴补肾。肝血亏虚者，可选用枸杞子、当归、白芍等养血荣筋。

2. 善用虫类药　骨痹患病日久，经络痹阻不通。临证可用全蝎、蜈蚣、地龙、水蛭、乌梢蛇等虫类药物，以其性善行走攻窜，搜剔经络，引药直达病所。

六、预后

本病若早发现，早治疗，预后良好。若持续发展，则可致残。

七、预防与调护

OA 患者需控制体重，减轻关节负荷；注意关节保暖，防止跌倒；合理锻炼。

第六节　痛　风

痛风(gout)是由于嘌呤代谢异常导致尿酸生成过多和/或尿酸排泄减少,引起血尿酸升高,形成高尿酸血症,单钠尿酸盐结晶(monosodium urate,MSU)沉积于关节、皮下、肾脏等部位引起组织炎症及损伤的代谢性风湿病。高尿酸血症是痛风发生的病理基础,本病常合并其他代谢综合征,如高脂血症、2 型糖尿病、腹型肥胖、高血压及心脑血管疾病等。

本病属中医学"痹证""痛风""痛痹""白虎历节风""脚气"等范畴。

一、病因病理

（一）西医病因病理

1. 病因及发病机制　遗传、饮食、药物、血液系统疾病及肾脏疾病等均可参与发病。在遗传方面,如次黄嘌呤磷酸核糖转移酶缺陷,可使尿酸生成增加。高嘌呤饮食可致血尿酸外源性生成过多。血液系统疾病时可因细胞内核酸大量分解导致尿酸内源性生成过多。肾脏疾病或服用某些药物如利尿药、抗结核药及细胞毒性化疗药物等时,可导致尿酸排泄减少。

尿酸排泄障碍或生成过多是导致高尿酸血症的主要原因,当血尿酸浓度升高超过尿酸盐溶解度阈值后可出现尿酸盐结晶沉积,从而激活炎症因子、细胞等,引起炎症反应,最终引发痛风。

2. 病理　本病的特征性病理表现为单钠尿酸盐结晶沉积引起的局部炎症反应。在偏振光显微镜下可见负双折射针状 MSU 晶体。结晶体引起的慢性炎症可导致滑膜炎、软骨丢失、骨侵蚀,从而进展为慢性痛风性关节炎。累及肾脏时,微小的 MSU 晶体沉积于肾间质,可导致慢性肾小管-间质性肾炎,引起肾小管萎缩变形、间质纤维化,严重者引起肾小球缺血性硬化,形成尿酸盐肾病。

（二）中医病因病机

先天禀赋不足,脾肾功能失调,是本病发生的内在基础,感受外邪、饮食不节是诱发或导致本病发生的外在条件。

1. 禀赋不足　先天禀赋不足,正气亏虚,脾肾功能失调。脾失健运,水湿内生,或肾虚水液不得蒸化,痰浊内生,阻滞经络、关节,而发本病。

2. 感受外邪　居住环境湿冷、冒雨涉水或汗出当风等,风、寒、湿、热等外邪乘虚而入,痹阻经脉、关节、筋骨等,发为本病。

3. 饮食不节　酗酒或过食肥甘厚味,脾胃受损,运化失司,水湿内生,聚而生痰,痰浊阻滞经络、关节等,诱发本病。

本病为本虚标实之证,以脾肾亏虚为本,湿、浊、痰、瘀、毒等为标。本病病机为脾肾功能失调,脾失健运,肾失气化,水湿内停,湿郁化浊,亦可聚湿成痰,阻滞血脉,气血运行不畅,瘀血乃成,湿浊痰瘀等邪日久酿毒,邪气流注于经脉、关节、筋骨、脏器等而发本病。

二、临床表现

本病多见于男性,可分为四期,即急性痛风性关节炎期、痛风间歇期、慢性痛风性关节炎期、痛风性肾病期。临床表现如下:

（一）急性痛风性关节炎期

1. 主要症状　关节疼痛急性发作,在 12 小时左右达到高峰,疼痛呈撕裂样、刀割样或咬噬样,受累关节红肿热痛、伴功能受限。临床以第一跖趾关节受累最常见,亦可累及足背、足跟、踝、膝等关节。部分患者出现头痛、心悸、恶心等全身症状。

2. 体征　受累关节肿胀、压痛,可伴体温升高。

(二) 痛风间歇期

1. 主要症状　间歇期一般无明显症状,部分患者可见受累部位皮肤色素沉着,可伴脱屑、刺痒感等。

2. 体征　无明显体征。

(三) 慢性痛风性关节炎期

1. 主要症状　持续性关节肿痛,或伴发红、灼热感。

2. 体征　受累关节持续肿胀、压痛,或见关节畸形及功能受限。皮下可有痛风石,表现为皮下隆起的大小不一的黄白色赘生物,破溃后排出白色粉状物或糊状物,缠绵难愈,常见于耳郭、反复受累的关节、尺骨鹰嘴、跟腱等处。

(四) 痛风性肾病期

1. 主要症状　累及肾脏时,可因慢性尿酸盐肾病而出现夜尿增多、血尿、泡沫尿等;尿酸盐晶体在泌尿系统沉积形成结石时,可导致肾绞痛、血尿、排尿困难、尿中出现砂砾状物质等;若尿酸水平急骤升高,尿酸盐晶体沉积于肾小管、集合管等处,可导致急性肾衰竭,出现少尿、无尿等。

2. 体征　可因肾脏损伤出现血压升高、水肿等,肾积水明显时查体可触及肾脏肿大,或有肾区叩击痛。

三、实验室及其他检查

1. 尿酸测定　正常嘌呤饮食状态下,非同日 2 次空腹血尿酸水平,男性及绝经期女性>7mg/dl(420μmol/L),非绝经期女性>6mg/dl(360μmol/L)为高尿酸血症。

2. 关节液分析　关节滑液或痛风石内容物在偏振光显微镜下可见负性双折光的针状或杆状 MSU 晶体。

3. 影像学检查　X 线在急性发作期可见受累关节周围软组织肿胀;慢性痛风石病变期可见 MSU 晶体沉积,特征性改变为虫噬样、穿凿样缺损,严重者关节畸形。双能 CT 能特异性识别尿酸盐结晶。

4. 超声检查　受累关节处可发现关节滑膜增生、积液、软骨及骨质破坏、痛风石及钙质沉积等。尿酸盐沉积于滑膜及软骨表面时出现的"点状强回声"或"双轨征",是痛风的特征性表现。部分患者泌尿系超声可出现肾积水、泌尿系结石等,腹部超声可见脂肪肝。

四、诊断与鉴别诊断

(一) 诊断

诊断参考 2015 年 ACR/EULAR 痛风分类标准(表 1-8-5)。

(二) 鉴别诊断

1. 类风湿关节炎　多发于中老年女性,以对称性小关节炎为主,类风湿因子或抗 CCP 抗体阳性,而血尿酸正常。

2. 化脓性关节炎　关节液培养可发现致病菌,血尿酸正常,且超声检查无"点状强回声"及"双轨征"。

3. 假性痛风　常见于老年人,多为大关节病变,以膝关节最常见,较少累及第 1 跖趾关节,血尿酸正常,关节滑液检查可见焦磷酸钙结晶或磷灰石。

表 1-8-5 2015 年 ACR/EULAR 痛风分类标准

适用标准（符合准入标准方可应用本标准）：存在至少 1 次外周关节或滑囊的肿胀、疼痛或压痛。
确定标准（金标准，无须进行分类诊断）：偏振光显微镜检证实在（曾）有症状关节或滑囊或痛风石中存在尿酸钠晶体。
分类标准（符合准入标准但不符合确定标准时）：累计≥8 分可诊断痛风。
（1）受累关节分布：曾有急性症状发作的关节/滑囊部位（单或寡关节炎）
踝关节或足部（非第 1 跖趾关节）关节受累：1 分
第 1 跖趾关节受累：2 分
（2）受累关节急性发作时症状：①皮肤发红（患者主诉或医生查体）；②触痛或压痛；③活动障碍
符合上述 1 个特点：1 分
符合上述 2 个特点：2 分
符合上述 3 个特点：3 分
（3）典型的急性发作：①疼痛达峰＜24 小时；②症状缓解≤14 天；③发作间期完全缓解；符合上述≥2 项（无论是否经抗炎治疗）
有 1 次典型发作：1 分
有 2 次及以上典型发作：2 分
（4）痛风石证据：皮下灰白色结节，表面皮肤薄，血供丰富；典型部位：关节、耳郭、鹰嘴滑囊、手指、肌腱（如跟腱）
没有痛风石：0 分
存在痛风石：4 分
（5）血尿酸水平：非降尿酸治疗中、距离发作＞4 周时检测，可重复检测；以最高值为准
＜4mg/dl（＜240μmol/L）：-4 分
4～＜6mg/dl（240～＜360μmolL）：0 分
6～＜8mgdl（360～＜480μmolL）：2 分
8～＜10mgdl（480～＜600μmolL）：3 分
≥10mgdl（≥600μmolL）：4 分
（6）关节液分析：由有经验的医生对有症状关节或滑囊进行穿刺及偏振光显微镜镜检
未做检查：0 分
尿酸钠晶体阴性：-2 分
（7）（曾）有症状的关节或滑囊处尿酸钠晶体的影像学证据：关节超声"双轨征"，或双能 CT 显示尿酸钠晶体沉积
无（两种方式）或未做检查：0 分
存在（任一方式）：4 分
（8）痛风相关关节破坏的影像学证据：手/足 X 线存在至少 1 处骨侵蚀（皮质破坏，边缘硬化或边缘突出）（必填项）
无或未做检查：0 分
存在：4 分

五、治疗

（一）中西医结合治疗思路

本病采用西医辨病、分期与中医辨证相结合的方法。急性发作期，以改善症状、抗炎镇痛为主，若关节肿痛症状较轻，使用单纯中医治疗；症状严重时，使用中西医结合治疗。痛风间歇期，若血尿酸水平升高达到药物治疗起点，且＜600μmol/L 时，使用单纯中医治疗，若治疗 3 个月血尿酸水平未达标，则采用中西医结合治疗。慢性痛风性关节炎期以降尿酸、改善关节炎症状为主，当血尿酸水平＜540μmol/L 时，使用单纯中医治疗，若治疗 3 个月血尿酸水平未达标，当采用中西医结合治疗。

（二）西医治疗

急性发作期以抗炎止痛为主,间歇期及慢性关节炎期以降尿酸为主。治疗目标在于维持血尿酸水平持续达标,以减少痛风发作及并发症的发生。

1. 急性发作期

（1）非甾体抗炎药（NSAID）:为急性痛风性关节炎期的一线用药,应尽早足量服用。老年患者,肾功能不全,既往有消化道溃疡、出血、穿孔的患者应慎用。

（2）秋水仙碱:每次 0.5~1mg,每日 3 次,症状缓解后停用。主要不良反应包括胃肠道反应、骨髓抑制、肝细胞损害、肾脏损害等。

（3）糖皮质激素:对非甾体抗炎药和秋水仙碱不耐受,或病情难以控制的患者,可口服或注射糖皮质激素,每日 10~30mg,疗程一般不超过 10 日。

2. 间歇期及慢性痛风性关节炎期

（1）黄嘌呤氧化酶抑制剂:①别嘌醇:起始剂量 100mg/d,最大剂量 600mg/d。本药易出现过敏反应,使用前需筛查 *HLA-B * 5801* 基因,阳性者禁用。②非布司他:从 20~40mg/d 开始,最大剂量 80mg/d,肝肾功能不全及心血管疾病慎用。

（2）促尿酸排泄药物:苯溴马隆:从 25mg/d 开始,最大剂量 100mg/d,中重度肾功能损害及肾结石患者禁用,肝功能异常者慎用。

（三）中医治疗

1. 湿浊内蕴证（常见于高尿酸血症期和间歇期）

临床表现:肢体困重,形体肥胖。嗜食肥甘,大便黏滞不爽。舌淡胖,苔白腻,脉滑。

治法:祛湿化浊。

代表方:平胃散合五苓散加减。脘腹胀闷者,加木香、枳壳;水肿者,加萆薢、车前子（包煎）。

2. 湿热毒蕴证（急性痛风性关节炎期）

临床表现:关节红肿热痛,疼痛剧烈,频繁发作。发热,烦躁不安,口苦,口臭,大便黏滞不爽或臭秽。舌质红,苔黄腻,脉滑数。

治法:清热解毒,利湿化浊。

代表方:四妙散合当归拈痛汤加减。发热明显者,加生石膏;口渴者,加天花粉、生地黄。

3. 寒湿痹阻证

临床表现:关节冷痛,得寒痛剧,得温痛减,畏寒肢冷,口淡不渴。舌质淡,苔白腻,脉弦紧。

治法:温经散寒,祛湿通络。

代表方:桂枝附子汤加减。关节肿痛甚者,加防己、牛膝、麻黄;皮下结节或痛风石者,加白芥子、金钱草。

4. 脾虚湿热证（多见于慢性痛风石病变期）

临床表现:关节肿痛缠绵难愈,身重烦热。脘腹胀满,大便黏滞或溏稀。舌淡胖,有齿痕,苔黄腻,脉细滑。

治法:益气健脾,清热利湿。

代表方:防己黄芪汤加减。关节肿痛明显者,加穿山龙、土茯苓;发热者,加苍术、佩兰。

5. 痰瘀痹阻证（多见于慢性痛风石病变期）

临床表现:关节肿胀刺痛,反复发作,局部硬结。关节屈伸不利,畸形。舌质紫暗,苔白腻,脉弦滑。

治法:化痰散结,活血通络。

代表方:上中下通用痛风方加减。皮下硬结明显者,加白芥子;关节肿胀甚者,加滑石。

6. 脾肾亏虚证（常见于痛风性肾病期及慢性痛风性关节炎期）

临床表现：关节疼痛反复发作，关节屈伸不利、僵硬或畸形。神疲乏力，腰膝酸软，周身浮肿。舌淡苔白，脉沉细。

治法：健脾益肾，燥湿化浊。

代表方：济生肾气丸合参苓白术散加减。乏力明显者，加党参、黄芪；腰膝酸痛甚者，加骨碎补、续断。

（四）临证要点

1. 注重化湿泄浊　湿浊为本病重要的病理因素，急性期以湿热毒蕴证为主，治以清热解毒，利湿化浊；间歇期常表现为湿浊内蕴证，治宜祛湿化浊；慢性期及痛风性肾病期亦可因脾肾亏虚而内生湿浊，以补益脾肾、祛湿化浊为法。因湿浊之邪贯穿本病全程，故治疗当注重化湿泄浊之法。

2. 补益脾肾以治本　本病以脾肾亏虚为本，故治疗当以补益脾肾为主。初期以脾虚为主，脾失健运而水湿内生，治疗当健脾利湿，在治本之时，给邪出路；后期以肾虚为主，兼有痰、浊、瘀、毒等邪，治疗当以补肾为主，加之化痰、泄浊、活血、解毒之法，正邪兼顾。

3. 用药可结合现代药理　在辨证论治基础上，用药可适当选用现代药理研究发现的具有降血尿酸作用的中药，如车前子、玉米须、白茅根、泽泻、薏苡仁等利尿药；土茯苓、萆薢、地龙、山慈菇、鸭跖草等可促尿酸排泄类中药；金钱草、青皮、陈皮等具有碱化尿液和促进尿酸结晶溶解的药物。

六、预后

本病一般预后较好。若能尽早进行规范诊疗，无关节及脏器损伤，一般能保持正常的工作和生活能力。若起病年龄小、有家族史、血尿酸持续升高、痛风频繁发作或脏器损伤者，预后差。

七、预防与调护

限制高嘌呤饮食、果糖、酒精的摄入，每日饮水 2 000~3 000ml。对肥胖者进行体重管理。保持健康生活方式，痛风急性发作期宜卧床休息，病情改善后应进行适度的体育锻炼。

ER-8-2

扫一扫
测一测

●（刘　维　郝慧琴）

复习思考题

1. 简述关节症状对类风湿关节炎和骨关节炎的鉴别诊断意义。

2. 简述痛风在不同阶段的中西医治疗原则。

3. 系统性红斑狼疮和干燥综合征常出现系统损害，简述两者有何异同点。

4. 简述糖皮质激素在系统性红斑狼疮中的应用。

第九章

神经系统疾病

学习目标

1. 掌握神经系统疾病的生理及病损的诊断原则。

2. 掌握三叉神经痛、运动神经元病、脑血管疾病、帕金森病、癫痫、头痛、痴呆、重症肌无力、神经系统感染、急性脊髓炎、多发性硬化的诊断、鉴别诊断及中西医治疗。

3. 掌握脑缺血、脑出血、蛛网膜下腔出血、急性脊髓炎的临床处理。

4. 熟悉运动神经元病、帕金森、痴呆、重症肌无力、多发性硬化的诊疗思路。

5. 熟悉本章节各疾病的病因及发病机制、病理、中医辨证治疗及预后。

6. 熟悉本章节疾病各证型方剂配伍加减。

第一节 总 论

神经系统是人体结构最精细、功能最复杂的系统,按解剖结构可分为:①中枢神经系统,包括脑和脊髓,主管分析和综合机体内外环境传来的信息,并使机体做出适当的反应;②周围神经系统,包括脑神经(除外嗅神经和视神经是中枢神经的特殊延伸)和脊神经,主管传递神经冲动。人类的语言、记忆、思维、判断和推理等高级神经功能活动,以及随意运动、感觉和反射均由神经系统管理和支配;同时,身体运动的实现依赖骨骼肌的正常功能。若神经系统和/或骨骼肌的结构和功能发生障碍,将会严重影响人体最基本和最重要的功能运动。

神经系统疾病是多种病因引起的中枢神经、周围神经和骨骼肌的病变,如脑和脊髓的血管性疾病、中枢神经系统感染性疾病、肿瘤、外伤、变性疾病、自身免疫性疾病、遗传性疾病、中毒性疾病、先天发育异常、营养缺陷、代谢障碍性疾病及各种疾病所致的以神经系统病变为主要表现者,同时还包括神经肌肉接头疾病(如重症肌无力)和某些肌肉疾病(如多发性肌炎、周期性瘫痪等)。

神经系统疾病的临床症状主要表现为运动、感觉、反射、自主神经和高级神经活动障碍。根据其发病机制可分为四类:①缺损症状:指神经组织受损时,正常神经功能减弱或缺失,如内囊病变导致对侧肢体偏瘫、偏身感觉障碍和偏盲;②刺激症状:指神经组织受刺激后产生的过度兴奋的表现,如大脑皮质运动区受刺激后引起癫痫部分运动性发作;③释放症状:指高级中枢受损后,受其制约的低级中枢出现功能亢进的表现,如上运动神经元损伤后可出现锥体束征,表现为肌张力增高、腱反射亢进和病理反射阳性;④休克症状:指中枢神经系统局部的急性严重病变引起功能上与受损部位有密切联系的远隔部位神经功能短暂缺失的症状,如急性脊髓横贯性损伤时,病变水平以下表现为弛缓性瘫痪,即脊髓休克,休克期过后,逐渐出现神经缺损和释放症状。

神经系统疾病有其独特的诊断程序,具体分为三个步骤:①定向诊断:通过详尽的病史采集、细致的神经系统体格检查和必要的辅助检查,确定某种疾病是否属于神经系统疾病或病变是否主要累及神经系统。②定位诊断:根据疾病所表现的神经系统症状和体征,结合神经解剖、神经生理和神经病理等方面的知识,确定疾病损害的部位。先确定病变是位于神经系统(如大脑、脑干、小脑、脊髓以及周围神经),还是位于骨骼肌;然后明确神经系统病变范围的空间分布为局灶性、多灶性、弥漫性还是系统性。③定性诊断:确定疾病的性质及病因,如脑血管疾病、感染、肿瘤、外伤、变性、中毒、遗传性疾病、自身免疫及先天发育异常。定性诊断是在定位诊断的基础上,将年龄、性别、病史特点(应特别重视起病急缓和病程特点)、体格检查以及辅助检查结合在一起,进行综合分析而完成的。

神经系统疾病的治疗可分为以下三类:①有些神经系统疾病是可以完全治愈的,如多数感染性疾病、营养缺乏性疾病、早期或轻症的脑血管病及特发性面神经麻痹;②有些神经系统疾病虽不能根治,但经过恰当治疗可使症状完全得到控制或缓解,如多发性硬化、重症肌无力及特发性癫痫;③还有少部分神经系统疾病目前尚缺乏有效的治疗方法,如神经变性疾病和遗传性疾病等。对可治愈或可治疗的疾病,应及时给予积极有效的治疗措施,使之缓解、延缓进展或痊愈;对难治或目前尚无有效治疗方法的疾病,应给予对症和支持治疗,并努力进行深入的研究,有待将来攻克。

随着社会老龄化的到来,神经系统疾病已经成为导致人类残疾和死亡的主要原因之一,在引起人类死亡的四大病因(心血管疾病、肿瘤、脑血管病和神经变性疾病)中,神经系统疾病占据两项,因此防治本病意义重大。神经病学的总体目标是发展神经科学,提高对疾病的认识,及时对疾病进行合理的诊断,同时尽可能针对病因进行恰当治疗,提高治愈率,降低病死率和致残率。

一、主要致病因素

1. **感染性**　多呈急性或亚急性起病,常伴有发热等全身感染的表现。血象和脑脊液检查有炎症性改变,针对性的微生物学、血清学和寄生虫学检查常可明确病因,如病毒、细菌及寄生虫引起的脑炎、脑膜炎、脑脓肿、脑囊尾蚴病和脑型血吸虫病。需特别关注特殊的病原体感染,并及时进行筛查,如梅毒、结核、朊蛋白及人类免疫缺陷病毒等。

2. **血管性**　分为动脉性、静脉性和血管发育畸形。脑和脊髓的动脉性血管病多突然起病,头颅计算机体层成像(CT)和磁共振成像(MRI)可确定是出血性还是缺血性病变,计算机体层血管成像(CTA)、磁共振血管成像(MRA)和数字减影血管造影(DSA)可确定受累的脑血管。脑静脉系统血栓形成表现复杂多变,容易误诊和漏诊。还应尽可能进一步寻找潜在的病因,如动脉粥样硬化、高血压、心房颤动、动脉炎、动脉夹层及烟雾病等。

3. **脱髓鞘性**　多为急性或亚急性起病,病变仅存在神经系统中,常与自身免疫异常有关,有多个病灶,病程特点为缓解与复发交替或缓慢进展,如多发性硬化、视神经脊髓炎和急性播散性脑脊髓炎。病理检查有助于确定病灶的脱髓鞘性改变,脑脊液检查、MRI 和神经电生理检查有辅助诊断作用。

4. **免疫性**　几乎神经系统各个部位都可存在免疫相关性疾病,如重症肌无力、多发性肌炎、吉兰-巴雷综合征、多发性硬化、抗 N-甲基-D-天冬氨酸受体(N-methyl-D-aspartate recep-tor,NMDAR)脑炎、肿瘤的远隔效应所致的副肿瘤综合征。以上疾病可由体液免疫或细胞免疫介导。检测脑脊液中特异性抗体和神经影像检查等有助于疾病诊断。

5. **中毒性**　急性或慢性起病,多有群体发病特点,常伴其他器官或系统损害,如肝、肾和血液系统等。根据接触史和现场环境调查可确定具体的中毒物质,如神经系统工业中毒

（职业中毒）、农药中毒、毒品中毒、药物中毒、食物中毒、生物毒素中毒、一氧化碳中毒和乙醇中毒等。

6. 神经变性疾病　是一组迄今病因未明的慢性起病、缓慢进行性发展的神经系统退行性疾病。常选择性地侵犯神经系统的特定部位，如运动神经元病；也可有弥散性损害，如阿尔茨海默病、帕金森病和皮克病等。多为散发性，少数呈家族遗传性。

7. 肿瘤性　分为原发性神经系统肿瘤和转移瘤，起病多较缓慢，症状逐渐进展和加重。颅内肿瘤常有颅内高压和局灶性神经系统受损的表现。脊髓肿瘤可有脊髓压迫症状、椎管阻塞和脑脊液蛋白升高。颅内和脊髓转移性癌症患者的脑脊液细胞学检查可有阳性发现，部分可确定肿瘤的性质。神经影像学检查有助于定性诊断。

8. 外伤性　多有明确的外伤史，常突然起病，神经系统受损症状即刻出现，且有颅骨、脊柱或其他器官的外伤。X 线、CT 和 MRI 等影像学检查有助于发现颅脑、脊柱或脊髓的损伤。亦有后发病者，如慢性硬膜下血肿和外伤性癫痫。

9. 遗传性　呈慢性起病，进行性加重，多有家族史。属于常染色体显性遗传疾病，如结节性硬化症、神经纤维瘤病、小脑-视网膜血管瘤、脑-面血管瘤病、遗传性舞蹈病、腓骨肌萎缩症、面肩肱型肌营养不良症及先天性肌强直等；属于常染色体隐性遗传疾病，如肝豆状核变性、脊肌萎缩症及异染性脑白质营养不良；属于 X-连锁隐性遗传疾病，如假肥大型肌营养不良症及脊髓延髓性肌萎缩等。基因分析有助于明确诊断。

10. 先天性　多慢性起病，其病理过程在胎儿期已发生，大多数患者在出生时就有症状，如先天性脑积水和脑性瘫痪；但部分患者在小儿及成年期才出现神经系统症状，随着年龄增大病情逐渐达到高峰，症状明显后则有停止的趋势，如骶骨裂、小头畸形和枕颈部畸形等。

11. 代谢和营养障碍性　多起病缓慢，病程较长，在全身症状的基础上出现比较固定的症状，如维生素 B_1 缺乏［多发性神经病和韦尼克脑病（Wernicke encephalopathy）］、烟酸缺乏（烟酸缺乏性脑病和脊髓变性）及维生素 B_{12} 缺乏（亚急性联合变性）。有些代谢和营养障碍性疾病同时也是遗传性疾病，如肝豆状核变性和雷夫叙姆病（Refsum disease）病均为常染色体隐性遗传性疾病。

二、常见症状

1. 意识障碍　意识（consciousness）是指机体对客观环境和自身的认识能力，包括觉醒状态和意识内容两个方面。意识障碍是指机体对自身和环境的感知发生障碍，是由多种原因引起的严重脑功能紊乱，其病理学基础是大脑皮质、丘脑和脑干网状系统的功能异常，包括：①觉醒状态改变：临床上由轻到重依次表现为嗜睡（somnolence）、昏睡（sopor）和昏迷（coma），后者又分为浅昏迷、中昏迷和深昏迷；②意识内容改变：主要有意识模糊（confusion）和谵妄状态（delirium state）；③特殊类型的意识障碍：去皮质综合征（decorticate syndrome）和无动性缄默症（akinetic mutism），由于两者都存在无目的睁眼或眼球运动，貌似清醒，故临床上常称为醒状昏迷（coma vigil）或睁眼昏迷，因此需与脑桥基底部病变所致的意识清醒的闭锁综合征（locked-in syndrome）相鉴别，患者意识清醒，因运动传出通路几乎完全受损而呈失运动状态，眼球不能向两侧转动，不能张口，四肢瘫痪，不能言语，仅能以瞬目和眼球垂直运动示意与周围建立联系。

2. 认知障碍　认知是指人脑将接受的外界信息经过加工处理转换成内在的心理活动，从而获取知识或应用知识的过程，包括记忆、语言、视空间、执行、理解及判断等方面。认知障碍是指上述认知域中的一个或多个受损，当存在 2 个或以上认知域受损，并严重影响个体的日常生活或社会能力时,可考虑为痴呆。

3. 失语(aphasia) 是指在意识清楚、发音和构音器官没有障碍的情况下,大脑皮质语言功能区病变导致的言语交流能力障碍,表现为听(听理解)、说(自发谈话、复述和命名)、读(阅读)和写(书写)四个语言基本方面的能力残缺或丧失。主要的失语类型包括:①外侧裂周围失语综合征:包括布罗卡失语(Broca aphasia)(表达性失语或运动性失语,由优势侧额下回后部布罗卡区(Broca's region)的病变引起,临床表现以口语表达障碍最突出,常见于脑血管病);韦尼克失语(Wernicke aphasia)(听觉性失语或感觉性失语,由优势侧颞上回后部韦尼克区(Wernicke's area)病变引起,临床特点为严重的听理解障碍,常见于脑血管病);传导性失语(由外侧裂周围弓状束病变引起,复述障碍尤为严重,与自发谈话和听理解障碍不成比例),病灶位于外侧裂周围,共同特点是均有复述障碍;②经皮质性失语综合征:又称为分水岭区失语综合征,病灶位于分水岭区,共同特点是复述相对保留,包括经皮质运动性失语、经皮质感觉性失语和经皮质混合性失语,又称语言区孤立;③完全性失语(global aphasia):也称混合性失语,是最严重的一种失语类型;④命名性失语(anomic aphasia):由优势侧颞中回后部或颞枕联合区的病变引起,主要特点为命名不能;⑤皮质下失语:是指丘脑、基底节(基底神经节)、内囊及皮层下深部白质等部位病损所致的失语,常由脑血管疾病和脑炎引起。

4. 失用(apraxia) 指在意识清楚、语言理解正常、无运动和感觉功能障碍的情况下,患者不能执行命令进行有目的的动作。临床上通常把失用分为观念运动性失用、观念性失用、结构性失用、肢体运动性失用和穿衣失用。

5. 失认(agnosia) 是指患者无视觉、听觉和躯体感觉障碍,在意识正常的情况下,不能辨认以往熟悉的事物。临床上可有视觉失认、听觉失认、触觉失认和体象障碍。体象障碍病变位于非优势半球顶叶缘上回,患者表现为视觉、痛温觉和本体感觉正常,但对自身躯体各个部位的存在、空间位置及各组成部分之间关系的认识障碍,即自体空间失认或者人体自身失认,临床上可分为偏侧忽视、病觉缺失、手指失认、自体认识不能和幻肢现象。

6. 构音障碍(dysarthria) 是和发音相关的中枢神经、周围神经或肌肉疾病导致的一类言语障碍的总称。患者具有语言交流所必备的语言形成及接受能力,仅表现为口语的声音形成困难,主要为发音困难、发音不清,或者发声、音调及语速异常,严重者完全不能发音。上运动神经元、基底节、小脑、下运动神经元和肌肉病变可产生不同特点的构音障碍。

7. 晕厥(syncope) 是指一过性全脑血液低灌注导致的短暂意识丧失,特点为发生迅速、一过性、自限性并能够完全恢复。发作时因肌张力降低、不能维持正常体位而跌倒。晕厥发作前可有先兆症状,如黑矇、乏力和出汗等。依据病理生理特征将晕厥分为:①神经介导性晕厥(反射性晕厥):是由交感或迷走神经反射异常引起周围血管扩张和/或心动过缓造成的晕厥。②直立性低血压性晕厥:由于自主神经系统对血管张力、心率和心脏收缩力的调节功能障碍导致直立位时血液过多存留于内脏和下肢血管,造成回心血量减少、心输出量下降和血压明显降低,又称直立不耐受综合征。③心源性晕厥:心律失常所致晕厥是最常见的心源性晕厥类型,心律失常发作时伴血流动力学障碍,心输出量和脑血流量明显下降,从而引起晕厥;器质性心脏病所致晕厥多见于老年患者,当大脑需要的供血量超过心脏的供血能力,心输出量增加不足则可引起晕厥。

8. 眩晕(vertigo) 是指在自身没有运动时产生的旋转感或摆动感等运动性幻觉。头晕是指非幻觉性的空间位置感受障碍,但不包括现实感丧失和思维迟钝、混乱等障碍;姿势性症状是指不稳感和摔倒感;前庭-视觉症状是指振动幻视、视觉延迟、视觉倾斜或运动引发的视物模糊;头昏是指头脑不清晰感或头部沉重的压迫感,通常与自身运动无关。引起眩晕的常见疾病包括:①前庭周围性病变,如良性发作性位置性眩晕、前庭神经元炎、突发性聋伴眩晕;②前庭中枢性病变,如脑干和小脑病变、前庭性偏头痛、癫痫性眩晕和发作性共济失调;③精神心理性眩晕和全身疾病相关性眩晕。

9. 头面部疼痛　主要包括头痛和颜面痛。头痛是指头颅上半部(眉弓、耳郭上部和枕外隆突连线以上)的疼痛。颜面痛则是指头颅下半部(眉弓以下至下颌边缘以上的面部区域)的疼痛。对于头面痛需明确疼痛发生的速度、部位、程度、性质、持续时间、伴随症状、诱发因素、加重或缓解因素及前驱症状等,以利于病因诊断。

10. 瘫痪(paralysis)　是指个体随意运动功能的减低或丧失,可分为神经源性、神经肌肉接头性及肌源性等类型。上运动神经元性瘫痪也称痉挛性瘫痪,是由于上运动神经元,即大脑皮质运动区神经元和其发出的下行纤维病变所致,临床表现为肌力减弱,折刀样肌张力增高,腱反射活跃或亢进,浅反射减弱或消失,病理反射阳性,无明显的肌萎缩。下运动神经元性瘫痪又称弛缓性瘫痪,是指脊髓前角的运动神经元及其轴突组成的前根、神经丛及周围神经受损所致,脑干运动神经核及其轴突组成的脑神经运动纤维损伤也可造成弛缓性瘫痪,临床表现为受损的下运动神经元支配的肌力减弱,肌张力减低或消失,肌肉松弛,外力牵拉时无阻力,腱反射减弱或消失,肌肉萎缩明显。

11. 肌萎缩(muscular atrophy)　是指由于肌肉营养不良而导致的骨骼肌体积缩小,肌纤维变细甚至消失,通常是下运动神经元或肌肉病变的结果,可分为神经源性和肌源性肌萎缩。神经源性肌萎缩是指神经肌肉接头之前的神经结构病变引起的肌萎缩,常起病急、进展较快,可由脊髓前角细胞、延髓运动神经核、神经根或神经干、单纯前根或与后根同时受累、多神经根或神经丛、或单神经病变所致,临床表现各有特点。肌源性肌萎缩是由于肌肉本身病变,如肌细胞膜电位异常、能量代谢障碍及肌细胞膜内病变所致的肌肉萎缩,其肌萎缩分布不能以神经支配解释,多为近端的骨盆带和肩胛带对称性萎缩,少数为远端肌萎缩,伴肌无力,可有假性肥大或皮肤及皮下组织萎缩,有的患者还可出现明显的肌肉疼痛,无感觉障碍和肌束震颤,主要见于进行性肌营养不良症、强直性肌营养不良症和炎性肌病。

12. 不自主运动(involuntary movement)　是指患者在意识清楚的情况下出现不受主观控制的无目的的异常运动,主要包括:①震颤(tremor):是主动肌与拮抗肌交替收缩引起的人体某一部位有节律的振荡运动。节律性是震颤与其他不自主运动的区别,主动肌和拮抗肌参与的交替收缩应与阵挛(一组肌肉短暂的、闪电样的收缩)区别。震颤可分为生理性、功能性和病理性,患者在临床表现为静止性震颤或动作性震颤,后者又可分为姿势性震颤和运动性震颤,在运动过程中,当肢体接近目标时出现的震颤称为意向性震颤。②舞蹈样运动(choreic movement):多由尾状核和壳核的病变引起,为肢体不规则、无节律和无目的性不自主运动,见于小舞蹈病或亨廷顿病。③手足徐动症(athetosis):又称指划动作或易变性痉挛,表现为由于上肢远端的游走性肌张力增高或降低而产生的手腕及手指缓慢交替性伸屈动作,多见于脑炎、播散性脑脊髓炎、核黄疸和肝豆状核变性。④扭转痉挛(torsion spasm):病变位于基底节,又称变形性肌张力障碍,表现为躯干和四肢发生不自主的扭曲运动,颈肌受累时出现的痉挛性斜颈是一种特殊的局限性类型。本症可为原发性遗传疾病,也可见于肝豆状核变性以及某些药物反应。⑤偏身投掷运动(hemiballismus):为一侧肢体猛烈的投掷样不自主运动,幅度大、力量强,以肢体近端为重,为对侧丘脑底核损害所致,也可见于纹状体至丘脑底核传导通路的病变。⑥抽动症(tics):为单个或多个肌肉的快速收缩动作,固定一处或呈游走性,表现为挤眉弄眼、面肌抽动、鼻翼扇动和撇嘴等。如果累及呼吸和发音肌肉,抽动时会伴有不自主的发音,或伴有秽语,故称"抽动秽语综合征",常见于儿童,病因及发病机制尚不清楚,部分病例由基底节病变引起,有些与精神因素有关。

13. 步态异常 步态(gait)是指行走和站立的运动形式与姿态。步态异常可分为:①痉挛性偏瘫步态:为单侧皮质脊髓束受损所致,常见于脑血管病或脑外伤恢复期及后遗症期;②痉挛性截瘫步态:又称"剪刀样步态",为双侧皮质脊髓束受损所致的步态,常见于脑瘫和慢性脊髓病变;③慌张步态:是帕金森病的典型症状之一;④摇摆步态:又称"鸭步",多见于进行性肌营养不良症,也可见于进行性脊肌萎缩症及少年型脊肌萎缩症等疾病;⑤跨阈步态:又称"鸡步",是由于胫前肌群病变或腓总神经损害导致足尖下垂,足部不能背曲,常见于腓总神经损伤、脊髓灰质炎或进行性腓骨肌萎缩;⑥感觉性共济失调步态:是由于关节位置觉或肌肉运动觉受损引起,传入神经通路任何水平受累均可导致感觉性共济失调步态,如周围神经、神经根、脊髓后索及内侧丘系等病变;⑦小脑步态:是由小脑受损所致,多见于遗传性小脑性共济失调、小脑血管病和炎症。

14. 感觉障碍 根据病变的性质分为刺激性症状和抑制性症状。①刺激性症状:是指由于感觉传导通路受到刺激或兴奋性增高而产生的感觉障碍,其中感觉过敏(hyperesthesia)属于感觉障碍"量"的改变,感觉倒错(dysesthesia)、感觉过度(hyperpathia)和感觉异常(paresthesia)属于感觉障碍"质"的改变。疼痛是感觉纤维受刺激的表现,是躯体的防御信号,最明显的疼痛发生于周围神经、脊髓后根、脑脊膜和丘脑等部分受损时,临床上常有局部疼痛、放射性疼痛、扩散性疼痛、牵涉痛、灼性神经痛、中枢痛和幻肢痛;②抑制性症状:是指由于感觉传导通路受到破坏而产生的感觉减退(hypesthesia)或感觉缺失(anesthesia)。当同一神经分布区既有自发性疼痛,又有痛觉减退,称为痛性痛觉减退或痛性麻痹。在同一部位仅有某种感觉缺失而其他感觉保存,称为分离性感觉障碍,最常见于脊髓不全损伤及三叉神经脊束核的病变。

15. 排尿障碍 主要表现为排尿困难、尿频、尿潴留、尿失禁及自动性排尿,病变部位在排尿中枢、周围神经、膀胱或尿路。由神经系统疾病导致的排尿障碍称为神经源性膀胱,主要包括:①感觉障碍性膀胱:病变损害脊髓后索或骶神经后根,导致脊髓排尿反射弧的传入障碍,又称感觉性无张力膀胱,多见于多发性硬化、亚急性联合变性及脊髓痨损害脊髓后索或后根,也可见于昏迷和脊髓休克期。②运动障碍性膀胱:病变损害骶髓前角或前根,导致脊髓排尿反射弧的传出障碍,又称运动性无张力膀胱,见于急性脊髓灰质炎和吉兰-巴雷综合征。③自主性膀胱:病变损害脊髓排尿反射中枢($S_2 \sim S_4$)、马尾或盆神经,使膀胱完全脱离感觉和运动神经支配而成为自主器官,多见于腰骶段损伤、肿瘤或感染导致的 $S_2 \sim S_4$、马尾或盆神经损伤所致排尿反射弧中断。④反射性膀胱:当骶髓以上的横贯性病变损害两侧锥体束时,完全由骶髓中枢控制排尿,并引起排尿反射亢进,又称为自动膀胱,多见于横贯性脊髓炎、脊髓高位完全性损伤或肿瘤。⑤无抑制性膀胱:是由于皮层和锥体束病变使其对骶髓排尿中枢的抑制减弱所致,病变位于旁中央小叶、内囊或弥漫性病变。

16. 排便障碍 是以便秘、大便失禁、自动性排便以及排便急迫为主要表现的一组症状,可由神经系统、消化系统或全身疾病引起。由神经系统疾病引起的排便障碍主要包括:①便秘:指排便次数减少或粪便排出困难,伴会阴部坠胀及心情烦躁等症状,严重时可有其他并发症,如排便过分用力时可诱发排便性晕厥、脑卒中及心肌梗死,主要见于大脑皮质对排便反射的抑制增强,如脑血管病、颅脑损伤,或 $S_2 \sim S_4$ 以上的脊髓病变,如横贯性脊髓炎、多发性硬化和多系统萎缩。②大便失禁:是指粪便在直肠和肛门时,肛门内、外括约肌处于弛缓状态,大便不能自控,粪便不受控制地流出,常见于深昏迷、癫痫发作、先天性腰骶部脊膜膨出和脊柱裂等。③自动性排便:脊髓病变导致高级中枢对脊髓排便反射的抑制中断,造成排便反射增强,引起不受意识控制的排便,患者每日自动排便 4~5 次以上,主要见于各种脊髓病变,如脊髓外伤和横贯性脊髓炎。④排便急迫:由神经系统病变引起的排便急迫,较为罕见,多由躯体疾病引起,有时可见于腰骶部神经刺激性病变,常伴有鞍区痛觉过敏。

随着医学技术的进步,神经系统的检查手段越来越多。目前临床常用的辅助检查包括:腰椎穿刺(简称腰穿)和脑脊液检查;神经系统影像学检查,如头颅平片和脊柱 X 线平片、数字减影血管造影(DSA)、计算机体层成像(CT)、磁共振成像(MRI);神经电生理检查,如脑电图、脑磁图、诱发电位、肌电图和神经传导速度;头、颈部血管超声检查,如颈动脉超声检查、经颅多普勒超声;放射性核素检查,如括单光子发射计算机断层成像(SPECT)和正电子发射体层成像(PET);脑、神经和肌肉活组织检查;基因诊断技术等。

三、中医学认识

中医脑病的发展历经千年,在脑的解剖、功能、病理生理及临床诊治上已经形成具有自己鲜明特色的学科。古人就有"以脑髓为脏"的学术派别,《素问·五脏别论》谓"余闻方士,或以脑髓为脏",对脑的解剖、功能及病理生理已有一定的认识,初步奠定了中医脑病的理论基础。但在儒家学说日益强大的社会思潮下,"心之官则思"的观念逐渐形成主流,随着历史的发展,到了两汉时期,经过《黄帝内经》的规范,包括"以脑髓为脏"在内的其他学说被删去,确立了"心主神明"在中医学中的正统地位,至今一直被奉为圭臬。但自《黄帝内经》以来,历代中医药学家从未间断过对脑神学说的探索。北宋《圣济总录·头伤脑髓出》谓:"论曰凡脑为物所击,伤破而髓出者,治疗宜速。盖头者诸阳所会,囟者物有所受命,若脑破髓出,稽于救治,毙不旋踵,宜速以药封裹,勿为外邪所中,调养荣卫,安定精神,庶几可活,若其证戴眼直视,不能语者,不可治。"明确指出"囟者物有所受命",且对脑外伤的预后判断非常切合临床实际。至明代,李时珍认为"脑为元神之府",《本草备要》记载:"人之记性,皆在脑中。"经过近现代的中西医汇通、结合,现已确立"脑主神明"的中心地位,脑的生理功能可总结为脑为人体最高主宰;脑藏神,主神明,总统诸神;司思维,主聪慧;主记忆,主任物,司明辨;脑主意识,主感觉运动,主五志,主调节。脑藏神,为人体之最高主宰,脑对脏腑、经络具有主宰作用,但脑必须依靠五脏六腑、经络、气血等功能活动化生的精、气、血、津液的濡养、温煦、推动配合协调,方能保证脑的生理功能,从而进行各种生理活动。

脑病涉及的主要病证有头痛、眩晕、中风、口僻、厥证、脱证、闭证、昏迷、痿证、痉证、癫狂、郁证、痴呆、健忘、颤证、不寐、多梦、阳痿、耳鸣。病因可由先天因素、七情内伤、外感六淫、中毒、外伤、疫气、虫证、痰饮、瘀血、饮食劳逸所致。病机总为邪正盛衰、脏腑失调、营卫不和、气血失调、阴阳失调。脑病的治则,是在辨证的基础上确立,主要有标本缓急、扶正祛邪、调整阴阳、治分表里、调理脏腑气血、三因制宜。常用脑病治法,除了辨证立法选用相应内服药物的内治法外,还有如外治法、针灸疗法、推拿疗法、饮食疗法、心理疗法、对症疗法、康复疗法,既可单独应用,亦多联合使用。中西医结合在脑病的治疗上有明显的优势,取得了可喜的疗效。

第二节　三叉神经痛

三叉神经痛(trigeminal neuralgia)是原发性三叉神经痛的简称,指三叉神经分布区内反复发作的、短暂的、阵发性的剧痛而不伴三叉神经功能破坏的症状。

本病与中医学"面风痛"相似,属"面痛""面风"范畴。

一、病因病理

（一）西医病因病理

1. 病因及发病机制　三叉神经痛的病因未明，目前认为三叉神经在桥脑被异行扭曲的血管压迫三叉神经后根，使半月神经节的感觉根和运动支局部产生脱髓鞘改变，脱失髓鞘的轴突与相邻神经纤维之间发生短路，从而导致疼痛发作。

2. 病理　研究较少，主要表现为三叉神经节细胞质中出现空泡，轴突不规则增生、肥厚、扭曲或消失，髓鞘明显增厚或瓦解，多数纤维呈节段性脱髓鞘改变。

（二）中医病因病机

本病的病因不外于外感和内伤二端。初起以风、火多见，风火攻冲头面，三阳经络受邪，而致头面疼痛；风为阳邪，易伤阳位，风邪善行而数变，故头面疼痛可突然发作，反复无常；风又常兼夹寒、痰、瘀，或风寒凝滞，或风痰壅阻，或气血瘀滞。内伤致病，多与肝胆郁热、胃火炽盛、阴虚阳亢密切相关。外感内伤又可互为影响，内外合邪，终至缠绵不愈。本病病位在面部经络，与肝、胆、胃密切相关。病机要点为三阳经络闭塞，不通则痛。

二、临床表现

成年及老年人多见，40 岁以上患者占 70%~80%，女性多于男性。临床症状表现为骤然发生的电击样、针刺样、刀割样或撕裂样剧烈疼痛，持续数秒或 1~2 分钟，突发突止，间歇期完全正常。疼痛严格限于三叉神经感觉支配区内，常自一侧上颌支第 2 支或下颌支第 3 支开始，其中眼支起病者极少见，疼痛随着病程进展可累及其他分支，极个别患者可先后或同时发生双侧三叉神经痛。患者面部某个区域可能特别敏感，易触发疼痛，如上下唇、鼻翼外侧及舌侧缘，将这些区域称为"触发点"或"扳机点"。面部的机械刺激，如说话、进食、洗脸、剃须、刷牙、打哈欠，甚至微风拂面皆可诱发疼痛。发作时患者常紧按患侧面部或用力摩擦面部以减轻疼痛，可致局部皮肤粗糙，眉毛脱落。部分患者在发作时不断做咀嚼动作，严重者可伴有同侧面部肌肉的反射性抽搐，称"痛性抽搐"（tic douloureux）。发作频率可由 1 日数次至 1 分钟多次。发作呈周期性，持续数周、数月或更长，可自行缓解。病程初期发作较少，间歇期较长，随着病情进展，疼痛的间歇期逐渐缩短。查体在三叉神经的皮下分支穿出骨孔处，常有压痛点。

三、实验室及其他检查

磁共振血管成像（MRA）可显示桥脑小脑角池内的三叉神经出桥脑段与责任血管的关系。

四、诊断与鉴别诊断

（一）诊断

根据疼痛发作的部位、性质及触发点的存在，神经系统检查有无阳性体征，结合起病年龄，不难做出诊断。

（二）鉴别诊断

1. 牙痛　易误诊。多为拔牙后仍有疼痛而就诊，一般呈持续性钝痛，进冷、热液体或食物时疼痛加剧，牙齿局部检查和 X 线片有助于鉴别。

2. 鼻窦炎　额窦炎或上颌窦炎可产生三叉神经第 1、2 支范围的持续性钝痛，但鼻窦常有压痛，可有发热、流脓涕及外周血白细胞升高等炎症改变，结合鼻窦摄片和鼻腔检查可进行鉴别。

3. 颞下颌关节紊乱综合征　可于咀嚼食物时引起下颌和颞部疼痛,关节部位有压痛,但无其他部位的触发点。

4. 其他　舌咽神经痛的疼痛部位在咽部及外耳道,常在吞咽时发生;三叉神经眼支神经痛应与青光眼相鉴别,此时需注意眼部症状,测量眼压;部分患者尚需进行葡萄糖耐量试验,以排除糖尿病性神经病变的可能。

5. 继发性三叉神经痛　多有明确的病因,如颅底或桥小脑角肿瘤、转移瘤和脑膜炎、脑干梗死、多发性硬化、延髓空洞症侵犯三叉神经的感觉根或髓内感觉核而引起的持久性疼痛,多伴有邻近结构的损害,合并其他脑神经麻痹,且三叉神经本身的功能丧失表现为三叉神经麻痹,患侧面部感觉减退,一般药物治疗效果不佳,应针对病因进行治疗。

五、治疗

(一) 中西医结合治疗思路

本病急性发作期以"急则治其标"为原则,迅速止痛为当务之急,运用中西药物、必要时手术等综合疗法以达到迅速止痛之目的;缓解期以"缓则治其本"为原则,发挥中医药的优势,根据不同阶段的病因病机进行辨证施治,采用疏风、清热、散寒、化痰、祛瘀、通络、补虚等治法,促进经脉流畅、气血运行,以期减少复发。

(二) 西医治疗

首选药物止痛治疗,无效时可采用外科治疗方法,主要包括微血管减压术、射频治疗、球囊压迫术、伽玛刀放射、神经阻滞或手术疗法等。

1. 药物治疗　是基本的治疗方法,适用于初患、年迈或合并有严重内脏疾病、不宜手术及不能耐受手术者的患者。

(1) 卡马西平:是首选的治疗药物,有效率达70%~80%。起始剂量为100mg,每日2次,继之每日增加100mg,直到疼痛停止(最大剂量不应超过1 000mg/d);以后逐渐减量,确定最低有效剂量作为维持剂量服用。若患者出现眩晕、走路不稳和白细胞减少等不良反应,则需停药。妊娠期女性忌用。

(2) 奥卡西平:用于不耐受卡马西平或用其治疗无效的患者。起始剂量为每日300mg,分2次服用;可以每隔1周增加剂量,每次增加剂量不要超过600mg/d;每日维持剂量在600~2 400mg。应监测肝、肾功能及血清钠浓度,如果患者在使用期间出现皮肤过敏反应,应立即停药。

(3) 加巴喷丁:起始剂量为0.1g,每日3次;可逐渐加大剂量,最大剂量为3.6g/d。单独使用或与其他药物合用效果较好。常见不良反应有头晕和嗜睡,多可逐渐耐受。

(4) 普瑞巴林:起始剂量为75mg,每日2次;1周后可以加量为150mg,每日2次。如果2周后疼痛不缓解,可加量为200mg,每日3次。停药需逐渐减量。肾功能异常者慎用。

(5) 其他:卡马西平无效者可选择巴氯芬,5~10mg,每日3次;阿米替林25~50mg,每日2次,以提高疗效。

(6) 氯硝西泮:起始剂量为1mg/d,逐渐增加至4~8mg/d。注意瞌睡、步态不稳等副作用,尤其老年患者偶见短暂性精神异常,停药后可缓解。

2. 神经阻滞疗法　适于药物治疗无效或有明显副作用、拒绝手术治疗或不适于手术治疗者。治疗方法是取无水酒精或其他化学药物,如甘油和维生素 B_{12} 直接注入三叉神经分支或半月神经节内,使之发生凝固性坏死,阻断神经传导,可使局部感觉丧失而获得止痛效果。阻滞疗法简易和安全,但疗效不持久。

3. 半月神经节射频热凝治疗　适用于长期用药无效或无法耐受者。射频发生器加热使针头温度达 65~75℃,维持 1 分钟,可选择性破坏三叉神经痛觉纤维,基本不损害触觉纤维,从而达到止痛作用。

4. 手术治疗　适用于药物和神经阻滞治疗均无效者。对血管压迫所致三叉神经痛的效果较好。近年来推崇进行三叉神经显微血管减压术,止痛同时不产生感觉及运动障碍,是目前广泛应用的最安全有效的手术方法,但可导致听力减退、空气栓塞及滑车、外展和面神经的暂时性麻痹等并发症。

(三) 中医治疗

1. 风寒袭络证

症状:颜面短暂性刀割样剧痛,遇寒诱发或加重,发作时面部有紧束感,局部喜温,恶风寒,口不渴,苔薄白,脉浮紧。

治法:疏风散寒,通络止痛。

代表方:川芎茶调散加减。阳虚恶寒较甚,脉沉细者,加炙麻黄、熟附子以温阳散寒;风痰壅络,面颊麻木作胀者,加法半夏、胆南星、白附子、天麻以祛风化痰;颜面肌肉抽搐者,加全蝎、白僵蚕息风止痉;寒凝痛甚者,加蜈蚣、制川乌散寒止痛。

2. 风火伤络证

症状:颜面短暂烧灼或刀割样疼痛,遇热加重,得凉稍减,痛时面红、汗出,伴发热,恶风,口干咽痛,舌边尖红,苔薄黄,脉浮数。

治法:疏风清热,通络止痛。

代表方:芎芷石膏汤加减。风热较甚者,加黄芩、栀子以清热泻火;便秘者,加大黄通腑泄热;面肌痉挛抽搐者,加羚羊角或羚羊骨、地龙息风止痉。

3. 风痰阻络证

症状:颜面抽搐疼痛,麻木不仁,眩晕,胸脘痞闷,呕吐痰涎,形体肥胖,苔白腻,脉弦滑。

治法:祛风化痰,解痉止痛。

代表方:芎辛导痰汤加减。面部抽搐者,加钩藤、僵蚕、全蝎化痰息风。

4. 胃火上攻证

症状:颜面阵发灼热剧痛,前额胀痛,面红目赤,口臭咽干,牙龈肿痛,喜喝冷饮,便秘溲赤,舌质红,苔黄,脉滑数。

治法:清胃泻火。

代表方:清胃散加减。胃火炽盛者,加生石膏清胃泻火;热盛津伤者,去羌活,加知母、石斛清热生津;大便秘结者,加大黄通腑泄热;上焦有热者,加连翘、栀子、牛蒡子清热利咽;面肌肉抽搐者,加钩藤、地龙、全蝎息风止痉。

5. 肝胆火炽证

症状:颜面阵发性电击样剧痛,面颊灼热,面红目赤,眩晕,烦躁易怒,口苦咽干,胸胁满闷,便秘尿赤,舌质红,苔黄燥,脉弦数。

治法:清肝泄热,降火止痛。

代表方:龙胆泻肝汤加减。肝火炽盛者,可加夏枯草,以加强清肝泄热之力;痛剧者,酌用川芎、白芷加强镇痛;痛剧而面肌抽搐者,加羚羊骨、龙齿、地龙清热息风止痉。

6. 阴虚阳亢证

症状:颜面阵发抽搐样剧痛,头晕目胀,失眠,心烦易怒,咽干口苦,腰膝酸软,舌红少津,脉弦细而数。

治法:滋阴潜阳,息风通络。

代表方:镇肝熄风汤加减。痛甚者,加川芎、蜈蚣、全蝎,并加重白芍的用量,养阴通络息风。

7. 瘀血内阻证

症状:面痛屡发,痛时如针刺刀割,面色晦暗,皮肤粗糙,无明显寒热诱因,舌质紫暗或有瘀斑,脉弦涩或细涩。

治法:活血化瘀,通络止痛。

代表方:通窍活血汤加减。气虚明显者,可用补阳还五汤化裁;面肌痉挛抽搐者,加蜈蚣、生龙齿息风止痉;兼有热象者,加生地黄、丹皮清热凉血散瘀;血虚者,加鸡血藤、制何首乌以补血活血。

（四）临证要点

1. **止痛为先**　本病无论何种证型,"不通则痛"是急性期的主要病机,疼痛是其主症,且常兼有面部肌肉抽搐等症,故治疗时,以止痛为首要,用药如川芎、白芷、蜂房、细辛、七叶莲。

2. **勿忘治风先治血**　如活血化瘀药川芎、当归、乳香、没药,搜风通络药如全蝎、蜈蚣、僵蚕、地龙。

3. **剧痛则直折其火**　《张氏医通》谓:"面为阳明部分……故面痛皆因于火。"若疼痛较剧,正是火性速疾之征,配伍清热泻火之品直折其火,如黄连、黄芩、生石膏、龙胆草、栀子、羚羊角、生地黄、水牛角、牡丹皮。

六、预后

原发性三叉神经痛初发者经治疗多能控制症状,有的患者可能达到完全缓解。病程较长、久治不愈或复发及药物治疗无效者,通过手术治疗可获得一定疗效。

七、预防与调护

保持心情舒畅,睡眠充足,多聆听柔和的音乐,避免情绪紧张。起居规律,室内环境安静、整洁,空气新鲜,适当参加体育运动,锻炼身体,增强体质。

饮食要规律,适宜选择质软和易嚼的食物,食物要营养丰富,多进食含维生素丰富的新鲜蔬菜和水果,不宜食用油炸、刺激性及过酸过甜的食物。

注意头部和面部保暖,避免局部受冻和受潮,不用太冷和太热的水洗脸,饭后漱口,说话、刷牙及洗脸的动作要尽量轻柔,以免诱发扳机点而引发疼痛。

树立治疗疾病的信心,遵从医嘱,坚持服药,以防复发。

附：特发性面神经麻痹

特发性面神经麻痹又称贝尔麻痹(Bell palsy)、面神经炎,是因茎乳孔内面神经非特异性炎症所致的急性周围性面瘫。

本病与中医学的"面瘫"相类似,属"歪嘴风""喎僻"范畴。

一、病因病理

（一）西医病因病理

1. **病因及发病机制**　病因未明,可能与嗜神经病毒感染有关,属于一种自身免疫反应。受凉或上呼吸道感染后发病,可能是茎乳孔内的面神经急性病毒感染和水肿导致面神经受压或局部血液循环障碍;部分患者由带状疱疹病毒引起膝状神经节感染。

2. **病理**　主要是面神经水肿,髓鞘肿胀、脱失,晚期可有不同程度的轴突变性,以茎乳孔和面神经管内的部分尤为显著。

（二）中医病因病机

本病多由人体正气不足,络脉空虚,风邪乘虚而入,直中头面阳明络脉,颜面营卫不和,气血痹阻,经脉失养,肌肉弛缓不收而发病。病起多以风邪为主,风为六淫之首,入中经络,易兼夹风寒、风热等邪;中期病邪深入,内居筋肉与痰湿相杂,风痰互结,流窜经络;若久治不愈,正气亏耗,气虚血瘀,颜面失濡则枯槁萎缩,难以恢复。若痰瘀不去,新血不生,则血虚不能濡养经脉、肌肉而成抽搐挛缩之动风之象。

总之,本病病位在阳明络脉,与筋肉有关。基本病机为风、痰、瘀、虚,内外合邪,虚实夹杂。初病邪在络属实易治,以风寒、风热为主;久则邪内居筋肉,以风、痰、瘀、虚为主,虚实夹杂难愈。

二、临床表现

任何年龄均可发病,以20~40岁最为多见,男性略多。绝大多数为一侧性,双侧者甚少。发病与季节无关。通常急性起病,表现为口角歪斜、流涎、讲话漏风,吹口哨或发笑时尤为明显。数小时至数天内达到高峰。部分患者在起病前几天有同侧耳后、耳内、乳突区或面部的轻度疼痛。查体时可见患侧面部表情肌瘫痪、额纹消失、眼裂扩大、鼻唇沟变浅、口角下垂、面部被牵向健侧。患侧不能做皱额、蹙眉、闭目、露齿、鼓气和吹口哨等动作。闭目时患侧眼球转向上外方,露出角膜下的白色巩膜,称特发性面神经麻痹,又称贝尔麻痹（Bell palsy）。鼓腮和吹口哨时,因患侧口唇不能闭合而漏气。进食时,食物常滞留于患侧的齿颊间隙内,并常有口水自该侧流出。泪点随下睑而外翻,使泪液不能正常吸收而外溢。若面神经炎恢复不完全,常可伴发瘫痪肌挛缩、面肌痉挛或联带运动。联带运动是指患者瞬目时发生患侧上唇轻微颤动,露齿时患侧眼睛不自主闭合,试图闭目时患侧额肌收缩,进食咀嚼时患侧流泪,伴颞部皮肤潮红、局部发热及汗液分泌（味觉反射性流泪）等表现。

三、实验室及其他检查

检测面神经兴奋的阈值（threshold of excitability）和复合肌肉动作电位（compound muscle action potential, CMAP）可准确估计预后。肌电图面神经传导速度测定有助于鉴别面神经暂时性传导障碍或永久性失神经支配。

四、诊断与鉴别诊断

（一）诊断

根据起病形式和典型的临床特点,诊断并不困难。不同部位的面神经损害出现不同的临床症状,以此可进行定位诊断:①茎乳孔附近病变:出现典型的周围性面瘫体征;②鼓索神经近端病变:出现舌前2/3味觉障碍和泪腺、唾液腺分泌障碍;③镫骨肌分支受累:出现听觉过敏、过度回响;④膝状神经节部病变:除表现为患侧面神经麻痹、听觉过敏和舌前2/3味觉障碍外,还有耳郭和外耳道感觉迟钝、外耳道和鼓膜疱疹,为带状疱疹病毒感染所致,称面瘫、耳痛及外耳道疱疹三联征［又称拉姆齐-亨特综合征（Ramsay-Hunt syndrome）］。

（二）鉴别诊断

1. 继发性面神经麻痹　腮腺炎或腮腺肿瘤、颌后化脓性淋巴结炎、中耳炎及麻风均可累及面神经,但多有原发病的特殊表现。

2. 吉兰-巴雷综合征　有肢体对称性下运动神经元瘫痪,常伴有双侧周围性面瘫及脑脊液蛋白-细胞分离现象。

3. 莱姆（Lyme）病　为伯氏螺旋体感染导致的面神经麻痹,多经蜱叮咬后传播,常伴发热、慢性游走性红斑或关节炎史,病毒分离及血清学试验可确诊。

4. 糖尿病性神经病变　常伴其他脑神经麻痹,以动眼、外展及面神经麻痹居多,也可单独发生。

5. 后颅窝病变　桥小脑角肿瘤、多发性硬化、颅底脑膜炎及鼻咽癌颅内转移等可致面神经麻痹,大多起病较慢,有其他脑神经受损或原发病的特殊表现。

五、治疗

（一）中西医结合治疗思路

特发性面神经麻痹的治疗针对性较强,对急性期、恢复期、恢复不全及并发症的治疗,中西医各有优势,互相协同和弥补各自的不足是中西医结合治疗的重点。疾病早期,可以应用足量的激素或合并使用抗病毒药物;急性期,在辨证的基础上可以重点运用类激素样的中药或抗病毒药物,尤其对于应用激素副作用较大的老年、糖尿病、消化性溃疡的患者更有意义。恢复期在中医辨证论治的基础上配合针灸和敷贴疗法,内外合治,在临床上得到有效的验证。疾病后期出现联带运动及面肌痉挛是治疗的难点,此时运用中医的补益气血、活血化瘀通络法,可以改善症状。

（二）西医治疗

治疗原则为促使局部炎症和水肿及早消退,改善局部血液循环,缓解面神经受压,促进面神经的功能恢复。

1. 肾上腺皮质激素　可用泼尼松片 $20\sim30mg/d$,早餐后一次顿服,1 周后逐渐停用,或地塞米松 $5\sim10mg/d$ 静脉注射;由带状疱疹病毒引起者可用皮质激素联合抗病毒药,如阿昔洛韦片(acyclovir)0.2g,每日 5 次,连服 $7\sim10$ 日。

2. B 族维生素　维生素 B_1 100mg,维生素 B_{12} 500μg,肌内注射,每日 1 次。

3. 理疗及针刺治疗　急性期可在茎乳突附近给予热敷,或红外线照射,或短波透热疗法。针灸宜在发病 1 周后进行。

4. 物理治疗　患者可自行对镜用手按摩瘫痪的面肌,每次 $5\sim10$ 分钟,每日数次。当神经功能开始恢复后,患者可对镜练习瘫痪的各单个面肌的随意运动。

5. 护眼　保护暴露的角膜及预防结膜炎,可采用眼罩、滴眼药水和涂眼药膏等方法。

6. 手术治疗　面神经减压手术对部分患者有效。对长期不愈者可考虑面-舌下神经和面-副神经吻合术,但疗效不稳定。

（三）中医治疗

1. 风寒袭络证

症状:突然口眼㖞斜,眼睑闭合不全,或有口角流涎,眼泪外溢,伴恶风寒,头痛鼻塞,面肌发紧,肢体酸痛,舌苔薄白,脉浮紧。

治法:祛风散寒,温经通络。

代表方:小续命汤加减。表虚自汗者,去炙麻黄,加黄芪、白术以益气固表;兼头痛者,加羌活、葛根以疏风解痉,清利头目;兼痰浊阻络者,加胆南星、白芥子以化痰通络。面肌抽动者,加天麻、蜈蚣、全蝎、白僵蚕息风止痉。

2. 风热阻络证

症状:骤然起病,口眼㖞斜,眼睑闭合不全,头痛面热,或发热恶风,心烦口渴,耳后疼痛,舌质红,苔薄黄,脉浮数。

治法:祛风清热,通络止痉。

代表方:大秦艽汤加减。风热表证明显者,可去细辛、羌活,加桑叶、蝉蜕以加强疏散风热之力;兼头痛目赤者,加夏枯草、栀子以清肝泄热;兼风痰阻络者,加白附子、浙贝母、胆南星祛风化痰。

3. 风痰阻络证

症状:突然口眼㖞斜,面肌麻木或抽搐,颜面作胀,或口角流涎,头重如裹,胸膈满闷,呕吐痰涎,舌体胖大,苔白腻,脉弦滑。

治法:祛风化痰,通络止痉。

代表方:牵正散合导痰汤加减。面肌抽搐频发者,加地龙、生龙齿以助息风通络止痉;病久见瘀血之象者,加当归尾、鸡血藤、川芎以活血化瘀。

4. 气虚血瘀证

症状:口眼㖞斜,日久不愈,面肌时有抽搐,面白气短,神疲乏力,舌质紫暗,苔薄白,脉细涩或弦涩。

治法:益气活血,和营通络。

代表方:补阳还五汤加减。偏寒者,加桂枝、细辛以加强辛温解表散寒之力;痰浊者,加白芥子、法半夏、胆南星以助化痰之功;顽固不愈者,加三七、穿山甲、鬼箭羽活血通络;面肌抽搐者,加全蝎、蜈蚣息风止痉。

(四) 临证要点

1. 急则治风,缓则治血　面神经炎病起多以风邪为先,治疗首先应重视祛风,辨明寒热具体用药。急性期多以风寒袭络证居多,治以温通经络、祛风散寒。根据"治风先治血,血行风自灭"理论,1 周后多以养血活血,辅以祛风涤痰通络等治法,以加速瘫痪面肌的恢复。

2. 专方牵正散　在治疗面神经炎的诸多方中,首推《杨氏家藏方》之牵正散,由白附子、僵蚕、全蝎组成,有祛风化痰通络之功,凡后世诸多经验效方,皆以此为基础,再按上述辨证施治原则变通组方,收到显著疗效。

3. 面肌痉挛调治　患者在情绪紧张、失眠时可诱发或加重面肌痉挛的发生,故在辨证治疗基础上,加用矿石、贝壳类药物如生龙齿、生牡蛎、珍珠母、磁石等,加强重镇安神、解痉之功。

4. 重视外治　应重视外治疗法,特别是针灸及药物贴敷疗法,效果尤为突出。

六、预后

面神经麻痹患者通常在起病后 1~2 周内开始恢复,大约80%的患者在数周及 1~2 个月内基本恢复正常。约有 1/3 患者为面神经部分瘫痪,2/3 患者为完全性瘫痪,其中 16% 不能恢复。受风受凉及年轻患者预后较好,老年患者伴病毒感染、乳突疼痛或合并糖尿病、高血压、动脉硬化和心肌梗死等预后较差。

七、预防与调护

预防面瘫保暖是关键,尤其是要避免寒风长久拂面,平时多进行运动,加强锻炼,增强体质,增加抵抗力。

已罹患此病患者应树立治疗信心,可进行自我按摩、面肌功能训练和物理治疗,同时做好面部相关护理,如减少面部不良刺激,面部保暖,避免在疾病早期进行针灸治疗,有利于加速症状恢复。

面瘫痊愈后的复发率约3%,仍需面部保暖,劳逸结合,保持精神愉快闲适,睡眠时间充足,注意饮食调养。

附：吉兰-巴雷综合征

吉兰-巴雷综合征（Guillain-Barré syndrome，GBS）是一类免疫介导的急性炎性周围神经病。临床特征为急性起病，临床症状多在 2 周左右达到高峰，表现为多发神经根及周围神经损害，常有脑脊液蛋白-细胞分离现象，多呈单时相和自限性病程，静脉注射免疫球蛋白和血浆交换治疗有效。GBS 发病率为（0.4~2.5）/10 万，其中急性炎性脱髓鞘性多发性神经根神经病（acute inflammatory demyelinating polyneuropathies，AIDP）和急性运动轴索性神经病（acute motor axonal neuropathy，AMAN）是 GBS 中最为常见的两个亚型；较少见的 GBS 亚型包括急性运动感觉轴索性神经病（acute motor-sensory axonal neuropathy，AMSAN）、米勒-费希尔综合征（Miller-Fisher syndrome）、急性泛自主神经病和急性感觉性神经病等。发病无季节差异，但国内有报道夏秋季多见。

本病与中医学的"肢痿"相似，属"痿病"范畴。

一、病因病理

（一）西医病因病理

1. 病因及发病机制　尚未充分阐明。目前认为 GBS 发病可能是由于分子模拟（molecular mimicry）机制所致，由于病原体病毒和细菌的某些组分与周围神经髓鞘的某些组分相似，机体免疫系统发生了错误识别，因而产生自身免疫性 T 细胞和自身抗体，并针对周围神经的组分发生免疫应答，引起周围神经髓鞘脱失。

2. 病理　病变位于神经根（尤以前根为多见和明显）、神经节和周围神经，偶可累及脊髓。病理变化为水肿、充血、局部血管周围淋巴细胞和单核巨噬细胞浸润、神经纤维节段性脱髓鞘和轴突变性。

（二）中医病因病机

本病多因外感温热之邪，或湿热浸淫，或寒湿相因，内因脾胃亏虚，肝肾不足，内外合邪，以致筋脉失养，肌肉失濡所致。

1. 温热之邪，热盛伤津　感受温热之邪，或他邪久留化热，热盛伤津，筋脉失养，手足不用而痿。

2. 湿热内盛，浸淫筋脉　久处湿地，或冒雨涉水，感受湿邪，湿郁化火；或饮食不节，肥甘厚味，损伤脾胃，蕴湿生热；湿热浸淫筋脉，肌肉失养，弛缓不收而致痿。

3. 素体脾虚，气血乏源　素体脾胃虚弱，气血生化乏源，肌肉筋脉失养；或血行不畅，瘀血内停，筋肉不荣而致痿。或素体阳气亏虚，复感寒湿之邪，阻滞筋肉成痿。

4. 久病体虚，肝肾不足　先天禀赋不足，或久病失养，或房劳过度，精血亏虚，肌肉失养而致痿。

综上，本病病位在筋肉，与肝肾、脾胃关系密切。多因湿、热、虚、瘀，导致筋脉失养，肌肉失濡而发病。

二、临床表现

急性炎性脱髓鞘性多发性神经根神经病是吉兰-巴雷综合征中最常见的类型，也称经典型吉兰-巴雷综合征，主要病变是多发神经根和周围神经的节段性脱髓鞘。任何年龄和季节均可发病。患者在发病前 4 周内常见有上呼吸道、消化道感染，包括巨细胞病毒、肺炎支原体、寨卡病毒或其他病原菌感染，以及疫苗接种、手术和移植等。急性起病，单相病程，大部分患者的病情在 2 周内达到高峰，几乎所有患者的病情均在 4 周内达到高峰。弛缓性瘫痪肢体无力是急性炎性脱髓鞘性多发性神经根神经病的核心症状。多数患者的肌无力从下肢向上肢发展,数日内逐渐加重,少数患者病初呈非对称性;肌张力正常或降低,腱反射减低或消失,而且经常是在肌力仍保留较好的情况下,腱反射已明显减低或消失,无病理反射。部分患者有不同程度的脑神经运动功能障碍,以双侧面神经麻痹最常见,延髓的脑神经支配的肌肉无力常见,且可能作为首发症状就诊;少数有张口困难,伸舌不充分和力弱,以及眼外肌麻痹。严重者出现颈肌和呼吸肌无力,导致呼吸困难。部分患者有四肢远端感觉障碍,下肢疼痛或酸痛,神经干压痛和牵拉痛。部分患者有自主神经功能障碍,罕见出现括约肌功能障碍,血压降低。少数患者可出现复发。常见的并发症是肺部感染和肺不张,少见的是心肌炎和心力衰竭。

本病还包括多种类型,①急性运动轴索性神经病:以脑神经和脊神经运动纤维轴索病变为主,包括两种类型:运动神经轴索变性和运动神经可逆性传导阻滞;前者病情通常较重,预后差;后者在接受免疫治疗后可较快恢复,预后相对较好。急性运动轴索性神经病可发生在任何年龄,儿童更常见,男、女患病率相似,国内患者多在夏秋发病。常有腹泻和上呼吸道感染等,以空肠弯曲菌感染多见。急性起病,通常在 2 周内达到高峰,少数在 24~48 小时内即可达到高峰。临床表现为对称性肢体无力,部分患者有脑神经运动功能受损,重症患者可出现呼吸肌无力。腱反射减弱或消失,与肌力减退程度较一致。无明显感觉异常。无或仅有轻微自主神经功能障碍。突出特点是神经电生理检查提示近乎纯运动神经受累,并以运动神经轴索损害明显。血清免疫学检测发现部分患者血清中存在抗神经节苷脂 GM_1 和 GD_{1a} 抗体,血清空肠弯曲菌抗体阳性;②急性运动感觉轴索性神经病:以神经根和周围神经的运动与感觉纤维轴索变性为主,临床表现通常较重。急性起病,通常在 2 周内达到高峰,少数在 24~48 小时内达到高峰。对称性肢体无力,多数伴脑神经受累,重症患者可有呼吸肌无力,呼吸衰竭。患者同时有感觉障碍,部分甚至出现感觉性共济失调。常有自主神经功能障碍。突出特点是神经电生理检查提示感觉和运动神经轴索损害明显;③米勒-费希尔(Miller-Fisher)综合征:以眼肌麻痹、共济失调和腱反射消失为主要临床特点。任何年龄和季节均可发病。可有腹泻和呼吸道感染等,以空肠弯曲菌感染常见。急性起病,病情在数天至数周内达到高峰。多以复视起病,也可以肌痛、四肢麻木、眩晕和共济失调起病。相继出现对称或不对称性眼外肌麻痹,部分患者有眼睑下垂,少数出现瞳孔散大,但瞳孔对光反射多数正常。可有躯干或肢体共济失调,腱反射减弱或消失,肌力正常或轻度减弱,部分患者有延髓部肌肉和面部肌肉无力。部分患者可有四肢远端和面部麻木、感觉减退和膀胱功能障碍。GQ1b抗体相关疾病除了本病,还有以中枢受累为主的 Bickerstaff's 脑干脑炎,临床表现眼肌麻痹、共济失调和肢体无力,可伴有锥体束征和意识障碍;也有单纯眼肌受累为主者以及共济失调受累为主者;④急性泛自主神经病:较少见,以自主神经受累为主。患者多有上呼吸道感染或消化道症状。急性发病,快速进展,多在 1~2 周内达高峰,少数呈亚急性发病。临床主要表现为视物模糊、畏光、瞳孔散大、对光反射减弱或消失,头晕,直立性低血压,恶心、呕吐、腹泻、腹胀,重者肠麻痹、便秘、尿潴留、阳痿,对热不耐受,出汗少,眼干和口干等。肌力一般正常,部分患者有远端感觉减退和腱反射消失;⑤急性感觉性神经病:少见,以感觉神经受累为主。急性起病,在数天至数周内达到高峰。广泛对称性四肢疼痛和麻木,感觉性共济失调,四肢和躯干深浅感觉障碍。绝大多数患者腱反射减弱或消失。自主神经受累轻。肌力正常或有轻度无力。病程呈自限性。电生理检查可见感觉神经传导速度轻度减慢,感觉神经动作电位波幅明显下降或消失。

三、实验室及其他检查

1. 血液学和粪便检查　周围血白细胞轻度升高,生化检查正常或肌酶轻度增高。部分患者血清抗神经节苷脂抗体阳性,血清可检测到抗空肠弯曲菌抗体和抗巨细胞病毒抗体。在粪便中可分离和培养出空肠弯曲菌。

2. 脑脊液检查　发病后1周内多数患者正常;第2周后,大多数患者脑脊液蛋白升高(0.8~8g/L),而细胞数正常或接近正常,白细胞一般<$10×10^6$/L,称为蛋白-细胞分离现象,为此病的特征性改变,发病后第3周最明显。脑脊液压力多正常,糖和氯化物正常。少数患者的脑脊液无变化。部分患者脑脊液出现寡克隆区带,脑脊液抗神经节苷脂抗体阳性。

3. 神经电生理检测

(1) 运动神经传导:至少有2根运动神经存在下述参数中的至少1项异常:①远端潜伏期较正常值上限延长25%以上;②运动神经传导速度较正常值下限下降20%以上;③F波潜伏期较正常值上限延长20%以上和/或出现率下降等,F波异常往往是最早出现的电生理改变;④运动神经部分传导阻滞:周围神经常规检测节段的近端与远端比较,复合肌肉动作电位负相波的波幅下降20%以上,时限增宽小于15%;⑤异常波形离散:周围神经常规检测节段的近端与远端比较,复合肌肉动作电位负相波的时限增宽15%以上。

(2) 感觉神经传导:感觉神经传导速度明显减慢,常伴有感觉神经动作电位波幅下降,部分患者可以见到腓肠神经感觉传导正常,而正中神经感觉传导异常的现象。

(3) 针极肌电图:单纯脱髓鞘病变的肌电图通常正常,如果继发轴索损害,在发病10天至2周后肌电图可出现异常自发电位。随着神经再生,肌电图则出现运动单位电位的时限增宽、波幅增高及多相波增多,大力收缩时运动单位募集减少。

四、诊断与鉴别诊断

(一) 诊断

诊断依据包括:①常有前驱感染史,呈急性起病,进行性加重,多在2~4周内达高峰;②对称性肢体和延髓支配肌肉、面部肌肉无力,重者有呼吸肌无力,四肢腱反射减低或消失;③可伴有感觉异常和自主神经功能障碍;④脑脊液出现蛋白-细胞分离现象;⑤电生理检查提示运动神经传导远端潜伏期延长、传导速度减慢、F波异常、传导阻滞及异常波形离散等周围神经脱髓鞘改变;⑥病程有自限性。如果出现以下表现,则一般不支持GBS的诊断:①显著、持久的不对称性肢体无力;②以膀胱或直肠功能障碍为首发症状或持久恒定的膀胱或直肠功能障碍;③脑脊液中单核细胞数超过$50×10^6$/L;④脑脊液中出现分叶核白细胞;⑤存在明确的感觉平面。

(二) 鉴别诊断

需要鉴别的疾病包括:脊髓炎、周期性瘫痪、多发性肌炎、脊髓灰质炎、重症肌无力、急性横纹肌溶解症、白喉性周围神经病、莱姆病、血卟啉病性周围神经病(卟啉病神经病)、中毒性周围神经病(如重金属、正己烷及药物)、肉毒毒素中毒及癔症性瘫痪等。需要根据不同患者的具体临床特点,进行个体化的和必要的鉴别。对于病情进展超过8周的患者,应注意与慢性炎性脱髓鞘性多发性神经根神经病(chronic inflammatory demyelinating polyneuropathy,CIDP)鉴别。CIDP的诊断目前仍为排除性诊断,符合以下条件可考虑本病:症状持续进展超过8周,慢性进展或缓解复发;临床表现为不同程度的对称性肢体无力,少数为非对称性,近端和远端均可累及,四肢腱反射减低或消失,伴有深、浅感觉异常;脑脊液出现蛋白-细胞分离;电生理检查提示周围神经传导速度减慢、传导阻滞或异常波形离散;除外其他原因引起的周围神经病;除伴发IgM型M蛋白的远端型CIDP外,大多数患者使用激素治疗有效。

五、治疗

（一）中西医结合治疗思路

在 GBS 急性期,血浆置换和静脉注射免疫球蛋白(intravenous immunoglobulin,IVIg)疗法是有效的病因治疗方法,呼吸肌麻痹患者需采用呼吸机辅助通气;中医药以散寒除湿、清热生津、活血通络、补益气血、滋补肝肾为主,从整体调治,疏通气血,充养肢体,促进机体正常功能恢复。因此,对急性期病情较重者,应中西医并用,且积极支持治疗及精心护理同样重要。待病情稳定后进入恢复期,此时以本虚为主,或虚中夹实,病机重点以气血不足、肝肾亏虚为主,应扶正固本为要,用益气养血、补益肝肾,或兼以活血化痰通络之法,配合功能锻炼、针灸、按摩、理疗以及医疗体操等多种方法,促进神经功能的恢复。

（二）西医治疗

1. 免疫治疗　对于发病 2 周以内,病情较重或有明显加重趋势的 GBS 患者,应尽快给予静脉注射免疫球蛋白或血浆交换治疗。对于病程 2 周以上,或症状轻微的患者,可根据个体情况判断是否采用免疫治疗。对于静脉注射免疫球蛋白治疗后病情仍进展或出现症状波动的患者,可根据个体情况,选择是否再次进行静脉注射免疫球蛋白治疗,但不必联合应用静脉注射免疫球蛋白和血浆交换治疗,因两者联用并不增效。

（1）血浆置换:急性期患者每次交换血浆量按 40ml/kg 体重或 1~1.5 倍血浆容量计算,轻症者每周 2 次,重症者可增至每周 6 次。发病 2 周后应用无效。需排除严重感染、心律失常、心功能不全及凝血系统疾病等禁忌证。

（2）静脉注射免疫球蛋白:急性期患者在出现呼吸肌麻痹前尽早使用静脉注射免疫球蛋白。成人按 0.4g/(kg·d)计算,连用 5 天,但价格较昂贵。免疫球蛋白过敏、先天性 IgA 缺乏、高球蛋白血症和肾功能不全者禁用。

（3）激素治疗:国外多项临床试验均显示单独应用糖皮质激素治疗 GBS 无效,糖皮质激素和静脉注射免疫球蛋白联合与单独应用静脉注射免疫球蛋白治疗的效果也无显著差异,国外的 GBS 指南均不推荐使用激素治疗。若患者无法接受静脉注射免疫球蛋白或血浆置换治疗,目前仍有经验性使用激素治疗的方法,但缺乏循证医学证据。

2. 对症支持治疗　本病为单相病程,恰当的对症支持治疗尤为重要。

（1）营养治疗:急性期应给予足量 B 族维生素、辅酶 Q10 和高热量易消化饮食,对吞咽困难者应及早鼻饲饮食。

（2）呼吸道管理:本病主要死亡原因之一是呼吸肌麻痹。需密切观察呼吸,保持呼吸道通畅。有呼吸衰竭和气道分泌物过多者应及早气管切开,必要时呼吸机辅助通气。

（3）康复治疗:尽早开展康复治疗。卧床期间加强护理,保持患肢处于功能位,早期进行康复,防止肢体挛缩和畸形。可采用物理和针灸治疗。

（三）中医治疗

1. 热盛伤津证

症状:病初发热,咽痛呛咳,口干舌燥,肢体瘫痪,小便短赤,大便干结,舌红少苔,脉细数。

治法:清热润燥,养阴生津。

代表方:清燥救肺汤加减。若壮热,口渴,汗多,则重用生石膏,可加金银花、连翘以清热解毒祛邪;若身热退净,食欲减退,口燥咽干甚者,属肺胃阴伤,可加石斛、玉竹、沙参以养阴生津;心烦溲赤者,加竹叶、莲子心以清心火;汗多者,加黄芪、五味子以固表敛汗;肢体麻木者,加鸡血藤以活血舒筋;肢体疼痛,加乳香、没药以化瘀止痛。

2. 湿热蕴结证

症状:肢体沉重,痿软无力,麻木微肿,渴不欲饮,胸脘满闷,小便短赤,舌红,苔黄腻,脉滑数。

治法:清热利湿。

代表方:四妙丸加减。若湿盛,伴胸脘痞闷,肢重且肿者,可加厚朴、茯苓、泽泻以健脾益气,理气化湿;长夏湿盛,可加藿香、佩兰以芳香化浊除湿;如形体消瘦,自觉足胫热气上腾,心烦,舌红或中剥,脉细数,为热甚伤阴,去苍术,加生地黄、麦冬以养阴清热;若肢体麻木,关节运动不利,舌质紫,脉细涩,为夹瘀之征,加赤芍、丹参、桃仁、红花以活血通络。

3. 脾胃虚弱证

症状:肢体痿软无力,纳呆食少,大便稀薄,面色无华或浮肿,神疲乏力,舌苔薄白,脉细弱。

治法:健脾益气。

代表方:参苓白术散加减。若气虚血瘀,治当益气活血养血,用补阳还五汤加减;阳气亏虚,寒湿下注,治当祛寒湿,温脾肾,用麻黄附子细辛汤加减;若病久体虚,气血不足,伴见面色少华,心悸气短,重用黄芪,加当归、龙眼肉补气血,宁心神;若气阴两虚,伴有少气懒言,动则气喘,重用党参,并加五味子、麦冬,或加西洋参以益气养阴。

4. 肝肾亏虚证

症状:肢体软瘫,腰膝酸软,四肢麻木,感觉异常,头晕目眩,口舌干燥,舌红少苔,脉细数。

治法:滋补肝肾。

代表方:六味地黄丸或虎潜丸加减。虚火亢盛者,可用知柏地黄丸。腰膝酸软,肌肉瘦削较明显者,可加续断、肉苁蓉以补肝肾,壮腰膝;遗精遗尿,大便失禁者,可酌加益智仁、小茴香以温固下元;久病阴损及阳,症见怕冷,阳痿,小便清长,舌淡,脉沉细无力者,可加紫河车粉、淫羊藿、锁阳以温补肾阳。

(四)临证要点

1. 治痿独取阳明　出自《素问·痿论》,一者补益后天,即益胃养阴、健脾益气之法,若脾胃功能健旺,饮食得增,气血津液充足,脏腑功能转旺,筋脉得以濡养,有利于疾病恢复;二者"取"者,去阳明之热邪,即清阳明之热,故迄今在临床治疗时,不论选方用药、针灸取穴,都重视调理脾胃这一治则。

2. 泻南方、补北方治则　肝肾阴虚证也比较常见,久病无不伤及肾元,水愈亏则火愈炽,而伤阴愈甚,所以朱丹溪"泻南方、补北方"治痿原则,即以补肾清热为主要治疗手段,治需分清有热无热,虚火当滋肾,无火专填精,阳虚要温煦,但仍以阴虚夹热者为多。

3. 痿病不可妄用风药　因治风之剂,皆发散风邪、开通腠理之药,若误用之,则阴血愈燥,酿成坏病。

六、预后

大部分 GBS 患者病情在 2 周内达到高峰,继而持续数天至数周后开始恢复,少数患者在病情恢复过程中出现波动。多数患者神经功能在数周至数月内基本恢复,少数遗留持久的神经功能障碍。GBS 病死率约为 3%,主要死于呼吸衰竭、感染、低血压和严重心律失常等并发症。

七、预防与调护

建立健康的生活方式,注意营养均衡,增强体质和机体抵抗力;避免上呼吸道或胃肠道感染等诱因。

告知患者本病经过积极治疗和康复锻炼,大多预后好,使患者增强信心,配合治疗。

患病后应加强营养,给予高蛋白、富含维生素、高热量和易消化的饮食。指导患者及家属掌握本病相关知识及自我护理方法,认识肢体功能锻炼的重要性,减少并发症。

患者出院后要按时服药,保证足够的营养,坚持每天被动或主动进行肢体锻炼。病愈后仍坚持适当的运动,增强抵抗力,避免受凉及感冒。

第三节 运动神经元病

运动神经元病(motor neuron disease,MND)是一系列以上、下运动神经元损害为突出表现的慢性进行性神经系统变性疾病。通常起病隐匿,缓慢进展,偶见亚急性进展者。由于损害部位的不同,临床表现为上、下运动神经元损害(肌无力和萎缩、延髓麻痹和锥体束征)的不同组合,根据病损的部位可分为以下四型:损害仅限于下运动神经元而表现为肌无力和萎缩而无锥体束征者为进行性肌萎缩(progressive muscular atrophy,PMA);单独损害延髓运动神经核而表现为咽喉肌和舌肌无力和萎缩者为进行性延髓麻痹(progressive bulbar palsy,PBP);仅累及锥体束而表现为肌无力和锥体束征者为原发性侧索硬化(primary lateral sclerosis,PLS);上、下运动神经元均有损害而表现为肌无力、肌萎缩和锥体束征者为肌萎缩侧索硬化(amyotrophic lateral sclerosis,ALS),但在疾病早期,因症状重叠有时较难确定属于哪一类型。实际上,前三种类型中有相当数量的患者随着病情的发展,最终成为 ALS,因此,MND主要是指 ALS。男性多于女性,患病比例为(1.2~2.5):1,年发病率为(1.5~2.7)/10 万,患病率约为(2.7~7.4)/10 万。在中枢神经变性疾病中,本病的发生率仅次于阿尔茨海默病和帕金森病,排在第三位。

本病与中医学"痿病"类似。

一、病因病理

(一)西医病因病理

1. 病因及发病机制 病因迄今未明,发病机制有多种假说。

(1)遗传因素:ALS 患者 90% 为散发病例,5%~10% 有家族史,遗传方式可为常染色体显性或隐性。目前发现的基因突变包括超氧化物歧化酶 1(SOD-1)、TAR DNA 结合蛋白基因(TAR DNA binding protein,TARDBP)、肉瘤融合基因(fused in sarcoma,FUS)、视神经病变诱导反应蛋白基因(optineurin,OPTN)、血管生成素蛋白基因(angiopoietin,ANG)、泛醌蛋白基因 2(ubiquilin 2,UBQLN2)和 9 号染色体开放阅读框 72 基因(chromosone 9 open reading frame 72,C9ORF72)等,这些基因突变可以导致蛋白质异常,从而导致神经元凋亡。研究显示 TAR DNA 结合蛋白(TAR DNA binding protein,TDP-43)和肉瘤融合基因等与 ALS 发病相关的突变基因均编码 RNA 结合蛋白,突变导致 RNA 加工异常,这些蛋白聚集形成胞质内包涵体,进而导致神经元变性。

(2)炎症反应和兴奋性氨基酸毒性:炎症反应中小胶质细胞的损害作用受到最多关注;兴奋性神经递质-谷氨酸水平明显升高,过度刺激谷氨酸受体,进而导致细胞内钙离子超载、脂质过氧化、核酸和线粒体受损等级联反应,导致神经元死亡。

（3）其他学说:如氧化应激、感染和自身免疫、线粒体功能障碍、神经丝异常、细胞凋亡及环境因素等。

目前倾向于认为ALS是在遗传基础上由氧化应激和兴奋性氨基酸的毒性作用共同损害了运动神经元,主要影响了线粒体和细胞骨架的结构和功能。老年男性、外伤史和过度体力劳动等都可能是发病的危险因素。

2. 病理　可见皮质脊髓束及皮质延髓束弥漫性变性,皮质脊髓束变性最初发生在脊髓低位节段,逐渐向高位脊髓及脑干发展。大脑皮质运动区锥体细胞［贝兹细胞(Betz cell)］,脑干下部运动神经核如舌下神经核、迷走神经核、面神经核、副神经核及三叉神经运动核神经元及脊髓前角细胞变性、数目减少或消失,胶质细胞增生,颈髓前角细胞变性显著且早期出现,眼外肌运动核很少受累。神经元胞质内存在泛素化包涵体,主要成分为TDP-43,是ALS的特征性病理改变。尚存的变性细胞深染固缩,胞质可见脂褐质沉积,星形胶质细胞增生。脊髓前根和脑干运动神经根轴突变性和继发脱髓鞘,可见轴突侧支芽生,表现为典型失神经性肌萎缩。ALS伴痴呆的神经病理学研究较少,除运动神经元病变之外,可见中央前回及颞叶皮质广泛神经元消失及胶质细胞增生。

（二）中医病因病机

本病主要由于先天禀赋不足,后天失养,如饮食不节、劳倦过度、久病失治损伤脾胃和/或肝肾,致气血生化乏源或精血亏耗所致。

1. 饮食不节,脾胃亏虚　脾胃素虚,不能奉养先天肾精,亦不能生化气血津液而营阴阳、濡筋肉、利关节,故发为痿证。脾胃素虚或因病致虚,或饮食不节,损伤脾胃,使脾胃受纳运化失常,气血生化不足,无以生肌,四肢不得水谷之气,无以为用,故出现四肢肌肉萎缩、无力,甚至语言含糊、咀嚼无力、张口流涎。

2. 先天不足,脾肾阳虚　先天禀赋不足,或劳倦伤肾,肾阳亏虚,不能温煦脾阳,脾阳不振,不能运化水谷精微,濡养筋脉肌肉,故出现四肢肌肉萎缩、无力。肾为作强之官,肾气之充沛,又需脾胃之补养,脾肾两虚则骨枯髓虚、形瘦肉痿、腰脊四肢痿软无力。

3. 先天不足,肝肾阴虚　先天不足,肾气素虚,或房事不节,或劳役过度,精损难复,阴精亏损,又因精血相生,肝肾同源,故水亏火旺,更灼津耗液,致精血俱虚。精虚不能灌溉诸末,血虚不能濡养筋肉,则出现肌肉萎缩、无力。阴虚动风,则出现肌束颤动。此外,肝肾之精血亦赖于脾胃之生化,若脾胃亏虚,津液精血生化之源不足,致肾失所藏,土不营木,肝肾阴虚,筋肉失濡,亦可发为痿证。

4. 湿热浸淫,筋脉失濡　久处湿地,或冒雨露,浸淫经脉,使营卫运行受阻,郁遏生热,久则气血运行不利,或脾胃亏虚,内生湿热,阻碍运化,脾精不输,筋脉肌肉失于濡养而弛纵不收,乃至肌肉萎缩。

综上,本病病位在筋脉肌肉,属本虚,以脾胃肝肾诸脏腑亏损、气血不足或精血亏耗为主。

二、临床表现

1. 肌萎缩侧索硬化(ALS)　最多见,也称为经典型,其局限性亚型包括PBP、PMA、PLS和连枷臂(腿)型等。起病年龄多在40~70岁,病程2~6年,少数病程较长。男性较多。呈典型的上、下运动神经元同时损害的临床特征。患者的首发症状约75%位于上肢,25%位于球部。多数患者以不对称的局部肢体无力起病,如肩部无力、行走不稳、跛行及易跌倒,手指活动不灵活,如持筷、开门及系扣等困难。少数患者以吞咽困难和构音障碍起病,极少数以呼吸系统症状起病。随着病情进展,患者逐渐出现肌肉萎缩、肌束震颤和肌肉痉挛,并扩展至全身肌肉。通常感觉系统和括约肌功能不受累。进入晚期,除眼球运动肌肉外,全身运动系统均受累,累及呼吸肌,出现呼吸困难和呼吸衰竭,预后不良,多在 3~5 年内死于呼吸肌麻痹或肺部感染。小部分 ALS 患者出现运动系统以外的表现,如痴呆、锥体外系症状、眼外肌运动障碍、感觉异常和膀胱直肠功能障碍,称为 ALS 叠加综合征。近年研究显示,额颞叶痴呆(frontotemporal dementia,FTD)与 ALS 在临床、影像、病理和遗传特点上均存在重叠,约 5% 的 ALS 患者符合 FTD 的诊断标准,且 30%~50% 的 ALS 患者虽然未达到 FTD 的诊断标准,但出现了执行功能减退的表现,因而提出 FTD 合并 MND 的概念。

2. 进行性肌萎缩(PMA) 多在 20~50 岁起病,略早于 ALS,男性较多。隐袭起病,进行性加重,但进展较 ALS 缓慢,存活时间较长,部分患者可长达 10 年以上。运动神经元变性仅限于脊髓前角细胞和脑干运动神经核,表现为下运动神经元损害的症状和体征。首发症状为双上肢远端的肌肉萎缩和无力,或从单侧肢体开始。少数从下肢远端开始,逐渐累及肢体近端肌肉以及颈部肌肉,伴有束颤。累及延髓支配的肌肉出现舌肌萎缩和束颤,吞咽困难,晚期出现呼吸肌受累。一般无感觉和括约肌功能障碍。许多患者临床仅见下运动神经元受累,诊断符合 PMA,但尸检可见锥体束病变。仅 5% 的 MND 患者由尸检证实为单纯 PMA。

3. 进行性延髓麻痹(PBP) 相对少见。发病年龄较晚,多在 40~50 岁以后起病。主要表现为进行性发音不清、声音嘶哑、吞咽困难、饮水呛咳和咀嚼无力。舌肌明显萎缩,并有肌束颤动,唇肌和咽喉肌萎缩,咽反射消失。部分患者同时存在双侧皮质脑干束损害,出现强哭强笑和下颌反射亢进,从而表现出真性和假性延髓麻痹共存。后期常出现其他节段的上下运动神经元受累的表现,称为球部起病的 ALS。部分患者病情进展较快,可在 1~2 年内因呼吸肌麻痹或肺部感染而死亡。

4. 原发性侧索硬化(PLS) 罕见。多在 40 岁后发病,起病隐袭,进展非常缓慢,可长达 20 年。常见首发症状为双下肢对称性僵硬和乏力,行走呈剪刀步态。缓慢进展,逐渐累及双上肢。四肢肌张力呈痉挛性增高,腱反射亢进,病理反射阳性,一般无肌萎缩和肌束颤动,感觉无障碍,括约肌功能亦不受累。如当双侧皮质脑干束受损时,则可出现假性延髓麻痹的表现。部分患者晚期会出现下运动神经元损害的表现,称为上运动神经元起病的 ALS。

三、实验室及其他检查

1. 肌电图 呈典型的神经源性损害,诊断价值很高。主要表现为静息状态下可见纤颤电位、正锐波和束颤电位;小力收缩时运动单位时限增宽、波幅增大及多相波增加;大力收缩时募集相减少,呈单纯相。运动神经传导检查可出现复合肌肉动作电位的波幅降低,较少出现运动神经传导速度异常。感觉神经传导检查多无异常。同时进行胸锁乳突肌和胸段椎旁肌的肌电图检查对诊断具有重要意义。

2. 脑脊液检查 腰椎穿刺压力正常或偏低,脑脊液检查正常或蛋白有轻度增高,免疫球蛋白可能增高。

3. 血液检查 血常规检查正常。血清肌酸磷酸激酶的活性正常或轻度增高,而其同工酶活性高。需常规行甲状腺功能、维生素 B_{12}、血清蛋白电泳和免疫学指标检查,以除外其他原因引起的 ALS 综合征。

4. CT 和 MRI 检查 主要用于鉴别诊断,排除其他结构性病变导致的锥体束或下运动神经元损害。

5. 肌肉活检 可见神经源性肌萎缩的病理改变,并非诊断 MND 的常规检查项目,仅在临床表现不典型或诊断困难,需要与其他疾病鉴别时选择。

四、诊断与鉴别诊断

（一）诊断

ALS 的早期临床表现多样,缺乏特异的生物学确诊指标。详细的病史、细致的查体和规范的肌电图检查对于早期诊断具有关键性的作用。根据中年以后隐袭起病,慢性进行性加重的病程,临床主要表现为上、下运动神经元损害所致的肌无力、肌萎缩、延髓麻痹及锥体束征的不同组合,无感觉障碍,肌电图呈神经源性损害,脑脊液正常,影像学无异常,做出临床诊断。

世界神经病学联盟(World Federation of Neurology,WFN)于 1994 年在西班牙首次提出本病的 El Escorial 诊断标准,2000 年又发表此标准的修订版,具体如下：

1. 诊断 ALS 必须符合以下 3 点　①临床、电生理或病理检查显示下运动神经元病变的证据；②临床检查显示上运动神经元病变的证据；③病史或检查显示上述症状或体征在一个部位内扩展或者从一个部位扩展到其他部位。

2. 同时必须排除以下 2 点　①电生理或病理检查提示患者有可能存在导致上、下神经元病变的其他疾病；②神经影像学提示患者有可能存在导致上述临床或电生理变化的其他疾病。

3. 进一步根据临床证据的充足程度对 ALS 进行分级诊断。将 ALS 神经元变性的部位分为 4 个：延髓、颈髓、胸髓和腰骶髓。①确诊的 ALS：至少有 3 个部位的上、下运动神经元病变的体征；②很可能的 ALS：至少有 2 个部位的上、下运动神经元病变的体征,而且,某些上运动神经元体征必须位于下运动神经元体征近端(之上)；③实验室支持的很可能的 ALS：只有 1 个部位的上、下运动神经元病变的体征,或一个部位的上运动神经元体征,加肌电图显示的至少 2 个肢体的下运动神经元损害的证据；④可能的 ALS：只有 1 个部位的上、下运动神经元病变的体征,或有 2 处或以上的上运动神经元体征,或者下运动神经元体征位于上运动神经元体征近端(之上)。

随着近年来越来越多的 ALS 相关致病基因的发现,2015 年再次修订的 El Escorial 诊断标准中明确提出,如果基因检测发现已知的 ALS 相关基因的致病突变,可在仅存在一个区域的上运动神经元或下运动神经元损害的情况下诊断 ALS。

2020 年 8 月发布了 ALS 新的诊断标准,即"黄金海岸标准",主要是对既往诊断标准进行简化,内容包括：①进行性运动损害,通过病史或反复临床评估加以证实,此前的运动功能正常,以及②存在上运动神经元和下运动神经元功能障碍,累及至少一个身体区域(如果仅累及一个身体区域,则必须特别提到是同一身体区域的上运动神经元和下运动神经元功能障碍)或至少两个身体区域的下运动神经元功能障碍,以及③通过各种检查,排除了其他疾病过程。

（二）鉴别诊断

1. 颈椎病或腰椎病　颈椎病的肌萎缩常局限于上肢,多见于手肌萎缩,不像 ALS 那样广泛,其上肢通常为下运动神经元损害的表现,而下肢为上运动神经元损害的表现,与 ALS 的同一肢体同时存在上下运动神经元受累的体征不同；颈椎病常伴上肢或肩部疼痛,客观检查常有根性分布的感觉障碍,颈椎病可有括约肌障碍,无延髓麻痹表现。腰椎病也常局限于单下肢,伴有腰或腿部疼痛。颈椎 X 线片、CT 或 MRI 有助于鉴别。颈椎病同时合并腰椎病时,胸锁乳突肌和胸段椎旁肌针极肌电图有助于鉴别。

2. 延髓和脊髓空洞症　临床上也常有双手小肌肉萎缩,肌束颤动,可进展为真性延髓麻痹,也可出现锥体束征。但临床进展缓慢,常合并其他畸形,且有节段性分离性感觉障碍,

MRI 显示延髓或脊髓空洞。

3. 多灶性运动神经病（multifocal motor neuropathy, MMN） 呈慢性进展的局灶性下运动神经元损害，推测可能是与抗神经节苷脂（GM1）抗体相关的自身免疫性疾病。MMN 的临床表现多为非对称性肢体无力、萎缩、肌束颤动，而感觉受累很轻。腱反射可以保留。MMN 神经受累模式多为斑片状，即某些神经严重受累而另外一些神经完全正常。节段性运动神经传导测定可显示有多灶性运动神经部分传导阻滞，30%~80% 的患者有血清抗 GM1 抗体滴度升高，静脉注射免疫球蛋白有效。

4. 颈段脊髓肿瘤 可有上肢肌萎缩和四肢腱反射亢进，双侧病理征阳性。但一般无肌束颤动，常有神经根痛和传导束性感觉障碍。腰椎穿刺可发现椎管阻塞，脑脊液蛋白含量增高。椎管造影、CT 或 MRI 显示椎管内占位病变有助于确诊。

5. 脊髓延髓性肌萎缩（肯尼迪病） 是由于 X 染色体上的雄激素受体基因 CAG 重复数增多导致的 X 染色体连锁的隐性遗传性运动神经元疾病。常于 20~60 岁起病，表现为缓慢进行性肌无力和萎缩，主要累及面部、球部和肢体肌肉。患者常无上运动神经元受累的表现，有明显的面部肌肉萎缩，常合并雄激素不足的表现，包括男性乳房女性化、精子生成缺陷和阳痿，这些临床特征具有提示性。常伴有肌酸磷酸激酶增高，确诊需基因检测。

6. 良性肌束颤动 高达 70% 的正常人有时可出现不同程度的自发性粗大的肌束颤动，但无肌无力和肌萎缩，肌电图检查正常。

7. 脊肌萎缩症（spinal muscle atrophy, SMA） 是一组遗传性疾病，大部分为隐性遗传。临床上以进行性对称性近端肌无力和萎缩为主要表现，选择性累及下运动神经元，没有上运动神经元受累。其中最严重的 SMA 发病在婴儿期，即婴儿型脊髓性肌萎缩症，又称韦德尼希-霍夫曼病（Werdnig-Hoffmann disease），多数在 2 岁内死亡。起病于儿童、青少年或成人的 SMA 大部分预后良好。

8. 其他 如单肢肌萎缩、遗传性痉挛性截瘫、重症肌无力以及与淋巴增殖性疾病和肿瘤相关的 ALS 综合征。

五、治疗

（一）中西医结合治疗思路

西医辨病可提高早期确诊率，结合中医辨证论治可提高防治疗效。康复治疗对于阻止患者肌萎缩和无力的进展非常重要。对出现延髓麻痹者，应进行中西医结合治疗，注意体位，加强拍背，积极防治呼吸道感染；中医药固本培元治疗，补中益气汤补益脾肾；痰涎壅盛，甚或化热者，用涤痰汤涤痰开窍，能减轻呼吸道感染的症状，阻止病情发展；若呼吸衰竭者，应气管切开，呼吸机辅助呼吸，控制感染，加强支持治疗。

（二）西医治疗

1. 联合治疗 目前，对于 MND 的治疗缺乏有效的可逆转病情的药物，因此需联合应用多种治疗方法，包括病因治疗、对症治疗和各种非药物治疗。利鲁唑（riluzole）具有抑制谷氨酸释放等作用，每次 50mg，每天 2 次，服用 18 个月，有可能延缓疾病进展、延长延髓麻痹患者的生存期（平均 2~3 个月），但对患者的肌力和生活质量没有显著改善。2017 年美国 FDA 批准了针对氧化应激的自由基清除剂依达拉奉（radicava），可能延缓 ALS 患者日常功能的下降，静脉注射给药，首先用药 2 周，然后停药 2 周，后续 14 天内给药 10 天，停药 14 天，连续进行 6 个周期。

2. 对症支持治疗 包括针对如吞咽、构音、呼吸、痉挛、疼痛及营养障碍并发症和伴随症状的治疗。要充分注意药物可能发生的不良反应,进行个体化用药。对于吞咽困难者应予鼻饲饮食或经皮胃造瘘保证营养。要对呼吸功能和呼吸症状进行全面详细地评估,对造成呼吸困难的可逆性病因,如呼吸道感染或分泌物进行及时治疗,必要时可考虑使用无创通气。有呼吸衰竭者应根据具体情况选择是否行气管切开机械通气辅助呼吸,但选择后通常难以脱机。因此特别强调多学科综合团队的重要性,需要确保 MND 患者及其家属们接受来自相关专业人士和护理人员的支持。

(三)中医治疗

1. 脾胃亏虚证

症状:肢体痿软无力,肌肉萎缩,或有肌肉眴动,少气懒言,语音低弱,咀嚼无力,纳呆脘满,张口流涎,腹胀便溏,面白无华,舌质淡红,苔薄白或白腻,脉细。

治法:补脾益胃,健运升清。

代表方:参苓白术散加减。气虚明显者,重用人参并加黄芪;口淡纳少者,加鸡内金、神曲、芡实健脾开胃;出汗明显者,加仙鹤草、麻黄根、糯稻根。

2. 脾肾阳虚证

症状:肢体痿软无力,肌肉萎缩,腰膝酸软,畏寒肢冷,面浮气短,精神疲惫,语声含糊,咳嗽无力,小便清长,阳痿早泄,或月经失调,舌淡胖,苔薄白,脉沉细。

治法:温补脾肾。

代表方:右归丸加减。阳虚精滑或带浊、便溏者,加补骨脂以补肾固精;腰膝酸痛者加胡桃肉补肾温阳;阳痿者加巴戟天、肉苁蓉补肾壮阳;构音不清,吞咽困难,流清涎者,加鹿茸、熟附子、白芥子温阳化痰。

3. 肝肾阴虚证

症状:肌痿肉削,大肉陷下,筋骨拘挛,腰膝酸软,甚至卧床不起,遗精或月经失调,大便秘结,舌红,舌体痿软、薄瘦而凹凸不平,苔少,脉细数。

治法:滋补肝肾。

代表方:左归丸加减。肢麻无力者,可加天麻、桂枝通阳柔筋;肢颤明显者,可加羚羊角、钩藤平肝息风;肢体挛急者,可加地龙、白僵蚕解痉通络;肢枯干涩者,可加石斛、女贞子养阴润燥;掌热颧红者,可加玄参、知母滋阴清热;舌痿语謇者,可加白附子、全蝎、石菖蒲、郁金涤痰开窍通络。

4. 湿热浸淫证

症状:四肢痿软,身体困重,肢麻身热,胸痞脘闷,小便短赤涩痛,舌红,苔黄腻,脉弦数。

治法:清热利湿,行气活血。

代表方:二妙散加味。声音嘶哑、言语謇涩较明显者,可加木蝴蝶、锦灯笼以清热利咽开窍;肌束颤动,可加蜈蚣、钩藤以息风通络。腰背酸软、肌肉瘦削较明显者,可加狗脊、续断、肉苁蓉以补肝肾,壮腰膝。

(四)临证要点

1. 治痿独取阳明　中医以本虚立论,从"治痿独取阳明"着手,使脾健肾充,气血旺盛则可营养濡润脏腑、肢体,使肌肉有力,有望缓解患者的肌萎缩、无力之症状,补气治痿可重用黄芪补气兼能升气,临床可用至每日 40~180g。但"治痿独取阳明"的治则,至少包括补虚、养阴、清热三个方面,除补益后天脾胃外,对邪浊壅遏中焦致痿者,应泻其有余;对于阴虚火旺者,应养阴清热。朱丹溪提出"泻南补北"的原则,并创制了大补丸、大补阴丸、虎潜丸等著名方剂。

2. 见"风"勿治风　当 MND 出现肌束跳动时,乃因肝、脾、肾之气血阴津不足,肌肉筋脉失养所致,一般不作肝风论治,治疗应扶正求本,固护气血阴精,补其不足,临床多选用黄芪、党参、当归、制何首乌、鸡血藤、龟甲胶、枸杞子、黄精、紫河车,并用木瓜、伸筋草等柔筋通络之品。

六、预后

MND 的预后因不同的疾病类型和发病年龄而不同。PLS 进展缓慢、预后良好;部分 PMA 患者的病情可以较长时间保持稳定,但难以改善;ALS、PBP 以及部分 PMA 患者的病情持续进展,预后差,多于 5 年内死于呼吸肌麻痹或肺部感染。

七、预防与调护

尚无有效的预防方法和发病后逆转病情的治疗方法,因此多学科综合治疗和护理对改善 ALS 患者的生活质量具有重要作用,家庭成员的支持和生活护理十分关键。

患者要以正确的态度看待此病,保持乐观的情绪。

日常饮食要保证充足的维生素和蛋白质的摄入,清淡避免油腻,慎吃寒凉刺激之物,多食温补平缓之品,增强机体抵抗力。

鼓励早期患者坚持工作,并进行简单锻炼及日常活动。过于剧烈的活动、高强度的锻炼、用力以及过于积极的物理疗法反而会使病情加重,应予避免。

第四节　脑血管疾病

脑血管疾病(cerebrovascular disease,CVD)是指由各种原因导致的脑血管性疾病的总称。根据发病缓急可分为急性脑血管疾病和慢性脑血管疾病两大类。急性脑血管疾病又称为卒中(stroke),是脑血管疾病的主要临床类型,包括缺血性卒中和出血性卒中,以突然发病、迅速出现局限性或弥散性脑功能缺损为共同临床特征。

脑血管疾病是危害中老年人身体健康和生命的主要疾病之一,其中卒中是目前导致人类死亡的第二位原因,与恶性肿瘤和缺血性心脏病构成我国前三位致死性疾病。据世界卫生组织统计数据显示,至 2019 年,卒中是我国疾病致死和致残的第一大病因。我国卒中每年新发病例大于 200 万,每年死亡病例大于 150 万,存活者 600 万~700 万,且 2/3 存活者遗留有不同程度的残疾。卒中也是单病种致残率最高的疾病。卒中的高发病率、高死亡率和高致残率给社会和家庭带来沉重的负担和痛苦。

一、脑的血液供应

脑组织的血液供应来自两侧颈总动脉构成的颈内动脉系统和两侧椎动脉构成的椎-基底动脉系统(图 1-9-1)。

颈内动脉系统的主要分支包括:①眼动脉;②后交通动脉;③脉络膜前动脉;④大脑前动脉;⑤大脑中动脉。颈内动脉系统供应额叶、颞叶、顶叶和基底节等大脑半球前 3/5 部分的血流,故又称前循环。椎-基底动脉系统的主要分支包括:①小脑下前动脉、小脑下后动脉;②小脑上动脉;③内听动脉;④基底动脉;⑤大脑后动脉。椎-基底动脉系统主要供应后颅窝结构、大脑后部结构及脊髓上段,故又称后循环。

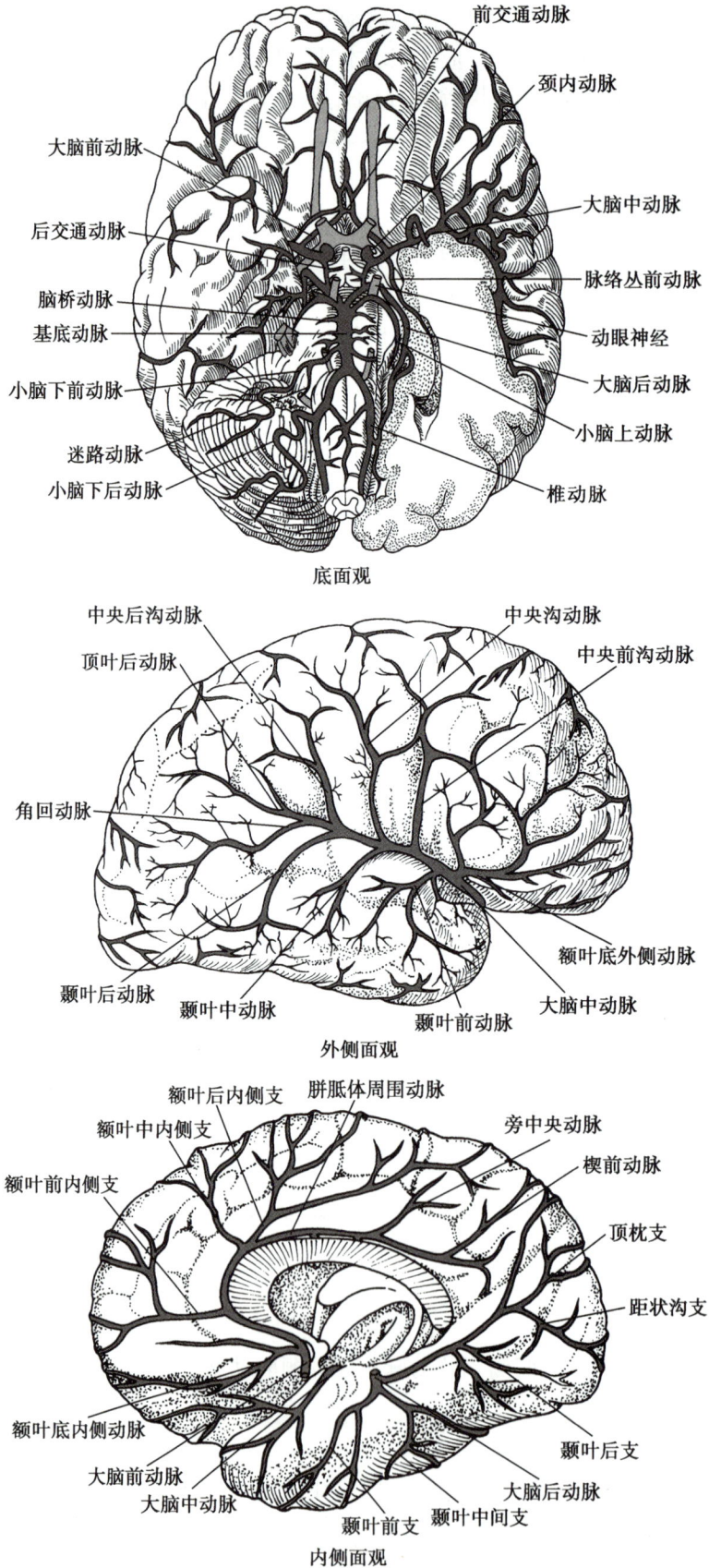

底面观

外侧面观

内侧面观

图 1-9-1　脑部各动脉分支及其来源示意图

前交通动脉、两侧大脑前动脉、两侧颈内动脉、两侧后交通动脉及两侧大脑后动脉相互吻合,形成大脑动脉环(Willis环)(图1-9-2),使大脑前、中、后动脉相互结合,颈内动脉系统和椎-基底动脉系统这两组大动脉系统可以联通。在正常情况下,颈内动脉系统和椎-基底动脉系统以及左右两侧脑动脉之间的血液并不交流,但当其组成动脉中的一支阻塞或狭窄,另一侧压力相对增高,出现血液分流,由健侧代偿性地流入缺血区,减轻或消除血管阻塞或狭窄所引起的症状。

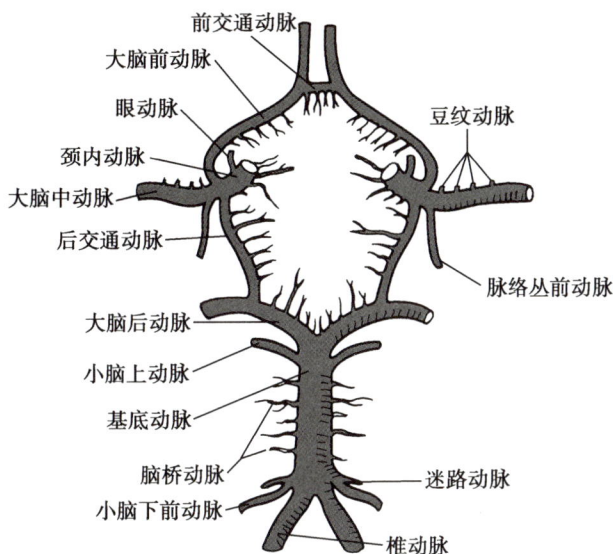

图 1-9-2 脑底的动脉

二、脑循环生理

正常成人脑重约1 500g,占体重的2%~3%,流经脑组织的血液50~100ml/(100mg·min),占心输出量的20%。脑组织耗氧量占全身耗氧量的20%~30%,脑几乎无能量储备,其能量来源主要依赖于葡萄糖的有氧代谢,因此脑组织对缺血和缺氧性损伤十分敏感。如果全脑组织的供血完全中断6秒,患者即出现意识丧失,中断10秒后出现自发脑电活动消失,中断5分钟导致最易受损的特定神经元出现不可逆性损伤,中断10~20分钟后大脑皮质出现广泛性神经元坏死。

脑血流量取决于脑动脉、静脉的压力差和脑血管的血流阻力。在正常情况下,颈内静脉压接近于右心房压,且变化不大,故影响血流量的主要因素是颈动脉压。在正常情况下,脑循环的灌注压为80~100mmHg,平均动脉压降低或颅内压升高都可以使脑的灌注压降低。但当平均动脉压在50~150mmHg范围内变化时,脑血管可通过自身调节机制使脑血流量保持恒定,即血压升高时,小动脉管腔内压增高,小动脉收缩,血流量减少,血压下降时恰好发生相反的变化,这种调节作用被称为贝利斯效应(Bayliss effect)。平均动脉压降低到60mmHg以下时,脑血流量就会显著减少,引起脑的功能障碍;反之,当平均动脉压超过脑血管自身调节的上限时,脑血流量显著增加。

三、脑血管病的病因和危险因素

(一)病因

各种原因,如动脉硬化、血管炎、先天性血管病、外伤、药物、血液病及各种栓子和血流动

力学改变,都可引起急性或慢性脑血管疾病。根据解剖结构和发病机制,可将脑血管疾病分为以下几类:

1. 血管壁病变　以高血压性动脉硬化和动脉粥样硬化所致的血管损害为常见,其次为结核、梅毒、结缔组织疾病和钩端螺旋体等所致的动脉炎,再次为先天性血管病(如动脉瘤、血管畸形和先天性血管狭窄)和各种原因(外伤、颅脑手术、插入导管及穿刺等)所致的血管损伤,另外还有药物、毒物及恶性肿瘤等所致的血管损害等。

2. 心脏病和血流动力学改变　如高血压、低血压或血压的急骤波动,以及心功能障碍、心脏瓣膜病、心肌病及心律失常,尤其是心房颤动。

3. 血液成分及血液流变学的改变　包括各种原因所致的高黏滞综合征,如脱水、红细胞增多症及高纤维蛋白原血症等;另外,还有凝血机制异常,特别是应用抗凝剂和避孕药;弥散性血管内凝血和各种血液性疾病等。

4. 其他病因　包括空气、脂肪、癌细胞和寄生虫等栓子,脑血管受压、外伤和痉挛等。

(二)危险因素

脑血管疾病的危险因素分为可干预性危险因素和不可干预性危险因素。高血压、糖尿病、心脏病、血脂异常、高同型半胱氨酸血症或肥胖、无症状性颈动脉狭窄、酗酒、吸烟、抗凝治疗及脑动脉炎等均可增加脑血管疾病的发病风险,控制和干预这些危险因素可降低本病的发病率和死亡率。

无法干预的危险因素,如年龄、性别、种族、气候及遗传因素等也是增加脑血管疾病发病概率的重要因素。

四、诊断及治疗原则

综合患者的病史特点、体格检查和辅助检查等对脑血管疾病进行诊断。根据突然发病、迅速出现局灶性或弥散性脑损害的症状及体征,临床可初步考虑脑卒中。结合脑部血管病变导致疾病的证据,如神经功能缺损符合血管分布的特点,头颅 CT、MRI、CTA 或 MRA、DSA 及脑脊液等检查发现相关疾病的证据,以及常有的卒中危险因素,如高龄、高血压、心脏病、糖尿病、吸烟和高脂血症等,基本可以做出诊断。但单纯依靠症状和体征等临床表现不能完全区别缺血性或出血性脑血管疾病,必须依靠头颅 CT 等神经影像学检查才能作出鉴别诊断。

脑血管疾病的治疗原则为挽救生命、降低残疾、预防复发和提高生活质量。目前绝大部分卒中患者的病理生理过程无法逆转,且缺少有效的卒中治疗方法,急性卒中的主要治疗是处理卒中并发症,仅有极少数的治疗方法被循证医学的证据证实对急性卒中原发的脑损害有治疗效果,如急性缺血性脑卒中的超早期溶栓治疗。

卒中单元是被循证医学证据证实有效的治疗方法。卒中单元是指改善住院卒中患者症状的医疗管理模式,为卒中患者提供包括药物治疗、肢体康复、语言训练、心理康复和健康教育等的综合治疗。卒中单元重视对患者的人文关怀,将患者的功能预后以及患者和家属的满意度也作为重要的临床目标,而不像传统的病房仅强调神经功能的恢复和影像学的改善。

五、脑血管病的三级预防

(一)脑血管疾病的一级预防

亦称为病因预防,是在脑血管疾病尚未发生时针对致病因素(或危险因素)采取措施,积极控制各种可控危险因素,达到使脑血管疾病不发生或推迟发生的目的,是预防脑血管疾病的根本措施。

（二）脑血管疾病的二级预防

亦称"三早"预防，即早发现、早诊断、早治疗。是指针对已发生过一次或多次脑卒中的患者，寻找卒中事件的病因并加以纠正，对患者采取药物或非药物措施以预防病情复发或加重，从而达到减少卒中复发的目的，是防止或减缓脑血管疾病发展而采取的措施。

（三）脑血管疾病的三级预防

亦称临床预防，是指对患脑血管疾病患者早期或超早期治疗，清除或治疗危险因素，降低致残程度，提高生存质量，延长寿命，降低病死率。主要是对症治疗和康复治疗，可以防止伤残和促进功能恢复。例如，对缺血性脑血管疾病而言，发病后 6 小时以内即开始溶栓治疗。针对性治疗措施的介入愈早，治疗效果就愈好，病残程度就有可能愈低。

六、脑血管病的中医学认识

脑血管疾病主要归属中医学"中风"的范畴。其病因病机与肝、肾、心、脾的关系最为密切，其病因与虚、风、痰、火四者密切相关，发病机理复杂。较多见的有积损正衰、劳欲过度、情志过极、饮食不节等。中风之发生，主要因素在于患者平素气血亏虚，与心、肝、肾三脏阴阳失调，加之忧思恼怒，或饮酒饱食，或房事过度，或外邪侵袭等诱因，以致气血运行受阻，肌肤筋脉失于濡养；或阴亏于下，肝阳暴张，阳化风动，血随气逆，夹痰夹火，横窜经络，而形成上实下虚、阴阳互不维系的危急证候。其病机不外虚（阴虚、气虚）、火（肝火、心火）、风（肝风、外风）、痰（风痰、湿痰）、气（气逆）、血（血瘀）六端，其中以肝肾阴虚为其根本。

中风的辨证要点如下：

1. 辨中经络、中脏腑　中经络者见半身不遂、口眼㖞斜、语言不利，但意识清楚；中脏腑者见昏不识人，或神志昏糊、迷蒙，伴见肢体不用。

2. 辨闭证与脱证　闭证属实，证见神志昏迷、牙关紧闭、口噤不开、两手握固、肢体强痉等；脱证属虚，症见神志昏聩，目合口开，四肢松懈瘫痪，手撒肢冷汗多、二便自遗、鼻息低微。

3. 辨阴闭与阳闭　阳闭为痰火瘀热，症见身热面赤、气粗鼻鼾、痰声如拽锯、便秘溲黄、舌绛干、舌苔黄腻，甚则舌体蜷缩，脉弦滑而数；阴闭为痰浊瘀阻，症见面白唇紫、痰涎壅盛、四肢不温、舌苔白腻、脉沉滑。

4. 辨病期　中风可分为三期。急性期中经络者为发病后 2 周之内，中脏腑者可为 1 个月；恢复期指发病 2 周后或 1 个月至半年内；后遗症期指发病半年以上。

治疗原则方面，中风在发病之初，邪气鸱张，风阳痰火炽盛，以标实为主，治当以祛邪为先，中经络者可平肝息风、化痰祛瘀、活血通络；中脏腑者可开窍醒神、扶正固脱；如病情剧变，在病邪的猛烈攻击下，正气急速溃败，以正虚为主，甚则出现正气虚脱，治当扶正祛邪，标本兼顾，宜并用滋养肝肾、益气养血之法，并可配合针灸、按摩等方法治疗。

中西医结合卒中单元，是指将国际上通用的卒中单元模式与有效的传统中医治疗方法相结合。脑卒中的中西医结合治疗不是中医疗法和西医疗法的简单叠加，而是从理论到实践多个层面上进行有机的结合，从管理上将中西医学各自在治疗、护理和康复中的优势进行优化组合，将西医的紧急救治和中医在治疗和康复中的优势有机结合起来，将中医治疗急性脑卒中的中药、推拿和针刺方法融入卒中单元之中，建立融西药、现代康复技术、中药、针灸和推拿为一体的中西医结合卒中单元模式。

短暂性脑缺血发作

短暂性脑缺血发作（transient ischemic attack，TIA）是指脑和视网膜局灶性缺血所致的、不伴急性梗死的短暂性神经功能障碍，临床症状一般不超过 1 小时，最长不超过 24 小时，且无责任病灶的证据。凡头颅神经影像学检查显示有神经功能缺损对应的明显病灶者不宜称为 TIA。近来研究证实,对于传统 TIA 患者,如果神经功能缺损症状超过 1 小时,绝大部分神经影像学检查均可发现对应的脑部梗死小病灶。因此,许多传统的 TIA 病例实质上是小卒中。

本病属于中医学的"中风""眩晕"等范畴。

一、病因病理

(一)西医病因病理

TIA 的病因目前尚不十分确定,主要与动脉粥样硬化、动脉狭窄、心脏病、血液成分改变及血流动力学变化等病因有关,其发病机制有多种学说。主要有以下两种类型:

1. 血流动力学异常　是在各种原因(如动脉硬化和动脉炎等)所致的颈内动脉或椎-基底动脉系统的动脉严重狭窄的基础上,血压的急剧波动导致原来靠侧支循环维持的脑区发生一过性缺血。此型 TIA 的临床症状比较刻板,发作频率较高,每次发作持续时间短暂,一般不超过 10 分钟。

2. 微栓子　主要来源于动脉粥样硬化的不稳定斑块或附壁血栓的破碎和脱落、瓣膜性或非瓣膜性心源性栓子及胆固醇结晶等。微栓子阻塞小动脉常导致其供血区域的脑组织缺血,当栓子破碎或溶解移向远端时,血流恢复,症状缓解。此型 TIA 的临床症状多变,发作频率通常不高,每次发作持续时间一般较长,可达数十分钟至 2 小时。

(二)中医病因病理

1. 肝阳偏亢　素体阴虚,水不涵木,复因情志所伤,肝阳偏亢,上扰于头目则为眩晕;或夹痰夹瘀,横窜经络,出现偏瘫、语言不利。

2. 瘀血停滞　素体气血亏虚,精血不足,脉道不利,运行不畅,以致瘀血停滞;或脉络空虚,风邪乘虚入中,气血痹阻,肌肉筋脉失于濡养,故生本病。

3. 痰浊内生　过食肥甘,体型肥胖,或常饮食不节,嗜酒过度,伤于脾胃,致水谷不化为精微,反而聚湿生痰,痰浊上扰,经络阻痹而发为本病。

本病病位在经络,其主要病机是气虚血瘀,气虚为本,血瘀为标。血瘀是 TIA 发生发展的核心,更有痰浊与瘀血互结而致病,或因肝阳夹痰、夹瘀而上扰。

二、临床表现

1. 一般特点　TIA 好发于中老年人,男性多于女性。患者多伴有高血压、动脉粥样硬化、糖尿病或高脂血症等脑血管疾病的危险因素。起病突然,历时短暂,最长不超过 24 小时。局部脑组织或视网膜功能障碍,恢复完全,不留后遗症状。TIA 常反复发作,每次发作的表现相似。

2. 颈内动脉系统 TIA　临床表现与受累血管的分布有关。大脑中动脉供血区的 TIA 可导致出现缺血对侧肢体出现单瘫、轻偏瘫、面瘫和舌瘫,可伴有偏身感觉障碍和对侧同向性偏盲,优势半球受损常出现失语和失用,非优势半球受损可出现空间定向障碍。大脑前动脉供血区缺血可出现人格和情感障碍,对侧下肢无力等。颈内动脉主干 TIA 主要表现为眼动脉交叉瘫(患侧单眼一过性黑矇、失明和/或对侧偏瘫及感觉障碍),霍纳(Horner)交叉瘫(患侧霍纳综合征、对侧偏瘫)。

3. 椎-基底动脉系统 TIA　最常见的表现是眩晕、平衡障碍、眼球运动异常和复视。可有单侧或双面部和口周麻木,单独出现或伴有对侧肢体瘫痪、感觉障碍,呈现典型或不典型的脑干缺血综合征的表现。此外,椎-基底动脉系统 TIA 还可出现以下几种具有特殊表现的临床综合征：

（1）跌倒发作：表现为患者转头或仰头时双下肢突然失去张力而跌倒，无意识丧失，常可很快自行站起，系脑干下部网状结构缺血所致。

（2）短暂性全面遗忘症：发作时出现短时间记忆丧失，发作时出现时间和地点定向障碍，但谈话、书写和计算力正常，一般症状持续数小时，然后完全好转，不遗留记忆损害。发病机制仍不十分清楚，可能是大脑后动脉颞支缺血累及边缘系统的颞叶海马、海马旁回和穹窿所致。

（3）双眼视力障碍发作：双侧大脑后动脉距状沟支缺血导致枕叶视皮质受累，引起暂时性皮质盲。

值得注意的是，椎-基底动脉系统 TIA 患者很少出现孤立的眩晕、耳鸣、恶心、晕厥、头痛、尿便失禁、嗜睡或癫痫等症状，往往合并其他脑干或大脑后动脉供血区缺血的症状和/或体征。

三、实验室及其他检查

TIA 是临床综合征，为明确其病因常需进行以下检查。

1. 头颅 CT 或 MRI 检查　头颅 CT 或 MRI 检查大多正常。头颅 CT 有助于排除与 TIA 具有类似表现的颅内病变，头颅 MRI 的阳性率更高。

2. 超声检查

（1）颈动脉超声检查：应作为 TIA 患者的基本检查手段之一。

（2）经颅多普勒超声（TCD）：是发现颅内大血管狭窄的有力手段。其能发现严重的颅内血管狭窄，判断侧支循环情况，进行栓子监测，在血管造影前评估脑血液循环的状况。

（3）超声心动图：可发现房间隔异常、心房附壁血栓、二尖瓣赘生物以及主动脉弓动脉粥样硬化等多种心源性栓子来源。

3. 脑血管造影

（1）动脉导管脑血管造影（DSA）：是评估颅内外动脉血管最准确的诊断手段（金标准）。

（2）头颅 CTA 和 MRA：是无创性血管成像新技术，但是不如 DSA 提供的血管情况详尽，且常导致对动脉狭窄程度的判断过度。

4. 其他检查　血常规、血生化和心电图检查是必要的，神经心理检查可发现轻微的脑功能损害。

四、诊断与鉴别诊断

（一）诊断

大多数 TIA 患者就诊时临床症状已消失，故诊断主要依靠病史。中老年患者突然出现局灶性脑功能损害的症状，符合颈内动脉或椎-基底动脉系统及其分支缺血的表现，并在短时间内症状完全恢复（多不超过 1 小时），应高度怀疑 TIA。

（二）鉴别诊断

1. 局灶性癫痫发作　常表现为持续数秒或数分钟的肢体抽搐或麻木针刺感，从躯体的一处开始，并向周围扩展，可有脑电图异常，头颅 CT、MRI 检查可能发现脑内局灶性病变。

2. 梅尼埃病　发作性眩晕、恶心、呕吐与椎-基底动脉系统 TIA 相似，但每次发作持续时间往往超过 24 小时，伴有耳鸣、耳阻塞感及反复发作后听力减退等症状，除眼球震颤外，无其他神经系统定位体征。发作年龄多在 50 岁以下。

3. 心脏疾病 阿斯综合征,严重心律失常,如室性心动过速或心室颤动、预激综合征伴心房颤动发作、部分室上性心动过速及病态窦房结综合征等,可因阵发性全脑供血不足出现头晕、晕倒和意识丧失,但常无神经系统局灶性症状和体征,动态心电图监测和超声心动图检查常有异常发现。

4. 其他 颅内肿瘤、脓肿、慢性硬膜下血肿及脑内寄生虫等亦可出现类似 TIA 发作症状。原发性或继发性自主神经功能不全亦可因血压或心率的急剧变化出现短暂性全脑供血不足和发作性意识障碍。基底动脉型偏头痛常有后循环缺血发作,应注意排除。

五、治疗

(一)中西医结合治疗思路

TIA 治疗目的在于消除病因,预防再发或减少复发,保护脑组织,防治 TIA 后的再灌注损伤,降低脑梗死发生率。西医治疗在积极应用抗血小板聚集药和血管扩张药的同时,针对病因及危险因素治疗,如调整血压、降血脂、控制糖尿病和抗心律失常等。中医辨证论治对本病有一定的疗效,能降低血黏度,改善脑供血,抗动脉粥样硬化,具有对因治疗的作用,远期疗效较好,可配合使用。中西医结合治疗可以控制病因,治理源头,全面控制危险因素,进行全身性综合治疗,对预防脑梗死有积极作用。

(二)西医治疗

1. 病因治疗 针对 TIA 的病因和诱发因素进行治疗,消除微栓子来源和纠正血流动力学障碍。如高血压患者应控制血压,使血压稳定在正常范围,糖尿病伴高血压者血压宜控制在更低水平(<130/80mmHg),有效地控制糖尿病和高脂血症,此外,积极治疗血液系统疾病和心律失常等也很重要。对颈动脉有明显粥样硬化斑块和管腔狭窄(≥70%),影响脑内供血并反复发生 TIA 者,可行血管内介入治疗、颈动脉内膜剥离术或颅内外动脉吻合术等。

2. 药物治疗

(1)抗血小板聚集治疗:非心源性缺血性卒中或 TIA,推荐抗血小板聚集治疗。发病24小时内,具有卒中高复发风险(ABCD2 评分≥4 分)的急性非心源性 TIA 或轻型缺血性脑卒中患者[美国国立卫生研究院卒中量表(national institute of health stroke scale,NIHSS)评分≤3 分],应尽早给予阿司匹林联合氯吡格雷治疗 21 天。发病 30 天内伴有症状性颅内动脉严重狭窄(狭窄率70%~99%)的 TIA 患者,应尽早给予阿司匹林联合氯吡格雷治疗 90 天。其他 TIA 或小卒中一般单独使用:①阿司匹林(50~325mg/d);②氯吡格雷(75mg/d);③阿司匹林和缓释的双嘧达莫(分别为 25mg 和 200mg,2 次/d)。

(2)抗凝治疗:对伴有心房颤动(包括阵发性)的 TIA 患者,使用适当剂量的华法林口服抗凝治疗,预防再发的血栓栓塞性事件。华法林的目标剂量需维持 INR 在 2.0~3.0。新型口服抗凝剂可作为华法林的替代药物,新型口服抗凝剂包括达比加群、利伐沙班、阿哌沙班以及依度沙班,选择何种药物应考虑个体化因素。伴有心房颤动的 TIA 患者,若不能接受口服抗凝药物治疗,推荐应用阿司匹林单药治疗,也可以选择阿司匹林联合氯吡格雷进行抗血小板聚集治疗。

(3)扩容治疗:纠正低灌注,适用于血流动力型 TIA。

(4)溶栓治疗:对于新近发生的符合传统 TIA 定义的患者,如神经影像学检查发现有明确的脑梗死责任灶,不作为溶栓治疗的禁忌证。在临床症状再次发作时,若临床已明确诊断为脑梗死,不应等待,可按照脑卒中治疗原则积极进行溶栓治疗。

(5)其他治疗:对有高纤维蛋白原血症的 TIA 患者,可选用降纤酶治疗。活血化瘀的中药制剂对 TIA 患者也有一定的治疗作用。

3. TIA 的外科治疗

（1）颈动脉颅外段狭窄：对于近期发生 TIA 合并同侧颈动脉颅外段中、重度狭窄（50%~99%）的患者，如果预计围手术期死亡和脑卒中复发风险<6%，推荐进行颈动脉内膜切除术（carotid endarterectomy）或颈动脉支架植入术（carotid artery stenting）治疗，两者的选择应依据患者个体化情况决定；颈动脉颅外段狭窄程度<50%时，不推荐行上述治疗；当 TIA 患者有行颈动脉内膜切除术或颈动脉支架植入术的治疗指征时，如果无早期再通禁忌证，应在 48 小时内进行手术。

（2）颅外椎动脉狭窄：伴有症状性颅外椎动脉粥样硬化性狭窄的 TIA 患者，在内科药物治疗无效时，可选择支架置入术作为内科药物治疗的辅助治疗手段。锁骨下动脉狭窄和头臂干狭窄：锁骨下动脉狭窄或闭塞引起后循环缺血症状（锁骨下动脉盗血综合征）的 TIA 患者，如果标准内科药物治疗无效，且无手术禁忌，可行支架置入术或外科手术治疗；颈总动脉或头臂干病变导致的 TIA 患者，内科药物治疗无效，且无手术禁忌，可行支架置入术或外科手术治疗。

（3）颅内动脉狭窄：对于症状性颅内动脉粥样硬化性狭窄≥70%的 TIA 患者，在标准内科药物治疗无效的情况下，可选择血管内介入治疗作为内科药物治疗的辅助治疗手段，但对于患者的选择应严格且慎重。

（三）中医治疗

1. 肝阳上亢证

症状：头晕目眩，伴耳鸣、头痛且胀，或自觉颈项强直，面色潮红，性情急躁易怒，怒时眩晕加重，心烦少寐，多梦，口干或苦，舌质偏红，苔黄，脉弦数。

治法：平肝潜阳。

代表方：天麻钩藤饮加减。头痛目赤加龙胆草、牡丹皮、菊花清泄肝火；便秘加大黄泻火通便。

2. 肝肾阴虚证

症状：头晕目眩，多梦健忘，耳鸣如蝉，甚则昏仆，昏不知人，短时即醒，双目干涩，视物昏花，甚则出现一过性眼盲，肢体麻木，腰膝酸软，手足心热，舌红少苔或无苔，脉沉细弦。

治法：滋阴补肾。

代表方：杞菊地黄汤加减。肝阳上亢者，加天麻、钩藤平肝潜阳；便秘者加柏子仁、胡麻仁润肠通便；胃纳不佳者，加砂仁、肉豆蔻醒脾开胃。

3. 气虚血瘀证

症状：头晕目眩，动则加剧，猝然言语謇涩，或一侧肢体软弱无力，偶有肢体瘛疭，口角流涎，为时短暂，舌质暗淡，或有瘀点，苔白，脉沉细无力或涩。

治法：补气养血，活血通络。

代表方：补阳还五汤加减。气虚明显者加党参补益中气；口眼㖞斜较甚者，加全蝎、僵蚕化痰通络；言语不利者，加石菖蒲、远志开窍；肢体麻木者，加木瓜、伸筋草等通经活络。

4. 风痰阻络证

症状：头晕目眩，头重如蒙，甚则神志迷蒙，肢体发麻，或突然昏仆，少时而醒，平素嗜酒食甘，形体肥胖，少气懒言，嗜卧欲寐，口中黏腻不爽，胸脘痞闷，舌苔厚腻，脉弦滑。

治法：祛风豁痰活络。

代表方：半夏白术天麻汤加减。若湿痰偏盛，舌苔白滑的患者，加泽泻、桂枝利湿化饮；若肝阳偏亢的患者，加钩藤、代赭石潜阳息风。

（四）临证要点

本病起病急，变化快，必须抓住病机，正确辨证用药，才能控制症状，解除病因。同时配合针灸治疗,以疏通经络为主,多取阳经穴,辅以阴经穴,能显著改善肢体麻木、言语謇涩和口舌喎斜。

血瘀是 TIA 发生发展的核心,更有痰浊与瘀血互结而致病,或因肝阳夹痰、夹瘀而上扰。故临床治疗 TIA 发作可选用丹参、川芎、桃仁、红花等中药,有活血化瘀,改善微循环,降低血液黏度的作用。

肝阳上亢证主要责之于肝,肝体阴而用阳,肝之阳气升发与疏泄是肝的正常生理功能,太过则为害。故在治疗此证时不可一味重镇降逆,适当配以柔肝、养肝、疏肝之品,而达到阴阳平衡的状态。

六、预后

TIA 频繁发作如未积极治疗或治疗不当,约有 1/3 患者可发展为脑梗死。颈内动脉系统的 TIA 发作频率虽低于椎-基底动脉系统,但其发生梗死的概率却较高。约 1/3 的 TIA 患者继续发作,导致严重的脑功能或视网膜损害。另约 1/3 的 TIA 患者可自行缓解。

七、预防与调护

TIA 发作的主要病因是动脉粥样硬化、高血压及心脏病等,积极预防和治疗这些疾病是防止 TIA 发病的关键。饮食有节、合理营养、劳逸有度、规律生活、调畅情志及避免精神刺激对预防 TIA 的发生和发作均具有重要意义。

脑 梗 死

脑梗死(cerebral infarction,CI)又称缺血性脑卒中,是指各种原因所致脑部血液供应障碍,导致局部脑组织缺血、缺氧性坏死而出现相应神经功能缺损的临床综合征。脑梗死约占全部脑卒中的 70%~80%,是引起老年人群认知障碍的第二大原因及老年癫痫和卒中后抑郁的常见原因。主要包括大动脉粥样硬化性脑梗死、心源性脑栓塞、小动脉闭塞性脑梗死等。

本病与中医学"中风"病相类似,归属于"中风""类中风"范畴。

一、大动脉粥样硬化性脑梗死

脑血栓形成(cerebral thrombosis)是脑梗死最常见的类型,是指脑动脉主干或皮质支动脉发生粥样硬化病变,使血管壁增厚、管腔狭窄和血栓形成,脑局部血流减少或供血中断,致使局部脑组织缺血和缺氧而发生软化和坏死,从而出现偏瘫和失语等局灶性神经系统症状。

(一)病因病理

1. 西医病因病理

(1)病因及发病机制:动脉粥样硬化是本病最主要的原因。脑动脉粥样硬化主要发生在管径 500μm 以上的动脉,可见于颈内动脉和椎-基底动脉系统的任何部位,以动脉分叉处多见。脑动脉粥样硬化的主要改变是动脉内膜深层的脂肪变性和胆固醇沉积,形成粥样硬化斑块及各种继发性病变,使管腔狭窄甚至闭塞。管腔狭窄达 80% 甚至 90% 以上才会影响脑血流量。硬化斑块本身多不引起症状,如病变进一步发展,可出现内膜下出血、内膜破裂或形成内膜溃疡,内膜破裂或溃疡处易于发生血栓形成,使管腔进一步狭窄或闭塞,引起相关症状。粥样硬化斑块的内容物或血栓的碎屑也可脱落进入血流形成栓子。脑动脉粥样硬化常伴高血压,两者互为因果,糖尿病和高脂血症也可加速动脉粥样硬化的进程。

(2)病理:脑梗死发生在颈内动脉系统约占 80%,椎-基底动脉系统约为 20%。闭塞好发的血管依次为颈内动脉、大脑中动脉、大脑前动脉及椎-基底动脉等。闭塞的血管内可见动脉粥样硬化或血管炎改变、血栓形成或栓子。局部血液供应中断引起的脑梗死多为白色梗死,大面积脑梗死常可继发红色梗死(即出血性梗死)。缺血和缺氧性损害表现为神经细胞坏死和凋亡两种形式。

脑缺血性病变的病理分期如下:

1)超早期(1~6 小时):病变脑组织变化不明显,可见部分血管内皮细胞、神经元及星形胶质细胞肿胀,线粒体肿胀和空化。

2)急性期(6~24 小时):缺血区的脑组织苍白伴轻度肿胀,神经元、胶质细胞及内皮细胞呈明显的缺血性改变。

3)坏死期(24~48 小时):大量神经元丢失,胶质细胞坏死,中性粒细胞、淋巴细胞及巨噬细胞浸润,脑组织明显水肿。

4)软化期(3 天~3 周):病变的脑组织液化和变软。

5)恢复期(3~4 周后):液化坏死的脑组织被清除,脑组织萎缩,小病灶形成胶质瘢痕,大病灶形成中风囊,此期持续数月至 2 年。

脑动脉闭塞导致缺血超过 5 分钟可发生脑梗死,缺血后神经元损伤具有选择性,轻度缺血时仅有某些神经元丧失功能,持久缺血时缺血区各种神经元、胶质细胞及内皮细胞均发生坏死。局部脑缺血由中心坏死区及周围脑缺血半暗带组成。坏死区由于完全性缺血导致脑细胞死亡,缺血半暗带由于存在侧支循环,尚有大量存活的神经元。但半暗带神经元存活的时间有限,这个有限的时间即治疗时间窗。如果能在此时间窗内迅速恢复缺血半暗带区域的血流,该区的脑组织损伤可逆,神经元有可能存活并恢复功能。如果脑血流再通超过此时间窗的时限,脑损伤可继续加剧,并产生再灌注损伤。

2. 中医病因病机　中风病是在年老积损的基础上,脏腑功能衰退,尤其肝、脾、肾功能不足,产生瘀血、痰浊,甚则热毒内生,阻滞脑脉,气血逆乱,神机失用。

(1)脏腑衰退,气血逆乱:年老体衰,脏腑功能失调,气血津液化生与疏布障碍,导致痰、瘀等的产生,阻于脑脉;肝肾阴虚,肝阳偏亢,气血上逆,上蒙神窍,突发本病。

(2)因虚致瘀,瘀阻脑络:因虚致瘀,瘀阻脑络是缺血性中风发病的关键。气病及血,因虚致瘀,瘀阻脑络,外有所激,发为中风。瘀又能化热,其火热动越之性,故能流动上窜,直冲犯脑,灼伤脑络;其瘀血凝着之性,故而能阻滞脑络,郁闭神机,蒙蔽清窍。

(3)内生毒邪,中风由生:中老年人脏器功能衰退,气虚血瘀,痰浊内生,痰瘀互结,蕴化成毒,夹风阳之邪,上扰清窍,神机失灵而见喎僻不遂。

(4)肾元亏虚,精气内夺:肾气不足,脏腑失和,气化无权失其温煦推动之职,一则血流滞缓而为瘀,一则津液凝聚而成痰。另外,肾精不足,精不化血则血少,血脉不充,血行迟缓亦为瘀。痰瘀痹阻,导致中风发生。

总之,本病的病位关键在脑,与心、肝、肾密切相关。病性为本虚标实,本虚为肝肾阴虚,气血不足;标实为风火相煽,痰浊壅盛,气逆血瘀。病机关键为风、火、痰、气、虚、瘀六端。

(二)临床表现

1. 一般特点　动脉粥样硬化性脑梗死多见于中老年患者。常在安静或休息状态下发病,约25%的患者有 TIA 前驱症状,如肢体麻木和无力等,局灶性体征多在发病后 10 余小时或1~2 日达到高峰,临床表现取决于梗死灶的大小和部位。患者一般意识清楚,当发生基底动脉血栓形成或大面积脑梗死时,可出现意识障碍,甚至危及生命。

2. 不同部位脑血管闭塞的临床特点

(1)颈内动脉闭塞:颈内动脉闭塞的严重程度主要取决于侧支循环的情况。颈内动脉闭塞可以是无症状的。症状性闭塞可出现一过性黑矇,偶见永久性失明(视网膜动脉缺血)或霍纳征(颈上交感神经节的节后纤维受损),伴对侧偏瘫、偏身感觉障碍或同向性偏盲等(大脑中动脉缺血),优势半球受累伴失语,非优势半球受累可有体象障碍。

(2) 大脑中动脉闭塞:在缺血性脑血管病中,大脑中动脉病变最多见。一般表现为病灶对侧中枢性面舌瘫及偏瘫、偏身感觉障碍及偏盲(三偏),优势半球受累出现失语,非优势半球受累出现体象障碍。各分支闭塞的临床表现不同,而大脑中动脉主干闭塞因大脑半球大面积缺血和坏死导致水肿明显,可出现昏迷和脑疝,甚至死亡。

(3) 大脑前动脉闭塞:较少见。主要表现为对侧下肢的瘫痪和感觉缺失,并可出现精神障碍、强握和摸索现象及尿失禁(旁中央小叶受损)。

(4) 大脑后动脉闭塞:少见。主要表现为对侧同向性偏盲,而黄斑视力保存(黄斑视力的枕叶皮质由大脑中动脉和后动脉双重供血)。大脑后动脉起始段闭塞影响中脑上端,出现眼球运动异常;深穿支阻塞累及丘脑和脑干上部时,可见丘脑综合征,表现为对侧深感觉障碍、自发性疼痛、感觉过度、轻偏瘫、共济失调、手部痉挛和舞蹈-手足徐动征等。

(5) 椎-基底动脉系统闭塞:基底动脉病变往往累及多组分支动脉,临床表现不一致。基底动脉近端病变影响桥脑的背侧部分,出现单侧或双侧滑车神经麻痹和水平性眼球运动异常,并可有垂直性眼震和眼球沉浮,瞳孔缩小而对光反射存在,偏瘫或四肢瘫和昏迷少见。如损害桥脑腹侧部(不影响桥脑背侧),患者出现四肢瘫痪,而意识完好,患者仅能通过眼睛闭合和垂直眼球运动来示意,称为闭锁综合征(locked-in syndrome)。当发生在基底动脉远端的闭塞,影响中脑上行网状结构、丘脑和大脑脚时,患者通常出现特征性的意识障碍,单侧或双侧动眼神经麻痹,偏瘫或四肢瘫,临床称为基底动脉尖综合征。

椎-基底动脉的长旋分支是小脑下后动脉、小脑下前动脉和小脑上动脉。以小脑下后动脉闭塞导致的延髓背外侧综合征,即瓦伦贝格综合征(Wallenberg syndrome)最为常见,表现为同侧的小脑性共济失调、霍纳征和面部感觉缺失,对侧痛、温度觉损害、眼球震颤、眩晕、恶心、呕吐、呃逆、吞咽困难和构音障碍,无运动障碍。

小脑下前动脉闭塞导致桥脑下端外侧部损害,常见同侧面部肌肉瘫痪、凝视麻痹、耳聋和耳鸣,无霍纳征、呃逆、吞咽困难和构音障碍。小脑上动脉闭塞的临床表现类似于小脑下前动脉闭塞,但无听神经损害,而出现视动性眼球震颤和眼球反侧偏斜,对侧出现完全性感觉障碍(包括触觉、振动觉和位置觉)。

椎-基底动脉主干完全闭塞导致严重的意识障碍、瞳孔缩小和四肢瘫,常迅速死亡。

3. 特殊类型脑梗死

(1) 大面积脑梗死:通常是颈内动脉主干、大脑中动脉主干和皮质支完全性卒中,患者表现为病灶对侧完全性偏瘫、偏身感觉障碍及向病灶对侧凝视麻痹。病程呈进行性加重,易出现明显的脑水肿和颅内压增高的征象,甚至发生脑疝和死亡。

(2) 分水岭脑梗死:是由相邻血管供血区的交界处缺血导致的,也称边缘带脑梗死,多因血流动力学障碍所致。典型的病例发生于颈内动脉严重狭窄或闭塞伴全身血压降低时。常呈卒中样发病,症状较轻,纠正病因后病情易得到控制。由于皮质受累多见,故癫痫的发病率较其他部位的脑梗死更高。可分为皮质型梗死和皮质下型梗死。

(3) 出血性脑梗死:常见于大面积脑梗死后,是由于脑梗死灶内动脉坏死后血液漏出所致。

(4) 多发性脑梗死:指两个或以上不同供血系统的脑血管闭塞引起的梗死,一般由反复多次发生的脑梗死所致。

(三) 实验室及其他检查

1. 头颅 CT 检查　虽早期不能显示脑梗死病灶,但可以排除脑出血。多数病例发病 24

小时后逐渐显示低密度脑梗死灶,发病后 2~15 日可见均匀的片状或楔形的明显低密度灶(图 1-9-3)。大面积脑梗死出现脑水肿和占位效应,出血性脑梗死呈混杂密度。病后 2~3 周为脑梗死吸收期,病灶水肿消失及吞噬细胞浸润,可与周围正常脑组织具有等密度,CT 上难以分辨,称为"模糊效应"。增强扫描具有诊断意义,脑梗死后 5~6 日出现增强现象,1~2 周最明显,约 90% 显示不均匀强化。头颅 CT 是最方便、快捷和常用的检查手段,但对脑干、小脑的病灶及较小的脑梗死灶分辨率差。

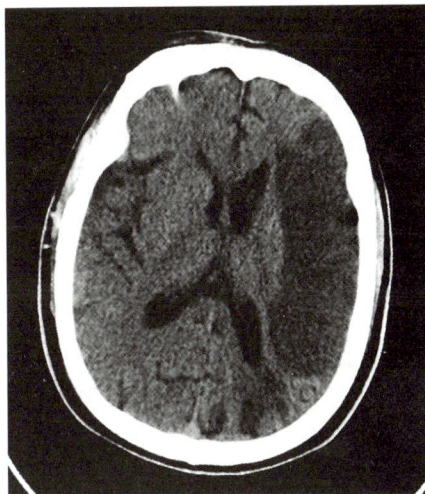

图 1-9-3　CT 扫描示低密度脑梗死灶

2. 头颅 MRI 检查　可清晰显示早期缺血性梗死,脑干、小脑梗死及静脉窦血栓形成等。在脑梗死数小时内,梗死灶即有 T_1 低信号和 T_2 高信号改变(图 1-9-4)。出血性梗死时 T_1 加权像有高信号混杂。MRI 弥散加权成像(diffusion weighted imagine,DWI)可早期(发病 2 小时内)显示缺血病变,为早期治疗提供重要信息。

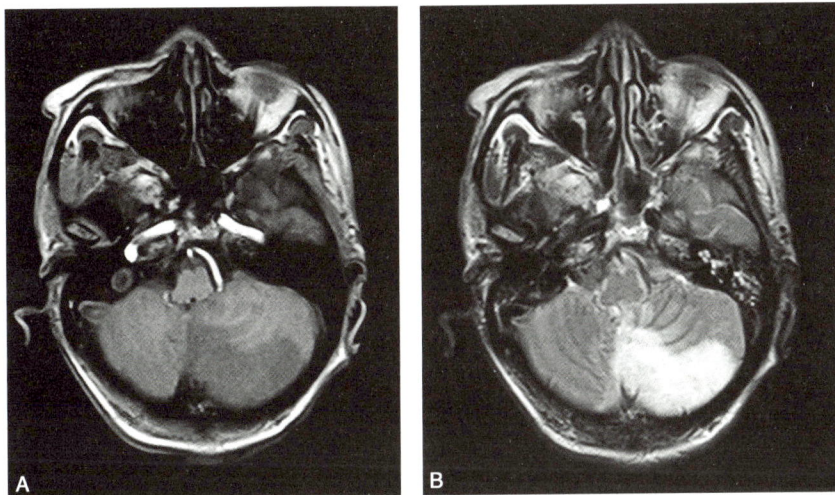

图 1-9-4　MRI 显示小脑梗死

3. 血管造影　血管造影可以发现血管狭窄、闭塞及其他血管病变,如动脉炎、烟雾病、动脉瘤和动静脉畸形等,可以为卒中的血管内治疗提供依据。常用的检查包括 CTA、MRA 和 DSA 等,其中 DSA 是脑血管疾病检查的金标准,缺点为有创、费用高和技术条件要求高。

4. 腰椎穿刺检查　仅在无条件进行头颅 CT 检查,临床又难以区别脑梗死与脑出血时进行,一般脑血栓形成患者的脑脊液(cerebrospinal fluid,CSF)压力、常规及生化检查正常,但不能据此以明确脑梗死的诊断。

5. 其他检查　TCD 有助于评估颅内外血管狭窄、闭塞、痉挛或血管侧支循环建立的情况,目前还用于溶栓治疗的监测,但不能代替 DSA,只能用于高危患者筛查和定期血管病变监测。超声心动图检查可发现心脏附壁血栓、心房黏液瘤、二尖瓣脱垂和房间隔缺损等,对脑梗死不同类型的鉴别诊断具有一定意义。另外还应进行血常规、血流变、血生化(血糖、血脂、肾功能和电解质)及心电图等检查。

（四）诊断与鉴别诊断

1. 诊断

（1）是否明确为卒中。中年以上的患者，急性起病，迅速出现局灶性脑损害的症状和体征，并能用某一动脉供血区功能损伤解释，排除非血管性病因，临床应考虑急性脑卒中。

（2）明确是缺血性还是出血性脑卒中。CT 或 MRI 检查可排除脑出血和其他病变，帮助进行鉴别诊断。当影像学检查发现责任梗死灶时，即可明确诊断。当缺乏影像学责任病灶时，如果症状或体征持续 24 小时以上，也可诊断为急性脑梗死。

（3）需明确是否适合溶栓治疗，卒中患者首先应了解发病时间及溶栓治疗的可能性。若在溶栓治疗时间窗内，应迅速进行溶栓适应证筛查，对有指征者实施紧急血管再灌注治疗。此外，还应评估卒中的严重程度（如 NIHSS 评分），了解脑梗死发病是否存在低灌注及其病理生理机制，并进行脑梗死病因分型。

2. 鉴别诊断

（1）应与其他类型的脑血管疾病，如脑栓塞和脑出血鉴别。三者临床表现常常相似，但从病因、起病经过及头颅 CT 检查等可进行鉴别诊断，鉴别要点见本章脑出血节。

（2）应与颅内占位病变相鉴别，如颅内肿瘤、硬膜下血肿和脑脓肿也可呈卒中样发病，出现偏瘫等局灶性体征，颅内压增高征象不明显时易与脑梗死混淆，头颅 CT 或 MRI 检查有助于确诊。

（五）治疗

1. 中西医结合治疗思路　脑血栓形成具有起病急、进展快和神经病损严重的特点，发病后分秒的延误均可能影响病情变化和预后的转归。因此，在面对具体患者时，需根据脑部病变、全身情况及病因等及时制订个体化治疗方案。中西医结合就是在这个基础上将辨病与辨证相结合，争取达到中西医疗法最佳结合的形式与时间。其形式就是中西医及物理辅助疗法的最佳配伍、优势互补；其时机就是依不同病程阶段，选择合适的中西药及物理疗法，达到治疗和康复的目的。对于适合溶栓的急性期脑梗死患者，以西医治疗为主，中医治疗为辅；以局部脑血栓形成为标，整体体虚为本。西医溶栓、抗血小板聚集、抗凝等治疗力专而猛，是治其标，辨证用中药益气活血、化痰祛风是治其本。脑梗死恢复期和后遗症期则以中医治疗为主，以中药、推拿按摩、针刺方法等促进患者机体功能的恢复，配合西医的改善脑微循环、营养神经等治疗，有助于神经功能的恢复。

2. 西医治疗　脑梗死患者一般应在卒中单元中接受治疗。治疗目标是恢复脑血流循环，救治缺血半暗带，减轻继发性神经元损伤，改善神经系统功能缺损。治疗的中心是要争取治疗时间窗，减少继发性神经元死亡，加强神经康复。

（1）一般治疗：主要为对症治疗，包括维持生命体征和处理并发症。

1）吸氧和通气支持：对脑干卒中和大面积梗死等病情危重患者或有气道受累者，应予以吸氧和辅助通气。

2）调控血压：对急性缺血性卒中患者的血压调控应遵循个体化、慎重和适度的原则。在发病 24 小时内，为改善缺血脑组织的灌注，维持相对较高的血压是非常重要的，通常在血压 ≥200/110mmHg 时才需降低血压。对急性缺血性卒中早期（24 小时~7 天）持续存在的高血压，可以采取较积极的降血压治疗，一般将血压控制在 ≤185/110mmHg 是安全的；在病情较轻时，甚至可以降低至 160/90mmHg 以下。但卒中早期降压在 24 小时内不应超过原有血压水平的 15%。溶栓患者在溶栓之前血压必须 <180/110mmHg。

3）控制血糖：血糖水平宜控制在 7.7~10mmol/L，如超过 10mmol/L 应给予胰岛素治疗，应用胰岛素时应每 1~2 小时监测血糖 1 次，发生低血糖时可用 10%~20% 的葡萄糖口服或静脉注射。

4）控制血脂：主张急性期尽早开始降脂治疗，尤其是因为动脉粥样硬化斑块脱落或者动脉粥样硬化性血管狭窄导致卒中发作时，应用他汀类药物对稳定斑块和减轻血管狭窄有益。

5）脑水肿：多见于大面积脑梗死，常于发病后 2~7 天出现，可根据临床表现或颅内压监测给予 20% 甘露醇 125~250ml/次静脉滴注，6~8 小时 1 次；对心、肾功能不全患者可改用呋塞米 20~40mg 静脉注射，6~8 小时 1 次，1~2 次/d；还可注射七叶皂苷钠和白蛋白辅助治疗。

6）感染：脑卒中患者，尤其存在意识障碍的患者在急性期容易发生呼吸道和泌尿系感染，患者应采适当的体位，经常翻身和拍背，以防止误吸；尽可能避免插管和留置导尿，间歇导尿和酸化尿液可减少尿路感染；一旦发生感染应及时根据细菌培养和药敏实验结果应用敏感的抗生素治疗。

7）上消化道出血：高龄和重症脑卒中患者急性期容易发生应激性溃疡，建议常规静脉应用治疗溃疡的药；对已发生消化道出血者，应进行冰盐水洗胃、局部应用止血药（如口服或鼻饲云南白药和凝血酶等）。

8）发热：体温升高可以增加脑代谢、耗氧及自由基产生，增加卒中患者的病死率及致残率。对中枢性发热的患者，应以物理降温为主（冰帽、冰毯或酒精擦浴），必要时进行人工亚冬眠。

9）深静脉血栓形成（deep vein thrombosis，DVT）：高龄、严重瘫痪和心房颤动均增加DVT 的危险，而 DVT 增加发生肺栓塞的风险。应鼓励患者尽早活动，下肢抬高，避免下肢静脉输液（尤其是瘫痪侧）。对有发生 DVT 和肺栓塞风险的患者，可给予较低剂量的抗凝药物进行预防性抗凝治疗，首选低分子肝素，剂量一般为 4 000IU 左右，皮下注射，1 次/d。

10）水、电解质平衡紊乱：主要包括低钾血症、低钠血症和高钠血症。应对脑卒中患者常规监测水和电解质，并及时纠正失衡，应注意纠正低钠和高钠血症均不宜过快，以防止脑桥中央髓鞘溶解症和加重脑水肿。

11）心脏损伤：脑卒中合并的心脏损伤是脑心综合征的表现之一，主要包括急性心肌缺血、心肌梗死、心律失常及心力衰竭。急性期应密切观察心脏情况，必要时进行动态心电监测和心肌酶谱检查。治疗措施包括：减轻心脏负荷，慎用增加心脏负荷的药物，注意输液速度及输液量，积极处理心脏损伤。

（2）特殊治疗

1）静脉溶栓治疗：对缺血性脑卒中发病 3 小时内和 3~4.5 小时的患者，应按照适应证、禁忌证和相对禁忌证严格筛选患者，尽快静脉给予重组组织型纤溶酶原激活物（recombinant tissue-type plasminogen activator，rt-PA）溶栓治疗。使用方法：rt-PA 0.9mg/kg（最大剂量为 90mg）静脉滴注，其中 10% 在最初 1 分钟内静脉推注，其余持续滴注 1 小时，用药期间及用药 24 小时内应严密监护患者。若发病在 6 小时以内，可根据适应证和禁忌证的标准严格选择患者给予尿激酶静脉溶栓，使用方法：尿激酶 100 万~150 万 IU，溶于生理盐水 100~200ml，持续静脉滴注 30 分钟，用药期间应严密监护患者。小剂量阿替普酶静脉溶栓（0.6mg/kg）的出血风险低于标准剂量，可以降低病死率，但并不降低残疾率，可结合患者病情严重程度及出血风险等因素个体化确定。对发病时间未明或超过静脉溶栓时间窗的急性缺血性脑卒中患者，如果符合血管内取栓治疗的适应证，应尽快启动治疗；如果不能实施血管内取栓治疗，可结合多模态影像学评估结果明确是否进行静脉溶栓治疗。静脉注射替奈普酶（0.4mg/kg）治疗轻型卒中的安全性及有效性与阿替普酶相似，但不优于阿替普酶。对于轻度神经功能缺损且不伴有颅内大血管闭塞的患者,可以考虑应用替奈普酶。患者在接受溶栓治疗后尚需抗血小板聚集或抗凝治疗,应推迟到溶栓24小时后开始,如果患者接受了血管内取栓治疗,应评估获益与风险后决定是否使用。

①3小时内rt-PA静脉溶栓:a. 适应证:有缺血性脑卒中导致的神经功能缺损症状;症状出现<3小时;年龄≥18岁;患者或家属签署知情同意书。b. 禁忌证:颅内出血(包括脑实质出血、脑室内出血、蛛网膜下腔出血及硬膜下/外血肿等);既往颅内出血史;近3个月有严重头颅外伤史或卒中史;颅内肿瘤和巨大颅内动脉瘤;近期(3个月)有颅内或椎管内手术;近2周内有大型外科手术;近3周内有胃肠或泌尿系统出血;活动性内脏出血;主动脉弓夹层;近1周内有在不易压迫止血部位的动脉穿刺;血压升高:收缩压≥180mmHg,或舒张压≥100mmHg;急性出血倾向,包括血小板计数低于$100×10^9$/L或其他情况;24小时内接受过低分子肝素治疗;口服抗凝剂且INR>1.7,或凝血酶原时间(prothrombin time, PT)>15秒;48小时内使用凝血酶抑制剂或Ⅹa因子抑制剂,或各种实验室检查异常[如活化部分凝血活酶时间(activated partial thromboplastin time, APTT)、INR、血小板计数、蛇静脉酶凝结时间、凝血酶时间(thrombin clotting time, TT)或Ⅹa因子活性测定等];血糖<2.8mmol/L或>22.22mmol/L;头颅CT或MRI提示大面积脑梗死(梗死面积>1/3大脑中动脉供血区)。c. 相对禁忌证[下列情况需谨慎考虑和权衡溶栓的风险与获益(即虽然存在一项或多项相对禁忌证,但并非绝对不能溶栓)]:轻型非致残性卒中;症状迅速改善的卒中;惊厥发作后出现的神经功能损害(与此次卒中发生相关);颅外段颈部动脉夹层;近2周内严重外伤(未伤及头颅);近3个月内有心肌梗死史;孕产妇;痴呆;既往疾病遗留较重神经功能残疾;未破裂且未经治疗的脑动静脉畸形、颅内小动脉瘤(<10mm);少量脑内微出血(1~10个);使用违禁药物;类卒中。

②3~4.5小时rt-PA静脉溶栓:a. 适应证:缺血性卒中导致的神经功能缺损;症状持续3~4.5小时;年龄≥18岁;患者或家属签署知情同意书。b. 禁忌证:同3小时内rt-PA静脉溶栓。c. 相对禁忌证:同3小时内rt-PA静脉溶栓相对禁忌证,并补充使用抗凝药物,INR≤1.7,PT≤15秒;严重卒中(NIHSS评分>25分)。

③6小时内尿激酶静脉溶栓:a. 适应证:有缺血性卒中导致的神经功能缺损症状;症状出现<6小时;年龄18~80岁;意识清醒或嗜睡;头颅CT无明显早期脑梗死的低密度改变;患者或家属签署知情同意书。b. 禁忌证:同3小时内rt-PA静脉溶栓。

2)抗血小板聚集治疗:对于不能溶栓的患者,应尽早给予抗血小板聚集治疗,临床指南推荐使用阿司匹林,初始剂量为300mg/d,维持剂量50~300mg/d,胃部疾病患者应同时使用质子泵抑制剂。对阿司匹林过敏或不能使用者可用氯吡格雷代替。

3)抗凝治疗:主要包括肝素、低分子肝素、华法林和新型抗凝药。一般不推荐急性期应用抗凝药来阻止病情恶化或改善预后。但合并高凝状态、有形成深静脉血栓和肺栓塞的高危患者可以预防性使用抗凝治疗,治疗期间应监测凝血时间和凝血酶原时间。

4)降纤治疗:通过降低血浆纤维蛋白原增强纤溶系统活性,抑制血栓形成。可选药物有巴曲酶、降纤酶和安克洛酶等,发病后3小时内给予安克洛酶可改善患者预后。

5)脑保护治疗:脑保护剂包括自由基清除剂、阿片受体阻滞剂、电压门控性钙通道阻滞药、兴奋性氨基酸受体阻断剂和镁离子等。另外,胞二磷胆碱和亚低温治疗也可保护脑组织。

(3)血管内介入治疗:包括血管内机械取栓、动脉溶栓和血管成形术。应遵循静脉阿替普酶溶栓优先原则,静脉溶栓是血管再通的首选方法,如果患者符合静脉溶栓和血管内机械取栓的指征,应首先接受阿替普酶静脉溶栓治疗。因此,对急性大血管闭塞性缺血性卒中(acute ischemic stroke with large vessel occlusion, AIS-LVO)者,对处于静脉溶栓时间窗内且无治疗禁忌证的 AIS-LVO 患者应采用桥接取栓的治疗方式,直接行血管内治疗尚缺乏循证医学证据。前循环 AIS-LVO 患者行血管内治疗的时间窗(发病至股动脉穿刺)为 24 小时,但对于发病时间在 6~24 小时的患者应在多模态影像学的指导下进行。对于符合适应证和排除禁忌证的患者实施血管内治疗的获益是明确的。

发病 6 小时内由大脑中动脉闭塞导致的严重卒中且不适合静脉溶栓或未能接受血管内机械取栓的患者,经过严格选择后可在有条件的医院进行动脉溶栓。由后循环大动脉闭塞导致的严重卒中且不适合静脉溶栓或未能接受血管内机械取栓的患者,经过严格选择后可在有条件的单位进行动脉溶栓,虽目前有在发病 24 小时内使用的经验,但也应尽早避免时间延误。对于静脉溶栓或机械取栓未能实现血管再通的大动脉闭塞患者,进行补救性动脉溶栓(发病 8 小时内)可能是合理的。

(4)康复及心理治疗:康复及心理治疗对脑梗死患者的恢复具有重要作用。在患者生命体征平稳后即尽早进行体能和技能训练,以降低致残率,增进神经功能恢复,提高生活质量。脑梗死患者常合并焦虑与抑郁症状,医护人员及家属应对患者进行开导,鼓励患者战胜病魔,严重者可给予抗抑郁药或抗焦虑药,缓解不良情绪。

3. 中医治疗

(1)风阳上扰证

症状:平素头晕、头痛,耳鸣目眩,突然发生口眼㖞斜,舌强语謇,或手足重滞,甚则半身不遂等症,舌质红苔黄,脉弦。

治法:平肝息风潜阳。

代表方:天麻钩藤饮加减。夹有痰浊,胸闷,恶心,苔腻,加胆南星、郁金;头痛较重者加龙胆草、夏枯草以清肝息风;腿足重滞者加杜仲、桑寄生补益肝肾。

(2)风痰阻络证

症状:半身不遂,口舌㖞斜,舌强语謇,肢体麻木或手足拘急,头晕目眩,舌质暗红,舌苔白腻或黄腻,脉弦滑。

治法:化痰息风通络。

代表方:化痰通络汤加减。语言不清者,加菖蒲、远志祛痰宣窍;眩晕甚者酌加全蝎、钩藤、菊花以平肝息风;瘀血明显者加桃仁、红花、赤芍以活血化瘀。

(3)阴虚风动证

症状:半身不遂,肢体麻木,舌强语謇,心烦失眠,眩晕耳鸣,手足拘挛或蠕动,五心烦热,失眠,舌红或暗淡,苔少或光剥,脉弦细或数。

治法:滋阴潜阳,镇肝息风。

代表方:镇肝熄风汤加减。若阴虚内热则加地骨皮、鳖甲退虚热;痰热较重者加竹沥、胆南星、川贝母清热化痰;心烦失眠者加珍珠母、夜交藤以镇心安神。

(4)痰热内扰证

症状:半身不遂,口舌㖞斜,言语謇涩或不语,感觉减退或消失,头痛目眩,咳痰或痰多,或伴腹胀便秘,心烦易怒,舌质红或暗红、苔黄腻,脉弦滑。

治法:清热化痰,息风通络。

代表方:黄连温胆汤加减。头痛眩晕重者可加天麻、菊花等以增强息风之效;若烦躁不安,彻夜不眠,口干舌燥者,加生地黄、沙参、夜交藤养阴安神。

(5)气虚血瘀证

症状:半身不遂,肢体软弱,偏身麻木,舌歪语蹇,手足肿胀,面色淡白,气短乏力,心悸自汗,舌质暗淡,或有瘀斑,苔薄白或白腻,脉沉细或细涩。

治法:益气活血通络。

代表方:补阳还五汤加减。气虚明显者加党参或人参;血虚甚者加枸杞子、首乌藤以补血;肢冷,阳失温煦者,加桂枝温经通脉;肢软无力,麻木者加桑寄生、杜仲、牛膝、鸡血藤强筋健骨。

（6）肝肾亏虚证

症状:半身不遂,患肢僵硬,拘挛变形,舌强不语,或偏瘫,肢体肌肉萎缩,舌红脉细,或舌淡红,脉沉细。

治法:滋养肝肾。

代表方:左归丸合地黄饮子加减。若腰酸腿软较甚,加杜仲、桑寄生、牛膝补肾壮腰;肾阳虚,加巴戟天、肉苁蓉补肾益精,附子、肉桂温补肾阳。

4. 临证要点

缺血性中风急性期应注意清热化痰通络,恢复早期以滋阴养血为主,恢复后期应重视活血通络、扶正固本,同时干预风邪、火邪等易致中风病情加重甚至复发的证候因素。

治疗阴虚风动之缺血性中风的镇肝熄风汤中多为滋阴潜镇之品,易碍胃气,可用人参、山药、粳米以益气和胃。

治疗气虚血瘀证之缺血性中风的补阳还五汤中,若气虚的程度较重,应加大黄芪的用量;如血瘀络阻症状突出,且有血瘀化热的趋势,可加太子参、山药、茯苓等甘平益气之品。

缺血性中风后遗症口眼㖞斜多由风痰阻于络道所致,可用牵正散祛风、除痰、通络。筋惕肉瞤者加天麻、钩藤、石决明以平肝息风;枸杞子、山萸肉补肾益精;麦冬、石斛养阴生津;当归、鸡血藤养血和络。

（六）预后

脑梗死为最常见的脑血管疾病,病死率约为 10%,且随年龄增长而明显上升,常见的死因包括脑疝、继发感染、心肺功能不全及多脏器衰竭,其致残率达 50% 以上,主要包括偏瘫和失语等,严重影响患者的生活质量。存活者中 40% 以上可复发,且复发次数越多,致残率和病死率就越高。

（七）预防与调护

首先要防治脑血管疾病的危险因素,如动脉硬化、高血压、糖尿病、高脂血症及 TIA 等。正常人的血压应<140/90mmHg;糖尿病患者血压应<130/80mmHg,LDL 应<2.6mmol/L;合并糖尿病、冠心病、代谢综合征和吸烟者 LDL 应<1.8mmol/L,空腹血糖应<6.0mmol/L,餐后血糖应<10mmol/L,糖化血红蛋白应<7.0%。对于既往发生过脑血栓形成或 TIA 的患者或卒中风险足够高的个体,应使用阿司匹林 50~150mg/d;其次要注意饮食,食清淡易消化之物,忌肥甘厚味、动风、辛辣刺激之品,并戒烟限制饮酒,保持心情舒畅,避免劳累。中风后密切观察患者的病情,稳定患者的情绪,尽早进行主动和被动的肢体和语言等功能的康复训练。对长期卧床者应勤翻身拍背,保护局部皮肤,防止发生压疮。

二、心源性脑栓塞

脑栓塞(cerebral embolism,CE)是指各种栓子(固体、液体和气体)随血流进入颅内动脉使血管腔发生急性闭塞或严重狭窄,引起相应供血区的脑组织发生缺血、坏死及功能障碍的一组临床综合征。脑栓塞栓子来源可分为心源性、非心源性和来源不明性三种类型,脑栓塞在临床上主要指心源性脑栓塞,约占全部脑梗死的 20%。

（一）病因病理

1. 西医病因病理

（1）病因及发病机制:根据栓子来源可分为心源性、非心源性和来源不明性三种。

1）心源性：最常见，占脑栓塞的 60% ~ 75%，栓子在心腔、心内膜和瓣膜产生，脱落入脑后致病。主要见于以下几种疾病：

①心房颤动：是心源性脑栓塞最常见的原因。心房颤动时，左心房收缩性降低，血流缓慢淤滞，易导致附壁血栓，栓子脱落引起脑栓塞。

②风湿性心脏病：是青年人发生脑栓塞的重要原因。心瓣膜病变可以影响血流动力学，累及心房或心室可导致附壁血栓形成。

③心肌梗死：由于梗死区内膜粗糙或室壁瘤处出现涡流等原因而诱发血栓形成。心肌梗死范围越大，血栓形成的概率越大。

④其他：心房黏液瘤、二尖瓣脱垂、感染性心内膜炎或心脏瓣膜手术等可有心源性栓子形成并脱落导致脑栓塞。

2）非心源性：源于心脏以外的栓子随血流进入脑内，造成脑栓塞。常见原因有：

①动脉粥样硬化斑块脱落性血栓栓塞：主动脉弓或颈动脉粥样硬化斑块破裂继发血栓形成，血栓脱落形成栓子，沿颈内动脉或椎-基底动脉入脑。

②脂肪栓塞：见于长骨骨折或手术后。

③空气栓塞：主要见于静脉穿刺、潜水减压及人工气胸。

④癌栓塞：浸润性生长的恶性肿瘤可以破坏血管，瘤细胞入血形成癌栓。

⑤其他：少见的感染性脓栓、寄生虫栓和异物栓等也可引起脑栓塞。

3）来源不明性：少数病例查不到栓子来源。

（2）西医病理：栓子常栓塞于颅内血管的分叉处或其他管腔的自然狭窄部位，常见于颈内动脉系统，其中大脑中动脉尤为多见，特别是上部的分支最易受累，而椎-基底动脉系统则少见。

脑栓塞的病理改变与脑血栓形成基本相同，但由于栓塞性梗死发生和进展较快，没有时间建立侧支循环，因此栓塞性脑梗死较血栓性脑梗死的局部脑缺血更严重。脑栓塞引起的脑组织坏死分为缺血性、出血性和混合性，其中出血性最常见，约占 30% ~ 50%，可能由于栓塞血管内的栓子破碎后向远端前移，血流恢复后，栓塞区缺血坏死的血管壁在血压作用下发生破裂和出血。除脑栓塞外，还可发现身体其他部位，如脾、肾、肠系膜、四肢、皮肤和巩膜等栓塞的证据。

2. 中医病因病机　参照前文"大动脉粥样硬化性脑梗死"的中医病因病机。

（二）临床表现

1. 一般特点　脑栓塞可发生于任何年龄，以青壮年多见。多在活动中急骤发病，无前驱症状，局灶性神经体征在数秒至数分钟达到高峰，多表现为完全性卒中。病情波动较大，病初严重，但因为血管可能发生再通，部分病例临床症状可迅速缓解；反之，有时因并发出血而使临床症状急剧恶化；有时栓塞再发可使稳定或一度好转的局灶性体征再次加重。

2. 临床表现　脑栓塞可仅发生在单一动脉，也可广泛多发，因而临床表现不一。除颈内动脉栓塞外，患者一般并不昏迷。一部分患者可在起病时有短暂的意识模糊、头痛或抽搐。因约 4/5 的脑栓塞发生在脑底动脉环的前半部的分布区，因而临床表现主要是面瘫、上肢单瘫、偏瘫、失语和局灶性抽搐等颈内动脉和大脑中动脉系统受损的表现。偏瘫也可以面部和上肢为重，下肢相对较轻，感觉和视觉可受轻度影响，抽搐大多数为局限性，若为全身性大发作，则提示栓塞范围广泛，病情较重。1/5 的脑栓塞发生在脑底动脉环后半部的分布区，可出现椎-基底动脉系统受损的表现。

大多数脑栓塞患者伴有风湿性心脏病、冠心病和心律失常，如心房颤动等，或存在心脏手术、长骨骨折及血管内介入治疗等栓子来源病史。有些患者同时并发肾栓塞(腰痛和血尿等)、肠系膜动脉栓塞(腹痛和便血等)和皮肤动脉栓塞(出血点或瘀斑等)等疾病的表现。如脑栓塞因感染性栓子所致,并发颅内感染者多病情危重。

(三)实验室及其他检查

1. 头颅 CT 和 MRI 检查　可显示缺血性梗死或出血性梗死的改变,合并出血性梗死高度支持脑栓塞诊断。头颅 CT 检查在发病后 24~48 小时内可见病变部位呈低密度改变,发生出血性梗死时,可见低密度梗死区内出现 1 个或多个高密度影。头颅 MRI 可较早并更准确地显示脑梗死及脑水肿的部位和范围,并有助于脑栓塞的病因诊断。

2. 超声检查　经胸超声心动图(TTE)、经食管超声心动图(TEE)、TCD 发泡试验可用于卵圆孔未闭和心脏右向左分流。

3. 心电图检查　应常规检查,作为确定有无心肌梗死、心律失常和风心病的依据。脑栓塞可作为心肌梗死的首发症状,更需注意无症状性心肌梗死。

4. 其他检查　超声心动图检查可了解是否存在心脏结构异常、感染性心内膜炎或心源性栓子等,颈动脉超声检查可评估颈动脉管腔狭窄程度及动脉硬化斑块情况,对证实颈动脉源性栓塞具有一定意义。

(四)诊断与鉴别诊断

1. 诊断　根据骤然起病,数秒至数分钟达到高峰,出现偏瘫和失语等局灶性神经功能缺损,既往有栓子来源的基础疾病,如心脏病和严重的骨折等病史,可初步做出临床诊断,如合并其他脏器栓塞则更支持诊断。头颅 CT 和 MRI 检查可确定栓塞性梗死的部位、范围、数目及是否伴发出血,有助于明确诊断。

心源性脑栓塞高度危险因素有:二尖瓣狭窄、心房颤动、4 周内心肌梗死、左心房或左心耳血栓、左心室血栓、扩张型心肌病、左心室壁节段性运动不良、左心房黏液瘤及感染性心内膜炎等。心源性脑栓塞中度危险因素有:二尖瓣脱垂、二尖瓣环状钙化、二尖瓣狭窄不伴心房颤动、房间隔缺损、卵圆孔未闭、心房扑动、生物心脏瓣膜、非细菌性血栓性心内膜炎、充血性心力衰竭及 4 周~6 个月之内的心肌梗死等。

2. 鉴别诊断　脑栓塞应与血栓形成性脑梗死和脑出血鉴别,昏迷者须排除可引起昏迷的其他全身性或颅内疾病。局限性抽搐亦须与其他原因所致的症状性癫痫鉴别。极迅速的起病过程和栓子来源可提供脑栓塞的诊断证据。

(五)治疗

1. 中西医结合治疗思路　脑栓塞治疗原则与脑血栓形成相同,同时还应积极处理不同性质的栓子及造成栓子的原发病,达到减轻脑梗死造成的脑损伤、防止再栓塞、控制原发病的目的。中医强调辨证施治,若病变以脑部病变为主,则多按脑血栓形成治疗;若原发病症状较突出,则以辨证治疗原发病为主,如心悸严重而偏瘫较轻,则以治疗心悸为主。

2. 西医治疗

(1)脑栓塞治疗:与脑血栓形成的治疗原则基本相同,主要是改善循环、减轻脑水肿、防止出血及减小梗死范围。

(2)原发病治疗:针对性治疗原发病有利于脑栓塞病情控制和防止复发。对感染性栓塞应使用抗生素,并禁用溶栓和抗凝治疗,防止感染扩散;对脂肪栓塞,可采用肝素、5% 碳酸氢钠及脂溶剂,有助于脂肪颗粒溶解;有心律失常者,应予以纠正;空气栓塞者可进行高压氧治疗。

(3)抗凝治疗:对心房颤动或有再栓塞高度风险的心源性疾病的患者推荐抗凝治疗,以预防再栓塞。抗凝治疗所使用的药物可选择肝素、低分子肝素和华法林。心房颤动患者卒中的二级预防应根据具体情况选择阿司匹林或口服抗凝剂。近年来替代华法林的新型口服抗凝剂逐一问世,代表性药物有阿哌沙班(apixaban)、达比加群(dabigatran)和利伐沙班(rivaroxaban)等。新型口服抗凝剂的优势在于其受食物和药物的影响较小,不需要常规监测凝血功能,服用更方便,但由于使用时间尚短,其潜在的不良反应可能尚未显现。由于风湿性二尖瓣病变等心源性脑栓塞的梗死区极易出血,故抗凝治疗必须慎用;如需使用,也应待急性期(5~7 天)过后较宜。由急性或亚急性细菌性心内膜炎导致脑栓塞者,应禁用抗凝治疗。

(4) 抗血小板聚集治疗:有抗凝治疗指征但无条件使用抗凝药物时,也可采用小剂量阿司匹林(50~150mg/d)与氯吡格雷(75mg/d)联合抗血小板聚集治疗。治疗中要定期监测凝血功能并调整剂量。

(5) 溶栓治疗:脑栓塞易并发脑出血,因此,溶栓治疗应严格掌握适应证。在合并出血性梗死时应暂停溶栓、抗凝和抗血小板聚集药,防止出血加重。

(6) 其他治疗:下肢深静脉血栓形成的栓子可经房缺或未闭的卵圆孔直接进入颅内动脉而引起的脑栓塞(称为反常栓塞),可考虑进行经导管房缺或卵圆孔未闭封堵术治疗。

3. 中医治疗　参阅前文"脑血栓形成"的中医治疗内容。

(六) 预后

脑栓塞的预后与被栓塞的血管大小、栓子数目及性质有关。脑栓塞急性期的病死率为5%~15%,患者多死于严重脑水肿、脑疝、肺部感染和心力衰竭。如栓子来源不能消除,10%~20%的脑栓塞患者可能在病后1~2周内再发,再发病死率高。

(七) 预防与调护

脑栓塞的预防主要是防治各种原发病,对已明确的原发病应尽早积极治疗,以杜绝栓子的产生和栓塞的发生。如动脉粥样硬化斑块不稳定,脱落后可引起脑栓塞,可以用药物稳定动脉粥样硬化斑块,如抗血小板聚集的阿司匹林、氯吡格雷,加他汀类降血脂药物。患有心脏瓣膜疾病,如风湿性心脏瓣膜病或曾更换金属瓣膜者,以及心房颤动的患者,较容易形成心源性栓子,附壁脱落下来可顺血流流至脑动脉引起脑动脉栓塞,应在针对心脏疾病治疗的同时,加用抗凝药物,如华法林、利伐沙班、达比加群,预防心源性脑栓塞。

三、小动脉闭塞性脑梗死

小动脉闭塞性脑梗死又称腔隙性脑梗死(lacunar cerebral infarction)是指大脑半球或脑干深部的小穿通动脉在长期高血压等危险因素的基础上,血管壁发生病变,最终管腔闭塞,导致供血动脉相关的脑组织发生缺血性坏死(其梗死灶直径<2.0cm),从而出现相应神经功能缺损症状的一类临床综合征。缺血、坏死和液化的脑组织由巨噬细胞吞噬后形成小空腔,故称为腔隙性脑梗死。主要累及脑的深部白质、基底核、丘脑和脑桥等部位。部分病例的病灶位于脑的相对静区,无明显的神经缺损症状,在头颅影像检查或尸检中发现,故称为静息性脑梗死。腔隙性脑梗死约占全部脑梗死的20%~30%。

(一) 病因病理

1. 西医病因病理

(1) 西医病因

1) 高血压:高血压是脑小血管病的重要危险因素,持续性高血压是引起腔隙性脑梗死发生的最常见的病因,尤其舒张压增高与之相关性更高。其作用机制是持续的高血压作用于脑穿通支小动脉,导致小动脉玻璃样变、管壁变硬及管壁内膜粗糙,小动脉及微小动脉壁发生脂质透明变性和纤维蛋白坏死,导致小动脉阻塞及微血栓形成。此外,高血压还可以导致血流动力学的改变,进而引起腔隙性脑梗死的发生。

2) 动脉粥样硬化及高脂血症:腔隙性脑梗死与脑动脉粥样硬化密切相关,动脉粥样硬化可引起管腔狭窄,继发血栓形成,导致供血区出现缺血性梗死。高脂血症是导致动脉粥样硬化发生的主要原因,尤其是总胆固醇和低密度脂蛋白的增高可使血管内脂质沉积及动脉粥样硬化,从而导致腔隙性脑梗死的发生。

3) 糖尿病:糖尿病是引起腔隙性脑梗死的一个独立的危险因素。目前认为其主要是由于糖代谢紊乱引起血液黏稠度增高,血小板黏附能力增强,红细胞畸形,使血液处于高凝状态;同时引起脂质代谢异常,胆固醇增高,加重脑动脉硬化,从而导致腔隙性脑梗死的发生。

4) 其他因素:年龄、性别、肥胖、吸烟、血流动力学改变、血液高凝状态及红细胞增多等因素对腔隙性脑梗死的发生都具有一定的影响。

(2) 病理:腔隙性脑梗死的病灶是在脑实质内含水的小空腔,呈不规则圆形、卵圆形或狭长形,直径在 0.2~20mm,多为 3~4mm。腔隙性脑梗死病灶的大小与受累血管的大小有关,以直径为 2~5mm 的血管多见。病灶常位于脑深部核团(壳核约 37%、丘脑 14%、尾状核 10%),脑桥(16%)和内囊后肢(10%),内囊前肢和小脑较少发生。

大体标本可见腔隙为含液体的小腔洞样软化灶;显微镜下可见腔内有纤细的结缔组织小梁、吞噬细胞和微血管瘤;病变血管可见透明变性、玻璃样脂肪变性、玻璃样小动脉坏死、血管壁坏死和小动脉硬化等。

2. 中医病因病机　基于腔隙性脑梗死的证候演变及临床表现,腔隙性脑梗死当属"中风"之"中经络"一类,故其中医病因病机参照前文"脑血栓形成"相关内容。

(二)临床表现

1. 一般特点　本病多见于中老年患者,男性多于女性,半数以上的病例有高血压病史。患者常起病突然,部分为渐进性起病,出现偏瘫或偏身感觉障碍等局灶症状。通常症状较轻、体征单一、预后较好,一般无头痛、颅内高压和意识障碍等表现,部分患者并不出现临床症状而是由头颅影像学检查发现。

2. 常见的腔隙性脑梗死综合征　根据临床特点和病理学资料,将本病归纳为 21 种临床综合征,其中常见的 5 种如下:

(1) 纯运动性轻偏瘫:是最常见的类型,约占 60%,病变多位于内囊、放射冠或脑桥。表现为对侧面部及上下肢大致相同程度的无力或轻偏瘫,无感觉障碍、视觉障碍和皮质功能障碍,如失语等。若为脑干病变,多不出现眩晕、耳鸣及小脑性共济失调等。常常突然发病,数小时内进展,许多患者遗留受累肢体笨拙或运动缓慢。

(2) 纯感觉性卒中:较常见,特点是偏身感觉缺失,可伴感觉异常,如麻木、烧灼或沉重感、刺痛及僵硬感等;无肢体乏力、偏盲和失语等症状,病变主要位于对侧丘脑。

(3) 共济失调性轻偏瘫:病变对侧肢体出现轻偏瘫伴小脑性共济失调,下肢瘫痪重于上肢(足踝部明显),面部最轻,共济失调不能用无力来解释,可伴锥体束征。病变位于脑桥基底部、内囊或皮质下白质。

(4) 构音障碍-手笨拙综合征:约占 20%,起病突然,症状迅速达到高峰,表现为构音障碍、吞咽困难、病变对侧中枢性面舌瘫、面瘫侧手无力和精细动作笨拙(书写时易发现),指鼻试验不准,轻度平衡障碍,但无感觉异常。病变位于脑桥基底部的上 1/3 和 2/3 交界处或内囊前肢及膝部。

(5) 感觉运动性卒中:以偏身感觉障碍起病,再出现轻偏瘫,病灶位于丘脑腹后核及邻近内囊后肢,是丘脑膝状体动脉分支或脉络膜后动脉丘脑支闭塞所致。

腔隙状态是指本病反复发作引起多发性腔隙性梗死,累及双侧皮质脊髓束和皮质脑干束,出现严重的精神障碍、认知功能下降、假性延髓麻痹(又称假性球麻痹)、双侧锥体束征、帕金森综合征表现和大小便失禁等。

（三）实验室及其他检查

1. **头颅 CT 检查**　头颅 CT 可见内囊基底节区和皮质下白质单个或多个圆形、卵圆形或长方形低密度病灶，边界清晰，无占位效应，阳性率约为 66%~76%，病后 10 天更易出现阳性改变。一般发病 1 天后即可显影，但由于 CT 的分辨率等问题，对于病灶<5mm 或者位于脑干上的病灶一般很难发现，此时头颅 MRI 具有不可替代的作用。

2. **头颅 MRI 检查**　MRI 具有良好的三维定位能力，比 CT 能更清楚地显示颅内解剖结构，所以头颅 MRI 对腔隙性脑梗死的分辨明显优于头颅 CT，尤其对于脑干及小脑<5mm 的病灶。头颅 MRI 对腔隙性脑梗死的检出率在发病后 3 天内约为 72%，5 天内约为 92%。急性期腔隙性脑梗死病灶 MRI 成像特点是 T_1 低信号和 T_2 高信号（图 1-9-5 和图 1-9-6）。

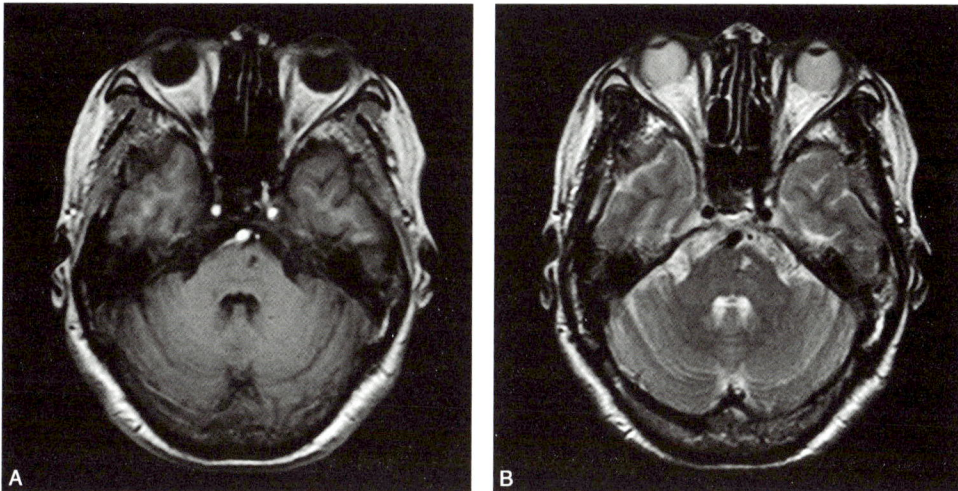

图 1-9-5　MRI 显示脑桥腔隙性梗死

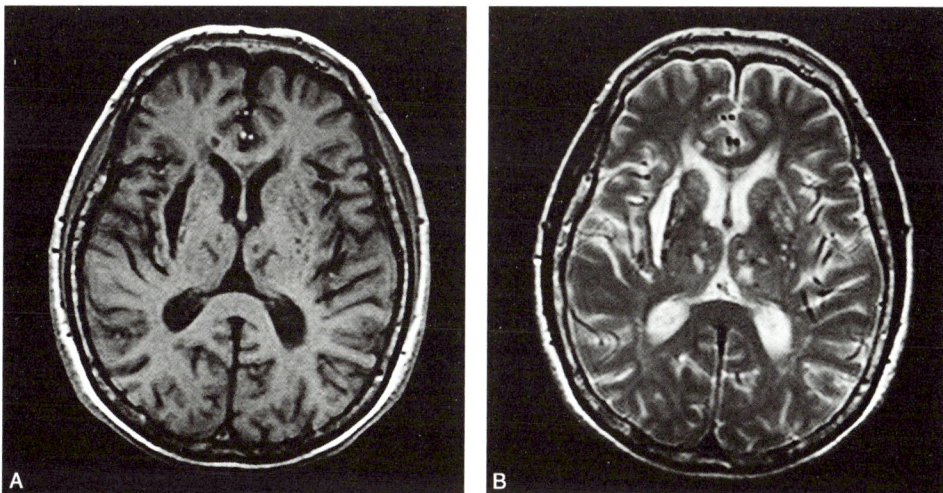

图 1-9-6　MRI 显示丘脑和基底核多发性腔隙性梗死

3. **其他**　脑脊液和脑电图常无阳性发现。头颅 PET 和 SPECT 在脑梗死早期可检测区域脑血流量的改变。

（四）诊断与鉴别诊断

1. **诊断**　中老年发病，有长期高血压、糖尿病、动脉硬化和吸烟等危险因素，急性或亚急性起病,出现局灶性神经功能缺损的症状,临床表现符合21种腔隙性脑梗死综合征之一者,即可初步诊断本病。如果头颅CT或MRI检查证实有与神经功能缺失一致的腔隙性脑梗死病灶,梗死灶直径<1.5cm,且梗死灶主要累及脑的深部白质、基底节、丘脑和脑桥等区域,符合大脑半球或脑干深部的小穿通动脉病变,即可明确诊断。少数隐匿起病,无明显临床症状,仅在影像学检查时发现。

2. 鉴别诊断　需与少量脑出血、颅内感染、脑囊虫、烟雾病(moyamoya disease)、脑脓肿、颅外段颈动脉闭塞、脑桥出血、脱髓鞘病和转移瘤等鉴别。

(五)治疗

1. 中西医结合治疗思路　对于腔隙性脑梗死的治疗,中西医结合有着明显的优势。

西医治疗多属对症处理,中医强调"治病求本""整体观念",在辨证论治的基础上,可针对患者的"虚""痰""瘀",运用活血、补虚、化痰、开窍等治疗方法。因此,临床治疗应结合中西医之特长,合理选用中药汤剂、中成药、注射液、针刺方案,并有效结合西药疗法,实现治疗效果最大化。

2. 西医治疗　腔隙性脑梗死的治疗是综合性治疗,包括病因、药物治疗、控制危险因素及饮食和生活习惯的调节等,其中主要是控制危险因素,尤其强调积极控制高血压,血压标准一般为不超过130/80mmHg;同时有效控制动脉粥样硬化、吸烟、酗酒、糖尿病和高脂血症等可干预因素。药物治疗包括抗血小板聚集,可应用阿司匹林、氯吡格雷预防血栓形成;尼莫地平、氟桂利嗪扩张脑血管,预防脑血管痉挛;适当改善脑血液循环及营养神经等。由于腔隙性脑梗死的病灶小和症状轻,一般不需要脱水及溶栓治疗。

3. 中医治疗　参阅前文"脑血栓形成"的中医治疗内容。

(六)预后

腔隙性脑梗死近期预后良好,致残率及病死率较低。但由于其复发率高,反复发作可导致认知功能下降和痴呆,甚至死亡。

(七)预防与调护

在调护方面,需注意避免长期吸烟、大量饮酒和昼夜节律失调等不良生活习惯,积极防治高血压、糖尿病、冠心病和高脂血症等,在生活上须加强自我保健意识,养成良好的生活习惯,改善社会心理环境,以有效地预防腔隙性脑梗死的发生。

脑　出　血

脑出血(intracerebral hemorrhage, ICH)是指原发性非外伤性脑实质内的自发性出血。ICH的病理机制复杂,病因多样,绝大部分是高血压伴发的小动脉病变在血压骤然升高时破裂所致,称为高血压性ICH。常形成大小不等的脑内血肿,有时穿破脑实质形成继发性脑室内出血和/或蛛网膜下腔出血。本病起病急骤,主要临床表现为突然昏倒、头痛、呕吐、意识障碍、偏瘫、偏身感觉障碍和偏盲等。

本病与中医学的"中风"相类似,根据不同症状分别有"仆击""薄厥""大厥""偏枯""偏风""风痱""痦痹"等名称。

一、病因病理

(一)西医病因病理

1. 病因及发病机制　高血压合并小动脉硬化是最常见的病因,其次为先天性脑血管畸形或动脉瘤、脑动脉炎、抗凝或溶栓治疗、血液病(如白血病、再生障碍性贫血、血小板减少性紫癜、血友病、红细胞增多症和镰状细胞贫血症等)、淀粉样脑血管病、静脉窦血栓形成、脑底异常血管网(烟雾病)或肿瘤侵袭脑血管壁破裂出血等引起的脑出血。也有一些原因不明的脑出血,称为特发性脑出血。脑出血尚有一些危险因素,如年龄、性别、遗传、种族、吸烟、饮酒和胆固醇水平过低等。

本病的发病机制比较公认的是微动脉瘤学说。脑动脉的外膜和中层在结构上薄弱且无外弹力层,而长期的高血压对脑细小动脉管壁内膜造成损害,使之发生脂肪玻璃样变性和纤维素样坏死,在长期高血压的影响下,血管壁薄弱部位形成动脉瘤或夹层动脉瘤,当血压突然升高时容易破裂出血。大脑中动脉与深穿支-豆纹动脉呈直角,这种解剖结构在用力和激动等因素促使血压骤然升高的情况下,该血管容易破裂出血,故又称出血动脉。

2. 病理 绝大多数高血压性脑出血发生在基底节的壳核及内囊区,少数发生在脑叶、脑干及小脑齿状核。壳核出血常侵入内囊;丘脑出血常破入第三脑室或侧脑室;脑桥或小脑出血则可直接破入蛛网膜下腔或第四脑室。非高血压性脑出血出血灶多位于皮质下,常由于淀粉样脑血管病、动静脉畸形和脑底异常血管网病等所致,多无动脉硬化表现。

病理检查可见出血侧半球肿胀和充血;血肿中心充满血液或紫色葡萄浆状血块,周围是坏死的组织;血肿周围组织受压,水肿明显;血肿较大时引起颅内压增高,可使脑组织和脑室移位和变形,重者形成脑疝,而脑疝是 ICH 最常见的直接致死原因。

(二)中医病因病机

1. 年老体衰,内伤积损 年老体衰,肾阴亏虚,肝阳偏亢,素体阴亏血虚,加以情志过极等,致使阴亏于下,阳亢风动,气血上冲,蒙蔽神窍,发为中风。

2. 五志过极,化火生风 五志过极,心火暴盛,风火相煽,血随气逆,上扰元神。

3. 中气虚弱,痰浊蒙窍 饥饱失宜,嗜食肥甘厚味,酒食无度,或劳倦忧思过度,或脾胃素虚,或肝气偏盛克脾土,致使脾失健运,津液内停,聚湿成痰,以致痰火蒙蔽清窍,神明无主,猝然昏仆,发为中风。

总之,脑出血的病因病机总属阴阳失调、气血逆乱,上犯于脑。若遇本病重症,阴阳互不维系,致神明散乱,元气外脱则成危候。病位在脑,与心、肝、脾、肾密切相关;病性为本虚标实,上盛下虚,本虚为肝肾阴虚,气血衰少;标实为风火相煽、痰瘀壅盛、气血逆乱。病理因素为气(气逆)、血(血瘀)、风(肝风)、火(肝火、心火)、痰(风痰、湿痰)、虚(阴虚、气虚)。

二、临床表现

1. 主要症状 脑出血常见于 50 岁以上患者,男性多于女性,春冬两季多见,多有高血压病史。常在情绪激动、活动或用力排便时突然发病,病情常于发病后数分钟至数小时内达到高峰。少数也可在安静状态下发病。前驱症状包括头昏头痛、口齿不清、肢体麻木或活动不便等。急性期症状最常见的是剧烈头痛,常伴呕吐,其次是头晕、癫痫、精神症状,如紧张、激动和兴奋不安,亦可出现淡漠、迟钝和焦虑等,可有程度不同的意识障碍,如意识模糊、嗜睡、昏迷及二便失禁。约 10% 的患者有痫性发作,多见于脑叶出血,主要是额叶、颞叶及顶叶出血。

2. 体征 高血压性脑出血患者血压明显升高,一般在 180/110mmHg 以上。发热(中枢性高热:发病后即刻发生,系由丘脑体温调节中枢受损所致;合并感染发热:一般于脑出血 48 小时后发生,持续时间较长;吸收热:一般在出血后 2~3 天出现,一般不超过 38℃,可持续 1 周)。语言障碍,主要包括失语和构音障碍,后者表现为吐字不清。"三偏"征,指偏侧肢体瘫痪、偏身感觉障碍和对侧同向性偏盲。血液破入蛛网膜下腔或脑室系统可引起脑膜刺激征阳性。

脑出血因出血部位及出血量不同而导致临床症状不同,常见类型如下。

（一）基底节区（内囊区）出血

占全部脑出血的 70%，按受累血管分为以下三种。

1. 壳核出血　最常见，系豆纹动脉，尤其是其外侧支破裂所致。发病突然，常表现为较严重的运动功能障碍，常有"三偏"征及双眼球向病灶对侧同向凝视不能，影响优势半球可有失语和失用。随着出血量增加，患者意识障碍加重，并出现颅内压增高的症状，甚至小脑幕疝，导致呼吸及循环衰竭而迅速死亡。

2. 丘脑出血　系大脑后动脉深穿支丘脑膝状体动脉和丘脑穿通动脉破裂所致。起病突然，头痛、呕吐、脑膜刺激征、对侧偏瘫和偏身感觉障碍。可有特征性眼征，如双眼上视不能或凝视鼻尖、眼球偏斜或分离性斜视、眼球会聚障碍和无反应性小瞳孔等。少量丘脑出血可出现运动性震颤和帕金森综合征样表现或偏身舞蹈-投掷样运动。优势侧丘脑出血可出现丘脑性失语、精神障碍、认知障碍和人格改变。

3. 尾状核头出血　较少见，一般出血量不大。常表现为头痛、呕吐、颈强直和精神症状，神经系统功能缺损的症状并不多见，仅有脑膜刺激征而无明显瘫痪，故临床酷似蛛网膜下腔出血。

（二）脑叶出血

发生于皮质下白质内，常由脑动静脉畸形、淀粉样脑血管疾病、烟雾病和凝血功能障碍性疾病等所致。出血以顶叶最常见。临床表现为头痛和呕吐等颅内高压症状，破入脑室可出现脑膜刺激征，出血脑叶的局灶症状，如顶叶出血可有偏身感觉障碍、轻偏瘫和对侧下象限盲；颞叶出血可有感觉性失语［又称韦尼克失语（Wernicke aphasia）］、对侧上象限盲、精神症状和癫痫；枕叶出血可有视野缺损；额叶出血可有偏瘫、尿便障碍、布罗卡失语（Broca aphasia）、精神症状和行为异常等。

（三）脑干出血

脑干包括脑桥、中脑和延髓。

1. 脑桥出血　多由基底动脉脑桥支破裂所致，出血灶多位于脑桥基底部与被盖部之间。少量出血可无意识障碍，表现为交叉性瘫痪或共济失调性偏瘫，伴同侧面神经及/或展神经麻痹，两眼向病灶侧凝视麻痹或核间性眼肌麻痹。大量出血（>5ml）常破入第四脑室，患者迅即出现昏迷、双侧针尖样瞳孔、中枢性高热、明显中枢性呼吸障碍、眼球浮动和四肢瘫痪等。此型病情恶化迅速，多数在 24~48 小时内死亡。

2. 中脑出血　少见。常有头痛、呕吐、嗜睡和瞳孔散大；轻症表现为一侧动眼神经不全麻痹，同侧肢体共济失调，或表现为韦伯综合征（Weber syndrome）/贝内迪克特综合征（Benedikt syndrome）；重症表现为深昏迷，四肢弛缓性瘫痪，去大脑强直，可迅速死亡。

3. 延髓出血　罕见，多由动静脉畸形或海绵状血管瘤引起。表现为突然意识障碍，影响生命体征，迅即死亡。轻症患者可表现为不典型的瓦伦贝格综合征（Wallenberg syndrome）。

（四）小脑出血

多由小脑上动脉分支破裂所致。

主要表现为突发眩晕，头痛，频繁呕吐，共济失调明显，可伴有枕部疼痛。少量出血者主要表现为小脑受损症状，无肢体瘫痪是其重要的临床特征；大量出血者病情进展迅速，呈进行性颅内压增高，快速出现昏迷及脑干受压征象，多在 48 小时内死亡。暴发型常突然昏迷，在数小时内迅速死亡。

（五）脑室出血

分为原发性和继发性脑室出血。原发性脑室出血多由脉络丛血管或室管膜下动脉破裂出血所致,继发性脑室出血是指脑实质出血破入脑室者。少量出血表现为头痛、呕吐和脑膜刺激征,意识清楚,临床上易误诊为蛛网膜下腔出血。大量出血者发病即出现深度昏迷、频繁呕吐、阵发性强直性痉挛、针尖样瞳孔、四肢弛缓性瘫痪及双侧病理征等症状和体征,预后极差,多迅速死亡。

三、实验室及其他检查

1. 头颅 CT 检查 临床疑诊脑出血时的首选。可清楚显示血肿部位、出血量大小和血肿形态,是否有占位效应,是否破入脑室和蛛网膜下腔,以及血肿周围有无低密度水肿带等。急性期脑出血的头颅 CT 表现为圆形或卵圆形、质地均匀和边界清楚的高密度影,周围常见低密度水肿带,边界较模糊。头颅 CT 动态观察可发现进展型脑出血(图 1-9-7)。

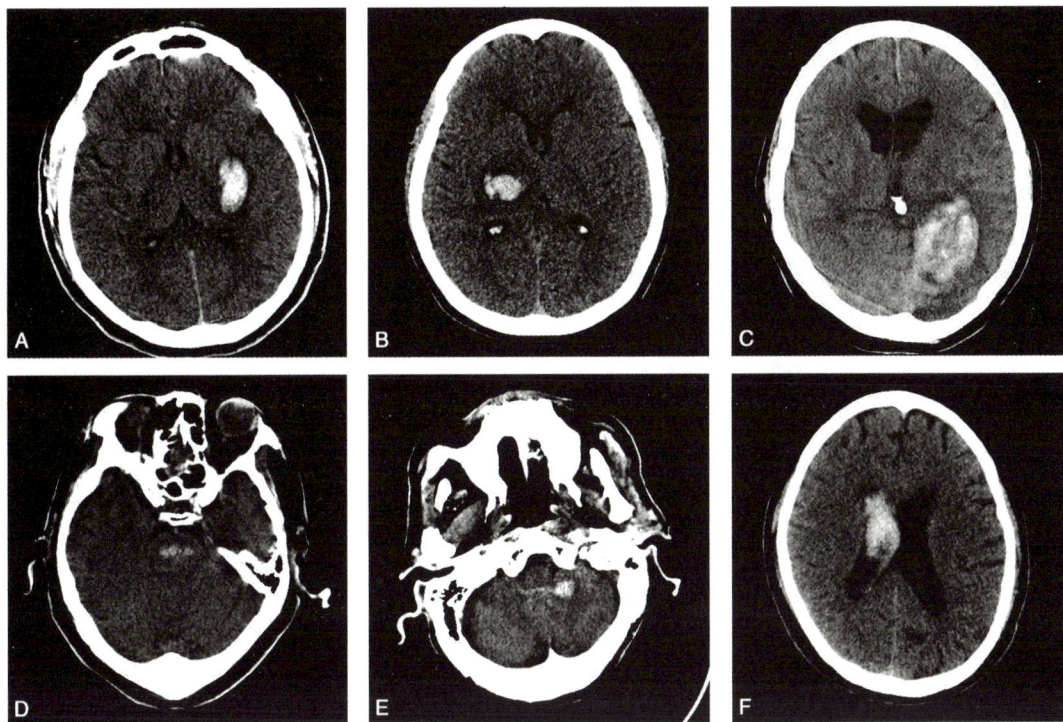

图 1-9-7 头颅 CT 扫描显示不同部位高密度出血灶
A. 左侧壳核出血;B. 右丘脑出血;C. 左侧枕叶出血;D. 脑桥出血;E. 左小脑出血;F. 脑室出血。

2. 头颅 MRI 检查 检查耗时长,且费用高,对急性期脑出血的诊断价值不如 CT,但可发现 CT 不能确定的脑干出血或小脑少量出血。由于 MRI 图像中血肿信号强弱受血肿内血红蛋白影响,故能分辨病程 4~5 周后 CT 不能辨认的脑出血,以此可区别陈旧性脑出血与脑梗死。

3. 脑血管检查 有助于了解脑出血的病因和排除继发性脑出血。常用的检查包括 CTA、MRA、CT 静脉成像(CT venography,CTV)、磁共振静脉成像(magnetic resonance venography,MRV)和 DSA 等。CTA、MRA、CTV 及 MRV 是快速和无创性评价颅内外动脉血管、静脉血管及静脉窦的常用方法,可用于筛查可能存在的脑血管畸形、动脉瘤和动静脉瘘等继发性脑出血,但结果阴性不能完全排除继发性病变的存在。DSA 可显示异常血管和造影剂外漏的破裂血管及部位,目前仍是血管病变检查的重要方法和金标准。

4. 脑脊液检查 由于现代影像诊断技术的发展和应用,诊断明确者一般不做脑脊液检查,以防脑疝发生。但在无条件做头颅 CT 或 MRI 检查时,腰椎穿刺仍有一定诊断价值。怀疑小脑出血时,禁行腰椎穿刺。

5. 其他检查　还应行三大常规、血糖、血生化、凝血功能、心电图、胸部 X 线摄片及血型等检查。重症脑血管疾病患者在急性期血常规检查可见白细胞一过性增高。脑出血急性期血糖增高除原有糖尿病外,还可由应激反应引起。心电图可有如传导阻滞等心律失常改变。凝血活酶时间和部分凝血活酶时间异常提示凝血功能障碍。

四、诊断与鉴别诊断

(一)诊断

典型者诊断不难。50 岁以上,多有高血压病史,在体力活动中或情绪激动时突然起病,迅速出现头痛和呕吐等颅内压增高及局灶性神经功能缺损的症状。头颅 CT 显示高密度影,可以迅速明确诊断。

(二)鉴别诊断

1. 首先应与其他类型的脑血管疾病,如急性脑梗死和蛛网膜下腔出血鉴别。单从临床表现分析,轻症脑出血与脑梗死常不易鉴别,此时头颅 CT 检查有助于鉴别诊断。鉴别要点见表 1-9-1。

表 1-9-1　脑卒中的鉴别诊断

临床鉴别要点	脑血栓	脑栓塞	脑出血	蛛网膜下腔出血
年龄	65 岁以上	35 ～ 45 岁	40 ～ 60 岁	中青年
常见病因	动脉粥样硬化	脑栓塞	高血压	动脉瘤或脑血管畸形
起病速度	较慢	最急	急	急
起病状态	休息、睡眠中	心房颤动	情绪激动,用力	情绪激动,用力
头痛	多无	多无	常见	剧烈
呕吐	无	可有	多见	常见
意识障碍	无或轻	取决于栓塞血管大小及栓塞面积	重症患者持续性	常为一过性
脑膜刺激征	无	无	有	明显
头颅 CT	低密度影	脑实质低密度影	脑实质内高密度影	脑池、脑室、蛛网膜下腔高密度影
脑脊液压力	正常	可增高	增高	增高
脑脊液颜色	无血性	无血性	呈均匀血性	呈洗肉水样

2. 对发病突然、迅速昏迷且神经系统局灶体征不明显者,应注意与引起昏迷的全身性疾病,如中毒(酒精中毒、镇静催眠药物中毒和一氧化碳中毒等)及代谢性疾病(肝性脑病、肺性脑病、尿毒症、糖尿病昏迷和低血糖等)等相鉴别;此类疾病病史及相关实验室检查可提供鉴别依据。

3. 有神经系统局灶定位体征者应与其他颅内占位性病变、脑膜炎和脑炎等相鉴别。

4. 对有头部外伤史者应与外伤性颅内血肿相鉴别。

五、治疗

(一)中西医结合治疗思路

脑出血的急性期以西医治疗为主,积极采取控制血压、降颅压、止血和营养神经等系统治疗,以挽救患者生命,降低神经功能损伤的程度和复发率。有手术适应证的患者立即采取手术治疗。恢复期应用扩血管药物改善微循环,营养神经,促进神经功能恢复。后遗症期调控血压使之维持在稳定水平,防止再出血。急性期在系统西药治疗的基础上辅以中药,针对风、火、痰、瘀进行综合治疗,促进脱水、促醒和促进血肿吸收,降低致残率和致残程度。恢复期可中医药辨证施治,配合针灸、推拿按摩、理疗、药物穴位注射等,疏通经络,活血化瘀,改善脑循环,促进神经功能恢复。后遗症期仍应坚持恢复期的相关治疗,促进功能恢复,提高生存质量。中西医结合综合防治脑出血的效果优于单纯的中医或西医,西医辨病、中医辨证相结合,以提高疗效为目的,达到最佳治疗与康复效果。

(二)西医治疗

脑出血治疗的首要原则是保持安静,稳定血压,防止继续出血;根据情况,适当降低颅内压,防治脑水肿,维持水电解质、血糖、体温平衡;同时加强呼吸道管理及护理,预防各种颅内及全身并发症出现。恢复期的治疗与"脑血栓形成"相同,原则上应尽早实施恢复期治疗方案。

1. 内科治疗

(1)一般治疗:安静卧床 2~4 周,应将头位抬高 30°,注意保持呼吸道通畅。动态观察生命体征,包括意识、瞳孔、血压、脉搏、呼吸,血氧饱和度等。有意识障碍、消化道出血者宜禁食 24~48 小时。对需要气管插管或其他类似操作的患者,需要静脉应用镇静剂。

(2)控制脑水肿,降低颅内压:颅内压升高者,应卧床,适度抬高床头,严密观察生命体征。需要脱水降颅压时,应给予甘露醇静脉滴注,用量及疗程依个体化而定,但发病 24 小时内不宜使用。同时,注意监测心功能、肾功能及电解质情况。必要时,也可用呋塞米、甘油果糖和/或白蛋白。对伴有意识障碍的脑积水患者可行脑室引流以缓解高颅压。

(3)控制血压:急性脑出血常伴有明显血压升高,脑出血早期以及血肿清除术后应迅速控制血压,但也要避免长期严重高血压患者血压下降过快、过低可能产生的脑血流量下降。应综合管理脑出血患者的血压,分析血压升高的原因,再根据血压情况决定是否进行降压治疗。对于收缩压 150~220mmHg 的住院患者,在没有急性降压禁忌证的情况下,数小时内降压至 130~140mmHg 是安全的,其改善患者神经功能的有效性尚待进一步验证;对于收缩压 >220mmHg 的脑出血患者,在密切监测血压的情况下,持续静脉输注药物控制血压可能是合理的,血压目标值为 160/90mmHg 以下。在降压治疗期间应严密观察血压水平的变化,避免血压波动过大,每隔 5~15 分钟进行 1 次血压监测。

(4)止血药:不推荐重组Ⅶa因子(recombinant factor Ⅶa,rFⅦa)用于脑出血的治疗。氨甲环酸能限制血肿体积的扩大,降低患者早期病死率,但其长期获益性不能确定,不建议无选择地使用。

(5)血糖控制:血糖值可控制在 7.8~10.0mmol/L。应加强血糖监测并相应处理:①血糖超过 10mmol/L 时可给予胰岛素治疗;②血糖低于 3.3mmol/L 时,可给予 10%~50% 葡萄糖口服或注射治疗。目标是达到正常血糖水平。

(6)并发症的防治

1)感染:最常见的是肺部感染。预防措施有:保持气道通畅,加强口腔和呼吸道护理,勤换体位,定时翻身拍背,促进排痰;痰多不易咳出者及时行气管切开术。

2)应激性溃疡:一般在发病后 24 小时内出现,是病情危重,预后不良的表现,但不主张预防性应用质子泵抑制剂。

3)维持水和电解质平衡:定期检查血生化,监测及纠正钾钠等电解质紊乱。因经尿排钠增加,血钠降低而加重脑水肿,应限制水摄入量在每日 800~1 000ml,补钠每日 9~12g。低钠血症宜缓慢纠正,避免导致脑桥中央髓鞘溶解。

4)痫性发作:不推荐预防性应用抗癫痫药物,有临床痫性发作者再进行抗癫痫药物治疗,疑为痫性发作者应考虑持续脑电图监测,如检测到痫样放电,应给予抗癫痫药物治疗。

5)中枢性高热:脑出血患者早期可出现中枢性发热,特别多见于大量脑出血、丘脑出血或脑干出血者。入院72小时内患者的发热持续时间与临床转归相关,但尚无资料表明治疗发热能改善临床转归。发病3天后,患者可因感染等原因引起发热,此时应针对病因治疗。

6)下肢深静脉血栓形成(DVT)和肺栓塞:卧床患者应注意预防深静脉血栓形成,如疑似患者可做D-二聚体检测及肢体多普勒超声检查。鼓励患者尽早活动、腿抬高;尽可能避免下肢静脉输液,特别是瘫痪侧肢体。瘫痪患者入院后立即应用气压泵装置,可预防深静脉血栓及相关栓塞事件;不推荐弹力袜预防深静脉血栓。对易发生深静脉血栓的高危患者(排除凝血功能障碍所致的脑出血患者),血肿稳定后可考虑发病后1~4天皮下注射小剂量低分子肝素预防深静脉血栓形成,但应注意出血的风险。当患者出现深静脉血栓或肺动脉栓塞症状时,可使用系统性抗凝治疗或下腔静脉滤器植入;合适治疗方案的选择取决于多重因素(出血时间、血肿稳定性、出血原因及全身情况等)的综合考虑。

2. 手术治疗 对于大多数原发性脑出血患者,外科开颅手术治疗的有效性尚不能充分确定,不主张无选择地常规使用外科开颅手术。微创治疗相对安全,有助于降低病死率。以下临床情况,可个体化考虑选择外科开颅手术或微创手术治疗:①出现神经功能恶化或脑干受压的小脑出血者,无论有无脑室梗阻致脑积水的表现,都应尽快手术清除血肿;不推荐单纯脑室引流而不进行血肿清除。②对于脑叶出血超过30ml且距皮质表面1cm内的患者,可考虑标准开颅术清除幕上血肿或微创手术清除血肿。③发病72小时内、血肿体积20~40ml、格拉斯哥昏迷指数评估(GCS)≥9分的幕上高血压脑出血患者,在有条件的医院,经严格选择后可应用微创手术联合或不联合溶栓药物液化引流清除血肿。④40ml以上重症脑出血患者由于血肿占位效应导致意识障碍恶化者,可考虑微创手术清除血肿。⑤微创治疗应尽可能清除血肿,使治疗结束时残余血肿体积≤15ml。⑥病因未明确的脑出血患者进行微创手术前应行血管相关检查(CTA/MRA/DSA)排除血管病变,规避和降低再出血风险。单纯脑室外引流联合rt-PA治疗脑室出血是安全的,有助于降低重症患者的病死率,神经功能改善有待进一步研究;联合腰椎穿刺置管引流有助于加速清除脑室出血,降低行脑室腹腔分流的风险。

(三)中医治疗

1. 肝阳暴亢,风火上扰证

症状:半身不遂,口舌㖞斜,言语謇涩或不语,偏身麻木,头晕头痛,面红目赤,口苦咽干,心烦易怒,尿赤便干,舌质红或红绛,舌苔薄黄,脉弦有力。

治法:平肝潜阳,清热息风。

代表方:天麻钩藤饮加减。头晕头痛,加菊花、桑叶以平肝息风;肝火甚,加龙胆草以清泄肝火;便干便秘,加大黄(后下)以清热通便。

2. 痰热腑实,风痰上扰证

症状:半身不遂,口舌㖞斜,言语謇涩或不语,偏身麻木,腹胀,便干便秘,头晕目眩,咯痰或痰多,舌质暗红或暗淡,苔黄或黄腻,脉弦滑。

治法:化痰通腑。

代表方:星蒌承气汤加减。风动不已,躁动不安,加羚羊角粉、石决明、磁石以镇肝息风;痰热甚,加天竺、竹沥水、川贝粉以清化痰热。

3. 阴虚风动证

症状:半身不遂,口舌㖞斜,言语謇涩或不语,偏身麻木,烦躁失眠,头晕耳鸣,手足心热,咽干口燥,舌质红绛或暗红,或舌红瘦,少苔或无苔,脉弦细或弦细数。

治法:滋养肝肾,潜阳息风。

代表方:镇肝熄风汤加减。头痛重,加石决明、夏枯草以清肝息风;阴虚明显,加鳖甲、阿胶以滋阴养血。

4. 痰热闭窍证

症状:神昏,半身不遂,鼻鼾痰鸣,项强身热,气粗口臭,躁扰不宁,甚则手足厥冷,频繁抽搐,偶见呕血,舌质红绛,舌苔黄腻或干腻,脉弦滑数。

治法:清热化痰,醒神开窍。

代表方:羚羊角汤加减,配合灌服或鼻饲安宫牛黄丸。躁扰不宁,加黄芩、栀子、麦冬、莲子心以清肝泻火除烦;伴抽搐,加僵蚕、天竺黄以息风化痰止痉;神昏重,加郁金、石菖蒲以开窍醒神。

5. 痰湿闭窍证

症状:神志昏蒙,半身不遂,口舌㖞斜,痰鸣辘辘,面白唇暗,肢体松懈,瘫软不温,静卧不烦,二便自遗,或周身湿冷,舌质紫暗,苔白腻,脉沉滑缓。

治法:温阳化痰,醒神开窍。

代表方:涤痰汤加减,配合灌服或鼻饲苏合香丸。肢体抽搐,加天麻、钩藤以平肝息风;痰声辘辘,舌苔厚腻,加紫苏子、瓜蒌以化痰降浊。

6. 元气败脱,神明散乱证

症状:神昏,肢体瘫软,目合口张,呼吸微弱,手撒肢冷,汗多,重则周身湿冷,二便失禁,舌痿不伸,舌质紫暗,苔白腻,脉沉缓或沉微。

治法:益气回阳固脱。

代表方:参附汤加减,或合生脉散加减。汗出不止,加山茱萸、黄芪、煅龙骨、煅牡蛎以敛汗固脱;气阴两伤,选用西洋参、阿胶、龟甲以益气养阴;阳气欲脱,四肢不温,用附子、红参水煎频频灌服,以回阳固脱。

7. 气虚血瘀证

症状:半身不遂,口舌㖞斜,言语謇涩或不语,偏身麻木,面色㿠白,气短乏力,口角流涎,自汗出,心悸便溏,手足肿胀,舌质暗淡,或舌边有齿痕,舌苔薄白或白腻,脉沉细、细缓或细弦。

治法:益气活血。

代表方:补阳还五汤加减。本证多见于恢复期。言语不利,加远志、石菖蒲、郁金以祛痰利窍;上肢偏废,加桂枝以通络;下肢瘫软无力,加续断、桑寄生、杜仲、牛膝以强壮筋骨。

（四）临证要点

1. 可根据疾病性质用药　离经之血便是瘀,运用活血化瘀法治疗脑出血是中医药的优势和特色,但脑出血24小时内慎用破血逐瘀药,如桃仁、红花,水蛭等。头痛恶心呕吐者多用平肝潜阳息风清热药,如天麻、钩藤、夏枯草、菊花、石决明等。

2. 可根据病期用药　急性期:多属风、火、痰、瘀、腑实,常用平肝潜阳、化痰活血通腑法,如天麻钩藤饮加减或涤痰汤加减。恢复期、后遗症期:多属风、瘀、虚,常用补气化瘀、养阴化瘀法,如补阳还五汤或育阴通络汤。

3. 可依据病因病机用药　分别采用息风、清火、化痰、活血、补气、通络等治法。对虫类药物,多炙烤后使用,可减低其毒性,且使用时不去头足,以增其疗效,而不同的剂量作用也有差异,应在临床过程中加以注意与体悟。

六、预后

总体而言脑出血预后差,脑干、丘脑和大量脑室出血预后更差,致死的主要原因是脑水肿、颅内高压、脑疝形成和继发病,如呼吸衰竭、肺炎、继发出血等。预后的主要决定因素包括出血部位、出血量以及是否有并发症等。出血量较少且部位较浅者,经过及时系统治疗意识可逐渐清醒,最终少数患者可完全恢复工作生活,多数患者则遗留不同程度的偏瘫和失语等。

七、预防与调护

高血压是公认的脑出血最重要的独立危险因素,控制高血压是预防高血压性脑出血发生和发展的核心环节,对于伴有糖尿病或慢性肾病的高血压患者,血压控制值为<130/80mmHg。

预防高血压性 ICH 的措施有养成规律的饮食起居习惯、避免重体力劳动、避免长期过度紧张、保持乐观生活态度等。

对脑出血急性期患者加强护理,减少并发症;恢复期加强康复锻炼,积极乐观面对,树立康复自信,提高生活质量。

蛛网膜下腔出血

颅内血管破裂后,血液流入蛛网膜下腔称为蛛网膜下腔出血(subarachnoid hemorrhage,SAH),非外伤性 SAH 可分为原发性 SAH 和继发性 SAH。各种原因引起脑底或脑表面血管破裂出血,血液直接流入蛛网膜下腔的急性出血性脑血管疾病,称原发性 SAH,占所有急性脑卒中 10%左右。继发性 SAH 是指因脑实质内、脑室出血、硬膜外、硬膜下血管破裂等血液穿破脑组织流入蛛网膜下腔者;亦有外伤性 SAH。本节所述仅限于原发性蛛网膜下腔出血。

SAH 属中医学"中风""真头痛"范畴。

一、病因病理

(一)西医病因病理

1. 病因及发病机制

(1)病因:最常见的病因是颅内动脉瘤,约占85%,包括先天性动脉瘤,占75%左右,以及高血压、动脉硬化性动脉瘤等;次之是脑血管畸形,约占 SAH 病因的10%,其中动静脉畸形(AVM)占脑血管畸形的80%,多见于青年,90%以上位于幕上,常见于大脑中动脉分布区。其他病因包括烟雾病、各种感染引起的动脉炎、颅内肿瘤破坏血管、垂体卒中、血液系统疾病、颅内静脉系统血栓和抗凝治疗并发症等。此外,约10%患者病因不明。

(2)发病机制:先天性动脉瘤好发于 Willis 环的前部,约80%的患者 Willis 环动脉壁弹力层及中膜发育异常或受损,又由于动脉壁粥样硬化、高血压和血液涡流冲击等因素影响,动脉壁弹性减弱,管壁薄弱处逐渐向外膨胀突出,形成囊状动脉瘤。典型动脉瘤仅由内膜和外膜组成,比较薄弱,易破裂出血。而脑血管畸形是发育不全形成的畸形血管团,血管壁极为薄弱,处于破裂临界状态,激动或不明显诱因即可导致破裂出血。其他如颅内炎症、动脉炎、肿瘤或转移癌则是直接侵蚀血管,引起血管壁病变,最终导致破裂出血。

2. 病理　动脉瘤主要位于 Willis 环及其主要分支血管,尤其是动脉的分叉处,80%～90%位于脑底动脉环前部;后循环动脉瘤最常见于基底动脉尖端或椎动脉与小脑下后动脉的连接处。动脉瘤多为单发,约20%为多发,多位于两侧相同动脉(又称为"镜像动脉瘤")。动静脉畸形由异常血管交通形成,常见于大脑中动脉分布区。

出血多沉积在脑底和脊髓的各个脑池中。出血量大时可形成薄层血凝块覆盖于颅底血管、神经和脑表面,蛛网膜可呈无菌性炎症反应,导致脑组织与血管或神经粘连。脑实质内广泛白质水肿,皮质可见多发斑片状缺血灶。血流通过围绕在脑和脊髓周围的脑脊液迅速扩散,刺激脑膜,引起头痛和颈强直等脑膜刺激征;还会使颅腔内容物增加,压力增高,并继发脑血管痉挛;部分凝集的红细胞还可堵塞蛛网膜绒毛间的小沟,使脑脊液的回吸收被阻,因而可发生急性交通性脑积水或蛛网膜粘连,使颅内压急骤升高,进一步减少了脑血流量,加重了脑水肿,甚至导致脑疝形成。

以上均可使患者在病情稳定好转后,再次出现意识障碍或出现局限性神经症状。后交通动脉瘤的扩张、出血可压迫邻近动眼神经,产生不同程度的动眼神经麻痹(表现为眼球活动障碍)。也可因血液刺激下丘脑,引起血糖升高、发热等内分泌和自主神经功能紊乱。

(二)中医病因病机

中医认为本病病位在脑,但与肝、脾、肾三脏密切相关,气、血、脉、络均受损。情志过激、思虑过度、起居无常、寒热骤变及过度用力均可促使发病,是本病的诱因。

SAH 的病机,不外乎风、火、痰、瘀、虚五端。风:肝肾不足,水不涵木,肝阳上亢,肝风内动,风阳上扰,气血逆乱;火:情志过激,肝失疏泄,郁久化火,肝火上炎,或肝肾不足,阴虚内热,灼津耗液,虚火上炎;痰:脾肾阳虚,脾失健运,痰湿内生,或肥甘厚味,痰湿蔽阻,日久化热,痰热上扰;瘀:劳倦内伤,气血亏虚,气机不运,或嗜食肥甘,脾失健运,致痰湿阻络,血运不畅,瘀血阻滞;虚:禀赋不足或年老体衰,肝肾不足,精血亏虚,髓海不充,脑失所养。上述五端多相互影响,互相转化。

病性以实证为主,肝阳暴亢,化热生风,风火相煽,迫血妄行,破于脉道之外是本病的始动因素。离经之血即为瘀血,痰瘀同源,瘀血痰浊内蕴,蒙蔽神明,风火耗血动血,病情进一步加重,险证丛生。所以瘀血、痰浊、火热是本病的加重因素。

二、临床表现

1. 主要症状　各个年龄组均可发病,30 岁以前发病者,多为脑血管畸形;40 岁以后发病者,多为颅内动脉瘤破裂;50 岁以上发病者,往往由高血压动脉粥样硬化及脑肿瘤引起。绝大多数病例起病急骤,在数秒或数分钟内发生,多有情绪激动、剧烈运动、用力排便、咳嗽等诱因。少数可无明显的临床症状和体征。约 1/3 动脉瘤性 SAH 患者数日或数周前有前驱症状,轻微头痛最为常见,亦有眩晕、头昏、视物模糊、颈背或下肢疼痛、肢体无力、感觉异常等。突发剧烈如劈开样头痛是本病的首发和重要症状,伴恶心、呕吐、面色苍白、全身冷汗。可有局限性或全身性抽搐、短暂性意识不清,甚至昏迷。少数患者可出现精神症状,起病后 2~3 周消失;也有部分患者出现脑心综合征、消化道出血、急性肺水肿和局限性神经功能缺损症状。

2. 体征　脑膜刺激征:是最基本最具特征性的体征,常在发病后数小时出现,表现为颈强直、克尼格征(Kernig sign)和布鲁津斯基(Brudzinski sign),以颈强直最多见。而出血量小、年老及昏迷患者,脑膜刺激征常不明显。

眼部症状:20% 患者眼底检查可见玻璃体下片块状出血,是急性颅内压增高和眼静脉回流受阻所致,可提示 SAH 出血。而出血量过大时,可引起视力障碍。

其他症状:部分患者可出现精神症状,如欣快、谵妄和幻觉等;也有患者可出现脑心综合征、消化道出血、急性肺水肿和局限性神经功能缺损症状等。

动脉瘤定位症状与体征:后交通动脉及颈内动脉瘤破裂常引起同侧动眼神经麻痹;前交通动脉及大脑前动脉瘤破裂可引起精神症状、单侧或双下肢瘫痪和意识障碍等;大脑后动脉瘤破裂可出现同向偏盲、韦伯综合征(Weber syndrome)和动眼神经麻痹等表现;椎-基底动脉瘤破裂可出现枕部和面部疼痛、面肌痉挛、面瘫及脑干受压等症状;大脑中动脉瘤破裂可出现偏瘫、失语和抽搐症状。

3. 并发症

(1) 再出血:是 SAH 患者致死致残的主要原因。20% 的动脉瘤患者病后 10~14 天可发生再出血,病死率增加约一倍。复查脑脊液为鲜红色及 CT 显示新发高密度影。

(2) 脑血管痉挛(cerebrovascular spasm,CVS):是死亡和致残的重要原因。痉挛程度与出血量相关,可继发脑实质缺血。临床症状取决于发生痉挛的血管,有时症状还受侧支循环和脑灌注压的影响,对载瘤动脉无定位价值。病后 3~5 天开始发生,5~14 天为迟发性血管痉挛高峰期,2~4 周逐渐消失。TCD 或 DSA 可帮助确诊。

(3) 脑积水:急性脑积水发生于出血后 1 周内,由脑室系统和蛛网膜下腔的血凝块阻碍脑脊液循环通路所致。轻者出现嗜睡、短时记忆受损、上视受限、下肢腱反射亢进等体征,严重者可造成颅内高压,甚至脑疝。亚急性者见于出血后 2~3 周,多与脑脊液吸收障碍有关,表现为隐匿性痴呆、步态异常和尿失禁。

(4) 其他:发热、血糖升高、低钠血症、低血容量、心律失常、痫性发作等。

三、实验室及其他检查

1. CT 确诊 SAH 的首选,出血后 12 小时内,敏感度可达 98%~100%。CT 可发现脑池和脑沟内的高密度影,有时脑室也有高密度出血影。动态 CT 检查有助于了解出血的吸收情况,有无再出血、继发性脑梗死、脑积水及其程度。CT 增强扫描可显示动脉瘤体及动静脉畸形(图 1-9-8)。

2. MRI 发病后 1 周内的急性蛛网膜下腔出血不推荐使用 MRI,因 MRI 不如 CT 显示清楚,但随着病程的发展,其敏感度优于 CT。由于 MRI 图像中血肿信号强弱受血肿内血红蛋白影响,对于亚急性期出血,MRI 比 CT 敏感,可显示出血部位。在动静脉畸形引起的脑内血肿已

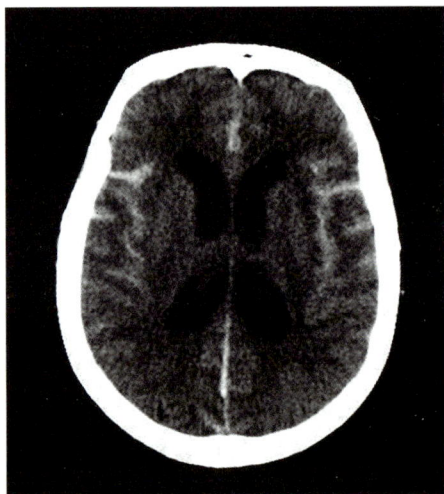

图 1-9-8 头颅 CT 扫描显示蛛网膜下腔出血

经吸收后,MRI 可提示动静脉畸形存在。对确诊 SAH 而 DSA 阴性的患者,可用来检查其他引起 SAH 的病因。

3. CTA 和 MRA CTA 检查成像快、普及率高,同时被证实对较大动脉瘤的敏感性接近 DSA,更好地显示动脉瘤瘤壁是否钙化、瘤腔内是否有血栓形成、动脉瘤与出血的关系以及动脉瘤位置与骨性标志的关系等,是无创和简易的检查方法。MRA 是非创伤性的脑血管成像方法,其检查阳性率高于 MRI,可作为头颈及颅内血管性疾病诊断的筛查手段。

4. DSA DSA 是临床明确 SAH 病因及诊断有无动脉瘤的"金标准"。应尽早做全脑 DSA 及时明确动脉瘤部位、大小、单发或多发及有无血管痉挛;动静脉畸形的供应动脉和引流静脉,以及侧支循环情况。因血管造影可加重神经功能损害,因此造影时机宜避开脑血管痉挛和再出血高峰期,一般选在 SAH 后 3 天内或 3~4 周后。

5. 脑脊液检查 对 CT 已确诊的 SAH 不作为常规检查,因为伴有颅内压增高的 SAH,可能诱发脑疝。只有在无条件做 CT 检查而病情允许的情况下,或 CT 检查无阳性发现而临

床又高度怀疑 SAH 时才考虑进行。均匀一致的血性脑脊液,压力增高为 SAH 的特征性表现。最初脑脊液中红、白细胞比例与外周血相似(约为 700∶1),2~3 天后由于无菌性炎症反应,白细胞可增加。出血数小时后其离心上清液发生黄变。如无继续出血,1~2 周后红细胞消失,脑脊液蛋白量常增高,糖和氯化物多正常。约 3 周后变黄亦消退,可找到较多的含铁血黄素吞噬细胞。

6. 其他检查　血常规、血糖、凝血功能、心肌酶谱、心电图、胸部平片等,有助于判断病情及相关病因。因发病 3 天内约 66% 患者出现心电图异常,而心电图异常与预后显著相关,故应重视心电监护。

四、诊断与鉴别诊断

(一)诊断

突发剧烈头痛、呕吐、脑膜刺激征阳性,伴或不伴意识障碍,检查无局灶性神经系统体征,应高度怀疑蛛网膜下腔出血。同时 CT 证实蛛网膜下腔及脑池、脑室高密度出血征象,脑脊液检查示均匀血性、压力增高,眼底发现玻璃体膜下出血等,可临床确诊,DSA 检查可进行病因诊断。

(二)鉴别诊断

1. 高血压性脑出血　也可出现血性脑脊液,但患者长期以来有高血压病史,发病后有内囊等脑实质出血的定位体征。原发性脑室出血与重症 SAH 患者临床上难以鉴别,小脑出血、尾状核头出血等因无明显的肢体瘫痪临床上也易与 SAH 混淆,但 CT 和 DSA 检查可鉴别。

2. 颅内感染　细菌性、真菌性、结核性和病毒性脑膜炎等均可有头痛、呕吐及脑膜刺激征,故应注意与 SAH 鉴别。蛛网膜下腔出血后发生化学性脑膜炎时,脑脊液检查示白细胞增多,易与感染混淆,但后者发热在先。SAH 脑脊液黄变和淋巴细胞增多时,易与结核性脑膜炎混淆,但后者脑脊液检查示糖、氯降低,头部 CT 正常。

3. 脑肿瘤　约 1.5% 的脑肿瘤发生瘤卒中,形成瘤内或瘤旁血肿合并 SAH;癌瘤颅内转移、脑膜癌病或急性单核性白血病也可见血性脑脊液。但根据详细的病史、脑脊液检出瘤/癌细胞及头部 CT 可以鉴别。

4. 偏头痛　本病也是突然起病,剧烈头痛、恶心呕吐,但偏头痛患者过去常有类似发作史,无脑膜刺激征,脑脊液检查正常可予以鉴别。

5. 其他　某些老年患者,头痛、呕吐均不明显,而以突然出现的精神障碍为主要症状,临床工作中应予注意。

五、治疗

(一)中西医结合治疗思路

有手术指征者应立即进行手术以挽救患者生命,不具备手术指征者进行西医内科系统治疗,降颅压、防治出血、防治迟发性脑血管痉挛等。对于术后可能存在脑组织损伤的患者,中医药治疗有利于其康复。因本病属于中医"中风"范畴,其急性期中脏腑之证型和慢性期证候的分型、辨证施治类同于脑出血,可参考脑出血章节。中医药治疗对防止出血、预防血管痉挛有一定作用。中西医结合综合防治 SAH 的效果优于单纯的中医或西医治疗。西医辨病,中医辨证相结合,病证结合的临床实践,能为患者争取到最佳治疗与康复效果。

(二)西医治疗

急性期的治疗原则是控制继续出血,降低颅内压,减少并发症,防治再出血和继发性脑血管痉挛,寻找出血原因并去除和预防复发。

1. 内科治疗

(1) 一般治疗:应采取重症监护治疗,密切监测生命体征和神经系统的体征变化;保持气道通畅,吸氧,维持稳定的呼吸、循环系统功能。可能引起血压和颅内压增高的一切因素均应尽量避免,如用力排便、咳嗽、喷嚏、烦躁、疼痛及抽搐等,以免诱发动脉瘤再破裂。

(2) 降颅压治疗:适当限制液体入量、防止低钠血症等有助于降低颅内压。20% 甘露醇、呋塞米、甘油果糖、甘油氯化钠和白蛋白等为临床上常用的脱水降颅压药物。药物脱水效果不佳并有脑疝形成趋势者,可行颞下减压术和脑室引流。

(3) 防治再出血

1) 绝对卧床休息 4~6 周。

2) 血压、血糖管理:防止血压过高导致再出血,同时注意维持脑灌注压。平均动脉压>125mmHg 或收缩压>180mmHg,可在血压监测下静脉持续输注短效安全的降压药,如尼卡地平、拉贝洛尔和艾司洛尔等。推荐将收缩压控制在<160mmHg 和平均动脉压>90mmHg。血糖的增高也是 SAH 患者预后不良的相关因素,一般空腹血糖控制在 10mmol/L 以下。

3) 抗纤溶药物:可防止动脉瘤周围的血块溶解引起再度出血,还能减轻脑血管痉挛。常用药物有 6-氨基己酸(EACA)、氨甲环酸和酚磺乙胺等。

(4) 防治迟发性血管痉挛:SAH 并发动脉痉挛和脑梗死,是病情加重导致死亡的另一主要原因。目前临床上多用尼莫地平,其他钙通道阻滞药疗效暂不确定。维持有效循环血容量可预防迟发性缺血,因此发生迟发性脑缺血时推荐升血压治疗。若动脉痉挛对升血压治疗没有反应,可酌情选择脑血管成形术和/或动脉内注射血管扩张剂治疗。

(5) 脑积水处理:急性期合并有症状的脑积水应进行脑脊液分流术或者腰椎穿刺放液。对伴有症状的慢性脑积水患者推荐行临时或永久性脑脊液分流术。

(6) 癫痫样发作的防治:有明显症状者需药物治疗,但不主张预防性用药。对既往有癫痫、脑出血、脑梗死、大脑中动脉瘤破裂的癫痫样发作的高风险人群,抗癫痫药物可考虑长期使用。

(7) 低钠血症及低血容量:等张溶液可用来纠正低血容量,氟氢可的松可纠正低钠血症及维持体液平衡,3% 的氯化钠溶液,5% 的白蛋白也可纠正低钠血症。

(8) 其他 SAH:患者常有明显的头痛,可使用吗啡、盐酸布桂嗪注射液等止痛剂治疗,烦躁不安的患者可适当使用镇静剂,如氟哌啶醇 5mg,肌内注射。

2. 手术治疗 应尽早对动脉瘤性 SAH 患者进行病因学治疗,血管内治疗和夹闭术治疗均可降低动脉瘤再破裂出血风险。栓塞术和夹闭术均可治疗动脉瘤,首选栓塞治疗以改善患者长期功能预后,尽可能完全闭塞动脉瘤。倾向于推荐栓塞术的因素:年龄>70 岁、不存在有占位效应的血肿、动脉瘤相关因素(后循环动脉瘤、窄颈动脉瘤、单叶形动脉瘤);倾向于推荐夹闭术的因素:较年轻、合并有占位效应的血肿、动脉瘤相关因素(大脑中动脉及胼周动脉瘤、瘤颈宽、动脉瘤体直接发出血管分支、动脉瘤和血管形态不适于血管内弹簧圈栓塞术)。支架辅助血管内治疗的患者围手术期应使用抗血小板聚集药物治疗,有条件时可完善血小板功能检查。对脑动静脉畸形破裂所致 SAH 患者,应给予积极治疗。破裂脑动静脉畸形治疗应尽可能完全消除畸形血管团。对于中型、大型脑动静脉畸形,若不能单次完全消除,可考虑分次栓塞、靶向栓塞、姑息性栓塞。

(三) 中医治疗

1. 风阳上扰证

症状:突发剧烈头痛,状如刀劈,口干口苦,渴喜冷饮,或伴有恶心呕吐,烦躁不安,易激动,舌暗红或有瘀斑,舌下脉络迂曲,苔黄,脉弦或弦数。

治法:镇肝息风,滋阴潜阳。

代表方:镇肝熄风汤加减。恶心呕吐,加竹茹、半夏、芦根清热止呕;头痛重,加石决明、夏枯草以清肝息风;阴虚明显,加鳖甲、阿胶以滋阴养血。

2. 风痰阻络证

症状:剧烈头痛,颈项强直,伴有恶心呕吐,喉中痰鸣,伴头晕昏沉或眩晕,谵妄神昏,纳呆,言语不清,舌淡,苔黄或白厚腻,脉弦滑。

治法:平肝息风,化痰通络。

代表方:天麻钩藤饮合涤痰汤加减。肝火明显,加龙胆草以清泄肝火;痰声漉漉,舌苔厚腻,加苏子、瓜蒌以化痰降浊;重症患者出现风痰闭窍而神志昏蒙,配合灌服或鼻饲苏合香丸温阳醒神开窍。

3. 瘀血阻络证

症状:头痛日久不愈,痛有定处,突然头痛加剧,伴恶心呕吐,口干但欲漱水不欲咽,唇甲紫黑,颈项强直,四肢抽搐,或半身不遂,或持续发热,尿赤便秘,舌质暗,有瘀斑,苔黄燥,脉弦。

治法:活血化瘀,通窍止痛。

代表方:通窍活血汤加减。抽搐或半身不遂加全蝎、蜈蚣等虫药息内风、通经络;发热加黄芩、秦艽、牡丹皮清热祛瘀;重症患者出现热闭神昏,以羚羊角汤,配合灌服或鼻饲安宫牛黄丸清热醒神开窍。

(四)临证要点

急性期的治则为息风清热化痰,然而蛛网膜下腔出血急性期能否应用活血化瘀法,以及活血化瘀是否会加重出血,则各医家意见不一。

基于中医理论,有瘀血就可以活血化瘀,且有"治风先治血,血行风自灭"之说,因此在息风清热化痰的同时合用凉血活血、化瘀止血药物可以达到止血而不留瘀、活血而不致出血的目的,尽早使风息、热清、瘀血消散,切断恶性病理环节,使病情向愈。

凉血止血和活血祛瘀相辅并行,可达到瘀去血止络通之效,但在使用活血祛瘀药的同时,须注意配伍适当的凉血止血药,这样可避免因使用活血祛瘀药而加重出血之危险,尤在病初阶段,更应注意。

重症患者常表现为中风中脏腑之证型,SAH 重症患者的治疗可按中风之中脏腑之闭证、脱证分型论治,而临床闭证、脱证常相互转化,又可同时并见,而又以内闭外脱为最常见,要多加观察,对症治疗。

SAH 慢性期以调理肝肾、益气化瘀、养血通络、化痰清热为治法,因本病属于中医"中风"范畴,其中脏腑之证型和慢性期证候的分型、辨证施治类同于脑出血,可参考脑出血章节。

六、预后

总体预后较差,病死率高达 45% ,且存活者的致残率约 1/6。与 SAH 预后密切相关的因素有病因、年龄、动脉瘤的部位、瘤体大小、出血量、出血部位、有无并发症以及是否得到及时适当治疗有关,尤其是患者的意识状态与预后密切相关。

动脉瘤性 SAH 病死率高,约 12% 的患者院前死亡,20% 死于入院后,2/3 的患者可存活,但约半数患者会遗留永久性残疾。未经外科治疗者约 20% 死于再出血。脑血管畸形引起的出血较动脉瘤破裂出血预后为好,约 90% 可获得良好恢复,再出血风险较小。

七、预防与调护

预防措施包括控制危险因素,如高血压、吸烟、酗酒、吸毒等;对疑有颅内动脉瘤和血管畸形者,尽早影像学检查和手术治疗,预防 SAH 的发生。

已发生 SAH 的患者,应避免过度劳累和情绪波动,有效控制血压以防复发。饮食宜清淡,保持大便通畅,加强功能锻炼。

第五节 帕 金 森 病

帕金森病(Parkinson disease,PD)是一种常见的中老年神经系统退行性疾病,我国 65 岁以上人群的患病率为 1700/10 万,并随年龄增长而升高,给家庭和社会带来沉重的经济和照护负担。临床上表现为运动迟缓、静止性震颤和肌强直等运动症状以及嗅觉减退、睡眠行为异常、自主神经功能障碍和抑郁等非运动症状。

本病与中医学"颤病""拘病"相似,又称"震掉""振栗""颤振""颤证""跌厥"。

一、病因病理

(一)西医病因病理

1. 病因及发病机制 PD 病因不明,可能因素包括:

(1)遗传因素:约 10% 的患者有家族史。1997 年发现了第一个帕金森病的致病基因,即编码 α 突触核蛋白(α-synuclein)的 SNCA 基因,位于 4q21-q23,其表达的产物 SNCA 是帕金森病(包括散发性)病理标志路易体中最重要的组分。目前至少发现 Park1~18 是家族性帕金森病连锁的基因位点,其中 12 个致病基因已被克隆,SNCA、LRRK2、UCHL1 基因突变呈常染色体显性遗传,Parkin、PINK1、PARK7 基因突变呈常染色体隐性遗传。

(2)环境因素:绝大多数患者为散发病例。20 世纪 80 年代发现药瘾者误用含有人工合成的 1-甲基-4-苯基-1,2,3,6-四氢吡啶(MPTP)的毒品或给猿猴注射 MPTP 以破坏其黑质,均可诱发典型的帕金森病,其临床、病理、生化及对多巴胺替代治疗的反应等特点均与人类帕金森病甚为相似。此后,研究发现环境中与 MPTP 分子结构相似的工业或农业毒素,如某些杀虫剂(鱼藤酮等)、除草剂(百草枯等)及异喹啉类化合物可能是帕金森病的病因之一。

(3)神经系统老化因素:帕金森病主要发生于 60 岁以上的老年人,且随年龄增长,黑质多巴胺能神经元渐进性减少,提示神经系统老化与发病有关,但其程度并不足以致病,老年人群中患病者也仅为少数,因此,神经系统老化只是帕金森病的促发因素。

目前认为,除少数帕金森病患者系基因突变导致发病外,帕金森病是在多因素交互作用下发病的。基因易感性可使患病概率增加,在环境因素和神经系统老化等因素的共同作用下,通过氧化应激、蛋白酶体功能障碍、炎性反应、免疫反应、线粒体功能紊乱、钙稳态失衡、兴奋性氨基酸的毒性作用及细胞凋亡等机制导致黑质多巴胺能神经元大量变性和丢失,最终导致发病。

2. 病理和生化改变 帕金森病的基本病理改变包括两方面,一是黑质多巴胺能神经元及其他含色素的神经元大量变性和丢失,尤其是黑质致密带多巴胺能神经元的丢失最严重,出现临床症状时神经元减少 50% 以上,纹状体多巴质水平降低 80% 以上,且降低程度与患者临床症状的严重程度呈正相关;同时,与多巴胺功能相互拮抗的乙酰胆碱系统功能相对亢进。二是残留的神经元胞质内出现嗜酸性包涵体,即路易体,其是由细胞质内的蛋白组成的玻璃样团块,主要成分包括 SNCA、泛素和热激蛋白等。

（二）中医病因病机

本病以内伤为主,尤以年老体衰多见,劳欲太过、醇酒厚味、药物所伤、情志郁怒、外感风寒或风夹湿痰为重要病因。

1. 年老体衰　中年以后,阴气自半,若加之劳欲太过,或药物所伤,致使肾之精气不足,脑髓失养,神机失调;同时,精水亏耗,不能涵木,筋脉失濡,木燥而生风,而生强直、颤震。

2. 五志过极　五志过极皆能化火,火热内盛,耗伤阴精,阳亢风动。情志郁怒伤肝,气机不畅,阳气内郁化热生风,风火痰热流窜于经络,筋脉失司而致强直、颤震。

3. 饮食不节　中年以后,或饮酒无度,嗜食生冷肥甘,或思虑伤脾,或药物所伤,致脾胃受损,中焦失于运化,水谷不能化生精微,脑髓失养,神机失调,肌肉筋脉肢体失司、失荣所致强直、颤震。

4. 年高肾亏　年迈或久病肾亏精少,或年少禀赋不足,或七情内伤伤神,或脾胃亏虚,化源不足,累及肝肾,肝肾阴虚,脑髓失养,神机失调,肌肉筋脉肢体失司、失荣。日久阴损及阳,阴阳俱虚,诸脏腑俱衰,脑髓消减,神机失用,则出现痴呆、异动症等诸多复杂证候。

综上所述,本病病位在脑髓,与肝、脾、肾关系密切。总属本虚标实之证,以阴虚为本,脾阴为后天之本,肾阴为先天之本,肝阴源于肾阴,赖脾之后天滋养;标实者以风火、痰浊、瘀血为主。

二、临床表现

本病多见于中老年人,40 岁以前相对少见,男性略多于女性,隐匿起病,缓慢发展,主要表现为运动症状和非运动症状。

（一）运动症状

约 2/3 帕金森病患者的症状起始于一侧上肢,逐渐累及同侧下肢,再波及对侧上肢及下肢。

1. 运动迟缓　随意运动减少,动作起始缓慢,做重复动作时的速度和幅度进行性降低。早期常因手指肌及臂肌的强直导致手指精细动作,如解系纽扣和系鞋带等动作缓慢,逐渐发展成全身性随意运动减少和迟缓,最终导致日常生活不能自理,不能自行翻身和起立等。写字时呈现"小字征"(micrographia);"面具脸"(masked face)表现为面容呆板,双眼凝视,瞬目减少;口、舌、腭及咽部等肌肉的运动迟缓导致语速变慢和语音低沉,严重时患者可出现明显的吞咽困难。

2. 静止性震颤　是因肢体的主动肌与拮抗肌节律性(每秒 4~6 次)交替收缩而引起,约为 2/3 患者的首发症状。多始于一侧上肢远端,静止时出现或明显,随意运动时减轻或停止,紧张或激动时加剧,入睡后消失。典型的表现是拇指与屈曲的食指间呈"搓丸样"动作,频率为 4~6Hz。少数患者可不出现震颤,部分患者可合并轻度的姿势性震颤。震颤逐渐扩展到同侧下肢及对侧上下肢,下颌、口唇、舌及头部一般最后受累,上肢的震颤常比下肢重。

3. 肌强直　系主动肌和拮抗肌的肌张力均匀增高所致,被动运动关节时,阻力增高始终保持一致性,类似弯曲软铅管的感觉,故称"铅管样强直";如患者合并震颤,则在肌张力增高的基础上伴有顿挫,如同齿轮在转动,称为"齿轮样强直"。颈部、躯干和四肢的肌强直可使患者出现特殊的屈曲体姿。随着疾病进展,姿势障碍逐渐加重,严重者头部前倾时下颌几乎着胸,腰部前弯几乎成为直角。严重的肌强直可引起肢体的疼痛。

4. 姿势平衡障碍　是帕金森病患者常见的运动症状,绝大多数患者在疾病的中晚期会出现严重的姿势平衡困难。在疾病早期,患者走路时患侧上肢摆臂幅度减小,下肢拖曳。随病情进展,上肢摆动可完全消失,步基变窄,步幅变小,呈小碎步,在启动和转弯时尤为明显,有时迈步后以极小的步伐越走越快,不能及时止步,称为"慌张步态"(festination)。有时行走中突然全身僵住,不能动弹,称为"冻结步态"(freezing of gait)。患者自坐位和卧位起立时困难,严重时完全需他人帮助。

(二)非运动症状

是常见和重要的临床征象,可以发生于运动症状出现之前多年或之后。

1. 感觉障碍 早期即可出现嗅觉减退,见于80%~90%帕金森病患者,常发生在运动症状出现之前;中晚期常有肢体麻木和疼痛等,约70%的患者出现颈部、脊柱旁、腰部及下肢肌肉乃至全身疼痛。

2. 睡眠障碍 十分常见,主要有失眠、快速眼动睡眠期行为异常(rapid eye movement sleep behavior disorder,RBD)和日间过度嗜睡(excessive daytime sleepiness,EDS)。有些患者可伴有不宁腿综合征的表现。

3. 自主神经功能障碍 临床常见,如流涎、便秘、多汗和溢脂性皮炎(油脂面)。在疾病后期,患者也可出现直立性低血压、排尿障碍和性功能减退等。

4. 精神和认知障碍 常见的症状包括抑郁和/或焦虑、情感淡漠、轻度认知障碍、痴呆、幻觉和妄想等。

三、实验室及其他检查

1. 血、脑脊液检查 常规均无异常,脑脊液中高香草酸的含量可降低。

2. 神经影像学 头颅CT或MRI检查无特征性改变。^{18}氟-多巴PET显像可显示多巴胺递质合成明显减少;^{125}I-β-CIT或^{99}mTc-TRODAT-1 PET/SPECT显像可显示多巴胺转运体显著减少,在疾病早期甚至亚临床期即出现降低;^{123}I-IBZM PET像可显示D$_2$多巴胺受体功能在早期为失神经超敏,后期为低敏。

3. 其他检查 嗅棒测试可发现早期患者出现嗅觉减退。经颅超声可通过耳前的听骨窗探测黑质回声,可以发现大多数帕金森病患者黑质回声增强。心脏间碘苯甲胍闪烁照相术可显示心脏交感神经元的功能,早期帕金森病患者摄取减少。

四、诊断与鉴别诊断

(一)诊断

根据《中国帕金森病的诊断标准》(2016版),依据患者中老年发病,缓慢进展性病程,必备运动迟缓及至少同时具备静止性震颤和肌强直中的一项,偏侧起病,对左旋多巴治疗敏感即可作出临床诊断。

1. 帕金森综合征(Parkinsonism) 诊断的确立是诊断帕金森病的先决条件。诊断帕金森综合征必备运动迟缓和至少存在静止性震颤和肌强直2项症状的1项,上述症状必须是显而易见的,且与其他干扰因素无关。对所有核心运动症状的检查必须按照统一帕金森病评定量表(unified Parkinson's disease rating scale,UPDRS)中所描述的方法进行。一旦患者被明确诊断存在帕金森综合征表现,可按照以下标准进行临床诊断。

(1)必备条件:①运动迟缓:启动或在持续运动中肢体运动幅度减小或速度缓慢;②至少存在下列1项:肌强直或静止性震颤。

(2)支持标准:①患者对多巴胺能药物的治疗具有明确且显著的疗效。在初始治疗期间,患者的功能可恢复或接近正常水平。在没有明确记录的情况下,初始治疗的显著应答可定义为以下两种：a. 药物剂量增加时症状显著改善，剂量减少时症状显著加重。以上改变可通过客观评分（治疗后 UPDRS-Ⅲ评分改善超过 30%）或主观描述（由患者或看护者提供的可靠而显著的病情改变）判断。b. 存在明确且显著的开/关期症状波动，并在某种程度上包括可预测的剂末现象。②出现左旋多巴诱导的异动症。③临床查体观察到单个肢体的静止性震颤（既往或本次检查）。④以下辅助检测阳性有助于特异性鉴别帕金森病与非典型性帕金森综合征：存在嗅觉减退或丧失，或头颅超声显示黑质异常高回声（>20mm²），或心脏间碘苄胍（MIBG）闪烁显像法显示心脏去交感神经支配。

（3）排除标准（不应存在下列情况）：①存在明确的小脑性共济失调，如小脑性步态、肢体共济失调或者小脑性眼动异常（持续的凝视诱发的眼震、巨大方波跳动、超节律扫视）；②出现向下的垂直性核上性凝视麻痹，或者向下的垂直性扫视选择性减慢；③在发病后 5 年内，患者被诊断为高度怀疑的行为变异型额颞叶痴呆或原发性进行性失语；④发病 3 年后仍局限于下肢的帕金森样症状；⑤多巴胺受体拮抗剂或多巴胺耗竭剂治疗诱导的帕金森综合征，其剂量和时程与药物性帕金森综合征一致；⑥尽管病情为中等严重程度[根据 MDS 统一帕金森病评定量表（MDS Unified-Parkinson Disease Rating Scale，MDSUPDRS），评定肌强直或运动迟缓的计分大于 2 分]，但患者对高剂量（不少于 600mg/d）左旋多巴治疗缺乏显著的治疗应答；⑦存在明确的皮质复合感觉丧失（如在主要感觉器官完整的情况下出现皮肤书写觉和实体辨别觉损害），以及存在明确的肢体观念运动性失用或进行性失语；⑧分子影像学检查突触前多巴胺能系统功能正常；⑨存在明确可导致帕金森综合征或疑似与患者症状相关的其他疾病，或者基于全面诊断评估，由专业评估医师判断其可能为其他综合征，而非帕金森病。

（4）警示征象（支持诊断其他疾病）：①发病后 5 年内出现快速进展的步态障碍，以至于需要经常使用轮椅；②运动症状或体征在发病后 5 年内或 5 年以上完全不进展，除非这种病情的稳定与治疗相关；③发病后 5 年内出现球部功能障碍，表现为严重的发音困难、构音障碍或吞咽困难（须进食较软的食物，或通过鼻胃管、胃造瘘进食）；④发病后 5 年内出现吸气性呼吸功能障碍，即在白天或夜间出现吸气性喘鸣或者频繁的吸气性叹息；⑤发病后 5 年内出现严重的自主神经功能障碍，包括：a. 直立性低血压，即在站起后 3 分钟内，收缩压下降至少 30mmHg 或舒张压下降至少 20mmHg，并排除脱水、药物或其他可能解释自主神经功能障碍的疾病；b. 发病后 5 年内出现严重的尿潴留或尿失禁（不包括女性长期存在的低容量压力性尿失禁），且不是简单的功能性尿失禁（如不能及时如厕），对于男性患者来说，尿潴留必须不是由前列腺疾病引起的，且伴发勃起障碍；⑥发病后 3 年内由于平衡障碍导致反复（>1 次/年）跌倒；⑦发病后 10 年内出现不成比例的颈部前倾或手足挛缩；⑧发病后 5 年内不出现任何一种常见的非运动症状，包括嗅觉减退、睡眠障碍（睡眠维持性失眠、日间过度嗜睡、快速眼动睡眠行为障碍）、自主神经功能障碍（便秘、日间尿急、症状性直立性低血压）、精神障碍（抑郁、焦虑、幻觉）；⑨出现其他原因不能解释的锥体束征；⑩起病或病程中表现为双侧对称性的帕金森综合征症状，没有任何侧别优势，且客观查体亦未观察到明显的侧别性。

临床确诊的帕金森病诊断需要具备：①不存在绝对排除标准；②至少存在 2 条支持标准；③没有警示征象（red flags）。

临床很可能的帕金森病诊断需要具备：①不符合绝对排除标准；②如果出现警示征象则需要通过支持标准来抵消：如果出现 1 条警示征象，必须有至少 1 条支持标准来抵消；如果出现 2 条警示征象，必须有至少 2 条支持标准来抵消；如果出现 2 条以上警示征象，则诊断不能成立。

2. 诊断流程

（1）根据该标准评估患者是否存在帕金森综合征。若否,则无法诊断为很可能的帕金森病,也不能诊断为临床确诊的帕金森病;若是,进入下一步评测。

（2）是否存在任何的绝对排除标准。若是,则不能诊断为很可能的帕金森病,也不能诊断为临床确诊的帕金森病;若否,进入下一步评测。

（3）记录出现的警示征象的数目。

（4）记录出现的支持标准的数目。

（5）是否存在 2 条支持标准且没有警示征象。若是,则符合临床确诊的帕金森病的诊断;若否,进入下一步评测。

（6）是否存在超过 2 条警示征象。若是,不能诊断为很可能的帕金森病;若否,进入下一步评测。

（7）是否警示征象数目等于或者少于支持标准的数目。若是,则符合很可能的帕金森病;若否,不能诊断为很可能的帕金森病。

（二）鉴别诊断

1. 帕金森症候群　为一组临床综合征,其中 80%~90% 为原发性帕金森病,其余可引起类似表现的疾病有:①各种继发性帕金森综合征,具有明确的病因,如感染、药物、毒物、血管性疾病和外伤等;②遗传变性型帕金森综合征,如常染色体显性遗传的路易体病、亨廷顿病及肝豆状核变性等;③帕金森叠加综合征,如进行性核上性麻痹、多系统萎缩-帕金森病型（多系统萎缩-P 型）和皮质基底节变性等,伴有其他征象,常以强直和少动为主,静止性震颤很少见,均双侧起病（除皮质基底节变性外）,对左旋多巴治疗不敏感。

2. 原发性震颤　姿势性或动作性震颤为唯一表现,无其他帕金森病的主征,如肌强直和运动迟缓,该病进展缓慢,因此通常只导致轻微的功能残疾。各年龄段均可发病,多数患者起病于中老年;1/3 有家族史,呈常染色体显性遗传;在累及单手或双手的同时,也常累及头部,表现为点头或者头部摇晃,双下肢一般不受累;少量饮酒或服用普萘洛尔后震颤可显著减轻。

3. 进行性核上性麻痹　特征性的临床表现为垂直性核上性眼肌麻痹,伴姿势不稳,易向后跌倒。除了眼球垂直运动障碍、帕金森症候群和早期平衡障碍以外,还有临床症状对称、躯干姿势呈伸展位、通常无震颤、无运动波动和异动症及复方左旋多巴疗效差等特征。

4. 多系统萎缩-P 型　具有类似帕金森病的表现,包括运动迟缓、肢体僵直、姿势性震颤及姿势平衡障碍,但静止性震颤少见,对复方左旋多巴反应差。除了具有帕金森症候群以外,自主神经功能障碍（如直立性低血压、无汗、括约肌功能紊乱及性功能障碍等）更明显,还表现为锥体束征或小脑征,病情进展快。

5. 肝豆状核变性　好发于青少年,*ATP7B* 基因致病变异导致血清铜蓝蛋白合成减少以及胆道排铜障碍,蓄积于体内的铜离子在肝、脑、肾和角膜等处沉积,引起进行性加重的肝硬化、锥体外系症状、精神症状、肾损害及角膜色素环等。

五、治疗

（一）中西医结合治疗思路

帕金森病诊断一经确诊立即开始治疗,其中药物治疗是主要的治疗方法。在早期阶段（Hoehn-Yahr 分级 1~2 期）,采用中药和西药治疗可以改善运动症状和非运动症状,尤其后者可出现在帕金森病早期并贯穿于疾病全程,有可能成为帕金森病早期神经保护治疗的黄金时间窗。在中期阶段（Hoehn-Yahr 3~4 期）,继续采用中西医结合的治疗方案,中医中药

笔记栏 🖉

可对抗西药治疗帕金森病引起的不良反应,具有增效减毒和减少用量的作用,可扬长避短和优势互补。在晚期阶段(Hoehn-Yahr 5 期),患者生活难以自理,采用中西医并重和多种疗法综合的治疗原则,如中医中药、西药控释剂、心理治疗、科学的护理和温馨的家庭环境;若需进行外科手术,中医中药可在围手术期和术后使用,旨在改善患者的全身功能,减少合并症及并发症的发生。

(二)西医治疗

据《中国帕金森病治疗指南(第四版)》,帕金森病的治疗原则包括:应对帕金森病的运动症状和非运动症状采取全面综合治疗;多学科治疗模式可更有效地治疗和管理帕金森病,为改善患者的症状和提高生活质量,带来更大的益处;治疗不仅要立足当前,更需长期全程管理,以达到长期获益。

1. 早期帕金森病的药物治疗　根据临床症状严重程度的不同,将 Hoehn-Yahr 1.0~2.5 期定义为早期帕金森病。早期帕金森病的疾病修饰治疗目的是既能延缓疾病的进展,又能改善患者的症状,但目前尚缺乏具有循证医学证据的疾病修饰作用的药物。目前临床上有多种可以有效改善帕金森病症状的药物,每一类药物都有各自的优势和劣势,在临床选择药物时应充分考虑到以患者为中心,根据个人情况进行药物选择和调整。

(1)抗胆碱能药:通过减少乙酰胆碱的含量而使其与多巴胺在低水平上保持相对平衡,从而改善症状。苯海索(benzhexol)用法:1~2mg,3 次/d。主要适用于有震颤的患者。对 60 岁以上的患者可能会导致认知功能下降,不建议对 60 岁以上的患者使用。闭角型青光眼及前列腺肥大患者禁用。

(2)金刚烷胺(amantadine):可能通过促进纹状体内多巴胺能神经末梢释放多巴胺,并加强中枢神经系统的多巴胺与儿茶酚胺的作用,增加神经元的多巴胺含量。用法:50~100mg,2~3 次/d,末次应在下午 4 时前服用。对少动、强直和震颤均有改善作用,对伴发异动症的患者可能有帮助(C 级证据)。副作用包括不宁、神志模糊、肢体远端网状青斑及踝部水肿等,均较少见。肾功能不全、癫痫、严重胃溃疡和肝病患者慎用,哺乳期妇女禁用。

(3)复方左旋多巴(苄丝肼左旋多巴、卡比多巴左旋多巴):直接补充多巴胺,至今仍是治疗帕金森病最有效的药物,对肢体僵硬、运动迟缓、震颤和步态姿势障碍均有较好的疗效。用法:初始用量 62.5~125mg,2~3 次/d,应在餐前 1 小时或餐后 1 个半小时服药。常释剂有多巴丝肼片和卡左双多巴控释片;控释剂有多巴丝肼液体动力平衡系统和卡左双多巴控释剂;水溶剂有弥散型多巴丝肼,适用于晨僵、餐后"关闭"状态和吞咽困难的患者;左旋多巴甲酯及左旋多巴乙酯适用于晚期伴发严重运动并发症的患者。周围性副作用包括恶心、呕吐和低血压,偶见心律失常;中枢性副作用包括症状波动、异动症和精神症状等。活动性消化道溃疡者慎用,闭角型青光眼和精神病患者禁用。

(4)多巴胺受体激动剂:是一类功能和结构上与多巴胺相似并可以直接作用于多巴胺受体的药物。分为麦角类和非麦角类。麦角类会导致心脏瓣膜病变和肺胸膜纤维化,不主张使用,培高利特已停用,国内有溴隐亭和α-二氢麦角隐亭。目前非麦角类多巴胺受体激动剂为首选药物,国内有吡贝地尔缓释片、普拉克索常释剂和缓释剂、罗匹尼罗和罗替戈汀,尤其用于早发型帕金森病患者病程初期,副作用与复方左旋多巴相似,不同之处是症状波动和异动症的发生率低,而直立性低血压、踝部水肿和精神异常的发生率较高。

(5)B 型单胺氧化酶(MAO-B)抑制剂:能阻止脑内多巴胺降解,增加多巴胺浓度。司来吉兰(selegiline)和雷沙吉兰(rasagiline)在早期单用可改善症状,随着疾病进展,MAO-B 抑制剂与复方左旋多巴合用可增强疗效,改善症状波动。胃溃疡者慎用,禁与 5-羟色胺再摄取抑制剂(SSRI)合用。

（6）儿茶酚-O-甲基转移酶（catechol-O-methyl transferase inhibitor,COMT）抑制剂：减少左旋多巴代谢为 3-氧位-甲基多巴,使左旋多巴的生物利用度增加,并增加了脑内可利用的左旋多巴的总量。在帕金森病早期,首选恩他卡朋双多巴片治疗不仅可以改善症状,且有可能预防或延迟运动并发症的发生;在疾病中晚期,当复方左旋多巴疗效减退时,可以添加恩托卡朋（entacapone）,须与复方左旋多巴同服,单用无效;或添加托卡朋（tolcapone）,可以单用。副作用有腹泻、头痛、多汗、口干、转氨酶升高及腹痛等。托卡朋可导致肝功能损害,须严密监测肝功能,尤其在用药前三个月。

推荐如下：

1）早发型帕金森病患者不伴智能减退,可有如下选择：①非麦角类多巴胺受体激动剂;②MAO-B 抑制剂;③复方左旋多巴;④恩他卡朋双多巴片;⑤金刚烷胺;⑥抗胆碱能药。伴智能减退者应选择复方左旋多巴。首选药物并非按照以上顺序,需根据不同患者的具体情况而选择不同的方案。若遵循欧美治疗指南,首选①方案,也可首选②方案,或可首选③方案;若因特殊工作之需,力求显著改善运动症状,则可首选③或④方案;也可小剂量应用①或②方案时,同时小剂量合用③方案;若考虑经济因素,对强直-少动型患者可首选⑤方案,对震颤型患者可首选⑥方案。

2）晚发型帕金森病患者或伴智能减退的早发型患者：一般首选复方左旋多巴治疗。在症状加重和疗效减退时,可添加多巴胺受体激动剂、MAO-B 抑制剂或 COMT 抑制剂治疗。抗胆碱能药有较多的不良反应,尽可能不用,尤其是老年男性患者。

2. 中晚期帕金森病的药物治疗　根据临床症状严重程度的不同,将 Hoehn-Yahr 3~5 期定义为中晚期帕金森病,尤其是晚期帕金森病的临床表现极其复杂,其中有疾病本身的进展,也有药物不良反应或运动并发症的因素参与。对中晚期帕金森病患者的治疗,既要继续力求改善运动症状,又要妥善处理运动并发症和非运动症状。

（1）运动症状及姿势平衡障碍的治疗：中晚期患者常出现姿势平衡障碍和冻结步态,容易跌倒,需增加在用药物的剂量或添加尚未使用的不同作用机制的抗帕金森病药物,可以根据症状特点（震颤还是强直、少动为突出）以及在用的多种药物中哪一药物的剂量相对偏低或治疗反应相对更敏感而增加剂量或添加药物。

（2）运动并发症的治疗：运动并发症（症状波动和异动症）常见于帕金森病中晚期,严重影响患者的生活质量,给治疗带来棘手的难题。通过提供持续性多巴胺能刺激（continuous dopaminergic stimulation,CDS）的药物或手段可以对运动并发症起到延缓和治疗的作用,调整服药次数、剂量或添加药物可能改善症状,手术治疗如脑深部电刺激（deep brain stimulation,DBS）亦有效。

症状波动的治疗：症状波动（motor fluctuation）主要有剂末现象（end of dose deterioration）和"开-关"现象（on-off phenomenon）等。剂末恶化,即一种通常可以预见的运动或非运动症状的再发,出现于下次预定给药之前,处理方法有：

（1）避免饮食（含蛋白质）对左旋多巴吸收及通过血脑屏障的影响,需在餐前 1 小时或餐后 1.5 小时服用复方左旋多巴,调整蛋白质饮食可能有效。

（2）不增加服用复方左旋多巴的每日总剂量,而适当增加每日服药次数,减少每次服药剂量（以仍能有效改善运动症状为前提）。

（3）复方左旋多巴由常释剂换用缓释片,以延长作用时间,更适宜在早期出现剂末恶化时使用,尤其是剂末恶化发生在夜间时的较佳选择,如新型的左旋多巴/卡比多巴缓释胶囊。

（4）加用对纹状体产生 CDS 的长半衰期多巴胺受体激动剂,如普拉克索和罗匹尼罗。

（5）加用对纹状体产生 CDS 的 COMT 抑制剂,如恩他卡朋和托卡朋。

（6）加用 MAO-B 抑制剂,如雷沙吉兰、司来吉兰和沙芬酰胺。

（7）腺苷 A2 受体拮抗剂伊曲茶碱对症状波动的治疗被评估为可能有效,临床可能有用。

（8）DBS 手术治疗症状波动有效。对开-关现象,指症状在突然缓解（"开期"）与加重（"关期"）之间波动,"开期"常伴异动症,"关期"变得突如其来不可预测,处理较为困难,方法有:①选用长半衰期的非麦角类多巴胺受体激动剂,如普拉克索、罗匹尼罗和罗替高汀;②对于口服药物无法改善的严重"关期"患者,可采用持续皮下注射阿扑吗啡,或进行左旋多巴肠凝胶灌注;③DBS 手术治疗。

异动症的治疗:异动症（abnormal involuntary movements,AIMs）又称为运动障碍（dyskinesia）。常表现为不自主的舞蹈样、肌张力障碍样动作,可累及头面部、四肢、躯干。异动症包括剂峰异动症（peak-dose dyskinesia）、双相异动症（biphasic dyskinesia）和肌张力障碍（dystonia）。对剂峰异动症的处理方法为:

（1）减少每次复方左旋多巴的剂量,若伴有剂末现象,可增加每日服用次数。

（2）若患者单用复方左旋多巴,可适当减少剂量,同时加用多巴胺受体激动剂或 COMT 抑制剂。

（3）加用金刚烷胺或金刚烷胺缓释片。

（4）加用非经典型抗精神病药,如氯氮平。

（5）若正在使用复方左旋多巴缓释片,则应换用常释剂,避免缓释片的累积效应。对双相异动症（包括剂初异动症和剂末异动症）的处理方法为:①若正在使用复方左旋多巴缓释片,应换用常释剂,最好换用水溶剂,可以有效缓解剂初异动症;②加用长半衰期的多巴胺受体激动剂,或加用延长左旋多巴血浆清除半衰期、增加曲线下面积（AUC）的 COMT 抑制剂,可以缓解剂末异动症,也可能有助于改善剂初异动症。肌张力障碍包括清晨肌张力障碍、关期肌张力障碍和开期肌张力障碍。对清晨肌张力障碍的处理方法为:①睡前加用复方左旋多巴缓释片或多巴胺受体激动剂;②也可在起床前服用复方左旋多巴水溶剂或常释剂。对"关"期肌张力障碍的处理方法为:①增加复方左旋多巴的剂量或次数;②加用多巴胺受体激动剂、COMT 抑制剂或 MAO-B 抑制剂。对"开"期肌张力障碍的处理方法为:①与剂峰异动症的处理方法基本相同;②若调整药物治疗无效时,可在肌电图引导下行肉毒毒素注射治疗。对于某些药物难治性异动症的处理方法为:可以使用左旋多巴/卡比多巴肠凝胶制剂,DBS 手术治疗可获裨益,也可使用阿扑吗啡皮下注射。

3. 非运动症状的治疗 主要包括睡眠障碍、感觉障碍、自主神经功能障碍和精神及认知障碍。

（1）睡眠障碍的治疗:失眠和睡眠片段化是最常见的睡眠障碍,首先要排除可能影响夜间睡眠的抗帕金森病药物,如司来吉兰和金刚烷胺。若与药物无关则多数与帕金森病夜间运动症状有关,也可能是原发性疾病所致。若与患者的夜间运动症状有关,主要是多巴胺能药物的夜间血药浓度过低,因此加用多巴胺受体激动剂（尤其是缓释片）、复方左旋多巴缓释片和 COMT 抑制剂能够改善患者的睡眠质量。约 50% 或以上的帕金森病患者伴有 RBD,对 RBD 的处理首先是防护,发作频繁时可在睡前给予褪黑素或氯硝西泮,氯硝西泮有增加跌倒的风险,一般不作为首选。若伴 EDS,要考虑是否存在夜间的睡眠障碍,RBD 和失眠患者常合并 EDS,此外也与抗帕金森病药物,如多巴胺受体激动剂或复方左旋多巴的应用有关。如果患者在每次服药后出现嗜睡,提示药物过量,适当减小剂量有助于改善 EDS;如果不能改善,考虑换用另一种多巴胺受体激动剂或者可将复方左旋多巴缓释片替代常释剂,可能得到改善;也可尝试使用司来吉兰。对顽固性 EDS 患者可以使用精神兴奋剂莫达非尼。治疗

RLS 优先推荐多巴胺受体激动剂,在入睡前 2 小时内服用多巴胺受体激动剂,如普拉克索、罗匹尼罗和罗替高汀,或服用复方左旋多巴也可奏效。

(2) 感觉障碍的治疗:目前尚缺乏有效改善嗅觉障碍的措施。疼痛治疗的第一步是优化多巴胺能药物治疗方案;若疗效不佳,可能由其他共病或原因引起,应予以相应的治疗,如非阿片类(对乙酰氨基酚和非甾体抗炎药)和阿片类镇痛剂(羟考酮)、抗惊厥药(普瑞巴林和加巴喷丁)和抗抑郁药(度洛西汀)。通常采用非阿片类和阿片类镇痛剂治疗肌肉和骨骼疼痛,采用抗惊厥药和抗抑郁药治疗神经痛。

(3) 自主神经功能障碍的治疗:对于帕金森病患者的便秘,应摄入足够的液体、水果、蔬菜、纤维素或其他温和的导泻药,如乳果糖(lactulose)、龙荟丸和大黄片等,能改善便秘;也可加用胃肠动力药,如多潘立酮和莫沙必利等;以及增加运动。需要停用抗胆碱能药。对泌尿障碍中的尿频、尿急和急迫性尿失禁,可采用外周抗胆碱能药,如奥昔布宁(oxybutynin)、溴丙胺太林(propantheline)、托特罗定(tolterodine)和莨菪碱(hyoscyamine)等;对逼尿肌无反射者则给予胆碱能制剂(但需慎用,因会加重帕金森病的运动症状);若出现尿潴留,应采取间歇性清洁导尿,若由前列腺增生肥大引起,严重者必要时可行手术治疗。直立性低血压患者应增加盐和水的摄入量;睡眠时抬高头位,不要平卧;穿弹力裤;不要快速地从卧位或坐位起立;采用 α 肾上腺素受体激动剂米多君(midodrine)治疗,也可采用屈昔多巴和选择性外周多巴胺受体拮抗剂多潘立酮。

(4) 精神及认知障碍的治疗:包括抑郁、焦虑、幻觉、妄想、轻度认知障碍及痴呆。首先需要甄别上述症状是由抗帕金森病药物诱发,还是由疾病本身导致。若为前者所致,则需根据诱发的概率而依次逐减或停用如下抗帕金森病药物:抗胆碱能药、金刚烷胺、MAO-B 抑制剂及多巴胺受体激动剂;若仍有必要,最后减少复方左旋多巴的剂量,但要警惕可能带来的帕金森病运动症状加重的后果。如果药物调整效果不理想,则提示可能由后者所致,就要考虑对症用药。抑郁的治疗策略包括心理咨询、药物干预和重复经颅磁刺激(repetitive transcranial magnetic stimulation,rTMS),当抑郁影响生活质量和日常生活时,可加用多巴胺受体激动剂、抗抑郁药物,包括 5-羟色胺选择性再摄取抑制剂(SSRI)、5-羟色胺去甲肾上腺素再摄取抑制剂(SNRI)或三环类抗抑郁药。但需要注意的是,三环类抗抑郁药导致胆碱能不良反应和心律失常,不建议用于认知受损的老年患者;SSRI 在某些患者中偶尔会加重运动症状;西酞普兰日剂量 20mg 以上可能在老年人中引起长 QT 间期,需谨慎使用。目前关于帕金森病伴发焦虑的研究较少,常见的治疗方式包括抗抑郁药物和心理治疗等;对于帕金森病伴发淡漠的治疗也缺乏证据充分的药物,多巴胺受体激动剂类药物吡贝地尔和胆碱酯酶抑制剂利伐斯的明(rivastigmine)可能有用。对于视幻觉,首先要排除可能诱发其出现的抗帕金森病药物,尤其是抗胆碱能药、金刚烷胺和多巴胺受体激动剂。若排除了药物诱发因素后,多推荐选用喹硫平或氯氮平,后者会有 1% ~ 2% 的概率导致粒细胞缺乏,故需严密监测血细胞计数。对于易激惹状态,劳拉西泮(lorazepam)和地西泮很有效。所有的精神类药物都不推荐用于伴发痴呆的帕金森病患者。对于轻度认知障碍和痴呆,首先需排除可能影响认知的抗帕金森病药物,如抗胆碱能药物苯海索,如能排除则可应用胆碱酯酶抑制剂,如利伐斯的明(rivastigmine)、多奈哌齐(donepezil)和加兰他敏(galantamine)。

4. 手术治疗　帕金森病早期对药物治疗效果显著,但随着疾病的进展,药物疗效明显减退,或并发严重的症状波动或异动症,这时可以考虑手术治疗。手术方法主要有神经核毁损术和 DBS。DBS 因其相对无创、安全和可调控性而成为目前主要的手术选择。

5. 康复与运动治疗　康复与运动疗法对帕金森病的运动和非运动症状的改善乃至对

延缓病程进展可能都有一定的帮助,特别是帕金森病患者多存在语言和/或吞咽障碍以及步态和姿势平衡障碍等轴性症状,药物对这些症状疗效甚微,但是患者可以从康复和运动疗法中获益。因此,康复治疗建议应用于帕金森病患者的全病程。临床上,可以根据不同的运动障碍进行相应的康复或运动训练,如健走、太极拳、瑜伽、舞蹈、有氧运动和抗阻训练等。需要注意的是,在进行康复和运动治疗时,安全是第一位。另外,需要针对不同患者的特点制订个体化和适应性康复和运动训练计划;同时需要确保长期依从性。若能每日坚持,则有助于提高患者的生活自理能力,改善运动功能,并能延长药物的有效期。

6. 心理干预　对帕金森病患者的神经-精神症状应予有效的心理干预治疗,与药物应用并重,以减轻躯体症状,改善心理和精神状态,达到更好的治疗效果。

(三)中医治疗

1. 肝风内动证

症状:头摇肢颤,不能自主,活动迟缓,项背僵直,眩晕头胀,面红,口苦口干,易怒,腰膝酸软,舌红,苔薄黄,脉弦细。

治法:育阴潜阳,舒筋止颤。

代表方:六味地黄丸合天麻钩藤饮加减,或滋生青阳汤加减。肝火偏盛,焦虑心烦者,加龙胆草、夏枯草;痰多者加竹沥、天竺黄以清热化痰;肾阴不足,虚火上扰,眩晕耳鸣者,加知母、黄柏、牡丹皮;心烦失眠者,加炒枣仁、柏子仁、丹参养血补心安神;颤动不止者,加僵蚕、全蝎,增强息风活络止颤之力。

2. 痰瘀阻络证

症状:肢摇头颤,活动迟缓,筋脉拘紧,反应迟钝,动作笨拙,言语謇涩,心悸胸闷,嗳气腹满,皮脂外溢,口中黏腻流涎,口渴不欲饮,舌质淡或暗,苔白或腻,脉沉细或弦。

治法:化痰祛瘀,息风通络。

方剂:温胆汤合补阳还五汤加减。若痰热动风,用导痰汤加减。痰湿内聚,证见胸闷恶心,咯吐痰涎,苔厚腻,脉滑者,加煨皂角、白芥子以燥湿豁痰;震颤较重者,加珍珠母、生石决明、全蝎;心烦易怒者,加天竺黄、牡丹皮、郁金;胸闷脘痞者,加瓜蒌皮、厚朴、苍术;肌肤麻木不仁者,加地龙、丝瓜络、竹沥;神识呆滞者,加石菖蒲、远志。

3. 气血两虚证

症状:头摇肢颤,四肢无力,少气懒言,少动显著,眩晕,心悸,纳呆,乏力,畏寒肢冷,汗出,溲便失常,舌体胖大,苔薄白滑,脉沉濡无力或沉细。

治法:益气养血,平肝柔筋。

方剂:定振汤加减,或人参养荣汤加减。若气虚运化无力,湿聚成痰,应化痰通络止颤,加半夏、白芥子、胆南星;若血虚心神失养,心悸,失眠,健忘,加炒枣仁、柏子仁;若气虚血滞,肢体颤抖,疼痛麻木,加鸡血藤、丹参、桃仁、红花。

4. 肝肾阴虚证

症状:活动迟缓,四肢拘急僵直或出现震颤,行动笨拙,头晕目眩,耳鸣,腰膝酸软,五心烦热,大便秘结,舌红苔少,脉弦细。

治法:滋补肝肾。

代表方:杞菊地黄丸加减。若阴虚风动,用大定风珠加减。若肝风甚,肢体颤抖、眩晕较著,加天麻、全蝎、石决明;若阴虚火旺,兼见五心烦热,躁动失眠,便秘溲赤,加黄柏、知母、丹皮、玄参;若肢体麻木,拘急强直,加木瓜、僵蚕、地龙,重用白芍、甘草以舒筋缓急。

5. 阴阳两虚证

症状:表情呆板,肢体或头部震颤日久,项背僵直,或肢体拘痉,言语謇涩,失眠健忘,汗出畏寒,体倦肢冷,或腰酸腿痛,阳痿遗精,溲少便溏,舌质淡红或淡暗,舌苔薄白,脉沉细。

治法:温肾助阳,温煦经脉。

代表方剂:地黄饮子加减。若髓海不足,用龟鹿二仙膏加减。若大便稀溏,加干姜、肉豆蔻温中健脾;若尿多清长,可加补骨脂、益智仁以温固下元;若心悸,加远志、柏子仁养心安神。

（四）临证要点

1. 重视滋补肝脾肾　僵直少动为主要表现的帕金森病患者,属中医"拘病"的范畴,主要病机是肝脾肾阴虚,精血不足,脑髓失充,神机失用,肌肉筋脉肢体失荣,治以滋脾养阴、滋补肝肾为主,是治本关键,可选用国医大师张志远先生验方,养脾阴止颤方(石斛、山药、白芍、紫河车、肉苁蓉、前胡、葛根、木瓜、伸筋草、甘草)加减。

2. 重视平肝息风　帕金森病以震颤为主要表现者,属中医"颤病"范畴,主要病机是肝脾肾阴虚、精血不足,水不涵木、肝风内动,脑神被扰和/或脑髓不足,肌肉筋脉肢体失主和/或失荣,治以滋脾养阴、滋补肝肾、息风止颤为主,前方加天麻钩藤饮化裁,常用药物如珍珠母、生龙骨、生牡蛎、钩藤、羚羊角粉、天麻、刺蒺藜、龟板、僵蚕。

3. 重视通调腑气　帕金森病患者多伴有较顽固的便秘,中医药辨证治疗有其优势,腑气一通,则浊气可降,清气得升,脑窍清利,临床症状也可改善。随证选用麻仁丸、龙荟丸、大黄片、番泻叶等。

六、预后

帕金森病病因尚不明确,目前无有效的预防措施阻止疾病的发生或延缓其进展。临床上常采用 Hoehn-Yahr 分期评价病情严重程度,对运动症状及其疗效的评判常采用 UPDRS。多数患者在疾病的前几年可继续工作,但数年后逐渐出现活动困难,至疾病晚期,由于全身僵硬和活动能力丧失而不能起床,最后常死于肺炎等各种并发症。

七、预防与调护

忌食辛辣刺激、肥甘厚腻之品,忌烟酒。多吃新鲜蔬菜、水果,多食瓜子、杏仁和芝麻等。

科学的护理对有效控制病情和改善症状起到一定的辅助作用,同时更能够有效地防止误吸或跌倒等意外事件的发生。

应针对运动症状和非运动症状进行综合护理,包括药物护理、饮食护理、心理护理及康复训练。

向患者普及药物的用法和注意事项等,从而有利于规范药物使用,避免药物不良反应的发生。

制订针对性饮食方案,改善患者的营养状况和便秘等症状;及时评估患者的心理状态,予以积极引导,调节患者的负面情绪,提高生活质量。

与家属配合,督促患者进行康复训练,以维持良好的运动功能,提高生活自理能力。

第六节　癫　痫

癫痫发作(epileptic seizure)是一种短暂发作的临床现象,由脑部神经元异常过度或同步化活动所致,由不同体征和/或症状组成。癫痫(epilepsy)是指表现为反复癫痫发作的慢性脑部疾病,其特点是患者脑部存在能导致癫痫反复发作的易感性,有一次以上非诱发性(或反射性)的癫痫发作,以及由于这种发作所引起的神经生化、认知和心理后果。癫痫综合征是指由特殊的病因和发病机制、特定的症状和体征组成的特定癫痫现象。癫痫是临床上最常见的神经系统疾病之一,流行病学调查显示,活动性癫痫的平均患病率为 7.2‰,全球有5 000 多万癫痫患者,我国患者近千万,每年新发患者 40 万~60 万。

本病与中医学的"痫证"相似,又称"癫痫""羊痫风"。

一、病因病理

(一)西医病因病理

1. 病因及发病机制　癫痫的病因主要有六大类,每名患者可以有单个或多个病因。①遗传性:由已知或推定的基因突变所致,如良性家族性新生儿惊厥突变基因包括位于20 号染色体长臂 13.3 的钾通道基因 Q(KCNQ2)和 8 号染色体的 KCNQ3 基因;Dravet 综合征亦称婴儿严重肌阵挛性癫痫,70%~80% 的患者有钠通道 α1 亚单位基因(SCN1A)异常;常染色体显性遗传疾病夜间额叶癫痫多与编码烟碱型乙酰胆碱受体亚基基因的突变有关。②结构性:结构影像可见异常,如某些获得性疾病,如颅脑肿瘤、脑血管病、脑外伤、中枢神经系统感染、脑部手术和神经系统变性疾病;或遗传性疾病,如多种皮质发育畸形。③感染性:有时与结构性疾病相关,如脑囊尾蚴病、结核病、艾滋病、疟疾、亚急性硬化性全脑炎、脑弓形虫病和先天性感染如寨卡病毒和巨细胞病毒,包括感染后发展为癫痫,如病毒性脑炎急性期后的癫痫发作,但不包括急性感染,如脑膜炎或脑炎所致的癫痫发作。④免疫性:儿童或成人有自身免疫介导的中枢神经系统炎症的证据,自身免疫性脑炎,如抗 N-甲基-D-天冬氨酸受体脑炎和抗富亮氨酸胶质瘤失活蛋白 1(LGI1)抗体相关脑炎。⑤代谢性:指被明确界定的代谢缺陷的临床表型或全身生化改变,如卟啉病、尿毒症脑病、氨基酸代谢缺陷症或吡哆醇依赖的癫痫发作,神经性遗传性代谢病,如脑内表皮样囊肿、婴儿蜡样脂褐质累积病、Ⅱ型唾液酸苷酶累积病、溶酶体贮积病及黑矇性痴呆;⑥未知病因:其致病的核心机制可能存在遗传缺陷基础,也可能是某种尚未被认识的独立疾病的结果。

癫痫的发病机制仍不清楚,但一些重要发病环节已为我们所知。目前存在以下主要学说:①离子通道学说:神经元高度同步化异常放电是产生癫痫的基础,而异常放电的原因系离子异常跨膜运动所致,其发生与离子通道结构和功能异常有关。调控离子通道的神经递质或调质功能障碍又是引起离子通道功能异常的重要原因,离子通道蛋白和神经递质多数是以 DNA 为模板的基因表型产物,因而,其异常往往与基因表达异常有关。②脑网络异常学说:疾病会引起神经元坏死,坏死后病灶内残存的神经元、新生神经元及增生的胶质细胞将形成新的异常网络。当这种网络有利于癫痫形成并传播时就会导致癫痫的发生,而每一次癫痫发作,都有可能引起新神经元坏死,坏死区域残存的神经元、新生神经元及胶质细胞又会形成新的网络,加剧癫痫的发生,成为新癫痫发作的病因,形成导致癫痫反复发作的恶性循环。不同类型癫痫发作的可能机制为:当脑网络中一个点发生异常的癫痫放电,很快会波及整个网络,如果这个网络连接双侧半球,则导致全面性起源,如果这个网络局限于一侧大脑半球,则为局灶性起源。

2. 神经病理和癫痫发作　正常人可因电刺激或化学刺激而诱发癫痫发作。因此,正常脑组织可能具有产生癫痫发作的解剖-生理基础,可受各种刺激而触发。在癫痫灶中,一组病态神经元异常过度放电,并能导致其周围以及远处的许多神经元产生同步放电,但单个神经元异常放电并不足以引起临床上的癫痫发作,只有当这种神经元异常放电进入局部脑网络中,受到网络内兴奋性神经元的增益、放大及累积到一定程度并可通过脑电图记录时,才表现为脑电图上的痫性放电;当电流增加到足以冲破脑的抑制功能,或脑对其抑制作用减弱时,电流就会沿着"电阻"最小的径路扩布,引起临床上的癫痫发作。

(二)中医病因病机

癫痫的发生多因先天因素,如遗传、妊娠失调、胎儿禀赋不足,后天因素如外感六淫,情志、饮食、外伤、脑患他病等,使脏腑功能失调,尤与肝、脾、肾关系密切,偶遇诱因触动,则气机逆乱,扰乱脑髓神机所致,诸因亦可直接犯脑,脑髓神机失控而发病。

1. 发作期　先天、后天因素致脏腑功能失调,脏气不平,气机逆乱,扰乱脑髓神机,风、火、痰、瘀迷蒙脑窍则神昏跌仆,引动肝风则抽搐。若逆气不散,癫痫可持续发作,甚者危及脑髓神机、或脏腑衰竭而死亡。

2. 休止期　由于逆气暂时消散,癫痫停止发作,因病情轻重不同,重者休止数日甚至按时或分计算,轻者休止数月及至逾年。但由于病因未除,且脏腑、经络、气血的功能未完全恢复,遇触发因素癫痫可能随时再次发作。

3. 恢复期　癫痫停止发作3年或以上。致病因素已除,脏腑、经络、气血功能正常,逆气不再产生,若无特殊原因,一般不会再次发作,疾病痊愈。

4. 复发病机　若突受惊恐或其他精神刺激,感染时疫瘟毒,颅脑受伤,饮食不节,过劳,或月经初潮等,则可能破坏脏腑、经络、气血的平衡,产生逆气,使癫痫复发。若病情迁延,必致脏腑愈虚,肝风愈加难息,痰浊瘀血愈结愈深,脑神更不得养,即使去除病因,但脏腑、经络、气血功能受到严重影响,已经不可能恢复,终成痼疾。

综上,本病病位在脑,与肝、脾、肾关系密切,其基本病机为气机逆乱,脑髓神机失控。病理因素主要涉及风、火、痰、瘀,其中尤以痰邪作祟最为重要。

二、临床表现

癫痫的临床发作有两个主要特征:①共性:是所有癫痫发作都有的共同特征,即发作性、短暂性、重复性和刻板性。②个性:即不同类型的癫痫所具有的特征,是一种类型的癫痫区别于另一种类型的主要依据,也是与非痫性发作鉴别的依据。癫痫发作的分类依据是发作时的临床表现、脑电图及神经影像学特征;癫痫综合征的分类则是基于癫痫发作类型、脑电图和神经影像资料等信息。2017年国际抗癫痫联盟(International League Against Epilepsy,ILAE)推出了新的癫痫发作及癫痫分类,这是继1981年ILAE经典的癫痫发作分类体系,1989年ILAE癫痫综合征分类以及2001年更新的癫痫发作分类后的再次更新。新的分类并未给分类系统带来根本性变化,其基本内容一直沿用至今,但在癫痫发作的命名上具有更大的灵活性和透明度。

1. 癫痫发作的分类　2017年ILAE癫痫发作分类的基本框架分为三步,①起源分类:根据最初的临床症状,结合脑电图和神经影像学资料,至少有80%的把握时,判定发作是局灶性起源还是全面性起源,否则归于未知起源。②强调知觉的保留与否。知觉清楚是指患者发作时知道周围发生的事,而非患者能否回忆自己有无发生过癫痫。局灶性起源的癫痫发作中也可根据知觉分类,但不是必须,如不详则可不进行描述;而对于全面性起源的癫痫发作无须描述,因为大部分全面性起源的发作伴有知觉障碍。强调"知觉"的原因主要在于其对治疗的影响,有无知觉障碍可帮助临床医师决定患者能否开车和进行高空作业等活动。③区分运动性和非运动性表现的发作:除行为终止(behavior arrest)外,应根据最初的症状判断运动和非运动症状发作。对于不明起源的癫痫发作,也可以根据运动或非运动症状进一步描述,只有当临床资料极度缺乏时,才能归为无法分类的癫痫发作。

(1)局灶性起源

1)局灶性运动性发作:除具有癫痫的共性外,发作时意识障碍或保留,若意识保留则能复述发作的具体细节。表现为身体的某一局部发生不自主抽动,多见于一侧眼睑、口角、手或足趾,也可涉及一侧面部或肢体,严重者发作后可留下短暂性肢体瘫痪,称为托德瘫痪(Todd paralysis)。异常运动从局部开始,沿皮层功能区移动,如从手指-腕部-前臂-肘-肩-口角-面部逐渐发展,称为杰克逊(癫痫)发作(Jackson epileptic seizure)。

2)局灶性感觉性发作:表现为一侧面部、肢体或躯干的麻木或刺痛;眩晕性发作表现为坠落感、漂动感或水平/垂直运动感;偶尔可出现本体感觉或空间知觉障碍性发作,出现虚幻的肢体运动感。特殊感觉性发作则出现味、嗅、听和视幻觉。自主神经性发作表现为上腹不适、恶心、呕吐、面色苍白、出汗、竖毛和瞳孔散大等。认知和精神症状性发作表现为各种类型的遗忘症、情感异常和错觉等。

3)自动症(automatism):发作时患者对外界环境有一定的适应性和协调性,但发作后不能或部分不能回忆发作的细节。意识障碍和看起来有目的、但实际上没有目的的发作性行为异常是自动症的主要特征。

4)局灶性进展为双侧强直-阵挛性发作:先出现局灶性发作,随之出现强直-阵挛性发作。

(2)全面性起源

1)全身强直-阵挛性发作:除癫痫发作的共性外,意识丧失、双侧强直后紧跟有阵挛的序列活动是其主要临床特征。可由部分性发作演变而来,也可一起病即表现为全身强直-阵挛性发作。早期出现意识丧失,随后可跌倒;随后的发作可分为强直期、阵挛期和发作后期。从发作到意识恢复约为5~15分钟。

2)强直性发作:多见于有弥漫性脑部损伤的患者,表现为局部或全身的骨骼肌强烈而持续性地收缩,可将患者固定于某一体位,如颈肌受累出现强制性屈颈或伸颈;眼肌受累出现两眼上翻;肢带肌受累出现耸肩、抬腿和举手等;全身肌肉受累可出现抱头、屈髋和伸腿。常伴有明显的自主神经症状,如面色苍白。

3)阵挛性发作:主要见于新生儿和婴儿,首先有意识丧失,随后出现双侧肌阵挛,类似全身强直-阵挛性发作中阵挛期的表现,但很少有自主神经症状。

4)肌阵挛性发作:是一种突发的、短暂的和触电样的发作,由于肌肉收缩或运动抑制产生的不自主运动,前者称为正性肌阵挛,后者称为负性肌阵挛。

5)失张力发作:表现为肌张力突然丧失,可致患者跌倒。局限性肌张力丧失可仅引起患者头或肢体下垂。

6)失神发作:属非运动性发作,突然发生和迅速终止的意识丧失是失神发作的特征。①典型失神发作:表现为活动突然停止,发呆、呼之不应和手中物体落地,部分患者可机械重复原有的简单动作,每次发作持续数秒钟,每天可发作数十甚至上百次。发作后立即清醒,无明显不适,可继续先前的活动,醒后不能回忆。②不典型失神发作:起始和终止均较典型失神发作缓慢,除意识丧失外,常伴肌张力降低,偶有肌阵挛。③伴失神的眼肌阵挛性发作:失神表现为发作性意识丧失,眼肌痉挛的典型表现为眼睑肌强直性收缩,眼半开半闭。

2. 癫痫综合征 2001 年和 2017 年 ILAE 提出的癫痫综合征主要如下：

（1）特发性全面性癫痫：属于全面性癫痫，其中特发性指未发现明确病因，考虑与基因相关。特发性全面性癫痫特指四类癫痫综合征：儿童失神癫痫、青少年失神癫痫、青少年肌阵挛性癫痫和单独的全面性强直阵挛癫痫。

（2）自限性局灶性癫痫：多儿童期起病，最常见的是伴有中央颞区棘波的儿童良性癫痫，其他包括自限性儿童枕叶癫痫、自限性额叶癫痫、自限性颞叶癫痫和自限性顶叶癫痫等。

（3）家族性颞叶癫痫：系常染色体显性遗传，外显率为 60%。多发生在青少年或成年早期，部分患者有热性惊厥史或热性惊厥家族史。临床表现为颞叶起源的部分性发作，少数表现为全身强直-阵挛性发作的患者脑电图提示局灶性起源的痫性放电，头颅 MRI 多数无异常，也没有海马硬化，少数患者有轻度脑室扩大，部分患者有弥漫性点状 T_2 加权像高信号。治疗以药物为主，卡马西平、苯妥英钠和丙戊酸钠均有效，可酌情选用。

（4）具不同病灶的家族性部分性癫痫：表现为不同家庭成员的部分性癫痫起源于不同皮质的特征。平均发病年龄为 13 岁（2 个月~43 岁）。呈常染色体显性遗传，外显率为62%，连锁分析证实其与 2 号染色体长臂和 22 号染色体 q11~q12 区域有关。发作可起于额叶、颞叶、顶叶或枕叶。额叶和颞叶是最常受累的区域，因此，患者几乎都表现为单纯或复杂的部分性发作。单纯部分性发作可有提示发作起源于颞叶的精神症状和口咽部感觉异常，60%~86% 的患者继发全身强直-阵挛性发作。神经系统查体和影像检查均可正常，脑电图显示 50%~60% 的患者有发作间期痫性放电，在睡眠中更易记录到。此癫痫综合征属良性癫痫，85%~96% 的患者对传统抗癫痫药反应良好，广谱抗癫痫药丙戊酸钠可能更有效。

（5）婴儿游走性部分性发作：发病年龄 13 天~7 个月，1~10 个月达到高峰。发作早期表现为运动和自主神经症状，包括呼吸暂停、发绀和面部潮红；后期发作多样化，表现为双眼斜视伴眼肌痉挛、眼睑颤搐、肢体痉挛、咀嚼运动、呼吸暂停、脸红和流涎等，肌阵挛罕见，也可出现继发性全身发作，在两次发作之间，婴儿无精打采、嗜睡、流涎和不能吞咽。

（6）惊吓性癫痫：归于反射性癫痫中。主要特征是由某种突然的、没有预料到的、通常是某种声音引起的发作，表现为惊跳，随后有短暂的、通常不对称的强直，很多患者出现跌倒，也可有阵挛，发作频繁，持续时间少于 30 秒。治疗困难，卡马西平能改善单侧体征及局限性神经功能损伤和局限性脑电图异常患者的发作，拉莫三嗪和氯硝西泮也有部分疗效，有报道手术能控制伴有轻偏瘫的惊吓性发作。

3. 难治性和耐药性癫痫 癫痫总体预后良好，80% 左右的癫痫发作能得到控制。通过 3~5 年的治疗，多数患者在药物减量或停药后终身不再发病。但仍有 20% 左右的癫痫患者对目前的治疗无效，这部分癫痫称为难治性癫痫。广义的难治性癫痫是指采用目前所有的治疗方法，如药物、手术和迷走神经刺激术"仍不能阻止其继续发作的癫痫"或"与治疗前比较发作没有明显减少的癫痫"；狭义的难治性癫痫是指耐药性癫痫。广义的耐药性癫痫是指采用目前的抗癫痫药仍不能完全控制其发作的癫痫；狭义的耐药性癫痫是指采用一线抗癫痫药（卡马西平、苯妥英钠、丙戊酸钠和苯巴比妥等）不能完全控制其发作的癫痫。为了反映癫痫用药后控制的难易程度，主张对其进行分级管理，Ⅰ级：2 种抗癫痫药治疗无效；Ⅱ级：3种抗癫痫药治疗无效；Ⅲ级：4 种抗癫痫药治疗无效；Ⅳ级：4 种以上抗癫痫药治疗无效。

4. 癫痫持续状态（status epilepticus，SE） 传统定义是指"癫痫全身性发作在两次发作间期意识不清楚，单次发作持续 30 分钟或在短时间内频繁发作"。新的定义为"超过大多数这种发作类型患者的发作持续时间，发作仍然没有停止的临床征象，或反复的癫痫发作，在发作间期中枢神经系统的功能没有恢复到正常基线"。若无法确定发作持续时间则"一次发作超过 5 分钟就是 SE"。传统分类,根据临床和脑电图表现,将有明显运动症状的称为惊厥性 SE;表现为发作性精神行为异常、感觉异常、自主神经功能紊乱及意识障碍者称为非惊厥性 SE。常见的原因是不恰当地停用抗癫痫药物,或因急性脑病、脑卒中、脑炎、外伤、肿瘤和药物中毒等引起,个别原因不明。不规范抗癫痫治疗、感染、精神因素、过度疲劳、妊娠、分娩、饮酒等均是诱因。

全面性惊厥性癫痫持续状态(generalized convulsive status epilepticus,GCSE)是最严重的类型,病死率高,表现为反复出现癫痫强直-阵挛性发作,在发作间歇期意识不恢复,或一次发作持续 5 分钟以上,且脑电图上有持续性痫样放电。

三、实验室及其他检查

1. 脑电图　脑电图(electroencephalography),包括 24 小时长程脑电监测和视频脑电图,是诊断癫痫的最重要的辅助检查。癫痫脑电图的典型表现是棘波、尖波、棘-慢或尖-慢复合波。失神发作的脑电图典型表现为 3Hz 的棘-慢波;婴儿痉挛症(又称 West 综合征)表现为无规律性的高幅慢波,混有少量棘波;局灶性痫样放电多提示为部分性发作;广泛性痫样放电则多为全身性发作。常规头皮脑电图仅能记录到 49.5% 的患者存在痫性放电,重复 3 次可将阳性率提高到 52%,采用过度换气和闪光刺激等诱导方法还可进一步提高脑电图的阳性率,但仍有部分癫痫患者尽管多次进行脑电检查却始终正常。由于在部分正常人中偶尔也可记录到痫样放电,因此,不能单纯依据脑电活动正常与否来确定或否定癫痫的诊断。

2. 影像学检查　头颅 MRI 最常用。ILAE 建议,对于局灶起源的发作、婴儿或成年起病、神经系统检查或神经心理检查提示局灶性病变、一线抗癫痫药物治疗失败或发作形式改变的患者,必须进行头颅 MRI 检查,以除外脑部器质性病变。头颅 CT 对结节性硬化和 Sturger-Weber 综合征的颅内钙化灶较为敏感。其他如磁共振波谱成像(magnetic resonance spectroscopy,MRS)、功能 MRI、SPECT 和 PET 等也有一定价值。

四、诊断与鉴别诊断

(一)诊断

癫痫诊断需遵循 6 个诊断要点或原则:①癫痫的诊断是否成立:病史是诊断癫痫的主要依据,脑电图上的痫样放电和神经影像学资料是癫痫重要的诊断佐证,同时需除外鉴别诊断中其他非癫痫性发作性疾病。癫痫诊断是临床诊断,包括至少两次非诱发(或反射性)发作,两次发作相隔 24 小时以上;或在未来的 10 年中,一次非诱发(或反射性)发作和未来发作的可能性与两次非诱发发作后再发的风险相当(至少 60%,即先前的脑损伤,脑电图提示癫痫样异常,头颅影像检查提示结构性损害和夜间发作);或诊断为癫痫综合征。②癫痫发作的分类:癫痫发作并不一定是癫痫。目前有关癫痫发作的分类主要有两种,一种是 ILAE 提出的分类,主要是电-临床分类,另一种是发作症状学分类,主要基于症状学分类,常用于术前评估。癫痫发作类型是一种由独特病理生理机制和解剖基础决定的发作性事件,是一个具有病因、治疗和预后含义的诊断,不同类型的癫痫需采用不同的方法进行治疗,发作类型诊断错误,可能导致药物治疗失败。③癫痫的分类:是指在癫痫诊断明确后,根据临床症状及脑电图(尤其视频脑电图)确定的癫痫类型。2017 年 ILAE 提出将癫痫分为局灶性、全面性、全面性合并局灶性以及不明分类的癫痫四大类,其中全面性合并局灶性癫痫是新提出的类型,临床表现为全面性起源和局灶性起源的癫痫发作,且脑电图提示全面性棘波和局灶性痫样放电,如 Dravet 综合征及伦诺克斯-加斯托综合征(Lennox-Gastaut syndrome)。④癫痫综合征:其所涉及的不仅是发作类型,还包含着其特殊的病因、病理、预后及转归,选药上也与其他癫痫不同。基于癫痫发作类型、脑电图和神经影像特征等信息可诊断相应的癫痫综合征。⑤病因:自第一次癫痫发作时就应考虑病因,主要有遗传性、结构性、感染性、免疫性、代谢性和未知病因六类,每位患者可以有单个或多个病因。需特别关注可治病因,可进行头颅 CT、MRI、同位素脑扫描和脑血管造影等检查。⑥共患病:是自癫痫诊断明确后就应该考虑的问题,如精神异常、认知障碍、睡眠障碍、心血管及呼吸系统异常、癫痫猝死的危险因素及偏头痛等。

(二) 鉴别诊断

1. 假性发作(pseudoseizures)　是由心理因素而非脑电紊乱引起的脑部功能异常。发作时脑电图上无相应的痫性放电和抗癫痫药治疗无效是与癫痫鉴别的关键。但应注意,10% 的假性发作患者可同时存在真正的癫痫,10% ~ 20% 的癫痫患者伴有假性发作。

2. 惊厥性晕厥　为弥漫性脑部短暂性缺血和缺氧所致。常有意识丧失和跌倒,出现肢体的强直或阵挛时称为惊厥性晕厥,需与癫痫全身强直-阵挛性发作鉴别。患者有晕厥的诱因和发生特点,多存在原发疾病,脑电图多数正常或仅有慢波。

3. 高血压性脑病　不同程度的意识障碍,剧烈头痛、恶心呕吐、惊厥是高血压性脑病三个主要的全脑症状,随着血压降低而症状逐渐消失是与癫痫性惊厥鉴别的重要依据。

4. 热性惊厥　热性惊厥与癫痫关系密切,发生复杂热性惊厥以后出现癫痫发作的风险增加,尽管都表现为惊厥,热性惊厥不是癫痫,无热惊厥才是癫痫的特征。

5. 过度换气综合征　主要由心理因素所致,由不恰当过度呼吸诱发,临床上表现为各种发作性躯体症状,是引起许多奇怪发作的最常见且又未被患者或医生认识的主要疾病之一。女性是男性的 2~3 倍,多伴慢性焦虑症。患者的症状能通过过度换气复制,发作间期或发作期脑电图均无痫样放电,发作前后血气分析显示二氧化碳分压偏低是重要的鉴别点。

6. 短暂性脑缺血发作　多见于老年人,常有动脉硬化、冠心病、高血压和糖尿病等病史,临床症状多为缺失而非刺激性,持续时间从数分钟到 1 小时不等。短暂性全面遗忘征是无先兆而突然发生的记忆障碍,多见于 60 岁以上的老年人,症状常持续 15 分钟到数小时,复发的可能性不到 15% ,脑电图上无明显的痫性放电;而癫痫性健忘发作的持续时间更短,常反复发作,脑电图上多有痫性放电。

7. 低血糖症　血糖水平低于 2mmol/L 时可产生局部癫痫样抽动或四肢强直发作,伴意识丧失,常见于胰岛 β 细胞瘤或长期服用降糖药和接受胰岛素治疗的 2 型糖尿病患者,病史有助于诊断。

8. 其他　表现为惊厥的癫痫还需与低钙性抽搐、脑外伤后非痫性发作和子痫鉴别;夜间的癫痫发作需与发作性睡眠障碍,主要包括梦游、夜惊、睡眠中周期性腿动、快速眼动睡眠期行为障碍及发作性睡病(突然发作的不可抑制的睡眠、睡眠瘫痪、入睡前幻觉及猝倒四联征)鉴别。

五、治疗

(一) 中西医结合治疗思路

目前西医抗癫痫药物的特点是作用较肯定、起效较快,缺点是有药物不良反应,甚至是严重的不良反应,且仍有 20% 的患者服用西药不能控制其发作。中医药的特点是作用缓而持久,不良反应较少,除部分中医药具有直接抗惊厥作用、对症治疗外,总体来看,中医药治疗癫痫的立足点是调节患者整体的功能状态。因此,临床面对具体的癫痫患者时,需采取中西医结合治疗,综合运用各种有效治疗手段,同时中西药合用必须注意可能出现的协同或拮抗作用。应该明确的是,切忌盲目地夸大中医药的疗效,或武断地停用西药;同时也不可轻率地否定中医药的有效性。

(二)西医治疗

癫痫治疗的目标是完全控制癫痫发作,没有或只有轻微的药物副作用,且尽可能少地影响患者的生活质量。癫痫的治疗程序:首先,对于有明确病因者应行病因治疗,如颅内肿瘤需用手术方法进行切除,寄生虫感染者需用抗寄生虫的方法进行治疗;其次,无明确病因或虽有明确病因但不能根除者,需考虑用药物治疗,分为发作时的药物治疗(单次发作和 SE)和发作间期药物治疗;最后,是外科手术及其他治疗方法。

1. 癫痫发作间期的药物治疗

(1)正确选择用药时间:传统观念认为癫痫首次发作无须用药,约 25% 的患者可自发性缓解,第二次发作以后才开始用药。目前主张癫痫诊断一旦明确,除一些良性的癫痫综合征以外,都应该立即开始治疗。发作次数稀少者,如半年以上发作 1 次者,可在告知抗癫痫药可能存在的副作用和不治疗可能出现后果的情况下,根据患者及家属的意愿酌情选择用或不用抗癫痫药。

(2)如何选药:临床上常将抗癫痫药按丙戊酸钠上市时间分为传统和新型抗癫痫药,两者总的疗效并没有明显差异,但新抗癫痫药总体而言安全性更好。抗癫痫药物的选择需依据癫痫发作类型、药物副作用大小、药物来源及价格、患者年龄及性别等多种因素来决定。其中最主要的依据是癫痫发作类型。一般情况下可参考表 1-9-2 选药,选药不当,不仅治疗无效,而且可能加重癫痫发作,如卡马西平、苯巴比妥、苯妥英钠、氨己烯酸和加巴喷丁可增加失神发作,卡马西平、氨己烯酸、加巴喷丁和拉莫三嗪增加肌阵挛性发作,氨己烯酸增加自动症,卡马西平增加强直-失张力性发作等。由于抗癫痫药往往需要较长时间用药,因此所选择的药物需有稳定的来源。

表 1-9-2　按发作类型选药

发作类型	传统抗癫痫药	新型抗癫痫药
部分性发作和部分性继发全身性发作	卡马西平、丙戊酸钠、苯妥英钠、苯巴比妥	左乙拉西坦、拉莫三嗪、托吡酯、奥卡西平
全身强直-阵挛性发作	丙戊酸钠、卡马西平、苯妥英钠	托吡酯、拉莫三嗪、奥卡西平、加巴喷丁、左乙拉西坦
强直性发作	苯妥英钠、丙戊酸钠	托吡酯、拉莫三嗪、唑尼沙胺、左乙拉西坦
阵挛性发作	卡马西平、丙戊酸钠	左乙拉西坦、托吡酯、拉莫三嗪、奥卡西平
典型失神和非典型失神发作	乙琥胺、丙戊酸钠、氯硝西泮	拉莫三嗪
肌阵挛发作	丙戊酸钠、氯硝西泮	左乙拉西坦、托吡酯

(3)如何决定药物的剂量:从小剂量开始,逐渐增加,以达到既能有效控制发作,又没有明显副作用为止。如不能达此目的,宁可满足部分控制,也不要出现副作用。有条件的单位应进行血药浓度监测以指导用药。

(4)单用或联合用药:单一药物治疗是应遵守的基本原则,如治疗无效,可换用另一种单药,但换药期间应有 5~10 天的过渡期。下列情况可考虑进行合理的多药治疗:①有多种发作类型:如伴有失神发作的眼肌阵挛性发作和有多种发作类型的癫痫综合征;②针对患者的特殊情况:如月经性癫痫在月经前后可加用乙酰唑胺(diamox);③对部分单药治疗无效的患者可考虑联合用药;④已经被临床实践证明需要联合用药的癫痫,如 Lennox-Gastaut 综合征。联合用药应注意:①不能将药理作用相同的药物合用,如扑米酮进入体内后可代谢为苯巴比妥,故不能将两药合用;②尽量避开将有相同副作用的药物进行合用;如苯妥英钠可引起坏死性脉管炎,导致肝肾功能损伤,丙戊酸钠可引起特异性过敏性肝坏死,切忌将两者联合用于肝功能损伤的患者;③不能将多种药物联合作为广谱抗癫痫药使用;④合并用药时要注意药物的相互作用,如一种药物的肝酶诱导作用可加速另一种药物的代谢。

(5) 如何服药:根据药物的性质可将日剂量分次服用。半衰期长者每日 1~2 次,如苯妥英钠和苯巴比妥;半衰期短者每日口服 3 次。由于多数抗癫痫药为碱性,因而饭后服药可减轻胃肠道反应。

(6) 如何观察副作用:除常规体检、用药前检查肝肾功能和血尿常规外,用药后的首月还需复查血尿常规和肝肾功能,以后则需按药物的不同副作用不定期地、有目的地检查相应器官的功能,至少持续半年。有条件的单位还可根据需要检查与药物代谢相关的基因,如白细胞相关抗原 B 位点 1502,以提高临床用药的安全性。

(7) 何时终止治疗:除 25% 的患者可自发性缓解外,50% 患者经正规治疗后可终身不再发病,因而多数患者不需长期服药。一般来说,全身强直-阵挛性发作、强直性发作和阵挛性发作完全控制 4~5 年后以及失神发作停止半年后可考虑停药。但一般停药前应有不少于 1 年的缓慢减量的过程。自动症患者可能需要长期服药。

2. 耐药性癫痫的治疗　应选用多种药物联合应用或使用新的抗癫痫药,如仍无效则要考虑外科手术治疗,同时需积极处理癫痫患者可能出现的并发症和药物副作用。

(1) 合理的多药治疗:可使 50% 以上耐药性癫痫患者的发作明显减少,但联合用药应遵循一定的原则:①部分性发作:卡马西平+苯妥英钠+丙戊酸,卡马西平+苯妥英钠+氨己烯酸,氨己烯酸+拉莫三嗪;②全面性发作:卡马西平+苯妥英钠+苯巴比妥,卡马西平+苯妥英钠+扑米酮,卡马西平+苯妥英钠+加巴喷丁,卡马西平+丙戊酸+非尔氨脂,氨己烯酸+加巴喷丁,加巴喷丁+拉莫三嗪;③失神发作:乙琥胺+丙戊酸;④少年肌阵挛性发作:丙戊酸+扑米酮。

(2) 新的抗癫痫药:上市的新抗癫痫药几乎都是针对耐药性癫痫,主要包括:①托吡酯(topiramate),可使 60% 左右的耐药性癫痫患者的发作频率减少 50% 以上。托吡酯有片剂和散剂,用药原则仍需遵循抗癫痫药物使用的基本准则,缓慢加量,达到既能有效控制癫痫发作,又没有明显副作用为止。②加巴喷丁(gabapentin),主要用于耐药性癫痫的添加治疗,对自动症及部分继发全面性发作特别有效,可使 25% 的耐药性癫痫患者发作减少 50%,对于强直阵挛性发作亦有效。但对失神发作无效,甚至可加重发作,对光敏性和肌阵挛性发作亦无效。③奥卡西平,可使 40% 患者发作频率减少,对部分性和全身强直-阵挛性发作更有效。④拉莫三嗪(lamotrigine),可使 66% 的患者发作频率减少 50% 以上,并有相当部分患者的发作消失,可用于耐药性部分性发作和全身强直-阵挛性发作,对 Lennox-Gastaut 综合征也有效,但对肌阵挛性发作无效,部分重症患者尚可出现发作加重。⑤左乙拉西坦,可使难治性癫痫患者的发作次数明显下降,可以作为添加治疗用于难治性局灶性发作、强直-阵挛性发作和 Lennox-Gastaut 综合征。左乙拉西坦作用于突触囊泡,影响递质的释放,与其他抗癫痫药的作用机制不同,可能更适合联合应用。

3. 发作期的治疗

(1) 单次发作的治疗:癫痫发作具有自限性,多数患者不需特殊处理。强直-阵挛性发作时可扶助患者卧倒,防止跌伤或伤人,衣领和腰带解开,以利呼吸通畅。抽搐发生时,在关节部位垫上软物可防止发作时的擦伤;不可强压患者的肢体,以免引起骨折和脱臼。发作停止后,可将患者头部转向一侧,让分泌物流出,防止窒息。多次发作者可肌内注射苯巴比妥0.2g,每日2次。对自动症患者,在保证安全前提下不强行约束患者,以防伤人和自伤。

(2)癫痫持续状态的治疗:癫痫持续状态是神经内科最常见的急危重症之一,可导致不可逆的脑及其他系统损害,甚至危及生命,幸存者常留下严重的神经功能障碍,导致耐药性癫痫的发生。因此,必须设法在最短时间内终止发作。

1)保持生命体征和内环境的稳定:首先要保持生命体征和内环境的稳定,为后续治疗提供机会和打下基础,包括:①保持呼吸道畅通,鼻导管或面罩吸氧,必要时做气管切开;②进行心电、血压、呼吸、体温和脉搏监护,定时进行血气和生化分析;③防止脑水肿,可给予20%甘露醇静脉滴注;④建立静脉给药通路,必要时深静脉置管;⑤注意脑膜刺激征或其他感染征象,控制感染或预防性应用抗生素;⑥预防并发症,纠正代谢紊乱,监测血糖、动脉血气、维持水及电解质平衡,给予营养支持,高热者可给物理降温。

2)终止发作:GCSE具有潜在的致死性,如何采取有效手段迅速终止临床发作和脑电图的痫样放电是降低病死率和改善预后的关键。可将GCSE分为3个阶段:①全身性强直-阵挛发作超过5分钟,为第一阶段GCSE,启动初始治疗,最迟至发作后20分钟评估治疗有无明显反应。首选静脉注射10mg地西泮(2~5mg/min),10~20分钟内可酌情重复一次,或肌内注射10mg咪达唑仑;院前急救和无静脉通路时,优先选择肌内注射咪达唑仑。②发作后20~40分钟属于第二阶段GCSE,开始二线治疗。初始苯二氮䓬类药物治疗失败后,可选择丙戊酸钠15~45mg/kg[<6mg/(kg·min)]静脉推注,后续1~2mg/(kg·h)静脉泵注,或苯巴比妥15~20mg/kg(50~100mg/min)静脉注射,或苯妥英钠18mg/kg(<50mg/min)或左乙拉西坦1 000~3 000mg静脉注射。③发作超过40分钟后进入第三阶段GCSE,属难治性癫痫持续状态,转入重症监护病房进行三线治疗。咪达唑仑[0.2mg/kg负荷量静脉注射,后续持续静脉泵注0.05~0.40mg/(kg·h)],或者丙泊酚[2mg/kg负荷量静脉注射,追加1~2mg/kg直至发作控制,后续持续静脉泵注1~10mg/(kg·h)]。

抽搐停止后可给苯巴比妥0.1~0.2g,肌内注射,每8~12小时1次维持过渡。同时鼻饲或口服抗癫痫药物,待药物达稳定浓度后,逐渐停用苯巴比妥。

3)寻找并尽可能根除病因及诱因:癫痫持续状态往往具有明确的病因或诱因,常见如抗癫痫药物的突然停用或过量和中枢神经系统的感染,急查血药浓度和进行相关检查可以帮助明确诊断。

4)处理并发症:癫痫持续状态常引起明显的脑水肿和脑细胞坏死,应选择合适的脱水剂(如甘露醇)和脑保护治疗(如低温),以及抗兴奋性氨基酸的药物托吡酯和拉莫三嗪。除重症患者需用碳酸氢钠外,不宜过早使用碱液。

4. 外科治疗　适用于药物不能控制的、经抗癫痫药物正规治疗2年仍每月有4次以上频繁发作,且影响工作和生活的难治性癫痫患者。手术的目的是切除致痫灶或阻断癫痫放电的传播路径。常用颞叶切除术、脑皮质切除术、胼胝体切开术、多处软脑膜下横切术、脑立体定向手术和慢性小脑刺激术。手术的患者中30%~50%可获益。

(三)中医治疗

1. 发作期

(1)阳痫

症状:突然仆倒,不省人事,面色潮红,牙关紧闭,两目上视,四肢抽搐,口吐涎沫;或喉中痰鸣或发怪叫,移时苏醒如常人,发病前常有眩晕、头昏、胸闷、乏力,舌质红,苔白腻或黄腻,脉弦数或弦滑。

治法:急以开窍醒神,继以泄热涤痰息风。

代表方:黄连解毒汤合定痫丸加减。发作时急以针刺人中、十宣、合谷醒神开窍,继以灌服汤药。若风邪偏盛,加羚羊角粉(冲服)、白芍粉(冲服);痰邪偏盛,加瓜蒌。

（2）阴痫

症状:突然昏仆,不省人事,面色暗晦萎黄,手足清冷,双眼半开半闭,僵卧拘急,或颤动,抽搐时发,口吐涎沫,一般口不啼叫,或声音小,平素常有神疲乏力,恶心泛呕,胸闷纳差,舌质淡,苔白而厚腻,脉沉细或沉迟。

治法:温阳除痰,顺气定痫。

代表方:五生饮合二陈汤加减。昏仆者,急以针刺人中、十宣醒神开窍,继以灌服汤药。若恶心欲吐者,加生姜、竹茹;胸闷痰多,加瓜蒌、枳实。

2. 休止期

（1）肝火痰热证

症状:平素性情急躁,心烦失眠,口苦咽干,时吐痰涎,大便秘结,发作则昏仆抽搐,口吐涎沫,舌红,苔黄,脉弦滑数。

治法:清肝泻火,化痰息风。

代表方:龙胆泻肝汤合涤痰汤加减。若热盛动风,加天麻、钩藤、地龙、羚羊角粉(冲服);痰热壅盛,加竹沥。

（2）脾虚痰湿证

症状:痫病日久,神疲乏力,眩晕时作,面色不华,胸闷痰多,或恶心欲呕,纳少便溏,舌淡胖,苔白腻,脉濡弱。

治法:健脾和胃,化痰息风。

代表方:醒脾汤加减。若痰湿重者,加竹茹、旋覆花;脾不健运,加麦芽、山楂、神曲、枳壳、大腹皮。

（3）肝肾阴虚证

症状:痫病日久,头晕目眩,两目干涩,心烦失眠,腰膝酸软,舌质红少苔,脉细数。

治法:补益肝肾,育阴息风。

代表方:左归丸加减,可加白芍、鳖甲、牡蛎、生龙齿。肾虚明显,加杜仲、续断、桑寄生;肾精不足,加鹿茸、紫河车、蛤蚧;兼痰热,加天竺黄、竹茹;心肾不交,心火亢盛,加莲子心、栀子。

（4）瘀阻清窍证

症状:发则猝然昏仆,抽搐,或单见口角、眼角、肢体抽搐,颜面口唇青紫,舌质紫暗或有瘀斑,脉涩或沉弦。

治法:活血化瘀,通络息风。

代表方:通窍活血汤加减,可加天麻、全蝎、地龙、丹参。痰瘀互结,加制半夏、竹茹;兼气虚,加黄芪、太子参。

（四）临证要点

1. 辨病情轻重　病情程度与病程的长短、正气的盛衰、病邪的深浅有关,初发者,正气未衰,病邪不盛,故发作持续时间短,休止期长;反复发作者,正气渐衰,痰瘀愈结愈深,其病愈发愈频,更耗正气,互为因果,其病愈加深重。

2. 辨标本虚实　发作期以邪实为主,治疗应重在豁痰息风、开窍定痫;间歇期则多见本虚或虚实夹杂,当以调和脏腑阴阳、平顺气机为主,常用健脾化痰、补益肝肾、育阴息风、活血通络等法,以标本同治,杜其生痰动风之源。

3. 重视息风涤痰、养血活血　痰邪是癫痫发病之根源,故治痫必先治痰,息风涤痰是贯穿始终的治法,涤痰常用胆南星、法半夏、白芥子、白附子,息风通络常用地龙、全蝎、蜈蚣、天麻。癫痫久发不愈,多虚多瘀,强调在辨证基础上,重用养血活血药物,如当归、何首乌、丹参、红花、桃仁、赤芍等。

六、预后

癫痫的预后取决于病因、发作类型、病程长短和药物疗效等多种因素。未经治疗的癫痫患者,5 年自发缓解率在 25% 左右。70% 左右的患者服用目前的抗癫痫药能完全控制发作,规则减量后,50% 左右的患者终身不再发病。但约有 20% 的患者癫痫长期反复发作,30% 的女性患者因此影响生育。

七、预防与调护

注意妊娠保健,严防颅脑外伤,积极防治流行性脑脊髓膜炎、流行性乙型脑炎、脑囊尾蚴病和脑部肿瘤等多种疾病。

避免驾驶、高空、水上和火炉旁作业,以免发作时发生意外。

平素应调畅情志,应尽量避免过度劳累、情绪刺激和惊恐损伤,妊娠期妇女尤其要尽量避免精神刺激。

第七节　认知障碍性疾病

阿尔茨海默病

阿尔茨海默病(Alzheimer's disease,AD)是主要发生于老年期的以进行性认知功能下降、精神行为异常和日常生活活动能力受损为特征的神经变性疾病。AD 具有连续的病理过程,其病理特征主要包括神经元外的淀粉样斑块和神经元内的神经原纤维缠结,随着 AD 病理不断进展,患者可依次出现主观认知功能下降(subject cognitive decline,SCD)、轻度认知障碍(mild cognitive impairment,MCI)和痴呆。流行病学调查数据显示,我国 60 岁以上人群 AD 痴呆的患病率为 3.9%,共 983 万(占老年期痴呆总数的 65.23%),MCI 的患病率为 15.5%,共 3 877 万,大部分 MCI 患者将进展为 AD 痴呆。AD 的致残率约为 370 人/10 万,约占全球的 24%。AD 具有高患病率、高致残率、高死亡率及高经济负担的特点,已经成为我国重大的公共卫生问题。

本病属中医学"痴呆""呆痴""呆病""健忘""多忘""好忘"范畴。

一、病因病理

(一)西医病因病理

1. 病因及发病机制　家族性 AD 患者约占总数的 10%,呈常染色体显性遗传,多于 65 岁以前起病,最常见的是位于 21 号染色体的淀粉样前体蛋白基因 *APP*、位于 14 号染色体的早老蛋白 1 基因(*PSEN1*)以及位于 1 号染色体的早老蛋白 2 基因(*PSEN2*)突变。散发性 AD 患者约占总数的 90% 以上,*APOEε4* 等位基因携带者是最高危的 AD 人群。AD 的发病机制有多种学说,其中 β 淀粉样蛋白(amyloid β-protein,Aβ)瀑布学说认为,Aβ 生成增加是导致神经元变性和认知障碍发生的起始事件,因而 Aβ 成为诊断 AD 的生物标志物;tau 蛋白学说认为,过度磷酸化的 tau 蛋白(phosphorylated tau,P-tau)导致神经原纤维缠结形成,破坏了神经元骨架-微管蛋白的稳定性,进而破坏神经元及其突触的正常功能;神经-血管假说认为,血管危险因素等导致脑血管的结构和功能异常,造成血液灌注下降,减少神经系统对 Aβ 的清除,损害认知功能;其他机制包括神经免疫炎症、氧化应激、神经递质失衡、线粒体功能障碍及细胞周期调节蛋白异常等学说。

2. 神经病理和生化改变　AD 的大体病理表现为脑体积缩小和重量减轻,脑沟加深、变宽,脑回萎缩,颞叶特别是其内侧的海马萎缩明显。组织病理学上的典型改变包括神经炎性斑,它是在神经元外由 Aβ 形成的团块样物质;神经原纤维缠结是在神经元内由过度磷酸化的 tau 蛋白(P-tau)形成的双股螺旋细丝缠绕在一起形成的结构;神经元缺失和胶质增生。此外,在 AD 患者的脑组织内还可观察到海马锥体细胞的颗粒空泡变性和淀粉样脑血管病变。AD 最突出的神经生化改变是大脑皮质和海马中的乙酰胆碱水平降低,这是由于胆碱能神经元及其投射通路受损所致,也是目前胆碱酯酶抑制剂用于治疗 AD 的神经和生化基础。此外,谷氨酸功能异常也是 AD 重要的神经生化改变,谷氨酸兴奋性毒性是 AD 进展的重要原因之一。

(二)中医病因病机

本病多因年迈正气亏虚,久病耗损,七情内伤导致精、气、血不足,肾精亏耗,脑髓失养;或气滞、痰浊、血瘀痹阻脑络,脑髓神机失用而成。

1. 年迈久病　老年人常久病、多病,积损正伤,久病伤肾,或伤及脾胃;加之年高肾亏,髓海空虚,或年高心脾渐虚,气血生化乏源,脑失所养,神机失用,灵机记忆减退。或肾阴不足,心肾不交,虚火上炎,或肝肾阴虚,水不涵木,肝阳上亢,风阳上扰清窍,则清窍不明,神机失用。

2. 七情内伤　忧愁思虑伤肝,肝失疏泄,气滞血瘀,蒙蔽清窍;或木郁土壅,化湿生痰,痰浊蒙窍;或因暴怒,肝郁化火或阳亢化风,上扰清空。久思积虑,耗伤心脾,心阴、心血暗耗,脾虚气血生化无源,气血不足,致脑失所养;或脾虚运化失司,痰湿内生,清窍受蒙。惊恐伤肾,肾虚精亏,髓海失充,脑失所养。皆可导致神明失用发生痴呆。

3. 痰浊阻窍　因肝郁克脾,或思虑伤脾,或饮食不节,脾胃受损,运化失司,痰湿内生;或脾肾虚弱,气化失司,津液不归正化,痰湿内生;或久嗜烟酒肥厚,酿湿生痰,痰湿内阻,上蒙清窍,使神明失用发生痴呆。

4. 瘀阻脑络　因外伤,瘀阻脑络;或年高气血运行迟缓,血脉凝滞,阻于脑络;或痰湿壅盛,阻滞气血,瘀阻于脑;或情志所伤,气机不畅,瘀阻血脉;血瘀于内,脑络不通,神机失灵,发生痴呆。

本病病位在脑髓神机,与心、肝、脾、肾功能失调密切相关。肾主髓,髓通于脑,肾亏则脑空,脑髓神机失用,以肾精亏虚为本,痰浊瘀血内阻为标。病理性质是本虚标实,临床多见虚实夹杂证。

二、临床表现

AD 连续的疾病过程包括平均 15~20 年的临床前期和 10~12 年的临床期,临床前期是 AD 病理形成和发展的阶段,随着 AD 病理不断加重和神经元变性死亡,患者隐匿起病,临床症状主要包括认知功能下降、精神行为异常和日常生活活动能力受损,病情进行性加重,按照疾病程度由轻到重依次为主观认知功能下降、轻度认知障碍和痴呆阶段。

1. 主观认知功能下降(SCD)阶段　SCD 是指个体主观上认为自己较之前的正常状态有记忆或认知功能下降,而客观的神经心理学测评结果在正常范围之内,SCD 是介于正常与轻度认知障碍之间的过渡状态。

2. 轻度认知障碍(MCI)阶段　　MCI 是指患者出现记忆和认知功能下降,客观的神经心理学测评显示一个或多个认知域受损,但未达到痴呆的程度,复杂的工具性日常生活活动能力不受损害或轻微受损,基本的日常生活活动能力正常,功能的独立性不受影响,是介于主观认知功能下降和痴呆之间的过渡状态。

3. 痴呆阶段　　患者的认知功能障碍导致基本的日常生活活动能力明显下降,达到痴呆的程度。根据认知障碍的程度可分为轻度、中度和重度痴呆。

(1) 轻度痴呆:患者首先出现近事记忆减退,常将日常所做的事和常用的物品遗忘。随着病情发展,患者可出现远期记忆减退,即对发生已久的事情和人物遗忘。部分患者出现视空间障碍,外出后找不到回家的路,不能精确地临摹立体图。面对生疏和复杂的事物容易出现疲乏、焦虑和消极情绪,还会表现出人格改变,如不爱清洁、不修边幅、暴躁、易怒、自私和多疑等。日常生活活动能力明显下降,需要依赖照料者。

(2) 中度痴呆:除记忆障碍继续加重外,患者的工作、学习新知识和社会接触能力下降,特别是原已掌握的知识和技巧明显衰退,逻辑思维和综合分析能力减退,言语重复,计算力下降,视空间障碍加重,如在家中找不到自己的房间,还可出现失语、失用及失认等症状。患者常有较明显的精神行为症状,如原来性格内向的患者变得易激惹、兴奋、欣快和言语增多,而原来性格外向的患者则变得沉默寡言,对任何事情提不起兴趣,人格障碍明显加重,甚至做出丧失羞耻感的行为,如随地大小便等。日常生活活动能力进一步下降,对照料者的依赖明显增加。有些患者还可出现癫痫及强直-少动等帕金森病样症状。

(3) 重度痴呆:除上述各种症状继续加重外,患者还表现出情感淡漠、哭笑无常和言语能力丧失等,终日无语而卧床,与外界逐渐丧失接触能力。日常生活活动能力逐渐丧失,以致不能完成日常简单的生活事项,如穿衣和进食等。患者还可出现四肢强直或屈曲及括约肌功能障碍,常合并全身系统性疾病,如肺部及尿路感染、压疮及多脏器衰竭,最终导致死亡。

三、实验室及其他检查

1. 实验室检查　　AD 患者的血、尿常规和血生化检查可正常,部分伴发血管危险因素的 AD 患者可异常,如高血糖、高血脂和高同型半胱氨酸等。脑脊液及血清检测可发现 AD 的生物标志物 $A\beta_{42}$ 水平降低,P-tau 水平升高,代表神经变性的总 tau 蛋白(total tau,T-tau)水平升高。

2. 脑电图　　早期脑电图改变主要是 α 波节律减慢和波幅降低,少数患者 α 波明显减少,甚至完全消失。随着病情进展,可逐渐出现较广泛的 θ 波活动,以额、顶叶明显。晚期则表现为全脑弥漫性慢波。

3. 影像学　　头颅 CT 检查可见脑萎缩及脑室扩大;头颅 MRI 检查可显示早期出现的海马萎缩,逐渐累及颞叶和全部大脑皮质。临床常采用内侧颞叶萎缩评定量表评价海马萎缩程度:0 分=没有萎缩;1 分=只有脉络膜裂增宽;2 分=脉络膜裂增宽伴有侧脑室颞角增宽;3 分=海马体积中度缩小(高度下降);4 分=海马体积重度缩小。

单光子发射计算机断层成像(single photon emission computed tomography,SPECT)和正电子发射体层成像(positron emission tomography,PET)可见颞叶、顶叶和额叶,尤其是双侧颞叶、海马的血流和代谢降低。采用示踪剂,如匹兹堡化合物 B(Pittsburgh compound B,PiB)和氟贝他吡(florbetapir,AV-45)标记 Aβ 的 PET 可见脑内 Aβ 沉积。随着 AD 进展,采用氟他哌齐(flortaucipir,AV-1451)标记 tau 的 PET 结果显示,tau 从内侧颞叶逐渐向大脑皮质扩散,与脑萎缩的程度高度匹配,与临床症状加重明显相关。

4. 神经心理学检查　对 AD 患者应进行认知功能、精神行为症状和日常生活活动能力评估。①认知功能:采用简易精神状况检查量表、蒙特利尔认知评估量表等评价总体认知功能;认知域评估包括记忆、语言、注意、执行、视空间和社会认知。记忆力:采用听觉词语学习测验(备选逻辑记忆测验和非语言记忆测验);语言功能:采用言语流畅性测验(备选波士顿命名测验和汉语失语检查法);注意力:采用数字广度测验(备选数字-符号转化测验和听觉连续加法测验);执行功能:采用连线测验(备选斯特鲁普色词测验与交替流畅性测验);视空间能力:采用复杂图片临摹测验(备选画钟试验、线条方向测试、视觉物体和空间感知成套测试)等。社会认知:采用失言识别任务、眼区情绪识别测验、共情商数量表、面孔情绪识别测验、执行缺陷问卷、额叶行为问卷、社会功能缺陷筛选量表和陆斌社会网络量表等。②精神行为症状:采用神经精神问卷评价总体精神行为症状,采用汉密尔顿焦虑量表评价焦虑,采用汉密尔顿抑郁量表评价抑郁,采用改良淡漠评定量表评价淡漠,采用 Cohen-Mansfield 激越问卷评价激越相关症状;此外,还可采用 AD 行为病理学评定量表和康奈尔痴呆抑郁量表评估精神行为症状。③日常生活活动能力:采用 Lawton 工具性日常生活活动能力量表、社会功能问卷、阿尔茨海默病协作研究-日常生活活动能力量表、进行性病情恶化评分和痴呆残疾评估量表等。④分级量表:如临床痴呆评定量表和总体衰退量表。⑤用于鉴别诊断的量表:采用哈金斯基缺血评分量表与血管性认知障碍进行鉴别。选用何种量表及如何评价测评结果需结合临床表现和其他辅助检查结果综合得出判断。

5. 基因检测　AD 的常显基因包括 *APP*、*PSEN1* 和 *PSEN2*,对于有明确家族史的 AD 患者应进行上述基因检测,致病突变基因的发现有助于确诊 AD。*APOE* 基因位于第 19 号染色体长臂的第 1 区 3 号带中的第 2 号亚带(19q13.2)上,有 $\varepsilon2$、$\varepsilon3$ 和 $\varepsilon4$ 三种不同的等位基因,其中 *APOE ε4* 携带者的 AD 患病风险明显增加,平均发病年龄低,从 MCI 向痴呆转化的速度明显快于非携带者。

6. 生物标志物检测　AD 的生物标志物包括诊断标志物和进展标志物。诊断标志物是指 Aβ 和 P-tau,用于 AD 的诊断,检测脑脊液 $A\beta_{42}$ 水平和采用示踪剂 PIB 和 AV-45 标记 Aβ 的 PET 反映 Aβ 沉积,检测脑脊液 P-tau 水平和采用示踪剂 AV-1451 标记 tau 的 PET 反映神经原纤维缠结,以及检测 *APP*、*PSEN1* 和 *PSEN2* 基因突变。近年研究显示,血液 AD 生物标志物可以体现脑内 AD 病理变化,其中血浆 $A\beta_{42}/A\beta_{40}$ 与 Aβ 斑块相关,血浆 P-tau181、P-tau217 和 P-tau231 与 PET 显示的脑内 Aβ 斑块和 tau 缠结相关,其中血浆 P-tau181 对 AD 具有较高的特异性,其变化较 Aβ 更明显,并与 AD 进程一致,与记忆、注意、视空间和语言等多认知域受损及整体认知功能下降有关。进展标志物主要用于评价 AD 进展,检测脑脊液 T-tau 水平反映神经元变性,头颅结构 MRI 反映脑组织的厚度和体积缩小,氟脱氧葡萄糖-PET 反映脑代谢下降,SPECT 反映脑灌注减少等。

四、诊断与鉴别诊断

(一)诊断

1. AD 源性 SCD 的诊断标准

(1) SCD 的诊断标准:①起病年龄≥60 岁;②发病时间<5 年;③与之前的正常状态相比,自我感觉持续性认知功能下降,且与急性事件无关;④经年龄、性别及受教育程度校正后,标准的认知测评结果正常,或未达到 MCI 的诊断标准;⑤对认知功能的减退存在担忧。

(2) AD 源性 SCD 的诊断标准:在满足 SCD 诊断标准的基础上,还需满足:①主观感觉记忆下降,而非其他认知域的功能下降;②对记忆下降存在担忧;③AD 生物标志物阳性,由

PET 和脑脊液检测证实;④排除焦虑、抑郁等导致认知功能下降的神经系统及全身系统性疾病。

2. AD 源性 MCI 的诊断标准

（1）符合 MCI 的临床表现:①患者主诉,或知情者、医生发现的认知功能下降;②存在 1 个或多个认知域受损的客观证据,尤其是记忆受损;③复杂的工具性日常生活活动能力正常或轻微受损,基本的日常生活活动能力不受损,保持功能的独立性;④未达到痴呆的诊断标准。

（2）符合 AD 病理生理过程:①排除血管性、营养、代谢、感染、创伤性和医源性等原因引起的 MCI;②有纵向随访发现认知功能进行性下降的证据;③可有 AD 家族史。

（3）在 MCI 临床诊断标准的基础上,由 PET 和脑脊液检测证实 AD 生物标志物阳性,即为 AD 源性 MCI。

3. AD 源性痴呆的诊断标准　美国国立神经病语言障碍卒中研究所和阿尔茨海默病及相关疾病学会于 1984 年制定了第一个 AD 诊断标准,2011 年美国国立老化研究所和阿尔茨海默病学会对此标准进行了修订,制定了 AD 源性痴呆的诊断标准用于临床实践。

在诊断之前,首先要确定患者是否符合痴呆的诊断标准,符合下列条件可诊断为痴呆:①日常工作及一般活动能力受损。②生活功能和执行功能较先前水平降低。③无法用谵妄或其他严重的精神疾病解释。④认知损害可由病史采集、客观认知功能评价发现或诊断。⑤认知或行为受损至少包括以下功能中的 2 项:a. 学习和记忆新信息的能力受损;b. 推理和处理复杂任务的能力、判断力受损;c. 视空间功能受损;d. 语言（说、读、写）功能受损;e. 人格或行为举止改变。在确定痴呆后,才可考虑患者是否符合 AD 源性痴呆的临床诊断,进一步分为很可能的 AD 源性痴呆和可能的 AD 源性痴呆。

（1）很可能的 AD 源性痴呆:

1）核心临床标准:①符合痴呆的诊断标准;②起病隐袭,症状在数月至数年内逐渐出现;③有明确的认知功能损害的病史;④表现为遗忘综合征（学习和近记忆力下降,伴 1 个或以上其他认知域损害）,或非遗忘综合征（语言、视空间或执行功能三者之一损害,伴 1 个或以上其他认知域损害）。

2）排除标准:①存在与认知障碍发生或恶化相关的脑卒中史,或多发或广泛的脑梗死,或严重的白质病变;②存在路易体痴呆的核心症状;③存在额颞叶痴呆的显著特征;④存在原发性进行性失语的显著特征;⑤存在其他引起记忆和认知功能损害的神经系统疾病,或非神经系统疾病,或药物过量或滥用的证据。

3）支持标准:①知情者提供的信息和神经心理学测评提示患者存在进行性认知功能下降的证据;②存在致病基因（*APP*、*PSEN1* 或 *PSEN2*）突变的证据。

（2）可能的 AD 源性痴呆:存在以下任一情况即可诊断。

1）非典型的过程:符合很可能的 AD 源性痴呆的核心临床标准中的第①和④条,但认知功能障碍突然发生,或病史不详,或认知功能进行性下降的客观证据不足。

2）满足 AD 源性痴呆所有的核心临床标准,但具有以下证据:①存在与认知障碍发生或恶化相关的脑卒中史,或多发或广泛的脑梗死,或严重的脑白质病变;②存在其他疾病引起的痴呆特征,或痴呆症状可用其他疾病和原因解释。

很可能的 AD 源性痴呆和可能的 AD 源性痴呆均需由 PET 和脑脊液检测证实 AD 生物标志物的存在才能诊断。

（二）鉴别诊断

1. 血管性认知障碍　患者有脑血管病的危险因素或脑卒中史,神经系统检查可有明显的局灶性体征,病程呈阶梯样或波动样特征,认知功能呈斑片状损害,临床症状以注意和执行功能障碍更为突出,人格相对保留,哈金斯基缺血量表评分≥7分,头颅影像可见脑血管疾病的病灶。

2. 路易体痴呆　主要病理特征为路易体广泛分布于大脑皮质及脑干,核心症状包括波动性认知功能障碍、反复出现的丰富生动的视幻觉和帕金森病样运动症状,其中痴呆常在运动症状之前出现。

3. 额颞叶变性　主要病理特征为选择性额叶和/或颞叶进行性萎缩,病因尚未完全明确,其在临床、遗传和病理方面具有高度异质性,以进行性精神行为异常、执行功能障碍和语言损害为主要临床特征,临床亚型主要包括行为变异型额颞叶痴呆、语义性痴呆和进行性非流利性失语,后两者可归为原发性进行性失语。

4. 帕金森病认知障碍　帕金森病患者可出现认知障碍,新近诊断的患者可存在MCI,在疾病晚期常出现痴呆,临床症状以执行功能受损尤为严重,视空间功能障碍较AD患者常见;短时和长时记忆力均可下降,但程度轻于AD患者。

5. 其他疾病　其他多种原因导致的认知障碍表现出原发病的特点。例如,正常颅压脑积水患者表现为步态障碍和尿失禁;酒精中毒患者的柯萨可夫综合征存在虚构等;克-雅病患者常伴肌阵挛、共济失调和构音障碍等。

五、治疗

(一)中西医结合治疗思路

目前,治疗AD的西药包括通过纠正神经递质紊乱而改善临床症状的胆碱酯酶抑制剂(cholinesterase inhibitors,ChEI)和N-甲基-D-天冬氨酸(N-methyl-D-aspartate,NMDA)受体拮抗剂,通过靶向肠-脑轴重塑肠道菌群平衡而改善认知功能的甘露特钠,通过特异性结合Aβ而发挥疾病修饰作用的仑卡奈单抗和多奈单抗。中药的辨证治疗,主要作用于患者的整体功能恢复,虽见效慢,却可以提高患者生存质量,潜在地延缓病情发展。西药属于治标,中药属于治本,两者必须结合使用,才能有效地控制疾病的发展。近年来提出神经-血管假说在AD发病中占突出的地位,药理实验证明,补肾、活血类中药有神经血管保护作用,早期使用补肾活血药物可潜在控制疾病的发展,如生晒参、制何首乌、生地黄、石菖蒲、郁金、远志、五味子、丹参等,还可使用银杏制剂等,可长期辨证服用。

(二)西医治疗

对AD患者应采取综合手段进行全程管理。

1. 日常护理　有效的日常护理能防止压疮、肺部及泌尿系感染等并发症,避免跌倒及迷路等意外情况的发生,改善患者的生活质量,延长生存期。

2. 非药物治疗　进食科学均衡的膳食,保持良好的睡眠,坚持有氧运动,保持合适的体重,积极戒烟和戒酒,避免焦虑和抑郁等不良情绪,不断学习新知识和新技能,热情接受新事物,增加认知储备,爱护听力和视力,多听美妙的音乐;增加社会参与度,避免离群独处;控制高血压、糖尿病和高血脂等血管危险因素,增加脑血液灌注;进行认知功能训练、日常生活能力训练及神经调控治疗等。

3. 药物治疗

(1)改善认知功能:①ChEI:在突触间隙抑制乙酰和丁酰胆碱酯酶对突触前神经元释放的乙酰胆碱的降解,提高其浓度,进而增强对突触后胆碱能受体的刺激,改善轻、中度AD源性痴呆患者的临床症状,代表性药物包括多奈哌齐、卡巴拉汀、加兰他敏和石杉碱甲等。具体用药方法:多奈哌齐:初始用量为5mg,睡前口服;1个月后依据临床评估结果可增至最大剂量 10mg,睡前口服。卡巴拉汀:起始剂量为 1.5mg,每日 2 次口服;根据个体差异,至少每隔 2 周增加 1.5mg,每日 2 次口服;可增至最大剂量 6mg,每日 2 次口服。加兰他敏:起始剂量为 5mg,每日 2 次口服,建议与早餐及晚餐同服,服用 4 周;初始维持剂量为 10mg,每日 2 次口服,至少维持 4 周;医生在对患者临床疗效及耐受性进行综合评价后,可增至最大剂量 20mg,每日 2 次口服。石杉碱甲:每次 0.1~0.2mg,每日 2 次口服,每日最多不超过 0.45mg。

②NMDA 受体拮抗剂:拮抗 NMDA 受体,具有调节谷氨酸活性的作用,用于中、重度 AD 源性痴呆患者的治疗,代表药物是美金刚,具体用药方法:第 1 周为 5mg,晨服,第 2 周为 10mg,晨服,第 3 周为 15mg,晨服,第 4 周可增至最大剂量,20mg,晨服。③靶向肠-脑轴药物:具有多重机制,包括改善肠道菌群失调,抑制异常菌群代谢产物积聚,减轻肠道来源的免疫炎症细胞对中枢的浸润;抑制脑内小胶质细胞活化介导的神经免疫炎症,下调神经免疫炎症因子的水平;抑制 Aβ 聚集,促进 Aβ 斑块解聚,从而改善临床症状,延缓疾病进展,代表药物是甘露特钠,是我国食品药品监督管理局批准上市的首个 AD 治疗药物,用于改善轻、中度 AD 源性痴呆患者的认知功能。具体用药方法:每次 450mg,每日 2 次口服,可空腹或与食物同服。④抗 Aβ 单抗药药物:特异性靶向 AD 病理,改善临床症状,代表药物是仑卡奈单抗和多奈单抗。仑卡奈单抗选择性清除可溶性 Aβ 原纤维和寡聚体,启动小胶质细胞清除 Aβ 斑块。多奈单抗靶向不溶性 N 端焦谷氨酸修饰的 Aβ 斑块。此类药物可导致淀粉样蛋白相关影像学异常,包括脑水肿或微出血、含铁血黄素沉积,治疗前需评估危险因素,包括检测 *APOE ε4* 基因型、头颅 MRI 检查是否存在微出血等,治疗期间需定期复查头颅 MRI。

（2）控制精神行为症状:大多数 AD 患者在疾病的不同阶段出现精神行为症状,包括抑郁、焦虑、睡眠紊乱、淡漠、激越、幻觉及妄想等。对于 AD 患者的精神行为症状,应首选非药物干预,如心理干预和行为疗法等。如果非药物干预无效,患者的症状对自己和他人产生严重的危害,则应进行药物治疗,首先给予 ChEI 及 NMDA 受体拮抗剂等改善认知功能的药物,必要时联合用药。国内外指南及共识推荐联合使用 ChEI 与美金刚治疗中、重度 AD 源性痴呆患者,更是强烈推荐用于精神行为症状特别严重的 AD 源性痴呆患者。如果改善认知功能的药物足量和联合使用后依然不能控制精神行为症状,在权衡利弊和充分告知患者家属获益与风险之后,给予抗抑郁药和非典型抗精神病药,前者常用选择性 5-羟色胺再摄取抑制剂,如西酞普兰、舍曲林、氟西汀及帕罗西汀等;后者常用喹硫平、利培酮、奥氮平等。上述药物的使用原则是:①低剂量起始;②缓慢增量;③尽量使用最小的有效剂量;④短期使用;⑤治疗实行个体化;⑥密切监测药物的不良反应和药物之间的相互作用,包括认知障碍加重、锥体外系症状、跌倒、心脑血管疾病及死亡。

4. 支持治疗　重度 AD 源性痴呆患者的基本日常生活活动能力严重减退,甚至丧失,常导致营养不良、肺部感染、泌尿系感染、压疮及多脏器衰竭等并发症,应加强支持治疗和对症治疗。

（三）中医治疗

1. 髓海不足证

症状:智力下降,神情呆滞,记忆力和计算力下降,懈怠思卧,齿枯发焦,腰酸腿软,头晕耳鸣,舌体瘦,质淡红,脉沉细弱。

治法:补精填髓养神。

代表方:七福饮加减。

2. 脾肾两虚证

症状:表情呆滞,行动迟缓,记忆力减退,失认失算,口齿不清,腰膝酸软,食少纳呆,少气懒言,流涎,或腹痛喜按,鸡鸣泄泻,舌淡体胖,苔白,脉沉弱。

治法:温补脾肾。

代表方:还少丹加减。脾肾阳虚明显者,可用金匮肾气丸、右归丸。

3. 痰浊蒙窍证

症状:表情呆滞,智力减退,或哭笑无常,或默默不语,不思饮食,头晕重,脘腹胀满,口多痰涎,气短乏力,舌质淡,苔腻,脉滑或濡。

治法:健脾益气,豁痰开窍。

代表方:洗心汤加减。脾虚明显者,加党参、茯苓。

4. 瘀血内阻证

症状:表情迟钝,言语不利,或思维异常,行为古怪,善忘,易惊恐,肌肤甲错,口干不欲饮,舌质暗或有瘀斑,脉细涩。

治法:活血化瘀,开窍醒神。

代表方:通窍活血汤加减。伴有阴血不足者,加制何首乌、当归、枸杞子;兼气虚者,加黄芪、白术。

5. 心肝火旺证

症状:急躁易怒,善忘,判断错误,言行颠倒,伴眩晕头痛,面红目赤,心烦不寐,多疑善虑,心悸不安,咽干口燥,口臭生疮,尿赤便干,舌质红,苔黄,脉弦数。

治法:清热泻火,安神定志。

代表方:黄连解毒汤加减。若心火偏旺者用牛黄清心丸。

（四）临证要点

1. 早期治疗　　AD病程有一个较长的发展过程,且可双向转化。《景岳全书·杂证谟·癫狂痴呆》记载:"痴呆证,凡平素无痰,而或以郁结,或以不遂,或以思虑,或以疑惑,或以惊恐,而渐至痴呆……但察其形体强壮,饮食不减,别无虚脱等证,则悉宜服蛮煎治之,最稳最妙。然此证有可愈者,有不可愈者,亦在乎胃气、元气之强弱,待时而复,非可急也。"基于病证结合,对通过生物标志物检测诊断的MCI或早期AD患者,运用服蛮煎等中医药进行早期干预,可能起到治未病的作用。

2. 治病求本　　AD患者年老体衰,患病日久,以本虚为主,或兼有标实如痰浊、血瘀。本虚之中尤以髓海不足、肝肾亏虚为多见,治疗上以补肾填精、益气养血为原则遣方用药,对控制疾病的发展可能有益。同时在用药上重视血肉有情之品的应用。

3. 综合治疗　　AD属复杂疾病,必须采取多种治疗手段。除了药物治疗外,移情易性,智力和功能训练亦不可轻视。因此,应重视心理调节、智能训练、精神行为、生活调护等诸多方面,即给患者施以综合疗法,才能取得较好的疗效。

4. 动态治疗　　AD为慢性疾病,形成过程相当复杂,涉及多系统、多环节的异常,久病必虚,同时易产生痰瘀等各种病理因素,故其治疗不能固守某一证型而一成不变,必须动态治疗。

六、预后

AD患者临床期的平均病程为10～12年,最后多死于肺部感染、泌尿系感染、压疮及多脏器衰竭等并发症。

七、预防与调护

1. 重视预防　　已有研究表明,理想地控制14种可干预的危险因素,包括受教育程度低、高血压、缺乏运动、肥胖、抑郁、听力障碍、糖尿病、缺乏社交活动、大量吸烟、过量饮酒、头部受伤、空气污染、低密度脂蛋白胆固醇水平升高和未经治疗的视力丧失,可降低45%的痴呆发生风险,延缓疾病进展。因此,应提高受教育水平,加强记忆力和认知功能训练;控制血压;适当参加体育锻炼及体力活动,控制体重在正常范围;培养一定的兴趣爱好,避免出现抑郁情绪;尽量避免过度的噪音暴露,听力受损者应佩戴助听器;视力受损者应早期干预;积极预防糖尿病,控制血糖,防止糖尿病并发症的发生;控制低密度脂蛋白胆固醇水平;避免独居,积极参加社交活动;纠正吸烟和酗酒等不良生活方式;注意防范意外危险,避免头部受伤或发生脑震荡;减少暴露于空气污染及二手烟等。

2. 饮食调理 起居和饮食要规律,饮食做到定时、定量和定质,建议高蛋白、高不饱和脂肪酸、高维生素和低脂肪、低热量、低盐饮食,补充有益的矿物质,定时排便,保持大便通畅。

3. 综合护理 为AD患者做好护理对提高其生活质量非常重要,其关键在于为患者营造积极、安全和富有人文关怀的友善环境,提倡以居家护理为主,并结合社区和社会机构的综合护理模式。

血管性认知障碍

血管性认知障碍(vascular cognitive impairment,VCI)是脑血管疾病及其危险因素导致的临床卒中或亚临床血管性脑损伤,涉及至少1个认知域受损的临床综合征,涵盖了从轻度认知障碍(MCI)到痴呆,也包括合并阿尔茨海默病(AD)等混合性病理所致的不同程度的认知障碍。VCI是继AD之后第二大常见的认知障碍性疾病。在65岁以上的老年人群中,MCI的患病率为20.8%,其中脑血管疾病和血管危险因素所致的MCI占42.0%;血管性痴呆(vascular dementia,VaD)的患病率约为1.6%,仅次于AD痴呆。许多老年期痴呆患者常有脑血管性损伤病理和AD病理共存,血管危险因素增加AD的发生风险,脑血管疾病和神经变性的病理过程可能相互作用,对认知功能损害发挥累加效应。

本病属于中医"中风后痴呆""中风后善忘"范畴。

一、病因病理

(一)西医病因病理

1. 病因及发病机制 VCI的病因主要为脑血管疾病,包括与大血管病变、小血管病变、血流动力学异常和心源性栓子等有关的脑梗死、脑出血及脑静脉病变;此外,脑白质病变、不完全的缺血性损伤、局部和远处的缺血性功能改变均与VCI有关。VCI的危险因素主要为脑血管疾病的危险因素,如高龄、受教育程度低、吸烟、高血压、糖尿病、高血脂、动脉硬化、冠心病和缺血性脑白质病变等。发病机制一般认为是脑血管疾病的病灶累及额叶、颞叶及边缘系统等,或病灶损害了足够容量的脑组织,导致记忆、注意、执行、视空间和语言等高级认知域的功能严重受损。

2. 病理 颅内特征性病理改变为大血管病变、小血管病变、缺血性脑损害、出血性脑损害以及由于神经元丢失所致的脑萎缩。

(二)中医病因病机

本病多因中风之后,久病耗损,加之年老体虚,七情内伤导致气血不足,肾精亏耗,气滞、痰浊、血瘀痹阻脑络,脑髓神机失用而成。

1. 中风之后,年迈体虚 中风之后,年迈肾亏,髓海空虚,神机失用,灵机记忆减退;或肾阴不足,虚火上炎,心肾不交,灼伤心阴,神明失主所致;或阴不制阳,上扰清窍,化风动血而致瘀阻脑络,脑髓神机失用。

2. 中风之后,久病耗损 中风之后,久病伤肾,肾亏髓空;或伤及脾胃,气血化生乏源,心气虚衰,精血不足,脑髓神机失用。

3. 中风之后,七情内伤　中风之后,风阳内动,加上忧愁思虑,肝失疏泄,气滞而血瘀,风阳夹瘀,上蒙清窍;或木郁土壅,化湿生痰,或痰浊壅滞,化热生风,痰浊上扰清窍;或因暴怒,肝阳上亢,血随气逆,瘀阻脑络,蒙蔽清窍,脑髓神机失用。

4. 中风之后,痰瘀停留　中风后形成的痰浊、瘀血停留脑窍,阻滞脑络,损伤脑髓,脑髓神机失用而致痴呆。

5. 中风之后,毒损脑络　中风后可产生瘀毒、热毒、痰毒,毒邪可败坏脑髓形体,损伤脑络,气血津液难以上输,则脑髓失养,神无所用,出现痴呆。

本病病位在脑髓神机,基本病机为脑髓神机失用,与心、肝、脾、肾功能失调密切相关。以肝、脾、肾亏虚为本,痰浊、瘀血内阻为标,属虚实夹杂之证,而"毒损脑络"在发病及进展中起重要作用。

二、临床表现

在临床工作中,按照《2019 年中国血管性认知障碍诊治指南》,将 VCI 分为轻度 VCI(mild VCI,VaMCI)和重度 VCI(major VCI),其中,重度 VCI 也称作血管性痴呆(vascular dementia,VaD);进一步依据脑卒中史及临床特征/影像学特征将 VaD 分为卒中后痴呆、皮质下缺血性血管性痴呆、多发梗死性痴呆和混合型痴呆。VCI 的临床表现与认知障碍的严重程度有关。

1. VMCI　存在 1 个或多个认知域的功能障碍,不影响基本的日常生活活动的独立性(复杂的工具性日常生活活动能力正常或轻微受损),但患者为了保持功能的独立性需付出更大的努力或采取代偿性措施。

2. VaD　临床表现为至少 1 个认知域的功能显著受损(认知障碍可存在于多个认知域中),其严重程度影响到患者日常生活活动的独立性,同时需排除脑血管疾病事件相关的感觉/运动障碍所致的日常生活活动能力的障碍(即认知障碍独立于脑血管疾病事件所致的运动/感觉的后遗症)。脑血管疾病事件或血管性脑损伤(临床特征/影像学)与认知障碍存在明显的时间和因果关系。

VaD 是脑血管病变所致的痴呆,其临床表现为认知功能障碍及相关脑血管疾病的神经功能障碍,痴呆可突然发生、阶梯式进展、波动性变化或慢性病程。认知障碍的临床症状包括注意、执行、学习和记忆、语言、视空间或社会认知中的 1 个或多个认知域的功能显著下降;可伴情绪、性格改变及意志力丧失等精神行为症状。患者病前多伴有短暂性脑缺血发作或脑卒中病史。VaD 的临床表现呈现高度异质性,分为卒中后痴呆和非卒中痴呆,根据临床特征和影像学表现可将非卒中痴呆进一步分为皮质下缺血性血管性痴呆、多发梗死性痴呆和混合型痴呆。

1. 卒中后痴呆　脑卒中事件是诊断的前提条件,以缺血性卒中最常见,患者在脑卒中后 6 个月内开始出现即刻和/或延迟的认知障碍,持续 3 个月以上。部分患者可在脑卒中之前即存在 MCI。认知障碍与卒中事件的时间关系将其与其他类型的 VaD 区分开来。

2. 皮质下缺血性血管性痴呆　是 VaD 最常见的类型,其主要病因是脑小血管疾病,以腔隙性脑梗死、局灶性和弥散性缺血性白质病变和不完全性缺血性损伤为特征,多发生于前额叶皮质下区域,头颅影像学常显示多发性腔隙性脑梗死和广泛的脑白质损害。此种 VaD 类型的特点:①症状常隐袭出现,缓慢进展,逐渐加重;②执行功能障碍突出,包括制定目标、主动性、计划性、组织性、排序和执行能力下降,信息加工速度减慢;③记忆障碍较 AD 轻,其特点是回忆损害明显,而再认和提示再认的功能相对保留;④可出现精神症状及行为异常,包括抑郁、淡漠、情绪不稳、精神运动迟滞、人格改变及尿便失禁等。

3. 多发梗死性痴呆　主要是由脑皮质和皮质下血管区多发性脑梗死所致的痴呆。患者常有高血压、动脉硬化、反复多次缺血性脑血管疾病事件的病史。典型病程为突然(数天至数周)发作、阶梯式加重和波动性认知功能障碍。每次发作后遗留或多或少的神经精神症状,最终发展为全面和严重的认知功能衰退。典型的临床表现为一侧肢体的感觉和运动功能障碍,突发失语、失认、失用及视空间能力下降等认知功能损害的症状。早期可出现记忆障碍,但程度较轻,多伴有一定程度的执行功能受损,如缺乏目的性、主动性、计划性和组织能力减退。

4. 混合型痴呆　血管性脑损伤与神经变性的病理改变共存,以脑血管疾病伴发 AD 最常见,脑血管疾病可能发生在 AD 或其他神经变性疾病之前、之后或同时发生。此种 VaD 类型的诊断需结合临床表现、影像学特征和生物标志物来确定何种病理改变在认知功能损害中占主导地位,以此代表脑血管疾病和神经变性疾病组合的表型。

三、实验室及其他检查

1. 实验室检查　血液检测主要包括血常规、电解质、血糖、血脂、肝肾功能、甲状腺功能、同型半胱氨酸、维生素 B_{12}、红细胞沉降率和 C 反应蛋白等。为寻找脑血管疾病的病因,并排除其他原因所致的认知障碍,还需完善心电图等检查,部分患者还需检测脑脊液和基因等。

2. 神经影像学　头颅 CT 或 MRI 显示脑血管疾病的征象,如脑不同部位的梗死灶及白质疏松,病灶周围可见局限性脑萎缩。对疑似 VCI 的患者均应进行神经影像学检查,首选头颅 MRI,应至少包括 T_1 加权成像(T_1WI)、T_2 加权成像(T_2WI)和液体抑制反转恢复序列,评估内容应包括以下 5 个方面:脑梗死、脑出血、脑白质高信号、脑萎缩和其他(动静脉畸形和占位性病变等)。头颅 MRI 的磁敏感加权成像和弥散张量成像有助于脑小血管疾病及缺血性脑白质病变的发现,质谱分析对于早期发现神经递质及其通路的异常具有重要意义。

3. 神经心理学测评　神经心理学测评是识别和诊断 VCI 的重要方法,也是观察疗效和转归的重要工具。对可疑 VCI 的患者应进行完整的神经心理学测评,包括总体认知功能和至少注意力、执行、语言、记忆力和视空间这 5 个核心认知域,以及精神行为症状和日常生活活动能力。《2019 年中国血管性认知障碍诊治指南》根据 VCI 的核心认知域,结合我国的临床实践,推荐一套神经心理评估方案(表 1-9-3)。

表 1-9-3　血管性认知障碍(VCI)神经心理评估推荐量表

评估的认知域	推荐的评估量表	可选的评估量表	推荐的阈值
注意力	连线试验-A(TMT-A)	符号数字转换测验	VaD:TMT-A(中文版)≥77.5 秒
执行功能	连线试验-B(TMT-B)	交替流畅性测验	VaD:TMT-B(中文版)≥147.5 秒 VaMCI:交替流畅性测验≤14 个
语言功能	波士顿命名测试第 2 版(BNT-2)	动物流畅性测验(AFT)	VaD:BNT-2(中文版)≤22 分(总分 30 分) VaMCI:AFT≤14 分
记忆力	霍普金斯语言学习测试(HVLT)	简易视觉空间记忆测验	HVLT(中文版)≤18.5 分(总分 36 分)
视空间功能	画钟试验(CDT)	Rey-Osterrieth 复杂图形测验	CDT(中文版)≤3 分(总分 4 分)

续表

评估的认知域	推荐的评估量表	可选的评估量表	推荐的阈值
总体认知功能	蒙特利尔认知评估量表（MoCA）	简易精神状态检查量表（MMSE）	MoCA：不识字者≤13分，受教育年限1~6年者≤19分，受教育年限7年及以上者≤24分。 MMSE：不识字者≤17分，受教育年限1~6年者≤19分，受教育年限7年以上者≤24分
日常生活活动能力	工具性日常生活活动（IADL）量表	功能活动量表（FAQ）	IADL（中文版）≤9分
精神行为症状	神经精神问卷（NPI）	流行病学研究中心抑郁量表（CESD）	CESD：阳性为≥16分

注：TMT-A：连线试验-A（trail making test-A）；VaD：血管性痴呆（vascular dementia）；TMT-B：连线试验-B（trail making test-B）；VaMCI：血管性轻度认知障碍（vascular mild cognitive impairment）；BNT-2：波士顿命名测试第2版（boston naming test-2）；AFT：动物流畅性测验（animal fluency test）；HVLT：霍普金斯语言学习测试（hopkins verbal learning test）；CDT：画钟试验（clock drawing test）；MoCA：蒙特利尔认知评估量表（Montreal cognitive assessment）；MMSE：简易精神状态检查量表（mini-mental state examination）；IADL：工具性日常生活活动能力（instrumental activities of daily Living）；FAQ：功能活动问卷（functional activities questionnaire）；NPI：神经精神问卷（neuropsychiatric inventory）；CESD：流行病学研究中心抑郁量表（center for epidemiologic studies depression scale）。

采用表1-9-3评价VCI患者的临床症状：①注意力：连线测验-A和符号数字转换测验；②执行功能：连线试验-B和交替流畅性测验；③语言功能：波士顿命名测试第2版和动物流畅性测验；④记忆力：霍普金斯语言学习测试和简易视觉空间记忆测验；⑤视空间能力：画钟试验和Rey-Osterrieth复杂图形测验；⑥总体认知功能：蒙特利尔认知评估量表和简易精神状态检查量表；⑦日常生活活动能力：工具性日常生活活动能力量表和功能活动量表；⑧精神行为症状：神经精神问卷和流行病学研究中心量表。

由于我国地域广大，文化因素复杂，人口受教育程度差异大，目前尚无统一的VCI认知域量表的判断阈值，表中阈值供参考。

四、诊断与鉴别诊断

（一）诊断

VCI的诊断需具备以下核心要素、分类、标准以及排除因素。

1. VCI的核心要素　VCI的诊断需具备3个核心因素：①存在认知功能损害：患者主诉、知情者报告或有经验的临床医师判断患者存在认知障碍，且神经心理学测评提示存在认知障碍的证据和/或客观检查证实认知功能较以往减退，并至少存在1个认知域的损害；②存在血管性脑损伤的证据：包括血管危险因素、脑卒中史、脑血管疾病导致的神经系统的症状和体征、影像学显示的脑血管病变的证据；③明确血管性脑损害在认知功能损害中占主导地位，这是诊断VCI的重要环节，特别是当患者合并AD病理改变时，应主要依据神经影像学表现结合认知功能障碍和脑血管疾病的临床表现来判断血管性脑损害对认知障碍的影响。

VCI的临床特征需符合下列之一：①认知障碍的发生在时间上与1个或多个脑血管疾病事件相关（认知障碍常为突发，并随着多次脑血管疾病事件呈现阶梯式进展或波动性改变），且认知障碍在脑血管疾病事件发生后3个月时仍然存在；②若无脑卒中史，则受损的认知域主要包括复杂注意力、信息处理速度和/或额叶执行功能；以下特征可作为支持点：a. 早期出现步态异常，表现为行走不稳或反复跌倒；b. 早期出现尿频、尿急或其他不能用泌尿系统疾病解释的症状；c. 人格或情绪改变，如意志力丧失、情绪抑郁或情感失禁。

VCI 最低的影像学诊断标准需至少具备以下表现之一:①1 个大血管造成的脑梗死足以导致 VaMCI,而诊断 VaD 常需 2 个或多个大血管导致的脑梗死的证据。②存在 1 个广泛的或关键部位的脑梗死,位于丘脑或基底节可足以导致 VaD。③存在 2 个以上脑干以外的腔隙性脑梗死;1~2 个关键部位的腔隙性脑梗死,或 1~2 个非关键部位的腔隙性脑梗死同时合并广泛的脑白质高信号。④广泛或融合的脑白质高信号。⑤关键部位的脑出血,或 2 个及以上部位的脑出血。⑥以上形式的组合。

对 VCI 患者应评估以下 5 个方面:

(1) 脑萎缩:采用心血管健康研究量表对脑萎缩进行定量测量。

(2) 脑白质高信号:临床广泛采用 Fazekas 量表(0~6 分)评价脑白质高信号,此量表将脑室旁和脑深部白质病变分开评分。脑室旁高信号评分:①0 分:无病变;②1 分:帽状或铅笔样薄层病变;③2 分:病变呈光滑的晕圈;④3 分:不规则的脑室旁高信号,延伸到深部白质。脑深部白质高信号评分:①0 分:无病变;②1 分:点状病变;③2 分:病变开始融合;④3 分:病变大面积融合。将两部分的分数相加计算总分。此外,也可采用年龄相关性白质改变量表进行评估。

(3) 脑梗死:记录脑梗死的位置、数量及大小,并采用心血管健康研究量表与血管周围间隙进行区分。

(4) 脑出血:记录所有脑出血的位置、数量及大小。

(5) 其他:包括动静脉畸形和占位性病变等。

2. VCI 的程度 ①VaMCI:存在 1 个或多个认知域的功能障碍,不影响日常生活活动的独立性,但为了保持功能的独立性,患者需付出更大的努力或采用代偿性措施。②VaD:至少 1 个认知域的功能显著受损,严重影响日常生活活动的独立性。无论 VCI 的程度如何,脑血管疾病事件或血管性脑损伤均需与认知障碍存在明显的时间关系。需注意的是,要排除脑血管疾病事件导致的感觉/运动障碍对患者日常生活活动能力的影响。

3. VaD 的临床亚型 VaD 患者在病因、临床特征及影像表现上存在很大的异质性,在诊断 VaD 时需要特别关注脑卒中事件,而同一个患者可能同时存在多种血管性脑损伤的病理/影像改变。因此,根据认知障碍与脑卒中事件的时间关系,将 VaD 分为脑卒中后痴呆和非脑卒中痴呆,再根据患者的临床和影像表现分为皮质下缺血性痴呆、多发梗死性痴呆和混合型痴呆。

4. VCI 诊断的排除因素 ①早期出现并进行性恶化的记忆障碍、早期出现突出的帕金森病样症状与体征,以及其他神经系统疾病(多发性硬化和脑炎等)的特征;②神经影像检查未显示脑血管病变;③其他可解释认知障碍的脑部疾病,如多发性硬化、脑炎、中毒和脑肿瘤等,以及明显影响认知功能的系统性疾病等;④在首次诊断认知障碍之前的 3 个月内存在药物或酒精滥用/依赖。

(二) 鉴别诊断

1. AD 起病隐匿,进展缓慢,情景记忆障碍常为首发症状,逐渐出现多个认知域受损和整体认知功能下降、精神行为症状和日常生活活动能力受损,多数患者无偏瘫等局灶性神经系统定位体征,头颅 MRI 检查显示最为显著的是海马和大脑皮质萎缩,Hachinski 缺血量表评分≤4 分支持 AD 诊断。但是,脑小血管病等原因导致的 VCI 也可隐匿起病,缓慢进展,神经系统的体征可不明显,与 AD 鉴别困难,根据脑血管疾病的病史、头颅 MRI 检查显示的脑血管病灶,以及通过 PET 或脑脊液检测证实 AD 生物标志物阴性,有助于诊断 VCI。

2. 路易体痴呆(dementia of Lewy body,DLB)　DLB 的主要病理特征为广泛分布于大脑皮质及脑干的路易体。患者常隐匿起病,主要临床特点包括波动性认知障碍、丰富和生动的视幻觉和帕金森病样运动症状。头颅 MRI 检查缺乏脑血管损害的证据,PET 显示枕叶葡萄糖代谢明显降低,结合临床特征及头颅影像检查可与 VCI 鉴别。

3. 正常颅压脑积水　当 VCI 患者出现脑萎缩或脑室扩大时常需与正常颅压脑积水鉴别。后者表现为进行性认知功能衰退、帕金森病样症状与体征、尿失禁三大主征。患者起病比较隐匿,常无脑卒中病史,头颅 MRI 检查缺乏脑梗死的证据,而主要表现为脑室扩大。结合临床表现与头颅 CT 或 MRI 检查可鉴别两者。

五、治疗

(一)中西医结合治疗思路

迄今为止,尚无针对 VCI 病理的治疗药物,目前用于本病的西药较多,各药作用所依据的病因假说不同,疗效有待确定。中医学在 VCI 的治疗上具有独特的优势,并正成为该领域研究的热点,但何法何方疗效较佳尚无定论。中医学认为本病病位在脑,多属本虚标实,治宜扶正祛邪,标本兼治,多采用补肾益气,活血涤痰开窍,常用生地黄、知母、枸杞子、山茱萸、何首乌补肾益精,黄芪、白术补气健脾以治其本;天麻、石菖蒲、胆南星化痰息风,醒神开窍,川芎、水蛭活血化瘀,通利血脉。根据中西药物特点,中西医结合疗法不仅具有扩张脑血管、增加脑血流量、改善脑循环的功效,更重要的是可通过神经血管单元保护作用,改善患者的记忆功能,延缓大脑的衰老过程,有可能取得突破。

(二)西医治疗

VCI 的治疗原则包括预防 VCI 和改善临床症状。除了处理脑卒中的病因和血管危险因素外,对症治疗主要参考 AD 的治疗原则,包括改善认知障碍,控制精神行为症状,提高日常生活活动能力。

1. 预防 VCI　积极综合管理多种血管危险因素,如积极控制高血压、糖尿病、高脂血症,有助于预防 VCl。通过提高受教育程度、积极参加体育锻炼、进食健康饮食、戒烟、避免过度饮酒和保持良好情绪等生活方式可对预防 VCl 发挥积极的作用。

2. 改善认知功能　目前尚无改善 VCI 的标准疗法。研究显示,ChEI 和 NMDA 受体拮抗剂用于 VCI 的治疗效果有待进一步临床评价。对于 VCI 合并 AD 的混合性痴呆,ChEI,如多奈哌齐、卡巴拉汀、加兰他敏,与美金刚可作为治疗选择。具体用药方法:多奈哌齐:初始用量为 5mg,睡前口服;1 个月后依据临床评估结果可增至最大剂量 10mg,睡前口服。卡巴拉汀:起始剂量为 1.5mg,每日 2 次口服;根据个体差异,至少每隔 2 周增加 1.5mg,每日 2 次口服;可增至最大剂量 6mg,每日 2 次口服。加兰他敏:起始剂量为 5mg,每日 2 次口服,建议与早餐及晚餐同服,服用 4 周;初始维持剂量为 10mg,每日 2 次口服,至少维持 4 周;医生在对患者临床疗效及耐受性进行综合评价后,可增至最大剂量 20mg,每日 2 次口服。美金刚:第 1 周为 5mg,晨服,第 2 周为 10mg,晨服,第 3 周为 15mg,晨服,第 4 周可增至最大剂量,20mg,晨服。此外,丁苯酞、尼莫地平、银杏叶提取物、脑活素及小牛血去蛋白提取物等可能有效,但还需要更多的临床研究证据。

3. 控制精神行为症状　当 VCI 患者出现轻微精神行为症状时,首先应分析原因,采用非药物治疗,包括调整居住环境,进行社会心理干预等。如果非药物治疗无效,患者的精神行为症状严重威胁自己和他人安全时,应进行药物治疗,ChEI 和 NMDA 受体拮抗剂具有一定改善症状的作用,要足量使用,必要时联合用药。在改善认知功能的药物足量和联合应用后依然不能控制严重的精神行为症状,如幻觉、妄想、激越和攻击行为等,在权衡临床获益和潜在风险,并充分告知患者家属后,给予小剂量非典型抗精神病药,如喹硫平、利培酮等,应遵循:①低剂量起始;②缓慢增量;③尽量使用较小的有效剂量;④短期使用;⑤实行个体化原则;⑥密切监测药物的不良反应和药物之间的相互作用,包括认知障碍加重、帕金森病样症状和体征、跌倒、心脑血管疾病及死亡等。对合并重度抑郁的患者,为降低心血管疾病的发生风险,建议使用选择性 5-羟色胺再摄取抑制,而非三环类抗抑郁药物。

（三）中医治疗

辨证分型论治参照阿尔茨海默病相关内容。

（四）临证要点

1. 分阶段论治 VaD 多为中风之后,常为肝脾肾亏损,风火痰瘀阻窍,属本虚标实之证,治疗宜扶正祛邪,标本兼治。但其证候演变规律是一个动态演化的过程,早期阶段疾病初起,实多虚少,多见肝风内动,痰瘀阻窍,治以平肝潜阳,涤痰化瘀;中期阶段,疾病迁延,耗伤正气,虚实并见,多为脾肾亏虚,痰浊瘀阻,治以健脾益肾,化痰逐瘀;晚期阶段,虚多实少,肾虚髓空,痰瘀浊毒为患,治以填精补髓,解毒通络。

2. 分期论治 早、中、晚期每一个阶段都可能存在疾病的平台期、波动期、下滑期不同的病机交替演变过程,而痰瘀阻络是 VaD 证候演变规律之一。由于 VaD 血管性痴呆自身的病理特点,可能存在相对稳定的疾病平台期,病情平稳,以脾虚痰瘀阻窍为主,虚实力量相对平衡,当健脾化痰逐瘀;波动期病情时好时坏,其证以肝风引动痰瘀浊实之邪上蒙清窍为主要特征,治以平肝息风,化痰逐瘀;下滑期病情阶梯样加重,痰浊、瘀血胶黏难解而蕴化浊毒、生风化火,宜疏散诸邪,化痰逐瘀,降浊解毒,醒神开窍。

六、预后

VCI 的预后与引起脑血管损害的基础疾病和颅内血管病灶的部位有关,平均生存时间约为 8 年,主要死亡原因为肺部感染、泌尿系感染、压疮和多器官衰竭等并发症。

七、预防与调护

为了提高我国 VCI 防治水平,降低疾病负担,预防 VCI 的关键是控制脑血管疾病和认知障碍的危险因素。一级预防是干预不良的生活方式和血管危险因素,包括戒烟戒酒,有效达标地治疗高血压和糖尿病,调整血脂,抗动脉粥样硬化等;二级预防是针对脑血管疾病的干预,包括急性脑卒中的治疗和防止其复发的干预;三级预防是针对已经或即将出现的认知障碍进行及时有效的干预。

加强安全护理,VCI 患者常有运动障碍,易于跌倒,造成全身多种外伤,严重时可导致死亡,照料者应随时陪护,注意配合患者的节奏;在病床周围要设置安全防护设施,以防止意外发生。VCI 患者出现地点定向障碍后可发生迷路、走失,外出时应有家人陪伴。

注意心理调护,尽早对患者进行认知和功能训练,预防和治疗躯体疾病,加强功能训练,促进生活自理能力恢复。

第八节 重症肌无力

重症肌无力(myasthenia gravis,MG)是一种由于神经肌肉接头传递障碍导致骨骼肌收缩无力的获得性自身免疫性疾病。病因包括自身免疫、被动免疫及药源性(如 D-青霉胺等)因素等。主要临床表现为骨骼肌无力,易疲劳,活动后加重,休息和应用胆碱酯酶抑制剂后症状明显缓解。受累肌肉以眼肌为多,且症状相对较轻;累及肋间肌和膈肌时可发生呼吸衰竭,称为肌无力危象。起病隐匿,整个疾病过程有波动,缓解与复发交替。出现危象时病死率较高。

本病与中医学的"痿证"相类似,又称"痿躄",《黄帝内经》中将痿证分为脉痿、筋痿、肉痿、骨痿、皮毛痿。以眼睑下垂为主要表现者又称为"睢目""睑废",延髓型构音不良者多称"喑哑"。

一、病因病理

(一)西医病因病理

1. 病因及发病机制　西医学认为本病与自身抗体介导的突触后膜乙酰胆碱受体(AChR)损害有关。病因可能与病毒感染和遗传等因素有关。目前研究发现,在 AChR 抗体介导下,细胞免疫和补体参与对突触后膜 AChR 的破坏,不能产生足够的终板电位,导致突触后膜功能传递障碍,从而发生肌无力。具体的启动过程可能与神经-肌肉接头处免疫原性改变和"分子模拟"机制有关。根据 MG 患者的异常胸腺结果,推断胸腺可能为诱导免疫反应的起始部位,且其中存在"肌样细胞",与肌细胞存在共同抗原 AChR。在具备遗传因素的特定个体中,"肌样细胞"的 AChR 构型发生变化,刺激免疫系统产生 AChR 抗体,这一抗体与"肌样细胞"和骨骼肌突触后膜的 AChR 均发生作用,进而使突触后膜的 AChR 数量减少,当正常冲动传来时无法产生动作电位。

2. 病理　肌纤维本身变化不明显,有时可见肌纤维凝固、坏死和肿胀,肌纤维和小血管周围可见淋巴细胞浸润,称为"淋巴漏",慢性病变可见肌萎缩;神经-肌肉接头处突触间隙增宽,突触后膜皱褶稀少和变浅,神经终末膨大部缩小,免疫化学染色可见突触上有 IgG-C3-AChR 结合的免疫复合物沉积及突触后膜崩解等;绝大多数 AChR 抗体阳性的 MG 患者有胸腺异常:增生占 60%~70%,胸腺瘤占 10%~12%。

(二)中医病因病机

痿证的形成与外感温热毒邪,内伤情志,饮食劳倦,先天不足,房事不节,跌打损伤,以及接触神经毒性药物等有关,导致五脏受损,精津不足,气血亏耗,肌肉筋脉失养而发病。

1. 燥热伤肺　温热燥邪,内伤于肺,或热病后期,余热未清,邪热耗灼肺津,不能输津于皮毛,润泽五脏,以致四肢筋脉失养,手足痿弱不用,痿证乃成。

2. 外感湿热　久处湿地,或涉水淋雨,感受外来湿邪,积渐不去,郁而生热,浸淫筋脉,以致筋脉弛缓不用,成为痿证。《素问·痿论》:"有渐于湿,以水为事,若有所留,居处相湿,肌肉濡渍,痹而不仁,发为肉痿。"

3. 情志失调　情志不遂,悲伤、思虑太过等,导致气机不畅,郁而化火,火灼伤阴,筋脉失养,渐至百节纵缓不收,发为痿证。

4. 饮食不节　过食肥甘厚味,或嗜酒无度,损伤脾胃,湿自内生,湿积蒸热,湿热浸淫筋脉,渐而成痿。如《症因脉治·内伤痿证》云:"脾热痿软之因,或因水饮不谨,水积热生,或因膏粱积热,湿热伤脾……故常痿软。"

5. 体虚房劳　久病体虚,房劳过度,导致精血亏损,精虚不能营养筋骨经脉致成本病,《素问·痿论》指出:"思想无穷,所愿不得,意淫于外,入房太甚,宗筋弛纵,发为筋痿。"

6. 外伤、产后　跌仆外伤,血液瘀阻不得畅行,或产后恶露未尽,瘀血流于腰膝,以致气血瘀阻不畅,脉道不利,四肢失其濡养而病痿。

综上,本病病位在肺、脾(胃)、肝、肾,病因可为外因、内因、不内外因,病机总由津液、气血、精髓亏耗,致使肌肉、筋脉失其濡养而发病。

二、临床表现

1. 症状及体征

(1)受累的骨骼肌呈病态疲劳:某些特定的横纹肌群表现出具有波动性和易疲劳性的肌无力症状,晨轻暮重,持续活动后加重,休息后缓解。

(2)受累肌的分布和表现:全身骨骼肌均可受累,多以脑神经支配的肌肉最先受累,首发症状多为一侧或双侧眼外肌麻痹,如双侧上睑下垂和眼球活动障碍等,通常瞳孔大小正常。面肌无力可致鼓腮漏气、眼睑闭合不全、鼻唇沟变浅、苦笑或面具样面容。咀嚼肌无力可致咀嚼困难。咽喉肌无力可致构音障碍、吞咽困难、鼻音、饮水呛咳及声音嘶哑。颈部肌肉无力可致抬头困难。肢体各组肌群均可出现肌无力症状,以近端为著。

(3)重症肌无力危象:呼吸肌无力可致呼吸困难和发绀,需呼吸机辅助通气,是致死的主要原因。除肌力障碍外,一般无其他阳性体征,个别患者出现肌萎缩。

2. 临床分型 按美国重症肌无力基金会(MGFA)分型分为 5 型(表1-9-4):

表 1-9-4 MGFA 临床分型

分型	临床表现
Ⅰ型	眼肌无力,可伴闭眼无力,其他肌群肌力正常
Ⅱ型	除眼肌外的其他肌群轻度无力,可伴眼肌无力
Ⅱa型	主要累及四肢肌或/和躯干肌,可有较轻的咽喉肌受累
Ⅱb型	主要累及咽喉肌或/和呼吸肌,可有轻度或相同的四肢肌或/和躯干肌受累
Ⅲ型	除眼肌外的其他肌群中度无力,可伴有任何程度的眼肌无力
Ⅲa型	主要累及四肢肌或/和躯干肌,可有较轻的咽喉肌受累
Ⅲb型	主要累及咽喉肌或/和呼吸肌,可有轻度或相同的四肢肌或/和躯干肌受累
Ⅳ型	除眼肌外的其他肌群重度无力,可伴有任何程度的眼肌无力
Ⅳa型	主要累及四肢肌或/和躯干肌,可有较轻的咽喉肌受累
Ⅳb型	主要累及咽喉肌或/和呼吸肌,可有轻度或相同的四肢肌或/和躯干肌受累
Ⅴ型	气管插管,伴或不伴机械通气(除外术后常规使用);仅鼻饲而不进行气管插管的病例为Ⅳb型

三、实验室及其他检查

1. 药理学检查

(1)新斯的明试验:新斯的明成人肌内注射 1.0~1.5mg,20 分钟后肌无力症状明显减轻者为阳性。同时可予肌内注射阿托品 0.5mg,以消除其 M 胆碱能样毒蕈碱样反应;儿童可按 0.02~0.04mg/kg,最大用药剂量不超过 1.0mg。

(2)依酚氯铵试验:将依酚氯铵 10mg 稀释至 1ml,静脉注射 2mg,观察 20 秒,如无出汗和唾液增多等不良反应,再予 8mg 静脉注射,1 分钟内好转为阳性,10 分钟后恢复原状。

2. 电生理检查

(1)低频重复神经电刺激(RNS):指采用低频(2~3Hz)超强重复电刺激神经干,在相应肌肉记录复合肌肉动作电位。常规检测的神经包括面神经、副神经、腋神经和尺神经。持续时间为 3 秒,结果以第 4 或第 5 波与第 1 波的波幅比值进行判断,波幅衰减 10% 以上为阳性,称为波幅递减。

（2）单纤维肌电图检查（SFEMG）：使用特殊的单纤维针电极通过测定"颤抖"（jitter）评价神经-肌肉传递功能,以同一运动单位内的肌纤维产生动作电位的时间是否延长来反映神经-肌肉接头处的功能。

3. 血清学检查　抗 AChR 抗体:约 50% ~ 60% 的眼肌型重症肌无力（OMG）和 85% ~ 90% 的全身型重症肌无力（GMG）患者的血清中可检测到 AChR 抗体。需注意的是 AChR 抗体检测结果为阴性时不能排除 MG 诊断。放射免疫沉淀法（radioimmunoprecipitation assay,RIPA）是 AChR 抗体的标准检测方法,可进行定量检测。酶联免疫吸附试验（ELISA）法较 RIA 法敏感性低。

4. 胸腺影像学检查　约 80% 的 MG 患者伴有胸腺异常,包括胸腺增生及胸腺瘤。CT 为常规胸腺检查方法,胸腺瘤的检出率可达 94%;MRI 有助于区分微小胸腺瘤和以软组织包块为表现的胸腺增生;必要时可行 CT 增强扫描;PET-CT 有助于区别胸腺癌和胸腺瘤。

5. 合并其他自身免疫性疾病的检查　MG 患者可合并其他自身免疫性疾病,如自身免疫性甲状腺疾病,最常见的是 Graves 病,其次为桥本甲状腺炎。OMG 合并自身免疫性甲状腺疾病的比例更高,因此,MG 患者需常规筛查甲状腺功能及甲状腺自身抗体,采用甲状腺超声检查有无弥漫性甲状腺肿大,以及其他自身免疫性疾病相关抗体检测。

四、诊断与鉴别诊断

（一）诊断

在具有典型 MG 临床特征（波动性肌无力）的基础上,满足以下 3 点中的任意一点即可做出诊断,包括药理学检查、电生理学特征以及血清抗 AChR 等抗体检测。并排除其他疾病,如兰伯特-伊顿肌无力综合征（Lambert-Eaton myasthenic syndrome）、肉毒中毒、进行性肌营养不良、多发性肌炎和脑干病变等。所有确诊 MG 患者需进一步完善胸腺影像学检查（纵隔 CT 或 MRI）,进一步行亚组分类。

（二）鉴别诊断

1. 兰伯特-伊顿肌无力综合征　多继发于小细胞肺癌及其他肿瘤,主要表现为肢体近端无力和易疲劳,短暂用力后肌力增强,持续收缩后呈现病态疲劳。部分患者新斯的明试验阳性,低频重复电刺激亦可见波幅递减,但抗 AChR 抗体检测呈阴性。

2. 进行性肌营养不良　主要指与眼咽型肌营养不良进行鉴别。该病多起病隐匿,表现为无波动性的眼睑下垂,斜视明显,但无复视。肌萎缩明显,肌电图显示肌源性损害。血清肌酶轻度增高,肌肉活检和基因检测有助于诊断,新斯的明试验阴性,抗胆碱酯酶药治疗无效。

3. 吉兰-巴雷综合征　为免疫介导的急性炎性脱髓鞘性周围神经病,表现为弛缓性肢体肌无力,腱反射减低或消失。肌电图示运动神经传导潜伏期延长、传导速度减慢、阻滞和异常波形离散等。脑脊液呈现蛋白-细胞分离现象。其变异型 Fisher 综合征需与 OMG 进行鉴别,主要表现为急性眼外肌麻痹,共济失调和腱反射消失,肌电图显示神经传导速度减慢,脑脊液呈现蛋白-细胞分离现象,在部分患者可检测到 GQ1b 抗体。

4. 多发性肌炎　表现为四肢近端肌无力,多伴有肌肉压痛,无晨轻暮重的波动现象,病情逐渐进展,血清激酶明显增高。新斯的明试验阴性,抗胆碱酯酶药治疗无效。

五、治疗

（一）中西医结合治疗思路

中医药治疗重症肌无力远期疗效好,有利于提高危象抢救成功率,减轻激素治疗不良反应,帮助撤减激素应用,提高患者免疫功能。有研究资料认为,补益脾肾药物有调节免疫的功能。中药黄芪、茯苓、淫羊藿、芍药能提高机体体液免疫和细胞免疫的功能。从西医病因病理机制角度看,该病临床表现极具特征,临床诊断并不困难。病情较重或发生肌无力危象的患者以西药治疗为主,尽快稳定病情,配合中药内服,进行中西医结合治疗。对已服用抗胆碱酯酶药物的患者进行中药治疗时,停用西药要采取逐渐减量的原则,不可骤停。所以,西医的优势在于治疗靶点明确,迅速改善症状,在发生各种危象时能够及时准确地进行干预,大大降低了该病的死亡率。

中医临证思路清晰,经方辨证灵活,中西医病因病机密切相扣,相为补充,因此,中西医的有效结合,有助于更好地认识及防治本病。

（二）西医治疗

1. 药物治疗

（1）胆碱酯酶抑制剂:减少 Ach 水解,改善神经-肌肉接头间的传递,增强肌力。小剂量开始,逐步加量至维持日常起居为宜。溴吡斯的明是最常用的胆碱酯酶抑制剂,是大多数 MG 患者初始治疗的首选药物,剂量应该根据症状个体化,可配合其他免疫抑制药物联合治疗。一般成人首次剂量为 60mg,最大剂量不超过 480mg/d,分 3~4 次口服,持续时间 6~8 小时。

（2）免疫抑制剂

1）糖皮质激素:可抑制自身免疫反应,减少 AChR 抗体生成并促使运动终板再生和修复,改善神经-肌肉接头的传递功能,可以使 70%~80% 的 MG 患者症状得到显著改善。主要为口服醋酸泼尼松及甲泼尼龙。醋酸泼尼松按体重 0.5~1.0mg/（kg·d）清晨顿服,最大剂量不超过 100mg/d（糖皮质激素剂量换算关系为:5mg 醋酸泼尼松＝4mg 甲泼尼龙）,一般 2 周内起效,6~8 周效果最显著。75% 轻-中度 MG 对 200mg 泼尼松具有很好反应,以 20mg 起始,每 5~7 日递增 10mg,至目标剂量。达到治疗目标后,维持 6~8 周后逐渐减量,每 2~4 周减 5~10mg,至 20mg 后每 4~8 周减 5mg,酌情隔日口服最低有效剂量,过快减量可致病情复发。

使用糖皮质激素期间须严密观察病情变化,约 40%~50% 的 MG 患者的肌无力症状在 2~3 周内一过性加重并有可能促发肌无力危象,因此,对病情危重和有可能发生肌无力危象的 MG 患者,应慎重使用糖皮质激素;同时应注意类固醇肌病,补充钙剂和双磷酸盐类药物预防骨质疏松,使用抑酸类药物预防胃肠道并发症。长期服用糖皮质激素可引起食量增加、体重增加、向心性肥胖、血压升高、血糖升高、白内障、青光眼、内分泌功能紊乱、精神障碍、骨质疏松、股骨头坏死和消化道症状等,应引起高度重视。

2）非激素类免疫抑制剂:适用于对肾上腺皮质激素疗效不佳或不能耐受,或因有高血压、糖尿病和溃疡而不能使用肾上腺糖皮质激素者。应注意周围血白细胞、血小板减少、脱发、胃肠道反应、出血性膀胱炎和肝肾功能受损等不良反应。临床常用硫唑嘌呤、环孢素及他克莫司等。硫唑嘌呤与糖皮质激素联合使用有助于激素减量以及防止疾病复发,作为 GMG 及部分 OMG 的一线用药,效果较好。硫唑嘌呤使用方法:从小剂量开始,50mg/d,每隔 2~4 周增加 50mg,至有效治疗剂量为止［儿童 1~2mg/（kg·d）,成人 2~3mg/（kg·d）,分 2~3 次口服］。如无严重或/和不可耐受的不良反应,可长期服用。环孢素:使用方法为按体重 2~4mg/(kg·d)口服,可长期服用。环磷酰胺:用于其他免疫抑制药无效的难治性 MG 及胸腺瘤伴 MG 患者,使用方法为成人静脉滴注每周 400~800mg,或每日 100mg 分 2 次口服,直至总量达 10~20g,个别患者需达到 30g。长期服用免疫抑制剂的 MG 患者应定期复查肝、肾功能及血、尿常规。

2. 靶向生物制剂　目前临床上用于 MG 治疗的靶向生物制剂包括已经被美国食品药品监督管理局(FDA)批准使用的靶向补体的依库珠单抗(eculizumab),以及适应证外用药的靶向 B 细胞的利妥昔单抗(rituximab,RTX)。依库珠单抗用于 AChR-GMG 成年患者的治疗,其价格昂贵,建议用于中重度和难治性 MG。RTX 用药方案目前尚无统一标准,通常为诱导治疗序贯维持治疗。靶向新生儿 Fc 受体(FcRn)的艾加莫德(efgartigimod)用于抗 AChR 抗体阳性的成人全身性 MG 患者。

3. 胸腺治疗　合并胸腺瘤的 MG 患者应尽早行胸腺摘除手术,可不考虑 MG 的严重程度分型。对于不伴有胸腺瘤的 MG 患者,轻型者通常不能从手术中获益,而相对较重患者,特别是全身型合并 AChR 抗体阳性的 MG 患者的临床症状则可能在手术后得到缓解。一般选择手术的年龄为 18 周岁以上。

4. 自体造血干细胞移植　自体造血干细胞移植(auto-HSCT)指使用体外纯化的自体外周血 CD34$^+$细胞移植治疗难治性 MG。auto-HSCT 有望成为 MG 治疗的重要手段之一,尤其是难治和复发 MG 患者。

5. 免疫球蛋白　主要用于病情急性进展的 MG 患者、胸腺切除术前准备以及作为辅助用药。使用方法为:400mg/(kg·d)静脉注射 5 天。

6. 其他治疗　对于眼睑下垂者可采用眼睑支架或胶带或通过手术来改善。眼肌手术对长期固定性斜视可能有效。

7. 危象的治疗　指 MG 患者在某种因素作用下突然发生严重的呼吸困难,不能维持正常的换气功能,是该病常见的死亡原因。因此,不论何种危象,均应保持呼吸道通畅,必要时应用人工辅助通气。

(1) 肌无力危象:是 MG 患者的呼吸机功能受累导致的严重呼吸困难状态,应进行积极的人工辅助通气,并酌情增加胆碱酯酶抑制剂的用量,直到在安全剂量范围内(全天剂量小于 480mg)肌无力症状改善到满意为止。机械通气的患者需加强气道护理,定时翻身、拍背、吸痰及雾化,积极控制肺部感染,逐步调整呼吸机模式,尽早脱离呼吸机。

(2) 胆碱能危象:非常少见,由于抗胆碱酯酶药过量引起,患者肌无力加重,并出现明显的胆碱酯酶抑制剂的不良反应,如肌束震颤及毒蕈碱样反应,新斯的明试验肌无力症状加重。应尽快减少胆碱酯酶抑制剂的用量或停用,酌情使用阿托品。

(3) 反拗性危象:由于对抗胆碱酯酶药物不敏感而出现的严重呼吸困难,主要见于严重全身型患者,新斯的明试验无变化。应停用抗胆碱酯酶药物,对气管插管或切开的患者可采用大剂量类固醇激素治疗,恢复后再重新调整抗胆碱酯酶药物的剂量。

(三) 中医治疗

1. 肺热津伤证

症状:起病常有发热,或热退后逐渐出现肢体痿软无力,容易疲劳,晨轻暮重,心烦口渴,咽喉干痛,唇鼻干燥,小便短赤,大便干燥,舌质干红少津,脉浮数。

治法:清热润燥,养肺益胃。

代表方:清燥救肺汤加减。若热甚口渴,有汗者,重用石膏,并加知母、淡竹叶、青蒿、栀子清泄里热;口咽干燥,呛咳无痰,加瓜蒌皮、桑白皮、川贝母清润肃肺;热退后精神不振,纳食减少者,去石膏,酌加山药、石斛、白术、谷芽补脾养胃。

2. 湿热浸淫证

症状:眼睑下垂,四肢痿软,或全身乏力,朝轻暮重,身体困重,或足胫热蒸,或发热,胸脘痞闷,小便短赤,舌红,苔黄腻,脉濡数。

治法:清热除湿,通利筋脉。

代表方:加味二妙散加减。热伤阴津,形体消瘦,手足心热,下肢有热感,心烦口干,舌红少苔,脉数者,去苍术之温燥,加生地黄、麦冬、龟甲、石斛等养阴生津。

3. 痰浊阻滞证

症状:肢体痿软无力,四肢肿胀重着,不耐疲劳,体胖倦怠,胸脘痞闷,纳呆,头昏,懒言,嗜睡,口流痰涎。舌质淡,舌苔腻,脉沉细或濡。

治法:燥湿涤痰,舒筋通络。

代表方:二陈汤加味。若胸脘痞闷,气机不畅,加厚朴、枳实;痰多,口角流涎明显者,加竹沥、胆南星、苍术;大便无力,黏腻不爽者,加大黄、黄芩、党参。

4. 脾气虚弱证

症状:眼睑下垂,四肢无力,不耐疲劳,面色萎黄,倦怠无力,纳呆,腹胀喜按,语声低微,构音不清或带鼻音,吞咽困难,咀嚼无力,大便稀薄,舌质淡嫩或边有齿痕,舌苔薄白,脉细弱。

治法:益气升阳,调补脾气。

代表方:补中益气汤加减。表虚不固,平时易感冒者重用黄芪,加防风、浮小麦;眼球活动受限、复视者酌加枸杞子、谷精草、沙苑子、菟丝子;胸闷、口中黏腻、流涎者加苍术、厚朴、枳实;食少、纳呆者加麦芽、砂仁。

5. 肝肾亏虚证

症状:起病缓慢,肢体软弱无力,或下肢不用,肌肉瘦削,腰脊两膝酸软,吞咽困难,咀嚼无力,发音不清;面色不华,眩晕耳鸣,失眠多梦,遗精遗尿,妇女月经不调。舌质红,舌苔少或光剥,脉细数。

治法:补益肝肾,滋阴清热。

代表方:虎潜丸加减。若视物模糊或视物成双者加谷精草、沙苑子;睡眠差者加五味子、远志;若面色萎黄无华,心慌,舌质淡红,脉细弱,气血两虚明显者,酌加党参、黄芪、鸡血藤益气养血通络;病久阴损及阳,畏寒,阳痿,小便清长,舌质淡红,脉沉细者,去知母、黄柏,酌加鹿角片、补骨脂、淫羊藿、巴戟天、附子、肉桂等温肾助阳之品。

6. 瘀血阻络证

症状:四肢痿弱,手足麻木不仁,唇紫舌青,四肢青筋显露,经络间抽掣作痛,或有痛点。舌质紫暗或有瘀斑、瘀点,脉涩。

治法:益气养营,活血行瘀。

代表方:圣愈汤加减。若手足麻木,舌痿不能伸缩,加三七、橘络、木通以通络行瘀;如肌肤甲错,形体消瘦,手足痿弱,为瘀血久留,用大黄䗪虫丸缓中补虚。

(四)临证要点

1. 重视"治痿独取阳明"的原则　"独取阳明"意即治疗痿证当重视调治脾胃,一般包括补益后天和清化阳明湿热。《素问·痿论》指出:"阳明者,五脏六腑之海,主润宗筋,宗筋主束骨而利机关也。"肺之津液来源于脾胃,肝肾精血亦有赖于脾胃的化生,故凡属胃津不足者需益胃养阴,脾气虚弱者需健脾益气,使脾胃功能健旺,饮食得增,气血津液充足,脏腑功能正常,筋脉得以濡养,痿证易于恢复。无论是选方用药还是针灸取穴,都需重视这一治疗原则。

2. 清热与养阴必须兼顾,但忌苦寒太过 痿证多热,极易伤阴,故一般用药当以甘寒为宜,或宗朱丹溪"泻南方,补北方"之旨,清热降火与滋养肾阴并进,切忌苦燥太过伤阴。

3. 重视使用血肉有情之品 痿证后期在应用补养肝肾法时,须重视使用血肉有情之品,补精益髓。阴伤及阳者,宜温养精气。药如龟甲、紫河车、阿胶、鹿角胶等。

六、预后

重症肌无力患者的预后与临床类型有关,病情局限者预后较好,全身型甚至出现危象者病死率较高。对胆碱酯酶抑制剂、激素等药物不敏感且无法手术者预后不佳。合并感染、胸腺增大或胸腺瘤者预后较差。同时预后与年龄相关,研究表明小于 15 岁预后较佳。

七、预防与调护

养成良好的起居和生活习惯,根据病情适当活动,但应注意避免劳累和情绪波动。同时注意防寒保暖,避免受凉和感冒,对该病的预防有积极的意义。

合理饮食,注意补益脾胃、和中缓急,要有规律,不能过饥或过饱,同时各种营养要调配恰当,不能偏食,提倡常吃羊肉。根据药食同源之理论可以选用适当的药材和食材进行加工,如黄芪、党参、山药、猪肉、乳鸽和牛肉等;亦可采用桑椹、芝麻、猪脊髓和巴戟天等制备膏方用于日常滋补调养。

治疗 MG 过程中需注意的事项:慎用部分激素类药物,部分抗感染药物(如氨基糖苷类抗生素等以及两性霉素等抗真菌药物),部分心血管药物(如利多卡因、奎尼丁、β 受体拮抗药和维拉帕米等),部分抗癫痫药物(如苯妥英钠和乙琥胺等),部分抗精神病药物(如氯丙嗪、碳酸锂、地西泮和氯硝西泮等),部分麻醉药物(如吗啡和哌替啶等),部分抗风湿药物(如青霉胺和氯喹等)。避免使用一切加重神经-肌肉传递障碍的药物,包括麻醉剂、止痛剂、镇静剂和肌肉松弛剂等,禁用链霉素、新霉素。感染、过度疲劳、精神刺激、月经、妊娠、分娩、手术和外伤等均可加重病情,应尽量防范。其他注意事项包括:禁用肥皂水灌肠、注意休息和保暖。

瘫痪期勤翻身,做好压疮护理;恢复期加强功能锻炼,可长期自我推拿,亦可配合针灸和气功治疗。

第九节　神经系统感染

颅内感染性疾病是指病毒、细菌、真菌、立克次体、螺旋体、寄生虫和朊蛋白等各种生物性病原体经多种途径进入到颅内,侵犯脑膜和脑实质所引起的急性或慢性炎症(或非炎性)疾病。

颅内感染性疾病种类较多,按照病变部位可分为侵犯脑及脊髓实质的脑炎、脊髓炎或脑脊髓炎;侵犯脑及脊髓软膜的脑膜炎、脊髓膜炎或脑脊髓膜炎;侵犯脑实质与脑膜的脑膜脑炎。临床上有时常难以截然分开,例如脑膜炎时常合并有不同程度的脑实质损害,脑炎时脑膜亦常合并受累;当两者均明显时,则常以脑膜脑炎命名。按照致病因子不同可分为病毒性脑炎、细菌性脑炎、真菌性脑炎和寄生虫性脑病等。按病理特点分为包涵体性、出血性、坏死性和脱髓鞘性等。根据流行情况可分为流行性及散发性等。

本章节主要讨论单纯疱疹病毒性脑炎、病毒性脑膜炎、化脓性脑膜炎、结核性脑膜炎和新型隐球菌性脑膜炎。

颅内感染性疾病属于中医"温病"范畴。

一、病因病理

（一）西医病因病理

1. 病因及发病机制

（1）单纯疱疹病毒性脑炎：系由单纯疱疹病毒（HSV）引起，单纯疱疹病毒是一种嗜神经性 DNA 病毒，包括 HSV-1 和 HSV-2 两种血清型。病毒首先在口腔和呼吸道或生殖器引起原发感染，而后长期潜伏在神经节中，当人体免疫力下降时，潜伏的病毒再度活化，经轴突进入脑内，引起颅内感染。

（2）病毒性脑膜炎：85%~95% 的病毒性脑膜炎由肠道病毒引起，该病毒属于微小核糖核酸病毒科，有 60 多个亚型，包括脊髓灰质炎病毒、柯萨奇病毒 A、柯萨奇病毒 B 和埃可病毒等，其次为流行性腮腺炎病毒、单纯疱疹病毒及腺病毒。肠道病毒主要经粪-口途径传播，侵入人体后在胃肠道、肝脏和腮腺等组织和局部淋巴结内进行复制，然后入血产生病毒血症，再通过脉络丛进入脑脊液侵犯脑膜。

（3）化脓性脑膜炎：常见致病菌为脑膜炎双球菌、肺炎双球菌和流感嗜血杆菌 B 型；其次是金黄色葡萄球菌、链球菌、变形杆菌、厌氧杆菌、铜绿假单胞菌和大肠埃希菌。可通过血行播散、直接扩散和经脑脊液通路等方式引起颅内感染。

（4）结核性脑膜炎：为结核分枝杆菌感染。肺部或其他部位的结核病灶经淋巴系统或血行播散进入脑膜，并形成结核灶，晚期破溃入蛛网膜下腔或脑室。部分结核性脑膜炎可由颅骨、脊椎骨和乳突等邻近组织的结核病灶直接向颅内或椎管内侵入引起。

（5）新型隐球菌性脑膜炎：隐球菌感染，常因接触鸟类（特别是鸽类）和猫引起。新型隐球菌性脑膜炎可见于常人，但更常见于恶性肿瘤（如淋巴瘤）、皮质激素或免疫抑制剂使用者、免疫缺陷性疾病、全身慢性消耗性疾病、严重创伤和长期使用抗生素等患者。

2. 病理

（1）单纯疱疹病毒性脑炎：主要病理变化是脑实质水肿、软化和出血性坏死，可导致颞叶钩回疝。显微镜下可见血管周围大量淋巴细胞及浆细胞浸润，神经细胞及胶质细胞内有嗜酸性的考德里 A 型包涵体（Cowdry A inclusion）和小坏死灶。电镜下可观察到神经细胞核内的病毒颗粒。急性期后可有神经胶质细胞增生和脑组织萎缩。

（2）病毒性脑膜炎：病理改变是侧脑室和第四脑室的脉络丛有炎症细胞浸润，伴室管膜内层局灶性破坏的血管壁纤维化，以及纤维化的基底软脑膜和室管膜下的星形细胞增多和增大。

（3）化脓性脑膜炎：各类致病菌引起的化脓性脑膜炎的病理表现大致相同。早期为软膜血管充血和扩张，可波及整个脑的表面，紧接着开始出现脓性分泌渗出物，开始先在脑沟和脑池部位沉积，渗出物不断增多，以后可覆盖整个脑的表面，并可逆行进入脑室系统，这时全脑出现充血、水肿和肿胀。脓性分泌物的颜色随菌种不同而有所区别。随后纤维蛋白渗出增多，逐渐形成脑膜粘连，导致交通性或阻塞性脑积水。感染亦可由蛛网膜下腔穿过蛛网膜到硬膜下而形成硬膜下积脓。镜下所见主要是化脓性改变的表现，除大量中性粒细胞外，有时可见致病菌。除脑膜充血和渗出外，表浅的脑组织水肿，亦可见脑实质的化脓性炎症表现及脑的小脓肿。病变后期，中性粒细胞减少，表现为脑膜增厚和粘连，淋巴细胞、浆细胞浸润。

（4）结核性脑膜炎：结核分枝杆菌的感染首先在脑膜形成粟粒样结核病灶，这些病灶多为半个小米粒大小，呈淡黄色的半圆形小结节附着于脑底部的蛛网膜上，这些粟粒样病灶的增多常伴随着炎症和纤维素性渗出,可在颅底各裂、池内积存,并逐渐造成脑膜的粘连。渗出及粘连较多时可致颅底的脑神经受挤压,也可因粘连影响到脑脊液流出通道而发生梗阻性脑积水。有时结核分枝杆菌亦可侵及颅底的血管壁,造成全层动脉炎,进而导致管腔狭窄、继发血栓形成而出现脑梗死。此外,渗出和粘连尚可影响到整个椎管,造成椎管内蛛网膜粘连。镜下可见脑膜有大量纤维素性渗出,有各种炎症细胞,特别以淋巴细胞及浆细胞为多,可见结核结节,由上皮样细胞及巨细胞组成,中间可有坏死。在油镜下可见上皮样细胞的胞质内存在抗酸染色呈现红染的杆状结核分枝杆菌。

（5）新型隐球菌性脑膜炎:主要病理改变为脑膜广泛性增厚,脑膜血管充血,脑组织水肿,脑回变平,沿脑沟或脑池可见小肉芽肿、小结节甚至小脓肿;蛛网膜下腔内有胶样渗出物,脑室扩大。镜检可见脑膜有淋巴细胞和单核细胞浸润,局限性纤维化,脑膜、脑池、脑室及脑实质内均可见隐球菌。

（二）中医病因病理

本病是感受温疫邪毒,加之正气不足,不能抵御外邪而发病。

温疫邪毒侵入人体,多从口鼻而入,循卫气营血而分属上、中、下三焦之脏腑。其病理变化主要由于温邪侵入卫、气、营、血后,易于化火灼伤津液,耗血动血,故临床特点是化热最速,极易产生一系列火炽伤阴等病理反应,包括卫分、气分、营分、血分四个不同阶段的证候。

卫分是温病的初期阶段,病位一般在肺卫,病理特点是温邪袭表、肺卫失宣。若邪不内传则病邪外出而愈。

气分是温病的中期阶段,乃温疫之邪由表入里,病情渐重,病位在肺、胃、脾、胆、肠,其病理特点是邪盛而正气抗御力亦强,正邪斗争激烈,热盛而致津液耗损。

营分乃温邪更深入里,病位主要在心与心包,是温病的严重阶段,病理特点是营分热盛,热损营阴,心神被扰。

病邪进入血分,为温病的晚期阶段,病情危重,病位在心、肝、肾,总的病理特点是热甚迫血,热瘀交结。若邪盛正虚,则热毒内陷,正气欲脱,阴阳离决,最为危险。

本病初中期,正盛邪实,表现为实证,后期可为虚实夹杂,或邪热渐衰,病邪得去,病渐痊愈。

二、临床表现

（一）单纯疱疹病毒性脑炎

为单纯疱疹病毒感染引起,主要侵犯颞叶、额叶和边缘叶脑组织。潜伏期为 2～21 天,平均 6 天,前驱期表现为上呼吸道感染的症状,急性起病,病程长短不一,25% 的患者有口唇疱疹病史。

1. 主要症状　多表现为认知功能障碍和精神及行为异常,如记忆力下降、定向力障碍、反应迟钝、感情淡漠、缄默、人格改变、行为懒散、行为奇特及冲动行为等;1/3 的患者出现癫痫发作,多为全身强直-阵挛样发作,严重者呈癫痫持续状态;可出现不同程度的意识障碍,表现为意识模糊或谵妄,随着病情加重,患者可出现嗜睡、昏睡、昏迷或去皮质状态,意识障碍特别是昏迷的出现提示病情严重;可有颅内压增高的表现,如头痛和呕吐;可有局灶性神经系统的症状,如失语、偏盲、轻偏瘫、扭转、手足徐动或舞蹈样动作等。

2. 体征　查体主要表现为高级神经功能障碍和精神行为障碍,可有局灶性神经系统体征,可有轻度脑膜刺激征。

（二）病毒性脑膜炎

本病是由各种病毒感染引起的脑膜急性炎症,病程一般较短,并发症少,多呈良性过程,偶有小规模流行。夏秋季为高发季节,呈急性或亚急性起病。

1. 主要症状 多有病毒感染的全身中毒症状,如发热、畏光、肌痛、恶心、呕吐、食欲减退、腹泻和全身乏力等,体温一般不超过40℃,且年龄越大病情越重。患者常有剧烈头痛,多在额部或眶后。

2. 体征 可有脑膜刺激征。

(三)化脓性脑膜炎

由化脓性细菌感染所致,最常见的致病菌是脑膜炎双球菌、肺炎球菌和B型流感嗜血杆菌等。化脓性脑膜炎常合并化脓性脑炎或脑脓肿,是一种极为严重的颅内感染性疾病。化脓性脑膜炎的致残率和病死率较高,好发于婴幼儿、儿童和老年人。

1. 主要症状 发热、寒战或类似上呼吸道感染表现等症状;有颅内压增高表现,如头痛、呕吐和意识障碍等;部分患者有比较特殊的临床症状,如脑膜炎双球菌脑膜炎(又称流行性脑脊髓膜炎)菌血症时出现的出血性皮疹,开始为弥散性红色斑丘疹,迅速转变成皮肤瘀点和瘀斑,主要见于躯干、下肢、黏膜以及结膜,偶见于手掌及足底。

2. 体征 脑膜刺激征阳性,但新生儿、老年人或昏迷的患者常不明显。

(四)结核性脑膜炎

起病隐匿,慢性病程,也可急性或亚急性起病,可缺乏结核接触史,症状轻重不一。

1. 主要症状 自然病程一般表现为:

(1)结核中毒症状:前驱期出现低热、盗汗、食欲减退、全身乏力及精神萎靡等症状。合并其他部位结核病时可出现相应的症状,如肺结核表现为咳嗽和咳痰,亦可伴电解质紊乱,尤以低钠血症多见。

(2)脑膜刺激征:脑膜受累时可出现不同程度的头痛、颈项强直、克尼格征和布鲁津斯基征阳性。

(3)颅内压增高:半数以上的患者伴头痛,程度轻重不一。颅内高压的典型症状包括剧烈的头痛和喷射状呕吐、视神经乳头水肿等。严重者可形成脑疝,表现为双侧瞳孔大小不等、呼吸节律变化、血压升高或意识障碍等。

(4)脑实质损害:若早期未及时治疗,随着病情进展,患者可出现脑实质损害的症状,如精神萎靡、淡漠、谵妄或妄想等。10%~15%的患者出现轻偏瘫、视神经乳头水肿和癫痫发作。严重者可出现去脑强直发作或去皮质状态。

(5)脑神经损害:颅底炎性渗出物的刺激、粘连、压迫或颅内压升高可导致脑神经损害。大约1/4的患者出现脑神经麻痹,展神经受累最常见,动眼神经、滑车神经、面神经及前庭蜗神经等次之。

(6)脊髓损害:脊膜、脊神经根和脊髓受累可出现神经根性疼痛、受损平面以下感觉和运动障碍,马尾神经损害可导致尿潴留、尿失禁和大便秘结、失禁等。

(7)老年人结核性脑膜炎特点:老年患者头痛和呕吐较轻,颅内压增高及脑脊液异常不明显,但合并脑积水和脑梗死较为常见。

2. 体征 脑膜刺激征阳性。脑膜刺激期常出现脑神经受累的症状,最常见的是面神经、动眼神经及展神经麻痹,多为单侧受累,表现为鼻唇沟消失、眼睑下垂、眼外斜、复视及瞳孔散大,眼底检查可见视神经炎和视神经乳头水肿,脉络膜偶可见结核结节。

(五)新型隐球菌性脑膜炎

起病隐袭,进行性加重。大多亚急性起病,慢性起病次之,急性起病较少,约占10%。国内的一项统计表明,脑膜炎型最常见,占56.1%,脑膜脑炎型占32.3%,颅内肉芽肿型占11.7%。

1. 主要症状　首发症状常为头痛、恶心呕吐、不规则发热、消瘦、食欲不振、乏力和背痛等。急骤起病者出现寒战、发热,体温 39~40℃;少数病例在早期以局灶性神经系统体征或精神症状为主,可有烦躁不安,表情淡漠,甚至精神异常,嗜睡、谵妄等意识障碍;抽搐、癫痫发作;人格改变,记忆力减退;肢体瘫痪、失语、复视、失明、耳聋;共济失调等。半数以上病例有颅内压增高的症状与体征,常有蛛网膜粘连而损害脑神经,脑室系统梗阻时则出现脑积水。本病临床症状可持续数周或数月,偶有 1 年或更长时间。

2. 体征　多数患者早期颈项强直,脑膜刺激征明显。少数病例早期以局灶性神经系统体征为主。

三、实验室及其他检查

1. 单纯疱疹病毒性脑炎

(1) 血液检查:血常规见白细胞和中性粒细胞增高,血沉超过 15mm/h。

(2) 脑脊液检查:压力多数增高,一般不超过 300mmH$_2$O;白细胞数及蛋白质增加,以淋巴细胞为主,可见大量红细胞;可分离出 HSV 病毒;糖和氯化物正常。

(3) 疱疹病毒抗体:脑脊液及血清疱疹病毒抗体滴定度增高。

(4) 头颅 CT 或 MRI:头颅 CT 多在起病后 6~7 天显示颞叶或额叶底部不被强化的低密度区,周围有轻微水肿,其中可有不规则的高密度点、片状出血影,增强后可见不规则线状影。头颅 MRI 早期在 T$_2$ 加权像上可见颞叶和额叶底面的周围呈现边界清楚的高信号区。

(5) 脑组织活检:发现炎症细胞浸润和神经元核内包涵体。

2. 病毒性脑膜炎

(1) 血液检查:血象见白细胞升高,以多形核细胞升高为主;急性期采用间接荧光免疫方法可快速发现血清单纯疱疹病毒 IgM 抗体增高;血清中和抗体或补体结合抗体的滴度逐渐增加至 4 倍以上。

(2) 脑脊液检查:细胞数一般在 500×10^6/L 以下,早期以中性粒细胞为主,8~48 小时淋巴细胞占优势,蛋白含量正常或轻度增高。涂片及培养无细菌和真菌等。

(3) 病毒分离:从脑脊液或脑组织中分离到病毒。

(4) 脑电图:为多灶性或弥漫性的高幅或低幅慢波病灶。

(5) 头颅 CT 检查:可有定位性病变。

3. 化脓性脑膜炎

(1) 血液检查:周围血白细胞明显增多,以中性粒细胞为主。但在金黄色葡萄球菌性脑膜炎时,白细胞总数可正常或稍低,有明显的核左移现象,并有中毒颗粒出现。

(2) 血培养:有病原菌生成。

(3) 脑脊液检查:脑脊液压力明显升高,外观混浊,呈米汤样。细胞数增至 1 000×10^6/L以上,以中性多核细胞为主。蛋白增高,潘氏试验阳性。糖和氯化物减少。涂片或培养能找到相应的致病菌。晚期肺炎双球菌性脑膜炎可表现为蛋白细胞分离现象。

(4) 免疫学检查

1) 特异性试验:化脓性脑膜炎阳性率达 90% 以上。主要是检测脑脊液中的多糖抗原,从而判定致病菌。目前最新的检测方法是酶联免疫吸附试验(ELISA),但需要的时间较长,常用的对流免疫电泳法和乳胶凝集法则较简便。

2) 非特异性试验:脑脊液免疫球蛋白检测:IgM 明显增高,IgG 也可增高,但不如结核性脑膜炎增高得明显,而 IgA 在化脓性和结核性脑膜炎均增高。在疾病初期 C 反应蛋白脑脊液中的阳性率可高达 100%。脑脊液中乳酸的浓度升高,治疗有效后 7~10 天恢复正常。乳酸脱氢酶活性增高,特别是肺炎双球菌性脑膜炎更明显。

（5）影像学检查：头颅 CT 和 MRI 检查有助于判断有无颅内局灶性积脓、硬膜下积液及进行性脑室扩大等。

4. 结核性脑膜炎

（1）血液学检查：血常规白细胞多正常或轻度增高,中性粒细胞增多,血沉增快。抗结核抗体检查多为阳性。

（2）结核菌素试验：呈阳性反应,但病情严重和免疫力低下时或可呈阴性反应。

（3）脑脊液检查：压力增高,可达 400mmH$_2$O。外观透明或呈毛玻璃样,放置后可有纤维蛋白薄膜形成,淋巴细胞数明显增多,常为（50~500）×10^6/L。蛋白含量中度升高,可达 1~2g/L,亦有高达 5.0g/L 以上。糖含量早期可正常,后期可下降,亦有少数病例脑脊液糖含量不降低。氯化物含量早期亦可正常、然后降低。细胞学检查的特征性改变为混合性细胞反应。采用离心沉淀或薄膜涂片进行培养或动物接种可查出结核分枝杆菌。聚合酶链反应（PCR）体外基因扩增结核抗体呈阳性。脑脊液淋巴细胞转化试验示淋巴细胞转化率明显增高,具有特异性,对早期诊断有意义。

（4）影像学检查：X 线检查胸部和脊柱发现结核病灶。粟粒性结核时,50%~90% 可有肺门淋巴结肿大。头颅 CT 或 MRI：显示结核瘤、脑基底池渗出及脑实质病变,以及脑积水所致脑室扩大,脑梗死所致大小不同的病灶。

（5）脑电图：可见轻度慢波化,或高波幅慢波;或发作性棘波、尖波或棘慢波;或局限性改变。

5. 新型隐球菌性脑膜炎

（1）脑脊液检查：压力增高,淋巴细胞轻度或中度增多,蛋白含量增高,糖及氯化物含量降低。常规迈-格-吉染色法（May-Grunwald-Giemsa,MGG）染色或墨汁染色可发现隐球菌。

（2）新型隐球菌培养：脑脊液、血液、尿液、粪便、唾液及骨髓真菌培养可发现隐球菌。

（3）头颅 CT 及 MRI：可发现肉芽肿病灶或软化坏死灶,亦可发现梗阻性脑积水。

（4）胸部 X 线：可有类似于肺结核灶、肺炎样改变或肺部占位影,少数可合并肺不张。

四、诊断与鉴别诊断

（一）诊断

1. 单纯疱疹病毒性脑膜炎和病毒性脑炎

（1）急性或亚急性起病,多在病前 1~3 周有病毒感染史。单纯疱疹病毒性脑膜炎可有口唇或生殖道疱疹史,或此次发病有皮肤或黏膜疱疹。

（2）主要表现为发热、头痛、癫痫发作、精神改变、意识障碍和/或神经系统定位体征等脑实质受损的征象。

（3）脑电图（EEG）显示局灶性或弥散性异常。

（4）头颅 CT/MRI 检查可显示脑水肿、局灶性或弥漫性病变。

（5）腰椎穿刺检查脑脊液压力正常或升高,白细胞和蛋白质正常或轻度增高,糖和氯化物正常;无细菌、结核分枝杆菌和真菌感染的证据,脑脊液病原体检查可明确。

2. 化脓性脑膜炎

（1）起病急。

（2）主要表现为发热、头痛、精神萎靡和疲乏无力等。

（3）脑膜刺激征,颅内压增高,可有惊厥、意识障碍、肢体瘫痪或感觉异常等。

（4）外周血白细胞总数增高,分类以中性粒细胞为主。

（5）脑脊液外观浑浊,压力增高,白细胞总数增多,多在 $1\,000\times10^{6}/L$ 以上,以中性粒细胞为主,糖和氯化物含量明显降低,蛋白含量明显增高;涂片或培养可发现致病菌。

3. 结核性脑膜炎

（1）既往结核病史或接触史,亚急性起病,慢性迁延性病程。

（2）主要表现为头痛、呕吐等颅内压增高症状和脑膜刺激征。

（3）脑脊液压力增高,有纤维蛋白薄膜,淋巴细胞显著增多,糖和氯化物下降。

（4）离心沉淀或薄膜涂片、培养和动物接种有结核分枝杆菌。

（5）头颅 CT 或 MRI 有脑膜强化、结核瘤及脑积水。

4. 新型隐球菌性脑膜炎

（1）有慢性消耗性疾病或全身性免疫缺陷性疾病史。

（2）缓慢起病,表现为进行性加重的头痛、恶心呕吐及不规则发热。

（3）脑膜刺激征阳性,或有视神经乳头水肿或视神经萎缩。

（4）脑脊液中有新型隐球菌,有类似结核性脑膜炎的变化。

（二）鉴别诊断

1. 病毒性脑膜炎、脑炎　柯萨奇病毒、埃可病毒、流行性腮腺炎病毒和单纯疱疹病毒等均可引起脑膜炎、脑炎。起病急骤,高热者多可伴有肌痛、腹痛等;脑脊液无色透明,无薄膜形成,糖及氯化物含量正常;各种病毒性脑炎及脑膜炎有其特异的实验室诊断方法,如血清学检查及病毒分离等。

2. 流行性乙型脑炎　发病季节多在夏秋季的 7—9 月。起病急骤,进展迅速;表现为高热、头痛、呕吐、抽搐、昏迷等,脑膜刺激征阳性。

3. 脑寄生虫病　主要为脑囊虫病及脑血吸虫病。鉴别可根据流行病学史,粪便检查前者有绦虫卵或绦虫节片;后者可有血吸虫卵或毛蚴。新近出现癫痫而原无癫痫病史,头颅CT 及相应的免疫学检查可协助诊断。

4. 脑肿瘤　头痛,恶心呕吐,进行性加重,但无发热;头颅 CT 和 MRI 显示肿瘤病灶。脑脊液中白细胞可增高,糖含量降低。

五、治疗

（一）中西医结合治疗思路

（1）颅内感染性疾病病情变化较快,应争取时间尽早确诊,抢救和治疗。早期治疗是本病抢救成功与否的关键。例如单纯疱疹病毒性脑炎在 4 天内使用阿昔洛韦的病死率仅为7% ,4 天以上接受治疗的病死率增至 25% ,不治疗的病死率为 60% ~80% 。

（2）本病各型均可不同程度地损伤神经系统的功能,导致不同程度的后遗症,故在治疗中必须对因治疗,同时采用必要的措施,尽量减少后遗症的发生。

（3）细致的护理是能否抢救成功的关键之一,重点在防治内科并发症和压疮。

（4）本病在中医学中属于温病范围,其病因病机为温邪入侵,经卫气营血传变,灼伤津液,耗血动血。但应当注意的是,卫气营血的证候在传变时无固定形式,有不见卫分病即见气分或营分病证者;也有卫分证未罢又兼见气分证致“卫气同病”;也有气分证尚存,同时出现营分证或血分证者,如“气营（血）两燔”。更严重的是热邪充斥表里,遍及内外,出现卫气营血同时受累的局面,此为危重证候。临床上必须灵活掌握,不能拘泥于正常“传变”。病情危急时,必须配合西药积极抢救,大多数患者是可以获救的。

（5）本病高热可用紫雪丹,抽搐可用至宝丹,神昏可用安宫牛黄丸。

（6）结核性脑膜炎的中医治疗在急性期以清热解毒养阴为治则,在辨证的基础上选加抗结核分枝杆菌的中药,如百部、黄芩、紫花地丁、夏枯草等;后期则以益气养阴,培土生金为法则,用太子参、百合、沙参、生地黄、熟地黄、黄精等养阴药;培土生金可用六君子汤或参苓白术散。

(二)西医治疗

1. **单纯疱疹病毒性脑炎、病毒性脑膜炎** 单纯疱疹病毒性脑炎的早期诊断和治疗是降低病死率的关键,主要包括抗病毒治疗,辅以免疫治疗和对症治疗。而病毒性脑膜炎是一种自限性疾病,主要是对症治疗、支持治疗和防治并发症,酌情抗病毒治疗能够明显缓解症状和缩短病程。

(1)抗病毒治疗

1)阿昔洛韦:又名无环鸟苷,是治疗本病的首选药物。阿昔洛韦为一种鸟嘌呤衍生物,能抑制病毒 DNA 的合成,是广谱抗病毒药物。阿昔洛韦可透过血脑屏障,其在脑脊液中的浓度为血中的 50%。常用剂量为 $15\sim30mg/(kg\cdot d)$,每 8 小时 1 次,静脉滴注,连用 $14\sim21$天。若病情较重,可延长治疗时间或重复治疗一个疗程。阿昔洛韦的不良反应相对较少,主要有恶心、呕吐、血清转氨酶升高、皮疹、谵妄和震颤等。

2)更昔洛韦:化学结构与阿昔洛韦相似,但在侧链上多一个羟基,增强了抑制病毒DNA 合成的作用。更昔洛韦的抗病毒谱与阿昔洛韦类似,临床主要用于阿昔洛韦治疗无效的单纯疱疹病毒性脑炎以及巨细胞病毒感染。用量是 $5\sim10mg/(kg\cdot d)$,每 12 小时 1 次,静脉滴注,疗程 $14\sim21$ 天。主要不良反应是肾功能损害和骨髓抑制(中性粒细胞、血小板减少),并与剂量相关,停药后可恢复。

(2)肾上腺皮质激素:对应用糖皮质激素治疗本病尚有争议,但肾上腺皮质激素能控制炎症反应和减轻水肿,对病情危重、头颅 CT 显示出血性坏死灶以及脑脊液白细胞和红细胞明显增多者可酌情使用。多采用早期、大量和短程的给药原则。具体用法为:地塞米松 $10\sim$15mg,静脉滴注,每天 1 次,$10\sim14$ 天,而后改为口服泼尼松 $30\sim50mg$,每天 1 次,病情稳定后每 3 天减 $5\sim10mg$,直至停止;或甲泼尼龙 $800\sim1\,000mg$,静脉滴注,每天 1 次,连用 $3\sim5$ 天后改用泼尼松口服,每天 60mg 清晨顿服,以后逐渐减量。

(3)对症支持治疗:对高热、抽搐、精神症状或颅内压增高者,可分别给予降温、抗癫痫、镇静和脱水降颅压治疗。对昏迷患者应保持呼吸道通畅,并维持水和电解质平衡,给予营养代谢支持治疗,加强口腔和皮肤护理,防止压疮、下呼吸道感染和泌尿系感染等。恢复期可采用理疗、按摩和针灸等帮助肢体功能恢复。

2. **化脓性脑膜炎** 化脓性脑膜炎的治疗首先是针对病原菌选取足量敏感的抗生素,并防治感染性休克,维持血压,防止脑疝。

(1)抗菌治疗:应掌握的原则是及早使用抗生素,通常在确定病原菌之前使用广谱抗生素,若明确病原菌则应选用对病原菌敏感的抗生素。

1)未确定病原菌:为兼顾革兰氏阳性菌和革兰氏阴性菌,减少经验性抗菌治疗时因抗菌谱偏差较大伴随的治疗风险,推荐万古霉素联合具有中等血脑屏障通透性的三代或四代头孢(如头孢曲松、头孢他啶和头孢克肟)或碳青霉烯类中的美罗培南等。

2)确定病原菌:应根据病原菌选择敏感的抗生素。①肺炎球菌:对青霉素敏感者可用大剂量青霉素,成人每天 2 000 万~2 400 万 U,儿童每天 40 万 U/kg,分次静脉滴注;对青霉素耐药者可考虑用头孢曲松,必要时联合万古霉素治疗。2 周为 1 个疗程,通常开始抗生素治疗后 24~36 小时内复查脑脊液,以评价治疗效果。②脑膜炎双球菌:首选青霉素,耐药者选用头孢噻肟或头孢曲松,可与氨苄西林或氯霉素联用;对青霉素或 β-内酰胺类抗生素过敏者可用氯霉素。③革兰氏阴性杆菌:对铜绿假单胞菌引起的脑膜炎可使用头孢他啶,其他革兰兰氏阴性杆菌脑膜炎可用头孢曲松、头孢噻肟或头孢他啶,疗程常为 3 周。

（2）激素:激素可以抑制炎性细胞因子的释放,稳定血脑屏障,减少脑膜粘连等并发症。对病情较重且没有明显激素禁忌证的患者可考虑应用,一般为地塞米松 10~20mg/d,静脉滴注,连用 3~5 天。

（3）对症支持疗法:颅压增高者予以甘露醇脱水降颅压。高热予物理降温或使用退热剂。惊厥者予抗癫痫药物。

3. 结核性脑膜炎　早期即应住院治疗,卧床休息,进食营养丰富的含高维生素(维生素 A、维生素 D 和维生素 C)和高蛋白的食物,昏迷者应给予鼻饲,如能吞咽,可试予喂食。病室要定时通风和消毒,保持室内空气新鲜,采光良好。要注意眼、鼻和口腔护理,常翻身以防止压疮发生和肺部感染。治疗成功的关键在于早期诊断和有效抗结核药物的联合应用,同时积极治疗颅内高压、脑水肿和脑积水等严重并发症。

（1）抗结核治疗:疗程一般 1 至 1 年半。

异烟肼、利福平、吡嗪酰胺、乙胺丁醇、链霉素和莫西沙星是目前治疗结核性脑膜炎最有效的药物(表 1-9-5)。抗结核治疗包括初期的四联“强化”治疗(异烟肼、利福平、吡嗪酰胺和乙胺丁醇)(2~3 个月)和随后的二联“维持”治疗(异烟肼和利福平再联合使用)(7~9 个月)。连续 2 个月的异烟肼、利福平和吡嗪酰胺是强化治疗的基础。经典的四联用药还要加上链霉素(由于此药可引起第Ⅷ对脑神经出现不可逆的损害,因此目前不作为首选治疗药物)或者乙胺丁醇,两者选一,构成四联抗结核治疗方案。对常规抗结核药物治疗效果不佳的患者可以考虑增加异烟肼和利福平的用量或者联用喹诺酮类药物。

表 1-9-5　主要的抗结核药物

药物	儿童日用量	成人日用量	用药途径	用药时间
异烟肼	10~20mg/kg	300~600mg,1 次/d	静脉滴注/口服	1~2 年
利福平	10~20mg/kg	450mg,1 次/d（≤50kg） 600mg,1 次/d（≥50kg）	口服	6~12 个月
吡嗪酰胺	20~30mg/kg	500mg,3 次/d	口服	2~3 个月
乙胺丁醇	15~20mg/kg	750mg,1 次/d	口服	2~3 个月
莫西沙星	<16 岁慎用	400~800mg/d	静脉滴注/口服	2~3 个月

（2）肾上腺皮质激素治疗:用于治疗结核的作用仍有争议,但一般主张在强有力抗结核治疗的基础上,成人联用泼尼松 60mg/d 口服,3~4 周后逐渐减量,2~3 周内停药,或地塞米松 10~20mg/d 静脉滴注,治疗 4~8 周,待症状及脑脊液异常开始好转后渐减至停药,能迅速减轻中毒症状及脑膜刺激征,减少脑积水的发生。病情危重者,如出现昏迷或颅内高压等,可用激素同时加异烟肼、链霉素和吡嗪酰胺鞘内注射,用泼尼松龙 10~25mg 或地塞米松 2.5~5mg 加异烟肼 100mg,每周 2~3 次,疗程 10~15 次。

（3）维生素 B_6 的应用:目的是减轻异烟肼的毒性反应,一般用 30~90mg/d 口服,或 100~200mg/d 静脉滴注。

（4）降低颅内压:酌用 20% 甘露醇 250ml,静脉滴注,6~8 小时 1 次;呋塞米 20~40mg,静脉注射,每日 2~3 次。脑积水者可行侧脑室引流。

（5）其他治疗:包括对症治疗和营养支持治疗。

（6）鞘内用药:对晚期严重病例,颅压高、脑积水严重、椎管有阻塞以及脑脊液糖持续降低或蛋白持续升高者,可考虑鞘内注射。注射前,宜放出与药液等量的脑脊液。常用药为地塞米松:0.5~5mg/次,用盐水稀释成 5ml,缓慢鞘内注射,隔日 1 次,病情好转后每周 1 次,

7~14 次为 1 个疗程,不宜久用。异烟肼能较好地渗透到脑脊液中,从而达到有效浓度,一般不必鞘内注射,对严重的晚期病例仍可采用,每次 25~50mg,隔日 1 次,疗程 7~14 次,好转后停用。

(7) **手术治疗**:对孤立性结核瘤、结核性肉芽肿和脓肿经治疗疗效不显著,颅内占位效应严重,可考虑手术摘除或行减压术,术后继续使用抗结核药物。脑积水严重及脑室进行性扩大者应行脑脊液分流术。对蛛网膜粘连导致脑积水者可行脑脊液分流术。

4. **新型隐球菌性脑膜炎** 新型隐球菌性脑膜炎治疗原则是抗真菌治疗,及早用药,必要时可多途径用药和联合用药。注意休息,保证营养,给予高热量及高维生素饮食,保持呼吸道通畅,吸痰,防止肺部感染、泌尿系感染及压疮。对于起病缓慢和全身情况较好者可单用两性霉素 B;起病较急,病情较重,或原有的严重疾病在应用激素、抗生素及免疫抑制剂等过程中并发者,应配合 5-氟胞嘧啶,发挥两者的协同作用,减少两性霉素 B 的用量,并延缓或防止 5-氟胞嘧啶出现耐药性。经治疗临床症状消失、脑脊液正常且须 3 次连续无菌才能考虑停药。

(1) **两性霉素 B**:将 1~5mg 和地塞米松 3mg,加入葡萄糖注射液 500ml 中,每日 1 次静脉滴注,6 小时滴完。两性霉素 B 可逐渐加量至 1mg/(kg·d)。

(2) **5-氟胞嘧啶**:100mg/(kg·d),分 3~4 次口服,连续服用数周至数月。可减少两性霉素 B 的用量,增强两性霉素 B 的疗效,减轻其毒副作用。

(3) **氟康唑**:200~400mg,每日 1 次口服,5~10 日可达稳态血浓度,疗程一般 6~12 个月,对隐球菌性脑膜炎有特效。可减少两性霉素 B 的用量,增强两性霉素 B 的疗效,减轻其毒副作用。

(4) **20% 甘露醇注射液**:250ml,快速静脉滴注。可暂时脱水,降低颅内压,减轻脑水肿,改善微循环,清除自由基,防止发生脑疝。

(5) **卡马西平**:100mg,每日 2~3 次口服。控制抽搐或预防癫痫发生。

(三) 中医治疗

1. **邪犯卫气证**

症状:发热或高热,头痛,口渴,烦躁不安,舌红,苔薄白或黄,脉浮数或洪大。

治法:辛凉解表,清气泄热。

代表方:银翘散合白虎汤加减。兼咳喘,痰黄稠,可加黄芩、青天葵、桑白皮、北杏仁。

2. **气营两燔证**

症状:壮热,头痛,颈项强直,呕吐,烦躁不安,神昏谵语,或喉间痰声辘辘,呼吸不利,大便秘结,舌红绛,苔黄燥,脉洪数。

治法:清热解毒,凉营开窍。

代表方:清瘟败毒饮加减。疠腮项肿,加金银花、青黛;喉间痰鸣,加胆南星、天竺黄、石菖蒲;抽搐,加钩藤、地龙、全蝎、蜈蚣;头痛,加石决明、葛根、白蒺藜;大便秘结,加大黄。

3. **热盛动风证**

症状:高热不退、头痛剧烈、躁动不安,神昏谵语,四肢抽搐或肢体偏瘫,颈项强直,大便秘结,小便短赤,舌红绛,苔黄干,脉滑数。

治法:清肝泄热息风。

代表方:羚角钩藤汤加减。阳明热盛引动肝风者,加生石膏、知母、大青叶、栀子;肺经痰热壅盛引动肝风者,加天竺黄、胆南星。

4. **热陷营血证**

症状:壮热,入夜尤甚,神昏谵语,反复惊厥,手足拘急,颈项强直,或皮下瘀点、瘀斑或吐血便血,舌质深绛,苔黄焦或无苔,脉数。

治法:清营解毒,凉血止痉。

代表方:犀角地黄汤加减(犀角已禁用,现多用水牛角代)。可加金银花、连翘、大青叶、石膏等,以加强清热解毒之力。若肝风盛者,加钩藤、白芍、全蝎、牡蛎;若出血者,可加侧柏叶、白茅根、墨旱莲、紫珠草。

5. 热闭心包证

症状:高热炽盛,神昏谵语,甚或昏聩不语,呼吸气粗,瞳神无光,反应迟钝,四肢厥冷,舌红绛,舌苔黄燥或焦黑,脉滑数或滑数有力。

治法:清解热毒,清心开窍。

代表方:清宫汤合安宫牛黄丸加减。兼肝风内动,加用羚羊角、钩藤;痰涎壅盛者加天竺黄、瓜蒌皮、竹茹。

6. 内闭外脱证

症状:起病暴急,高热或体温骤降,神昏不语,蜷卧,面色苍白,汗出肢冷,唇指发绀,气息微弱。舌淡苔灰黑而滑,脉微细欲绝。

治法:益气固脱,回阳救逆。

代表方:参附汤合生脉散加减。若仍高热者,可加金银花、蒲公英;阴伤重者,可加黄精、石斛;大汗不止者,加龙骨、牡蛎;瘀点瘀斑者,加水牛角、生地黄、牡丹皮、赤芍。

7. 气阴两虚证

症状:发热已退,或低热,形体消瘦,神疲肢倦,肌肉酸痛,口渴汗多,纳呆,大便秘结,舌质红绛少津,脉细数。

治法:益气养阴清热。

方药:青蒿鳖甲汤合生脉散加减。疲乏明显,纳呆者,加黄芪、白术、山药。

（四）临证要点

中医辨病与辨证要点如下:

1. 辨病要点　颅内感染性疾病属中医"温病"范畴,但结合临床表现,该病还可入"痉证""痫证"和"痿证"的范围,可参考相关章节辨别。

2. 辨证要点

（1）本病由表入里,分为卫、气、营、血四个阶段,既可依次传变,又可停留、逆传或兼证,须认真辨清。

（2）邪热内陷,神昏谵语,必须辨其陷入之浅深,别其轻重。一般而论,邪热初扰心经,其症心神不宁,睡多梦语,醒时自清,甚则心烦多言,神志昼明夜昧,舌红苔腻,小便黄赤,里热重而表热反轻。邪陷心包,热深厥深,则神昏谵语,妄闻妄见,舌色绛而少苔,伴见身热肢厥,大便溏黑,小便赤涩。邪热内闭心包,最易兼夹他证,尤以痰浊、瘀热为临床所常见。

六、预后

本节所阐述的颅内感染性疾病均属危重症,如单纯疱疹病毒性脑炎未经治疗的病死率可高达 60%～80%。凡起病急骤、病势凶险、短时间内出现昏迷、颅内压高甚至形成脑疝者预后差;有内科并发症,如肺炎、电解质紊乱和脏腑功能衰竭等常可成为致死因素。但早期治疗,且治疗得当,可获痊愈;如延误治疗,预后不良,或有后遗症。

七、预防与调护

平时加强体育锻炼,适当进行室外活动,以增强体质,提高抗病能力。同时应注意防寒保暖,对本病具有重要意义。

对有相应疫苗预防的感染性及传染性疾病,应及早进行预防接种。

如存在肺炎、中耳炎和严重的皮肤感染等,应及早使用抗生素,防止病菌侵入脑膜而发病。

在饮食方面,宜进食易消化的高热量食物,新鲜蔬菜及水果,补充营养、水分和足量的维生素 B 和维生素 C。

后期及恢复期,加强理疗和功能锻炼。

第十节 急性脊髓炎

急性脊髓炎(acute myelitis,AM)是指各种感染后引起自身免疫反应所致的急性横贯性脊髓炎性病变,又称急性横贯性脊髓炎,是临床上最常见的脊髓炎,以损伤平面以下肢体瘫痪和传导束性感觉障碍为特征。本病可见于任何年龄,但青壮年多见。发病前 1~2 周多有上呼吸道感染或消化道感染的症状,或有预防接种史。急性起病,进展迅速,预后取决于脊髓损害程度。

根据本病的临床表现,可属于中医的不同病症。如下肢迟缓性瘫痪属中医学的"痿病",痉挛性瘫痪属"拘挛",排尿障碍属"癃闭",排便障碍属"便秘"。与中医的"软脚瘟"类似。

一、病因病理

(一)西医病因病理

1. 病因及发病机制 病因暂不明确,约半数患者发病前有呼吸道或胃肠道病毒感染的病史,但脑脊液中未检出病毒抗体,神经组织中也没有分离出病毒,故目前认为本病发生可能是病毒感染后自身免疫反应引起,并非病毒直接作用。

2. 病理 受累的脊髓肿胀、充血,有炎性渗出物,严重损害时可软化形成空腔。镜下见软脊膜和脊髓血管扩张、充血,周围见炎症细胞浸润,以淋巴细胞和浆细胞为主。脊髓灰质内见神经细胞肿胀、尼氏体溶解,严重时细胞溶解消失。白质内髓鞘脱失、轴索变性,大量吞噬细胞和神经胶质细胞增生。

(二)中医病因病机

本病病因与感受湿热毒邪,或久居湿地、冒雨涉水,或久病伤及脾肾,或劳役太过,或跌仆外伤、负重劳累等相关,总体与客邪外袭,五脏内虚有关。其中客邪以热毒、湿邪为主;脏虚以肺、脾、肝、肾为主。

1. 肺热津伤 多由正气不足,感受湿热毒邪,高热不退,或病后余热燔灼,津液耗伤,而令"肺热叶焦",不能布送津液以润泽五脏,以致四肢筋脉失养,痿弱不用;热移膀胱,气化不利以致小便不通;若胃肠积热,津液耗伤,肠道干涩,大便干燥,难以排出,则成便秘。

2. 湿热浸淫 久居湿地或冒雨涉水,则湿邪浸淫筋脉,营卫运行受阻,郁遏生热,久则气血运行不利,筋脉肌肉失养瘛疭不收,发为痿病。或饮食失节,损伤脾胃,运化失司,湿邪骤停,郁久化热,湿热中阻,脾失健运,筋脉肌肉失养而发生痿病。

3. 气虚血瘀 跌仆外伤或负重劳累而致气血闭阻,络脉不通,筋脉肌肉失于濡养而产生痿病;气血瘀滞,膀胱气化不利,而可致小便不利;肠道因气虚血瘀,运化失常,而致大便干结或不畅。

4. 肝肾亏虚 劳役太过或久病伤肾,肾精亏虚,水不涵木,筋脉失养而发为痿病;肝肾不足,肾阴亏耗,源泉枯竭而少尿;肝肾不足,阴血亏虚,则大肠不荣,阴亏则大肠干涩,导致便秘。

二、临床表现

(一)主要症状和体征

发病前 1~2 周常有上呼吸道感染或消化道感染的症状,或有预防接种史。外伤、劳累和受凉等为发病诱因。急性起病,起病时多有低热,病变部位出现神经根痛,肢体麻木、无力和病变节段束带感;亦有患者无任何其他症状而突然发生瘫痪,大多在数小时或数日内出现受累平面以下运动障碍、感觉缺失及膀胱、直肠括约肌功能障碍。以胸段脊髓炎最为常见,尤其是 T_3~T_5 节段,颈髓和腰髓次之。通常局限于 1 个节段,多灶融合或多个节段散在病灶较少见。

1. 运动障碍　急性起病,迅速进展,早期为脊髓休克期,出现肢体瘫痪、肌张力减低、腱反射消失,病理反射阴性。一般持续 2~4 周后进入恢复期,肌张力和腱反射逐渐增高,出现病理反射,肢体肌力的恢复常始于下肢远端,然后逐步上移。脊髓休克期的长短取决于脊髓损害的严重程度和有无并发肺部感染、尿路系感染和压疮等。严重的脊髓损伤常导致屈肌张力增高。下肢任何部位的刺激或膀胱充盈均可引起下肢屈曲反射和痉挛,伴有出汗、竖毛及尿便自动排出等症状,称为总体反射,常提示预后不良。

2. 感觉障碍　病变节段以下所有感觉丧失,在感觉丧失平面的上缘可有感觉过敏或束带感;轻症患者感觉可不明显,随着病情恢复,感觉平面逐渐下降,但较运动功能的恢复慢且差。

3. 自主神经功能障碍　早期表现为尿潴留,脊髓休克期膀胱容量可达 1 000ml,呈无张力性神经源性膀胱,因膀胱过度充盈,可出现充盈性尿失禁。随着脊髓功能的恢复,膀胱容量缩小,300~400ml 即自行排尿,称为反射性神经源性膀胱,出现充溢性尿失禁。病变平面以下可有发作性出汗过度、皮肤潮红及反射性心动过缓等表现,称为自主神经反射异常。

(二)分型

1. 典型　急性起病,临床主要表现为典型的脊髓损害,平面以下肢体瘫痪、感觉障碍,以及尿便障碍等自主神经功能障碍的表现。

2. 急性上升性脊髓炎　脊髓损害由较低节段向上发展,累及较高节段,临床表现为瘫痪和感觉障碍,从足部开始在 1 日至数日内迅速向上蔓延,经大腿、腹部、胸部、上肢到颈部,出现四肢完全性瘫痪和呼吸肌麻痹,感觉缺失平面也依次从下肢向臀、腹、胸和颈发展,出现呼吸困难、吞咽困难和言语不能,称为上升性脊髓炎,临床少见。炎症从脊髓低节段迅速向上蔓延,甚则影响到脑干致呼吸中枢麻痹而死亡,预后不良。

3. 轻型或不完全型　临床症状较轻,体征不完全。

三、实验室及其他检查

1. 脑脊液检查　脑脊液无色透明,淋巴细胞和蛋白质正常或轻度增高,糖与氯化物正常。少数病例脊髓水肿严重,蛛网膜下腔部分梗阻时,蛋白可明显升高。

2. 影像学检查　脊柱 X 线、脊髓 CT 或 MRI 检查通常无特异性改变。若脊髓水肿严重,MRI 可见病变部位脊髓增粗,T_2 加权像呈高信号改变。

3. 电生理检查　波幅明显减低;运动诱发电位(MEP)异常,可作为判断疗效及预后的指标;肌电图可正常或呈失神经改变;视觉诱发电位(VEP)正常,可作为与视神经脊髓炎及多发性硬化的鉴别依据。

四、诊断与鉴别诊断

（一）诊断

根据急性起病，病前有感染史或疫苗接种史，迅速出现的脊髓横贯性损害的临床表现，结合脑脊液和 MRI 检查，可做出诊断。

（二）鉴别诊断

1. 视神经脊髓炎　为多发性硬化症的一种特殊类型，除有脊髓炎外，还有视力下降或视觉诱发电位异常，视神经病变可在脊髓症状之前、同时或之后出现。

2. 脊髓血管病　主要与脊髓前动脉闭塞综合征鉴别，该病在病变水平相应部位出现根痛、短时间内发生截瘫及痛温觉缺失、尿便障碍，但深感觉保留。脊髓出血较少见，结合血性脑脊液和 MRI 检查可鉴别。

3. 亚急性坏死性脊髓炎　成年男性多见，缓慢进行性加重的双下肢无力、腱反射亢进和病理征阳性，常伴肌萎缩。病变平面以下感觉减退，病情逐渐加重而出现完全性截瘫和尿便障碍，肌萎缩十分明显，肌张力低下，腱反射减弱或消失。脑脊液蛋白增高，细胞多数正常。脊髓碘油造影可见血管扩张。

4. 急性脊髓压迫症　脊柱结核或转移癌造成椎体破坏，突然塌陷而压迫脊髓，可出现急性脊髓横贯性损害。脊柱 X 线可见椎体破坏、椎间隙变窄或椎体寒性脓肿等。转移癌可行全身骨扫描。

5. 急性硬膜外脓肿　可造成急性脊髓横贯性损害，有时忽略了原发感染病灶。病原菌经血行或邻近组织蔓延至硬膜外形成脓肿，可突然起病，发热、无力，常伴脊柱痛和脑膜刺激征。外周血白细胞升高，脑脊液中细胞增加，蛋白含量明显增加。脊髓腔梗阻，CT 和 MRI 有助于诊断。

6. 人类嗜 T 淋巴细胞病毒-1（HTLV-1）相关脊髓病　是和 HTLV-1 感染所致免疫异常相关的脊髓病变，以缓慢进行性截瘫为临床特征。

五、治疗

（一）中西医结合治疗思路

急性脊髓炎是神经内科常见疾病之一，无论中医还是西医都缺乏特效疗法及药物。急性期尽早使用激素及脱水剂对减轻脊髓损害仍然是必需和有价值的。采用综合疗法，加强营养、护理和注重早期康复，对预防和控制感染、防治并发症、促进脊髓功能恢复及减少或减轻后遗症具有积极意义。

中医药对急性脊髓炎的认识归于痿证范畴。由于发病的综合性因素和强调综合性疗法及体质因素的作用，决定了中医在本病治疗中的重要性。在西医对症治疗的基础上配合中医辨证论治，一方面使两者协同增效；另一方面，中医药的辨证使用减少西药的毒副作用。本病运用激素要求足量、足疗程，但临床上常常因为激素量大引起胃肠道并发症等，治疗难以顺利进行，中医药在辨证的基础上选用相应的方药，降低西药的毒副作用，提高患者对药物的耐受性，从而更好地发挥西药的针对性作用。

（二）西医治疗

1. 一般治疗　加强护理，防治各种并发症

（1）高颈段脊髓炎导致呼吸困难者应及时吸氧，保持呼吸道通畅，选用有效的抗生素控制感染，必要时气管切开行人工辅助呼吸。

（2）排尿障碍者应保留无菌导尿管，每 4~6 小时放开引流管 1 次。当膀胱功能恢复，

残余尿量少于 100ml 时不再导尿,以防膀胱挛缩和体积缩小。

（3）保持皮肤清洁,按时翻身、拍背和吸痰,在易受压部位加用气垫或软垫以防发生压疮。在皮肤发红部位可用 10% 乙醇或温水轻揉,并涂以 3.5% 安息香酊,有溃疡形成者应及时换药,应用压疮贴膜。

2. 药物治疗

（1）肾上腺皮质激素:急性期可用大剂量的甲泼尼龙进行短程冲击疗法,500~1 000mg 静脉滴注,每日 1 次,连续 3~5 日。也可用 10~20mg 地塞米松静脉滴注,每日 1 次,7~14 日为 1 个疗程。上述疗法结束后,可口服泼尼松,1mg/（kg·d）,维持 4~6 周,逐渐减量停药。期间注意补钾。

（2）大量免疫球蛋白:可按 0.4g/（kg·d）计算,成人每次用量 20g 左右,静脉滴注,每日 1 次,连用 3~5 日。

（3）抗生素:根据病原学检查和药敏试验结果选用。

（4）维生素 B 族:有助于神经功能的恢复。常用维生素 B_1 100mg,肌内注射,每日 3 次;维生素 B_{12} 500μg,肌内注射,每日 1 次。

（5）其他:适当选用血管扩张药、神经营养药及其他对症治疗药物。

3. 康复治疗　早期应将瘫痪肢体保持功能位,防止肢体、关节痉挛和关节挛缩,并进行被动和主动锻炼和局部肢体按摩,促进肌力恢复。

（三）中医治疗

1. 肺热津伤证

症状:病起发热,咽干口燥,或兼咳嗽咽痛,头痛昏胀,周身违和。热后突然出现肢体无力,肌肤麻木不仁,或见病变由下向上扩展,四肢瘫痪,甚至舌肌痿弱,呛咳,吞咽困难,小便赤涩不利,大便干结难行。舌质红,苔薄黄,脉细数。

治法:清热润燥,养阴生津。

代表方:清燥救肺汤加减。若咽干口渴者,加天花粉、芦根、石斛;若高热汗多者,加知母、连翘、金银花;若身痛肢麻者,加川芎、牛膝。

2. 湿热浸淫证

症状:身热不扬,嗜卧懒言,胸脘痞满,逐渐出现肢体困重,痿弱无力,肌肤麻木不仁,或刺痛、瘙痒,小便不利,甚至癃闭不通,大便秘结,舌质红,苔黄,脉滑数。

治法:清热利湿,通利筋脉。

代表方:加味二妙散加减。若肌肉疼痛加乳香、没药;若发热加栀子、板蓝根;若胸脘痞闷,四肢肿胀者,加厚朴、茯苓、泽泻;若口干心烦者加生地黄、麦冬。

3. 气虚血瘀证

症状:发热已退,肢体麻痹,痿软无力,面色萎黄,神疲乏力,或自汗,或遗尿或小便不通,舌质淡,苔薄白,脉细涩。

治法:益气活血通络。

代表方:补阳还五汤加减。若手足麻木,舌苔厚腻,加橘络、木瓜;若气虚自汗,卫外不固,重用黄芪,加浮小麦;若阴血不足,瘀血阻络,加丹参、鸡血藤。

4. 肝肾不足证

症状:肢痿由弛转挛,两脚屈曲拘急,形体消瘦,肌肤干燥,麻木不仁,或见遗尿,或头晕耳鸣,潮热盗汗,或神疲,夜眠不实多梦,或见颧红烦热。舌质红绛,舌苔薄白,脉弦细数。

治法:补益肝肾,强筋壮骨。

代表方:虎潜丸加减。若久病阴阳俱虚,可加淫羊藿、补骨脂、巴戟天;若肌枯肢痿,加川芎、鳖甲;若兼气虚血少,可加黄芪、桂枝、大枣;若兼血瘀之象,可加桃仁、红花、川芎。

(四)临证要点

1. **激素引起副作用的中医辨治** 根据临床所见,部分患者表现为肾阴虚或肾阳虚的症状。如有阴虚征象时,可加玄参、生地黄、百合、知母或用六味地黄汤、左归饮加减,静脉用药可配合滴注生脉注射液;如有见肾阳虚征象时,可加用淫羊藿、菟丝子、肉苁蓉、巴戟天、补骨脂、锁阳、肉桂和右归丸、桂附地黄丸加减,静脉用药配合滴注黄芪注射液、参附注射液。

2. **恢复期加强补肝肾,去瘀血** 恢复期患者肢痿多由弛转挛,下肢屈曲拘挛,形体消瘦肤干,表现为阴精亏损、肝肾亏虚、髓枯肢痿,正如《儒门事亲·指风痹痿厥近世差玄说》有云:"痿之为状……由肾水不能胜心火……肾主两足,故骨髓衰竭,由使内太过而致然。"故治疗上必须加强滋肾柔肝,强筋壮骨。临床常选用当归、鸡血藤、白芍、何首乌、杜仲、龟甲胶、紫河车、淫羊藿、山茱萸、熟地黄、菟丝子等药物。无论何种证型,皆可因邪壅经脉,影响气血运行致瘀血内停,或日久气血运行不畅,瘀阻经脉而加重肢体萎缩。所以,在治疗痿症时,可酌情选用毛冬青、王不留行、红花、丹参、蜈蚣、全蝎等活血祛瘀通络之品。

六、预后

如无并发症,患者多于 3~6 个月基本恢复生活自理。完全性截瘫 6 个月后肌电图仍为失神经改变、MRI 显示髓内广泛信号改变及病变范围累及脊髓节段多且弥漫者预后较差。合并压疮、肺部或泌尿系感染者可遗留后遗症或死于并发症。

七、预防与调护

中医认为痿症的发病多与温热湿邪有关,因此应避居湿地,防御外邪侵袭;进行适当锻炼,养护正气,正气存内则邪不可干。

在治疗期间,按时拍背、翻身和排痰,防止坠积性肺炎;在骶尾部、足跟及骨隆起处放置气圈,防治压疮;排尿障碍者予无菌导尿,尿便失禁者应勤换尿布,保持会阴部清洁。

在饮食方面,忌辛辣油腻、肥甘厚味,否则易致中焦气机受阻,有碍肺气宣通;宜清淡且富有营养,对该病的康复有一定的辅助作用。

急性期后,尽早进行肢体功能训练,从卧位逐步改成半卧位或坐位。可予局部按摩或嘱患者自主运动。

第十一节　多发性硬化

多发性硬化(multiple sclerosis,MS)是一种以中枢神经系统(central nervous system,CNS)炎性脱髓鞘病变为主要特点的免疫介导性疾病,主要累及脑白质。研究证据表明,本病的发生多与病毒感染、免疫、遗传和环境等因素有关,临床表现多种多样,特点是空间多发性和时间多发性。其发病率随纬度增高而呈增加趋势。患者个体差异大,预后较难评估。

根据 MS 的不同临床表现,与中医学的不同病证相类似。如以肢体痿软无力为主症者,类似于中医学的"痿证""风痱";语言障碍伴有肢体无力或瘫痪者,类似于中医学的"喑痱";以头晕为主症者,类似于中医学的"眩晕";行走不稳、共济失调者,类似于中医学的"骨繇";以视力障碍为主症者,类似于中医学的"视瞻昏渺""青盲"等范畴。

一、病因病理

（一）西医病因病理

1. 病因及发病机制　MS病因及发病机制迄今不明，目前研究认为主要与以下几个因素有关。

（1）病毒感染：曾高度怀疑EB病毒、人类疱疹病毒6型（HHV-6）、麻疹病毒、人类嗜T淋巴细胞病毒-1（HTLV-1）和朊病毒等与本病相关。有报道在MS患者血清或脑脊液中发现多种病毒抗体效价增高，但尚未分离出病毒。

（2）自身免疫：目前的研究证据支持MS是自身免疫性疾病。许多研究发现，在急性期或复发期，MS患者外周血中辅助性T细胞（Th）数升高，抑制性T细胞（Ts）数降低，Th/Ts比值升高，脑脊液IgG含量及指数升高，并发现IgG寡克隆区带（OB）；而在缓解期，Ts恢复正常，Th/Ts比值下降，提示了本病的免疫学基础。分子模拟学说认为患者感染的病毒可能与中枢神经系统髓鞘蛋白或少突胶质细胞存在共同抗原，推测病毒感染后体内T细胞激活并生成抗病毒抗体，其可与神经髓鞘多肽片段发生交叉反应，导致脱髓鞘病变。

（3）遗传因素：研究发现MS有明显的家族遗传倾向，两个同胞可同时患病，约15%的MS患者有一个患病的亲属。患者的一级亲属患病风险较一般人群高12~15倍。MS的遗传易感性可能受到多数微效基因的相互作用影响，与6号染色体组织相容性抗原HLA-DR位点相关。

（4）环境因素：流行病学资料表明，MS的发病率随着纬度增高而呈增加趋势，离赤道越远发病率越高，南北半球皆然，提示日照减少和维生素D缺乏可能增加罹患MS的风险。北美及欧洲国家、澳大利亚的塔斯马尼亚岛和新西兰南部为MS的高发地区，患病率为40/10万或更高，赤道国家的发病率小于1/10万，亚洲和非洲国家发病率约为5/10万。我国属于低发病区。

2. 病理　MS的病理特点为在中枢神经系统可见不同时相的新、旧病变同时存在，复发阶段主要病理改变为炎性脱髓鞘，进展阶段主要为神经变性。肉眼见软脑膜变厚并与脑实质粘连，脑常有凹陷区域，可有萎缩，脊髓常呈灰色节段性萎缩，视神经亦有萎缩。脑和脊髓冠状切面可见较多粉灰色、分散的和形态各异的脱髓鞘病灶，大小不一，直径为1~20mm，以半卵圆中心和脑室周围，尤其是侧脑室前角最多见。病理可见中枢神经系统内多发性脱髓鞘斑块，多位于侧脑室周围，伴反应性神经胶质增生，也可有轴突损伤；病变可累及大脑白质、视神经、脊髓、脑干和小脑。镜下可见急性期髓鞘崩解和脱失，轴突相对完好，少突胶质细胞轻度变性、增生，可见小静脉周围炎性细胞（单核、淋巴和浆细胞）浸润，病变晚期轴突崩解，神经细胞减少，代之以神经胶质形成的硬化斑。

（二）中医病因病机

本病的发生多与外感湿热、情志失调、饮食不节、体虚、跌仆闪挫等因素有关。外感湿热，或感受湿邪，积渐不去，郁而生热，或过食肥甘厚味，嗜酒无度，损伤脾胃，湿自内生，湿积蒸热，浸淫筋脉可致痿。情志不遂，气机不畅，郁而化火，火灼伤阴可致痿。先天禀赋不足，或房劳过度，或久病体虚，肌失濡养亦可致痿。肝肾亏虚，精血不足，发为"视瞻昏渺""青盲"。肾精亏虚，髓海不足，可发为"眩晕""骨繇""喑痱"等。跌仆损伤，瘀血内生或久病致瘀可致痿。

1. 湿热浸淫　《素问·生气通天论》云："因于湿，首如裹，湿热不攘，大筋软短，小筋弛长，软短为拘，弛长为痿。"外感湿热之邪，浸淫筋脉，营卫运行受阻，气血运行不利，筋脉肌肉失其濡养而致痿。湿聚成痰,痰湿中阻,困遏脾气,脾不升清,清窍失养,发为"眩晕"。

2. 气虚血瘀　跌仆损伤,血液瘀阻不畅,耗损正气,或久病致瘀,气血运行不畅,四肢失养而致痿。

3. 脾胃虚弱　饮食不节,损伤脾胃,脾胃虚弱,湿自内生,湿积蒸热,湿热浸淫筋脉,渐而成痿。如《症因脉治·内伤痿证》云:"脾热痿软之因,或因水饮不谨,水积热生,或因膏粱积热,湿热伤脾……故常痿软。"

4. 肝肾亏虚　久病体虚,肝肾精血不足,导致筋脉肌肉失养而致痿。肝藏血,肾藏精,肝肾亏虚,精血不能相生,精血不足,目失所养则发为"视瞻昏渺""青盲"。肾精亏虚,髓海不足,脑失所养,则脑转耳鸣,发为"眩晕"。若髓海不足,肾不主骨,步态不稳,共济失调,则发为"骨繇"。若髓海空虚,言语不利,加之筋脉肌肉失濡,肢体不遂,则为"喑痱"。

综上所述,本病病位在肝、脾、肾,其病因病机主要是邪闭经络,气血运行不畅,或脏腑虚损,气血精津不足,导致清窍、筋骨肌肉失养,发为痿证、眩晕、青盲、喑痱、骨繇等病证。

二、临床表现

MS 起病年龄多在 20~40 岁,10 岁以下和 50 岁以上患者少见,男女患病之比约为 1:2。以亚急性起病多见,绝大多数患者表现为空间和时间的多发性。空间多发性即病变部位的多发,时间多发性指反复缓解-复发的病程。

1. 主要症状和体征

(1) 肢体无力:一个或多个肢体无力是最常见的首发症状,通常下肢的运动障碍较上肢明显,可为偏瘫、截瘫或四肢瘫,以不对称性瘫痪最常见。腹壁反射消失,腱反射早期正常,后期可发展为亢进,病理反射阳性。

(2) 感觉异常:浅感觉障碍,常见的主诉为针刺感、麻木感,也有束带感、烧灼感、寒冷感、蚁走感或痛性感觉异常,疼痛为常见的早期症状,多见于背部、小腿部与上肢,疼痛感可能与脊髓神经根部的脱髓鞘病灶有关,具有显著特征性,亦可有深感觉障碍。早期的感觉症状常在数周内缓解,但至后期可能呈现持久的脊髓横贯性感觉障碍。感觉障碍常由脊髓后角或脊髓小脑束病损引起。

(3) 眼部症状:常表现为急性视神经炎或球后视神经炎,多为急性起病的单眼视力下降,有时双眼同时受累。约 30% 的病例有眼肌麻痹及复视。眼底检查早期可见视神经乳头水肿或正常,以后出现视神经萎缩。可有水平性或水平加旋转性眼震,病变侵犯内侧纵束引起核间性眼肌麻痹,侵犯脑桥旁正中网状结构导致一个半综合征。

(4) 发作性症状:即持续时间短暂、可被特殊因素诱发的感觉或运动异常。发作性的神经功能障碍每次持续数秒至数分钟不等,频繁、过度换气、焦虑或维持肢体某种姿势可诱发,是 MS 较特征性的症状之一。强直痉挛、感觉异常、构音障碍、共济失调、癫痫和疼痛不适是较常见的多发性硬化发作性症状,其中,局限于肢体或面部的强直性痉挛常伴放射性异常疼痛,故称痛性痉挛,发作时一般无意识丧失和脑电图异常。莱尔米特征(Lhermitte sign):即被动屈颈时诱导出刺痛感或闪电样感觉,自颈部沿脊柱放散至大腿或足部,是因屈颈时脊髓局部的牵拉力和压力升高、脱髓鞘的脊髓颈段后索受激惹引起。

(5) 精神症状:多表现为抑郁、易怒、脾气暴躁,部分患者出现欣快、兴奋,也可表现为淡漠、嗜睡、强哭强笑、反应迟钝、智力低下、重复语言、猜疑和被害妄想等,可出现记忆力减退、注意力损害等认知功能障碍。

(6) 共济障碍:30%~40% 的患者有不同程度的共济运动障碍,但 Charcot 三主征(眼震、意向性震颤、吟诗样语言)仅见于部分晚期多发性硬化患者。

（7）其他症状：膀胱功能障碍是 MS 患者的主要痛苦之一，包括尿频、尿急、尿潴留、尿失禁，常与脊髓功能障碍合并出现，男性 MS 患者还可出现原发性或继发性性功能障碍。

MS 尚可伴有周围神经损害和多种其他自身免疫性疾病，如风湿病、类风湿综合征、干燥综合征、重症肌无力等。MS 合并自身免疫性疾病的机制是由于机体的免疫调节障碍引起多个靶点受累。

2. 分型　美国多发性硬化协会 1996 年根据病程将 MS 分为以下四种亚型，见表 1-9-6。

表 1-9-6　美国多发性硬化协会 1996 年对 MS 的分型

临床分型	临床表现
复发缓解型 MS（RRMS）	最常见，占 80%～85%，以神经系统症状急性加重，伴完全或不完全缓解为特征
继发进展型 MS（SPMS）	约 50% RRMS 发病约 10 年后残疾持续进展，伴或不伴复发，不完全缓解
原发进展型 MS（PPMS）	约占 10%，发病时残疾持续进展，持续至少 1 年，无复发
进展复发型 MS（PRMS）	约占 5%，发病时残疾持续进展，伴有复发和不完全缓解

（复发型 MS 包括 RRMS、PRMS 及伴有复发的 SPMS）

三、实验室及其他检查

目前尚无任何一种特异性的检查方法可确诊 MS，但脑脊液检测、MRI 和电生理检查对 MS 的诊断具有重要意义。

1. 脑脊液（CSF）检查　可为原发进展型 MS 的临床诊断及 MS 的鉴别诊断提供重要依据。

（1）CSF 单核细胞数：轻度增高或正常，一般小于 $15×10^6/L$，约 1/3 急性起病或恶化的病例可轻至中度增高，通常不超过 $50×10^6/L$，超过此值应考虑其他疾病。约 90% MS 病例 γ 球蛋白含量增高，活动期时可见髓鞘碱性蛋白含量升高，甚至可达 2/3 以上，是髓鞘遭破坏的近期标志。

（2）IgG 鞘内合成检测：MS 的 CSF-IgG 增高主要为中枢神经系统内合成，是 CSF 重要的免疫学检查。①CSF-IgG 指数：是 IgG 鞘内合成的定量指标，约 70% 以上患者增高，测定这组指标也可计算中枢神经系统 24 小时 IgG 合成率，意义与 IgG 指数相似。②CSF-IgG 寡克隆区带（OB）：是 IgG 鞘内合成的定性指标，OB 阳性率可达 95% 以上。应采用电聚焦法同时检测 CSF 和血清，只有 CSF 中存在 OB 而血清缺如，且 OB 检测需用等电聚焦法检测方视为有效，才支持 MS 诊断。

2. 电生理检查　通过电生理检查可发现亚临床病灶，能帮助诊断与监测病情。

（1）视觉诱发电位（VEP）：约有 75%～90% 患者出现异常，表现为潜伏期延长，或波形改变。

（2）脑干听觉诱发电位（BAEP）：能发现亚临床脑干病灶，临床约有 50% 患者异常。

（3）躯体感觉诱发电位（SEP）：约有 50%～70% MS 患者有异常改变。

（4）脑电图：急性期 MS 患者约有 35% 可见异常慢波，在慢性或缓解期多为正常或轻度异常。

3. 磁共振成像（MRI）　分辨率高，可识别无临床症状的病灶，使 MS 诊断不再只依赖临床标准。可见大小不一、类圆形的 T_1 低信号、T_2 高信号区，常见于侧脑室前角与后角周围、半卵圆中心及胼胝体，或为融合斑，多位于侧脑室体部；视神经可见水肿、增粗；脑干、小脑和脊髓可见斑点状不规则 T_1 低信号及 T_2 高信号斑块;病程长的患者多数可伴脑室系统扩张、脑沟增宽等脑白质萎缩征象。

四、诊断与鉴别诊断

(一)诊断

MS 的主要临床特点是中枢神经系统病变的空间与时间多发性交织而成,复发-缓解病史及症状体征提示中枢神经系统存在 1 个以上的分离病灶,这是指导临床医生诊断 MS 的基本准则和金标准。2018 版《多发性硬化诊断及治疗专家共识》推荐使用的诊断标准有 Poser (1983 年)诊断标准(表 1-9-7)和 McDonald(2017 年)诊断标准(表 1-9-8)。多年来习惯采用的,完全基于临床资料而制定的诊断标准为:①从病史和神经系统体格检查表明中枢神经系统白质内同时存在着 2 处以上的病灶;②起病年龄在 10~50 岁之间;③有缓解与复发交替的病史,每次发作持续 24 小时以上,或呈缓慢进展方式,且病程 1 年以上;④可排除其他病因。如符合以上四项,可诊断为"临床确诊的多发性硬化"。如①、②中缺少一项,则诊断为"临床可能的多发性硬化"。如仅为一个发病部位,首次发作,则诊断为"临床可疑的多发性硬化"。Poser 诊断标准曾被广泛应用,分为确诊组和可能组:每组又包括两类,一类由临床支持诊断,另一类由实验室指标支持诊断。

表 1-9-7　Poser 诊断标准

诊断分类	诊断标准(符合其中一条)
临床确诊的 MS	1)有 2 次发作和 2 个分离性病灶的临床证据 2)有 2 次发作,1 处病变的临床证据或另一部位病变的亚临床证据
实验室支持确诊的 MS	1)有 2 次发作,1 个临床病变的证据,CSF-OB/IgG 2)有 1 次发作,2 个分离性病灶的临床证据,CSF-OB/IgG 3)有 1 次发作,1 处病变的临床证据和另一病变的亚临床证据,CSF-OB/IgG
临床很可能的 MS	1)有 2 次发作,1 处病变的临床证据 2)有 1 次发作,2 个分离性病灶的临床证据 3)有 1 次发作,1 处病变的临床证据和另一处病变的亚临床证据
实验室支持很可能 MS	有 2 次发作,CSF-OB/IgG,2 次发作必须累及中枢神经系统的不同部位,必须间隔至少 1 个月,每次发作必须持续 24 小时

注:CSF-OB/IgG 表示 CSF 寡克隆区带阳性或中枢神经系统内 IgG 合成增加(即 IgG 指数增高)。

表 1-9-8　2017 年 McDonald MS 诊断标准,适合于典型发作 MS 的诊断

临床表现	诊断 MS 所需辅助指标
≥2 次发作;有 ≥2 个以上客观临床证据的病变	无[a]
≥2 次发作;1 个(并且有明确的历史证据证明以往的发作涉及特定解剖部位的一个病灶[b])	无[a]
≥2 次发作;具有 1 个病变的客观临床证据	通过不同中枢神经系统部位的临床发作或 MRI 检查证明了空间多发性
1 次发作;具有 ≥2 个病变的客观临床证据	通过额外的临床发作,或 MRI 检查证明了时间多发性,或具有脑脊液寡克隆区带的证据[c]
有 1 次发作;存在 1 个病变的客观临床证据	通过不同中枢神经系统部位的临床发作或 MRI 检查证明了空间多发性,并且通过额外的临床发作,或 MRI 检查证明了时间多发性或具有脑脊液寡克隆区带的证据[c]

续表

临床表现	诊断 MS 所需辅助指标
提示 MS 的隐匿的神经功能障碍进展（PPMS）	疾病进展 1 年（回顾性或前瞻性确定）同时具有下列 3 项标准的 2 项：①脑病变的空间多发证据；MS 特征性的病变区域（脑室周围、皮层/近皮质或幕下）内≥1 个 T_2 病变；②脊髓病变的空间多发证据：脊髓≥2 个 T_2 病变；③脑脊液阳性（等电聚焦电泳显示寡克隆区带）

注：如果患者满足 2017 年 McDonald 标准，并且临床表现没有更符合其他疾病诊断的解释，则诊断为 MS；如有因临床孤立综合征怀疑为 MS，但并不完全满足 2017 年 McDonald 标准，则诊断为可能的 MS；如果评估中出现了另一个可以更好解释临床表现的诊断，则排除 MS 诊断。

[a]：不需要额外的检测来证明空间和时间的多发性。然而除非 MRI 不可用，否则所有考虑诊断为 MS 的患者均应该接受脑 MRI 检查。此外，临床证据不足而 MRI 提示 MS，表现为典型临床孤立综合征以外表现或具有非典型特征的患者，应考虑脊髓 MRI 或脑脊液检查，如果完成影像学或其他检查（如脑脊液）且结果为阴性，则在做出 MS 诊断之前需要谨慎，并且应该考虑其他可替代的诊断。

[b]：基于客观的 2 次发作的临床发现做出诊断是最保险的。在没有记录在案的客观神经系统发现的情况下，既往 1 次发作的合理历史证据可以包括具有症状的历史事件，以及先前炎性脱髓鞘发作的演变特征；但至少有 1 次发作必须得到客观结果的支持。在没有神经系统残余客观证据的情况下，诊断需要谨慎。

[c]：尽管脑脊液特异性寡克隆区带阳性本身并未体现出时间多发性，但可以作为这项表现的替代指标。

（二）鉴别诊断

1. 急性播散性脑脊髓炎（ADEM） 该病与 MS 都属于炎性脱髓鞘性疾病,急性期两者不易区别。ADEM 发病急、病程短、治愈后不再复发。而 MS 也可急性发病,早期治疗后病情缓解,由于某些诱发因素的影响又可复发,复发后出现新的病灶和新的体征。

2. 急性脊髓炎（ATM） MS 有视神经脊髓炎型,特别在亚洲如我国及日本均以此型多见,两者鉴别点在于 ATM 仅有脊髓症状,后者除脊髓症状外还有视神经症状,视神经和脊髓症状可同时出现,亦可先后出现,如果 MS 早期首先仅出现脊髓损害症状,则要特别注意与 ATM 鉴别。MS 在病程中可出现视力障碍,视觉诱发电位异常,通过辅助检查可发现脊髓以外的症状。

3. 皮质下动脉硬化性脑病（SAE） SAE 临床症状以精神障碍突出,如欣快或抑郁、淡漠等,体征可表现有不对称性锥体束征和共济失调等,与 MS 相似需鉴别。SAE 是因高血压小动脉硬化,深穿支供血障碍,大脑长期处于低灌流状态,造成缺血性脱髓鞘损害。患者发病年龄多在 55~60 岁,有高血压动脉硬化病史,起病缓慢,病程中可并发卒中和腔隙性脑梗死。

4. 球后视神经炎 多数为双眼同时发病,视力急剧下降,伴有眼球疼;视神经乳头水肿;经治疗后视力可恢复正常;无中枢神经系统受损定位体征。

5. 颅内肿瘤 缓慢发病;病情进行性加重;颅内压增高;头颅 CT 可见占位性病变。

6. 脊髓血管病 突然发病,短期内达高峰;脊髓呈横断/半横断损害,治疗后病情缓解;无复发病史。

7. 遗传性共济失调 儿童期发病;病情逐渐加重,无缓解复发病史;弓形足;脊髓 CT 或 MRI 无相应病灶。

五、治疗

（一）中西医结合治疗思路

中西医结合治疗 MS 方案可根据病情具体选择。

（1）急性期或复发期的 MS 患者,若症状和体征均较轻者或对激素治疗无效者,可单用中医药疗法来控制病情,改善临床症状。若症状较重者可积极采用中西医结合治疗,西药采用肾上腺皮质激素和大剂量神经营养剂,配合中医辨证施治,待病情缓解后激素逐渐减量直至停药,中药根据临床辨证选药连续服用。研究表明中药可减轻西药不良反应,调整机体功能,为西药治疗提供良好的机体环境。

（2）缓解期的 MS 患者中,有少数可无症状及神经损害休征,建议定期到神经科门诊复查,密切观察病情,并采用补肾为主的中医药较长时间治疗,防止复发。现代医学研究证明,中药(尤其是补肾、活血化瘀中药)可以调节机体免疫功能,具有抗炎、抗过敏作用,又可提高机体的抵抗力。较长时间服用中药可延长缓解期,对预防复发有所裨益。

（3）MS 反复发作后多数患者遗留有感觉异常,如麻木、束带感、运动障碍等,在中西药对症治疗的同时,亦可配合功能训练、针灸、按摩等综合康复治疗改善病情,预防复发和降低病残率。

（二）西医治疗

MS 的治疗包括急性发作期治疗、缓解期治疗(疾病修正治疗,disease-modifying therapy, DMT)、对症治疗和康复治疗。急性期治疗以减轻恶化期症状、缩短病程、改善残疾程度和防治并发症为主要目标。缓解期治疗,以控制疾病进展为主要目标。

1. 急性期治疗　①大剂量甲泼尼龙冲击治疗是 MS 急性发作期的首选治疗方案,短期内能促进急性发病 MS 患者的神经功能恢复。治疗原则为大剂量、短疗程,不主张小剂量长时间应用。甲泼尼龙 1g/d 加入生理盐水 500ml,静脉滴注 3~4 小时,3~5 天后停药。如临床神经功能缺损明显恢复可直接停用。如临床神经功能缺损恢复不明显,可改为口服醋酸泼尼松或泼尼松龙 60~80mg,1 次/d,每 2 天减 5~10mg,直至减停,原则上总疗程不超过 3~4 周。对激素治疗无效者和处于妊娠或产后阶段的患者,可选择血浆置换或静脉注射大剂量免疫球蛋白治疗。②血浆置换:二线治疗。急性重症或对激素治疗无效者可于起病 2~3 周内应用 5~7 天的血浆置换。血浆置换多与肾上腺皮质激素或免疫抑制联合用药,对既往无残疾的急性重症 MS 患者有一定治疗效果。血浆置换后用泼尼松 100mg/d,共用 4 天,或于血浆置换疗法同时加用环磷酰胺每日 1~1.5mg/kg,或用泼尼松,每天 1mg/kg。③静脉注射免疫球蛋白用量为 0.4g/(kg·d),连续用 5 天为 1 个疗程,5 天后若没有疗效,则不建议患者继续使用;若有疗效且疗效明显时,可继续每周使用 1 天,连用 3~4 周。

2. 缓解期治疗

（1）复发型 MS:一线疾病修正治疗(DMT)包括 β 干扰素(IFN-β)和醋酸格拉默(GA);对疾病活动性较高或对一线 DMT 治疗效果不佳的患者,可选用二线 DMT 治疗,包括那他珠单抗和米托蒽醌。芬戈莫德和特立氟胺是目前被美国 FDA 批准用于复发型 MS 患者的两种口服药物,其他药物包括硫唑嘌呤和静脉注射免疫球蛋白。

1）β 干扰素:治疗原则:早期、序贯、长期。推荐用于治疗复发缓解型 MS 患者。IFN-β包括 IFN-β1a 和 IFN-β1b 两类重组剂型。IFN-β1a 有两种规格:22μg(6MIU)和 44μg(12MIU)。用法:44μg(12MIU)皮下注射,每周 3 次;不能耐受高剂量者,22μg(6MIU)皮下注射,每周 3 次。IFN-β1b 起始剂量为 62.5μg,皮下注射,隔天 1 次,以后每注射 2 次后,增加 62.5μg,直至推荐剂量 250μg。

2）醋酸格拉默:20mg 皮下注射,1 次/d。此药耐受性较好,但可引起局部注射反应,包括红肿、硬结、压痛、发热、瘙痒。

3）那他珠单抗:300mg 静脉注射,每 4 周 1 次。

4）米托蒽醌:推荐用于继发进展型、进展复发型、重症复发缓解型 MS 患者,对心脏功能正常的患者,通常按 8~12mg/m^2 给药,静脉滴注,每 3 个月 1 次,总累积剂量 104mg/m^2,疗程不宜超过 2 年。常见副作用包括胃肠道反应、肝功能异常、脱发、感染、白细胞和血小板减少等,少见但严重的副作用包括心脏毒性和白血病,治疗期间需监测心脏功能、肝功能和血象。

5）芬戈莫德:0.5mg,口服,1次/d。常见不良反应有头痛、流感、腹泻、背痛、肝转氨酶升高和咳嗽等。

6）特立氟胺:7mg或14mg,中国患者推荐14mg,口服,1次/d。两种剂量均能降低复发率,高剂量能延缓残疾进展。常见不良反应有腹泻、肝功能损害、流感、恶心、脱发。妊娠妇女和缺乏有效避孕措施的育龄期妇女禁用。

7）硫唑嘌呤:对无条件应用一线、二线DMT或治疗无效的患者,在充分评估疗效/风险比的前提下,可选择硫唑嘌呤治疗。推荐剂量为1~2mg/(kg·d),用药期间需严密监测血常规、肝肾功能,长期应用会增加恶性肿瘤发生的风险。

8）静脉注射免疫球蛋白:对不能耐受一线、二线DMT不良反应或妊娠及产后阶段的患者可用静脉注射免疫球蛋白治疗。首次应用0.4g/(kg·d),共5天,以后每1~2个月给予0.4g/kg单次输注,至少1年。

（2）继发进展型MS:米托蒽醌为目前被美国FDA批准用于治疗继发进展型MS的唯一药物,能延缓残疾进展。其他药物如环孢素A、甲氨蝶呤、环磷酰胺可能有效。对不伴复发的继发进展型MS目前西医治疗手段较少。

（3）原发进展型MS:目前尚无有效的西药,主要是对症治疗和康复治疗。β干扰素及血浆置换无效,环孢素A、甲氨蝶呤、环磷酰胺可能有效。

3. 对症治疗

（1）疲劳:药物治疗常用金刚烷胺或莫达非尼,用量均为100~200mg/d,早晨服用。职业治疗、物理治疗、心理干预及睡眠调节可能有一定作用。

（2）行走困难:达方吡啶10mg（1片）口服,2次/d,间隔12小时服用,24小时剂量不应超过2片。常见的不良反应包括泌尿道感染、失眠、头痛、恶心、背痛、灼热感、消化不良、鼻部及喉部刺痛等。

（3）膀胱功能障碍:可使用抗胆碱药物解除尿道痉挛、改善储尿功能,如索利那新、托特罗定、非索罗定、奥昔布宁;此外,行为干预亦有一定效果。尿液排空功能障碍患者可间断导尿,3~4次/d。混合性膀胱功能障碍患者,除间断导尿外,可联合抗胆碱药物或抗痉挛药物治疗,如巴氯芬、多沙唑嗪、坦索罗辛等。

（4）疼痛:对急性疼痛如莱尔米特征（Lhermitte sign）,卡马西平或苯妥英钠可能有效。度洛西汀和普瑞巴林对神经病理性疼痛可能有效。对慢性疼痛如痉挛性疼痛,可选用巴氯芬或替扎尼定治疗。加巴喷丁和阿米替林对感觉异常如烧灼感、紧束感、瘙痒感可能有效。配穿加压长袜或手套对缓解感觉异常可能也有一定效果。

（5）认知障碍:目前仍缺乏疗效肯定的治疗方法。可应用胆碱酯酶抑制剂如多奈哌齐和认知康复治疗。

（6）抑郁:可应用5-羟色胺选择性再摄取抑制剂（SSRI）类药物。心理治疗也有一定效果。

（7）其他症状:如男性勃起功能障碍可选用西地那非治疗。眩晕可选择美克洛嗪、昂丹司琼或东莨菪碱治疗。

（三）中医治疗

1. 湿热浸淫证

症状:四肢痿软,身体困重,或微肿麻木,多见于下肢,或发热,脘腹满闷,小便赤涩,舌体胖大,苔黄腻,脉细数而濡。

治法:清热利湿,疏通筋脉。

代表方:四妙丸加味。若痰湿偏盛,肢体重滞肿胀,恶心呕吐,胸闷脘痞明显,舌苔白腻,脉滑者,酌加温胆汤理气化痰;热伤阴津,形体消瘦,手足心热,下肢有热感,心烦口干,舌红少苔,脉数者,去苍术之温燥,加生地黄、麦冬、龟甲、石斛等养阴生津。

2. 气虚血瘀证

症状:头晕,眼花,面色萎黄,肢软乏力,麻木不仁,舌质暗,有瘀斑或瘀点,脉细。

治法:益气通络,活血化瘀。

代表方:补阳还五汤加味。若下肢无力明显,加牛膝、制何首乌、续断补益肝肾;若语言謇涩不利,加炙僵蚕、白附子;若肌肤甲错,形体消瘦,手足痿弱,为瘀血久留,合大黄䗪虫丸缓中补虚。

3. 脾胃虚弱证

症状:食少,便溏,面色不华,神疲乏力,少气懒言,舌苔薄白,脉沉细。

治法:健脾益气。

代表方:四君子汤加味。若气虚甚,加黄芪大补元气,兼瘀者加丹参,活血化瘀,补而不滞。

4. 肝肾亏虚证

症状:头晕耳鸣,目视昏花,语言謇涩,腰膝酸软,四肢麻木无力,五心烦热。舌质红或暗红,苔少,脉细或弦细。

治法:滋阴清热,填精补髓。

代表方:左归饮加减。热象重,五心烦热、颧红盗汗明显者,可加知母、黄柏滋阴清热;病久阴损及阳,肢冷畏寒,阳痿,小便清长,可酌加附子、肉桂、巴戟天、淫羊藿或予右归饮温补肾阳。

(四)临证要点

1. 注意抓住主要病机　本病临床表现不一,病证复杂多样,但病机总归本虚标实。临证时应抓主症,辨明阴阳虚实,紧扣病机,进而选方用药。

2. 重视使用补肾活血化浊中药　本病与遗传因素有关,以肾精亏虚、血浊之邪内伏于脑髓为主要病机,加之 MS 病情常反复发作,日久易损及肾;同时,久病耗伤气血,气血运行不利,若两虚相得,每受邪引而再次发作,因此注重运用补肾活血化浊方药,验方如国医大师王新陆先生益髓化浊方(熟地、山萸肉、黄芪、当归、制何首乌、淫羊藿、桑寄生、虎杖、水蛭)。另外,研究表明补肾中药及活血化浊中药有调节机体免疫功能的作用,注重这两类中药的使用对多发性硬化的治疗具有重要意义。

六、预后

MS 患者病情个体差异大,对预后评估较困难。急性发作后患者至少可部分恢复,但复发的频率和严重程度难以预测。提示预后良好的因素包括女性、40 岁以前发病、单病灶起病、临床表现视觉或感觉障碍、最初 2~5 年的低复发率等,出现锥体系或小脑功能障碍提示预后较差。尽管最终可能导致某种程度功能障碍,但大多数 MS 患者预后较乐观,约半数患者发病后 10 年只遗留轻度或中度功能障碍,病后存活期可长达 20~30 年,但少数可于数年内死亡。

七、预防与调护

积极锻炼身体,开展体育活动,增强体质,提高抗病能力。注意防寒保暖,在气候冷热变

扫一扫
测一测

化时,及时增减衣服,保持室内空气流通,预防感冒。

高温可阻碍神经传导,治疗期间要避免用热水浴与其他热疗等。

急性期注意卧床休息,要求环境安静,室内温度适宜,注意低脂、低糖、高蛋白饮食,避免吸烟、饮酒等。

病情缓解者,要长时间服用中药,以巩固疗效,延长缓解期,尽量避免手术、外伤、妊娠、分娩、精神刺激等不良因素,使病情稳定,缩短病程,防止疾病复发。

● (郑国庆　林兴栋　宋炜熙　张　巍)

复习思考题

1. 简述肌萎缩侧索硬化的临床表现。
2. 简述帕金森病治疗的常用药物。
3. 简述癫痫的中医病因病机。
4. 脑血栓形成急性期静脉溶栓的适应证和禁忌证分别有哪些?
5. 重症肌无力患者发生的危象有哪几种? 处理原则是什么?

下　篇

◇◇◇ **第一章** ◇◇◇

肺 系 病 证

1. 掌握咳嗽的定义和症状、外感咳嗽与内伤咳嗽在辨治上的异同;掌握寒热互见,虚实夹杂理论和喘脱的治疗。
2. 熟悉肺脏和其他脏腑与咳嗽发病的关系;熟悉实喘、虚喘的鉴别和各型论治。
3. 了解咳嗽发病的病因病机及辨证施治方法;了解喘证的病理机制。

第一节 咳 嗽

咳嗽是指外感或内伤等因素导致肺失宣降,肺气上逆作声,或伴咯痰的一种肺系疾病的主要证候。历代将有声无痰称为咳,有痰无声称为嗽,有痰有声谓之咳嗽。临床上多为痰声并见,难以截然分开,统称咳嗽。

《黄帝内经》最早记载咳嗽的病名,并对其病因、症状、证候分类、病理转归、治疗等问题作了较系统的论述。如《素问·宣明五气》说:"五气所病……肺为咳。"指出咳嗽的病位在肺。《素问·咳论》中的"五脏六腑皆令人咳,非独肺也。"指出外邪犯肺可以致咳,其他脏腑受邪,功能失调影响于肺亦可致咳,五脏六腑之咳"皆聚于胃,关于肺",说明咳嗽不止于肺,亦不离于肺。对后世咳嗽的辨证论治有深远影响。明代医家张介宾在其《景岳全书·咳嗽》中指出:"咳嗽一证,窃见诸家立论太繁,皆不得其要,多致后人临证莫知所从,所以治难得效。以余观之,则咳嗽之要,止惟二证。何为二证? 一曰外感,一曰内伤……二者之中,当辨阴阳,当分虚实耳。"景岳提出咳嗽分为内伤及外感,对咳嗽的辨证分型具有提纲挈领的作用,辨证分类渐趋成熟,切合临床实用。

关于咳嗽的治法方药历代均有论述,如汉代张仲景治虚火咳逆的麦门冬汤,至今仍为临床应用。后世医家在仲景的基础上,对咳嗽治法提出了许多创新。明代的张景岳提出外感咳嗽宜以"辛温发散"为主,内伤咳嗽宜以"甘平养阴"为主的治疗思路。清代喻昌《医门法律》论述了燥的病机及其伤肺为病而致咳嗽的证治,创立温润、凉润治咳之法;针对新久咳嗽提出"凡邪盛咳频,断不可用劫涩药。咳久势衰,其势不锐,方可涩之"等六条治咳之禁。虞抟强调治咳须重视调畅气机,及调理肺气。这些医家论述,至今仍对临床有重要的参考价值。

本病在临床上需与肺胀、哮病相鉴别:肺胀多有咳、喘、哮等长期不愈的病史,咳嗽是肺胀的主要症状之一,在咳嗽的同时,伴有胸部膨满,喘逆上气,烦躁心慌,甚至面目紫暗,肢体浮肿等症,病情缠绵,经久难愈。哮病发病过程中也会兼见咳嗽,但以哮喘为其主要症状,主要表现为喉中哮鸣有声,呼吸气促困难,甚则喘息不能平卧,发作与缓解均迅速。

西医学中的急性或慢性支气管炎、支气管扩张、咳嗽变异性哮喘、肺炎、慢性咽炎、肺结核等以咳嗽为主要表现者,均可参考本节内容辨证论治。

一、病因病机

咳嗽可分为外感、内伤两大类。外感咳嗽为六淫外邪侵袭肺系;内伤咳嗽为脏腑功能失调,内邪干肺。凡外感、内伤等因素均可导致肺气宣降失常,肺气上逆,发为咳嗽。

1. 外感 一般认为,六淫外邪,在肺的卫外功能减弱或失调的情况下,均可乘虚从口鼻而入,或从皮毛侵袭,伤及肺系,使肺气不清,肺失宣降,气机上逆引起咳嗽。《河间六书·咳嗽论》"寒、暑、燥、湿、风、火六气,皆令人咳嗽"即是此意。但由于四时主气的不同,因而人体所感受的致病外邪亦有区别,其中以风、寒、热、燥关系密切,故临床以风寒、风热、燥邪咳嗽较为多见,张景岳曾倡"六气皆令人咳,风寒为主"之说,认为风邪夹寒者居多。

2. 内伤 脏腑功能失调,内邪干肺,可分为肺脏自病和其他脏腑病变涉及肺两种。

(1)肺脏自病:常由肺系多种疾病迁延不愈,阴伤气耗,肺的主气功能失常,肃降无权而致肺气上逆为咳。肺阴亏耗,失于清润,气逆于上,引起咳嗽而痰少;肺气不足,清肃无权,引起咳嗽气短。

(2)他脏及肺

1)痰湿蕴肺:由饮食生冷,嗜酒过度,过食肥甘厚腻或辛辣刺激之品,损伤脾胃,脾失健运,不能输布水谷精微,酿湿生痰,上渍于肺,痰窒肺气,肺气不清,宣降失司而发为本病,此即"脾为生痰之源,肺为贮痰之器"之谓。如痰湿蕴肺,久蕴化热,痰热窒肺,则可表现为痰热咳嗽。

2)肝火犯肺:肝与肺以经脉相连,肝气升发,肺气肃降,相互制约,相互协调,则人体气机升降正常。若因情志抑郁,肝失条达,气机不畅,日久化火,火气循经上逆犯肺,肺气不清,肺失肃降,则致咳嗽,称为"木火刑金"。

咳嗽病位在肺,多为外感和内伤两大因素引起。外感以六淫为主,其他如粉尘、烟雾、异味刺激亦可引发咳嗽;内伤多涉及肝脾,日久及肾。该病起于肺或由他脏之病累及于肺,均可致肺失宣降,肺气上逆而发咳嗽。正如《医学三字经·咳嗽》所说:"是咳嗽不止于肺,而亦不离于肺也。"同时外感、内伤亦可相互影响,交互致病。

二、辨病思路

咳嗽常见于呼吸系统疾病,如急性气管-支气管炎、慢性支气管炎、支气管扩张、肺炎、咳嗽变异性哮喘、肺结核、肺癌和肺纤维化等。

1. 急性气管-支气管炎 多见于气候寒冷之时,因外感引发。表现为咳嗽、咯痰或无痰,胸部 X 线检查可正常或见肺纹理增粗。

2. 慢性支气管炎 多因咳嗽反复发作而成,一般每年发作 3 个月,至少连续 2 年,肺功能检查可呈阻塞性通气功能障碍,胸部 X 线检查可无异常表现,或肺纹理增粗紊乱。

3. 支气管扩张 该病表现为慢性咳嗽,咯吐脓痰和反复咯血,起病多在儿童和青年。胸部 X 线表现为轨道征或卷发样阴影。

4. 肺炎 多因病原微生物感染引起,表现为咳嗽、发热、寒战等症。血常规检查,可见白细胞增多或降低,胸部 X 线多见片状实变影。

5. 肺结核 该病多因结核分枝杆菌引起,表现以咳嗽、干咳为主,痰中带血或咯血,伴低热,低热多在午后或傍晚,晨起消退,盗汗,乏力,倦怠。痰中找到结核分枝杆菌是确诊肺结核病的主要依据,但检出率低。故 X 线检查是肺结核病发现和诊断的主要手段之一。根据临床类型不同可呈多种表现。

6. 肺癌　肺部恶性肿瘤,表现为原因不明的咳嗽,为刺激性干咳,病程较长,咯痰,痰中带血或咯血,胸痛,身体消瘦。胸部 X 线检查可见肺部实质性肿块或肺叶不张。组织学检查可确诊。

7. 特发性肺间质纤维化　为原因不明的肺间质性疾病,临床表现为刺激性干咳,并呈进行性呼吸困难。胸部 X 线显示双侧中下肺野的网状阴影,肺功能呈限制性通气功能障碍。

8. 咳嗽变异性哮喘　以咳嗽为主要表现,灰尘、油烟、冷空气等容易诱发咳嗽,常有个人过敏史,对抗生素治疗无效,支气管激发试验可鉴别诊断。

三、辨证论治

咳嗽的治疗应首辨外感与内伤。外感咳嗽多为新病,起病急,病程短,常伴恶寒、发热、头痛等肺卫表证,一般属于邪实。内伤咳嗽多为久病,常反复发作,病程长,多为虚实夹杂,本虚标实。治疗上外感咳嗽应祛邪利肺,根据风寒、风热、风燥之不同,进行辨治,忌过早使用敛肺收涩的止咳药;内伤咳日久,以标实为主者,治以祛邪止咳,本虚为主者,治以扶正补虚,同时还应从整体出发,注意肝、脾、肾的调节。临证勿见咳止咳,以免影响痰液排出并掩盖病情。

(一)外感咳嗽

1. 风寒袭肺证

临床表现:咳声重浊,气急,咽痒,咯痰稀薄色白,常伴鼻塞、流清涕、头痛、肢体酸楚、恶寒发热、无汗等表症,舌苔薄白,脉浮或浮紧。

治法:疏风散寒,宣肺止咳。

代表方:三拗汤合止嗽散加减。咳嗽较甚者,加枇杷叶、款冬花化痰止咳;咽痒甚者,加牛蒡子、蝉蜕祛风止痒;鼻塞声重者,加辛夷、苍耳子宣通鼻窍。

2. 风热犯肺证

临床表现:咳嗽,咯痰不爽,痰黄或较稠,喉燥咽痛,常伴恶风身热、头痛身楚、鼻流黄涕、口渴等表症,舌苔薄黄,脉浮数或滑数。

治法:疏风清热,宣肺止咳。

代表方:桑菊饮加减。咳嗽甚者,加前胡、瓜蒌、浙贝母清宣肺气,化痰止咳;咽喉疼痛,声音嘶哑者,加射干、牛蒡子、玄参清热利咽;肺热内盛,身热较甚者,加黄芩、知母清泄肺热。

3. 风燥伤肺证

临床表现:喉痒干咳,无痰或痰少而结连成丝,咯痰不爽,或痰中带有血丝,咽喉干痛,唇鼻干燥,口干,常伴鼻塞、头痛、微恶寒、身热等表症,舌质干红少津,苔薄白或薄黄,脉浮数或小数。

治法:疏风清肺,润燥止咳。

代表方:桑杏汤加减。津伤较甚者,咳痰不多,加麦冬、玉竹、芦根滋养肺阴;痰中带血者,肺络受损,加生地黄、白茅根清热凉血止血;若燥证与风寒并见,兼有恶寒发热,头痛无汗,舌苔薄白而干,则以杏苏散加减,用药温而不燥,润而不凉。

(二)内伤咳嗽

1. 痰湿蕴肺证

临床表现:咳嗽反复发作,尤以晨起咳甚,咳声重浊,痰多、黏腻或稠厚成块,色白或带灰色,胸闷气憋,常伴体倦纳呆,脘痞腹胀,大便时溏,舌苔白腻,脉濡滑。

治法:燥湿化痰,理气止咳。

代表方:二陈平胃散合三子养亲汤加减。若咳逆气急,痰多胸闷,加旋覆花、白前;若寒痰较重,痰黏白如泡沫,怯寒背冷,加干姜、细辛以温肺化痰;若脾虚,神疲乏力,加党参、白术以健脾益气。症状平稳后,可以用六君子丸或合杏苏二陈丸以资标本兼顾调理。

2. 痰热郁肺证

临床表现:咳嗽气息急促,或喉中有痰声,痰多黏稠或而黄,咳吐不爽,或痰有热腥味,或咳吐血痰,胸胁胀满,或咳引胸痛,面赤,或有身热,口干欲饮,舌质红,舌苔薄黄腻,脉滑数。

治法:清热肃肺,化痰止咳。

代表方:清金化痰汤加减。痰黏稠,咳吐不爽者,加远志、海浮石、天花粉清润散结;胸满咳逆,痰涌便秘者,加葶苈子、大黄、芒硝泻肺通腑逐痰;热甚伤津,口干,舌红少苔者,加北沙参、天花粉、芦根以养阴生津。

3. 肝火犯肺证

临床表现:上气咳逆阵作,咳时面赤,常感痰滞咽喉,咯之难出,量少质黏,或痰如絮状,咳引胸胁胀痛,咽干口苦,症状随情绪波动而增减,性急易怒,舌红或舌边尖红,舌苔薄黄少津,脉弦数。

治法:清肝泻肺,顺气降火。

代表方:黛蛤散合泻白散加减。火旺者,加栀子、牡丹皮清肝泻火;肺气郁滞,胸闷气逆者,加旋覆花、瓜蒌、枳壳利气降逆;咳引胁痛者,加郁金、丝瓜络、香附理气和络。

4. 肺阴亏耗证

临床表现:干咳,咳声短促,痰少黏白,或痰中带血丝,或声音嘶哑,口干咽燥,常伴有午后潮热,手足心热,颧红,盗汗,日渐消瘦,神疲,舌红少苔,脉细数。

治法:滋阴润肺,化痰止咳。

代表方:沙参麦冬汤加减。若身热久咳,加桑白皮、地骨皮泻肺清热;咳甚者,加川贝母、杏仁、百部润肺止咳;若肺气不敛,咳而气促,加五味子、诃子以敛肺止咳;若气虚咳声低微者,加太子参、黄芪等以补益肺气。若热灼伤络,痰中带血,加栀子、牡丹皮、藕节清热止血。

四、预防与调护

咳嗽的预防重在提高机体的卫外功能,以及皮毛肌腠、玄府孔窍的御寒抗邪的能力。注意气候季节的变化,及时防寒保暖,加减衣物;饮食上注意少食辛辣刺激,肥甘厚腻,戒除嗜酒及吸烟等不良习惯,少盐低脂饮食。

平素肺气较虚,易感冒、咳嗽患者,应增强呼吸锻炼,适当选择中医养生功法锻炼肺功能,常到空气新鲜的户外运动,增强体质,"正气存内,邪不可干"。

内伤咳嗽属于慢性疾病,易反复发作,在缓解期,患者可选用食疗养护,可适当选用山药、百合、莲子、萝卜、枇杷等药食同源之品烹饪食用。另可选用中医外治法在缓解期进行预防调理,针灸、推拿、穴位敷贴等,内外合治,以图根治。

第二节 喘 证

喘证是以呼吸困难,甚至张口抬肩,鼻翼扇动,不能平卧等为主要表现的病证,严重时喘促持续不解,甚则发为喘脱。

《黄帝内经》记载了喘之名称、症状和病因病机。如《灵枢·五阅五使》云:"故肺病者,喘息鼻张。"《灵枢·本脏》曰:"肺高则上气,肩息咳。"《黄帝内经》认为喘证以肺、肾为主,并可涉及心、肝。如《素问·脏气法时论》曰："肺病者,喘咳逆气,肩背痛,汗出……虚则少气不能报息……肾病者,腹大胫肿,喘咳身重。"《素问·痹论》云："心痹者,脉不通,烦则心下鼓,暴上气而喘。"《素问·经脉别论》云："有所堕恐,喘出于肝。"病因上有外感内伤之分,如《灵枢·五邪》指出："邪在肺,则病皮肤痛,寒热,上气喘,汗出,咳动肩背。"《素问·举痛论》说："劳则喘息汗出。"

汉代张仲景《金匮要略·肺痿肺痈咳嗽上气病脉证治》中之"上气"即指喘息不能平卧,并列举射干麻黄汤、葶苈大枣泻肺汤等方治疗。元代朱丹溪认识到六淫、七情、饮食所伤、体质虚弱皆可致喘,《丹溪心法·喘》言："六淫七情之所感伤,饱食动作,脏气不和,呼吸之息,不得宣畅而为喘急。亦有脾肾俱虚体弱之人,皆能发喘。"

明代张介宾把喘证分为虚实两喘,《景岳全书·杂证谟·喘促》云："气喘之病,最为危候,治失其要,鲜不误人,欲辨之者,亦惟二证而已。所谓二证者,一曰实喘,一曰虚喘也……实喘者有邪,邪气实也;虚喘者无邪,元气虚也。"

清代叶桂明确指出实喘、虚喘之病位所在,《临证指南医案·喘》云："在肺为实,在肾为虚。"林珮琴《类证治裁·喘症》则进一步提出"喘由外感者治肺,由内伤者治肾"的治疗原则。这些观点至今对临床仍有指导意义。

本病在临床上需与哮病相鉴别:哮病发病过程中也会兼见喘息,但以哮喘为其主要症状,主要表现为喉中哮鸣有声,呼吸气促困难,甚则喘息不能平卧,发作与缓解均迅速。

西医学中的肺炎、慢性阻塞性肺疾病、肺结核、成人呼吸窘迫综合征、心源性哮喘等以呼吸困难为主要临床表现者,均可参考本节内容辨证论治。

一、病因病机

喘证常由多种疾患引起,病因复杂,概言之可分为外感、内伤两大类。外感为六淫外邪侵袭肺系;内伤为饮食不当、情志失调、劳欲久病等导致肺气上逆,宣降失职;或气无所主,肾失摄纳。

(一)病因

1. 外感　外邪之中以风寒、风热为主,如《景岳全书·喘促》曰："实喘之证,以邪实在肺也,肺之实邪,非风寒则火邪耳。"风寒侵袭肺卫,未能及时表散,肺失宣降;或风热犯肺,肺热壅盛,甚则蒸液成痰,清肃失司,肺气上逆作喘。也有外寒未解,内以化热;或肺热素盛,寒邪外束,肺失宣降,气逆而喘者。

2. 内伤　饮食不当、情志失调、劳欲久病等导致肺气上逆,宣降失职;或气无所主,肾失摄纳。

(1)饮食不当:恣食肥甘厚味,饮食生冷,或酒食伤中,致脾失健运,蕴生痰浊,上干于肺,壅阻肺气,升降失常,发为喘促。若痰湿郁久化热,或肺热素盛,痰受热蒸,则痰热交阻。《仁斋直指附遗方论·喘嗽》所言："惟夫邪气伏藏,凝涎浮涌,呼不得呼,吸不得吸,于是上气促急。"即是指痰浊壅盛之喘证。

(2)情志失调:情志不遂,忧思气结,肝失疏泄,肺气闭阻;或郁怒伤肝,肝气上逆侮肺,肺失肃降,升多降少,气逆而喘。此即《医学入门·喘》所言："惊忧气郁,惕惕闷闷,引息鼻张气喘,呼吸急促而无痰声者。"

(3)久病劳欲:久病肺弱,或中气虚弱,肺之气阴不足,则气失所主而发生喘促,故《证治准绳·喘》曰："肺虚则少气而喘。"或劳欲伤肾,精气内夺,伤及真元,则气失摄纳而为喘。此即《医贯·喘》所言："真元损耗,喘出于肾气之上奔……乃气不归元也。"

(二)病机

喘证的病变部位主要在肺和肾,与肝、脾、心相关。肺主气,司呼吸,外合皮毛,为五脏之华盖,若外邪袭肺,或他脏病气犯肺,皆可使肺失宣降,呼吸不利,气逆而喘;久病肺虚,气失所主,亦可致喘。肾主纳气,为气之根,如肾元不固,摄纳失常,气不归元,则气逆于肺而为喘。其他如脾失健运,痰浊干肺及肝失疏泄,上逆侮肺,均可致喘;心阳虚衰,不能下归于肾,可致阳虚水泛,凌心射肺之喘。

病理性质有虚实之分,一般实喘在肺,乃外邪、痰浊、肝郁,邪塞肺气而致宣降不利;虚喘责之肺、肾,为精气不足,气阴亏耗,肺肾出纳失常。病理演变可见虚实夹杂。如实喘病久伤正,由肺及肾;或虚喘复感外邪,或夹痰浊,则病情虚实错杂,每多表现为痰邪壅阻于上,肾气亏虚于下的上盛下虚证候。或因阳虚饮停,上凌心肺;或因心阳不振,血脉瘀阻,均为虚实夹杂之证。

喘证严重阶段,不但肺肾俱虚,且可病及于心,以致孤阳欲脱。如肺肾俱虚,肺虚不能助心营运血脉,肾阳无以温煦心阳,导致心气、心阳衰惫,鼓动血脉无力,血行瘀滞,见面色、唇舌、指甲青紫,甚则喘汗致脱,出现亡阴亡阳之危笃病情。

喘证预后与病程长短、病位深浅、病邪性质有关。一般而言,实喘易治,虚喘难疗,加之每因体虚易感外邪,致喘证反复发作。若见喘息鼻煽,摇身撷肚,张口抬肩,又见烦躁不安,面青唇紫,手足厥逆,头汗如油,脉浮大急促无根,或模糊不清,为肺气欲绝,心肾阳衰的喘脱危候,当及时救治。

二、辨病思路

喘证常见于肺炎、慢性阻塞性肺疾病、肺结核、成人呼吸窘迫综合征、心源性哮喘等疾病。

1. 肺炎　多因病原微生物感染引起,表现为咳嗽、发热、寒战等症。血常规检查,可见白细胞增多或降低,胸部 X 线多见片状实变影。

2. 慢性阻塞性肺疾病　可能是多种环境因素与机体自身因素长期相互作用的结果。表现为慢性咳嗽、咳痰、气短或呼吸困难、喘息和胸闷等症。肺功能检查是判断持续气流受限的主要客观指标。CT 检查可见慢阻肺小气道病变、肺气肿的表现以及并发症的表现。胸部 X 线对慢阻肺诊断特异性不高,但对于其他肺疾病的鉴别诊断有重要价值。

3. 肺结核　该病多因结核分枝杆菌引起,表现以咳嗽、干咳为主,痰中带血或咯血,伴低热,多在午后或傍晚,晨起消退,盗汗,乏力,倦怠。痰中找到结核分枝杆菌是确诊肺结核病的主要依据,但检出率低。故 X 线检查是肺结核病发现和诊断的主要手段之一。根据临床类型不同可呈多种表现。

4. 成人呼吸窘迫综合征　由多种因素导致的急性弥漫性肺损伤和进而发展的急性呼吸衰竭。最早出现的症状是呼吸困难、发绀、常伴有烦躁、焦虑、出汗等。胸部 X 线检查早期可无异常,或呈轻度间质改变。动脉血气分析、床边呼吸功能监测有助于诊断。

5. 心源性哮喘　患者多有高血压、冠状动脉粥样硬化性心脏病等,突发气急,端坐呼吸,阵发性咳嗽,常咳出粉红色泡沫痰,两肺可闻及广泛的湿啰音和哮鸣音,左心界扩大,心率增快,心尖部可闻及奔马律。胸部 X 线检查可见心脏增大、肺淤血征。

三、辨证论治

喘证的治疗以虚实为纲,实喘乃外邪、痰浊、肝郁气逆,邪塞肺气而致宣降不利而成,治在肺,法以祛邪利气,应区别寒、热、痰、气之不同而分别采用温宣、清肃、祛痰、降气等法。虚喘乃精气不足、气阴亏耗而致肺肾出纳失常而致,治在肺肾,以肾为主,法以培补摄纳,针对脏腑病机,采用补肺、纳肾、温阳、益气、养阴、固脱等法。虚实夹杂,下虚上实者,当祛邪与扶正并举,但要分清主次,权衡标本,有所侧重,辨证选方用药。

(一)实喘

1. 风寒闭肺证

临床表现:喘息,呼吸气促,胸部胀闷。咳嗽,痰多稀薄色白,头痛,鼻塞,喷嚏、流清涕,无汗,恶寒,或伴发热,口不渴。舌苔薄白而滑,脉浮紧。

治法:宣肺散寒。

代表方:麻黄汤加减。若表证不重,可去桂枝,即为宣肺平喘之三拗汤,麻黄可用炙麻黄;喘重者,加苏子、前胡降气平喘;痰多者,加半夏、橘红、瓜蒌或制南星、白芥子燥湿化痰;胸胀闷者,加枳壳、桔梗、苏梗宽胸理气;若得汗而喘不平,可用桂枝加厚朴杏子汤和营卫,宣肺气;若寒饮内伏,复感外寒引发者,可用小青龙汤发表温里化饮。

2. 表寒里热证

临床表现:喘逆上气,胸胀或痛,息粗,鼻煽。咳而不爽,咯痰黏稠,形寒,身热,烦闷,身痛,有汗或无汗,口渴,溲黄,便干。舌质红,苔薄白或黄,脉浮数或滑。

治法:宣肺泄热。

代表方:麻杏石甘汤加减。若表寒较甚者,可加苏叶、荆芥、防风、生姜等助解表散寒;痰热较盛者,可加黄芩、桑白皮、瓜蒌、枇杷叶以助清热化痰之力;若胸满喘甚,痰多、便秘者,可加葶苈子、大黄以泄肺通腑;津伤渴甚者,可加天花粉、麦冬、沙参、芦根等养阴生津。

3. 痰热郁肺证

临床表现:喘咳气涌,胸部胀痛。痰多黏稠色黄,或痰中带血,或目睛胀突,胸中烦热,身热,面红,有汗,咽干,渴喜冷饮,尿赤,或便秘。舌质红,苔黄或黄腻,脉滑数。

治法:清泄痰热。

代表方:桑白皮汤加减。身热甚者,加石膏、知母清肺热;痰多黏稠者,加海蛤粉、瓜蒌、枇杷叶清化痰热;痰涌便秘,喘不能卧者,加葶苈子、大黄、芒硝涤痰通腑;口渴咽干者,加天花粉、麦冬、玄参、芦根等养阴生津;痰有腥味者,防痰热蕴毒成痈,加鱼腥草、金荞麦根、蒲公英、冬瓜子等清热解毒,化痰泄浊;痰中带血者,加白茅根、茜草、侧柏叶等凉血止血。

4. 痰浊阻肺证

临床表现:喘而胸满闷窒,甚则胸盈仰息。咳嗽痰多黏腻色白,咯吐不利;或脘闷,呕恶,纳呆,口不渴。舌质淡,苔厚腻色白,脉滑。

治法:化痰降逆。

代表方:二陈汤合三子养亲汤加减。若痰浊塞盛,气喘难平者,加皂荚、葶苈子涤痰除塞以平喘;兼便秘者,加大黄荡涤痰浊。若痰浊夹瘀,见喘促气逆,喉间痰鸣,面唇暗紫,舌质紫暗,苔浊腻者,可用涤痰汤加桃仁、红花、赤芍、水蛭等,或配用桂枝茯苓丸涤痰祛瘀;若痰色转黄,舌苔黄者,加石膏、黄芩、枇杷叶等清化痰热;若平素脾胃虚弱者可服用六君子汤调理。

5. 肝气乘肺证

临床表现:每遇情志刺激而诱发,突然呼吸短促,息粗气憋。胸闷胸痛,咽中如窒,但喉中痰声不著;平素常多忧思抑郁,或失眠,心悸,或不思饮食,大便不爽,或心烦易怒,面红目赤。舌质淡或红,苔薄白或薄黄,脉弦或弦而数。

治法:开郁降气平喘。

代表方:五磨饮子加减。若咽中窒塞明显者,可合用半夏厚朴汤以开郁行气,化痰散结;若肝郁化火,烦躁易怒,面红目赤,舌质红,脉数者,加龙胆草、黄芩、夏枯草、栀子等清肝泻火;若纳差,大便不爽者可加枳实、焦槟榔、焦三仙以柔肝和胃;若气滞腹胀,大便秘结者,则可加大黄以降气通腑,即六磨汤之意;伴心悸,失眠者,可加夜交藤、合欢皮、酸枣仁、远志等宁心安神。平素可服用逍遥散疏肝解郁,并对患者做好心理疏导,使其心情舒畅,配合治疗。

6. 水凌心肺证

临床表现:喘咳气逆,倚息难以平卧。咯痰稀白,心悸,面目肢体浮肿,小便量少,怯寒肢冷,或面色晦暗,唇甲青紫。舌淡胖或胖暗或有瘀斑、瘀点,舌下青筋显露,苔白滑。脉沉细或带涩。

治法:温阳利水,泻壅平喘。

代表方:真武汤合葶苈大枣泻肺汤加减。可加用桂枝、黄芪、防己、万年青根等温肾益气行水;浮肿甚者,可合用五皮饮利水消肿;痰饮凌心,心阳不振,血脉瘀阻,面唇、爪甲青紫,舌胖暗青紫者,酌加丹参、红花、桃仁、川芎、泽兰、益母草等活血化瘀。

(二)虚喘

1. 肺气虚证

临床表现:喘促短气,气怯声低,喉有鼾声。咳声低弱,痰吐稀薄,自汗畏风,极易感冒;或咳呛痰少质黏,烦热口干,咽喉不利,面色潮红;或兼食少,食后腹胀不舒,便溏或食后即便,肌肉瘦削,痰多。舌质淡红或舌质红,苔剥。脉软弱或细数。

治法:补肺益气。

代表方:补肺汤合玉屏风散加减。若咯痰清稀、量较多,胸闷气逆,可去桑白皮,加干姜、半夏、厚朴、陈皮温肺化饮,利气平喘;若寒痰内盛,加钟乳石、苏子、款冬花等温肺化痰定喘。

若伴咳呛痰少质黏,烦热口干,咽喉不利,面潮红,舌质红,苔剥,脉细数者,为气阴两虚,可用补肺汤合生脉散加沙参、玉竹、百合等益气养阴。痰黏难咳出者,可加川贝母、瓜蒌、杏仁、梨皮等润肺化痰。

若肺脾同病,伴食少便溏,食后腹胀,痰多,消瘦者,当肺脾同治,补土生金,可用六君子汤合补肺汤加减。

若中气下陷者,当益气升陷,用补中益气汤加减。若合并肾虚,可加沉香、紫石英、灵磁石、胡桃肉等补肾纳气。

2. 肾气虚证

临床表现:喘促日久,气息短促,呼多吸少,动则尤甚,气不得续。形瘦神惫,小便常因咳甚而失禁,或尿后余沥,面青唇紫,汗出肢冷,跗肿;或干咳,面红烦躁,口咽干燥,足冷,汗出如油。舌质淡,苔薄或黑润,或舌质红少津。脉微细或沉弱,或细数。

治法:补肾纳气。

代表方:金匮肾气丸合参蛤散加减。若兼标实,痰浊塞肺,喘咳痰多,气急胸闷,苔腻,此为上实下虚之候,治宜化痰降逆,温肾纳气,用苏子降气汤加减。肾虚喘促,多兼血瘀,如见面唇、爪甲青紫,舌质暗,舌下青筋显露等,可酌加桃仁、红花、川芎、泽兰、丹参等活血化瘀。肾阴虚,见喘咳,口咽干燥,颧红唇赤,舌质红,少苔,脉细或细数者,可用七味都气丸合生脉散滋阴纳气。

3. 喘脱证

临床表现:喘逆剧甚,张口抬肩,鼻翼扇动,端坐不能平卧,稍动则喘剧欲绝。心慌动悸,烦躁不安,肢厥,面青唇紫,汗出如珠。舌质淡而无华或干瘦枯萎,少苔或无苔。脉浮大无根,或见歇止,或模糊不清。

治法:扶阳固脱,镇摄肾气。

代表方:参附汤加紫石英、灵磁石、沉香、蛤蚧等。若呼吸微弱,间断难续,或叹气样呼吸,汗出如洗,烦躁内热,口干颧红,舌质红,无苔,脉细微而数,或散或在,为气阴两竭之危证,治应益气救阴防脱,可用生脉散加生地黄、山茱萸肉,共奏补气益阴防脱之功。若汗多不敛者,加龙骨、牡蛎以敛汗固脱。若出现阴竭阳脱者,加肉桂急救回阳。因喘脱病情危急,可用参附注射液、参附青注射液、生脉注射液等静脉推注、滴注救急。

四、预防与调护

适寒温,顺应气候变化,尤其在季节交替之时,注意增减衣服,避免外邪入侵。调畅情志,保持情绪稳定和乐观,保证机体气机调畅,气血调和。调节饮食,宜清淡,有营养,忌肥甘厚味、辛辣香燥,戒烟酒,使脾胃健运,痰湿无从化生。有病早治,防止久病损伤肺肾,引起虚喘而难以治愈。适当体育锻炼,如太极拳、气功、散步、慢跑等以增强体质。对肺肾两虚而喘者,应严密观察病情,注意血压、脉搏的变化,防止喘脱危证的发生。

●（李泽庚　夏丽娜）

复习思考题

1. 简述内伤致咳的病因病机。
2. "五脏六腑皆令人咳,非独肺也"出自何处,其释义如何?
3. 如何鉴别外感与内伤咳嗽?
4. 咳嗽与咳喘如何鉴别?
5. 咳嗽的治疗原则是什么?
6. 什么是喘证的"上盛下虚证"? 试述其病机及证治。
7. 实喘与虚喘应如何鉴别?
8. 喘证重证为什么会影响及心? 如何治疗?
9. 简述喘证的辨证要点。
10. 简述喘证与哮病的鉴别诊断。

第二章

心 系 病 证

📘 学习目标

掌握心系病证的发病特点,以及心悸、厥证、不寐的概念、病因病机、辨病思路、辨证论治、预防与调护等。

第一节 心 悸

心悸是指患者自觉心中悸动不安,甚至不能自主的一种病证。心悸常为发作性,可与胸闷、气短、失眠、眩晕、耳鸣等症状同时并见。病情较轻者为惊悸,病情较重者为怔忡,可呈持续性。

《黄帝内经》虽无心悸之名,但对其表现与病因进行了阐述。如《素问·痹论》说:"心痹者,脉不通,烦则心下鼓。"《素问·举痛论》说:"惊则心无所倚,神无所归,虑无所定,故气乱矣。"《素问·平人气象论》说:"脉绝不至曰死,乍疏乍数曰死。"这是认识到心悸时严重脉律失常与疾病预后关系的最早记载。汉代张仲景称之为惊悸、心下悸,认为惊扰、水饮、虚劳可以致心悸,提出了基本治则和常用方药,如炙甘草汤。唐宋以后医家丰富了对心悸的认识,如《千金要方·心藏脉论》认为"虚则惊掣心悸,定心汤主之",提出了因虚致悸。《丹溪心法·惊悸怔忡》提出心悸当"责之虚与痰"。明代《医学正传·惊悸怔忡健忘证》详细阐述了惊悸与怔忡的异同,指出:"怔忡者,心中惕惕然动摇而不得安静,无时而作者是也;惊悸者,蓦然而跳跃惊动,而有欲厥之状,有时而作者是也。"清代《医林改错》则强调瘀血内阻导致心悸,并用血府逐瘀汤治疗。

本病在临床上需与奔豚相鉴别:奔豚发作时,也会感觉心胸躁动不安。心悸为心中剧烈跳动,发自于心,奔豚为上下冲逆,发自少腹。

西医学中的各种心律失常,如心动过速、心动过缓、期前收缩、心房颤动或扑动、房室传导阻滞、病态窦房结综合征、预激综合征以及心功能不全、心肌炎、心脏神经症等,以心悸为主要表现者,均可参考本节内容辨证论治。

一、病因病机

凡感受外邪、情志失调、饮食不节、劳欲过度、久病失养、药食不当等皆可导致心失所养,心神被扰而发为心悸。

1. 感受外邪 感受外邪,内舍于心,邪阻于脉,心血运行受阻;或风寒湿热等外邪,内侵于心,耗伤心气或心阴,心神失养,引起心悸之证。温病、疫证日久,邪毒灼伤营阴,心神失养,或邪毒传心扰神,亦可引起心悸。

2. 情志失调　恼怒伤肝,肝气郁滞,日久化火,气火扰心则心悸;气滞不解,久则血瘀,心脉瘀阻,亦可心悸;忧思伤脾,阴血亏耗,心失所养则心悸;大怒伤肝,大恐伤肾,怒则气逆,恐则精却,阴虚于下,火逆于上,亦可撼动心神而心悸。

3. 饮食不节　嗜食肥甘,饮酒过度,损伤脾胃,运化失司,湿聚成痰,日久痰浊阻滞心脉,痹阻胸阳则心悸、胸闷;或痰浊郁而化火,痰火上扰心神而发心悸;脾失健运,气血生化之源不足,心脉失养。

4. 劳欲过度　劳伤心脾,心气受损而心悸;疲劳过度,伤及肾阳,温煦无力,心阳疲乏而致心悸。房劳过度,肾精亏耗,心失所养,亦可诱发心悸。

5. 久病失养　久病体虚,或失血过多,或思虑过度,劳伤心脾,渐至气血亏虚,心失所养而心悸;大病久病之后,阳气虚衰,不能温养心肺,故心悸不安;久病入络,心脉瘀阻,心神失养。水肿日久,水饮内停,继则水气凌心而心悸;咳喘日久,心肺气虚,诱发心悸;长期慢性失血致心血亏虚,心失所养而心悸。

6. 药食不当　药物过量或毒性较剧,损及于心,可致心悸。如附子、乌头,或西药锑剂、洋地黄、奎尼丁、肾上腺素、阿托品等,用药过量或不当时,均能引发心悸。

总之,心悸既可由外因引起,也常由内因所致;既可由生理因素引起,也可由病理因素所致;病程可长可短,病情可轻可重。其基本病机为心失所养,或心神被扰,病位在心,与肝、脾、肾相关。

二、辨病思路

心悸的发生机制目前尚不十分清楚,一般认为其发生主要和心脏搏动增强、各种心律失常以及患者神经敏感性增高有关。心悸作为一种临床症状,不应将其与心脏病完全等同起来。

1. 心脏搏动增强、心肌收缩力增强所致的心悸

(1) 生理性:常见于剧烈运动或精神过度紧张时,饮用刺激性饮料,如烈酒、浓茶或咖啡后,应用某些药物,如肾上腺素、麻黄碱、阿托品、甲状腺素片等。

(2) 病理性:常见于高血压心脏病、心脏瓣膜病变(如主动脉瓣关闭不全、二尖瓣关闭不全等)所致的心室肥大;或者如甲状腺功能亢进、贫血、发热、低血糖、嗜铬细胞瘤等可导致心率加快。

2. 心律失常

(1) 心动过速:窦性心动过速、阵发性室上性心动过速、室性心动过速等发作时均可出现心悸。

(2) 心动过缓:显著的窦性心动过缓、房室传导阻滞、病态窦房结综合征等均可出现心悸。

(3) 其他:房性、交界性和室性期前收缩、心房颤动、心房扑动等均可出现心悸。

3. 心脏神经症　多见于女性,临床表现除心悸外,常伴有疲乏、失眠、头晕、头痛、耳鸣、记忆力减退等神经衰弱症状,且往往在紧张、焦虑、情绪激动时易于发生。

4. β受体亢进综合征　表现为心悸、心动过速、胸闷、头晕,心电图表现为窦性心动过速、轻度 ST 段下移、T 波低平或倒置,普萘洛尔试验阳性。

5. 更年期综合征　妇女围绝经期,出现一系列内分泌与自主神经功能紊乱症状,心悸也是其中一个症状。

三、辨证论治

心悸的辨证,应了解其发作的诱因、出现的频率、持续的时间、缓解的方式、伴随的症状

等,分清内外虚实,掌握轻重缓急。若为虚证,需区分其所属脏腑、气血、阴阳。若为实证,还需区分其源于瘀血、痰热、水饮。

惊悸与怔忡的鉴别对临床有一定的指导意义。惊悸往往由外因所致,时发时止,病情相对较轻,患者全身状况参差不一,病程较短;怔忡多由内因所致,易于诱发,病情相对较重,患者全身状况一般较差,病程较长。临床中也不乏虚实夹杂,病情复杂的病例,需审慎辨别。

心悸的治疗应本着"虚则补之,实则泻之"的治疗原则,针对虚实不同证型,选择不同的治法和方药。对虚实夹杂,错综复杂者,常宜标本兼治,可根据病情选择先攻后补,先补后攻,或攻补兼施。

1. 心虚胆怯证

症状:心悸易恐,坐卧不安,失眠多梦善惊,舌淡苔薄白,脉数或虚弦或结代。

治法:镇惊定志,宁心安神。

代表方:安神定志丸加减。兼心阴不足,可加柏子仁、酸枣仁。

2. 气血不足证

症状:心悸短气,活动尤甚,眩晕乏力,面色无华,舌质淡,苔薄白,脉细弱。

治法:补血养心,益气安神。

代表方:归脾汤加减。心动悸,脉结代者,可用炙甘草汤益气养血,滋阴复脉。

3. 气阴两虚证

症状:心悸不宁,心烦少寐,头晕目眩,手足心热,耳鸣腰酸,舌质红,少苔或无苔,脉细数。

治法:滋阴清火,养心安神。

代表方:天王补心丹加减。若阴血不足,心火亢盛者,可用朱砂安神丸加减。若五心烦热,腰膝酸软者,可用知柏地黄丸加减。

4. 心脉瘀阻证

症状:心悸不安,胸闷不舒,心痛时作,或见唇甲青紫或有瘀斑,脉涩或结代。

治法:活血化瘀,理气通络。

代表方:桃仁红花煎加减。兼心阳不足者,可加桂枝、甘草温通心阳。气滞血瘀者,可加柴胡、枳壳、木香行气活血;因虚致瘀者,可加黄芪、党参益气活血。

5. 水饮凌心证

症状:心悸,胸脘胀满,恶心欲吐,可见小便短少,下肢浮肿,肢端寒冷,甚者咳喘,不能平卧,舌质淡暗,舌苔白滑,脉弦滑。

治法:温化水饮,通阳化气。

代表方:苓桂术甘汤加减。若心悸兼有喘咳,畏寒,浮肿明显者,可用真武汤加减。

6. 痰火扰心证

症状:心悸时发时止,胸闷烦躁,失眠多梦,口干口苦,大便秘结,小便黄赤,舌苔黄腻,脉象弦滑而数。

治法:清热化痰,宁心安神。

代表方:黄连温胆汤加减。痰热互结,可加生大黄通腑泄热;伤阴者,可加天冬、麦冬、玉竹、生地黄等养阴清热;兼脾虚者,可加党参、白术、砂仁健脾行气。

7. 心阳不振证

症状:心悸气短、动则加剧,或突然昏倒,汗出倦怠,面色苍白或形寒肢冷,舌淡苔白,脉虚弱或沉细。

治法:温补心阳,安神定悸。

代表方:桂枝甘草龙骨牡蛎汤合参附汤加减。兼水饮者,可加葶苈子、车前子、泽泻等利水化饮;兼血瘀者,可加桃仁、红花、丹参、赤芍以活血通络。

四、预防与调护

积极防治原发病,及时控制,消除原发病因和诱因是预防和减少本病发作的关键。注意劳逸结合,避免精神紧张和疲劳,生活要有规律,保持乐观情绪可减少发病。饮食有节,戒烟酒,忌食辛辣、生冷、肥甘,饮食宜清淡,注意高蛋白饮食摄入,多食新鲜蔬菜、水果。注意生活和情志调理,起居有常,避免剧烈活动和强体力劳动,注意气候变化,避免上呼吸道感染。

第二节　厥　　证

厥证是由于阴阳失调、气机逆乱所引起的,以突然昏倒,不省人事,或伴四肢逆冷为主要临床表现的中医内科急症之一。病情轻者,一般在短时间内苏醒,但病情重者,则昏厥时间较长,特别严重者,甚至一厥不复而导致死亡。

我国历代医家对厥证的认识比较重视。发端于《黄帝内经》对厥证的基本认识,经张仲景及金元各家对厥证的进一步深化,明代以降才形成系统的认识。

厥证病名首见于《黄帝内经》,其论厥概括起来可分为两类表现:一种是指肢体和手足逆冷;另一种是指突然昏倒,不知人事。《黄帝内经》认为厥证为气机逆乱,气血运行悖逆所致。张仲景《伤寒论》《金匮要略》论厥,主要继承《黄帝内经》中手足逆冷为厥的论点,而且以外感致厥为主。认为"凡厥者,阴阳气不相顺接,便为厥。厥者,手足逆冷是也","热深则厥也深,热微则厥也微",并给出寒厥用四逆汤、热厥用白虎汤的治疗方剂。

巢元方《诸病源候论》认识到厥证与精神、体质因素相关,指出机体精神衰弱是发病的基础,外中邪毒之气为诱发因素,发展了厥证的病因病机学说。《儒门事亲》中不仅论述了寒厥、热厥、尸厥、风厥、气厥,还补充了痰厥、酒厥,丰富了厥证的内容。金元时期学术争鸣和临床实践的进一步发展,经明代医家对厥证较大的补充,厥证的理论体系和辨证治疗方法趋于完善与系统。明确区分了外感发厥与内伤杂病厥证;《景岳全书·厥逆》言"气厥之证有二,以气虚气实皆能厥也",并提出了按虚实治疗厥证。清代《医宗金鉴》明确提出有无口眼歪斜和偏废是厥证与中风的鉴别要点,切合临床实际,也表明中医对厥证认识的进一步深化。

西医学中多种原因所致的晕厥,如神经反射性晕厥、直立性低血压、心源性晕厥等,一些可以造成短暂性意识丧失的疾病如脑血管痉挛、低血糖等,以及不同原因所致的休克,可参考本节辨证论治。

一、病因病机

厥证多有明显的病因可寻,既有体质因素,又有精神因素,还与暴感天地不正之气有关,临床上常多因素交互存在。常见的病因有外邪侵袭、情志异常、劳倦过度、饥饿太过,导致气机逆乱,升降失常,阴阳之气不相顺接。

1. 外邪侵袭　感受六淫或秽恶之邪,使气机逆乱,阴阳之气不相顺接,发为昏厥。六淫之邪,以暑邪、寒邪为多。暑为阳邪,传入心包,扰动心神,且多夹湿,湿阻气机,合而为厥,多发于酷暑季节;中寒之厥,多发于严寒之时或高寒地区。

2. 情志内伤 七情刺激,气逆为患,以恼怒致厥为多。若所愿不遂,肝气郁结,郁久化火,或因大怒而气血并走于上等,以致阴阳不相顺接而发为厥证。此外,其人若平素体弱胆怯,加上突如其来的外界影响,如见死尸,或见鲜血喷涌,或闻巨响等,亦可使气血逆乱而致厥。

3. 素体虚弱 嗜食酒酪肥甘,脾胃受伤,或脾胃虚弱,水谷精微不能正常输布而停聚为痰,痰随气逆,蒙蔽心窍;或元气素虚,复加空腹劳累,以致中气不足,脑海失养,或睡眠长期不足,阴阳气血亏耗,均可发为昏厥。

4. 亡血失津 如因大汗吐下,气随液耗,或因创伤出血,或血证失血过多,以致气随血脱,阳随阴消,神明失主而致厥。

厥证的病因虽多,但其基本病机则为气机突然逆乱,涉及五脏六腑,但与肝的关系最为密切。周学海《读医随笔·平肝者舒肝也非伐肝也》曰:"凡脏腑十二经之气化,皆必借肝胆之气化以鼓舞之,始能调畅而不病……皆肝之不能舒畅所致也。"

由于体质和病机转化不同,病理性质有虚实之别。大凡气盛有余,气逆上冲,血随气逆,或夹痰浊壅滞于上,以致清窍闭塞,不知人事,为厥之实证;气虚不足,清阳不升,气陷于下,或大量出血,气随血脱,血不上达,气血一时不相顺接,以致神明失养,不知人事,为厥之虚证。

二、辨病思路

厥证包括了西医的"晕厥"。引起晕厥的原因很多,如神经反射失调导致的血管抑制或/和心脏抑制;心律失常或各种器质性心血管疾病在某种诱因下突然发生的心输出量锐减;自主神经系统结构或功能受损引起血管收缩不充分等。厥证还包括了一些可以造成短暂性意识丧失的疾病,如脑血管痉挛、低血糖等。此外,中暑、休克、感染性疾病的某一阶段也可出现意识丧失及四肢逆冷,可参照本节内容辨证论治。

1. 神经反射性晕厥 多有明显的诱发因素,如血管迷走性晕厥多由情绪(紧张、恐惧、疼痛)介导,或由长久站立诱发,在天气闷热、空气污浊、疲劳、空腹、失眠及妊娠等情况下更易发生;情境性晕厥由特定触发因素如咳嗽、打喷嚏、胃肠道刺激(吞咽、排便、腹痛)、排尿、运动后、餐后、其他(大笑、举重等)等因素触发;颈动脉窦性晕厥可由转头动作时颈动脉受压(局部肿瘤、剃须、衣领过紧)诱发。

2. 直立性低血压 中老年男性多见,发生在卧位或久蹲位而突然起立时,一般无头昏汗出等先兆。体检时体位变化后 1 分钟内收缩压明显下降。存在血容量不足的情况(如出血、腹泻、呕吐等),或正在服用导致血管扩张或血容量降低的药物时更易发生。

3. 心源性晕厥 有基础心脏病史,伴心悸、胸痛、气促等症状;心电图、超声有助于明确诊断。

4. 短暂性脑缺血发作 多见于老年人,一般持续 10~15 分钟,多在 1 小时内,最长不超过 24 小时即完全恢复,发作时通常可伴见肢体无力,步态和肢体共济失调、眼球运动失调和吞咽功能失调等椎动脉系统神经定位体征,发作后无后遗症,常反复发作。

5. 低血糖 多与饥饿、胰腺疾病、肝病有关;发生于空腹或劳动之后,发作的当时检测血糖常低于 2.8mmol/L。

6. 中暑 多发生于酷暑季节,伴高热、无汗、皮肤发热,也可发生于环境温度超过 32℃或室温超过 27℃且湿度较大时,可有头痛、眩晕、疲劳等前驱症状。

三、辨证论治

厥证辨证论治当首辨虚实。厥证见症虽多,但概括而言,不外虚、实二证。实证者表现为突然昏仆,面红气粗,声高息促,口噤握拳,或夹痰涎壅盛,脉洪大有力。虚证者表现眩晕昏厥,面色苍白,声低息微,口开手撒,或汗出肢冷,舌胖或淡,脉细弱无力。

其次辨病因。厥证的发生常有明显的病因可寻,详细询问病史,以了解发病诱因。气厥虚证,多平素体质虚弱,厥前有过度疲劳、睡眠不足、饥饿受寒等诱因;血厥虚证,则与失血有关,常继发于大出血之证;气厥、血厥实证,多形体壮实,发作多与精神刺激相关;痰厥好发于恣食肥甘厚味,痰湿体质之人;暑厥多发于暑热的夏季或高温环境。

厥证乃危急之候,当及时救治为要,发作时急宜回厥醒神,实证宜芳香开窍、化痰辟秽,虚证宜补虚固脱、回阳救逆;缓解后调治气血,以图根本。

(一) 气厥

1. 实证

症状:形体壮实,多由精神刺激而发作,突然昏倒,不知人事,或四肢厥冷,呼吸气粗,口噤拳握,舌苔薄白,脉沉弦。

治法:开窍醒神,调气降逆。

代表方:温开水灌服苏合香丸,或先用通关散吹鼻取嚏,患者苏醒后,再服五磨饮子加减以理气降逆。通关散辛香通窍,以促其苏醒。后方开郁畅中,降气调肝。若肝阳偏亢,头晕而痛,面赤躁扰者,可加钩藤、石决明、磁石等平肝潜阳;若兼有痰热,喉中痰鸣,痰壅气塞者,可加胆南星、贝母、橘红、竹沥等涤痰清热;若醒后哭笑无常,睡眠不宁者,可加茯神、远志、酸枣仁等安神宁志。

由于本证的发作常由明显的情志精神因素诱发,且部分患者有类似既往病史,因此平时可服用柴胡疏肝散、逍遥散、越鞠丸之类,理气解郁,调和肝脾。

2. 虚证

症状:发病前有明显的情绪紧张、恐惧、疼痛或站立过久等诱发因素,发作时眩晕昏仆,面色苍白,呼吸微弱,汗出肢冷,舌淡,脉沉细微。本证临床较为多见,尤以体弱的年轻女性易于发生。

治法:补气回阳固本。

代表方:生脉注射液、参附注射液、四味回阳饮。前二方为注射剂,适用于急救。首先急用生脉注射液或参附注射液静脉推注或滴注,补气回阳醒神。苏醒后可用四味回阳饮加味,补气温阳。汗出多者,加黄芪、白术、煅龙骨、煅牡蛎,加强益气功效,更能固涩止汗;心悸不宁者,加远志、柏子仁、酸枣仁等养心安神;纳谷不香,食欲不振者,加白术、陈皮健脾和胃。

本证亦有反复发作的倾向,平时可服用香砂六君子丸、归脾丸等药物,健脾和中,益气养血。

(二) 血厥

1. 实证

症状:多因急躁恼怒而发,突然昏倒,不知人事,牙关紧闭,面赤唇紫,舌暗红,脉弦有力。

治法:祛瘀降逆。

代表方:羚角钩藤汤或通瘀煎加减。前方以平肝潜阳息风为主,适用于肝阳上亢者。后方活血顺气,适用于气滞血瘀,经脉不利者。急躁易怒,肝热甚者,加菊花、龙胆草;兼见阴虚不足,眩晕头痛者,加枸杞子、珍珠母。

2. 虚证

症状:常发生于吐衄、便血或女性崩漏之后,突然昏厥,面色苍白,口唇无华,四肢震颤,自汗肢冷,呼吸微弱,舌质淡,脉芤或细数无力。

治法:补益气血。

代表方:急用独参汤灌服,继服人参养营汤加减。前方益气固脱,后方补益气血。自汗肤冷,呼吸微弱者,加附子、干姜温阳;若口干少津者,加麦冬、玉竹、沙参养阴;心悸少寐者,加龙眼肉、酸枣仁养心安神。

(三)痰厥

症状:素有咳喘宿痰,多湿多痰,恼怒或剧烈咳嗽后突然昏厥,喉有痰声,或呕吐涎沫,呼吸气粗,舌苔白腻,脉沉滑。

治法:行气豁痰。

代表方:导痰汤加减。痰湿化热,口干便秘,舌苔黄腻,脉滑数者,加黄芩、栀子、竹茹、瓜蒌仁清热降火。

(四)暑厥

症状:多发于暑热夏季或高温环境,突然昏倒,甚者谵妄,面红身热,头晕头痛,汗出,舌红干,脉洪数。

治法:清暑益气,开窍醒神。

代表方:先用紫雪丹醒神开窍,继用白虎加人参汤加减。汗出多者,加乌梅、五味子;阴伤重者,加麦冬、石斛、西洋参育阴。

四、预防与调护

厥证的预防应针对病因,对于情绪容易波动的患者,应加强心理疏导,防止情志刺激;对于气血不足者,要保持足够的睡眠,注意劳逸结合,避免疲劳、久站久立、饥饿等;避免长时间处于闷热、空气污浊的环境中;酷暑季节,或高温作业,要采取有效措施,预防中暑。

一旦发生厥证,目击者应立即施救。发生于野外或冬季,要及时把患者转移到温暖的室内,注意保温。发生于盛夏或高温环境,应及时把患者移至阴凉通风处。应使患者平卧,不要妄加翻动,患者有痰时应立即吸痰,保持呼吸道通畅,以防止窒息死亡。在救治过程中应保持环境安静,以免影响患者情绪及救治人员操作。

第三节　不　寐

不寐,亦称失眠,是由心(脑)神失养或心(脑)神不安引起,以经常不能获得正常睡眠为特征的一类病证。临床主要表现为睡眠时间和睡眠深度的不足,轻者入睡困难,或寐而不酣,时寐时醒,或醒后不能再寐,重者则彻夜不寐,同时伴有日间社会功能障碍。

《黄帝内经》称为"不得卧""不得眠""目不瞑";《素问·逆调论》还记载有"胃不和则卧不安",后世医家延伸为凡脾胃不和,痰湿、食滞内扰,以致不寐者均属于此。西汉末秦越人《难经·四十六难》首次提出"不得寐"病名。汉代张仲景《伤寒杂病论》应用黄连阿胶汤和酸枣仁汤治疗不寐,至今仍有临床实用价值。明代张景岳《景岳全书·不寐》执简驭繁地将不寐分为虚、实两大类;明代戴思恭《证治要诀·虚损门》提出"年高人阳衰不寐"之论点;明代李中梓《医宗必读·不得卧》将不寐原因病机概括为气虚、阴虚、痰滞、水停、胃不和五个方面,并给出了卓有成效的治疗方药。清代冯兆张《冯氏锦囊秘录》指出肾阴与不寐有关:"壮年人肾阴强盛,则睡沉熟而长,老年人阴气衰弱,则睡轻微易知。"

西医学中的失眠可参照本病进行辨证论治。

一、病因病机

每因饮食不节、情志失常、劳倦、思虑过度及病后、年迈体虚等因素,导致心(脑)神失养,或心(脑)神不安所致。

1. 饮食不节　"胃不和则卧不安",宿食停滞,脾胃受损,酿生痰热,壅遏于中,胃气失和,痰热上扰,心(脑)神被扰而不得安寐。此外,长期饮用浓茶、咖啡亦可导致不寐。

2. 情志失常　情志不遂,肝气郁结,肝郁化火,或五志过极化火,心火内炽,扰动心(脑)神而不寐。思虑过度,伤及心脾,气血不足,或暴受惊恐,导致心虚胆怯,心(脑)神失养,夜不能寐。喜笑无度,心(脑)神激越,神魂不安而不寐。

3. 劳逸失调　劳倦太过则伤脾,过逸少动亦致脾虚气弱,运化不健,气血生化乏源,不能上奉于心(脑),而致心(脑)神失养、神不安而不寐。房劳过度,肾阴耗伤,不能上奉于心,水火不济,心火独亢,或肝肾阴虚,肝阳偏亢,火盛神动,心(脑)神被扰所致。

4. 病后体虚　久病血虚,年迈血少,引起气血不足,心(脑)神失养,神不安而不寐;亦可因年迈体虚,阴阳失调而致,若素体阴虚,兼因房劳过度,肾阴耗伤,阴衰于下,不能上奉于心,或五志过极,心火内炽于上,不能下交于肾,皆可致心肾失交,水火不济,心火独亢,火盛神动,心(脑)神不宁。

不寐病位在心(脑),与肝胆、脾胃、肾密切相关。病因虽多,但其主要病机总属阳盛阴衰,阴阳失交,一为阴虚不能纳阳,一为阳盛不得入于阴,阴阳失调,气血失和,以致心(脑)神失养或心(脑)神不安所致。

二、辨病思路

西医学失眠,以往多按照病因划分,分为原发性和继发性失眠,原发性失眠指没有明确病因,或在排除可能引起失眠的病因后仍遗留失眠症状。继发性失眠包括由于躯体疾病、精神障碍、药物滥用等引起的失眠,以及与睡眠呼吸紊乱、睡眠运动障碍相关的失眠。《睡眠障碍国际分类》(ICSD)(第三版)中将失眠分为短期失眠障碍(病程小于 3 个月)和慢性失眠障碍(病程至少 3 个月),原发性失眠和继发性失眠的界限逐渐模糊。短期失眠障碍和慢性失眠障碍都需满足以下条件:①有以下一种或多种症状:入睡困难,难以维持睡眠,早醒,不在规定时间入睡,在父母或照料者督促下才能入睡;②疲劳或不适感,注意力或记忆受损表现,社会行为受损,情绪障碍、易怒,白天嗜睡,行为问题(易激惹,冲动,多动),职业困倦或精力减退,容易犯错或发生事故,过度关注睡眠满意度;③不是因缺乏睡眠时间和环境原因所致的失眠。其中短期失眠障碍另须满足:持续少于 3 个月,不能被其他睡眠障碍疾病解释。慢性失眠障碍另须满足:1 周至少出现 3 次,至少持续 3 个月,不能被其他睡眠障碍疾病解释。

三、辨证论治

不寐首辨虚实。不寐虚证,多属阴血不足,心(脑)失所养,临床特点为体质瘦弱,面色无华,神疲懒言,心悸健忘,多因脾失运化,肝失藏血,肾失藏精所致;实证为火盛心(脑)神被扰,临床特点为心烦易怒,口苦咽干,便秘溲赤,多因心火亢盛或肝郁化火所致。次辨脏腑,其病位在心(脑),与肝胆、脾胃、肾密切相关,如急躁易怒而不寐,多为肝火内扰;脘闷苔腻而不寐,多为胃腑宿食,痰浊内盛;心烦心悸,头晕健忘而不寐,多为阴虚火旺,心肾不交;面色少华,肢倦神疲而不寐,多为脾虚不运,心(脑)神失养。

不寐以补虚泻实,调整脏腑阴阳为其治疗原则。不寐实证宜泻其有余,如疏肝解郁,降火涤痰,消导和中。不寐虚证宜补其不足,如益气养血,健脾补肝益肾。在泻实补虚的基础上安神定志,如养血安神,镇惊安神,清心安神,配合精神治疗,消除紧张焦虑,保持精神舒畅。

1. 肝火扰心证

症状:不寐多梦,甚则彻夜不眠,急躁易怒,伴头晕头胀,目赤耳鸣,口干而苦,不思饮食,便秘溲赤,舌红苔黄,脉弦而数。

治法:疏肝泻火,镇心安神。

代表方:龙胆泻肝汤加减。常加朱茯神、生龙骨、生牡蛎、灵芝、磁石镇心安神。头晕目眩,头痛欲裂,不寐欲狂,大便秘结者,可用当归龙荟丸。

2. 痰热扰心证

症状:心烦不寐,胸闷脘痞,泛恶嗳气,伴口苦,头重,目眩,舌质红,苔黄腻,脉滑数。

治法:清化痰热,和中安神。

代表方:黄连温胆汤加减。常加龙齿、珍珠母、磁石镇惊安神。若不寐伴胸闷嗳气,脘腹胀满,大便不爽,苔腻,脉滑,用半夏秫米汤和胃健脾,以决渎壅塞,交通阴阳,和胃降气;若宿食积滞较甚,见有嗳腐吞酸,脘腹胀痛,可加保和丸消导和中安神。

3. 心脾两虚证

症状:不易入睡,多梦易醒,心悸健忘,神疲食少,伴头晕目眩,四肢倦怠,腹胀便溏,面色少华,舌淡苔薄,脉细无力。

治法:补益心脾,养血安神。

代表方:归脾汤加减。心血不足较甚者,加熟地黄、芍药、阿胶以养心血;不寐较重者加五味子、夜交藤、合欢皮、柏子仁养心安神,或加生龙骨、生牡蛎、琥珀以镇静安神;若兼见脘闷纳呆,苔腻,重用白术,加苍术、半夏、陈皮、茯苓、厚朴以健脾燥湿,理气化痰。

4. 心肾不交证

症状:心烦不寐,入睡困难,心悸多梦,伴头晕耳鸣,腰膝酸软,潮热盗汗,五心烦热,咽干少津,男子遗精,女子月经不调,舌红少苔,脉细数。

治法:滋阴降火,交通心肾。

代表方:六味地黄汤合黄连阿胶汤加减。心阴不足为主者,可用天王补心丹以滋阴养血,补心安神;心肾不交,虚阳上扰不寐者,可用交泰丸主治;心烦不寐,彻夜不眠者,加磁石、龙齿重镇安神。

5. 心胆气虚证

症状:虚烦不寐,触事易惊,终日惕惕,胆怯心悸,伴气短自汗,倦怠乏力,舌淡,脉弦细。

治法:益气镇惊,安神定志。

代表方:安神定志丸合酸枣仁汤加减。前方重于镇惊安神,后方偏于养血清热除烦。病后血虚肝热不寐者,宜用琥珀多寐丸。

6. 心火炽盛证

症状:心烦不寐,躁扰不宁,口干舌燥,小便短赤,口舌生疮,舌尖红,苔薄黄,脉数。

治法:清心泻火,宁心安神。

代表方:朱砂安神丸加减。兼惊恐、心悸不安明显者,加生龙骨、生牡蛎、珍珠母、紫石英、紫贝齿以镇惊定悸安神;胸中烦热较甚者,加栀子、莲子心以增强清心除烦之力;失眠多梦者,可加酸枣仁、柏子仁以养心安神;小便短赤、口舌生疮明显者,加用导赤散清心养阴,利水通淋。

7. 瘀血内阻证

症状:不寐日久,躁扰不宁,胸不任物,胸任重物,夜多惊梦,夜不能睡,夜寐不安,面色青黄,或面部色斑,胸痛、头痛日久不愈,痛如针刺而有定处,或呃逆日久不止,或饮水即呛,干呕,或内热瞀闷,或心悸怔忡,或急躁善怒,或入暮潮热。舌面有瘀点,唇暗或两目暗黑,脉涩或弦紧。

治法:活血化瘀,通经活络。

代表方:血府逐瘀汤加减。兼有气滞者,加青皮、陈皮、香附理气以和血;兼有热象者加黄芩、栀子;兼有气虚者,加党参、黄芪以益气升阳;兼有阳虚者加桂枝、附子;兼有痰浊者,加半夏、陈皮、白芥子等以化痰泄浊。

四、预防与调护

1. 认知行为疗法　　所有的失眠均应给予认知行为疗法,主要包括睡眠卫生教育、松弛疗法、刺激控制疗法、睡眠限制疗法、认知疗法。睡眠卫生教育内容包括:①睡前(一般是下午4点以后)避免使用兴奋性的物质(比如咖啡、浓茶或吸烟等);②睡前不要饮酒,酒精可以使大脑兴奋,导致早醒;③睡前应避免高强度的锻炼;④睡前不要进食过饱或大量饮水,避免夜尿过多;⑤睡前至少1个小时不做容易引起兴奋的事情(如看书、观看视频或进行某些脑力劳动);⑥卧室的环境要有利于睡眠,如适宜的温度,光线和声音;⑦遵循规律的作息时间等。

2. 精神调摄　　本病属心(脑)神病变,尤应注意精神调摄,做到喜恶有节,解除忧思焦虑,保持精神舒畅;劳逸结合,养成良好的生活习惯,并改善睡眠环境。

(李　岩　　苏润泽　　郑国庆)

复习思考题

1. 简述心悸常见证型的治法和方药。
2. 简述不寐的中医病因病机。
3. 简述不寐的中医辨证要点。
4. 简述厥证的主要病机及病理转归。
5. 简述气厥和血厥的辨识要点及治法方药。

第三章

脑 系 病 证

⬚ **学习目标**

1. 掌握癫狂、头痛、眩晕的诊断、鉴别诊断和辨病思路。
2. 掌握癫狂、头痛、眩晕的辨证论治及代表方的组成。
3. 熟悉癫狂、头痛、眩晕的概念、病因、病机。

第一节 癫 狂

癫病和狂病都是以精神失常为主要临床表现的精神疾病,两者在临床上不能截然分开,又可相互转化,故并称癫狂。癫病是因情志所伤,或先天遗传,致痰气郁结,蒙蔽心(脑)窍,阴阳失调,脑髓神机失用,以精神抑郁,表情淡漠,沉默少动,喃喃自语,出言无序,静而多喜为特征。狂病系因五志过极,或先天遗传,致痰火壅盛,闭塞心(脑)窍,阴阳失调,脑髓神机逆乱,以精神亢奋,狂躁不安,骂詈毁物,动而多怒,甚持刀杀人为特征。青壮年多见,日趋年轻化。

马王堆汉墓出土《足臂十一脉灸经》载"数瘨疾",是癫之病名最早记述。《黄帝内经》载有癫狂病名,在治疗方面,《素问·病能论》云"岐伯曰:夺其食即已……使之服以生铁落为饮",并首创"治癫疾者常与之居"的护理方法,至今仍有实用意义。《难经》明确提出"重阳者狂","重阴者癫"且对癫与狂的不同临床表现进行鉴别。元代朱震亨《丹溪心法·癫狂》曰"癫属阴,狂属阳……大率多因痰结于心胸间",首提"痰迷心窍"说,为后世用吐法提供了理论基础。明代戴元礼《证治要诀·癫狂》亦指出:"癫狂由七情所郁,遂生痰涎,迷塞心窍……当治痰宁志……"但直至明代王肯堂《证治准绳·癫狂痫总论》始将癫、狂、痫详细分辨。清代王清任《医林改错·癫狂梦醒汤》指出"癫狂……乃气血凝滞脑气",明确病位在脑,并创立瘀血学说,从瘀论治癫狂。当代国医大师张志远先生倡"命门不足"说,指出"癫狂有夙根,乃命门火衰,肾中精气亏损,病理因素主要责之于痰浊血瘀,乃受七情刺激,社会心理因素等外邪诱发而发病",治当扶助命门,以附子、淫羊藿为先治疗。

临床上需鉴别的病证有:①郁病:以心情抑郁,情绪不宁,胸闷胁胀,急躁易怒,心悸失眠,或咽中如有炙脔,吐之不出、咽之不下为特征,有自制力。②痴呆:中老年发病,以智能减退为突出表现,以渐进加重的善忘、呆滞以及性情改变为其共有特征,基本病机是脑髓衰减,神机失用。③痫病:是以突然昏仆,不省人事,两目上视,口吐涎沫,四肢抽搐为特征的发作性疾病。④蓄血发狂:为瘀热交阻所致,多见于伤寒热病,具有少腹硬满,小便自利,大便黑亮如漆为特征。

西医学中的精神分裂症、双相障碍和抑郁障碍,有癫病和/或狂病临床特征者,可参照辨证论治。

一、病因病机

癫狂病位在脑髓神机,即《素问·脉要精微论》"此神明之乱也"。七情内伤、饮食失节、禀赋不足和先天遗传,损及心、肝、脾、肾,进而产生气滞、痰结、火郁、血瘀等多种病理因素,导致脏腑功能和阴阳失调,脑髓神机失用和/或神机逆乱所致。

1. 情志所伤　多因恼怒郁愤,郁怒伤肝,肝失疏泄,气郁痰结,或血行凝滞,气血不能上荣脑髓,亦可瘀阻神机,致神机失用或逆乱而发癫狂。或肝郁化火,火窜逆乱,或情志过激,暴怒伤肝,引动肝胆木火,冲心犯脑,神明失主。或猝受惊恐,肾精却下,心火逆上,上扰清窍,神机逆乱而发。所愿不遂,思虑太过,或思则气结,或气滞津停血瘀,痰瘀互结,蒙蔽脑窍,神机逆乱而发;亦可思虑太过,暗耗心脾之血,脑髓失养,神机失用而发。

2. 饮食不节　过食肥甘膏粱肥厚之品,酿成痰浊,复因心火暴涨,痰随火升,蒙蔽脑窍,神机逆乱而发。或贪杯好饮,素有内湿,郁而化热,充斥胃肠,腑热上冲,扰动神明而发病。或药物所伤,中州受损,气血生化无源,神机失用而成。

3. 禀赋不足　本病有一定的家族性。因禀赋异常,或胎儿在母腹中有所大惊,胎气被扰,升降失司,阴阳失调,致使脑髓虚损,神明失养,生后一有所触,则神机逆乱而发病。

总之,癫狂病位在脑髓神机,病机关键是脏腑功能和阴阳失调,脑髓神机失用和/或神机逆乱,病理性质为本虚标实,多属虚实夹杂证。癫病痰气郁结日久,多心脾耗伤,气血不足,若痰气郁而化火,可转化为狂病。狂病多痰火壅盛,若火盛阴伤,阴液耗损而致气阴两伤,或炼液成痰,日久痰瘀互结,若郁火宣泄,又可转为癫病。

二、辨病思路

癫狂常见于精神分裂症、双相障碍和抑郁障碍。

1. 精神分裂症　是一组病因不明的严重精神疾病,多为急性或亚急性病程,是青壮年致残的主要原因之一。临床表现为症状各异的综合征,涉及感知觉、思维、情感和行为等多方面的障碍,以特征性的幻觉、妄想、思维逻辑障碍为主要表现,内心体验和周围环境不协调,一般无智能减退或意识障碍,发作间歇期多残留不同程度的社会功能缺损。其症状可分为阳性症状、阴性症状和认知缺陷三个领域。阳性症状指精神功能的异常或亢进,主要包括感觉异常如幻视和幻听,妄想、混乱的思维方式,言行失控;阴性症状指精神功能的减退或缺失,主要包括动机缺乏,欣快感减少,社交减退,意志缺乏;认知缺陷主要包括注意力难以集中,执行力减退和工作记忆下降。

2. 双相障碍　指既有轻躁狂发作或躁狂发作,又有抑郁发作的一类精神障碍。以情感障碍表现为主导症状并贯穿整个病程,情感高涨或低落,伴随思维和行为改变,发作间歇期基本正常。常见焦虑相关症状及合并物质滥用,也可出现幻觉、妄想、紧张等精神病性症状。一般为反复发作性病程,抑郁发作和躁狂发作/轻躁狂发作循环、交替出现,或以混合特征方式存在,病情严重者更有1年之内4次以上发作而难觅相对稳定间歇期的快速循环方式。还有许多非典型特征及共病所致的各种不同表现,在儿童、青少年和老年人中尤其突出。

3. 抑郁障碍　是一种常见的心境障碍,可由多种原因引起,以显著而持久的情绪低落、愉快感缺失为核心症状。诊断的核心标准为系首次抑郁发作或复发的抑郁障碍,持续至少2周,既往不存在轻躁狂发作或躁狂发作,且除外精神活性物质或器质性精神障碍。抑郁发作的核心症状有心境低落,兴趣和愉悦感丧失,精力不济或疲劳感;附加症状有注意力降低,自我评价降低,自罪观念和无价值感,悲观,自伤或自杀观念/行为,睡眠障碍和食欲下降。

三、辨证论治

癫狂之病总因阴阳失调,治疗以调整阴阳为原则,应首辨癫病与狂病。癫病辨证以静而多喜为主,表现为沉静独处,言语支离,或哭或笑,声低气怯,抑郁性精神失常为特征,病初以肝郁气滞、痰气郁结为主,多为实证,病久则以心脾两虚、气阴两证为主;理气解郁,畅达神机为其治疗原则,早期以解郁化痰、宁心安神,后期予补气养血益阴为主要治法,另一个基本治则是移情易性,其不但是防病治病的需要,也是防止反复与发生意外不可忽视的措施。狂病辨证以动而多怒为主,表现为躁动狂乱,气力倍常,呼号詈骂,声音高亢,兴奋性精神失常为特征;狂病初起多属痰火、瘀血,病性以实为主;治不得法或迁延日久,邪热伤阴,可致心神昏乱日重,而见阴虚火旺、水火失济等证,病性以虚证或虚中夹实为主;治疗上以泻火豁痰化瘀、调整阴阳、恢复神机为其基本原则,早期以降火、豁痰、化瘀,后期予以滋养阴液,兼清虚火为治法,加强护理,防止意外也是不可忽视的原则。

值得指出的是,"痰涎迷蒙心窍"在癫狂的病理因素中占据重要地位,临床有经吐下而神清志定者,故初病体实,形体不衰者,可用攻下劫夺,荡涤痰浊之法,可加大黄、礞石、芒硝、芫花之类;若饮伏甚者以控涎丹(甘遂、大戟、白芥子),临卧以姜汤送下,搜剔痰结伏饮功效甚佳,制成丸剂,小量服用,去痰而不伤正;必要时亦可用癫狂龙虎丸(牛黄、巴豆霜、辰砂、白矾、米粉),攻泻祛痰,开窍醒神,镇惊安神;若痰浊壅盛,胸膈督闷,口多痰涎,脉滑大有力,形体壮实者,可暂用三圣散(防风、瓜蒂、藜芦)取吐,劫夺痰涎,盖药性猛悍,自当慎用,倘若吐后形神俱乏,宜及时饮食调养。

(一)癫病

1. 肝郁气滞证

症状:精神抑郁,情绪不宁,沉默不语,善怒易哭,时时太息,胸胁胀闷,舌质淡,舌苔薄白,脉弦。

治法:疏肝解郁,行气导滞。

代表方:柴胡疏肝散加减。若肝失疏泄,气滞血瘀,出现胁下胀痛明显,舌有瘀点、瘀斑,可加川楝子、姜黄、郁金行气活血止痛;若兼有肝木太旺,克伐脾土,出现纳差食少,腹胀等症状时,当加用人参、白术、山药、茯苓以健脾益气;若肝气犯胃,出现嗳气频作,胸脘满闷者,加旋覆花、代赭石、苏梗以平肝和胃降逆。

2. 痰气郁结证

症状:精神抑郁,表情淡漠,沉默痴呆,时时太息,言语无序,或喃喃自语,多疑多虑,喜怒无常,秽洁不分,不思饮食,舌红苔腻而白,脉弦滑。

治法:理气解郁,化痰醒神。

代表方:顺气导痰汤合逍遥散加减。若痰迷心窍,神思迷惘,表情呆钝,言语错乱,目瞪不瞬,宜理气豁痰,散结宣窍,先以苏合香丸,芳香开窍,继以四七汤加胆南星、郁金、菖蒲之类,以行气化痰;病久痰瘀互结,面暗,舌紫,脉沉涩,酌加桃仁、红花、赤芍、泽兰等活血化瘀;若痰郁化热扰心,不寐易惊,宜清热化痰,可用温胆汤加黄连合白金丸;若神昏志乱,动手毁物,为火盛欲狂之征,当以狂病论治。

3. 心脾两虚证

症状:神思恍惚,魂梦颠倒,心悸易惊,善悲欲哭,肢体困乏,饮食锐减,言语无序,舌淡,苔薄白,脉沉细无力。

治法:健脾益气,养心安神。

代表方:养心汤合越鞠丸加减。心气耗伤,营血内亏,悲伤欲哭者,加浮小麦、大枣清心润燥安神;气阴两虚者,加太子参、麦冬益气养阴;神思恍惚,心悸易惊者,加龙齿、磁石重镇安神;病久脾肾阳虚,反应及动作迟钝,嗜卧,四肢欠温,面色苍白,舌淡,脉沉细者,酌加附子、巴戟天、仙茅、淫羊藿温补肾阳。

4. 气阴两虚证

症状:久治不愈,神志恍惚,多言善惊,心烦易怒,躁扰不寐,面红形瘦,口干舌燥,舌红少苔或无苔,脉沉细而数。

治法:益气养阴。

代表方:四君子汤合大补阴丸加减。阴虚火旺明显者可加地骨皮、牡丹皮滋阴凉血清热。

（二）狂病

1. 痰火扰神证

症状:起病先有性情急躁,头痛失眠,两目怒视,面红目赤,突发狂乱无知,骂詈号叫,不避亲疏,逾垣上屋,或毁物伤人,气力逾常,不食不眠,舌质红绛,苔多黄腻或黄燥而垢,脉弦大滑数。

治法:清心泻火,涤痰醒神。

代表方:生铁落饮加减。痰火壅盛而舌苔黄垢腻者,同时用礞石滚痰丸逐痰泻火,再用安宫牛黄丸清心开窍;阳明腑热,大便燥结,舌苔黄燥,脉实大者,可暂用小承气汤,以荡涤秽浊,清泄胃肠实火;烦热渴饮者,加生石膏、知母、天花粉、生地黄清热生津;久病面色晦滞,狂躁不安,行为乖戾,舌质青紫有瘀斑,脉沉弦者,此为瘀热阻窍,可酌加牡丹皮、赤芍、大黄、桃仁、水蛭破血清热;神志较清,痰热未尽,心烦不寐者,可用温胆汤合朱砂安神丸主之,以化痰安神。

2. 痰热瘀结证

症状:癫狂日久不愈,面色晦滞而秽,情绪躁扰不安,多言无序,恼怒不休,甚至登高而歌,弃衣而走,妄见妄闻,妄思离奇,头痛,心悸而烦,舌质紫暗,有瘀斑,少苔或薄黄苔干,脉弦细或细涩。

治法:豁痰化瘀,调畅气血。

代表方:癫狂梦醒汤加减。瘀血阻窍者,以通窍活血汤化裁。蕴热者,加黄连、黄芩以清之;有蓄血内结者,加服大黄䗪虫丸,以祛痰生新,攻逐蓄血;不饥不食者,加白金丸,以化顽痰,祛恶血。

3. 火盛阴伤证

症状:癫狂久延不愈,时作时止,其势较缓,呼之能自制,但有疲惫之象,面红而垢,形瘦,口干便难,舌尖红无苔、有剥裂,脉细数。

治法:滋阴降火,安神定志。

代表方:二阴煎合《千金》定志丸加减。心肾失调,寝不安寐,烦惋焦躁者,用黄连阿胶汤合琥珀养心丹化裁,育阴潜阳,交通心肾。痰火未平,舌质红,苔黄腻者,加胆南星、全瓜蒌、天竺黄清热涤痰;心火亢盛者,用朱砂安神丸清泄心火;睡不安稳者,可用孔圣枕中丹安神定志。

四、预防与调护

1. **加强妇幼保健工作**　首先加强母孕期间的卫生,避免受到惊恐等刺激,对有阳性家族史者应当劝其不再生育。

2. **注意发现先兆症状**　癫狂病患者在发病前,往往有精神异常的先兆出现,要早发现,早治疗。

3. 重视心理精神疗法：移情易性等精神疗法是防治癫狂的有效方法。抑郁状态时应主动关心、解释和劝慰，使患者树立战胜疾病的信心。对有自杀行为的患者，必须提高警惕，严加防范，预防自杀。躁狂状态时应尽快控制症状，减少和避免各种激惹因素。

4. 加强护理：注意精神护理，包括情志和谐，起居、饮食、劳逸调摄规律。正确对待患者的各种病态表现，不应讥笑、讽刺，要关心、体贴、照顾患者。对重症患者的打人、骂人、自伤等症状，要采取防护措施，注意安全，防止意外，必要时由专人照顾。

第二节 头 痛

头痛是以头部疼痛为主要表现的病证，是临床上常见的一种自觉症状，凡由外感六淫或内伤杂病引起的以头痛为主症的病证，均可称为头痛。头痛可以单独出现，亦可出现于多种急、慢性疾病中。头痛剧烈，经久不愈，反复发作者，又称为"头风"。

《黄帝内经》称本病为"脑风""首风"，指出外感和内伤是其主要病因，并认为六经病变可导致头痛。如《素问·风论》载："新沐中风，则为首风。""风气循风府而上，则为脑风。"《素问·五脏生成》云："是以头痛颠疾，下虚上实，过在足少阴、巨阳，甚则入肾。"汉代张仲景《伤寒论》中论及太阳、阳明、少阳、厥阴病均有头痛之见症，并列举了头痛的不同治疗方药，如厥阴头痛，"干呕，吐涎沫，头痛者，吴茱萸汤主之"。金元时期李杲《内外伤辨惑论》中分为外感头痛和内伤头痛，《兰室秘藏》中补充了太阴头痛和少阴头痛，并根据头痛异同而分经遣药，开始了头痛的分经用药，对后世影响很大，一直指导着临床。朱丹溪在《丹溪心法》中补充了痰厥头痛和气滞头痛，他指出："头痛多主于痰，痛甚者火多，有可吐者，可下者。"明代王肯堂在《证治准绳》中指出："医书多分头痛、头风为二门，然一病也，但有新久去留之分耳。浅而近者名头痛，其痛猝然而至，易于解散速安也；深而远者为头风，其痛作止不常，愈后遇触复发也。"张景岳在《景岳全书·头痛》中明确指出了头痛的辨证要根据部位而确定病性。王清任在《医林改错》中提出用化瘀法治疗头痛。头痛之因多端，但总不外乎外感和内伤两大类，当分虚、实、寒、热及兼变而治之。

西医学中的高血压性头痛、偏头痛、紧张性头痛、丛集性头痛、外伤后头痛以及感染发热性疾病引起的头痛等，均可参考本节内容辨证论治。

一、病因病机

头痛的病因多端，但总不外乎外感和内伤两大类。头为"诸阳之会""清阳之府"，五脏精华之血、六腑清阳之气皆上注于头。因其位置高属阳，在内因、外因中以风邪和火邪最易引起头痛，所谓颠顶之上唯风可到，火性炎上。

（一）外感引起

因起居不慎、坐卧当风等感受六淫之邪，上犯颠顶，清阳之气受阻，气血凝滞，阻碍脉络而致头痛。外感六淫所致头痛以风邪为主，多夹寒、热、湿邪。

（二）内伤所致

内伤所致头痛主要与肝、脾、肾三脏病变及瘀血有关。"脑为髓之海"，脑主要依赖肝肾精血及脾胃运化之水谷精微以濡养，故肝、脾、肾病影响于脑而致头痛。

1. 肝阳上亢　郁怒伤肝，肝气郁结，气郁化火，火性炎上，上扰清窍则为头痛；或肝阴不足，或肾阴素亏，水不涵木，肝阳亢盛，风火相煽，火随气窜，上扰清窍则为头痛。

2. 肾精亏虚　禀赋不足或房劳过度,耗伤肾精,肾精亏虚,脑髓化生不足,脑髓空虚则发为头痛;或肾阴久损,阴损及阳,或久病体虚,致肾阳虚弱,清阳不展而为头痛。

3. 脾胃虚弱　劳倦或病后、产后体虚,脾胃虚弱,气血化源不足,致使营血亏损,不能上荣于脑髓脉络而致头痛;或饮食不节,嗜酒肥甘,脾失健运,痰湿内生,阻遏清阳,上蒙清窍而为头痛。

4. 瘀血头痛　外伤或久病入络,均可致血瘀。久病气虚,气虚血瘀;头部外伤气血瘀滞,瘀血阻于脑络,则发为头痛。

总之,本病病位在头,涉及肝、脾、肾等脏腑,风、火、痰、瘀、虚为致病的主要因素,脉络阻闭,神机受累,清窍不利为其病机。外感头痛以实证为主,内伤头痛以虚实相兼为多,虚实之间可以相互转化。

二、辨病思路

头痛是指额、顶、颞及枕部的疼痛,为最常见的临床症状之一。西医学的偏头痛、丛集性头痛、紧张性头痛以及高血压、鼻旁窦炎等出现以头痛为主症者,均可参考本病辨证论治。

1. 偏头痛　是一种发作性、中度到重度、搏动样头痛,多呈单侧分布,常伴恶心呕吐。少数典型者发作前有视觉、感觉和运动等先兆,可有家族病史。

2. 三叉神经痛　以面部三叉神经一支或几支分布区反复发作的短暂性剧痛为特点,可长期固定在某一分支尤以第二、三支为多见,亦可两支同时受累,多为单侧性,疼痛呈电击、刀割、烧灼、撕裂、针刺样疼痛,中间有完全不痛的间歇期。可以有扳机点或触发点,面部某个区域可能特别敏感,易触发疼痛,如上下唇、鼻翼外侧、舌侧缘等,发作间期面部的机械刺激可诱发疼痛。

3. 丛集性头痛　是较少见的一侧眼眶周围发作性剧烈疼痛,头痛持续 15～180 分钟不等,发作频度不一,从隔日 1 次至 1 日 8 次。本病具有反复密集发作的特点,但始终为单侧头痛,病常伴有同侧结膜充血、流泪、流涕、前额和面部出汗和霍纳征等。

4. 紧张型头痛　疼痛部位不定,一般可见于双侧、单侧、全头部、枕项部、颞部等。疼痛感觉多为压迫感、紧束感、胀痛等,非搏动性,无呕吐。不会同时伴有畏光、畏声,日常体力活动不导致疼痛加重,应激和精神紧张常加重病情,中、青年女性较常见。可有疼痛部位肌肉触痛或压痛点。

5. 高血压　可出现头痛、头晕、颈项板紧、注意力不集中、疲劳、心悸等,诊断主要根据动脉血压测值达高血压标准。

6. 鼻旁窦炎　头痛是由于鼻旁窦的炎症引起,脓性鼻涕与头痛并见是本病的临床特点。

7. 颅内肿瘤　固定部位的持续性、加重进行性的头痛是其临床特征,头颅 CT、MRI 等检查有占位性影像学改变。

三、辨证论治

头痛辨证应首先辨外感与内伤。外感头痛起病较急,病程短,头痛较剧烈,常伴邪犯肺卫之证,有风、寒、湿、热的不同;内伤头痛起病缓慢,病程较长,常反复发作,时轻时重,要进一步辨别气虚、血虚、肝阳、痰浊、瘀血。其次对头痛所属部位进行区分。一般来说,太阳头痛多在头后部,下连于项;阳明头痛,多在前额及眉棱骨等处;少阳头痛,多在头两侧,并连及耳部;厥阴头痛,则在颠顶部位,或连于目系。再次,应辨头痛的性质。因于风寒者,头痛剧烈而连项背;因于风热者,头胀痛如裂;因于风湿者,头痛如裹;因于痰浊者,头痛重坠;因于肝火者,头痛而胀;因于瘀血者,头痛剧烈而部位固定;因于虚者,头隐痛绵绵,或空痛。

头痛的治疗相应地分外感、内伤。外感头痛多属实证,治疗当以散风祛邪为主,但应根据夹寒、夹湿、夹热的不同而选用不同的治法。夹寒者宜散寒,夹湿者宜化湿,夹热者宜清热。内伤头痛据其虚实,治疗或扶正,或祛邪,又当分气、血、阴、阳及五脏的不足或有余选用不同治法。肝阳偏亢者宜息风潜阳,肝火盛者宜清肝泻火,气虚者宜益气升清,血虚者宜滋补阴血,肾虚者宜益肾填精,痰浊者宜化痰降浊,瘀血者宜活血通络。此外,根据头痛部位的不同选择适当的引经药,可以提高疗效。一般太阳头痛选用羌活、蔓荆子;阳明头痛选用葛根、白芷;少阳头痛选用柴胡、川芎;厥阴头痛选用藁本、吴茱萸;太阴头痛选用苍术;少阴头痛选用细辛。久痛不愈,头痛较剧烈者,宜选用搜风通络之虫类药物。

(一)外感头痛

1. 风寒头痛

症状:头痛起病较急,痛连项背,恶风畏寒,遇风受寒加重,常喜裹头,口不渴,或兼鼻塞流清涕等症,舌苔薄白,脉浮或浮紧。

治法:疏风散寒。

代表方:川芎茶调散加减。若见颠顶头痛、干呕、吐涎,甚则四肢厥冷,舌苔白,脉弦,为寒犯厥阴,治当温散厥阴寒邪,方用吴茱萸汤加减。若寒邪客于少阴经脉,头痛、足寒,用麻黄附子细辛汤加川芎、白芷温经散寒止痛。

2. 风热头痛

症状:头痛而胀,甚则头痛如裂,发热恶寒,面红目赤,口渴喜饮,大便不畅或便秘,小便黄,舌红苔黄,脉浮数。

治法:祛风清热。

代表方:芎芷石膏汤加减。若烦热口渴,舌红少津,加天花粉、石斛清热生津;若便秘,口舌生疮,可用黄连上清丸泄热通腑。

3. 风湿头痛

症状:头痛如裹,肢体困重,胸闷纳呆,大便溏薄,小便不利,苔白腻,脉濡滑。

治法:祛风胜湿。

代表方:羌活胜湿汤加减。若恶心欲吐,加法半夏、生姜、代赭石降逆止呕。若见头痛而胀,身热心烦,口渴胸闷,为暑湿外袭,治宜清暑化湿,用黄连香薷饮加减。

(二)内伤头痛

1. 肝阳头痛

症状:头痛而眩,两侧为甚,心烦易怒,睡眠不宁,胁痛,面红目赤,口苦,舌红,苔黄,脉弦有力或弦细数。

治法:平肝潜阳。

代表方:天麻钩藤饮加减。若肝郁化火,肝火上炎,加夏枯草、龙胆草;若头痛而目眩甚,肢体麻痹、震颤,加牡蛎、龙骨、珍珠母、龟甲镇潜;若头痛系肾阴亏虚,水不涵木所致者,宜用杞菊地黄丸。

2. 肾虚头痛

症状:头痛且空,每兼眩晕,腰痛酸软,神疲乏力,遗精带下,耳鸣少寐,舌红少苔,脉细无力。

治法:补肾填精。

代表方:大补元煎加减。若偏肾阳虚而见头痛畏寒,面色苍白,四肢不温,舌淡脉沉细,可用右归丸;若兼见外感寒邪,可用麻黄附子细辛汤;若头痛而晕,面颊红赤,证属肾阴亏虚,虚火上炎,可去人参,加知母、黄柏以滋阴泻火,或用知柏地黄丸。

3. 血虚头痛

症状：头痛而晕,心悸不宁,面色少华,神疲乏力,舌质淡,苔薄,脉细。

治法：养血滋阴。

代表方：加味四物汤加减。若血虚导致气虚,症见神疲乏力,遇劳加剧,汗出气短,畏风怕冷等,可用人参养荣汤。

4. 痰浊头痛

症状：头痛昏蒙,胸脘满闷,纳呆呕恶,舌苔白腻,脉滑数或弦滑。

治法：化痰降逆。

代表方：半夏白术天麻汤加减。痰湿郁久化热,口苦便秘,加竹茹、胆南星或用黄连温胆汤;胸闷呕恶甚者,加厚朴、枳壳、代赭石和中降逆。

5. 瘀血头痛

症状：头痛经久不愈,痛处固定不移,痛如锥刺,或有头部外伤史,舌紫或有瘀斑、瘀点,苔薄白,脉沉细或涩。

治法：化瘀通窍。

代表方：通窍活血汤加减。若头痛较剧,久痛不已,酌情可加虫类搜风通络之品,如全蝎、蜈蚣、地龙等。

四、预防与调护

头痛可由多种因素诱发,常反复发作,故宜尽早明确诊断,积极治疗,避免稽留不愈。外感头痛多因外邪侵袭所致,故应起居有常,强健体魄,顺应四时气候改变增减衣物,避免外邪侵袭,所谓"虚邪贼风,避之有时"。内伤所导致的头痛,当舒畅情志,避免精神紧张及噪声、强光等刺激。此外,还应避免持续过劳,合理安排作息时间,保证充足的睡眠,以免因持续头痛而诱发失眠、郁证、中风之变。

凡头痛剧烈者,宜卧床休息,保持环境安静,光线不宜过强。风寒头痛者,要注意避邪保暖。头痛患者要避免食用辛辣刺激之品,禁止吸烟饮酒。此外,尚可选择适当的头部按摩保健法、心理疏导及音乐疗法,还可以酌选太极拳、游泳、慢跑等项目进行锻炼,以增强体质,正所谓"正气存内,邪不可干"。

第三节　眩　晕

眩晕是以头昏眼花为主症的病证。眩是指眼花或眼前发黑、视物模糊;晕是指感觉自身或外界景物旋转,站立不稳,两者常同时并见,故统称为眩晕。轻者闭目即止,重者如坐车船,旋转不定,不能站立,或伴有恶心、呕吐、汗出、面色苍白,甚至突然仆倒等症状。

眩晕病证,历代医籍记载颇多。《黄帝内经》最早记载眩晕的病名,称为"眩冒",并对其涉及脏腑、病性归属方面作了相关论述。汉代张仲景认为痰饮是眩晕发病的原因之一,《金匮要略·痰饮咳嗽病脉证并治》云"心下有支饮,其人苦冒眩,泽泻汤主之",为后世"无痰不作眩"的论述提供了理论基础。宋代以后,进一步丰富了对眩晕的认识,严用和《重订严氏济生方·眩晕门》中指出"所谓眩晕者,眼花屋转,起则眩倒是也,由此观之,六淫外感,七情内伤,皆能导致",第一次提出外感六淫和七情内伤致眩说,补前人之未备。明代张景岳在《黄帝内经》"上虚则眩"的理论基础上,对下虚致眩作了详尽论述,并认为眩晕的病因病机"虚者居其八九,而兼火兼痰者,不过十中一二耳",至今对临床有重要的参考价值。龚廷贤

《寿世保元·眩晕》集前贤之大成,对眩晕的病因、脉象都有详细论述,并分证论治眩晕。至清代对本病的认识更加全面,直到形成了一套完整的理论体系。

本病在临床上需与头痛、中风及厥证相鉴别:头痛是指额、顶、颞、及枕部的疼痛,常伴有眩晕感,但眩晕多以视物模糊、站立不稳为主,少有痛感。中风以突然昏仆、不省人事,伴有口眼歪斜、半身不遂、失语;或不经昏仆,仅以喎斜不遂为特征;眩晕之甚者亦可仆倒,但无半身不遂、不省人事、口舌歪斜之症。厥证以突然昏仆,不省人事,或伴有四肢厥冷为特征,发作后可在短时间内苏醒,严重者可一厥不醒而死亡;眩晕严重者也可有欲仆或晕旋仆倒的表现,但一般无昏迷、不省人事的表现。

西医学中的梅尼埃病、椎-基底动脉供血不足、高血压、颈椎病、脑动脉硬化症、低血压症、低血糖症、贫血、神经衰弱等以眩晕为主要表现者,均可参考本节内容辨证论治。

一、病因病机

眩晕的发生不外乎虚实两端,实者多为风、火、痰、瘀诸邪,上蒙清窍,阻滞气血;虚者多见于气、血、精不足,以至于髓海失养。各种病因可彼此影响,病机相互兼夹或转化,导致虚实夹杂。

1. 肝阳上亢 素体阳盛,肝阳上亢,发为眩晕;或因长期忧郁恼怒,气郁化火,使肝阴暗耗,风阳升动,上扰清空,发为眩晕;或肾阴素亏,肝失所养,以致肝阴不足,肝阳上亢,发为眩晕。

2. 痰湿中阻 嗜酒肥甘,饥饱劳倦,或肝郁犯脾,致使脾胃受伤,健运失司,水谷不化精微,聚湿生痰,痰湿中阻,则清阳不升,浊阴不降,引起眩晕。

3. 瘀血阻滞 跌仆坠损,头脑外伤,瘀血停留,经脉阻滞,以至气血不能上荣于头面,脑失所养,故发眩晕。

4. 气血亏虚 久病不愈,耗伤气血,或失血之后,虚而不复;或脾胃虚弱,不能健运水谷,生化气血,以致气血两虚,气虚则清阳不展,血虚则脑失所养,皆能发生眩晕。

5. 肾精不足 脑为髓之海,肾藏精生髓。若先天不足,肾阴不充,或老年肾亏,或久病伤肾,或房劳过度,导致肾精亏耗,不能生髓,髓海不足,上下俱虚,发生眩晕。

眩晕病位在清窍,或由脑髓空虚,或气血不能上承,清窍失养,或由痰火上逆,扰动清窍所致;本病与肝、脾、肾三脏关系密切;肝乃风木之脏,其性主动主升,若肝肾阴亏,水不涵木,阴不维阳,阳亢于上,或气火暴升,上扰头目,则发为眩晕;脾为后天之本,气血生化之源,若脾胃虚弱,气血亏虚,清窍失养,或脾失健运,痰浊中阻,或风阳夹痰,上扰清空,均可发为眩晕;肾主骨生髓,脑为髓海,肾精亏虚,髓海失充,亦可发为眩晕。眩晕病性复杂,发病过程中各种病因病机可以相互影响,相互转化,虚实夹杂多见。

二、辨病思路

眩晕可见于西医的梅尼埃病、椎-基底动脉供血不足、高血压、颈椎病、脑动脉硬化症、低血压症、低血糖症、贫血、神经衰弱等。

1. 梅尼埃病 以反复发作的旋转性眩晕、波动性听力下降、耳鸣和耳闷胀感为特点,多发生于30~50岁的中、青年人,儿童少见。

2. 椎-基底动脉供血不足 以眩晕、共济失调、平衡障碍、偏瘫等为主要临床表现,脑多普勒检查可见动脉血流改变。

3. 高血压 常见头晕、头痛、颈项板紧、疲劳、心悸等临床表现,重者出现剧烈头痛、呕吐、心悸、眩晕等症状。血压高于140/90mmHg可诊断。

4. 颈椎病　临床症状复杂,主要有颈背疼痛、上肢无力、手指发麻、下肢乏力、行走困难、头晕、恶心、呕吐,甚至视物模糊、心动过速及吞咽困难等。X 线检查可明确诊断。

5. 脑动脉硬化症　常发生于 40 岁以上的中老年人,头痛、头晕、疲乏、注意力不集中、记忆力减退、情绪不稳、思维迟缓、睡眠障碍(失眠或嗜睡)等,病情起伏波动。B 超检查结合既往病史可明确诊断。

6. 低血压症　以头昏、头晕、视力模糊、乏力、恶心、认知能障碍、心悸、颈背部疼痛为主要临床表现。血压低于 90/60mmHg 可诊断。

7. 低血糖症　以血糖降低为特点,常见激动不安、饥饿、软弱、出汗、心动过速、收缩压升高、舒张压降低、震颤,一过性黑蒙,意识障碍,甚至昏迷。一般引起低血糖症状的血浆葡萄糖阈值为 2.8~3.9mmol/L,然而,对于反复发作的低血糖患者,这一阈值则会更低。

8. 贫血　指人体外周血红细胞容量减少,低于正常范围下限的一种常见的临床症状。成年男性 Hb<120g/L,成年女性(非妊娠)Hb<110g/L,妊娠期女性 Hb<100g/L 可诊断贫血。临床常见头昏、耳鸣、头痛、失眠、多梦、记忆减退、注意力不集中等表现。

9. 神经衰弱　常见症状为乏力和容易疲劳,注意力难以集中,记忆不佳,常忘事,不论进行脑力或体力活动,稍久即感疲乏。

三、辨证论治

眩晕的辨证应辨脏腑和标本虚实。辨脏腑主要是辨肝、脾、肾三脏。肝阴不足,肝郁化火,均可导致肝阳上亢,其眩晕兼见头胀痛,面潮红,烦躁易怒等症状。脾虚气血生化乏源,眩晕兼有纳呆,乏力,面色㿠白等;脾失健运,痰湿中阻,眩晕兼见纳呆,呕恶,头重,耳鸣等;肾精不足之眩晕,多兼腰酸腿软,耳鸣如蝉。辨标本虚实应注意:肝肾阴虚、气血不足为本,风、火、痰、瘀为标。一般新病多实,久病多虚多瘀,体壮者多实,体弱者多虚,呕恶、面赤、头胀痛者多实,体倦乏力、耳鸣如蝉者多虚;舌淡或舌红少苔多虚,舌苔厚腻、舌有瘀点瘀斑多实;脉沉、细、弱多虚,脉弦、滑、涩多实;发作期多实,缓解期多虚,病久常虚实相兼,虚中夹实。

治疗应辨明虚实,补虚泻实,调整阴阳;实证予以平肝潜阳,清肝泻火,化痰行瘀;虚证予以滋养肝肾,补益气血,填精生髓;虚实夹杂者,辨明虚实孰轻孰重,以主要证候为主,补虚泻实。

1. 肝阳上亢证

症状:头痛眩晕,面红目赤、急躁易怒,遇劳、恼怒加重,口干口苦,便秘尿赤,腰膝酸软,健忘遗精,或眩晕欲仆,肢麻震颤,语言不利,步履不正。舌红苔黄,脉弦数。

治法:平肝潜阳,清肝泻火。

代表方:天麻钩藤饮加减。若肝阳化火,肝火亢盛,表现为眩晕、头痛较甚,可加用龙胆草、牡丹皮、菊花、夏枯草等清肝泻火;便秘者可选加大黄、芒硝或当归龙荟丸以通腑泄热;有肝阳化风之势者,可加羚羊角以增强清热息风之力。

2. 痰浊内蕴证

症状:眩晕,头重如蒙,视物旋转,胸闷,恶心欲呕,食少多寐,呕吐痰涎,倦怠乏力。苔白腻,脉弦滑。

治法:燥湿祛痰,健脾和胃。

代表方:半夏白术天麻汤加减。头晕头胀,多寐,苔腻者,加藿香、佩兰、石菖蒲等醒脾化湿开窍;呕吐频繁者,加代赭石、竹茹和胃降逆止呕;脘闷、纳呆、腹胀者,加厚朴、白蔻仁、砂仁等理气化湿健脾;若素体阳虚,痰从寒化,痰饮内停,上犯清窍者,用苓桂术甘汤温化痰饮。

3. 瘀血阻滞证

症状:眩晕,健忘,失眠,多梦,面唇紫暗,头刺痛,夜间尤甚,或有胸闷心悸,精神不振。舌紫暗,或有瘀点、瘀斑,或舌下静脉曲张,脉细涩。

治法:活血化瘀,醒神通窍。

代表方:通窍活血汤加减。若兼见神疲乏力,少气自汗等症,加黄芪、党参益气行血;若兼畏寒肢冷,感寒加重,可加附子、桂枝温经活血。

4. 气血亏虚证

症状:头晕目眩,动则加剧,遇劳则发,面色㿠白或萎黄,爪甲不荣,神疲乏力,心悸少寐,纳差食少,便溏。舌淡苔薄白,脉细弱。

治法:补养气血,健运脾胃。

代表方:归脾汤加减。若气虚卫阳不固,自汗时出,易于感冒,重用黄芪,加防风、浮小麦益气固表敛汗;脾虚湿盛,泄泻或便溏者,加薏苡仁、泽泻、炒白扁豆、山药健脾利水;若中气不足,清阳不升,表现为时时眩晕,气短乏力,纳差神疲,便溏下坠,脉象无力者,用补中益气汤补中益气,升清降浊。

5. 肾精不足证

症状:眩晕,腰膝酸软,耳鸣,发落,步摇,少寐多梦,健忘;精神萎靡,遗精,滑泄,或头痛颧红,咽干,形瘦,五心烦热,或面色苍白或者黧黑,形瘦肢冷,舌红,少苔,脉弦细或细数。

治法:补益肾精,充养脑髓。

代表方:河车大造丸加减。头痛颧红,咽干,形瘦,五心烦热等偏阴虚者,可用左归饮加减;见面色苍白或者黧黑,形瘦肢冷,舌淡苔白,脉弱迟等偏阳虚者,可用右归丸加减。

四、预防与调护

眩晕发生之预防,应避免和消除能导致眩晕发生的各种内外致病因素,如饮食不节、劳欲过度、情志失调等。要做到饮食有节,防止暴饮暴食,过食肥甘醇酒及过咸伤肾之品,尽量戒烟戒酒;注意劳逸结合,避免体力和脑力的过度劳累,节制房事;保持心情舒畅,情绪稳定,防止七情内伤;除此之外,还应保持适当的体育锻炼,增强体质。

眩晕一旦发病要及时治疗,注意休息,严重者当卧床休息;注意饮食清淡,保持情绪稳定,避免突然、剧烈的体位改变和头颈部运动,以防眩晕症状的加重,或发生昏仆;有眩晕史的患者,当避免剧烈体力活动,避免高空作业。

●（郑国庆 林兴栋 宋炜熙）

复习思考题

1. 癫病与狂病如何鉴别?

2. 简述如何根据头痛的部位选择相应的引经药。

3. 女性患者,45岁,以眩晕2天为主诉就诊,头重如蒙,视物旋转,胸闷,恶心欲呕,食少多寐,呕吐痰涎,倦怠乏力。苔白腻,脉弦滑。请为该女性患者做出诊断,并写出治法及选方。

◇◇◇ **第四章** ◇◇◇

脾胃系病证

> **学习目标**
>
> 1. 掌握脾胃病证的发病特点。
> 2. 掌握呃逆、泄泻、便秘、呕吐、腹痛的概念、病因病机、诊断与鉴别诊断、辨证论治。

第一节 呃 逆

呃逆是指胃气上逆动膈,气逆上冲,喉间呃呃连声,声短而频,令人不能自制为主要表现的病证。

《黄帝内经》首先提出本病为中上二焦病,无"呃逆"之名,其记载的"哕"即包含本病,如《素问·宣明五气》说:"胃为气逆,为哕。"该书已认识到本病的病机为胃气上逆,还认识到呃逆发病与寒气及胃、肺有关,如《灵枢·口问》说:"谷入于胃,胃气上注于肺,今有故寒气与新谷气,俱还入于胃,新故相乱,真邪相攻,气并相逆,复出于胃,故为哕。"且认识到呃逆是病危的一种征兆,如《素问·宝命全形论》曰:"病深者,其为哕。"在治疗方面,《黄帝内经》提出了三种简易疗法,如《灵枢·杂病》说:"哕,以草刺鼻,嚏,嚏而已;无息,而疾迎引之,立已;大惊之,亦可已。"汉代张仲景在《金匮要略·呕吐哕下利病脉证治》中将呃逆分为三种:一为实证,即"哕而腹满,视其前后,知何部不利,利之则愈";二为寒证,即"干呕哕,若手足厥者,橘皮汤主之";三为虚热证,即"哕逆者,橘皮竹茹汤主之",为后世寒热虚实辨证分类奠定了基础。

本病自唐末以来,有以咳逆为哕,有以干呕为哕,亦有以噫气为哕,如宋代陈无择在《三因极一病证方论·哕逆论证》中说"大体胃实即噫,胃虚即哕,此由胃中虚,膈上热,故哕",指出呃逆与膈相关。元代朱丹溪始称之为"呃",他在《格致余论·呃逆论》中说:"呃,病气逆也,气自脐下直冲,上出于口,而作声之名也。"明代张景岳进一步把呃逆病名确定下来,如《景岳全书·呃逆》说:"哕者呃逆也,非咳逆也,咳逆者咳嗽之甚者也,非呃逆也;干呕者无物之吐即呕也,非哕;噫者饱食之息即嗳气也,非咳嗽逆也。后人但以此为鉴,则异说之疑可尽释矣。"并指出大病时"虚脱之呃,则诚危之证"。明代秦景明《症因脉治·呃逆论》把本病分为外感、内伤两类,颇有参考价值。清代李中梓《证治汇补·呃逆》对本病系统地提出治疗法则:"治当降气化痰和胃为主,随其所感而用药。气逆者,疏导之;食滞者,消化之;痰滞者,涌吐之;热郁者,清下之;血瘀者,破导之;若汗吐下后,服凉药过多者,当温补;阴火上冲者,当平补;虚而挟热者,当凉补。"至今仍有一定指导意义。

西医内科学中的单纯性膈肌痉挛即属呃逆。而其他疾病如胃肠神经症、胃炎、胃扩张、胸腹腔肿瘤、肝硬化晚期、脑血管病、尿毒症，以及胸腹手术后等所引起的膈肌痉挛之呃逆，均可参考本节辨证论治。

一、病因病机

呃逆的病因多由饮食不节、情志不遂、体虚病后等所致。胃失和降、气逆动膈是呃逆的主要病机。

1. **饮食不节**　进食太快、太饱，过食生冷，或滥服寒凉药物，致寒气蕴蓄于胃，胃失和降，胃气上逆，并可循手太阴之脉上动于膈，使膈间气机不利，气逆上冲于喉，发生呃逆。如《丹溪心法·咳逆》曰："咳逆为病，古谓之哕，近谓之呃，乃胃寒所生，寒气自逆而呃上。"若过食辛热煎炒，醇酒厚味，或过用温补之剂，致燥热内生，腑气不行，胃失和降，胃气上逆动膈，也可发为呃逆。如《景岳全书·呃逆》曰："皆其胃中有火，所以上冲为呃。"

2. **情志不遂**　恼怒伤肝，气机不利，横逆犯胃，胃气上逆动膈；或肝郁克脾，或忧思伤脾，脾失健运，滋生痰浊，或素有痰饮内停，复因恼怒气逆，胃气上逆夹痰动膈，皆可发为呃逆。正如《古今医统大全·咳逆》所说："凡有忍气郁结积怒之人，并不得行其志者，多有咳逆之证。"

3. **体虚病后**　素体不足，年高体弱，或重病久病之后，正气未复，或因病而误用吐、下之剂等，均可损伤中气，使脾胃虚弱，胃失和降；或胃阴不足，不得润降，致胃气上逆动膈，而发生呃逆。若病深及肾，肾失摄纳，冲气上乘，夹胃气上逆动膈，也可导致呃逆。如《证治汇补·呃逆》提出："伤寒及滞下后，老人、虚人、妇人产后，多有呃证者，皆病深之候也。若额上出汗，连声不绝者危。"

综上所述，呃逆总由胃气上逆动膈而成。胃居膈下，其气以降为顺，胃与膈有经脉相连属；肺处膈上，其主肃降，手太阴肺之经脉，还循胃口，上膈，属肺。肺胃之气均以降为顺，两者生理上相互联系，病理上相互影响，肺之宣肃影响胃气和降，且膈居肺胃之间，上述病因影响肺胃时，使胃失和降，膈间气机不利，逆气上冲于喉间，致呃逆作。胃中寒气内蕴，胃失和降，上逆动膈致胃中虚冷证；燥热内盛伤胃，甚至阳明腑实，腑气不顺，胃失和降致胃火上逆证；肝失疏泄，气机不顺，津液失布，痰浊内生，影响肺胃之气致气机郁滞。此外，胃之和降，有赖于脾气健运和肝之条达，若脾失健运或肝失条达，则胃失和降，气逆动膈，亦成呃逆。肺之肃降和胃之和降，还有赖于肾的摄纳；若肾气不足，肾失摄纳，肺胃之气失于和降，浊气上冲，夹胃气上逆动膈，亦可致呃。总之，呃逆之病位在膈，病变的关键脏腑在胃，还与肝、脾、肺、肾诸脏腑有关。病理因素不外有气郁、食滞、痰饮等。基本病机是胃失和降，膈间气机不利，胃气上逆动膈。

二、辨病思路

呃逆可单独发生，也可见于其他病的兼症，呈持续性或间歇性发作，西医认为呃逆是由于膈肌痉挛所致。呃逆最常见的病因依次为多种原因所致的胃肠道扩张、胀气、蠕动减弱或麻痹，腹腔内胆囊、胆管、肝脏术后或胃肠手术、前列腺术后。此外，神经性呃逆也不少见。而胸腔内疾病、横膈本身疾病、中枢神经系统疾病及全身性或中毒性疾病导致的呃逆均较少见。

1. **食管、胃、十二指肠疾病**　反流性食管炎、食管裂孔疝、食管癌、贲门癌等多种原因引起的胃潴留、胃扩张或胃腔狭窄（包括幽门梗阻、皮革胃、胃窦癌等）都可导致呃逆的发生。根据这些病变的临床表现，结合上消化道钡餐或胃镜检查即可明确诊断。

2. **肠道疾病**　如肠梗阻、肠麻痹时可发生呃逆。根据腹痛特点及伴随的恶心、呕吐、不排便、不排气、肠鸣音高亢等表现，再结合 X 线平片检查，肠梗阻、肠麻痹、肠高度胀气的诊断常无困难。

3. 胆道与肝脏疾病　如胆石症、胆囊炎、胆管炎、急性重症胰腺炎、胰腺癌、肝脓肿或肝癌等疾病，根据这些疾病的疼痛特点、疼痛部位，及恶心、呕吐、畏寒发热、黄疸等症状、体征，再结合超声、CT 或 MRI 等检查可明确诊断。

4. 腹腔、盆腔内脏器官手术后　包括胆道、肝脏及胃肠手术，前列腺或膀胱手术，女性盆腔手术等。呃逆发生在这些疾病手术后者，系提示手术后可能导致了肠麻痹、肠胀气，或因炎症、手术本身刺激了膈神经所致，诊断常易成立。

5. 神经性呃逆　系一种常见的消化道功能性疾病，女性较多见，发病常与精神紧张、情绪不稳定或焦虑等因素有关。多数患者性格内向不开朗，易生闷气。其主要临床表现是频繁的呃逆（嗳气），这种呃逆常受主观意识所控制，在医务人员面前或人多的场合，其呃逆可频繁发作，而在分散其注意力或独处时，呃逆可减轻或终止，虽有呃逆但不影响睡眠（即睡眠时无呃逆现象）。由于频繁呃逆，其结果是将大量的空气吞入胃内，所以患者常感腹胀加重，少数患者吞入的大量气体可随胃肠蠕动而进入肠道，因结肠肝曲或脾曲位于结肠的最高位，所以气体可积聚于肝曲或脾曲，重者可导致左、右上腹部的隐痛与膨胀感，称之为肝曲综合征或脾曲综合征。当影响到膈肌时可加重呃逆。神经性呃逆尚无特异性诊断方法。若上消化道钡餐、胃镜及 B 超、CT 等多种检查无器质性病变存在，而心理治疗、镇静、抗忧郁等对症治疗可缓解呃逆时，对诊断神经性呃逆有帮助。

6. 胸腔内病变　如多种肺及支气管病变、纵隔病变等均有其特征性的症状与体征，如咳嗽、咳痰、咯血、胸痛、呼吸困难等，结合 X 线胸片或胸部 CT、MRI 等检查常可明确诊断。

7. 颅内病变　各种病因所致的脑炎、脑膜炎、脑血管病变及脑肿瘤等颅内病变，一般都有其特征性的临床表现，如头痛、恶心、呕吐、脑膜刺激征等，结合颅脑 CT 等检查，诊断常无困难。

三、辨证论治

（一）辨证要点

1. 辨生理病理　呃逆一病在辨证时首先应分清是生理现象，还是病理反应。若一时性气逆而作呃逆，且无明显兼证者，属暂时生理现象，可不药而愈。若呃逆持续性或反复发作者，兼证明显，或出现在其他急性或慢性病证过程中，或因外感、饮食、情志等原因而发，可视为呃逆病证，需服药治疗才能止呃。

2. 辨虚实寒热　呃逆初起，呃声响亮有力，连续发作，脉多弦滑，多属实证。呃声时断时续，气怯声低无力，脉虚弱者，多为虚证；若属阳虚者，可兼畏寒，食少便溏，腰膝酸软，手足欠温，甚则四肢厥冷；若为阴虚者，可见心烦不安，口干舌燥，脉细数等。呃声沉缓有力，得热则减，遇寒则甚，面清肢冷便溏，舌苔白润，多为寒证。呃声高亢而短，面赤，口臭烦渴，溺赤便秘，多为热证。

3. 辨病深临危　老年正虚、重证后期、急危患者之呃逆持续不断，呃声低微，气不得续，饮食难进，脉细沉伏，多为病情恶化，胃气将绝，元气欲脱的危候。

（二）治疗原则

呃逆一证，总由胃气上逆动膈而成，所以理气和胃、降逆止呃为基本治法。止呃要分清寒热虚实，分别施以祛寒、清热、补虚、泻实之法。因此，应在辨证的基础上和胃降逆止呃。对于重危病证中出现的呃逆，治当大补元气、急救胃气。

（三）分型论治

1. 胃中寒冷证

临床表现：呃声沉缓有力，胸膈及胃脘不舒，得热则减，遇寒更甚，进食减少，恶食冷凉，喜热饮,口淡不渴。舌苔白润,脉迟缓。

治法:温中散寒,降逆止呃。

代表方:丁香散加减。寒气较重,脘腹胀痛者,加吴茱萸、肉桂、乌药散寒降逆;寒凝食滞,脘闷嗳腐者,加莱菔子、半夏、槟榔行气降逆导滞;寒凝气滞,脘腹痞满者,加枳壳、厚朴、陈皮以行气消痞;气逆较甚,呃逆频作者,加刀豆子、旋覆花、代赭石以理气降逆。还可辨证选用丁香柿蒂散、橘皮汤等。

2. 胃火上逆证

临床表现:呃声洪亮有力,冲逆而出,口臭烦渴,多喜冷饮,脘腹满闷,大便秘结,小便短赤。苔黄燥,脉滑数。

治法:清胃泄热,降逆止呃。

代表方:竹叶石膏汤加竹茹、柿蒂。若腑气不通,痞满便秘,可合用小承气汤通腑泄热,使腑气通,胃气降,呃自止;若胸膈烦热,大便秘结,可用凉膈散以攻下泄热。

3. 气机郁滞证

临床表现:呃逆连声,常因情志不畅而诱发或加重,胸胁满闷,脘腹胀满,嗳气纳减,肠鸣矢气。苔薄白,脉弦。

治法:顺气解郁,和胃降逆。

代表方:五磨饮子加丁香、柿蒂。肝郁明显者加川楝子、郁金疏肝解郁;心烦口苦,气郁化热者,加栀子、黄连泄肝和胃;气逆痰阻,昏眩恶心者,可用旋覆代赭汤合二陈汤化裁以顺气降逆,化痰和胃;气滞日久成瘀,瘀血内结,胸胁刺痛,久呃不止者,可用血府逐瘀汤加减以活血化瘀。

4. 脾胃阳虚证

临床表现:呃声低长无力,气不得续,泛吐清水,脘腹不舒,喜温喜按,面色㿠白,手足不温,食少乏力,大便溏薄。舌质淡,苔薄白,脉细弱。

治法:温补脾胃止呃。

代表方:理中丸加吴茱萸、丁香。嗳腐吞酸,夹有食滞者,可加神曲、麦芽、神曲消食导滞;脘腹胀满、脾虚气滞者,可加法半夏、陈皮理气化浊;呃声难续,气短乏力,中气大亏者,可用补中益气汤以升提中气;病久及肾,肾阳亏虚,形寒肢冷,腰膝酸软,呃声难续者,为肾失摄纳,可用肾气丸以温肾助阳。还可辨证选用附子理中丸、香砂六君子汤等。

5. 胃阴不足证

临床表现:呃声短促而不得续,口干咽燥,烦躁不安,不思饮食,或食后饱胀,大便干结。舌质红,苔少而干,脉细数。

治法:生津养胃止呃。

代表方:益胃汤加枇杷叶、柿蒂。咽喉不利,阴虚火旺,胃火上炎者,可加竹茹、石斛以养阴清热;若疲乏力,气阴两虚者,可加党参或西洋参、山药以益气生津;久病胃虚兼热者,可合用竹茹汤补虚清热,理气降逆;日久及肾,腰膝酸软,五心烦热,肝肾阴虚,相火夹冲气上逆者,可用大补阴丸加减以滋养肝肾之阴。

四、预防与调护

1. 应保持精神舒畅,避免暴怒、过喜等不良情志刺激。

2. 注意寒温适宜,避免外邪侵袭。

3. 饮食宜清淡,忌吃生冷、辛辣、肥腻之食,避免饥饱无常,发作时应进食易消化食物。

第二节　泄　泻

泄泻是以排便次数增多,粪质稀溏或完谷不化,甚如水样为主的病证。古有将大便溏薄而势缓者称为泄,大便清稀如水而势急者称为泻,现临床一般统称泄泻。

本病首载于《黄帝内经》,《素问·气交变大论》中有"鹜溏""飧泄""注下"等病名。并对其病因病机等有较全面论述,如《素问·举痛论》曰:"寒气客于小肠,小肠不得成聚,故泄后腹痛矣。"《素问·至真要大论》曰:"暴注下迫,皆属于热。"《素问·阴阳应象大论》有"湿盛则濡泄","春伤于风,夏生飧泄",指出风、寒、湿、热皆可致病,并有长夏多发的特点,同时指出病变部位,如《素问·宣明五气》谓:"大肠小肠为泄。"《素问·脏气法时论》曰:"脾病者……虚则腹满肠鸣,飧泄食不化。"《素问·脉要精微论》曰:"胃脉实则胀,虚则泄。"为后世认识本病奠定了基础。《难经·第五十七难》谓:"泄凡有五,其名不同:有胃泄,有脾泄,有大肠泄,有小肠泄,有大瘕泄。"从脏腑辨证角度提出了五泄的病名。张仲景在《金匮要略·呕吐哕下利病脉证治》中将泄泻与痢疾统称为下利,"下利,三部脉皆平,按之心下坚者,急下之,宜大承气汤","下利谵语者,有燥屎也,小承气汤主之",提出实滞下利用"通因通用"之法。

汉唐时期将此病包括在"下利"之中,至宋代以后才统称为泄泻。陈无择在《三因极一病证方论·泄泻叙论》中提出"喜则散,怒则激,忧则聚,惊则动,脏气隔绝,精神夺散,以致溏泄",认为不仅外邪可导致泄泻,情志失调亦可引起泄泻。《景岳全书·泄泻》载"凡泄泻之病,多由水谷不分,故以利水为上策",提出分利之法治疗泄泻的原则;李中梓在《医宗必读·泄泻》提出了里程碑式的治泻九法,即淡渗、升提、清凉、疏利、甘缓、酸收、燥脾、温肾、固涩,全面系统地论述了泄泻的治法。清代医家对泄泻的论著颇多,认识日趋完善,在病因强调湿邪致泻的基本机制,病机上重视肝、脾、肾的重要作用,叶天士在《临证指南医案·泄泻》中提出久患泄泻,"阳明胃土已虚,厥阴肝风振动",故以甘养胃、以酸制肝,创泄木安土之法。

本病可见于多种疾病,凡属消化器官发生功能或器质性病变导致腹泻,如急性肠炎、炎症性肠病、肠易激综合征、吸收不良综合征、肠道肿瘤、肠结核等,或其他脏器病变影响消化吸收功能以泄泻为主证者,均可参考本篇进行辨证论治,现代医学的霍乱不列入本章范围。

一、病因病机

泄泻的病因,有感受外邪、饮食所伤、情志不调、禀赋不足及久病后脏腑虚弱等,而脾虚湿盛致脾胃运化功能失调,肠道泌浊传导功能失司是发生泄泻的主要病机。

1. 感受外邪　外感寒湿暑热之邪常可引起泄泻,其中以湿邪最为多见,湿邪易困脾土,寒邪和暑热之邪既可侵袭皮毛肺卫,从表入里,使脾胃升降失司,亦能夹湿邪为患,直接损伤脾胃,导致运化失常,清浊不分,引起泄泻,如《杂病源流犀烛·泄泻源流》所说:"是泄虽有风、寒、热、虚之不同,要未有不原于湿者也。"

2. 饮食所伤　误食不洁之物,使脾胃受伤;或饮食过量,停滞不化;或恣食肥甘,嗜食辛燥,致湿热内蕴;或恣啖生冷,寒气伤中,均能化生寒、湿、热、食滞之邪,使脾运失职,升降失调,清浊不分,发生泄泻。

3. 情志失调　忧郁恼怒,精神紧张,易致肝气郁结,木郁不达,横逆犯脾;忧思伤脾,土虚木乘,均可使脾失健运,气机升降失常,遂致本病。正如《景岳全书·泄泻》曰:"凡遇怒气便作泄泻者,必先以怒时夹食,致伤脾胃。"

4. 病后体虚　久病失治,脾胃受损,日久伤肾,脾失温煦,运化失职,水谷不化,积谷为滞,湿滞内生,遂成泄泻。

5. **禀赋不足** 由于先天不足,禀赋虚弱;或素体脾胃虚弱,不能受纳运化某些食物,易致泄泻。

综上所述,泄泻的基本病机变化为脾胃受损,湿困脾土,肠道功能失司,病位在肠,脾失健运是关键,同时与肝、肾密切相关。脾主运化,喜燥恶湿,大小肠司泌浊、传导;肝主疏泄,调节脾运化;肾主命门之火,能暖脾助运、腐熟水谷,且肾司开阖。以上病因均可使脾运失职,小肠无以分清泌浊,大肠无法传化,水反为湿,谷反为滞,合污而下,发生泄泻。泄泻的发生外因与湿邪关系最大,湿为阴邪,易困脾阳,脾受湿困,运化不利。其病理因素离不开湿,可夹寒、夹热、夹滞。

二、辨病思路

泄泻可单独发生,也可见于其他病的兼症,引起泄泻的主要原因归属于消化器官发生功能或器质性病变,如急性肠炎、炎症性肠病、肠易激综合征、吸收不良综合征、肠道肿瘤、肠结核等,或其他脏器病变影响消化吸收功能以泄泻为主证者。

1. **肠道感染** 造成慢性腹泻的最常见的病因是胃肠道感染。①细菌感染:痢疾杆菌、结核分枝杆菌、肠道菌群失调、致病大肠埃希菌、耶森菌。②肠道寄生虫感染:阿米巴原虫、血吸虫、肠道蠕虫、钩虫、鞭虫等。③其他:如梅毒螺旋体、某些真菌和病毒感染。

2. **肠道不明原因的炎性病** 如慢性非特异性溃疡性结肠炎、肠道克罗恩病(Crohn disease)。

3. **肠道肿瘤** 结肠癌、小肠恶性淋巴瘤。

4. **缺血性肠炎** 缺血性小肠炎、结肠炎。

5. **肠道本身黏膜病变** 如成人乳糜泻、惠普尔病(Whipple disease)病。

6. **肠道运转功能缺失** 先天性氯泻、葡萄糖-半乳糖吸收不良症、某些抗生素或洋地黄类药物影响黏膜水电解质的运转。

7. **消化酶缺失** 萎缩性胃炎、胃癌、胃切除术后综合征,均能使胃酸缺乏。肝胆疾病,如慢性胆囊炎、重症肝病,致胆汁形成减少或引流不畅。慢性胰腺炎或胰腺癌晚期,致胰外分泌缺乏。

8. **肠道易激综合征** 因肠道运动速度过快而引起腹泻。

9. 某些药物或食物过敏引起慢性腹泻。

10. **全身疾病** ①代谢性疾病:糖尿病、淀粉样变性。②内分泌疾病:甲状腺功能亢进症、垂体前叶功能减退症、慢性肾上腺皮质功能减退症、甲状旁腺功能减退症、类癌综合征、胃泌素瘤、甲状腺髓样癌等病均能引起腹泻。③尿毒症。④结缔组织病:系统性结节型脂膜炎、硬皮病、白塞综合征。⑤免疫缺陷性疾病:艾滋病、低丙种球蛋白血症、免疫球蛋白A重链病、常见变异型免疫缺陷病(CVID)伴口炎性腹泻样综合征、核苷磷酸化酶(NP、PNO)缺乏性免疫缺陷症等病亦可引起腹泻。⑥糙皮病。

三、辨证论治

(一)辨证要点

1. **辨虚实寒热** 凡病势急骤,脘腹胀满,腹痛拒按,泻后痛减,小便不利者,多属实证;凡病程较长,腹痛不甚且喜按,小便利,口不渴,多属虚证。粪质清稀如水,腹痛喜温,完谷不化,多属寒湿之证;粪便黄褐,臭味较重,泻下急迫,肛门灼热,多属湿热证。

2. **辨病变脏腑** 久泻迁延不愈,倦怠乏力,稍有饮食不当或劳倦过度即复发,多以脾虚为主;泄泻反复不愈,每因情志不遂而复发,多为肝郁克脾之证;五更飧泄,完谷不化,腰酸肢冷,多为肾阳不足。

3. 辨病情轻重　泄泻而饮食如常,说明脾胃未败,多为轻证,预后良好;泻而不能食,形体消瘦,或暑湿化火,暴泄无度,或久泄滑脱不禁,均属重证。

（二）治疗原则

急性泄泻多以湿盛为主,重用化湿,佐以分利。再根据寒湿和湿热的不同,分别采用温化寒湿与清化湿热之法。夹有表邪者,佐以疏解;夹有暑邪者,佐以清暑;兼有伤食者,佐以消导。久泻以脾虚为主,当以健脾。因肝气乘脾者,宜抑肝扶脾;因肾阳虚衰者,宜温肾健脾;中气下陷者,宜升提;久泄不止者,宜固涩。暴泻不可骤用补涩,以免关门留寇;久泻不可分利太过,以防劫其阴液。若病情处于虚实寒热兼夹或互相转化时,当随证而施治。《医宗必读》中的治泄九法,值得在临床治疗中借鉴。

（三）分型论治

1. 寒湿困脾证

临床表现:泄泻清稀,甚则如水样,脘闷食少,腹痛肠鸣,若兼外感风寒,则恶寒发热头痛,肢体酸痛。舌质淡,苔白腻,脉濡缓。

治法:芳香化湿,解表散寒。

代表方:藿香正气散加减。本方既可解表和中散寒,又能理气化湿,除满健脾;适用于外感寒邪、内伤湿滞的泻下清稀,腹痛肠鸣,恶寒头痛之证。若表寒重,可加荆芥、防风疏风散寒;若外感寒湿,饮食生冷,腹痛,泻下清稀,可用纯阳正气丸温中散寒,理气化湿;若湿邪偏重,腹满胀鸣,小便不利,用胃苓汤健脾行气祛湿。

2. 湿热伤中证

临床表现:泄泻腹痛,泻下急迫,或泻而不爽,粪色黄褐,气味臭秽,肛门灼热,烦热口渴,小便短黄。舌质红,苔黄腻,脉滑数或濡数。

治法:清热利湿。

代表方:葛根芩连汤加减。本方有解表清里、升清止泻的作用;常用于胃肠湿热、表邪未解、泻下急迫、肛门灼热、口渴为主者。若有发热、头痛、脉浮等表症,加用金银花、连翘、薄荷疏风清热;若夹食滞,加神曲、山楂、麦芽消食导滞;若湿邪偏重,加茯苓、猪苓、泽泻健脾祛湿;若在夏暑之间,症见发热头重、烦渴自汗、小便短赤、脉濡数,可用新加香薷饮合六一散表里同治,解暑清热,利湿止泻。

3. 食滞肠胃证

临床表现:腹痛泄泻,泻下粪便,臭如败卵,泻后痛减,脘腹胀满,嗳腐酸臭,不思饮食。舌苔垢浊或厚腻,脉滑。

治法:消食导滞。

代表方:保和丸加减。本方有消积和胃、清热利湿的作用,可治疗内伤饮食、泻下大便味如臭卵、腹胀嗳腐之证。若食积较重,脘腹胀满,可因势利导,根据"通因通用"的原则,用枳实导滞丸;若食积化热,可加黄连清热燥湿止泻;若兼脾虚,可加白术、白扁豆健脾祛湿。

4. 肝气乘脾证

临床表现:每因抑郁恼怒,或情绪紧张之时,发生腹痛泄泻,素有胸胁胀闷,嗳气食少,腹中雷鸣,攻窜作痛,矢气频作。舌淡红,脉弦。

治法:抑肝扶脾。

代表方:痛泻要方加减。本方有泻肝补脾的作用,用于治疗肝木乘脾泄泻,因情绪变化而引发腹痛攻窜之症。若胸胁脘腹胀满疼痛,嗳气,可加柴胡、木香、郁金、香附疏肝理气止痛;若兼神疲乏力,纳呆,脾虚甚,加党参、茯苓、白扁豆、鸡内金等益气健脾开胃;若久泻反复发作,可加乌梅、焦山楂、甘草酸甘敛肝,收涩止泻。

5. 脾胃虚弱证

临床表现:大便时溏时泻,迁延反复,食后脘闷不舒,食少,稍进油腻食物,则大便次数明显增加,面色萎黄,神疲倦怠。舌质淡,苔白,脉细弱。

治法:健脾益气,化湿止泻。

代表方:参苓白术散加减。本方有补气健脾、渗湿和胃的作用,对脾虚神疲、倦怠纳少、大便溏烂者适宜。若脾阳虚衰,阴寒内盛,可用附子理中丸以温中散寒;若久泻不止,中气下陷,或兼有脱肛者,可用补中益气汤以健脾止泻,升阳举陷。

6. 肾阳虚衰证

临床表现:黎明之前脐腹作痛,肠鸣即泻,泻下完谷,泻后则安,形寒肢冷,腰膝酸软。舌淡苔白,脉沉细。

治法:温肾健脾,固涩止泻。

代表方:四神丸加减。本方有温肾暖脾、固涩止泻的作用,宜治疗命门火衰、泻下完谷、形寒肢冷、腰膝酸软之证。若脐腹冷痛,可加理中丸温中健脾;若年老体衰,久泻不止,脱肛,为中气下陷,可加黄芪、党参、白术、升麻益气升阳;亦可合桃花汤收涩止泻。

四、预防调护

1. 起居有常,注意调畅情志,保持乐观心态。慎防风寒湿邪侵袭。

2. 饮食有节,饮食宜清淡、富营养、易消化食物为主,可食用一些对消化吸收有帮助的食物,如山楂、山药、莲子、白扁豆、芡实等。避免进食生冷不洁及忌食难消化或清肠润滑食物。

3. 急性泄泻患者要给予流质或半流质饮食,忌食辛热炙煿、肥甘厚味、荤腥油腻食物;某些对牛奶、面筋等不耐受者禁食牛奶或面筋。若泄泻而耗伤胃气,可给予盐水、米汤、米粥以养胃气。若虚寒腹泻,可予淡姜汤饮用,以振奋脾阳,调和胃气。

第三节　便　　秘

便秘是指大便排出困难,排便周期延长,或周期不长,但粪质干结,排出艰难,或粪质不硬,虽有便意,但排便不畅的病症。

便秘病名首见于《黄帝内经》,认为大便的病变与肾的关系密切,如《素问·金匮真言论》载:"北方色黑,入通于肾,开窍于二阴。"《伤寒杂病论》首先提出了将便秘从阴阳分类,如《伤寒论·辨脉法》提出:"其脉浮而数,能食,不大便者,此为实,名曰阳结也。其脉沉而迟,不能食,身体重,大便反硬,名曰阴结也。"将本病分为阳结与阴结两类。《金匮要略·五脏风寒积聚病脉证并治》:"趺阳脉浮而涩,浮则胃气强,涩则小便数,浮涩相搏,大便则坚,其脾为约,麻子仁丸主之。"阐明胃热过盛,脾阴不足,以致大便干燥而坚的病机与证治。

《圣济总录·大便秘涩》指出:"大便秘涩,盖非一证,皆荣卫不调,阴阳之气相持也。若风气壅滞,肠胃干涩,是谓风秘;胃蕴客热,口糜体黄,是谓热秘;下焦虚冷,窘迫后重,是谓冷秘。或肾虚小水过多,大肠枯竭,渴而多秘者,亡津液也。或胃燥结,时作寒热者,中有宿食也。"将本病的证治分类概括为寒、热、虚、实四个方面。金元时期,张元素首倡实秘、虚秘之别,《医学启源·六气方治》曰:"凡治脏腑之秘,不可一例治疗,有虚秘,有实秘,有胃实而秘者,能饮食,小便赤。有胃虚而秘者,不能饮食,小便清利。"且主张实秘责物,虚秘责气。这种虚实分类法,经后世不断充实和发展,至今仍是临床概括便秘的纲领。《景岳全书·秘结》从仲景之法把便秘分为阴结、阳结两类,有火的是阳结,无火的是阴结,对两者的病机与治则予以阐明。

西医学中的功能性便秘、便秘型肠易激综合征、肠炎恢复期肠蠕动减弱引起的便秘、直肠及肛门疾患导致的便秘、药物性便秘、内分泌及代谢性疾病所致的便秘,以及肌力减退所致的排便困难等,均可参照本篇内容辨证论治,并结合辨病处理。

一、病因病机

便秘发病的原因归纳起来有饮食不节、情志失调、年老体虚、感受外邪,病机主要是热结、气滞、寒凝、气血阴阳亏虚引起的肠道传导失常。

1. 饮食不节　饮酒过多,过食辛辣肥甘厚味,过服热药等,导致肠胃积热,大便干结;或恣食生冷,致阴寒凝滞,胃肠传导失司,造成便秘。

2. 情志失调　忧愁思虑过度,或久坐少动,每致气机郁滞,不能宣达,于是通降失常,传导失职,糟粕内停,不得下行,而致大便秘结。

3. 年老体虚　素体虚弱,或病后、产后及年老体虚之人,气血两亏,气虚则大肠传送无力,血虚则津枯肠道失润,甚则致阴阳俱虚。阴虚则肠道失荣而更行干枯,导致大便干结,便下困难;阳亏则肠道失于温煦,阴寒内结,导致便下无力,大便艰涩。

4. 感受外邪　外感寒邪,直中肠胃,或过服寒凉,导致阴寒内盛,凝滞胃肠,失于传导,糟粕不行而成冷秘。或热病之后,余热留恋,肠胃燥热,耗伤津液,大肠失润,而致大便干燥,排便困难,即成热秘。

综上所述,便秘的基本病机为大肠传导失常,同时与脾、胃、肺、肝、肾等脏腑的功能失调有关。如胃热过盛,津伤液耗,肠失濡润;脾肺气虚,则大肠传送无力;肝气郁结,气机壅滞,或气郁化火伤津,腑失通利;肾阴不足,则肠道失润,肾阳不足,则阴寒凝滞,津液不通。以上皆可影响大肠的传导,而发为本病。

二、辨病思路

便秘是一种常见症状,其病理生理机制仍未彻底阐明,根据结肠传输功能特点,便秘可分为慢传输型、出口梗阻型和混合型。引起便秘病因很多,有肠道病变、全身性疾病和神经系统疾病。主要病理改变为结肠、直肠运转功能的动力降低,其次为自主神经失调导致直肠敏感性降低,直肠肛门反射性减弱及直肠肛管动力异常。

1. 肠道病变　由于食物中纤维太少、食量太少、食物过于精细、饮水量减少等原因,不能对肠道产生刺激,肠道蠕动减弱;肠管的张力和蠕动减弱,如老年人胃肠功能衰退、参与排便的张力低下、长期卧床、消瘦无力、低血钾、服用抗胆碱类药物等原因而致发生迟缓性便秘;炎症性肠病、外伤及肠吻合术后的狭窄、肿瘤及其转移所致的肠道狭窄导致便秘。

2. 神经精神因素　有抑郁、焦虑、强迫观念等心理障碍,可使自主神经紊乱,从而影响排便。外源性病变如骶神经、腰骶脊髓受损,脊髓脊膜突出及脊髓麻醉后结肠不能正常感受神经信号,张力下降,可引起排便障碍。

三、辨证论治

便秘一证在辨证时应首辨虚实。实者当辨热秘、气秘和冷秘,虚者当辨气虚、血虚、阴虚和阳虚。热秘证见大便干结,伴腹胀腹痛,口干心烦,面红身热等症;气秘证见大便干结,或不甚干结,欲便不得出,伴肠鸣矢气,腹中胀痛,嗳气频作等症;冷秘证见大便艰涩,伴腹痛拘急,胀满拒按,手足不温等症;气虚证见大便并不干硬,虽有便意,但排便困难,用力努挣则汗出短气,并伴便后乏力,神疲懒言等症;血虚证可见大便干结,面色无华,头晕目眩,心悸气短等症;阴虚证见大便干结,如羊屎状,伴头晕耳鸣,心烦少眠,潮热盗汗等症;阳虚证见大便不干,排出困难,伴小便清长,四肢不温,腹中冷痛等症。

便秘的治疗以通下为主,同时应针对不同的病因采取相应的治法。实秘为邪滞肠胃、壅塞不通所致,故以祛邪为主,给予泄热、温散、通导之法,使邪去便通;虚秘为肠失温润、推动无力而致,故以扶正为先,给予益气温阳、滋阴养血之法,使正盛便通。如《景岳全书·秘结》曰:"阳结者邪有余,宜攻宜泻者也;阴结者正不足,宜补宜滋者也。知斯二者即知秘结之纲领矣。"

(一)实秘

1. 热秘

临床表现:大便干结,腹胀腹痛,口干口臭,面红心烦,或有身热,小便短赤。舌红苔黄燥,脉滑数。

治法:泄热导滞,润肠通便。

代表方:麻子仁丸加减。若津液已伤,可加生地黄、玄参、麦冬以滋阴生津;若肺热气逆,咳喘便秘,可加瓜蒌仁、苏子、黄芩清肺降气以通便;若兼郁怒伤肝,易怒目赤,加服更衣丸以清肝通便;若兼痔、便血,可加槐花、地榆以清肠止血;若热势较盛,痞满燥实坚,可用大承气汤急下存阴。

2. 气秘

临床表现:大便干结,腹中胀痛,嗳气频作,欲便不得出,或便而不爽,肠鸣矢气,腹中胀痛,嗳气频作,纳食减少,胸胁痞满。舌苔薄腻,脉弦。

治法:顺气导滞,降逆通便。

代表方:六磨汤加减。若腹部胀痛甚,可加厚朴、柴胡、莱菔子以助理气之功;若便秘腹痛,舌红苔黄,气郁化火,可加黄芩、栀子、龙胆草清肝泻火;若气逆呕吐者,可加半夏、陈皮、代赭石;若七情郁结,忧郁寡言,加白芍、柴胡、合欢皮疏肝解郁;若跌仆损伤,腹部术后,便秘不通,属气滞血瘀者,可加红花、赤芍、桃仁等药活血化瘀。

3. 冷秘

临床表现:大便艰涩,腹痛拘急,胀满拒按,胁下偏痛,手足不温,呃逆呕吐。舌苔白腻,脉弦紧。

治法:温里散寒,导滞通便。

代表方:大黄附子汤加减。若便秘腹痛,可加枳实、厚朴、木香助泻下之力;若腹部冷痛、手足不温,加干姜、小茴香增散寒之功;若心腹绞痛,口噤暴厥,属大寒积聚者,可用三物备急丸攻逐寒积。

(二)虚秘

1. 气虚秘

临床表现:大便干或不干,虽有便意,但排便困难,用力努挣则汗出短气,便后乏力,面白神疲,肢倦懒言。舌淡苔白,脉弱。

治法:益气润肠。

代表方:黄芪汤加减。乏力汗出者,可加白术、党参补中益气;排便困难、腹部坠胀者,可合用补中益气汤升提阳气;气息低微、懒言少动者,可加用生脉散补肺益气;肢倦腰酸者,可用大补元煎滋补肾气;脘腹痞满、舌苔白腻者,可加白扁豆、生薏苡仁健脾祛湿;脘胀纳少者,可加炒麦芽、砂仁以和胃消导。

2. 血虚秘

临床表现:大便干结,面色无华,头晕目眩,心悸气短,健忘,口唇色淡。舌淡苔白,脉细。

治法:养血润燥。

代表方:润肠丸加减。若面白、眩晕甚,加玄参、何首乌、枸杞子养血润肠;若手足心热、午后潮热,可加知母、胡黄连以清虚热;若阴血已复,便仍干燥,可用五仁丸润滑肠道。

3. 阴虚秘

临床表现:大便干结,如羊屎状,形体消瘦,头晕耳鸣,两颧红赤,心烦少眠,潮热盗汗,腰膝酸软。舌红少苔,脉细数。

治法:滋阴通便。

代表方:增液汤加减。若口干面红、心烦盗汗,可加白芍、玉竹助养阴之力;若便秘干结如羊屎状,加火麻仁、柏子仁、瓜蒌仁增润肠之效;若胃阴不足,口干口渴,可用益胃汤;若肾阴不足,腰膝酸软,可用六味地黄丸;若阴亏燥结,热盛伤津,可用增液承气汤增水行舟。

4. 阳虚秘

临床表现:大便干或不干,四肢不温,小便清长,面色㿠白,腹中冷痛,或腰膝酸冷。舌淡苔白,脉沉迟。

治法:温阳通便。

代表方:济川煎加减。若老年人腹冷便秘,可用半硫丸通阳开秘;若寒凝气滞,腹中冷痛,可加木香、干姜温中行气止痛;若脾阳不足,阴寒冷积,可用温脾汤温通脾阳。

四、预防与调护

1. 注意饮食的调理,合理膳食,以清淡为主,多吃粗纤维的食物及香蕉、西瓜等水果,多饮水,勿过食辛辣厚味或饮酒无度。

2. 嘱患者每早按时登厕,养成定时大便的习惯。

3. 保持心情舒畅,加强身体锻炼,特别是腹肌的锻炼,有利于胃肠功能的改善。

4. 可采用食饵疗法,如黑芝麻、胡桃肉、松子仁等分研细,稍加白蜜冲服,对阴血不足之便秘颇有功效。

5. 外治法可采用灌肠法,如中药保留灌肠或清洁灌肠等。

第四节　呕　　吐

呕吐是由于胃失和降、胃气上逆所致的以饮食、痰涎等胃内之物从胃中上涌,自口而出为临床特征的一种病证。有物有声谓之"呕",有物无声谓之"吐",无物有声谓之"干呕",呕与吐常同时发生,很难截然分开,故近世多并称为呕吐。

呕吐病名首见于《黄帝内经》,《素问·至真要大论》曰:"诸呕吐酸,暴注下迫,皆属于热""诸逆冲上,皆属于火""燥淫所胜……民病喜呕,呕有苦""久病而吐者,胃气虚不纳谷也"。《素问·举痛论》曰:"寒气客于肠胃,厥逆上出,故痛而呕也。"明确指出了呕吐与火热之邪、燥邪、脾胃虚等因素密切相关。明代张景岳在《景岳全书》中言:"呕吐一证,最当详辨虚实。实者有邪,去其邪则愈;虚者无邪,则全由胃气之虚也,补虚则呕吐可止。"其将呕吐分为虚实两类,对后世医家影响较大。

在呕吐的治疗上,诸多医家也提出了不同的看法。张仲景认为某些呕吐是人体的一种保护性反应,提出了止呕的一些禁忌证:如《金匮要略》中有言:"夫呕家有痈脓,不可治呕,脓尽则愈。"张景岳所提出的祛邪补虚治法对呕吐的治疗也有一定的指导意义。

本病需与反胃、噎膈、霍乱相鉴别:反胃多系脾胃虚寒所致胃中无火,食入不化,症状特点是食停胃中,经久复出,朝食暮吐,暮食朝吐,宿谷不化,食后或吐前胃脘胀满,吐后转舒。噎膈虽有呕吐症状,但其病位在食管、贲门,病机为食管、贲门狭窄,贲门不纳,症状特点是饮食咽下过程中梗塞不顺,初起并无呕吐,后期格拒时出现呕吐,系饮食不下或食入即吐。霍乱以上吐下泻米泔水样物、腹痛或不痛为临床特点,病位在肠,发病急,病程短,有传染性。

西医学中的细菌性食物中毒、急性胃炎、幽门梗阻、急性胰腺炎、中枢神经系统病变、尿毒症、梅尼埃病、酮症酸中毒等以呕吐为主要表现者,均可参考本节内容辨证论治。

一、病因病机

呕吐的病因是多方面的,且常相互影响,兼杂致病。凡外邪、饮食、情志、素体虚弱等因素造成胃腑失和,气逆于上,均可出现呕吐。

1. 感受外邪　感受风寒暑湿六淫之邪,或秽浊之气,内扰胃腑,胃气不降,浊气上逆,发为呕吐。六淫中以寒邪致呕吐最为常见。

2. 饮食不节　食入不洁之品,或暴饮暴食,温凉失宜,食积胃脘而上溢以致呕吐;恣食生冷、肥甘厚腻、醇酒辛辣刺激之品,食滞内阻,均可使脾胃升降失司,胃气上逆而呕吐。

3. 情志失调　七情不和,郁怒伤肝,肝气郁结,横逆于胃,胃失和降;或因忧思过度,脾失健运,饮食难化,胃气壅滞,均可致胃气上逆而致呕吐。

4. 脾胃虚弱　脾胃素虚,正气不足,或因后天饮食不当、情志失调、劳倦过度、病后体虚等诱因,致脾胃受损,失于运化;或因服药不适,长期服用苦寒败胃之品,损伤中阳,虚寒内生,胃失温润、濡养;或因久服辛辣温燥之品或久呕不愈或他脏病变波及,胃阴不足,胃失濡润,胃失和降,胃气上逆所致。

呕吐的病位在胃,与肝脾密切相关,基本病机为胃失和降,胃气上逆。一般来说,初病多实,由外邪、饮食、痰饮、气郁等所致,日久损伤脾胃,中气不足,可由实转虚;久病多虚,为脾胃气虚,若复为饮食所伤,或成痰生饮,则因虚致实,出现虚实并见的复杂病机。

二、辨病思路

呕吐包括西医学中许多疾病,临床中应注意鉴别。

1. 细菌性食物中毒　多发于夏秋季节。可伴有发热、腹泻,呕吐物可分离出致病菌。进食同一批食物的人群皆发病。

2. 急性胃炎　起病急,病程短。伴上腹胀痛、压痛,可伴有反酸烧心。胃镜可见胃黏膜充血、水肿或糜烂。

3. 幽门梗阻　多于进食后 6~12 小时内发生。呕吐量大,可有隔夜宿食,味酸臭,进食后胃胀,吐后觉舒。多有胃及十二指肠溃疡等病史,胃镜有助于诊断。

4. 急性胰腺炎　上腹持续性剧痛,伴见发热、恶心呕吐。常发生在大量饮酒或饱餐之后。血、尿淀粉酶升高,胰腺 CT 检查可鉴别诊断。

5. 中枢神经系统病变　脑血管疾病多突然剧烈呕吐,呈喷射状呕吐,伴有意识改变或神经功能改变,或脑膜刺激征,脑脊液、CT、MRI 检查可相鉴别。颅内感染多伴有高热、头痛剧烈、脑膜刺激征,血常规和脑脊液呈炎性改变,可培养出致病菌。颅内肿瘤多伴有头痛进行性加剧,视力障碍,CT 检查可发现颅内占位灶。

6. 尿毒症　常在肾病基础上缓慢出现,伴有水肿、贫血等症状。

7. 梅尼埃病　呈发作性,伴旋转性头晕、耳鸣、耳聋和眼球震颤等。

8. 酮症酸中毒　呕吐、厌食、昏迷等,血糖明显升高,尿酮、血酮升高,有糖尿病病史,多有感染、药物使用不当等诱因。

三、辨证论治

呕吐的治疗应首辨虚实,并遵循"和胃降逆止呕"之法。实证呕吐多由外邪、饮食、情志所伤,起病较急,常突然发生,病程较短,呕吐量多,呕吐如喷,吐物多酸腐臭秽,或伴表证,脉实有力。虚证呕吐常因脾胃虚寒、胃阴不足所致,起病缓慢,或见于病后,病程较长,吐物不多,呕吐无力,吐物酸臭不甚,常伴有精神萎靡、倦怠乏力等虚弱证候,脉弱无力。治疗上,邪实者,以祛邪为主,治以解表、消食、化痰、理气等法;正虚者,以扶正为主,治以益气健脾养阴。虚实杂夹者,攻补兼施。

(一)实证

1. 外邪犯胃证

临床表现:呕吐食物,吐出有力,突然发生,起病较急,常伴有恶寒发热,胸脘满闷,不思饮食。舌苔白,脉濡缓。

治法:疏邪解表,和胃降逆。

代表方:藿香正气散加减。若风邪偏重,恶寒无汗,可加荆芥、防风以疏风散寒;若见胸闷腹胀嗳腐,为兼食滞,可加鸡内金、神曲、莱菔子以消积化滞;若身痛,腰痛,头身困重,苔厚腻,为兼外湿,可加羌活、独活、苍术以除湿健脾。

2. 饮食停滞证

临床表现:呕吐酸腐,脘腹胀满拒按,嗳气厌食,得食更甚,吐后反快,大便或溏或结,气味臭秽。苔厚腻,脉滑实。

治法:消食化滞,和胃降逆。

代表方:保和丸加减。若积滞化热,腹胀便秘,可用小承气汤以通腑泄热,使浊气下行,呕吐自止;若食已即吐,口臭干渴,胃中积热上冲,可用竹茹汤清胃降逆;若因酒而吐,加葛花;若因肉而吐,重用山楂;若因米而吐,加麦芽;若因面而吐,重用莱菔子。

3. 痰饮内停证

临床表现:呕吐物多为清水痰涎,胸脘满闷,不思饮食,头眩心悸,或呕而肠鸣。苔白腻,脉滑。

治法:温化痰饮,和胃降逆。

代表方:小半夏汤合苓桂术甘汤加减。若气滞腹痛,加厚朴、枳壳行气除满;若脾气受困,脘闷不食,可加砂仁、白豆蔻、苍术开胃醒脾;若痰浊蒙蔽清阳,头晕目眩,可用半夏白术天麻汤以健脾燥湿,化痰息风;若痰郁化热,烦闷口苦,可用黄连温胆汤以清热化痰,和胃止呕。

4. 肝气犯胃证

临床表现:呕吐吞酸,嗳气频作,胸胁胀满,烦闷不舒,每因情志不遂而呕吐吞酸更甚。舌边红,苔薄白,脉弦。

治法:疏肝理气,和胃止呕。

代表方:四逆散合半夏厚朴汤加减。若气郁化火,心烦咽干,口苦吞酸者,可合左金丸以清热止呕;若兼腑气不通,大便秘结者,可用大柴胡汤清热通腑;若气滞血瘀,胁肋刺痛,可加丹参、郁金、当归、延胡索等活血化瘀止痛。

(二)虚证

1. 脾胃虚弱证

临床表现:饮食稍有不慎,或稍有劳倦,即易呕吐,时作时止,胃纳不佳,脘腹痞闷,口淡不渴,面白少华,倦怠乏力。舌质淡,苔薄白,脉濡弱。

治法:益气健脾,和胃降逆。

代表方:香砂六君子汤加减。若脾阳不振,畏寒肢冷,可加干姜、附子,或用附子理中丸温中健脾;若胃虚气逆,心下痞硬,干噫不除,可用旋覆代赭汤降逆止呕;若中气大亏,少气乏力,可用补中益气汤益气补中。

2. 胃阴不足证

临床表现:呕吐反复发作,但呕吐量不多,或仅吐唾涎沫,时作干呕,口燥咽干,胃中嘈杂,似饥而不欲食。舌红少津,脉细数。

治法:滋养胃阴,和胃降逆。

代表方:麦门冬汤加减。若呕吐较甚,可加橘皮、竹茹、枇杷叶以降逆止呕;若阴伤津亏便秘,可加火麻仁、瓜蒌仁、白蜜润肠通便;若纳差乏力,神疲倦怠,可加山药、薏苡仁。

四、预防与调护

作为消化系统常见病,饮食是呕吐的常见原因,生活中要养成良好的饮食习惯,禁暴饮暴食,忌不洁食物,饮食不偏嗜。保持情志舒畅,避免肝气犯胃导致呕吐,适当加强体育锻炼以增强正气。

在呕吐疾病过程中,应清淡饮食,注意营养。呕吐严重时应禁食。要防止呕吐物堵塞气道。服药过程中避免有特殊气味的药品,并注意应少量频服,防止加剧呕吐。并注意患者的情志变化,必要时给予心理疏导。

第五节 腹 痛

腹痛是指胃脘以下,耻骨毛际以上部位发生疼痛为主要表现的病证。由于感受外邪、饮食所伤、情志失调及素体阳虚等多种原因导致的脏腑气机不畅、经脉气血阻滞、脏腑经络失养,皆可引起腹痛。腹痛为临床常见的病证,各地皆有,四季皆可发生。

《黄帝内经》已提出寒邪、热邪客于肠胃可引起腹痛,如《素问·举痛论》曰:"寒气客于肠胃之间,膜原之下,血不得散,小络引急,故痛……热气留于小肠,肠中痛,瘅热焦渴,则坚干不得出,故痛而闭不通矣。"并提出腹痛的发生与脾、胃、大小肠等脏腑有关。《金匮要略·腹满寒疝宿食病脉证治》对腹痛的病因病机和症状论述颇详,并提出了虚证和实证的辨证要点,如谓:"病者腹满,按之不痛为虚,痛者为实,可下之。舌黄未下者,下之黄自去。""腹满时减,复如故,此为寒,当与温药。"前条还明确指出了攻下后"黄苔"消退与否是验证肠胃积滞是否清除的标志。同时还创立了许多行之有效的治法方剂,如治疗"腹中寒气,雷鸣切痛,胸胁逆满,呕吐"的附子粳米汤,治疗"心胸中大寒痛,呕不能食,腹中寒,上冲皮起,出见有头足,上下痛而不可触近"的大建中汤等,开创了腹痛证治的先河。《诸病源候论·腹痛病诸候》首次将腹痛作为单独疾病进行论述,对其病因、证候进行详细表述,"凡腹急痛,此里之有病。""由腑脏虚,寒冷之气客于肠胃膜原之间,结聚不散,正气与邪气交争,相击故痛。"并有急、慢性腹痛之论。金元时期李东垣将腹痛按三阴经及杂病进行辨证论治,其在《医学发明·泻可去闭葶苈大黄之属》篇,明确提出了"痛则不通"的病理学说,并在治疗上确立了"痛随利减,当通其经络,则疼痛去矣"的治疗大法,对后世产生很大影响。《古今医鉴》针对各种病因提出不同的治疗法则,"是寒则温之,是热则清之,是痰则化之,是血则散之,是虫则杀之,临证不可惑也"。王清任、唐容川对腹痛有进一步的认识,唐氏在《血证论》中曰:"血家腹痛,多是瘀血,另详瘀血门。然有气痛者,以失血之人,气先不和……宜逍遥散加姜黄、香附子、槟榔、天台乌药治之。"并指出瘀血在中焦,可用血府逐瘀汤,瘀血在下焦,应以膈下逐瘀汤治疗,对腹痛辨治提出了新的创见。

腹痛作为临床上的常见症状,可见于西医学的许多疾病当中,如急性或慢性胰腺炎、胃肠痉挛、不完全性肠梗阻、肠粘连、肠系膜和腹膜病变、结核性腹膜炎、腹型过敏性紫癜、肠易激综合征、消化不良性腹痛、泌尿系结石、肠道寄生虫等,以腹痛为主要表现者,均可参照本节内容辨证施治。凡外科、妇科疾病及内科疾病中的痢疾、积聚等出现的腹痛应参考相关学科及本书有关章节。

一、病因病机

腹痛的病因病机也比较复杂,人体腹内有肝、胆、脾、肾、大肠、小肠、膀胱等诸多脏腑,同时是足三阴、足少阳、手阳明、足阳明、冲、任、带等诸多经脉循行之处。凡外邪入侵,饮食所伤,情志失调,跌仆损伤,以及气血不足、阳气虚弱等原因,引起脏腑气机不利,经脉气血阻滞,脏腑经络失养,均可发生腹痛。

1. 外邪入侵 六淫外邪,侵袭人体,可引起腹痛。伤于风寒,则寒凝气滞,导致脏腑经脉气机阻滞,不通则痛。因寒性收引,故寒邪外袭,最易引起腹痛。如《素问·举痛论》曰:"寒气客于肠胃,厥逆上出,故痛而呕也。寒气客于小肠,小肠不得成聚,故后泄腹痛矣。"若伤于暑热,外感湿热,或寒邪不解,郁久化热,热结于肠,腑气不通,气机阻滞,也可发为腹痛。

2. 饮食所伤 饮食不节,暴饮暴食,损伤脾胃,饮食停滞;恣食肥甘厚腻辛辣,酿生湿热,蕴蓄肠胃;误食馊腐,饮食不洁,或过食生冷,致寒湿内停等,均可损伤脾胃,腑气通降不利,气机阻滞,而发生腹痛。如《素问·痹论》曰:"饮食自倍,肠胃乃伤。"

3. 情志失调 抑郁恼怒,肝失条达,气机不畅;或忧思伤脾,或肝郁克脾,肝脾不和,气机不利,均可引起脏腑经络气血郁滞,引起腹痛。如《证治汇补·腹痛》谓:"暴触怒气,则两胁先痛而后入腹。"若气滞日久,还可致血行不畅,形成气滞血瘀腹痛。

4. 瘀血内阻 跌仆损伤,络脉瘀阻,或腹部手术,血络受损,或气滞日久,血行不畅,或腹部脏腑经络疾病迁延不愈,久病入络,皆可导致瘀血内阻,而成腹痛。《血证论·瘀血》云:"瘀血在中焦,则腹痛胁痛;瘀血在下焦,则季胁、少腹胀满刺痛,大便色黑。"

5. 阳气素虚 素体脾阳不足,或过服寒凉,损伤脾阳,内寒自生,渐至脾阳虚衰,气血不足,或肾阳素虚,或久病伤及肾阳,而致肾阳虚衰,均可致脏腑经络失养,阴寒内生,寒阻气滞而生腹痛。正如《诸病源候论·久腹痛》所说:"久腹痛者,脏腑虚而有寒,客于腹内,连滞不歇,发作有时。发则肠鸣而腹绞痛,谓之寒中。"

腹痛的病因病机,不外寒、热、虚、实、气滞、血瘀六个方面,但其间常常相互联系,相互影响,相因为病,或相兼为病,病机复杂。如寒邪客久,郁而化热,可致热邪内结腹痛;气滞日久,可成血瘀腹痛等。腹痛的部位在腹部,脏腑病位或在脾,或在肠,或在气在血,或在经脉,需视具体病情而定,所在不一。本病的基本病机是脏腑气机不利,经脉气血阻滞,脏腑经络失养,不通则痛。

腹痛部位在胃脘以下,耻骨毛际以上,疼痛范围可以较广,也可局限在大腹、胁腹、少腹,或小腹。疼痛性质可表现为隐痛、胀痛、冷痛、灼痛、绞痛、刺痛等,腹部外无胀大之形,腹壁按之柔软,可有压痛,但无反跳痛,其痛可呈持续性,亦可时缓时急,时作时止,或反复发作。疼痛的发作和加重,常与饮食、情志、受凉、劳累等诱因有关。起病或缓或急,病程有长有短,常伴有腹胀、嗳气、矢气,以及饮食、大便异常等脾胃症状。

二、辨病思路

胃处腹中,与肠相连,腹痛与胃痛从大范围看均为腹部的疼痛,腹痛常伴胃痛的症状,胃痛亦时伴腹痛的表现,故有心腹痛的提法,因此两者需要鉴别。胃痛在上腹胃脘部,位置相对较高;腹痛在胃脘以下,耻骨毛际以上的部位,位置相对较低。胃痛常伴脘闷、嗳气、泛酸等胃失和降,胃气上逆之症;而腹痛常伴有腹胀、矢气、大便性状改变等腹疾症状。相关部位的 X 线检查、纤维胃镜或肠镜检查、超声检查等有助于鉴别诊断。

许多内科疾病中出现的腹痛,为该病的一个症状,其临床表现均以该病的特征为主。如痢疾虽有腹痛,但以里急后重、下痢赤白脓血为特征;积聚虽有腹痛,但以腹中有包块为特征,而腹痛则以腹痛为特征,鉴别不难。但若这些内科疾病以腹痛为首发症状时,仍应注意鉴别,必要时应做有关检查。

外科腹痛多在腹痛过程中出现发热,即先腹痛后发热,其热势逐渐加重,疼痛剧烈,痛处固定,压痛明显,伴有腹肌紧张和反跳痛,血象常明显升高,经内科正确治疗,病情不能缓解,甚至逐渐加重者,多为外科腹痛。而内科腹痛常先发热后腹痛,疼痛不剧烈,压痛不明显,痛无定处,腹部柔软,血象多无明显升高,经内科正确治疗,病情可逐渐得到控制。

另外,若为女性患者,还应与妇科腹痛相鉴别。妇科腹痛多在小腹,与经、带、胎、产有关,伴有诸如痛经、流产、异位妊娠、输卵管破裂等经、带、胎、产的异常。若疑为妇科腹痛,应及时进行妇科检查,以明确鉴别诊断。

1. 急性胃肠炎 腹痛以上腹部与脐周部为主,常呈持续性急痛伴阵发性加剧。常伴恶心、呕吐、腹泻,亦可有发热。体格检查可发现上腹部或及脐周部有压痛,多无肌紧张,亦无反跳痛,肠鸣音稍亢进。结合发病前有不洁饮食史不难诊断。

2. 胃、十二指肠部溃疡 好发于中青年,腹痛以中上腹部为主,大多为持续性隐痛,多在空腹时发作,进食或服制酸剂可以缓解为其特点。体格检查可有中上腹压痛,但无肌紧张亦无反跳痛。频繁发作时可伴粪便隐血试验阳性。胃肠钡餐检查或内镜检查可以确立诊断。

若原有胃、十二指肠溃疡病史或有类似症状,突然发生中上腹部剧痛、如刀割样,并迅速扩展至全腹,检查时全腹压痛,腹肌紧张,呈"板样强直",有反跳痛、肠鸣消失,出现气腹和移动性浊音,肝浊音区缩小或消失则提示为胃、十二指肠穿孔。腹部 X 线平片证实膈下有游离气体、腹腔穿刺为炎性渗液,可以确定诊断。

3. 急性阑尾炎 大多数患者起病时先感中腹持续性隐痛,数小时后转移至右下腹,呈持续性隐痛,伴阵发性加剧。亦有少数患者起病时即感右下腹痛。中上腹隐痛经数小时后转右下腹痛为急性阑尾炎疼痛的特点。检查可在麦氏点有压痛,并可有肌紧张,是为阑尾炎的典型体征。结合白细胞总数及中性粒细胞增高,急性阑尾炎的诊断可以明确。若急性阑尾炎未获及时诊断、处理,1~2 日后右下腹部呈持续性疼痛,麦氏点周围压痛、肌紧张及反跳痛明显,白细胞总数及中性粒细胞显著增高,则可能已成坏疽性阑尾炎。若在右下腹扪及边缘模糊的肿块,则已形成阑尾包块。

4. 胆囊炎、胆结石 此病好发于中老年妇女。慢性胆囊炎者常感右上腹部隐痛、进食脂肪餐后加剧,并向右肩部放射。急性胆囊炎常在脂肪餐后发作,呈右上腹持续性剧痛、向右肩部放射,多伴有发热、恶心呕吐。患胆石症者多同时伴有慢性胆囊炎。胆石进入胆囊管或在胆管中移动时可引起右上腹阵发性绞痛,亦向右肩背部放射。体格检查见右上腹有明显压痛及肌紧张,墨菲征阳性是胆囊炎的特征。若有黄疸出现说明胆道已有梗阻,如能扪及胆囊说明梗阻已较完全。急性胆囊炎发作时白细胞总数及中性粒细胞明显增高。超声检查

笔记栏

与影像学检查可以确诊。

5. 急性胰腺炎　多在饱餐后突然发作,中上腹持续性剧痛,常伴恶心、呕吐及发热。上腹部深压痛、肌紧张及反跳痛不甚明显。血清淀粉酶明显增高可以确诊本病。血清淀粉酶的增高常在发病后 6~8 小时,故发病初期如若血清淀粉酶不高,不能排除此病的可能。如若腹痛扩展至全腹,并迅速出现休克症状,体格检查发现全腹压痛,并有肌紧张及反跳痛,甚至发现腹水及脐周、腹侧皮肤斑,则提示为出血坏死性胰腺炎。此时血清淀粉酶明显增高或反不增高。X 线平片可见胃与小肠充分扩张而结肠多不含气而塌陷。CT 检查可见胰腺肿大、周围脂肪层消失。

6. 肠梗阻　肠梗阻可见于各种年龄的患者,儿童多以蛔虫症、肠套叠等为主。成人多为疝或肠粘连,老人则可由结肠癌等引起。肠梗阻的疼痛多在脐周,呈阵发性绞痛,伴呕吐与停止排便排气。体格检查时可见肠型、腹部压痛明显,肠鸣音亢进,甚至可闻及"气过水"声。如若腹痛呈持续性疼痛伴阵发性加剧,腹部压痛明显伴肌紧张及反跳痛,或发现腹水,并迅速呈现休克者则提示为绞窄性肠梗阻。X 线平片检查,若发现肠腔充气,并有多数气液平时肠梗阻的诊断即可确立。

7. 腹腔脏器破裂　常见的有因外力导致的脾破裂,肝癌结节因外力作用或自发破裂,宫外孕的自发破裂等。发病突然,持续性剧痛涉及全腹,常伴休克。检查时多发现全腹压痛,可有肌紧张,多有反跳痛。常可发现腹腔积血的体征。腹腔穿刺的积血即可证实为腹腔脏器破裂。宫外孕破裂出血如在腹腔未能穿刺到积血,可穿刺后穹隆部位,常有阳性结果。实时超声检查、甲胎蛋白化验、CT 检查、妇科检查等可有助于常见脏器破裂的鉴别诊断。

8. 输尿管结石　腹痛常突然发生,多在左或右侧腹部呈阵发性绞痛,并向会阴部放射。腹部压痛不明显。疼痛发作时可见血尿,为本病的特征,腹部 X 线片、静脉肾盂造影等可以明确诊断。

9. 急性心肌梗死　常见于中老年人,梗死的部位如在膈面,尤其面积较大者多有上腹部痛。其痛多在劳累、紧张或饱餐后突然发作,呈持续性绞痛,并向左肩或双臂内侧部位放射。常伴恶心,可出现休克。体格检查时上腹部或有轻度压痛,无肌紧张和反跳痛,但心脏听诊多有心律失常。做心电图检查可以确诊本病。

10. 铅中毒　见于长期接触铅粉尘或烟尘的人,偶尔亦见由误服大量铅化合物起者。铅中毒有急性与慢性之分,但无论急性、慢性,阵发性腹绞痛为其特征。其发作突然,多在脐周部。常伴腹胀、便秘及食欲不振等。检查时腹部体征不明显,无固定压痛点,肠鸣音多减弱。此外,齿龈边缘可见铅线,为铅中毒特征性体征。周围血中可见嗜碱性点彩红细胞,血铅和尿铅的增高可以确立诊断。

11. 宫外孕　是妇科最危险的急腹症之一,必须对之高度警惕。育龄期妇女,有停经史,疼痛部位较固定,可有阴道流血。妊娠未破裂时,包块较大者,触诊可及,超声检查可见子宫增大,但宫腔空虚,宫旁有一低回声区;如妊娠破裂出血者可有失血性休克表现,后穹隆穿刺可见不凝血。

三、辨证论治

（一）辨证要点

1. 辨寒热虚实　腹痛拘急冷痛,疼痛暴作,痛无间断,腹部胀满,肠鸣切痛,遇冷痛剧,得热则痛减者,为寒痛;腹痛灼热,时轻时重,腹胀便秘,得凉痛减者,为热痛;痛势绵绵,喜揉喜按,时缓时急,痛而无形,饥则痛增,得食痛减者,为虚痛;痛势急剧,痛时拒按,痛而有形,疼痛持续不减,得食则甚者,为实痛。

2. 辨在气在血 腹痛胀满,时轻时重,痛处不定,攻撑作痛,嗳气或矢气则胀痛减轻者,为气滞痛;腹部刺痛,痛无休止,痛处不移,痛处拒按,入夜尤甚者,为血瘀痛。

3. 辨急缓 突然发病,腹痛较剧,伴随症状明显,因外邪入侵,饮食所伤而致者,属急性腹痛;发病缓慢,病程迁延,腹痛绵绵,痛势不甚,多由内伤情志,脏腑虚弱,气血不足所致者,属慢性腹痛。

4. 辨部位 诊断腹痛,辨其发生在哪一位置往往不难,辨证时应明确与脏腑的关系。大腹疼痛,多为脾胃、大小肠受病;胁腹、少腹疼痛,多为厥阴肝经及大肠受病;小腹疼痛,多为肾、膀胱病变;绕脐疼痛,多属虫病。

(二)治疗原则

腹痛的治疗以"通"为大法,进行辨证论治。实则泻之,虚则补之,热者寒之,寒者热之,滞者通之,瘀者散之。肠腑以通为顺,以降为和,肠腑病变而用通利,因势利导,使邪有出路,腑气得通,腹痛自止。但通常所说的治疗腹痛的通法,属广义的"通",并非单指攻下通利,而是在辨明寒热虚实而辨证用药的基础上适当辅以理气、活血、通阳等疏导之法,标本兼治。如《景岳全书·心腹痛》曰:"凡治心腹痛证,古云:痛随利减,又曰:通则不痛,此以闭结坚实者为言。若腹无坚满,痛无结聚,则此说不可用也。其有因虚而作痛者,则此说更如冰炭。"《医学真传·腹痛》谓:"夫通则不痛,理也,但通之之法,各有不同。调气以和血,调血以和气,通也;下逆者使之上行,中结者使之旁达,亦通也;虚者助之使通,寒者温之使通,无非通之之法也。若必以下泄为通,则妄矣。"

(三)分证论治

1. 寒邪内阻证

临床表现:腹痛急起,剧烈拘急,得温痛减,遇寒尤甚,恶寒身蜷,手足不温,口淡不渴,小便清长,大便自可。苔薄白,脉沉紧。

治法:温里散寒,理气止痛。

代表方:良附丸合正气天香散加减。若腹中雷鸣切痛,胸胁逆满,呕吐,为寒气上逆,用附子粳米汤温中降逆;若腹中冷痛,周身疼痛,内外皆寒者,用乌头桂枝汤温里散寒;若少腹拘急冷痛,寒滞肝脉,用暖肝煎暖肝散寒;若腹痛拘急,大便不通,寒实积聚,用大黄附子汤以泻寒积;若脐中痛不可忍,喜温喜按,为肾阳不足,寒邪内侵,用通脉四逆汤温通肾阳。

2. 湿热积滞证 临床表现:腹部胀痛,痞满拒按,得热痛增,遇冷则减,胸闷不舒,烦渴喜冷饮,大便秘结,或溏滞不爽,身热自汗。小便短赤,苔黄燥或黄腻,脉滑数。

治法:通腑泄热,行气导滞。

代表方:大承气汤加减。本方适宜热结肠中,或热偏盛者。若燥结不甚,大便溏滞不爽,苔黄腻,湿象较显,可去芒硝,加栀子、黄芩、黄柏苦寒清热燥湿;若少阳阳明合病,两胁胀痛,大便秘结,可用大柴胡汤;若兼食积,可加莱菔子、山楂以消食导滞;病程迁延者,可加桃仁、赤芍以活血化瘀。

3. 饮食停滞证

临床表现:脘腹胀痛,疼痛拒按,嗳腐吞酸,厌食,痛而欲泻,泻后痛减,粪便奇臭,或大便秘结。舌苔厚腻,脉滑。多有伤食史。

治法:消食导滞。

代表方:枳实导滞丸加减。可加木香、莱菔子、槟榔以助消食理气之力。若食滞较轻,脘腹胀闷,可用保和丸消食化滞。若食积较重,也可用枳实导滞丸合保和丸化裁。

4. 肝气郁滞证

临床表现:脘腹疼痛,胀满不舒,痛引两胁,时聚时散,攻窜不定,嗳气或矢气则舒,遇忧思恼怒则剧。苔薄白,脉弦。

治法:疏肝解郁,理气止痛。

代表方:柴胡疏肝散加减。若气滞较重,胁肋胀痛,加川楝子、郁金以助疏肝理气止痛之功;若痛引少腹睾丸,加橘核、川楝子以理气散结止痛;若腹痛肠鸣,气滞腹泻,可用痛泻要方以疏肝调脾,理气止痛;若少腹绞痛,阴囊寒疝,可用天台乌药散以暖肝温经,理气止痛;若肠胃气滞,腹胀肠鸣较著,矢气即减,可用四逆散合五磨饮子疏肝理气降气,调中止痛。

5. 瘀血阻滞证

临床表现:腹痛如锥如刺,痛势较剧,腹内或有结块,痛处固定而拒按,经久不愈。舌质紫暗或有瘀斑,脉细涩。

治法:活血化瘀,理气止痛。

代表方:少腹逐瘀汤加减。若瘀热互结,可去肉桂、干姜,加丹参、赤芍、牡丹皮等化瘀清热;若腹痛气滞明显,加香附、柴胡以行气解郁;若腹部术后作痛,可加泽兰、红花、三棱、莪术,并合用四逆散以增破气化瘀之力;若跌仆损伤作痛,可加丹参、王不留行,或吞服三七粉、云南白药以活血化瘀;若少腹胀满刺痛,大便色黑,属下焦蓄血,可用桃核承气汤活血化瘀,通腑泄热。

6. 中虚脏寒证

临床表现:腹痛绵绵,时作时止,痛时喜按,喜热恶冷,得温则舒,饥饿劳累后加重,得食或休息后减轻,神疲乏力,气短懒言,形寒肢冷,胃纳不佳,大便溏薄,面色不华。舌质淡,苔薄白,脉沉细。

治法:温中补虚,缓急止痛。

代表方:小建中汤加减。可加黄芪、茯苓、人参、白术等助益气健脾之力,加吴茱萸、干姜、花椒、乌药等助散寒理气之功;产后或失血后,证见血虚者,可加当归养血止痛;食少、饭后腹胀者,可加谷麦芽、鸡内金健胃消食;大便溏薄者,可加芡实、山药健脾止泻;寒偏重,症见形寒肢冷,肠鸣便稀,手足不温者,则用附子理中汤温中散寒止痛;腰酸膝软,夜尿增多者,加补骨脂、肉桂温补肾阳;腹中大寒痛,呕吐肢冷者,可用大建中汤温中散寒。

四、预防与调护

腹痛预防与调摄的大要是节饮食,适寒温,调情志。寒痛者要注意保温,虚痛者宜进食易消化食物,热痛者忌食肥甘厚味和醇酒辛辣,食积者注意节制饮食,气滞者要保持心情舒畅。

●(魏 玮 王海强 赵唯含 汪 静 杨如意)

复习思考题

1. 简述呃逆的治疗原则。
2. 呕吐为什么不能见吐止吐?
3. 如何理解腹痛的治疗多以"通"字立法?

第五章

肝胆系病证

📝 **学习目标**

1. 掌握肝胆病证的发病特点。
2. 掌握黄疸、胁痛和积聚的病因病机、诊断与鉴别诊断、辨证论治方法。

第一节 黄 疸

黄疸，又称"黄瘅""黄病"，是以目黄、身黄、小便黄为主症的临床病证，其中目睛黄染是本病的重要特征。

《黄帝内经》首次提出黄疸病，并描述了其目黄、身黄、小便黄、爪甲黄并伴寒热、不嗜食等一系列临床表现。《黄帝内经》中对其病机已有初步认识，并概括为四方面：湿热相搏、外邪内传、他脏之病或久病体虚。汉代张仲景首次根据病因将其分为黄疸、黑疸、谷疸、酒疸、女劳疸，于《金匮要略·黄疸病脉证并治》提出"黄家所得，从湿得之""诸病黄家，但利其小便"，并创制茵陈蒿汤等方剂治疗。隋代巢元方在《诸病源候论·黄疸诸候》中根据发病情况和不同症状将黄疸分为二十八候，并专设"急黄候"篇阐述黄疸危候。宋代《圣济总录》首次明确黄疸的发病与肝胆有关。元代罗天益《卫生宝鉴》将阳黄与阴黄辨证施治系统化；明代张景岳认为黄疸的发病是由于"盖胆伤则胆气败而胆液泄"，首次提出"胆黄"病名，认为黄疸是因胆汁外泄所致。清代沈金鳌认识到黄疸具有起病急、病情凶险、可传染的特征，并首次提出"瘟黄"的概念。《医学心悟》创制茵陈术附汤，为治疗阴黄的代表方。

西医学中肝细胞性黄疸、阻塞性黄疸、溶血性黄疸，如临床上常见的急性或慢性肝炎、肝硬化、急性胆囊炎、胆结石、钩端螺旋体病、消化系统肿瘤（如肝癌、胰头癌、胆管癌）等疾病有上述表现者，均可参考本节内容辨证论治。

一、病因病机

黄疸主要由感受外邪、饮食所伤、脾胃虚寒、病后续发等因素使湿邪困遏脾胃，壅塞肝胆，疏泄失常，胆汁泛溢而导致。

1. 感受外邪　湿热邪气或夹杂疫毒，由表入里，或直中中焦，郁而不散，阻滞中焦脾胃气机，使肝木不能条达，肝失疏泄，胆汁外溢，故身、目、小便发黄。或疫毒化热，熏蒸肝胆，使肝胆疏泄失常，胆汁外溢，致身、目、小便发黄。

2. 饮食所伤　饮食不节，饥饱无常，损伤脾胃；或嗜食辛辣、肥甘厚腻，过嗜烟酒，蕴湿生热，伤脾碍胃，或偏食寒凉之品，均可使脾胃运化失常，肝失疏泄，胆汁运行不循常道，胆汁外溢，致身、目、小便发黄。

3. **脾胃虚寒**　素体脾胃阳虚,或病久脾阳受损,致脾运化失司,津液聚而成湿,湿从寒化,致寒湿阻滞中焦,肝失疏泄,胆汁不循常道外溢,致身、目、小便发黄。

4. **病后续发**　胁痛或积证之后,瘀血阻滞,湿热残留,日久损伤肝脾,湿遏瘀阻,胆汁泛溢肌肤,出现黄疸。

5. **其他**　还可因砂石、虫体阻滞胆道、岩瘤压迫而导致胆汁外溢而发为黄疸。

本病病机关键为湿邪为患,《金匮要略·黄疸病脉证并治》指出:"黄家所得,从湿得之。"湿邪可以从外感受,也可以自内而生。由于湿邪壅阻中焦,脾胃失健,肝失疏泄,胆汁运行不循常道,外溢肌肤、下注膀胱,而发为目黄、身黄、小便黄。

黄疸的病理因素多见于湿邪、热邪、寒邪、疫毒、气滞、瘀血等。由于致病因素不同及个体素质差异,湿邪可从热化或寒化,主要表现为湿热、寒湿两端。因湿热所伤,或湿从热化,湿热交蒸,瘀热在里,发为阳黄,阳黄又有湿重于热、热重于湿之区别。亦可见湿热蕴结化毒,疫毒炽盛,充斥三焦,深入营血,内陷心包,可见猝然发黄,出现神昏、谵妄、痉厥、出血等危急重症,则为急黄。若湿从寒化,寒湿瘀滞,中阳不振,脾虚失运,胆液为湿邪所阻,发为阴黄。

二、辨病思路

本病可涉及西医学中溶血性黄疸、肝细胞性黄疸、阻塞性黄疸,如临床上常见的急性或慢性肝炎、肝硬化、胆囊炎、胆结石、肝癌、胰头癌、胆管癌等疾病有上述表现者,均可参考本节内容辨证论治。

1. **溶血性黄疸**　有感染或药物诱因,常表现为贫血、血红蛋白尿、网织红细胞增多、胆红素增高、尿胆原增加。

2. **急性肝炎**　有肝脏急性损伤的诱因,常见病毒性肝炎、药物损伤或饮酒,谷丙转氨酶、谷草转氨酶急剧升高,伴恶心、厌油等症状,后期可见胆红素升高明显,并伴有肝脾大、凝血机制异常。

3. **慢性肝炎**　有慢性肝脏损伤病史,常由急性肝炎转化,胆红素轻度升高,伴有慢性肝脏营养不良、消瘦等。

4. **肝硬化失代偿期**　可有门静脉高压,脾功能亢进等表现,伴有凝血机制异常,胆红素轻度到中度升高不等,后期可伴有腹水。

5. **胆囊炎**　发热伴腹痛,有油腻饮食、情绪激动等诱因,墨菲征阳性,实验室检测可见碱性磷酸酶和 γ-谷氨酰转移酶升高。

6. **胆结石**　影像学提示胆囊或胆管内有结石,如结石嵌顿,可有胆管扩张,伴有疼痛、发热,墨菲征阳性。

7. **钩端螺旋体病**　有疫区接触病史,伴有发热急,结膜充血,淋巴结肿大等。白细胞升高。病原体检查可以鉴别。

8. **消化系统肿瘤**　常见肝癌、胆管癌、胰头癌,可伴有疼痛、消瘦、肿瘤相关标志物增高,超声、CT 或 MRI 检查可以诊断鉴别。

三、辨证论治

黄疸辨证,首先分清阳黄、急黄和阴黄,并明确三者的转变关系。阳黄由湿热所致,起病急,病程短,黄色鲜明如橘色,伴有湿热证候;急黄为湿热夹时邪疫毒,热入营血,内陷心包所致。在证候上,急黄与一般阳黄不同,急黄起病急骤,黄疸迅速加深,其色如金,并现壮热神昏、吐血衄血等危重证候,预后较差。阴黄由寒湿所致,起病缓,病程长,黄色晦暗如烟熏,伴有寒湿诸证候。阳黄、急黄、阴黄可相互转化，如阳黄失治，或迁延日久，或过用苦寒之品，致脾阳受损，则可转化为阴黄；若阳黄因湿热结聚，化生火毒，致病情迅速进展，黄疸快速加深，而转化为急黄危候。其次，要明确阳黄中湿热轻重的关系。相对来说，热重于湿者以黄色鲜明，身热口渴，口苦便秘，舌苔黄腻，脉弦数为特点；湿重于热者则以黄色不如热重者鲜明，口不渴，头身困重，纳呆便溏，舌苔厚腻微黄，脉濡缓为特征。最后，明确黄疸的变证。黄疸病迁延不愈，可变生他证，而成水肿、臌胀、积证等。

根据本病的病机，其治疗大法为祛湿邪利小便，健脾疏肝利胆。并应依湿从热化、寒化的不同，分别施以清热利湿和温中化湿之法；急黄则在清热利湿基础上，合用解毒凉血开窍之法；久病黄疸者应注意扶助正气，如滋补脾肾，健脾益气等。

（一）阳黄

1. 湿热兼表证

临床表现：目白睛微黄，伴脘腹满闷，不思饮食，有发热恶寒，头身重痛，乏力，小便黄，舌苔黄腻，脉浮弦或弦数。

治法：清热解表，化湿退黄。

代表方：麻黄连翘赤小豆汤合甘露消毒丹加减。表证轻者，减轻麻黄、薄荷用量，取其微汗之意；目白睛黄甚者，加大茵陈用量；热重者酌加金银花、栀子、板蓝根清热解毒，并可加郁金、川楝子以疏肝调血。

2. 热重于湿证

临床表现：身目俱黄，色泽鲜明，发热口渴，脘腹胀满，口干口苦，恶心呕吐，大便秘结，小便短少黄赤，舌苔黄腻，脉弦数。

治法：清热利湿，凉血泄热。

代表方：茵陈蒿汤加减。热重者，可酌加连翘、大青叶、虎杖、金钱草、板蓝根等清热解毒；可加郁金、丹参疏肝活血；亦可加车前子、茯苓、泽泻等渗利湿邪。

3. 湿重于热证

临床表现：身目发黄，黄色不如热重于湿证鲜明，头重身困，脘闷腹胀，食欲减退，恶心呕吐，腹胀或大便溏垢，舌苔厚腻微黄，脉濡数或濡缓。

治法：化湿利小便，佐以清热。

代表方：茵陈五苓散合甘露消毒丹加减。若右胁疼痛较甚，可加郁金、川楝子、佛手疏肝理气止痛；若脘闷腹胀，可加陈皮、藿香、佩兰以芳香化湿理气；若湿困脾胃，便溏尿少，口中甜，可加厚朴、苍术；若纳呆或无食欲，再加炒麦芽、鸡内金以醒脾消食。

4. 胆腑郁热证

临床表现：身目发黄，黄色鲜明，上腹、右胁胀闷疼痛，牵引肩背，身热不退，或寒热往来，口苦咽干，呕吐呃逆，便秘，小便黄，舌红苔黄，脉弦滑数。

治法：疏肝泄热，利胆退黄。

代表方：大柴胡汤加减。胁痛重者，可加延胡索、郁金、枳壳、木香；黄疸重者，可加金钱草、茵陈、栀子；热重者，可加金银花、蒲公英、虎杖。

5. 疫毒炽盛证（急黄）

临床表现：起病急骤，黄疸迅速加深，其色如金，皮肤瘙痒，高热口渴，胁痛腹满，神昏谵语，烦躁抽搐，或衄血、便血、尿血，皮下紫斑，舌质红绛，苔黄而燥，脉弦滑或数。

治法：清热解毒，凉血开窍。

代表方：犀角地黄汤加减（犀角已禁用，现多用水牛角代）。若热毒炽盛，患者未陷入昏迷之际，急以通涤胃肠热毒为要务，不可犹豫，宜加大剂量清热解毒药，如金银花、连翘、土茯苓、蒲公英、大青叶、黄柏、生大黄,或用五味消毒饮,重加大黄;若热入营血,心神昏乱,肝风内动,躁扰不宁,肝风内动者用紫雪丹;热邪内陷心包,谵语或昏聩不语者用至宝丹;热毒炽盛,湿热蒙蔽心神,神志时清时昧者,急用安宫牛黄丸。

(二)阴黄

1. 寒湿阻遏证

临床表现:身目俱黄,黄色晦暗或如烟熏,脘腹痞胀,纳食少,神疲倦怠畏寒肢冷,口淡不渴,舌淡苔白腻,脉濡缓或沉迟。

治法:温中化湿,健脾和胃。

代表方:茵陈术附汤加减。胁痛或胁下积块者,可加柴胡、丹参、泽兰、郁金、赤芍以疏肝利胆,活血化瘀;便溏者,加茯苓、泽泻、车前子;黄疸日久,身倦乏力者,加党参、黄芪。

2. 瘀血内结证

临床表现:身目发黄而晦暗,面色黧黑,胁下有积块胀痛,肌肤可见赤丝纹缕,舌质紫暗或瘀斑,脉弦涩或细涩。

治法:活血通瘀,疏肝退黄。

代表方:鳖甲煎丸加减。脘腹部胀满疼痛,纳呆便溏,食少脉细弱者,加六君子汤;兼有睡眠不佳,心悸气短者,加酸枣仁汤化裁;血虚者,加当归、熟地黄养血。

3. 脾虚湿滞证

临床表现:面目及肌肤发黄,黄色较淡,面色不华,萎弱无力,纳差消瘦,心悸气短,倦怠乏力,头晕目眩,舌淡苔白,脉细弱。

治法:健脾和血,利湿退黄。

代表方:黄芪建中汤加减。湿盛者,酌加茯苓、泽泻以利湿退黄;气虚者,加大黄芪用量,加党参以补气,白术以健脾;血虚者,加当归、阿胶以养血。

四、预防与调护

(一)预防

本病的转归与黄疸的性质、体质强弱、治疗护理等因素有关。一般来说,阳黄预后良好,急黄邪入心营,耗血动血,预后多不良。阴黄若阳气渐复,黄疸渐退,则预后较好;若久治不愈,化热伤阴动血,黄疸加深,转变为臌胀重症则预后不良;本病病程相对较长,除了药物治疗以外,精神状态、生活起居、休息营养等,对本病也有重要的辅助治疗意义。

(二)调护

早期发现、早期隔离,注意饮食卫生,预防本病的发生。一旦发生黄疸,饮食应以清淡为主,禁食辛辣刺激食物,禁肥甘厚味,禁暴饮暴食,禁止饮酒,少食海产品。劳逸结合,保持心情舒畅,戒恼怒忧思,以助于病情好转。对于急黄患者应密切观察脉证皮肤变化,以防病情恶化。

第二节 胁 痛

胁痛是以一侧或两侧胁肋部疼痛为主要表现的一种肝胆病证,是临床较常见的一种症状。胁,指侧胸部,为腋以下至第十二肋骨部位的统称。胁痛是肝胆疾病中常见之证,临床有许多病证都是依据胁痛来判断其为肝胆病或系与肝胆有关的疾病。

本病证早在《黄帝内经》就有记载,并明确指出胁痛的发生主要是由于肝胆的病变。如

《素问·缪刺论》:"邪客于足少阳之络令人胁痛不得息。"《素问·刺热论》谓:"肝热病者,小便先黄……胁满痛。"《景岳全书·胁痛》曰:"胁痛有内伤外感之辨,凡寒邪在少阳经,乃病为胁痛耳聋而呕,然必有寒热表证方是外感,如无表证,悉数内伤,但内伤胁痛者十居八九,外感胁痛则间有之耳。"将胁痛病因分为外感与内伤两大类,并提出以内伤为多见。《临证指南医案·胁痛》对胁痛之属久病入络者,善用辛香通络、甘缓补虚、辛泄祛瘀等法,立方遣药,颇为实用,对后世医家影响较大。《类证治裁·胁痛》在叶天士观点的基础上将胁痛分为肝郁、肝瘀、痰饮、食积、肝虚诸类,对胁痛的分类与辨证论治做出了一定的贡献。

本病在临床中需与胸痛、胃痛、悬饮相鉴别。胸痛的部位在整个胸部,常伴有胸闷不舒,心悸短气,咳嗽喘息,痰多等心肺系证候。而胁痛若由肝郁气滞所致,表现为胁肋部胀痛连及胸背,出现胸痛症状,但仍以胁肋部疼痛为主,并伴恶心、口苦等肝胆病症状;肝气犯胃所致的胃痛常表现为连胁而痛,但仍以胃脘部疼痛为主,应注意与胁痛鉴别;悬饮也可见胁肋疼痛,表现为饮留胁下,胸胁胀痛,咳嗽咳痰,呼吸时加重,喜向病侧睡卧,肋间饱满,叩诊浊音,不难鉴别。

西医学中急性或慢性肝炎、肝硬化、肝寄生虫病、肝癌、急性或慢性胆囊炎、胆石症、慢性胰腺炎、胁肋外伤以及肋间神经痛等以胁痛为主要表现者,均可参考本节内容辨证论治。

一、病因病机

胁痛主要责之于肝胆,具体病因病机分述如下:

1. 肝气郁结　情志不畅,或忧思抑郁,或暴怒气逆,均可导致肝脉不畅,失于调达,气机阻滞,不通则痛,发为胁痛。

2. 瘀血阻络　气行则血行,气滞则血瘀。肝郁气滞可以及血,久则引起血行不畅而瘀血停留,或跌仆闪挫,恶血不化,均可致瘀血阻滞胁络,不通则痛,而成胁痛。

3. 湿热蕴结　外感湿热之邪,侵袭肝胆,或嗜食肥甘醇酒辛辣,损伤脾胃,脾失健运,生湿蕴热,内外之湿热,均可蕴结于肝胆,导致肝胆疏泄不利,气机阻滞,不通则痛,而成胁痛。

4. 肝阴不足　素体肾虚,或久病耗伤,或劳欲过度,均可使精血亏损,致肝阴不足,络脉失养,不荣则痛,而成胁痛。

总之,胁痛主要责之于肝胆,且与脾、胃、肾相关。基本病机为肝络失和,总属"不通则痛""不荣则痛"两类。胁痛由气滞、湿热、血瘀所致者,多属实证,为"不通则痛"。由肝阴不足所致者,属虚证,为"不荣则痛"。胁痛的病机转化较为复杂,既可由实转虚,又可由虚转实,而成虚实并见之证。若因气郁化火、肝胆湿热等原因造成阴津耗伤,精亏血少,即由实转虚;若因肝阴不足,肝络失养,加之饮食、外邪等因素所致,即产生虚实夹杂之证。

二、辨病思路

胁痛常见于肝胆系疾病,临床中应注意鉴别。

1. 病毒性肝炎　可有乏力、食欲减退、厌食油腻、肝区疼痛、黄疸等。可伴脾脏轻度肿大,ALT升高等。病原学检查阳性。

2. 肝硬化　慢性病程,常有病毒性肝炎、长期大量饮酒、胆汁淤积、自身免疫、药物不当等病史。代偿期仅有轻度乏力、腹胀、右胁隐痛;失代偿期表现为肝功能减退和门静脉高压症。

3. 急、慢性胆囊炎　急性胆囊炎起病急骤,以右上腹剧烈绞痛、发热、恶心呕吐和外周白细胞计数增高为主,墨菲征阳性。慢性胆囊炎以右上腹疼痛反复发作为特点,呈胀痛、隐痛,或向右肩、右侧后背放射,超声和CT检查有助于诊断。

4. 胆石症　典型症状是胆绞痛,常常于饱餐、进食高脂肪食物后等发作,疼痛一般位于中上腹或右上腹,并发胆囊炎时可有墨菲征阳性,超声作为首选检查方法。

5. 原发性肝癌　主要表现为肝区疼痛、肝脏肿大、黄疸、腹水、恶病质等,预后不良,血清 AFP、增强 CT/MRI 检查有利于诊断。

6. 急、慢性胰腺炎　急性胰腺炎以急性、持续腹痛,可放射到背部,恶心呕吐、发热为特点。慢性胰腺炎以腹痛、腹泻或脂肪泻、消瘦、营养不良等胰腺功能不全等为特点,内镜超声、CT 和 MRI、胰胆管造影检查有利于诊断。

7. 肋间神经痛　疼痛范围局限于病变肋间神经分布区,多见于一侧第 5~9 肋间,患部呈弧形剧痛,并有固定痛点,常因咳嗽、喷嚏、深呼吸而加剧。

三、辨证论治

胁痛的治疗应着眼于肝胆,分虚实而治,遵循"通则不痛""荣则不痛"理论,以疏肝和络止痛为基本治则。实证宜疏肝理气、活血通络、清热祛湿;虚证宜滋阴养血柔肝。临床上还应据"痛则不通""通则不痛"的理论,以及肝胆疏泄不利的基本病机,在各证中适当配伍疏肝理气、利胆通络之品。

1. 肝气郁结证

临床表现:胁肋胀痛,走窜不定,甚则连及胸肩背,且情志不舒则痛增,胸闷,善太息,得嗳气则舒,饮食减少,脘腹胀满。舌苔薄白,脉弦。

治法:疏肝解郁,理气止痛。

代表方:柴胡疏肝散加减。若气滞血阻,酌加赤芍、川楝子、延胡索、青皮;若兼见胁肋掣痛,口干口苦,尿黄便干,舌红苔黄,脉弦数之象,酌加栀子、黄芩、胆草等清肝之品;若伴肠鸣、腹泻者,酌加白术、茯苓、泽泻、薏苡仁。

2. 瘀血阻络证

临床表现:胁肋刺痛,痛有定处而拒按,疼痛持续不已,夜间尤甚,或胁下有积块,或面色晦暗。舌质紫暗,脉弦涩。

治法:活血化瘀,理气通络。

代表方:血府逐瘀汤加减。瘀血严重,有明显外伤史者,应以逐瘀为主,方选复元活血汤;若瘀血较轻,亦可选用旋覆花汤;若兼有气滞,酌加延胡索、香附;若胁下有癥块,酌加三棱、莪术。

3. 湿热蕴结证

临床表现:胁肋胀痛或灼热疼痛,触痛明显而拒按,或引及肩背,伴脘闷纳呆,恶心呕吐,厌食油腻,口苦口黏,小便黄赤,大便黏滞不爽,或有身目发黄。舌苔黄腻,脉弦滑数。

治法:清热利湿,理气通络。

代表方:龙胆泻肝汤加减。若大便不通,腹胀满,可加大黄、芒硝以泻下存阴;若湿热煎熬津液,砂石阻滞,见胁肋剧痛,可加金钱草、海金沙、鸡内金;若身目发黄,发热口渴,可加茵陈、黄柏、金钱草;久延不愈者,可加三棱、莪术、丹参、鳖甲。

4. 肝阴不足证

临床表现:胁肋隐痛,绵绵不已,遇劳加重,口干咽燥,两目干涩,心中烦热,头晕目眩。舌红少苔,脉弦细数。

治法:养阴柔肝,通络止痛。

代表方:一贯煎加减。若两目干涩,视物昏花,可加决明子、女贞子;若头晕目眩甚,可加钩藤、天麻、菊花;若心中烦热,口苦甚者,可加栀子、黄芩;若心烦不寐,可加合欢皮、酸枣仁等;若阴虚火旺,可加黄柏、知母、地骨皮等。

四、预防与调护

胁痛皆与肝的疏泄功能失常有关。所以精神愉快,情绪稳定,气机条达,对预防与治疗有着重要的作用。饮食注意清淡,切忌嗜酒及辛辣肥甘厚味,防止湿热内生,疏泄不利导致胁痛发生。

胁痛属于肝阴不足者,应注意休息,劳逸结合,多食蔬菜、水果、瘦肉等清淡而富有营养的食物。胁痛属于湿热蕴结者,尤应注意饮食,要忌酒,忌辛辣肥甘厚腻之品,生冷不洁之品也应注意。适度参与体育锻炼,有助于恢复气血运行。同时配合中医针灸、推拿等法。

第三节 积 聚

积聚是以腹内结块,或胀或痛为主要临床表现的疾病。但"积"和"聚"又分别有不同的临床特征。积,触之有形,结块固定不移,痛有定处;聚,触之无形,结块聚散无常,痛无定处。

积聚之名首见于《黄帝内经》,并将积聚分为积、瘕、伏梁、痃癖、肥气、息贲、肠覃、奔豚、瘤等类型。《难经·五十五难》明确提出积与聚在病理及临床表现上的区别,提出五脏之积,为后世治疗开创先河。东汉张仲景所创制鳖甲煎丸、大黄䗪虫丸等为治疗积聚的常用方剂,至今仍沿用。隋代巢元方《诸病源候论·积聚病诸候》记载"诸脏受邪,初未能为积聚,留滞不去,乃成积聚。"提出外邪侵袭,稽留人体,伤及脏腑,久成积聚。明代张景岳提出积聚的治疗有四种方法,包括攻、消、散、补。李梴《医学入门》提出不但可以采用内服药物治疗积聚,还可运用膏药外贴、药物外熨、针灸等治疗。

西医学中由多种病因引起的腹腔肿瘤、肝脾大、增生型肠结核等可参考"积"辨证论治;胃肠功能紊乱、不完全性肠梗阻等可参考"聚"辨证论治。

一、病因病机

积聚的发生,多因情志失调、饮食所伤、外邪侵袭以及病后体虚所致,或他病续发,如黄疸、疟疾等经久不愈而成。肝脾受损,脏腑失和,气机阻滞,瘀血内结,痰湿凝滞,而成积聚。

1. 情志失调 情志抑郁,肝气不疏,脏腑失和,气机阻滞,血行不畅,气滞血瘀,日积月累,而成积聚。

2. 饮食所伤 饮食不节,饥饱无常,损伤脾胃;或嗜食辛辣、肥甘厚腻,过嗜烟酒,脾胃受损,运化失健,水谷精微不布,湿浊凝聚,或食滞、虫积与痰气交阻,气机壅滞,或病久入络,痰浊与气血相搏,发为积聚。

3. 外邪侵袭 寒、湿、热等外邪或邪毒侵袭人体,稽留不去,导致脏腑失和,气虚运行不畅,痰浊内生,气滞血瘀痰凝,日久形成积聚。

4. 他病续发 黄疸、疟疾病后,经久不愈,湿痰凝滞,气血不畅,脉络瘀阻,或久病之后,脾气亏虚,血液运行涩滞,导致积聚形成。

本病病机关键为气机阻滞,瘀血内结。而气滞、血瘀、痰凝乃积聚形成的主要病理因素。积证以血瘀为主,聚证以气滞为主。积证病在血分,多为脏病。聚证病在气分,多为腑病。积聚的病因有寒邪、湿热、痰浊、食滞、虫积、病后体虚等,多种因素多交错夹杂。且积和聚亦可相互转化,甚至出现一些严重变证。

二、辨病思路

西医学中由多种病因引起的腹腔肿瘤、肝脾大、增生型肠结核、胃肠功能紊乱、不全性肠梗阻等,可参考本节内容辨证论治。

1. 腹腔肿瘤　如胃癌、肠癌、肝癌、胰腺癌等恶性肿瘤,多有腹胀、腹痛症状,伴有排便异常,肿瘤标志物、影像学检查可诊断鉴别。

2. 肝脾大　常见急性或慢性肝炎、肝硬化、血液系统疾病等,可见胆红素、谷丙转氨酶、谷草转氨酶升高,或白细胞、血小板等异常,并伴有肝脾大、凝血功能异常等。

3. 增生型肠结核　多有结核感染史,常伴有发热、消瘦、腹胀、腹痛、腹泻等表现。

4. 胃肠功能紊乱　可有精神因素、饮食不规律等诱因,伴有胃肠道症状,排除器质性病变。

5. 不全性肠梗阻　以腹痛、呕吐、腹胀、肛门停止排气排便等症状为主,影像学检查提示肠腔积气、积液,可见液气平面。

三、辨证论治

积聚辨证首分初、中、末三期,初期正气尚盛,邪气虽实而不盛;中期正气已虚,邪气渐盛;末期正气大伤,邪气盛极。辨别初、中、末期,以知正邪盛衰,从而选择攻补之法。其次,辨别部位。积块部位不同,提示所病脏腑不同,而临床症状、治疗方药也不尽相同。再次,辨标本缓急。在积聚病程中,由于病情进展,常可出现一些危急重症,如吐血、便血、剧烈呕吐、黄疸等,可遵循急则治其标,缓则治其本,或者标本兼顾的治疗原则处理。

根据本病病机,聚证病在气分,治疗重在调气,以疏肝理气、行气消聚为大法;积证病在血分,当以活血为主,以活血化瘀、软坚散结为治疗基本治则。同时应注意根据病情发展、病机演变,区分不同阶段,适当调整攻补策略。

（一）聚证

1. 肝郁气滞证

临床表现:腹中气聚,攻窜胀痛,时聚时散,脘胁之间时或不适,病情常随情绪而起伏。舌淡红,苔薄,脉弦。

治法:疏肝解郁,行气散结。

代表方:逍遥散加减。若兼瘀象,加延胡索、莪术;若兼热象,合左金丸。

2. 食滞痰阻证

临床表现:腹胀或痛,时有如条状物聚起,重按则胀痛更甚,便秘,纳呆。舌苔腻,脉弦滑。

治法:导滞通便,理气化痰。

代表方:六磨汤加减。若痰浊中阻,呕恶苔腻,可加半夏、陈皮、生姜;若脾虚,便溏,纳差,可加党参、白术、炒麦芽;若因蛔虫结聚,阻于肠道,可配服乌梅丸。

（二）积证

1. 气滞血阻证

临床表现:积块软而不坚,固定不移,胁肋疼痛,脘腹痞满。舌暗,苔薄白,脉弦。

治法:理气活血,通络消积。

代表方:柴胡疏肝散合失笑散加减。若烦热,口干,舌红,脉细弦,加牡丹皮、栀子、黄芩;若气滞血阻较甚,兼有寒象,加肉桂、吴茱萸、当归。

2. 瘀血内结证

临床表现:腹部积块明显,硬痛不移,消瘦乏力,纳差,时有寒热,面色晦暗黧黑,面颈胸臂或有血痣赤缕,女子可见月事不下。舌质紫暗或有瘀点,脉细涩。

治法:祛瘀软坚,健脾益气。

代表方:膈下逐瘀汤加减。若积块疼痛甚,可加三棱、莪术、佛手;若痰瘀互结,加白芥子、半夏、苍术,或合鳖甲煎丸。

3. 正虚瘀阻证

临床表现:积块坚硬,疼痛逐渐加剧,面色萎黄或黧黑,形脱骨立,饮食大减,神疲乏力,或呕血、便血、衄血。舌质淡紫,舌光无苔,脉细数或弦细。

治法:补益气血,活血化瘀。

代表方:八珍汤加减。若阴伤较甚,头晕目眩,舌光无苔,脉象细数,加生地黄、玄参、枸杞子、石斛;若牙龈出血、鼻衄,加牡丹皮、白茅根、茜草、三七。

四、预防与调护

(一)预防

本病发生,起于情志失和者居多,故调畅情志,避免精神刺激,消除顾虑,保持心情舒畅,对预防积聚发生有重要作用。饮食有节,起居有常,注意冷暖,保持正气充沛,气血流畅,是预防积聚的重要措施。

(二)调护

需注意积聚早期的诊治,防止病邪传变、进展。饮食上,要忌肥甘厚味、辛辣刺激食物,宜新鲜、清淡、富于营养。在黄疸、疟疾等病情缓解后,仍需继续清理余邪,疏畅气机,调和肝脾,防止邪气残留,气血郁结成积。同时,可适当配合外治法、针灸等治疗。

●(王海强　汪　静)

复习思考题

1. 如何理解湿邪在黄疸发病过程中的意义?

2. 胁痛治疗为什么宜柔肝不能伐肝?

3. 积聚的治疗原则和治疗大法分别是什么?

◇◇◇ 第六章 ◇◇◇

肾 系 病 证

第一节 水 肿

水肿是体内水液潴留,泛溢肌肤,出现以眼睑、头面、四肢、腹背甚至全身浮肿为主要临床表现的一类病证,严重者还可伴有胸腔积液、腹水等。

本病在《黄帝内经》中称为"水",《黄帝内经》中多篇对其症状、发病、病机及治疗做了详细的论述。到东汉时期,张仲景在《金匮要略》中提出了发汗、利小便的治疗原则。唐代孙思邈在《备急千金要方·水肿》中首次提出了水肿必须忌盐,为水肿的调护提供了宝贵经验。宋代严用和在《济生方·水肿门》中将水肿分为阴水、阳水两大类,这一分类法为后世水肿病的辨证奠定了基础,并且其倡导温脾、暖肾之法,在前人汗、利、攻的基础上开创了补法。杨士瀛在《仁斋直指方·虚肿方论》创用活血利水法治疗瘀血水肿。明代李梴在《医学入门·水肿》中提出疮毒致水肿的病因学说。对水肿的认识日趋成熟。

水肿在临床上需与臌胀相鉴别。臌胀是以腹部胀大,皮色苍黄,脉络暴露为主要临床表现的一类病证,四肢多不肿,反见瘦削,后期可伴见轻度肢体浮肿;而水肿则以头面或下肢先肿,继及全身,一般皮色不变,肿甚者可见腹大胀满,但腹壁无青筋暴露。臌胀是由肝、脾、肾功能失调,导致气滞、血瘀、水聚腹中;水肿乃肺、脾、肾三脏功能失调,气化不利,而导致水液泛溢肌肤。

中医学的水肿多是西医学中众多疾病的一个症状,包括西医学的肾性水肿、心源性水肿、肝源性水肿、营养不良性水肿、内分泌性水肿、特发性水肿等。本节论及的水肿主要是以肾性水肿为主要的西医病症,包括急性或慢性肾小球肾炎、肾病综合征、继发性肾小球疾病等。肝源性水肿,是以腹水为主症,属于臌胀范畴。其余水肿的辨治,可以参考本节内容。

一、病因病机

水液的正常运行,依赖肺气的通调,脾气的转输,肾气的开阖及三焦的气化。若外邪侵袭、饮食不节、禀赋不足、久病劳倦,导致肺、脾、肾三脏功能失调,气化不利,水液停聚,泛溢肌肤,而成水肿。

1. 风邪袭表 风为六淫之首,每夹寒夹热。肺为水之上源,而通调水道,下输膀胱,又外合皮毛,主一身之表。若风邪外袭,内舍于肺,肺失宣降,不能通调水道,下输膀胱,以致风遏水阻,风水相搏,游溢肌肤,发为水肿。

2. 疮毒内犯 肺主皮毛,脾主肌肉。肌肤患有痈疡疮毒,未能清热消透,疮毒内攻,损伤肺脾。肺失通调,脾失健运,津液输布失常,导致水液潴留,溢于肌肤,发为水肿。

3. 外感水湿 脾主运化,喜燥恶湿。若久居湿地,或冒雨涉水,汗出沾衣,水湿内侵,困遏脾阳,脾胃升清降浊功能失司,水无所制,发为水肿。若湿郁化热,湿热交蒸,三焦壅滞,水道不通,亦能导致水肿。

4. 饮食不节 过食肥甘,嗜食辛辣,或饮酒无度,久则湿热中阻;或过食生冷致寒湿内生;或暴饮暴食,均可损伤脾胃。或摄食不足,营养不良,脾气失养,无论因实因虚皆可导致脾失转输,水湿壅滞,泛溢肌肤,而发为水肿。

5. 禀赋不足,劳倦久病 先天禀赋薄弱,或劳倦过度,或纵欲无节,生育过多,或久病不愈,或产后失养,皆可伤及脾肾,脾气虚运化无力,肾气虚不能化气行水,开阖不利,终致水液内停,泛溢肌肤,而为水肿。

水肿的基本病机为肺失通调、脾失健运、肾失开阖、三焦气化不利,水液潴留。肺主一身之气,有主治节、通调水道、下输膀胱的作用。风邪袭表,肺失宣肃,水道不利,则风水相搏,发为水肿;脾主运化,有布散水气精微的功能。外感水湿,脾阳被困,或饮食劳倦等损及脾气,造成脾失转输,水湿内停,乃成水肿。肾主水,水液的输化有赖于肾阳的气化开阖作用。先天禀赋不足,或久病劳倦,致肾气亏虚,则肾失气化、开阖不利,水液泛溢肌肤,则为水肿。其病位在肺、脾、肾,而关键在肾。肺、脾、肾三脏相互联系,相互影响。如肺脾之病水肿,久必及肾,导致肾虚而使水肿加重;肾阳虚衰,火不暖土,则脾阳亦虚,土不制水,则水肿更甚;肾虚水泛,上逆犯肺,则肺气不降,失其宣降通调之功,而加重水肿。因此,肺、脾、肾三脏与水肿之发病,是以肾为本,以肺为标,而以脾为制水之脏,诚如《景岳全书·肿胀》指出:"凡水肿等证,乃肺、脾、肾三脏相干之病。盖水为至阴,故其本在肾;水化于气,故其标在肺;水惟畏土,故其制在脾。今肺虚则气不化精而化水,脾虚则土不制水而反克,肾虚则水无所主而妄行。"

二、辨病思路

过多的体液在组织间隙或体腔中积聚称为水肿。按病因分类常见的有肾性、营养不良性、内分泌性和特发性水肿等,临床均可参照本节内容辨证论治。

1. 肾性水肿 肾性水肿的特点是疾病早期只于晨起时出现于组织疏松部位,如眼睑或颜面部、足踝部浮肿,随着病情的发展,可以波及下肢和全身。由于肾脏疾病的不同,所引起的水肿表现也有很大的差异。肾性水肿在临床常见于肾病综合征、急性或慢性肾小球肾炎患者。临床上呈现凹陷性浮肿,即用手指按压局部皮肤可出现凹陷。

(1)肾病综合征:常表现为全身高度浮肿,而眼睑、颜面部更为显著。尿液中含大量蛋白质,并可见多量脂性和蜡样管型。血浆白蛋白减少,胆固醇增加。

(2)急性肾小球肾炎:其水肿的程度多为轻度或中度,有时仅限于颜面或眼睑。水肿可以骤起,少数患者可迅速发展到全身。急性期(2~4周)过后,水肿可以消退。几乎所有的患者可出现血尿,或肉眼就可见到血尿或在显微镜下见到尿中有红细胞以及轻度、中度的蛋白尿。血红蛋白及红细胞计数常有轻度降低。

(3)慢性肾小球肾炎:一般不如急性肾小球肾炎水肿明显且多见,有时水肿仅限于眼睑。患者除水肿外常见有轻度血尿、中度蛋白尿及管型尿。肾功能可能受损,血压升高,尤其是舒张压升高。

2. 营养不良性水肿　是由于营养物质缺乏所引起。水肿发生较慢,其分布一般是从组织疏松部位开始,然后扩展到全身皮下。当水肿发展到一定程度之后,低垂部位如双下肢水肿表现明显。营养不良性水肿患者血浆白蛋白水平降低、尿液正常、血压不高,常合并有贫血及乏力,营养改善后水肿可消退。

3. 内分泌性水肿　系指内分泌激素分泌过多或过少干扰了水盐代谢或体液平衡而引起的水肿。

(1) 垂体前叶功能衰退症:多由产后大出血引起。国内报告此症患者 45% 表现有水肿,并有皮肤增厚、干燥而有鳞屑、毛发脱落。

(2) 肾上腺皮质功能亢进:糖皮质激素以皮质醇为代表,皮质醇分泌过多的综合征即库欣综合征。皮质醇可促进肾远曲小管及肠壁等对钠的重吸收,皮质醇分泌过多可导致水肿。继发性醛固酮分泌增多往往是许多全身性水肿(如心源性水肿、肾性水肿等)重要的病理生理机制。

(3) 甲状腺功能异常:甲状腺功能减退及甲状腺功能亢进两者均可出现水肿,且均为黏液性水肿。患者常表现颜面和手足浮肿,皮肤粗厚,呈苍白色。胫前区局部皮肤增厚,称胫前黏液性水肿。甲状腺功能亢进患者可出现眼睑和眼窝周围组织肿胀,眼裂增宽,且眼球突出,结膜可有水肿。

4. 特发性水肿　为一种原因尚不明确的全身性水肿,多见于女性,且以中年妇女占多数。水肿受体位的影响,且呈昼夜周期性波动。患者在晨起时仅表现轻微的眼睑、面部及双手浮肿,随着起立及白天时间的推移,水肿将移行到身体下半部,足、踝部有明显凹陷性水肿,一般到傍晚时水肿最为明显。一昼夜体重的增减可超过 1.5kg,因此每天多次称体重是诊断的重要依据之一。立卧位水试验有助于此病的诊断。

三、辨证论治

水肿的辨证以阴阳为纲,首辨阳水、阴水,区分其病理属性。阳水多因风邪、疮毒、水湿所致。发病较急,每成于数日之间,肿多由面目开始,自上而下,继及全身,肿处皮肤绷紧光亮,按之凹陷即起,兼有发热恶寒等表症,或烦热口渴、小便赤涩、大便秘结、皮肤疮疡等毒损,属表证、实证,一般病程较短;阴水发病缓慢,或反复发作,或由阳水转化而来。肿多由足踝开始,自下而上,继及全身,肿处皮肤松弛,按之凹陷不易恢复,甚则按之如泥,兼见神疲乏力,纳呆便溏,腰酸冷痛,畏寒肢冷等脾肾两虚之证,属里证、虚证或虚实夹杂证,病程较长。

阳水与阴水虽有区别,但在一定程度上又可相互转化。如阳水日久不愈,正气日渐耗伤,或因失治、误治,损伤脾胃,水邪日盛,可转为阴水;若阴水复感外邪,水肿剧增,呈现阳水的证候,而成本虚标实之证。

水肿的治疗,以"发汗、利尿、泻下逐水"为基本原则,具体应用视阴阳虚实不同而异。阳水以祛邪为主,应予以发汗、利水或攻逐,同时配合清热解毒、理气化湿等法;阴水当以扶正为主,温肾健脾,同时配以利水、养阴、活血、祛瘀等法。对于虚实夹杂者,则当兼顾,或先攻后补,或攻补兼施。

关于水肿的治疗原则,主要体现在以下几个方面:

1. 平治于权衡　张志聪曰:"平权衡者,平治其脉。"王冰曰:"察脉沉浮也,脉浮为在表开鬼门也,脉沉在里洁净府也。"平治于权衡还可理解为平衡阴阳之意。

2. 去菀陈莝　积者谓之菀,久者谓之陈,菀陈为久积之水邪。莝谓之杂草,两者喻指体内久积水邪、久病成瘀。去菀陈莝指祛除体内久积淤滞之物。

3. 开鬼门　鬼门指玄府、毛孔。开鬼门指发汗,使水邪从汗孔而出。

4. 洁净府　净府即膀胱。洁净府指利小便,使水邪从小便而出。

5. 微动四极,温衣,缪刺其处　轻微的活动四肢有利于阳气的升发,穿保暖的衣服避免寒邪入侵,浅刺脉络有利于阳气的疏通,从而使阳气恢复,水邪宣散。

6. 精以时服　按四时的不同进食不同的食物,有利于精气的恢复以祛除水邪。

（一）阳水

1. 风水相搏证

症状:眼睑浮肿,继则四肢全身皆肿,来势迅速,多有恶风发热,肢节酸楚,小便不利等症。偏于风热者,伴咽喉红肿疼痛,舌质红,脉浮滑数。偏于风寒者,兼恶寒,咳喘,舌质淡,苔薄白,脉浮滑或浮紧。如水肿较甚,亦可见沉脉。

治法:散风解表,宣肺行水。

代表方:越婢加术汤加减。若见汗出恶风,卫阳已虚,则用防己黄芪汤加减以益气行水;若表证渐解,身重而水肿不退者,可按水湿浸渍证论治。

2. 湿毒浸淫证

症状:眼睑头面浮肿,延及全身,皮肤光亮,尿少色赤,身发疮痍,甚至溃烂,恶风发热,舌质红,苔薄黄,脉浮数或滑数。

治法:宣肺解毒,利湿消肿。

代表方:麻黄连翘赤小豆汤合五味消毒饮加减。脓毒甚者,当重用蒲公英、紫花地丁;湿盛糜烂者,加苦参、土茯苓;风盛者,加白鲜皮、地肤子;血热红肿者,加牡丹皮、赤芍;大便不通者,加大黄、芒硝。

3. 水湿浸渍证

症状:全身浮肿,按之没指,小便短少,身体困重,胸闷,纳呆,泛恶,腹胀,舌质淡,苔白腻,脉沉缓或濡缓,起病缓慢,病程较长。

治法:健脾化湿,通阳利水。

代表方:五皮饮合胃苓汤加减。若肿甚而喘,可加麻黄、杏仁、苏子、葶苈子宣肺泻水而平喘;若面肿、胸满不得卧,加苏子、葶苈子降气行水;若湿困中焦,脘腹胀满,加川椒、大腹皮、干姜温脾化湿。

4. 湿热壅盛证

症状:遍体浮肿,皮肤绷紧光亮,胸脘痞闷,烦热口渴,小便短赤,或大便干结,舌质红,苔黄腻,脉沉数或濡数。

治法:分利湿热。

代表方:疏凿饮子加减。若腹满不减,大便不通,可合己椒苈黄丸;若肿势严重,兼见气粗喘满,倚息不得卧,脉弦有力,加葶苈子、桑白皮泻肺利水;若湿热久羁,亦可化燥伤阴,症见口干咽燥,大便干结,加白茅根、芦根生津止渴。

（二）阴水

1. 脾阳虚衰证

症状:水肿日久,腰以下为甚,按之凹陷不易恢复,脘腹胀闷,纳呆便溏,面色萎黄,神疲乏力,四肢倦怠,小便短少,舌质淡,苔白腻或白滑,脉沉缓或沉弱。

治法:温阳健脾,化湿利水。

代表方:实脾饮加减。若小便短少,可加桂枝、泽泻以助膀胱气化而行水;若见气短声弱,可加人参、黄芪以益气健脾。

2. 肾阳衰微证

症状:水肿反复消长不已,面浮身肿,腰以下肿甚,按之凹陷不起,腰部冷痛酸重,尿量减少,四肢厥冷,怯寒神疲,面色灰滞或㿠白,甚者心悸胸闷,喘促难卧,腹大胀满,舌质淡胖,苔白,脉沉细或沉迟无力。

治法:温肾助阳,化气行水。

代表方:济生肾气丸合真武汤加减。若小便清长量多,去泽泻、车前子,加菟丝子、补骨脂以温固下元。

3. 瘀水互结证

症状:水肿迁延不退,肿势轻重不一,四肢或全身浮肿,以下肢为主,皮肤瘀斑,腰部刺痛,或伴血尿,舌质紫暗或有瘀点,苔白,脉沉细涩。

治法:活血祛瘀,化气行水。

代表方:桃红四物汤合五苓散加减。若全身肿甚,气喘烦闷,小便不利,此为血瘀水盛,肺气上逆,可加葶苈子、椒目、泽兰以逐瘀泻肺;若见腰膝酸软,神疲乏力,乃脾肾亏虚之象,可合用济生肾气丸以温补脾肾,利水消肿。

四、预防与调护

患者应避免风邪外袭,注意保暖;感冒流行季节,外出戴口罩,避免去人流量多的场所;居室宜通风;平时应避免冒雨涉水,或湿衣久穿不脱。注意调摄饮食,肿势重者应给予无盐饮食,轻者予以低盐饮食(每日摄入食盐量3~4g),若因营养障碍而致水肿者,不必过于忌盐,饮食应富含蛋白质,清淡易消化。劳逸结合,调畅情志。

水肿患者长期服用糖皮质激素者,皮肤容易生疮,应避免抓搔肌肤,以免皮肤感染;对于长期卧床的患者,定期翻身,保持皮肤干燥,以免压疮发生,加重水肿的病情。每日记录液体出入量,若每日尿量少于500ml时,要警惕癃闭的发生。

第二节　癃　闭

癃闭是由于肾或膀胱气化失司而导致尿量减少,排尿困难,甚或小便闭塞不通为主症的一种疾患。“癃闭”病名首见于《黄帝内经·宣明五气》,“膀胱不利为癃,不约为遗溺”。张仲景对小便不利采取辨证论治,气化不行者用五苓散,水热互结者用猪苓汤,瘀血夹热者用蒲灰散或滑石白鱼散。巢元方认为其病因是膀胱有热,而朱丹溪将其病因总结为“气虚”“血虚”“有痰”“风闭”“实热”,较巢元方有了进一步的认识。《证治汇补·癃闭》有云“暴病为溺闭,小便点滴,内急,胀满而难通。久病为溺癃,欲解不解,屡出而短少。”慢性肾衰患者随着病情的进展,尤其是进入终末期时,多数会出现尿量减少,甚或无尿的症状。

癃闭虽病因多端,但基本病理变化为膀胱气化功能失调,其病位主要在膀胱与肾。明代张景岳著《景岳全书》,设立癃闭专篇,对气虚不能化水、阴虚不能化阳而致癃闭有独到见解,并进一步归纳其发病原因,指出火热、败精槁血、气虚、肝强气逆,移碍膀胱,均可导致癃闭。另外,对癃闭的治疗除重视内服药物外,古代医家还创立了许多外治法,如艾灸、导尿、探吐、熏洗等。

一、病因病机

癃闭主要是由于感受湿热或湿热毒邪、饮食不节、情志失调、尿路阻塞及体虚久病导致肾与膀胱气化功能失调所致。

1. 外邪侵袭　下阴不洁,湿热秽浊之邪上犯膀胱,膀胱气化不利则为癃闭;或湿热毒邪犯肺,热邪壅肺,肺气闭塞,水道通调失司,不能下输膀胱;亦有因燥热犯肺,肺燥津伤,水源枯竭而致癃闭。诚如《证治汇补·癃闭》所言:"有热结下焦,壅塞胞内,而气道涩滞者,有肺中伏热,不能生水,而气化不施者。"

2. 饮食不节 久嗜醇酒,肥甘、辛辣之品,导致脾胃运化功能失常,内湿自生,酿湿生热,阻滞于中,下注膀胱,气化不利,乃成癃闭;或饮食不足,饥饱失调,脾胃气虚,中气下陷,无以气化则生癃闭。此即《灵枢·口问》所谓:"中气不足,溲便为之变。"

3. 情志内伤 惊恐、忧思、郁怒、紧张引起肝气郁结,疏泄失司,从而影响三焦水液的运送及气化功能,导致水道通调受阻,形成癃闭。正如《灵枢·经脉》所云:"肝足厥阴之脉……是主肝所生病者……遗溺,闭癃。"

4. 瘀浊内停 瘀血败精阻塞于内,或痰瘀积块,或砂石内生,尿路阻塞,小便难以排出,即成癃闭。如《景岳全书·癃闭》言:"或以败精,或以槁血,阻塞水道而不通也。"

5. 体虚久病 年老体弱或久病体虚,可致肾阳不足,命门火衰,所谓"无阳则阴无以生",致膀胱气化无权,而溺不得生;或因久病、热病,耗损津液,导致肾阴不足,所谓"无阴则阳无以化",乃致水府枯竭而无尿。

6. 药毒所伤 因误用误食或过用过食药物、毒物,损伤脾胃,形成癃闭。

癃闭的基本病机为肾与膀胱气化功能失调,其病位主要在膀胱,与脾、肺、肝、三焦均有密切的关系。尿液的生成和排泄,有赖于三焦功能的正常,以及肺的通调、脾的转输、肝的疏泄来共同完成,故肺、脾、肝功能失调,亦可致癃闭。

二、辨病思路

癃闭常见于各种原因引起的尿潴留及无尿症,如急慢性肾衰竭、神经性尿闭、膀胱括约肌痉挛、休克、心衰、尿路结石、尿路肿瘤、尿路损伤、尿路狭窄、前列腺增生、脊髓炎等而出现的尿潴留和无尿症。按病因分类一般分为肾前性、肾性和肾后性三大类。凡以上疾病出现无尿或少尿时,都可以参考本节内容进行辨证论治。

1. 肾前性少尿、无尿 由于各种原因引起肾脏灌注不足,肾小球滤过率急剧下降,而肾实质无器质性病变,称肾前性少尿、无尿。

(1)有效循环血容量不足:开始为功能性少尿、无尿,一旦补足血容量立即恢复尿量;若不能及时诊断治疗可引起器质性肾脏损害。急性肾衰竭,表现少尿、无尿,见于严重脱水、大出血、大面积烧伤等。

(2)休克:各种原因的休克,肾脏灌注压下降,肾小球滤过率严重不足,见于过敏性休克、失血性休克、心源性休克、感染中毒性休克等,询问病史有助于诊断。

(3)心输出量减少:此时肾脏供血量显著下降,见于左心衰竭、严重心律失常、心脏压塞及缩窄性心包炎等,病史及心电图、B超、胸部X线检查可以帮助确诊。

(4)肝肾综合征:肝硬化晚期严重腹水,肾脏严重灌注不足,表现少尿、无尿,一旦肝硬化腹水得到缓解,肾脏可随之恢复,尿量增加。肝肾综合征时,肾脏的病理学检查正常。

2. 肾性少尿、无尿

(1)肾实质性损害:无论是原发性肾小球肾炎还是系统性红斑狼疮、糖尿病肾病、结节性多动脉炎或感染性心内膜炎、皮肌炎等,均可引起肾实质损害,导致肾功能损害或衰竭引起少尿无尿。慢性肾衰竭晚期肾脏萎缩,肾小球滤过率下降,尿量可显著减少甚至无尿;急性肾衰竭少尿无尿期,表现为少尿无尿,血肌酐、肌酐清除率、肾脏活检有助于诊断。

(2)肾间质性疾患:青霉素、磺胺类药物、利福平、氨基糖苷类抗生素等可引起肾间质损害。也见于慢性肾盂肾炎晚期肾功能损害。急性肾盂肾炎见于肾乳头坏死。重金属盐类中毒见于汞、铅、砷、金等中毒。

（3）肾血管性疾患：肾皮质血管痉挛或栓塞，肾供血减少引起少尿无尿，分为肾脏大血管病变和微血管病变。分别见于肾动脉（血栓、栓塞）、肾静脉（血栓、受压）病变等因素和急进性肾小球肾炎、重症狼疮性肾炎、血管内皮损伤（妊娠高血压综合征、造影剂肾损害等）、血栓性微血管病变（溶血性尿毒症综合征、血栓性血小板减少性紫癜等）等疾病。

3. 肾后性少尿、无尿　常见于尿路梗阻如结石、肿瘤，前列腺病变，糖尿病神经源性膀胱等。

以上各种原因引起的少尿或无尿，通过认真询问病史，进行相关的实验室检查和影像学检查，一般可以明确病因。若为肾性少尿，除了终末期肾脏病以外，应进一步鉴别肾小球病变、肾小管和（或）肾间质病变以及肾血管病变，若肾实质损害原因不明，且无出血等禁忌证时，应尽早肾活检以帮助确诊。

三、辨证论治

癃闭的辨证治疗要注意究病因、别虚实、分缓急。究病因是指根据主要的症状，结合舌脉，辨明癃闭的成因。如小便灼热短赤，口渴，舌红苔黄，脉数者，属热；口渴不欲饮，小腹胀满，为热积膀胱；口渴欲饮，咽干气促，舌红者，为邪热壅肺；如尿线变细，时而不通，或伴疼痛者，为尿路阻塞；若老年排尿无力，点滴而下或尿闭者，为命门火衰。别虚实是辨明癃闭的病性，癃闭有虚实的不同，因湿热蕴结，肺热气壅，肝郁气滞，瘀浊阻塞所致者，多属实证，因中气下陷、肾阳亏虚导致者，多属虚证。实证发病多急骤，虚证发病多缓慢，且临床上虚实夹杂者多见。分缓急指要分清病情的轻重，小便闭塞不通者为急症，量少点滴而出者为缓症，初起病"癃"转为"闭"者为病势转重；初起病"闭"转为"癃"者为病势转轻。

治疗上根据六腑"以通为用"的原则，采用通利的方法。但通利之法，又要结合脏腑虚实和病邪的不同，分别使用清邪热、疏气机、散瘀结、补中气、温肾阳等方法，不可一味攻下。对于水蓄膀胱之急症，应配合针灸、导尿等方法尽快解除患者痛苦。

1. 膀胱湿热证

症状：小便点滴不通，或量极少而短赤灼热，小腹胀满，口苦口黏，或口渴不欲饮，或大便不畅，舌质红，苔黄腻，脉数。

治法：清利湿热，通利小便。

代表方：八正散加减。若舌苔厚腻，可加苍术、黄柏以加强清化湿热；兼心烦、口舌生疮糜烂者，可合导赤散以清心火，利湿热；若湿热久恋下焦，导致肾阴灼伤而出现口干咽燥，潮热盗汗，手足心热，舌光红，可改用滋肾通关丸加生地黄、车前子、牛膝等，以滋肾阴，清湿热，而助气化；若因湿热蕴结三焦，气化不利，小便量极少或无尿，面色晦滞，胸闷烦躁，恶心呕吐，口中有尿臭，甚则神昏谵语，宜用黄连温胆汤加车前子、通草、制大黄等，以降浊和胃，清热利湿。

2. 肺热壅盛证

症状：小便不畅或点滴不通，咽干，烦渴欲饮，呼吸急促，或有咳嗽，舌红，苔薄黄，脉数。

治法：清泄肺热，通利水道。

代表方：清肺饮加减。有鼻塞、头痛、脉浮等表症者，加薄荷、桔梗宣肺解表；肺阴不足者，加沙参、黄精、石斛；大便不通者，加大黄、杏仁以通腑泄热；心烦、舌尖红者，加黄连、竹叶清心火；兼尿赤灼热、小腹胀满者，合八正散上下并治。

3. 肝郁气滞证

症状：小便不通或通而不爽，情志抑郁，或多烦善怒，胁腹胀满，舌红，苔薄黄，脉弦。

治法:疏利气机,通利小便。

代表方:沉香散加减。若肝郁气滞症状严重,可合六磨汤以增强其疏肝理气的作用;若气郁化火,而见舌红、苔薄黄,可加牡丹皮、栀子以清肝泻火。

4. 瘀浊阻塞证

症状:小便点滴而下,或尿如细线,甚则阻塞不通,小腹胀满疼痛,舌紫暗,或有瘀点,脉涩。

治法:行瘀散结,通利水道。

代表方:代抵当丸加减。若瘀血现象较重,可加红花、川牛膝以增强其活血化瘀作用;若病久气血两虚,面色不华,宜益气养血行瘀,可加黄芪、丹参、当归之类;若尿路有结石,可加金钱草、海金沙、冬葵子、瞿麦、石韦以通淋排石利尿。

5. 脾气不升证

症状:小腹坠胀,时欲小便而不得出,或量少而不畅,神疲乏力,食欲不振,气短而语声低微,舌淡,苔薄,脉细。

治法:升清降浊,化气行水。

代表方:补中益气汤合春泽汤加减。若气虚及阴,脾阴不足,清气不升,气阴两虚,证见舌红苔少,可改用参苓白术散加减;若脾虚及肾,可合济生肾气丸加减以温补脾肾,化气利水。

6. 肾阳衰惫证

症状:小便不通或点滴不爽,排出无力,面色㿠白,神气怯弱,畏寒肢冷,腰膝冷而酸软无力,舌淡胖,苔薄白,脉沉细或弱。

治法:温补肾阳,化气利水。

代表方:济生肾气丸加减。若形神委顿,腰脊酸痛,为精血俱亏,病及督脉(多见于老年人),治宜香茸丸补养精血,助阳通窍;若因肾阳衰惫,命火式微,致三焦气化无权,浊阴内蕴,小便量少,甚至无尿、呕吐、烦躁、神昏者,治宜千金温脾汤合吴茱萸汤加减,以温补脾肾,和胃降逆。

四、预防与调护

癃闭的预防,首先要加强身体锻炼,保持心情舒畅,切忌忧思恼怒;消除诸如憋尿、压迫会阴部、外阴不洁、过食肥甘辛辣、过量饮酒、贪凉、纵欲过劳等外邪入侵和湿热内生的有关因素;积极治疗淋证、水肿、尿路及尿路周边肿瘤等疾病。

● (刘旭生　吴喜利)

复习思考题

1. 怎样区分水肿的阳水、阴水?
2. 水肿如何辨证论治?
3. 水肿的治疗原则是什么?
4. 怎样区分癃闭和淋证?
5. 癃闭如何辨证论治?

ER-下-6-2

扫一扫
测一测

◆◆◆ 第七章 ◆◆◆

气血津液病证

第一节 血 证

凡血液不循常道，或上溢于口鼻诸窍，或下泄于前后二阴，或渗出于肌肤所形成的一类出血性疾患，统称为血证。血证的范围广泛，本节讨论内科常见的鼻衄、齿衄、咳血、吐血、便血、尿血、紫斑等血证。西医学中多种急、慢性疾病所引起的出血，包括多系统疾病有出血症状者，以及造血系统病变引起的出血性疾病，均可参考本节辨证论治。

早在《黄帝内经》即对血的生理及病理有较深入的认识。《灵枢·百病始生》载："阳络伤则血外溢，血外溢则衄血；阴络伤则血内溢，血内溢则后血。"《金匮要略》对吐血、衄血、便血的辨证论治作了具体论述，并最早记载了泻心汤、柏叶汤、黄土汤等治疗吐血、便血的方剂，沿用至今，提出了"衄家不可发汗"的明训。《诸病源候论·血病诸候》将血证称为血病，对各种血证的病因病机作了较详细的论述。《备急千金要方》收载了一些治疗血证的常用方剂，至今仍广泛应用的犀角地黄汤（犀角已禁用，现多用水牛角代替）即首载于该书。《济生方》认为失血可由多种原因导致，"所致之由，因大虚损，或饮酒过度，或强食过饱，或饮啖辛热，或忧思恚怒"，而于失血的病机，则强调热盛迫血妄行为主。《素问玄机原病式·热类》亦认为失血主要由热盛所致。《医学正传·血证》率先将各种出血病证归纳在一起，并以"血证"之名概之。自此之后，血证之名即为许多医家所采用。《先醒斋医学广笔记·吐血》提出了著名的治吐血三要法，强调了行血、补肝、降气在治疗吐血中的重要作用。《景岳全书·血证》将引起出血的病机提纲挈领地概括为"火盛"及"气虚"两个方面。《医贯》重视气血的关系，明确提出"血脱必先益气"的主张。《血证论》是论述血证的专书，对各种血证的病因病机、辨证论治均有许多精辟论述，并提出了治血四法：止血、消瘀、宁血、补血，乃通治血证之大纲，至今对临床仍有着重要的参考价值。

血证的范围相当广泛，在临床上，血证有多种临床表现形式。凡血自鼻道外溢而非因外伤、倒经所致者，称之为鼻衄；血自齿龈或齿缝外溢，且排除外伤所致者，称之为齿衄；血由肺及气管外溢，经口而咳出，表现为痰中带血，或痰血相兼，或纯血鲜红，间夹泡沫，称之为咳血；血从胃或食管而来，经呕吐而出，血色多为咖啡色或暗紫色，也可为鲜红色，常夹有食物残渣,称为吐血;血从肛门而出,在大便前或大便后下血、或血便混下的病证称为便血。便血有远近之别,远血病位在胃及小肠,血与粪便相混,血色如黑漆色或暗紫色;近血来自大肠及肛门,血便分离或者便外裹血,血色多鲜红或者暗红。血从尿道尿出,尿中夹有血丝或混有血液,排尿时无疼痛者称为尿血。血溢出肌肤之间,肌肤出现青紫瘀斑,小如针尖,大者融合成片,压之不褪色称为紫斑。

各种出血需要进行相应的鉴别。

(1) 外伤鼻衄与经行鼻衄:外伤鼻衄多因碰伤、挖鼻等外伤引起,出血多在损伤的一侧,且经局部止血治疗不再出血,无全身症状。经行鼻衄又名倒经、逆经,其发生与月经周期有密切关系,多在经行前期或者经期出现,与内科所论鼻衄机制不同。

(2) 齿衄与舌衄:舌衄为血出自舌面,舌面上常有针眼大小出血点;而齿衄为血自齿缝、牙龈溢出,两者出血部位不同。

(3) 咳血与吐血、口腔出血:吐血与咳血血液均经口出,然而吐血是血自胃、食管而出,血色紫暗,常混有食物残渣,吐血之前多有胃脘不适、恶心等脾胃系统症状,吐血之后无痰中带血,但多见黑便;咳血是血由肺、气道而出,血色多为鲜红,常混有痰液,咳血之前多有咳嗽、胸闷等症状,大量咳血后,可见痰中带血数天,而无黑便。口腔出血是鼻咽部、齿龈及口腔其他部位的出血,常为纯血或随唾液而出,血量少,血色鲜红,不夹食物残渣,并有口腔、鼻咽部病变的对应症状可循。

(4) 便血与痢疾、痔:痢疾便血为脓血相兼,且伴有腹痛、里急后重、肛门灼热等症,初起有发热、恶寒等。痔为便时或便后出血,常伴有异物感或疼痛,做肛门或直肠检查时可发现内痔、外痔(出血)、肛裂等。而便血以大便带血或全为血便为特点,无里急后重、脓血相兼,无内痔、外痔(出血)发现,可与两者鉴别。

(5) 尿血与血淋、石淋:三者均有血随尿出。但血淋小便时伴尿道疼痛,不痛者为尿血,小便时痛与不痛是其鉴别要点。石淋尿中时有砂石夹杂,小便涩滞不畅,时有小便中断,或伴腰腹绞痛,可与尿血与血淋鉴别。

(6) 紫斑与出疹、丹毒、温病发斑:紫斑与出疹均有局部肤色的改变,紫斑隐于皮内,压之不褪色,触之不碍手;疹高出于皮肤,压之褪色,抚之碍手,两者成因、病位不同。丹毒以皮肤色红如丹得名,轻者压之褪色,重者压之不褪色,但其局部皮肤灼热肿痛与紫斑有别。紫斑与温病发斑在皮疹上有时类似,但两者病势、预后有别,温热发斑常伴有高热烦躁、昏狂谵语、四肢抽搐、鼻衄、齿衄、便血、尿血、舌质红绛等,病情险恶多变。杂病发斑(紫斑)常有反复发作史,病势和缓,一般神志清楚,舌红而不绛,不具有温病传变急速的特征。

一、病因病机

引起血证的原因较多,但不外乎外感、内伤两大类。外感以风热燥邪为主;内伤与饮食不节、情志过极、体虚久病等多种因素有关。

1. 感受外邪,侵犯脏腑 外邪侵袭主因热病损伤脉络而引起出血,其中以热邪及湿热所致者为多。外感风热燥邪,热伤肺络,迫血上溢而致咳血、鼻衄;湿热之邪侵及肠道,络伤血溢,从下而泻可致便血;热邪留滞,侵及下焦,损伤膀胱,络脉受损,导致尿血。

2. 饮食不节,血脉受损 饮酒过多或过食辛辣,一则湿热蕴积,损伤胃肠,熏灼血络,化火动血,而致衄血、吐血、便血。二则酒食不节,损伤脾胃,脾虚失摄,统血无权,血溢脉外而引起吐血、便血。

3. 情志过极,气乱血溢 七情所伤,五志化火,火热内燔,气逆于上,血随气逆,溢于脉外而致出血。如肝气郁滞,日久化火,木火刑金,损伤肺窍及肺之络脉,可致鼻衄和咳血。郁怒伤肝,肝火偏亢,横逆犯胃,胃络受伤,可致吐血。

4. 体虚久病,统血无权　劳倦纵欲太过,或大病久病,导致心、脾、肾气阴的损伤,血不循经而出血。若损伤于气,气不摄血以致血液外溢而形成衄血、吐血、便血、尿血、紫斑;若损伤于阴,阴虚火旺,火迫血行而致衄血、尿血、紫斑;或久病瘀血阻络,血行不畅、血不归经,均可导致出血的发生。

血证病机可分为虚、实两大类。火热亢盛所致者属于实证,阴虚火旺和气虚失摄所致者属于虚证。此外,出血后"留瘀"也使血脉瘀阻、血行不畅、血不循经,成为出血不止或者反复出血的原因之一。从病机变化上看,又常发生实证向虚证转化的情况。

血证的病因病机,重视气、火与血的关系,共同的病理变化可以归纳为火热偏盛、迫血妄行和气虚失摄、血溢脉外这两个方面。从病性上看,火热之邪中又分实火和虚火。气虚之中又分为单纯气虚和气损及阳所致阳气虚衰。

同时要注重血证与脏腑之间的病理关系,出血部位与形式可提示病变的脏腑,但一种血证既可以是本脏腑病变产生的结果,也可以是其他脏腑病变损伤产生的出血、失血。

二、辨病思路

对于血证患者,应将血常规、凝血系列检查作为必行检查,在此基础上根据不同的血证作相应的检查,必要时作骨髓穿刺。

咳血应完善胸部影像学检查、细菌学检查等肺部和感染相关检查。吐血应完善呕吐物潜血试验、上消化道造影、胃镜及腹部超声等检查。便血应完善便常规、大便潜血试验及肠镜等检查。尿血应完善尿常规、尿细菌学检查及泌尿系超声等影像学检查。紫癜应针对血液系统、自身免疫性疾病完善骨髓细胞学检查、抗核抗体谱等相关检查。

西医学中许多急性或慢性疾病所引起的出血,如呼吸系统疾病中支气管扩张、肺结核所引起的咯血;消化系统疾病中消化道溃疡、肝硬化、溃疡性结肠炎所引起的呕血、便血;泌尿系统疾病中急性肾小球肾炎、肾结核所引起的尿血;血液系统疾病中原发性免疫性血小板减少症、过敏性紫癜及其他出血性疾病所引起的皮肤、黏膜和内脏的出血等,均可按血证进行辨证论治。

1. 支气管扩张　多于幼年起病,以慢性反复咳嗽、咳大量脓痰及反复咳血为主要表现。查体下肺可闻及固定湿啰音,胸部 CT 或支气管造影检查可明确诊断。

2. 肺结核　除咳嗽、咯血外,多伴有低热、乏力、盗汗等结核全身中毒症状;查体以肺上部湿啰音多见。胸部 X 线、胸部 CT 及结核菌素纯蛋白衍生物试验、痰结核分枝杆菌培养检查可明确诊断。

3. 消化道溃疡　除消化道出血外,有慢性、周期性、节律性上腹痛病史;X 线钡剂检查或胃镜检查可明确诊断。

4. 肝硬化　多有长期饮酒、病毒性肝炎等相关病史。临床上除牙龈出血、鼻衄、皮肤黏膜出血等出血症状外,存在肝功能减退和门静脉高压的临床表现;肝功能检查、腹部影像学检查及肝组织活检检查可明确诊断。

5. 溃疡性结肠炎　以腹泻、黏液脓血便、腹痛为主要表现,呈慢性病程,反复发作。结肠镜检查可明确诊断。

6. 急性肾小球肾炎　于链球菌感染或其他细菌感染之后 2~3 周发病;有血尿、蛋白尿、水肿、高血压及肾功能异常表现;尿沉渣检查可见大量红细胞,甚至红细胞管型。

7. 肾结核　临床上除尿血外,以尿路刺激症状和结核全身中毒症状为主要表现。尿沉渣检查、尿培养结核分枝杆菌阳性、血清结核分枝杆菌抗体测定及肾盂造影可明确诊断。

8. **原发免疫性血小板减少症** 临床表现可轻至无症状血小板减少或皮肤黏膜出血，重至严重内脏出血甚至致命的颅内出血。血常规检查提示血小板计数减少及血小板寿命缩短，骨髓细胞学检查提示巨核细胞发育成熟障碍，血小板相关抗体及血小板相关补体阳性。

9. **过敏性紫癜** 发病前1~3周有低热、咽痛、全身乏力或上呼吸道感染史；临床上以四肢皮肤紫癜为主要表现，可伴有腹痛、关节肿痛及血尿、蛋白尿，血小板计数、血小板功能及凝血检查正常。

三、辨证论治

血证的治疗，应首先辨清病证之不同，然后辨别脏腑病变之异，而后辨明证候之虚实。治疗血证，应针对各种血证的病因病机及损伤脏腑的不同，结合证候虚实及病情轻重而辨证论治。《景岳全书·血证》说："凡治血证，须知其要，而血动之由，惟火惟气耳。故察火者但察其有火无火，察气者但察其气虚气实，知此四者而得其所以，则治血之法无余义矣。"实火当清热泻火，虚火当滋阴降火；实证当清气降气，虚证当补气益气；实火亢盛，扰动血脉者当凉血止血；气虚失摄，出血不止者当补血摄血；瘀血阻滞，血难归经者当活血止血。概而言之，对血证的治疗可归纳为治火、治气、治血三个原则。

（一）鼻衄

鼻腔出血即为鼻衄，多由火热迫血妄行所致，其中以肺热、胃热、肝火为常见，但也可因血失统摄或阴虚火旺引起。对于鼻衄的辨证论治，应着重辨明火热之有无、证候之虚实、脏腑之不同，在此基础上采用清热泻火、凉血止血、益气摄血、滋阴降火等治法。

鼻衄可因鼻腔局部疾病及全身疾病而引起。内科范围的鼻衄主要见于某些传染病、发热性疾病、血液病、风湿热、高血压、维生素缺乏症、化学药品及药物中毒等引起的鼻出血。至于鼻腔局部病变而引起者，属于五官科范畴。

1. **热邪犯肺证**

症状：鼻燥衄血，血色鲜红。口干咽燥，或兼有身热、恶风、头痛、咳嗽、痰黄等症。舌质红，苔薄黄，脉数。

治法：清泄肺热，凉血止血。

代表方：桑菊饮加减。肺热盛而无表证者，去薄荷、桔梗，加黄芩、栀子清泄肺热；口渴咽燥甚者，加玄参、麦冬、生地黄养阴润燥；咽喉痛者，加玄参、马勃清热利咽；咳嗽甚者，加浙贝母、橘红化痰止咳。

2. **胃热炽盛证**

症状：鼻衄，或兼齿衄，血色鲜红。鼻燥口臭，胃脘不适，口渴引饮，烦躁不安，便秘。舌红，苔黄，脉数。

治法：清胃泻火，凉血止血。

代表方：玉女煎加减。热势甚者，加栀子、牡丹皮、黄芩清热泻火；大便秘结者，加生大黄通腑泄热；口渴甚者，加天花粉、石斛、玉竹养阴生津。

3. **肝火上炎证**

症状：鼻衄，血色鲜红。目赤，耳鸣，头晕头痛，烦躁易怒，口苦。舌红，苔黄，脉弦数。

治法：清肝泻火，凉血止血。

代表方：龙胆泻肝汤加减。口鼻干燥、舌红少津者，可去车前子、泽泻、当归，酌加玄参、麦冬、女贞子、墨旱莲滋阴凉血止血；手足心热者，加玄参、龟甲、地骨皮、知母滋阴清热；便秘者，可加大黄通腑泄热。

4. 气血亏虚证

症状:鼻衄或兼齿衄、肌衄,血色淡红。神疲乏力,心悸气短,夜寐不宁。舌质淡,苔白,脉细或弱。

治法:补气摄血。

代表方:归脾汤加减。出血量多者,可加侧柏叶、蒲黄炭收敛止血;血虚甚者,可加阿胶、桑椹补血生血。

(二)齿衄

齿龈出血即为齿衄,又称为牙衄、牙宣。胃热、肾虚是其最主要的病机,尤以胃热所致者多见。齿衄的辨证应着重辨明病变所累及的脏腑和证候的虚实。阳明热盛属实,发病多急,伴牙龈红肿疼痛;肾虚火旺属虚,起病较缓,病程较长,常伴齿摇不坚。实证宜清胃泻火,虚证宜滋阴降火,但均宜配伍凉血止血之品。

齿衄可由齿龈局部病变或全身疾病所引起。内科范围的齿衄,多由血液病、维生素缺乏症及肝硬化等疾病所引起。至于齿龈局部病变引起者,属于口腔科范围。

1. 胃火炽盛证

症状:齿衄,血色鲜红,齿龈红肿疼痛。口渴欲饮,头痛,口臭,便秘。舌红,苔黄,脉洪数。

治法:清胃泻火,凉血止血。

代表方:清胃散合泻心汤加减。烦热、口渴者,加石膏、知母、天花粉清热泻火;便秘者,加大黄、芒硝泄热通便。

2. 阴虚火旺证

症状:齿衄,血色淡红,常因受热或烦劳而发,齿摇不坚。舌质红,少苔,脉细数。

治法:滋阴降火,凉血止血。

代表方:六味地黄丸合茜根散加减。出血量多者,可加白茅根、仙鹤草、藕节凉血止血;低热、手足心热者,可加地骨皮、白薇、知母清退虚热。

(三)咳血

血由肺及气管外溢,经口咳出,表现为痰中带血,或痰血相兼,或纯血鲜红,兼夹泡沫均称为咳血,亦称为嗽血或咯血。咳血总由肺络受损所致,感受热邪,热伤肺络,是咳血最常见的原因。其次为情志郁结,郁久化火,肝火犯肺,以及肺肾阴虚,虚火内炽,损伤肺络而致。治则为清热润肺,凉血止血,但应根据其分属外感、内伤、实火、虚火的不同,采用不同的方药。此外咳血大多伴有咳嗽,因而不同程度兼夹肺失清肃、宣降失调的病变,治疗时应予兼顾。

咳血见于多种疾病,许多杂病及温热病都会引起咳血。内科范围的咳血,主要见于呼吸系统疾病,如支气管扩张症、急性气管-支气管炎、慢性支气管炎、肺炎、肺结核、肺癌等。

1. 燥热伤肺证

症状:喉痒咳嗽,或咳痰不爽,痰中带血。口干鼻燥,身热。舌质红,少津,苔薄黄,脉数。

治法:清热润肺,宁络止血。

代表方:桑杏汤加减。外感风热,症见咳嗽、咽痛者,加金银花、连翘、牛蒡子辛凉解表;津伤较甚,症见口燥咽干、咳痰不爽者,加麦冬、玄参、石斛养阴润肺;热势较甚、咳血多者,加连翘、黄芩、白茅根、芦根清热凉血止血。

2. 肝火犯肺证

症状:咳嗽阵作,痰中带血,或纯血鲜红。胸胁胀痛,烦躁易怒,口苦目赤。舌质红,苔薄黄,脉弦数。

治法:清肝泻火,凉血止血。

代表方:泻白散合黛蛤散加减。烦躁易怒、头晕目赤者,加牡丹皮、栀子、黄芩清肝泻火;咳血量较多,血色鲜红者,可用犀角地黄汤(犀角已禁用,现多用水牛角代替)加三七粉冲服,以清热泻火,凉血止血。

3. 阴虚肺热证

症状:咳嗽少痰,痰中带血,或反复咳血,血色鲜红。口干咽燥,两颧红赤,潮热盗汗。舌质红,苔薄黄,脉细数。

治法:滋阴润肺,宁络止血。

代表方:百合固金汤加减。咳血量多者,可合用十灰散凉血止血;反复咳血者,可加阿胶、三七粉养血止血;潮热颧红者,可加青蒿、鳖甲、地骨皮、白薇清退虚热;盗汗者,可加糯稻根、五味子、浮小麦、牡蛎敛汗固涩。

(四)吐血

血由胃来,经呕吐而出,血色红或紫暗,常夹有食物残渣,称为吐血,亦称为呕血。其发病概由胃络受损所致,因胃腑本身或他脏疾患的影响,导致胃络损伤,血溢胃内,以致胃气上逆,血随气逆,经口吐出,其中以暴饮暴食、饥饱失常、过食辛辣厚味,致使胃中积热,胃络受损;或肝气郁结,脉络阻滞,郁久化火,逆乘于胃,胃络损伤;以及劳倦过度,中气亏虚,气不摄血,血溢胃内等三种情况所致的吐血为多见。吐血治疗当辨证候之缓急、病性之虚实、火热之有无。吐血初起以热盛所致者为多,故当清火降逆,但应注意治胃、治肝之别;吐血量多时容易导致气随血脱,当急用益气固脱之法;气虚不摄者,则当予大剂量益气固摄之品,以复统摄之权;吐血之后或日久不止者,则需补脾养心,益气生血。

吐血主要见于上消化道出血,其中以消化性溃疡出血及肝硬化所致的食管、胃底静脉曲张破裂最为多见,其次见于食管炎、急性或慢性胃炎、胃黏膜脱垂以及某些全身性疾病(如血液病、尿毒症、应激性溃疡)引起的出血。

1. 胃热壅盛证

症状:吐血鲜红或紫暗,常夹有食物残渣。胃脘灼热疼痛,口臭,便秘,大便色黑。舌质红,苔黄腻,脉滑数。

治法:清胃泻火,化瘀止血。

代表方:泻心汤合十灰散加减。恶心呕吐者,可加代赭石、竹茹、旋覆花和胃降逆;胃脘灼热明显者,可加石膏、栀子清泄胃火;口干渴者,可加麦冬、石斛、天花粉益胃生津。

2. 肝火犯胃证

症状:吐血色红或紫暗。目赤口干,口苦胁痛易怒,寐少梦多。舌质红绛,脉弦数。

治法:泻肝清胃,凉血止血。

代表方:龙胆泻肝汤加减。胁痛甚者,加郁金、香附、延胡索理气活血止痛;吐血不止,胃脘刺痛者,加三七、十灰散活血定痛。

3. 气虚血溢证

症状:吐血缠绵不止,时轻时重,血色暗淡。神疲乏力,面色苍白,心悸气短。舌质淡,苔白,脉细弱。

治法:益气摄血。

代表方:归脾汤加减。脾胃虚寒,症见畏寒肢冷、便溏者,可加侧柏叶止血,艾叶、炮姜炭温中摄血。

(五)便血

便血系胃肠脉络受损,血不循经,溢入胃肠,随大便而下,或大便色黑呈柏油样为主要临床表现的病证。便血的原因多样,但以热灼血络和脾虚不摄两类所致者为多,故清热凉血、健脾温中为便血的主要治法。

内科杂病的便血主要见于胃肠道的炎症、溃疡、肿瘤、息肉、憩室炎等。

1. 肠道湿热证

症状:便血鲜红。大便不畅或稀溏,或有腹痛,口苦,纳差。舌质红,苔黄腻,脉滑数。

治法:清热化湿,凉血止血。

代表方:地榆散合槐角丸加减。纳差者,加陈皮、砂仁理气健脾;腹痛者,加莱菔子、郁金行气止痛。

2. 气虚不摄证

症状:便血色红或紫暗。食少,乏力,面色萎黄。舌质淡,苔白,脉细。

治法:益气摄血。

代表方:归脾汤加减。神疲气短,肛门下坠者,可重用黄芪,加柴胡、升麻益气升阳举陷。

3. 脾胃虚寒证

症状:便血紫暗或色黑。腹部隐痛,喜热喜按,便溏纳差,畏寒肢冷者,面色无华。舌质淡,苔白,脉细。

治法:健脾温中,养血止血。

代表方:黄土汤加减。便血不止者,加花蕊石、三七化瘀止血;畏寒肢冷,去黄芩、地黄,加鹿角霜、炮姜、艾叶温阳止血。

(六) 尿血

小便中混有血液,甚或伴有血块的病证,称为尿血。因出血量及病位不同,而使小便呈淡红色、鲜红色或茶褐色。尿血的病位在肾及膀胱,其主要病机是热伤脉络或脾肾不固,血入水道而成尿血。治疗当辨证候之缓急、病性之虚实、火热之盛衰。实热多由感受热邪所致,治应清热泻火;虚热则多由烦劳过度,耗伤阴精;或热邪耗阴,正虚邪恋所致,治应滋阴降火。脾肾不固所致则主要由饮食不节、劳伤过度、年老体衰及久病迁延等原因引起。脾虚则中气不足,统血无权,血随气陷,治当补脾摄血;肾虚则下元空虚,封藏失职,血随尿出,治当补肾固摄。

尿血是一种比较常见的病证。以往所谓尿血,一般指肉眼血尿。现在随着检测手段的发展,出血量微少、用肉眼不易观察到而仅在显微镜下才能发现红细胞的"镜下血尿",也包括在尿血之中。西医学所称的尿路感染、肾结核、肾小球肾炎、泌尿系肿瘤,以及全身性疾病(如血液病、结缔组织病等)出现的血尿,均可参照本病辨证论治。

1. 下焦湿热证

症状:小便黄赤灼热,尿血鲜红。心烦口渴,面赤口疮,夜寐不安。舌质红,苔薄黄,脉数。

治法:清热利湿,凉血止血。

代表方:小蓟饮子加减。尿血较甚者,加槐花、白茅根凉血止血;尿中夹有血块者,加桃仁、红花、牛膝化瘀止血;心烦少寐者,加黄连、夜交藤、酸枣仁泻火养心安神。

2. 肾虚火旺证

症状:小便短赤带血。头晕耳鸣,颧红潮热,腰膝酸软。舌质红,少苔,脉细数。

治法:滋阴降火,凉血止血。

代表方:知柏地黄丸加减。心烦失眠者,加黄连清心安神;颧红潮热者,加地骨皮、白薇滋阴清热。

3. 脾不统血证

症状:久病尿血,甚或兼见齿衄、肌衄。面色无华,乏力,气短,纳差。舌质淡,脉细弱。

治法:补中健脾,益气摄血。

代表方:归脾汤加减。气虚下陷,症见少腹坠胀者,可加升麻、柴胡益气升阳。

4. 肾气不固证

症状:久病尿血,血色淡红。头晕耳鸣,腰膝酸软。舌质淡,脉沉弱。

治法:补益肾气,固摄止血。

代表方:无比山药丸加减。腰脊酸痛、畏寒神疲者,可加鹿角片、狗脊补肾助阳;尿血较重者,可加牡蛎、金樱子、补骨脂等收敛止血。

(七) 紫斑

血液溢出于肌肤之间,皮肤表现青紫斑点或斑块的病证,称为紫斑,亦称肌衄。紫斑多发生在四肢,尤以下肢多见。皮肤呈点状或片状青紫斑块,大小不等,形状不一,用手指按压紫斑处,其色不褪,部分患者可伴有发热、头痛、纳差、腹痛、肢体关节疼痛等症。儿童及成人均会患本病,以女性居多。紫斑的治疗,应根据紫斑的数量、颜色及有无其他部位出血等情况,辨识病情的轻重。紫斑面积小、数量少、斑色红赤者,病情较轻;面积大、数量多、斑色紫黑者,病情较重。紫斑还常伴有齿衄、鼻衄,少数甚至可见尿血或便血。紫斑治则是清热解毒、滋阴降火、益气摄血及宁络止血。本病由火热熏灼,血溢脉外所致者为多,其中属实火者,当着重清热解毒;属虚火者,着重养阴清热。而凉血止血、化瘀消斑的药物,均可配伍使用。对于反复发作、久病不愈,或气血亏虚、气不摄血者,又当益气摄血,并适当配伍养血止血、化瘀消斑的药物。

多种外感及内伤的病因都会引起紫斑。外感温热病热入营血所出现的发斑,可参阅《温病学》的有关内容。本篇主要讨论内科杂病范围的紫斑,常见于西医学的原发性血小板减少性紫癜及过敏性紫癜。此外,药物、化学和物理因素等引起的继发性血小板减少性紫癜,亦可参考本病辨证论治。

1. 血热妄行证

症状:皮肤青紫斑点或斑块,或伴有鼻衄、齿衄、便血、尿血。发热,口渴,尿赤,便秘。舌质红,苔薄黄,脉弦数。

治法:清热解毒,凉血止血。

代表方:十灰散或犀角地黄汤加减(犀角已禁用,现多用水牛角代替)。发热、出血广泛者,加生石膏、龙胆草、紫草清热泻火;腹痛、便血者,加白芍、甘草、地榆、槐花缓急止痛,凉血止血。

2. 阴盛火旺证

症状:皮肤青紫斑点或斑块,时发时止,常伴鼻衄、齿衄或月经过多。两颧红赤,心烦口渴,手足心热,潮热,盗汗。舌质红,苔少,脉细数。

治法:滋阴降火,宁络止血。

代表方:茜根散加减。潮热明显者,加地骨皮、白薇、秦艽清退虚热;盗汗明显者,加五味子、龙骨、牡蛎敛汗固涩。

3. 气不摄血证

症状:反复出现紫斑,久病不愈。神疲乏力,头晕目眩,面色苍白或萎黄,食欲不振。舌质淡,苔白,脉细弱。

治法:补气摄血。

代表方:归脾汤加减。兼见腰膝酸软者,可加山茱萸、菟丝子、续断、山药补益肾气。

四、预防与调护

预防方面,首先要注意气候变化。"虚邪贼风,避之有时",注意起居有常,劳逸适度。其次要注意饮食卫生。血证者饮食宜清淡,避免烟、酒、辛辣动火及油腻炙煿之物;吐血、便血者宜少量进食易于消化、富有营养的食物;紫斑的发生与进食某些食品有密切关系者,应禁食诱发紫斑的食品。再次要避免情志过极,保持精神愉快,劳逸适度,防止气机郁滞。对血证患者要注意精神调摄,消除其紧张、恐惧、忧虑等不良情绪。

血证护理,应当根据出血量多少辨别疾病轻重缓急,进行辨证施护。无论何种血证,轻度出血应注意休息,重症则应卧床甚至绝对卧床休息。注意观察出血的颜色、性状、次数,以及伴随症状,若出血急、量多、鲜红,伴随头昏心慌、烦躁不安、汗出肢冷、面色苍白、脉细数等症状,常为大出血的征兆,应积极抢救。吐血量大或频频吐血者,应暂予禁食,并应积极治疗引起血证的原发疾病。

第二节　虚　　劳

虚劳又称虚损,是以脏腑亏损,气血阴阳虚衰,久虚不复成劳为主要病机,以五脏虚衰为主要临床表现的多种慢性虚弱证候的总称。不论功能性疾病,还是器质性疾病,临床上各个系统出现功能不足,以慢性虚衰为特征,以脏腑气血阴阳亏损为主要表现的病证,均属于本病的范围。

中医学对有关虚劳的理论及治疗均有详细的论述。《素问·通评虚实论》提出"精气夺则虚",可作为虚证的总纲。《素问·调经论》言"阳虚则外寒,阴虚则内热",进一步说明虚证有阴、阳之别。《素问·三部九候论》提出"虚则补之",为治疗虚证的总则。《难经·十四难》以"五损"立论,指出五损的临床表现,并根据症状的发展变化观察预后,在治疗方面提出:"损其肺者益其气;损其心者调其营卫;损其脾者调饮食,适其寒温;损其肝者缓其中;损其肾者益其精。"

汉代张仲景《金匮要略·血痹虚劳病脉证并治》篇首先提出了虚劳的病名,详述症因脉治,分阳虚、阴虚、阴阳两虚三类。在治疗上,重温补脾肾,将肾气丸、小建中汤、黄芪建中汤等用于临床,并应用扶正祛邪的薯蓣丸及祛瘀生新等治法,首倡"补虚不忘治实"的治疗要点。《诸病源候论·虚劳病诸候》用五劳、六极、七伤概括了虚劳的病因及各类症状。五劳指五脏之劳,即心劳、肝劳、脾劳、肺劳、肾劳;六极指气极、血极、筋极、骨极、肌极、精极;七伤指肺、心、肝、脾、肾及形、志之伤。金元以后,对虚劳的理论认识及临床治疗都有较大的发展。如李东垣重视脾胃,长于甘温补中,创制以补中益气汤为代表的补脾新方;朱丹溪重视肝肾,善用滋阴降火,创制以补阴丸为代表的滋阴诸方;张景岳对阴阳互根的理论作了深刻的阐发,提出"阴中求阳,阳中求阴"的治则,制定了左归丸、右归丸、左归饮、右归饮等补肾之方;李中梓强调了脾、肾在虚劳中的重要性。

明代汪绮石所著《理虚元鉴》为虚劳专书,对虚劳的病因、病机、治疗、预防及护理均有较详细的论述。清代吴澄《不居集》较为系统地整理了历代有关虚劳的资料,可作为研究参考书目。

在唐代以前,虚劳与肺痨未加以区分。宋代以后,对两者的区别有了明确的认识。肺痨由正气不足而被痨虫侵袭所致,病位在肺,具有传染性,以阴虚火旺为其病理特点,以咳嗽、咳痰、咯血、潮热、盗汗、消瘦为主要临床症状;而虚劳则由多种原因所导致,久虚不复,病程较长,无传染性,以脏腑气、血、阴、阳亏虚为其基本病机,分别出现五脏气、血、阴、阳亏虚的多种症状。

一、病因病机

虚劳的病因主要有先天、后天两类因素,体质、生活与疾病因素引起脏腑气血阴阳的亏虚,日久不复,均可成为虚劳。基本病机涉及气、血、阴、阳四个方面。

1. 禀赋薄弱,因虚致病　多种虚劳证候的形成,都与禀赋不足、体质虚弱有关。如父母体虚多病,年老体衰,或生育过多,精血亏虚,或胎中失养,孕育不足,或产后喂养不当,水谷精气不充,均可导致禀赋受损,致使精气不充。先天不足之体,易罹患疾病,因病致虚,久虚不复,致使脏腑气血阴阳亏虚日甚,易成为虚劳。

2. 饮食不节,损伤脾胃　暴饮暴食,饥饱不调,嗜食偏食,营养不良,饮酒过度等原因,均会导致脾胃损伤,不能化生水谷精微,气血来源不充,脏腑经络失于濡养,日久形成虚劳。

3. 烦劳过度,损伤五脏　烦劳过度以劳神过度和房劳过度较多见。忧郁思虑,积思不解,所欲未遂等劳伤心神,易使心失所养,脾失健运,心脾损伤,气血亏虚,久则成劳;恣情纵欲,房事不节,耗损真元,致肾精亏虚,肾气不足,亦可形成虚劳。

4. 大病久病,失于调理　大病邪气过盛,脏气损伤,耗伤气血阴阳,正气短时难以恢复,加之病后失于调养,每易发展成虚劳;久病迁延失治,日久不愈,损耗人体的气血阴阳。如热病日久,耗伤阴血;寒病日久,伤气损阳;瘀血日久,新血不生;其他慢性病日久不愈,耗气伤精;病后失于调理,正气难复,均可演变为虚劳。

5. 失治误治,损耗精气　由于辨证错误,或选用药物不当,以致造成精气的损伤。如苦寒太过,则损伤脾胃,耗伤阳气;燥热太过,则损耗津液,消灼精血;攻伐太过,则既耗阴津,又损阳气。若多次失治误治,既延误疾病治疗,又使阴精或阳气难复,从而导致虚劳。

以上各种病因有因虚致病,因病成劳,或因病致虚,久虚不复成劳。而其病理性质,主要为气、血、阴、阳的亏虚,病损主要在五脏,尤以脾、肾两脏更甚。由于虚损的病因不一,往往首先导致某一脏气、血、阴、阳的亏损,但由于五脏互关,气血同源,阴阳互根,所以由各种原因所致的虚损,在病变过程中常互相影响。一脏受病,累及他脏,气虚不能生血,血虚无以生气;气虚者,日久阳也渐衰;血虚者,日久阴亦不足;阳损日久,累及于阴;阴虚日久,累及于阳,以致病势日渐发展,而病情趋于复杂。虚劳病变涉及五脏,由于五脏在生理、病理方面有各自的特殊性,因此,五脏阴阳气血的损伤,也各有不同的重点。一般来说,气虚以肺、脾为主,但病重者每可影响心、肾;血虚以心、肝为主,并与脾之化源不足有关;阴虚以肾、肝、肺为主,涉及心、胃;阳虚以脾、肾为主,重者每易影响到心。

虚劳一般病程较长,多为久病痼疾,短期不易康复。其转归及预后,与体质的强弱,脾肾的盛衰,能否解除致病原因,以及是否得到及时、正确的治疗、护理等因素有密切关系。脾肾未衰,元气未败,形气未脱,饮食尚可,无大热,或虽有热而治之能解,无喘息不续,能受补益等,为虚劳的顺证表现,其预后较好。反之,形神衰惫,肉脱骨痿,不思饮食,泄泻不止,喘急气促,发热难解,声哑息微,或内有实邪而不任攻,或诸虚并集而不受补,舌质淡胖无华或光红如镜,脉象急促细弦或浮大无根,为虚劳的逆证表现,其预后不良。

二、辨病思路

西医学中多个系统的多种慢性消耗性和功能衰退性疾病,如出现类似虚劳的临床表现时,均可参照本节辨证论治。

1. 体质性低血压常见于体质较瘦弱的人,女性较多,可见低血压及神经症状而无器质性病变或营养不良的表现。

2. 心律失常包括窦性、房性、室性期前收缩及心动过速、心动过缓。多有心悸不适、低血压、少尿、晕厥、气促、心绞痛等。心电图可以确诊。

3. 心血管神经症多发于青壮年。见心悸、乏力、失眠、多梦、低热、多汗、尿频、头痛、头晕等。无器质性心脏病证据。

4. 功能性消化不良伴上腹胀痛、嗳气、食欲不振、恶心呕吐。实验室检查排除器质性疾病。

5. 贫血伴头晕、面色苍白、乏力、易倦、心悸、活动后气短等。其中,缺铁性贫血血清铁及血红蛋白降低;巨幼红细胞性贫血还可见黄疸,维生素 B_{12} 水平下降;再生障碍性贫血,还可见出血和感染,血象及骨髓象异常。

6. 白血病伴面色苍白、乏力、消瘦、紫癜、鼻或牙龈出血、月经过多。血象及骨髓象可明确诊断。

7. 腺垂体功能减退临床多伴靶腺功能减退症状,各靶腺功能检查可确诊。

8. 其他恶性肿瘤的晚期、营养障碍性疾病、系统性红斑狼疮、慢性放射性疾病后期,导致气虚阴阳亏虚者,可参照虚劳辨证论治。

三、辨证论治

虚劳的辨证应注意以下两方面:①辨五脏气血阴阳亏虚的不同:虚劳的证候虽多,但总不离乎五脏,而五脏之伤,又不外乎气、血、阴、阳,故对虚劳的辨证应以气、血、阴、阳为纲,五脏虚候为目。由于气血同源,阴阳互根,五脏相关,所以各种原因所致的虚损往往互相影响;由一虚而渐致两虚,由一脏而累及他脏,使病情趋于复杂和严重,辨证时应加注意。②辨兼见病证的有无:虚劳一般均有较长的病程,辨证时应注意有无兼见病证,注意辨明原有疾病是否继续存在、是否兼感外邪、有无因虚致实的表现。

根据"虚则补之"的理论,虚劳的治疗当以补益为基本原则。但应注意重视补益脾、肾在治疗虚劳中的作用,以脾胃为后天之本,水谷气血生化之源,肾为先天之本,寓元阴元阳,是生命之本元;尽可能解除导致虚劳的原因,对于虚中夹实及兼感外邪者,当补中有泻,扶正祛邪;虚劳的病程较长,影响因素较多,要将药物治疗与生活调摄密切结合起来。

1. 气虚 气虚是临床最常见的一类,其中尤以肺、脾气虚为多见,而心、肾气虚亦不少。肝病而出现神疲乏力、食少便溏、舌质淡、脉弱等气虚症状时多在治肝的基础上结合脾气亏虚论治。

（1）肺气虚证

症状:咳嗽无力,咯痰清稀,短气自汗,声低音怯,舌淡,脉弱。

治法:补益肺气。

代表方:补肺汤加减。气阴两虚而兼见潮热、盗汗者,加鳖甲、地骨皮、秦艽等滋阴清热;自汗较多者,加牡蛎、麻黄根固表敛汗。

（2）心气虚证

症状:心悸,气短,活动时加重,神疲体倦,自汗,舌质淡,脉弱。

治法:益气养心。

代表方:七福饮加减。自汗多者,可加黄芪、五味子益气固摄;不思饮食者,加砂仁、茯苓开胃健脾。

（3）脾气虚证

症状:饮食减少,食后胃脘不舒,倦怠乏力,大便溏薄,面色萎黄,舌淡苔薄,脉弱。

治法:健脾益气。

代表方:四君子汤加减。胃脘胀满,嗳气呕吐者,加陈皮、半夏和胃理气降逆;脘闷腹胀,嗳气吞酸,苔腻者,加神曲、麦芽、山楂、鸡内金消食健胃;气虚及阳,脾阳渐虚而兼见腹痛即泻,手足欠温者,加肉桂、炮姜温中散寒;中气不足,气虚下陷,脘腹坠胀,气短,脱肛者,可改用补中益气汤补气升陷。

（4）肾气虚证

症状:神疲乏力,腰膝酸软,小便频数而清,或白带清稀,舌淡,脉弱。

治法:益气补肾。

代表方:大补元煎加减。神疲乏力甚者,加黄芪益气;尿频较甚及小便失禁者,加菟丝子、五味子、益智仁补肾固摄;脾失健运而兼见大便溏薄者,去熟地黄、当归,加肉豆蔻、补骨脂温补固涩。

2. 血虚

（1）心血虚证

症状:心悸怔忡,健忘,失眠,多梦,面色不华,舌淡,脉细或结代。

治法:养血宁心。

代表方:养心汤加减。失眠、多梦较甚,可加合欢花、夜交藤养心安神;心悸较重者,加磁石、龙齿镇心安神;除养心汤外,可用归脾汤补益心脾、益气摄血。

（2）肝血虚证

症状:头晕目眩,胁痛,肢体麻木,筋脉拘急,或惊惕肉瞤,月经不调,闭经,舌质淡,脉弦细或细涩。

治法:补血养肝。

代表方:四物汤加减。血虚甚者,加制何首乌、枸杞子、鸡血藤增强补血养肝的作用;胁痛者,加丝瓜络、郁金、香附理气通络;目失所养,视物模糊者,加枸杞子、决明子养肝明目;若瘀血不通,新血不生,腹满,腹部触有癥块,硬痛拒按,肌肤甲错,状如鱼鳞,妇女经闭,两目暗黑,舌有青紫瘀点、瘀斑,脉细涩者,可同服大黄䗪虫丸祛瘀生新。

3. 阴虚

（1）肺阴虚证

症状:干咳咯血,咽燥,甚或失音,潮热,盗汗,面色潮红,舌红少津,脉细数。

治法:养阴润肺。

代表方:沙参麦冬汤加减。咳嗽甚者,加百部、款冬花肃肺止咳;咯血者,加白及、仙鹤草、小蓟凉血止血;潮热者,加地骨皮、银柴胡、秦艽、鳖甲养阴清热;盗汗者,加五味子、乌梅敛阴止汗。

（2）心阴虚证

症状:心悸,失眠,烦躁,盗汗,或口舌生疮,面色潮红,舌红少津,脉细数。

治法:滋阴养心。

代表方:天王补心丹加减。火热偏盛而见烦躁不安、口舌生疮者,去当归、远志,加黄连、淡竹叶清心泻火,导热下行;潮热者,加地骨皮、银柴胡清退虚热;盗汗者,加牡蛎、浮小麦敛汗止汗。

（3）脾胃阴虚证

症状:口干唇燥,不思饮食,大便燥结,甚则干呕,呃逆,面色潮红,舌干,苔少或无苔,脉细数。

治法:养阴和胃。

代表方:益胃汤加减。口干唇燥者,加石斛、天花粉滋养胃阴;不思饮食甚者,加麦芽、白扁豆益胃健脾;呃逆者,加刀豆、柿蒂、竹茹降逆止呃;大便干结者,加蜂蜜润肠通便。

（4）肝阴虚证

症状:头痛眩晕,耳鸣,目干畏光,视物不明,急躁易怒,或肢体麻木,筋惕肉瞤,面潮红,舌红少津,脉弦细数。

治法:滋养肝阴。

代表方:补肝汤加减。筋惕肉瞤者,加石决明、菊花、钩藤、刺蒺藜平肝息风潜阳;目干涩畏光,或视物不明者,加枸杞子、女贞子、决明子养肝明目;急躁易怒、尿赤便秘,舌红脉数者,为肝火亢盛,加夏枯草、牡丹皮、栀子清肝泻火。

（5）肾阴虚证

症状:腰酸,遗精,两足软弱,眩晕,耳鸣,甚则耳聋,口干,咽痛,颧红,舌红少津,脉沉细。

治法:滋补肾阴。

代表方:左归丸加减。潮热,口干咽痛,脉数者,为阴虚火旺,去鹿角胶、山茱萸,加知母、黄柏、地骨皮滋阴泻火。

五脏的阴虚在临床上较常见,而以肾、肝、肺为主,且以肝肾为根本。

4.阳虚

（1）心阳虚证

症状:心悸,自汗,神倦嗜卧,心胸憋闷疼痛,形寒肢冷,面色苍白,舌质淡,脉细弱或沉迟。

治法:益气温阳。

代表方:保元汤加减。心胸疼痛者,加郁金、川芎、丹参、三七活血止痛;形寒肢冷,为阳虚较甚,加附子、仙茅、淫羊藿、鹿茸温补阳气。

（2）脾阳虚证

症状:面色萎黄,食少,形寒,神倦乏力,少气懒言,大便溏薄,肠鸣腹痛,每因受寒或饮食不慎而加剧,舌淡苔薄,脉弱。

治法:温中健脾。

代表方:附子理中汤加减。腹中冷痛较甚者,加高良姜、香附、吴茱萸温中散寒,理气止痛;食后腹胀及呕逆者,加砂仁、半夏、陈皮温中和胃降逆;腹泻较甚者,加肉豆蔻、补骨脂、茯苓、诃子温补脾肾,涩肠止泻。

（3）肾阳虚证

症状:腰背酸痛,遗精,阳痿,多尿或不禁,面色苍白,畏寒肢冷,下利清谷或五更泄泻,舌质淡胖,有齿痕,脉沉迟。

治法:温补肾阳。

代表方:右归丸加减。遗精者,加金樱子、桑螵蛸、莲须,或合金锁固精丸以收涩固精;脾虚以致下利清谷者,去熟地黄、当归等滋腻滑润之品,加党参、白术、薏苡仁益气健脾,渗湿止泻;命门火衰以致五更泄泻者,合四神丸温脾暖肾,固肠止泻;阳虚水泛以致浮肿、尿少者,加茯苓、泽泻、车前子,或合五苓散利水消肿;肾不纳气而见喘促短气、动则更甚者,加补骨脂、五味子、蛤蚧补肾纳气。

阳虚常由气虚进一步发展而成,阳虚则阴盛,症状较气虚重,并出现寒证。阳虚之中,以心、脾、肾的阳虚为多见。由于肾阳为人身之元阳,所以心脾之阳虚日久,必病及于肾,而出现心肾阳虚或脾肾阳虚的病变。

四、预防与调护

虚劳的调护非常重要,需从源头预防虚劳。避免烦劳过度,防止因劳致虚;调节饮食,防止脾胃损伤;注意寒温变化,防止感受外邪;及时、正确地治疗及调理疾病,避免病久致虚等,对预防虚劳的发生具有重要的作用。

虚劳的病程一般较长,做好饮食护理、精神护理等措施对虚劳好转及预后也具有重大意义。

第三节 汗 证

汗证是因先天禀赋不足、病后体虚或他病影响等原因引起的人体阴阳失调、营卫不和、腠理不固,进而导致汗液外泄失常的一种病证。临床上,因外界气候、运动、饮食等因素影响,稍有汗出但并无不适,此属生理性出汗,应与病理性出汗鉴别。临床上根据汗出的不同症状表现,可分为自汗、盗汗、脱汗、战汗和黄汗。不因外界因素的影响,白昼时时汗出,动辄益甚者称为自汗;寐中汗出,醒来自止者称为盗汗;病情危重,全身大汗淋漓,或汗出如油者为脱汗;热性病过程中正邪抗争,全身战栗后汗出为战汗;汗出色黄,染衣着色者为黄汗。

历代医家对汗证有着诸多论述。早在《黄帝内经》中即对汗出的临床表现和病因病机进行了描述。如《素问·经脉别论》曰:"阳加于阴谓之汗。"《灵枢·经脉》中有载:"六阳气绝,则阴与阳相离,离则腠理发泄,绝汗乃出。"指出阴阳离决为绝汗,并提出"汗为心之液""血汗同源"的观点。《黄帝内经》中对汗出的论述为后世认识和治疗汗证奠定了理论基础。盗汗之名首见于《金匮要略·水气病脉证并治》,张仲景言"食已汗出,又常暮盗汗者,此劳气也",认为虚劳是导致盗汗的主要病因。《三因极一病证方论·自汗证治》载"无问昏睡,浸浸自汗出者,名曰自汗;或睡着汗出,即名盗汗,或云寝汗,若其饮食劳役,负重涉远,登顿疾走,因动汗出,非自汗也",对自汗、盗汗作了明确的鉴别。《丹溪心法》载:"自汗属气虚、血虚、湿、阳虚、痰""盗汗属血虚、气虚。"《景岳全书·汗证》系统论述了汗证的病因病机,认为通常情况下阳虚则自汗,阴虚则盗汗,但"自汗盗汗亦各有阴阳之证,不得谓自汗必属阳虚,盗汗必属阴虚也"。清代王清任《医林改错·血府逐瘀汤所治之症目》曰"竟有用补气、固表、滋阴、降火,服之不效而反加重者,不知血瘀亦令人自汗、盗汗,用血府逐瘀汤",补充了针对血瘀所致自汗、盗汗的治疗方药血府逐瘀汤,至今对临床仍有重要的参考价值。

自汗、盗汗,应与脱汗、战汗、黄汗相鉴别。脱汗,又称绝汗,常发生于病情危重之时,患者可见周身大汗淋漓,或汗出如珠,常伴有四肢厥冷,脉微欲绝,呼吸低弱,精神衰微等阴阳离决之证。战汗主要出现于外感邪气过程中,表现为突然恶寒战栗,继之全身汗出,发热烦渴,为正邪交争,祛邪外出的一种防御反应。《温疫论》认为战汗在临床上常被作为观察病情变化和判断预后的一个重要标志,若汗出后"脉静身凉,神清气爽",为邪退正复,疾病向愈。黄汗是以汗出色黄如柏汁、染衣着色为特征,常伴有口苦口黏,渴不欲饮,苔黄腻,脉弦滑等湿热内蕴之象。

一、病因病机

本病病因复杂,有先天、后天之因,亦有他病影响。具体来说,主因肺气不足,营卫不和,阳气虚衰,心血不足,阴虚火旺,热邪郁蒸,瘀血阻滞导致阴阳失调,营卫不和,腠理不固,汗液外泄失常,发为汗证。

1. 营卫不和 由于体内阴阳的偏盛偏衰,或表虚之人外受风邪,导致营卫不和,卫外失司,营阴外泄,而致汗出异常。

2. 肺气不足 素体虚弱,或病后体虚,或久患咳喘,耗伤肺气,肌表疏松,表虚不固,腠理开泄而致自汗。

3. 阳气虚衰　久病重病,正气亏损,阳气虚耗,从而导致卫气不固,阳不敛阴,营阴外泄,重则引起大汗亡阳之变。

4. 心血不足　思虑烦劳过度,损伤心脾,或血证之后,气血虚弱,失于濡养,均可导致心血不足。因汗为心之液,血不养心,心不敛营,汗液外泄太过,引起自汗或盗汗。

5. 阴虚火旺　劳累过度,耗精伤血,或邪热伤阴,以致阴精亏虚,虚火内生,阴津不能自藏而外泄太过,导致盗汗或自汗。

6. 邪热郁蒸　由于外感风热或风寒入里化热,或情志不舒、肝气郁结化火,或嗜食肥甘厚味,或素体湿热偏盛,以致肝火或湿热内盛,邪热郁蒸,津液外泄而致汗出增多。

7. 瘀血阻滞　瘀血阻滞脉道,津出无路,溢于肌肤而导致汗出。

汗证病位在卫表肌腠,其发生与肺、心、脾、肾、肝密切相关。病机性质有虚有实,以虚者居多。因邪热郁蒸,或瘀血阻络,迫津液外出者属实;因肺气亏虚、阴虚火旺、阳气虚衰所致者属虚;而邪客表虚,营卫不和则为本虚标实之证。

二、辨病思路

汗证可见于西医学多种疾病,如甲状腺功能亢进症、神经症、结核病、佝偻病、帕金森病、低血糖、休克及某些传染病的发热期和恢复期等,临床上以汗出异常为主要症状时,可参考本节进行辨证论治。

1. 全身性多汗　此种多见于甲状腺功能亢进症、肺结核、脑炎后遗症、下丘脑损害等疾病,亦可见于低血糖。

(1) 甲状腺功能亢进症:多见于女性,临床症状除汗出外,尚可见情绪易激动、烦躁失眠、心悸、手抖、突眼、乏力、怕热、消瘦、食欲亢进、大便次数增多或腹泻、女性月经稀少等。查体常见甲状腺呈不同程度的肿大。甲状腺功能检查常提示甲状腺激素升高,促甲状腺激素降低。由于甲亢多是由甲状腺自身免疫病导致,所以常伴甲状腺自身抗体升高。

(2) 肺结核:慢性起病,临床表现为盗汗,伴咳嗽、咯血、消瘦、乏力、午后发热。X 线检查是早期发现的主要方法,结核分枝杆菌等检查是确诊的依据。必要时可行肺部 CT 检查。

(3) 低血糖:常因进食过少,体力活动过度,注射胰岛素或口服降糖药过量等导致,少数也可见于癌症(如肝癌、肺癌)等疾病。临床表现为多汗,同时伴饥饿感、心悸等症。

(4) 围绝经期综合征:围绝经期综合征引起的汗出多为阵发性汗出,持续数秒至数分钟不等,发作频率每日次数不等。夜间或应激状态易促发。除多汗外,还可见月经紊乱、情绪不稳、潮热,潮热起自前胸,涌向头颈部,继而波及全身,少数妇女仅局限在头、颈和乳房。阵发性汗出,持续数秒至数分钟不等,发作频率每日次数不等。诊断时要仔细询问症状、所用药物;月经史、婚育史、绝经年龄;有无子宫或卵巢切除史,有无心血管疾病史、肿瘤史及家族史。同时完善全身检查、妇科检查以及实验室激素水平等检查。

2. 局限性出汗　可因情绪、温度或活动等因素诱发。多见于自主神经功能紊乱、偏瘫等。汗出为局限性,好发于手心、头、颈、腋及肢体的远端,通常呈对称性,也有仅发生于一侧或身体某一小片部位者。

3. 偏身性多汗　为身体一侧汗出明显增多。查体:多汗侧皮肤温度低,皮肤划痕试验阳性。对于脑卒中后遗症偏瘫患者除有偏瘫侧肢体多汗外,还可有局灶性神经系统体征。

三、辨证论治

汗证的治疗首先要辨清阴阳虚实。一般来说,自汗多属气虚,盗汗多属阴虚。因肝火、湿热等邪热郁蒸所致者,则属实证。病程较久或病重者,多见阴阳虚实错杂的情况,自汗久则伤阴,盗汗久则伤阳,出血则气阴两虚或阴阳两虚。邪热郁蒸,病久伤阴,则见虚实夹杂之证。治疗上当以实者泄之、虚者补之、脱者固之、热者清之、寒者温之为原则。虚证当根据证候的不同治以益气、温阳、滋阴、养血、调和营卫之法,脱汗当益气回阳固脱;实证当清泄里热、化湿和营;虚实夹杂者,则根据证候的虚实主次而适当兼顾。

（一）自汗

1. 肺气虚弱证

临床表现:汗出恶风,动则尤甚,平素不耐风寒,易于感冒,神疲乏力,肢体倦怠。舌苔薄白,脉细弱。

治法:益气固表。

代表方:玉屏风散加减。汗多者,加麻黄根、浮小麦、五味子、糯稻根、煅牡蛎以固表敛汗;病久脾胃虚弱者,合用四君子汤培土生金;兼中气虚者,加补中益气汤补中益气;兼阴虚者,加麦冬、五味子养阴敛汗。

2. 营卫不和证

临床表现:汗出恶风,周身酸楚不适,或微发热,伴头痛,或失眠、多梦,心悸。舌苔薄白,脉浮或缓。

治法:调和营卫。

代表方:桂枝汤加减。气虚明显者,加黄芪益气固表;失眠多梦者,加龙骨、牡蛎以镇惊安神止汗;兼阳虚者,加附子温肾益阳。

3. 心肾亏虚证

临床表现:动则心悸汗出,或身寒汗冷,或兼胸闷气短,腰膝酸软,面白唇淡,小便频数而色清,夜尿频。舌质淡,舌体胖润,有齿痕,苔白,脉沉细。

治法:益气温阳。

代表方:芪附汤加减。汗多者,加白芍、麦冬、五味子养阴敛汗;睡眠不安者,合甘麦大枣汤养心安神,和中缓急。

4. 热邪郁盛证

临床表现:蒸蒸汗出或但头汗出,或手足汗出,或兼面赤,发热,气粗口渴,口苦,喜冷饮,胸腹胀满,烦躁不安,大便干结,或见胁肋胀痛,身目发黄,小便短赤。舌红,苔黄厚,脉洪大或滑数。

治法:清泄里热。

代表方:竹叶石膏汤加减。宿食在胃者,可加用枳实导滞丸消导和胃,兼以泄热;大便秘结,潮热汗出,脉沉实者,可加用增液承气汤或大承气汤攻下热结;肝胆湿热者,可用龙胆泻肝汤清热利湿;湿热内蕴而热势不盛、面赤烘热、口苦等症不显著者,可改为四妙丸清热除湿。

（二）盗汗

1. 心血不足证

临床表现:睡则汗出,醒则汗止,心悸怔忡,失眠多梦,或兼眩晕健忘,神疲气短,面色少华或萎黄,口唇色淡。舌质淡,苔薄白,脉虚或细。

治法:补血养心。

代表方:归脾汤加减。血虚甚者,加制何首乌、枸杞子、熟地黄以补益精血。

2. 阴虚火旺证

临床表现:夜寐盗汗或有自汗,五心烦热,午后潮热,颧红,形体消瘦,口渴,女子月经不调,男子梦遗。舌红,少苔,脉细数。

治法:滋阴降火。

代表方:当归六黄汤加减。汗出多者,加牡蛎、浮小麦、糯稻根以固涩敛汗;潮热甚者,加秦艽、银柴胡、白薇以清退虚热;以阴虚为主,潮热、脉细数等不显著者,可改用麦味地黄丸以补益肺肾,滋阴清热。

(三)脱汗

临床表现:多发生在病情危急时,出现大汗淋漓,汗出如油,神疲,四肢厥冷,气短息微。舌萎少津,脉微欲绝,或脉大无力。

治法:益气回阳固脱。

代表方:参附汤加减。大汗淋漓者,可加生黄芪以益气止汗;病情危急时,应配合静脉滴注黄芪注射液、参附注射液等急救之品;若在热病中所见,可加麦冬、五味子以敛阴止汗。

(四)战汗

临床表现:多见于急性热病中,常表现为突然全身恶寒、战栗,而后汗出,或兼发热口渴,躁扰不宁。舌质红,苔薄黄,脉细数。

治法:扶正祛邪。

代表方:主要针对原发病辨证论治。战栗恶寒而汗出顺利者,为病情向好之势,一般不需特殊治疗,可适当进食热汤、稀粥之品,予以调养;恶寒战栗无汗者,为正气亏虚,用人参、生姜汤服之以扶正祛邪;若汗出过多,神疲乏力,四肢厥冷,治宜益气回阳固脱,以参附汤、生脉散煎后频服;战汗之后,汗出不解,病情反复者,若已无表证,里热内结,可行滋阴增液,通便泄热之法,以增液承气汤加减治之;若表证未尽,腑气热结,应表里同治,以凉膈散加减。

(五)黄汗

临床表现:汗出色黄,染衣着色。或兼身目黄染,胁肋胀痛,小便短赤;或有发热,口渴不欲饮,或身体浮肿。舌质红,苔黄腻,脉弦滑或滑数。

治法:清热化湿。

代表方:龙胆泻肝汤加减。里热较甚,小便短赤者,加茵陈清利湿热。

四、预防与调护

增强正气,日常生活中加强体育锻炼,注意劳逸结合,避免思虑烦劳过度,保持精神愉悦,少食辛辣厚味,是预防汗证的重要措施。

加强护理。汗出之时,腠理空虚,易感受外邪,故当避风寒,以防感冒。汗出之后应及时擦拭。汗出较多者,应经常更换内衣,并注意保持衣服、卧具干燥清洁。由热邪而引起的汗证,应按发热患者进行观察和护理。

第四节　痰　　饮

痰饮是体内水液不归正化所导致的一类病证,以不同的形式反映疾病过程中多种复杂症状、体征的内在本质。痰饮既可是病因,也可是病理产物或临床表现,还可以是疾病过程中的病机概括。痰与饮广义上相互涵盖,狭义上各有特点又相互转化,且常常同时存在而密不可分,故一般痰饮并称。

先秦《神农本草经》已有"留饮痰癖,大腹水肿""胸中痰结""留饮宿食"等记载,散见于各卷。《素问·经脉别论》详细论述了水液代谢的生理,为痰饮病因病机的论述奠定了基础。

在论述痰饮病证时以饮概痰,涵盖了痰饮病证的广泛内容。东汉张仲景在《金匮要略》中将痰与饮并提为痰饮,并将痰饮分为广义和狭义两个层次,将广义痰饮分为痰饮(狭义)、悬饮、溢饮、支饮四类,是诸饮的总称。其中狭义的痰饮则是指饮停胃肠之证。该篇所提"病痰饮者,当以温药和之"的治疗原则,至今仍具有重要临床指导意义。隋唐至金元时期逐渐形成了以广义痰为核心的痰饮疾病体系。在广义上以痰概饮或痰饮并提,同时保留了狭义痰饮的概念。隋代巢元方《诸病源候论·痰饮病诸候》系统论述了痰饮病因、证候、所生诸病及治疗原则等。宋代杨士瀛《仁斋直指方·喘嗽方论》将饮与痰进行了区别,认为清稀为饮而稠浊为痰。元代朱丹溪于《丹溪心法》提出"百病中多有兼痰者"的观点,首创"痰夹瘀血,遂成窠囊"之说,注重痰瘀同病。明代张介宾《景岳全书·杂证谟》云:"五脏之病,虽俱能生痰,然无不由乎脾肾",强调了脾肾的失常在致痰病因中的主导地位。清代叶天士《临证指南医案》提出"外饮治脾,内饮治肾"之说,丰富了张景岳的脾肾痰饮思想。

广义痰饮的四种类型均有其各自固有的病位和表现,痰饮(狭义)、悬饮、溢饮、支饮都不难区别。狭义痰饮病位在胃肠,主要表现是心下满闷,呕吐清水痰涎,胃肠沥沥有声。而其他疾病中所出现的痰证,则以相应疾病的特有表现为主,痰证常作为阶段性病情而出现,病位也不局限在胃肠。

悬饮与胸痹两者均有胸痛。但胸痹为胸膺部或心前区闷痛,有压榨感,且可引及左侧肩背或左臂内侧,常于劳累、饱餐、受寒或情绪波动后突然发作,一般历时较短,休息或用药后可缓解。而悬饮为胸胁胀痛持续不解,多伴咳唾引痛,转侧、呼吸时引痛或痛剧,胁间饱满,并有咳嗽、咯痰等肺系证候。

水肿之风水相搏证可分为表实、表虚两个类型。表实者,水肿而无汗,身体疼痛,与水泛肌表之溢饮基本相同。表虚者,可见肢体浮肿而汗出恶风,与溢饮有异。支饮与肺胀、喘证、哮病均有咳逆上气、喘满、咳痰等表现。但肺胀是肺系多种慢性疾患日久渐积而成;喘证是多种急慢性疾病的重要主症;哮病是呈反复发作的一个独立疾病;支饮是痰饮的一个类型,因饮邪支撑胸肺而致。

痰饮所涉及临床病症广泛,表现复杂。本节讨论以《金匮要略》痰饮病为主。西医学中的慢性支气管炎、支气管哮喘、渗出性胸膜炎、慢性胃炎、心力衰竭、肾炎水肿等出现痰饮所涉范围者可参考本节论治。

一、病因病机

痰饮有广义与狭义之分。广义痰饮包括痰饮、悬饮、溢饮、支饮;狭义痰饮即四饮之一。痰饮因外感寒湿、饮食不当,或劳欲所伤等导致肺、脾、肾功能失调,津液不归正化,或代谢失常,或停于局部,形成无形或有形的复杂临床病症。

1. 外感寒湿　因环境湿冷,邪入肺卫;或冒雨涉水、坐卧湿地,邪侵肌表,则寒湿之邪困遏阳气,卫阳不展,水气不得散发;或使肺失通调水道,水道不畅;或寒湿入肾伤阳,使肾不能主水,均可致水停为饮、湿化为痰。

2. 饮食不当　暴饮暴食,恣饮冷水或过食生冷;或夏天感受暑热及饮酒之后,又贪冷受凉,冷热交结,致使中阳被遏,脾失健运而水湿内停,积而为痰饮。如《金匮要略·痰饮咳嗽病脉证并治》所论:"夫病人饮水多,必暴喘满。凡食少饮多,水停心下,甚者则悸,微者短气。"

3. 劳欲所伤　劳倦过度,或肆情纵欲,或久病体虚,耗气伤精,重则损伤脾肾,阳气受伐,水液失于输化,停而为饮。体虚气弱,或劳倦太过之人,一旦伤于水湿,更易停蓄为病。正如《儒门事亲·饮当去水温补转剧论》所述:"人因劳役远来,乘困饮水,脾胃力衰",导致水停为饮。

三焦气化失司,肺、脾、肾功能失调是形成痰饮病的主要病机。三焦司气化,为水液运行之道路。无论阳虚、气弱,还是气郁气滞、血滞血瘀,乃至感受外邪,均可导致三焦气化失司,水道失宣,水停而为痰。肺居上焦而主气,又主宣发肃降和通调水道。或外感邪气伤肺,或气郁、气滞,或血瘀气滞,或阳气不足,均可致肺气失于宣达,通调失职,津液失于布散,聚而为痰。脾居中州,主运化,布散水谷精微以养五脏。若湿邪困脾,则脾失运化;或脾阳、脾气亏虚而致脾虚不运,均使水谷精微不归正化,聚而为痰。肾居下焦,主气化水液,司膀胱而泌清浊。若肾气、肾阳不足,蒸化失司,水湿泛滥,亦可导致痰饮内生。三脏失调之中,以脾运失司最为关键。因脾所居为升降之枢,太阴脾土阳气易伤。脾阳既伤,上不能输精微以养肺,水谷不归正化,反为痰饮而干肺;下不能助肾以制水,水寒之气反伤肾阳,由此则致水液内停中焦,流溢四处,波及五脏。大多在中阳素虚情况下,复加外感寒湿,或饮食不当,或劳欲所伤,使三焦气化失常,肺、脾、肾通调、转输、蒸化无权,津液停聚而成。

本病的病理性质有虚有实。属虚者常为阳虚阴盛,输化失调,因虚致实,水饮停积为患。属实者或因时邪与里水相搏,或饮邪久郁化热,表现为饮热相杂之证候;或因气滞、血瘀而生痰,而致痰气相搏或痰瘀互结。也有虚实错杂,或标实而本虚,或因实致虚者。就痰与饮而言又各有其不同的特点。如饮邪为病,则总属阳虚阴盛,本虚而标实。因水饮属于阴类,非阳不运。若阳气虚衰,气不化津,则致寒饮内停。如痰邪为病则常为邪气胜则实,可有正本亏虚。体内水液不归正化,留于胃肠则为痰饮;流于胁下则为悬饮;流于肢体则为溢饮;聚于胸肺则为支饮。

二、辨病思路

痰饮常见于西医学中的慢性支气管炎、支气管哮喘、渗出性胸膜炎、慢性胃炎、心力衰竭、肾炎等。

1. 慢性支气管炎 多因咳嗽反复发作而成,一般每年发作 3 个月,至少连续 2 年,肺功能检查可呈阻塞性通气功能障碍,胸部 X 线检查可无异常表现,或肺纹理增粗紊乱。

2. 支气管哮喘 以刺激性咳嗽或哮喘为特征,容易因灰尘、油烟、冷空气等诱发,常有家庭或个人过敏性疾病史。抗生素治疗无效,支气管激发试验阳性可鉴别。

3. 渗出性胸膜炎 渗出性胸膜炎多由结核引起,主要表现为胸痛、咳嗽、呼吸困难,常有发热、消瘦、疲乏、食欲不振等全身症状。检查可发现心、肺受压的表现。在有大量胸腔积液时,可通过胸部检查和 X 线检查发现。

4. 慢性胃炎 多数患者常无症状,或有不同程度的消化不良症状,如上腹隐痛、食欲减退、餐后饱胀、反酸等。慢性萎缩性胃炎患者可有贫血、消瘦、舌炎、腹泻等。当有幽门梗阻时,可见呕吐严重,胃胀而厌食、胃中振水声、胃蠕动波等症状。

5. 心力衰竭 多有高血压、冠状动脉粥样硬化性心脏病、风心病和二尖瓣狭窄等病史和体征。阵阵咳嗽,常咳出粉红色泡沫痰,两肺可闻广泛的水泡音和哮鸣音,左心界扩大,心率增快,心尖部可闻奔马律。胸部 X 线检查时,可见心脏增大、肺淤血征,心脏超声和心功能检查有助于鉴别。

6. 肾炎 主要表现为肉眼血尿、水肿、高血压等,还可伴有乏力、腰痛、纳差,后期出现肾功能异常,尿量减少。尿液检查有蛋白尿、血尿、管型尿、白细胞尿、脓尿、菌尿等。

三、辨证论治

痰、悬、溢、支四饮就病位而言,痰饮病在胃肠,悬饮病在胸胁,溢饮病在四肢,支饮病在肺脏。从临床表现来看,痰饮以脘痞、肠鸣、吐清涎为主;悬饮以胸胁不适、咳嗽时引起胸胁疼痛为特点;溢饮以四肢肿胀重痛为主症;支饮主要表现为咳逆倚息,短气不得卧。

痰饮为病,虚多实少,本虚标实为其特点。本虚为阳气不足,标实指水饮留聚。因饮为阴邪,易于闭遏阳气,临床常表现为阳虚阴盛之证候,而又有偏于阳虚,或偏于阴盛饮聚,或阳虚与阴盛俱显之不同,此与患者平素正气的强弱有关。

本病的治疗应注重温化。因饮为阴邪,得温则行,遇寒易凝。通过温阳以化气,则饮易化且水易行,饮随水散。同时还当区分表里虚实以论治。水饮壅盛者,应祛饮以治标;邪在表者,当温散发汗;在里者,应温化利水;正虚者补之;邪实者攻之。如属邪实正虚,则当消补兼施;饮热相杂者,又当温清并用。

(一)痰饮

1. 脾阳虚弱证

临床表现:胸胁支撑胀满,心下痞闷,胃脘有振水声,脘腹喜温畏冷,泛吐清水痰涎,或饮入易吐,或口渴不欲饮水。伴头晕目眩,心悸气短,纳食量少,大便或溏,形体逐渐消瘦。舌苔白滑,脉弦细而滑。

治法:温脾化饮。

代表方:苓桂术甘汤合小半夏加茯苓汤加减。胸满、心下痞者,加薤白、瓜蒌祛痰宽胸消痞;泛吐清水者,加吴茱萸温脾散寒;心悸气短者,加黄芪补气升阳;便溏者,加炒薏苡仁健脾利水。

2. 饮留胃肠证

临床表现:心下坚满,脘痛,自利,利后而反快,虽利心下续坚满,或水走肠间,沥沥有声,或腹满,或便秘,口舌干燥。舌苔腻,色白或黄,脉沉弦或伏。

治法:攻下逐饮。

代表方:甘遂半夏汤或己椒苈黄丸加减。心下坚而满者,加陈皮、厚朴行气散饮;心下痛者,加木香理气止痛;利下腹满反复者,属正气已伤,可加干姜温脾助阳,加黄芪、白术补中益气。

(二)悬饮

1. 邪犯胸肺证

临床表现:寒热往来,身热起伏,汗少,或发热却不恶寒,有汗但热不解,咳嗽痰少,气急,胸胁刺痛,呼吸或转侧时疼痛加重,心下痞硬,干呕,口苦,咽干。舌苔薄白或黄,脉弦数。

治法:和解宣利。

代表方:柴枳半夏汤加减。痰饮内结,肺失肃降,咳逆气急者,加白芥子、桑白皮化痰泻肺;咳而痰难出者,加浙贝母、鲜竹沥化痰祛痰;胁痛较甚者,加郁金、桃仁、延胡索以通络止痛。

2. 饮停胸胁证

临床表现:胸胁疼痛,咳唾引痛,痛势较前减轻,但呼吸困难加重,咳嗽气喘,呼吸急促,难以平卧,或仅能偏卧于停饮的一侧,病侧肋间胀满,甚则见病侧胸廓隆起。舌苔白,脉沉弦或弦滑。

治法:泻肺逐饮。

代表方:椒目瓜蒌汤合十枣汤或控涎丹加减。若痰浊偏盛,胸部满闷,舌苔浊腻,加薤白、杏仁通阳宽胸宣肺;若水饮久停难去,胸胁支满,体弱,食少者,加桂枝、白术等通阳健脾化饮。

3. 络气不和证

临床表现:胸胁疼痛,如灼如刺,胸闷不舒,呼吸不畅,或有闷咳,甚则迁延,经久不已,阴雨更甚。可见病侧胸廓变形。舌质暗,舌苔薄,脉弦。

治法:理气和络。

代表方:香附旋覆花汤加减。痰气郁阻,胸闷苔腻者,加瓜蒌、枳壳豁痰开痹;久痛入络,痛势如刺者,加桃仁、红花、乳香、没药活血通络;饮留不净,胁痛迁延,经久不已者,可加通草、路路通、冬瓜皮祛饮通络。

4. 阴虚内热证

临床表现:咳呛时作,咯吐少量黏痰,口干咽燥,或伴午后潮热,颧红,心烦,手足心热,盗汗,或伴胸胁闷痛,病久不复,形体消瘦。舌质偏红,少苔,脉小数。

治法:滋阴清热。

代表方:沙参麦冬汤合泻白散加减。潮热显著者,可加鳖甲、功劳叶以清虚热;虚热灼津成痰,咳嗽咯痰者,加百部、川贝母滋阴清热祛痰;胸胁闷痛者,加瓜蒌皮、广郁金、丝瓜络化痰通络。

(三)溢饮

表寒里饮证

临床表现:身体沉重疼痛,甚则肢体浮肿,恶寒,无汗。或伴咳喘,痰多白沫,胸闷,干呕,口不渴。舌质淡,苔白,脉弦紧。

治法:解表化饮。

代表方:小青龙汤加减。表寒外束,内有郁热,伴有发热、烦躁、苔白而兼黄者,加石膏以清泄内热;若表寒之象已不显著,改用大青龙汤以发表清里;水饮内聚而见肢体浮肿明显、尿少者,可加用茯苓、猪苓、泽泻利水消饮。

(四)支饮

1. 寒饮伏肺证

临床表现:咳逆喘满,不得平卧,咯吐白沫痰涎,清稀量多,经久难愈,天冷受寒加重,甚者伴面浮跗肿。或平素伏而不作,遇寒即发,形寒发热,背痛,腰痛,目泣自出,身振振瞤动。舌苔白滑或白腻,脉弦紧。

治法:宣肺化饮。

代表方:小青龙汤加减。饮邪壅实,咳逆喘急,胸痛烦闷者,加甘遂、大戟峻逐水饮,以缓其急;无寒热、身痛等表症,而见动则喘甚、易汗者,为肺气已虚,可改用苓甘五味姜辛汤加减;若饮多寒少,外无表证,喘咳痰稀或不得息,胸满气逆者,可用葶苈大枣泻肺汤加白芥子、莱菔子以泻肺祛饮。

久病邪实,正气已虚,饮郁化热,喘满胸闷,心下痞坚,烦渴,面色黧黑,苔黄而腻,脉沉紧,或经吐下而不愈者,当行水散结,补虚清热,用木防己汤加减。水邪结实者,去石膏加茯苓、芒硝导水破结。若痰饮久郁,酿生郁热,损伤肺阴,症见喘咳,咯痰稠厚而黄,口干咽燥,舌红少津,脉细滑数,用麦门冬汤加瓜蒌、川贝母、木防己、海蛤粉、黄芩养肺生津,清化痰热。

2. 脾肾阳虚证

临床表现:喘促动则尤甚,心悸,气短,或伴咳嗽气怯,痰多,食少,胸闷,怯寒肢冷,神疲,少腹拘急,脐下动悸,小便不利,足跗浮肿,或吐涎沫而头目昏眩。舌体胖大,质淡,苔白润或腻,脉沉细而滑。

治法:温脾补肾,以化水饮。

代表方:金匮肾气丸合苓桂术甘汤加减。痰涎壅盛,食少痰多者,可加半夏、陈皮化痰和中;气短而弱者,加黄芪补气升提;水湿偏盛,足肿,小便不利,四肢沉重疼痛者,可加薏苡仁、猪苓、泽兰利水除湿;脐下悸,吐涎沫,头目昏眩,为饮邪上犯,虚中夹实之候,可用五苓散加减化气行水。

四、预防与调护

凡有痰饮病史者,平时应避免风寒湿冷,注意保暖;饮食宜清淡,忌肥甘生冷之物;戒烟酒;注意劳逸适度,以防复发。

第五节　内 伤 发 热

内伤发热是指以内伤为病因,脏腑功能失调,气、血、阴、阳失衡为基本病机,以发热为主要临床表现的病证。一般起病较缓,病程较长,热势轻重不一,但以低热为多,或自觉发热而体温并不升高。

《素问·调经论》对"阴虚生内热"有较详细记载,指出劳倦过度,阴阳失调可发热。汉代张仲景在《金匮要略·血痹虚劳病脉证并治》中以小建中汤治疗阴阳两虚的虚热症状,可谓是后世甘温除热治法的先河。宋代钱乙《小儿药证直诀》在《黄帝内经》五脏热病学说的基础上,提出了心热用导赤散,肝热用泻青丸,脾热用泻黄散,肺热用泻白散等,并将金匮肾气丸化裁为六味地黄丸,为阴虚内热的治疗提供了一个重要的方剂。金元李东垣提出脾胃气虚发热,并以补中益气汤治疗,其升阳补气法即甘温除热之法在治疗内伤发热中起了重要作用。朱丹溪对阴虚发热有较多的论述,认为阳有余而阴不足,强调泻火以保阴。《景岳全书·寒热》对内伤发热的病因作了比较详细的论述,在病机上也有所发挥,如《景岳全书·火证》载:"阳虚者亦能发热,此以元阳败竭、火不归元也。"明代秦景明《症因脉治·内伤发热》最先明确提出"内伤发热"这一病证名称。清代李用粹《证治汇补·发热》将外感发热以外的发热分为郁火发热、阳郁发热、骨蒸发热、气虚发热、阳虚发热、阴虚发热、血虚发热、痰证发热、伤食发热、瘀血发热、疮毒发热等。清代王清任《医林改错》对瘀血发热特点的描述在内伤发热的辨证上有重大意义。

内伤发热应与外感发热相鉴别。内伤发热以内伤为病因,起病缓慢,病程较长,多为低热。或自觉发热,表现为高热者较少,不恶寒,或虽有怯冷,得衣被则减,常兼见头晕、神疲、自汗、盗汗、脉弱等症。一般有气、血、水壅遏或气血阴阳亏虚的病史,或有反复发热的病史,多属虚证。外感发热起病较急,病程较短,多高热,多伴有恶寒,其恶寒得衣被不减,常兼头身疼痛、鼻塞、流涕、咳嗽、脉浮等症,由感受外邪、正邪相争所致,属实证者较多。

凡不因感受外邪所导致的发热,均属内伤发热的范畴。西医学的功能性低热,肿瘤、血液病、结缔组织疾病、内分泌疾病及部分慢性感染性疾病所引起的发热,以及某些原因不明的发热,具有内伤发热的临床表现时,均可参照本节辨证论治。

一、病因病机

引起内伤发热的病因主要是久病体虚、饮食劳倦、情志失调及外伤出血,其病机主要为气、血、阴、阳亏虚,以及气、血、湿等郁结壅遏而致发热。

1. 久病体虚　由于久病或素体本虚,失于调理,以致机体的气、血、阴、阳亏虚,阴阳失衡而引起发热。若中气不足,阴火内生,可引起气虚发热;久病心肝血虚,或脾虚不能生血,或长期慢性失血,以致血虚阴伤,无以敛阳,导致血虚发热;素体阴虚,或热病日久,耗伤阴液,或治病过程中误用、过用温燥药物,导致阴精亏虚,阴衰则阳盛,水不制火,而导致阴虚发热。寒证日久,或久病气虚,气损及阳,脾肾阳气亏虚,虚阳外浮,导致阳虚发热。

2. 饮食劳倦　由于饮食失调，劳倦过度，使脾胃受损，水谷精气不充，以致中气不足，阴火内生，或脾虚不能化生阴血，而引起发热。若脾胃受损，运化失职，以致痰湿内生，郁而化热，进而引起湿郁发热。

3. 情志失调　情志抑郁，肝气不能条达，气郁化火，或恼怒过度，肝火内盛，导致气郁发热。正如朱丹溪在《丹溪心法·火》所概括的"凡气有余便是火"。情志失调亦是导致瘀血发热的原因之一，在气机郁滞的基础上，日久不愈，则使血行瘀滞而导致血瘀发热。

4. 外伤出血　外伤以及出血等原因导致发热主要有两个方面：一是外伤以及出血使血循不畅，瘀血阻滞经络，气血壅遏不通，因而引起瘀血发热。二是外伤以及血证时出血过多，或长期慢性失血，以致阴血不足，无以敛阳而引起血虚发热。

内伤发热的病机大体可归纳为虚、实两类。由气郁化火，瘀血阻滞及痰湿停聚所致者属实，其基本病机为气、血、湿等郁结，壅遏化热而引起发热。由中气不足、血虚失养、阴精亏虚及阳气虚衰所致者属虚，其基本病机是气、血、阴、阳亏虚，或因阴血不足，阴不制阳，水不济火，阳气亢盛而发热，或因中气不足，阴火内生，或阳气虚衰，阳气外浮而发热。总属脏腑功能失调，阴阳失衡所致。

本病病机复杂，可由一种或多种病因同时引起发热，如气郁血瘀、气阴两虚、气血两虚等。久病往往由实转虚，由轻转重，其中较为多见的是瘀血病久，损及气、血、阴、阳，分别兼见气虚、血虚、阴虚或阳虚，而成为虚实兼夹之证。其他如气郁发热日久伤阴，则转化为气郁阴虚之发热；气虚发热日久，病损及阳，阳气虚衰，则发展为阳虚发热。

二、辨病思路

引起内伤发热的原因很多，主要见于结缔组织疾病、肿瘤、药物热、亚急性甲状腺炎、肺血栓以及原因不明的发热等。

（一）结缔组织疾病诊断

1. 成人斯蒂尔病（adult-onset Still disease）　成人斯蒂尔病是一组以弛张热、关节痛、皮疹三大症状并伴有多系统受累的临床综合征，实验室检查特点为白细胞升高、血沉增快及铁蛋白升高。目前其病因与发病机制尚不明确，临床诊断有赖于推断性、排除性及经验性方法。

2. 系统性红斑狼疮　系统性红斑狼疮好发于15~45岁女性，临床表现复杂多样，常有全身多系统损害，发热是其中症状之一，可伴血细胞减少，通过临床特征结合风湿免疫学等检查可予以诊断。

（二）肿瘤性疾病

1. 淋巴瘤　淋巴瘤是引起发热的常见恶性肿瘤，其特点是虽有长期发热，但毒血症常不明显；在发热时有全身不适、乏力、食欲减退的症状；抗感染治疗无效，但应用糖皮质激素或解热镇痛药后，体温迅速降至正常；也可见淋巴结和脾脏的进行性肿大。

2. 肝癌　肝癌常引起长期发热。临床上典型者可有发热、剧烈的右胁下痛、肝大、黄疸、腹水、体重减轻等表现。血清碱性磷酸酶升高对诊断有一定意义，血清甲胎蛋白定性和定量检查有确诊价值。无创伤性检查如超声、CT、MRI等均有助于定位诊断。

（三）其他疾病

其他一些疾病如药物热、亚急性甲状腺炎、肺血栓等在长期发热中亦占有一定比例。引起药物热的常见药物为抗癫痫药物、部分抗生素（如头孢菌素、磺胺类药物等）、镇静止痛药等；据报道亚急性甲状腺炎在不明原因发热中占3%~5%，以女性患者夏季发病多见；肺栓塞引起的长期发热多考虑与大面积肺组织梗死导致吸收热及并发肺部感染、胸腔积液有关。

（四）未明原因的发热

反复发热的患者中,有许多是不明原因的发热,其中相当一部分有较长的病史,但始终未能得到最终的确诊。

三、辨证论治

应依据病史、症状、脉象等辨明证候的虚实,这对治疗原则的确定具有重要意义。由气郁、血瘀、痰湿所致的内伤发热属实;由气虚、血虚、阴虚、阳虚所致的内伤发热属虚。若邪实伤正或因虚致实,而表现为虚实夹杂证候者,应分析其主次。

根据证候、病机的不同而分别采用有针对性的治法。属实者,治宜解郁、活血、除湿为主,适当配伍清热;属虚者,则应益气、养血、滋阴、温阳,除阴虚发热可适当配伍清退虚热的药物外,其余均应以补为主;对虚实夹杂者,则宜兼顾之。

1. 阴虚发热证

临床表现:午后潮热,或夜间发热,不欲近衣,手足心热,烦躁,少寐多梦,盗汗,口干咽燥。舌质红,或有裂纹,苔少甚至无苔,脉细数。

治法:滋阴清热。

代表方:清骨散加减。盗汗较甚者,可去青蒿,加牡蛎、浮小麦、糯稻根固表敛汗;阴虚较甚者,加玄参、生地黄、制何首乌滋养阴精;失眠者,加酸枣仁、柏子仁、夜交藤养心安神;兼有气虚而见头晕气短,体倦乏力者,加太子参、麦冬、五味子益气养阴。

2. 血虚发热证

临床表现:发热,热势多为低热,头晕眼花,身倦乏力,心悸不宁,面白少华,唇甲色淡。舌质淡,脉细弱。

治法:益气养血。

代表方:归脾汤加减。血虚较甚者,加熟地黄、枸杞子、制何首乌补益精血;发热较甚者,可加银柴胡、白薇清退虚热;由慢性失血所致的血虚,若仍有少许出血者,可酌加三七粉、仙鹤草、茜草,棕榈炭止血;脾虚失健,纳差腹胀者,去黄芪、龙眼肉,加陈皮、神曲、谷麦芽健脾助运。

3. 气虚发热证

临床表现:发热,热势或低或高,常在劳累后发作或加剧,倦怠乏力,气短懒言,自汗,易于感冒,食少便溏,面色㿠白。舌质淡,苔薄白,脉细弱。

治法:益气健脾,甘温除热。

代表方:补中益气汤加减。自汗较多者,加牡蛎、浮小麦、糯稻根固表敛汗;时冷时热,汗出恶风者,加桂枝、芍药调和营卫;脾虚夹湿,而见胸闷脘痞,舌苔白腻者,加苍术、厚朴、藿香健脾燥湿。

4. 阳虚发热证

临床表现:发热而欲近衣,形寒怯冷,四肢不温,少气懒言,头晕嗜卧,腰膝酸软,纳少便溏,面色㿠白。舌质淡胖,或有齿痕,苔白润,脉沉细无力。

治法:温补阳气,引火归原。

代表方:金匮肾气丸加减。短气甚者,加人参补益元气;阳虚较甚者,加仙茅、淫羊藿温肾助阳;便溏者,加白术、干姜温运中焦。

5. 气郁发热证

临床表现:发热多为低热或潮热,热势常随情绪波动而起伏,精神抑郁,胁肋胀满,烦躁易怒,口干而苦,纳食减少。舌红,苔黄,脉弦数。

治法:疏肝理气,解郁泄热。

代表方:丹栀逍遥散加减。气郁较甚者,可加郁金、香附、青皮理气解郁;热象较甚,舌红口干,便秘者,可去白术,加龙胆草、黄芩清肝泻火;妇女若兼月经不调,可加泽兰、益母草活血调经。

6. 血瘀发热证

临床表现:午后或夜晚发热,或自觉身体某些部位发热,口燥咽干,但不多饮,肢体或躯干有固定痛处或肿块,面色萎黄或晦暗。舌质青紫或有瘀点、瘀斑,脉弦或涩。

治法:活血化瘀。

代表方:血府逐瘀汤加减。发热较甚者,可加秦艽、白薇、牡丹皮清热凉血;肢体肿痛者,可加丹参、郁金、延胡索活血散肿定痛。

四、预防与调护

内伤发热患者应注意休息,发热体温高者应卧床。部分长期低热的患者,在体力允许的情况下,可作适当户外活动。要保持乐观情绪,饮食宜进清淡、富于营养而又易于消化之品。由于内伤发热的患者常卫表不固而有自汗、盗汗,故应注意保暖、避风,防止感受外邪。

第六节　郁　　证

郁证是由于情志不舒、气机郁滞、脏腑功能失调所致心情抑郁、情绪不宁、胸部满闷、胁肋胀痛,或易怒易哭,或咽中如有异物梗塞等症为主要临床表现的一类病证。

“郁”有积、滞、蕴等含义。先秦时期,对自然界及人体内出现一切积聚、蓄积、失畅现象均谓之郁。《黄帝内经》有“五气之郁”的论述,如《素问·六元正纪大论》载:“郁之甚者,治之奈何”。“木郁达之,火郁发之,土郁夺之,金郁泄之,水郁折之。”两汉和隋唐两宋时期,均有对郁证的临床表现和病因病机的详细论述,如《金匮要略·妇人杂病脉证并治》记载了属于郁证的脏躁及梅核气两种病证,并观察到这两种病证多发于女性,所提出的治疗方药沿用至今。金元时代,开始比较明确地把郁证作为一个独立的病证加以论述。如元代《丹溪心法·六郁》将郁证列为专篇,提出了气、血、火、食、湿、痰“六郁之说”,创立了六郁汤、越鞠丸等相应的治疗方剂。明清以后,发展完善了内伤致郁的证治,明代《医学正传》首先采用郁证这一病名,《景岳全书·郁证》将情志之郁称为因郁而病,着重论述了怒郁、思郁、忧郁三种郁证的证治。《临证指南医案·郁》所载的病例,均属情志之郁,治疗用药清新灵活,并且提出“郁证全在病者能移情易性”的情志疗法的观点。王清任对郁证中血行郁滞的病机作了必要的强调,提出用活血化瘀法治疗郁证。

综上可知,郁有广义和狭义之分。广义之郁泛指外感、内伤引起的脏腑功能失和;狭义的郁单指情志不舒所致之郁。明代以后的医籍中记载的郁证,多单指情志之郁而言。

本病在临床上需与虚火喉痹、噎膈、癫证相鉴别:虚火喉痹以青中年男性发病较多,多因感冒、长期吸烟饮酒及嗜食辛辣食物而引发,咽部除有异物感外,尚觉咽干、灼热、咽痒,咽部症状与情绪无关,但过度辛劳或感受外邪则易加剧。噎膈多见于中老年人,男性居多,梗塞感觉的部位主要在胸骨后,吞咽困难的程度日渐加重,食管检查常有异常发现。癫证多发于青壮年,男女发病率无显著差别,主要表现为表情淡漠、沉默痴呆、出言无序或喃喃自语、静而多喜等,病者缺乏自知自控能力,病程迁延反复,心神失常的症状难以自行缓解。

西医学中的情感障碍(抑郁发作)、神经症(焦虑症、更年期综合征、癔症)、反应性精神病等心理疾病及精神疾病,出现郁证临床特征者,可参考本节内容辨证论治。

一、病因病机

郁证的发生与情志内伤密切相关,脏腑功能失调,气机郁滞是主要病机。

1. 情志失调　七情过极,刺激过于持久,超过机体的调节能力,导致情志失调,尤以悲忧恼怒最易致病。若恼怒伤肝,肝失条达,气失疏泄,而致肝气郁结。气郁日久化火,则为火郁;气滞血行不畅则为血郁;谋虑不遂或忧思过度,久则伤脾,脾失健运,食滞不消而蕴湿、生痰、化热等,则又可成为食郁、湿郁、痰郁、热郁。

2. 体质因素　脏气素虚,五脏失和,阴阳气血失调,是郁证发病的基础。肝脏体阴用阳,充足的阴血是肝气疏泄发散的生理基础,肝气郁结不疏与肝的阴血不足、失于濡养有关。若先天禀赋薄弱,肝肾阴精不足,或脾胃虚弱,后天气血生化不足,均可致肝血不足,脏气易郁。

郁证的基本病机为气机郁滞导致肝失疏泄,脾失健运,心失所养,脏腑阴阳气血失调。肝喜条达而主疏泄,若长期情志不畅,肝失疏泄,肝气郁结,横逆犯脾,则出现肝脾失和。气郁日久,化火扰心,可致心火偏亢。忧思伤脾,思则气结,既可导致气郁生痰,又可因生化无源,气血不足,而形成心脾两虚或心神失养之证。更有甚者,肝郁化火,火郁伤阴,心失所养,肾阴被耗,还可出现阴虚火旺或心肾阴虚之证。气郁则湿聚、酿痰、化热;积食而见湿、痰、热、食诸郁;气郁日久,血行不畅而致血郁。

郁证的病理总以气机郁滞为先,病理性质有虚实之分。本病初起虽以气、血、湿、痰、火、食六郁邪实为主,但病延日久则易由实转虚,或因火郁伤阴而导致阴虚火旺,心肾阴虚之证;或因脾伤气血生化不足,心神失养,出现心脾两虚,转为虚证,或见虚实夹杂。

二、辨病思路

根据郁证的临床表现及病因特点,本证主要见于西医学的情感障碍(抑郁发作)、神经症(焦虑症、更年期综合征、癔症)、反应性精神病。当这些疾病以郁证为主要表现时,可参考本节论治。

1. 抑郁发作　女性发病多于男性,患者通常具有心境低落、兴趣和愉快感丧失、精力不济或疲劳感等典型症状,甚至悲观厌世,可有自杀企图或行为,每次发作持续至少2周,长者甚或数年,符合《中国精神障碍分类与诊断标准》(第3版)(即CCMD-3),且汉密尔顿抑郁量表(HAMD)评分>8分提示可能存在抑郁,可考虑进行抗抑郁有效治疗。

2. 焦虑症　以焦虑情绪为主的神经症,以广泛和持续性焦虑或反复发作的惊恐不安为主要特征,常伴有自主神经紊乱、肌肉紧张与运动性不安等行为特征。患者的焦虑症状是原发的,而非由于实际的威胁所致,其紧张、惊恐的程度与现实处境并不相符。

3. 分离性障碍　表现多样,起病急骤,常在精神因素刺激下发病,心理测试和人格调查有助于鉴别。

4. 更年期综合征　多发于45~52岁女性,伴有潮热、出汗、头痛、耳鸣、眼花等自主神经紊乱的症状,有性激素水平的改变。

5. 反应性精神病　发病前半个月内有强烈精神刺激因素,症状内容与精神刺激因素明显相关,以妄想、严重情绪障碍为主要症状,消除病因或改变环境后症状迅速缓解。

三、辨证论治

郁证的辨证首先应辨明六郁与受病脏腑的关系,以及辨明证候虚实。郁证发生主要责之肝失疏泄,脾失健运,心失所养,应依据临床症状,辨明其受病脏腑之侧重。一般说来,气郁、血郁、火郁主要关系于肝;食郁、湿郁、痰郁主要关系于脾;而虚证则与心、脾的关系最为密切。辨证候虚实应注意:气郁、血郁、火郁、食郁、湿郁、痰郁均属实,病程较短;心、脾、肝的脏腑气血或阴精亏虚所致证型则属虚,病程久延。

治疗郁证的基本原则是理气开郁,调畅气机,怡情易性。对于实证,首当理气开郁,并应根据是否兼有火郁、血瘀、痰结、湿滞、食积等而分别加以降火、活血、祛痰、化湿、消食等法。虚证则应根据亏虚的不同情况而补之,或养心安神,或补益心脾,或滋养肝肾。对于虚实夹杂者,则视虚实的偏重而虚实兼顾。

1. 肝气郁结证

临床表现:精神抑郁,情绪不宁,善太息,胸部满闷,胁肋胀痛,痛无定处,脘闷嗳气,腹胀纳呆,呕吐,大便不调,女子月事不调;舌质淡红、舌苔薄白或薄腻,脉弦。

治法:疏肝解郁,理气畅中。

代表方:柴胡疏肝散加减。胁肋胀痛较甚者,加郁金、青皮、佛手疏肝理气;嗳气频作,脘闷不舒者,可加旋覆花、代赭石、紫苏梗、法半夏和胃降逆;兼有食滞腹胀者,可加神曲、麦芽、山楂、鸡内金消食化滞;兼有血瘀而见胸胁刺痛,舌质有瘀点瘀斑者,可加当归、丹参、红花活血化瘀。

2. 气郁化火证

临床表现:性情急躁易怒,胸胁胀满,口苦咽干,头痛,目赤,耳鸣,或嘈杂吞酸,大便秘结;舌质红,苔黄,脉弦数。

治法:疏肝解郁,清肝泻火。

代表方:加味逍遥散加减。热势较甚,口苦,大便秘结者,可加龙胆草、大黄泄热通便;肝火犯胃而见胁肋疼痛,嘈杂吞酸,嗳气呕吐者,可加黄连、吴茱萸清肝泻火,降逆止呕;头痛、目赤、耳鸣者,加菊花、钩藤、刺蒺藜疏肝祛风,清利头目。

3. 痰气郁结证

临床表现:精神抑郁,咽中异物感,胸部闷塞,胁肋胀满,咽中如有物梗塞,吞之不下,咯之不出;或见咳嗽有痰,或吐痰而不咳嗽;舌质淡红,舌苔白腻,脉弦滑。

治法:行气开郁,化痰散结。

代表方:半夏厚朴汤加减。气郁甚而兼胸脘痞闷,嗳气,苔腻者,加香附、枳壳、佛手理气开郁;痰郁化热而见烦躁,舌红苔黄者,加竹茹、黄芩、黄连增清热之功。

4. 血行郁滞证

临床表现:精神抑郁,胸胁刺痛,情绪急躁,头痛,失眠,健忘,或身体某部位有发冷发热感;舌质紫暗或舌有瘀点瘀斑,舌苔薄,脉弦或涩。

治法:理气解郁,活血化瘀。

代表方:血府逐瘀汤加减。血行郁滞而略显寒象者,可用通瘀煎;血瘀证象明显,胸胁刺痛,且胃纳较差,脉象弦涩者,可用血郁汤;头痛依据不同部位加引经药;失眠者,加夜交藤养心安神;胸胁疼痛者,加郁金、延胡索行气止痛。

5. 心神失养证

临床表现:精神恍惚,心神不宁,多疑易惊,悲忧善哭,喜怒无常,或时时欠伸,或手舞足蹈,骂詈躁扰;舌质淡,苔薄白,脉弦细。

治法:甘润缓急,养心安神。

代表方:甘麦大枣汤加减。可酌加酸枣仁、柏子仁、茯神、合欢花、龙齿、白芍加强安神的作用。血虚生风而见手足蠕动或抽搐者,加当归、生地黄、珍珠母、钩藤养血息风;躁扰失眠者,加龙骨、牡蛎、夜交藤;喘促气逆者,可合五磨饮子开郁散结,理气降逆。

6. 心脾两虚证

临床表现:多思善疑,纳差神疲,头晕健忘,心悸失眠,夜寐多梦,或心悸胆怯,或面色无华,少气懒言,自汗,或食后腹胀;舌质淡,舌苔薄白,脉细弱。

治法:健脾养心,补益气血。

代表方:归脾汤加减。心胸郁闷,情志不舒者,加郁金、佛手理气开郁;头晕头痛者,加川芎、天麻、白蒺藜活血祛风而止痛。

7. 肝阴亏虚证

临床表现:情绪不宁,目干畏光,急躁易怒,眩晕耳鸣,视物不明,或头痛目胀,面红目赤,或肢体麻木,筋惕肉瞤;舌质干红,少苔,脉弦细,或脉弦细数。

治法:滋养阴精,补益肝肾。

代表方:滋水清肝饮加减。头痛眩晕,面时潮红,筋惕肉瞤者,加刺蒺藜、决明子、钩藤、石决明镇肝息风;低热、手足心热者,加银柴胡、地骨皮、白薇、麦冬清虚热;月经不调者,加香附、泽兰、益母草理气开郁,活血调经。

8. 心肾阴虚证

临床表现:情绪不宁,心悸而烦,口咽干燥,头晕耳鸣,健忘,失眠多梦,腰膝酸软,五心烦热,潮热盗汗,或兼男子遗精,女子月经不调;舌微红少津,少苔甚则无苔,脉细数。

治法:滋养心肾。

代表方:天王补心丹加减。心肾不交而见心烦失眠,多梦遗精者,可合交泰丸交通心肾;遗精较频者,可加芡实、莲须、金樱子补肾固涩;盗汗者,加浮小麦、龙骨、牡蛎收敛止汗。

四、预防与调护

郁病发病,主要因情志内伤致病。因此,保持心情舒畅,情绪稳定是预防的前提。患者能"移情易性",是防治郁证的重要措施。要教育患者树立正确的世界观,不过分计较个人的得失。同时,医务人员深入了解病史,进行详细检查,用诚恳、关怀、耐心的态度对待患者,取得患者的充分信任,做好精神治疗,使患者能正确认识和对待疾病,增强治愈疾病的信心,并解除情志致病的原因,以促进郁证的完全治愈。

第七节　瘀　血　证

瘀血证是由于血液运行不畅、瘀积凝滞,或离经之血停积体内所致的多种病证的总称,又称瘀证,也称血瘀证。所谓瘀血,一是指血液运行不畅,有所停积;二是指由于血液成分或性质的异常变化引起运行不畅之血液;三是指由于脉络的病变而造成的血行瘀滞不畅,即所谓"久病入络";四是指已离经脉而未排出体外的血液。瘀血既是病理产物,亦可以是致病因素,其为病所涉甚广。

《黄帝内经》虽无瘀血一词,但有恶血、留血、衃血等名称,认为当气血的运行发生障碍时,就会导致瘀血产生。汉代张仲景《金匮要略·惊悸吐衄下血胸满瘀血病》篇,首先提出瘀血病名,并描述了瘀血证的一些临床表现。隋唐时期的《诸病源候论》《备急千金要方》《外台秘要》等书,扩充了许多活血化瘀的药物及方剂,在理论上也有所发展。宋代医家不仅对瘀血有进一步的认识,还在许多方书中介绍了众多的活血化瘀方剂。金元时期以行血破滞之剂治疗蓄血证,朱丹溪重视解郁散结,在其创立的"六郁"之说中,尤以气血之郁重要。明代,《普济方·诸血门》对瘀血的形成进行理论探讨,并收载了延胡索散、荆三棱散等多个活血化瘀的方剂。张景岳认为瘀血的形成与气有密切关系,或"恚怒伤肝气逆而血留",或"忧思伤脾气虚而血滞",或"积劳积弱气弱而不行",针对瘀血形成的病因采用不同的活血化瘀药,治疗上注意气、血的关系。

清代对瘀血证的认识有了较大的发展。叶天士倡导"通络"之说,应用活血化瘀通络的药物治疗多种病证,对瘀滞严重及有干血内蕴者,还常使用虫类逐瘀药。王清任对瘀血证的贡献尤其突出,发展了瘀血学说及活血化瘀治则。唐容川对瘀血证的贡献在于详述各种出血的证治,同时阐明了瘀血和出血之间的关系,把消瘀作为治血四法之一,并认为祛瘀与生新有着辩证关系。周学海重视祛瘀疗法的应用,推崇善用活血化瘀治法的医家,对瘀血导致的虚损或其他病后的调理,也多兼以活血,以除致虚之根,拓展了活血化瘀药的应用范围。近代医家张锡纯对瘀血证也颇有研究,不仅对活血化瘀药的作用作了许多新的发挥,还创制了活络效灵丹、理冲汤等临床应用广泛的方剂。

中华人民共和国成立后,对瘀血证的认识不断深化,活血化瘀治则的应用范围不断扩大,取得了许多可喜的成绩,对瘀血证的诊断标准进行了数次修订。《实用血瘀证诊断标准》修订专家组在文献整理、病例分析及定性访谈的基础上,提出了新的血瘀证的诊断标准,不仅可靠性高,而且在不明显降低特异度的情况下显著提高了灵敏度。根据《实用血瘀证诊断标准》(表2-7-1),符合主要标准1条,或次要标准2条即可诊断血瘀证。按主要标准每条2分,次要标准每条1分,可作为血瘀证量化诊断标准。

表2-7-1　实用血瘀证诊断标准

主要标准
（1）舌质紫暗或有瘀斑、瘀点
（2）面部、口唇、齿龈、眼周及指（趾）端青紫或暗黑
（3）不同部位*静脉曲张或毛细血管异常扩张
（4）离经之血（出血后引起的脏器、组织、皮下或浆膜腔内瘀血、积血）
（5）间歇性跛行
（6）腹部压痛抵抗感
（7）闭经或月经暗黑有块
（8）影像学显示血管闭塞或中、重度狭窄（≥50%）**,血栓形成、梗死或栓塞,或脏器缺血的客观证据

次要标准
（1）固定性疼痛,或刺痛、绞痛,或疼痛入夜尤甚
（2）肢体麻木或偏瘫
（3）痛经
（4）肌肤甲错（皮肤粗糙、肥厚、鳞屑较多）
（5）精神狂躁或善忘
（6）脉涩或结代,或无脉
（7）脏器肿大、新生物、炎性或非炎性包块、组织增生
（8）影像学等检查显示有血管狭窄（<50%）
（9）血液流变性、凝血、纤溶、微循环等理化检测异常,提示血液循环瘀滞
（10）近1个月有外伤、手术或人工流产

注:*如舌下、结膜、眼底、口腔黏膜、腹壁、下肢、消化道等。**行介入治疗或外科手术后不满足该条件者。

一、病因病机

血在脉中周流不息,以维持机体各种正常功能,并濡养各脏腑和经脉肌肤。由于各种原因损伤及脏腑、血脉、气、津时,血液的正常运行受到影响,从而引起血行不畅,甚至瘀阻而发生瘀血证。

1. **外伤**　各种外伤是形成瘀血证的常见原因。若因跌打损伤、突然用力过度或闪挫、持重努伤等各种外伤,内动经络,血行之道不得宣通,瘀积不散则为肿为痛。因此,各种外伤之后,无论有无出血现象,凡有肿痛之症,均应考虑内有瘀血、形成瘀证的可能。

2. **出血**　各种出血导致瘀血的因素主要有两个方面,一是出血之后,已离经脉而未排出体外之血即是瘀血;二是治疗出血证时,不究根源,一味止血,或过用寒凉,使已离经之血凝而不能排出体外,未离经之血郁滞不畅,因而形成瘀血。女性经血排出不畅或闭阻,以及产后恶露未尽,停瘀于少腹,亦可形成瘀证。

3. **情志内伤**　气与血关系密切,情志内伤导致气滞或气虚,进一步形成气滞血瘀或气虚血瘀。如怒则气逆,影响气血的周流畅行而形成瘀血。郁则气滞,形成气滞血瘀,脉络瘀阻。

4. **感受外邪**　寒为阴邪,具有凝聚收引的性质。血遇寒则凝,感受寒邪之后易引起或加重血脉瘀阻的病变。如《灵枢·痈疽》载:"寒邪客于经络之中则血泣,血泣则不通。"感受热邪,易于灼伤津血,血受熏灼则易凝结瘀塞;津液亏耗则不能载血运行,均可导致瘀证。如《圣济总录·伤寒统论》言:"毒热内瘀,则变为瘀血。"

5. **津液亏耗**　血的正常运行除了依赖气的推动外,尚需津液的运载。由于温热病、杂病或其他原因使阴津亏耗,津亏不足以载血运行,导致血行不畅,甚至瘀塞而发生瘀证。

6. **久病正虚**　由于各种疾病经久不愈,正气亏虚,不能推动血液的运行而发生血瘀。《景岳全书·胁痛》言:"凡人之气血犹源泉也,盛则流畅,少则壅滞。故气血不虚不滞,虚则无有不滞者。"叶天士倡导的久病入络之说,亦包含气虚血瘀的病机在内。

二、辨病思路

由于瘀血既是其他病因导致的病理产物,又是进一步引起瘀血证的致病原因,其涉及的范围相当广,临床多种疾病的某些阶段或疾病过程中,均可出现瘀血证。但在各病种中,瘀血证的严重程度及表现各不相同,在内科范围中,如西医的冠心病心绞痛、闭塞性脑血管疾病、慢性肺源性心脏病、慢性心力衰竭、肝脾肿大、慢性肝炎、肝硬化、慢性肾小球肾炎、风湿性关节炎及类风湿关节炎、肿瘤、糖尿病等多个系统的多种疾病,在其病程中出现瘀血证的表现时,均可参照本节进行辨证论治。

1. **冠状动脉性心脏病心绞痛**　典型的心绞痛具有以下五个特点:疼痛的部位主要在胸骨上段或中段之后,可波及心前区;阵发性胸痛,常为压榨性、闷胀性或窒息性;常由体力劳动或情绪激动所诱发;疼痛出现后常逐渐加重,然后在3~5分钟内逐渐消失;一般在停止诱发症状的活动后即可缓解,舌下含服硝酸甘油几分钟内缓解。发作时典型的心电图改变有助于诊断。发作不典型者,可行心电图负荷试验以及动态心电图监测确诊。诊断有困难者可行放射性核素检查和选择性冠状动脉造影。

2. **闭塞性脑血管疾病**　脑血栓形成及脑栓塞等疾病,也称为缺血性中风,属于中医瘀血证的范畴。脑血栓形成多于安静状态下突然起病,多见于高血压、糖尿病及心脏病病史的中老年人,一般无头痛、呕吐、昏迷等症状,有颈内动脉系统或椎-基底动脉系统的症状和体征,头颅 CT、MRI 可发现梗死灶,有助于排除脑出血等。脑栓塞多无前驱症状,突然发病,病情进展迅速且多在数秒至数分钟内达高峰,局灶性脑缺血症状明显,有明确的原发疾病和栓子来源,头颅 CT、MRI 可明确脑栓塞的部位、范围、性质。

3. **慢性肺源性心脏病**　一般有慢阻肺或慢性支气管炎、肺气肿病史,或其他胸、肺疾病病史,并出现肺动脉高压、右室增大或右心功能不全的征象,如颈静脉怒张、P_2 亢进、剑突下心脏搏动增强、肝大、肝颈静脉回流征阳性、下肢水肿等,心电图、X 线胸片、超声心动图有肺动脉增宽和右心增大、肥厚的征象有助于诊断。

4. 慢性心力衰竭　主要诊断依据为原有基础心脏病的证据及循环瘀血的表现。症状和体征是发现心力衰竭的关键,完整而详尽的病史采集和体格检查是确诊的重要依据。左心衰竭主要以肺瘀血及心输出量降低致组织器官低灌注等临床表现为主,可有不同程度的呼吸困难、肺部湿啰音。右心衰主要以体循环静脉瘀血的表现为主,可有颈静脉征、肝大、水肿,及瓣膜区杂音。胸部 X 线、心电图、超声心动图、放射性核素检查、心衰标志物等有助于明确诊断。

5. 肝硬化　可有消化不良、营养不良、黄疸、出血、贫血、蜘蛛痣、肝掌、肝病面容、男性乳房发育、脾大、腹水、腹壁静脉曲张、肝性脑病及食管胃底静脉曲张出血等临床表现。内镜或食管钡餐 X 线检查发现食管静脉曲张;B 超提示肝内回声明显增强、光点粗大,肝表面欠光滑、凹凸不平,门静脉主干内径>13mm,脾大;CT 显示肝外缘结节状隆起,肝裂扩大,左右肝叶比例失调;肝功能检查异常。腹腔镜或肝穿刺活检组织检查可明确诊断。

6. 慢性肾小球肾炎　凡尿液检查异常(蛋白尿、血尿)、伴或不伴水肿及高血压病史 3 个月以上,无论有无肾功能损害均应考虑此病。在除外继发性肾小球肾炎及遗传性肾小球肾炎后,在临床上可诊断为慢性肾炎。当患者表现为面色黧黑或晦暗,腰痛固定或刺痛,肌肤甲错,肢体麻木,舌有瘀斑或舌色紫暗,脉细涩时,可按瘀血证治疗。

7. 类风湿关节炎　一般以小关节病变为主,多数累及腕关节、掌指关节、近端指间关节。晨僵至少 1 小时,3 个或以上关节区软组织肿或积液,对称性关节肿,腕、掌指或近端指间关节至少一个关节肿胀,以上症状超过 6 周。伴或不伴有类风湿结节,血清 RF 阳性,X 线片显示有骨质疏松和关节间隙狭窄。

8. 糖尿病慢性并发症出现大血管、微血管病变时可按瘀血证辨证论治。糖尿病的诊断目前以葡萄糖代谢紊乱作为诊断标准。多尿、多饮、多食和体重减轻,即"三多一少"的典型症状,加上随机血糖≥11.1mmol/L,或空腹血糖(FPG)≥7.0mmol/L,或口服葡萄糖耐量试验(OGTT)2 小时血糖≥11.1mmol/L,或糖化血红蛋白≥6.5%,即可诊断为糖尿病,症状不典型者,需改日复查予以证实,诊断才能成立。

三、辨证论治

首先,要辨瘀滞的部位。血的运行无处不到,故人身各处,凡脏腑经络、头面胸腹、四肢百骸均有血行瘀滞的可能。不同部位形成的瘀血证,临床表现也各不相同,可借此以确定病位。如血瘀上焦则见脱发、喜忘、胸背肩膊刺痛、目视不明、烦躁;血瘀中焦则见脘腹刺痛、腹中胀满、胸胁疼痛;血瘀下焦则见少腹硬满刺痛、谵语如狂,或大便色黑;血瘀于四肢、肌腠则见四肢肿胀、刺痛、颜色青紫,或有红斑结节,或时有寒热;瘀阻心脉则出现反复发作的心前区疼痛,甚至剧烈绞痛;瘀闭肺脉则出现咳嗽、咯痰、喘促、唇舌青紫;瘀阻经络则见肢体麻木、疼痛、活动不利,甚至瘫痪等。其次,辨瘀血证的寒热属性。瘀血证的寒热,与导致血瘀的原因及原发疾病有密切关系。热证血瘀除瘀血证的表现外,还有发热、口渴、面红目赤、尿黄便结、舌红苔黄、脉数等热象。寒证血瘀除瘀血证的见证外,兼有畏寒喜暖、得热症减、口淡不渴、小便清长、舌淡苔白、脉缓等寒证的表现。再次,辨虚实偏盛。由寒邪壅滞或热邪熏蒸所致者,均表现为实证。虚者多由于气虚不行、津亏不运及阳气衰微所致,或瘀血证日久,耗伤正气,兼见气、血、阴、阳亏虚。瘀证之虚属虚实夹杂证,虚指气、血、阴、阳的亏虚,实即指瘀血阻滞。

为了临床辨证及选择恰当的治法、方药,本节将常见的瘀证分为寒、热、虚、实四大类,其下再按部位分列证候。

活血化瘀是治疗瘀血证的基本原则。活血化瘀具有调畅血行、活血通络、祛除瘀滞的作用,用于单独以血瘀为病机的瘀血证,兼有其他致病原因或病理变化者,则需配合温经、解毒、凉血、行气、攻下、益气、养血、滋阴、温阳等,才能更有效地治疗各种类型的瘀证。

(一)寒证血瘀

1. 瘀阻心脉

症状:心胸憋闷、时而刺痛,疼痛部位固定不移,有时痛引肩背,得温疼痛减轻。舌质紫暗或有瘀点、瘀斑,苔薄白,脉涩。

治则:活血化瘀,温经散寒。

代表方:血府逐瘀汤加减。可酌情加桂枝、细辛温经散寒。兼见心胸痞满,食少腹胀,舌苔白腻,脉弦滑者,可合枳实薤白桂枝汤通阳豁痰利气;寒邪较重,心脉瘀阻甚者,可合乌头赤石脂丸以振奋心阳,祛逐阴邪。

2. 瘀痹经络

症状:肌肉、筋骨、关节等处疼痛、麻木、重着,关节屈伸不利,或固定于某些关节,或在多个关节游走发作。舌暗红,苔薄白,脉弦涩。

治则:活血化瘀,通络定痛。

代表方:身痛逐瘀汤加减。以上肢关节疼痛为主者,可酌加威灵仙、姜黄、白芷祛风通络止痛;以膝、踝等下肢关节疼痛为主者,可加独活、防己、萆薢等祛湿宣痹;患病日久,或兼气血不足者,可加党参、黄芪、白术、鸡血藤等补益气血。

3. 瘀闭血脉

症状:患肢疼痛、麻木、乏力,活动后疼痛加剧。局部皮肤苍白,触之发凉,遇热减轻,遇冷加剧。下肢血脉瘀闭,则间歇性跛行。舌质紫暗或有瘀点瘀斑,苔薄白,脉沉细。

治则:活血化瘀,温经散寒。

代表方:桃红四物汤合阳和汤加减。阴寒较甚者,可加附子;血瘀较甚者,可加乳香、没药、莪术;病程较久,或消瘦乏力,舌质淡嫩,脉细无力者,可加黄芪、党参、白术、鸡血藤、丹参等益气养血。

(二)热证血瘀

1. 热盛血瘀

症状:壮热,口渴,头痛,烦躁不宁,或神昏谵语,肌肤发斑,甚或衄血、吐血、便血。舌绛或紫暗,苔黄,脉滑数。

治则:清热解毒,清气凉营,活血化瘀。

代表方:清瘟败毒饮加减。神昏谵语、肌肤发斑等热象明显者,宜加丹参、郁金、紫草、桃仁、红花以增强凉血散血、活血化瘀之效;衄血、吐血等出血征象较重者,宜去桔梗,加茅根、大蓟、小蓟等清热凉血止血,加三七粉、云南白药活血止血;大便秘结,腹中胀满,芒刺舌,脉实有力者,加大黄、芒硝泄热通腑;头痛剧烈,四肢抽搐者,加菊花、钩藤、僵蚕、地龙清肝泻火、息风止痉;热闭心包,瘀阻心窍而见神昏谵语者,加紫雪丹或安宫牛黄丸以清心开窍。

2. 瘀热互结

症状:身热,少腹坚满胀痛,小便自利,大便色黑,神乱如狂,舌有瘀斑,脉沉实有力。

治则:泄热通腑,活血化瘀。

代表方:桃仁承气汤加减。若身热较甚者,去桂枝之辛温,而合用清热解毒、凉血散瘀的犀角地黄汤(犀角已禁用,现多用水牛角代替)及失笑散,增强清热解毒及活血化瘀之力。

3. 血瘀成痈

症状:发热,烦渴,病变部位肿胀,灼热,疼痛,活动障碍,甚至局部化脓。舌红、苔黄,脉数。

治则:清热解毒,活血化瘀。

代表方:五味消毒饮或黄连解毒汤加减。热重者,可加连翘清泄热毒;血热毒盛者,加赤芍、玄参、丹皮、生地黄等凉血解毒;便秘者,加大黄泻下焦实热;体质弱者,减黄连,加茯苓、生地。另外,尚可根据热毒壅滞、血瘀成痈的病位不同,而选用适当的方药。

（三）实证血瘀

1. 头面血瘀

症状:头痛,目痛,白睛紫赤,或头发脱落,或健忘、眩晕,或少寐多梦,或作癫狂,或发痫证。舌有瘀点瘀斑,脉弦涩。

治则:活血通络,化瘀通窍。

代表方:通窍活血汤加减(可用白芷或人工麝香代替麝香)。除通窍活血汤外,亦可采用血府逐瘀汤为基础方加减。

2. 胸胁血瘀

症状:心胸或胁肋刺痛,憋闷不舒,舌质紫暗或有瘀点、瘀斑,脉弦涩或结。

治则:活血化瘀,理气止痛。

代表方:血府逐瘀汤加减。气滞较轻而以血瘀为主者,可酌情选用失笑散、活络效灵丹、复方丹参滴丸、三七粉等活血化瘀。胁肋刺痛者,除血府逐瘀汤外,可采用复元活血汤活血祛瘀、疏肝通络。

3. 血瘀成积

症状:腹中或胁下积块,固定不移,疼痛拒按。皮肤有赤丝缕纹,甚则腹壁青筋显露。或有腹泻甚至久泻或大便色黑。舌质紫暗,脉沉涩。

治则:活血行气,软坚消积。

代表方:荆蓬煎丸或三棱汤加减。前方以三棱、莪术活血软坚消积,木香、青皮、茴香、枳壳、槟榔理气散结,适用于血瘀成积之气滞较甚者。后方仍以三棱、莪术活血软坚消积为主,配合木香、槟榔理气散结,白术、当归健脾养血,适用于血瘀成积之兼有气血不足者。瘀积较甚者,则宜用膈下逐瘀汤活血祛瘀,理气止痛;或兼服鳖甲煎丸以消癥散积。

4. 少腹血瘀

症状:少腹胀满疼痛,或有积块,或有淋浊、小便短少,甚至癃闭,或尿血色紫暗夹血块。舌紫暗或有瘀点、瘀斑,脉弦或涩。

治则:理气活血。

代表方:少腹逐瘀汤加减。若见发热、口渴脉数、舌红、苔黄等热证表现者,去茴香、干姜、肉桂,加金银花、连翘、蒲公英等清热解毒;若小便不利,甚至癃闭,轻症者可用加味五苓散,血瘀较甚者用少腹逐瘀汤去干姜、肉桂,加琥珀、马鞭草、白茅根。

5. 瘀阻经络

症状:肢体疼痛、麻木。或肢体活动障碍,发生偏瘫、截瘫或单瘫。手足不温,肤色青紫或苍白。舌质紫暗,脉象细涩。

治则:活血通络。

代表方:活络效灵丹加减。以肢体疼痛、麻木为主要表现者,加赤芍、桃仁、红花、牛膝活血通络;手足不温、肤色青紫或苍白者,加秦艽、独活、桂枝散寒除湿,通络止痛;若肢体活动不利,单瘫、偏瘫或截瘫者,可加黄芪、党参、鸡血藤、补骨脂、牛膝、山茱萸、杜仲等益气养血,补养肝肾。

（四）虚证血瘀

1. 气虚血瘀

症状:神倦乏力,心悸气短,动则益甚,纳差食少,颜面微浮。或心胸刺痛,或头痛健忘,或半身不遂,或腹中积块疼痛。舌色淡暗,脉缓而弱。

治则:益气活血。

代表方:补阳还五汤加减。气虚较重者,酌加党参、白术、黄精、五味子等补益正气;气虚而面浮足肿者,加白术、茯苓、薏苡仁健脾渗湿;心胸刺痛甚者,加郁金、三七、苏木活血定痛。

2. 血虚血瘀

症状:头晕眼花、心悸、失眠、面色萎黄,或身体某部位刺痛不移,或有血瘀积块。舌质淡、有瘀点或瘀斑,脉细涩。

治则:养血活血。

代表方:圣愈汤或桃红四物汤加减。血虚较甚者,加制何首乌、鸡血藤、枸杞子、阿胶等补血养血;血瘀刺痛者,加姜黄、郁金、延胡索活血定痛;血瘀而成积块者,加三棱、莪术、丹参以活血消积。

3. 阴虚血瘀

症状:低热,手足心热,形体消瘦,头晕,两目干涩、心胸、胁肋或胃脘部刺痛。舌质红,有瘀点或瘀斑,苔少,脉弦细数。

治则:滋阴活血。

代表方:通幽汤加减。可根据病情酌加枸杞子、玄参、麦冬、女贞子、墨旱莲等加强养阴的作用;亦可酌加丹参、赤芍、郁金、延胡索等加强活血化瘀、通络止痛的作用。对于阴虚血瘀的患者,尚可根据受病脏腑的不同而适当选用方药。

4. 阳虚血瘀

症状:倦怠乏力,喜暖畏寒,面色苍黄而暗。或有心胸割痛,或四肢水肿。舌质淡紫,或舌淡而有瘀点、瘀斑,脉沉细涩,或结或迟。

治则:温阳益气,活血化瘀。

代表方:急救回阳汤加减。心胸刺痛者,可加川芎、丹参、延胡索等增强活血化瘀,通络定痛;面暗乏力及脉迟者,可加淫羊藿、补骨脂、巴戟天、菟丝子等温补肾气;四肢水肿者,可合五苓散或五皮饮健脾利水。

四、预防与调护

由于瘀血证是由瘀血所引起的病证,而瘀血亦是其他病因所导致的病理结果,当瘀血形成后,又成为导致本证的原因,所以对瘀血证的预防,主要在于预防瘀血的形成或产生。

主要措施是增强人体正气,防止外邪侵袭,调畅情志,防止情志过激,积极治疗各种疾病,以免久病入络,导致血瘀。

平时应注意精神愉快、注意冷暖、调节寒温、少食肥甘厚腻之品。瘀血轻证,适当活动,有利于气血的运行;瘀血重证则需要适当休息,或卧床治疗。

第八节　瘅　　浊

瘅浊是以情志失调、饮食不节、禀赋不足或年老体衰等为主要病因,以肝失疏泄为核心病机,以湿、痰、瘀、热、毒诸浊为主要病理产物,出现以情志抑郁或急躁、形体肥胖或消瘦、头身困重、口苦口黏、胸胁胀闷或疼痛、倦怠乏力、咽干口燥等为主要临床表现的一种病证。

瘅、浊的最早论述见于《黄帝内经》,后世医家对其内涵作了进一步的丰富和补充,形成

"瘅浊"病名。《素问·奇病论》曰："有病口甘者,此五气之溢也,名曰脾瘅。夫五味入口,藏于胃,脾为之行其精气,津液在脾,故令人口甘也。"可见脾瘅是一种因过食肥甘,以口中发甜为主症的疾病,往往发展为消渴病。"瘅"不仅为病名,还指症状和病机。《灵枢·五变》曰："血脉不行,转而为热,热则消肌肤,故为消瘅。"消瘅是邪热内炽,消灼肌肉和津液,以消瘦为主症的疾病,热为其核心病机。瘅也指湿热,王冰注"瘅,谓湿热也",指湿热内蕴,则多食易饥,反而见消瘦,为中消病。浊,有血浊、赤白浊、尿浊、淋浊、精浊、白浊、浊带。如《素问·至真要大论》曰"诸转反戾,水液浑浊,皆属于热",乃脾虚所致体内水谷运化不畅,产生湿痰等病理产物;热盛煎熬津液,则出现涕、唾、痰、尿、带下等液体排泄物浑浊。《丹溪心法·赤白浊》曰："浊主湿热,有痰、有虚。"朱丹溪认为,湿热是浊的主要病机。

临床上,"瘅""浊"常常互见,相互交织、相互影响,故瘅浊合称。瘅浊的临床表现和病机与糖脂代谢性疾病具有很好的对应性。如《黄帝内经》中的"五脏皆有瘅",就如糖脂代谢紊乱性疾病的多器官、多系统损伤。糖脂代谢紊乱性疾病最后发为心脑血管疾病,如《黄帝内经》中"消瘅仆击,高粱之疾也"。同时,浊既可指高脂血症病名,也可为中医湿、痰、瘀、热、毒等的统称,既是病理产物,也是致病因素,如糖尿病中的高血糖、血脂异常中的高血脂或动脉粥样硬化中的斑块等。

"瘅浊"的确立,体现了中医整体观的特色和优势,推动了现代医学糖脂代谢紊乱性疾病异病同治、综合一体化的防控。现已有《糖脂代谢病(瘅浊)中西医结合诊疗技术规范》《国际中医临床实践指南 糖脂代谢病》两个指南发布。西医学中的糖尿病、血脂异常、非酒精性脂肪性肝病、肥胖、动脉粥样硬化等以糖脂代谢紊乱为特征的疾病,可参考本节内容辨证论治。

一、病因病机

本病因情志失调,嗜食肥甘厚味,禀赋不足,年老体衰,或劳欲过度等引起肝失疏泄,气机不畅,五脏六腑皆受其制,水谷津液运化失常,膏脂堆积,日久成瘅(热、湿热、劳病)或酿生湿、痰、瘀、毒诸浊,瘅、浊相互为病而成。

1. 情志失调　长期压力焦虑等致情志不舒,则肝气郁滞,气机不畅,肝气横逆乘脾,肝郁脾虚;或思虑过度,导致脾失健运,蕴湿生痰;甚者肝气郁结,气不行血,而致气滞血瘀,使气机紊乱、津液运化失常,脏腑阴阳气血失调,导致瘅浊发生。

2. 饮食失节　饮食不节,嗜食肥甘厚腻,均可损伤脾胃,导致脾胃虚弱,脾失健运,脾不散精,物不归正化则为湿、为痰,痰湿内结,脾虚湿蕴,阻遏气机,蕴久化热,湿热蕴结,痰湿、湿热阻滞,发为瘅浊。

3. 禀赋不足　先天禀赋不足,或年老体衰,影响五脏,尤其影响脾肾功能。肾阴亏虚,水竭火烈,乙癸同源,致肝肾阴虚,或肾阳不足,后天失养,脾运失职,肾失濡养,开阖固摄失权,致脾肾阳虚,均可致水谷津液运化失常,湿痰瘀热聚而成瘅浊。

4. 劳欲过度　劳则伤脾,神疲气乏,气机弛缓,化津运湿无力,可致气血不畅,易聚湿生痰,积而化热,成痰湿阻滞、湿热内蕴之瘅浊,如脑力劳动、房劳过度,损伤肾精,虚火内生,耗伤肝肾之阴,而致血行不畅、血脉瘀滞,发为瘅浊。

本病病位主要在肝、脾、肾,后期可涉及心、脑及各脏腑脉络等。以肝失疏泄为核心病机,湿、痰、瘀、热、毒诸浊为主要病理产物。本病因气血津液输布失调,湿、痰、瘀、热、毒诸浊蕴结体内所致,加之病变后期,肾元不足,无力温煦、滋养五脏六腑,湿、痰、瘀、热、毒更甚,络脉阻滞与损伤加重,最终多种病理因素共存,多个脏腑同病,虚实夹杂,缠绵难愈。

二、辨病思路

瘅浊为西医学糖脂代谢紊乱性疾病的中医病名,是由遗传、环境、精神、饮食等多种因素参与致病,以糖、脂代谢紊乱为特征,以神经内分泌失调、胰岛素抵抗、氧化应激、慢性炎症、肠道菌群失调为核心病理机制,其中包括糖调节受损、2型糖尿病、血脂异常、动脉粥样硬化、动脉粥样硬化性心血管疾病、非酒精性脂肪性肝病、肥胖等。

1. 糖调节受损 即糖尿病前期,包括空腹血糖受损和糖耐量减低两种,可进展为糖尿病。血糖测定和口服葡萄糖耐量试验(OGTT)可明确诊断。此类患者常无明显症状,也有部分患者可逐渐出现因气机不畅引起的乏力、善太息、情志抑郁,以及津液输布失常的肥胖、超重、口干等瘅浊肝郁脾虚证表现。

2. 2型糖尿病(T2DM) 以慢性高血糖为特征的代谢紊乱,血糖、糖化血红蛋白测定和口服葡萄糖耐量试验(OGTT)可明确诊断。伴有胰岛素分泌和/或作用缺陷引起的糖、脂肪和蛋白质代谢异常,临床上与肥胖症、血脂异常、高血压等疾病常同时或先后发生。临床可出现气机郁滞所致的形体肥胖、口苦口黏、腹胀、情志抑郁或急躁等瘅浊肝郁脾虚证、痰湿阻滞证及湿热内蕴证表现,或气血津液输布失常或亏损过度所致的口干咽燥、倦怠乏力、消瘦等瘅浊肝肾阴虚证表现。若糖尿病未得到良好控制,进一步进展则出现多器官损伤,如糖尿病视网膜病变、糖尿病肾病、糖尿病性冠心病、脑血管病变、糖尿病周围神经病变、糖尿病足等并发症,患者出现湿、痰、瘀、毒诸浊阻滞导致的视物模糊、夜尿频多、泡沫尿、胸闷胸痛、水肿、头晕、四肢麻木、足坏疽等瘅浊脾肾阳虚证或气滞血瘀证、阳虚浊毒证表现。

3. 血脂边缘升高 即血脂略高于正常值,但未达到血脂异常的诊断标准,经血脂测定可诊断。此类患者常无明显症状,部分患者可逐渐出现津液运行失常、气机阻滞的头身困重、口苦口黏、形体肥胖、善太息、情志抑郁等瘅浊肝郁脾虚证表现。

4. 血脂异常 常指血清中胆固醇(CH)、甘油三酯(TG)、低密度脂蛋白胆固醇(LDL-C)水平升高,高密度脂蛋白胆固醇(HDL-C)水平降低,血脂测定等可明确诊断。早期临床表现类似于血脂边缘升高,血脂未得到控制则出现动脉粥样硬化,进一步进展则导致冠心病、脑卒中等动脉粥样硬化性心血管疾病。

5. 动脉粥样硬化 受累动脉的病变常从内膜开始,先后有脂质积聚、纤维组织增生和钙质沉着,并有动脉中层的逐渐退变和钙化,在此基础上继发斑块内出血、斑块破裂及局部血栓形成。X线、超声及动脉造影等检查可诊断。动脉粥样硬化主要危险因素为血脂异常、糖尿病和糖耐量异常等,临床可出现气机不畅所致的倦怠乏力、头晕、胸闷等瘅浊痰湿阻滞证、湿热内蕴证表现。

6. 动脉粥样硬化性心血管疾病(ASCVD) 是由于动脉粥样硬化导致一组累及全身的疾病总称,主要包括冠状动脉粥样硬化性心脏病、动脉粥样硬化源性脑卒中或短暂性脑缺血发作以及周围动脉疾病等,血管造影、血管CT和MRI等影像学检查可诊断。是心血管疾病致残致死的主要原因,可出现湿、痰、瘀、热、毒诸浊阻滞的胸痛、头晕、偏瘫、失语等瘅浊湿热内蕴证、气滞血瘀证,甚至阳虚浊毒证表现。

7. 非酒精性脂肪性肝病 是指除酒精和其他明确的肝损害因素外所致的,以弥漫性肝细胞大泡性脂肪变为主要特征的综合征,包括单纯性脂肪性肝病以及其演变的脂肪性肝炎和肝硬化,超声、CT检查可诊断,肝穿刺活组织检查是本病诊断和分型的金标准。胰岛素抵抗与其发病关系密切,可伴随糖尿病、高脂血症以及相关的心脑血管疾病等。可表现为气机郁滞所致的食欲减退、右上腹不适、腹胀、腹痛、倦怠乏力等瘅浊肝郁脾虚证表现,或胸胁胀闷疼痛、甚则刺痛、腹部皮肤青筋暴露等瘅浊气滞血瘀证表现。

8. 肥胖症 可见于任何年龄、性别,多有进食过多和/或运动不足情况,轻度肥胖症多无症状,仅表现为体重增加、腰围增加、体脂百分比升高超过诊断标准,中至重度肥胖症可引起气机不畅,出现胸闷、气急、便秘、腹胀、肢体困重以及情志抑郁等瘅浊肝郁脾虚证、痰湿阻滞证表现,常并发血脂异常、脂肪肝、高血压、冠心病、糖耐量异常或糖尿病等疾病。

糖脂代谢紊乱性疾病临床常并发或伴发,具有共同发病机制和多器官损伤、病理产物堆积的特征和病机特点,在中医整体观主导下,异病同治,将其统称为"糖脂代谢病",中医病名为"瘅浊"。临床上根据糖脂代谢病病情进展可分为三期:

(1) 糖脂代谢病Ⅰ期:有疲倦乏力、善太息、情志抑郁或焦虑等临床表现,当符合以下①、②、③中任意一条即可诊断:①糖调节受损;②血脂边缘升高伴吸烟、家族性高脂血症史、动脉粥样硬化性血管疾病家族史;③上腹部超声检查提示脂肪肝。

(2) 糖脂代谢病Ⅱ期:在Ⅰ期诊断基础上,多伴有头身困重、失眠多梦、胸闷心悸等临床表现,且符合以下①、②、③、④中任意一条,或①加上②、③中任意一条即可诊断:①糖尿病;②血脂异常;③非酒精性脂肪性肝炎;④动脉粥样硬化斑块,但狭窄<50%。

(3) 糖脂代谢病Ⅲ期:在Ⅱ期基础上,符合以下①、②、③项中任意一条即可诊断:①糖尿病伴慢性并发症;②动脉粥样硬化性血管疾病(颈动脉狭窄≥50%、肾动脉狭窄≥50%、外周动脉疾病、冠心病、脑梗死);③非酒精性脂肪性肝纤维化或肝硬化。

三、辨证论治

Ⅰ期以肝郁脾虚为主,治以疏肝调畅情志及调理气机升降,兼健脾化浊,增强机体调节气血津液的能力,维持代谢平衡。

Ⅱ期以虚实夹杂为主,虚证以肝肾阴虚为主者,治以滋补肝肾;以脾肾阳虚为主者,治以温补脾肾;实证表现为湿、痰、热浊蕴结体内,或气滞血瘀为主,可予调肝舒畅气机,启枢促进运化,兼清热利湿化痰,维持气血津液正常运行,调节诸浊代谢。

Ⅲ期仍以虚实夹杂为主,虚证、实证均可在Ⅱ期基础上进一步加重,参照Ⅱ期辨证论治。病情进展可见阳虚夹浊毒,治以温阳化浊。同时病情严重患者合并有脑、心、肾的衰败,当以各脏腑论治为主。

针对核心病机,本病以"调肝启枢化浊"为治疗总则。"调肝启枢化浊"是指通过调节肝的功能,启动脾枢气机升降出入,调节精、血、津液代谢而祛除湿痰瘀浊,从而纠正体内糖脂代谢紊乱,综合调控瘅浊的治法。在总的治疗原则下,结合不同分期和辨证分型而辨证论治。

1. 肝郁脾虚证

临床表现:胸胁胀满窜痛,腹胀纳呆,腹痛欲泻,泻后痛减,或便溏不爽,肠鸣矢气,兼见善太息,情志抑郁,或急躁易怒,舌苔白,脉弦。

治法:疏肝解郁,健脾祛湿。

代表方:逍遥散加减。胁痛重者,加佛手、枳壳、青皮、郁金、川楝子;腹胀重者,加厚朴、陈皮、木香;大便稀溏者,加党参、白豆蔻;腹痛即泻、泻后痛减者,加防风;心烦易怒者,加牡丹皮、炒栀子。

2. 痰湿阻滞证

临床表现:胸脘痞闷,纳呆,呕恶痰涎,头晕目眩,形体肥胖,肢麻身重等,舌胖,苔腻,脉滑。

治法:疏肝理气,化痰祛湿。

代表方:二陈汤合平胃散加减。胸胁满闷重者,加枳壳、瓜蒌、薤白;喉中痰鸣者,加胆南

836

星、紫苏子;头晕明显者,加钩藤、天麻、白术;失眠者,加夜交藤、胆南星、石菖蒲、茯神。

3. 湿热内蕴证

临床表现:脘腹胀闷,纳呆,恶心欲呕,口苦口黏,渴不多饮,大便黏腻臭秽不爽,小便短黄,肢体困重,或身热不扬,汗出热不解,或见面目发黄、色鲜明,或皮肤瘙痒,舌质红,苔黄腻,脉濡数。

治法:清肝泄热,醒脾化湿。

代表方:偏中焦选连朴饮加减;偏下焦选葛根芩连汤或四妙丸加减。纳呆厌食者,加神曲、炒谷芽、炒麦芽;口苦者,加柴胡、茵陈、佩兰;目赤多眵者,加龙胆草、夏枯草、决明子;小便短黄者,加泽泻、车前子、滑石;里急后重者,加木香、槟榔。

4. 气滞血瘀证

临床表现:局部(胸胁、脘腹)胀闷走窜疼痛,甚或刺痛,疼痛固定、拒按;或有情志抑郁,急躁易怒;或有面色紫暗,皮肤青筋暴露;妇女可见经行不畅,经色紫暗或夹血块,经闭或痛经;舌质紫暗或有紫斑、紫点,脉弦或涩。

治法:疏肝行气,化瘀通络。

代表方:血府逐瘀汤加减。胸痛明显者,可加乳香、没药、沉香、檀香;情志抑郁,急躁易怒者,加佛手、牡丹皮、栀子;月经不调,痛经,经少、经闭、有血块者,加泽兰、刘寄奴、莪术。

5. 肝肾阴虚证

临床表现:形体消瘦,头晕目眩,胸胁隐痛,两目干涩,耳鸣健忘,腰膝酸软,失眠多梦,口燥咽干,五心烦热,或低热颧红,男子遗精,女子月经量少,舌红少苔,脉细数。

治法:滋补肝肾,清热泄浊。

代表方:六味地黄丸加减。头晕目眩者,加生龙骨、生牡蛎、龟甲;胸胁隐痛者,加郁金、木香、沙参、枸杞子、川楝子;失眠多梦者,加酸枣仁、远志;津伤口干明显者,可加石斛、玄参、麦冬、芦根;尿浊、遗精者,加益智仁、桑螵蛸、女贞子、墨旱莲;腰膝酸软者,加怀牛膝、桑寄生;女子月经量少者,加当归、白芍。

6. 脾肾阳虚证

临床表现:腰膝、下腹冷痛,形寒肢冷,腹胀便溏,或五更泄泻,小便清长,或夜尿频多,或面色㿠白,全身浮肿,小便不利,或阳痿遗精,舌淡胖,苔白滑,脉沉迟无力。

治法:温肾柔肝,温阳利水。

代表方:附子理中丸合真武汤加减。畏寒肢冷,腰膝酸冷疼痛者,酌加肉桂、仙茅、淫羊藿;久泻久利或五更泻者,加补骨脂、吴茱萸、肉豆蔻、五味子;全身浮肿者,加桂枝、泽泻、猪苓。

7. 阳虚浊毒证

临床表现:神疲嗜睡,面色黧黑,四肢逆冷,周身浮肿,咳喘痰多,喘憋气短,恶心或呕吐,腹胀如鼓,腰膝酸软,皮肤瘙痒,肢痿足痵,小便短少,舌质淡,边有齿痕,舌苔浊腻,脉沉迟无力。

治法:温补肝脾,散寒泄浊。

代表方:温脾汤加减。周身浮肿者,加防己、葶苈子;喘憋气促者,加生龙骨、生牡蛎、山萸肉;呕恶重者,加吴茱萸、黄连、生姜;皮肤瘙痒者,加土茯苓、地肤子、白鲜皮;小便短少者,加桂枝、泽泻、茯苓。

脾肾阳虚证、阳虚浊毒证患者病情危重,应充分发挥中西医各自治疗优势,必要时针对相应器官的功能障碍,采用保肝、强心、护肾等西医治疗手段。

四、预防与调护

1. 未病先防　未发病者日常生活中应注意调畅情志,保持精神乐观,注意饮食,节制饮酒,少食肥甘厚味,并适当多食健脾利湿的食物。肥胖痰湿之人,应加强运动,改善体质,并保持理想体重,对瘅浊的预防具有积极的意义。此外,可适当配合膳食疗法、针灸疗法、推拿疗法、耳穴压豆、熏洗疗法等,纠正糖脂代谢紊乱,消除或减轻可导致器官损伤的各种危险因素。

2. 已病防变　已发病者更应注重生活调摄,避免因疾病出现紧张、焦虑、悲观、恐惧等情绪,解除思想顾虑,保持心情舒畅。还应注重饮食控制、运动、减重等与生活方式相关的其他防控措施,延缓或阻止病情向下一期发展,具体如下:Ⅰ期以改变生活方式为主,注重健康知识普及、饮食宣教、规律运动、戒烟限酒和保持理想体重等;Ⅱ期在Ⅰ期治法基础上,根据个体动脉硬化性心血管疾病危险程度、血糖情况等,可进行调脂、降糖、抗炎保肝、降压等中西医结合治疗;Ⅲ期在Ⅱ期治法基础上,治疗上注重减轻疾病对全身血管、神经系统及肝肾组织的进一步损伤,提高生活质量,延长生命。

第九节　瘿　瘤

瘿瘤是因情志内伤、饮食及水土失宜等因素导致气滞、血瘀、痰凝壅结于颈前,颈前结块肿大,肿块可随吞咽动作上下移动的一种疾病。

瘿瘤属于中医学"瘿病"范畴,在中医著作中,又有"瘿""瘿气""瘿囊""影袋"等名称。

早在约公元前3世纪,《庄子·德充符》中就记载了"瘿"的病名。《说文解字》注曰"瘿,颈瘤也",阐明瘿瘤的临床特征。《圣济总录·瘿瘤门》指出瘿瘤以山区发病较多,"山居多瘿颈,处险而瘿也",并从病因的角度将瘿瘤归为"石瘿""泥瘿""劳瘿""忧瘿""气瘿"五类,指出"石与泥则因山水饮食而得之,忧、劳、气则本于七情"。《三因极一病证方论·瘿瘤证治》主要根据瘿瘤局部证候的不同,分为"石瘿""肉瘿""筋瘿""血瘿""气瘿",并谓"五瘿皆不可妄决破,决破则脓血崩溃,多至夭枉"。《医学入门·外科脑颈门·瘿瘤》将其称之为瘿气或瘿囊。《外科正宗·瘿瘤论》提出瘿瘤的主要病机为气、痰、瘀壅结,"夫人生瘿瘤之症,非阴阳正气结肿,乃五脏瘀血、浊气、痰滞而成",采用的主要治法是"行散气血""行痰顺气""活血消坚"。该书所载的海藻玉壶汤等方,至今仍为临床所习用。《杂病源流犀烛·瘿瘤》载:"瘿瘤者,气血凝滞、年数深远、渐长渐大之症。何谓瘿,其皮宽,有似樱桃,故名瘿,亦名瘿气,又名影袋。"指出瘿瘤多因气血凝滞,日久渐结而成。

瘿瘤在临床上需与瘰疬相鉴别,鉴别要点为病位及肿块性质。瘿瘤病位在颈前,正如《外台秘要·瘿病》言:"瘿病喜当颈下,当中央不偏两旁也。"而瘰疬的病位在颈项的两侧,肿块一般较小,每个约胡豆大,个数多少不等,不热不痛,皮色不变,推之能动,正如《外科正宗·瘰疬论》所载:"瘰疬者,累累如贯珠,连结三五枚。"

西医学中的单纯性甲状腺肿、甲状腺结节、甲状腺炎、甲状腺腺瘤、甲状腺癌等疾病均可参考本节内容辨证论治。

一、病因病机

本病主要因情志内伤、饮食、水土失宜及体质因素等导致的气滞、血瘀、痰凝壅结于颈前,发为瘿瘤。

1. 情志内伤　长期恼怒忿郁或忧思多虑,使气机郁滞、肝气失于条达。气滞痰凝,壅结颈前,形成瘿瘤;其消长常与情志有关,痰气凝滞日久,阻碍血液运行则产生血行凝滞,可出现瘿瘤或结节。

2. 饮食、水土失宜 饮食失调,或居住在高山地区,水土失宜,影响脾胃功能,脾失健运,一则水湿凝聚,聚则生痰;二则气血运行失常,痰气瘀结于颈前而发为瘿瘤。《杂病源流犀烛·颈项病源流》中记载:"西北方依山聚涧之民,食溪谷之水,受冷毒之气,其间妇女,往往生结囊如瘿。"可见居住环境及水土失宜与本病发生的密切相关。

3. 体质因素 素体阴虚,肝肾不足,加之后天调摄不当,致肝肾阴虚,虚火妄动,炼液成痰,凝聚颈部成瘿瘤。妇女的经、孕、产、乳等生理特点均与肝经气血有密切关系,常受情志、饮食等影响,引起气郁痰结、气滞血瘀或肝郁化火等病理变化,故女性易患瘿瘤。

气滞、痰凝、血瘀是瘿瘤发生、发展的病理基础。本病责之于肝,涉及肾、心、脾、胃等脏腑功能失调。其中以气滞为先,渐而产生肝火、痰凝、血瘀等实证,最后出现气虚、气阴两虚等虚证。

二、辨病思路

临床上,需根据病史、瘿瘤的部位和特点以及参照实验室检查和其他辅助检查,以鉴别瘿瘤的性质。

1. 甲状腺肿 临床上一般无明显症状。甲状腺常呈现轻、中度肿大,表面平滑,质地较软。重度肿大的甲状腺可引起压迫症状,出现咳嗽、气促、吞咽困难或声音嘶哑等。胸骨后甲状腺肿可压迫胸腔入口部分,使头部、颈部和上肢静脉回流受阻。

2. 甲状腺结节 是甲状腺内的独立病灶。该病灶可以触及,或者在超声检查下发现有区别于周边组织。超声检查未能证实的结节,即使可以触及,也不能诊断为甲状腺结节。未触及的结节与可以触及的相同大小结节具有同等的恶性危险。主要对直径超过 1cm 的结节进行穿刺检查以筛查甲状腺癌。对于直径<1cm 的结节,如果超声检查有癌性迹象、有头颈部放射治疗史和甲状腺癌的家族史时也要进一步检查甲状腺和颈部淋巴结。

3. 甲状腺炎 包括亚急性甲状腺炎、自身免疫性甲状腺炎、无痛性甲状腺炎等,均有不同程度的甲状腺肿大。亚急性甲状腺炎可出现甲状腺轻至中度肿大,有时单侧肿大明显,甲状腺质地较硬,显著触痛,少数患者有颈部淋巴结肿大。自身免疫性甲状腺炎表现为甲状腺肿大、质地坚硬。无痛性甲状腺炎半数患者出现甲状腺轻度弥漫性肿大、质地坚硬,无局部触痛的症状。

4. 甲状腺癌 多见于中年女性和儿童,男女发病比例 1:2~1:3。与甲状腺癌相关的病史包括:头颈部放射治疗史、骨髓移植的全身放射、一级亲属的甲状腺癌家族史、迅速增长的结节、声音嘶哑、声带麻痹等。而同侧颈部淋巴结肿大,结节固定于外周组织则是癌性结节的征象。甲状腺癌的超声表现主要是结节呈低回声,形状不规则、边界不清、内部回声不均,纵横比>1,大多伴钙化;核素扫描为"冷结节"。在多结节性甲状腺肿基础上发生的甲状腺癌,表现为单个突出的、体积较大的、坚硬的、区别于外周组织的结节。

三、辨证论治

瘿瘤临床上有虚实之分,病变初期,以气滞、痰凝与血瘀壅结颈前为主,一般属于实证;病久则由实转虚或为虚实夹杂之证。理气化痰、消瘿散结为贯穿瘿瘤治疗全程的治疗原则。除此之外,尚需辨证是否存在血瘀,有无郁久化火、火盛阴伤等情况,然后再酌情使用化瘀活血、泻火清肝、降火滋阴等法。

实性结节多为气滞日久、痰瘀互结,痰瘀日久、气郁化火煎灼,形成钙化,治疗首当疏肝解郁。囊性结节以气机失调为先,血不行则为水,津液运行受阻聚于局部,日久出现局部瘀血加重气滞,治疗应重视情志调摄,以疏肝解郁为本,佐以行气活血利水之法。囊实混合性结节病机多为气滞、血瘀、痰凝夹杂,但此型多随时间推移或随囊液吸收转为实性,或局部伴有出血转为囊性,故治疗仍以疏肝解郁为本。

分证论治

1. 气郁痰阻证

临床表现:颈前喉结两旁结块肿大,质软不痛,颈部胀闷不适,胸闷善太息,情绪不畅,胸胁胀痛,舌质淡红,苔薄白,脉弦滑。

治法:理气舒郁,化痰消瘿。

代表方:四海舒郁丸加减。胸闷、胁痛者,加柴胡、郁金、香附理气解郁;咽颈不适者,加桔梗、牛蒡子、木蝴蝶、射干利咽消肿;颈部结块肿大者,加莪术、玄参、浙贝母、牡蛎等消痰软坚。

2. 痰结血瘀证

临床表现:颈前喉结两旁结块肿大,按之较硬或有结节,肿块经久未消,胸闷,纳差,舌质暗或紫,苔薄白或白腻,脉弦或涩。

治法:理气活血,化痰消瘿。

代表方:海藻玉壶汤加减。结块较硬及有结节者,可酌加黄药子、三棱、莪术、露蜂房、丹参等活血软坚,消瘿散结;胸闷不舒者,加郁金、香附理气开郁;郁久化火,症见烦热、舌红、苔黄、脉数者,加夏枯草、牡丹皮、玄参以清热泻火;纳差便溏者,加白术、茯苓、怀山药健脾益气。

3. 肝火炽盛证

临床表现:颈前喉结两旁结块轻度或中度肿大,一般柔软、光滑,烦热,易汗出,性情急躁易怒,眼球突出,手指颤抖,面部烘热,口苦,舌质红,苔薄黄,脉弦数。

治法:清肝泻火。

代表方:栀子清肝汤合藻药散加减。肝火亢盛,烦躁易怒,脉弦数者,可加龙胆草、夏枯草清肝泻火;风阳内盛,手指颤抖者,加石决明、钩藤、白蒺藜、牡蛎平肝息风;兼见胃热内盛,多食易饥者,可重用生石膏,加知母以清泻胃热。

4. 心肝阴虚证

临床表现:颈前喉结两旁结块轻度或中度肿大,伴心悸不宁,心烦少寐,多汗,手颤,五心烦热,舌质红,少苔,脉细数。

治法:滋养阴精,宁心柔肝。

代表方:天王补心丹加减。肝阴亏虚、肝经不和而见胁痛隐隐者,可加枸杞子、川楝子养肝疏肝;虚风内动,手指及舌体颤动者,加钩藤、白蒺藜、白芍平肝息风;脾胃运化失调致大便稀溏,便次增加者,加白术、薏苡仁、怀山药、麦芽健运脾胃;肾阴亏虚而见耳鸣、腰酸膝软者,酌加龟甲、桑寄生、牛膝、菟丝子滋补肾阴;若病久正气耗伤、精血不足而见消瘦乏力,妇女月经少或经闭,男子阳痿,可酌加黄芪、山茱萸、熟地黄、枸杞子、制何首乌等补益正气、滋养精血。

5. 正虚邪恋证

临床表现:颈前喉结两旁结块,疼痛固定,肢倦乏力,形体消瘦,精神不振,心悸气短,纳差,手术或放疗、化疗后局部复发。舌质暗淡,苔白,脉沉细无力。

治法:温阳散结,培补脾肾。

代表方:扶正解毒汤加减。咽颈部有异物感者,加紫苏梗、山慈菇、莪术、浙贝母、夏枯草软坚散结,或合用半夏厚朴汤行气散结,降逆化痰。

瘿瘤的治疗一般均以理气化痰、活血软坚、消瘿散结为主。但对于火旺及阴虚表现明显的瘿病,则应重在滋阴降火。

四、预防与调护

患者应保持精神愉快,避免情志内伤,以及针对水土因素调节饮食,均为预防瘿瘤的重要举措。在易发生瘿瘤的地区,根据具体情况补充食用海带,或食用碘化食盐预防。

在病程中,要密切观察瘿瘤的形态、大小、质地及活动度等方面的变化。如瘿瘤经治不消,增大变硬,应高度重视,防止恶变。若发生恶变,术后应根据机体不同的病理状况纠正邪正盛衰,平衡阴阳,达到治疗肿瘤、预防复发的目的,提高甲状腺癌术后的临床疗效。

● (郭　姣　朴春丽　丁晓庆　宋炜熙　苏润泽　金英花　郝慧琴)

复习思考题

1. 尿血与血淋、石淋如何鉴别?
2. 汗证分为哪几种? 如何鉴别?
3. 内伤发热的病机是什么?
4. 痒浊的病因病机是什么?
5. 简述瘿瘤"气郁痰阻证"的症状、治法及方药。

◇◇◇ 第八章 ◇◇◇

肢体经络病证

第一节 腰 痛

腰痛是因感受外邪或跌仆闪挫引起的腰部气血运行不畅,或因肾虚引起腰部失于濡养所致的以腰部一侧或两侧疼痛为主要症状的一类病证。

腰痛一证,最早见于《黄帝内经》,《素问·刺腰痛》篇论述了各种腰痛的特点和相应的针灸治疗。《素问·脉要精微论》中指出:"腰者,肾之府,转摇不能,肾将惫矣。"说明腰痛与肾关系密切。《金匮要略·五脏风寒积聚病脉证并治》论述了寒湿腰痛的发病、症状与治法:"肾着之病,其人身体重,腰中冷,如坐水中……腰以下冷痛,腹重如带五千钱,甘姜苓术汤主之。"《丹溪心法·腰痛》指出:"腰痛主湿热、肾虚、瘀血、挫闪、有痰积。"在治疗方面,《证治汇补·腰痛》指出:"治惟补肾为先,而后随邪之所见者以施治,标急则治标,本急则治本;初痛宜疏邪滞,理经隧,久痛宜补真元,养血气。"这种分清标本缓急的治疗原则,对临床具有重要指导意义。临床上根据疼痛的性质分为肾绞痛和肾区钝痛,肾小球疾病腰痛一般较轻。

本证在临床上需与腰软、肾痹相鉴别。腰软是指腰部软弱无力,一般无腰部酸痛的感觉,多见于青少年兼见发育迟缓者,表现为头项软弱,手足瘫痪,甚则鸡胸龟背等。肾痹是指腰背强直,不能屈伸,行动困难,多由骨痹日久发展而成。而腰痛则以腰部疼痛为主。

一、病因病机

腰痛的致病原因可概括为外感、内伤两个方面。外感以感受风寒湿邪或湿热之邪为主;内伤多属肾虚。另外,由于外伤损伤经脉,导致气滞血瘀,亦能发生腰痛。

1. 感受寒湿 多由居处潮湿,或冒雨涉水,或劳汗当风,衣着湿冷,腰府失护,寒湿之邪乘虚而入。寒为阴邪,其性凝滞收引,既伤卫阳,又损营阴,以致腰府经脉阻遏,络脉绌急;湿邪黏滞重浊,留着筋骨肌肉,闭阻气血,寒与湿合,致腰府经脉受阻,气血运行不畅而发腰痛。

2. 感受湿热 岁气湿热当令,或长夏之际,湿热交蒸,或湿蕴生热,湿与热合,滞于腰府,壅遏经脉引起腰痛。

3. 气滞血瘀 跌仆外伤,暴力扭转,或体位不正,腰部用力不当,屏气闪挫,或因久病导致腰部经络气血运行不畅,气血阻滞不通,瘀血留着而发生疼痛。

4. 肾亏体虚　先天禀赋不足,加之劳累太过,或久病体虚,或年老体衰,或房事不节,以致肾精亏损,腰府失养而发生腰痛。正如《景岳全书·杂证谟·腰痛》言:"腰痛之虚证,十居八九,但察其既无表邪,又无湿热,而或以年衰,或以劳苦,或以酒色斫丧,或七情忧郁所致者,则悉属真阴虚证。"

腰为肾之府,为肾之精气所濡养。肾与膀胱相表里,足太阳经夹脊入腰中。此外,任、督、冲、带诸脉,亦布其间,故内伤不外乎肾虚。而外感风寒湿热诸邪,以湿性黏滞,最易痹着腰痛,所以外感总离不开湿邪为患。内外二因,相互影响,如《杂病源流犀烛·腰脐病源流》指出:"腰痛,精气虚而邪客病也……肾虚其本也,风寒湿热痰饮、气滞血瘀闪挫其标也,或从标,或从本,贵无失其宜而已。"说明肾虚是发病关键所在,风寒湿热的痹阻不行,常因肾虚而客,否则虽感外邪,亦不致出现腰痛。至于劳力扭伤,则和瘀血有关,临床上亦不少见。

二、辨病思路

腰痛常见于脊椎疾病、脊椎旁软组织疾病、神经系统疾病和某些内脏疾病,凡上述疾病出现以腰痛为主证时,可参考本节内容进行辨证治疗。

1. 强直性脊柱炎　男性明显多于女性,且多为青壮年。病变主要累及骶髂关节、腰椎、颈椎。腰椎平片显示,早期小关节间隙模糊,晚期前纵韧带和周围韧带明显钙化,呈竹节样脊柱,或呈方形脊柱。HLA-B27 检查呈阳性。

2. 增殖性脊椎炎　多发于 40 岁以上人群,无明显全身症状,病程静止或缓慢进展,X 线表现为脊椎边缘唇状增生或骨刺形成,脊椎小关节边缘锐利,关节面骨质致密,关节间隙变窄。

3. 腰椎间盘突出症　好发于 20~40 岁,常有搬重物、举重、弯腰提水、肩负重物等体力劳动过程扭伤史,最易突出的椎间盘为腰 4~5、腰 5~骶 1。主要症状为腰痛和坐骨神经痛,体征表现为腰椎侧弯、平腰或呈后凸状,脊柱运动受限,罹患椎体棘间韧带、棘突或棘突旁压痛、放射痛,坐骨神经行径有压痛点,直腿抬高试验阳性。X 线特征是:脊柱侧弯,生理前凸消失,椎间隙前窄后宽或绝对变窄,椎体后缘唇样骨质增生或后翘,脊柱不稳。

4. 腰肌劳损　急性腰肌劳损多有外伤史,表现为突然出现的一侧或双侧腰肌剧烈疼痛,髂后上棘的内侧第 4、第 5 腰椎旁有压痛,伴肌肉痉挛,可伴发放射性腿痛,但无坐骨神经痛的体征。慢性腰肌劳损可由急性扭伤后治疗不彻底所致,也可因持续弯腰劳动引起肌肉韧带撕裂或劳损所致。临床表现为慢性间歇性或持续性腰肌周围酸痛,劳累时加重,休息后好转,疼痛不剧烈,但可持续数月甚至数年之久。

5. 纤维织炎　病因未明,寒冷、潮湿、过度疲劳、姿势不正或精神创伤均可诱发。本病不分男女,任何年龄均可发生。好发部位为腰、背、颈、肩和胸部,呈对称性。主要表现为局部疼痛、肌肉痉挛和运动障碍。血沉正常,X 线无异常表现。

6. 肾脏病　许多肾脏病都可引起腰痛,常见的有肾盂肾炎、肾结石、肾结核、肾下垂、肾炎、肾积水、肾积脓等疾病。

7. 妇科疾病　妇科疾病史女性腰骶部疼痛的常见原因。常见的疾病有严重子宫后倾后屈、慢性盆腔炎、痛经、宫颈癌和子宫癌等。

三、辨证论治

腰痛的辨证首先要辨别外感与内伤,以明确表里虚实的不同属性。若因感受外邪所致者,多起病较急,腰痛明显,伴有外感症状,其证属表属实,治疗以祛邪通络为主,并应根据寒湿、湿热的不同分别予以温散或清利;若由肾虚内伤所致者,起病较慢,腰部酸痛,多反复发作,伴有脏腑虚损的症状,其症属里属虚,治疗以补肾壮腰为主,兼以调养气血。虚实兼见者,宜辨主次轻重,标本兼顾。外伤所致者,起病急,疼痛部位固定,瘀血症状明显,其证属实,治宜活血化瘀,通络止痛。

1. 寒湿腰痛证

症状:腰部冷痛重着,转侧不利,逐渐加重,虽静卧而痛不减,遇阴雨天或腰部感寒后加重,舌质淡,苔白腻,脉沉而迟缓。

治法:散寒行湿,温经通络。

代表方:甘姜苓术汤加味。寒邪偏重,腰部冷痛,拘急不舒者,可加熟附片、细辛以温肾祛寒;湿邪偏盛,腰痛重,苔厚腻者,可加苍术、薏苡仁以燥湿;痛处游走不定,兼有风邪者,加桂枝、独活、羌活以祛风通络;年高体弱或久病不愈,肝肾虚损,气血亏虚,而兼见腰膝酸软无力、脉沉弱等症者,宜予独活寄生汤加减,以祛风通络,补益肝肾。

2. 湿热腰痛证

症状:腰部弛痛,痛处伴有热感,暑湿阴雨天加重,活动后或可减轻,小便短赤,舌红,苔黄腻,脉濡数或弦数。

治法:清热利湿,舒筋止痛。

代表方:四妙丸加减。若口渴、烦躁、汗出者,为气分热盛,加石膏、知母以清热泻火;若小便黄赤较重伴心烦者,为湿热下注下焦,加滑石、甘草以清热利湿;若脘痞食少者,为湿滞中焦,可加厚朴、藿香等以芳香化湿。

3. 瘀血腰痛证

症状:腰痛如刺,痛有定处,痛处拒按,昼轻夜重,轻者俯仰不变,重者不能转侧,舌质暗紫,或有瘀斑,脉涩。部分患者有外伤史、劳损史。

治法:活血化瘀,理气止痛。

代表方:身痛逐瘀汤加减。兼有肾虚,出现腰膝酸软者,加杜仲、续断、桑寄生等以补肾强腰;若有明显的体位不正、闪挫扭伤的病史,加乳香、青皮以加强行气活血止痛之功。

4. 肾虚腰痛证

症状:腰痛隐隐,酸软为主,喜揉喜按,腰膝无力,遇劳更甚,卧则减轻,常反复发作。偏阳虚者,则少腹拘急,面色㿠白,畏寒肢冷,少气乏力,舌淡,脉沉细;偏阴虚者,则心烦失眠,口燥咽干,面色潮红,手足心热,舌红少苔,脉弦细数。

治法:偏阳虚者,宜温补肾阳;偏阴虚者,宜滋补肾阴。

代表方:偏阳虚者,以右归丸为主方;偏阴虚者,以左归丸为主方。如腰痛日久不愈,无明显阴阳偏虚者,可服用青娥丸补肾治腰痛。

四、预防与调护

避免寒湿、湿热之邪侵袭,避免久卧湿地和冒雨涉水,劳作汗出后及时擦拭身体、及时更换衣服,或饮姜糖水祛寒,注意坐、卧、行走保持正确姿势。注意腰部活动,自我按摩,打太极拳、八段锦,松弛腰部肌肉。若发生急性腰痛,应及时治疗,充分休养。慢性腰痛,除适当的药物治疗外,应注意防护腰部不受损伤,保暖,或加用腰托。注意劳逸适度,节制房事,不可强力举重,不可负重久行。

第二节　痹　　证

痹证是因感受风寒湿热之邪引起的以肢体关节疼痛、酸楚、麻木、重着以及活动障碍为主要症状的病证。

痹的病名,最早见于《黄帝内经》。《素问》设有"痹论"专篇,提出病因以风、寒、湿邪为主。并根据病邪的偏盛,分为行痹、痛痹、着痹,还可根据病邪伤人部位,将痹证分为五体痹,即皮痹、肌痹、脉痹、筋痹、骨痹。病邪深入,内传于五脏六腑,又可导致五脏痹,即心痹、肺痹、脾痹、肝痹和肾痹。汉代张仲景在《金匮要略》中论述了湿痹、历节病,创桂枝附子汤、甘草附子汤、乌头汤、防己黄芪汤、麻杏薏甘汤、桂枝芍药知母汤等临床常用治痹方剂。唐代孙思邈《备急千金要方》、王焘《外台秘要》另立白虎病之名,并搜集独活寄生汤、犀角汤等治痹方剂。宋代《圣惠方》《圣济总录》等书既论痹证、历节病,又论白虎病,并在风寒湿痹之外,另立热痹一门。金代刘河间《宣明论方》根据《痹论》风、寒、湿三气偏胜之说,分别拟定了防风汤、茯苓汤、茯苓川芎汤等方,热痹则用升麻汤。元代李东垣、朱丹溪另立"痛风"一名,李东垣《兰室秘藏》认为"痛风"的病因主要是血虚,而朱丹溪《丹溪心法》则认为有血虚、血热、风、湿、痰、瘀之异。朱丹溪在治疗上拟痛风通用方,又分上下肢选择用药,对于后世影响深远。明代张景岳《景岳全书·痹》认为痹证"寒证多而热证少"。明代李中梓《医宗必读·痹》在采用祛风、除湿、散寒的常规治法外,提倡行痹参以补血,痛痹参以补火,着痹参以补脾补气之法。清代叶天士对于久痹不愈者,有"久病入络"之说,倡用活血化瘀及虫类药物,搜剔宣通络脉。

痹证需与痿证相鉴别。其鉴别要点首先在于痛与不痛,痹证以关节疼痛为主,而痿证则为肢体力弱,无疼痛症状;其次要观察肢体的活动障碍,痿证是无力运动,痹证是因痛而影响活动;再次,部分痿证病初即有肌肉萎缩,而痹证则是由于痛甚或关节僵直不能活动,日久废而不用导致肌肉萎缩。

西医学的类风湿关节炎、风湿热、骨关节炎、痛风、强直性脊柱炎、坐骨神经痛、肩关节周围炎等病变表现以关节疼痛为主者,均可参考本篇内容进行辨证治疗。

一、病因病机

痹证的发生主要因机体禀赋不足、外邪入侵、饮食不节、年老久病等,引起机体正气亏虚,外感风寒湿热之邪乘虚侵袭机体,或痰热内生,痰瘀互结,或肝肾不足,筋脉失养,导致邪气痹阻肢体筋脉,经脉气血不通而发病。

1. 禀赋不足　素体亏虚,气血不足,或脾虚运化失常,气血生化乏源,易感外邪,如《诸病源候论·风病·风湿痹候》曰:"由血气虚,则受风湿。"《济生方·痹》言:"皆因体虚,腠理空疏,受风寒湿气而成痹也。"

2. 外邪入侵　风、寒、湿、热之邪为本病发病的外部条件。因久居湿地,涉水冒雨,或睡卧当风,或水中作业,冷热交错等,亦可由于阳虚之体,而致风寒湿邪乘虚侵袭人体。正如《素问·痹论》云:"风寒湿三气杂至,合而为痹也。"

3. 饮食不节　过食肥甘厚味醇酒,伤及脾胃,酿生痰热,痰瘀互阻,导致经络瘀滞,气血运行不畅,故发为痹证。如《素问·痹论》云:"食饮居处,为其病本也。"

4. 年老久病　因久病后气血虚弱,无力推动血液及水液运行,津液运行障碍,而致"血停为瘀,津停为痰"。痰瘀阻滞经络,深入骨节,故可见关节肿胀、畸形。

本病病机主要为外邪痹阻肢体,经络、气血运行失畅。由于感邪性质有偏胜,症状表现亦不一。如风邪偏胜者为行痹,因风为阳邪,善行而数变,其性善窜上行,故疼痛游走不定,痛位偏上。若寒邪偏胜则为痛痹,因寒主收引,其性凝滞,经脉气血凝涩不畅,故疼痛剧烈而有定处,经脉拘急挛缩,感寒则甚,得温则减。湿邪偏胜则为着痹,因湿为阴邪,重着黏滞,其性下趋,故见肿胀、重着、酸楚疼痛,病位多偏于下。热邪偏胜则为热痹,经络蓄热,故关节红肿灼热,痛不可近。

病理性质病初以邪实为主,病久邪留伤正可致虚实夹杂。病变初起是感受风寒湿或风湿热邪,病程短,发病快,来势急,正气未伤,多以邪实为主。风寒湿热之邪,经久不去,势必伤正。因于风寒湿者,易伤人之阳气;因于风湿热邪者,热从火化,则易伤阴耗液,表现为肝肾亏虚之候。此时,邪未尽而正气已伤,体虚邪实而呈虚实夹杂之候。

风寒湿热之邪阻痹经络关节,影响气血津液的运行,可导致痰、瘀的形成;也可因肝肾亏虚,气血不足,使气血津液运行无力,痰阻成瘀。痰瘀互结者,可表现为关节肿大强直变形,功能障碍,病情更为缠绵难治。

病初因邪痹肌表、经络之间,故表现为肢体百节疼痛为主的五体痹证。若病邪留恋或反复感邪,久病不愈,积年累月,或受邪较重,病邪由表及里,由经入脏,即可形成顽固而难愈的"五脏痹"。如表现为心悸气喘的心痹,肢软肌瘦无力的脾痹,腰背偻曲不能伸直或关节变形的骨痹等。

二、辨病思路

1. 类风湿关节炎　主要表现为手指、足趾等小关节对称性肿痛,晨僵。中晚期则表现为关节功能障碍,继则僵硬、变形,甚至丧失劳动力,终至残废。影像学检查显示手及腕部有骨质侵蚀,血清类风湿因子阳性。

2. 风湿热　关节痛多呈游走性,以膝、踝、肘、腕、肩等大关节受累为主,局部可有红、肿、灼热、疼痛和压痛。关节疼痛较少持续 1 个月以上,通常在 2 周内消退。关节炎发作之后无关节变形遗留。

3. 骨关节炎　多见于中老年人,起病过程大多缓慢,发病部位多在膝、髋、手指关节和颈椎、腰椎骨突关节等负重大、活动多的关节,病情通常随活动而加重或因休息而减轻,双手受累时查体可见赫伯登结节(Heberden node)和布夏尔结节(Bouchard node)。

4. 强直性脊柱炎　本病多发于青年男性,以中轴关节如骶髂及脊柱关节受累为主,外周关节多表现为下肢大关节非对称性的肿胀和疼痛,关节外表现多为虹膜睫状体炎。X 线片可见骶髂关节侵袭、破坏或融合,HLA-B27 抗原阳性。

5. 反应性关节炎　本病起病急,发病前常有肠道或泌尿道感染史。以大关节(尤其下肢关节)非对称性受累为主,一般无对称性手指近端指间关节、腕关节等小关节受累。可伴有眼炎、尿道炎、龟头炎及发热等。

三、辨证论治

痹证以风、寒、湿、热、痰、瘀痹阻气血为基本病机,其治疗应以祛邪通络为基本原则,根据邪气的偏盛,分别予以祛风、散寒、胜湿、清热、祛痰、化瘀,兼顾宣痹通络。

痹证的治疗,还宜重视养血活血,即"治风先治血,血行风自灭";治寒宜结合温阳补火,即"阳气并则阴凝散";治湿宜结合健脾益气,即"脾旺能胜湿,气足无顽麻"之意。久痹正虚者,应重视扶正,补肝肾、益气血是常用之法。

(一)风寒湿痹证

1. 行痹

临床表现:肢体关节、肌肉疼痛酸楚,屈伸不利,可涉及肢体多个关节,疼痛呈游走性,初起可见有恶风、发热等表症。舌苔薄白,脉浮或浮缓。

治法:祛风通络,散寒除湿。

代表方:防风汤加减。若疼痛以上肢为主,加羌活、白芷、威灵仙、川芎;若疼痛以下肢为主,加独活、牛膝、萆薢、防己;若疼痛以腰背为主,加巴戟天、续断、杜仲、淫羊藿;若见关节肿大,苔薄黄,邪有化热之象,宜寒热并用,予桂枝芍药知母汤加减。

2. 痛痹

临床表现:肢体关节疼痛,痛势较剧,部位固定,遇寒则痛甚,得热则痛缓,关节屈伸不利,局部皮肤或有寒冷感。舌质淡,舌苔薄白,脉弦紧。

治法:散寒通络,祛风除湿。

代表方:乌头汤加减。痛在颈项、上肢者,加姜黄、葛根;痛在下肢者,加牛膝、木瓜。

3. 着痹

临床表现:肢体关节肌肉酸楚、重着、疼痛,肿胀散漫,关节活动不利,肌肤麻木不仁。舌质淡,舌苔白腻,脉濡缓。

治法:除湿通络,祛风散寒。

代表方:薏苡仁汤加减。关节肿胀明显者,加防己、木瓜、茯苓、五加皮;肌肤麻木,苔腻者,重用苍术,加青风藤、路路通。

（二）风湿热痹证

临床表现:关节游走性疼痛,活动不便,局部灼热红肿,痛不可触,得冷则舒,可有皮下结节或红斑,常伴有发热、恶风、汗出、口渴、烦躁不安等。舌质红,舌苔黄或黄腻,脉滑数或浮数。

治法:清热通络,祛风除湿。

代表方:白虎加桂枝汤合宣痹汤加减。如热毒炽盛,化火伤津,深入骨节,症见关节红肿、触之灼热,疼痛剧烈如刀割,筋脉拘急抽挛,入夜尤甚,壮热烦渴,舌红少津,脉弦数,宜清热解毒,凉血止痛,可选用五味消毒饮合西黄丸加减。

（三）痰瘀痹阻证

临床表现:痹证日久,肌肉关节刺痛,固定不移,或关节肌肤紫暗、肿胀,按之较硬,肢体顽麻或重着,或关节僵硬变形,屈伸不利,有硬结、瘀斑,面色晦暗,眼睑浮肿,或胸闷痰多。舌质紫暗或有瘀斑,舌苔白腻,脉弦涩。

治法:化痰行瘀,宣痹通络。

代表方:双合汤加减。瘀血痹阻,关节疼痛,甚至肿大、强直、畸形,活动不利,舌质紫暗,脉涩者,可选桃红饮加减。

（四）肝肾虚痹证

临床表现:痹证日久不愈,关节屈伸不利,肌肉瘦削,腰膝酸软,或畏寒肢冷,阳痿、遗精,或骨蒸潮热,心烦口干。舌质淡红,舌苔薄白或少津,脉沉细弱或细数。

治法:培补肝肾,舒筋止痛。

代表方:独活寄生汤加减。偏于肾阴虚者,加枸杞子、山萸肉、何首乌、桑椹子、女贞子、墨旱莲;阴虚内热,低热不退者,加青蒿、鳖甲、地骨皮;偏于肾阳虚者,加鹿角片、淫羊藿、仙茅、肉苁蓉。

四、预防与调护

应注意防寒保暖,寒冷时避免使用冷水洗涤衣物。出汗过多时,须用毛巾擦汗,衣服湿后应及时更换。患病后要及时治疗,防止病邪从肌表侵入肢体关节经络而加重病情。注意劳逸适度,促进机体康复。若疼痛肿胀明显缓解,可适量活动,防止关节致残。

（郝慧琴　徐艳秋）

复习思考题

1. 行痹、痛痹、着痹、热痹的临床特征有哪些？如何鉴别？
2. 痹证与痿证的鉴别要点有哪些？
3. 腰痛的辨证要点有哪些？
4. 试述腰痛各个常见证型之间的病机变化及其相互关系。
5. 如何掌握腰痛的辨治原则？为什么要重视补肾培本？

◇◇◇ 主要参考书目 ◇◇◇

1. 张伯礼,薛博瑜.中医内科学[M].2版.北京:人民卫生出版社,2012.

2. 陈灏珠,钟南山,陆再英.内科学[M].9版.北京:人民卫生出版社,2018.

3. 葛均波,徐永健,王辰.内科学[M].9版.北京:人民卫生出版社,2018.

4. 薛博瑜,吴伟.中医内科学[M].3版.北京:人民卫生出版社,2016.

5. 王辰,王建安.内科学[M].3版.北京:人民卫生出版社,2019.

6. 王吉耀,葛均波,邹和建.实用内科学(下册)[M].16版.北京:人民卫生出版社,2022.

7. 蔡光先,赵玉庸.中西医结合内科学[M].北京:中国中医药出版社,2005.

8. 陈志强,蔡光先.中西医结合内科学[M].9版.北京:中国中医药出版社.2012.

9. 陈志强,杨关林.中西医结合内科学[M].北京:中国中医药出版社,2016.

10. 吴勉华,王新月.中医内科学[M].9版.北京:中国中医药出版社,2012.

11. 薛博瑜,吴伟.中医内科学[M].3版.北京:中国中医药出版社,2016.

12. 钟南山,刘又宁.呼吸病学[M].2版.北京:人民卫生出版社,2012.

13. 钟南山.支气管哮喘——基础和临床[M].北京:人民卫生出版社,2006.

14. 陈文明,黄晓军.血液病学[M].北京:科学出版社.2012.

15. 邓成珊,周霭祥.当代中西医结合血液病学[M].北京:中国医药科技出版社.1997.

16. 黄培新,黄燕.神经科专病中医临床诊治[M].3版.北京:人民卫生出版社,2013.

17. 彭清华.中医眼科学[M].北京:中国中医药出版社,2021.

复习思考题
答案要点

模拟试卷

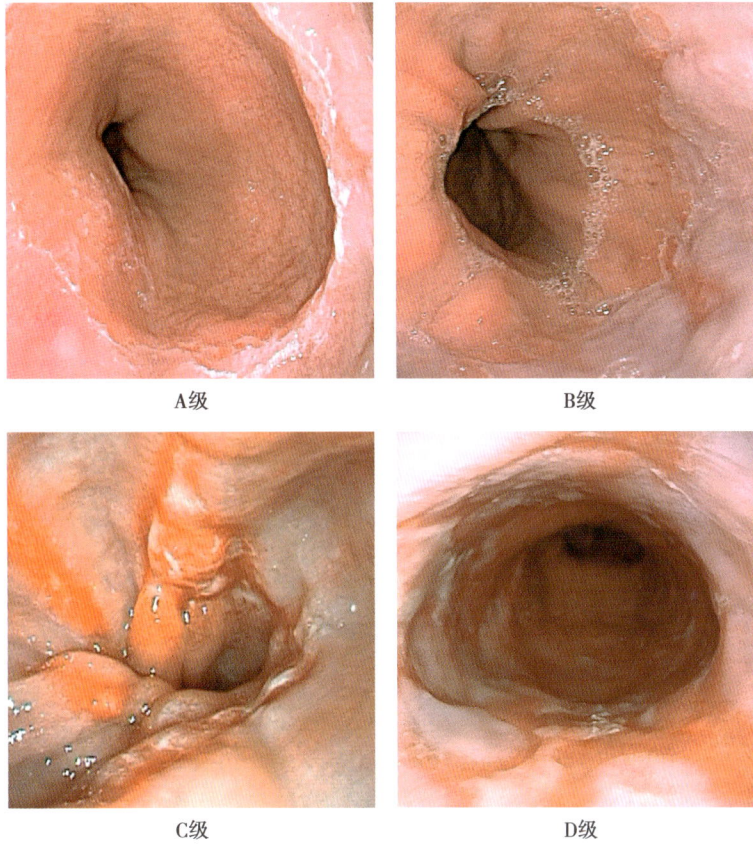

A级

B级

C级

D级

图 1-3-1　反流性食管炎洛杉矶分级

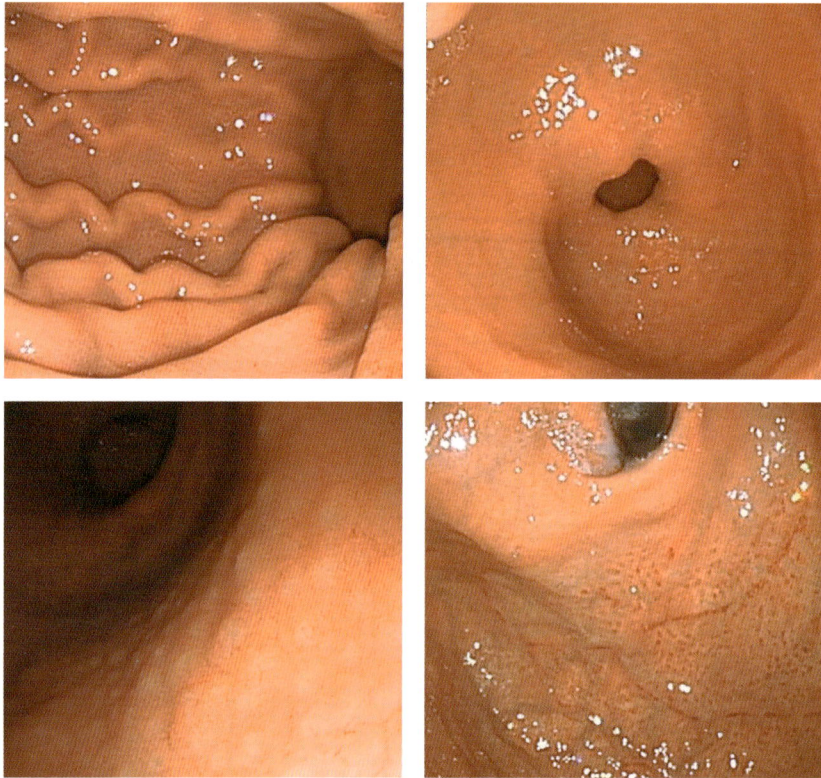

图 1-3-2　非萎缩性胃炎内镜下表现

黏膜苍白、血管显露

肠上皮化生

肠上皮化生

肠上皮化生NBI

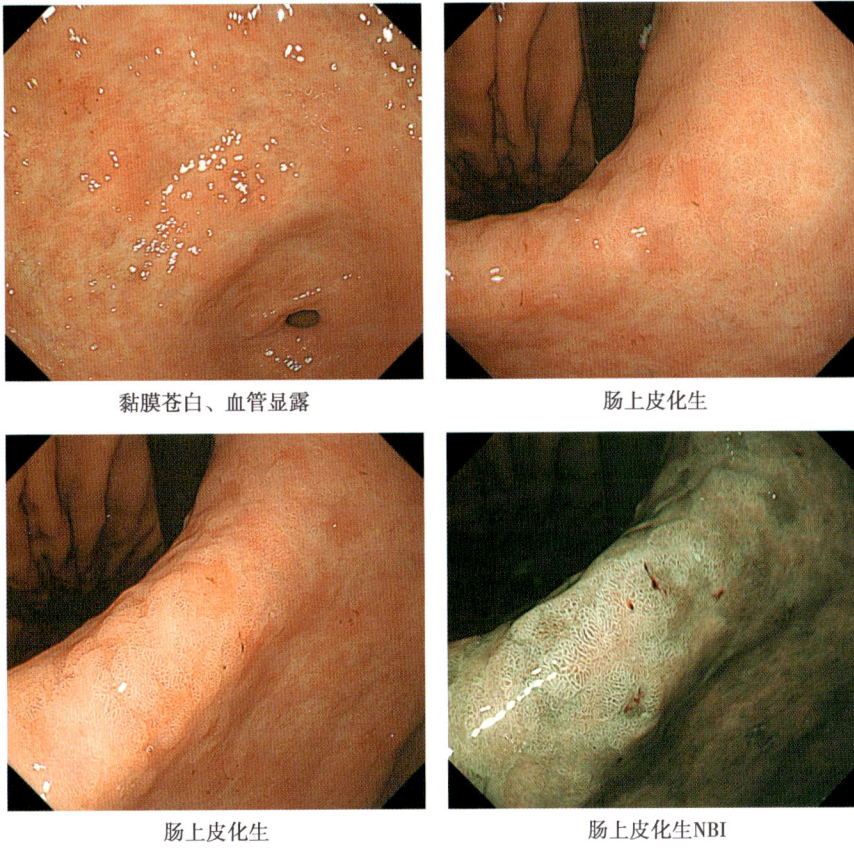

图 1-3-3 萎缩性胃炎内镜下表现

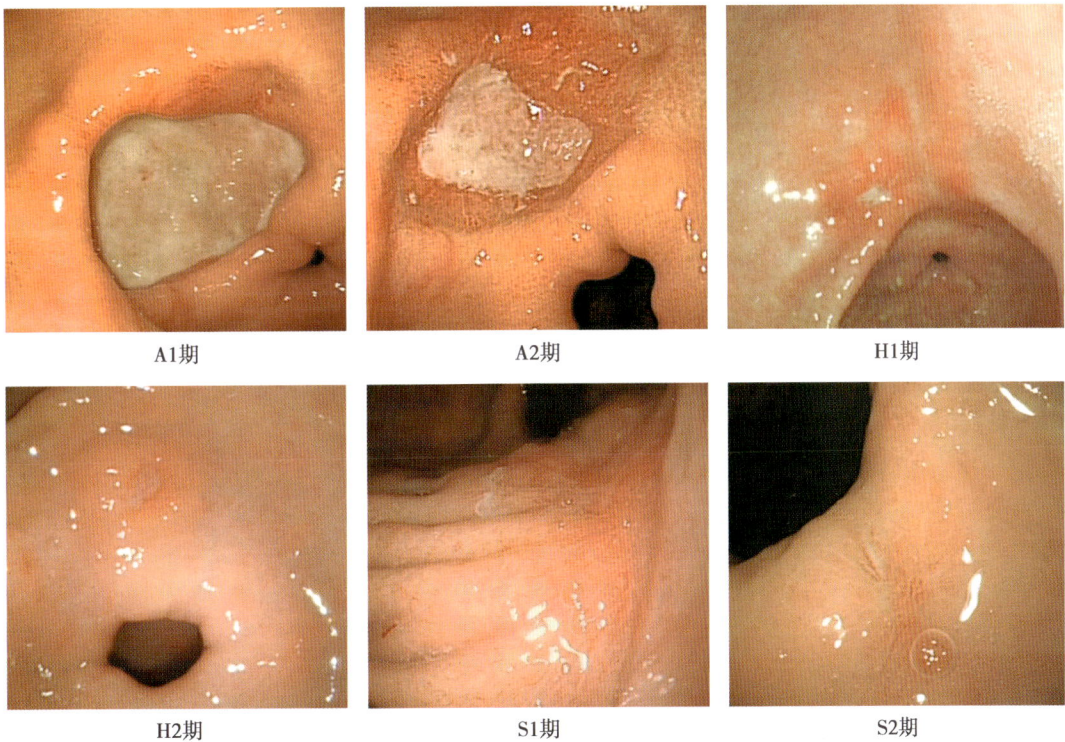

A1期

A2期

H1期

H2期

S1期

S2期

图 1-3-4 胃溃疡的内镜下分期

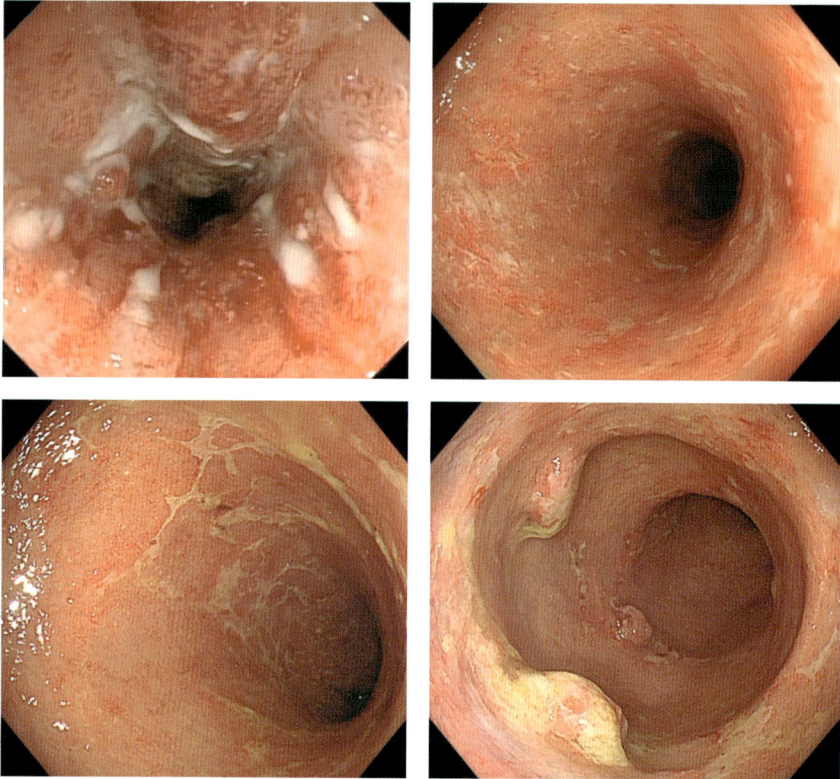

图 1-3-5　溃疡性结肠炎、溃疡性结肠炎合并假性息肉的镜下表现

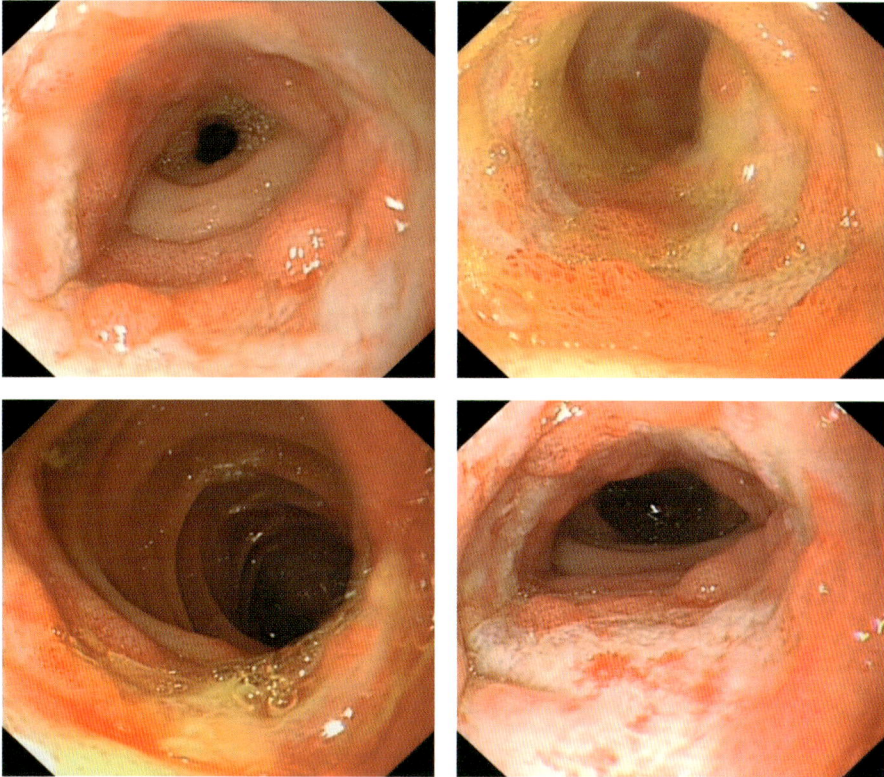

图 1-3-6　克罗恩病的镜下表现

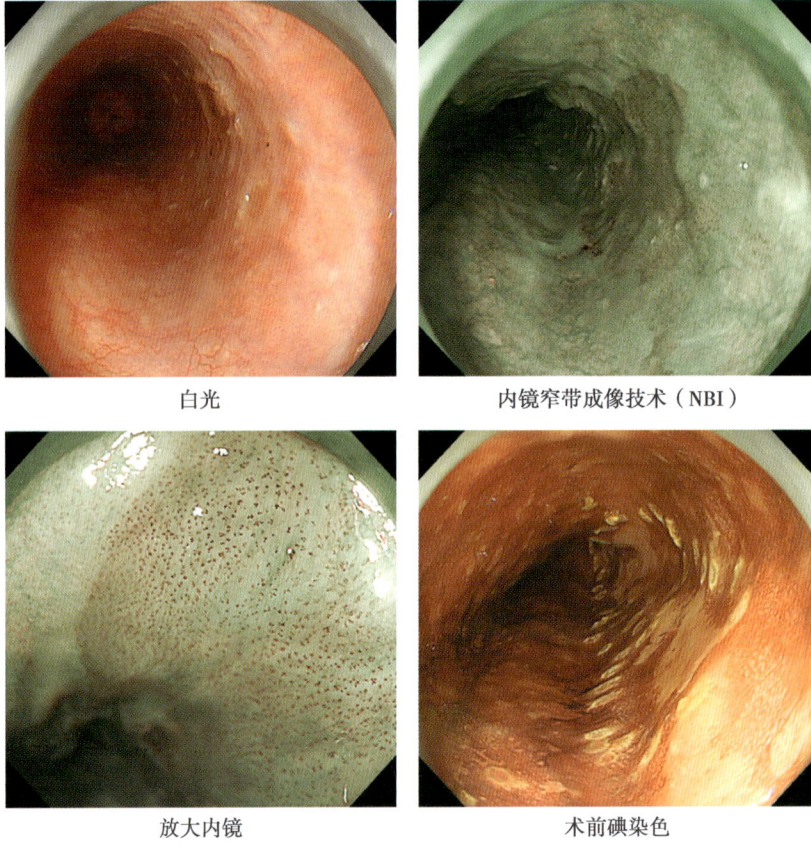

白光　　　　　　　　　　　　　　内镜窄带成像技术（NBI）

放大内镜　　　　　　　　　　　　术前碘染色

图 1-3-8　早期食管癌

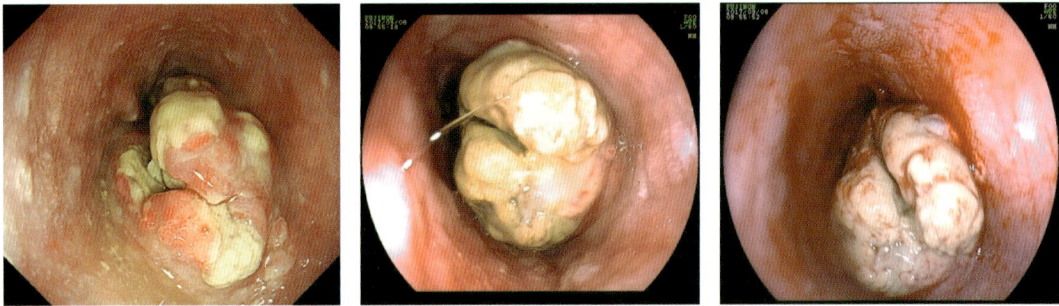

图 1-3-9　进展期食管癌

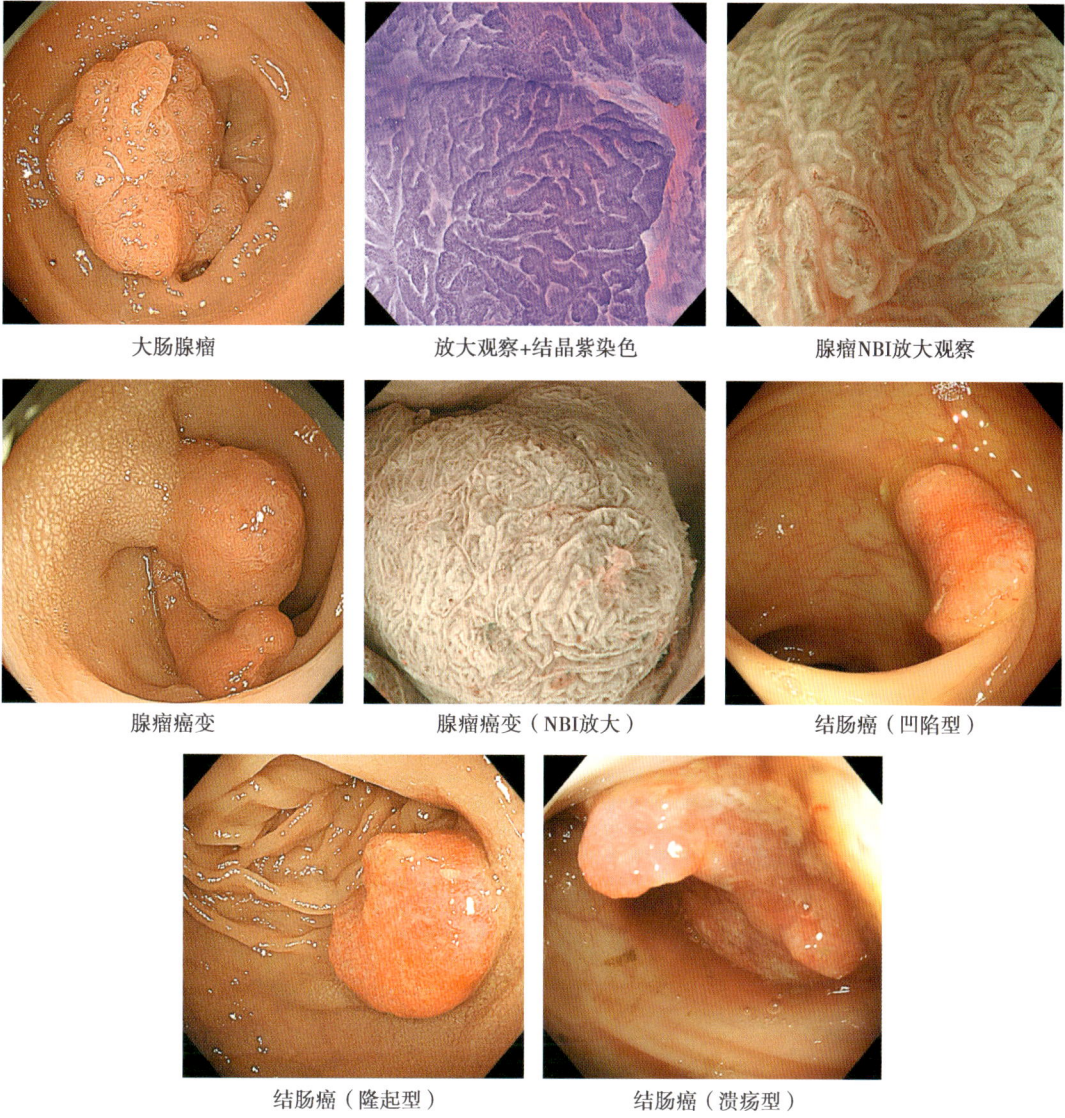

大肠腺瘤

放大观察+结晶紫染色

腺瘤NBI放大观察

腺瘤癌变

腺瘤癌变（NBI放大）

结肠癌（凹陷型）

结肠癌（隆起型）

结肠癌（溃疡型）

图 1-3-10　结直肠腺瘤-结直肠癌

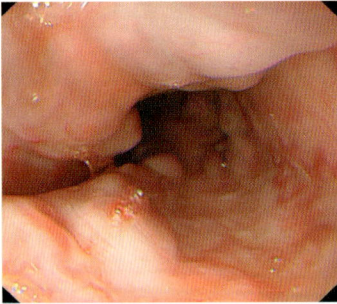

食管静脉曲张出血

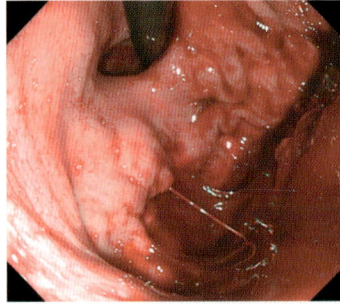

胃底静脉曲张出血

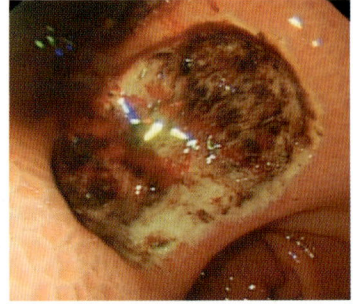

胃溃疡出血

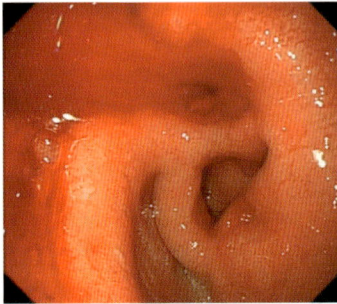

十二指肠溃疡出血

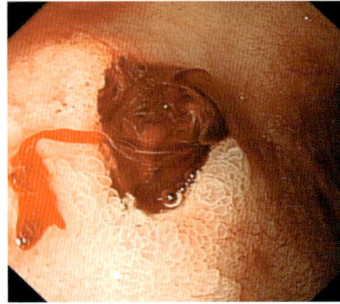

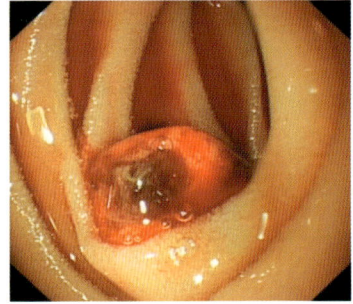

十二指肠溃疡出血

小肠肿物出血

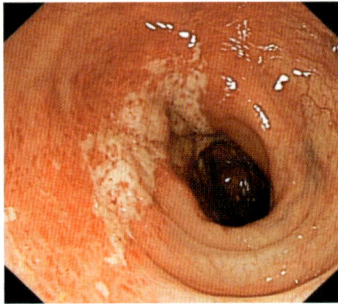

缺血性肠病出血

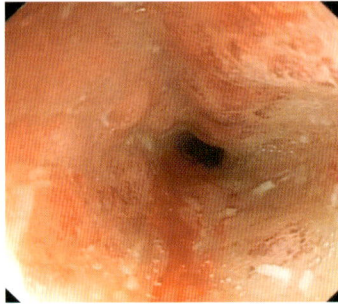

溃疡性结肠炎出血

图 1-3-11 消化道出血的内镜表现